Case-Smith

儿童及青少年作业治疗

(8th Edition)

Case-Smith's
Occupational Therapy for Children and Adolescents

主编　Jane Clifford O'Brien

　　　Heather Kuhaneck

主译　沈　敏　蔡娴颖

上海科学技术出版社

图书在版编目（CIP）数据

Case-Smith儿童及青少年作业治疗 ／ （美）简・克利福德・奥布莱恩，（美）海瑟・库汉尼克主编；沈敏，蔡娴颖主译. -- 上海 ： 上海科学技术出版社，2023.6
书名原文：Case-Smith's Occupational Therapy for Children and Adolescents
ISBN 978-7-5478-5883-7

Ⅰ. ①C… Ⅱ. ①简… ②海… ③沈… ④蔡… Ⅲ. ①康复医学 Ⅳ. ①R493

中国版本图书馆CIP数据核字(2022)第169989号

感谢以下项目对本书出版提供支持：

上海市卫生健康委员会科研项目：20214Y0154 儿童脑性瘫痪蹲伏步态骨科手术及术后超早期康复介入的疗效观察

上海市松江区科技攻关项目：21SJKJGG165 基于Motion Analysis系统探索芭蕾舞Demi Plie动作对痉挛型脑瘫儿童下肢力线改变的研究

本书参考文献请从上海科学技术出版社官网（http://www.sstp.com.cn/bibliography.html）下载。

上海市版权局著作权合同登记号　图字：09-2021-0287号

Case-Smith 儿童及青少年作业治疗 (8th Edition)

主编　Jane Clifford O'Brien　Heather Kuhaneck
主译　沈　敏　蔡娴颖

上海世纪出版(集团)有限公司
上海科学技术出版社　出版、发行
（上海市闵行区号景路159弄A座9F-10F）
邮政编码201101　www.sstp.cn
苏州工业园区美柯乐制版印务有限责任公司印刷
开本 889×1194　1/16　印张 54.5
字数 1200千字
2023年6月第1版　2023年6月第1次印刷
ISBN 978-7-5478-5883-7 / R・2612
定价：580.00元

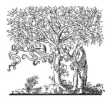

Elsevier (Singapore) Pte Ltd.

3 Killiney Road,

#08−01 Winsland House I,

Singapore 239519

ELSEVIER   Tel: (65) 6349−0200; Fax: (65) 6733−1817

This translation of Case-Smith's Occupational Therapy for Children and Adolescents, Eighth Edition by Jane Clifford O'Brien and Heather Kuhaneck was undertaken by Shanghai Scientific & Technical Publishers and is published by arrangement with Elsevier (Singapore) Pte Ltd.

Case-Smith's Occupational Therapy for Children and Adolescents, Eighth Edition by Jane Clifford O'Brien and Heather Kuhaneck 由上海科学技术出版社有限公司进行翻译,并根据上海科学技术出版社有限公司与爱思唯尔(新加坡)私人有限公司的协议约定出版。

《Case-Smith 儿童及青少年作业治疗》(沈敏　蔡娴颖　主译)

ISBN: 978−7−5478−5883−7

本书原著是美国儿童和青少年作业治疗专业教学的权威参考书。全书从婴幼儿到青少年阶段人体发育的特点出发，充分考虑环境因素对儿童发育的影响，通过详细阐述各个维度的作业评估方法，结合儿童常见致残性疾病，指导读者制订作业治疗方案和辅具评估方案。全书共6部分，包括儿童与青少年作业治疗的基础知识、作业治疗评估与评价方法及过程、作业活动的评估与治疗、作业治疗方法、儿科作业治疗服务和具体疾病的作业治疗。

本书可作为康复科医师、儿童作业治疗师、物理治疗师、临床护士、特殊学校老师的参考书。

　　Jane Case-Smith博士是一位绵言细语、聪明睿智且才华横溢的学者,她坚信干预要以科学为依据,同时从不忽视治疗的艺术性。她将作业治疗的这两个重要方面结合起来的能力将永远影响此专业的发展,并帮助了许多儿童和家庭参与日常作业活动。Jane尊重每个人,始终努力与同事、合作人员和她服务的家庭建立牢固的关系。她培养了许多学生、从业人员和同事,她的愿望将在她所热爱的工作者身上得到延续,本书即是一个良好的印证。她的精神也始终贯穿在本书的图文中。Jane,我们将由您冠名的这一版本献给您,希望您对此感到欣慰。

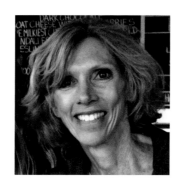

主　译　沈　敏　蔡娴颖

副主译　程　慧　刘晓丹

译　者（按姓氏笔画排序）

王敏娟　许唯唯　严朝珊　李美萍　汪婷婷　卓建萍

金　晟　郑　钦　赵　菁　祝婷婷　耿防阳　徐纯鑫

高雯婷　陶乐和　黄瑜凯　龚宇昕　虞锡丹

编者名单

主　编

Jane Clifford O'Brien, PhD, OTR/L, FAOTA
Professor
Occupational Therapy Department
University of New England
Portland, ME, United States

Heather Kuhaneck, PhD, OTR/L, FAOTA
Associate Professor
Occupational Therapy Department
Sacred Heart University
Fairfield, CT, United States

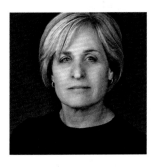

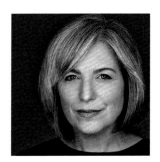

编　者

Beth Ann Ball, MS, OTR/L
Ohio OT, PT, AT Board, Chair
The Ohio State University
Occupational Therapy Program
Advisory Board Member
Columbus, OH, United States

Susan Bazyk, PhD, OTR/L, FAOTA
Director, Every Moment Counts
Professor Emerita, Occupational Therapy
Cleveland State University
Cleveland, OH, United States

Rosemarie Bigsby, ScD, OTR/L, FAOTA
Clinical Professor of Pediatrics, Psychiatry
　and Human Behavior
Warren Alpert Medical School
Coordinator, NICU Services
Brown Center for Children at Risk
Department of Pediatrics
Women and Infant's Hospital
Brown University
Providence, RI, United States

Susan M. Cahill, PhD, OTR/L, FAOTA
Associate Professor & Program Director
Occupational Therapy Program
Lewis University,
Romeoville, IL, United States

Theresa Carlson Carroll, OTD, OTR/L
Clinical Assistant Professor
Occupational Therapy
University of Illinois at Chicago
Chicago, IL, United States

Kaitlyn Carmichael, OT Reg. (Ont.)
School Health Occupational Therapist
Western University
London, ON, Canada

Jana Cason, DHSc, OTR/L, FAOTA
Professor
Auerbach School of Occupational Therapy
Spalding University,
Louisville, KY, United States

Megan C. Chang, PhD, OTR/L
Associate Professor
College of Health and Human Sciences
San Jose State University
San Jose, CA, United States

Gloria Frolek Clark, PhD, OTR/L, BCP, FAOTA
Owner, Gloria Frolek Clark, LLC
Adel, IA, United States

Dennis Cleary, BA, BS, MS, OTD
Founding Program Director
Occupational Therapy
School of Rehabilitative Science
Indiana University South Bend
South Bend, IN, United States

Patty Coker-Bolt, PhD, OTR/L, FAOTA
Professor
Medical University of South Carolina
Division of Occupational Therapy
College of Health Professions
Charleston, SC, United States

Sharon M. Cosper, EdD, MHS, OTR/L
Associate Professor
Department of Occupational Therapy
Augusta University,
Augusta, GA, United States

Katherine Dimitropoulou, PhD, OTR/L
Assistant Professor
Department of Rehabilitation and
　Regenerative Medicine
Occupational Therapy Program
Columbia University
New York, NY, United States

Jenny M. Dorich, MBA, OTR/L, CHT
Occupational Therapist III
Division of Occupational Therapy and
　　Physical Therapy,
Cincinnati Children's Medical Center
Adjunct Faculty
College of Health Sciences,
University of Cincinnati
Cincinnati, OH, United States

Brian J. Dudgeon, PhD, OTR, FAOTA
Professor, retired
Occupational Therapy
School of Health Professions
University of Alabama at Birmingham
Birmingham, AL, United States

Sarah E. Fabrizi, PhD OTR/L
Assistant Professor
Occupational Therapy Program
Florida Gulf Coast University
Fort Myers, FL, United States

Patricia Fingerhut, PhD, OTR
Associate Professor and Chair
Robert K. Bing Distinguished Professor
Distinguished Teaching Professor
Department of Occupational Therapy
School of Health Professions
University of Texas Medical Branch
Galveston, TX, United States

Sandy Hanebrink, OTR/L, CLP, FAOTA
Executive Director
Touch the Future Inc
Anderson, SC, United States

Karen Harpster, PhD, OTR/L
Assistant Professor
Division of Occupational Therapy and
　　Physical Therapy
Cincinnati Children's Medical Center
College of Health Sciences, University of
　　Cincinnati
Cincinnati, OH, United States

Claudia List Hilton, PhD, MBA, OTR, FAOTA
Associate Professor of Occupational
　　Therapy & Rehabilitation Sciences
Distinguished Teaching Professor
University of Texas Medical Branch
Galveston, TX, United States

Carole K. Ivey, PhD, OTR/L
Associate Professor
Department of Occupational Therapy
Virginia Commonwealth University
Richmond, VA, United States

Lynn Jaffe, ScD, OTR/L, FAOTA
Professor & Program Director for
　　Occupational Therapy
Department of Rehabilitation Sciences
Marieb College of Health & Human
　　Services
Florida Gulf Coast University
Fort Myers, FL, United States

Mary A. Khetani, Sc.D, OTR/L
Associate Professor
Department of Occupational Therapy
College of Applied Health Sciences
University of Illinois at Chicago
Chicago, IL, United States

Kimberly Korth, MEd, OTR/L, SCFES
Occupational Therapist
Feeding Program Coordinator
Children's Hospital Colorado
Denver, CO, United States

Jessica Kramer, PhD, OTR/L
Associate Professor
Department of Occupational Therapy
College of Public Health and Health
　　Professions
University of Florida
Gainesville, FL

Heather Kuhaneck, PhD OTR/L FAOTA
Associate Professor
Occupational Therapy
Sacred Heart University
Fairfield, CT, United States

Cheryl B. Lucas, EdD, OTR/L
Graduate Coordinator
Assistant Professor
Occupational Therapy Department
Worcester State University
Worcester, MA, United States

Zoe Mailloux, OTD, OTR/L, FAOTA
Adjunct Associate Professor
Occupational Therapy
Thomas Jefferson University,
Philadelphia, PA, United States

Angela Mandich, PhD, OT Reg. (Ont.)
Director
School of Occupational Therapy
Western University
London, ON, Canada

Nancy Creskoff Maune, OTR/L
Occupational Therapist
Occupational Therapy
Feeding and Swallowing Program
Children's Hospital Colorado
Aurora, CO, United States

Christine T. Myers, PhD, OTR/L
Clinical Associate Professor and Program
　　Director
Department of Occupational Therapy
University of Florida
Gainesville, FL, United States

Erin Naber, PT, DPT
Senior Physical Therapist
Fairmount Rehabilitation Programs
Kennedy Krieger Institute
Baltimore, MD, United States

Jane O'Brien, PhD, MS. EdL, OTR/L, FAOTA
Professor
Occupational Therapy
University of New England,
Portland, ME, United States

Shirley P. O'Brien, PhD, OTR/L, FAOTA
Foundation Professor
Department of Occupational Science and
　　Occupational Therapy
Eastern Kentucky University
Richmond, KY, United States

L. Diane Parham, PhD, OTR/L, FAOTA
Professor
Occupational Therapy Graduate Program
University of New Mexico
Albuquerque, NM, United States

Andrew C. Persch, PhD, OTR/L, BCP
Assistant Professor
Department of Occupational Therapy
Colorado State University
Fort Collins, CO, United States

Karen Ratcliff, PhD, OTR
Professor
Occupational Therapy
University of Texas Medical Branch
　　Galveston
Galveston, TX, United States

Teressa Garcia Reidy, MS, OTR/L
Fairmount Rehabilitation Programs
Hunter Nelson Sturge-Weber Center
Kennedy Krieger Institute
Baltimore, MD, United States

Pamela Richardson, PhD, OTR/L, FAOTA
Interim Dean
College of Health and Human Sciences
San Jose State University
San Jose, CA, United States

Lauren E. Rosen, PT, MPT, MSMS, ATP/SMS
Motion Analysis Center Program
    Coordinator
St. Joseph's Children's Hospital
Tampa, FL, United States

Lisa Rotelli, PTA
Director
Adaptive Switch Laboratories
Austin, TX, United States

Andrina Sabet, PT, ATP
Cleveland Clinic Children's Hospital for
    Rehabilitation
Mobility Matters, LLC
Cleveland, OH, United States

Mitchell Scheiman, OD, PhD
Dean of Research and Sponsored
    Programs
Director of Graduate Programs in
    Biomedicine
Professor
Salus University
Elkins Park, PA, United States

Colleen Schneck, ScD, OTR/L, FAOTA
Department Chair and Part-time
    Associate Dean
College of Health Sciences
Department of Occupational Science and
    Occupational Therapy
Eastern Kentucky University
Richmond, KY, United States

Judith Weenink Schoonover, MEd, OTR/L, ATP, FAOTA
Occupational Therapist, Assistive
    Technology Professional
Specialized Instructional Facilitator-
    Assistive Technology
Loudoun County Public Schools,
Ashburn, VA, United States

Winifred Schultz-Krohn, PhD, OTR/L, BCP, SWC, FAOTA
Professor and Chair of Occupational
    Therapy
San Jose State University
San Jose, CA, United States

Patti Sharp, OTD, MS, OTR/L
Occupational Therapist II
Division of Occupational Therapy and
    Physical Therapy
Cincinnati Children's Hospital Medical
    Center
Cincinnati, OH, United States

Amber Sheehan, OTR/L
Occupational Therapist II
Division of Occupational Therapy and
    Physical Therapy
Cincinnati Children's Hospital Medical
    Center
Cincinnati, OH, United States

Jayne Shepherd, MS, OTR/L, FAOTA
Professor Emeritis
Department of Occupational Therapy
Virginia Commonwealth University
Richmond, VA, United States

Natasha Smet, OTD, OTR/L
Assistant Professor
Occupational Therapy
A.T. Still University
Mesa, AZ, United States

Susan L. Spitzer, PhD, OTR/L
Owner/Director
Occupational Therapist
Private Practice
Pasadena, CA, United States

Ashley Stoffel, OTD, OTR/L, FAOTA
Clinical Associate Professor
Department of Occupational Therapy
University of Illinois at Chicago
Chicago, IL, United States

Kari J. Tanta, PhD, OTR/L, FAOTA
Rehab Manager
Children's Therapy Program
Valley Medical Center
University of Washington Medicine
Renton, WA, United States

Clinical Assistant Professor
Division of Occupational Therapy
Department of Rehabilitation Medicine
University of Washington
Seattle, WA, United States

Renee R. Taylor, MA, PhD
Professor and Associate Dean for
    Academic Affairs
Licensed Clinical Psychologist
Department of Occupational Therapy
College of Applied Health Sciences
1919 W. Taylor St. (MC 811)
Chicago, IL, United States

Beth Warnken, OTD, OTR/L, ATP
Occupational Therapist II
Division of Occupational Therapy and
    Physical Therapy
Cincinnati Children's Hospital Medical
    Center
Cincinnati, OH, United States

Renee Watling, OTR/L, PhD, FAOTA
Visiting Assistant Professor
School of Occupational Therapy
University of Puget Sound,
Tacoma, WA, United States

Jessie Wilson, PhD, OT Reg. (Ont.)
Assistant Professor
School of Occupational Therapy
Western University
London, ON, Canada

Meredith P. Gronski, OTD, OTR/L
Program Director and Chair
Methodist University
Fayetteville, NC, United States

Rebecca S. Herr, MOT, OTR
Instructor of Occupational Therapy
The University of Findlay
Findlay, OH, United States

Diana Gantman Kraversky, OTD, MS, OTR/L, AP
Assistant Professor
West Coast University
Los Angeles, CA, United States

Ann E. McDonald, PhD, OTR/L, SWC
Associate Professor
West Coast University
Los Angeles, CA, United States

Deb McKernan-Ace, MOT/OTR, COTA
OTA Program Director
Bryant & Stratton College
Wauwatosa, WI, United States

中文版序

欣闻儿童康复领域又一部重要著作的中译本即将出版,十分高兴。

20世纪80年代初期,以李树春教授为代表的儿童康复先驱们开创了中国儿童康复的先河,经过40年广大儿童康复专业工作者的共同努力,中国儿童康复事业得到了全面发展。特别是近些年,在广泛开展与国际儿童康复学术团体、机构及专家学者交流与合作的基础上,逐步形成了以世界卫生组织倡导的在国际功能、残疾和健康分类(ICF)框架和基于"生物—心理—社会"模式下开展儿童康复评估与治疗的整体体系,迎来了更加重视基于循证依据的康复实践、创建更加科学规范的儿童康复服务体系的大好局面。

沈敏教授团队始终积极参与国际学术交流与合作,多次将高质量的具有广泛国际影响力的儿童康复医学专著引入中国,分享给国内的儿童康复专业工作者们。本书经过沈敏教授带领的翻译团队历时两年的辛勤工作,终于即将面世,填补了中国目前儿童作业治疗领域缺少国际经典著作、教材及工具书的空白,具有十分重要的意义。

本书的作者Jane Clifford O'Brien博士和Heather Kuhaneck博士是美国儿童作业治疗领域的著名专家。本书内容涵盖了儿童与青少年作业治疗的基础知识,以及通过观察和标准化测试评估儿童青少年的作业能力、书写能力等各种作业活动表现,从评估结果来预测发展结局。书中介绍了结合日常生活实施作业治疗活动的评估、分析与干预方法,并且为特定的常见儿童功能障碍,如脑瘫、孤独症、视觉障碍、创伤性疾病等提供了有针对性的作业治疗策略。

本书虽然信息量很大,但是每个章节又是独立的,因此读者可以非常方便地根据需求查阅相关章节。每一章节都有指导阅读的关键问题,可以直接对应儿童康复工作中遇到的难点和亟待解决的问题。本书另一优势是具有大量的案例,可以快速提高读者分析问题和解决问题的能力,并且在实践中尽快作出全面、完整的最佳决策。因此,本书具有很强的实践应用性和指导性,是儿童作业治疗领域不可多得的一本专业工具书,相信本书一定会受到我国广大儿童康复工作者及广大读者的热烈欢迎和青睐。

最后,真诚感谢本书原作者热情地将本书分享给中国同道,感谢同济大学附属养志康复医院沈敏教授团队和上海中医药大学刘晓丹教授将本书介绍给中国读者,感谢所有放弃休息时间自愿参与本书翻译的专业人员及他们的家人们。

李晓捷

2023年2月

儿童康复专业在中国发展已经40余年，其以佳木斯大学李树春教授发起创立为起点，李晓捷教授赓续前行，并在全体儿童康复专业人士的共同奋斗下，目前已经形成了较为完整的康复体系，专业人才和专业机构几乎覆盖了全国各地。特别是在2007年以后，全国各地逐步形成了残疾人联合会系统的对特殊儿童康复抢救性支持体系，专业机构和专业人员的数量不断增加。在以世界卫生组织提出的国际功能、残疾和健康分类（ICF）框架下的康复训练专业知识体系中，专业知识更加趋于基于循证医学为基础的康复训练评估和训练计划的实施。作业治疗是康复治疗体系中的重要领域，是真正能够基于"全人发展观"的儿童康复工作的必备理论、必备技术。

我们团队成立23年来，在长期的临床实践工作中，犹如海绵吸水一样引入了来自世界各地的先进理念与技术，早在2006年就提出了"24小时全面康复"的观点。2008年开始逐步开展儿童步态特征的研究，发现在步态分析支持下的物理治疗和矫形器适配更加符合循证医学原则。在此基础上，我们和姜淑云教授团队合作翻译了第一本有关于脑瘫的家长用书——《脑瘫患儿全面看护指南》。之后，我们意识到矫形器对于脑瘫儿童及其他运动功能障碍人群的重要性，因此在芝加哥康复研究院（RIC）矫形器科Qinyuan Du教授的指导下，翻译出版了《矫形器与假肢康复》一书，得到了广大同道的认可。

2020年疫情伊始，在宅家的日子中，大家觉得应该把这个能够集中利用的时间用起来，要将我们已经学习了10余年的儿童作业治疗工作指导用书——*Occupational Therapy for Children and Adolescents*翻译出版，分享给所有的儿童康复工作者。由此，将逾百万字的图书翻译工作有序开展起来。如今，中文版即将付梓，所有的参译人员都为之雀跃。

本书是儿童作业治疗领域不可多得的一本专业工具书，也适合儿童家长用作家庭康复的指导用书。书中涵盖了儿童与青少年作业治疗的基础知识，讲解了观察性评估方法和标准化测试方案，并且解释了如何从评估结果预测发展结局。书中结合日常生活实施作业活动评估、分析和制订干预方案，并且以特定的常见儿童功能障碍，如脑瘫、孤独症、视觉障碍、创伤性疾病等为例，加入案例分析，更易于读者理解和操作。

翻译的过程是艰难的，很多词汇不能直接找到合适的中文名词。由于作业治疗与日常生活结合得十分密切，所以受文化背景的影响也特别大，因此有些实践案例拿到中国来使用，可能还需要读者做相应的调整。翻译中有表达不妥之处也欢迎读者不吝指正，以利于再版时得以提高。

感谢我们这个孜孜不倦、锲而不舍的团队，在疫情最严重的时候，能够排除干扰、集中精力，在极短的时间内完成翻译工作。在此过程中，更要感谢支持他们工作的家人们，他们包揽了一日三餐、子女看护、老人护理等工作，才让我们能够专心做好这一件事情。

最后，更加期待我们的工作分享能够为大家带来一点点帮助，我们所有的人都会心满意足。

2023年2月

英文版前言

内容安排

此版本由6个部分组成,反映了儿童作业治疗实践所需的知识和技能,并帮助读者将概念应用于实践中。第1部分描述了儿童和青少年作业治疗的基础知识,包括理论和实践模式、儿童与青少年的发育里程碑、以家庭为中心的照护和自我治疗使用等章节。

本书第2部分主要为评估儿童和青少年能力、书写目标、预测结果并从干预中记录进展。这一部分以作业治疗师的观察和活动分析作为主要评估方法这一章开始,随后解释了标准化测试的使用,包括如何执行标准化测试、评分项目、解释测试分值和综合结果。其他章节提供了基于评估结果的目标设置和结果措施的信息。

第3部分重点介绍了每个作业活动领域的具体评估和干预方法,其中,第10~15章介绍了进食、游戏、日常生活活动、工具性日常生活活动、社会参与和教育表现的评估及治疗。作者描述了对目标表现领域(如手功能)和作业活动(如进食、日常生活活动、游戏、社会参与)的干预。

第4部分(第16~21章)继续介绍了各作业活动领域使用的具体干预方法,包括运动控制/运动学习、认知、移动、辅助技术、感觉统合和行为干预。作者解释了作业治疗实践的理论和科学,并讨论了在实践中经常发生的问题。这些章节的汇集反映了儿童和青少年作业治疗的广度和深度。

本书的第5部分(第22~27章)描述了儿童作业治疗实践的具体情况。这些章节阐明了丰富多样的实践机会,并定义了在医疗与教育系统及机构中的实践差异。作业治疗师只有了解干预背景和儿童所处的环境,才能选择合适的干预措施。

最后,也就是第6部分(第28~32章),为读者提供了针对特定人群的策略,例如,阐述了从业人员如何帮助患有精神健康障碍儿童参与作业活动,包括神经运动疾病,如脑性瘫痪、孤独症谱系障碍、创伤性疾病或视觉障碍。

特点特色

虽然各章节含有相关信息,但每个章节都是独立的,因此不需要按照特定的顺序阅读。每一章都以指导阅读的关键问题开始。案例报告举例说明了与本章相关的概念,旨在帮助读者整合材料。研究文献的引用和使用贯穿始终。作者的目标是提供全面的、基于研究的、当前的信息,可以指导实践者在儿童康复实践中做出最佳决策。

本书的特点包括以下方面:

- 研究笔记。
- 在干预方法的章节中作了基于循证的总结。
- 案例研究。

致　谢

感谢所有出现在影像和案例研究中的孩子们：

Adam	Faith	Nicholas
Ana	Isabel	Paige
Annabelle	Jessica	Peggy
Camerias	Jillian	Samuel
Christian	Katelyn	Sydney
Christina	Luke	Teagan
Eily	Matt	Tiandra
Ema	Micah	William
Emily	Nathan	Zane
Emily	Nathaniel	

特别感谢公开与我们分享他们故事的父母们：

Charlie and Emily Adams	Sondra Diop	Stephanie L. Mills
Robert and Carrie Beyer	Lisa M. Grant	David J. Petras
Freda Michelle Bowen	Ivonne Hernandez	Theresa A. Philbrick
Nancy Bowen	Shawn Holden	Ann Ramsey
Kelly Brandewe	Luann Hoover	Teresa Reynolds-Armstrong
Ernesty Burton	Sandra Jordan	Tuesday A. Ryanhart
Ruby Burton	Joanna L. McCoy	Julana Schutt
Lori Chirakus	Maureen P. McGlove	P. Allen Shroyer
Joy Cline	Jill McQuaid	Douglas Warburton

非常感谢那些愿意帮助我们的兄弟姐妹们：

Aidan	Megan	Todd and Keith
Lori	Robert	Tommy, Owen, and Colin

感谢所有的治疗师和医生允许我们拍摄治疗过程，并为我们提供了如此精彩的案例：

Chrissy Alex	Karen Harpster	Taylor Moody
Sandy Antoszewski	Terri Heaphy	Julie Potts
Mary Elizabeth F. Bracy	Katherine Inamura	Ann Ramsey
Amanda Cousiko	Lisa A. King	Suellen Sharp
Emily de los Reyes	Dara Krynicki	Carrie Taylor
Katie Finnegan	Marianne Mayhan	

特别感谢Matt Meindl, Melissa Hussey, David Stwarka Jennifer Cohn, Stephanie Cohn, 以及所有提供影像的作者们。感谢Emily Krams, Alicen Johnson, Britanny Peters, Katherine Paulaski, Carol Lambdin Pattavina, Scott McNeil, Alison O'Brien, MaryBeth Patnaude, Molly O'Brien, Keely Heidtman, Greg Lapointe, Caitlin Cassis, Judith Cohn, Jazmin Photography, Michelle Lapelle, Stacie Townsend 和 Barbara Price。特别感谢Mariana D'Amico, Peter Goldberg 和 Carrie Beyer 在影像方面提供的专业知识。Lisa Newton 和 Lauren Willis 在推进和完成本书中发挥了重要作用，很高兴与他们一起工作。感谢Srividhya Vidhyashankar最终审定并对我们提供支持。

Jane O'Brien 要感谢她的家人——Mike, Scott, Alison和Molly，感谢他们一直以来的支持。感谢新英格兰大学的同事和学生。感谢为素材提供灵感的孩子和家庭。感谢Heather Kuhaneck，她的专业知识、支持和能力，保持了编书过程的乐趣。

Heather Kuhaneck要感谢她的家人，尤其是她的丈夫Shayne，感谢他坚定不移的支持。感谢Jane O'Brien让我们尽可能顺利地过渡到这个过程。同时感谢Malia Norman 和 Jeffrey Homan，两位学生助理收集文章和检索文献，这让工作变得更容易。最后，感谢圣心学院的同事们、同学们和校友们的帮助及支持。

感谢所有的作者愿意分享他们的专业知识，并花费了大量精力和时间，撰写出了精彩的章节。最后，我们都想对Jane Case-Smith表示感谢，感谢她给我们留下了如此精彩的著作作为基础，并且有这么优秀的一群作者一起工作。

参考文献

从上海科学技术出版社官网（http://www.sstp.com.cn/）"课件/配套资源"下载。

儿童作业治疗进程：概述
The Occupational Therapy Process in Pediatrics: Overview of Essential Concepts

Heather Kuhaneck, Jane Case-Smith

问题导引

1. 如何将作业治疗原则和实践应用于儿童？
2. 儿童实践的主要特点是什么？
3. 儿童作业治疗师如何在不同的环境和情境中发挥作用？

关键词

成年	包容性	标准化评估
自下而上	最适挑战	自上而下
童年	作业	自我治疗
文化能力	自我效能	
以家庭为中心的治疗	自我决定	

一、儿童作业治疗介绍

本文致力于儿童作业治疗实践。每一章都强调了实践的一个特定方面，这样可以更清楚地了解儿童实践的角色、任务、患儿、评估和干预方法以及儿童治疗环境。然而事实上，作业治疗师在如何使用每章提供的信息方面有大量重叠。还有一些儿童实践的关键特征超越了章节标题和重点所提供的界限。本章概述了这些关键特征，并强调了各个章节介绍的重要概念以阐明儿童实践与其他实践领域的异同。

（一）儿童实践的定义

儿童实践是指对婴儿、幼儿、儿童和青少年以及在青春期结束的作业治疗。童年和成年都是社会和文化定义的概念。在美国，童年通常是指出生至18岁，许多法律认为18岁是儿童正式成年的时候。成年在法律上被定义为年龄上成年，这是由各州定义的。然而，许多成年人的任务在各州的年龄界限不同，所以"什么是童年"和"什么是成年"的问题变得模糊不清。成年人的活动通常包括驾驶、投票、参军、结婚、工作以及使用酒精和香烟等合法物品。有些成人活动在14～16岁就可以进行，而有些则到21岁才允许。从生物学上讲，成年期始于青春期，但对不同的个体来说，即使是青春期也会发生于不同的年龄。如果考虑骨骼发育，最后一块骨骼发育大约在25岁。因此，童年和成年在某种程度上是"模糊"的概念。

对于许多作业治疗师来说，他们的"儿童"实践范围是由法律界定的。2004版美国《残疾人教育法》(*The Individuals with Disabilities Education Improvement Act*, IDEA)规定：接受特殊教育的人在21岁时终止服务。美国作业治疗师协会遵循这一惯例，建议从出生到21岁进行儿童和青少年的儿童实践。在理想情况下，儿童作业治疗实践可以帮助儿童和家长准备并实现成人角色以及令人满意和有意义的成人生活。

（二）作业治疗领域的儿童实践

美国国家作业治疗资格认证委员会最近的实践分析显示，儿童实践是目前最大的实践领域，以不到1%的比例去除了专业的护理机构，而2017年的调查显示，20%的作业治疗师从事儿童实践工作。在反馈者中有15%的人明确表示他们就职于学校系统。虽然许多作业治疗师在职业生涯中会更换实践领域，但学校实践是其中一个流动率较低的领域。因此，有关儿童实践的教育，特别是学校实践，对初级教育非常重要。本书提供的信息旨在为初级水平的学生或即将改变实践领域的作业治疗师提供必要的信息，以便在不同的环境中开始作业治疗实践，包括儿童及其家庭。

（三）作业治疗哲学与儿童实践的基本概念

作业治疗师认为作业不仅给人类的健康带来意义，而且具有影响人类健康的力量。作业在不同的环境中贯穿人的一生，每个人的作业经历在他的生活轨迹中都是独一无二的。虽然专业人员在作业的单一定义上很难达成一致，但各种各样的特性都与人类的作业活动相关。作业是有意义的，以目标为导向的/有目的的，提供个人满意度，随着时间的推移而发生，其他人可能观察到，也可能观察不到，并且发生在日常生活的环境中。作业活动可以与他人一起完成，因此被称为共同作业活动。美国的作业分类包括日常生活活动(activities of daily living, ADL)、工具性日常生活活动(instrumental activities of daily living, IADL)、休息和睡眠、教育、工作、娱乐、休闲和社会参与。然而，这些作业的概念主要是在西方文化中发展、描述和探索的，可能并不完全适应或适合其他文化观点及经验。本章和本文的大部分内容将描述美国的实践。作业治疗的主要目标或结果是帮助患者"通过参与作业活动实现健康、幸福和参与的生活"。为了尽可能为儿童做到最好，儿童作业治疗师必须参与以家庭为中心的治疗、使用基

于优势的重点、处于具有文化竞争力的实践中。

1. 以家庭为中心的治疗　本文中认为以家庭为中心的治疗是儿童实践的一个关键特征。确定了以家庭为中心的治疗的多个组成部分，包括开放式沟通、相互信任和尊重、与父母和家庭分享信息以便共同决策、在干预中考虑并融合家庭的喜好和需求。最近回顾文献并提炼出三个主要的核心理念：① 尊重儿童和家长；② 了解家庭对儿童健康的影响；③ 家庭和专业人员的合作。

使用定性方法和调查的许多研究探讨了父母希望服务人员提供什么。唐氏综合征、脑性瘫痪、孤独症以及其他发育和神经障碍患儿的父母表示，治疗师为他们提供的帮助包括：① 真正的伙伴关系；② 来源可靠的具体客观的信息；③ 提供灵活的服务和沟通方式；④ 对关注问题的敏感性和反应能力；⑤ 积极、乐观的态度；⑥ 产生有效结果。父母对服务的满意度可能与在这种情况下的自我效能感和他们对服务目的的意见最为相关，这使治疗师与父母之间的伙伴关系更加重要。

以家庭为中心干预的其他重要组成部分包括尊重父母对其子女的认识、了解他们的适应力、接受他们的价值观以及促进社会资源网络的建立。在早期干预服务对以家庭为中心实践进行的meta分析中，确定了两种以家庭为中心的服务类型：① 培养正向的专业人员和家长关系的服务；② 使家庭能够参与干预活动的服务。在建立关系的实践中，作业治疗师应该积极聆听、表现出同理心和尊重并相信家庭的能力。作业治疗师通过个别化服务促进家庭参与、灵活地满足家庭需求并对家庭关注问题做出反应。Dunst、Trivette和Hamby发现，提供以家庭为中心的服务与家庭的自我效能感、父母对服务的满意度、父母行为以及儿童的行为和功能高度相关。

父母表示，他们想要以家庭为中心的治疗（这能产生更好的结果），但最近美国的调查表明，并不是所有的父母都接受以家庭为中心的服务，明显存在地区、地理和社会经济等方面的差异。作业治疗师或组织者使用以家庭为中心的治疗可以通过三个主要领域评估，即情境、过程和结果（表1.1）。多年来的文献回顾表明，以家庭为中心的治疗在某些方面管理得很好，如为家庭以相互尊重的伙伴关系提供服务，但其他方面，如向父母和家庭提供信息，通常不是以家庭为中心的。这表明，专业人员可能需要在某些方面更好地提供以家庭为中心治疗，也可能需要具体评估自己的服务，确定是否对患者实施以

表1.1　以家庭为中心的治疗评估组成部分			
以家庭为中心的治疗领域	情　境	过　程	结　果
评估服务的特性	儿童、家庭、医疗卫生系统、文化	关系（如积极倾听、尊重和移情等行为） 参与性（响应家庭需求/优先事项和家庭参与干预的服务）	以家庭为中心的治疗对儿童、家庭和医疗卫生系统实现儿童和家庭目标的影响

注：经允许引自 Almasri, An, & Palisano, 2018; Arango, 2011; Dunst, 2002; Schreiber et al., 2011.

家庭为中心的治疗。有关评估以家庭为中心的治疗的评估工具请参阅附录。第3章提供了更多关于该主题的信息。

2. 基于优势的重点　残疾儿童和青少年往往具有被他人忽视的独特优点，但如果确定并鼓励这些优点，则可以引导更多的参与。作业治疗师评估儿童或青少年的优势，并试着了解他们的困难和挑战。儿童作业治疗干预建立在这些优势之上。通过确定儿童行为的积极方面、最佳能力领域以及表现的局限性，作业治疗师可以为父母重新定义儿童的行为，让照顾者从新的角度来看待儿童。例如，在孤独症儿童的家长宣教过程中，关注儿童在沟通方面的优势，会使父母表现出更积极的情感，对儿童做出更积极的评价，并且对儿童表现出更多的身体情感。正如本文所解释的，基于优势的方法可以提高儿童的自我效能感和自我决定能力。

基于优势的模式与传统医学模式形成对比，前者侧重于确定健康或表现问题并解决该问题的干预。正如本书许多章节所解释的，关注儿童的表现问题并非总能带来最佳的参与并改善生活质量。因为作业治疗师关心儿童在生活中的充分参与，所以只关注缺陷会限制儿童将来会成为什么样的人、会做什么样的事的视野。

虽然经常推荐基于优势的方法，但在实践中可能更难注意到。例如，研究表明，作业治疗师的病案更常记录的是以缺陷为重点的内容。儿童作业治疗师必须在作业治疗过程的所有方面强调基于优势的方法，充分利用这种方法的潜力，为家长和患儿带来积极的变化。案例1.1提供了孤独症儿童使用以优势为基础重点的示例。

3. 文化能力　文化能力意味着儿童作业治疗师能够与来自不同文化群体的患儿进行有效的实践。提供"文化能力"治疗的系统是一个"在所有层面承认并综合文化的重要性、评估各文化间的关系、对文化差异所导致的动态保持警觉、扩展文化知识

案例1.1　以优势为基础的方法治疗高功能孤独症儿童

Victor是一名10岁的高功能孤独症男孩。他有特别的视知觉技巧和视觉记忆；但在社交技能方面有明显的迟滞。特别是他很难知道如何在操场上或非结构化的社交活动中与同伴互动。治疗师Amy建议他录下同伴们一起玩耍或在操场上聊天时的视频。通过这些视频，Victor有一些适当的社交示例。他和Amy一起分析视频，讨论孩子们如何发起和回应社交互动；他和Amy练习互动技能。Amy鼓励他多看一些积极的社交互动示例。

利用这些视频，Victor制作并标注了不同社会互动示例的照片。在Amy的帮助下，Victor把照片整理成故事，用来学习如何与他人进行社交互动。Amy还帮助他把照片组织成一个社交故事；她创建了可视的步骤顺序来开始社会互动。

其他儿童对他的视频和故事很感兴趣；他们读了这些故事，并称赞Victor在视频记录和摄影方面的技能。他对摄影的兴趣和天赋产生了一系列自然发生的社交互动，使Victor得以练习社交技巧。通过使用以优势为基础的方法，他不仅利用自己的才能学习了新技能，而且他的同学也认可并欣赏他的才能，为社会参与建立了更好的情境。

经允许引自 Bianco, Carothers, & Smiley.

并适应服务以满足文化上的独特需求"的系统。一个有文化能力的治疗师必须开放地探索差异，重视患者的独特视角和专业知识并进行自我反省，思考自己的文化对作为作业治疗师实践的影响。最近的研究表明，文化能力的重要前提包括开放性、意识、希望、敏感性和知识。

提供有文化能力的治疗的具体做法包括许多被确定为以家庭为中心的治疗行为，包括与家庭建立合作伙伴关系、了解家庭的具体情况，然后根据具体情况定制治疗。此外，对于符合文化能力的治疗，治疗师必须确保父母了解提供的所有信息，明确了解具体的治疗程序。为残疾儿童的移民父母服务的作

业治疗师确定的其他具体策略包括帮助克服语言障碍的策略、有助于形成理解儿童残疾的共同策略和帮助家长理解干预过程的策略。文化能力的结果包括患者对治疗的满意度、对高质量治疗的更大感知、更好的依从性、更有效的互动以及更好的结果。

儿童的作业融入于家庭和社区的文化实践中。儿童作业治疗师需要意识到家庭构成、育儿实践、对儿童行为和自主性的期望、与卫生专业人员的接触，以及种族、民族和文化对儿童影响的结果、整体健康和家庭幸福感等方面可能存在的文化差异。有关家庭文化和家庭作业活动的具体问题见表 1.2。文化影响家庭和家庭与儿童的作业活动。例如，家庭文化可能或多或少使家庭成员鼓励儿童独立或想要为儿童做事。家庭是极其多样化的，但当其不符合主流文化的典型标准时，可能经常会被专业人员评判。父母的教育方式很重要，而且会对儿童产生长远影响；然而，养育的差异可能只影响一小部分。儿童作业治疗师必须注意不要根据自己的育儿观念来评价家长的育儿方式。

对于美国作业治疗师来说，文化能力至关重要，因为美国的多样性不断增加，且人口构成也在发生变化。2016 年，美国有 4 370 万移民，占总人口的 13.5%。亚裔美国人和拉美裔美国人组成了美国最大和增长最快的两个群体，亚洲超过拉丁美洲成为新移民的第一来源。然而，该国的变化并非均匀分布的。

根据作业治疗师的工作地点，他可能或多或少

地接触到不同文化和（或）移民人口，变化可能更缓慢或相当迅速。例如，大量的跨国界苗族人口迁移到明尼阿波利斯州。Paul 地区在相对较短的时间内，要求该地区的卫生专业人员迅速学会为新的文化背景人群提供治疗。有文化能力的儿童作业治疗师必须适应这些类型的区域变化，并采取必要措施为新移民人群提供具有文化能力的治疗。

儿童作业治疗师还必须了解医疗保健中实际差异的程度以及这些差异的后果。人们发现在许多情况和疾病方面存在健康差异，包括出生体重、癌症以及总体死亡率。尽管有医疗卫生差异的文献大多集中在成年人身上，但最近的一项研究发现，儿童也存在这种差异。

儿童健康不同于成人健康，"正如总结的五点所述：发展变化、对成人的依赖、不同的流行病学、人口统计模式和耗资均不同"。在儿童方面，数据显示在癌症和哮喘中存在差异，并且获得治疗亦不均等，在提供治疗服务方面也存在差异。使用美国的国家数据，未满足治疗需求的儿童比例在黑种人、西班牙裔和白种人儿童中有所不同。

从事循证实践的儿童作业治疗师还需要仔细考虑与种族、民族、文化和社会经济地位相关的医疗卫生差异证据。虽然美国人中有种族、民族不同或两者兼而有之，但事实上，种族和民族之间存在重叠，因为两者都是以定义祖先的方式来考虑的。使用种族来检测医疗卫生的结果是有争议的，民族可

表 1.2　影响儿童作业发展的文化价值观和风格	
价值观或风格	引 导 问 题
家庭组成	谁是这个家庭的成员？有多少家庭成员住在一起？家庭中是否有基于性别或年龄的等级制度？
决策	谁为家庭做决定？
主要照顾者	谁是主要的照顾者？任务是共同分担的吗？
独立 / 依赖	家庭成员重视独立吗？
喂养方式	谁喂养婴儿或儿童？关于母乳喂养、用餐时间、自主进食和食用某些食物的文化规则或规范是什么？希望什么时候独立进食？
睡眠模式	孩子和父母一起睡吗？父母在夜间对婴儿有什么反应？对哭泣的适当反应是什么？
纪律	家长能容忍不服从吗？管理行为的规则有多严格？谁管教孩子？父母如何管教孩子？
残疾的认识	父母是否相信残疾可以改善？他们是否觉得自己对残疾负有责任？家庭成员是否觉得他们可以在改善残疾方面做些努力？精神形式的治疗有价值吗？
求助	这家人向谁寻求帮助？家庭成员是主动寻求帮助，还是希望得到帮助？
沟通与互动	这个家庭使用的沟通方式是直接的还是间接的？家庭成员之间有情感交流吗？大多数的交流是直接的还是间接的？家庭重视社交吗？

注：经允许引自 Wayman, K. I., Lynch, E. W., & Hanson, M. J. (1990). Home-based early childhood services: cultural sensitivity in a family systems approach. Topics in Early Childhood Special Education, 10, 65–66.

能比更广泛的种族名称对文化习俗和健康结果更重要。将人分成任何类型的类别都受当下社会习俗的影响，在美国，种族和民族都可以与社会经济学相联系。因此，在评估种族和民族对健康的影响及研究结果时，存在许多混杂因素。

有许多阻碍平等获得医疗卫生的因素，这些阻碍因素包括组织和机构、结构以及临床。具体来说，障碍因素包括各类医疗卫生工作者、教育工作者和领导人的缺乏，语言障碍和缺乏翻译人员，接触某些领域或区域的专家，以及交流不畅和态度障碍。儿童作业治疗师尝试解决不平等的地域获取服务问题的一种方法是远程医疗。

4. 自我治疗和建立人际关系　自我治疗的定义是"作为治疗过程的一部分，有计划地使用'治疗师的'个性的、有洞察力的感知和判断"。治疗师认为使用自我治疗对他们的实践以及他们与患者达成的结果是很重要的。意图性关系模式提供了检测治疗师与患者关系的结构。虽然迄今为止关于该模式的研究主要针对成人，但该模式也可应用于儿童实践（第 5 章详细描述了此模式及其在儿童中的应用）。

如本文所述，与儿童的治疗关系是儿童作业治疗成功的关键。儿童作业治疗师与儿童建立鼓励、支持和激励的关系。为了做到这一点，作业治疗师首先要建立信任。这种信任使儿童感到安全并愿意承担风险。治疗关系包括尊重儿童的情绪及营造安全的情绪氛围。作业治疗师表现出积极的情感，在传达积极关注的同时寻求与他人建立联系的机会。作业治疗师对儿童表现出兴趣，尽量欣赏他们的个性，重视他们的喜好和目标。

同样地，在专业人员和家庭成员之间建立信任是关系建立的第一步。与家长相互尊重、保持积极的态度以及维持不带偏见的态度，这些都能产生信任。作业治疗师与家长建立积极的关系，建立开放诚实的沟通，并鼓励父母参与儿童作业治疗的计划以达到他们的期望。

在儿童作业治疗实践中采用治疗同盟的概念起源于感觉统合干预方法（参见第 20 章）。这些方法包括在活动选择中与儿童合作、治疗师确保成功、支持内在动机以及提出"最适挑战"的概念，都是重要的。这些概念将在后续部分描述。

二、作业治疗过程

作业治疗过程包括完成作业概况、作业表现分析、制订和实施干预计划（如有必要）。"最佳实践"的一个关键特征是使用证据来指导干预计划以及定期收集材料来评估期望的结果。所有的作业治疗都以患者为中心，努力帮助患者实现有重要意义的目标，通过合作和尽可能共享决策让患者参与到服务提供的各个方面。在儿童作业治疗过程的所有方面，作业治疗师都应使用理论来指导临床推理。

（一）运用理论和临床推理

儿童作业治疗师运用作业治疗专业内外的理论来增进他们对儿童及其行为的理解。他们使用以作业为中心的实践模型和参考框架作为评估和干预期间临床推理的基础。实践模式提供了通过监测人、环境和作业之间的相互作用，提供了评估儿童和青少年的结构。参考框架提供了干预儿童和青少年的具体战略及技术。两者都是根据理论推导出来的。在儿童实践中使用的模式和参考框架的更多内容请参见第 2 章。本书各章节都涵盖决策的临床推理。第 16 章、17 章、20 章和 21 章还讨论了与参考框架有关的具体干预措施。

（二）儿童作业治疗评估：基本概念

1. 自上而下和自下而上　作为一种专业，作业治疗已经转向采用自上而下的评估方法。本章的许多作者建议使用该评估方法。使用自上而下方法的作业治疗师通过了解儿童与家庭、其他成人照顾者和同龄人在日常作业活动和日常安排中的参与程度来评估过程。对特定技能和患者因素的测评在后文介绍。

作业治疗师也可以使用自下而上的方法，首先评估患者因素，了解可能限制儿童的表现技能和作业表现的因素。评估哪些患者方面的决策通常与儿童的诊断以及预期的困难领域有关（参见第 28 章、29 章、30 章、31 章和 32 章）。在这类方法中，治疗师可能首先检查肌力和关节活动度或操作技巧。假设这些技能缺陷会阻碍功能性任务的表现，比如涂色或扣扣子，从而限制更广泛的日常生活活动能力和教育的作业表现。

然而一些作者认为这两种评估方式和综合方法都很重要。无论以何种方式获得的评估结果，其在一定程度上一致，但也不完全一致。儿童提供的信息似乎与父母、教师的直接观察所得的内容有所不同。因此，无论采用哪种方法，我们都鼓励作业治疗师从不同的被访者和各类方法中寻求信息。

2. 使用多种方法　全面评估儿童需要使用各种工具和方法。本书的多个章节通过对父母或教师的访谈、儿童的自我报告、活动分析技能的观察和标准化评估工具的使用，提供了评估完成的信息。每种方法可能提供不同的信息，建议使用多种评估方式。

标准化评估是要求对每个人采用特定的实施方法并指定一套评分方式的测试。标准化评估常用于各种情况包括描述、预测、鉴别和评估目的。作业治疗评估通常是描述性的，提供个人史、当前环境、作业表现和参与水平、技能、优势和不足，以及个人的角色、习惯和常规的信息。这类评估通常有助于诊断或发现表现的环境障碍或促进因素。来自这类评估的数据用于制订干预计划。

虽然使用标准化评估方法更为常见，并经常被推荐为最佳实践，但许多作业治疗师仍出于各种原因不使用这些工具。在一项研究中，作业治疗师表示因为可用性有限导致他们无法使用标准化的测量方法，或者因为他们对工具适用性的认识导致他们不愿意使用。其他作业治疗师表示一些工具操作复杂且有时间要求，而这是使用这些工具的潜在障碍。还有人指出，严重认知和语言迟缓的儿童进行标准化评估存在困难。

作业治疗师最常用的标准化评估工具包括Peabody运动发育量表、布尼氏动作熟练度测验和视觉运动整合测试。虽然这些类型的测量结果并不等同于功能表现，但在采用自上而下的方法时，它们可能有助于解释作业表现和参与的困难。附录A列举了儿童实践中使用的综合评估量表。

儿童作业治疗师选择方法和工具满足儿童的需求和情况，从而获得评估所需的必要信息。除了观察和访谈，还应通过在现有的工具与它们的可靠性以及它们对所选目的的有效性之间进行良好的匹配，决定是否使用标准化测试。在第6～9章中将进一步讨论儿童作业治疗评估的过程和各种方法。

3. 情境的重要性　儿童作业治疗师考虑环境如何影响表现并在儿童的自然环境中完成对儿童的观察。作业治疗师应评估儿童学习、游戏和互动的环境。在多种情境中（如家庭、学校、幼托中心、社区环境）下评估儿童的表现，可以让作业治疗师了解不同的情境如何影响儿童的表现和参与。通过考虑儿童在生理和社会需求的情境下的表现，在自然环境中的评估有助于确定儿童的实际表现和预期表现之间的差异。作业治疗师考虑儿童家庭环境的文化影

响、资源和价值体系。作业治疗师还考虑儿童或青少年的表现与环境（如在以学校为基础的实践中，儿童的表现与教育背景和课程之间的关系）要求和期望之间的匹配。为了支持青少年的就业准备，作业治疗师思考青少年的表现，因为它与特定的工作任务和工作环境有关。通过深入的任务分析和表现分析，作业治疗师确定了工作任务所需的技能以及任务要求与青少年表现的差异。如果团队试图确定学生与未来社区生活相关的兴趣和能力，评估将在社区和家庭中进行。

研究表明，各种环境障碍阻碍了残疾学生的参与。环境障碍包括限制进入和移动的物理障碍如缺乏设备，缺乏交通工具，没有足够的停车位或轮椅坡道，或没有电梯。也存在态度上的障碍如过度保护、与独立有关的家庭价值观、耻辱感和社区内被欺凌。政策障碍包括缺乏计划、缺乏灵活性、种族隔离或由计划/服务成本造成的财政困难。

情境的标准化评估是可行的。这些工具中有许多是相对较新的，需要更多地作为儿童作业治疗师的常规使用。作业治疗师通常通过观察非正式地评估环境因素（更多信息参见第6章，表1.2和表1.3介绍了对情境观察的指导问题）。

（三）儿童作业治疗干预：基本概念

这本书许多章节描述了儿童和青少年的作业治疗干预。作业治疗师通过提供干预措施提高表现，建议适应性活动和环境改造，咨询、指导和教育来提高儿童的表现和参与。这些干预方法相辅相成并在最佳实践中一起应用以支持儿童的最佳成长和功能。儿童作业治疗师通过研究选择已经确定有效的干预措施。第10～15章描述了针对作业表现各个领域的循证干预。在讨论干预的每一章中，出现了各种基本概念。

1. 儿童作业治疗师注重包容　包容是一个社会公正问题，作业治疗师认为残疾儿童和青少年有权利与他们的同龄人一起成长，在学校和社区中参与生活的各个方面。因此，儿童作业治疗师努力在自然环境中提供综合性服务。法律（如美国《残疾人教育法》）要求在普通儿童的环境中为残疾儿童提供服务。婴幼儿的服务必须在"自然环境"中提供，学龄前儿童和学龄儿童的服务必须在"最少限制环境"中提供。婴儿的自然环境通常是他的家，但也包括家庭定义为属于儿童自然环境的地方。当儿童达到学龄时，这一要求会改变，不是因为它的目的，

领　域	问　题
表1.3　询问情境特征的引导性问题	
物理空间和布局	儿童的家和教室的布局是否允许在整个空间内移动？ 在学校，儿童需要的东西在其伸手可及的能力范围内吗？ 是否存在障碍，如楼梯没有坡道，没有自动门？ 操场是否方便进出和是否为有身体或智力残疾的儿童提供选择？ 环境是否过度刺激（噪声、视觉刺激、同伴的运动）？ 是否有安静或柔和的空间可以避免噪声和过度刺激？ 在儿童吃饭的地方，是否有合适的地方让儿童和同伴一起吃饭？
社区移动和交通方式	儿童是否有能力便于离开家、进入社区（如有需要移动设备，可在人行道上安装）？ 儿童在社区里有交通工具吗？ 是否有合适的停车位和足够的通道（如电梯、坡道等）供家人前往？
材料和物资	是否有促进儿童发展和参与的材料？ 是否有设备可以让儿童与同龄人在各种活动中使用（在地板上、站在沙箱里）？ 是否有机会去探索、游戏和学习？是否有各种感官体验？ 是否有适当的技术支持进入同龄人参与活动？
安全	环境是否允许安全地实际进出？ 环境是否提供了最佳水平的监督和成人辅助？
社会/态度	环境是否有利于社交互动，是否为社会交往提供了机会？ 是否有积极的成年人支持，是否容易获得，是否适合发展？ 同伴是否接受和欢迎？儿童是否参加基本的活动？有欺凌的迹象吗？ 是否鼓励和支持儿童去冒险并尝试更独立？

而是认识到社区、学校和常规教育课堂是为残疾儿童提供服务的最自然和最少限制环境。学校的综合治疗应确保作业治疗师注重课堂课程，而作业治疗师在课堂的存在有利于观察作业治疗干预中的教学人员。综合服务因此增加了适应的可能及将治疗技术应用于课堂活动的可能性。

只有为残疾儿童提供特定的支持和调整，才能使他们融入自然环境或正常的教育课堂。作业治疗师是帮助残疾儿童成功融入社会的重要团队成员。为了支持残疾儿童和青少年融入自然环境，作业治疗师会建议进行调整以增加身体接触、增加社会参与或采取策略提高儿童的能力，以此满足表现和期望行为。例如，作业治疗师经常在评估学校或工作时的身体接触和建议辅助技术或任务调整方面发挥作用。第19章阐述了辅助技术的评估与干预。

作业治疗师在提供干预措施以促进包容方面需要谨慎，而不是阻碍。在自然环境中做出的许多关于实施治疗服务的小决定可能会造成障碍，且实际上会将残疾儿童排除在外。例如，儿童可能会无意中被排除在其他同学正在做的事情之外，而与辅助专业人员一起进行他们的"治疗项目"。作业治

疗师需要花时间在教室里观察，确定导致排除的活动类型。例如，如果班上的其他同学与老师在地板上趴着做某项活动，坐在轮椅上的儿童可能会被排除在外，取代了在班级中的归属感，当他们坐在同伴后面的轮椅上看地上的同学时可能会感到孤独和不同。在这种情况下，提高包容性治疗的一个重要方面可能是教育他人。

2. 儿童作业治疗师使用首选作业活动和以患者为中心的干预鼓励儿童参与　作业治疗使儿童能够参与对他们有意义的作业，并使他们能够与他人接触。对幼儿来说，游戏是主要的作业活动，而趣味性和创造性是作业治疗干预的一个重要方面。越来越多的证据证明游戏对学习的重要性，但儿童作业治疗师也将游戏作为一种作业活动，因为它对儿童有意义、有趣并能提高生活质量（参见第11章）。然而，游戏只是童年的作业活动之一，儿童作业治疗师选择的干预措施针对的是对患者重要的作业活动。

儿童作业治疗必须以儿童为中心。在以儿童为中心的实践中，儿童在能够参与的范围内进行选择。儿童参与目标的决策，作业治疗师使用有意义的、儿童喜欢的活动，因为他们知道这些活动能调动儿童

的努力。儿童更有动力接受他们认为重要的技能挑战，而且作业治疗师将这些挑战融入他们喜欢的活动中。作业治疗师与儿童合作选择感兴趣的活动，使活动有趣好玩，并给其选择的权利。

儿童参与某项活动是治疗的重要组成部分。这种参与将儿童的能量注入活动中，帮助他保持充分的注意力，并暗示儿童已经制定了目标和目的，促进他在活动中的表现。当给予儿童支持使他们能够集中精力且充分参与学习活动时，他们更有可能坚持和尝试具有挑战性的活动。一般而言内在掌控感比外部奖励对儿童和青少年有更强的强化，如口头表扬或其他偶然的奖励更有可能产生持续的效果。当儿童有动机参与并与他人分享积极的情感和经历时，他们会更容易维持参与活动，从而促进他们的学习。没有社交特征的活动或提供额外的外部动机的活动无法获得和维持长期的参与，也不会提高学习结果。感觉统合干预的主要特征包括唤起儿童的积极参与和激发儿童的内在驱动力。参与是至关重要的，因为当儿童积极地参与任务而不仅是被动接受刺激时，他的大脑会做出不同的反应且更有效地学习（参见第 20 章）。

日常作业表现认知导向法（参见第 17 章）也通过使用儿童感兴趣的并由儿童选择的表现目标来促进其内在动机和参与。日常作业表现认知导向法是以任务为导向并解决问题的方法，让儿童或青少年参与制订目标和计划策略以提高表现。通过引导儿童确定问题，为实现该目标制订可行的阶段目标和计划，作业治疗师鼓励儿童自己解决问题并努力实现该目标。在干预过程中让儿童作为合作者参与，增强其动机，尽最大努力改善表现并持续参与。这种方法已被有效用于各种不同诊断的儿童。

运动控制和运动学习的研究及理论支持对儿童使用以作业为中心的方法。包含多个步骤和有意义目标的整个活动（相对于组成部分重复活动）可以激发儿童充分参与。重复使用单一的组成部分（如挤橡皮泥或把硬币放进罐子里）几乎没有治疗价值。通过参与有意义的目标活动（如烹饪或艺术项目），儿童围绕目标使用多种系统并组织他们的活动。例如，如果游戏需要学龄前儿童关注同伴，轮到他时，让他正确地放置一个玩具组件，可以发展儿童在圆圈时间或家庭聚餐时间的共同注意能力。运动学习方法使用如以任务为导向的干预、认识让儿童参与有意义且有目的的活动的重要性等，以此将他们的动机和充分的努力相联系（参见第 16 章）。

3. 儿童作业治疗师改造并适应活动以创建"最适挑战"　当治疗活动处于适当的复杂水平时，会激发儿童的积极参与和努力以完成任务，也就是说，儿童不仅感到舒适且没有过度压力，而且还需要一些努力的挑战。儿童的最适挑战活动包括以下元素：① 活动符合儿童的发展技能和兴趣；② 对当前表现水平提出合理挑战；③ 参与并激励儿童；④ 可以通过儿童的集中努力来掌握。

基于对表现和行为的仔细分析，作业治疗师会选择一项能在不同表现领域中与儿童的优势和不足匹配的活动。分析使作业治疗师个性化了解儿童完成一项任务的困难、速度和所需支持。作业治疗师需谨慎关注儿童在活动中的表现，为儿童的成功提供精确的支持。活动的认知、感觉、运动、知觉或社交方面可能变得更容易或更困难（参见案例 1.2）。通过精确评估儿童反应的充分性，作业治疗师找到了最适挑战。儿童的自尊和自我图示受技能成就、成功和任务掌握的影响。自我决定在整本书中都有描述。

📄 案例 1.2　活动分级：挑战和激发全面参与

Aaron 是一名 10 岁的孤独症男孩，与作业治疗师和三个同伴参加了烹饪活动。儿童以有组织的方式进行，即分享烹饪工具并对活动的每一步都进行口头描述。在他们活动过程中，Aaron 参与这项任务极其困难；物品杂乱，社交频繁且难以预测。当活动被高度结构化、指令清晰且社交较少时，他表现得最好。为了帮助他舒适地参与，作业治疗师建议他参与的活动是把物品放好再拿新的。当其他儿童需要什么和什么应该放在冰箱或橱柜里时，他们应该给他具体的视觉和口头指令。有了这个新规则，儿童们给予 Aaron 可遵守的简单具体的指令。策略的一个重要因素是它包括同伴的支持引发了最佳的参与水平，并可泛化到其他涉及 Aaron 和同伴的小组活动中。

虽然作业治疗师常提出挑战并要求儿童尝试，但他们支持和帮助儿童的表现，以便于儿童成功或者失败时仍感觉良好。通过选择儿童认为重要的活动并根据儿童的能力对活动进行分级，作业治疗师为儿童提供了获得掌控感和成就感的机会。治疗师关注儿童的成功，强调儿童努力的重要性。许多章节都有阐述掌控、自我效能和自主的概念。

4. 儿童作业治疗师改造并适应环境及任务，以便于使用和参与　为了在特定的环境中取得成功，残疾儿童常常能从环境改造中获益。目标不仅包括提高儿童的参与性，还包括提高安全性（如减少操场上的障碍）和舒适性（如通过减少斜坡坡度来改善轮椅使用的便利性）。身体残疾的儿童可能需要特定的适应性环境来增加使用性或安全性。例如，虽然坐轮椅的儿童可以进入学校的卫生间，但作业治疗师可能会建议在卫生间旁边安装一个把手，这样儿童就可以安全地进行转移。坐轮椅的儿童可能需要能调整高度的桌椅。

环境适应只有通过与管理环境的成年人合作才能实现，如改造教室或家庭空间以接纳特定的残疾儿童。需要高水平的合作为儿童在学校和家中学习创造最佳的环境。环境改造常常会影响到空间里的每个人，所以改造必须适用于该环境中的所有儿童。作业治疗师阐明改造的基本原理，通过考虑对所有人都合适的方法来协商改造，包括教师和其他学生。通过讨论作业治疗师和教师就有关环境的问题达成一致。在对问题和预期结果达成共识后，通常需要对环境进行符合逻辑的改造。最重要的是作业治疗师通过评估调整对目标儿童和其他人的影响来改进。《美国残疾人法》为改善学校和社区设施的使用性提供了指导方针。

作业治疗师经常通过应用辅助技术帮助残疾儿童参与。技术在社会中无处不在，日益增长的通用性使其很容易适应每个孩子的需求。技术通常分为低级技术和高级技术。

低级技术的解决方案通常用于增加儿童对日常生活活动的参与，如餐具上加粗的握柄、加重的杯子、有弹性的鞋带和电动牙刷。适应性技术可以用于增加独立性，减少照顾者在饮食、穿衣或洗澡方面的辅助。低级技术的解决方案也可以用来支持参与游戏活动。适用于游戏活动的技术包括开关玩具、电动玩具、增大手柄的拼图玩具或可以轻松组装在一起的磁性玩具。

高级技术的解决方案通常用于增强移动能力或功能性沟通，如电动轮椅、辅助交流设备和电脑。作业治疗师经常通过确定最合适的设备或系统来支持辅助技术的使用。他们经常帮助家庭获取购买设备的资金，建立或编程系统，培训其他人使用并监督使用。作业治疗师也会帮助解决不可避免的技术问题。

在许多学校系统中，作业治疗师作为辅助技术顾问或成为地区范围内的辅助技术团队成员提供服务。成立辅助技术小组为学校职员提供支持和专业知识，协助学生应用辅助技术。这些团队为管理人员提供设备订购建议、培训学生使用计算机和设备、解决技术故障、确定技术需求并为教职员工和家长提供持续的培训。使用辅助技术对准备就业的青少年特别有帮助。第18章和第19章将进一步探讨高级技术设备的儿童作业治疗师的任务。低级技术将在第12章、15章、19章和25章中讨论。

作业治疗师的作用通常是建议适应感觉环境以调整在家或学校有感觉处理问题的儿童。幼儿园和小学的教室通常有高强度的听觉和视觉输入。对于听觉刺激极度敏感的儿童来说，有高度噪声的教室可能会让他完全混乱。在白天需要平静或安静时间的儿童可能需要在房间的角落里有自己的空间，在校期间他们可以在那里短暂地"休息"。作业治疗师会建议幼儿教师在关灯的情况下提供一段平静的时间让儿童安静下来。其他环境改造可能会提高儿童的觉醒和注意力，如坐在可活动的表面上。改造应该提高儿童的表现；让父母或教师的生活更轻松；对周围的兄弟姐妹、同伴和其他人有中立或积极的影响。由于儿童和环境的动态性，环境适应可能需要不断进行评估，评估确定儿童和改造后环境之间的适合度，确定何时需要进行调整。为适应有感觉处理问题的儿童而进行的环境改造在第15章、20章、24章和30章多个章节中进行了描述。最近对这些方法的回顾表明，某些技术可能有效，而有些则无效。关于这一证据的详细讨论参见第20章。

5. 儿童作业治疗师使用已证明有效的干预措施 随着儿科实践研究的广泛可及性，有能力的从业人员在做出临床干预决策时阅读、评估并使用这些证据。然而尽管专家们广泛认同循证实践的重要性，但研究表明研究结果并没有常规地纳入日常实践中。影响将研究结果充分落实到日常实践中的障碍包括作业治疗师阅读和使用所有可用的证据的时间有限，以及缺乏实施的支持以形成在实践中常规使用证据的系统。

随着与儿童作业治疗相关研究成果的大量涌现，包括美国作业治疗协会（American Occupational Therapy Association, AOTA）在内的组织支持制定"循证实践指南"（见 http://www.aota.org/Practice/Researchers/practice-guidelines.aspx）。"循证实践指南"是由一组综合特定干预或诊断的研究专家制定的实践建议。这些指南将研究证据转化为实践，为评估和干预措施提出具体建议，使用分级系统对建议进行优先排序。

医院和医疗系统促进了循证实践指南的使用，以提高医疗干预的一致性和有效性。学校和教育系统也呼吁使用研究证据来指导教育实践和政策。临床指南使疗效研究的有效利用成为可能；然而坚持贯彻实施这些指导方针还需要承诺、系统和环境支持，以及机构或项目团队之间的共识。儿童医院和医疗系统已采用循证实践临床指南作为促进质量提高和患者预后的工具。当循证实践临床指南在质量改进过程中实施时，它们也融入包括监测和检查结果的现有过程中。需要许多步骤验证使用循证实践临床指南可以改善结果（框1.1）。

框1.1　循证实践步骤

步骤1
- 将信息需求（干预效果、预后、治疗方法）转化一个可回答的问题。

步骤2
- 使用研究问题的术语搜索研究数据库。
- 找出最佳证据来解答问题。

步骤3
- 批判性地评估证据的：
  - 有效性（真实性）。
  - 影响（效应）。
  - 临床意义。

步骤4
- 批判性地评估证据对实践的适用性和实用性。

步骤5
- 实现实践或应用信息。
- 评估过程。

案例1.3描述了使用循证实践临床指南对一名孤独症谱系障碍幼儿做出临床决策。

使用循证实践临床指南中的建议是有益的，包括以下几点。

（1）他们之间是相关的，因为诊断或干预类型方面的专家确定制定建议的范围和方法。

（2）代表当前研究的评价和评估的综合。

（3）根据研究的严谨性对建议进行分级，从而纳入对现有证据的评估；这些等级决定建议的重要性和优先级。

（4）代表专家的共识。

遵循临床指南有可能增加实践的一致性和有效性。当作业治疗师实施以下方法时，出现积极结果的可能性更高，包括：① 选择最适合患者和环境的循证实践临床指南；② 调整指南适应工作环境；③ 将它们调整为对使用者友好的协议；④ 检查和解决实施障碍；⑤ 建立监测其结果的制度。本书所有章节都使用研究证据来描述评估和干预。

6. 儿童作业治疗师为他人进行教育和倡导，并参与能力范围内的跨专业实践　儿童作业治疗包括与照顾者和教师紧密合作，为儿童创造最佳的环境参与机会。这方面的服务具有挑战性但令人满意，因为它需要一套互补的技能来评价、计划、实施和评估父母及教师咨询、辅导和教育的效果。

（1）咨询和指导："代表"儿童的服务补充并扩展了提供的直接服务。作业治疗师通过咨询、指导和教育父母、助理、托儿所人员和任何与儿童长时间相处的成年人来提供这些间接服务。通过这些服务模式，作业治疗师帮助形成适合儿童自然环境的解决方案，促使儿童将新技能泛化到各类环境中。

以学校为基础的作业治疗师的主要职责是支持教师为学生提供最佳指导，帮助儿童在学校取得成功（参见第15章和24章）。作业治疗师通过促进教师对影响儿童行为的生理和健康相关问题的理解，帮助教师应用策略来促进儿童在学校的相关表现来完成这一角色。作业治疗师还支持教师调整教学活动，使儿童能够参与进来并与教师合作，采集儿童的表现数据。这种关注表明在顾问的角色中，作业治疗师将教师的需求视为优先事项并关注支持他在课堂上的有效性。当作业治疗师了解课程、学习期望和课堂环境时，咨询可能是最有效的。

有效咨询还要求教师或照顾者能够理解和适应作业治疗师提供的策略，使它们在教室或家中发挥作用。作业治疗师询问教师如何才能最好地学习并适应学习方式。教师需要适应建议的干预措施，作业治疗师应该提供适合课堂日常活动的策略。作业治疗师和教师可以一起确定哪些干预措施对儿童有益且对其他学生的影响最小。

具体的指导方法如作业表现训练（occupational performance coaching, OPC），允许作业治疗师与父母或教师合作。训练方法旨在增强父母的能力且使他们成功，同时增加他们的效能感。研究数据已表明，对父母的训练方法是积极的。协同训练的教学模式已成功地被教师应用于发育性协调障碍学生。

（2）教育和倡导：作业治疗师还对实施人员和决策者进行教育，使他们了解提高娱乐、学校或社区活动可行性的必要性。他们直接与学校课程委员会合作，修改课程材料、制定与核心课程一致的教材并使用通用设计。教育公众改善对残疾的态度。通过参与课程修订或选材，作业治疗师可以帮助建立符

案例 1.3　在孤独症谱系障碍患者中使用限制饮食的循证实践指南

背景

Meg 是一名学校作业治疗师，她为 Rebecca 发起了一项干预措施，Rebecca 是一名 5 岁的孤独症女孩，饮食严重受限。Meg 对 Rebecca 进行了评估，确定她每天要吃 8～9 种食物作为零食。她不加入家庭用餐时间，因为她一看到不属于她食谱的食物就会发脾气。Rebecca 吃饼干、麦片、薯片、面条和炸薯条，偶尔也喝酸奶、牛奶和奶酪。她会用手势和两个词的句子与照顾者互动。她还使用没有交流意图的术语。她非常擅长平板电脑游戏、拼图和乐高积木。她可以独立进食和穿衣服，但洗澡时仍然需要一些帮助，而且她不喜欢水和肥皂。Rebecca 的父母把她的饮食作为首要作业治疗目标。

Meg 从《儿童进食问题的行为和口部运动》中获得循证实践证据，指导她的干预计划。根据证据强度的顺序，考虑到 Rebecca 的年龄和行为，下列循证实践建议似乎是相关的，适合在家中和学校实施。这些建议特别实用，因为 Rebecca 表现出明显的行为僵化和刻板行为，而且她似乎不存在感觉处理问题。

- 建议在治疗方案中采用以下行为干预措施，来增加有喂养问题儿童的摄入量：

  差别性关注。

  正强化。

  逃避消退 / 逃避预防。

  刺激递减。

  同步演示。

  建议有进食困难的儿童（4 个月～7 岁）接触以前不熟悉或不喜欢的食物 10～15 次以增加摄取量。

设计一项干预措施，每天 2 次将 Rebecca 不喜欢的食物和喜欢的食物一起放在她的盘子里。教师或作业治疗师在学校实施干预，母亲每天在家实施一次。当 Rebecca 触摸、玩或品尝不喜欢的食物时，作业治疗师、教师或家长都会给予她关注和表扬。作业治疗师与家长和她一起吃了一些她不喜欢的火腿，为她示范并享受食物带来的乐趣。同一种不喜欢的食物被演示至少 10 次。作业治疗师和家长在用餐时使用了高度积极的情绪影响，虽然允许 Rebecca 吃喜欢的食物，但只有当她吃了不喜欢的食物时才会受到表扬和正强化。将桌子安排在很难避开的位置，这样可以鼓励她留在桌子旁就餐。

第一周，Rebecca 没有吃任何不喜欢的食物，但她触摸和玩这些食物（水果、奶油奶酪、花生酱和面包）；第二周，她每天吃几口不喜欢的食物；第三周，她的常规饮食增加到 11 种食物，包括水果、奶油奶酪和花生酱。Meg、教师和 Rebecca 的母亲每天记录并跟踪她的饮食和用餐行为以决定尝试哪些食物以及哪种强化措施最有效。

总结

喂养问题指南有效地改善了 Rebecca 的饮食，原因如下：

- Rebecca 的母亲和教师参与了实施进餐时间干预。
- 作业治疗师根据喂养指南制定了一份既适用于家庭也适用于学校的方案。
- 作业治疗师、教师和母亲共同贯彻实施同一方案。
- 制定并实施评估 Rebecca 摄入量和行为的日常系统。

经允许引自 Cincinnati Children's Hospital Medical Center (2013). Best evidence statement (BESt). Behavioral and oral motor intervention for feeding problems in children. http://www.guideline.gov/content.aspx?id=47062&search=autism%2c+eating. Accessed March 10, 2014.

合所需标准但又有足够灵活性的课程以满足残疾儿童和青少年的需求。通常对儿童有负面影响的系统问题对其他人也有问题。作业治疗师需要认识到哪些系统问题可以改变，以及如何促进这些改变。例如，如果儿童早上在阅读和书写方面有困难，他可能会在尝试埋头学习之前先从体育活动中受益。作业治疗师不能改变每天的日程安排，不能把休息时间或体育课挪到一天的开始，但他可以说服教师以热身活动开始这一天的第一节课。作业治疗师可以让教师了解使用简化的、连续的笔画书写课程的好处，这可以使有运动规划问题的儿童受益，也可以使所有开始书写的儿童受益。在无障碍的操场上进行教育可以更好地保障所有儿童在操场上的参与性和安全性，不论其技能水平如何。关于操场上游戏材料影

响的教育和倡导可能会促进改变，更多的体育活动有助于减少儿童肥胖并可能会提高在学校的表现。

作业治疗师提倡的环境是在身体上可以接近和乐于接受残疾儿童。作业治疗师拥有广泛的知识，可以帮助设计物理和社会环境，促进每位儿童的参与。为了包括残疾儿童在内的所有儿童受益于改变的系统，需要与利益相关者或参与改变的人进行沟通。作业治疗师需要自信地分享改变的基本原理，理解别人对这个系统的看法，必要时进行改变和协商。

当获益多而成本低的时候，要改变一些状况是最容易被接受的。所有儿童都能受益吗？哪些儿童会受到影响？如果幼托中心的管理员和教师不愿意招收残疾婴儿，作业治疗师可以通过具体解释婴儿需要的照顾、可用的资源、预期的行为和问题以及对

其他家长的好处来提倡接受他们。

说服学校建立无障碍操场或建立完全无障碍的计算机实验室是一个如何集中力量去改变一种状态的示例。作业治疗师经常参与设计所有人都可以使用的操场，促进感觉运动技能的发展。另一个例子是帮助学校管理员选择适合残疾儿童的计算机程序。作业治疗师可以服务于学校委员会，选择计算机软件的课程，提倡为有身体或感觉障碍的儿童提供易于适应的软件。第三个例子是帮助管理人员和教师选择供普通学生和特殊学生使用的书写课程。作业治疗师提倡强调书写前技能或采用多感官方法来指导书写的课堂教学。作业治疗师也提倡在幼儿课程中增加感觉-运动-知觉活动。

（3）跨专业团队合作：大多数作业治疗师与其他专业人员一起工作。在儿童康复实践中，团队成员通常包括父母或主要照顾者，以及其他专业人员，如语言病理学家、物理治疗师、教师、社会工作者、医师、护士和心理学家。虽然跨专业在过去曾被描述为在专业化过程中存有巨大的差异，但它们之间有许多相同的价值观。其中两项包括重视患者的权利和重视专业特有的能力，为患者提供所需的服务。因此，作者现将跨专业实践定义为患者得到当下最佳医疗服务的权利与认可服务的每个专业的贡献之间的交叉点。这种模式对基于实践科学的专业区分提出了异议。

到目前为止，尽管有关跨专业实践对医疗卫生结果影响的证据尚无定论，但在医疗卫生教育中建立跨专业实践和跨专业教育的项目已开始暴增。近年来，对跨专业实践的更多关注形成了各种各样的举措，以利用更好的团队合作和特定的团队合作能力在医疗卫生方面更好地教育学生，提高当前从业人员的跨专业技能。跨专业教育协作专家小组确定了跨专业实践的四个核心能力领域。包括：① 在相互尊重和共同价值观的氛围中与专业人员合作；② 利用每个团队成员的知识来管理服务患者的医疗需求；③ 以支持团队方法的方式与患者和其他专业人员沟通；④ 运用团体动力学的原则在不同的角色中有效地发挥作用以提供安全、有效和公平的治疗。在团队中工作需共享身份、明确角色、任务和（或）目标、团队成员相互依赖、团队合作统合和共同承担责任。然而，团队合作只是跨专业工作的一种方式。团队成员还必须参与合作、协调和工作网络，并且每一人都以不同的方式关注团队合作的各种需求。

工作网络是"团队合作"最不同的形式。在医院或急症治疗环境中，患者的治疗网可能庞大而复杂，因此几乎不可能面对面合作。在这种类型的跨专业网络中，成员可能不会面对面地见面，但可以通过电子邮件或在线会议进行交流。跨专业网络随着时间的推移而变化，不同的专业人员在不同的时间进入和离开，通常是不可预测的。许多跨专业实践的团队工作都是基于小而固定的团队，比如在业务中。然而这项工作在医疗卫生的某些领域可能用处有限，在这些领域，工作网络可能更为重要。

关于跨专业实践和医疗保健的文献表明，对于新进入儿童实践的从业者来说，了解自己的实践环境，在这种环境中，团队和网络的价值及重要性是至关重要的。虽然医疗从业者可能重视跨专业实践，但他们往往缺乏这方面的培训。因此，从业人员必须学会在特定环境下胜任与跨专业实践相适应的技能。与团队合作的更多内容参见第3章。

7. 儿童作业治疗师计划干预并在各种环境中泛化 作业治疗师仔细地为儿童制订策略使他们能泛化新学的技能。要明白新技能向自然环境的转换并不总是自动地参照该技能在干预过程中的表现；作业治疗师为儿童设计了多种方法让他们在各种任务中练习新技能。他们还建议根据表现情况提供支持以保证能够成功。为了支持新技能的泛化，作业治疗师叮嘱照顾者和教师支持并加强这种实践。他们提出策略以支持儿童在各种任务中的技能实践。

许多研究干预包括帮助儿童泛化新习得技能的具体组成部分。这通常是与父母合作精心制定的家庭项目，确保这是很好的选择。Novak描述了有效的家庭项目的组成部分。她将"伙伴关系的家庭项目"定义为：① 在父母、儿童和作业治疗师之间建立合作伙伴关系；② 制订父母和儿童的目标；③ 选择以实现家庭目标为重点的治疗活动；④ 通过教育、家访和进度汇报等方式支持家长实施计划；⑤ 评估结果。这些因素对促进儿童将新技能泛化到家庭活动的能力很重要。首先将家庭项目作为一种伙伴关系来处理，检查进展情况并始终如一的支持父母，以证明这能有效改善父母效能和儿童功能。

8. 儿童作业治疗师使用不同的服务递送模式 儿童作业治疗有多种可能的服务递送模式和方法。在直接服务中，治疗师会单独或共同为儿童提供服务。在咨询模式中，儿童通过作业治疗师与另一位专业人员如教师的合作与沟通获得间接服务。其他间接服务包括代表患者提出倡议。远程医疗是一种新兴的服务模式，有望缓解人员短缺、治疗师地区分布差异以及等候时间等相关困难。远程医疗模式是间接服务，通常通过协作、咨询或指导提供。服务提供的选择往往因实践环境而异（考虑环境如何影响服务提供，参见第22～27章）。

在学校实践中，"嵌入"和"撤出"两个术语也用于描述服务提供。"嵌入"式服务是指治疗师把儿童从教室里拉出来，让他们直接参与侧重于特定技能发展的干预活动。当治疗师与学生在另一个教室活动或使用治疗师的另一个治疗活动时，"嵌入"模式在课堂上使用。在教育的多层服务模式中，服务和支持是根据强度分级的。在学校提供服务的新模式要求儿童作业治疗师专注于他们的总工作量，而不是他们的病例数量。工作量包括提供直接和间接服务。在3∶1的模式中，治疗师每个月提供3周的直接干预，1周的间接服务。

指导作业治疗师做出直接或间接干预决策的研究有限，而且大部分都是很早以前的。然而在早期的研究和最近的研究中，几乎没有发现直接服务和咨询服务之间的效力有什么不同。作业治疗师继续使用且通常更喜欢传统的实践模式。作业治疗师可能倾向于根据他们计划的干预措施和课堂活动时间表来选择服务模式，这些决定基于儿童的年龄或年级水平而定。

最近的研究确实表明协作且包容的干预措施是最有效的，这说明间接服务和"嵌入"模式将是最好的。改变了工作量模式，如3∶1模式，作业治疗师会感到更有能力提供间接服务并管理他们的时间以便更好地干预自然环境。其他学校服务的提供模式提供了更灵活的可能性，包括区块时间表和合作教学。这些灵活安排工作时间的模式使作业治疗师能够在直接服务和咨询服务之间自由转换。

在区块时间表中，作业治疗师在幼儿教室花2～3小时为有特殊需求的儿童提供一对一或小组服务，同时为教师提供支持。区块时间表可以使作业治疗师了解课堂，发展与教师的关系并了解课程，以便他们能够设计易于融入课堂的干预措施。通过在教室里待一个上午或一个下午，作业治疗师可以找到自然的学习机会，实现特定儿童的目标。在这段时间里，作业治疗师可以组织小组，与教师和助教合作评估儿童的表现，监督儿童参与课堂活动的情况。

另一个提供服务的综合模式是合作教学。在这个模式中，作业治疗师和教师一起计划并实施课程。协同规划接纳对学生问题和行为的跨学科视角；使作业治疗师能够将干预措施与课程紧密结合；确保

在考虑到教师的目标和课程期望的情况下，干预措施能够在课堂上切实可行地实施。合作教学模式已成功地应用于书写项目，其中作业治疗师为有书写困难的学生提供个性化支持和干预的同时承担教学角色。合作教学的好处在于作业治疗服务融入课堂教学中；高危学生在个性化支持下接受更深入的指导；有个性化教育项目的学生接受综合服务，支持他们在校期间的表现。

在转换的服务模式中，当自然事件产生需求时，治疗服务就会增加，如当儿童获得新的适应性设备时，当儿童做了手术或打石膏时，或者当新出生的弟弟给家庭带来了额外的压力时。同样地，当儿童已经学会了主要需要在日常生活中重复和练习的新技能，或者儿童已经达到了与治疗相关的目标时，治疗服务就应该减少。

三、儿童实践与成人实践的异同

儿科患者的作业治疗与其他领域的作业治疗既相似又不同。儿童实践在很多方面类似于成人或老年人的实践。儿童作业治疗师与其他环境中的作业治疗师有着相同的理念，参与相同的过程，拥有相同的与人类相关的整体信念体系。所有作业治疗师都必须处理和管理与家庭成员如配偶、兄弟姐妹、子女、父母或祖父母等的互动。

儿童实践的独特之处在于儿童从业人员就职于美国某些政策相关的特定环境中，如公办学校。适用于学龄儿童实践的法律以及适用于针对3岁幼儿的早期干预的法律，与影响成人实践的法律是不同的。法律通常通过指定作业治疗师在政策实施中的角色，对作业治疗实践设置不同的界限。

此外，这些独特的实践环境影响与儿童作业治疗师一起工作的团队结构。虽然大多数作业治疗师都和治疗团队一起工作，但团队中的人因环境而异。由于大多数儿童作业治疗师在公办学校工作，他们与教师和学校心理学家合作，而非医师或护士。

为未成年儿童提供作业治疗的资金问题也可能不同于有医疗保险的工作人员、失业成年人或老年人。例如，超过900万名儿童通过儿童健康保险计划获得了医疗资金。儿童还可以从医疗补助计划或他人赞助的保险中获得作业治疗资金。在医疗补助制度下，作业治疗是一个可选的项目，由美国各州自行决定。36个州为成年人提供作业治疗。然而，根据提供资助的方式（即无论是作为医疗补助计划的延

伸,还是作为一个单独的项目,都可以通过他人提供的保险或儿童健康保险计划来实现),儿童作业治疗的覆盖率是变化的,从有的州67%的部分覆盖率到100%的完全覆盖率不等。最近的医疗改革可能影响为儿童提供服务的资金。

尽管所有的作业治疗师都考虑患者的生命阶段,但儿童早期发展的迅速变化为管理儿童评估和干预增添了额外的工作。同样,尽管所有作业治疗师需要考虑患者的家庭成员以及他们对患者残疾的反应,儿童从业者可能还需要考虑家庭所处的发展阶段,以及父母或主要照顾者应对儿童最初诊断的方式。

在儿童实践中,作业治疗师必须平衡和处理未成年患者的作业需求和愿望,以及父母和其他影响并可能试图控制他们获得特定作业治疗机会的成年人之间的冲突。作业治疗师还需要处理对于儿童能力的不同意见,因为父母和儿童并不总是在对儿童能力水平的个人评估上达成一致。儿童作业治疗师

还必须是优秀的侦查人员,要发现儿童首选或喜欢的作业,因为幼儿或有语言障碍的儿童可能很少交流他们的愿望并很少对有关他们干预计划的决策做出充分反馈。

不同作业的参与平衡在人的一生中不断变化。例如,在儿童实践中,特别是针对儿童而非青少年,作业治疗师可能发现他更关心的是游戏和教育,而不是工作。从事共同作业在儿童作业治疗的某些方面可能也很常见,当患者为婴儿时,可能需要照顾者的帮助才能参与作业活动,如喂养。

最后,儿童说"不"的能力是众所周知的,儿童不服从可能会发生在对成年人的行为或语言选择的反应上。成年人的行为、情感、注意力、参与和语言使用也会影响活动的依从性。在儿童实践中,作业治疗师应是非常有趣且有创造性的,沉浸于儿童的活动中以获得儿童在治疗活动中的积极参与。作业治疗师还需要了解如何在儿童和青少年发育的适当水平上与他们沟通。

总结

本章介绍了儿童作业治疗的许多基本概念。对作业治疗过程进行了简要说明并在本书的后续章节中进行了详细解释。近几十年来,针对儿童的作业治疗实践已经从依靠基本理论和实践模式来推动决策的职业发展到在临床推理中使用科学证据的职业完善。本书所有章节都强调在实践环境中对儿童和青少年的循证干预。随后的章节通过探索儿童作业治疗的广度、解释指导实践的理论、说明教育和医疗系统中的实践模式以及描述具有有效性证据的干预措施,扩展了本章提出的基本概念。贯穿全文提供了实例,让读者能够想象儿童和青少年的作业治疗实践。本章作者在研究笔记和基于证据的表格中提供了当前研究的摘要。

总结要点

- 作业治疗师提供以儿童为中心的服务,确保干预措施对儿童的发展是适当的、有意义的、具有激励作用的,并与儿童的目标一致。
- 在以家庭为中心的服务中,作业治疗师应与家庭建立积极的关系,表现出同情心、反应能力和敏感性,培养父母的自我效能感。

- 有文化底蕴的作业治疗师尊重儿童和家庭的文化并提供体现对家庭文化尊重的设计服务。
- 作业治疗师使用自上而下的评估和表现分析来确定环境、任务需求、表现优势和局限性如何影响儿童或青少年的参与。
- 作业治疗师获取、解释和使用证据来做出临床决定;高质量、有效的干预使用循证实践指南。
- 以作业为中心的模式包括建立治疗关系,将作业作为一种手段和目的,提供最适挑战,为表现提供适当的支持和强化,支持将新学到的技能泛化到自然环境中。
- 作业治疗师提倡包容并认识到在儿童自然环境中服务的价值。
- 环境改造增加了儿童或青少年对日常生活、游戏、学校活动和工作的参与。
- 服务提供的协作模式,如课堂上的嵌入式服务或合作教学,使作业治疗服务能够纳入儿童参与课程和在学校环境中发挥作用的目标。
- 作业治疗师在咨询、指导和教育照顾者、教师和支持残疾儿童及青少年参与的其他专业人员方面具有重要作用。

第2章

儿童和青少年使用的作业治疗模式与参考框架
Using Occupational Therapy Models and Frames of Reference With Children and Youth

Jane O'Brien, Heather Kuhaneck

问题导引

1. 实践模式如何帮助作业治疗师构建并参与合理的治疗推理,以进行评估和干预计划?
2. 采用以作业为中心的实践模式有什么好处?
3. 以作业为中心的实践模式有哪些?有怎样的异同?
4. 参考框架如何为儿童和青少年的作业治疗评估及干预计划提供信息?
5. 用于为儿童和青少年提供治疗干预的指导原则及与具体各类参考框架相关的策略是什么?

关键词

生物力学	运动控制	问题设定
行为的偶然性	运动学习	感觉统合
参考框架	以作业为中心的实践模式	主观经验
总体策略	作业身份	理论
习惯化	作业转变	价值观
兴趣	表现能力	意志
模式	个人因果关系	

一、引言

作业治疗师使用治疗推理(也称为临床推理)来分析、解决问题并制订干预计划,以满足儿童和家庭的各种需求。了解影响儿童或青少年作业表现的各类因素是复杂的,因此需要采取结构化、系统化的方法。实践模式提供了这种结构。

采用以作业为中心的实践模式的作业治疗师,可能会忠于专业的基本原则,支持作业的独特价值。以作业为中心的实践模式提供了评估儿童和青少年的结构,同时解释了人、环境和作业之间的相互作用。实践模式引导思维,让作业治疗师深入钻研童年的作业活动,以多种方式在各个层面进行干预。采用以作业为中心的实践模式扩大了儿童和青少年作业治疗实践的范围。

参考框架为作业治疗师提供了干预儿童和青少年的具体策略及技术。这些技术和策略是基于解

释儿科作业治疗干预中重要现象的理论原则。虽然最初是理论上的,但由具体参考框架确定并在当前实践中使用的策略和技术,应以现有的最佳证据为基础。

美国作业治疗协会定义了作业治疗师采用的作业治疗领域和过程、指导实践的范围和过程。美国作业治疗协会将作业领域确立为"通过参与作业来支持健康和参与活动"。

国际功能、残疾和健康分类(International Classification of Functioning, Disability, and Health, ICF)是健康和健康相关领域的分类系统,包括身体结构和功能、活动和参与,以及影响个体功能和健康的环境因素。ICF模式描述了个体及其所处环境在各个功能水平之间的动态相互关系。在下文讨论的所有作业治疗实践模式中,这种相互作用也将得到说明。

本章提出了理论概述、以作业为中心的实践模式和参考框架,这些是本书许多章节中描述的临床

推理和方法的基础。本章也提供了一些实例来说明模式和参考框架在各种实践环境中的使用。

二、理论

理论是"用于解释现象的合理或科学上可接受的一般原则或原则体系"。通常在非科学的世界里，可能认为理论是猜测或直觉。然而在科学的世界中，理论是对观察到的行为的解释。理论既能解释已知的事实，又能预测未来的事实。科学的重要目标是寻找和发展理论来解释实验和观察的结果。通常情况下，随着科学的进步，旧的理论可能会被新的理论所取代，这种想法和希望就是每一种新理论都更接近"真理"。

理论描述基本原则并为专业或学科创造了抽象的语言系统。理论表达了专业模式和证据，用于指导研究。然而，理论在很大程度上已通过检测。通常，涵盖面广泛的理论可以用不同的模式来表示。

通常使用模式检验理论。一般情况下，模式是一种图形表示，它表达了理论某些部分的发现和数据。就像地图代表一个城市、一个国家或者整个地球一样，模式代表理论的一部分，而这一部分内容可大可小。地图的表述可能是准确的，也可能不准确，但在某些情况下，可能其他表述更好。模式也是这样运作的。模式可能是准确的或不准确的，也可能是充分的或不充分的。如果模式是准确的，就能预测实际的观测数据；如果模式是充分的，就能充分解释行为。因此，模式是一些实际具体系统的表述。

作业治疗师关注的是人类作业。人类是生活在复杂环境中的复杂生命体。作业治疗师需要理论、模式和参考框架来帮助他们思考，充分地指导评估和有效地干预，以此促进人类复杂的作业活动。作业治疗理论帮助作业治疗师对人类行为做出预测。

（一）理论与专业化

在20世纪50年代和60年代，有很多人试图定义作业专业并讨论作业专业的要求。在确定就业领域是不是一种专业的众多标准中，有一个独特的理论基础被认为很重要。因此，独立于心理学和社会学等其他相关领域的人类作业理论的发展，对作业治疗的专业化进程和获得更大的自主权起到了至关重要的作用。许多人类作业活动的理论是在20世纪80年代和90年代发展起来的（如人类作业模式、

人-环境-作业模式）。

理论发展的同时促进了作业科学的大量研究，并且能更好地理解有些专业最基本的概念，如作业对健康和幸福的影响以及作业平衡的概念。虽然专业已经建立了自己的理论基础，但仍然深受人类健康、行为、文化和社会理论的影响。因此，了解其他领域的理论对作业治疗实践的影响至关重要。

（二）其他学科的重要理论

所有的作业治疗理论都建立在更广泛的健康理论之上，这些更广泛的理论是在历史时间背景下发展和修订的。全面回顾所有与作业治疗相关的理论超出了本章的范围，但是本书都将尽力讨论这个话题。然而，有许多来自作业治疗专业以外的理论与儿科作业治疗有特定的相关性，这得到了充分的证实和检验。表2.1简要概述了儿科作业治疗的相关理论。

三、治疗推理：模式和参考框架

作业治疗师使用以作业为中心的实践模式和参考框架来指导其治疗推理（也称为临床推理）。框2.1概述了治疗推理的步骤。以作业为中心的实践模式解决了人类作业活动的独特性（即儿童和青少年做的那些为他们提供意义并赋予他们身份的事情）。这些模式提供了术语、原则、评估和干预方法，作业治疗师可以利用这些方法帮助儿童和青少年重新获得他们的角色和作业活动，从而提高生活满意度和生活质量。以作业为中心的实践模式提供了指导思想的结构，以及后续的干预计划，使儿童和青少年能够从事对他们重要的事情。这些模式帮助作业治疗师理解儿童的优势、劣势和治疗目标，以此进行治疗。模式还鼓励作业治疗师在考虑作业表现时审视更广泛的领域。有时，最重要的障碍或促进因素是外部因素，环境因素可能很关键。

框2.1　治疗推理阶段

1. 形成问题。
2. 收集数据（正式或非正式的评估）。
3. 制订关于患者情况的假设（什么影响了儿童从事所需作业的能力？）。
4. 制订目标和干预计划。
5. 实施干预。
6. 评估干预疗效。

表2.1　适用于作业治疗的其他学科的理论		
领　域	理　论	作业理论原则及其应用
健康与疾病	健康的生物医学模式	这个模式将健康视为没有疾病,而疾病是有特定诱因的,可以通过医学来理解,因此也可以通过医学知识来改变健康。患者被动接受医疗服务 在作业治疗中,这种模式像需要"修理"机器关注身体并侧重于通过治疗改变患者因素
健康与疾病	生物心理社会学	这个健康模式也考虑了健康和疾病的主观体验。人们认为个人受到他们所生活的系统和环境的影响 在作业治疗中,这种模式引导了基于系统理论的实践模式的发展。这些模式的焦点仍然是个人
健康与疾病	社会生态学与"生态学"理论	人们越来越注重了解造成健康差异的所有更广泛的健康决定因素,其中许多因素存在于"个人"之外。这些理论考虑了健康的社会、环境、生物和遗传因素 这些理论帮助作业治疗师理解为什么个体参与或不参与和自身健康相关的健康行为、健康促进行为或危险行为。强调了人们对改变的意愿和对自身改变能力的信念。这些理论还涉及与个人从事健康行为能力相关的更广泛政策或背景因素。生态学理论影响了作业治疗的实践模式以及"环境""情境"等概念对作业表现和参与的影响。作业治疗的思维方式也发生了转变,增加了与人口健康和作业公平的相关概念 这一领域的具体理论/理论家:健康信念模式、跨理论模式/变化阶段、计划行为理论、社会生态模式,Brofenbrenner
心理学	心理分析	传统心理分析理论认为,心理问题源于个人的潜意识。通常认为儿童早期的不良事件是心理问题之后的原因所引发的,人的行为由驱动力和本能控制。理论家也关注同一性的发展、自我的重要性以及文化和社会对儿童发展的影响。这些理论对作业治疗的重要影响是童年经历的各阶段和不良观点,会影响儿童之后的功能发展 这一领域的具体理论/理论家:Freud、Erickson、Adler、Jung
心理学:学习	社会学习/社会认知	这组理论的主要前提是人们通过两种方式学习,一种是通过自己的经验,另一种是通过观察他人的经验和记录这些经验的结果。人们通过寻求特定的经历和专注于自己的目标来决定自己的学习。社会认知学家认为,学习可以通过观察他人行为的结果而间接发生。自我效能的概念来源于社会学习理论。当他们强化他人能力,使用演示和同伴或成人示范,并通过"最适挑战"来学习他人时,这些理论会影响作业治疗师 这一领域的特定理论/理论家:Vgotsky社会文化理论、Bandura社会学习理论
心理学:学习	行为	这种学习理论认为,所有的学习都是通过条件作用来塑造我们对环境的反应。行为主义者把注意力集中在可观察到的行为上,利用强化来改变或改动个人行为。严谨的行为主义者认为所有的行为都是经验和主观的,不需要考虑内在思想、情绪和情感的结果。在特定条件作用中,学习是通过自然产生的刺激和新引入的刺激之间建立联系来实现的。在操作条件反射中,学习是通过奖励和惩罚来实现的。学习者被视为是对外界刺激的反应 这些理论对作业治疗产生了影响,包括获得治疗程序依从性的具体方法,以及任务分析和传授新技能的方法 这个领域的特定理论/理论家:行为主义,Behaviorism、Watson、Pavlov、Skinner
心理学:学习	认知	在认知理论中,行为可以用思维来解释。思维是第一步,它们决定个人的情绪和行为。思维受内外部因素的影响,这反过来又会影响学习。观察、分类和归纳的认知过程可能会出错,导致一些人的行为问题。认知理论家认为认知是第一位的。在处理阶段,大脑有时会被比作计算机。一般认为,学习者是理性的人,他们通过对环境刺激做出相当复杂的反应来思考和决定自己的行为。儿童被视为不同于成年人的学习者,不同于成人发展水平的心理过程 这些理论影响了作业治疗师对儿童学习阶段以及内在因素和外界环境刺激对于学习的重要性的思考 这一领域的具体理论/理论家:Chomsky、Piaget

续　表

领　域	理　论	作业理论原则及其应用
心理学	自主	该理论关注的是人类动机和我们行为在多大程度上是自我激励和自我决定的。提出了三个普遍的需求，即自发行为的动力、能力、自主性和关联性 这一理论影响作业治疗对行为和行为改变的内外在动机的思考 这个领域的特定理论/理论家：自主理论、Deci、Ryan
心理学	认知行为	该理论侧重于认知预测个人行为的作用。行为发生在自我概念的基础上，这是对环境经验的反应。但是自我概念也会影响未来的行为。这一理论的三个重要方面是思想、感受和行动。有心理健康问题和（或）不合理假设的个人可能会错误地解读情况，导致行为方式是不健康或不恰当的 作业治疗师利用这一理论帮助年轻人改变他们的假设或思维方式，以正面地影响行为 这一领域的具体理论/理论家：Beck、Ellis
心理学	人本主义	人本主义的发展是对行为主义和心理分析传统的一种排斥。人本主义的基本假设是个人拥有自由的意愿（个体能动性）。理论家认为人本质上是好的，并且想让自己变得更好（自我实现）。个人对世界的意识感知是很重要的，人本主义者研究的重点是"自我"和个体的主观体验 作业治疗以人本主义的原则为基础。作业治疗师以患者为中心，从患者的经历中寻找内在意义，对患者的主观体验抱有同理心，并与患者合作，共同达到他们所选择的目标，从而提升自己 这一领域的具体理论/理论家：Rogers、Maslow
心理学	依恋	依恋理论解释了主要照顾者与儿童之间的纽带和关系如何影响儿童以后的发展和最终的成人行为。当照顾者为婴儿提供安全和保障时，依恋就产生了。早期的父母或照顾者行为，如敏感回应婴幼儿的行为，被认为对早期关系的形成至关重要。依恋是分阶段发展的，但反应能力是其发展的关键。如果安全的话，这些早期关系能形成让儿童感到舒适进而发展探索的基础。安全的依恋为建立与他人亲密关系提供基础。与照顾者关系的早期经验，创造了社会关系的"工作模式"，随着时间的推移，慢慢发展与他人的关系 对依恋理论的理解可能会影响作业治疗师对亲子关系以及这种关系支持或阻碍治疗活动的思考方式。治疗师可以决定将亲子关系作为作业治疗干预的一部分 这一领域的具体理论/理论家：Bowlby、Ainsworth
生态学	动态系统理论	动态系统理论（dynamic systems theory, DST）是一种基于数学和物理学的发展理论，考虑了各种"系统"相互之间的非线性影响 在作业治疗方面，对动态系统理论的理解改变了治疗师对儿童发展和运动控制的看法。运动分级控制和线性发展顺序的旧观念已被取代。不再把行为看作是中枢神经系统预先决定的，例如，系统理论认为运动行为是在特定任务环境中许多子系统动态合作而产生的结果。不再认为严格的线性发展进程是预先确定的，动态系统理论认为有各种各样的系统变量可以促进学习，推动儿童的过渡和改变。身体成长和生物力学发展对婴儿时期的运动学习非常重要，但对于年长儿童，经验、练习和动机可能对运动活动的学习有更大影响。在具有意义的目标和结果的功能性任务中，自我组织是疗效最佳的 这一领域的特定理论家：Thelen、Smith、Van Geert、Fischer、Bidell

注：经允许引自 Cara & McRae, 2005; Glanz, 2018; Glanz, Rimer, & Viswanath, 2008; Turpin & Iwama, 2011.

　　采用以作业为中心的实践模式，使作业治疗师在评估和干预期间处理作业的独特价值，同时处理支持作业更广泛的情境或社会条件。实践模式提供了总体框架和结构，而参考框架（frame of reference, FOR）提供了针对特定人群或疾病的具体干预活动或技术。

　　参考框架是"一套内部相互关联一致概念、定义和假设，为从业者在关注专业领域的某一特定方面提供了系统描述和处方"。参考框架以一种特定的方式将理论与实践相联系，提供了思考的结构或方法，确定了具体问题和干预选项。在儿科作业治疗中，参考框架也指导评估和干预。

　　参考框架就像一副眼镜，可以随时戴上或摘下。在任何时间都可使用的这副"眼镜"改变了作业治疗师的视角。作业治疗师有许多不同的"眼镜"或"镜片"来观察患者的行为。正如阅读、距离和太阳镜都会稍微改变一个人对世界的看法一样，参考框架的选择也是如此。就像一个人可以同时戴上多副眼镜一样，尽管这看起来有点傻，治疗师可以同时使用多种参考框架，这将在后面章节中进行说明。治疗师也可以同时使用模式和参考框架。案例2.1即为关于同时使用模式和参考框架的示例。

📄 **案例2.1**

　　一名关节活动度受限的男孩在完成许多ADL时存在困难。使用以作业为中心的实践模式的作业治疗师，会充分考虑他受限的关节活动度将如何影响其进食、穿衣、洗澡、完成家庭作业和参加体育活动的能力。作业治疗师也会考虑他进行任务的不同环境，帮助他或其家人寻求服务。作业治疗师认为他可以学习关节活动度的补偿，他的团队（包括他自己和家人）决定作业治疗的重要作用是教他使用适应性技术或设备来完成活动。作业治疗师可能会使用康复参考框架来指导思考任务改良的方式，或者建议尝试特定类型的设备，以便他在家中或学校更加成功地参与其中。作业治疗师也可以使用生物力学参考框架的原则和技术，解决儿童关节活动度受限的问题，以此期望他能具备更多功能。

　　这个例子展示的是使用以作业为中心的实践模式并结合两个参考框架（康复和生物力学）来构建对儿童状况的个体评估，以满足儿童的需求。

　　以作业为中心的实践模式促使治疗师考虑儿童的经历、对他们表现的感受以及未来的目标，从而设计对儿童有意义、以患者为中心的干预，能全面地支持儿童和家庭。这种模式指导广泛的思考，而参考框架则帮助治疗师明确该做什么。

四、作业治疗实践模式

　　实践模式为评估、干预和疗效测评提供了结构及理论基础。这种实践模式使作业治疗师通过检查许多系统来了解影响儿童和家庭行为的各类因素。以作业为中心的实践模式强调人类行为的动态性和环境的影响。当作业治疗师使用具备理论和参考框架的其他学科提供干预时（如使用生物力学方法），模式让作业治疗师强调了特有的专业价值和作业治疗干预的区别。

　　以作业为中心的实践模式：人类作业模式（model of human occupation, MOHO）、人-环境-作业-表现模式（person-environment-occupation-performance, PEOP）、加拿大作业表现及参与模式（Canadian model of occupational performance and engagement, CMOP-E）和作业活动适应能力模式（occupational adaption, OA），这些都可用于儿童实践，允许儿童治疗师考虑多种因素来制订以作业为中心的干预计划。简要概述了儿童和青少年作业治疗的模式、原则、评估及影响。每种模式的指导原则概要参见表2.2。鼓励大家深入探讨每一种模式，促进儿童及青少年的作业治疗实践。

（一）Kielhofner的人类作业模式

　　Kielhofner的人类作业模式是最广泛使用和研究以作业为中心的实践模式。在一项关于教育项目和教授学生模式的调查中，Kielhofner的MOHO模式是两个最常指导用于以作业为中心的实践模式之一，在被调查的大学项目中占98.5%。迄今为止，已经发表了500多篇关于MOHO模式的文章；50多篇文章侧重于儿童和青少年的评估及干预。MOHO模式强调作业表现的动态性。包括四个要素：意志、习惯、表现能力和环境（图2.1）。这些因素是动态的且相互作用，允许儿童和青少年发展出独特的表现模式，以便作业治疗师使用指导评估和干预计划。MOHO模式是以患者为中心的模式，提供了影响儿童作业表现因素的整体观点。儿童和青少年通过他们的表现（作业同一性）发展出一致性，并学会适应和调整以完成对他们来说有意义和重要的事情（作业活动）。因此，作业治疗干预的目标是作业同一性和从事各种作业的能力。

　　有许多与MOHO模式相关的术语需要定义。意志包括个人的价值观、兴趣和个人因果关系。价值是对儿童来说很重要的事情（如和同龄人玩耍、上学、穿衣服）。价值观可能受到家庭、文化和儿童或青少年经历的影响。兴趣是喜欢并且是令人愉快的事情。个人因果关系是指个人对从事他们自己认为有意义事情的能力和效率信念（自我效能）。习惯包

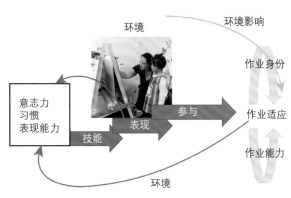

图2.1　人类作业模式

表2.2   以作业为中心的实践模式

模　式	作　者	要　素	指导原则
人类作业模式（MOHO）	Dr. Gary Kielhofner	意志 习惯 表现能力 环境	• 作业行为、思想和情绪总是由意志、习惯、表现能力和环境背景的动态相互作用而产生 • 意志、习惯、表现能力和（或）环境的任何方面的改变，都会导致思想、情感和执行的变化 • 意志、习惯和表现能力是通过个体做了什么以及个体对所做事情的想法和感受来维持并改变的 • 只要潜在的思想、感受和行动能在支持性环境中不断重复，意志、习惯和表现能力的模式就能保持稳定 • 改变需要出现新颖的想法、感觉和行动，并在支持性环境中充分重复，以合并成一个新的组织良好的模式
人-环境-作业-表现（PEOP）	Dr. Caroline Baum Dr. Charles Christiansen	人 环境 作业 表现	• "每种生活状况都可以从人、环境、作业和表现因素的角度来审视，这些因素支持（或限制）参与，并有助于对个体、组织和群体的描述" • PEOP模式强调作业表现的积极"行为" • 合作是干预过程的关键 • 人、作业和环境是相互影响的 • 以患者为中心的实践（患者的选择、兴趣和背景）驱动决策、目标设定和干预计划
加拿大作业表现与参与模式（CMOP-E）	Dr. Helene Polatajko Dr. Elizabeth Townsend Dr. Janet Craik Canadian Association of Occupational Therapists	人（精神是核心） 环境 作业	• 以患者为中心的实践是患者和治疗师之间的协作实践，有利于作业发展 • 个人的局限性或非支持性环境会降低作业表现 • 有限的作业机会减少了作业参与 • 精神是核心 • 作业参与和经验对生活满意度很重要 • 认知因素、情感因素和身体因素在作业表现的环境中相互作用。一个组成部分的变化会导致另一个组成部分的变化 • 作业治疗师通过识别期望的作业参与和实际的作业参与之间的差距并进行干预，来实现作业能力
作业活动适应能力（OA）	Dr. Janette Schkade Dr. Sally Schultz	掌握的压力（作业挑战、反应、角色需求、作用） 情境（物理、社会、文化、时间、个人、虚拟） 作业适应 作业参与	• 个体是有意愿控制他们环境的人（通过参与作业） • 作业环境要求人掌握作业活动，这些要求促进或限制了作业的参与 • 人的掌握程度和环境水平需要掌握创造作业角色和角色需求或期望、作业挑战以及人的反应（称为掌握的压力） • 为了驾驭掌握的压力，人们要经历作业适应的过程 • 在作业环境下从事作业活动，个体可能会经历作业表现的挫折。个体会对挫折表现出适应性或非适应性的反应 • 作业治疗师激发了患者的适应性反应。作业治疗师可以让患者参与作业活动，改善环境并使用作业来增强作业适应过程

括个人的习惯和角色。习惯是人们每天做的、形成模式的事情。例如，儿童受益于日常习惯和结构（如早晨为上学做准备的习惯、学校里的习惯、课外活动的习惯、家庭作业的习惯、睡前的习惯）。角色是指与给定作业相关联的预期规则和行为。例如，患儿可能是兄弟、姐妹、学生和足球运动员。每个角色都有不同的期望。作为学生，他们必须准备好上课，按时完成指定的作业，在老师讲话时安静地坐着，遵守课堂规则。作为团队中的一名运动员，他们必须听取教练的意见，与同龄人合作，遵循指示，回应反馈并展现体育精神。除了参与扮演各种各样的角色，MOHO 模式还测量了患儿对这个角色的期望及其能完成这个角色的感受。例如，患儿是否理解学校的期望，是否觉得自己可以遵守这些规则并取得成功？表现能力是指个人参与日常活动所需的心理和身体能力，以及个体对作业表现的主观体验和看法。环境包括物理（如空间、建筑物、物体）、社会（如支持、障碍、同伴或群体）、作业（如活动及其属性）以及文化、经济和政治环境。作业治疗师考虑当前的环境（如家庭、工作、学校）、当地情境（如社区、社会网络）以及全球环境（社会态度、就业市场、政策）。环境可以通过提供机会、资源和可能性来支持患儿的表现，也可以通过限制机会、资源和选择来阻碍儿童的表现。

许多模式和参考框架设法解决儿童的能力及技能（如感觉统合、运动控制和运动学习、生物力学）。MOHO 模式扩展了表现能力，将儿童的个人经历及对能力的看法也包括在内。儿童对自己表现的主观体验其作业认同很重要。例如，儿童可能会觉得自己不是一名"好学生"，因为他在书写上遇到了困难。这些感觉可能会导致他感到焦虑、不能成功完成学生的角色、不喜欢学校。他会怀疑自己的学习能力，而实际上书写只是教育的一部分。因为他觉得自己没有充分发挥学生的角色，会产生作业能力不足的感觉，从而导致在学校许多领域的表现下降。作业治疗师使用 MOHO 模式作为他们的实践模式，检查儿童的客观（身体和心理能力）和主观体验。

MOHO 模式认为，人的行为是人的因素（意志、习惯、表现能力）在环境中相互作用的结果。这个过程是动态的，个体思想和感情变化可改变意志、习惯和表现，或环境的影响，从而导致作业转变。随着儿童经历作业的转变（包括表现或思考事情的方式改变），他们建立了新的表现方式（作业适应），也创造了他们的作业同一性。

作业治疗师使用 MOHO 模式构建他们对儿童

在独特环境中的意志、习惯和表现能力的理解。综合这些信息来了解儿童的优势和劣势，利用这些信息来决定如何使用表 2.2 中所列的 MOHO 原则来设计干预措施。框 2.2 提供了问题列表，可用于收集有

框 2.2　基于人类作业模式（MOHO）收集信息的问题示例	
MOHO 要素	**儿童及青少年的问题示例**
意志力	• 你喜欢做什么？ • 什么对你来说是真正重要的？ • 如果你可以做任何事情，你想学什么？ • 你最喜欢做的事情是什么？ • 你为什么喜欢做这些事情？ • 你会如何描述你做这些事情的能力？ • 你真正擅长做什么？ • 什么事情对你来说是困难的？ • 你做过的什么事情让你感到骄傲？
习惯	• 你是如何度过一天的？ • 你分别在早上、午后、晚上做什么事？ • 学校有什么规定？你在家必须参加的活动（体育）是什么？ • 你是哥哥/弟弟还是姐姐/妹妹？这对你来说意味着什么？ • 你有"家务活"吗？ • 你在家里有什么事情要做吗？上学时有什么事情要做？
表现能力	• 对你来说，什么是容易做的，什么是困难的？ • 你的生活发生了什么变化？ • 明年的活动你想做什么？ • 什么能帮助你做这些事情？ • 你有没有什么目标或者想在明年完成的事情？
环境	• 你们学校的教室怎么样？ • 你怎么去学校？ • 你住的城镇是什么样的？你想做什么类型的事情？ • 你和你的朋友会去城里闲逛吗？你会做什么？是喜欢乡村还是城市？ • 你大部分时间和谁在一起？在哪里？ • 你在空闲时间做什么？待在哪里？环境是什么样的？ • 你喜欢待在家里吗？它是什么样的？都有谁？ • 你在家里、学校、社区里感到安全吗？ • 当你需要的时候，你会去找谁？在家里还是学校？

研究笔记2.1

概述

一项互联网调查收集了从业人员在实践中使用MOHO模式的信息,以及他们对采用实践模式益处的看法。这些治疗师是来自英国的心理健康作业治疗师,他们是从六个国家健康服务信托基金的429名治疗师中招募的。在被邀请参与的429人中,262人已完成问卷调查,回收率为61%。受访者工作经验的年限各不相同,但大多数是女性。

调查结果

在调查对象中,92%的人表示使用MOHO模式作为他们的主要模式,其中17%的人处于采用MOHO模式的早期阶段。经历过MOHO模式专业发展的治疗师表示更有可能使用MOHO。报道使用MOHO模式的大多数受访者也表示说,MOHO模式有益于他们的实践,体现在改善评估、目标设定以及作业干预措施相关的应用。在使用MOHO模式服务的人中,大约有一半的人认为,MOHO模式提高了患者对服务的满意度。

作业治疗实践意义

虽然这项研究使用了便捷的样本和个体感知报告,但还是强调可以通过使用以作业为中心的实践模式来获益(改进评估、目标设定和使用作业干预)。

关每个要素的信息。这些问题可以根据儿童的年龄和具体情况进行修改。了解这些组成部分之间的关系,可以让作业治疗师干预并促进儿童从事有意义的作业,从而提高自我效能和生活质量。在实践中使用MOHO模式的益处,请参阅研究笔记2.1。

1. 原则 MOHO模式的原则描述了变化如何产生新的表现模式。作业治疗师利用MOHO模式的知识,通过访谈、评估和观察,全面了解儿童的意志、习惯、表现能力和环境。根据这些信息,作业治疗师总结了儿童的优势和劣势,创建假设来解释系统之间的相互作用。例如,儿童认为他不是一名"好学生"(自我效能弱),因为较差的书写(表现能力差)导致在课堂上的破坏性行为(习惯和角色)以及来自教师和同龄人的消极反应(环境障碍)。作业治疗师考虑使用MOHO模式的原则作为框架来创建可能干预的方法。MOHO模式的元素是动态的(不断变化的)和相互关联的,任何一个元素(意志、习惯、表现能力和环境)的变化都会导致思想、情感和行动的变化。因此,作业治疗师可能会将干预的重点放在任何(意志、习惯、表现能力或环境)导致变化的领域。重要的是,作业治疗师的目标是改变儿童的想法(如相信他们的技能和能力、兴趣、价值观)、感受(如认同感、能力、内部控制)和行为(活动)。这些变化使儿童形成了作业认同感,包括他们对自己表现的主观体验和作业适应性(改变他们的行为方式),以促进更多的参与。MOHO建议使用多种具体策略来促进作业改变。

2. 评估 MOHO模式包括专门为儿童和青少年设立的六项评估。这些评估易于实施,也可以进行调整以满足各类儿童和青年的需求。参见附录A。

3. 治疗方法 MOHO模式列出了9种促进作业表现变化的治疗方法:验证、识别、给予反馈、建议、协商、结构化、指导、鼓励和提供身体支持。框2.3定义了每种治疗方法。案例2.2说明了MOHO模式在作业治疗实践中的应用。

框2.3　治疗方法

治疗方法	定　义
验证	● 表达对患者经验或观点的尊重。
识别	● 找出并分享一系列有助于作业表现和参与的个人、程序及环境因素。
给予反馈	● 分享患者情况的整体概念,或者了解患者正在进行的行动。
建议	● 向患者推荐干预目标和策略。
协商	● 与患者交换意见,就患者将来会做或应该做的事情达成一致观点或共识。
结构化	● 通过为患者提供替代方案、设置界限和制定基本规则的方式建立选择和性能的参数。
指导	● 指导、示范和提示患者学习新的技能和能力。
鼓励	● 提供情绪支持和安慰。
身体支持	● 当患者不能或不会使用自身的运动技能或主动做某件事时,可以用身体支持完成某项工作或某项工作的一部分,或仅仅是陪伴患者。

经允许引自de las Heras, Parkinson., Pepin, & Kielhofner, 2017, pp. 214–215.

（二）加拿大作业表现及参与模式

加拿大作业表现及参与模式是第二种最常指

Sienna是一名患有脑积水和发育迟缓的12月龄的女孩。作业治疗师对她的父母进行访谈、观察她玩耍的情况，使用儿童意志问卷（pediatric volitional questionnaire, PVQ）和临床观察（手部肌肉测试、关节活动度和坐位耐力）对她进行评估。父母表示，希望Sienna"做儿童喜欢做的事情，如玩耍"。他们对"坐姿不良和进食困难"感到担忧。在儿童意志问卷测试中，Sienna得分很低，对物品、人或噪声表现出有限的好奇心或兴趣。她也没转向声源或伸手拿东西。当不辅助Sienna的躯干和头部时，她无法抬头坐直。她不能持续追视。父母说Sienna偶尔会笑，有眼神接触。

意志：

Sienna的父母希望她可以做其他孩子做的事情，如玩耍。Sienna没有表现出好奇心或探索欲。

习惯：

Sienna依靠家长喂养、穿衣和完成日常生活。

表现能力：

姿势控制差，缺乏自主运动模式，视力和听力障碍。Sienna不会表达自己的需求或兴趣。

环境：

Sienna的父母和祖父母住在同一套公寓里，她是独生子女。他们的居住地离医院、杂货店和购物区较近。他们每天带Sienna去公园散步（她坐在婴儿车里）。

综合（优势及劣势）：

Sienna的父母说她偶尔会笑，可以进行眼神交流。受限的自主运动、听力和视力影响了Sienna探索环境、玩耍和参与兴趣活动的能力。Sienna无法探索她的环境来参与发育性活动。她目前依靠家人来喂养、穿衣和日常生活。

治疗目标：

作业治疗师使用治疗性推理形成抽象概念，即如何最好地满足Sienna及其家人的需求，以发展她选择并参与游戏活动的能力，尽管她的运动能力和感觉能力（视觉和听觉）受限。因为Sienna没有表现出好奇心或兴趣，作业治疗师假设，她必须首先确定如何才能让Sienna对游戏和社交感兴趣。作业治疗师想了解能给Sienna快乐（意志）的动机、兴趣。作业治疗师认为，Sienna将因为有能力对她的环境采取行动而获益。为此，她制定了以下目标：

1. 在30分钟的游戏时间里，Sienna将有目的地打开一个开关玩具，三次。

2. 在10分钟的游戏时间里，Sienna在两个开关的玩具中选择一个，两次。

目标1针对的是意志（兴趣、好奇心）和执行能力（主动移动肢体的能力）。目标2以意志（选择、动机）为目标，应让她的父母与Sienna一起玩耍。一旦她能够在两个物品之间进行选择，她就可以参与所选的各种活动（习惯）。这使她可以自由行动，发展更多的兴趣，并相信她的游戏技能（个人原因）。

干预策略：

作业治疗师使用MOHO模式来构建作业治疗过程。治疗师证实了家长的观点，即Sienna会笑，并将玩耍、喂食和坐位设定为日常活动目标。为了参与给和拿的活动（协商），作业治疗师设计使用改良的开关玩具进行游戏探索的干预措施。作业治疗师从指导家长如何开启开关和要求他们观察并识别自主运动开始进行治疗。当儿童处于半卧位（有头部和躯干支撑）时，一旦他们决定了开关的最佳位置（在儿童的前臂处），作业治疗师就会在她附近放置一个能用开关打开的彩色手电筒。这称为结构化治疗。Sienna一开始对开关没有反应，但最终偶然地移动了她的上肢。手电筒亮了，然后她放下上肢。Sienna重复了这个动作，大声地笑了起来，然后又把胳膊上下移动了三次，每次灯开着的时候她都会笑，灯灭了的时候她也会安静下来。看到女儿玩耍，父母们变得很激动。作业治疗师验证了他们的观点，并鼓励他们继续在家里活动，增加可以激活儿童的玩具。作业治疗师继续每周辅导他们新的技能。用MOHO模式制定强调家庭价值、支持儿童的作业表现并把游戏作为作业活动（参见第11章）。

导以作业为中心的实践模式，调查显示98.5%的大学项目教授此模式。CMOP-E强调授予权利、社会公正性和环境，以促进作业参与。"授权"一词是指通过赋予权力来帮助个人，是残疾一词的积极形式。社会公正性是指"人们选择、组织和参与有意义的愿景和日常实践，以此提高健康、生活质量以及住房、就业和生活其他方面公正性的有意义的作业"。CMOP-E将环境定义为影响作业表现的文化、制度、身体和社会等方面。参与包括患者参与为其提供意义（作业）的日常活动。CMOP-E提倡作业治疗师参与以患者为中心的作业合作伙伴关系以实现作业。参见图2.2关于CMOP-E要素的可视化描述。

CMOP-E将人的精神视为模式的核心。认知、情感和身体因素是人的关键要素。认知包括思维过程、问题解决、排序、记忆、回忆、认知和学习。情感包括情绪、反应、感受和想法，身体因素包括神经、肌肉骨骼、心脏和解剖学对作业参与的影响。

环境包括物理、制度、文化和社会因素。CMOP-

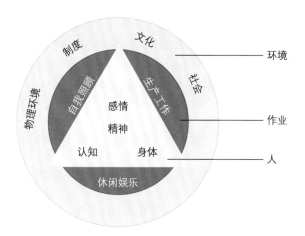

图2.2　加拿大作业表现及参与模式

要素	问题
人	• 您的孩子做得好吗？有什么困难吗？ • 您的孩子在洗澡、穿衣、喂食、玩耍、上学等方面是否需要帮助？ • 您的孩子如何表达自己？ • 什么可以让您的孩子快乐？ • 您希望孩子的未来是什么样的？
环境	• 在您家附近，您的孩子/家庭可以参加哪些活动？ • 您住在哪里？这个地区是什么样的？ • 您的孩子/家庭会花时间和谁在一起？在哪里？这个地区是什么样的？ • 您的孩子是否有足够的空间在室外或室内玩耍？ • 您是否担心自己负担不起为孩子提供的服务？您有资源帮助自己了解这些选择吗？ • 您的家庭怎么样？可靠吗？
作业	• 您家附近有适合孩子或家庭的活动吗？ • 您和您的孩子参加什么类型的活动？ • 您能满足自己的日常需求吗？您孩子的需求能得到满足吗？您在做什么时需要帮助？ • 您希望您的孩子做什么？ • 您的孩子做什么类型的事情？他是否与同龄人一起参与活动？他是否有机会参加其他同龄人的活动？

E强调社会和作业公正性。不论其经济、教育或社会地位如何,社会公正性都会考虑社会环境如何支持和促进患者的平等机会。作业公正性考虑的是环境如何为各种生活提供相似的参与各类生活（即家中、衔接阶段）、教育、工作和游戏活动的机会。

CMOP-E将作业定义为自理、生产力（学校、工作、志愿工作）和休闲（娱乐）。授权包括赋予患者参与他们认为有意义和重要事情的能力,这将增加个人的成就感和生活满意度。作业治疗师可以通过授权帮助儿童和青年从事新的作业活动。这一模式的重点是创造有利的环境,促进健康、幸福感和公正性。

1. 评估　加拿大作业表现量表（Canadian occupational performance, COPM）是根据CMOP-E制定的（参见附录A）。COPM可以用于家长,甚至是青少年的半结构化访谈。在作业治疗师使用COPM评估患者和家庭并进行观察后,他们就儿童的作业表现提出假设,确定如何进行干预以促进作业参与。框2.4提供了基于CMOP-E的访谈问题示例。这些问题可用于了解更多儿童和家庭的信息,建立协作关系（这对COMP-E是至关重要的）。CMOP-E的原则为如何创造有效的干预提供了方向（表2.2）。

2. 原则　CMOP-E强调了在整个作业过程中以患者为中心的关系。作业治疗师让儿童和青少年参与制订目标、做出选择和参与日常生活。作业治疗师通过赋予儿童和青少年能力、创造困难并适应、改变和创造儿童及青年发展技能和能力的机会,来帮助儿童从事有意义的活动。作业治疗师将儿童及其优势、能力、愿望和动机视为干预的中心,同时也评估儿童在家庭、社区和环境中的身体、神经和肌肉骨骼的能力。为各种能力的儿童创造从事他们所期

望的作业活动机会,促进健康和幸福感。

3. 治疗方法　CMOP-E确定了实现作业的核心技能。参见框2.5在实践中使用的核心技能、策略和技术的列表。CMOP-E强调通过提问和访谈了解患者的观点,以及通过协作确定患者的愿望和目标。对于儿童,这可能包括对父母和儿童的讨论。在整个作业治疗过程中,随着患者在作业治疗师的指导下共同努力向前迈进,这种合作将继续下去。作业治疗师通过访谈、评估和观察收集的资料结合患者的目标,来设计干预措施。CMOP-E认为合作过程对于促进改善是必不可少的。

作业治疗师运用多种策略来促进日常活动的参与。首先,他们提倡患者获得平等的机会（作业公正性）和公平的待遇（住房、工作、休闲）。例如,就职于学校的作业治疗师可能会提倡儿童在午餐时能够和他的朋友坐在一起,而不是单独和他的帮助者一起。其次,利用活动和作业来促进问题的解决

框2.5	以患者为中心的加拿大技能实施模式	
核心技能	**策　略**	**技　术**
实施作业表现	● 找出表现的差距并解决这些差距，以提高表现。 ● 增强儿童和青少年从事有意义作业的能力。	适应、启发、指导（引导、拓展选择、聆听、激励、反思、重构）、教育。
以患者为中心	● 与儿童和家庭建立伙伴关系，倾听和解决他们的需求。 ● 让儿童和家庭自我支持，积极参与有意义的活动。	倡导、拥护、促进、增强意识、制定策略、合作（谈判、合作）、参与（建立信任、参与）。
确定模式要素，以此发现差距并消除差距	● 找出影响儿童或青少年从事理想作业能力表现的差距。 ● 对儿童或青少年进行补救或康复，使他们能够从事自己看重的事情。	建议、选择、推荐、综合、总结、促进身体功能、应用动手技巧。
改造或适应环境	● 改变任务或步骤或提供设备，使儿童或青少年能够完成所需的作业。	调整、安排、网络、制造、设计/建造、指导和问题解决方案。

及反思。作业治疗师扮演着教练或顾问的角色，为儿童设定一些活动（这样儿童可以接受不足之处，而且不会感到沮丧），从而使他们能够达到自己的目标。在儿童"把事情弄清楚"并解决问题的过程中，他具备了能力。CMOP-E强调在作业治疗中的实践，要求作业治疗师提供机会，让儿童参与并鼓励解决问题和反思。等待并问一些简单的问题，比如"那是怎么回事？"可能是有用的。在这种情况下，儿童思考事情经过、自我反思并解决问题，而这能使儿童在作业表现方面取得持久的变化。一旦儿童意识到了目标，他们就能在成功时感到自己有能力（如"我做到了！"）。成功能促进持续参与，重要的是现在儿童已经发展了基本技能来设定目标、解决问题和实现目标。作业治疗师利用个体（身体、社会、情感）、作业（儿童和家庭目标、结果）和环境（家庭、学校、社区）因素的知识来设计干预措施。第三，使用 CMOP-E 的治疗师发现表现的差距，使用如补救、建立/恢复能力或技能、代偿、教学策略以及创建环境改造和适应的方法来促进参与。治疗师与个人、群体和社区一起合作，倡导社会和作业公平。参见案例2.3，使用CMOP-E组织作业治疗干预。研究笔记2.2是加拿大使用的一种干预措施的干预后定性检查，该措施侧重于改善社区休闲参与的环境。

📄 案例2.3

　　Trey 是一名一年级的6岁男孩，患有右侧偏瘫。Trey 喜欢在外面玩耍，在他家后面的树林里建造"堡垒"。他和哥哥（9岁）以及父母住在离学校4.8千米的农村，有两层楼房。Trey 的母亲最近失去了工作，家庭经济困难。父亲在当地一家街角小店工作，为了缓解经济压力，最近他把工作时间延长到了晚上。他们的家人和朋友就住在附近。Trey 在学校为课间休息做准备、和朋友一起吃午饭及"跟上学习"有困难。

　　在学校系统工作的作业治疗师观察 Trey 在教室和课间休息时的表现。她利用 COPM 与父母进行访谈，询问了 Trey 一些问题。调查结果如下：

人

精神方面：Trey 喜欢周末和哥哥在树林里玩上几个小时。他与父母和住在附近的堂兄弟姐妹关系密切。他有很多朋友。

认知方面：Trey 能跟随口头指示并清楚地沟通。他用左手写字，但并不总是用右手辅助。

身体方面：Trey 有继发于右侧偏瘫的双侧协调障碍。他

能独立行走，虽然在慌乱中经常跌倒。Trey 需要更长的时间来完成运动，而且他的动作经常不准确。

情感方面：Trey 说他喜欢和朋友们在外面玩耍，他希望当他们跑在前面的时候能跟上他们。他说家庭作业对他来说很难，最近他"无法克服它"。

作业

自理方面：Trey 自己穿衣服，但需要帮忙扣扣子、拉拉链和系鞋带。他使用叉子和勺子自己吃饭。有时候为了出去玩，他就吃得很快，饭也会弄洒。

生产工作方面：在家里，他帮妈妈准备晚餐、收拾碗碟。他和哥哥在外面玩耍，然后做家庭作业，尽管他不喜欢这样。

休闲方面：Trey 不参与体育或娱乐活动，因为他住得太远，父母也负担不起费用。他参加过足球联赛，但现在竞争很激烈，他跟不上同龄人。

环境

物理环境：Trey 生活在有户外空间的乡村。

社交方面：母亲失业后，父母在经济上有担忧和压力。他们说不能帮助Trey完成家庭作业，而且觉得最近压力很大。他们希望Trey能在学校获得成功感。他们负担不起参加娱乐活动的费用。

机构：老师发现Trey在学校退步了，跟不上进度。他在学校有朋友。这所学校设备齐全，Trey在那里感到很舒适。

调查结果：Trey的家庭环境总体上是支持他的，但最近家庭存在经济压力，影响了正常的作业（父母会帮助他完成家庭作业）。Trey在学校退步了，加剧了他在学校的表现变差。他的运动技能影响了需要使用双侧身体的快速和高效的运动，导致他在操场上容易摔倒。Trey在适应家庭压力方面有困难。

作业治疗计划：

- 与Trey一起制定完成学校家庭作业的策略。Trey家有一台电脑，可能会从一些在线辅导中受益。年长的儿童（高中生）可能会自愿和Trey视频聊天，帮助他完成家庭作业。作业治疗师将研究各种选择，与Trey合作共同创建解决方案（以患者为中心的方法）。

- 强化Trey能力识别和突出他的强项，以提升作业认同感。Trey可能会从作业治疗中受益，以提高他的身体技能和更准确地完成动作的策略。总之，作业治疗师将创造提升Trey成功感的机会。由于Trey认同并喜欢亲近大自然，作业治疗师将在计划中纳入许多户外活动。

- 探索娱乐和社会参与的作业机会是低成本的，更符合他家的情况。例如，附近的童子军部队或社区娱乐中心可能有的活动。作业治疗师将倡导为所有儿童提供一些免费的课外活动。

- 为了解决Trey在午餐时遇到的困难，作业治疗师将和Trey一起分析问题和解决问题，这样他就可以和朋友们一起吃饭而不用着急了。

- 完成进一步的评估，排除视觉感知、认知或书写技能是否影响阅读和书写，或导致难以完成作业。作业治疗师将与教师合作监督Trey的学习进度。

研究笔记2.2

概述

本研究以12名作业治疗师为研究对象，进行干预后研究并侧重于改善青少年参与社区活动的环境改变的特殊干预后治疗师的观点。这种干预被称为从事参与的途径和资源（pathways and resources for engagement and participation, PREP）。采用主题分析法，对作业治疗师进行1小时的访谈，并分析访谈内容。所有的治疗师都是女性，她们为患有脑瘫、脊柱裂以及其他身体残疾的青少年提供干预。

调查结果

研究发现了四个主题。第一，"环境多层次结构"，处理了治疗师及其患者在环境和态度上遇到的各种障碍。第二，"利用资源与问题解决"，治疗师考虑了以患者为中心的治疗方法，找到资源并采用问题解决的方法消除障碍。第三，"对作业治疗师角色的新认识"，调查了治疗师作为教练或辅导员的实践经验，以及他们认为这是独特的、不同于他们日常实践的感受。第四，"重新定位参与的概念"，突出了治疗师的信念，即干预能够为青年人提供相关的重要干预措施，也使他们能够重新考虑参与的意义。

作业治疗实践意义

这项研究强调了考虑环境因素的潜在益处，这将用于每一个以作业为中心的实践模式中。

（三）人-环境-作业-表现模式

人-环境-作业-表现模式同样注重促进个人、作业或环境的变化，以便参与期望的作业活动。图2.3说明了PEOP模式。PEOP是一种以患者为中心的模式，包括与儿童、青少年或成年人，促进儿童、作业或环境的改变，从而解决作业表现方面的挑战。PEOP强调个人叙述的重要性，被定义为"个人、组织或群体所特有的过去、现在和未来的感知、选择、兴趣、目标和需求"。

PEOP模式使用叙述来理解和促进个人、环境及作业活动对作业表现的改变，这些表现影响了参与和幸福感。人的因素包括认知、心理、生理、感官、运动、精神和意义。环境因素包括文化、社会、物质和自然、政策及技术。作业包括活动、任务、角色和儿童及青少年所做的日常事务的分类。框2.6提供了每个因素的问题及示例。表现是指儿童和青少年从事或参与所期望的作业活动。

PEOP模式认为，作业表现是人、环境和作业之间动态交互关系的结果。人、环境和作业这三个主要因素在生活中和不同环境中不断相互作用，决定作业表现。

PEOP模式可以作为一种分析工具，用来确定人、环境或作业中促进或阻碍参与个人选择的作业

PEOP模式: 实现日常生活

叙 述	人	作 业	环 境
过去、现在和未来的观念、选择、兴趣、目标和需求是个人、组织或人群所独有的	• 认知 • 心理学 • 生理学 • 感觉/知觉 • 运动 • 精神/意义	• 活动、任务、角色 • 分类	• 文化环境 • 社会支持 • 社会决定因素与社会资本 • 健康教育与公共政策 • 物理和自然环境 • 辅助技术

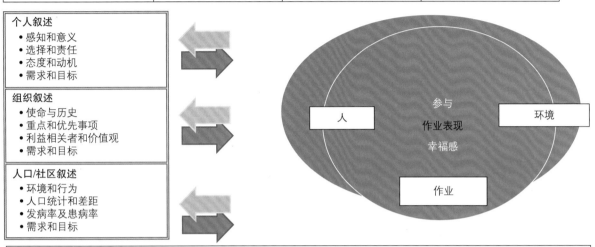

个人叙述
- 感知和意义
- 选择和责任
- 态度和动机
- 需求和目标

组织叙述
- 使命与历史
- 重点和优先事项
- 利益相关者和价值观
- 需求和目标

人口/社区叙述
- 环境和行为
- 人口统计和差距
- 发病率及患病率
- 需求和目标

人　环境　作业　参与　作业表现　幸福感

作业表现（行为）使参与（从事活动）日常生活成为可能, 这有助于产生幸福感

图2.3　人–环境–作业–表现模式

因素。使用此模式, 作业治疗干预侧重于促进这三个维度中的任一方面的改变, 以提高作业表现。作业表现的目标是参与和幸福感。幸福感是指个人对自信和自尊的感知, 包括满足需求、应对和改变环境。

1. 原则　PEOP模式的指导原则强调作业表现的积极性, 作业治疗师和患者之间的强有力合作, 包括对个人叙述的理解。作业治疗师研究个人、环境和作业因素之间的相互作用, 确定这些因素如何支持或限制个人、群体或人群的作业表现。以患者为中心的实践（包括儿童的选择、兴趣和环境）驱使决策、目标设置和干预计划。通过改变一个或多个因素, 儿童和家庭可以更充分地从事作业活动, 从而提升参与和幸福感。

2. 评估　使用PEOP模式的治疗师可以使用各种可用的评估来处理个人、作业和环境因素, 但是PEOP并没有任何与模式直接相关的具体评估。作业治疗师决定哪些评估最能满足儿童或青少年的需求。全面评估清单参见附录。

3. 治疗方法　PEOP模式概述了如何在实践中应用这些概念。从叙述开始, 作业治疗师学习了解儿童或青少年过去和现在的经历以及未来的目标和愿望。在制定目标的叙述中考虑对人、环境和作业

因素的分析, 并使其符合儿童的需求。作业治疗师通过检测每个领域来了解限制和障碍。作业治疗师可能靠评估表彻底评价这些因素, 并提供数据来衡量实现目标的进展情况。

PEOP模式进行作业治疗干预的方法包括来自AOTA的方法: 创建–促进; 建立–恢复; 保持–习惯; 调整–代偿; 预防; 教育; 咨询和支持。使用这些技巧来实现儿童或青少年的目标, 最终提高他们的作业表现、参与度和幸福感。案例2.4说明了PEOP模式在青少年中的应用。

（四）作业活动适应能力

作业活动适应能力模式提出人们参与期望的作业是因为对掌控压力的需求（包括作业角色、角色需求、挑战和回应）。这受个人因素（认知、感觉、运动和社会心理）和环境（物理环境、社会、文化、时间、个人、虚拟）的影响。图2.4说明了OA模式。OA模式是指儿童或青少年参与希望的作业活动, 并根据所需要求改变其表现的能力。例如, 能够在家里爬一小段距离的儿童, 就能够适应滑梯上更具挑战性的一小步。OA模式要求儿童和青少年具有灵活变通的能力。

框2.6　人、作业和环境因素：示例和问题					
因　素	示　例	考虑的问题	因　素	示　例	考虑的问题
个人因素			**作业因素**		
认知	• 注意 • 记忆和学习 • 社会意识（心智理论） • 沟通和社交技巧 • 执行功能 • 意识（了解）	• 在情境中，认知因素如何与整个人互动？ • 认知因素如何影响从事作业的能力？ • 在特定的认知状态下，如何最大限度地利用个人和环境资源来支持表现和参与？	活动、任务和角色 **环境因素** 文化	• 习惯和日常安排 • 生活方式和生活平衡 • 时间的使用 • 价值观 • 信仰 • 习俗 • 规范 • 沟通 • 标准 • 力量 • 决策 • 实践 • 共享观点	• 人生的发展和阶段如何影响参与有意义的活动？ • 什么样的日程和工作模式影响健康和幸福感？ • 为什么个体有多重文化身份？ • 文化如何影响对作业治疗和作业表现的认知？ • 以患者为中心的治疗和文化敏感性治疗有多相似？
心理学	• 身份 • 自我概念 • 自尊 • 自我效能 • 情绪 • 情绪调节 • 动机 • 应对	• 叙述如何帮助理解心理因素？ • 心理因素与幸福感和生活平衡的关系是什么？ • 针对心理因素的干预措施如何使日常生活技能成为可能？	社会决定因素	• 社会凝聚力 • 社会联系 • 结构因素 • 健康差异 • 健康不平等	• 个体的出生和生活环境如何影响其表现、参与和幸福感？ • 为什么在作业表现方面存在不平等/差异？ • 建议采用哪些作业治疗干预方法来处理社会决定因素？
生理学	• 身体健康 • 营养 • 睡眠 • 压力 • 疼痛 • 皮肤完整性	• 组织、器官和系统如何支持生物功能？ • 充足的生理功能如何支持日常功能？ • 身体活动的表现如何支持生理功能？	社会支持与社会资本	• 信息的、有形的和归属的 • 社区与社会合作	• 谁能为患者提供积极有益的支持？ • 患者的作业如何受到他们的邻居或社区的影响？
感觉	• 视觉 • 听觉 • 嗅觉和味觉 • 躯体感觉 • 触觉 • 知觉 • 前庭觉 • 多感官	• 感觉因素如何支持作业表现？ • 哪些人群或情况可能存在感觉方面的障碍？ • 如何使用标准测量方法来评估感官因素？	教育及政策	• 入学 • 应用 • 倡导 • 成本 • 政策 • 程序 • 系统	• 公共政策如何影响作业治疗服务？ • 政策和表现、参与和幸福之间的关系是什么？ • 哪些关键政策影响了接受作业治疗服务的个体？
运动	• 运动控制 • 运动学习 • 力量 • 肌张力 • 平衡和姿势控制 • 协调	• 练习和反馈如何支持作业表现中的运动技能学习？ • 运动行为与具体疾病的关系是什么？ • 任务导向法如何支持作业表现？	物理和自然环境	• 空间 • 产品 • 建筑环境 • 气候、地形、人口密度	• 物理和自然环境中的哪些障碍会影响表现、参与和幸福感？ • 什么是人-环境的匹配？ • 针对物理和自然环境的干预措施如何改变表现？

续

因　素	示　例	考虑的问题	因　素	示　例	考虑的问题
精神	• 意义 • 身心联系 • 动机 • 价值观和信仰	• 个人生活故事如何提供个体精神和有意义的信息？ • 信念、价值观和目标是如何影响作业表现的？ • 精神实践如何与作业表现相关？	辅助技术	• 无障碍环境 • 通用设计 • 人体工程学 • 坐位和移动性	• 设计良好的技术如何支持表现？ • 如何评估技术的功能性？ • 对确定技术需求至关重要的评估内容是什么？

📄 案例2.4　Rahma

Rahma是一名15岁女孩，她在4月的一次徒步旅行事故中摔倒并撞到了头部，被诊断为脑外伤。她已经受伤3个月，正在诊所接受作业治疗。

叙述：Rahma是一个喜欢越野滑雪和户外活动的高中二年级学生。她含泪谈论着她的朋友们，她现在很少见到他们。她经常头痛，无法集中注意力，而且经常遗忘事情。她说话很慢，有时词语混乱。她的父母说，Rahma一直是个活泼的孩子，现在她大部分时间都在医师的诊所里或在她自己的房间里。她还没有回到学校，但希望能在秋天（伤后5个月）回到校园。她和父母以及10岁和12岁的弟弟住在可以徒步的郊区。

人：她右侧肢体无力，双手活动和步态受影响。她在进行活动时会忘记步骤，需要别人提醒。她无法阅读（头痛）超过5分钟，并声称自己很快就会忘记事情。视知觉测试显示她的确有障碍。她走路的步态不对称，有时会被右脚（略微足下垂）绊倒。虽然她右上肢ROM是全范围，但她抓握能力很弱。

作业：

穿衣：Rahma在辅助下可以自己穿衣服，但是在固定、拉拉链和系鞋带方面有困难。

进食：Rahma在烹饪方面有困难，经常忘记顺序。

学习：事故发生后，Rahma就没有上过学，她担心别人会取笑她，或者会跟不上学习进度。

休闲：Rahma喜欢大自然、散步、购物，并且喜欢和朋友一起消磨时间。

环境：Rahma目前能游泳，并与家人一起短距离散步。她喜欢购物和看电影。虽然她说自己在上两次的电影中睡着了。事故发生后，Rahma已经见过几个朋友，并期待回到学校，她对将如何回到学校而感到非常紧张和焦虑。她自己安排课程表，这样她每天从上午9点到下午1点都能去教室上课。早上父母可以送她去学校，然后她可以乘公共汽车回家。如果需要工作或者想参加课外活动，她也可以偶尔乘晚班车回家。

作业治疗干预计划：门诊康复诊所的作业治疗师与Rahma合作创建了干预的目标。他们决定把重点放在获得功能或发展代偿技术，以便她能在秋天回到学校。作业治疗师从治疗身体上的个人因素（如右上肢和右下肢功能）开始。与此同时，作业治疗师将评估Rahma的注意力、视觉能力，教她放松和节能技术。为了解决Rahma对重返学校的焦虑，作业治疗师将创建一个结构化的安排，让Rahma邀请朋友参加他们计划的社交活动（作用于认知方面）。随着秋天的临近，作业治疗师将参加个性化教育计划会议来为Rahma宣传支持。他们将一起制定策略来支持Rahma在学校的学习。作业治疗师将指导Rahma如何代偿仍然影响学习能力的领域，比如使用线上安排的提醒、时间表、时间管理和组织应用程序以及形成日常习惯。

1. 原则　表2.2列出了OA模式的六项原则。OA模式表明人们渴望掌控环境和参与作业。参与的需求能使人们发挥自己的优势（如认知能力、感官能力、运动能力和社会心理能力）来实现目标，这是令人充实且有获益的。环境不是一成不变的，而是需要人们适应和改变。掌控压力包括作业角色的期望和要求、角色要求、挑战和回应。掌控压力是个体能力水平和环境需求的结果，这要求个体根据给定的需求做出不同的适应或反应。有时这种平衡不起作用，而且环境要求也过高。在这种情况下，很难执行活动。例如，尽管儿童已经学习并且知道这些材料，但他们可能会因为没能通过测试而产生社会心理焦虑。作业治疗师与儿童和青少年一起合作，建立适应性能力（儿童感知改变、修改或完善反应需要的能力）、支持儿童或青少年的适应性环境并让其从事各种作业活动，以便能够适应各类情况。作业治疗师帮助儿童或者青少年掌握技能。OA模式认为掌控具有三个重要属性：

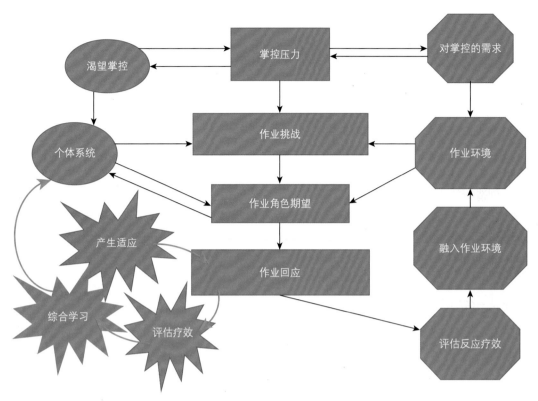

图2.4　作业活动适应能力模式

- 有效参与人们如何实现作业参与目标的作业活动。
- 效率是指人们对可用资源（如时间、精力、任务对象、材料和社会支持）的良好利用。
- 满意度指的是个体对自己表现的满意程度。

框2.7提供了解决掌控的问题。

2. 治疗方法　作业治疗师使用OA模式着重针对以下方面进行干预：

- 重新确立角色，使儿童或青少年成为变革的推动者。
- 提升环境，以便在儿童参与作业活动时强化过程。
- 利用作业诱发儿童或青少年的适应性反应。
- 增强儿童的适应能力和相对掌控能力。

OA模式支持以儿童和家庭为中心的作业治疗干预方法。通过这种方式，儿童和家庭可以选择目标和作业活动。作业治疗师促进技能和能力、环境改变，并改变儿童用来完成所需作业的步骤或方法。这使得儿童能够成功地扮演重要的角色。这种模式鼓励作业治疗师培养儿童解决问题和自我评估的能

框2.7　用于儿童掌控作业参与的问题示例	
相关掌控组成	问　题
有效性	• 你达到自己的目标了吗？ • 是你做的吗？ • 你对自己所做的事情感觉如何？ • 有没有什么事情是你会改变的？
效率	• 你还需要什么吗？ • 你需要更多的时间吗？ • 你能在更短的时间内完成吗？ • 物品（球、跳绳）用得好吗？ • 你感觉如何（如：能量）？
满足感	• 你做到了，你现在感觉如何？ • 你按照自己的意愿做了吗？ • 你快乐吗？ • 你想把这些告诉谁？

经允许引自 Grajo, 2017.

力，而不是指导或教导儿童如何做事。

作业治疗师会审查环境中的资源、支持和障碍，以确定潜在的解决方案，使儿童和青少年从事作业。这可能涉及与家庭、雇主、同龄人和教师的合作，使儿童

能够满足角色期望。例如,作业治疗师可能会咨询日托服务人员,想办法让儿童更容易地参与到游戏或吃零食的过程中,这样儿童才会感到成功。

为了提高干预的有效性,可能需要作业治疗师评估和干预患者个体因素。例如,儿童的关节活动度可能会影响作业表现。作业治疗师帮助儿童完成作业,可能介入儿童所处的"困境"。然而,重要的是作业治疗师仍侧重于儿童对作业的参与,而不是技能发展。OA模式的重点是使儿童和青少年有能力做出改变、创造新的策略或使用资源,使他们能够从事有意义的作业。目标是让儿童或青少年适应性

地做出反应,从事有效率、有效和满意的作业活动。案例2.5提供了OA模式在实践中的示例。

五、儿童作业治疗的参考框架

以作业为中心的实践模式构建了作业治疗评估和干预计划,而参考框架为作业治疗师提供了具体的实践策略和技术。儿童参考框架选择的概述与指导干预的原则和策略一起描述。简短的示例强调了参考框架在实践中的应用。表2.3提供了参考框架、指导原则和策略的概述。

📄 **案例2.5　Joachim**

Joachim是一名10岁男孩,患有学习障碍(阅读和写作)和注意力缺陷多动障碍(ADHD),在学校有困难。他上六年级。老师表示Joachim会忘记做家庭作业,在课堂上注意力集中不超过5分钟,不能安座。当Joachim感到沮丧的时候,他会目光呆滞。他不会问问题,目前几门学科(英语和历史)都有不及格的危险。他喜欢数学和科学,但很难完成指定的阅读和书写长篇报告。他有几个喜欢一起踢足球的好朋友。他跑得很快,但总是不遵守规则。

作业治疗师进行了一次评估,并总结了以下信息。

对个人与需求的掌控:

Joachim很难集中注意力、专注并坚持完成任务,对于他有困难的任务(如阅读和写作),情况会变得更糟。此外,他在时间管理方面有困难,也不能完成家庭作业。Joachim喜欢科学和数学,并且在这些科目上做得很好。他在这些科目上花费了额外的时间,这影响了他学习英语和历史的时间。

Joachim有和他一起踢足球的朋友。他很难遵守游戏规则。

对环境与需求的掌控:

Joachim没有满足维持专注、完成阅读和书写作业以及家庭作业的学校要求。他不会问问题。教室在视觉上很杂乱且吵闹,他经常看外面而不是专注于任务。

掌控压力:

Joachim在注意力、阅读和写作方面有困难,这影响了他在学校的表现。他的学习任务越来越困难,尽管他总能得到合格的分数,但这依然影响了他的角色表现。他在处理作业方面有困难,而且花在他喜欢的科目(科

学和数学)上的时间比花在阅读和写作上的时间多。他很难注意足球的规则,但他是一个跑得很快的人,喜欢和他的朋友在户外玩耍。

Joachim希望在学校时和与朋友踢足球时都能表现得更好。

作业治疗干预:

作业治疗师在干预会议开始时,要求Joachim确定他擅长的3件事和他想要改进的3件事。在谈论学校之前,他们先从讨论Joachim的优势(足球)开始。接下来,他们出去玩足球。作业治疗师让Joachim告诉她关于足球的规则。作业治疗师用简单的语言重复这些规则,并且在玩的时候用简短的单词强调规则。Joachim开始重复这些话。当他们到室内的时候,他们玩规则游戏。作业治疗师在卡片上写下每条规则,要求Joachim将它们按顺序排列并粘贴到工作表上。这展示了以患者为中心的干预,也促进了问题的解决。Joachim是在解决问题,而不是作业治疗师教他足球规则。作业活动适应能力模式表明,当儿童找到解决他们问题的办法时,他们的能力得到强化。作业治疗师在会议结束时询问Joachim如何记住这些规则,以及在一周内如何练习。

后来,作业治疗师和Joachim想出了如何更好上课的办法。他们和老师协作,移动了他的座位,给他休息时间。Joachim决定,他可以花5分钟的时间学英语,10分钟的时间学科学,然后重复一遍,这样他就可以完成所有任务了。老师鼓励Joachim问问题,他们决定让老师给他布置一些较少的家庭作业,这样他就能成功完成了。

（一）参考框架的发展

参考框架的发展史是基于对正常人类发展的认识。在 20 世纪 60 年代和 70 年代，从事儿童工作的作业治疗师有很强的发育观念。Llorens 提出了发育性实践模式，该模式侧重于生理、社会和心理方面的生活任务和关系。她认为作业治疗师的作用是促进发展、协助掌握生活任务，使儿童能够期望生活。参考框架发展原则的描述和回顾见表 2.3。

表2.3　儿童和青少年使用的参考框架

参考框架	描　述	原　则	策略和技术
发育	确定运动（粗大、精细、口部）、社交、情绪和认知技能的水平，让儿童参与干预，以帮助儿童进步	• 发育一直跨领域的持续发展 • 技能的正常发育顺序会因疾病、创伤或出生状况而受干扰 • 发育的差距可能受身体、社会、情感或创伤事件的影响 • 作业治疗可以帮助填补这些差距 • 当儿童能够掌握技能时，这些技能的重复练习可以提供促进大脑可塑性和学习的经验 • 参考框架的发展促进技能按照发育顺序、以刚好高于儿童现有功能的水平进行实践	• 让儿童在他们成功的水平上参与活动，然后进展到下一步或下一水平 • 挑战儿童从事略高于其能力的任务 • 使用符合儿童兴趣和发育水平的活动 • 给活动分级，以便活动略具挑战性 • 允许重复活动，这样儿童就会感到掌控感
生物力学	基于运动功能学的概念，此参考框架评估和干预关节活动度、肌力和耐力。这种方法侧重于影响儿童从事作业能力的身体限制	• 通过被动和主动的方式改善关节活动度，增加活动和运动所需的功能性移动 • 关节活动度影响运动。在一定运动范围内向各个方向移动的能力取决于骨骼结构和周围组织的完整性 • 预防或减少挛缩和畸形将加强运动及功能 • 为了成功参与活动，增强力量可以促进稳定和平衡 • 肌肉力量是指肌肉产生紧张感的能力，这是抗阻姿势和运动所必需的 • 为了增加力量，肌肉必须超负荷到关节疲劳，此时募集更多的运动单位，导致糖酵解Ⅱ型快速收缩肌纤维肥大增生 • 个体需要能量来产生活动或锻炼所需的强度或努力程度 • 耐力是肌肉持续努力做功 • 为了增加耐力，亚极量运动将需要适应压力，产生氧化Ⅰ型慢收缩肌纤维的肥大增生和心肺系统功能的增加 • 减少疼痛，能让患者从事各种作业活动 • 疼痛减轻是基于闸门理论学说的：局部刺激非疼痛介导的感觉传入可以关闭脊髓水平的闸门，从而防止疼痛冲动的进一步传播 • 每一种疼痛都有其来源，干预必须针对并影响源头	• 矫形器（强制休息，直到组织痊愈） • 体位摆放（强制休息，直到组织痊愈） • 为了增加关节活动度，必须对超过当前关节活动度的组织施加牵伸（热、松弛、被动拉伸、主动拉伸），以拉长软组织中的胶原纤维 • 水肿和组织完整性（包括抬高、压迫、温度控制、主动关节活动度、水肿活动） • 需要的肌肉收缩持续时间、速度、类型 • 止痛方式：冰块按摩、冷敷、穴位按摩和自我按摩 • 进行性或抗阻运动可以募集更多的运动单位，产生糖酵解型Ⅱ型肌纤维肥大增生（即负重运动、治疗性橡皮泥、穿衣等超过头部水平的任务）

续　表

参考框架	描　述	原　则	策略和技术
运动控制/运动学习	运动控制检查个体如何引导和调节运动,而运动学习理论描述了儿童是如何学习动作的。这种方法基于动态系统理论,即许多因素都会影响运动,必须在干预时考虑到这一点	• 系统之间的相互作用对运动的适应性控制十分重要 • 运动表现是系统适应性和灵活性相互作用的结果 • 当运动模式缺乏足够的适应性来适应任务要求和环境限制时,功能障碍就会发生 • 由于任务特征影响运动要求,所以从业人员修改并适应任务的要求,以帮助儿童成功 • 当儿童在自然环境中重复有意义的、完整的(作业)任务时,他们的神经通路会得到改善 • 运动技能的学习发生在儿童重复运动任务时,这些任务本质上是有激励性的、有意义的,并且能够解决问题	• 全部与部分:让儿童参与作业或全部活动。部分任务可以定期使用,但不应该是作业治疗的重点 • 可变性:让儿童参与需要变化调节的运动活动(如接球的距离、移动身体来接触不同平面) • 意义:让儿童参与他们可以选择并表现出兴趣的有意义的活动。有各种活动可供儿童选择。当儿童有动力去完成任务时,他们会表现得更好,而这些任务通常是对他们有意义的事情。花时间了解儿童 • 实施运动学习策略的反馈、实践、演示和心理意象(详见第16章)
康复	康复方法允许个体通过代偿和适应回到以前的作业中。它通过改变个体完成作业的方式来提供更直接的回归,包括使用适应性设备。这种自上而下的方法侧重于患者的优势,并调整任务以补偿障碍	• 调整任务方法可以替代关节活动度、肌力、一侧身体使用不足以及视力障碍、耐力下降、稳定性不足或最小化痉挛的影响,也可以简化工作并节约能源 • 适应任务的物品、使用适应性/辅助设备或矫形器可以补偿伸展、关节活动度、抓握、力量、视力、身体一侧的使用和移动能力的不足,使儿童能够具有合适的体位并克服作业参与的障碍(建筑、身体或社会/情感) • 通过调整环境来改变作业情境,为交通、家庭、公共和私人设施、工作和娱乐活动提供便利,以便儿童能够参加所需的作业活动	• 教与学(完成日常任务的新方法) • 更改任务(适应方法或过程;适应性物品、适应性设备或矫形器) • 改变作业情境,使儿童能够通过以下途径获得成功: 　• 环境改造 　• 培训照顾者或家长 　• 适应(交通、移动、体位) • 节约能源 • 简化工作 • 适合的穿衣方法 • 轮椅移动能力 • 预防进一步的残疾
神经发育疗法(neuro-develpmental treatment,NDT)	由 Karel 和 Berta 开发的 Bobath 技术,能帮助因神经病理学而导致功能障碍的儿童,主要是脑瘫儿童。NDT 的目标是帮助儿童更有效地熟练运动,以便他们能够完成生活技能	• NDT 干预的目标是通过增加对躯干和受累肢体的积极使用来改善日常任务的整体功能 • 干预措施是个体化的,注重功能结果 • 作业治疗师可以尝试在功能运动之前和期间,恢复正常的肌张力 • 作业治疗师分析影响运动和功能的肌肉骨骼障碍 • 作业治疗师促进对儿童有意义的正常运动 • 干预强调运动的质量(如准确性、快速性、适应性和灵活性)和运动的可重复性 • 经验是儿童成长的驱动力。新的活动建立在以前的感觉运动体验之上	• 作业治疗师从正常运动的知识开始 • 作业治疗师使用治疗处理技术和关键点控制技术,来促进正常的姿势,使儿童"感受"正常的运动模式 • 抑制和促进技术能促发活动张力(如缓慢旋转、负重、快速运动、擦刷) • 处理技术包括使用柔和的作业治疗引导,以促进重心转移、保护性伸展、直立反应和平衡

参考框架	描　述	原　则	策略和技术
神经发育疗法（neurode-velopmental treatment, NDT）		• 利用关键点控制干预姿势和运动。近端关键点（如臀部、躯干、骨盆）为儿童提供了更多的支持，而远端关键点（如头、手、足）需要儿童执行更多的运动 • 运用新的运动模式来发展新的神经通路，作业治疗师让儿童参与"正常"的运动和重复 • 在制定治疗目标和干预活动时，应考虑儿童的动机和主动解决问题的能力	
Ayres感觉统合（Ayres sensory integration, ASI）	组织感觉输入以产生适应性反应；理论过程和干预方法；涉及来自身体和环境的感觉信息处理；包括调节辨别和整合感觉信息以产生有意义的适应性反应	• 感觉输入可以系统性地纳入活动中，以引起适应性反应 • 在做出适应性反应之前，必须要有有意义的感觉输入注册 • 适应性反应有助于感觉统合的发展 • 更好地组织适应性反应可以增强儿童的一般行为组织 • 更加成熟和复杂的行为模式来自简单行为的巩固 • 儿童活动的内在驱动越强，该活动改善神经组织的潜力就越大	• 创建要求儿童做出适应性反应的多感官活动，并使用主动的前庭觉、本体觉、触觉输入，而不是被动输入 • 调整活动的强度，以促进"最适挑战" • 与儿童合作创造有趣和富有挑战性的活动 • 建立能提供必要的感官输入并允许选择的环境 • 仔细监测儿童的反应 • 通过新奇的活动来挑战运用能力，以促进适应性反应（有关 Ayres 感觉统合干预的进一步解释，请参阅第20章）。具有高保真度和基于感觉统合参考框架的特定感觉技术
行为（包括应用行为分析）	通过奖励强化行为	• 正强化增加了行为重复的可能性 • 儿童会停止被忽略或者负强化的行为 • 环境中的刺激会诱发反应（行为）	• 确定影响儿童日常活动的步骤和行为。确定什么可能诱发行为（如感官、体位、交流） • 确定强化和奖励 • 制订行为支持计划 • 把儿童和照顾者纳入计划中 • 收集有关行为的数据 • 提供便捷的积极强化物 • 先有规律地给予强化物，然后间歇性地给予（参见第21章）
认知	• 强调帮助儿童识别、发展和使用认知策略来有效地完成日常工作 • 基于Bandura对自我效能和建立目标的重要性，来激励儿童实现自我	• 表现改善允许在需要执行任务的环境中，儿童技能与任务参数之间的动态交互作用 • 儿童学习在多种情况下使用的策略，并感受自己被赋予了制定解决方案的能力，从而能重复该策略	• 创造一些活动来增加儿童的认知策略 • 关注能提高儿童选择、监控和评估策略使用能力的活动 • 确定广泛适用的问题解决策略： 　• 任务分析 　• 预测儿童的困难 　• 探索和选择特定任务的策略 　• 策略的应用 　• 有效性评估 　• 作业治疗帮助儿童发展策略和自我评估（参见第17章认知导向日常作业表现模式的信息）

续　表

参考框架	描　述	原　则	策略和技术
认知行为	认知行为方法认为个体的思想和感受（情绪、情感、心理反应）影响环境中的行为	• 与精神疾病相关的行为是由认知因素维持的 • 改变个体的认知思想和信念会导致行为的改变	• 确定影响表现或动机的想法及信念（如消极的自我对话） • 帮助儿童修正消极的自我对话，从而提高他们的工作表现和从事其他作业的动力 • 作业治疗师让儿童们参加活动，如角色扮演、社交故事和新奇的活动来挑战儿童，激发其探索和取得成功 • 作业治疗师鼓励儿童评估表现和解决问题 • 技术可包括：呼吸练习、分级活动、系统脱敏

Gilfoyle、Grady 和 Moore 创建了时空适应性模式，该模式将发育视为螺旋式过程，从简单逐渐转为复杂。适应是涉及个人、时间和空间相互作用的连续过程。这个模式变成了作业治疗师对儿童发育观点的核心，也促进了以技能发育为重点的干预模式的发展。

从发育的观点来看，人类可以通过成熟过程或学习来改变。关于发育进程的原始概念本质上是线性的。通常认为儿童在特定的年龄阶段取得进步。其他的发育概念本质上是金字塔式的，儿童先掌握基本技能，再掌握更高级技能。

目前发育概念综合了系统理论和社会生态学的健康及行为模式，认为发展受到许多相互关联因素的影响，包括遗传学、生物学和儿童的环境。现在人们更多地认识到，表现可能会发生并认为是正常发育的范围。每个儿童的进步都可能与预期不同，但儿童仍然能很好地发挥功能。

发育观点的最新概念是一种新型计算机建模方法，称为生长曲线。研究人员现在可以研究随时间推移的发育轨迹或者发育路径。这些类型的模式允许研究人员不仅仅用发育迟缓来描述异常发育。不同的发育轨迹可以是延迟发病、降低发病率、既延迟发病又降低发病率、非线性过程或者是最初正常发育后"下降"的模式。

作业治疗师使用发育知识来比较儿童的表现与儿童年龄的"正常"表现。对于目标的设定，这种比较让作业治疗师与儿童合作，基于正常发育的下一个预期目标来制定干预目标（图2.5）。在干预过程

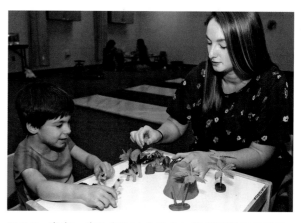

图2.5　发育。该治疗师让儿童参与形成三指捏的活动，这是该年龄段应该掌握的发育性技能，这对学校里的许多操作性任务来说也很重要

中，通过对正常发育的了解和活动分析，作业治疗师可以选择适当的干预活动，这对儿童或青少年来说是"最适挑战"。在参考框架中，治疗的重要结果是改变儿童的发育轨迹，使其向更好的方向发展。

使用参考框架的发展，作业治疗师首先确定儿童获得的水平。制定目标来解决更高级的发育问题。作业治疗介入的重点是促进发展实践技能和作业活动。实践通过大脑可塑性促进学习。参见框2.8中应用参考框架发展的示例。

（二）生物力学参考框架

生物力学参考框架基于运动学和物理学。表2.3列举了人类的运动是在抗重力和抗压力时发生的。肢体的每个运动都要求身体进行姿势性转换和

框2.8　参考框架在实践中的应用示例

一名作业治疗师正在研究如何喂养唐氏综合征儿童。下列干预活动说明了每个参考框架是如何解决喂养问题的。

场　景	干预策略	参考框架	原理与解释
儿童用手指自己进食，但不能一直独立使用汤匙；儿童对勺子的抓握是柱状抓握。	作业治疗师决定，儿童需要学习"张开手"的技能，以便能够用尺侧力量抓握，而桡侧的手将用于更精确的运动。作业治疗师首先让儿童参与各种需要的技能活动，然后当技能得到提高时，再次尝试使用勺子。	发育	直到儿童能够掌握的重复技能练习（按顺序），这提供了促进大脑可塑性和学习的经验。技能的进展从基本技能（柱状抓握）开始，进而诱发更复杂的技能（桡侧抓握，抓住并移动勺子）。
儿童吃的食物种类有限，作业治疗师提供一种新食物，儿童把它放在嘴里，但是很难咀嚼并吐出来。	作业治疗师认识到儿童咀嚼的口腔肌肉力量有限。作业治疗师让儿童参加口腔运动游戏以增加咀嚼的力量。	生物力学	增加力量促进成功参与活动的稳定性。为了增加力量，肌肉必须超负荷到疲劳的程度。随着儿童口腔运动能力的发展，他将能够更好地咀嚼。
儿童用手指自己进食，但这不能一直独立使用勺子；儿童用柱状抓握的方式抓握勺子无力。	作业治疗师设置了要求儿童重复抓住物品（类似于抓握勺子）的各种游戏活动。作业治疗师提供了1～3个词的提示、反馈和变量练习（不同物品，但同样的抓握运动）。儿童能使用选定的勺子吃到喜爱的零食时，作业治疗结束。	运动学习/运动控制	当儿童重复具有内在激励作用、有意义的以及他们可以解决问题的运动任务时，运动学习就发生了。作业治疗师使用运动学习的原则来组织治疗过程。游戏活动促进儿童重复必须解决问题的重复运动。作业治疗师提供了线索和反馈，并组织好任务以便儿童可以成功，但仍富有挑战性。
儿童用手指自己进食，但不能一直独立使用勺子；儿童用柱状抓握的方式抓握勺子无力。	作业治疗师提供了适应的器具，将提供更多的支持，让他更好地抓握和更多的控制。	康复服务	使用适应性/辅助设备来代偿抓握力量和协调性的不足，使儿童能够参与作业活动。
儿童吃的食物种类有限，作业治疗师提供一种新的食物，儿童最初把它放在嘴里，然后吐出来，拒绝再吃。	作业治疗师认为儿童对食物的某些方面过于敏感（触觉、味觉、嗅觉或声音），决定首先尝试深压觉和本体感觉输入，以降低敏感性，然后再次提供食物。	感觉统合	儿童在处理感觉输入时可能会遇到困难，导致对感觉体验（触觉、味觉、嗅觉、声音）的厌恶反应。深压和本体感觉输入可以降低敏感性，然而，如果单独提供的话，则不能提供精确完整 Ayres 感觉统合干预（参见第20章）。
儿童通常愿意吃呈现的食物，但作业治疗师正在尝试一种新的喂食器具，儿童拒绝进食，而是伸手去拿平板电脑，它有一些儿童喜欢其中的精细运动和描图应用程序。	作业治疗师对儿童说："如果你用这个勺子吃满5勺，就可以在平板电脑上描绘三种形状。"	行为	儿童的表现取决于奖励（外在奖励和内在奖励）。作业治疗师会外在奖励儿童使用勺子进食。这种方法不应该对儿童过度使用。最好是内在动机奖励儿童。例如，用最喜欢的零食让儿童使用勺子（并允许儿童选择勺子），这能提供内在奖励。
儿童用手指自己进食，但不能一直独立使用勺子；儿童用柱状抓握模式抓握勺子无力。	作业治疗师在解决问题时使用语言提示和协作，最终解决用勺子吃饭的问题。	认知	儿童能够重复他们创造的认知策略。如果儿童能找到他们自己的解决方案，他们就会有动力。作业治疗指导儿童发展他自己的认知策略，弄清楚如何使用勺子。

续

场　景	干预策略	参考框架	原理与解释
儿童吃的食物种类有限,作业治疗师提供一种新食物。	作业治疗师让儿童把食物吐出来,然后离开,并问儿童刚才发生了什么。儿童会说他不想要这些食物。他们一起用解决问题的其他方式表达自己。他们进行角色扮演并尝试一些新的解决方案。	认知行为	赋予儿童做出选择和解决问题的能力,可以为他们提供终身学习的技能。作业治疗师使儿童参与解决问题、角色扮演(示范结果)和游戏选择。
	作业治疗师可以让儿童从各种新食物中挑选,把它们当作外国的食物并选择一个尝试(作为一名外国人)。在治疗的最后,作业治疗师问儿童今天学了什么,并布置家庭作业。		在整个治疗课程中,作业治疗师让儿童参与活动,而不仅仅是参与讨论。

请注意:脱敏程序经常与感觉统合参考框架建议的特定感觉技术相混淆。脱敏疗法是一种行为策略,让儿童慢慢接触让他们不舒服的物品,直到他们不再感到不舒服为止。在感觉统合方法中,儿童无须参与令他们感到不适的活动,他们的不适感亦得到尊重。有关治疗感觉过度反应的更多信息,请参阅第20章。

调整,以代偿肢体运动的影响,从而使个体能够在重力作用下保持直立。这些过程在人体内是自动的原始反射。

生物力学方法要求理解与姿势和运动有关的解剖学和生理学(即动力学和运动学)。通过生物力学方法,作业治疗师运用对作用于身体和影响身体的内外部力量的理解,即肌肉骨骼系统,来分析肌肉骨骼系统和身体功能之间的关系,以优化儿童或青少年运动和控制四肢的身体力线(躯干和颈部)。

当儿童的肌肉张力过低或过高、瘫痪或明显无力时,关节和姿势可能力线差或不对线。当肌肉不能支撑关节时,重力或承重表面的反作用力均可以造成力线不良。关节力线差会影响运动,当对线错误时,就会导致挛缩或畸形。

实现关节对线的方法包括被动关节活动度、主动关节活动度和增强肌力(图2.6)。关节对线可能需要放松或拉伸肌肉、韧带;关节可以由外部方法来保证对位,如矫形器;或者加强关节周围的肌肉力量来保持正确力线。因为重力会对姿势产生不良影响,所以当为儿童摆位或保持座位时需要考虑重力对较弱肌肉或肌张力低下的影响。适当的躯干力线包括稳定的颈部和躯干、头部位于骨盆正上方,以便眼部进行扫视和将环境视觉化、口部和喉部结构可以安全地进食和呼吸、眼睛可以注视到手部且手能达到中线、骨盆可以支撑垂直的躯干使上肢可以全范围关节活动度的运动。在设计坐位系统、制作矫

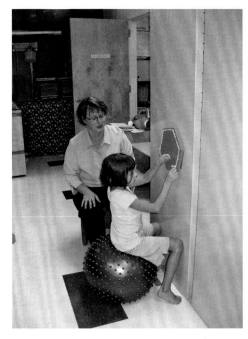

图2.6　生物力学。这名学生被安排从事加强肩部肌力、上肢主动关节活动度以及姿势控制的核心力量体位

形器、石膏或者将儿童置于功能位完成任务时,生物力学原理是很重要的。

在作业治疗方面,当抗重力的肌力、耐力或运动是主要问题或限制因素时,生物力学参考框架可用于加强和支持参与活动、改良或调整任务及物品,以诱发行为。当患者在抗重力运动、抗阻力运动或耐力方面有困难时,生物力学参考框架使治疗师为患

者提供调整或代偿，以增强运动和力量。作业治疗师可以让儿童在去除重力的平面上运动，从而使运动变得更容易。例如，对于一些儿童来说，侧卧姿势比坐姿更容易使肩关节屈曲，因为在这种姿势下肩关节屈曲的自重阻力减小。作业治疗师会为患者提供辅助，以减少患者为维持一个姿势所必须付出的努力。例如，儿童在保持坐姿所需的姿势反应方面有困难，可以将其放置在有外部支撑的座椅上，以减少这种负荷。此外，对于不能对抗阻力运动的儿童，或者不能完成抗重力的全关节活动范围的儿童，可以让其参与加强肌肉的肌力运动。

生物力学参考框架研究的重点是影响儿童从事作业能力的身体障碍。涉及与关节活动度（包括运动时的疼痛）、肌力和耐力有关的问题。参见表2.3描述生物力学参考框架的原理和框2.8的应用生物力学参考框架的示例。

（三）运动控制/运动学习参考框架

运动控制研究的是个人如何指导和调节运动，而运动学习描述的是儿童如何学习运动。这种方法基于动态系统理论，即许多因素影响运动，且在设计解决运动表现的干预措施时必须考虑。有关运动控制/运动学习方法的详细信息，请参阅第16章。表2.3描述了运动控制/运动学习的原理。

运动学习的重点是通过寻找运动解决方案来帮助儿童实现目标导向的功能行动，这种方案来自儿童与任务和环境的互动。当儿童学习新的任务时，就会引出一个综合的运动架构，包括考虑儿童运动能力、环境条件和行动目标之间的关系。当任务被重复进行时，这些应对变得更加精确，并且目标也更能成功地达成。特定的运动控制过程，如肌肉收缩模式、关节稳定性和关节摆位以及对重力和其他力量的反应，起初都只是粗略地组织。然而，随着不断的实践，这些变得更加有组织和精确。这些模式被称为运动协同，或者协调结构，它们代表了儿童以最节能的方式解决任务时的首选策略。

当儿童在自然环境中从事完整的、有意义的任务时，他们表现出更好的时间安排、肌肉收缩和运动模式。这表明让儿童参与有意义的活动（即作业活动）需要不同的反应，并能增强大脑的可塑性。在有意义的活动中增加难度（最适挑战）的重复高强度训练是值得推荐的。例如，与同伴一起玩球，同时享受游戏和重复变化的动作（如双手接球），比站在同一地点重复接球更受欢迎。然而，基于技能的练习也是需

要时间的，尤其是当儿童正在学习一项新运动时。

作业治疗师通过使用反馈（结果信息和表现信息）、实践（模块化的、随机的或多变的）、示范和心理想象来促进运动学习。检查任务和激活活动的需求确定哪些运动学习策略可以用于提高表现。

作业治疗师在参考框架中使用的一些关键技术是给予口头指示和演示运动策略。口头指示强调儿童与环境中物品之间的关系，强调与实现功能目标直接相关的关键动作特征（图2.7）。身体或手动的指导在运动教学起始时是有帮助的，因为这能明确目标、指导选择性注意并帮助儿童组织及计划运动。研究人员强调，应该尽快取消对行动的指导或辅助，他们认为作业治疗师将很快成为环境的一部分，这会改变儿童表现的环境和内在的反馈。

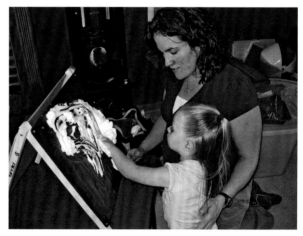

图2.7　运动控制/运动学习。治疗师提供有意义的重复任务，强调关键运动特征，促进在绘画活动时使用上肢

运动学习研究人员认识到，当有证据表明儿童对运动问题的反应能力或实现运动目标的能力发生了相对永久性的变化时，学习就发生了。学习一项新的运动技能需要通过记忆和转换测试来评估，而不仅仅是表现上的即时变化。使用运动学习模式的作业治疗师为儿童创造机会，让他们在随后的治疗过程中（保留）、在紧密相关的任务上（转移）或在不同的环境下（泛化）展示学习能力。

作业治疗师运用运动学习的理论来促进功能领域的发展，包括学习复杂的技能和行为。运动学习方法表明，当儿童在自然环境中重复有意义的、完整的（作业活动）任务时，他们会形成更优化的神经通路。作业治疗师在设计干预措施时，会考虑任务的特点、儿童的运动模式以及环境背景。框2.8提供了在实践中应用运动控制/运动学习方法的示例。

（四）康复参考框架

康复方法允许儿童或青少年从事希望的作业，并得到代偿和适应（表2.3）。这种方法通过改变儿童完成活动的方式或提供适应性设备及调整，使儿童和青少年能够立即从事各种作业活动（图2.8）。例如，康复方法不是致力于增加儿童捡起玩具的力量，而是提供轻巧的玩具。这种方法可以让儿童重新回到游戏中，尽管力量仍然存在问题。使用这种方法的作业治疗师相信儿童更有玩耍的动机，这反过来也会帮助他发展力量。这种方法可能在作业治疗师不确定儿童需要多长时间才能恢复能力的情况下使用。

康复方法侧重于调整任务方法，这需要对活动进行彻底分析，以确定妨碍儿童或青少年完成活动能力的原因。一旦原因或步骤确定有缺陷，作业治疗师就能够创造替代它的方法。康复方法包括分析影响儿童进入家庭、社区和邻里活动的建筑障碍。障碍可能是身体上、心理上或者情感上的。

改变任务、修改步骤或提供辅具，都可以让儿童完成希望的作业。参与日常活动是令人满意的，可以影响生活质量。通常情况下，作业治疗师会在补偿（如生物力学）的同时使用康复方法。框2.8提供了使用康复方法的示例。

（五）神经发育性参考框架

神经发育疗法（neurodevelopment treatment, NDT）最初是由Bobaths在20世纪40年代设计的，是一种管理痉挛型脑瘫儿童的方法。早期运动控制理论是基于当时的大脑知识，是分级的、发展性的，表明运动与脊髓和肌肉反射有关。运动控制的观点认为，大脑对运动的控制是"自上而下"的，大脑的损伤可能会阻碍这种控制，导致异常运动。随着时间的推移，运动控制相关知识增加，神经发育性参考框架扩展并考虑新的信息。表2.3概述了神经发育疗法的原理。

目前训练是使用解决问题的方法来帮助个人实现具体的目标，治疗的重点是补偿和发展更有效的运动及任务表现策略。现在认为运动和姿势的控制是中枢神经系统和周围神经系统以及动机的心理变量和情境变量共同作用的结果。现在人们了解到，有一系列并存且灵活的正常运动模式。正常发育中的婴儿会根据他们所处的位置以各种不同的方式移动。当婴儿为了达到某个目标或结果而移动时，比如为了得到一个想要的玩具或者与照顾者互动时，他们学会了抗重力移动、控制他们的姿势、平衡以及转重心来移动的能力（图2.9）。

当作业治疗师在活动情境中手动指导和辅助儿童时，这些要素总是与儿童的积极参与结合在一起。在作业治疗师的指导下，儿童以略微不同的方式练习一系列动作，强化学习任务。这种练习对于使运动策略具有功能性和自动性非常重要。作业治疗师强调运动质量（如准确性、速度性、适应性、流畅性）。虽然手法治疗仍然是神经发育疗法不可分割的一部分，但从业者也使用许多治疗方法，"改良个人任务或环境，以便积极地影响功能"。

众所周知，神经发育疗法原则多年来已经发生了变化，纳入了运动学习和动态系统理论、解决神经发育疗法方法有效性问题（其中许多已完成超过10

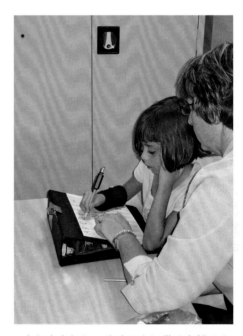

图2.8　康复参考框架。为该学生提供改良辅助书写能力

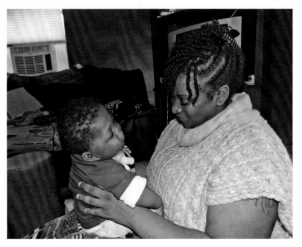

图2.9　神经发育疗法。在与照顾者互动时，婴儿学习抗重力下的运动控制

年）的临床评估研究。严格的随机临床试验产生的结果不支持神经发育疗法的有效性。一篇神经发育疗法的系统综述总结为：“与替代疗法相比，结果优势并不能为神经发育疗法带来任何优势。”统计学上对神经发育疗法一致性的疗效评价是对关节活动度有直接影响。Novak等完成了一份关于脑瘫干预的系统综述，得出结论：神经发育疗法不是脑瘫儿童推荐的干预方法。

最近的一些研究发现，结合了关于运动控制观点的新神经发育疗法干预措施有了一些效果。以运动为基础的干预措施对残疾儿童的功能产生有意义的改善，该措施包括三个基本要素：① 高强度任务的重复；② 不断增加困难的挑战；③ 动机和奖励并存。家长表示体验了积极的新形式神经发育疗法干预并实现了一些重要目标。

在作业治疗中，治疗师使用神经发育疗法来指导在游戏活动或自我照顾中对肌张力、运动和姿势的评估。使用神经发育疗法的作业治疗师关心的是运动的质量，以及与运动产生的相关结构和生物力学问题，如由肌肉痉挛造成的关节活动度受限。这些概念包括姿势稳定性对功能运动的重要性，表明当脑瘫儿童进行精细运动活动时，良好的力线和体位是有帮助的。在这个参考框架中，目标通常是与运动和姿势控制相关的功能性表现。干预是通过张力正常化、治疗手法、负重和设置环境任务来完成的。框2.8提供了神经发育疗法在实践中应用的示例。

（六）感觉统合

Ayers感觉统合（Ayres sensory integration, ASI）理论认为，通过大脑对来自身体和世界的感官信息的整合，个体能够理解这个世界，并与之进行有效的互动。感觉统合是一个过程，儿童（和成年人）接收、解读和反应来自身体及环境的感觉，利用这些信息产生有目的、适应性的行为来响应环境的要求。感觉统合是发育的过程，开始于出生时或之前。感觉统合作为一个过程，使个体有能力学习和形成“最终输出”，如成功地参与日常生活活动、自尊和社会参与。通过成功表现的经验（“最适挑战”）和足够的感觉统合、成长和发育，增强神经可塑性和感觉处理的更持久的变化。第20章专门讨论了Ayers感觉统合并更详细地解释这个理论和干预。

作业治疗师在评估中使用感觉统合参考框架来理解感觉统合功能的模式和感觉统合的不足，以及分辨患者参与任务和环境的感觉特征中表现出的成功的部分和有困难的部分。治疗师也使用此参考框架来了解儿童的运动和行为，以及参与游戏、日常生活活动、社交和教育活动的情况。在干预过程中，与家庭和儿童就重要的功能目标进行合作的同时，参考框架还指导具体治疗活动的选择。

使用感觉统合参考框架的作业治疗干预，包括需要儿童做出适应性反应的、受控的多感官活动。干预是儿童导向的，有趣的，包括前庭觉、本体觉和触觉输入（图2.10）。儿童从事的活动必须对其做出反应并加以适应。感觉统合干预的重点是创造机会，让儿童发展更好的运动（实践）、身体意识和整体感官处理，以成功地改善参与和日常作业（如学习、自我照顾和游戏）。接受感觉统合干预的儿童在掌握新任务和成功完成新的运动经验和活动时，可能会提高自我效能和自信心。表2.3概述了Ayres感觉统合原则。

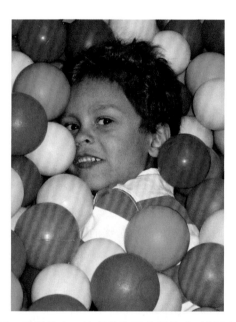

图2.10 感觉统合。这名儿童正在玩游戏，试图在球池里找到隐藏的物品。当儿童移动时，球池提供深压和本体觉，并且允许在游戏中挑战触觉辨别能力。这种多感官活动是主动的、有趣的，能提供儿童“最适挑战”

关于Ayres感觉统合的证据越来越多。最近的各种评论表明，在实施Ayres感觉统合可以产生以患者和家庭为中心的具体目标领域的变化。单一感觉干预技术的证据趋于更弱。

（七）行为参考框架

60多年前，Skinner发展了学习理论，他相信环境塑造了所有的人类行为，而行为可能是为了响应环境刺激而随机发生的。当个体在之前的情况下尝试一种行为，而这种行为能被随后的环境后果加强时，学习就发生了。当个体对环境刺激表现出非自愿的、反射性的反应，随后被后果强化时，学习也可能发生。这一序列，即刺激情境、行为反应和环境后果构成了行为的偶然性，即环境塑造行为的机制。有关行为方法的更多信息，请参见第21章。表2.3概述了行为参考框架的原理和技术。

通过环境中的自然现象，儿童的适应性行为得到了强化，非适应性行为被忽视或惩罚。成为干预儿童基础的Skinnerian理论，是工具性或操作性学习，或使用强化来修正行为。当行为产生积极的强化（而不是惩罚）时，它就会得到加强和维持。如果没有强化（即没有给予，因此是消极的），积极行为可能会消失。在行为主义中，重点是在适当强化下重复具体行为的人类学习。实践在获得技能方面很重要，就像学习发生的环境结构一样重要。行为参考框架很少强调内在或内在的动机，因为执行一项技能的动机是由强化提供的外部动机产生的。

作业治疗师经常与行为分析师一起对行为进行评估，其方法通常包括观察自然环境中的行为。当然，也可以使用许多标准化的工具来评估儿童的特定技能，从而使用这些方法建立技能目标清单。任务分析是行为参考框架的重要特征。对儿童没有帮助或没有功能性的行为，作业治疗师可能会完成一项评估，以确定这种行为的假设原因。参考框架的目标通常与不同环境下的技能发展或行为改进有关。

使用行为参考框架的干预需要具体实施仔细选择强化物，以提高重复行为的机会，或非期望行为出现时实施的后果，这将提高非期望行为不再发生的机会。行为参考框架的证据主要在应用行为分析的文献中发现，并且表明这种方法对于患有特定疾病的儿童有很强的疗效，如注意力缺陷多动障碍和孤独症谱系障碍。

请参见第21章了解有关行为主义和应用行为分析的更多信息，框2.8了解该参考框架的应用。

（八）认知参考框架

认知方法强调帮助儿童识别、发展和使用认知策略来有效地完成日常生活。这些模式建立在Bandura的研究之上，即支持自我效能的重要性和建立激励个人成就的目标。有关认知方法的更多信息，请参见第17章。

在认知方法中，作业治疗师设计干预措施，以增加儿童的认知策略，改善儿童在执行任务时选择、监测和评估使用的策略。内在的假设是，在需要执行任务的环境中，技能的改善会导致儿童技能与任务参数之间的动态交互作用。在正常环境中，儿童会在完成任务时发现、应用和评估认知策略。参见表2.3对认知参考框架的回顾。

在认知参考框架中，作业治疗师发现和使用综合的问题解决策略，这个策略提供了一致的框架，让儿童在其中发现适用于他需要或想要执行任务的具体策略。这一综合策略基于Luria首次提出的五阶段问题解决结构。使用作业治疗术语，这些步骤包括：① 任务分析；② 对儿童困难的预测；③ 探索和选择具体任务的策略；④ 将策略应用于任务中；⑤ 评估策略的有效性。作业治疗师指导儿童在任务过程中根据遇到的问题来发展儿童自己的认知策略。儿童发现的具体任务策略对其来说是独一无二的。因为任务的选择对于方法是至关重要的，所以必须使用以患者为中心的工具，以便儿童确定干预的目标。

使用认知技能来评估他的表现、识别成功和不成功的行为，儿童学会在功能活动中变得更有效率。作业治疗师支持儿童的目标和自我评估。作业治疗师也可以提示、辅助或示范任务，并根据儿童目标调整这些支持。治疗过程中的气氛是接受和支持冒险的。虽然儿童主导活动的选择，但作业治疗师总能注意到儿童需要学习的一般任务和具体任务的策略，并为儿童创造发现这些策略的机会。

认知参考框架的一个关键特征是作业治疗师帮助儿童探索策略、做决定、应用策略和评估策略的使用。作业治疗师并没有给出指令。相反，作业治疗师使用问题来帮助儿童：① 发现任务的相关方面；② 检查他们目前如何执行任务；③ 确定他们在哪里被"困住"；④ 创造性地考虑其他解决方案；⑤ 尝试这些解决方案，并在支持性的环境中进行评估。当发现一个策略有帮助时，作业治疗师会使用问题来帮助儿童"构建"或概括策略，在可能适用的其他时间和情况下诱发该策略。认知方法强调认知技能和知识的发展，因此对于5岁以下的儿童来说，该方法可能不合适。请参阅框2.8对该参考框架应用的案例分析。

（九）认知行为参考框架

认知行为参考框架基于认知和行为学习理论的结合（表2.3）。认知行为干预的前提是与精神疾病相关的行为，是由认知因素维持的。具有不适应性认知的个体能在某些情况下转化为具体的、自动的、思想的信念。改变这些不适应性信念和想法的治疗可以改变问题行为。

使用认知行为参考框架的作业治疗干预,首先鼓励儿童识别那些影响成功、熟练掌握和低自我效能的消极因素(自我对话)。一旦儿童认识到这些,作业治疗干预的目的就是支持积极性,重申自我对话(如"我能做到")。作业治疗课程包括让儿童参与具有挑战性的活动,要求儿童解决问题并取得成功。作业治疗师评估允许儿童评估他的表现,以便儿童学会提供积极的反馈,从而支持个体的自我信念。使用认知行为方法的作业治疗师使用角色扮演、视频分析、任务分析、自我反思、探索和参与作业活动,以及问题解决的方法,使儿童能够参与所需的活动。

这些方法在心理健康环境中被广泛使用,对于儿童来说,这些方法最常用于解决焦虑、抑郁、破坏性行为和强迫症。认知行为干预措施似乎得到了成年人、患有焦虑症和抑郁症儿童的良好证据支持,尽管有其他疾病或问题行为的儿童也有较少支持证据。框2.8提供了认知行为方法示例。

六、组合参考框架

构成参考框架基础的理论可能对问题"设置"和问题解决都很重要。问题设置是指能够找出适当的问题来尝试解决的能力。设置问题需要作业治疗师精确地选择要注意的事项,参考框架则是这个过程的指南。同样地,在以患者为中心的过程中,一旦问题被确定,作业治疗师就必须选择具体的干预方法让儿童或青少年考虑。

正如本章前面所述,每个参考框架就像用来观察表现的一副眼镜或镜片。然而在许多情况下,因为人类作业是复杂的,如果要完全评估和治疗一名儿童,作业治疗师可能需要在同一时间使用多个镜片。某些参考框架在一起使用得非常好,而另一些,根据原则很难将它们组合在一起。作业治疗师精通构成参考框架基础的理论和原则,能易于做出这些形式的临床决定。

总结

作业治疗师使用以作业为中心的实践模式来构建他们的思维,以理解人类行为的复杂性。以作业为中心的实践模式使人们从整体上看待儿童和家庭,从而不会忽视儿童和环境的重要方面。参考框架为作业治疗干预提供了指导原则、具体技术和策略,但应根据当前的研究证据进行选择。作业治疗师可以决定在使用总体实践模式的范围内使用多个参考架构,以便为儿童和青少年提供评估和干预。需要仔细审查每个参考框架的原则和策略,以确保它们是相容的。有效的干预计划需要深思熟虑和对治疗推理的反思,了解与以作业为中心的实践模式和参考框架相关的原则和策略。

总结要点

- 以作业为中心的实践模式提供了解释复杂的人类行为的框架,以利于全面制订干预计划。这些模式基于作业哲学,解释了人、环境和作业之间的相互作用。通过提供结构、术语和研究来支持其在实践中的应用,以作业为中心的实践模式能为评估和治疗推理提供信息。
- 以作业为中心的模式解决了作业治疗实践的广度,提供了结构来全面评估影响儿童表现的因素。

这些模式指导思考,并突出在不全面的模式下不明显的重要问题的领域。

- 以作业为中心的实践模式(即人类作业模式、人-环境-作业-表现模式、加拿大作业表现及参与模式,以及作业活动适应能力模式),让治疗师能够考虑多种因素,以制订关注的干预计划。每个模式都解释了人类作业,并且涉及人、环境和作业因素。它们在如何定义术语和解释相互作用上有所不同,每个模式都提供评估(有些模式更具体)来评价和理解作业表现。
- 参考框架为作业治疗干预提供了指导原则。每个参考框架都描述了可能受益于这些方法的人群,详细介绍了治疗方法,提供了评估工具以确定具体的功能和进展领域。参考框架中提出的许多策略都是基于研究的,作业治疗师可能会发现这些策略在决定如何进行干预时都非常有效。
- 参考框架致力于理解功能和功能障碍。参考框架基于研究和指导原则,描述了作业治疗师如何干预和为什么使用这些具体策略来改善功能。指导原则解释了干预的理由,以便作业治疗师可以评价进展和了解如何进行。具体策略指的是治疗师如何进行干预,也指在实践中使用的方法。

第3章

家庭服务
Working With Families

Lynn Jaffe, Sharon Cosper, Sarah Fabrizi

问题导引

1. 家庭系统理论是如何描述家庭作业活动和功能的？
2. 如何了解家庭文化和背景，为何多样化知识很重要？
3. 什么是家庭生命周期，对于有特殊需求儿童的家庭，如何辨别其潜在压力的时间？
4. 有特殊需求的儿童会对家庭功能和家庭成员共同的作业活动产生怎样的影响？
5. 当作业治疗师和家人及团队合作时，会扮演什么角色？
6. 作业治疗师如何与家庭建立并维持合作伙伴关系？
7. 如何让家庭有能力促进儿童的发展？
8. 面对各种挑战时，家庭支持优势的最佳策略是什么？

关键词

文化适应	家庭资源	常规日程
情感沟通	以家庭为中心的服务	父母子系统
文化模式	家庭功能	育儿模式和方法
多样性	工具性沟通	家长与专业人员的合作关系
生态观	跨专业团队	保护因素
作为动态系统的家庭	亲情关怀	恢复能力
家庭作业活动：日常和习俗	非常规日程	

家庭对于儿童的发展是至关重要的。儿童治疗师一定要完全能与家长互动交流，深入了解家庭功能及其基本需求。因此，本章介绍的是目前关于家庭的证据，尤其是有特殊发育或医疗需求的儿童家庭。内容涵盖了家庭成员是如何发挥家庭成员功能、经济支持、社会化和保护作用的，这需要通过共同参与每日或每周的活动并分享特殊活动信息来实现。本章探讨了作业治疗师和不同家庭成员间合作的重要因素。除此之外，本章描述了儿童的特殊需求会为家人带来怎样的机遇和挑战，包括残疾儿童会如何影响家庭成员支配时间、参与活动以及与他人互动。本章通篇强调了遵循以家庭为中心的哲学思想和研究证据，以制定原则和策略，这也为作业治疗师和家庭之间的有效沟通提供建议和技巧。

一、家庭的目的和力量

家庭是所有的人类、多数动物甚至植物生活的核心单元。在人类生活中，家庭就是两人或者更多人互相忍耐情绪、允许共用资源以及发挥正常家庭功能，包括育养儿童，但不仅限于此。在当前西方社会中，家庭是一个由不同成分组成的复杂系统。一位或多位父母、祖父母、继父母和养父母，都可以成功育养儿童。因此，根据本章目的，把照顾儿童的成人作为儿童的父母，并且仅在合理讨论家庭多样性的时候，会特别着重关注生物关系上的父母。

家庭会为儿童的作业活动发展奠定文化基础。家人们分享并传递文化模式、思考事情的结构框架，决定要做哪些活动和什么时候做，并且决定怎样去互动。通过奠定文化基础，家人们要确保儿童了解方法、执行以及体验活动，一定程度上也要与他们的文化群体保持一致。通过一些仪式，包括庆祝活动、传统活动以及有生命意义和构建家庭同一性的模式化互动，让文化得以代代传承。

家庭成员单独或共同参与各类活动，包括家庭管理、照顾、就业、教育、游戏和休闲领域等部分活动，这有助于与他人建立联系。父亲会在下班路上采购食品，以此来发挥他在家庭中的角色，或者儿童因为父母期望他能取得优异的成绩而努力学习。家庭作业活动会发生在家庭成员共同参与日常活动或特殊事件时，例如，父母帮助女儿学习以应对考试，全家去看电影或者兄弟们一起打篮球。通过一起参与作业活动，儿童和家庭发挥了家庭单位内的角色作用，这也是他们的社交成员所期待的。框3.1列举了家庭作业活动的一些结果。

框3.1　家庭作业活动的结果

家庭作业活动对儿童产生了以下结果：

1. 奠定了学习作业活动的文化基础，能使儿童在各种情境中参与作业活动。
2. 帮助塑造儿童基本的认同感和幸福感。
3. 帮助儿童学习掌握维持身体健康和幸福感的日常习惯。
4. 培养学习和参与教育项目的意愿。
5. 为在社区和社会中占有一席之地做准备。

家人希望帮助儿童养成基本的日常和生活习惯，这有利于他们的身体健康和幸福感。在照顾儿童和共同参与活动时，儿童需要可以独立处理日常生活活动的能力，并且学习会影响他们一生的健康习惯。例如，一家人共享晚餐并且在晚餐后进行休闲活动，儿童养成的这种习惯减少或增加了未来的肥胖问题。

家长也会为儿童准备正式或非正式的教育活动及体验，这将会把年轻人培养成有生产力的成年人。家长的日常习惯和鼓励为儿童提供了参与经验，这种经验会影响他们的学习方式。残疾儿童的家人必须要满足所有这类期望。

通过进行文化模式、特殊情况和社区活动参与机会的指导，家长会用不同的方式运用资源（框3.2）。例如，一个家庭可能会选择花钱请人打扫院子（用经济资源），这样星期六下午的时间可以用于一起野餐郊游（另一种有价值的事件）。另一个家庭让

框3.2　家庭资源

家庭资源：家庭成员可以使用的资源，以参与需要和期盼的活动，形成平衡模式，这种方法可以使他们发挥家人的作用。

经济：从生产性活动中得到薪酬，使家庭获得物质，如住所、食物和服装。这也会决定家庭成员可以参加哪种类型的社区活动。

人：家庭成员会将知识和技能带到活动中。例如，在学校学会使用电脑的青少年会将这项技能带到家里，也可能会帮助父母学习怎样网上支付账单。

时间：参与活动花费的每一分钟、每一小时和每一天都会让家人们发挥自己的角色作用。一个家庭对于时间的分配是特有的。计划表中可能不会留出额外的时间以供身体不便的儿童穿衣打扮。

情感能量：在分享活动中体会到亲密的人际关系，压力可能会增强或削弱参与度。

每个人在星期六的下午，花精力（情感资源）帮忙打扫院子，这样就可以省钱上音乐课。财力、人力、精力以及时间并不是无限制的，在健康的家庭里，家人们会协商做出价值取舍。一般来说，有儿童的家庭会有分级管理模式，一名或多名家庭成员（如一位家长）主要负责决定如何分配资源，让家人可以参与活动，从而发挥自己的作用。可用的资源因各种原因而不同，有家人因素，也有社区因素。当家庭或居住的社区有严重资源短缺时，家庭和作业治疗师会面临挑战。

二、家庭资源和多样性

需要作业治疗服务的儿童，他们的家庭有着不同的背景，也有各种不同的形式。为这类儿童服务的作业治疗师有机会了解他们的家庭，但是一定要找到关注相似性和鉴别不同点之间的平衡。因为个人倾向于通过经验看待世界，专业会使其有能力服务于多样化的家庭。

家庭研究者和服务提供者认为，有关家庭和育养儿童方法的某些传统可能对于某些家庭来说是特有的，但是民族同一性是服务的保护因素，可以巩固家庭并带来积极的发展。家庭都具有特征性的模式（如家庭结构、收入、有残疾成员）并且生态/环境不同，家庭功能也就不同（如宗教因素、社区的犯罪率、历史阶段）。因此，多样性家庭组合的研究概念可能并不准确，并且总是需要对每个家庭独有的不同之

处存在敏感性。接下来讨论有关家庭多样性的资源是种族背景、家庭结构、社会经济地位以及育儿模式和实践方法。第五部分考虑了最大少数民族的组合多样性：有特殊需求的儿童和家长。

（一）种族背景

种族是一个专业词汇，用以描述共同的文化、宗教、国际或者某些家庭组合共用的语言。它是一个广泛的概念，在西班牙裔、非裔美国人、英裔美国人或者亚裔群体中，家庭间的差异经常是可预料的。人的自我同一性可以归为一种或多种群体，这样就难以运用这个概念来指导作业治疗师如何与家庭合作。通常情况下，这些标签并没有反映这些确定群体之间的巨大差异。种族群体中的不同之处会表现在性别角色的期望、育养儿童的方式和各年龄段的期望，以及对健康的定义和对残疾的观点方面。近年来，健康和教育方面的种族和种族差异有所缩小。但是，影响少数种族群体健康和幸福的差异依然存在。除此之外，随着美国种族群体比例的增长，这些家庭中的儿童将占总人口的很大比重。

种族群体会分享文化活动，这可以决定谁有权利分配家庭资源和价值体系，这种价值体系会优先安排家庭日常或者特殊事件。种族群体中的家庭有相似的日常生活活动，互动方式和思考事情的方式，也会在他们的日常生活、传统活动和庆祝活动中找到共同意义。努力让青少年体验他们民族文化价值观和行为的家庭一定有积极的民族认同感。强大的民族认同感的发展与儿童长期亲社会的结果相关，这是在为抚养儿童的家庭服务时考虑保留种族因素的重要原因。社区、家庭和个人层面上的多种因素会为未成年儿童提供改善跨区域发展的机会。为儿童和家庭服务的作业治疗师预计会和不断增长的、多样化的种族群体合作。为家庭及儿童服务的作业治疗师一定具备种族和文化能力，既能尊重其多样性，又能把它作为实现共同理想结果的方法进行参与。家庭如何发挥功能和抚养儿童的种族背景，其影响是一个复杂的话题，就仅介绍于此。

移民扩增使作业治疗师遇到更多样化的种族群体。在一个社区中，一个家庭的成员可能几代人都在这个国家，隔壁家庭可能最近才搬迁过来。迁移会对家庭产生影响并且会在不同层面产生作用。虽然相关研究有所增加，但对来自不同国家的儿童而言，很少人会了解移民对其社会发展会产生怎样的影响。移民的时间也可能会影响人的发展轨迹和育

儿方式，如当移民至美国时是一名儿童、青少年或者成年人。即使儿童是在当地出生，但家庭仍然会受到迁移前、迁移过程以及迁移后所面临环境的影响。在一些家庭中，儿童和祖父母或者其他亲属住在一起，这种传统可能会减少儿童最初的分离感并且有助于缓解压力。当父母比儿童先移居国外的时候，对儿童来说，被带到另一个国家成长是不寻常的事情，不仅要适应和父母一起居住，还可能要适应刚出生于新国家的弟弟妹妹。语言的运用、庞大的家庭和父母的参与是三个特定的改善因素，这与移民家庭中的儿童获得成功相关。作业治疗师与移民家庭合作需要对家庭冲突、低落和成员间不确定感保持敏感性。

文化方式并不是一成不变的，也会随着时间发生改变。对于每一个移民家庭来说，文化适应的过程是多变的；这是选择融合信仰、价值观和新的文化方式的过程，同时又会保留文化传统。文化适应的过程可能存在障碍和压力，这会影响不同移民群体中家长认同的有效性和满意度。不管怎样，积极的育养关系会影响育养信念、态度和亲子关系。有证据表明，在文化适应过程中，秉承文化的家庭成员的态度和期望会作为媒介或调节剂相互作用。鉴于多变的政治环境和社会环境，态度对结局的影响很重要。直到儿童上学前，家长可能才会让他们接触主流文化的语言、方法和价值观。这些儿童可能会在上学前，除了家中，很少有其他的环境体验。在学校里，周围有新的伙伴，儿童文化适应的过程会加快，这也会造成家庭成员间额外的冲突。在家里，可能会希望儿童表现成某种方式，然而在不同的环境中（如学校），相同的行为表现可能会认为是不受待见或消极的。

尽管每个家庭都希望儿童在社会上取得成功，但在不同的种族中，认为什么是必要的家庭观念也不同，这种观念也会影响儿童对时间的利用和期望。家庭和育养的文化差异用形成（或行为）和功能（意义）进行描述。研究人员观察了不同组别母亲的日常，发现拉丁美洲和非洲裔美国母亲会运用直接指令等育养行为，这代表了尊重与合作。英裔美国母亲倾向于给出更多的建议，并且很乐意按照儿童的引导，与他们和谐共处，尊重儿童的自主权。没有对种族差异有所了解的作业治疗师，观察亲子互动的时候，可能会错误地以为母亲对儿童的身体控制，以及将儿童的注意力转移到他人的需求上的努力理解为对儿童自我效能感的干扰和不敏感。更复杂的

是,对种族群体和育养模式的研究并不能在所有的研究中找到,并且育养模式和结局之间的关系在群体中也会不同。在作业治疗师制定合适的家庭日常互动观点之前,应了解家长希望实现什么目标及其对应的意义,这样才能避免错误。

(二)家庭结构

我们正在改变定义和描述家庭的方式(美国国家科学院、工程院和医学院,2016)。与家庭合作时,重要的是记住,接受家庭结构和家庭子系统的多样性是有效的必要条件。结合文化模式的家庭结构会影响发挥必要作用的家庭自身组织,如照顾有依赖性的家庭成员或分配家庭资源。现在理解了"最好"的育养儿童的家庭结构仅仅是一个传说。许多长期的旧观念已经被推翻,例如,所有的单亲家庭都是没有功能观念的。单亲父母能培养出既有能力又能很好适应社会的儿童,例如,越来越多的母亲通过捐赠者的精子选择自己做妈妈。研究人员更加关注确定什么因素使得单亲妈妈感到幸福和希望成为母亲,虽然她们也面临很多障碍。脆弱的家庭和儿童的幸福这一研究试图摒弃传统,用指导干预和制定策略的证据来代替传统,以支持资源不足的家庭。这项研究在1998—2000年调查了将近5 000名出生在美国城市中的儿童(大约3/4的儿童是未婚父母所生)。目前,有6份随访数据:出生、1岁、3岁、5岁、9岁和15岁。与父母的访谈和家庭评估持续形成了未婚父母的能力、政策和环境的影响以及这些家庭和儿童的结局等数据。研究取得了重要发现,作业治疗师用这些研究去辨别危险因素和直接干预。关于这项研究的一些发现参见框3.3。

许多单亲家庭是由离婚造成的。这可能会改变家庭日常规律、传统和庆祝仪式,造成关系的分离。有时候,紧张的夫妻关系会导致儿童作业功能受损,离婚也许会带来缓解。在夫妻婚姻关系破裂后,促进儿童积极发育结果的因素包括父母精神上的幸福感、经济来源、家庭是否有巨大的亲情网以及父母是怎么度过分居和离婚过程的。虽然每一种家庭情况都是独特的,Anderson认为离婚时会有重要的损失,应该告知儿童:父母和儿童之间失去共度时光,可能失去经济保障,可能失去安全感,社会和心理成熟度降低,以及参与改变(学习、工作、两性、宗教、体能)。作业治疗师可以予以支持,告知父母独自抚养儿童所面临的巨大挑战,也要帮助父母认清拥有的资源,如朋友、大家庭、宗教团体和其他的单亲父母。

框3.3 研究问题家庭和儿童幸福的关键发现

- 未婚生子的现象在增加,同时超过一半的父母在儿童出生时是亲密的类似结婚的恋爱关系,并同居在一起。
- 未婚父母可能已经处在危险中了。他们更可能是少数人群、未成年父母、没有父母陪伴成长、贫穷、抑郁、滥用药物。
- 未婚母亲经历关系破裂会有更多的心理健康问题,而未婚父亲会随着时间慢慢放下。
- 未婚父母生的孩子也不会获得成功。家庭的不稳定因素可能会引起问题行为,尤其是男孩子,表现为攻击性行为的增加。
- 婚姻包括学会有效沟通的技能和共同抚养子女的责任,对于行为几乎没有什么影响,但是对于父母关系的质量会有一些影响。
- 新的政策和项目建议旨在改善低技能工人的人力资本和经济前景,使妇女能够更好地养活自己和孩子。

当生身父母不能或没有办法照顾儿童时,亲属照顾是一种维系家庭纽带的方法,如果把儿童放在寄养家庭中,可能会失去这种维系。由祖父母抚养孙儿的家庭是亲属照顾的示例,也是多样化家庭结构日益增长的一种。有证据显示,祖父母照顾他们的孙儿(或曾孙),会觉得这是值得又具有挑战的。祖父母对儿童表达了他们"待在这里"的满意度,并且他们必须为照顾新一代而去学习新的育养技能。然而,一些人仍然会感受到育养压力,当他们缺少社会和(或)经济来源,或者身体健康状况不佳时,这种压力会加重。祖父母也会有孤独感,需要额外的社会支持。社会支持,如帮扶小组,可以作为媒介对育养压力产生作用,并且可能增加额外正规的社会支持以产生减压效应,如育养小组、社会俱乐部、教会和儿童活动。

在童年时期,许多儿童会经历家庭结构的变化。这些转变对整个家庭来说通常是具有挑战性的。当军人经历调动的时候,军人家庭会产生短暂的结构变化。这种调动会增加留守父母的压力,增加了儿童受虐的风险和幼儿问题行为的发生。军人家庭的孩子可能在情感处理上有着巨大的风险,可能很难与工作调动回来的父母相处。经历更长或更频繁工作调动的家庭对解决儿童家里和学校方面的特殊需求,会有更明确的帮助。当未婚母亲或父亲结婚了,或者父母离婚了,不久一人或两人都结婚的时候,家庭结构也会发生其他变化。当年长的祖父母搬进家中，儿童可能会经历从两代人的家庭转换到三代人的家庭。哥哥姐姐或者同母异父（同父异母）的儿童可能会搬来同住。治疗师应该以一种包容的方式与家庭成员进行交谈，而不建议假定一种家庭结构。询问父母或者儿童，"你能告诉我关于你家庭的情况吗？"这样不会表现出任何期待，这会帮助家庭成员自由表达对他们家庭的定义。

（三）社会经济地位

家庭的社会经济地位对儿童作业活动和发育的影响是复杂的，然而绝大多数的文献记录了贫穷对于健康和幸福的终生影响，甚至是对大脑的发育。社会经济地位反映了不同因素的组成，包括家庭成员的社会声誉、父母的受教育程度以及家庭的收入。这些因素会互相影响，通过影响家庭为儿童提供活动和经历的程度，对家庭如何发挥其作用产生多种影响。追求更高或者继续教育的父母，更可能将关于健康的生活方式和儿童发展的新想法融入育儿方法中。影响就业的因素，例如，低于平均水平的受教育程度、不能说英语或一位家庭成员患有残疾，这些都会使得家人在找工作的时候容易受到挫折。当找到工作但薪资不足以满足家庭需求的时候，如果有意外发生，家庭会没有经济来源。

因为许多的原因，长期的贫穷对于家庭和儿童的经历会有广泛的影响。在大多数受到社会帮助的家庭中，会包括儿童和母亲的教育学历低、不断的失业经历以及低薪工作。获得帮助资格的过程可能是令人沮丧、不人性化且有损人格的。一旦家庭有资格获得帮助，得到的资源并不能够满足所有需求。意外事件，如车子出故障或者儿童学校的特殊会议，都可能使父母错过上班时间，并且增加经济负担。有时候，家庭会因为其他的支付账单而有压力，需要放弃就医。贫穷是个多维问题，并且作业治疗师没办法假设为什么一个家庭处于贫穷。

贫穷会引发特定的文化世界观，这种想法会让作业治疗师思考提供以家庭为中心的服务的意义。例如，把握当下，这会更难做出计划或者承诺。社会经济地位低下的家庭很难按照他们的计划进行。因此未来的计划几乎没有意义，并且在个别化家庭服务计划和个别化教育服务计划会议上，参与设定每年的目标可能并不那么重要了。可能需要建议家庭一致的日常策略，并且利用存在的社会和身体状况，从基于参与的干预方法中获益。父母可能需要有自己的计划或者短暂的休息。

有必要把贫穷和育养的关系看淡一些，因为有些父母比其他父母做得好。一些生活贫穷的父母能很成功地把儿童抚养长大。有严格纪律标准的单亲父母可能看起来很严厉，但是，他们的育儿方法可能基于对儿童将来进入社会的预期，即对当权者的服从对保住工作很重要。其他严格管教儿童进行社区活动的父母可能在监测儿童和谁一起玩儿的方面是有效的，会将素质低下邻居的负面影响降到最低。育儿方法（互动）和认知刺激（在自然条件中读书）是重要的保护因素，但也有必要考虑长期压力的累积效应。当一位作业治疗师对一个家庭敏感且深入了解时，他可以给出一些建议，帮助有特殊需求儿童的同时又为处在不稳定状况中的家庭提供支持。

通过对社会经济地位的了解，当作业治疗师和这些家庭一起工作时，他们需要保持敏感性和技巧性。拥有更高的社会经济地位显然为父母提供了更多的机会、时间和期望，以提供给儿童希望的经历。"直升机父母"是指对儿童生活的每一个方面都踌躇不决的家长，这个概念也被用于有特殊需求儿童的父母。作业治疗师一定要利用自己的各类技能，帮助父母找到什么事可以直接做、什么事他们可以自己做，以及怎么允许儿童有独立空间做他自己的事之间的平衡。

（四）育儿模式和实践

成人抚养儿童时，为了理解家庭的多样性，一定要考虑另一些因素，即个性化的育儿互动模式和实践。历史上对四种育儿模式进行了定义和描述：独裁主义（要求服从的父母）、权威（有道理的父母）、放纵（满足儿童需求的父母）和疏忽大意。研究已经转向不仅用全球化的模式考虑育儿方法，还要从本质上更多维地考虑，以采取灵活运用借助环境的方法。了解育儿模式的差异性是重要的，但是，作业治疗师应该注意领会或者判断家庭的优势。不同的教养行为可以传递给儿童同样的意义。育儿可包括育养方式（稳定的"情绪状态"）和具体的育儿实践（具体的行为）。例如，两位父母可能要相信，如果他们想要自己的孩子擅长学习，他们就有责任花时间陪孩子复习作业（育儿实践）。但是，当他们参与到共同进行的活动中时（育儿模式），人与人之间的互动可能明显变得不同。家长可能会讨论作业，并且帮助儿童找到问题的解决方法，而另一位家长可能会感觉只有他花费了精力，指出了错误。国家没有育儿考试或者许可证。在过去，增加家庭成员会为育儿实践提供辅导老师和示范。在当今核心家庭中,压力越来越大,并且缺乏技能。

父母和儿童之间互动的质量对儿童发展所产生的影响是毋庸置疑的。不管种族背景、社会经济地位或者育儿实践,温暖的、有回应的、积极的育儿模式提供了育儿结构和学习机会,这与许多社会参与和认知发育水平靠前的儿童有关。因为明白温暖和有回应的育儿方式可以减弱贫穷的影响,所以贫穷的和受低等教育的家庭可能从干预方法中受益,以此来提升育儿质量。在阅读活动以及其他每天举办的活动中,如共享图书阅读活动此类有回应的育儿干预,表现了提高回应的敏感性。由于育儿模式和实践方法之间复杂的互动关系,儿童良好的适应能力得以发展。

如果每个人对于育儿模式或育儿实践持有不同的想法,父母和作业治疗师之间的合作可能并不顺利。如果父母担心作业治疗师有不同意见,这种紧张会增加。作业治疗师通过示范、指导以及反馈来帮助父母,使他们有能力控制局面,以提升父母对于儿童独特细节的回应及敏感性。在指导支持性优化发展的育儿实践方面可以用同样的策略。在每天的活动中建立明确的预期并且保持日常习惯,可以促进亲子之间的互动。

(五) 有特殊需求的儿童和父母

当讨论到作业治疗师会遇到多样性问题时,对于有特殊需求的儿童或父母的家庭,有必要对共同点和不同点做出判断。有特殊需求的儿童不会消除一个家庭的任何作用。实现家庭功能的挑战使得有特殊需求的儿童变得更脆弱。家庭会继续提供文化和社会心理层面的基础,并在活动中指导儿童,这些活动会让他们的健康状况达到最佳,而且可以让他们参与社区活动。在资源有限的情况下,家庭如何做出选择和设想儿童的未来,有助于理清家庭常规和期望的结果。

每天和每周的活动需要花费时间,并且在某些时刻,每个家庭都会感到有压力,因为他们有很多事情要做但是没有足够的时间。残疾儿童依赖照顾者的时间要比正常发育的儿童长,并且每天额外的照顾会增加时间管理的挑战,同时也增加了父母的压力。当父母必须给予医疗支持时,处理喂养、照护和玩耍等正常的亲子活动之外,他们经常会觉得精疲力尽并且经常失眠。此外,他们常没有时间完成家务或参加充满活力的放松活动,如社交或娱乐。大

多数照顾时间的研究聚焦在母亲身上,但近年来,父母之间照顾儿童时间的分配已经有所改变,有一些照顾任务会转向父亲。一篇关于父亲照顾早期孤独症儿童干预的综述显示,父亲的参与可能会改善儿童的社交和语言情况。理解并提高有效的父子间互动会减少母亲的压力,并且能提升家庭的应对能力。除此家庭成员的作用之外,获取医疗服务,如购买医疗保险,在家里提供照顾服务,如描述的"家庭医疗",就是在家里提供专业的医疗服务,这可以减轻家庭成员在时间方面的负担。

有特殊需求的儿童会影响家庭的经济状况。残疾儿童的父母会有许多意料之外的和不间断的开销。对于家长在照顾儿童和工作之间平衡能力以及处理家里有残疾儿童带来的经济影响,存在多种变化因素。情况更严重和功能更受限的儿童更易有较多超出经济承受能力的花销。有心理健康需求的儿童相比于需要其他专业服务的儿童而言,花费更多;并且孤独症儿童会带来更多的经济负担。有残疾儿童的相关因素增加了家庭处于贫困的可能性,包括低收入和低就业率。有特殊需求儿童的年龄,如儿童的年龄比入学年龄小的情况,以及儿童在家的数量都会对父母获取和维持工作机会并保持工作生活间的平衡能力有影响。同时遭遇残疾和贫穷会增加一系列的困难,资源匮乏和有限的机遇都会为家庭带来阻碍。资源有限的父母,不管是经济上、教育上、情感上还是综合情况,会有很高的风险面对育儿压力;并且残疾儿童受虐待和遭遇忽视的概率更大。

与有特殊需求的儿童住在一起是产生共鸣的过程,会为整个家庭带来积极的结局。很好的包容以及接受多样性会使家庭从中获益。残疾儿童会影响家庭整体的变化并且会建立社会的支持网络。已证实家庭的适应力可以使家庭生活保持平常的状态,家庭可以形成紧密团结的单元并且会与他们的社区联系在一起。对于专门为儿童开设的项目进行适当的改造,可以使更多的家庭积极进行户外活动。成功参与社区活动建立在父母有能力解决儿童需求的基础上。这些户外活动对于创建社会支持网络会产生附加的影响,在社区中,家庭可以居住、学习和玩耍,社区中另外的专业、父母以及儿童的关系也会建立起来。当帮助家庭建立有效的日常活动和沟通交流模式时,理解儿童表现的问题和可能的适应性是强大的资源。通过识别增加儿童适应能力的保护因素,如家庭功能,作业治疗师可以用积极的方式处理各种挑战,以发挥优势、利用家庭资产和提升社区资

源的利用率。

父母自身可能有需要着重强调支持性服务的特殊需求。有躯体或感觉问题的父母可能在解决问题方面需要帮助，如监督一名活泼儿童的安全性或者哄一名哭泣的婴儿。根据丰富的活动分析知识，作业治疗师可以帮助父母修改任务。例如，调整日常活动的地点，如换尿布和帮婴儿洗澡，这可以帮助有躯体障碍的父母参与到照顾儿童和简单的日常生活中，建立亲子间的关爱。作业治疗师可以尝试辅助设备的使用，如运动监测器或声音激活警报系统，以弥补父母的感觉缺陷，确保对儿童的提示做出回应。大多数有长期躯体障碍的父母都会独立开发出照顾儿童的解决方案，并且他们只会偶尔向治疗师寻求帮助，确定如何进行具体的照顾任务。

当父母有强烈影响其照顾儿童的特殊需求时，他们的需求往往成为干预的第一步。当解决了成瘾或心理健康问题的时候，需要用另外的时间进行咨询服务、心理健康服务和参与支持小组。有特殊需求父母的儿童可能要面临高风险的学习、社会、情感和行为上的问题。父母一定要意识到，他们得到了需要的帮助，也正在帮助自己的孩子。帮助父母的专业人员可能需要解决育养的自尊、自信、能力以及培养必不可少的解决问题的技能。对于儿童的日常照顾需要有不断解决问题的能力。作业治疗师可以帮助父母做出自己的决定，从而增加他们的自控能力。通常，在没有鼓励父母独自解决问题或者先自己尝试解决的情况下，治疗师会给出建议。当其他人指导的时候，父母会变得更有依赖性。但是，当成功解决问题时，父母在做日常决定时会表现得独立。父母可以学习和模仿解决问题的方法。

有智力残疾的父母可能会面对另外的阻碍，如失业或更低的社会经济地位，这会增加育儿的复杂性。除了其他存在的适应能力的挑战，这些因素可能会让父母和儿童处在贫困的风险中。但是，适当地建立支持系统，可以学到引起积极效果的育儿能力。育儿培训计划在改善亲子互动、安全性和照顾儿童的问题上取得成功。当作业治疗师和智力障碍家长一起工作时，了解家长的学习模式和能力是必要的。通常，指导需要重复和强化。作业治疗师一定要判断好哪些方法可以使用，强调安全和简单的方法，如视觉、模仿、实践和反馈。作业治疗师还应该认识到额外支持或转介的需求，以帮助智力障碍父母获得需要的服务。重复简单日常活动的发展融入日常生活，并且父母可以学习成为有能力的照顾

者。在帮助下，他们可以给儿童提供积极有爱的环境，这可以促进儿童身心的健康发展。

当提供给家庭的服务面临多重挑战的时候，一定要使用各种方法。框3.4概括了在为多样化家庭服务时治疗师可以使用的方法。当家庭的日常生活中有持续的压力和各种干扰时，治疗师有必要慢慢建立信任感、提供观察与关注并且要接受家长的选择。专业人员可通过互相尊重来建立友好关系，这种尊重来自合作共享收集的信息、用具体而又简单的学术用语、提供图解和视觉信息，也会通过直接帮助儿童和家庭的方法分享想法。当父母在解决他们自己的问题时，关注儿童的优势和建立信任感以及做出回应也是重要的。

> **框3.4　鉴于家庭的多样性，治疗师的专业职责**
>
> 　　在旁观者眼中，定义家庭多样性是一种社会概念；家庭有多种结构和形式。就关于专业人员怎样帮助他们而言，每个家庭有独特的优势、需求和期望，因此不能用相同的方式对待所有的家庭。
>
> 治疗师应该努力做到以下几点：
> - 看待每个家庭的同时，要考虑它的独特性，以及在抚养儿童方面与其他家庭的相似性。
> - 通过考虑家庭自身的文化和相关的信仰，认识到家庭的差异性，并且批判性地分析它对于拥有文化能力、理解、沟通和与跨文化群体互动的意义。
> - 因为他们是相似家庭的一部分，通过阅读文献或者找到分享内部信息的其他人，了解不同背景下的家庭。
> - 重视与儿童的初次交谈，收集父母对家庭成员、家庭文化模式和活动的解释。
> - 和父母谈论他们在每日和每周的日常生活中如何做事，以及他们把共同参与的活动作为起始的意义。
> - 设计符合日常习惯的干预，融合家庭传统。

三、动态的家庭系统和作业活动环境

作业活动有意义，因为它们传递了自我意识、将个人与他人进行了联系，并且将个人和环境也联系在一起。家庭的日常作业活动使生活更有序，构建了要实现的目标，并且形成了重复的人际关系经历的基础，这会给家庭成员带来支持感、认同感和幸福感。为了达到一起度过时光的具体目标，家庭创建了特定活动，这个事实反映了家庭作业活动的重要性。

家庭功能是一个动态系统，家庭成员会影响其他成员的活动，并且会一起参与到作业活动中以发

挥家庭的作用。这种互相依存的影响明确了不同部分间的动态关系，这类似于悬挂装置上一个小部件发生移动，会造成其他的部件也发生移动。例如，一名六年级的学生可能会要求在放学后和他的朋友待在一起，这就意味着在他母亲购物的那天下午，他不能照顾妹妹了。因此，母亲会把女儿带到杂货店。妈妈购物时带着学龄前的女儿要比独自购物花费更长的时间。因此，他们不会很快到家，随之晚饭也延迟了。男孩选择了他想要做的事，改变了妈妈和妹妹的活动，间接影响了那天晚上一家人吃饭的时间，这个事实说明了家庭成员的活动互相依存的本质。把家庭功能看作一个整体，建议在课外为脑瘫儿童开设骑马课的作业治疗师需要意识到，这项建议一定要认真考虑家庭的资源和这项活动对整个家庭的影响。作为一个复杂的社会系统，在家庭日常安排和习惯中，家庭成员一定要协调参与什么和何时参与（框3.5）。他们会通过沟通和家庭规则分工完成这些内容。

就像许多其他的开放式系统一样，社会和身体的特征会影响家庭。发展和育儿的生态观（环境）及相互作用鼓励作业治疗师考虑家庭资源和成人的心理背景、个人史和个性，这不断地与养育儿童的特征相互影响。除此之外，一些家庭的作业活动会发生在家外。许多使家庭发挥有效作用的资源可以在邻居家和社区中获得。靠近做礼拜的地方、商店、高规格的托儿所和朋友家，这些都是家庭生态系统的一部分，并且会影响家庭成员如何消耗时间。从生态学的视角出发很重要，调查家庭是否能参与一系列使他们发挥作用的社区活动。当社会机构能提供这些服务时，例如，卫生部门开设免疫诊所，志愿者团队帮助父母选择最好的托儿所，或者开展为学校筹钱的业务，这时家庭在略微低的水平上得到支持。尽力帮助儿童作业活动的作业治疗师会使用合作授权模式，这会让家庭了解儿童的能力，并且会收到来自其他家庭和专业人员的帮助，在社区层面做出改变。通过与家庭一起支持儿童的权利，作业治疗师增加了协同力量，这种力量会增加家庭获得室外活动资源的机会并且会帮助他们发挥作为一个家庭的作用。

因为家庭做的所有活动以及做这些任务的人员不同，如果每个人每天协商谁去做什么，什么时候做和用哪种方式做，那将会变得混乱并且家庭资源也会耗尽。有效的家庭系统会自己组织预计每日和每周的活动模式，并且会用熟悉的方式解决特殊事件。通过文化模式的指导和经常组织默认的家庭规则，他们会慢慢适应各种家庭日常活动。这些日常安排

■ 研究笔记3.1

摘要

目的： 本研究探讨残疾儿童家庭进餐的频率和预后之间的关系。

方法： 这是一个对2007年美国儿童健康调查中残疾儿童的二次数据分析（$N=4\,336$）。用进餐频率和关于年龄、性别、种族、家庭结构和贫困水平的相关变量，完成每一个单独变量的逻辑回归分析。

结果： 每周家庭进餐频率的增加，掌握积极的社会技能的可能性也会增加（比值 [OR] $=1.09$，95%可信区间 [CI] [1.01, 1.19]），学校参与度也得到增加（OR $=51.09$，95% CI [1.02, 1.16]）。家庭进餐频率和儿童社交问题行为或攻击性行为不相关。

结论： 研究表明，残疾儿童家庭规律的进餐，会更可能有积极的社交和家庭健康的结果。

实践意义： 为家庭服务的作业治疗师可以调查家庭进餐的规律性，并且会了解和有能力提升家庭进食的参与度，以改善家庭和儿童健康的结果。

经允许引自 DeGrace, B.W., Foust, R.E., Sisson, S.B., & Lora, K.R. (2016). Benefits of family meals for children with special therapeutic and behavioral needs. American Journal of Occupational Therapy, 70, 7003350010p1-6. https://doi.org/10.5014/ajot.2016.014969

框3.5　家庭系统模式的关键概念

1. 一个家庭系统是由相互依存和对各自作业活动产生相互影响的个体组成的。
2. 在家庭中，子系统被定义为有各自互动模式，同时又能分享作业活动。
3. 必须理解家庭是一个整体；家庭的作用会超过每位成员能力的总和。
4. 家庭系统致力于维持家庭作业活动中预期的模式，并且要成为更庞大社区中的一部分。
5. 家庭中固有的挑战和发展。
6. 作为一个开放式系统，家庭会受到环境的影响。

包括互动习惯，这具有象征意义并且是习惯性的，人们常常不需要想用其他方式进行，并且他们会拒绝改变这个习惯。例如，儿童的睡眠习惯，会有一系列的顺序，洗澡、刷牙和父母阅读书籍。如果习惯被打乱，甚至是因为受欢迎的事件而被打乱，如祖父母的到来，家庭成员就会在发生变化的情况下花费额外的家庭资源去重新设置家庭日常习惯。例如，会将时间花费在把沙发组装成床而不是给女儿洗澡，也会额外耗费精力帮助女儿睡在客厅，这样可以让祖父母睡在她的卧室。家庭可能会经历这种未经安排又耗费精力的被打乱的日常习惯，当它们回到可预

见的模式中时，即"当事情回归正常的时候"，常常可以听到家庭成员如释重负的叹息。

除了每日或每周的日常活动（图3.1），家庭还会建立在这个习惯中他们要做什么的预期模式，如特殊事件。家庭传统，例如，生日的时候烹饪特殊食物或者星期天下午进行娱乐活动，这有助于家庭成员形成团队凝聚力和幸福感（图3.2）。因为这些习俗活动丰富了家庭功能，家庭可能会决定保持这种传统而不是关注个别成员的需求。例如，家庭会在暑假和祖父母共度好几周，这种家庭会重视在一起经历的特殊活动，这会强化家庭的整体感。如果治疗师认为家庭应缩短传统的暑假来接受治疗，那么家庭与治疗师之间的冲突可能会增加。当作业治疗师提出了一系列的选项让家庭优先做出选择的时候，家庭成员会考虑所有的日常和传统习惯，决定怎样将作业疗法的内容融入他们的生活。

庆祝仪式是进行活动时可预见的模式，如宗教习俗，这适合社区成员们一起参与。因此在家庭的庆祝活动中，所做的事情可能会和为了同一个庆祝活动的另一个家庭相似。这种与其他家庭间的联系会给家庭成员一种特殊事件的关联感，这会将他们和社区成员联系在一起（图3.3）。作业治疗师可能会收到求助，以帮助儿童参加这类庆祝活动。例如，一位家长想提出一些建议，使她患有脑瘫的女儿可以在平安夜的时候感到舒心。当和邻居一起在美国独立纪念日欣赏烟火表演的时候，有感觉处理问题的男孩家庭可能需要有可使用的解决问题的方法。通过让这些儿童参与作业活动，整个家庭都能参加庆祝活动，并且会认可他们作为一个家庭整体，就像每一个育养儿童的其他家庭一样。具有文化意识的作业治疗师也会尊重选择不去参加庆祝活动的家庭，认为在庞大的社会中，这是正常的现象。

四、家庭子系统

（一）父母

不管家庭结构的类型如何（如亲生的、领养的、伙伴、混合的、寄养的），承担共同抚养儿童责任的成人照顾者需要协调他们的付出。这些成年人形成了家庭育养子系统，这是积极的力量，并且有助于儿童面对发育挑战的能力（图3.4）。父母会以各种形式关心儿童，如果他们能进行分工合作并且可以满足发挥家庭功能，这些就可能是适应儿童的。一些研究提出，儿童的残疾类型和严重程度可能会需要额外的共同照顾时间，如在母子相处中。虽然一些研究发现这些时间要求和正常儿童的要求很相似，但是对于残疾儿童的父母来说，花费时间所获得的作

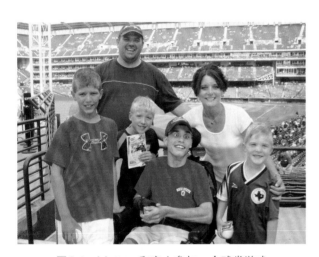

图3.1　Mattew 和家人参加一个球类游戏

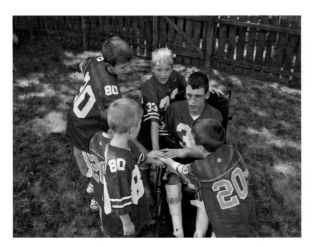

图3.2　Mattew 的兄弟和朋友在一起踢球

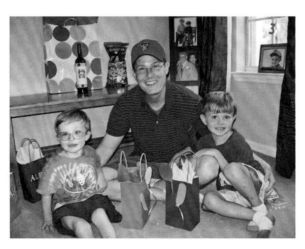

图3.3　Noah 和家人一起庆祝父亲节

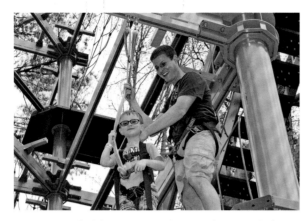

图3.4　在动物园里，Noth 在爸爸的帮助下玩绳索

业活动的意义与快乐是不同的。

　　所有父母都会经历压力的上升阶段，尤其是当第一次担当这个角色的时候。据报道，父母间的冲突也会对儿童的情绪管理造成消极的影响。残疾儿童的父母压力更大，尽管这还不清楚。残疾看起来会为家庭造成更多的压力，付出更多努力，包括孤独症、严重及多重残疾、行为障碍和需要经常住院治疗或者在家治疗的医疗问题。尽管研究人员之前表示，母亲要比父亲承受更多的压力，但现在，随着双职工家庭和父亲作为主要照顾者的数量增加，发现父母双方的压力与更早的研究结论更相似，这些研究表示父亲比母亲有着更高的压力水平。

　　通常情况下，照顾儿童的父母可能更孤立，偶尔会与其他人聊聊孩子的问题，并且可能会在交谈中获得更多的帮助。主要照顾儿童的父母和他的搭档在交流信息时会有更多负担，这可能会增加压力水平。专业人员需要确保父母双方和其他照顾者就儿童进行沟通，保证准确传递信息，使照顾儿童的父母在传递信息时没有责任负担，并与每位照顾儿童的人员通力合作。有时候，抚养残疾儿童的挑战性和

父母具备的能力相关。

　　儿童可以影响夫妻关系，可以是积极的也可以是消极的。虽然有证据表明残疾儿童可能会使婚姻关系更加紧张，但也有证据显示，如果恰当地解决了压力和行为，抚养残疾儿童可以巩固婚姻关系。解决儿童的压力会让父母因为解决问题而凝聚在一起，并且他们会互相依靠以获得情感支持并解决问题。良好的夫妻关系可以缓解育儿压力。为应对有行为挑战性的儿童，指导父母干预方法也可以降低压力水平的。通过倾听父母的需求并提供支持和资源，作业治疗师可以帮助建立父母的能力感。作业治疗师必须牢记，大多数父母都非常了解自己的孩子，并且经常会分享各种有用的信息或故事。

（二）兄弟姐妹

　　兄弟姐妹是一生中互相支持的重要资源。有一位有特殊需求的兄弟或姐妹，会改变家庭中其他儿童的成长经历（图3.5A 和 B）。一般而言，残疾儿童与兄弟姐妹间的关系，可能会和正常的兄弟姐妹间的关系一样牢固和积极。但是据此项研究发现，根据残疾的类型、在家庭中各个兄弟姐妹的地位（年长或者年幼）和兄弟姐妹的性别，关系会发生变化。也经常有父母陈述的证据，正好与直接观察或第一位陈述的内容相反。当儿童有多动或行为问题时，兄弟姐妹间的冲突可能会更普遍。当儿童有唐氏综合征或智力残疾时，冲突就不易发生。正念减压疗法（mindfulness-based stress reduction, MBSR）是减少有发育障碍儿童的兄弟姐妹和照顾者之间压力的一种方法。子系统之间相互作用：当兄弟姐妹需要帮助的时候，他们的行为、心情和自尊心要比没有得到帮助的时候更积极。这也影响照顾者的负担。当合理利用资源减少负担的时候，也可能会增加积极的情谊。

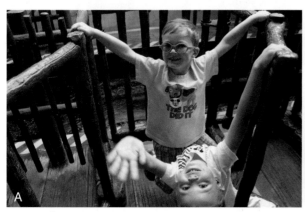

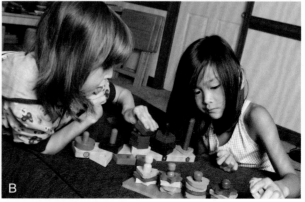

图3.5　A. 兄弟俩一起在操场上玩耍；B. 姐妹俩一起玩排序游戏

通常情况下,兄弟姐妹的角色是不对称的,正常发育的儿童会带领残疾儿童。一般正常儿童会让残疾儿童参加他们可以玩的活动,如打闹游戏而不是玩象征性游戏。要求兄弟姐妹承担照顾者的角色,这可能会有积极或消极的影响。兄弟姐妹学习在家庭中联系及互动。积极牢固的婚姻关系会促进更积极的兄弟姐妹间的关系,而婚姻的压力也会对兄弟姐妹间的关系造成有害影响。

因为作业治疗师用一系列活动帮助儿童参与家庭生活,提高了参与度,兄弟姐妹的融入是进行以作业活动为中心实践的重要一步。兄弟姐妹可能是最好的玩伴,常会全力配合。除此之外,兄弟姐妹的参与赋予了治疗性活动另一层意义(游戏),并且兄弟姐妹们会示范指导新技能。对正常发育的兄弟姐妹开展同伴互助小组也是以作业活动为中心的。作业治疗师可以为他们所服务儿童的兄弟或者姐妹开展一项娱乐项目,那么这些兄弟姐妹可以遇到其他同伴,并且意识到面临挑战性行为的家庭不止他们一个。这些小组渐渐会参与结构化活动,并且开放式的讨论有一个残疾兄弟姐妹的意义。兄弟姐妹的正式帮助小组是同胞工坊,这是通过小组活动解决需求和担忧的娱乐项目。对于有特殊需求的兄弟姐妹来说,同胞工坊的主要目标是结识同伴,讨论共同的快乐和担忧,了解其他人如何处理常见经历,并且了解更多有特殊需求的兄弟姐妹。

(三)大家庭

在大家庭中,有特殊需求儿童的体验取决于家庭成员为他们与儿童的关系带来的意义。家庭成员,如儿童的祖父母、叔叔和阿姨,对于父母的情感和实际援助尤其重要(图3.6A和B)。对于一些祖父母来说,孙辈代表着间接实现未来和机会的联系。研究人员发现,当儿童有残疾时,祖父母会表现出多种情绪,并且会经历与父母一样的一系列调整。他们对于照顾儿童做出显著的贡献。许多负面情感,如生气和困惑,会随着时间而减少,虽然有些可能并不会消失。积极的情感,如接受和有用的感觉,为帮助父母和儿童会随着时间的增加而渐渐适应。祖父母的教育程度和与儿童的亲密程度、与儿童的进一步融合积极相关。祖父母的年龄和健康、居住地与儿童的距离等因素,都不会影响融合度。祖父母首先要通过父母了解孙辈的情况。但是,有些人会从其他渠道搜集信息,如特殊需求儿童祖父母的支持小组。如果祖父母担任了照顾儿童的主要角色,他会发现社会支持是很重要的。真正以家庭为中心的专业方法是在儿童初始评估时询问父母是否希望融入祖父母,以及是否想在提供社会支持的社区中找到可用的资源。

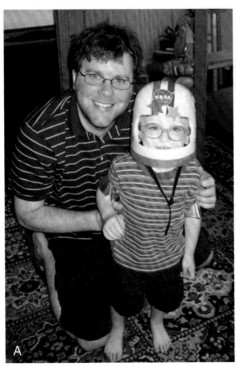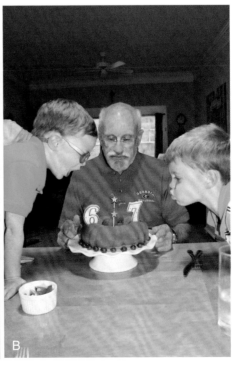

图3.6　A. Noah和叔叔；B. Noah和祖父一起庆祝生日

五、家庭生命周期

当家庭成员改变的时候，家庭系统经历了改变和适应过程。发育中儿童的一些改变可以预料，并且不仅与能力相关，还与年龄有关。例如，需要家庭调整的常规事件包括孩子出生、开始上幼儿园、转校、高中毕业和在外居住。家庭中的其他变化不可预计。非常规事件可能包括祖父母来家里住或者父母在另一个城市任职。有凝聚力和适应能力的家庭会调整日常安排，重新组织日常活动并回归"正常"的家庭生活中。如果互动日常和角色设定太刻板，家庭可能不能在衔接期有效运作。如果家庭遭遇意外受到威胁事件时，例如，失业或者医疗危机，这会变得尤其真实。所有家庭都会用应对策略适应衔接期。

作业治疗师必须理解所有的家庭都是独特的。虽然生命周期模式是由可预见的事情组成，一定要了解每个家庭中的个体。每个生命阶段的特征和问题是极其不同的，并且每个家庭会以不同的速率经历各个阶段。当他们初次了解儿童的诊断，或者在接受前花了几个月的时间去消化并非"理想中的"孩子的感觉时，一些家庭成员可能会经历和放下这种感觉。对于脑瘫儿童，发现与儿童疾病的严重程度和儿童的年龄相关：疾病程度越重则对应着更大的失落感；随着儿童年龄的增长他们的失落感会减少。除此之外，在各个生命阶段，家庭可能会经历和接受其他悲伤的事件。当儿童还是婴儿时，家庭可能需要解决一些发生的问题；当儿童到了上学的年龄，就要进行教育方面的诊断或者确认学习方面的问题。其他与生命阶段相关的事件，如当第一次迈入小学时，儿童有交朋友的能力；当儿童进入高中阶段，这可能会再次成为问题（案例3.1提供了各个生命阶段中出现的问题示例）。最后，家庭成员可能会处在不同的时期，因此一定要考虑到家庭成员的特征和儿童发育的阶段。例如，在隔代家庭中，祖父母必须处理和老龄相关的变化，同时他们还要养育孙辈。相比有其他四名学龄儿童的年长夫妻，年轻夫妇可能有更多的精力和资源去解决新生儿的特殊需求问题。

（一）儿童早期

确定儿童面临健康或发育问题的风险通常是一个复杂的过程。除非儿童一出生就有医学问题、先天性身体结构异常或者具备某个综合征的特征，否则可能几个月，甚至几年都不会诊断。为了明确诊断，神经发育障碍儿童的家庭可能会经历一个漫长的过程。反复的检查、去多个诊所或评估中心就医，这都可能会让家庭走出逆境的能力受到挑战。即使养育一名罕见身体疾病的儿童，如只在夜间发生关节疼痛，当专业人员建议儿童只需要注意观察时，父母可能仍然坚持找出病因。在得到诊断和结束了迷茫期后，家人希望进入稳定期，但这会随着时间而变化。一些家庭能很好地适应新挑战，表现出强大坚韧的一面，准备在家庭和社会中承担双重角色。

因为家庭中没有特殊需求的年长儿童，所以当第一个儿童有特殊需求时，父母没有相同的经验可以借鉴。幼儿的父母可能会问一些问题，如"你认为他能正常去上学吗？"和"你认为将来某一天他们能独立生活吗？"谨慎回应这些问题，要意识到父母对于乐观和希望的需求。但是，回答一定要诚实且切合实际。即使资深并对残疾和发育有充分了解的作业治疗师也不能明确地说出关于未来的事情。儿童何时达到某个确切的里程碑或独立水平，这种长远的预测值得揣摩。但是，当告知父母不能预测儿童的未来时，他们往往会很沮丧。父母想要知道，不管残疾的状况如何，他们都需要一个理由，希望他们的儿童将来在社会上可以立足，并且在长大成人时，有机会参与到社会的重要活动中。告诉父母社会将持续给年长儿童和年轻人提供服务，作业治疗师会帮助父母理解各种可能性。与情况相似的儿童父母进行交谈，有助于建立社交网络，并且会对幸福感产生积极的影响。即使不知道儿童的发育过程，父母也开始了解到服务已经到位，并且他们开始创造关于儿童未来的新设想。鉴于系统、权利和在社会上可获得资源的信息，父母可以独立解决问题并且有机会获得需要的服务。

对于幼儿有残疾的父母，照顾儿童的日常生活不会与所有幼儿父母的方式有特别的不同。父母的工作包括管理儿童游戏环境，引进新的、可发展的、合适的物品和材料。父母确保儿童的安全性并且可能会调整或安排游戏环境，使幼儿可以拿到感兴趣的物品。在儿童小的时候，喂养、换尿布、洗澡和日常照顾是父母本来就要做的活动。只有当婴幼儿有严重的医疗状况或行为问题时，每天的作业活动才会明显改变。当儿童的医疗状况不稳定，却仍然在家的时候，家庭可能需要长期的家庭护理（如数月到数年）。医疗状况欠佳的儿童父母一定要有多种考虑，这必须得到专业人员的高度重视和回应。当父母有医疗状况不稳定的婴儿，并且需要24小时的家庭护理时，短暂休息等服务需要优先考虑。当儿童有危及生命的食物过敏时，父母可能需要从儿童保育中心或者幼儿园工作人员获得有关信息，从而获得帮助。作业治疗师可能是家庭与社会互动的必要支持。

（二）学龄期

当儿童入学时，所有的家庭都为他们获得新的学习机会和新的独立表现感到开心。图3.7A和B显示了父母在幼儿园和他们的孩子在一起。但是，入学对于残疾儿童家庭是具有挑战性的。经历过早期干预的家庭，当他们只能找到更少的家庭服务，而学校提供的家庭帮助也有限时，他们会感到失望。一般来说，不会鼓励父母去上课或者学习以学校为基础的治疗内容。许多父母认为进入学校会获得更少的参与机会，并且是他们孩子成熟的标志，但是一些父母会因为和儿童分离而悲伤。为了易化从家庭到学校的衔接，有特殊需求的儿童父母应该要了解学校的计划、日程表、规定和政策。

对于有轻度学习障碍的儿童来说，可能上学是第一次确定了儿童的表现和教师对于表现的期望之间存在差距。因此，这也可能是家长第一次得知他们的孩子需要特殊需求。在这种情况下，家长会感到惊讶、不相信或者需要安慰。学龄期可能是初次发现残疾儿童存在差异的一个时间段。他们对于这个信息的判断取决于周围成年人和儿童的了解及敏感程度。

对于学龄期儿童，结交朋友和维持友谊格外重要。如果儿童孤僻、孤独且没有朋友，父母就应该关注了。有行为问题的儿童经常没有朋友，这会为家长带来额外的责任，创造并监督和其他小朋友玩耍的机会。在多样化的儿童群体中，结交同伴与积极的学校行为表现有关，并且学校的设施提供了支持建立这种复杂社交的环境条件。教师和作业治疗师可以用不同的方法提升和维持在这种环境中的友谊。正常发育的儿童会依次成为同龄人的"特殊伙伴"，并且他们可能会帮助制订计划或成为助教。社会上的侮辱情况是一个问题，可以通过向其他儿童解释残疾并设计可以增强合作及积极互动的课堂活动，以此来提升同伴关系。

（三）青春期

因为自我认同感的发展、性发育、情感和经济自主独立的期待预示着向成年人的转变，所以青春期对于所有家庭而言是极具挑战且存在潜在压力的阶段。当儿童度过青春期时，这些问题可能对于残疾儿童的生活造成额外的挑战。虽然家庭成员通常能接受儿童，但是儿童会受到同伴和其他人的羞辱，而这在青春期时可能会变得更频繁。这个有着不寻常行为的可爱小孩会变成不再可爱的青少年，并且伴有社会不接受的行为。父母需要为年轻人做准备，

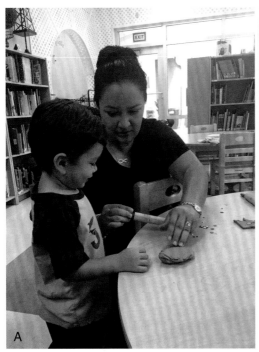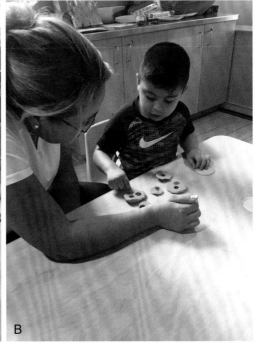

图3.7　A.孩子和妈妈在幼儿园互相帮助下参与活动；B.妈妈和孩子在幼儿园一起玩游戏

处理他成长过程中的社会、经济和性需求，以及如何避免药物滥用。在某些情况下，父母会面对儿童的性教育、使用避孕方法、对于社会合理行为的误解和受到性虐待等不确定因素。在青春期，随着儿童面对未来社会未知的风险，担心子女受到打击的忧虑增加。这些决定就残疾本质而言是变化的，认知障碍、躯体障碍、社交障碍、视觉障碍，这些可以通过经济支持或约束条件进行药物治疗。

青春期是大多数父母必须让儿童学习在世界上以自己的方式独立的时期。对于残疾儿童的父母来说，这个时期可能需要额外的情感支持和经济帮助。除此之外，有些父母很难关注到儿童身体发育的需求。当他们长大成人的时候，人到中年的父母可能会觉得他们的优势和精力都下降了。因为涉及生命周期的方方面面，所以这个阶段在家庭和提供服务者之间是敏感又相互合作的时期，因此要为每个家庭提供正确的帮助和资源支持（更多关于青少年社会化的信息参见第4章和第14章）。

研究笔记3.2

摘要

目的： 本次研究调查了四名孤独症谱系障碍（ASD）学生在午餐时间与同伴进行社交参与干预和同伴互动的疗效。

方法： 多种基础方案评估了在午饭时间，针对四名孤独症谱系障碍青少年进行同伴关系干预，观察到对社交和同伴间互动的影响。三名是促进同伴关系人员是特殊教育工作者，十一名是正常学生，他们都是同伴关系干预的参与者。每周30分钟的交流时间包括了进餐、参与共享活动、社交和反思。

结果： 在所有学生中，包含同伴互动和社会参与的时间间隔水平及平均百分比都有显著增长。

结论： 同伴关系在餐厅环境中是可行有效的，为他们增加ASD高中生的社会互动和参与方面提供了有希望的支持。

实践的影响： 作业治疗师可以在每天的学校环境中，使用结构化的干预方法改善社会参与和同伴互动。以同伴为媒介的干预是可行有效易接受的策略，可以提升ASD学生的社会参与和社交技能。同伴关系能增进ASD高中生和同伴间的互动，中小学生项目的研究结果也相似。

经允许引自Hochman, J. M., Carter, E. W., Bottema-Beutel, K., Harvey, M. N., & Gustafson, J. R. (2015). Efficacy of peer networks to increase social connections among high school students with and without Autism Spectrum Disorder. Exceptional Children, 82(1), 96—116. DOI: 10.1177/0014402915585482

六、家庭生活的支持参与

（一）家庭适应力、恢复力和调节能力

尽管家庭喜欢用日常习惯、传统和庆祝仪式来将他们的活动融入预计模式中，但这些是动态变化的，家庭中的变化是内在的。压力可以改变家庭活动，包括日常烦琐的事物，如对于父母时间的多种需求或不可预计的交通问题，以及积极的、可预计的生活衔接期，如婴儿出生和儿子长大离家去工作，这都会改变家庭日常习惯。其他需要家庭适应不可预知的日常习惯和传统的事件，如失业、疾病或影响社交的事件（如自然灾害）。当家庭经历新的需求和压力的时候，通过创造压力事件的意义，通过像运作系统一样适应和继续日常活动，他们会继续发挥其作用（图3.8）。

当家庭意识到自己的生活状态，即活动受到干扰或失去幸福感的时候，适应过程就开始了。家庭会用各种方法去弄清发生的事。他们会讲述类似情况或者经历过同样事情的另一辈人，或者通过与其他家庭作比较来重新定义什么像是灾难性事件。在不利的事件中找到积极的意义是一种改变境遇的方式。无论使用什么方法，通过建立自己对于事情的理解，家庭会减少失控感，会像他们理解的一样，利用资源处理情况。

当家庭利用资源重设日常习惯或制订新习惯时，新习惯使其继续发挥家庭功能，那么家庭则表现了恢复力。使家庭更易实施新习惯解决状况的保护因素包括家庭和社会的资源。家庭会利用他们自己的资源，如宗教信仰和相互的情感支持，结合社会中的可用资源，如就诊和交通服务。然后他们会重新明确如何作为一个家庭在一起住或相处。在对发育迟缓儿童家庭的长期研究中，Bernheimer和Weisner认为维持日常习惯的这些变化是调节能力。确认了10个调节范围（家庭生计、服务、家/邻居的安全性和便利性、家务负担、照顾儿童的任务、儿童游戏小组、夫妻角色、社会支持、父亲角色、育儿知识），这些需求频率会随着时间而发生变化。当儿童3岁时，要高度调节的领域是照顾儿童的任务、信息资源和支持。他们提到家庭日常习惯会受文化和家庭价值观及目标的强烈影响。

对于弄清日常习惯的意义和适应性，家庭成员之间互相沟通的能力是重要的。家庭会进行情感和工具性沟通。在情感沟通中，家庭成员相互表达关心和支持。在工具性沟通中，成员会互相进行角色

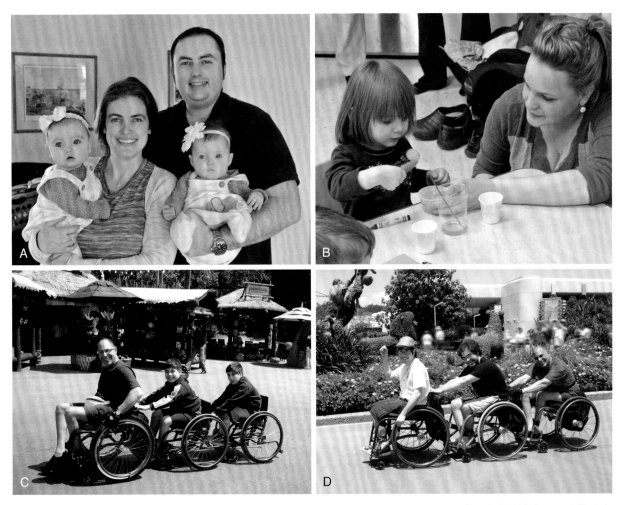

图3.8　通过家庭参与。A. 当父母平衡他们的新角色时，双胞胎婴儿（Sadie 和 Madie）改变了家庭的动态；B. 学龄儿童承担了新角色（学生）和相关责任；C. 父亲在主题公园里拉着有点累的孩子们；D. 多年后，年轻人 Keith 在主题公园里帮忙拉着父亲和兄弟

设定，建立安排表，做决定和解决冲突。清晰有效的沟通对于弄清事件或问题以及化解危机很重要。正如家庭恢复力专家 Patterson 提出的："相信家庭作为一个团队有能力找到应对挑战的解决方案和新的资源，这种信仰可能是建立保护机制并因此恢复家庭能力的奠基石。"

　　健康异常或有发育需求的儿童对于家庭提出了新的需求。通过适应发生的日常习惯和特殊事件，拥有充足资源和灵活性的家庭做出了回应，这样他们可以发挥家庭功能。意识到日常习惯和家庭传统影响的作业治疗师会重视家庭活动模式的干扰因素，并且会帮助父母重新建立或创建有意义的家庭习惯。例如，作业治疗师会给出一些策略，使带有胃管的儿童和家人一起用餐，如向父母解释什么是孩子可以安心在饭桌上"吃"的食物。

　　大多数的家庭成功适应了儿童残疾这一事实，而这不应让作业治疗师忽视家庭最初和后续面对的挑战。应对和适应的时间会根据家庭是否必须适应由严重外伤引起的残疾，或是会渐渐理解儿童发育的差异性而发生变化。明确诊断后，儿童的问题得到确定，家庭生活进程继续前行。在这期间，适应和应对方式的需求会发生变化。下文内容介绍了作业治疗师如何为家庭提供支持、干预和教育。

（二）独立自理能力的发展和保持健康的习惯

　　理解了家庭作业活动性质的作业治疗师会帮助父母应对和适应与儿童一起做的日常生活任务。作业治疗师帮助父母制定日常安排和任务的目标，这是家长所重视的，然后观察儿童是怎么做的。作业治疗师会让父母参与讨论可替代的策略，或者可以示范技巧，用更好的技能和独立能力帮助儿童进行日常生活活动。掌握了转移方面的生物力学知识，作业治疗师考虑是否可以用保存体力和避免受伤的方式来完成任务。当严重的躯体障碍使移动受限的时候，这种考虑尤其重要。当儿童成长为青少年的时候，帮助5岁儿童洗澡、穿衣和如厕的策略对于照顾者的自我保护就不再安全了。作业治疗师对于自理方面的适应性解决方法，如解系尼龙纽扣，或者如果站立平衡太具挑战性，就让儿童坐着穿衣服，这对于父母来说可能是特别有帮助的，尤其是对于初次当父母的人来说。作业治疗师让家长花时间学习自理方面的新步骤，这些时间应该与家长认为的需求相对应。除此之外，改变的日程会立即产生一种好的变化，会以这种迹象来判断付出的努力。当适应性技术无效时，应该快速提出可替代的建议。通过让父母付出最少的时间和精力，提升儿童的独立性，作业治疗建议的目的应该是对整个家庭都有益的。

经常独立进行自理作业活动需要反复的实践指导，直到这种行为变成习惯。作业治疗师可以帮助父母强化儿童在独立性方面的努力。当作业治疗师和教师、父母以及其他人开始沟通的时候，建议继续增加经常反复进行自理方面的作业活动，如如厕和使用工具进食等。儿童使用的学校和家庭之间的联络本就能达到这种目的。

（三）参加休闲娱乐活动

家庭有能力参与休闲娱乐活动，这是多方面进步的结果，包括社会、家庭和残疾儿童(图3.9)。直接影响参与的一个因素是相关计划的可行性，其中同伴和活动的主导者为儿童参与的能力提供了支持。另一个因素是环境本身的可利用性，图3.10显示了环境为所有社区内儿童提供可行的机会。其他因素，如父母了解朋友和邻居的接受程度和父母如何看待主动的态度，是否会间接影响家庭对参与社区娱乐休闲活动的选择。为了回应其他人的负面反应，发育迟缓和有行为问题的儿童父母有时候会限制其进入社区。资源，如买设备的钱款和接送儿童的时间，都会影响家庭参与娱乐活动的范围。能承担得起度假费用的家庭会发现，许多的主题公园会更适合他们的需求。

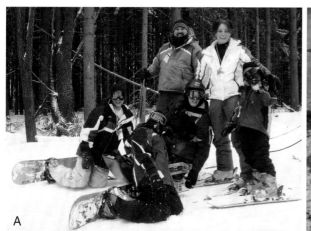

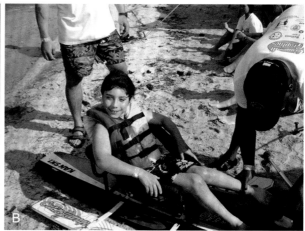

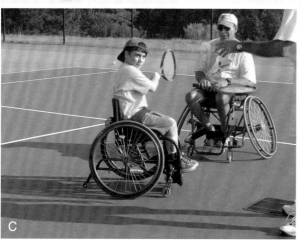

图3.9　A. 社区中的娱乐机会提供了重要的家庭作业活动；B. "We Can Ski"为各类残疾儿童提供设施；C. 父亲自豪地看着Keith上网球课

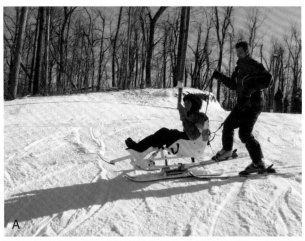

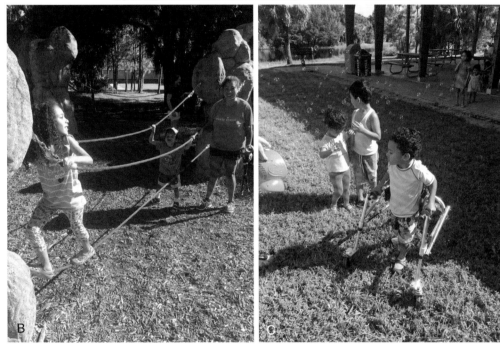

图3.10　A. 大多滑雪设备为不能独立站立的儿童提供设施; B. 当一些操场变得更可行时, 作业治疗师会将这个区域纳入未来诊疗范围中; C. 社区活动中的物理环境改变, 因此所有的儿童都可以参与

作业治疗师可以通过评估和制订干预计划的方法进行沟通, 表达他们尊重娱乐和休闲活动的价值。作业治疗师建议儿童可以使用适应性设备, 以便进行娱乐活动。至少有一项研究显示, 改变环境的特殊干预方法可以提升在娱乐活动中的参与度。随着1990年《美国残疾人法》的通过, 美国的残疾人士会有更多的机会进行社区性的娱乐活动。在当地的实时新闻或网站上, 经常可以获取社区性娱乐活动的信息。作业治疗师提到了哪些活动是残疾儿童可以进行且合适的。他们也给出了一些使家庭成功外出的方法, 如为听觉敏感的儿童戴上耳机。从业人员也会帮助父母有效完成照顾任务, 以留出更多的娱乐时间。有时候安排好治疗和教育计划, 允许家庭进行娱乐活动, 也会有助于发挥家庭作用。

(四) 社会活动中的社交和参与

社交对于健康是有必要的, 并且是为家庭成员接受文化和参与社会活动做准备的重要机制。大多数残疾儿童家庭, 尤其是有问题行为的儿童, 表示在社会中很少有机会参与。表现或证明有行为问题的儿童可能很难处理社交状况。家庭也会意识到, 对儿童来说, 他们是唯一的社会性团体, 因为儿童的确不能适应社交活动。除此之外, 残疾儿童与成年人互动比与同龄人更频繁, 尤其是如果他们有课堂助手的话。不断和成年人互动而将同龄人排除在外的做法,可能会增加和同龄人社交互动的无力感。教育和干预项目应该更着重关注帮助交友关系的蓬勃发展。

残疾儿童也可能会对父母的社交机会造成阻碍。特殊需求儿童的家庭经常会感到,他们参与社会活动的时间越来越少。因为照顾儿童一般很难管理,又一定要提前安排好,所以自发的社交机会就几乎不可能了。

社会支持的增加与更健康的家庭功能和更低的压力水平相关。父母经常会发现这有助于和其他有相似经历的父母建立友谊。为父母提供社会支持和策略帮助儿童应对处理,并使每天的生活变得更容易,帮助他们适应压力,使他们用更积极的态度对待儿童。有时和一个特别的人交谈可能会对改善应对方式有着切实的支持作用。对于家庭来说,这些社会支持似乎比得上或者要比专业的服务更重要。

(五)培养参与社会生活的准备

残疾儿童家庭表达了对儿童未来的担忧,尤其是当他们离开学校时。家长担心儿童没有独立生活的生存能力。当儿童成长为青少年及青年时,父母需要居住的信息,尤其是社区中日益变化的、提供帮助的和居住调整。通常情况下,年轻人会离开家但需要他人的帮助和短期或长期的监护安排。这些年轻人可能没有许多选择,并且选择是极其有限的(为了得到资金)或者可能不会提供充分的监护。对于这些在社会帮助下成功生活的年轻人来说,家庭需要帮忙找室友、其他提供支持的人、资金和监督上的安排。

有残疾的年轻人在找工作和维持就业时会面对许多挑战。然而,支持工作绩效和协助社区生活的新模式已经证明是成功的。家庭和专业人员需要一起合作,提倡社区做出改变,为年轻人就业和成为社会生产力创造机会(参见第25章)。

📄 **案例3.1　家长的观点**

Beth Ann Ball 著

这是十年来的第四次更新。当第一次书写本章节时,由于我有一名残疾孩子,我回忆起许多浮现在眼前的经历和感受。接下来简单介绍关于我和我四个孩子一起生活的回忆和感受。看到早期的家庭照片,图3.11。不仅仅是事实或历史组成了我们的生活。深厚且不容置疑的情感和生活诗歌不仅会促使我们有所收获,有时也会认可我们。开始意识到我的孩子将过上比大多数人更艰难的生活时,我第一次流下了眼泪。童年是在治疗师的帮助下和教师带来的欢乐中度过的。当社会情况困难又麻烦时,星期六晚上的电话也没响时,青春期充满了骄傲、恐慌和沮丧。

最初的反应

了解关于我每个孩子生命中不同时间的残疾。因为知道消息的时间和每个孩子的残疾不同,这个影响也会发生变化。Benjamin出生在1971年温暖的六月。在手术台上,护士把镜子转过去,我不明白为什么我不能看自己的孩子。一切看起来发生得非常缓慢。医师把他抱过来告诉我是个男孩,但是有一个小问题。他的右上肢从肘部开始逐渐变细,右手是一根拇指状的手指,他的左上肢末端是变形的爪形手,在手掌心一半的位置有个裂口,并且其他四指间连有蹼,为并指畸形。

护士把他放在我的肚子上,然后他喷出了小便,弄得无菌尿垫上到处都是。她说,"这是好的",这是令人宽慰的话,但又令人感到害怕,因为我认为还有其他可能并存的问题。直到晚上,我在房间发现他的右下肢股骨

分为两段;膝关节的突出物使其难以生长;下肢非常细,结果证明是胫骨缺失;并伴有马蹄内翻足。我一次次地发现这些问题,心中充满了不适的愧疚感。一定是我做错了某些事情才会导致这样的结果。即使我遵从医嘱,我一定是漏掉某些事。大家会怎么想?我反而觉得一定是我做得不够好,所以不配有孩子。

我的丈夫Mick和我觉得幸运的是找到了一位非常棒的儿科医师,他的第一次建议准确地说出了我们需要的内容。他告诉我们不要回避与家庭和朋友进行交往(暗指我们没有公开表达的羞愧和内疚的感觉)。他告诉我们要让他们给我们帮忙;他们只想帮忙。并没有批判我们的意思,这对我们来说很重要。

我们和整形外科医师、假肢及矫形器师、遗传咨询师、神经科医师、泌尿科医师、内科医师和儿科医师一起,开始了新的征程。不久之后,更多的专业人员参与其中,作业治疗师、物理治疗师、耳鼻喉(ENT)科医师、视觉治疗师、特教老师和心理学家。我们找寻"为什么"的答案。找寻解决下肢不等长和手功能的方法。寻找解决我们自己情绪的办法。但是作为丈夫和妻子,我们从来没有责怪对方,这一点让我们感到非常幸运。

Mick 和我一起开始了新征程,我们总是互相给予支持。有时候是以"对抗世界"的态度和强烈的、保护性的反应使我们度过艰难的时光。当快乐时光来临时,他们会意识到这是我们共同努力的结果。我们能够解决问题并走出艰难时光的原因在于我们互相保证并深信上帝。这种表述对于我们内心深处的需求、感恩和完整的感觉

来说过于简单了。这种和谐感使得我们可以迎接挑战，不断前进。

另一个我们可以不断前进的原因是，我们把每个孩子都看作是一份礼物。他们没有完美的身体但却是上帝的恩典。不具备所有的社会技能，但他们也是有魅力的。他们很有趣，有时伴有幽默感。在面对生活、爱情和成功的时候，他们丰富了我们的生活，并且使得我们谦虚、拥有奇迹和感到惊叹。

使用的服务和资源

对我们的孩子来说，获得服务和资源往往伴随着痛苦、问题、沮丧和愤怒。努力需要坚持和耐心。我们面临的第一个问题是尽力凑钱为儿子安装假肢。当被告知最好的方案是对 Benjy 进行膝上截肢而不是尽力保留它，在没有肌肉和关节的情况下运用时，我们又被告知了假肢的费用。整形外科医师告诉我们的首要事务之一是我们需要得到超出保险外的资金，因为到 Benjy 16 岁时，假肢费用可能会超过一套小房子的价格。我不会去查找所有的细节，但是父母一定会坚持找到哪里可以得到资金。医师会有一些这方面的信息，但是他们并不非常了解这个领域资源的信息。机构和医院可能有更多的信息，但是与合适的人取得联系并非易事。即使现在有了医疗补助和豁免权以及另外可用的资金，用于残疾的资金也会面对大量的资料审核、机构服务的困惑以及大量复杂的提供者，每一个都有着不同的规则和信息。

在寻找资金用于支付假肢费用时，我们找到了一家服务躯体障碍者的知名机构。这家机构有专项资金募集活动。在得知假肢不在服务提供范围后，并且这已是我们遇到的第三家还是第四家拒绝我们的机构了，Mick 崩溃了，我们一起相拥而泣。机构的领导告诉我们，我们最好团结起来。这是我们的孩子，也是我们的责任，我们要更好地"面对困难"。当离开时，我们由羞愧转为生气。我气愤的是，我被批评了并且害怕我们不能为 Benjy 找到资金。这个男人怎么能这样批评我们呢？为什么这家机构的管理者不能为残疾儿童和父母提供服务，不能更同情我们的处境呢？如果他不帮忙的话，我们又可以去找谁呢？

这一经历让我们对于寻求帮助更加疑惑。幸运的是，圣地兄弟会接受了我们的申请，他们愿意为 Benjy 的假肢费用提供大部分资金，直至他 18 岁。我不敢想象，若是我们没有他们的帮助将会发生什么。解决经济问题将家庭创伤带到了新的层面，这种创伤增加了我们早期的痛苦。因为圣地兄弟会帮助解决了假肢的资金问题，我们可以集中精力制订教育计划、家庭作业和希望。

在这个过程中，我们发现了网络的必要性和价值。通过工作、朋友和家庭，我们发现可以和圣地兄弟会取得联系。在学校的一些人帮我们和当地的特殊教育中心取得了联系，我们成了家长建议委员会的一员。在这些地方，我们遇到了许多家长，了解了俄亥俄州残疾儿童教育联盟。能和其他有相似感觉、沮丧和突破的家长分享经历，这是极其宝贵的。没有这些人和这些机构，我们不会得到所需的宝贵的个人、教育和情感上的支持。那些父母提供的信息是无价的资源。

谁在痛苦，谁在努力？

当孩子小的时候，会将他们是残疾的感觉搁置一旁，梦想这是一个最聪明、最可爱、最棒的特殊儿童。我梦想有一个能说会道的海报上的孩子。这些梦想可能也会被称为否认，会让其他人认为我没有意识到孩子问题的真正影响。事实上我是接受孩子问题的，但是我选择保留信念和希望。

大多数的感觉不是源于残疾这件大事情，而是源于所有小的事情。例如，当 Benjy 12 月龄或 13 月龄时，我把他从温暖的泡泡浴中抱出来，并且让他光着胖乎乎滑嫩嫩的小身体站在浴缸旁，这样在我用毛巾为他擦干时他可以抓住浴缸。他用左侧长的下肢笔直地站着，但是同时我看见他在尽力负荷废用的、悬垂着的右下肢的重量。他屈曲左下肢，这样右下肢就可以触到地面，然后身体前倾，看看自己为什么右下肢不能着地。这瞬间给了我一个启示。在那时，我才意识到所有问题都在我身上：我的能力不足，我的问题，我的痛苦。这是个让人窒息的启示，印象深刻到我竟无法哭泣。我们纠结于是否行畸形下肢截肢术，让他可以佩戴功能性假肢。我们选择回避这个决定；消耗时间；希望找到一个更好的方法，希望出现带给我们更少痛苦的事情。然而这是 Benjy 的生命，他的手术、他的痛苦以及他一生都不能快速奔跑。看着他试图寻找可以支撑他的下肢，这改变了我的观点。我的任务是帮助和支持他。当然，无论何时，我都有自己不愿吐露的遗憾的一面。但是，这个问题不仅仅是我的痛苦；而是每个孩子的苦恼。不知道为什么，对我来说，看着我爱的人遭受痛苦要比我自己亲身经历还要痛苦。最后我们同意了膝上截肢术。在 Benjy 17 月龄的时候，他配置了可以活动膝关节的第一个假肢。他有几个非常优秀的物理治疗师，不辞辛劳地改善他的平衡和步态。在高中的时候，他加入了仪仗队。

在我们的记忆中，我们的第二个孩子 Jessica 在 5 岁之前没有残疾。我的梦想是有一名优雅又协调的会芭蕾舞的宝宝。我忽视了肌张力低下和膝关节绞索问题。她在 5 岁之前经历了 4 次手术（因为内斜视、肌力不平衡和旋转性的眼球震颤）。她进入教会开办的幼儿园。在开家长会的时候，老师提及了这些问题并且询问了在家里的针对性行为问题，我会向自己或 Mick 为 Jessica 的表现做出解释，表示每一次手术孩子都在 3 个月后恢复。她会"慢慢赶上的"。

当 Jessica 长大上幼儿园时，学校通知我们参加一个特殊的会议，会议上我们得知她的能力尚未达到入园需求。我没有再听那天会议的任何内容。那次谈话的冲击和逐字逐句的详细解释给我们浇了盆凉水。这就像我从梦中醒来，清晰地看见了患有残疾且被耽搁的女儿真正的样子。我感到内疚和羞愧。我是一名作业治疗师，我了解发育里程碑。我让我的医师和其他人平息了我对于步行发育迟缓、共济失调和精细功能问题的恐惧，因为我不希望相信第二个孩子会有除视觉障碍之外的问题。我否认了 5 年，众多不想伤害我的好心人帮助了我。

在关于 Jessica 会议的那晚后，我得到了祈祷的答案，"从这出发，走向何处？"我参加了心理学顾问 Ken Moses 的演讲，他写的一篇文章中谈到了养育残疾儿童的方法。他谈到了悲伤循环，谈到我们怎么做到不伤感儿童的残疾，也不会放弃梦想。他的言论支持了我过去的感受和经历。对我来说最重要的因素是，他给了我认可的做事方式。他强调了否认对于帮助我们做出影响生命的决定有多重要。他指出，否认会带给我们收集资源的时间，让我们可以正面解决问题。

Ken Moses 也提到，要意识到生气能带给我们行动的力量的重要性。许多时候，孩子因为残疾需要许多的预约、手术、训练、处方、个别化教育计划会议和其他细节，这都让我仅剩一点精力，忙得脚不沾地。我忽视了或者搁置了我本应该立即实行的事情或决定。这经常会让我愤怒，会让我加快或者激起要把事情完成的决心。如果没有向内心转化或者向他人宣泄，那么愤怒是有帮助的。我释然地离开了这次演讲。有这些正常的感觉，我不再是一个坏人、坏妈妈或者坏治疗师。

一些专业人员和父母相信，"否认"一词不应该用于描述父母对于儿童残疾的反应。相反，他们坚持主张父母的反应是"希望"。"否认"是一个让专业人员判断家长行为的词语。当父母不依从一些建议，或者很难接受教育项目或医疗诊断做出决定的时候，他们会用"否认"这个词。两边我都认同，我理解这个问题。我的现实观点是"否认"不会消失。而且，对于我每个孩子未来的参与和希望不会因为"否认"一词而消失。我的希望是真实的，并且如果我选择了他们，如果有人称之为"否认"，我也不会介意。我可以接受我所有的经历和孩子的各个方面。我会沉溺于和他们最好的时光，坚持自己的主张，并且走向我认为对的方向，即不管其他人是否认为我在逃避现实。我相信"否认中"的父母需要坚持他们的希望，无论是否解决儿童残疾问题的资源。所以，亲爱的作业治疗师，给他们一些资源吧！

我相信父母的反应源于恐惧和希望。我害怕自己没有为孩子做"正确"的事。我想要很多可以让他们做的事并尽力做到最好。我希望他们有"对"的经历。我希望他们接受"对"的教育。我希望他们身处"对"的情况中。我希望让他们看"对"的医师。作为一位作业治疗师，在最近两次的评估小组会议上，我解释了父母在感觉处理的差异和反射性的运动模式会影响孩子如何持续任务，也会影响如何协调完成运动活动。儿子被认为在教育方面存在不足，这原本使他的父亲有些抗拒和愤怒。教育者会认为这些家长处于否认状态。我能意识到这种

恐惧。当其他人在说的时候，我看到了他们眼中，并且感觉到了他们的抗拒。当我描述了行为反应，并把这些联系到了感觉和运动模式的时候，每一位父亲都哭了。他们中的每一个人都说，我描述的是他们，不是他们的儿子。他们谈论了自己的经历，以及他们的学校生活是多么艰辛。他们解释因为自身的经历，他们对儿子的情况感到了何等恐惧，并自我防卫说"我最终好了"。我告诉他们，他们的儿子因为有这样一个父亲有多幸运，由于父亲自己的经历，他理解了并产生了共鸣。摆脱愤怒、防御和恐惧情绪需要勇气。父亲都变得温柔了。过去他们听到的是自己孩子差异性的解释，而不是从他们潜在相信的方向解释。我提供的是资源和希望，所以学校生活不会再像他们过去一样艰难了。他们开始试着接受学校安排的特殊教育项目。有时候，室内恐惧还是显而易见的。在我们能力范围内，通过倾听、解释和帮助的方式，帮助父母重获抗拒、害怕影响下的希望。

Mick 说，他相信，不管怎么说，父母的行为和态度都是合理的："如果判断为否认，那么父母仅是将时间花在积累资源上。如果说是希望，他们侧重于会想一些艰辛的事实。在不可能的情况下给予父母能量是崇高的使命。作为父母，我们想要成为有力的支持者和有能力的监护人。为了做到这些，我们需要健康的情绪并扎根于现实。不再抱有幻想、恐惧、愤怒，我们的情绪到了某个程度，最后每次都得以平息，这期间我们经历的是无尽的情绪转换的生活。"

从这出发，去向何处？

决定聚焦在父母身上。有药物决定、治疗决定、教育方面的决定、二次选择的决定、半夜做的决定和在急诊室里做的决定。一些决定直到最后时刻才可能取消。当拿到诊断或诊断的研究时，才开始做决定。我们应该找什么医师？找哪家医院？保险的内容有什么？我们需要多少干预？我们想要怎么做？如果我们否决了他们认为对我们家庭重要的事情时，他们会怎么想？这件事重要吗？

当 Jessica 上小学的时候，我们一起等公交车。每天早上当我们坐在楼梯平台上时，Jessica 和我会花 20 分钟时间做眼保健操。有时很容易，有时 Jessica 会抱怨、抗拒并且试图转移我对任务的注意力。在她七八岁时的某一天，我们正在进行训练，讨论她的支具、她最近的眼部手术以及当天下午安排的作业治疗。她一直想知道为什么我们必须做这些事情。我解释道，我们本来可以有更容易的方法，但我们正在尽力弥补一些事情。她突然抬头看我，问："是还有什么关于我的没有弥补的事吗？"我快速的反应说这是上天赐予的礼物，并且我很珍视它们。之后，Jessica 乘着校车上学了，留下我一个人感到空虚和内疚。我也重新了解了无数的治疗、手术和家庭项目对于她自信心的影响。

这次意外也让我认识到育儿的另一个方面。有些方面的残疾是无法弥补的，这是不容回避的事实。作为

一名作业治疗师，这样我才能帮助他人，并且使他们将事情做得更好。我曾经真的相信自己可以帮助消除一些问题，可以治愈一些伤害并且可以提供训练使人们更加独立。一旦遇到 Jessica 的问题，我就逃避。我想要弥补失去的时间。如果我认为这有助于 Jessica 变得更好，恐惧会让我不遗余力。因为 Jessica 的问题，我开始理解了并不是所有的需要都需要"弥补"。我暂停了一些推荐家庭项目。我恍悟自己需要成为的是一名"母亲"，其他人才是治疗师。当专业人员批评父母没有依从建议时，我解释道，每个家庭都有他自己的状况，并且现在是时候重新制订计划，只做妈妈的角色了，而不是安排者、治疗师、司机、医师或指导老师。

学校

除了孩子的药物问题，取得特殊教育的资格是特殊需求儿童父母所经历的最痛苦的情况之一。很明显 Benjy 有骨科问题。但是，为了取得特殊教育的资格，我们不得不经历一个过程。Benjy 不得不接受测试，我们要做的事是屏住呼吸等待，他是否可以接受教育服务。他获得了资格，在一所学校里从幼儿园读到了三年级，这个学校有骨科相关项目。他在为躯体障碍儿童开设的特定班级中上到三年级。

当注意转向教育而不是手术和治疗的时候，我们发现躯体障碍要比学习障碍更容易界定。很快，我们的重点转向了认知和课堂技能的培养。在那段期间，Benjy 一直被留在一年级，因为老师认为他有学习障碍。对于一直处于悲伤周期的我们，这个评估给了我们另一个焦虑和伤害的机会。已接受了身体残疾。但是，这项新的评估粉碎了我新的梦想，我梦想有一个最聪明、最善于社交的躯体障碍的孩子。虽然他是受人喜爱的和快乐的，但当他确定存在计算障碍和某些听觉处理障碍时，我经历了同样愤怒内疚的阶段（如果不是更多）。再一次的话，我仍担心他是否会成功。

因为在幼儿园时我们就被提醒她会有发生学习困难的可能性，所以我们申请让 Jessica 接受这个测试。学校表示，太早反而不能发现差异性，但是我们继续坚持，评估结果就出来了。她获得了学习障碍项目。对于今后 5 年内的每一年，Jessica 的资源就会从小学移向另一个学校了。这意味着，每一年，她都不得不适应新的环境、新的老师和新的同学。当 Jessica 四年级的时候，我们被告知要带她去咨询，因为她很孤僻并且没有朋友在操场上一起玩。我还看见她坐在操场的边缘，和她想象的在泥土里的"小人"一起玩。当 Jessica 读六年级的时候，我们搬到了一个新的地区，因为每一所邻近的学校都有特殊教育资源。不幸的是，我们了解得太晚了，她所在年级的资源已从学校移除了。她仍然在为没有归属感而苦恼。

当 Benjy 读三年级的时候，Mick 和我决定，让他大部分时间在普通教室接受教育是有好处的。我们的考虑先于校方，并且我们的要求得到了相当大的响应！在 1980

年，Benjy 成为一个先驱者。那一年对我们来说很难，因为我们决定改变优先顺序，允许先进行学习障碍项目以满足他的需求而不是骨科相关项目。世界上最让人紧张的地方之一是全是教育人员的房间，包括项目负责人、心理学家、教师、作业治疗师和物理治疗师，以及唯一认为你在为孩子做正确事情的人，就是你的配偶。允许学校开展学习障碍项目以满足我们儿子的需要，这被证明是正确的决定，当到了召开个别化教育计划会议的时候，我仍然会内心纠结（甚至在个别化教育计划会议中，我是一名作业治疗师）。我们一起努力找到适合 Benjy 的服务，而不是将他安排在一个现有的特殊教育项目中。这正在成为一种常态，但仍是平衡之举。

Mick 和我总是会帮我们的孩子完成家庭作业和学校项目。我会理性地认为，学校作业上的成功会帮助他们在生活上取得成功。这对于学校作业的效果很有效。不幸的是，因为我们不断地为他们的家庭作业提供帮助，他们从来不会遇到失败。现在我清楚意识到，孩子应该自己学会承担责任，并且失败是学习过程的重要部分。另外，他们自己可以变得很独立。通过确保儿童能在学校取得成功，我希望儿童的自尊心不要受伤害。因为学习和成长过程中的复杂性，没有一条明确的道路，这条道路上孩子会比大多数人面对更多的挑战。残疾儿童在学业上需要更多的帮助，但多少是太多呢？之后学习的课程被认为是有价值的，但它们更有挑战性，因为有更多的风险。而且，在教孩子寻求帮助和接受所需的帮助不会感到内疚之间设立界限，不应认为他们可以比其他人拥有更多的帮助。

当我们发现自己为家庭做出判断的时候，需要设立红旗。在本章前面已提及，每个家庭有不同的结构和规则。每个家庭做决定都是复杂而又严肃的。当我们决定有第三个孩子的时候，我知道许多人认为我们是疯狂的。有些大胆的人甚至直接告诉我们。服务提供者屏住呼吸，教育者在教室里寻找另一个 Ball 家的孩子。再要一个孩子的决定是 Mick 和我希望的。这段时间我们的生活就像心跳暂停一样，充满了希望和恐惧，但又还有我们一致坚持的认识。

1981 年 2 月寒冷的一天，Alexander 出生了。他没有身体问题，但是他有疝气痛，就像其他两个孩子一样。他 9 月龄能走路了，并且在那以后从来不会停止。他很忙。在幼儿园会议上，我指出了 Alexander 进步中的差异性问题。老师接受并称赞了我，我认真地告诉她，我之前有过两次经历，然后我就不再那么在意了。我告诉她，这没关系。我的孩子不会失去一切，因为我花时间解决他们的落后问题。他们只会把它做好，并且需要父母允许他们认可他们做的方式。但是，那不意味着专业人员不会对他们据实以告！

我在做决定前所知晓的所有事实只来自一种渠道，专业人员同情又带有尊重的实情。诚实是一个作业治疗师给父母的礼物。这并不意味着父母会听从你的建议，甚至相信你是对的。但是你对于情况的诚实评估，会为父母提供一些信息，并且相信他们需要帮助孩子获得成功。如果你花时间去倾听父母的梦想或者如果你帮助他们用语言表达梦想，这会有帮助。许多时候，我甚至不能表达我的梦想，因为它被恐惧埋藏在灵魂深处。过去和现在，我都不能解决长达几周的长期问题。我只能依次化解危机。有几天我甚至不知道对孩子存在梦想。但是也有其他时候，我能清楚地知道自己的孩子要实现的生活和我要去的地方。

Alexander 是极具天赋且有魅力的，但也有注意力缺陷和读写障碍的学习问题。加上视觉处理问题和感觉防御的描述就更完整了。在幼儿园和一年级之间的时候，在我们的一再坚持下才确认了他的残疾。在他阅读和书写的时候，一直会颠倒字母。他经常会先阅读字母末尾。在 9 岁的时候，他用粗体字在 T 恤上写着避免毒品的承诺："Lust say on！"留在橱柜上给我的经典留言条"homework is bone"或"bog ben out"。

Alexander 的残疾诊断对我和丈夫来说也是很难的。失落和伤心会随着每次确认再次出现。又一次，我不得不坚持得到正确的服务。我也不得不看着他挣扎多年，额外的助教内容、视觉治疗和只开始破译言语的作业治疗内容。因为家庭期望有个善于表达社交的儿童，所以 Alexander 生来就有这种压力，因为他的残疾没有他的哥哥姐姐严重，他会处在内疚中。他接受了咨询，以帮助他解决这些感觉和无力感。

但是，Alexander 的有些残疾是给我的礼物。他总是需要读学校的书给他听。当我们不能找到一本所需的录音书或者他需要快点完成的时候，我会花时间陪他阅读。我们会一起分享了解宗教间的比较，印第安人是怎么握手言和的，以及如果你在森林里迷路了，怎么保证自己的安全。这是珍贵的时光，如果他本来有能力自己阅读的话，这就不会发生了。

礼物和梦想

最近我听到了一句俗语，"我在玩我手上的牌"。我认为这适用于所有人。在我看来，每个人都有他们生活中悲伤的来源。我们，作为残疾儿童的父母，经常会关注迟缓和害怕。我们应该被允许去感受与这些情况相关的感觉。但是，我认为你将会发现，我们以儿童的成就为傲；学会独立穿上假肢，学会翻跟头，或者在键盘上敲出正确的密码打开电脑屏幕。我们感到开心并且想要和我们的孩子在一起，分享他们独特的生命价值观，一起度过时光。

有许多事是我们的孩子从来不能做的，有些是他们选择不尝试的活动。这些事是他们接下来不可能做的，但我从来没有告诉他们不能做。父母总是站在鼓励不可能的角度上。但是，现实是孩子最后决定说什么他或她能做或不能做。在养育残疾孩子的一路上，我们过去和现在都犯了很多错误，但是我们拒绝让残疾限制可能。

当我读《绒布兔子》(*The Velveteen Rabbit*) 给孩子听

的时候，我记得我哭了。看起来是孩子的问题阻止了他们变得过于"真实"。我知道所有我对他们表达的爱不会改变他们身体的缺陷，但是，我也知道我对他们表达的爱可能会帮助他们解决"真实的感觉"。Benjy 告诉我，他会在天堂奔跑，我信了。我也知道他们三个人每天都会在心里奔跑，并且其他人看着他们迎接更多的挑战。

作为工作的一部分，我被要求去评估了一名学生，他的手像 Benjy 的"爪形手"。他有听力障碍，并且特殊教育团队聚在一起共同决定如何在学校环境中给他提供最好的服务。当我们坐着开会的时候，我的一位同事谈及了他的手。他说，他不能理解为什么他的父母没有将他的手"修好"，它们看起来如此奇怪。我屏住了呼吸且内心受到了撞击。我无法回应。我悄悄地固定了我的椅子，没有发声。我的同事怎么有权利评判男孩的手需要修复呢？我受撞击的内心又响起了一些声音："他有权利有那些手、他自己的手，他有权利与众不同。"在某种程度上，我有这些感觉是因为我评估过他的手部能力，并且知道不管他的手表现得多么不同，他都能技巧性地使用。在会议后，我表达了自己的想法和感受。我意识到这个人说的一番话，因为她认为"修复"他的手可以摆脱因看起来异常而带来的凝视和取笑。

为了表达我的感受，我给同事写了封信。在信中，我解释了丈夫和我在 Benjy 7 月龄时所做的决定，就是增加他左手的功能，希望看起来和其他每个人的都一样。很难承认我有这些感受。我告诉她，Benjy 的右上肢，我们带有情感地称之为"超级小指"，从来不会看起来和其他人的一样。我告诉她那些因为植皮而留在他手和手腕上的瘢痕。我谈及了 Benjy 的手术，抓握力改善了一点点，但是不能达到关节全范围的屈伸。我告诉她，她提及的年轻人抓握功能可以适应使用剪刀和拥有功能性的剪切技巧。

我的信也解释了比手更严重的问题，那就是态度。我将我们的角色看成和不同孩子在一起工作的专业人员，不仅教儿童还教其他人。我们孩子需要的信息是：不同并不意味着更严重，仅仅只是不同。我知道人们有能力接受差异。如果我们生活在完美的世界中，所有的差异都没有关系，我们不会感到应该修复它们。但是，我们生活在已经存在的世界中，整容、整鼻和"改头换面"的社会中。人们会根据外貌进行判断。我们作为专业人员的部分角色是学习接受差异性，尤其是在外貌方面，不是尽力去修补一切。我们的工作是帮助其他人理解不同不是错误。这是将复杂问题简单化的看法。

当我告诉 Benjy 关于意外的时候，他说："那个人不冷。只是她不知道所有的事实。如果上帝想要每个人都看起来同其他人一样，那么他就不会创造有障碍的人了。有段时间我想要看起来像其他人。对的人是因为身体之外的东西而记住的你，这才是真正重要的。对的人会看着你，不会认为你是不同的，反而认为你是独特的。"

Benjy 从迈阿密大学毕业，在教育学专业取得了学位并且独立生活了。目前他在一家杂货店做收银员。因为吞咽障碍和残肢的功能缺失，他在进行神经病学的测试。他已经用了好多年的轮椅了。还记得 Benjy 高中时参加仪仗队和跟着音乐跳舞，这是不可思议的。他用适应系统控制驾驶。和他一起出去往往是高兴的，就像他总是受到顾客的表扬，而且他告诉我们，他们期待看到他。

Jessica 患有残疾，获得了美国社会残疾保障保险，但生活独立。她增加的诊断包括孤独症、乳糜泻、慢性焦虑和病因未明的神经退化性疾病，这导致了足下垂、剪刀步态和跌倒。她出版了两本诗集。

Alexander 娶了一位非常优秀的妻子，有一个漂亮的女儿和儿子。他在美国北卡罗来纳州开设了林场。他文字书写能力稍微有点提升。他说这是帮助孩子们学习阅读的结果。他是一位优秀的父亲。

当 Alexander 18 岁的时候，我们有了我们的侄孙女 Matteson，她的母亲因癌症去世。Matteson 那时候 6 岁。她的挑战是不同的。她患有明显的多动症，并且在学校得到了解决。她最近被诊断为强迫症。她有需要控制的症状，但是在大学的时候症状明显加剧。她现在就读于南卡罗来纳州查尔斯顿学院，主修特殊教育。她也是上天的恩赐和礼物。

作为残疾儿童的父母，除了平常的时间，我们都会继续参与孩子的生活。上周在急诊室陪伴 Benjy 几个小时后，就和 Jessica 待在一起几天，送她去工作并且帮她解决住房问题。我想到了给予服务。我们根深蒂固的概念就是需要去服务他人。上帝会让我们过得更简单些。我们不需要离开自己的家庭以获得每天的服务。

我对孩子们的祈祷和梦想依然是和他们小时候一样：他们感到快乐，他们可以尽可能独立了，以及他们总是有爱着他们的人（图 3.12 是最近的一张家庭照片）。当孩子成长到成人时，我们不得不参与和支持，不受控制的。我们也继续处理着情感，如恐惧和内疚，因为我们的孩子终生伴有残疾。

在各个阶段及各个年龄，有残疾人员的家庭会珍视帮助和资源。如果你花时间倾听父母的梦想，你可能会听到欢乐和泪水。你可能会听到生活中愤怒或者反抗时的有力心跳，而这些愤怒和抵抗会比预期的少。作为一名作业治疗师，你是父母的礼物，父母的生活与你相联系。你有办法解决一些令人沮丧的问题。你可以帮助发现希望。你会变得尽可能诚实并且提供他们做决定的信息。你有一些父母问题的答案。

谢谢您。

Beth Ann Ball 是四个残疾儿童的母亲。她也是在公办学校工作多年的作业治疗师。

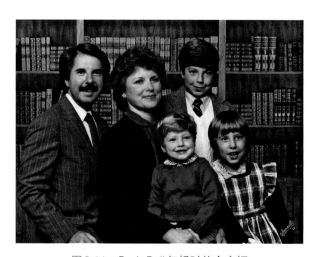

图 3.11　Beth Ball 年轻时的全家福

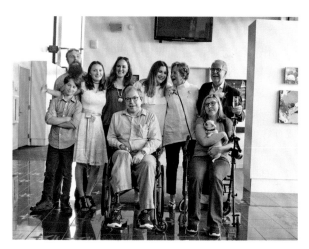

图 3.12　全家福。前排：Benjy 和 Jessica；后排：左起带有胡子的 Alexander，他的孩子 B.River 和 Taylor，他的妻子 Heather，Matteson，我和 Mick（我们总相拥在一起）

七、家庭和跨专业的团队

家庭和跨专业团队合作的完善记录可以提升治疗质量。全面的家长与专业人员间的合作关系包括和家长不断地分享信息、建立积极的关系，这是所有安排中最关键的。通过一起合作，家长与专业人员之间的合作关系可以通过共同工作得到良性发展，作业治疗师和家长都会分享不同儿童生活重要的专业知识。尽早地讨论家庭所带来的持续参与性和特殊的洞察力；这部分会更具体地讨论作业治疗师和跨专业团队为家庭服务的不同方式。

（一）以家庭为中心的护理

以家庭为中心的护理（family-centered care, FCC）

和服务涉及信念和实践的结合，它明确了家庭成员驱动的、提供能力的家庭运作方式。FCC是"……对于计划、提供和评估健康状况的一种创新方法，以健康服务提供者、患者和家庭之间的互助有利的合作关系为基础。以患者为中心和以家庭为中心的服务适用于各个年龄段的患者，各类医疗场所都会运用到"。(http://www.ipfcc.org/)如果作业治疗师想要在团队发展和实施中获得成功，这些信念和实践就很有必要。作业治疗师的角色可以从服务协调者的角色涵盖为解决家庭经济和社会资源需求，将其作为干预的一部分，使家庭成员可以就儿童的项目做出决定。三项以家庭为中心的服务互补模式是家庭支持、直接服务以及家庭合作教育。

家庭支持旨在援助社会支持体系以发挥家庭固有优势和家庭功能。Foley等建议，通过这种服务帮助家庭做出决定并且有机会获得家庭援助，这可以提升生活质量。与其他家长交流等社会支持，可以减少家庭成员的孤独感和压力，同时又提升了生活质量。通过情感支持和具体建议，提升家庭幸福感，可以让家庭和他们的儿童进行有回应的互动。作业治疗师在提供家庭援助中的角色是帮助家庭获得所需的资源，并且利用它的竞争力和优势，同时又提升了生活质量。

作业治疗师让儿童参与活动的时候会提供直接服务，旨在提升儿童所需要的技能习得并弱化残疾的后果。对于作业治疗师和大多数的机构来说，这是传统的，又是更能互动的补偿形式。家庭成员应该存在并且参与这项治疗性活动，但作业治疗师的注意力是放在提升儿童的活动参与度。除非家庭有能力且能敏感的处理，这类服务可能会摒弃以家庭为中心的护理。提供直接服务的相关照顾者获益于改善转介服务。

家庭合作教育有多种目的，应该为家庭的兴趣爱好、学习模式和知识水平制定个性化方案。在以父母为媒介的治疗中，教会照顾者如何让儿童参与制定的活动，实现家长认可的目标或结果，强调独特的需求和家庭目标，把它作为决策过程中积极的一部分。干预者指导家长使用策略，在每日活动的固有流程中可以执行策略满足需求。正如一位母亲提到，"父母需要和孩子一起接受教育，因为一切都是由父母传递给孩子……不能仅仅依靠了解所有解决方法的专业人员"。强有力的证据显示，父母对于发育了解得越多，他们在和儿童互动时获得的回应和帮助就越多，就越能为最佳发育做好准备。

当儿童对团队指定活动有兴趣时，与家庭分享信息可能是最有效的。在那时，作业治疗师就是一名促进交换想法的促进者，帮助父母发现有助于儿童学习活动的方式。这段对话包括了观察和反应的时期。指导者会带来干预策略的实用性理解，会作为一种潜在的资源增加照顾者的关注和自信心。不同于直接治疗，家庭是治疗师关注的重点，父母或者家庭成员是与儿童互动的对象。用这种方式和家庭分享需要一系列的技能，包括对于发育的理解、如何实施有效干预的扎实的专业知识以及用平等的方式进行沟通，同时又要关注家庭提出的目标。治疗师想让家庭具备能力，而不是依赖专业人员的专业知识，作业治疗师也要辅导照顾者，使其有潜能改善儿童的表现。

家庭教育必定是一个双向的过程，应意识到成员的专业性，才能强化家庭。熟知为特殊需求儿童设计的社会组织和活动的父母将作为团队合作的教育者，提升自己的专业知识。父母可以提供超出专业人员知识范围的照顾特殊需求儿童的信息、资源和方法。

（二）制定决策时尊重家庭

在为儿童提供服务的过程中纳入家庭并不是最好的方法；在美国，这是法律规定的。意识到家庭的作用，在评估、干预计划或做出决定时，美国政府要求服务提供者和教育者获得家长或监护人的允许和认可。《美国残疾人教育法》C部分强调了以家庭为中心的服务(https://sites.ed.gov/idea/)，这反映了家庭在儿童早期生活中（从出生到3岁）的重要性。提供者需要满足父母需求，形成以家庭为指导的、个别化家庭服务计划的资源，家庭需要促进儿童最佳的发展。不久，学校系统就将家长纳入发展的个别化教育计划中，这可以指导特殊教育和相关的服务（参见第23章和第24章）。

分享儿童干预决策的父母对服务更加满意。尽管专业人员乐于了解家长作为决策者的角色，但他们不会总是给家长选择，或者用家长能做出良好决策的方式解释选项。绝大多数情况下，以家庭为中心的计划仅仅写在专业术语中，不总是能解决家庭的担忧。父母会用以下几种方式为儿童做出决定：

- 父母听从治疗师的决策。听从治疗师可能体现了治疗师判断力方面的自信，对于父母来说，这是一种简单的方法来决定不完全理解的问题。

研究笔记3.3

摘要

目的： 研究调查作业表现(occupational performance, OP)训练在改善儿童及其母亲的作业表现以及母亲育儿能力方面的有效性。

方法： 一组按时间序列设计，在四个时间节点评估儿童($n=29$)和母亲($n=8$)的作业表现：① 预受试；② 干预前；③ 干预后；④ 随访。

结果： 在进行了6周的干预后，儿童和母亲的作业表现得到明显提升。母亲育儿方面的自我能力也得到改善。

结论： 研究提供了初步的证据，支持作业表现训练对提升儿童和母亲的作业表现以及母亲的育儿能力的有效性。改善在继续，似乎也会泛化到其他领域的表现中。

实践意义： 以家庭为中心的服务涉及解决父母和儿童完成目标的需要。训练照顾者可能比单独提供直接服务的疗效更佳。某一方面的训练表现会被泛化，改善其他领域。

经允许引自 Graham, F., Rodger, S., & Ziviani, J. (2013). Effectiveness of occupational performance coaching in improving children's and mothers' performance and mothers' self-competence. American Journal of Occupational Therapy, 67, 10−18.

- 父母有否决的权利。父母知道他们有权否决团队做出的任何决定或目标，这很重要。只有意识到这种作用的合法性，才会让家长确保他们在团队中有重要的话语权，并且可以做出改变，像他们期盼的那样。
- 父母共同做决策。如同之前所述，当建立了父母与专业人员间的合作关系，父母完全参与到团队讨论中并做出决定，制订干预计划。服务选择和可替代的选择要明确，父母才会得到需要的信息来做最终决定。父母的要求应被尊重（在项目的权限内）。

关于谁提供服务、何时何地提供这些服务，家庭不是总能得到充分的选择范围。但是，应该强调他们做决定的任务；否则，以家庭为中心的实践就无法开展了。在儿童发育过程中，早期赋予了家庭做决定的权利，家庭可以更好地为这个角色做准备。在多数情况下，选择评估和良好的决策取决于能力，而这能力可以让父母在孩子儿童时期就提升能力直至他们长大成人。

（三）建立合作关系

治疗师和家庭的第一次互动就开门见山的建立合作关系。在以家庭为中心的方法中，治疗师表明以家庭为导向，通过开放式沟通、互相尊重、共同决策和家长许可来建立信任及友好融洽的关系。治疗师的初次访谈不仅反映了儿童的行为兴趣也表示了家庭对于处理这些行为的担忧。首次互动证实平等的合作关系是令人期待的，并且鼓励信息的分享。同时，父母开始理解专业人员是为了帮助他们，并提供信息和资源支持儿童的发育。

建立信任并不容易定义，这与非言语、话语和互相尊重相关。为家庭考虑对于发展合作关系很重要。这不会总是容易的，尤其当家庭的生活方式和专业的意见相矛盾的时候。积极的态度和不带批判性的态度看待家庭，这可能是有挑战的，但这对于建立和维持信任关系是必需的。建立信任和专业人员对家长观点的兴趣、对儿童的关注以及对家长关于合作关系的了解及贡献的重视度相关联。

当专业人员不尊重家庭时，父母可能会拒绝接受服务或者可能失去对自身的能力感知。当家庭是不同种族、民族、文化和社会经济地位时，尊重他们显得尤其重要。每个家庭都有各自不同的文化，对于儿童的养育、医疗和残疾都持有不同的观点。表3.1列举了文化特征、示例以及可能的干预结果。

定性研究揭示了接受服务的现实家庭经历的快速写照。当专业人员了解了正确的家长观点，就会建立平等感，当每个成员都有机会做出贡献的时候，合作关系会良好发展。当家长着重于作用结果以及作业治疗师旨在解决残疾的时候，挑战就会出现。专业人员一定要反思他们的实践，并且决定他们是否真的重视所服务的家庭，以及决定他们干预的期望值是否与家庭的价值观和目的相一致。

八、交流策略

有效沟通建立在信任和尊重的基础上；也需要诚信的支持，以及父母此刻需要知道的事情的敏感性。治疗师会告知家长大量的信息。当给予家长要求或者寻求的信息的时候，最有可能建立有效的沟通。许多家长都会感到，自己和负责相关治疗的治疗师之间缺乏沟通交流。表3.2总结了父母可以运用的有效沟通方法。

（一）提供有帮助的信息

与儿童有关的信息可能对于家长来说是有益的，包括对作业治疗过程的所有方面信息，如评估和评估结果、合作设定的目标、干预计划和社会资源。

表3.1 干预服务的文化考量

文化考量	示　例	决　策
残疾的意义	家庭中的残疾人员被认为是羞愧和不光彩的，或者对家庭有积极的贡献	残疾的接受水平和服务的需求水平
对专业人员的态度	专业人员被视为有优势的人或平等的人	家庭成员的参与水平；如果合作关系仅基于尊重或害怕，那就可能效果甚微；从业人员需要倾听家庭成员的相关文化喜好和干预方法
对儿童的态度	儿童得到高度重视	家庭很乐意为了儿童的利益做出牺牲
对寻求和接受帮助的态度	家庭中的问题可能被完全看作家庭事务，或者很容易与他人分享	否认的水平；承认并交流问题可能不利；从业人员一定要团结协作并且确认共同的目标
家庭角色	角色可能是性别特定的、传统的或灵活多变的。可能存在年龄和性别等级	家庭的喜好；在家庭与专业人员合作关系中家庭成员可能占主导地位
家庭互动	家庭子系统之间的界限可以是强大且灵活的，或者是放松且流动的	家庭中共享问题或解决问题的水平；家庭成员可以坚持自己想法，独立解决问题或者作为一个整体解决问题
时间定向	家庭可以是以现在或以未来为导向的	家庭愿意考虑未来的目标和计划
大家庭的任务	大家庭的成员可以是血缘和情感方面的亲疏关系	在家庭与专业人员的合作关系中融入谁
支持网络	家庭可能只依赖核心家庭成员，或大家庭的成员，或者没有血缘关系的人（如教父教母）	当在社区中有需求和寻求可能的帮助时，可以及时向谁呼吁
对成功的态度	对待成功，家庭是放松的态度还是非常期望的态度	家庭对于残疾家人的目标和期望
宗教	在家庭生活的某些方面，宗教和宗教团体可以是激进的还是中立的	家庭的价值观、信仰和传统作为安慰的来源
语言	家庭使用非英语、双语还是英语	需要翻译
从原籍移民	家庭可以刚刚移民，或者已移民数代人	文化纽带的优势和重要性
离开原籍的原因	家庭可能因战争而移民	家庭要为移民他国做准备

注：经允许引自 Turnbull, A.P., & Turnbull, H.R. (2011). Families, professions and exceptionality: a special partnership. New York, NY: Pearson; Suarez-Balcazar et al., (2016). Benefits of a culturally tailored health promotion program for Latino youth with disabilities and their families. American Journal of Occupational Therapy, 70, 7005180080p1-8. https://doi.org/10.5014/ajot.2016.021949; and Verdon, S., McLeod, S., & Wong, S. (2015). Supporting culturally and linguistically diverse children with speech, language and communication needs: 0verarching principles, individual approaches. Journal of Communication Disorders, 58, 74-90.

以家庭为中心方法的重要性在于，提供的所有信息都是必要的。为了提供最新的信息，作业治疗师一定要坚持阅读和进行其他与专业发展相关的活动。当然，家庭想要最准确且最完整的信息，这就为专业人员获取当前信息和持续更新技能赋予了责任。尽管父母表达的是他们想要关于他们孩子和诊断的信息，这一定也要给予支持。通过询问哪些自理活动是儿童正在尝试的，已显露了哪些游戏技能，以此使用以作业内容为中心的方法。将治疗目标和家长确认展现的技能相联系，尽量减少使用专业词汇，帮助家长理解干预计划是如何与他们的儿童相关联的。

一般来说，父母希望得到帮助儿童玩游戏的活动，玩具要和儿童的能力相匹配，这种方法有助于培养自理能力的独立性。他们也向作业治疗师寻求帮助，处理限制作业表现的运动损伤或者感觉处理差异。

（二）提供灵活可用的响应服务

因为每个家庭都是不同的，都有个性化需求，所以服务必须是灵活多变且适应的。随着家庭兴趣和喜好的变化，作业治疗师应该持续调整干预活动。家庭很重视专业人员对他们工作的承诺，并相信对于专业人员将他们视为"不仅仅是一个案例"是很

表3.2　家长和专业人员间的交流方法		
沟通方法的类型	目　的	专业人员的角色
与家庭进行正式的团队会议，制订个性化家庭服务计划或个别化教育计划项目	为了增加家长的参与度和舒适水平	提供给家长具体的信息，包括会议的目的、结构和组织工作。关于家长的权利一定要在开会前或者开会中向家长解释。用通俗易懂的言语解释，让家长了解具体的IDEA保障。在开会前，一定要告诉家长会问他们哪些问题（如你是怎么看待你的孩子的？），让他们可以确切地阐述深思熟虑的回答。家长应该在开会前收到评估结果，所以他们有机会思考评估，以便在团队会议中讨论儿童的目标。开会前，作业治疗师找机会和家长电话沟通，谈论他们担心的问题，并可以就儿童的教育项目或干预计划疑虑的问题做好备选方案。鼓励家长提问、表达观点或者做笔记。用通俗的话语，避免技术性的专业用语。 计划应该是具体的，包括日期、任务以及负责计划人员的名字
在儿童的治疗中或治疗后进行非正式会议		作业治疗师需要为家长的经历组织准备。随意或粗略的回应是不够的。作业治疗师需要给出关于最近的表现或状态的具体的实例，当再次评估和表述评估结果时。倾听并了解家长的担忧。检查儿童每天的记录和表格，然后指出喜好选项作为回应。治疗师之后可以就手边儿童的表格信息给家长打电话，避免给予家长错误的或有误导性的信息
书面或者电话沟通	如果家长不能到场，和家庭成员的定期沟通依赖书面或者电话	在作业治疗师和家长之间共享笔记本是非常有价值的一种方式，可以有一种固定的方式表达关注点。团队成员可描述一项儿童当天展示的新技能：儿童令全班高兴的行为，即将开展的学校活动，家长要求的物质材料，点心的信息，或者是儿童目前可以自主进食的能力。 家长可以分享他们洞察到的儿童感受，在家的新成就、新担忧或是想起儿童退学的事情。以家庭为基础的治疗师会为家长准备一本笔记，记录儿童有意义的行为，对于治疗师来说，可以每周对活动提出一些建议。在新生儿重症监护室中，有时候会将记录信息放在婴儿的床边，为家长和作业治疗师提供一种和护士沟通的方法，以便成功地喂养婴儿和解决婴儿的问题。印刷品应该是个性化的，适用于家庭日常习惯。如果具有个性化，从书或者手册中复制印刷品要适当。许多父母偏爱图片和图标。照片也有助于提醒家长和工作人员改善姿势对线。手机可简化这个过程，但要意识到《美国健康保险责任和携带法案》规则以及准确地使用
电子邮件以及其他的沟通方法		电子邮件会成为一种简单的、结束一天的方法，记录每天发生的事，这可以成为家长的兴趣。博客甚至维基网站可能也是切实可行的，是可以和精通技术的搭档进行定期沟通的方法。 告诉家长定期的进步是很重要的，也是大多数学校系统需要的。对于家长来说，一份简单的、涵盖许多方面表现的报告可能比一份冗长且复杂的报告更有意义。儿童具体表现的引述可以传递信息，以此得到个性化的关注。视频资料可以传递关于处理、喂食和摆位的信息。记住，家长一定会花时间看这类视频；与当前目标相关的短片是最有效的。书面信息或DVD都有帮助，因为一些父母不愿意听到、理解或者接受某些信息，但之后可能会

框3.6   作业治疗师提供灵活和积极的服务建议

1. 问:"你能告诉我有关你家庭的事吗?"
2. 仔细聆听并理解家庭的担忧和需求。
3. 口头了解家庭的优先事项。
4. 记住重要的日期。
5. 基于父母的信息,做出服务调整。
6. 当父母的要求不能满足时,解释系统的约束。
7. 当父母的要求不能在系统中得到满足时,为家长建议可替代的资源。
8. 和管理者讨论父母的建议和要求,增加政策和机构结构,改变家庭获益的可能性。
9. 在当前社会和物理情境下,家庭需要策略以养成持之以恒的日常习惯,并受益于参与的干预方法。
10. 作业治疗师可以帮助家庭努力在每天的活动中保留文化价值观和行为,提升儿童的民族认同感。
11. 当和多样化背景的家庭合作时,民族和文化的能力包括了尊重和包容多样性的能力,以实现理想的结果。
12. 移民家庭受益于父母的关注和家庭的参与,以提升健康和幸福感。
13. 观察:父母和儿童的日常习惯和行为。
14. 可以观察到育儿方面的文化差异,会用形式(观察的行为)和功能(目的和意义)来描述。
15. 家庭会呈现多种形式,包括单亲父母、同性父母及祖

父母作为主要照顾者和决策者。作业治疗师可以意识到可能的附加育儿压力,并且当家庭缺乏自己的社会网络支持时,应考虑正式的社会支持。
16. 家庭结构的变化可以造成儿童压力和问题行为的发生;经历暂时变化的家庭(像军人家庭)可能处在高危风险中。无论何时何地,尽可能保持一致性,并且为家庭提供资源以满足儿童日常生活习惯和活动中的独特需求。
17. 倡议:为家庭提供机会。
18. 作业治疗师会帮助生活贫困的家庭,让他们有机会获得和所有家庭和儿童同样丰富的发育性活动和作业内容。
19. 教育:敏感且有回应的育儿方式。
20. 和家庭成员定期沟通。包括父母和其他的照顾者,就儿童的内容进行沟通,确保信息传递准确。这会消除照顾儿童的父母传递所有信息的负担,并提供合作的机会。
21. 父母可以培养一些技能,以提供积极参与和学习的机会,融入儿童的日常互动中,如共同阅读书籍。
22. 示范游戏的行为,通过挑战性领域的指导和反馈提升家长的能力。
23. 在不良事件中找到积极的意义,这是一种改变境遇的方法。

重要的。当专业人员做出了"超过"职责的工作,如满足他们在外工作的需求,记得儿童的生日或者带给他们使用的材料,家长会表达感激之情。参见框3.6,关于提供响应服务的建议。

虽然作业治疗师常可以灵活应对儿童迫切的需求和家长的担忧,但是有时候有些服务会受到系统结构的限制。当家长希望有附加服务的时候,处境就发生变化了(如以家庭为基础与以中心为基础的治疗),或者是在不同的时间提供服务,作业治疗师因他的安排可以或不可以回应此要求。通常情况下,关于作业治疗师的工作量和服务的范围,机构或者学校系统会实行政策。在系统结构和个别化家庭需求两方面,从业人员两者兼顾。对于作业治疗师来说,受时间限制、大量工作量的需求或者制度政策影响等约束,并不总是存在现成的解决方案。

多数情况下,作业治疗师意识到自己不能改变系统结构,一定尽可能地有效完成工作。同时,作业治疗师应该告知家庭关于项目的规则和可能性,使家庭成员意识到系统的约束。作业治疗师也还可以采用开创性的态度,改变系统以允许更多的变通,满

足家庭的需要。对于作业治疗师来说,在政策问题上有话语权是必要的。

九、家庭项目:将治疗融入日常生活

本章给出的方法是将治疗策略融入儿童每日作业活动中,要清楚地认识到,学习最好发生在儿童的自然环境中。当儿童将治疗中的技能泛化到其他的环境中,并且将技能融入其日常生活中,才能证实治疗中的技能被转换入有意义的功能改变中。对于父母来说,包括家庭活动在内的治疗过程,其关键部分在于和儿童一起执行,这样他才能在家应用新的能力。但是,在提出建议前,作业治疗师应该了解父母一周的日常习惯和家庭活动的一般流程。在发展过程中,要仔细考虑家中的条件和环境。当儿童在日常生活中有序做出回应,并且对父母合理提出要求的时候,家庭项目最有效。理解哪一种日常习惯和传统是与家庭的文化和社会性相关,可以帮助作业治疗师着重建立最好的合作关系,以得到最佳的项目结果。普通一周调查结束后的结果使作业治疗师

和家长将目标和活动融入互动式日常活动中,其中的治疗性过程不会减少家庭常规的价值和快乐。

随着大多数家庭可以获得更多的技术,扩展到家庭中是应用手机或者电脑,说明对于作业治疗师和家庭合作而言,这些技术是提高可行性和使用便利性的一个可能的中间媒介。技术应用已作为一种可能的治疗性工具,以提升儿童家庭延伸方面的功能和结果。Anderson 的一项研究发现,美国 98% 的成年人有一部手机,68% 的人有一部智能手机,73%的人有一台台式电脑或笔记本电脑,这显示了技术的可行性。

家长便捷的使用电子设备,其延伸性改善了家庭活动的方方面面。作业治疗师和照顾者之间的沟通大大增加,提升了儿童的治疗过程和结果。大量的研究揭示了父母认为有责任赋予儿童幸福,并且期待当提及干预过程的时候,可以认为是合作角色。如果作业治疗师可以使用并推荐家庭可获得的资源,这将会大大提升家庭环境中物品延伸的可能性。不断地进行研究,评估具体应用的有效性,旨在提升家庭延伸能力和儿童作业治疗干预的疗效。

总结

和家庭合作是最具挑战和最能获得回报的儿童作业治疗内容之一。家庭参与干预,在决定儿童能获益多少方面是有关键作用的。治疗目标和活动体现了家庭优先选择的顺序,而这经常会产生有意义的结果。以下内容概括了本章的要点。

总结要点

- 家庭系统理论描述了家庭作为一个独特的子系统(家长,儿童,大家庭),其互动模式影响了每位成员的行为和身心健康,同时家庭致力于使儿童成为参与社会的一员。
- 家庭的文化和背景影响了他们独特的世界观,以及他们想让儿童做的事情。为了有效地进行干预,作业治疗师一定要仔细倾听,并就每个家庭而言最重要的内容做出回应。
- 家庭生命周期明确了生命的阶段和每个时期的生态影响。每个阶段都有可能造成压力的常规事件。作业治疗师一定要问清非常规事件,以充分理解家庭是如何起作用的。
- 通过影响使用时间、压力水平、生活满意度和发现日常作业活动的意义,抚养特殊需求儿童会影响家庭成员间的共同作业活动。
- 当和家庭合作的时候,作业治疗师会关注家庭的喜好、做决定的成员,可能会训练照顾者应用具体的方法,并且为儿童喜欢的照顾者提供帮助。
- 通过尊重的互动、诚实而又持续地进行沟通以及支持的态度,作业治疗师和家庭建立并保持合作关系。
- 通过有效的分享信息、充分参与团队决策以及提供足够的支持,家庭能够促进儿童的发育。
- 支持面临多种挑战家庭策略和其他所有家庭相似:进行清晰的沟通,如果调整可以确保更好的结果,则调整任务和日常活动,并且关注照顾者的特殊需求,使他们觉得有能力充分发挥自己的作用。

第4章

儿童发展的作业治疗观
Occupational Therapy View of Child Development

Natasha Smet, Cheryl B. Lucas,
with contributions from Diane Parham, Zoe Mailloux

问题导引

1. 儿童作业的发展如何促进长期健康?
2. 神经可塑性如何为作业治疗师提供作业发展的方法和目的?
3. 儿童独特的性格如何影响作业发展?
4. 在所有情境下,共同作业如何长期促进作业表现的独立性?
5. 个体生物和文化、社会、地理政治、物理和虚拟环境是如何影响婴儿/幼儿/儿童/青少年的作业表现?

关键词

以儿童为中心	知识经济	作业认同
共同作业	神经可塑性	耐受
共同监管	物体恒存性	自我决定
关键时期	作业异化/剥夺	自我效能
动态系统理论	作业需求	象征
地理政治环境	以作业为重点的治疗	
概念化	作业形式	

童年的意义远不止从出生到成年的这段时间。还包括儿童的生活状态和条件及这期间的质量。这是儿童在学校学习和玩耍时以及在家人和充满爱心的社会环境的关爱和鼓励下变得强大且自信的过程。这是儿童生活在免受恐惧,免受暴力侵害,免受同龄人、成年人和社区虐待的宝贵时期。

一、从作业科学角度观察人类发展

儿童是有个性、有能力和善于挑战的人。儿童需要充足的营养、居住环境和养育照顾者等基本条件来促进身心健康发展。一旦这些需求得到满足,大多数儿童可以在有足够资源、环境和成年人支持下参与到日常活动中来。作业治疗师与儿童、青少年以及和他们互动的人合作来提高儿童在环境中的作业表现及能力。这包括家庭成员、照顾者、同伴、学校人员和社区组织。作业治疗干预的目的是让儿童能积极地做他们需要做、想做和被期望做的作业及活动。最终的结果是促进儿童从婴儿期到青春期的短期健康,保障成年后长期的生活质量。

作业科学研究证明了作业对社会参与和人类长期健康有益处。作业科学理论对作业治疗师提出了挑战,要求他们从其他学科的发展理论下以顺序和线性方式看待正常儿童发展和成长,过渡到以情境作业为中心的方式。作业是多感觉的活动,需要使用和整合中枢神经系统、外周神经系统以及其他身体系统和结构。一些关于神经发育和神经可塑性方面的研究表明,在多感官目标导向的活动中,大脑各区域之间存在复杂的神经连接。因此,作业活动是塑造大脑的有力工具。

作业治疗师对作业发展提出了整体和自上而下的观点。以作业为中心的发展目标强调了作业治疗在作业活动中对功能参与的重要性,这既是一种手段,也是一种目的。这一过程从对发展技能的定量测量扩展到了在儿童参与的环境中对其整体作业功能的定性检查。

　　然而儿童在从事有意义和有发展的作业活动时可能会遇到障碍。从出生就存在残疾的儿童如脑瘫、孤独症谱系障碍、唐氏综合征和其他遗传综合征，可能由于他们生活的物理、社会和文化环境而经历作业异化和剥夺。一些与快节奏的技术环境、家庭经济困难、动态变化、时间使用有关的障碍以及周围人的态度、政治因素，有关儿童健康发展需求和权利的哲学问题，这些引起了全世界对儿童健康的关注。

　　这些社会现象所造成的令人震惊的后果在美国当前儿童健康统计数据中得到了说明。身体健康数据显示，美国有 1/5 的儿童生活贫困、缺乏食物，且近 20% 的孤儿居住在收容所。大约有 14% 的儿童和青少年患有肥胖症，体质指数（BMI）达到或超过人群的 95%，存在哮喘、2 型糖尿病和睡眠问题。

　　社会和情绪健康数据是健康的象征，数据表明，大量的残疾或健康儿童和青少年存在生活质量的问题。报告显示，15%～20% 的儿童在小学和中学期间曾受到欺凌，而包括杀人和自杀的枪支暴力已成为儿童和青少年死亡的第三大原因。这些疾病的长期后遗症包括身体健康状况下降、学习成绩下降、成年后慢性健康问题增加以及美国人预期寿命缩短。

　　作业治疗师受过良好的培训，可以通过在当前的社会政治环境为儿童、青少年及其家庭寻求作业参与和公平对待来促进健康。以作业科学理论为基础，在所有的治疗环境中（如家庭、学校、医院、诊所或社区）必须积极参与作业活动，确保在日常生活活动能力（ADL）、工具性日常生活活动（IADL）、社会参与、教育、工作、休闲能力及重要的游戏能力。

二、作业发展与获取技能

　　获取具体技能，如粗大运动协调和发展阶段的视觉记忆，已成为许多作业治疗师参与儿童工作的主要目标。然而，正是支持情境下整体作业的发展导致了长期的作业表现、健康、幸福生活质量的提高。Pierce、Munier 和 Meyers 对自然家庭环境中婴儿的研究发现，婴儿对空间的视觉和运动与他们所处环境的耐受性相关。在自然环境中使用综合游戏促进技能的发展，同时也促进了环境中的积极处理能力（图 4.1）。通过对自然环境的观察与标准化评估，可以更广泛地了解儿童的作业能力。

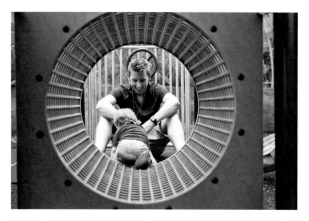

图 4.1　作业游戏除有趣外，还可以提高儿童的协调性、解决问题的能力和视觉感知能力

　　从上至下研究作业发展的方法有助于理解这种区别。以作业为中心的实践模式，如人类作业模式、人–环境–作业–参与模式以及加拿大作业表现与参与模式通过确定其在工作环境中的愿望、目标和需求，采用了自上而下的方法。参见第 2 章对这类模式的描述。作业治疗师将评估离散能力（即作业表现），以阐明这些限制如何影响日常任务以及如何解决这些限制。

　　作业参与是作业治疗的首要目标。通过作业分析过程，在以作业为基础的治疗活动中分析并整合任务所需的发育或表现能力。运动和实践、感知觉、情绪调节、认知沟通和社交等技能领域有助于作业表现并且相互依赖。表现组成在环境情境中协同运作，因此一个系统（如视觉）的优势可以支持其他限制独立作业表现的系统（如运动觉）。

三、神经生理学发展

　　作业治疗师使用神经学、生理学、生物学和情绪方面的知识作为作业表现的指导。这些知识为设计干预措施奠定了基础。这些干预措施侧重于作业表现、发育里程碑和进展，受许多因素和期望的影响，但仍可以作为婴儿、儿童或青少年当前功能的指标。

（一）产前发育

　　婴儿期、儿童期和青春期的身体结构和功能健康发展始于妊娠期间的宫内环境。典型的妊娠期为 37～40 周。妊娠通常分为三个阶段。每一次妊娠都是独特的，由于成长中婴儿所需的激素会发生变化，许多人会经历某些症状、全部症状或没有症状。母亲的健康、母亲和胎儿暴露和（或）摄入有益或有害物质、获得产前保健以监测母亲和胚胎的健康,这些对胎儿的中枢神经系统(central nervous system, CNS)和其他身体系统的发育起到作用。每段妊娠期都会促进神经生理系统的特定生长。在 36 周之前或 42 周之后出生的婴儿,由于妊娠最后几周的妊娠生长中断而存在发育问题的风险。

中枢神经系统的功能与婴儿、儿童和青少年的作业和生活质量有关。妊娠期间,大脑的发育是必不可少的。妊娠发生在连续的阶段:细胞生成(神经发生)、细胞转移、细胞分化、细胞成熟(树突和轴突生长)、突触发生(突触形成),所有这些都在早期妊娠以重叠的方式发生。神经形成即神经元的形成,发生在妊娠的前两周。在妊娠 16 周时,神经元迁移到皮质板适当区域,树突开始分支建立突触连接。在这个过程中,约 50% 的神经元被清除以提高突触传递信息的效率。在妊娠 28 周,突触开始产生并在出生后继续发展。出生后的大脑发育会导致细胞死亡和突触修剪,以消除出生时多余的神经元细胞。其次是髓鞘形成,髓鞘的形成使神经元信号顺利传递。在大约 12 个月时,另一波突触大量生长和修剪发生,在 2 岁时枕叶皮质的突触产生量是成人大脑的 2 倍。

(二)出生后

在婴儿出生后的一段时间,对婴儿的身体和运动发育进行监测,确定适当的营养摄入、环境刺激和对照顾者的社会心理依恋。在刚出生的阶段,评估婴儿是否存在原始反射。原始反射是为了婴儿的健康和安全所必需的生理反应。反射是由本体感觉、触觉和前庭刺激引起的可预见的运动反应。原始反射是一种无意识的动作,通常是由感觉因素刺激而产生的。这些反射在妊娠晚期开始出现并持续至出生后。原始反射常在生命的第一年整合。1 岁以后持续存在条件反射可能预示着未来作业表现的问题。有关条件反射的概述见表 4.1。非对称性紧张性颈反射(asymmetrical tonic neck reflex, ATNR)见图 4.2。

虽然中枢神经系统的发育在很大程度上是由基因表达决定的,但理想的大脑发育必须受到环境的影响和刺激,这一过程发生在成熟阶段,即所谓的关键时期。关键时期是大脑成熟的阶段,在这一时期暴露于环境刺激和参与作业活动,这对儿童的大脑发育和学习有很大影响,从而使儿童能以功能性方式适应和应对其环境。例如,自然语言习得的关键时期是生命的前 6 年。在这个年龄之后语言习得的

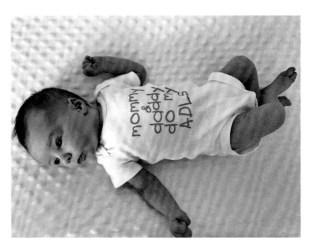

图 4.2　ATNR。婴儿头部的转动引起上肢在头后的屈曲和下肢的伸展,ATNR 是指婴儿在听觉或视觉刺激环境中所产生的一种头部转动的保护性反射

先天能力逐渐下降,到第 12 年,语言习得能力急剧下降。父母经常与儿童交流和阅读,就会形成良好的大脑语言组织系统;而语言障碍儿童的语言发育缓慢,大脑系统语言发育不成熟。可塑性在生命的最初几年里是最强的,在整个生命周期中以逐渐降低的速率持续。出生后前 3 年的语言接触、感觉运动体验和刺激可能决定突触形成、髓鞘形成和神经元活动,因此这段时期可以说是发育关键时期中最为重要的时间段。

在青春期早期,颞叶皮质和额叶皮质的突触形成模式相似。在 7～15 岁,人类大脑额叶皮质的突触密度下降了 40%。这种修剪被认为代表了对环境影响而改变的效率和复杂性。青春期是大脑神经回路不断发育和滋养的时期。这也是增加社会行为、追求新奇和情绪不稳定的时期。背外侧前额叶皮质是认知控制机制所必需的区域,其回路的变化与青少年冲动和冒险行为的特征有关。青少年也会经历睡眠行为的改变,包括通过脑电图活动观察到的慢波睡眠和时间,这与突触修剪有关。海马、伏隔核、杏仁核和前额皮质都在青春期发生变化。这些大脑的发展导致激素、情绪、认知和行为的变化。在青春期前额叶皮质进入决策、心智理论和复杂社会行为调节的关键时期,被称为执行功能。

四、神经生理生长和作业发展

大脑发育以神经生理学的方式发生,受到遗传、出生史、营养摄入、环境承受能力、接触有毒物质和照顾者反应能力的影响。为了监测大脑功能和身

表 4.1　反射概述

反射或反应	体 位	刺 激	积极的回应	年龄跨度：开始出现或消失	缺乏整合或出现
觅食反射	仰卧	轻触靠近嘴侧的脸	张开嘴，头转向触摸的方向	出生到 3 个月	干扰物体探索和头部控制
吸吮反射/吞咽反射	仰卧	轻触口腔	闭上嘴吸吮或吞咽	出生到 2～5 个月	干扰吮吸、吞咽和呼吸的协调发展
Moro 反射	仰卧，头在中立位	低头，伸展 30° 以上	双上肢伸展，手张开；然后上肢屈曲，手部握紧；婴儿通常会哭	出生到 4～6 个月	干扰头部控制、坐姿平衡和保护性反应
手握持反射	仰卧	按压手掌尺侧面	手指屈曲	出生到 4～6 个月	干扰放开物体
足握持反射	仰卧	按压脚掌	脚趾抓（屈曲）	出生到 4～9 个月	由于脚趾抓、步态、站立和行走问题（如用脚趾走路）而妨碍穿鞋
新生儿阳性支撑反射（最初的站立）	直立	用脚底弹跳几次（本体感觉刺激）	伸肌张力增强，足部屈曲一些髋和膝屈曲或膝反屈（膝关节过伸）出现	新生儿阳性支撑反射（最初的站立）出生 1～2 个月	直立
ATNR	仰卧，上肢和下肢伸直，头在中间位	头转向一侧	上肢和下肢在脸的一侧伸展；另一侧上肢和下肢屈曲（或感觉屈肌张力增加）	出生到 4～6 个月	干扰双侧手的伸展、抓握和旋转
STNR	四点姿势或在测试者膝盖上	1. 头部屈曲 2. 头部伸展	1. 手臂屈曲腿部伸展（肌张力增加） 2. 手臂伸展腿部屈曲（肌张力增加）	四点姿势或在测试者膝盖上出生到 4～6 个月	头部伸展 干扰交替四爬（儿童"兔子跳"或者手足四点爬）和走
TLR	仰卧，头在中立位	手臂和腿进入屈曲或伸展状态	1. 当颈部进入屈曲状态，伸肌张力增高 2. 当颈部进入伸展状态，屈肌张力增高	1. 仰卧，头在中立位 2. 出生到 4～6 个月	干扰向一侧翻身，滚动，躺到坐位的转换和爬行；在年长的孩子，影响"保持仰卧屈曲"的能力或者摆出一个旋转的俯卧位姿势
兰朵反射	俯卧，在空间中保持（悬空）支撑胸部	悬空（通常），也可主动或被动背屈头部	髋部和下肢伸展；上肢伸展。肘部屈曲（通常用于确定整体发育）	3～4 个月到 12～24 个月	俯卧、坐立开始时间滞后（1 个月）；可能表现出过度的张力或痉挛
上肢保护性伸展反射：向下，向前，横向，向后	俯卧，头在中间位置，上肢伸展超出座位	脚踝和骨盆悬空，头部突然向地面移动推动孩子： 1. 前 2. 左、右 3. 后	上肢保护性伸展反射：向下，向前，横向，向后 肩膀屈曲、肘部和手腕伸展（手臂向前伸展）来保护头部；婴儿在被推的方向上抓住自己 1. 肩屈曲和外展、肘部和手腕伸展（手臂伸展） 2. 肩外展、肘和手腕伸展（手臂向两侧伸展） 3. 肩膀、肘部和手腕伸展（手臂向后伸展）来保护头部	俯卧，头在中间位置，上肢伸展超出座位出现在 6～9 个月之间，并持续一生	脚踝和骨盆悬空，头部突然向地面移动当重心移动时干扰头部保护

续 表

反射或反应	体位	刺激	积极的回应	年龄跨度：开始出现或消失	缺乏整合或出现
迈步反射：向前，向后，侧方	直立行走	通过推动肩膀和上身躯干来移动身体：1. 前 2. 后 3. 两侧	迈步反射：向前，向后，侧方婴儿在位移方向上挪了一步。也经常有保护反应，手肘、手腕和手指伸展	直立行走出现在 15~18 个月之间，并持续一生	通过推动肩膀和上身躯干来移动身体：当重心移动时，干扰稳住自己的能力，导致绊倒和摔倒
坐位平衡	坐，四肢放松	手伸向一侧或肩关节	头部回正：侧躯干不负重屈曲；外展和内旋；肘部、手腕和手指伸展	坐位平衡出现在 7~8 个月之间，并持续一生	坐，四肢放松当接触物体或移动重心时，干扰坐姿或保持平衡的能力
站立	竖直站立，四肢放松	上肢抓住和移向一侧来稳定身体	头部回正：非承重侧躯干屈曲；四肢外展和内旋；肘部、手腕和手指伸展	站立出现在 12~21 个月之间，并持续一生	竖直站立，四肢放松妨碍站立、行走和过渡动作的能力
俯卧位、仰卧位的平衡或倾斜	俯卧或仰卧在斜板上，四肢伸展	板向左或向右倾斜	头部回正：非承重侧躯干屈曲；四肢外展；肘腕、髋膝向外旋转和伸展	俯卧位、仰卧位的平衡或倾斜出现在 5~6 个月之间，并持续一生	俯卧或仰卧在斜板上，四肢伸展干扰进行过渡动作、坐下和爬行的能力

注：ATNR：非对称性紧张性颈反射；STNR：对称性紧张性颈反射；TLR：紧张性迷路反射。
经允许引自 Alexander, R., Boehme, R., & Cupps B. (1993). Normal development of functional motor skills. Tucson, AZ: Therapy Skill Builders; Bly L. (1994). Motor skills acquisition in the first year: An illustrated guide to normal development. Tucson, AZ: Therapy Skill Builders; Fiorentino M.R. (1981). Reflex testing methods for evaluating CNS development (2nd ed.). Springfield, IL: Charles C Thomas Publisher, Ltd.

体生长，对身高、体重、头围以及发育里程碑进行评估。这就决定了与同龄儿童相比，被监测儿童的发育模式是典型的还是非典型的。一项研究考察了巴西、加纳、印度、挪威、阿曼和美国儿童的生长情况，结果发现各国儿童的平均生长存在差异。使用美国疾病控制中心（Center for Disease Control, CDC）和世界卫生组织（World Health Organization, WHO）儿童生长标准的儿童生长图表，对参与者的生长进行分析，结果显示女孩从出生到 5 岁的身体生长遵循线性指数曲线。经进一步检查并比较图表时发现国家间 BMI 存在差异。体重和体形的发育是由文化决定的；根据美国 CDC 的标准，美国儿童的正常生长曲线和体重属于第 85 百分位，而根据 WHO 的标准，其他国家的儿童的 BMI 低于美国 CDC 的标准。这说明根据文化规范测量生长差异并表明正常发育范围内的儿童具有不同的生长轨迹。

作业治疗师必须了解对白种人文化以外的儿童发展的标准化评估解释，因为大多数发育时间表都是根据美国和西欧的婴儿及儿童制定的。依据不准确或有偏差的评估项目，会导致一些儿童面临被诊断为智力落后的风险（图 4.3A 和 B 以及案例 4.1）。

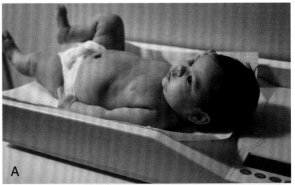

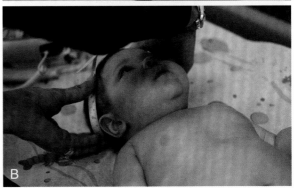

图 4.3　A. 在健康儿童随访期间为婴儿称量体重；B. 通过测量头围、身高和体重来测量神经生理生长。这是婴儿在健康检查期间测量头围

　　Jones 太太和她的家人带着他们刚出生3个月的儿子Gus去看医师。医师报告Gus的测量结果如下：

　　　　头围=第1百分位
　　　　身高/身长=第35百分位
　　　　体重=第50百分位

　　在Gus 6个月的健康检查中，医师报告说Gus很健康，尽管他的测量值与上次检查相比只有轻微的变化，但他的发育曲线仍在继续生长。他的头围仍在第1百分位；身高/身长为第40百分位，体重为第50百分位。Jones 太太很关心Gus的头围，因为她邻居的儿子比Gus晚出生3天，百分位却更高。

　　医师提醒她每个孩子都是沿着自己的曲线发育的，Gus长得很好并达到了预期的里程碑。

（一）作业发展替代轨迹

　　作业治疗师服务于多样化文化的儿童和家庭，对他们来说发育时间轴可能与文化无关。Keller认为儿童获得的发展能力反映了文化的优先顺序。例如，喀麦隆农村的Nso文化鼓励幼儿独立行走。在这种文化中，儿童越早学会走路，他们就能越早加入农业社区，帮助做其他家务来维持家庭和支持家人。在世界各地的一些农村或农业社区，照顾者在儿童出生的第一年就采用策略和技术来促进早期的运动训练。非洲、印度和加勒比地区的农村文化使用常规的婴儿按摩来刺激早期运动，作为锻炼提高运动技能的方法。这些婴儿比没有父母提供这些机会的西方同龄人更早达到运动发育里程碑。在Nso文化中，婴儿被包裹并背在身上，这为早期儿童的运动发育提供了必要的节律。当Nso婴儿不被背在照顾者身上时，他们以坐位的姿势被包裹或放在容器中以提高坐位能力。希望这类儿童能在七八个月学会行走。如果到那时还不能行走，他们就会被包裹在竹竿之间，在家人的监督下开始训练，通常是兄弟姐妹。与中产阶级的德国婴儿相比，Nso婴儿早几个月就达到了粗大运动里程碑。即使在某些文化中婴儿的运动活动受到限制，例如，被绑在Nez Perce的摇篮板上是美国原住民文化中的一种常见做法，或者塔吉克斯坦的婴儿被放在gahvora的摇篮上，许多婴儿仍然在正常的预期年龄内达到了运动发育里程碑。这些能力是通过儿童的神经生理构成和文化之间的相互作用而发展起来的。图4.4为在支持性环境下玩耍的婴儿。

（二）动态系统理论

　　动态系统理论是指儿童内部和外部许多系统的相互作用和合作中产生的表现或行为模式。有关动态理论的更多信息请参见第16章。在作业发展的情境下，表现来自个体的神经生理系统的相互作用、社会情感反应以及为实现功能目标提供机会和功能可见性环境。互惠衔接发生在儿童内部和外部环境之间。儿童的特征与社会、物理、文化和虚拟环境相互作用，在人与环境之间提供关系互动。

　　进食说明了上述各方面的相互依存关系。研究表明，用勺子进食涉及视觉感知、动觉、视觉运动和认知系统（图4.5）。自我摄食需要情绪调节和社会情绪发展。最初通过视觉来引导儿童抓握勺子，包括物品的颜色、形状和距离，儿童通过反复尝试来握住勺子，这样他就能舀出食物。重复的抓握勺子的练习主要是由本体感觉输入和视觉记忆引导的。通过环境的功能可见性，当正确的抓握变得自动时，视觉作用就不那么重要了。当食物在口中时，咀嚼技能需要口腔运动技能和对食物质地及位置的本体感知。

　　进食还与情绪调节有关，情绪调节会影响儿童是否靠近汤匙。儿童可能会因为过去对食物或用餐

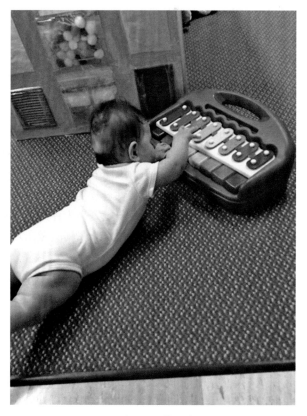

图4.4　婴儿于俯卧位玩耍

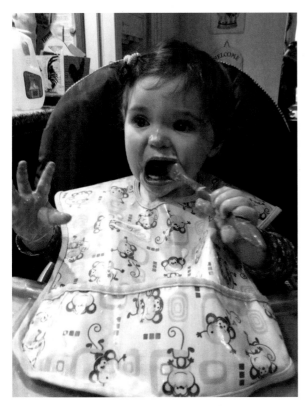

图 4.5　由于本体感觉处理和视觉运动协调影响着自我摄食技能,因此感觉整合是进食这一作业发展的重要促进部分

时间的负面体验、对新食物的焦虑、在用餐时间进行高度有组织的日常活动以及难以应对用餐时间固有的社交需求而抗拒进食。进食这一复杂的活动通常被认为是一种简单的作业活动,它显示了儿童在经历饮食困难时所需要的理解和分析的水平。附表4.1概述了从瓶子到杯子的饮水过程,附表4.2概述了自我摄食的过程。

(三) 神经可塑性,感觉功能和作业发展

　　了解神经发育和神经可塑性过程是理解作业发展和转变的基础。神经可塑性可以定义为神经系统通过重组其结构、功能来对内在和外在刺激做出反应的能力。可塑性可以在许多层面上进行描述:分子、细胞、神经系统或行为。这些变化通过神经元兴奋性的变化、神经元解剖结构的变化、突触连接、灰质厚度或密度的变化、白质密度的变化以及神经发生来测量。神经可塑性过程具有发展性、适应性和恢复性。在发育的大脑中有三种不同的可塑性:经验独立型、经验期待型和经验依赖型。婴儿期和幼儿期是大脑发育最快的时期,5岁时大脑几乎达到成人的大小。最初的联系已经形成,一些与经验相关

的变化支持大脑功能中个体差异的出现。

　　作业治疗先驱 Jean Ayres 在大脑和行为联系方面的开创性工作始于1960年,当时的研究基于对神经功能的了解。Lela Llorens 在1980年提出,变化是根据个人的遗传天赋与环境相互作用而发生的。儿童的成长和变化是通过适应神经生理过程,即内部和外部刺激响应特定类型的活动和物体关系所需要的作业需求。她的论文概述了关于增长和发展的几个前提,包括:熟练地应用活动(作业)和人际关系可以提供成长经验,以防止在神经生理、身体、心理社会、精神动力学(psychodynamicy)、社交语言、日常生活和社会文化等方面存在纵向和横向发展不良的潜在危险。

　　框4.1提供了横向和纵向发展的示例。

框4.1　横向与纵向发展
横向发展是指多个领域同时发展。例如,婴儿发展了头部控制、摄食的社会信任、口腔运动技能、吮吸和喂养并开始抓握物品。纵向发展是指一个领域内技能的成熟。例如,婴儿的粗大运动技能从仰卧到翻身、俯卧、侧卧、坐立、腹爬到四爬。

　　La Corte 发展了 Llorens 的理论,解释了感觉运动过程有助于生理学变化的理论,从而支持作业的价值。La Corte 在她的研究中,证实早产儿在新生儿重症监护病房有特定的生长和发育。婴儿通过经验和身体发育,产生了新的结构(如细胞),出现了新的功能(如作业表现)。孩子从事自己喜欢的作业活动的过程中产生了新的神经联系和结构变化,以便允许继续发展。如图4.6所示为感觉处理模式。

　　神经系统是根据环境投入和需求而变化的。这些大脑变化支持了重要的发育过程,包括语言习得、注意力、工作记忆和自我调节。依赖经验的神经可塑性十项原则已应用于作业治疗。表4.2列出了这10条经验依赖的神经可塑性原则,支持在实践中的应用。神经可塑性是发育、运动控制、运动学习和感觉整合的关键(参见第16章和第20章)。经验丰富的临床作业治疗师理解"最适挑战"和儿童导向的参与会影响他们的行为和作业表现。图4.7展示了儿童在玩石头,这是一项包括决策、情绪调节和自我奖励的活动。

　　(1) 感觉功能:作业治疗师检查感觉处理过程对儿童完成日常作业能力的影响。处理感官信息对于理解和刺激做出反应是很重要的。关于感觉统合

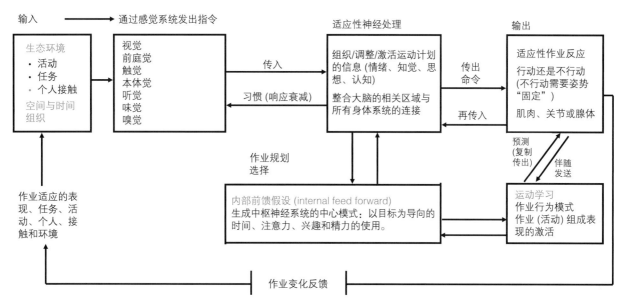

图 4.6　感觉处理模式。在作业生理学的作用下，通过对有目的的活动、环境和关系的感觉处理，达到适应时空和作业适应的目的。在神经生理学、心理学和社会学中补充 Llorens 的发展理论和扩展的概念：通过对新生儿及其家庭的作业实现成长和发展

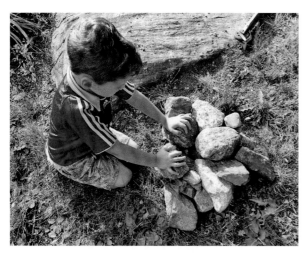

图 4.7　男孩堆石头

的详细内容见第 20 章。每位儿童对感觉信息的反应是不同的，但是正常发育指南在考虑儿童的反应时提供了一些指导性框架。不同的环境对感觉输入的反应可能不同。感觉输入对许多儿童有额外的作用。例如，儿童结束繁忙的一天时对触觉输入的处理可能与休息时不同。

儿童在感觉运动领域的感知能力在学龄前至早期学龄阶段成熟，Ayres 认为此时是大脑对感觉的接受能力及其组织感觉能力的关键时期。这一时期感觉运动功能作为更高智力能力的基础得到巩固。

1）产前：第一个已知的感觉刺激反应是对触觉刺激的反应，发生在生命早期，大约在妊娠 5.5 周后。

具体来说，这些反应是对口周刺激的回避反应（如胚胎屈曲头部和躯干上部远离口周的轻触刺激）。这是一种原始的保护反应，但在妊娠约 9 周时，出现了一种接近反应（将头向胸部移动），可能是一种新出现的本体感觉功能。

已知的对前庭输入的第一反应是在妊娠 9 周后出现的 Moro 反射。胎儿在子宫内继续发展一系列的反射，如觅食、吮吸、张口、抓握、屈肌收缩、侧屈、颈调正、Moro 和阳性支持反射，这些反射在出生时就已经形成。因此，当离开子宫的时候，新生儿完全有能力与照顾者建立牢固的联系，并积极参与护理的关键工作。这些与生俱来的能力需要神经系统内基本的感觉统合能力。然而，即使在发育的最初阶段，环境的影响也会对感觉统合发育的质量产生显著的影响，如母亲的压力。

2）新生儿期：触觉、嗅觉和运动感觉对新生儿来说是很重要的，他们通过哺乳、摩擦和拥抱来与照顾者保持联系。触觉对于和照顾者建立基本的依恋关系、培养婴儿的安全感至关重要。这只是触觉系统在人的情感生活中重要作用的开始，因为它直接涉及与他人的身体接触（图 4.8）。本体感觉在母婴关系中也很重要，使婴儿以拥抱的方式紧贴于照顾者的身体。婴儿肢体的阶段性运动产生额外的本体感觉输入。这些触觉和本体感觉输入为最终形成身体图示（大脑对身体的映射及其各部分之间的相互关系）奠定了基础。

表 4.2　依赖经验的神经可塑性原理

原　则	描　述	作者/年份	目标/成果	作业治疗实践运用
1. 使用或废用	不能驱动特定的大脑功能会导致功能退化	Lambertzetal (2005); Laurinetal (2001), Middleton & Yaffe (2009); Verghese et al. (2003)	使用所有脑功能,而非仅仅10% 有类似脑功能和肌肉功能 从事作业可以预防与年龄相关的疾病,如痴呆症	从事体力和认知上有挑战性的工作可以保护大脑功能,防止脑萎缩
2. 使用并能改善	驱动特定大脑功能的训练可以导致该功能的增强。换言之,熟能生巧,学习一项新技能会改变大脑	Draganski et al. (2004); Haier et al. (2009)	青春期少女玩俄罗斯方块3个月每周玩1.5个小时,导致左侧额叶和颞叶皮质厚度增加 24名年轻人学习杂耍。在3个月内,参与者可以在3秒内玩60个球,导致灰质密度增加	大脑的可塑性以及运动和感觉觉能力的提高,是在特定任务的干预中通过延长训练学习新技能的过程中产生的
3. 特异性	训练经验的性质决定了可塑性的性质	Halder et al. (2005); Ludlow et al. (2008); Mercadoetal (2001); Stoeckel et al. (2004)	变化可以是特定于任务的,因此重要的是要关注结果度量 变化可能是持久的,取决于干人和环境 大脑的所有区域对特定的感觉激活或次区域的变化 特定的经历产会导致次大脑区域历或会导致次大脑区域的变化	针对特定技能和(或)行为的干预可提高了大脑相应区域的可塑性
4. 重复事件	可塑性的诱导需要足够的重复	Canning et al. (2003); Carey et al. (2002); Franks & Wilberg (1982); Kimberly et al. (2010)	随着重复而产生大脑变化:运动皮质的激活增加、神经元数量增加,树突生长、突触强度和数量随着活动增强 进步的数量会随着练习数量而变化(由于缺乏动力、精力和注意力),但是停滞并不是永远大的 重复的好处包括协调性、能量消耗、错误检测、视觉选择性注意、有意识的注意需求 重复次数越多康复效果越好 运动功能不应与患者的重复次数有关。任务应该适当地分级	重新学习一个行为或任务(或学习一个新的任务)并引起持久的神经变化的最有效方法是反复练习此行为或任务
5. 强度事件	可塑性的诱导需要足够的训练强度	Kalra & Langhorne (2007); Kleim & Jones (2008)	刺激或训练影响神经可塑性或发生可塑性的训练强度 动物研究表明大脑发生了积极的变化 增加康复强度导致了大脑区域的更大的激活	训练强度影响神经可塑性的本质,要使可塑性发生需要足够的训练强度
6. 时间事件	不同的可塑性表现在不同的训练阶段	Biernaskie, Chernenko, & Corbett (2004); Norrie, Nevett-Ducherer, & Gorassini (2005), Nudo (2003)	机会窗:驱动形成新连接的神经元对不同时期对行为经验的敏感度可能不同 多项研究发现,早期的小白鼠康复训练比后期的训练更有利于大脑的变化 虽然太早可能不会产生最好的结果	神经连接在接在疾病早期阶段是最敏感的,这时干预将产生最大影响的时候 牢记"最适挑战"

续　表

原　则	描　述	作者/年份	目标/成果	作业治疗实践运用
7. 显著事件	训练经验必须具有足够显著（有意义）的可塑性	Carlson & Earls (1997); Chugani et al. (2001); Deng, Aimone. & Gage (2010); Metz & Robinett, (2011)	促进作业活动可以影响神经发生的程度。研究发现，丰富的环境、学习挑战和体育活动会影响神经发生。罗马尼亚孤儿院儿童的研究测测了富裕和贫困的环境。儿童每天在婴儿床上待20多个小时。比例为1：20，会导致生理、社会和认知领域发育迟缓和障碍，也会损害神经生理学和功能。感觉环境和环境机会或功能可见性影响大脑的结构和功能	在丰富的环境中参与与干预对保持大脑健康和参与治疗至关重要。当干预措施对一个人具有显著意义时，大脑可塑性就会增强
8. 年龄事件	训练诱导的可塑性更容易在年轻大脑中发生	Bavelier et al. (2001); Zhang et al. (2001)	一些感觉系统有"关键时期"，当处理变化更容易处理中心更容易受到脑内侧的损伤。早期青春期和晚期青春期大鼠在运动任务方面的恢复优于晚期青春期大鼠	大脑可塑性更强的是年轻的大脑和身体和精神活动增加的个体
9. 转移	对经验的可塑性可以增强对类似行为的习得	Cauragh & Kim (2002); Kim et al. (2006)	发现使用双侧上肢能激活双手之间的运动协同脑卒中恢复复者：在作业中使用上肢改善了自主运动控制综合分析为卒中康复过程中使用双侧上肢的疗效提供了令人信服的证据	对干预的大脑可塑性可以增强相似的技能的习得并促进大脑的重组，这样人们就可以在不同的环境中概括技能和转移学习
10. 干扰	对经验的可塑性会干扰对其他行为的习得	Allred. Maldonado, Hsu. & Jones (2005); Bury & Jones (2002)	皮质损伤大鼠模型：有损伤的大鼠比无损伤的大鼠更快地学习任务不受影响的前肢训练提高了后期运动康复的效果。干扰受损前肢功能的改善训练减少了未配对的前肢运动的大脑恢复过程，降低了以后激活恢复过程复复的能力	自学的补偿性策略可能会干扰新技能的习得，阻碍大脑的可塑性重要的是早期纠正负面的补偿策略，以防止通过重复强化

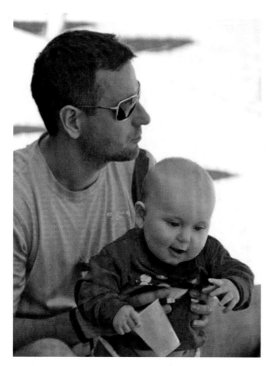

图4.8 触觉在婴儿产生安全感和舒适感方面起着关键作用,在整个生命周期中对情绪发展和社会关系产生影响

虽然前庭感受器在出生时就已完全发挥作用,但前庭感受器的感觉整合功能,尤其是与视觉和本体感觉系统的整合,在儿童和青少年早期仍在不断完善。大多数使用摇晃和拥抱来安抚和平静婴儿的照顾者,都直观地意识到前庭刺激对婴儿感觉水平的影响。Ayres指出这些让儿童感到满足的、有组织的感觉,往往与儿童的神经系统相关联。

激活婴儿前庭觉对婴儿有其他方面的整合作用。靠着照顾者的肩膀直立起来可以提高警觉性和视觉追视。当婴儿以这种姿势被抱着时,他们的前庭神经系统会检测到重力作用,并开始刺激颈部肌肉,将头部从照顾者的肩膀上抬起。这种适应性反应在6个月内达到完全成熟。在婴儿出生后的第一个月,头部的调正可能是微弱且断续的,伴有频繁的摇晃,但随着婴儿姿势的不同(首先是俯卧,然后是仰卧),头部的调正会逐渐稳定并稳固地建立。

新生儿的视觉和听觉系统是不成熟的。新生儿会对一些视觉和听觉输入感兴趣,尤其会对人脸和声音感兴趣,尽管这些感觉尚无意义。视觉上,婴儿会被对比度高的刺激所吸引,如黑白的设计,大多数刺激的视力范围局限在大约25 cm。婴儿的视敏度和对视觉模式的反应能力在出生后最初几个月里显著增强。在此期间,婴儿开始与照顾者保持眼神接触,进一步加强他们之间的联系。

每个感觉系统的刺激都可能影响婴儿的觉醒状态。婴儿行为适应感觉变化的能力是感觉统合发展的另一个重要方面:自我调节的发展。给予幼儿的过度刺激是比较容易的,如水温的变化、身体位置的变化、听觉或视觉刺激的增加。然而随着感觉统合能力的发展,大龄儿童在面对刺激时能够更好地进行自我调节,他们可以做一些有助于平静和抚慰的行为(如吮吸拇指或抱着喜欢的毯子)或刺激和激励的行为(如跳跃或唱歌)。这种自我调节的过程开始于新生儿期并发展于整个儿童早期。

3)4~6月龄:4~6月龄时,婴儿的行为组织发生变化。感觉系统已经成熟到一定程度,婴儿对世界有了更大的意识和兴趣。此外,前庭觉、本体感觉、触觉和视觉系统之间的联系为姿势控制提供了基础。如图4.9所示,婴儿开始表现出强大的内在驱动力,使头部和上半身在重力作用下抬起。这种驱动力在婴儿的许多自发游戏中表现得很明显。在出生后的前6个月,婴儿以俯卧的姿势从颈部向下逐渐延伸躯干,上肢逐渐承重,将胸部移离地面。到6月龄时,许多婴儿大部分醒着的时间都是俯卧位并且躯干充分伸展,大多数可以独立坐着,至少可以用自己的手支撑坐着。这些身体姿势通常是婴儿游戏的首选姿势,反映了侧前庭脊髓束的成熟。头部控制在6月龄时就已发育良好,为眼部肌肉的控制提供了稳定的基础。头部控制的发展反映了前庭、本体感受和视觉系统的不断整合,这在婴儿活动时提供稳定的视野变得越来越重要。

此时躯体感觉的成熟在婴儿的手上显得尤为明显。婴儿利用触觉和本体感觉来抓握物体,尽管是原始的抓握。当婴儿开始伸手并挥动或敲击物体

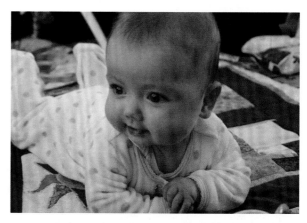

图4.9 这个婴儿努力抬头并将肩部抬离地面,其控制重力的强烈内在驱动力是显而易见的;这是早期形成的俯卧位伸展姿势

时，触觉和视觉信息被整合在一起。婴儿有强烈的内在驱动力，在观看和触摸玩具的时候将手放在中线玩耍。触觉和视觉系统之间的联系为之后的手眼协调技能铺平了道路。中线位游戏是双侧协调发展的一个重要里程碑。

到目前为止，新生儿的反射不再主导行为；婴儿在玩耍时开始自主地控制动作。最早的运动计划证据是观察到婴儿产生简单新奇的动作，即处理物体和开始从一种身体姿势转变到另一种身体姿势。虽然反射在某些动作中起作用（如抓握和颈调正反射），但婴儿的动作开始有目标导向和有意识性质，而不是通常意义上的反射约束。意向性的出现是作业参与开始的标志。

4）6～12 月龄：另一个主要的衔接期发生在婴儿出生第一年的下半年。婴儿在所处的环境中可以移动，到 1 岁时，他们可以随意地从一个地方移动到另一个地方，许多婴儿可以走路了，而另一些婴儿则在爬行。这些运动技能是前几个月许多适应性反应产生的结果，导致躯体感觉、前庭觉和视觉输入的整合变得越来越复杂。

当婴儿探索环境时，会产生更多的机会来整合各种复杂的感觉，尤其是那些负责发展身体结构和空间感知的感觉。儿童通过感觉运动体验来学习环境空间以及身体与外部空间的关系。

在出生后的第二个 6 月，触觉变得更加精细，这在儿童手部技能发展中起着至关重要的作用。婴儿依靠精确的触觉反馈形成精细的拇示指对捏抓握拿起小物件。本体感觉信息对操作技能的发展也有重要影响，现在婴儿用各种各样的动作对物体进行实验。这些本体感觉的适应性反应有助于运动计划能力的发展。越来越多的证据表明，这些早期的感觉运动体验不仅让儿童了解自己的行为，也能让他们了解他人的行为。中立位技能的进一步发展也很明显，因为婴儿很容易把物体从一只手转移到另一只手，并可能偶尔持物过中线。

第一年，听觉处理在婴儿的环境意识中起着重要的作用，特别是社会环境意识中。当婴儿发声时，听觉信息与触觉信息和本体觉信息在口周相结合。当婴儿尝试发出和照顾者一样的声音时，这一过程通常在第一年的下半年开始迅速发展。类似辅音元音重复（"baba" 和 "mamama"）等发音是比较常见的。父母往往很重视这些婴儿的发声并积极鼓励他们，因此婴儿也会重视这些声音的意义。到 1 岁时，许多婴儿已经有了少量的单词或类似单词的声音，

他们会有意义地用这些声音向照顾者表达自己的意愿。

自我摄食。然后随着感觉统合能力的成熟，摄食作业活动开始在婴儿期出现，允许儿童参与自我摄食。作为一种作业活动，吃在其最充分的意义上超出了身体、感觉运动行为。用餐时间通常发生在社会环境中，无论是在家的晚餐还是在正式的餐厅，随着儿童的成长，学习社会上可接受的行为和礼仪标准变得越来越重要。吃一顿饭和分享某种食物逐渐有了强大的象征意义。饮食体验的感官整合基础影响儿童如何体验用餐时间以及其他人如何将儿童视为用餐伙伴，从而在塑造这一至关重要的作业活动的社会和象征性方面发挥作用。

5）2 岁阶段：当儿童 2 岁期间，之前建立的基本的前庭-本体-视觉不断完善，使动态姿势控制的平衡和流畅性方面的技巧不断提高。触觉的辨别和定位也变得更加精确，使精细运动技能得以进一步完善。

越来越复杂的躯体感觉处理有助于躯体图式的持续发展。Ayres 研究发现，随着身体结构变得更加复杂，运动计划能力也变得更加复杂。如图 4.10 所示，儿童利用身体如何运动的知识来规划完成新的动作。在第二年，正常发育的幼儿在身体动作上有很多变化。模仿他人的动作对儿童的动作技能有更大的帮助。在体验新动作的过程中，孩子会产生新的感官体验，从而建立复杂的信息基础，据此来计划未来的动作。

虽然运动计划能力在第二年变得越来越复杂，另一个方面的实践：构思开始出现。构思是指在特

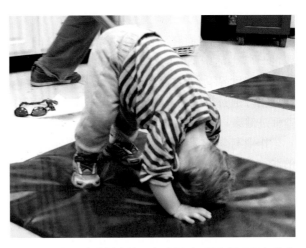

图 4.10　当运动计划在第二年发展时，婴儿经历了各种身体运动并学习了如何方便地从一种体位转换为另一种体位；通常认为这些经历反映了身体图示的发展

定情况下将要做的事情概念化的能力。构思是通过使用符号的认知能力来实现的，最初是通过手势来表达，然后在生命的第二年通过声音来表达。象征性功能使儿童能够参与假装活动并想象自己在做动作，甚至是儿童从未做过的动作。到第二年末，幼儿可以在游戏中联系几个假装动作。此外两岁大的儿童在执行一个动作序列之前，会通过口头宣告或通过寻找需要的对象来表明自己的计划。因此，实践发展的高潮出现在第二年，因为儿童产生了许多新的想法和行动并开始有计划的实践。

实践能力的发展对自我概念的发展起着重要的作用。儿童自愿的、有计划的行为结果增加了他们作为世界中积极行动者的自我意识的发展。因为实践在第二年取得了巨大的飞跃，所以作为动机的自我感也是如此。当感觉统合使儿童在世界中自由有效地移动时，儿童感觉控制了自己的生活。

在婴儿期和整个幼儿期，人们一直强调神经发育的可塑性，然而第二波大脑发育出现在青春期，以支持这一时期独特的发育。这些任务包括决策、奖励感、情绪调节和理解复杂的社会经验。青少年大脑可塑性的改善是通过灰质和白质浓度的变化、短期和长期神经连接的增强、大脑反应的线性和非线性变化以及特定神经递质（如多巴胺）水平的调节来实现的。了解神经可塑性的原理有助于深入了解通过参与作业活动以及与社会、身体和情感环境的互动而发生的大脑结构和功能的变化。这一知识使作业治疗师能够在所有儿科环境中使用以作业为重点的干预措施。

五、通过作业科学理论理解发育

作业治疗的独特价值是通过参与有意义的、必要的日常生活中熟悉的活动来改善健康和生活质量。根据世界卫生组织《国际功能残疾健康分类》，作业治疗通过自上而下的方法关注个人、环境和作业促进健康。

作业科学的研究进展赞同从其他作业所倡导的注重个人技能发展转向注重在儿童参与的范围内对作业进行有意义的整体发展的方法。对于许多作业治疗师来说，需要对以作业为重点的干预和潜在技能的二次改善转变思维。这种全新的整体发展观点，使作业治疗师能够促进儿童在各个年龄、文化和能力的作业表现。

作业科学研究可以通过探索以下方面来了解儿童的作业发展：

（1）作业健康观（occupational perspective of health, OPH），包括执行、存在、形成和归属。

（2）儿童与所参与的环境之间的相互关系。

（3）生物生态学关于发展的观点，包括与儿童、照顾者、家庭、社区和地理政治环境的关系。

（一）作业健康观：执行、存在、形成和归属

由 Wilcock 发展的作业健康观为全面指导儿童的发展提供了一个框架。根据 OPH 理论，作业发展和能力是在执行、存在、形成和归属过程产生的。这四个概念已经被定义、说明和扩展，为临床应用提供了理论整合。

在 OPH 的第一个概念中，执行是儿童可以主动或被动地从事他们需要做、想做或被期望做的作业。这可以促进儿童成为世界动态参与的特性。

作业的"存在"阶段在文献中有三种不同的解释。第一种也是最初的想法是需要时间休息、放松和需要空间来反映和只是存在。"存在"也意味着个人从心理或精神意义上对参与一项作业的感受和反思，以及对作业存在的自我理解和支持。角色的采用对于理解"存在"是很重要的，如作为一名学生、音乐家或助手。这个概念发现了儿童或青少年的内在本质，无论是否因为生理、心理、环境或社会条件。"存在"的过程可以通过参与艺术活动来获得，如瑜伽、冥想等意念活动以及在日常生活中进行反思或将自我视为一种作业存在。

"形成"可以理解为一种作业的发展和转变。"形成是指个人的最高潜能，最可能的结果。"通过参与新的经历、机会和挑战，儿童可能会实现为自己设定的目标。在成长过程中，儿童通过做自己所选择的作业而发展成为积极的参与者。Wiseman、Davis 和 Polatajko 发现儿童从事作业的目的是自我提高和获得能力，并通过自我激励持续参与。儿童的"形成"通常需要他人的帮助、肯定和支持。父母的观点、期望和价值观会影响学生参与的作业活动，对学生的成功有很大的影响。

第四个概念"归属"是对长期健康和幸福影响最大的阶段。归属感被描述为"某一部分、某一员、某部分组成、相关、相联，包括对某事正确的感觉和融入"。在儿童参与的环境中，积极参与作业活动为社会、教育和文化包容提供了机会。躯体和社会的包容是实现积极参与和参与过程的第一步。通过执行、存在和形成作业活动个体的过程，儿童会通过选

择他们想从事的作业活动并选择他们喜欢的社会群体而感到积极和有能力。

执行、存在、形成和归属的概念可能不会沿着线性轨迹发展，但可以根据儿童所处的环境、作业进行分组及分析。例如，有严重躯体残疾的学生可能无法"做"某些作业，如独立用铅笔书写，但这并不限制他们使用适应性技术成为一名作家，或在课堂上的书写中感到有归属感。作业治疗师帮助儿童和青少年参与有意义的作业，帮助他们发展作业认同感，使他们能够归属于他们选择的社会、文化、物理、虚拟和时间环境。

（二）儿童与环境间的交互关系

作为作业存在的作业表现、能力和认同（作业认同）受到儿童/青少年参与环境的影响。执行、存在、形成和归属的能力融入社会参与中，是儿童日常生活的一个重要方面。儿童的作业活动总是局限在一个地方。而这个地方就是环境，它"同时具有激发个人参与的功能，并从中感受到实时的意义和重要性"。必须理解儿童在特定环境下连续作业活动的行动和行为。Hocking 将这一过程定义为作业形式。作业形式，"引出、引导和组织作业表现……这包括表现发生的直接物理环境及其社会文化现实。形式影响行为。"

Dickie、Cutchin 和 Humphry 提出了基于人与环境之间关系的作业交互观，而不是将作业表现视为个体、环境和作业的独立个体。通过定义个体与生活环境之间相互的、互惠的、多方面的界限，可以研究儿童的发育和成长轨迹。

儿童最初是通过参与家庭活动和文化实践来发展作业的，并随着他们的成长扩大到参与家庭以外的社区环境。这些环境被置于可影响家庭和儿童行为及作业社会规范的地理政治环境中。图 4.11 A 和 B 显示了儿童在不同环境中从事不同的作业活动。

生理、心理、社会情感或精神创伤可能会影响这一进程的顺序，造成儿童发育的差距。Llorens 假设，当儿童参与家庭文化、社会实践时，他们学习的作业和表现技能使其成为家庭和社区延伸的完全参与者。以儿童为导向的环境在生理和情感上是安全的，在心理上是有利的，从而让儿童和青少年有机会探索并获得能力，同时激发积极的自我意识。

（三）生物生态发展模式

作业治疗的交互观可以通过 Bronfenbrenner 建

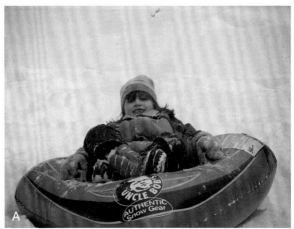

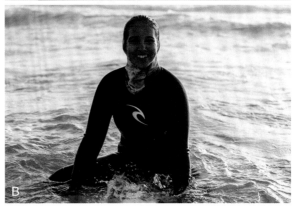

图 4.11　A. 冬季的活动选择可包括雪上轮胎的多感官体验；B. 游泳是健康和幸福的重要作业活动，并且认为在家庭和儿童的社会规范中

立和修订的生物生态学发展模式阐述。在这种模式中，儿童的发展是由儿童的特征和他们所处的环境之间的相互关系决定的。如图 4.12 所示，生物生态模式强调了物理、社会、文化、虚拟和时间环境对儿童发展的重要性，解释了儿童、家庭、社区和地理政治环境之间的相互作用对儿童作业参与及表现的影响。

生物生态模式有五个情境层级。根据这一观点，作业被认为是"超越他人、社会、物质、文化世界等个人经验的延伸"。

1. 第一层级：儿童个体　第一层级模式涉及儿童个体。儿童根据他们目前的技能和身心健康参与并从事作业活动。环境因素对儿童发展的影响是深刻的，影响着儿童的自我认同和自我实现。马斯洛提出，人必须先满足对食物、水、休息、空气和温暖的最基本需求以及对爱和归属感的需求，才会对其他生活目标感兴趣。基本的生物和自我中心的需求必须在个人有社会兴趣和能够充分参与社会关系之前得到满足。随着重要的社会关系的建立，个人开始

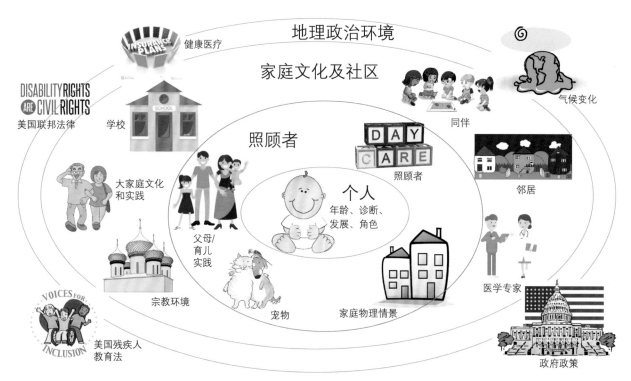

图 4.12　交互关系和情境影响儿童发育

对更广泛的社区感兴趣,并对社区内的其他人有更广泛的义务感和责任感。

通过儿童的生物和情感状态及其文化、社会、生理、虚拟和时间环境之间的相互作用,儿童成长和发展成为有能力的作业人并成为社区的完全参与者。儿童内部变化可以克服消极情境障碍,如无家可归。虽然具有强适应力的儿童可以克服高危环境(如受虐待情况、贫困),但内在因素(如儿童智力、积极的情感、情绪调节)和环境因素(如支持家庭关系)等保护性因素都需要积极的结果(如学校的成功、积极的关系)。

儿童在日常工作中的整体参与和表现,通常是根据其社交能力和与他人互动的能力来判断的。对主要照顾者的依恋会影响整体生活的社会关系和亲密关系。

对照顾者的依恋为儿童提供了对情感和社会关系的理解。在婴儿期成功充分的依恋会产生安全感,而与依恋对象的分离会导致婴儿痛苦。在婴儿身上确定了五种依恋模式。① 一种安全的模式,因与照顾者的互动产生,照顾者对婴儿的信息反应灵敏,能准确读取并做出适当的反应。② 一种焦虑模式,其特征是黏人或需要不断地安慰,与父母过度保护儿童有关。③ 最少情绪表达的不安全回

避模式,与反应较差、略微排斥照顾者有关。④ 与照顾者相关的不安全偏执型模式,照顾者在对儿童的反应中过于投入、前后矛盾或疏忽。⑤ 一种无组织的模式,由侵入性、孤僻、消极或受父母虐待造成。

(1)情绪调节:情绪调节是社区和学校社交学习的一个重要方面。更多的干预建议见第 28 章。情绪调节是指对情绪反应的调节,包括情绪反应的抑制、激活和分级。儿童和青少年的性格是影响儿童社会交往和作业参与方式的相对稳定的原因。确定了九种性格领域:① 活动水平;② 接近或者回避;③ 注意力分散;④ 反应强度;⑤ 注意广度和持久性;⑥ 情绪质量;⑦ 节律性;⑧ 反应阈值;⑨ 适应性。在形成社会关系和对社会环境做出反应方面,这些领域中的每一个都对儿童的偏好、兴趣和风格有独特的贡献。情绪调节包括儿童控制自己情绪的能力,以及在沮丧或经历消极情绪时使用适应性行为的能力。情绪调节随年龄增长而增加,从外部控制转移到儿童内部的因素。情绪调节发展的总体描述见附表 4.3A,更详细的情绪调节行为描述见附表 4.3B。

儿童情绪的自我调节产生于与主要照顾者和他人的社会化关系中,与语言和认知发展有关。在早

期情绪调节中生理和感觉调节决定行为；然而，当幼儿学习自我控制时，在2～3岁，儿童行为更多受到与照顾者的关系、活动参与和社会需求的影响。随着规则的学习和记忆，在第二年和第三年学到的自控能力变得更加灵活且适应性更强。在儿童中期，解决问题的良好方法和沟通能力对儿童处理压力的能力很重要。适应力强的儿童更倾向于反思而不是冲动，他们会表现出内在控制，并在克服逆境时采用具体的应对策略。

能够自我调节情绪的儿童可以灵活运用多种策略来应对压力事件。例如，儿童可以把注意力从一件痛苦的事中转移，减少觉醒度或可以把注意力集中在一件事的积极方面。儿童的积极影响似乎会增加情绪调节，经常有积极经历的儿童更能应对学校和社区内的消极经历或压力事件。成年人可以培养儿童的自我调节能力。这种方法被称为"共同调节"，通过为儿童提供温暖、有反应的成人关系，构建安全的情感环境，让他们按照自己的节奏去探索和学习，并通过实践和反馈机会来改善和模仿自我调节技能。

（2）自我决定和自我认同：内在和外在因素会影响儿童的自我认同、个人幸福和自我决定的发展。Bandura解释说，儿童天生具有自我组织和目标导向能力；他们通常对新的事件和活动有兴趣，发起新的任务，并坚持他们觉得有趣的任务。当他们成功时，积极的自我效能会得到加强，他们会尝试其他挑战。自我效能与学习和作业发展高度相关，因为它影响了动机、主动性和毅力水平。成就感促进自我效能，如图4.13所示。

Ryan和Deci进一步发展了自我效能理论，解释了自我决定的关键要素是内容、自主性和关联性。当儿童感到有能力时，他们相信如果自己坚持一项活动，就会成功。在表现中成功的儿童更有可能坚持下去。作业治疗师利用社会、物理和文化环境来给予"最适挑战"，确保所有儿童获得成功。认为自己主动性强的儿童具有探索、学习、表现良好、坚持、表现出兴趣和积极行动等的内在动机。具有高度自主性和内在动机的儿童可能会自我指导，并具有较高的自尊和总体幸福感。为了促进儿童的自主性和能力，父母和作业治疗师可能会灌输内在的动机。能力和自主性似乎是相关联的，因为能力的感觉不会增强内在动机，除非伴随自主性。自主性和内在驱动所追求的是好奇、意义、兴趣和乐趣。

关联性影响内在动机的发展。当要求儿童完成一项任务或学习一种新的行为时，他们会在有爱心的成年人或感兴趣的照顾者面前变得更有能力、更容易成功。儿童学会在日常工作中积极参与，并与支持他们的成年人相处。参与共同作业（对两个人来说有不同或重叠意义、目的的参与）为情感的发展、自主性的增强和内在动机的增强奠定了基础。图4.14展示了成人和儿童的关系。

1）不良童年经历：儿童可能会受到不良童年经历（adverse childhood experience, ACE）的影响，这可

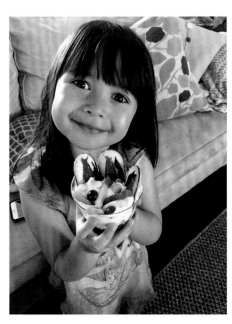

图4.13　孩子为完成烹饪而感到自豪

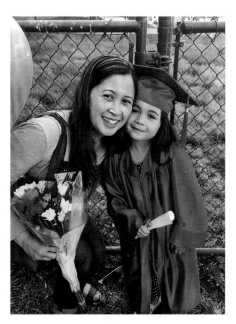

图4.14　儿童在生活中与成人的关系有助于在家庭、学校和社区作业中获得有意义的经历

能会影响作业表现。不良童年经历是 18 岁前儿童经历的创伤性事件。这些创伤性事件包括情绪、身体或性虐待；情感或身体上的忽视；家中父母患有精神疾病；父母分居或离婚；母亲受到暴力；家庭药物滥用以及家庭犯罪活动。一项针对 17 500 多名参与者的调查显示，67% 的人至少经历过一次不良童年经历，1/8 的人经历过 4 次或更多。ACE 分值越高，长期健康结果越差。这些结果表明暴露于环境威胁中对个体的神经、生理和心理系统有长期的影响（研究笔记 4.1）。

作业治疗师观察和评估儿童及家庭，并在可能会影响儿童作业表现的创伤方面发挥作用。创伤对健康有很大的影响，对安全地和功能性地参与日常角色、日常活动和作业活动的能力也有很大的影响。见图 4.15 勾勒出的 ACE 金字塔。更多不良童年经历的内容，请参见第 28 章。案例 4.2 提供了一个示例，说明不良童年经历如何影响儿童以及作业治疗师进行干预。

研究笔记 4.1

Oh, D.L.et al. (2018). Systematic review of pediatric health outcomes associated with childhood adversity. BMC Pediatrics, 18 (1), 1-19. https://doi.org/10.1186/s12887-018-1037-7

概述

为了更好地了解与儿童逆境相关的儿童健康结果，进行了一项系统的综述。对 PubMed、PsycARTICLES 和 CINAHL 进行了相关文章的搜索。对 20 岁之前发生的各种不良童年经历和生物健康结果进行了纵向研究。心理和行为健康结果被排除在外，以及由偶然因素导致的身体健康结果（如虐待性头部创伤）也被排除在外。数据由两名独立的审稿人提取和评估。

结果

最终评审中包括了 35 项研究。研究发现，童年不幸与认知发育迟缓、哮喘、感染、躯体疾病和睡眠中断有关。

关于家庭功能障碍的研究显示了对儿童早期体重的影响，而关于虐待的研究显示了对青春期体重的影响。母亲的精神健康问题与皮质醇水平升高有关，而虐待与儿童时期皮质醇水平降低有关。暴露于童年逆境与免疫和炎症反应的改变以及压力相关的加速端粒侵蚀有关。

作业治疗实践运用

早期发现和干预儿童逆境具有改善儿童健康和幸福的能力。作业治疗干预和创造安全、信任的环境，需要了解儿童所经历的压力，解决儿童的心理社会问题以及对支持和资源的需求等，可能会改变儿童的叙述和生活质量问题。作业治疗师可以与团队中的其他成员（如社会工作者、心理学家、教师）合作，以满足儿童的需求。作业治疗师具有独特的地位，可以帮助遭受创伤和创伤后应激障碍的儿童。作业治疗师可以通过作业概况、非正式谈话或使用问卷调查的方式获得受虐待儿童的童年信息。

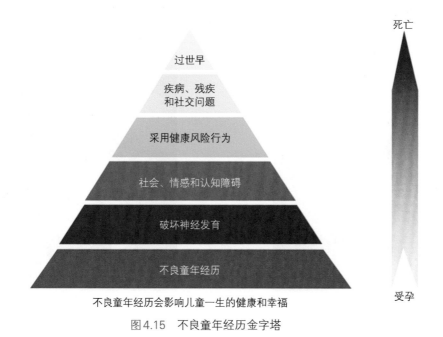

不良童年经历会影响儿童一生的健康和幸福

图 4.15　不良童年经历金字塔

📄 **案例4.2 不良童年经历和创伤的批判性反思**

James是一名13岁的8年级学生，学校对他进行评估，以决定他能不能继续上学，并开始了《美国残疾人教育法》要求的衔接过程。James患有情绪障碍和注意力缺陷多动障碍（attention deficit hyperactivity disorder, ADHD）。

他很难将注意力集中在一个话题上超过5～10分钟，而且他很担心明年的高中生活。他可以社交，但有时社交表现很笨拙，他承认自己在其他孩子面前很内向。在课堂上，James随时会大叫。问一些离题的问题影响同学和老师。他的思想通常与军事有关。这些行为有损课堂纪律。例如，在历史课上，当提到一场战争或战斗时，James就会谈到军队。他的故事经常被过度渲染，从而给同辈留下深刻印象，并很难再融入其中。同学们对他的介入和夸大其词感到恼火，导致他有时就成了被欺负的目标。由于这些口头干扰，James经常在他的课桌边移动。不幸的是，教学楼里的一些工作人员不理解他的行为，觉得他很烦人，他们经常对他很冷淡。

James从2岁半开始就和他的祖父母住在一起。他的父母都是吸毒者，经常让他一个人待着。他们还给他注射了可溶性安眠药，让他保持安静。他的手臂上仍留有注射留下的瘢痕。当他第一次搬来和祖父母一起住时，他总是表现得闷闷不乐，在睡觉的时候伸出双臂，就

好像他期待着被注射一样。他还给他的玩具动物注射。James喜欢和祖父母一起参加适合他年龄的活动（钓鱼、打棒球）。他的祖父在一个多月前突然离世了。

James的出勤率很高，但在过去的一个月（通常是星期一），他因为头痛和胃痛而缺课五天。他的祖母说，自从他祖父去世后，James经常出现身体不适。为了纪念爷爷，James打算明年上高中时加入后备役军官训练队。

总结：James经历了童年的创伤，但与祖父母建立了亲密的关系。自从他的祖父去世后，他在学校遇到了困难，他将会得到支持和帮助从而让他在学校感到成功和有归属感。建立一项计划帮助James，让他得到持续的支持和鼓励，继续完成学校的学习和未来的目标。可能包括工作、参与后备役军官训练活动并作为志愿者回馈社会。James可能会从学校额外的家庭作业帮助中受益。由于James在社交活动中遇到困难，作业治疗师可以运用一些社交技能来训练James的能力。此外，与James一起制定指导方针并支持他的进步，这将使他在高中获益并帮助他制定终生的策略来解决问题。尽管童年经历很不幸，但James表现出了一些韧性。一个关心、帮助他的成年人会对他提供支持，所以他是成功的。个别化教育项目团队由各类教师组成，可能使James获得成功。

2）耐受性：耐受性强的儿童具有的内在特征，使他能够在高风险因素（如儿童虐待、父母精神疾病、药物滥用或社会经济困难）的情况下茁壮成长。耐受性强的儿童尽管经历过压力或创伤，但仍能发展积极的人际交往技能和能力，而有些经历会限制他们的发展潜力（如寄养或创伤性脑损伤）。

儿童保护因素（如智力、亲社会行为和社交能力）和家庭保护因素（如物质资源；爱、教养、安全感；亲子关系质量）对儿童发展的积极结果是很重要的。

儿童至少与一位家长建立高质量的关系，这种关系的特征是积极的态度和情绪，以及较少的冲突，这与不同风险水平和发展阶段的积极结果相关。此外，照顾、辅导等成人关系对所有儿童的作业发展都有积极的影响，尤其是无家可归的青少年或寄养青少年。

2. 第二层级：照顾者　照顾者通常指的是父母，但也可能包括祖父母、日托服务提供者以及照顾儿童身体和情感的养父母。父母的教育水平、工作、社会经济地位、性别、种族、文化信仰以及他们自己的身心健康都会影响儿童的作业。当照顾者对婴儿

敏感行为做出反应时，就会产生健康的社交情绪。例如，母亲调整自己的行为以适应婴儿对刺激和安慰的需求，这也能促进婴儿的自我调节能力。儿童与照顾者的互动提供了人际关系的相关信息，这些信息为将来的社会化提供了帮助。为婴儿的敏感反应提供安全感，并鼓励了一种效能感。

养育可以被描述为在支持和挑战儿童之间的跳跃。所有父母都会在儿童努力掌握技能的过程中给予一定程度的支持，并通过给予一定程度的挑战使儿童掌握得更好。这些元素由父母以微妙的方式提供，他们呈现和选择何时及如何指导或干预。有效的指导依赖于仔细观察儿童的行为。父母对儿童需求的敏感性和反应性对促进儿童发展是很重要的。婴儿从托儿机构、祖父母、成年亲戚、兄弟姐妹和朋友那里得到照顾。作业治疗师可以作为示范者，帮助主要照顾者更好地了解他们的孩子，促进发展。

亲子关系如图4.16 A和B所示。

3. 第三层级：家庭背景　第三层级涉及家庭结构和家庭物理环境。包括兄弟姐妹和大家庭，可以作为对父母和儿童的支持或干扰的手段。家庭因

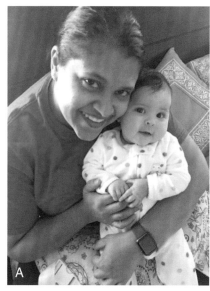
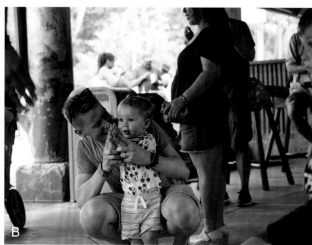

图 4.16   A. 社交情感的发展影响着所有作业活动的参与,儿童与他人联系和交流的能力对健康和幸福是必须的,并且与主要照顾者开始建立依附关系;B. 父亲和儿童参与社交游戏

素包括关注儿童的需求、父母的态度和日常生活的参与。家庭环境对儿童发展的影响明显大于托儿所环境。

文化传统和育儿哲学包括对残疾的接受程度,也在这一层级进行了探讨。文化实践包括一个民族的日常活动,可以是宗教、传统、经济生存、社区组织和地区意识形态。参与这些文化活动对儿童的学习有很大的影响。反过来,儿童参与其家庭和社区的作业和文化实践也对社区做出贡献。文化在许多方面存在差异,如妇女和儿童的角色、家庭和宗教的价值观和信仰、家庭传统、保健和教育的重要性以及相互依存与独立自主的观点。

大多数中产阶级的欧洲裔美国人会把独立作为儿童的首要目标。美国的父母则鼓励儿童个性、自我表达和独立的行为及思想。来自亚洲和西班牙的家庭在一生中往往重视对朋友的相互依赖和对家庭成员的依赖。强调互相依赖而非独立的文化也强调合作而非竞争。例如,来自亚洲和西班牙的儿童比来自欧洲的美国的孩子在游戏中更懂得合作。

幼儿的社会角色受文化、种族和社区的影响。在美国,人们从小就强调与同龄人交往的重要性。同龄的同伴在小学阶段变得越来越重要,主导着青少年的社交生活。在美国和世界上许多地方,儿童完全按年龄分组。这为同一年龄段的儿童提供了更多的机会,但也减少了他们与大龄儿童学习的机会和教年幼儿童的机会。幼儿很少有机会模仿大龄儿童。

文化对社交游戏行为的影响包括游戏的时间和空间、获得物品和材料的途径、成人的行为和态度以及游戏伙伴的配合性。例如,在西班牙社区,儿童几乎把所有时间都花在与兄弟姐妹和其他各种年龄的亲戚们在一起,以及与家人包括大家庭一起玩耍。他们在社会上参加混合年龄组游戏的时候,先是在旁边专注地看,直到他们可以加入游戏。学步儿童和各年龄段的儿童一起玩,他们经常和年长的兄弟姐妹一起玩。这个经久不衰的社交网络随着时间的推移一直存在,以此照顾、教育和引导儿童长大成人。不同年龄儿童的互动为大龄儿童提供了与幼儿一起实践教学和成长的机会,也为幼儿提供了模仿大龄儿童的机会。如图 4.17 所示,一名青少年在照顾一名幼童。

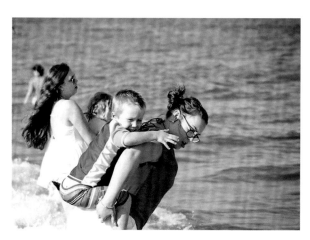

图 4.17   一名青少年教儿童如何在海边玩耍

4. 第四层级：社区 社区由家庭结构以外的人组成。包括同龄人、学校、社区、宗教机构和交通设施。游乐场及泳池等娱乐设施；开放的自然空间，如徒步旅行、湖泊和森林；童子军、运动队和社区剧院等为参与职业兴趣提供了空间。

社区环境特征可能成为作业参与的障碍或机会。重视包容性的学校环境、在教室环境中通用学习设计和专业的服务使儿童参与和融入同龄人。积极参与并让家长融入教育过程的学校，通过在学校、同龄人和家庭文化之间的交流促进适合的作业发展。社区对儿童的定位决定了儿童能否有机会参加有组织的体育活动、学习艺术和音乐、在社区安全玩耍以及与不同同龄人发展友谊等活动。重视包容性的社区可能会有专为残疾儿童设计的足球队或棒球队、骑术队和游泳队（如最佳伙伴、特奥会、神奇联盟棒球、马术治疗）。图4.18记录了儿童一起踢足球的情景。

5. 第五层级：地理政治环境 地理政治结构和政策影响着儿童生活的更广泛的世界。地理政治环境包括作业公正性、作业异化和剥夺等概念，这些概念限制了个人在不受其直接控制的情况下，能在更广阔的环境中选择自己的生活。框4.2列举了定义。种族主义、性别歧视和残疾歧视的历史态度可能会在家庭、学校和社区等各种情境下限制作业参与，并对作业表现产生负面影响。从统计数据可以看出有色人种的儿童完成学业、读写能力和数学成绩的比例较低，而有色人种的儿童则更多地接受特殊教育。联邦政策，如《美国残疾人教育法》要求所有学生都有免费适当的教育，并通过提供辅助技术获得物理和社会环境课程。《美国每个学生成功法案》规定了读写和数学领域的基本教育水平，以促进未来的就

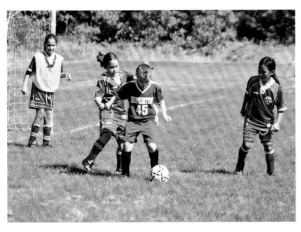

图4.18 儿童最喜欢的社区活动包括玩球和户外运动

框4.2 条款定义

作业公正性是每个人通过参与个人选择的各种有意义的作业活动，来满足基本需求和获得满足其个人潜能平等机会的权利。

作业不公正性的消极后果

当儿童作业不足、作业过度或完全不参与时，就会发生作业失衡。作业失衡的例子包括无聊、作业太多、睡眠太少。

作业边缘化是在特定的社会文化基础设施中受到非正式规范、习惯、传统和期望的限制，而不是地理政治法律或政策。针对儿童包容性训练方面的示例：公共场所对母乳喂养婴儿的限制；因同伴规范特征如跑步质量或体重而被排除在课间游戏之外。

作业剥夺是"由个人无法直接控制的因素，导致无法从事必要的和（或）有意义的作业活动的状态"。作业剥夺的示例是确定英语非第一语言的学生并接受特殊教育。

作业疏远是一种"长时间的脱节、孤立、空虚、缺乏认同感、精神表达有限或局限或无意义感"的体验。作业疏远的一个示例是被以任何方式滞留的儿童，如在寄养所，移民中心或青少年犯罪机构。

业。获得医疗保险支付必要服务和设备的政治政策、将儿童和家庭分开的移民政策以及获得健康营养食品的政策，都是影响作业发展的更广泛的地理政治政策和态度的示例。

地理政治环境的一个重要方面是知识经济的形成。知识经济是指以营利为目的、以信息为基础的社会。政府的贸易和政策使技术更容易获得和可负担，支持了知识经济。例如，社交媒体改变了世界交流和互动的方式。2018年Pew的一项调查显示，95%的13～17岁青少年拥有智能手机；45%的受访者表示他们经常使用社交媒体；42%的青少年对社交媒体关于其幸福感的影响持中立态度；31%的受访者认为社交媒体总体上是积极的，24%的受访者认为总体上是消极的。社交媒体和知识经济是现代生活的一部分，反映了社会现实的存在方式。社交媒体对青少年的影响见框4.3。图4.19为儿童使用网络的情况。

（四）生物生态模式与作业科学相结合

作为一种交互模式，生物生态模式阐明了作业科学的执行、存在、形成和归属理论，并展示了环境（如物理、社会、政治）中的交互如何支持或阻碍儿童

框4.3　社交媒体对13～19岁青少年的影响

积极影响（31%）	消极影响（24%）
将你与家人和朋友联系在一起	可以是欺负或造谣（也可以是被欺负、造谣中伤）
容易得到新闻和信息	损害人际关系，缺乏面对面的接触
你会碰到有相同兴趣的人	对他人的关系有不切实际的看法
让你保持快乐和乐观	
支持自我表现	导致注意力分散，甚至沉迷于媒体
从别人那里得到支持	来自同龄人的压力
可以学到新东西	造成精神健康混乱

经允许引自Pew Research Center (2018). Internet and technology: Teens, social media, and technology.

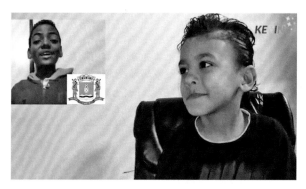

图4.19　双语儿童涉及两种文化：美国学校文化和邻里文化及儿童的本土文化。这名儿童通过教巴西儿童英语的互联网渠道，在文化之间架起桥梁

的作业发展。例如，环境可能会支持儿童的行为并与之相互作用，使儿童适应或接纳。相反，环境可能会存在限制和挑战，比如轮椅上的儿童无法进入的游乐场。通过适应和调节儿童的需求（如学习障碍、肢体残疾）、家庭的需求、物理环境以及获得经济和社区资源，儿童可能会获得作业参与能力和发育成熟，这是作业技能、持续学习和身心健康所必需的。案例4.3说明了环境因素的影响。

在这种交互模式中，作业治疗师的作用是通过调整和转换环境来支持作业表现，从而促进作业公正性。作业治疗师作为儿童的支持者、变革的推动者，确保身体、社会和文化的实用性适合儿童，使他们具有广泛的能力去执行、存在、形成和归属。

（五）作业和共同作业的交互模式

作业治疗师需要考虑形成儿童生活的日常互动程序。儿童对周围环境缺乏经验，因此必须与他人

案例4.3

Maria是一名诊断为脑瘫的4岁孩子，她用轮椅移动。她和父母、祖母以及四个哥哥姐姐（两男两女）一起住在大城市，公寓没有电梯，位于3楼。

Maria由爸爸或妈妈抱上楼。因为上下楼梯对她来说很困难。Maria不像她的家人那样经常外出参加社区活动，尽管他们试图每天出去一次。在一周的时间里，她参加了一个早期干预项目，接受了作业治疗（occupational therapy, OT）、物理治疗（physical therapy, PT）和语言治疗（speech therapy, ST）。她还喜欢和家人一起在家里玩耍。

Emma也是一个诊断为脑瘫的4岁孩子，她用轮椅进行移动。她和祖父母住在农村社区的农舍里。她有机会参加休闲活动（后院较大）并参与家务（她帮忙照顾动物和管理花园）。Emma不与邻居、同龄人或社区成员交往。她每周参加早期干预项目，接受OT、PT及ST。

虽然Maria和Emma都有类似的诊断和类似的表现能力，但他们的发展都受到不同生活环境的影响。作业治疗干预会议将反映他们的个人需要和生活环境。

Maria受益于她与兄弟姐妹和亲戚的社交，城市环境的资源以及适当空间的可用性（附近可去的公园）。然而她的家庭环境没有残疾人专用通道，这使她无法从事一些理想的作业活动。她不是一个独立的家庭成员，这可能会影响其自我效能。

而Emma拥有自然的空间但与同龄人交往的机会有限。她可能需要在家里适应，这样她就可以完成家务，并可以在外面玩（如路径或坡道，合适的秋千）。Emma花时间和成年人在一起，可能还没有建立起重要的同伴关系，而这种关系是建立自我效能感所必需的。

这些案例说明了环境因素与儿童的关系，确定作业治疗干预方法。作业治疗师还与家庭合作，了解每位儿童的技术需求。两名儿童都接受美国《残疾人教育法》的服务，所以他们可能有资格获得辅助技术。他们同样拥有提供额外服务或设备的医疗保险。

进行社会交往。共同作业是儿童发展的必要组成部分，最初由与儿童参与同一作业并帮助儿童发展的照顾者组成，如喂养婴儿、在睡前大声朗读或做饭。共同作业是指"以相互响应、相互联系的方式，要求共享环境、情感和意向"的作业行为。图4.20展示了儿童与祖父母之间的共同作业关系。共同作业关系的培养对作业发展很重要。利用治疗师自我治疗的作用，与儿童和成人合作（如照顾者、日托服务提供者、教师、宗教教育工作者及童军领袖），发展对儿童

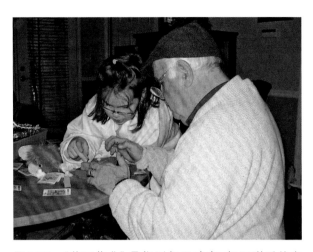

图 4.20 "共同作业"是指以相互响应、相互联系的方式参与，如一起拼图。这要求他们分享意图、情感和物理空间

有意义的、能激发儿童自我效能感的干预治疗。作业治疗师的辅助、指导、提示、激励和强化可以帮助提高儿童的作业表现。照顾者或其他成年人的直接参与可以促进更高水平的表现。在这种情况下，残疾儿童通过共同作业可能需要更密集的直接支持和辅助。

（六）作业表现里程碑：干预机会

发育里程碑是指儿童所获得的技能，这些技能可能为干预计划提供帮助。儿童达到发育里程碑的年龄各不相同，许多因素和环境都会影响儿童的表现。发育里程碑被认为是一种参考标准，而不是固定的年龄标准。儿童在各年龄段执行常见的作业活动并且巩固下阶段需要的表现技能。有关各种技能和作业发展里程碑的附录，请参见本章后续内容。了解儿童发展的顺序可以知道哪些技能更容易获得，并为干预计划提供信息。然而作业治疗师认为，并不是所有儿童都遵循这一顺序，年龄预期也各不相同。此外，许多因素和环境背景影响儿童的表现。发育里程碑是指导性的，而不是固定的年龄标准。

1. 作业活动　作业治疗师制定目标来解决儿童从事作业的能力。当他们分析需要的表现技能和客观因素时，可能会不时地选择处理技能或因素，干预的重点是促进作业表现。儿童重复整个活动（作业），如玩得更多，完成整个活动比执行部分活动改善更多。

（1）社会参与：儿童通常是通过观察父母、兄弟姐妹、其他成年人或同龄人来了解作业活动的。第一个有代表性的假装游戏是模仿母亲的动作，如清洁和烹饪。在没有明确指导下，儿童模仿父母的动作和语言。他们还通过观察父母对彼此或兄弟姐妹的反应来学习行为。

同伴游戏成为儿童社会和认知能力发展的重要途径。与他们的同龄人一起练习社会角色、参与表演、享受组合的游戏。在童年中期，儿童在群体中玩游戏，重视与同伴的互动。社会联系可能是虚拟的，通过电子邮件、短信和社交媒体网站完成。当朋友们聚在一起时，几乎所有的活动都是游戏和娱乐。简单的交谈和开玩笑变得幽默和有趣。6～10岁的儿童会形成亲密的友谊，儿童可以"属于"一个或多个同龄人群体，这对他们的决定、如何使用时间以及他们的价值观有很大的影响。相互信任的友谊是对童年困难的缓冲。图 4.21 是一个小女孩在操场上找她的朋友。

沟通障碍儿童在功能上不太灵活，或者不能主动建立关系的儿童不太可能有亲密的友谊。儿童被同伴拒绝可能是衣着或外表上缺乏一致性，导致欺凌、孤独和被排斥。学校、社区和同龄人促进社会包容和友谊的意愿，会影响儿童的社交参与、儿童时期的欺凌、压力、焦虑和抑郁的复原力，进而影响成年后的心理健康。例如，辅助技术可以帮助残疾儿童，这样他们就可以和同龄人一起工作。图 4.22 所示为正在分享平板电脑的儿童参加学校活动。

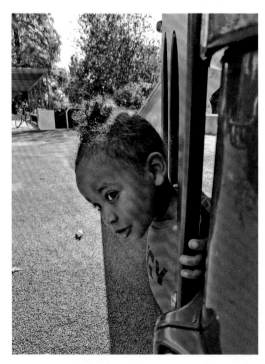

图 4.21 操场是社区游戏空间，在这里儿童可以和其他孩子一起探索并玩耍

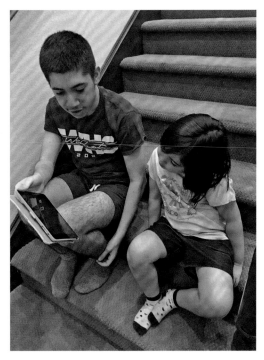

图 4.22　辅助技术对学校的作业活动是重要的，如阅读和书写

在儿童后期和青少年时期，儿童对同伴的作用更感兴趣，尽管与值得信任、有爱心的成年人（如导师、父母和教练）的关系是青少年寻求帮助和安全的方法。恋爱和群体交往可能涉及危险行为，如无保护的性行为、未成年驾车和吸毒。儿童晚期和青少年的社会参与是虚拟的，通信技术的使用以手机、电脑和社交媒体平台的形式存在，主要用于与同龄人和父母的社会互动及交流。社交媒体的使用可以调

节青少年的抑郁情绪。抑郁期后从 Facebook 获得支持的青少年抑郁情绪改善，而没有从 Facebook 获得支持的青少年抑郁情绪增加。虚拟的社会参与也可能产生不适应，如使用过度或用于展示负面情绪，手机使与父母和同伴的沟通更容易且更频繁。

（2）日常生活活动：日常生活活动能力是照顾自己的作业活动。这些活动是生存的基础，是生活在社会中的基本功能。这一领域的作业包括进食/吞咽、自我摄食、如厕、卫生和修饰、穿衣、功能性移动、睡眠和休息以及性行为。第 12 章更详细深入地讨论了自我照顾的评估和治疗。

成功并且独立完成自我照顾的个人作业，会灌输自我控制和自信的意识。作业治疗师通过改变环境、辅助技术或在护理助理的指导下培训儿童或青少年，促进 ADL 的独立性。参见图 4.23 A 和 B，其中显示了完成日常工作的儿童。

日常生活规律的发展促进了青少年的健康。作业治疗师考虑家庭的文化信仰和价值观，以确定日常生活和儿童参与自我照顾的程度。这方面的示例是婴儿喂养（母乳喂养和奶瓶喂养）。在美国，所有种族在前 6 个月的母乳喂养率为 73%，其中 80% 为西班牙女性，54% 为黑种人母亲。促使妇女决定母乳喂养的因素包括社会和文化规范、社会支持、医疗服务提供者、工作环境和美国疾病控制与预防中心的指导和支持。

在如厕训练中也可以观察到文化差异。Schum 及其同事进行了一项纵向调查研究，比较了美国中西部社区中发育正常的儿童获得如厕技能的年龄和

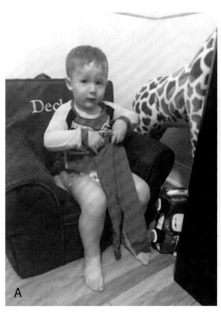

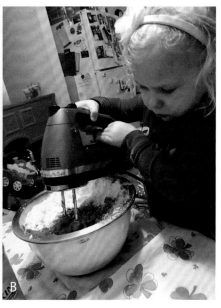

图 4.23　A. 学龄前儿童自己穿衣；B. 从事烹饪作业的低龄女童

性别，描述了儿童如厕完全成功的普遍顺序。结果表明，女孩比男孩更早掌握如厕技能，而且大多数儿童直到2岁后才掌握如厕的准备技能。在约旦等国，女孩也比男孩更早掌握如厕技能。在土耳其等国家的农村地区，如厕训练在18个月大之前就开始了。

培训的可能原因是距离厕所较远、缺乏教育、母亲待在家里、使用可洗的尿布。没用尿布的家庭以及父母经常和婴儿在同一个环境中。他们能够比西方文化更早地通过与婴儿的排便交流来训练婴儿。观察婴儿排尿或排便的迹象，并把婴儿安置在容器位置（厕所、水槽、外部位置），在那里婴儿学会联系如厕活动。使用声音来表示需要上厕所，6个月大的婴儿就可以接受训练。世界各地对婴儿如厕的培训方法各不相同，包括强化培训和儿童培训。策略还包括奖励系统、表扬、模仿和讲故事。无论是身体上还是情感上，这两种方法都证明是有效的，不会带来不利的后果。要了解如厕过程，请参见附表4.4。

（3）工具性日常生活活动：工具性日常生活活动是家庭管理和社区参与所必需的活动。文化期望决定了儿童参与作业的时间和类型以及家务和游戏之间的平衡。美国以外的国家如欧洲等国的示例说明了这些差异。在一项50个社区的研究中，5～7岁的儿童需要承担照顾幼童、照料动物和做家务的责任。在美国，8岁或9岁以下的儿童很少做家务。许多美国人不希望儿童在10岁或11岁之前承担家务。与此相反，波利尼西亚儿童在三四岁的时候就掌握了家务技能，他们会捡木头、打扫房间或去商店买东西。在西非，儿童在3岁的时候就承担了做家务和跑腿的责任。在肯尼亚，8岁的女孩承担了大部分家务。中非的儿童从学步阶段就获得了工作经验，到12岁时，他们就能猎捕动物、杀死猎物、制作药品和修剪花园。在5岁之前，尼日利亚女孩要学习做家务，如洗衣服、扫地、做饭、照顾弟妹，到了童年中期，女孩们要承担起这些工作的全部责任。儿童需要跑腿的次数和认知能力之间存在显著的相关性，这表明让儿童在早期参与工作任务可能会提高认知能力。

一旦儿童能够按照一两步的指示去做，就可以开始承担家庭责任。这包括在别人的帮助和鼓励下捡起玩具、清理餐桌上的盘子、把脏衣服放进洗衣篮以及帮忙扫地。儿童可能会参与照顾宠物。12～13岁的青少年可以从户外活动开始，如耕地。青少年可能会照顾幼小的弟妹，并促使兄弟姐妹帮助管理家庭。通过指导和参与家务劳动，儿童可以发展工作技能，学习社会规则和文化价值观。参与家务劳

动的儿童有更高的自尊，更有责任感，更容易应对挫折。作为一个成年人，成功的最好预测因素之一是童年时期参与家务劳动。儿童可以负责完成修剪草坪等家庭杂务，如图4.24和附表4.5的家务表。

（4）休息和睡眠：促进休息和睡眠的活动对恢复参与日常工作和家庭凝聚力的整体能力至关重要。有关睡眠和休息的更多内容请参见第12章。睡眠特征包括睡眠和就寝时间的长短及效率，以及影响和阻碍睡眠的生活方式，如体育活动、久坐行为、饮食模式和心理健康。睡眠困难可能包括难以入睡或难以保持睡眠和阻塞性睡眠呼吸暂停。睡眠健康被纳入健康儿童的基本保健项目中，如营养和活动参与。缺乏休息和睡眠会导致儿童注意力不集中、易怒和行为失控。睡眠不足会导致肥胖、学校问题和白天活动能力等问题。

作业治疗师帮助儿童和家庭进行睡眠安排。有规律的就寝时间可以延长睡眠时间，提高睡眠质量。一项对来自12个国家的9～11岁儿童的调查显示，睡眠时间和睡眠效率与中到高强度体育锻炼参与度低和久坐行为时间长呈负相关。较晚的就寝时间与久坐行为、屏幕时间和不健康的饮食模式呈正相关。

2岁以下的婴儿每天需要14小时的睡眠，而青少年每晚需要10小时的睡眠。据报道，青少年的睡眠模式在上学期间平均每晚不足8小时，在周末则超过10小时。儿童睡眠建议参见附表4.6。睡觉前关

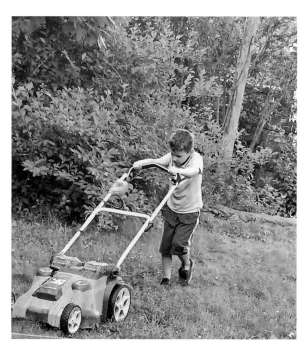

图4.24　儿童可以完成各种日常生活活动（如修剪草坪），鼓励儿童参与家庭"工作"、提高自我能力和责任感

掉电子设备(如手机、电视、收音机)可以确保晚上有充足的休息(图4.25)。

(5)教育:作业治疗师协助儿童和青少年扮演学生的角色。这不仅包括所有要求的学习期望,还要满足学校环境的社会参与期望。作业治疗师随时准备与家长、教师和其他学校专家一起工作。作业治疗师可以在课堂上参与情绪调节方面的工作,在功能性作业活动、功能性移动和所有学校环境(如图书馆、操场、艺术教室、音乐教室以及教师和食堂)中的社会参与方面促进作业参与。辅助技术的评估和使用,更有利于在包容性的学校环境中使用。有关教育的更多内容请参见第15章、19章、24章和25章。

读写能力的定义是阅读、写作、听力和口语。作业治疗师在读写能力矫正中起着积极的作用。读写能力始于家庭或日托环境,通过日常生活习惯、口头语言与照顾者交流,洗澡和就寝时,照顾者陪儿童阅读书籍。在幼儿园时,词汇量较少的儿童在学习字母发音和阅读方面有困难。功能性阅读包括环境中的标志、游戏或手工活动的阅读指导、食谱、菜单和社交媒体,帮助学生学习享受和实践阅读的作业活动,同时可以促进文化素养的学术技能。作业治疗师处理书写以及书写所必需的视觉运动技能,如写信、发短信,多感官方法,如画符号、用粉笔在地上写字或用橡皮泥来形成字母。通过写作,思想变得清晰可见,儿童也能更好地理解。多种书写工具包括笔、记号笔、电脑、语音转文本等帮助残疾学生参与读写活动。

(6)工作:工作包括有报酬或没有报酬的作业。Larsen和Verma报道说在非工业人群中,儿童中期的工作时间可能超过每天5小时。玛雅儿童在工作日一直陪伴在父母身边,在他们很小的时候就会参与到工作任务中,如跑腿和帮忙打扫卫生。在美国,大多数儿童和青少年很少有机会与成年人一起工作。据估计,儿童贡献了家庭中15%的劳动力。Rogpff等认为由于家庭作业和参加竞争性运动队等其他义务,美国儿童正在失去宝贵的学习和获得自我满足的机会。与美国以外社会的实践相比,美国青年缺乏工作机会,这限制了对他们未来重要的实践技能,并可能推迟其进入成人工作的时间。

美国的许多年轻人从事志愿工作或有偿工作。青年往往从志愿参与开始,他们为他人的利益做无偿的工作。例如,在社区养老院为老人举办音乐会,为退伍军人整理护理箱或在当地动物收容所做志愿者。志愿者探索在初中和高中阶段也很重要,因为学生们可以根据自己的技能、兴趣和时间来选择志愿项目。Lindsay、Chan、Cancelliere和Mistry比较了有残疾和无残疾青少年的志愿项目。这些活动对于这两组人培养技能、积累简历经验、实践时间管理、完成职责等专业行为的过程都是非常有益的。对于残疾学生来说,融入社会和了解自己在工作中的需求非常重要。如图4.26所示,青少年们聚在一起。

(7)休闲:休闲是一种非强制性的自由活动时间,用于追求内在激励并参与作业。Wegner将休闲定义为"有目的、有意图地利用空闲时间从事有趣、

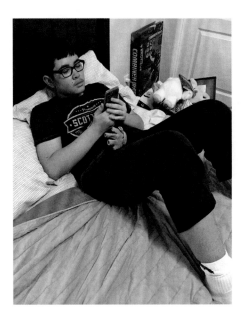

图4.25   使用手机是青少年生活的一大部分,应该鼓励青少年在睡前一小时关掉所有电子设备改善睡眠

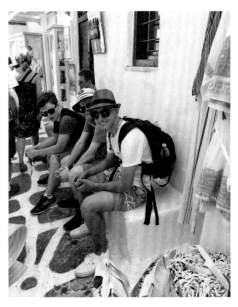

图4.26   青少年喜欢一起闲逛和聊天

提神、愉悦的活动"。休闲追求为健康和社会包容提供了机会。儿童主动并直接利用空闲时间，可以提高批判性思维所需的执行功能技能和与同伴玩耍所需的社会情商。

过多地安排青少年的体育和学习活动可能会导致他们没有休闲活动并产生倦怠感。在童年和中学时期耗费大量时间参加体育和学习活动的学生，在进入高中之前就选择不参加任何休闲和有组织的活动。青少年产生倦怠感和面对活动退缩的负面影响之一是无聊。"无聊发生于个人认为他们的休闲体验不足以满足自己的最佳觉醒需求。"青少年表示，和朋友出去玩是他们在空闲时间喜欢做的事情。一项研究认为空闲时间是"危险的"，因为常会导致危险的行为，如酗酒和吸毒。

环境对追求休闲活动起着很大的作用。家庭花园、安全公共场所、绿色空间和自然环境都能提供许多在家庭和学校环境自发的自由活动空间。对于残疾儿童来说，参与休闲活动涉及到身体、社会、文化和虚拟环境。家庭的经济状况、参与活动的兴趣和儿童的残疾状况都会影响儿童的休闲体验。有关休闲发展的更多内容请参见第13章。18岁以下青少年的时间使用模式概述见表4.3。

表4.3　18岁以下青少年使用时间的分类		
作　业	青少年活动	参与作业活动的青少年百分比
IADL/健康维护和管理	参加运动或体育活动	73%
IADL/宗教活动	参加宗教训练或青少年团体	60%
非正式教育	学习音乐、舞蹈或艺术	54%
工作	志愿工作	53%
工作	兼职工作	36%
教育	辅导或其他学习准备	36%
社区社交参与	参加过像女童子军这样的社区组织	23%

注：经允许引自 Pew Research Center, (December 17, 2015). Parenting in America: Outlook, worries, aspirations are strongly linked to financial situation. (p. 65). Retrieved from https://www.pewresearch.org/wp-content/uploads/sites/3/2015/12/2015-12-17_parenting-in-america_FINAL.pdf

（8）游戏：游戏作为儿童的一项基本作业，是理解和欣赏儿童表现的一种方法，也是在儿童发育迟缓时提高其功能表现的一种方法。感觉、运动、认知和社交技能可以支持儿童在游戏中的表现，而儿童的活动选择受到其文化、社会和物理环境以及时间和虚拟环境的高度影响。虚拟环境已经成为儿童和青少年游戏文化的主导。游戏的能力也是作业治疗评价儿童的一个重要结果，它反映了童年的形成。

婴儿在1岁前的游戏是探索性的和社会性的，与照顾者的参与有关。附表4.7描述了游戏的发展。在每一阶段，这些作业都是重叠的（例如，在探索游戏的过程中会联系父母的头发和脸部，而父母的手握住婴儿可以支持婴儿玩物品）。

探索游戏也被称为感觉运动游戏，是一种为了享受它所创造的身体感觉而进行的活动。包括重复动作，在玩玩具的过程中形成动作，以获得视觉、听觉和触觉的感官体验。婴儿把玩具放进嘴里、在空中挥舞玩具并用手探索物品表面。这些动作可以带来强烈的感知觉学习，同时给婴儿带来快乐。

在婴儿出生后的第二年，他们开始玩功能性的游戏或相关性游戏；通过游戏理解物品的功能，而功能就决定了动作。起初儿童会在自己身上使用物品（如假装用杯子喝水或梳头发）。这些自主动作标志着假装性游戏的开始，儿童知道因果关系后，不断地让玩具电话发出铃声或电动娃娃发出叫声，以享受初始动作带来的感官效果。

到第二年末，游戏在两个重要方面得到了扩展。第一，儿童开始将动作组合成游戏序列（例如，通过将一个物体叠在另一个物体上，或将玩具排列在另一个玩具旁边而将物体联系起来）。这些组合动作显示了与玩具功能相匹配的游戏目的。第二，2岁的儿童会管理自己的行为。游戏中使用的物品通常与现实生活相似。儿童把娃娃放在玩具床上，然后盖好它。儿童假装喂毛绒动物玩具或者开着玩具车穿过玩具车库。2岁时，游戏仍然是儿童的主要活动，现在他们的注意力持续时间更长并且有能力在玩耍中结合多种行为。玩具和物品开始出现象征性或想象性，第一次为儿童提供了实践生活技能的机会。

当儿童可以移动时，他们会探索空间和表面较大型的活动玩具。他们喜欢运动，喜欢荡秋千、跑步、在水中或沙滩上运动。儿童渴望深压力和抚摸。儿童对空间的探索包括简单的、重复的动作，其目的是重复感知全身肌肉的运动觉、前庭觉和触觉体验。如图4.27所示，当儿童探索环境时，他们会参与到各

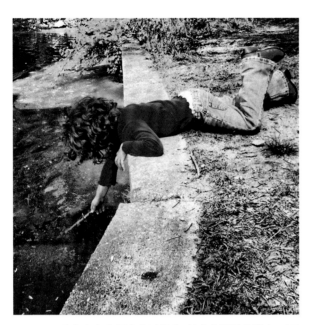

图4.27 儿童在自由探索的过程中,躺在小溪边的地上玩耍

自我效能是指一个人相信自己有能力去做对自己有意义的事情。能做给自己带来成就感和成功的事情,从而带来生活的满足感。婴儿通过因果行为(如哭闹引起成人关注)发展出最初的效能感。成功控制周围环境事件,婴儿会对自己的行为更关注,学习能力也会更强。当儿童将自己与他人区分开来并开始认同自己的优势时,他们就会发展出自我效能感。因此,为了促进积极的自我效能感的产生,重要的是要让儿童在作业治疗干预中去解决问题并思考他们的表现。

婴儿认识到自己行为所产生的影响不同于其他人的行为,他们开始认为自己是不同于他人的独特个体。起初婴儿依靠外部线索学习,比如当父母说:"你得靠自己做!"或者"对哥哥而言,你做了件好事。"外部反馈为婴儿提供知识,使他们开始明白自己是独特的个体。最终,儿童会产生内在成功和成就的感觉,例如,"我尽我所能地跑,我做得很好!"或者"我今天在学校表现得更好,这是迟早的事。"自我效能感随着儿童对自己能力的认识而发展。作业治疗师为儿童创造机会来评估他们的表现。儿童作业自我评估提供了对儿童的价值观和自我感知效能的评估。

种各样的感官体验中。此外,这种重复对于儿童平衡、协调和运动计划的发展也很重要。

1岁时,婴儿与父母和其他人一起玩社交游戏,以引起他人的反应。当幼儿获得一定能力并得到父母的支持时,他会获得个人能动性和自我效能感。自我效能感的显现情况见框4.4,并以Bandura和Kielhoftier如何解释生命早期自我效能感的出现为例。

到第二年,儿童开始社交游戏,他们模仿成年人和同龄人。模仿他人是互动和社交的第一种方式。当儿童进入学前班并开始与同龄人相处时,即时和延迟模仿他人动作对社交游戏都很重要。参见附表4.8概述的认知发展和社交发展。

幼儿时期主要有三种类型的游戏:① 假装游戏或象征性游戏;② 建设性游戏;③ 粗大运动或躯体活动游戏。参见附表4.7描述的游戏发展。当儿童将多个步骤和多个主题结合在一起时,他们的游戏变得更加复杂。短游戏变成了一个故事中的几个角色或演员组成的长游戏。游戏变得更加社会化。学龄前儿童的游戏倾向于同伴合作,故事中有一两个同伴轮流扮演不同的角色。当学龄前儿童与同伴玩耍时,互动与活动目标同等重要。当儿童接近5岁时,游戏就变得越来越社会化,开始涉及一小群同龄人。

从2岁开始一直到儿童早期,儿童的游戏是象征性的和富有想象力的。儿童假装洋娃娃、小雕像和毛绒玩具是真实的。儿童也可能模仿父母、老师

和同伴的行为。在3岁和4岁的时候,假装游戏变得更加抽象,如积木等常见的物品可以用来代表其他东西。现在的假装游戏包含了许多相互关联的步骤。儿童开发剧本作为他们游戏(如一名儿童是父亲,另一名儿童是母亲)。他们根据真实事件改编剧本以充满热情和想象力地扮演自己的角色,创造自己的故事并享受想象角色带给自己的力量。他们的表演游戏相当复杂,然而当他们在小团体中,他们与同伴的互动比游戏目标更重要,他们很容易转向小组成员建议的新活动。

5岁时,这种想象游戏主要是社交性的,两三个人一组参与合作游戏。一名5岁的儿童大约有三分之一的时间参与假装游戏。然而假装游戏是基于对现实生活的模仿,并装扮成某些角色(如消防员、警察、芭蕾舞演员)。虽然这个年龄段的儿童表现出对成人角色的理解,但他们错误地认为角色的功能是单方面(消防员的职责只有一个,那就是灭火)。通过假装游戏,儿童培养创造力、解决问题的能力以及对他人观点的理解。参见附表4.7概述游戏发展。

2. 行为技能 作业治疗师观察儿童在自然环境中的表现,并完成活动分析,确定需要的技能或影响作业表现的缺陷。表现技能是由身体结构、身体功能和表现模式组成的作业部分。表现技能通常是

按顺序发展的,是作业表现整体评估的一部分(参见附录)。然而,治疗技能不一定与作业表现的改善相对应。例如,一名患有脑瘫的9岁儿童,根据他的年龄,可能运动评估得分在第5百分位。尽管这是很重要的一点,但当他在学校学习如厕技能时,这并不一定影响他在使用适应性设备如厕时的适龄参与。

3. 婴儿至学步期(从出生到2岁)　婴儿生来就有看、听、交流的能力(通过哭泣和非语言的表达),并通过反射做出反应。婴儿情绪调节的第一个表现是进食和睡眠的容易度。喂养、睡眠、如厕(排尿、排便)、活动和玩耍方面的问题关系到婴儿的整体健康和与环境的相互作用。婴儿学会信任他们的照顾者,成为母婴共同生活的一部分。当照顾者建立起有意义和刺激的环境时,婴儿能学会完成他们的作业活动。

蹒跚学步的儿童非常忙碌和活跃。他们学会自己用手指食物和用勺子及叉子摄食。他们开始跑、爬、上下楼梯、跳。幼儿使用功能性交流向照顾者表明他们的选择、想要和需要。当他们与照顾者或同伴一起处理情况和活动时,他们会调节自己的情绪展现自己的气质和个性。学步儿童喜欢长时间地玩玩具,喜欢玩洋娃娃、家居用品,喜欢做清洁活动。

(1)粗大运动和移动:新生儿的第一个动作似乎是反射性的;然而仔细检查,揭示了处理和整合感官信息的能力。新生儿的动作有助于知觉的发展和组织,并开始对世界的学习。在出生后的第一个月,婴儿在俯卧的姿势时左右移动头部并在坐着的时候将头部能够放在正确的位置上。在4个月大时持续地俯卧(俯卧时间),儿童学会了对抗重力的移动。这使婴儿能够抬起头,同时在房间里倾向于想象活动。这种抬起和保持头部直立位置的能力,与婴儿观察他人活动的兴趣以及提高躯干力量和稳定性有关。当婴儿达到6月龄时,可以在俯卧时抬起头和躯干观察环境。仰卧时,婴儿也可以左右移动前臂并伸手取物,如图4.28。当仰卧时,婴儿主动踢腿并把脚放到嘴里。在接下来的6个月里,这种动态姿势的稳定性为婴儿的活动能力做好了准备。

翻身通常是婴儿移动和探索环境的第一种方法。最初,翻身是身体调正的本能反应;通常婴儿从腹部翻到侧位,然后从俯卧翻到仰卧。6月龄时,婴儿会连续翻身,在房间里移动。体重偏重或体形较大的婴儿可能延后几个月开始翻身,而前庭系统过敏(即对旋转运动反应过度)的婴儿可能完全避免翻身。

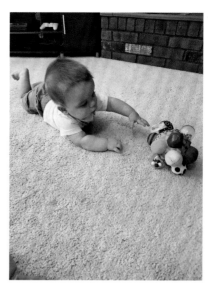

图4.28　在这个有趣的游戏姿势中,儿童正在练习核心肌肉的强化、髋关节屈曲;这是爬行所必需的,也是全身肌肉放松的技巧

大多数婴儿在很小的时候就喜欢有支撑的坐位。当他们的视力在最初的4个月里得到改善时,他们开始渴望从一个有支撑的坐姿来观察周围的环境,新生儿坐着的时候背部是圆的,头只是暂时竖立着,头部控制迅速出现。在4个月大时,婴儿可以长时间地控制头部直立,轻松地左右转动。大多数6月龄的婴儿独自坐着,双臂向前支撑,腿弯曲,使用宽的支撑面。然而这种姿势是不稳定的,婴儿倾斜时很容易摔倒。许多7月龄的婴儿独立地坐着。可以使用双手玩玩具,但很难伸手超过上肢长度。

在8~9个月大时,婴儿可以直立且无支撑地坐几分钟。在这时或随后的几个月里,婴儿可以通过旋转(从侧卧姿势)从俯卧起来,转换到坐姿。这项重要的技能使婴儿能够爬到一个玩具上,然后在到达玩具后坐下来玩。到12个月大时,婴儿可以从仰卧位到坐位,坐时可以旋转和体轴回旋,这样易于在坐和爬行之间转换(图4.29)。

7个月大的婴儿经历了俯卧位的旋转和向后爬行之后,开始向前爬行。婴儿可以先尝试用身体两侧一起做腹部爬行。然而,上下肢的交替运动很快成为最成功的前进方式。以手膝位姿势爬行(有时称为四爬)比腹部爬行需要更多的力量和协调性。此外,肩部和骨盆的稳定性是婴儿需要的,婴儿不能仅用手膝稳定身体重心。成熟的交替手膝位爬行需要略微的躯干旋转。通过在生命的第二个6个月期间练习爬行,儿童发展了躯干的灵活性和旋转能力。大多数10~12月龄的婴儿能迅速地爬过各类表面,

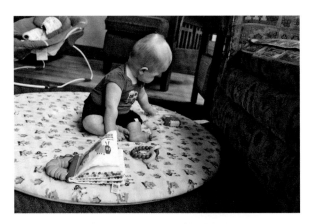

图 4.29　幼儿独立地坐着并通过旋转来伸手抓握玩具；注意上肢的平衡反应

保持向上和向下倾斜。

　　5 个月和 6 个月大的婴儿喜欢站立，他们在父母的上肢支撑下高兴地跳动。强烈的前庭输入和髋膝关节屈伸模式的练习对 1 岁后完全直立姿势的发展很重要。婴儿靠在家具或是父母的膝盖上，为完全直立姿势做好准备。10 月龄的婴儿在抱着家具的同时，也在练习直立位上下。通过扶着家具转移到站立位，婴儿可以接触到以前无法碰触的物品。这种探索的新水平和潜在的游戏增加激励了婴儿练习站立，并促使父母把易碎的物品放到更高的架子上。12 月龄的婴儿学会将身体的重心转移到一侧下肢，然后用另一侧下肢站立。婴儿在抓着家具或家长手指时，会很快地向前迈一小步。

　　婴儿最初通过走路来做不需要支撑的移动时，步伐短、不稳定，步态基底面宽，上肢呈紧张的保护性反应状态。所有这些姿势和移动技能有助于发展婴儿探索空间的能力，并获得所需的游戏物品。18 月龄的婴儿更喜欢走路而不是其他形式的活动，但平衡仍不成熟，婴儿经常摔倒。婴儿继续使用基底面宽的步态，在停止和转弯方面有困难。然而婴儿仍然非常积极地练习这项新技能，因为行走带来了探索的新途径和自主感，父母此时必须保护婴儿免受以前无法接触到的物品和尚未探索过的空间的伤害。

　　（2）精细运动和操作：新生儿的上肢活动范围很广，主要是向身体一侧。在前 3 个月里，婴儿更多地用眼睛观察物品而非用手接触。3 月龄时，婴儿跟随母亲的脸做平稳的追视，过身体中线。1～2 月龄的婴儿学会了用手敲打放在他身旁的物品。第一种伸手模式是不准确的，但 5 个月后伸手的准确性大大提高。婴儿努力将抓握与伸手结合在一起，可能会尝试多种努力来抓住远处的物体。随着姿势稳定性

的增加，婴儿也学会了控制上肢和手的运动，来作为探索环境中的物品和材料的一种手段。当婴儿 6 个月大时，观察到可直接接触到的单侧或双侧的物品，婴儿顺利而准确地将上肢伸向期望的物品。附表 4.9A 描述了精细运动操作的发展，而附表 4.9B 描述了伸手和抓握的发展。

　　在最初的 6 个月里将会看到婴儿的巨大变化（参见附表 4.9B）。最初抓握是自发的（当物品放在手上时），包括作为一个整体的手指的共同屈曲。物体握在手掌中，而不是在远端的手指或指尖。3～4 月龄的婴儿用手挤压物体，拇指与这类抓握无关。在 4～5 月龄时，婴儿表现出手掌抓握，屈曲手指和内收拇指将物体固定在手掌上。在 6 月龄时，婴儿使用桡侧手掌抓握模式，即前两个手指和拇指固定物品。这种抓握使婴儿能够确定物体的方向，以便能够更容易地看到物品或将其送到嘴边。婴儿用手指的倾斜运动来固定小物体，并将前臂稳定在物体表面。

　　从 7 个月到 12 个月，抓握持续快速变化。拇指与示指和中指之间形成桡侧手指抓握。在大约 9 月龄时，手腕伸展的稳定性增加，婴儿在抓握时可以更好地使用指尖（例如，婴儿可以用指尖抓一个小物体，如立方体或饼干）。通过将物体远端握在手指上，婴儿可以在手中移动物体；手内物体的移动促使婴儿探索，并将物体用于功能性目的。婴儿拇指和手指对捏小物件，这种模式在 10～11 月龄时形成。12 月龄的婴儿会使用各种不同的抓握方式，通常是用桡侧和拇指来抓物品。婴儿也可以用成熟的对指捏取葡萄干或谷物（即拇示指对指）。

　　在生命的第二年，抓握方式不断强化。儿童用手指远端握住物体，抓握模式更具动态性。到第二年年底，可以观察到三指对器具和其他工具的抓握。根据被握物品的大小、形状和重量，也可以使用其他的抓握模式。例如，先用手掌抓握，再用手指抓握来拿工具。混合抓握模式发展到第二年年末，当桡侧手指指导使用时，儿童安全地用尺侧手指抓握工具。

　　到 7～8 月龄时，会主动松开物品。第一种松手是笨拙的，特点是所有的手指完全伸展。婴儿对扔物品开始感兴趣，并练习把物品从高椅子上抛下来。到 10 月龄时，物体被有意识地放到容器中，这是婴儿第一次将不同物品联系起来的方式之一。当婴儿在游戏中组合物体时，松手对于堆叠和精确放置非常重要。例如，1 岁儿童的游戏包括把物品放到容器里，把它们倒出来然后再开始活动。附表 4.10 描述了感知和物品操作技能的发展。

到 15～18 月龄时，婴儿能表现出将一粒葡萄干放入小瓶中，并有能力叠两个小方块。堆叠积木是关系游戏的一部分，因为婴儿现在需要在空间中控制上肢，不需要支撑就能精确地抓握、控制松手、空间关系和深度感知。婴儿还可以在适当的地方放置大而简单的拼图和钉子。与此同时，婴儿获得了辨别简单形状的能力。幼儿感知技能的学习是通过操作能力的提高来支持的，知觉辨别能力的增强促进了幼儿的操作实践。感知压力的增加，使婴儿能够以适当的力度握住一个物品（如吃饼干之前不会把它压碎）。

在 12 个月到 2 岁期间，双手玩东西的互补能力就会发展起来。在此期间，一手握住物品，而另一手则用来操纵或移动物品。直到第三年，儿童才出现双手协调的使用（如用双手穿珠子或将扣子系在衬衫上）。穿衣技能的发展参见附表 4.13。

（3）认知：在最初的 6 个月里，婴儿了解身体和动作的影响。兴趣侧重于有物品的动作和这些动作提供的感觉输入上。婴儿的学习是通过主要的感觉官进行的：看、尝、摸、闻、听和移动。婴儿喜欢为了自己而重复动作，而游戏则专注于可以用物品来完成的动作上（如怪脸、敲、震动）。8～9 月龄时，婴儿的注意力持续时间为 2～3 分钟，他们在玩的时候会把物品组合在一起（把最喜欢的玩具放在一个容器里）。在这个年龄段，儿童开始理解物品的恒存性；也就是说，他们知道一个物体即使是隐藏看不见的，但是它仍然存在。他们也可以找到隐藏的声源，并积极尝试找到新的声源。

12 月龄时，婴儿对物体功能目的的理解会增加。游戏行为越来越多地由玩具的用途来决定，玩具的使用也根据其功能来决定。婴儿表现出更多以目标为导向的行为，表现出获得特定结果或意图。工具在这时变得很重要，因为婴儿使用游戏工具（如锤子、勺子、铁锹）来进一步了解物体是如何工作的。与此同时，婴儿开始理解物体是如何工作的（如何打开开关或打开门）。

在第二年，儿童可以把一系列的动作组合在一起，比如把小"人"放在一辆玩具公共汽车里，然后把它推过地板。行动的顺序表明记忆和注意力持续时间的增加。一些最初的顺序行为说明了儿童对父母或兄弟姐妹行为的模仿；同时表现出模仿能力和游戏顺序的增加。

（4）社交：婴儿从温暖的子宫到出生的那一刻情感发生了剧烈的变化。新生儿系统的主要目的是维持身体功能（心血管、呼吸系统和消化系统）。然而随着婴儿的成熟，重点转移到提高与环境的互动能力。基本的信任或不信任成为婴儿情感发展的一个主题，并高度依赖与主要照顾者的关系。附表 4.14 概述了婴儿与主要照顾者之间依恋关系的发展。

随着时间的推移，照顾者和婴儿之间的关系由照顾者和婴儿之间分享的经验发展而来。婴儿对父母的声音表现出不同的反应，通常是安静和镇定。虽然婴儿在出生后会通过哭闹表现出不适，但他们在 2 个月大时就开始表达其他情绪，如微笑和大笑。

5～6 月龄的婴儿对镜子非常感兴趣，表明他们开始认识自己。在 4～5 月龄时，他们通过发出的声音表明高兴和不高兴。在儿童出生后的第二年，照顾者仍然是儿童生命中最重要的人。

虽然幼儿在照顾者周围练习他们的自主性，但他们没有打算放弃对家长的依赖，当父母离开时，他们可能会感到不安或害怕。2 岁的儿童开始对其他孩子感兴趣，在开放的空间里，2 岁的儿童可能会互相一起玩耍。他们肩并肩的游戏通常涉及模仿，彼此之间很少有口头上的交流。虽然许多婴儿在托儿中心有辅助的游戏区域，但家为婴儿提供了第一个游戏的环境。婴儿床通常是可以玩游戏的环境，为玩具提供了地方（如音乐盒、彩色移动玩具）。其他早期的游戏空间包括游戏垫，这包含了多种感觉刺激部件，可以让儿童有"趴在地板上的时间"，如婴儿座椅、汽车座椅、秋千和婴儿车。因为婴儿还不能移动，所以如果当家里的其他成员抱着婴儿在家里走或把婴儿快速粗鲁地带离婴儿设备时，安全是唯一的问题，如宠物和兄弟姐妹。应指导家长如何正确地使用安全带。早期的游戏也发生在父母或照顾者的怀抱中。探索游戏和情感依恋是从坐在父母的腿上开始的，婴儿着迷于父母的脸和衣服。与此同时，婴儿会因为父母的存在而感到安全和安慰。

在第二个 6 个月里，父母的主要角色变成了为儿童提供学习机会、提供积极的鼓励、保护儿童不受伤害。当婴儿变得更灵活时，要限定空间并移开触手可及的物品。室内儿童安全空间和活动有助于保持儿童安全参与。简单的障碍训练场、沙发垫和大纸箱提供了游戏的机会，而安全适龄的玩具可以放在箱子里。探索所有可达的空间成为婴儿的主要目标。照顾者在大门和其他地方进行改造，限定儿童在安全区域的活动。

在生命的第二年，儿童的环境可能会扩展到屋外的院子、人行道、邻居家、亲戚家或者是家里以前没有探索过的地方。一些儿童有机会在自己家的院子里、儿童托管中心的围栏区域、在公寓小区内的社区空间或者在农村完全开放的空间玩游戏。儿童对参观户外空间越来越感兴趣，这为感官探索提供了重要的机会，应该在家庭、日托和社区环境中鼓励儿童这样做。

4. 学龄前期（3～5岁）   学龄前儿童在所有的自理、活动和交流任务中学会了独立，并为小学阶段独立做准备。他们可以自己穿衣服，除了精细的拉拉链和系鞋带、监督下的如厕卫生并参与就寝时间的睡眠和休息。儿童开始做一些简单的家务，如把盘子放到水槽里、把脏衣服放进洗衣房以及帮忙打扫等家务劳动来学习动作。他们可能会帮忙做一些其他简单的家务，如在花园里帮忙（图4.30）。他们在许多社区活动中变得独立，如在操场上操控运动器材、在人行道上行走和进出汽车座椅。在社会参与方面，他们扩大了家庭以外的参与范围。他们通过乘坐校车或被送到学前班，并以建设性的方式与同龄人玩耍，适应了与父母的分离。在这段时间里，当了解他们的兴趣爱好和技能时，游戏变成了儿童和照顾者之间的互动。当父母和老师让儿童读书、开始涂色和写字时，儿童具备了初步的识字技能。

建造和构造类的游戏也在儿童早期教会其各种各样的技能。首先，这些技能表现在完成拼图和玩具的拼装上。然而，掌握简单的搭建和拼搭，儿童在建筑方面会变得更有创造力。例如，一名4岁的儿童可以制订一个计划，尝试用积木建造结构，然后执行

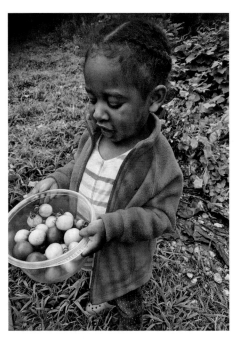

图 4.30   幼儿在园子里帮忙

完成项目的步骤。有了指导和模型，一名5岁的儿童可以做一个简单的项目或创建三维设计。5岁的儿童也可以拼出10个拼图。最终的成果变得更加重要，儿童有动力完成并向他人展示。在建造和构造游戏中涉及的规划和设计，可以帮助儿童获得对空间感知和物品关系的理解，这是学习表现的基础。

虽然6岁的儿童仍然喜欢富有想象力的游戏，但他们开始组织和构建自己的游戏。参见框4.5描述的皮亚杰游戏分类，这些游戏对应于认知发展的不同阶段。到儿童7～8岁时，有组织和有结构的游戏占了主导地位。游戏规则是身体和社交游戏的主要模式。儿童自己组织、分配角色、解释（或创建）规则来指导他们将要玩的游戏。现在，游戏的目标与同伴互动的奖励相竞争，儿童开始着迷于游戏规则。

框4.5   在儿童游戏中的 Piaget 认知发展阶段

Paulo 最喜欢的游戏

Paulo 今年5岁，患有痉挛型双瘫、脑性瘫痪。他喜欢游戏，并全身心地投入与皮亚杰所定义的不同认知水平相匹配的游戏中。

练习（感觉运动探索）游戏

Paulo 喜欢在客厅的地毯上和他的兄弟摔跤。在这个游戏中，Paulo 把他7岁的哥哥拉到地板上。大多数时候，他们翻滚争夺在上面的高位置。这个游戏没有规则，也没有结构，最常见的情况是，当 Paulo 累了或他的母亲介入时，摔跤比赛结束但没有赢家。

象征性游戏

Paulo 也喜欢和他的恐龙玩。在沙箱里战斗，四处寻找食物，翻山越岭。恐龙会说话，而且经常为了统治沙山而互相吵架。这个游戏也缺乏结构。Dimitri 和他的朋友 Samuel 一起玩，或者一个人玩，而恐龙的游戏情节往往是一样的。

有规则的游戏

Paulo 和他的哥哥一起玩"去钓鱼和糖果乐园"游戏。Paulo 知道大部分规则、合作游戏并轮流玩，知道游戏如何结束。在5岁的时候，当他的哥哥为了在比赛中取得领先而犯规时，他并不总是能解决这个问题。

这个例子说明了作业治疗师如何让儿童在参与游戏的同时，对他们的认知能力提出挑战。每一种游戏都需要不同的认知能力。例如，喜欢打闹的儿童可能需要制订计划，但没有"正确"的动作，而有规则的游戏要求儿童理解步骤顺序、策略和提前思考。

经允许引自 Parham, L. D. (2008). Play and occupational therapy. In L. D. Parham & L. S. Fazio (Eds.), Play in occupational therapy for children. St. Louis: Mosby.

在 7～8 岁，儿童不明白游戏规则对每个参与游戏的人都是平等的，他们往往不能把游戏规则置于获胜的个人需求之上。然而违反规则可能会遭到同龄人的批评，他们也承认规则的重要性。在 9 岁和 10 岁时，儿童更认真地遵守规则。他们还学会了通过协商建立自己的规则。

2～5 岁的儿童非常活跃，他们总是喜欢打闹。他们仍然对可以带来强烈感觉输入的运动体验感到高兴。像跑步、跳跃、跳绳和翻筋斗这样的活动是没有目标的游戏。虽然打闹游戏一般其他儿童都会参与，但一般都是非竞争性的，也很少有组织。儿童喜欢这个活动，因为他们在一起玩的时候可以同时获得简单的运动乐趣。

（1）感觉：在这一时期，儿童有强烈的内在驱动产生适应性反应，不仅满足复杂的感觉运动需求，有时还需要与同伴沟通。儿童游戏和游戏活动所带来的挑战证明了这种复杂性。在视觉运动领域，通过参与绘画、油画、积木和其他建筑玩具的建造游戏以及视频游戏，游戏复杂性得以发展。儿童通过摇摆、滑动、攀爬、跳跃、骑乘、推、拉和上下晃动来探索操场设备。这个时期，儿童会熟练使用剪刀、铅笔、拉链、纽扣、刀叉、水桶、铲子、扫帚和耙子等工具。图 4.31 是一名儿童用铅笔完成家庭作业。许多儿童开始从事会在未来几年里给他们带来感觉运动挑战的作业活动，如足球、垒球、空手道、体操、演奏乐器和芭蕾。当儿童参与这些作业时，他们必须经常预测如何通过准确的时间安排和顺序安排来应对不断变化的环境事件。在精细运动任务中，儿童必须有效地

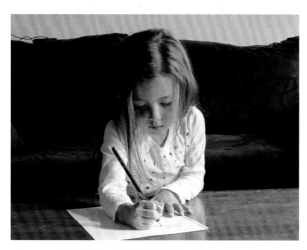

图 4.31　当儿童达到上学年龄时。感觉统合能力接近成熟。此时，儿童可以把全部注意力放在学习任务上，因为保持直立姿势和拿着工具引导手部运动的感觉神经功能已经成为必然

协调视觉和躯体感觉信息，得以准确和精确地指导眼部和手部运动，同时保持身体有稳定的基础姿势。

儿童通过不同程度的成功来应对挑战。有些儿童在感觉统合能力方面比其他儿童更有天赋，但大多数儿童最终都会获得一定程度的能力，使他们能够充分参与日常工作，这些工作是他们在家里、学校和社区中希望做的。此外，大多数儿童在掌握高度依赖感官整合的作业时，会体验到满足感和自我效能感。

（2）粗大运动和移动：幼儿的运动功能在学龄前阶段突飞猛进。参见附表 4.15 粗大运动技能进展的描述。2 岁时，儿童行走的步幅增加，行走效率和协调性得到提高。虽然儿童从 2 岁开始跑步，但他们直到 3～4 岁才具备真正的跑步能力（以躯干旋转和上肢摆动为特征）。4 岁儿童用的是成人行走的方式。在 5～6 岁时，形成了成熟的跑步模式，他们通过互相挑战来测试自己跑步的速度。

随着移动能力的发展，儿童可以进入以前无法进入的空间。因为儿童的平衡和力量增加使得跑步和爬楼梯成为可能。当 2 岁的儿童短暂地单脚站立踢球时，可以观察到出现的平衡。5 岁时，儿童可以用一侧下肢保持平衡几秒钟，并能在路沿上行走不摔倒。到 3～5 岁，儿童可能会尝试使用溜冰鞋或旱冰鞋。

跳跃最早见于 2 岁的儿童。这项技能需要力量、协调和平衡，3 岁时，儿童可以很容易地从台阶上跳下来。跳跃需要更大的力量和平衡，第一次是在 3～4 岁观察到的。跳绳比较困难，因为这需要有顺序的节奏模式，包括一步一跳。协调的跳绳模式直到 5 岁才会发现。3 岁时儿童可以骑三轮车，但可能会撞到物体。一名 4 岁的儿童可以驾驶和操纵三轮车绕过障碍物。

到 2 岁半时，大多数儿童都能接住直径 25 cm 的球。这种成熟模式使 4 岁的儿童能够成功地抓住一个更小的球，如网球。第一种投掷动作是推的动作，肘部提供投掷的力量。4 岁的儿童在投掷的时候，身体重心会向前移动，以增加球向前的力量和投掷的距离。2～3 岁时具备精确的踢，6 岁时能准确踢到目标。随着儿童在小学阶段就开始参加有组织的体育活动，球技变得越来越重要。

（3）精细运动和操作：幼儿期是精细运动和操作能力快速提高的时期。4 岁时，儿童学会了用一只手有效地移动小物体（如在手中操作）。一名 4 岁儿童可以用手掌拿着几个小物体，同时用桡侧手指移动单个物体。手中操作指的是可以很好地控制手的分离运动，拇指易于向相反方向移动，以实现对指抓

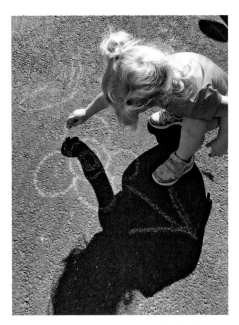

图 4.32 多感官方式的作业创造机会包括成长的运动动作,对技能的整合是重要的

握。这些技能也表明儿童可以调节力量,准确地感知指尖处理小物体所需温和的力量。

通过有效的手内操作,学龄前儿童还可以学习使用绘画和切割工具。大多数 3 岁的儿童稳定的用静态三指抓握铅笔(如用拇指和前两个手指夹住铅笔),用前臂和手腕动作绘画;然而到 5 岁时,儿童就表现出了成熟动态的三指抓握。在这种抓握模式下,铅笔握在桡侧指尖上,通过手指的运动来移动。通过使用手指的分离动作来控制铅笔,儿童可以画出字母和小的形状。同时还可以用粉笔提供额外的本体感受输入以发展改进儿童的手部技能(图 4.32)。

绘画技能从画圆发展到画出相交的对角线(如 X)。5 岁的儿童可以画出一个有多个可识别部分的人。在这个年龄对画画往往有强烈的兴趣,有助于儿童的想象力发挥。他们也可以画出想象中创造的图形(如怪物、仙女和其他稀奇古怪的生物)。附表 4.11 概述了绘画技能的发展。

剪刀技能的发展遵循了使用铅笔的发展。第一步剪的技能在儿童 3 岁时观察到,是交替用全部手指伸展和屈曲来剪断。在 4～6 岁,双侧手协调能力、灵巧度和手眼协调能力等方面得到提高,能够剪出简单的形状。熟练使用剪刀需要 5～6 年的时间,因为这需要独立的手指运动,同时进行手部控制以及良好的手眼协调来达到精确的剪。

在学前阶段获得的其他精细运动技能对儿童的建设性和戏剧性游戏很重要。如把拼图放在一起、

建造塔、串小珠子、使用钥匙和剪出复杂的设计等,这通常需要灵巧的双手,双侧协调以及运动计划。

(4)认知:学龄前儿童在游戏中创造现实生活中物体和事件的象征性表征。此外,他们开始提前计划虚拟场景,组织完成活动所需的人员和内容。游戏变成了一系列复杂的事件,这些事件被记住、演练,然后被描述给其他人。例如,儿童可能扮演成人的角色,模仿从早期经验中记忆的动作。这种形式的角色扮演展示了儿童如何控制角色动作以及动作之间如何相互关联的理解(例如,儿童可以扮演杂货店店员,展示出售的物品、从顾客那里接过钱并把钱放在玩具收银机中)。

抽象思维始于幼儿时期,那时儿童假装一个物体是别的东西。例如,儿童可以假装积木是玩偶床;后来,同一块积木可能会变成电话听筒或火车车厢。

在建造中玩游戏(如用乐高积木搭火车或城堡),儿童能辨别物体的大小和形状。三维建筑还需要空间理解和解决问题的能力。当从一组积木开始构建时,儿童通常必须首先对这些积木进行分类和组织。接下来,儿童要解决的问题是如何将它们组合在一起来复制模型或创建想象结构。

同样,绘画技能的出现也反映了认知能力、运动计划和感知技能。3 岁的儿童试图用图画来表现人和物。4 岁时,儿童画出一个可识别的人,展示出选择突出特征并在二维平面上表现能力。4 岁的儿童不仅能辨认出一个人的身体部位,还能正确地把它们联系起来,尽管身体部位的大小很少与现实生活成比例。5 岁时,儿童的绘画更精致、更真实且比例更好。此年龄段,图画开始讲述一些故事并可以反映儿童的情绪。

儿童需要在独立行动的主动性和对自身行为的责任感之间取得平衡。4～5 岁的儿童探索环境之外的新活动。他们通过了解环境和探索环境来寻求新的体验。如果儿童的学习经验是成功和有效的,同时他们的行为符合父母的要求,儿童的主动性将会被激发。通过这些活动,儿童学会了提问、推理并找到解决问题的方案。

自主性的发展为儿童的想象力提供了基础。幼儿通过感觉、思考和推理来探索世界。虽然游戏是基于现实的,但它也包括幻想、愿望和角色扮演。文字、节律和歌曲也是这类游戏的补充。

环境对认知的影响:5 岁时儿童的户外环境已经扩展到家庭和托儿中心周围以外的区域。各种各样的户外环境为儿童提供了打闹玩耍的空间、扩

展了社会和物理环境,为儿童提供了学习(和概括)已掌握技能的新机会。虽然成年人的监督仍然很重要,但整个社区可能会变成儿童的游乐场。附表4.16描述了友谊技能的发展。

新的室内环境的可用性也是可以预期的。幼儿园的教室通常有不同类型的活动中心(创造艺术、听故事、玩游戏)。此外,社区团体经常赞助和开展各种儿童可以参加的室内活动(如学前体操、有组织的游戏项目)。

扩展的环境为儿童提供了适合在家学习游戏技能的机会,以适应新空间的限制。例如,在家里爬楼梯和滑楼梯的儿童能够学会爬1.8 m高的梯子,在附近的公园里从滑梯上滑下来。公园和操场也为儿童提供了新的环境、挑战儿童平衡的设备、给儿童提供了强烈的前庭体验。父母认为不安全的社区会限制儿童在各种游戏环境中的探索。

孩子们通常会本能地探索新的空间(如走廊、碗柜、角落、家具)。探索环境特征可以帮助儿童熟悉周围的空间,促进感知学习,并提供对该环境中游戏的理解。根据感觉偏好、觉醒水平和活动水平,儿童可能会寻找充满刺激的活动环境,而许多学龄前儿童也喜欢在安静的空间中度过时间。如图4.33所示,安静的空间可以使儿童平静。

5. 童年中期(6~10岁) 在童年中期,儿童应该积极参与必要的教育活动,如阅读、写作和理解的学习科目。休闲活动还包括电子游戏、纸牌游戏以及童子军等。儿童在先进的自我照顾程序中是完全

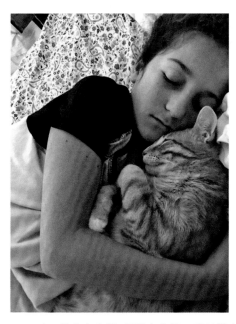

图4.33 对一些儿童来说,抚摸宠物是一种放松方式

独立的并参与到IADL活动中,如不使用器具做简单的饭菜;包括步行上学等社区移动性;家务杂事,如照顾宠物、扫地、清空洗碗机、整理床铺;户外杂务,如耕地、给植物浇水、除草。这个年龄段的儿童逐渐适应自己作为学生、同龄人、家庭成员、兄弟姐妹和社区成员的角色。

在童年中期,儿童的游戏环境是大而复杂的,更多的活动发生在社区和学校。学校的操场支持小团体人群进行社交和体育活动。比赛在球场、社区中心、游乐园和运动场举行。有组织的活动通常由教会或青年基督教协会(Young Men's Christian Association, YMCA)等团体赞助。到了童年中期,儿童可以在各种环境中活动(如崎岖的地形、繁忙的城市街道)。学龄儿童在社区街道和后院参加自行车比赛及参加自发的街头曲棍球比赛。他们可能会探索森林,在附近的公园探险,寻找别人没有探索过的地方。虽然有时仍需要成年人的监督,但通常间歇性的监督就足够了。

儿童在这个年龄经常参与有组织、有计划的活动。虽然是一种游戏形式,但有组织的活动可以呈现出严肃的性质。除了有组织的团队活动,运动游戏也是儿童最喜欢的,包括爬山、滑旱冰、跳绳和滑板。

随着儿童的组织能力、解决问题能力以及从抽象材料中创造物品的能力的增强,他们对手工艺和艺术的兴趣一直持续到童年中期。然而,完成工艺和艺术课程需要成年人来帮助组织材料和确定步骤。最后的成品对幼儿来说相对不重要,但过程却是有价值的。电脑游戏和电子游戏很受欢迎,并可能在童年中期到青少年时期的游戏中占据主导地位。

这个年龄段的儿童不仅要学会合作,还要学会竞争。他们现在对游戏获得的成就感兴趣;他们承认并接受外部的成功或失败标准。竞争带来了冒险和战略思考。在体育和其他活动中竞争的儿童表现出对抗外部标准的勇气。框4.5提供了与Piaget认知阶段相匹配的游戏示例。

(1)感觉:虽然进一步的感觉统合发展发生在8岁以后,但是变化比婴儿期和幼儿期的变化更少,也不那么明显。在这段时间里,儿童积极应对跳绳、抓沙包、弹珠和跳房子等游戏带来的运动规划挑战。儿童获得了定时和排序的技能,在更长的时间框架内培养了将他们的行为组织成复杂序列的能力。这使得他们有可能在安排日常事务方面变得更加自主,如早上准备上学、完成家庭作业和其他学校项目以及做家务。他们变得更擅长运动计划的排序和运

动所需的时间安排。他们的身体通过身体位置的动态变化来保持平衡。

（2）粗大运动和移动：在小学期间，粗大运动的发展反映了先前获得的技能的改进，速度、运动精准度和力量都得到了提高。为了达到这一境界，儿童花费数小时练习喜欢的体育活动，以精通这些活动。儿童骑自行车、爬栅栏、游泳、跳舞、滑冰和跳绳（图4.34）。虽然这个年龄组的运动能力差异很大，但平衡和协调能力在整个童年中期得到改善，为儿童提供了敏捷性，使他们能够熟练地参加体育活动。

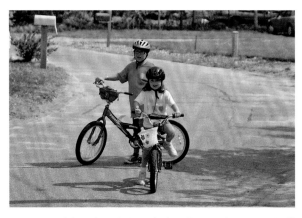

图 4.34　骑自行车是童年最喜欢的作业活动，这可以促进身体、社交、认知和人际关系的发展

（3）精细运动和操作：在童年中期，儿童在工具使用（如镜子、镊子）和绘画技能上是有效率的。他们有能力处理和操作材料（折叠、分类、粘贴、剪）。剪的技能发展参见附表4.12。8～9岁时，儿童的绘画技能表现出适当的比例和准确性，书写技能在速度和准确性上得到提高。书写技能较慢的儿童可以从学习键盘技能中受益，以提高分配任务的速度和准确性。

（4）认知：在童年中期，物理世界中的概念和关系得到理解和应用。儿童将过去的事件与未来相联系，并理解随着时间的推移情况是如何变化的。思维变得更加灵活和抽象。儿童是有理性的人，在做决定之前，他们可以通过理解变量和权衡相关因素来解决问题。儿童现在对幻想和现实之间的区别有了清晰的理解，他的选择从一个方面转移到另一方面。

8～9岁的儿童认识到可以用不同的方法来解决问题。他们可能通过抽象的推理而不是具体的反复试验得出答案。在这个年龄，儿童一次可以注意一个以上的身体特征并系统地把这些元素结合在一起。

儿童辨别物体的知觉，以便根据大小或形状准确地排列。他们也理解整体和部分的关系，把部分想象成整体的一部分。有了这种认识，他们在组织任务和组织时间方面就会变得更有能力。9～10岁的儿童可以给他人指令并详细地讲故事。

到了童年中期，儿童学会了把任务和日常活动结合成复杂的游戏和竞技运动。因为运动或电子游戏需要无数的规则，儿童明白需要把这些规则组合成一个完整的游戏。为了成功地参与活动，儿童还懂得什么时候应用规则，什么时候可以协商规则。儿童也玩电脑游戏。通过虚拟电脑游戏，此年龄段儿童可能会获得权力感和成就感，以及制定社会策略的能力。

（七）青春期（10～24岁）

青春期是儿童期和成人期之间的发育衔接期，其特征是神经生理、心理和认知的变化。依赖于地理政治和社会环境并改变了几代人。青春期的开始（激素变化阶段）出现在较小的年龄，而青少年继续依赖父母（为了教育和经济需要）。结婚和（或）生育的年龄较晚。最近，儿童和青少年健康研究人员提出延长青少年期，从10岁开始到24岁结束。青春期是与主要照顾者分离的时期，同时也是在家庭之外发展成人和同伴关系的时期。青春期是关键的时期，发展身体和精神健康的模式，以持续提高生命质量。

考虑到美国医疗保健和其他社会服务，青少年年龄范围的扩大是适当的。例如，大学生可以在26岁或大学毕业之前一直享受父母的医疗保险。这种经济上的依赖对学生是有帮助的，因为私立医疗保健现在是高等教育机构的一项要求。特殊的青少年群体在健康医疗、健康服务和教育服务方面也可能受到限制。这包括移民到美国的青少年、有或没有合法的公民权、把英语作为第二语言、被寄养的青少年在18岁时就从这个系统中脱离出来没有被收养；被认定为女同性恋、男同性恋、双性恋、变性人或同性恋者的青少年以及目前在少年司法系统中的青少年。发育性残疾的青少年可以在21岁时从高等教育服务机构转出，这是《美国残疾人教育法》要求的。需要制订专门的计划为从高等教育衔接到工作和（或）继续高等教育的社区环境。有关衔接过程的内容请参见第25章。

虽然大多数青少年身体健康，但存在哮喘、抑郁症、注意力缺陷障碍和严重的情绪障碍的儿童仍在增加，影响着5%～15%的青少年。在10～17岁的青少年中，15%的人仍然是被同龄人欺凌的受害者，

8%的人继续接受特殊教育服务。青少年中也存在特定的健康问题,包括缺乏体育锻炼和肥胖、危险的性行为和生殖健康、药物使用和暴力。2013—2015年,CDC报道称12～19岁青少年死亡的前三大原因是意外事故,主要是吸毒过量和车祸、自杀和他杀。作业治疗通过心理健康培训和利用作业来促进健康,作业治疗师通过在学校和社区环境中成为治疗团队的积极成员来服务青少年。有关作业治疗在精神卫生中作用的内容,请参见第28章。

青少年在自我照顾、家务、洗衣和做饭方面是独立的,他们有功能性的移动方式,包括使用公共交通工具、汽车接送服务以及开车往返学校、朋友家和社区地点。使用手机是青少年沟通的主要方式,大多数人认为这有助于他们与同龄人和照顾者保持联系。

应该期望青少年能有组织地管理自己在学校的日常生活、独立完成家庭作业并参与所有的学校环境,如教室、餐厅、户外空间、健身房、艺术课和音乐课。

青少年在校外要花费较多时间,与同龄人交往、发展恋爱关系、参加课外活动,如运动队、俱乐部,以强化他们作业认同的社区活动。对一些学生来说,这涉及在诸如狗收容所、日托中心、园林绿化、零售商店和咖啡店等环境中探索志愿者和有偿工作。另一些人则照顾弟弟妹妹等家庭成员,或为祖父母和其他家庭成员提供翻译服务。对于那些在大学期间仍然主要靠父母支持的学生来说,青春期后期仍然是探索工作、职业发展和获得工作的时期。对于一些较晚的青少年来说,在找到独立生活的环境之前,与父母同住是一种获得经济基础的机会。

总结

婴幼儿和青少年随着时间的推移(纵向)和特定表现(横向)发展作业互动、表现技能和能力。发展不是之前所提出的线性过程,而是受儿童内在因素和物理、社会、文化、虚拟及时间环境的影响。理解里程碑为作业治疗师提供了指导,但这不应该是衡量儿童治疗成就的唯一标准。利用神经可塑性的概念,作业治疗师促进作业参与和表现,帮助儿童在童年和向成年的长期衔接中执行、存在、形成和归属。

总结要点

- 从事理想的作业可以提升作业认同和自我效能感,以及自我决定。这会带来健康和幸福。因为儿童通过从事作业发展出了积极的环境控制意识,他们会变得更加满足并参与到有意义的活动中,而这些活动反过来又会促进身心健康。
- 神经可塑性指的是新的神经突触、树突萌芽或大脑神经连接改善。多感觉活动(作业)要求儿童在灵活的自然环境中解决问题和适应环境,促进神经可塑性。作业治疗师利用作业活动,如游戏(一种自然的、有意义的、完整的活动),来吸引儿童,这反过来又促进了大脑的可塑性。例如,作业治疗师可能会把治疗重点放在通过游戏提高自我摄食的手部技能上。这是使用作业(游戏)作为手部技能方法的示例。相反作业治疗师可能会决定让儿童吃零食,以促进自我摄食。该示例将作业(自

我摄食)描述为"最终"结果。
- 儿童根据他们目前的技能和身心健康参与和从事作业。环境因素对儿童发展的影响是深远的,显著影响着儿童的自我认同和自我实现。儿童通过生物和情感与文化、社会、虚拟和时间环境之间的相互作用,儿童成长和发展成为有能力的作业人,并成为社区的完全参与者。内部因素(如儿童智力、积极情感、情绪调节)和情境(如支持性的家庭关系)保护因素对于积极的结果是必要的,同时在学校的成功、积极的关系也很重要。
- 儿童与支持他们的成年人在一起学着积极参与日常作业安排。共同作业的参与(对两个人来说有不同或重叠的意义或目的的参与)形成了情感成长、加强自主性和内在动机的基础,从而引发更多的参与。共同作业是儿童发展的必要组成部分,最初由与儿童从事相同作业的照顾者组成,以帮助儿童发展,如喂养婴儿、在睡前大声朗读或做饭。共同作业关系的培养对作业发展很重要。
- 生物生态模型强调物理、社会、文化、虚拟和时间背景对儿童发展的重要性,解释了儿童、家庭、社区和地理政治背景之间的相互作用对儿童的职业参与和表现的影响。该模型将许多系统之间的事务视为影响儿童发育的因素,而不是信号因素。因此,婴儿、儿童和青少年都会根据影响他们的环境而发展出不同的个体。

附表 4.1   从奶瓶到杯发展过程

年　龄	行　为
2～4 月龄	喂奶时将手移到奶瓶/胸部上
6～9 月龄	双手拿奶瓶
	在有帮助的情况下使用杯子
12～15 月龄	双手拿杯子
	在没有帮助的情况下喝几口
15～18 月龄	用吸管
23～24 月龄	从杯中(无盖)喝没有洒出

注：Case-Smith, J. (2005). Occupational therapy for children (5th ed.). St. Louis, MO: Elsevier Inc.

附表 4.2   自我摄食的发展过程

年　龄	行　为
6～9 月龄	要帮助摄食
	开始拿着大饼干吃
	玩汤匙；磨碎/敲汤匙；两头放进嘴里
9～13 月龄	用手指吃软性食物和容易融化的食物
	喜欢用手指进食
12～14 月龄	用勺子舀食物
	把勺子移到嘴边,但弄脏且弄洒了
15～18 月龄	用勺子舀食物自己吃
18～24 月龄	想要自己摄食
2～3 岁	用叉子叉食物
	使用汤匙时不洒出
3～5 岁	自己吃

注：Case-Smith, J. (2005). Occupational therapy for children (5th ed). St. Louis, MO: Elsevier Inc.

附表 4.3A   情感调节发展

阶　段	年　龄	特　征	示　例
神经生理调节	出生至 2～3 月龄	调节觉醒度,激活有组织的行为模式	婴儿可以自我安慰(如无营养的吮吸)或在父母的安抚下迅速反应。可能是挑剔、冷静。不同的清醒/睡眠周期
感觉运动调节	3～9 月龄	行为取决于社会或环境的刺激或事件	婴儿从感觉运动游戏中获得快乐;婴儿寻求感官探索。有些婴儿在调节感觉行为方面有困难(如可能是感觉寻求)
控制	12～18 月龄	行为表现出社会需求意识。幼儿表现出服从和自我监督	幼儿的行为是有目的的。根据对后果的理解,可能表现出不同程度的抑制和顺从
自我控制	24～48 月龄	儿童的行为符合社会的期望;形成了一种认同感。行为变成了内在监测	儿童表现出对社会规则和习俗的了解。在适应新需求方面的灵活性有限。可以在行动前与家长进行视觉上的沟通
自我调节	36 月龄以上	儿童根据情况的需要发展行为灵活性;为管理不同的情况制定策略。有自我意识并能自我评估	儿童会自我启动清理适应性增加,这样儿童可以适应意外事件(如父母离开很长一段时间),主要是因为交流和语言有所增加

注：Adapted from Kopp, C. B. (1982). Antecedents of self-regulation: a developmental perspective. Developmental Psychology, 18, 199–214.

附表4.3B　情感调节/感觉组织

年　龄	行　为
出生至6月龄	抱起时要轻 当被触摸和举抱时,表现出快乐 举起时放松、微笑并发出声音 拥抱 听声音 用手和嘴对物品进行感官探索
6～12月龄	自我平静 学会调节反应性 喜欢被举起在空中并在空中快速下降 听故事时不会分心 自己吃手指,包括各种质地的食物 配合穿衣
12～18月龄	喜欢混乱的活动 对极端的感觉,如温暖、寒冷、甜的反应
18～24月龄	喜欢独自玩几分钟游戏 使用培乐多彩泥 喜欢争夺游戏 调节注意力
24～36月龄	小心处理易碎物品 享受有趣的触觉表面 玩水和沙子 可能在衔接中经历困难 显示增加自我意识 表现出对自己情绪反应的新兴意识

附表4.4　如厕的发展顺序

年　龄	如厕技能
1岁	弄脏时儿童表现出情绪上的不适
2岁	儿童开始对如厕训练产生兴趣
30月龄	儿童让父母/照顾者知道他是否需要上厕所 儿童表示他需要排尿或排便 儿童需要父母/照顾者协助管理衣物和擦拭
3岁	儿童经常自己上厕所
4岁	儿童很少出意外状况
4.5岁	儿童独立上厕所,拉起并调整衣服
5岁	儿童如厕后洗手

注:经允许引自 Mayo Clinic. (2014). Potty training: How to get the job done. Retrieved from http://www.mayoclinic.org/healthy-lifestyle/infant-and- toddler-health/in-depth/potty-training/art-20045230; Parks, S. (1997). Inside HELP: Hawaii Early Learning Profile administration and reference manual. Palo Alto, CA: VORT Corporation.

附表4.5　儿童家务

年　龄	家务示例	家务示例
2～3岁	• 把玩具放在玩具箱里 • 把书堆在书架上 • 把脏衣服放在洗衣篮里 • 把垃圾扔掉	• 拿柴火 • 整理桌子 • 拿尿布和湿巾 • 擦地板灰尘
4～5岁	• 喂宠物 • 把漏出的食物擦干净 • 放好玩具 • 整理床 • 整理卧室 • 给家里植物浇水	• 给干净的盘子分类 • 准备简单的零食 • 用手持式吸尘器 • 擦厨房桌子 • 擦干盘子并收起来 • 门把手消毒
6～7岁	• 收集垃圾 • 叠毛巾 • 擦灰/拖地 • 使用洗碗机 • 干净袜子的分类	• 花园除草 • 清扫树叶 • 削土豆或胡萝卜皮 • 做沙拉 • 更换厕纸卷
8～9岁	• 使用洗碗机 • 换灯泡 • 洗衣服 • 挂/折叠干净的衣服 • 家具擦灰尘 • 给天井喷水	• 把食品放好 • 炒蛋 • 烤饼干 • 遛狗 • 拖门廊 • 擦拭桌子
10～11岁	• 擦浴室 • 用吸尘器吸毯子 • 清洁工作台面 • 深层清洁厨房 • 准备简单的饭	• 割草坪 • 发邮件 • 做简单的修补(如缝、按钮扣) • 清扫车库
12岁以后	• 拖地板 • 改变头顶灯光 • 清洗/用吸尘器吸车 • 修剪树篱 • 油漆墙壁 • 购买杂货清单	• 煮晚餐 • 烤面包和蛋糕 • 做简单的家庭修理 • 洗窗户 • 熨衣服 • 照顾弟妹

注:经允许引自 https://www.fatherly.com/news/a-montessori-chart-of-age-appropriate/

附表4.6　按年龄的儿童睡眠建议

虽然每个儿童需要的睡眠时间略有不同,但大多数儿童需要做到以下建议以充分休息:

年　龄	建　议	可能适当的时间	不建议的时间
新生儿 0～3月龄	14～17小时	11～13小时 18～19小时	少于11小时 多于19小时
婴儿 4～11月龄	12～15小时	10～11小时 16～18小时	少于10小时 多于18小时
学步儿童 1～2岁	11～14小时	9～10小时 15～16小时	少于9小时 多于16小时
学龄前儿童 3～5岁	10～13小时	8～9小时 14小时	少于8小时 多于14小时
学龄儿童 6～13岁	9～11小时	7～8小时 12小时	少于7小时 多于12小时
青少年 14～17岁	8～10小时	7小时 11小时	少于7小时 多于11小时
年轻的成年人 18～25岁	7～9小时	6小时 10～11小时	少于6小时 多于11小时

注: https://sleepfoundation.org/excessivesleepiness/content/how-much-sleep-do-babies-and-kids-need.

附表4.7　游戏发育

年龄范围	游戏类型	游戏行为
出生至6月龄	探索性	感觉运动发挥主导 社交 侧重于与父母的依恋和联系
6～12月龄	探索性 功能性游戏(根据用途使用玩具)	感觉运动发展为功能性游戏 与父母和其他人进行社交游戏
12～18月龄	关系游戏和功能性游戏	自己进行简单的假装游戏(假装吃饭、睡觉) 以简单的组合两个或三个模式 从即时模式中演示模仿游戏
18～24月龄	功能游戏	多个模式组合 一起执行多个相关操作
24～36月龄	象征性游戏	将多个模式组合链接到有意义的假装游戏序列中 将物品用于多个假装的想法 用玩具来代表动物或人 用毛绒玩具或假想的朋友来表演戏剧 扮演角色,分配角色给其他人,扮演特定的角色
	构建类游戏	参与绘画和拼图 模仿成年人使用玩具
3～4岁	复杂的想象游戏	为游戏创建剧本,其中虚拟对象拥有反映真实或想象生活角色的动作 可以使用复杂的剧本假装序列;刻画多个有感情的人物
	构建类游戏	在没有辅助下创造艺术产品 拼图和积木作品
	粗大运动游戏	喜欢运动、荡秋千、滑滑板、跳跃、跑步
	社交游戏	参加上课时间、游戏、绘画和学前的美术课 喜欢唱歌和跳舞 联想游戏:和其他小朋友一起玩,分享并讨论游戏目标

续　表

年龄范围	游戏类型	游　戏　行　为
4～5岁	有规则的游戏	以简单的规则开始集体游戏
		有组织地扮演规定的角色
		参加有组织的粗大运动游戏,如踢球或"鸭子,鸭子,鹅"
	构建类游戏	以作品为荣
		表现出对活动目标的兴趣
		构建复杂的结构
	社交/表演游戏	与其他孩子一起参与角色扮演
		参加"装扮"活动
		讲述故事
		接着是假装表演有虚构角色的剧本
5～6岁	有规则的游戏	棋盘游戏
		电脑游戏
		竞争与合作游戏
	表演游戏	复杂充满想象力的游戏
		角色扮演与季节或作业相关的故事和主题
		强调现实
		在游戏中重建现实世界
	运动	参与球类游戏
	社交游戏	参加小组活动
		有组织的小组游戏
		游戏目的(获胜)可能与比赛的时间有关
6～10岁	有规则的游戏	电脑游戏,需要解决问题和抽象思维的纸牌游戏
	工艺品和爱好	已经有的收藏品
		可能有爱好
	有组织的运动	在儿童的小组或团队中合作和竞争的游戏
		强调胜利和技能
	社交游戏	游戏包括交谈和开玩笑
		同伴游戏在学校和家庭中占主导地位
		坚持和朋友一起玩

注：经允许引自Parks, S. (2007). HELP Strands. Palo Alto, CA: VORT Corporation; Linder, T. (2008). Transdisciplinary play-based assessment (rev. ed.). Baltimore: Brookes.

附表4.8　认知和社交技能的作业表现

年　龄	认　知　行　为	社　交　行　为
出生至6月龄	重复动作以获得愉快的体验	咕咕地叫,然后尖叫
	用手和嘴探索物品	微笑,大声笑出来
	用眼睛寻找声音	通过哭泣来表达不舒服
	砰的一声把东西弄倒在桌上	通过面部表情传达简单的情绪
	整合来自多个感官系统的信息	
6～12月龄	回应自己的名字	表现出对母亲的特殊依赖
	以适当的姿势回应	可能表现出陌生人焦虑
	选择性地听	举起手臂让人举起
	模仿简单的手势	当父母在房间里时,他会心满意足地玩游戏
	看图画书	与其他婴儿有短暂的互动
	开始总结过去的经验	游戏给予与索取
	有意图地操作玩具	对未成年人做出顽皮的反应(大笑或做鬼脸)
	将物体从容器中取出	

续　表

年　龄	认　知　行　为	社　交　行　为
12～18月龄	使用各种主题操作物体 模仿模式 用真实的道具玩象征性游戏(假装用杯子喝水) 了解物体如何使用 理解物品的功能 在解决问题时使用反复试验的方法 识别不同身体部位的名称	远离父母 与父母分享玩具 对他人的面部表情做出反应
18～24月龄	将多个步骤联系在一起 对没有生命的物品执行动作 开始在假装游戏中使用非现实物体 根据功能目的继续使用物体 充分形成物体的恒存性概念	表达感情 表现出各种各样的情绪:恐惧、愤怒、同情和快乐 感觉到沮丧 喜欢独自游戏,如涂色、建筑 进行平行游戏 有人做傻事时,他会大笑
24～36月龄	将动作组合到整个游戏场景中(如喂娃娃,然后穿上睡衣,然后上床睡觉) 对穿戏服表现出兴趣;创作富有想象力的剧本 匹配照片 分类形状和颜色 玩房子	合作游戏:轮流进行 对同伴表现出兴趣,喜欢有同伴 开始合作游戏和小组游戏 在陌生人面前害羞,尤其是成年人 进行简短的对话 对喜欢的人有占有欲
3～4岁	在玩具中使用虚构的物品 使玩偶和动作玩偶扮演角色,并与其他玩具互动 对物品进行分类和排序 表现出幽默感	尝试有挑战性的活动 喜欢和其他孩子一起玩;团体游戏取代了平行游戏 关注交谈中的转折,了解对话的社交方面 表现出对朋友的兴趣 喜欢同性玩伴
4～5岁	理解游戏规则 用一些方法来记住规则 编一些故事,包括和其他孩子一起玩角色游戏 与其他2～3个孩子一起参与目标明确的合作游戏 参加策划的游戏活动 开始解决抽象问题	喜欢好笑的行为 唱整首歌曲 基于父母角色的角色扮演
5～6岁	通过简单的问题进行推理 基于现实生活中发挥作用,而不是在想象的世界 参加有组织的游戏 在游戏中使用复杂的剧本 演示了延迟模仿 以不同的方式对物体进行排序 复制复杂的积木结构	参与2～4人的小组,有组织地演奏,复杂的游戏 有朋友(同性) 喜欢唱歌和跳舞,体现价值和音乐的意义 表现出对他人感受的理解
6～10岁	抽象推理 不用身体尝试就能表演心理活动 能够灵活地解决问题 解决复杂问题	合作,不以自我为中心 试图取悦他人 有好朋友 是团体中的一员 冲动越来越少,能够规范行为 有竞争关系

注:经允许引自 Folio, M. R., & Fewell, R. R. (2000). Peabody Developmental Motor Scales (rev. ed.). Austin, TX: Pro-Ed.; Knox, S. (2008). Development and current use of the Knox Preschool Play Scale. In L. D. Parham & L. Fazio (Eds.), Play in occupational therapy for children (2nd ed., pp. 55–70). St. Louis: Mosby; Linder, T. (2008). Transdisciplinary play-based assessment (rev. ed.). Baltimore: Brookes; Parks, S. (2007) HELP Strands. Palo Alto, CA: VORT Corporation.

附表 4.9A　精细运动操作

年　龄	行　为	年　龄	行　为
出生至 6 月龄	眼睛跟随着移动的人 能准确伸手够取物品 使用多种手掌抓握模式 用手固定住物体,放入口中,在双手之间转移物体 用眼睛仔细检查物体 手放在中线玩	24～36 月龄	用剪刀剪 描形状,如叉形 大框中涂色 可准确地画圆 建造塔和排列物体 灵巧地拿着蜡笔 完成 4～5 个拼图 玩有活动部件的玩具
6～12 月龄	口部玩具 使用准确和直接地向玩具伸手 在中线处玩玩具;双手之间转换 物体撞在一起发出声音 在空中挥动玩具 将玩具放入容器内 把球滚向成人 用指尖抓住小物体 用示指指玩具,用示指探索玩具	3～4 岁	精确抓握使用铅笔或蜡笔(三指抓握) 线内涂色 简单的复制形状;开始抄写字母 用剪刀剪;剪简单的形状 结构三维设计(如三块积木) 用手操纵物品
12～18 月龄	拿着蜡笔做记号;涂鸦 手里拿着两个玩具,两手都拿着玩具 在容器里放玩具,即使是小容器 堆叠积木和将玩具放入形态空间(将碎片放入板内) 尝试拼图 打开和关闭玩具盒或容器 用示指指着图片 在游戏中使用双手,一只手握住或稳定,另一只手操作	4～5 岁	使用动态三指抓握伸手 复制简单的形状 完成 10 块图片 用剪刀剪方块和其他简单形状 画线条涂色 双手并用,一只手稳定纸张或物体,另一只手操纵物体 画简笔画或可开始画躯干和手臂 抄写名字 串小珠子
18～24 月龄	完成 4～5 片拼图 建造塔楼(如 4 块积木) 指尖握蜡笔,画出痘(直笔画或圆形笔画) 串珠子 开始使用简单的工具(如锤子) 参与各种任务 翻书	5～6 岁	用剪刀剪 重复写名字 复制三角形;模仿画菱形 完成最多 20 张的拼图 模仿字母,开始抄写字母 用指尖操控微小的物体而不落下 用双手同时做交替的动作
		6～10 岁	熟练地绘画,使用小物件建造 建筑复杂结构,做到双侧协调 绘画有计划,精确 完成复杂拼图时有计划和规划

附表4.9B　伸手和抓握的发展阶段

阶　段	年　龄	运　动　模　式
伸手		
Ⅰ探索	1～3月龄	伸手够物,伸手不准确;婴儿不能同时伸手和握住
Ⅱ感知学习/过渡阶段	3～6月龄	伸手变得更准确,更直接;婴儿伸手至中线。6月龄时,双手同时抓握
Ⅲ技能形成/适应性和灵活性	6～9月龄	单手或双手伸手;准确直接伸手;可改变伸手方向。到8～9月龄时,婴儿可以四处伸手。婴儿将物品拿着过空间
抓握		
Ⅰ探索	3～5月龄	第一次主动抓握开始于2～3月龄。婴儿用全部手指挤压物体,拇指不参与。松手是随机的,尚无自主控制。抓握能力差,婴儿不能移动手中的物体
Ⅱ感知学习/过渡阶段	6～12月龄	桡侧手掌和桡侧手指抓握模式出现。婴儿主动用拇指抓物体。婴儿无法不用手移动手中的物体,只能在手中移动并在口中探索。自动松手从6～7月龄开始。婴儿笨拙地抓住小物体
Ⅲ技能形成/适应性和灵活性	12月龄至2岁	12月龄时,婴儿表现出拇示指对指抓握,18月龄时,能精确应用这种抓握模式。18月龄,能展现出精确松手的能力。2岁时,抓握是动态的,可以使用工具;儿童在握着一个物体时使用它(牙刷、勺子)。混合抓取模式发展;儿童可以在移动物体的同时保持对物体的抓握

附表4.10　感知和物品操作技能的发展

年　龄	感　知　技　能	物品操作技能
＜6月龄	视觉探索和口部玩具 通过前后移动手指来探索物品质地	把东西送入口中 开始共同伸展和移动手指
6～12月龄	用眼睛和手探索物体 辨别物体的硬度	手指操纵物体 拿东西的时候可以放松和握紧
12月龄至3岁	根据物体属性调整操作 通过双手移动来感知物体的形状	将一个物体从一只手移动到另一只手 用双手操纵物体
＞3岁	使用触觉识别常见物体(主动触摸)	开始展示手中的操作技巧 使用动态抓握模式

附表4.11　绘画技能发展

年龄(岁)	技　能　发　展
2～3	在没有符号意义的纸上乱涂乱画(探索阶段)。重复标志
3～4	在绘图完成后对其进行解释。从涂鸦中产生的形状描绘了个人1～3个特征(头、眼睛、鼻子等)
4～5	绘制图像,有目的地绘制表示物品、人或事件的图像。有形状和明显的元素,可能是无序的不正确的大小,但有一些相似的意图。画一个有4～7个特征的人物
5～6	画一个有8～11个特征的人物

注: 经允许引自 Ziviani, J., & Wallen, M. (2006). The development of graphomotor skills. In A. Henderson & C. Pehoski (Eds.), Hand function in the child (2nd ed., pp. 217–238). St. Louis: Mosby. Vane, J. R. (1968). The Vane kindergarten test. Journal of Clinical Psychology, 24(2), 121–154.

附表4.12　剪刀技能发展

年龄（岁）	技　能　发　展
1.5～2	探索剪刀，开始拿剪刀；可以尝试用双手打开和闭合剪刀
2～2.5	可在空中打开和闭合剪刀。可在纸上剪一小段
2.5～3	用整只手打开和闭合剪刀，在纸上做简单的剪断
3～3.5	开始在纸上剪出锯齿状的缺口（大约15 cm长）
3.5～4	在粗线的0.6 cm内横切直线和曲线。用辅助手剪出简单的圆形
4.5～5	使用辅助手开始剪形状，如正方形和三角形
5～6	可以剪各种复杂的形状，在0.6 cm范围内

注：经允许引自 Exner, C. E. (2007). Development of hand skills. In J. Case-Smith (Ed.), Occupational therapy for children (pp. 287−306). St. Louis, MO: Elsevier; Teaford, P., Wheat, J., & Baker, J. (Eds) (2010). HELP 3−6 Assessment Strands (2nd ed). Palo Alto, CA: VORT Corporation; Warshaw, S. (2007). HELP 0−3 Assessment Strands. Palo Alto, CA: VORT Corporation.

附表4.13　穿衣技能发展

年龄（岁）	穿　衣　技　能
1	脱掉袜子 戴上或摘下一顶宽松的帽子 通过将上肢穿过袖子、将下肢穿过裤子来辅助穿衣 打开
2	脱鞋 脱掉简单的衣服，如脱下裤子或脱下袜子 一旦一件衬衫在头上，他们可以找到并推动上肢通过衬衫的开口
2.5	试图穿上袜子 解开一个大纽扣 穿上容易穿的衣服，比如夹克或开襟衬衫，不能拉上拉链或扣上扣子
3	略微辅助下穿上一件T恤 穿上鞋子，尽管左右鞋可能穿错 穿上短袜，稍微调整一下脚跟的方向 独立脱下简单的衣服（如有松紧腰带的裤子） 解开前面大纽扣 如果拉链头部已经扣在一起，能拉开或不能拉开拉链
3.5	拉开夹克的拉链 解开3～4个纽扣 练习解开皮带 自己找衣服的正面，自己穿衣服
4	插入拉链头拉上拉链，练习系鞋带 把袜子穿在正确的方向
5	独立穿衣服

注：经允许引自 "Developmental Predressing Checklist" (1983) by Communication Skill Builders, Inc.

附表 4.14 依恋的发展

阶段名称	年龄	描述
不区分人的方向和信息	出生后不久至12周,有时长达6个月	婴儿对刺激的移动和反应方式引起了照顾者的兴趣,但婴儿不会区别对待不同的照顾者 婴儿的行为导致身体接触、温暖以及获得营养 婴儿的感觉系统可能会对照顾者的行为做出反应 早期行为包括哭泣、视觉跟踪、观察人脸,对听觉刺激保持安静、微笑、伸手、抓握和紧贴
区分一个或多个有区别的人的方向和信号	从3~6个月开始,在不同的年龄出现不同的行为	发生更复杂的行为,婴儿建立了更多的控制,如伸手去抓照顾者的衣服、头发等。婴儿开始区别最常见的照顾者或看护者,他们会对此人表现出不同于其他人的行为 这个阶段的行为包括停止哭泣、微笑或在特定的照顾者出现时发声,当照顾者离开时哭泣,积极寻求与照顾者的互动 在这个阶段中,婴儿照顾者间的互动模式为之后的依恋模式奠定了基础
通过运动来辨别人物,保持亲近	从6~7个月开始,持续到第2~3年	在这个阶段,婴儿被认为能够真正地依附于主要照顾者或看护者。当婴儿在安全的环境中,有一个对他的暗示很敏感的照顾者出现时,依恋就形成了。随着某种运动方式的开始,婴儿会主动地寻求与照顾者人的亲近;尤其是在分离之后,或者在痛苦的时候,会有接近的方式,将照顾者作为探索的基础,当受到惊吓时,照顾者作为"安全的地方",在害怕或不舒服的时候紧紧抱住照顾者,对陌生人、新奇和不愉快的事情表现出戒心 6~24月龄的婴幼儿对陌生人更加警惕。形成初级依恋的准备状态至少持续1年,尽管依恋可以在以后形成但它可能更困难,并且可能不太适应。在18月龄的时候,大多数婴儿会不止一个"依恋对象"或照顾者,当那个人有空时他们会关注主要的照顾者 2岁的儿童和1岁的儿童在与照顾者的亲近程度上表现得很相似,如果照顾者离开,儿童就会停止探索,重新与照顾者建立联系;2岁大的儿童也会因分离而苦恼 到3岁时,大多数学龄前儿童会愿意和其他熟悉的人待在一起,但如果独自一人,他们可能仍然会感到痛苦 大多数3~4岁的儿童可以等待与他们有依恋关系的回归,他们回归后需要的身体接触更少。他们将寻求短暂的接近,然后继续探索 4岁的儿童不会因为短暂的分离而感到痛苦,如果他们意识到这一点,并事先商定了重聚的计划。年龄较大的儿童倾向于使用较少的身体接触和更多的行为,如眼神接触、情感、交谈以及非语言行为来展示他们的依恋
伙伴关系对依恋行为组织的影响	学前教育年龄	能够参与合作伙伴关系的谈判,共同制订亲近的计划 到4岁的时候,儿童能够在伙伴关系中发挥作用,而不是依赖于身体上的亲近,身体上的接触和依恋的可获得性是最重要的

附表 4.15 粗大运动/移动

年龄	行为	年龄	行为
出生至6月龄	抬头(3~4月龄),俯卧时抬起躯干(4~6月龄) 仰卧位时踢腿 双手撑着坐 在父母的支持下玩耍(弹跳) 从一个地方翻到另一个地方	6~12月龄	独坐 从一个地方翻到另一个地方 独自转换到坐位 独坐时体轴回旋 支持辅助下站立 靠墙站着玩 先腹爬,后四爬(10月龄) 抓着手站立(12月龄)

续 表

年 龄	行 为	年 龄	行 为
12~18月龄	坐在小凳子上 站立游戏 走得很好、蹲、在地上捡起玩具 爬上大人的椅子 抛球 走路时拉着玩具 开始跑 一只手抓着上楼梯 在地板上推或拉大的玩具或箱子	4~5岁	从高的台阶跳下；向前跳 扔球 长距离单脚跳(4~6步) 爬操场的设备,摆动胳膊或腿 扔球并击中目标 跳一段很长的距离 交替上下楼梯
18~24月龄	跑、蹲、爬上家具 爬上攀登架和滑梯 在没有踏板的车上移动(儿童车) 向前踢球 将球扔向大的目标 双脚起跳(原地) 上下楼梯	5~6岁	单脚跳跃长距离 跳跃时保持良好的平衡 两只手抓住球 准确地踢 单腿站立8~10秒
24~36月龄	骑三轮车 用胸部接住大球 从台阶跳下或跳跃较小的高度 开始单脚跳	6~10岁	有速度和耐力的跑 跳、单脚跳、向前跳 长距离的丢球 精准抓球
3~4岁	跳、爬、跑 开始跳跃和单脚跳 骑三轮车 短暂的单腿站立 双腿交替上楼梯 用30 cm从台阶上跳下来		

附表4.16 友谊技能

年龄(岁)	行 为	年龄(岁)	行 为
1	看、微笑、触摸、模仿	8~10	公平竞争；遵循的规则 谈论和分享兴趣 交谈和倾听别人 根据相同的兴趣形成小组
1~2	和你游戏 有偏好的玩具 做有趣的事 按名字识别朋友	10~12	信任你,值得信赖 分享心事 谈判 尊重彼此
3~5	做让你高兴的事 你比别人更清楚 两人一组玩耍 接近其他人并加入	12~18	了解你和你所了解的人 你可以谈论感受或问题 谈论个人和社会问题 支持另一个人
5~7	帮助和照顾你 你的帮助 考虑别人的感受 参考别人的观点		

注：经允许引自 [Cheryl - will supply the citation]

第 5 章

意向性关系：与儿童及其家庭协作
The Intentional Relationship: Working With Children and Families

Jane O'Brien, Renee Taylor

问题导引

1. 什么是治疗师自我应用治疗？
2. 作业治疗师如何发展和维持与儿童及其家庭的治疗关系？
3. 存在什么类型的治疗方式（模式）以及它们是如何在儿童和青少年的作业治疗中应用的？
4. 作业治疗师如何解决治疗中出现的冲突？
5. 作业治疗师可以使用哪些策略和技术来发展有效的自我应用？

关键词

活动聚焦	鼓励的	问题解决
支持	持久性	专业精神
身体语言	不可避免的人际关系	治疗关系
以患者为中心的方法	指导	治疗师自我应用
合作	意向关系模式	自我意识
交流沟通	人际关系聚焦	风格
文化素养	人际关系推理	情境特征
移情	有意识共情	治疗反应

一、引言：与家庭共同努力

作业治疗师有幸与儿童及其家庭一起努力，这些儿童及其家庭代表着各种各样的文化和信仰。有效的互动、建议以及提供作业治疗服务经常取决于治疗关系的质量。例如，作业治疗师可能会了解基础疾病，并精心设计干预方案，但是此方案并不能解决这个家庭最重要的一些方面。这最有可能会导致干预方案后续执行受制。需要发展家庭所需的开放式交流关系。确保家长和儿童能够遵循计划并投入于干预中（图5.1）。给家长和儿童机会，使他们在作业治疗干预过程中表达自身的想法，并教会他们自我支持和终身学习。同时为作业治疗师提供针对有意义目标干预计划的信息辅助修改。建立和儿童及其家庭之间的信任可以使其在自身感到安全时挑战自我，从而获得成功。作业治疗师在提供作业治疗干预时应该培养信任、诚实和开放的沟通。

治疗关系应当建立在倾听、回应、阐述和协商的基础上；因此，这是治疗过程中的一个必要特征。当作业治疗师对儿童和青少年提供干预服务时，他们通常会参与在游戏之中（参见第11章）。然而作业治疗的干预与游戏的不同之处在于：作业治疗师建立了儿童参与游戏的环境，从而达到儿童参与游戏的目标（图5.2）。作业治疗师确保儿童能够接受挑战，并向着目标努力。治疗过程的设计主要是为了使儿童及其家庭受益。作业治疗师会使用许多工具，如幽默、假装、鼓励、游戏性来使儿童接受挑战，从而向他的目标前进。作业治疗师通过仔细观察儿童的反应（言语的/非言语的）来调整相应的游戏，保持儿童对他们的信任。

作业治疗师经常在儿童及其家庭处于压力时与之接触，或是无法预估地出现在他们的生活中。作

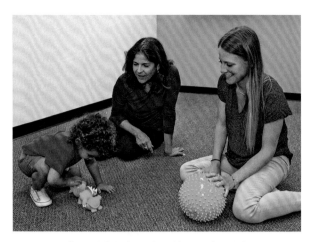

图5.1　作业治疗师与儿童及其父母建立积极的关系

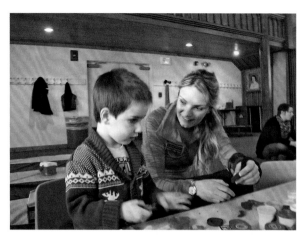

图5.2　与儿童玩耍，鼓励他们更多地探索和使用他自己的手创造有趣的物品

业治疗师必须与儿童和家庭成员建立合作关系，从而可以更好地服务于他们。了解如何沟通、协商、聆听言语和非言语的提示、鼓励参与日常活动对于作业治疗师创造和建立有效的作业治疗服务是至关重要的，这能使儿童及其家庭获益。作业治疗师鼓励儿童及其家庭重新思考、挑战体能并参加新奇的活动。作业治疗师与儿童及其家庭一起解决问题、提出建议、支持和发展治疗关系。他们是幽默的，但有时也是非常严肃的。这些特征和技能是治疗师自我应用的一部分。

治疗师自我应用是指作业治疗师如何使用自己的性格和方式来形成对儿童及其家庭有益的关系。治疗关系与其他关系是不同的，因为这是为了儿童及其家庭（而非治疗师）的受益而设计的。当作业治疗师在儿童及其家庭成功时感到成就感，这样的治疗关系就完成了儿童和家庭的需求及目标。

作业治疗师通过实践、监督、反馈和表达来提高治疗师自我应用的技能。Taylor创建了意向性关系模式（intentional relationship model, IRM），该模式描述了治疗师自我应用及技术，形成作业治疗实践中的技能和能力。本章提供了Taylor的意向性关系对儿童作业治疗实践的概述。本章中贯穿的案例说明了提出的概念。

二、作业治疗师的自我应用

作业治疗师应用治疗师自我应用与儿童及其家庭进行所有互动。治疗师自我应用是指作业治疗师在治疗过程中如何使用自己。这是指作业治疗师的方式、性格、幽默感、身体语言、专业精神和沟通交流

（言语和非言语）的应用。由于儿童及其家庭各不相同，作业治疗师需要去调整对自身的应用，从而可以更好地进行沟通并建立融洽关系。例如，很多家庭对幽默的诠释不同，而有些家庭文化可能期望专业人员更"正式"的治疗。因此，作业治疗师必须调整自己的方式来满足家庭的需求。

（一）方式

方式是指作业治疗师对待儿童及其家庭的方法，可包括正式、非正式、任务导向、灵活、易理解、放松或严谨的方法。个体可以根据环境、情境或儿童及其家庭的需求使用各种方式（图5.3）。例如，当为待在家的儿童和天性比较放松的父母提供干预时，作业治疗师更喜欢运用较为放松灵活的方式。当在医院急诊治疗时，作业治疗师可能决定呈现以任务为导向的、严肃的方式。了解条件、情况、环境来帮助作业治疗师适当地调整自己的方式。这可以使儿童及其家庭信任作业治疗师，并认为作业治疗师是一个诚实可信、对他们坦诚相待的人。

（二）身体语言

身体语言可能是儿童及其家庭与治疗师相关联的第一个方式。这是指个人如何将自己的身体相对于另一个人（如第一次见面和建立亲密关系后双方之间的距离）。包括姿势、言谈举止、动作、眼神接触和触摸（图5.4）。例如，作业治疗师自信地走进房间，与儿童及其家庭进行眼神接触，与儿童点头微笑，与父母握手时流露出自信和专业精神。相反，作业治疗师双手交叉，环视房间，在初始访谈中紧张地拍打自己的腿，显示出他身体语言的拘谨，也表现出

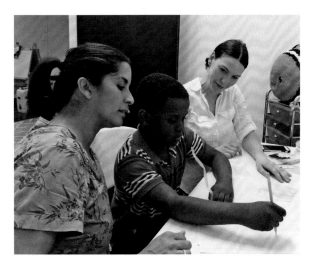

图 5.3　当儿童喜欢"学校游戏"时，作业治疗师使用一种非正式且易于使用的方法来进行书写

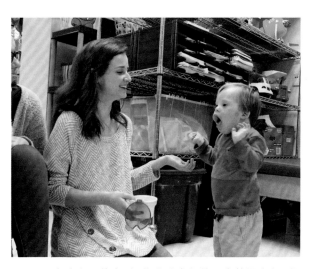

图 5.4　在吃点心休息时，作业治疗师使用身体语言（不能坐得太近）来支持儿童

作业治疗师没有与儿童及其家庭建立良好关系。将自己的身体远离儿童及其家庭可以被理解为冷淡。作业治疗师经常会在治疗过程中做记录，他们也非常仔细不忽视儿童及其家庭；他们会更加关注儿童及其家庭成员，并表现出对他们的兴趣。

（三）专业精神

专业精神包括在倾听和参与讨论儿童及其家庭的需求时表现出自信、有条理且态度明确。这包括外表、沟通方式、必备资料和团队工作等。作业治疗师表现出专业精神，能够承担责任（如文件和资料），按时赴约，尊重儿童和家庭。他们不会讨论个人问题或者让他们自身的压力影响干预过程，相反，他们会更加关注儿童及其家庭。他们会与儿童及其家庭建立界限。例如，作业治疗师暂时去参加儿童的生日会是可以接受的，但是主动让儿童在作业治疗师家里过夜是不建议的。专业精神要求作业治疗师遵循美国作业治疗师协会的准则，该准则包括善良、不伤害、自主、公平、真实和诚实。框 5.1 提供了这些原则在儿童实践中的示例。

框 5.1　专业精神：遵循作业治疗职业道德		
道德原则	描　　述	治疗师的自我应用示例
善良	为患者的健康和幸福做出贡献	作业治疗师提供门诊咨询专座以最佳地保护儿童。作业治疗师在支持儿童及其家庭方面保持积极的治疗关系。
不伤害	不要伤害儿童和家庭（生理、心理、情感）	作业治疗师关注儿童和家庭对干预的反应，以及对他们情感需求的反馈。
自主	自由的决定和行动	作业治疗师使儿童及其家庭对干预的目标和优先事项作出决定。作业治疗师不强迫儿童及其家庭做他们不愿意做的事情。
公平	以公平公正的方式向所有人提供服务	作业治疗师为所有的儿童及其家庭提供个案服务，不会表现出个人喜好。
真实	讲事实	作业治疗师在人际关系方面是诚实可信的。
忠诚	以诚实正直、尊重的方式对待儿童及其家庭成员、同事和其他人	作业治疗师不让不可避免的人际关系影响治疗，并努力维持公平、尊重且富有成效的关系。

经允许引自 American Occupational Therapy Association. (2015). Occupational therapy code of ethics. American Journal of Occupational Therapy, 69 (Suppl. 3), 1-8.

（四）沟通交流

沟通交流对于有效的作业治疗干预是必不可少的。当处于高压下时，作业治疗师必须经常向家庭解释复杂的话题。使用不带专业术语的语言更容易使家庭理解。所有的书面材料都应该是通俗易懂的语言。与跨专业团队的建议一致，使用清楚、尊敬的语言告知儿童及其家庭，这都显示出专业的态度和对儿童及其家庭的支持。沟通交流包括评估、干预、出院记录以及之后的随访资料。也包括创建家庭项目。儿童的文档对于家庭成员来说应该是清晰易懂的，应该用简单清楚的语言来书写（相当于6年级）。

三、意向性关系模式

作业治疗师让残疾儿童和青少年参与许多自我护理、学习、游戏、休闲、社交和工作活动。治疗师的自我应用是实践中使用的工具之一，可以帮助强化儿童及其家庭实现目标能力。例如，知道何时共情、何时指导、何时合作、何时支持，这对治疗效果产生不同的影响。意向性关系模式的创建是为了更好地理解作业治疗师自我应用的治疗。图5.5说明了这个模式。基于循证的表5.1描述了在学习环境中对学生进行意向性关系模式检查的研究；Ritter和Yazdani研究了意向性关系自我效能的心理测量来识别患者的人际特征（N-SERIC）。作业治疗师使用与意向性关系相关的工具，进一步发展治疗师自我应用。

框5.2概述了意向性关系的原则。根据意向性关系的观点，只有学习了自我意识并对自己的行为进行批评，才能使治疗师自我应用更有效。愿意向他人学习并接受反馈，才能理解自己是如何被感知的。这也需要作业治疗师意识到如何控制自己的情绪和人际关系思维。与儿童和家庭一起工作时，学习如何留在当下或将个人问题放在一边，才能进行有效的治疗。了解自己的行为和治疗过程，而不是基于情绪对儿童和家庭做出反应，这有助于治疗性关系。这需要有意识共情，即在保持客观的同时感受和理解他人潜在的情绪及感觉的能力。

作业治疗师需要和各类儿童及家长一起工作，他们需要不同的处理方法。由于作业治疗师有自己的方式方法，他们必须扩大自己的知识基础，以便能够和不同的人一起工作。从根本上说，一位作业治疗师不能期望用同一种方法来为每一个人提供服务。相反，作业治疗师必须用灵活的方式来服务儿

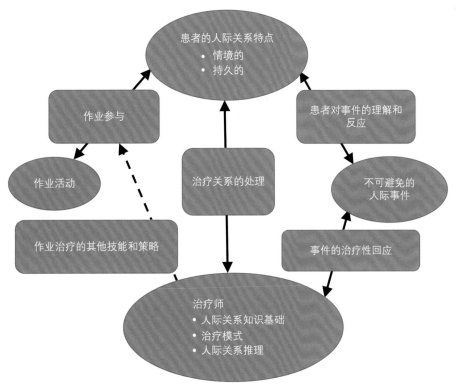

图5.5 意向性关系模式

基于循证的表 5.1　研究检测了意向性关系模式

引用	研究设计	目标人群	研究目的	方法	结果	作业治疗意义
Davidson, D.A (2011) Therapeutic use of self in academic education: A mixed methods study. Occupational Therapy in Mental Health, 21 (1), 87–102.	序列混合方法	随机选择39个初级作业治疗项目教员	描述当前的教育实践来教授初级作业治疗学生有关治疗师自我应用的概念和技能	实验、访谈和课程介绍	访谈主题：早期学习的本质：薄弱课程的重要性；改变时机，无法由机会决定的教学挑战；26%显示几乎或没有讲授"分享坏消息"和"处理对自身或患者的潜在改正"等主题。22%显示很小或没有时间指导"处理试图强迫或控制的患者"6个作业治疗项目中有两个没有治疗师应用的课程说明，包括没有治疗应用等具体内容	入门级教育始终包括治疗师自我应用的治疗实验结果表明对被动教学方法的高度依赖（如指导者示范）。发现主动学习更有效在课程描述和课程目标中关于治疗师的自我应用的参考文献有限更多关于压力处境的内容（分享坏消息，应对攻击行为）可能是有必要的
Ritter, V.C. & Yazdani, F. (2018) Psychometric properties of an instrument derived from the Intentional Relationship Model: The self-efficacy for recognizing clients' interpersonal characteristics (N–SERIC). The Open Journal of Occupational Therapy, 6(2), 7.doi.10.15453/2168–6408.1423	描述性研究	两所挪威大学里的100名作业治疗学生	检查N-SERIC的结构因素和内部一致性	N–SERIC 由学生完成，使用主要组成分析	主要组成分析与所有项目相关，属于同一潜在因素。量表内部信度较高（克朗巴赫α系数=0.96）	N–SERIC 内部一致性较高 N–SERIC用来评估整体自我效能，从而或学生的整体自我效能。在治疗实践中识别患者的人际特征 N–SERIC对于教育、研究和实践可能非常有用
Schwank, K., Carstensen, Y., Yazdani, F., Bonsaksen, T (2018). The course of self-efficacy for therapeutic use of self in Norwegian occupational therapy students: A 10-month follow up study. Occupational Therapy, Article ID 2962747, 1–5.	纵向观察性研究（基线、术后（随访））	两所挪威大学的89名作业治疗学生	在介绍意向性关系模式的研讨会之后的10个月，研究作业治疗学生自我效能的变化	挪威版本：治疗模式使用的自我效能（N–SETMU）；自我效能用于识别人际特征（N–SERIC）；自我效能用于人际事件管理量表（N–SEME）	在随访期间，学生在模式使用（$\eta^2=0.44, P<0.0001$），识别患者的人际特征提高的自我效能感（$\eta^2=0.81, P<0.0001$），管理人际事件（$\eta^2=0.32, P<0.0001$）上均提高了自我效能	3个月发现自我效能增加，并维持到10个月时的随访在研讨会之后，学生们会在治疗师自我应用的治疗中体会到自我效能感的增加，并能随着时间维持
Yazdani, F., Carstensen, Y., Bonsaken, T. (2017). Therapeutic mode preferences and associated factors among Norwegian undergraduate occupational therapy students: A cross-sectional exploratory study. Scandinavian Journal of Occupational Therapy, 24 (2), 136–142.	横断面描述性研究	两所挪威大学中96名作业治疗学生	检查对治疗模式的喜好以及与每种治疗模式相关的因素	挪威自我评估调查问卷（N–SAMQ）	问题解决模式是得到认可的。在Trondheim项目中，女性科学生更倾向于合作	学生喜欢很多模式，但是问题解决模式是最受欢迎的学生需要适应每一个模式以及要确保他们使用的模式是适合患者需求的教育项目需要对于治疗模式增强意识和反思

框5.2 意向性关系模式的基本原则

1. 批判性自我意识是有意运用自我的关键。
2. 人际关系的自律是有效利用自我的基础。
3. 必须保持头脑清醒。
4. 有意识共情需要作业治疗师了解患者。
5. 作业治疗师负责扩展人际关系的知识基础。
6. 在作业治疗中，如果作业治疗师能够单纯灵活地应用，那么一系列的治疗模式会起作用并且可以互换。
7. 患者决定了成功的关系。
8. 活动重点必须与人际重点相平衡。
9. 通过核心价值观和道德观理解模式的应用。
10. 模式的应用需要文化能力。

童及其家庭。治疗性互动要求作业治疗师具备扎实的能力基础，并且对于自己的核心价值观和专业准则保持正确的态度。保持正确的专业理念和促进儿童的作业表现对于任何治疗互动是必不可少的。此外，作业治疗师使用以患者为中心的理念来理解、重视和尊重儿童和家庭的文化。文化能力是指理解不同文化的人并与之有效互动的知识和能力。在作业治疗中，这意味着提出问题是为了更好地理解儿童及其家庭如何看待和实践他们文化中的传统和信仰，从而影响干预计划。

Taylor、Lee 和 Kielhofner 在美国范围内进行了一项研究，以确定作业治疗师最常使用的模式，以及当患者的特征不同时，治疗师是否会改变他们与患者的互动模式（见研究笔记 5.1）。他们发现所使用的模式（从最多到最少）包括以下内容：鼓励、合作、解决问题、指导和强调。

意向性关系模式

在作业治疗师与儿童及其家长互动时，Taylor 确定了六种治疗模式供他们使用。这六种模式包括：支持、合作、共情、鼓励、指导和解决问题。一般

研究笔记5.1

Taylor, R. R, Lee, S W, & Kielhofner, G (2010). Practitioners use of interpersonal modes within the therapeutic relationship: results from a nationwide study. OTJR: Occupation, Participation, and Health, 31, 6–14

概述

意向性人际关系模式（IRM）提供了治疗师自我应用治疗的概念，它使作业治疗教育者、学生和从业人员在实践中检验自身的使用。了解治疗互动的复杂性可使治疗师熟悉实践行为，从而使患者获益。本研究通过检验与患者互动的不同模式，描述作业治疗师对自我的使用。

目的

确定作业治疗师最常使用的模式，以及当患者特征不同时，作业治疗师是否需要相应地改变与患者的互动模式。

方法

问卷以邮件方式发送给 1 000 位随机抽取的作业治疗师（目前在美国居住执业）。问卷首先对 22 名作业治疗师进行试点，集中小组对问卷进行了修订和复查。问卷以 Taylor 的六种模式（支持不包括在内）中的五个方面为基础（即合作、鼓励、共情、指导和问题解决）。参与者提供人口统计信息（如教育水平、实践经验、主要治疗环境、所能看见的原发损伤、正常治疗周期）。他们完成了调查，包括在实践中遇到困难的人际关系行为以及他们对患者的态度及担忧。

结果

64% 的从业者完成了调查；563 名参与者符合入选标准。大多数为女性（92%），平均年龄为 42 岁（标准差 = 11），他们均从业 5 年以上。

使用最多到最少的模式顺序：鼓励、合作、问题解决、指导和共情。作业治疗师使用这五种模式的相对平均频率不同（使用指导和共情的频率低于其他模式）。

根据患者群体的不同，模式使用没有区别[成年人/老年人；青少年和（或）儿童；儿童和（或）幼儿]。为成年人/老年人服务的人报道相较于为青少年/儿童服务的人来说，更多地使用所有模式。与其他组相比，为儿童服务以及早期干预中的作业治疗师报道他们更多地使用鼓励模式。

解决过较困难行为的作业治疗师报道所有模式的使用率均高。普遍而言，当治疗师面对困难行为时，更倾向于使用指导和问题解决模式。面对焦虑的患者时，作业治疗师会更多地使用解决问题模式。而解决问题、合作和共情模式更适用于抑郁症。

作业治疗实践意义

研究结果表明，作业治疗师的模式使用形式在不同的患者群体中是相似的。鼓励是最广泛使用的模式，但是对于有挑战性的患者来说，他们提出需要其他模式的建议时，鼓励模式最不可能出现。共情模式最少使用，这反映出需要对这种模式进行更多的培训。作业治疗师对于不同的患者应有所调整，但是所有的作业治疗师表现出固定的使用模式方法，这是不可取的。学习有效地使用六种模式可能会加强治疗关系。

来说,作业治疗师有他们习惯使用的模式,每种模式都有其相应的方式和策略。由于患者的需求不同,作业治疗师会发展尚未充分利用的互动模式。察觉并考虑患者治疗互动的有效性,提供哪些方法对特定的儿童及其家庭更有效的观点。框5.3描述了每种模式的方式和策略的概述,以及儿童的一些案例。活动聚焦是指对人际关系事件反应的策略,强调"执行"问题更高于"感觉"和"联系"问题。聚焦人际关系是指强调感觉或联系问题高于执行问题。作业治疗师需要平衡这两种方法(执行和感觉)来取得治疗效果。

作业治疗师可能对某些模式有习惯性的偏好。然而,一些儿童及其家庭可能对不同的模式有更好的反应。因此,这促使作业治疗师提高他们在不同模式下的能力。当患者的时机不正确时,作业治疗师可能需要改变模式。例如,一个家庭刚刚了解儿童的诊断和预后,相较于鼓励模式,这时可能更需要共情模式。当模式与儿童及其家庭性格不一致时,作业治疗师可能需要改变。例如,如果作业治疗师为喜欢合作的家庭提供指导模式,那么这个家庭会感到疏远、不听从治疗师、会在治疗过程中感到自己无足轻重。他们可能会拒绝参与家庭项目,并拒绝提供作业治疗师所需的信息。作业治疗师过度依赖某一特定的模式可能会导致作业治疗过程和儿童产生消极的结果。

作业治疗师可能在不同模式的学习中获益;练习各种模式的使用;获得与儿童及家庭需求相关的患儿能力的有效性反馈;评估患者对模式的使用。要求使用某个模式的同伴给予反馈,可以帮助作业治疗师提高技能。治疗过程的录像和分析治疗模式在实践中的有效性可以证明是有价值的。匿名患者满意度调查可以提供关于治疗师的自我应用的重要信息。强调策略的持续性教育课程是有用的工具,它能发展模式,能与家庭、患者高效地合作。监督会议可以解决治疗互动和患者对治疗师的自我应用的看法。此外,了解六种模式的优缺点,会帮助作业治疗师在与儿童及其家庭互动过程中进行反思。

1. 支持　支持模式包括确保儿童及其家庭可以获得他们所需要的资源、材料和服务,包括交通工具、住宅和在休闲、工作、学习及社区作业活动的参与度。使用支持模式的治疗师对于儿童及其家庭的权利有深刻的理解,包括法律提供的服务和资源。他们评估儿童及其家庭关注的、真实的障碍,支持家庭去除障碍。例如,使用支持模式的作业治疗师可能会写信证明社区调整的合理性,以及寻求资金来支持调整。他们可能会参与创建无障碍的操场和适应性球场。在学校系统中,使用支持模式的治疗师可能会去了解政府法律并根据这些法律为儿童寻求服务。他们会去了解家长的权利并告知其他可能为儿童提供服务的人。

2. 合作　合作包括作业治疗师与家庭共同决策,希望家庭能够参与治疗(包括家庭项目),征求家庭成员持续不断的反馈,以及允许家庭对于作业治疗的过程做出决定。合作模式非常适合以家庭为中心的治疗,成为早期干预实践的一部分。在儿科中,合作包括共同建立目标。合作模式允许照顾者在治疗过程中成为积极的参与者,并加强在家中的贯彻执行和实践,这有利于儿童及其家庭。这个模式重视儿童及其家庭的投入、选择和决策。在作业治疗干预中,家庭是积极的参与者,他们对成功干预很重要。对于不了解儿童护理的新患儿父母,合作模式很有帮助(图5.6)。合作模式给予父母参与的权利,它不建议作业治疗师对父母有所保留。用这种模式,作业治疗师和家长共同努力(合作地),更好地了解儿童的需求。

一些家庭可能在干预过程中不知所措,很难找到合作伙伴。他们可能会向符合资格的专业人员寻求专业知识和方向。他们可能将干预看成作业治疗师的职责,更愿意在没有了解计划的情况下贯彻作业治疗师的建议。这样可能会提供更多的心理安全和情绪稳定。例如,作业治疗师与新确诊儿童的家庭一起努力,他可能想要从指导模式开始,直到家庭可以处理儿童诊断的相关问题。当父母为儿童制定舒适的日常安排时,他们可能与作业治疗师一起合作,同时开始为目标和干预计划做出努力。

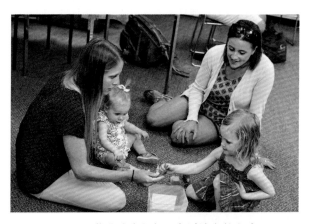

图5.6　作业治疗师与母亲讨论育养方式

框5.3　模式的方式和策略		
模　式	方式/策略	示　例
支持	• 确保患者有所需的材料和人际资源。 • 倾向于扮演促进者和顾问的角色。 • 确保参与和使用的权力。 • 愿意涉及代表患者利益的公民权利或法律活动。 • 通过调整和适应患者的需求来解决人际问题。	• 作业治疗师以IDEA为例，支持为学校儿童提供服务。 • 作业治疗师致电社区娱乐中心，询问儿童移动问题的项目。 • 早期干预项目的作业治疗师告知父母他们有权获得家长培训。 • 作业治疗师找到当地的舞蹈项目，该项目对发育迟缓儿童很有效。作业治疗师打电话到网站获得更多信息，并使父母了解这个项目。
合作	• 与患者共同决策。 • 在治疗过程中使患者参与论证。 • 希望患者积极参与。 • 征求患者的持续反馈。 • 鼓励自主和独立。 • 通过授予患者运用自身判断力的权力和允许患者在治疗中处于领导地位来处理人际问题。	• 作业治疗师询问家长和儿童有关作业治疗的目标和安排。 • 作业治疗师描述了目标的优先顺序以及治疗如何进行。 • 作业治疗师询问家长和儿童一周的情况，以及这些策略是否奏效。 • 作业治疗师为儿童及其家长提供很多机会，使他们对治疗的重点提出意见。 • 作业治疗师允许儿童做决定并讨论事情的进展。 • 作业治疗师支持家庭和儿童，并改变干预计划的活动来满足他们的需求。
共情	• 花大量的时间和精力，力求尽可能准确地理解患者的观点。 • 仔细倾听、观察患者沟通的内容及调整方法。 • 能够注意并回应患者的情感和行为上的细微差别。 • 接受和证实患者的情绪。 • 以尽可能理解的方式解决分歧、障碍和冲突。	• 作业治疗师完成儿童作业治疗自我测评量表，从而了解儿童的价值观和感知能力。讨论目标。 • 作业治疗师花时间来讨论父母的压力。 • 作业治疗师会注意到父母的压力，并改变干预过程来使父母表达自我。 • 作业治疗师会在儿童走进教室时对他的表情作出反应，问他感觉如何。 • 作业治疗师提供儿童表达自我的机会(包括积极的和消极的)；允许他们对家庭作业进行发泄，并帮助他们划分作业，使其易于完成。
鼓励	• 给患者希望、勇气和探索的愿望、参与或者完成指定活动。 • 调查患者的动机(兴趣和目标)。 • 选择对患者更感兴趣、愉悦和有吸引力的活动。 • 经常使用积极的强化、积极的反馈、幽默或娱乐性的活动、欢呼、劝导、赞美、鼓舞、激励性的话语。	• 作业治疗师与儿童一起玩耍，在治疗时和在家时促进并探索有趣的活动。 • 作业治疗师花时间找出儿童喜欢做的各类事务。 • 作业治疗师制作了一个以恐龙为主题的游戏和障碍课程，让一名喜爱恐龙的4岁儿童高兴。 • 作业治疗师笑着并欢呼着对儿童说："你跳的太高了。" • 作业治疗师给予儿童在学校达到目标的证书。

续

模　式	方式/策略	示　例
指导	<ul><li>强调治疗的教育方面,并在患者-治疗师的互动中采取指导态度。</li><li>分享信息、组织治疗过程和活动。</li><li>通过培训和指导以及向患者提供反馈,能够适应积极的指导风格。</li><li>不怕陈述专业观点、设定限制、提供反馈或与患者意见不一致。</li><li>擅长温和且有策略的对抗。</li><li>教导患者他们观点的价值。</li></ul>	<ul><li>作业治疗师制定明确的干预计划,概述每项活动如何实现目标。</li><li>作业治疗师通过日志来与家长及老师分享儿童的进步。</li><li>作业治疗师提供给儿童家庭作业,每周完成两次。</li><li>作业治疗师使教师知道:他们什么时候会根据个性化教育计划在教室里与儿童一起工作。</li><li>作业治疗师与教师讨论日常冲突。作业治疗师了解教师的观点,并描述作业治疗对日程安排的需求。</li></ul>
问题解决	<ul><li>技术精湛,创造力强。</li><li>着重于生物力学的方法、认知康复和辅助器具的使用。</li><li>通过和患者一起论证、参与实用问题的解决或者使用其他符合逻辑和战略性方法来处理人际问题,比如苏格拉底式提问。</li></ul>	<ul><li>作业治疗师实施创造性的干预方案,包括使用康复治疗方法提供辅助设备,使儿童可以参与学校和家庭活动。</li><li>作业治疗师通过辅助技术和应用程序帮助儿童在学校满足他们的需求。</li><li>作业治疗师讨论了与接受辅助技术费用和时间相关的人际问题。他们一起讨论解决资金来源(如:贷款项目)的过程和问题。</li></ul>

经允许许引自 Taylor, R. (2008). The intentional relationship model: occupational therapy and use of self. Philadelphia: FA Davis. COSA, Child Occupational Self-Assessment; IEP, individualized education plan; OT, occupational therapy.

3. 共情　使用共情模式的作业治疗师专注地聆听患者、寻求理解儿童及其家庭的经历。他们注意并回应儿童及其照顾者的情绪和行为,进行明确的沟通,从而确保满足他们情感、心理和生理的需求。使用共情模式的治疗师经常可以确认儿童和照顾者的感觉,花时间解释并确保他们从自己的角度理解事情。不急于解决问题,而是倾听并接受儿童及家长的思考和感受。他们致力于了解问题并认真解决问题,与儿童及其家庭成员一起梳理,确保意见统一,使每个人都感到安全并得到支持。

儿童作业治疗师经常会同情那些努力去平衡养育需求的父母,这些父母为了残疾儿童,与医师、治疗师和健康专家有更多的接触。共情模式可能被看作对这些家长的支持,并提供支持来重新激励家长。然而如果过度共情,反而不能让家庭做出需要的改变,儿童也达不到他们的目标,这可能导致过度保护儿童和家庭,不能鼓励他们参加原本准备参与的作业活动。

4. 鼓励　使用鼓励模式的治疗师扮演着患者的支持者,他们对患者的成功表现得积极、大声表达并表露感情。他们表现出热情和希望。可以经常赞美、表扬并鼓励儿童或者青少年去挑战自己,从而为参加自己想要的作业活动继续努力。作业治疗师会庆祝一个小小的成功,使用充满希望的语言、幽默和具有娱乐性的手势来激励患者(图5.7)。

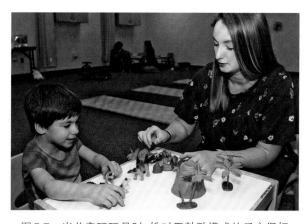

图5.7　当儿童玩玩具时,她对于鼓励模式的反应很好

这种鼓励模式会帮助儿童及其家庭度过困难时期，促使他们向着目标做进一步的努力。例如，一名作业治疗师热情地想要让儿童挑战完成新的运动任务，他们可以通过拍手、微笑和鼓励儿童继续尝试。一旦儿童完成了这项运动，作业治疗师会给予积极的强化。有心理问题的学龄儿童会从鼓励模式中获益。通常儿童会从其他人对其支持和承认的感觉中获益，这也可以使他们继续努力。良师益友的关系鼓励着儿童及其家庭。

如果过度使用鼓励模式，那么患者对于积极的鼓励变得不再敏感。他们可能难以培养内在动机，而是需要外在表扬（来自治疗师）才会对自己的能力感到满意。有些儿童及其家庭认为鼓励是不真诚或愚蠢的。

5. 指导　使用指导模式的作业治疗师强调在治疗过程中的教育（图5.8）。他们倾向于有指导性地并熟练地提供指导。制订计划并与儿童及其家庭共同检查，从而确保能够了解并贯彻执行该计划。可能会使用"反向教学"的方法，检查材料并要求儿童及其家庭成员向自己展示。指导模式是假定作业治疗师是博学多才的，并且是干预策略和方法方面的"专家"。他们提供信息指导、建议和意见。使用指导模式的作业治疗师肯定地陈述他们的专业意见、设定限制、提供反馈，甚至可能与患者持有不同意见。

指导模式在以学校为基础的作业治疗实践中是有用的，因为作业治疗师会告知教师和家长关于儿童的感觉需求和支持儿童的策略。当父母和照顾者收到有关导致儿童行为的机制和帮助儿童的策略信息时，他们对儿童的反应是不同的。作业治疗师在学校系统工作时，经常会使用指导模式来教育其他人关于儿童的需求或者对儿童的预期行为进行指导。指导模式对于正在学习移动或者完成学业的儿童来说可能是成功的。在心理健康方面，社交技能培训小组是建立在指导儿童有关社会期待的基础上。

过度使用指导模式可能会使作业治疗师疏远儿童及其家庭成员，也可能会导致权力之争。作业治疗师对儿童的成功或者失败高度投入，也可能使事情个人化。当儿童失败时，作业治疗师甚至可能会表现出失望。但是他们很快会转向补救或解决问题，而不是让儿童及其家庭解决问题并找出解决方案。

6. 问题解决　使用问题解决模式的治疗师在与儿童及其家庭的关系中使用逻辑和推理。他们可能在创造技巧或治疗方法方面有专长。由于是符合逻辑的，所以通常强调以循证实践和实施以理论为

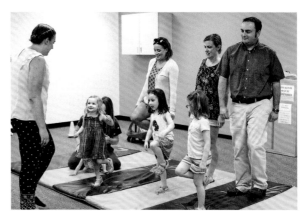

图5.8　提供指导是指导模式的示例。作业治疗师指导儿童及家长进行简单的瑜伽

基础的干预。他们通常是技术方面的专家（如热塑板材、治疗方案、模式以及修改或调整儿童的活动）。可使用策略性提问来获得用于解决问题的信息。当作业治疗师面对患者困难的人际关系时，使用这种模式的人可以组织讨论并进行协商。

问题解决模式可以帮助儿童及其家庭，因为可以为他们提供有逻辑、有条理的方式来理解和解决问题。使用此模式的作业治疗师遵循逻辑的方式为儿童及其家庭提供问题的解决方案，并保持清晰的界限。例如，使用这种模式的作业治疗师根据干预指导原则和方案系统地完成儿童的目标。家庭和作业治疗师遵循方案并衡量治疗效果。当讨论儿童治疗进展的问题时，他们会找出解决方案（基于证据）并继续进行方案。

过度使用问题解决的模式可能会导致对儿童及其家庭的叙述缺乏关注度，而更多地强调程序和方案，这会导致对工作的不满情绪。使用这种模式的治疗师会消减儿童及其家庭的观点，这可能会导致没有充分解决他们的需求。他们会使用专业术语和技术用语来阻碍治疗关系。一些儿童及其家庭可能需要共情而不是解决问题和找出解决方案。过度使用问题解决的作业治疗师可能会对不贯彻执行方案的儿童及其家庭感到沮丧。

四、了解儿童及其家庭的人际关系特征

每一段关系包括至少两个人，治疗关系也如此，包括儿童（及其家庭）和作业治疗师。理解儿童及其家庭可能使作业治疗师懂得如何与他们沟通、协商和应对情况。儿童是治疗关系的焦点。作业治疗师有责任去调整自己的方式来使儿童及其家庭受益。

根据意向性关系模式,作业治疗师与儿童及其家庭建立治疗关系,开始了解他们的风格和特征。这可以使作业治疗师预测儿童或家长对事件如何反应。框5.4列出说明了人际关系特征并提供了儿童和父母可能会有的示例。意向性关系模式根据情境式特征和持久性特征定义了儿童的人际特征。

(一)情境式特征

情境式特征指的是对特定事件的情绪反应。在

框5.4 人际关系特征和儿童案例	
人际关系特征	儿童案例
沟通方式	儿童是害羞且安静的,不会表达自身需求。
信任能力	儿童紧紧依赖于父母,不会探索周围环境。
控制的需求	儿童拒绝完成活动,想要做其他事情来代替。儿童说"不"。
与提供者的一般联系	家长清楚地知道家庭需求和优先事项。
对改变、挑战或挫折的反应	儿童对于转变感到沮丧,他们不喜欢改变自己的日常习惯。
获得反馈的能力	家长能够接受反馈并因此做出改变(如可以按时赴约)。
倾向于提供反馈	家长让作业治疗师知道家庭项目对他们来说太难完成了。
情感调节	儿童微笑、与活动进行眼神接触、表现他们的喜好。
社交偏好	儿童笑着看另一个儿童,喜欢和另一个儿童一起玩。
表达需求的能力	儿童用言辞表达他的需求。
尊重人的多样性	家长希望儿童和许多来自不同种族的儿童一起玩耍。
组织和指导的偏好	儿童参与有组织的活动,需要一步化的指导。
寻求帮助	当儿童不能完成步骤时不寻求帮助,而是坐着等待。
自主偏好	儿童说"轮到我了",不需要任何帮助。
情感强度	当儿童看见他最喜欢的玩具时,他们变得非常兴奋并发出尖叫。
接触偏好	儿童不喜欢被作业治疗师触碰并远离他们。

这种情况下,若儿童及其家庭对某一事件的反应不符合常规,这就给予了提示。例如,当被问及学校日常的时候,一般合作度都尚可的儿童突然流泪。这可能是一个信号,说明在学校里发生的事情使儿童感到悲伤、焦虑和压力。随着作业治疗师继续探索,儿童会表现出发生的更多的"小"事情,从而导致了这个事件的发生,也说明这个儿童需要支持。

家庭的情境特征可包括儿童的状态、医疗状况或者家庭事件的改变。幼儿的父母可能会睡眠不足,随着时间的推移会导致他们有压力、易怒、快速回答问题。情境特征可能包括失落感,家长也会表现出沮丧、暴躁、焦虑、没有安全感和生气。为家庭服务的治疗师关注情境特征,并与理解和意识到儿童及其家庭现状的人员进行互动。例如,作业治疗师可能会决定在压力时期推迟新的家庭活动,并将计划重点放在参与游戏活动上。案例5.1阐述了模式和情境特征的使用。

(二)持久性特征

"持久性特征是患者(儿童及其家庭)的人际行为中较为稳定和一致的表现。"这包括个人与他人交往时的方式和方法。包括信任、沟通、对变化的反应和处理挑战与挫折时的行为。例如,当治疗师提前来到教室并希望儿童跳过课间休息时,喜欢按日程安排活动的儿童会表现出愤怒。儿童可能在沟通方面有困难,取而代之的是会选择扔掉书本。教师注意到当儿童被要求做他们不想做的事情时,这就是一个典型的行为。对于其他有更多灵活性并喜欢改变的儿童而言,对同样的情况可能会做出积极的反应。

与儿童和家庭一起工作的作业治疗师试图了解儿童和家庭成员的情境式特征和持久性特征,以便他们能够联系每一个人,并在他们出现时满足他们的需求。这有助于告知作业治疗师何时以及如何回应、指导并实施干预计划。这一了解可以允许作业治疗师避开影响作业治疗干预效果的不可避免事件。

五、不可避免的人际关系事件

人际关系事件发生在治疗过程中的某一个点,由于沟通、反应、过程、任务或者一般情况的发生可能对治疗关系产生负面影响。Taylor指出这些事件被称为不可避免的人际事件,并在意向性人际关系

案例5.1

Marion是一名作业治疗师，她因自己积极向上的态度而自豪，通常使用鼓励和问题解决的模式。她知识渊博、和蔼可亲、了解他人。她享受与儿童及其家庭一起工作，并对自己的技能感到非常自信。

Ty是一名发育迟缓的2岁儿童，被转介到早期干预服务。Marion在中心初次评估时看见Ty和他母亲。由于安排问题，Marion迟到了一个小时，她为自己的迟到感到沮丧。Ty的母亲必须赶紧回到家里，因为她大的孩子将要乘校车回来了，但家里没有人。Ty的母亲压力很大，很难集中注意力来回答Marion的问题。她回答得很生硬，Marion感到更沮丧，因为她无法得到需要的答案。Ty是一名很合作的儿童，虽然他很被动，而且对Marion提供的玩具没有什么兴趣。

Ty的母亲突然宣布"我必须离开，这样我才能及时回家照顾我另外的孩子"，这致使评估结束。Marion问她为什么不找邻居帮忙。Ty的母亲没有回答这个问题，但准备带Ty回家。在她开车回家时，她仍然会担心孩子一个人在家，她开始哭泣。为了带Ty去看诊，她醒得很早，她希望有人能帮助她更好地理解Ty，这样她才可以帮他。她十分担心Ty，而这影响了她的睡眠。她感到十分孤独，虽然她的丈夫也在努力，但也不知道该怎么做。

Marion也感到十分沮丧。她不知道Ty的需求是什么，而且他的母亲对自己很粗鲁。Marion不知道他母亲的目标，感觉到她们不会贯彻执行她的建议。

情况分析

Marion通常使用鼓励和问题解决模式。然而她评估迟到了这个情境式特征干扰了治疗过程。Marion是一个遵循程序的人，通常很遵守时间，因此她也十分沮丧。另外，Ty的母亲担心她不能及时回家去车站接大的孩子。Ty的母亲变得越来越沮丧和焦虑，她就对Marion对她采取积极和鼓励的方式感到更加沮丧。Ty的母亲没有感受到她被尊重或者认真对待。Marion意识到她不能及时完成评估时，她尝试去提供帮助和进入问题解决模式。Marion提供了一个解决方案给Ty的母亲，就是让邻居去接大的孩子。这使得Ty的母亲更加不安，因为他们刚刚搬到这个镇上，她不认识任何人。Ty的母亲十分沮丧，Marion也十分沮丧。

Marion反思这段经历。她在那天晚些时候打电话给Ty的母亲并道歉。他们安排了另一个约会，Marion决定去倾听，与她产生共情，除非这个母亲提问，否则避免提供解决方案。在下一次的会谈过程中，Marion再次提出了道歉，他们讨论了Ty的情况，并向前一步制定Ty的干预目标。

框5.5　不可避免事件

事　件	案　例
儿童及其家庭的阻抗	儿童拒绝参与精细活动。家长拒绝改变儿童的饮食习惯。
作业治疗师的行为	作业治疗师提出的问题被家庭认为是私人的、不合时宜的、粗鲁的。
儿童或其家庭在治疗中表现出强烈的情绪	儿童抱着治疗师，不让她走。当作业治疗师提供评估结果时，家长会哭。
治疗中的困难情况	大龄儿童出现大便失禁，这令人很尴尬。父母在影响下参与治疗。
作业治疗师和家庭成员的冲突	儿童认为作业治疗师是不"友善"，而父母会反对作业治疗师。
治疗目的的差异性	父母希望作业治疗师在学校为脑外伤儿童提供运动能力的康复。家长不希望前往康复医院接受治疗。
测试界限	母亲邀请治疗师结束治疗后去喝饮料。儿童问治疗师要钱买午餐。

中确定了它的重要性。许多不可避免的事件发生在治疗过程中，有些可以很快解决，而有些需要花更多的时间去解决。这些是作业治疗师有责任解决的，以便对儿童和家庭的治疗是成功且积极的。框5.5罗列了一些可能的事件。在确定儿童及其家庭的反应之前，作业治疗师必须注意他们自己的人际关系能力和反应模式。为了避免发生这些事件影响治疗过程，作业治疗师要为如何解决儿童和家庭可能出现的问题做好准备。案例5.1描述了不可避免的事件。

不可避免的人际事件是情绪化的，可能会产生失望、绝望、担忧或者愤怒。然而它们能够被技巧性地解决，事件可能会导致积极的结果、清晰、发现新的合作关系并尊重治疗过程。框5.6列出11种人际关系事件。这些事件不应该被忽视、弱化，或在没有仔细思考的情况下做出反应。作业治疗专业的学生和初级作业治疗师会寻找指导者或值得信赖的同事来处理此类事件，并制定相应的治疗策略。

（一）治疗性反应和人际关系推理

与来自不同文化背景的、生活故事和经历有趣的人一起工作是值得兴奋的，这也意味着作业治疗

框5.6　不可避免事件的种类

- 强烈情绪的表达。
- 亲密的自我表露。
- 权利困境。
- 非语言暗示。
- 危机点。
- 反对与反抗。
- 界限测试。
- 共情中断。
- 情绪控制的治疗任务和情境。
- 治疗的局限性。
- 反复无常的叙述。

师以不同的方法、表现和沟通来与儿童及其家庭进行互动。儿童及其家庭有着不同的优先事项、优势和局限性。因此，在某些情况下，作业治疗师承认与患者之间可能会持不同意见或者"不能联系起来"。沟通方式可能不起作用，家长、儿童和治疗师都在想："发生了什么事？"作业治疗师有责任修补治疗关系。这项工作主要通过两种基本方法来完成，即治疗反应和人际推理。

治疗反应指的是对儿童及其家庭成员的反应，这种反应能促进关系，从而使儿童可以继续受益于治疗。人际推理是指作业治疗师确定行为方案的过程。

人际推理的6个步骤包括：

- 预测。
- 识别和应对。
- 确定模式是否需要转换。
- 选择反应模式或者模式顺序。
- 利用与模式相关的各种人际交往技能。
- 收集反馈。

作业治疗师预测可能发生的人际关系状况，这基于他们对自身的人际关系优势及弱势的了解、其他人的反馈以及儿童及其家庭在压力时期向作业治疗师求助的意识。作业治疗师预测可能会发生的事件，从而为这个事件做好准备。识别人际关系事件包括标记它，并寻找来自儿童及其家庭的反应。它可能有助于直接表达意见，询问家庭成员或儿童对此事件的观点。一旦作业治疗师知道此事件已经发生，必须处理这件事。处理事件包括：

- 深呼吸。
- 使事件正常化，将它当作治疗的指定内容。

- 如果事件是因为你说了什么或做了什么，提醒自己你的动机是诚实的，或者不是你一个人引起的事件。
- 提醒自己其他患者可能对此事件的反应不同。
- 提醒自己患者在此事件中没有生命危险（即使现在患者表现出失望或者崩溃）。
- 避免简单化、舒适化和习惯化。

作业治疗师也要有自我意识，知道哪些特征会引起负面情绪，以及如何控制这些情绪。了解个人对某些人际特征的反应可以让作业治疗师预见问题并做好相应的准备。自我意识有助于作业治疗师认识到问题不是个人的。

一旦作业治疗师确定发生了人际事件，下一步就是确定是否需要模式转换。作业治疗师会仔细考虑他对情境的反应，以及可能导致儿童或家庭成员人际反应的情境因素。作业治疗师会决定儿童从不同的反应方式中是否受益。在这种情况下，作业治疗师可能会决定使用另一种模式。如果当前模式不起作用，并且儿童的反应仍有问题，而且不允许治疗过程继续下去，那么模式转换可能是必要的。

选择反应模式或模式序列需要了解这些模式及其在实践中的使用方式。反应模式包括言语和非言语交流。它们还描述了作业治疗师在互动（如干预或评估过程）期间对待儿童的方式和方法。例如，一名作业治疗师对儿童使用鼓励模式，让儿童以愉悦的情绪及充沛的精力参与娱乐行为。他们在治疗过程中可能会使用幽默的方式，并且会微笑、点头并对儿童持积极态度。对待儿童使用鼓励模式通常是有效的，除非它已经使用太多次，儿童意识到作业治疗师变得"愚蠢"或者不真诚。这可能使儿童行为升级，并导致生产力受限。

作业治疗师仔细选择哪些人际技能与模式相关。他关注模式如何思考沟通技能、专业行为、冲突解决、情感责任感和困难行为的意义。最后，作业治疗师收集反馈来确定模式转换在建立治疗关系方面是否有用和成功。由于意向性关系模式认为成功的治疗关系来自儿童或照顾者的观点，所以我们敦促作业治疗师从他们那里收集反馈信息。这可能是非正式的检查，其中包括了儿童或家庭成员如何反馈作业治疗师对事件的反应。匿名调查可能会提供有用的信息。作业治疗师也可能会询问是否有他想讨论的未解决的问题。意向性关系模式建议作业治疗师努力与儿童和照顾者相互了解事件。

（二）治疗师的自我应用策略

"发展治疗师自我应用是终身的追求。"

Renee Taylor

意向性关系模式提供了一种结构，检查个体对治疗师自我应用并解释了与儿童及其家庭进行治疗性活动所需要的过程。希望加强自我应用的作业治疗师可能会参加一些活动，包括培养批判性自我意识、认识自身的优缺点、创造机会来培养新的优势，意识到自己为什么成为作业治疗师。此外该模式还提供了工具，为作业治疗师提供了解自身的模式和机会，从而反映治疗师的自我应用。

Hussain、Carstensen、Yazdani、Ellingham 和 Bonsakesen 使用 IRM 调查作业治疗学生在治疗模式使用、认识人际特征方面的短期自我效能的变化，以及管理人际事件的治疗。作者表示学生在各个方面都有所改善，并建议课堂和实习经验都会影响学生的自我效能感。参见研究笔记 5.2。

1. 培养批判性自我意识　自我意识使作业治疗师能够继续发展自我的治疗性应用。因此，掌握自我意识是一项关键技能。自我意识要求个体首先了解自己是谁，以及自己的优势和弱势。能够批判性地分析个人与儿童和家庭的人际关系，使作业治疗师能够从互动中学习，并改变模式或行为，从而变得更加有效。随着作业治疗师尝试新的互动方式，他们变得更加有技巧性，在实践中有更多的模式和策略可供使用。一个由社会护理人员参与的试点项目，通过为期两天的专题讨论会探索治疗师自我应用的新方法；他们发现参与者关注自我意识、个人价值观、自我反思、共情和情感成本，这表明研究专题可能成为促进自我意识和治疗师自我应用的成功方法。

了解一个人的动机、个性、方式、优势、限制和挑战是治疗师自我应用的必要条件。当作业治疗师变得更加有自我意识，那就可以更好地检验关系和做出必要的改变。意向性关系模式在每章的末尾和网站上提供自我评估工作表，帮助作业治疗师反馈和发展自我意识。与值得信赖的同事讨论个人的人际交往能力也能提供见解。从儿童及其家庭获得反馈是很重要的。这可以通过匿名的方式进行患者满意度调查，也可以在治疗结束时以非正式的方式进行讨论。指导者可以提供他们的见解，录像会议是有用的。有的作业治疗师可以从以下讨论小组中受益，即允许成员非正式讨论治疗问题，以提高治疗技能。

研究笔记 5.2

Hussain, R. A., Carstensen, Yazdani, F., Ellingham, B., Bon-sakesen, T. (2017). Short-term changes in occupational therapy students'self-efficacy for therapeutic use of self. British Journal of Occupational Therapy, 81(5), 276–284

概述： 意向性关系模式（IRM）（Taylor, 2008）提供了一个定义自我的治疗性使用理念的模式，可用于发展自我意识、技能和自我效能感。自我效能感是指个体对其成功表现能力的信念（Bandura, 1997）。人们会更加努力地完成他们认为自己能完成的任务。由于自我的治疗性使用对作业治疗实践很重要，学生和临床医师必须提高他们的技能和表现能力（自我效能感）的信念。这项研究提供了关于学生是否或如何改变与自我使用相关的自我效能感信念的信息。在 IRM 研讨会之后，哪些学生特点（如年龄、性别、工作、学习成绩、受教育程度）与自我效能感的变化有关。

目的： 以意向性关系模式为框架，研究作业治疗学生在治疗模式使用、认识客户人际特征、处理治疗中的人际事件等方面的短期自我效能感的变化，并探讨可能影响作业治疗效果的变量变化。

方法： 在挪威的两个作业治疗项目中，111 名二年级学生同意参加这项研究。数据收集于基线（IRM 研讨会后）和 3 个月后，89 名学生（82% 为女性）参加了为期 3 小时的研讨会或为期 6 小时的研讨会，包括模式介绍、教师演示，使用治疗模式的学生角色扮演和全体讨论。较长时间研讨会的角色扮演更为集中，包括预先计划的案例小简介。

挪威版本的第一部分，使用"自我效能的治疗性模式应用"测量自我效能。挪威版本的第二部分，认识人际关系特征的自我效能。挪威版本的第三部分，使用"管理人际事件的自我效能"测量自我效能的变化。

研究结果： Oslo 和 Trondheim 样本的性别、工作和先前教育没有显著差异，但是 Oslo 的学生比 Trondheim 的学生较年长（平均 26.3 岁，相比 24.3 岁），考试成绩也比 Trondheim 的学生高，在所有方面（N-SETMU、N-SERIC 和 N-SEMIE）都有显著改善（$P < 0.001$）。年龄越大，N-SETMU（$\beta = 0.22$，$P < 0.05$）和 N-SEMI（$\beta = 0.19$，$P < 0.05$）的随访分数越高。在 Oslo 学习与随访时 N-SERIC 得分较高之间存在中度相关（$\beta = -0.20$，$P < 0.05$）。

对作业治疗实践的影响： 作业治疗学生在治疗模式使用、认识患者的人际特征、管理人际事件等方面提高了自我效能感。来自 Oslo 的学生在后续阶段进行实习，然而 Trondheim 的学生仅在课堂上学习，但两组同时表现出自我效能感的提高，这表明课堂学习影响学生的自我效能。IRM 提供了概念性的基础和工具来评估和测量个体对自我的治疗性应用的信念，这对学生和实践者有益。

2. 认识并培养自己的优势，克服劣势及限制，了解偏好和世界观 每个人都有优劣势，尽管承认自己的劣势对许多人来说可能是敏感的话题。作业治疗师特别重视他们与不同年龄、背景和文化个体交往的能力。因此，初级治疗师可能很难承认人际交往能力不足，并且这可能不是优势。对于能力强的作业治疗师来说，承认自己的局限性和弱点是很重要的。他们描述了如何从经验中学习。认识到自己的弱点可以使作业治疗师付出和接受支持、教育和反馈，这样可以帮助治疗师促进积极的治疗关系，更好地理解事情，甚至照顾自己。当作业治疗师承认自己没有所有问题的答案，但会与儿童和家长一起解决问题时，这甚至可以帮助儿童父母理解他们还有很多需要去学习。这种诚实的谈话让残疾儿童父母意识到，所有的答案可能都不存在，这是一个理解孩子成长的过程。作业治疗师可以通过诚实和让家长知道他将寻找他们问题的答案来建立信任，并在下一次干预治疗前贯彻执行。

作业治疗师将他们自己的特点、个性、气质和习惯带入治疗关系中。了解自己可以让作业治疗师使用这些优势与儿童和家庭建立联系。也可以让作业治疗师寻找资源或其他人来解决劣势领域。例如，照顾者很多时候都很感激诚实，"我有一位在学校工作过的同事，我知道她非常了解法律。我会邀请她参加下一次治疗，所以我们一定会满足你孩子的需要。"知道什么时候去寻找资源显示出自我意识。作业治疗师会认为他们为某些儿童服务得更好，在与其他儿童相处时遇到更多困难，因此他们寻求继续教育、观察同事，或者制定策略，试图更好地满足患者的需求。作业治疗师会寻找其他的专业人员，这些专业人员对于一些表现出特定症状的儿童是有经验的。获得新的视角可以提供对人际关系的了解。

每个作业治疗师都会有偏好和限制。有时作业治疗师会觉得他们喜欢与某一类型的儿童（如学习障碍儿童）一起工作。在致力于培养满足儿童各种需求的能力时，承认自己的偏好是很重要的。对于作业治疗师来说，尽管他们有自身的局限性，但是他们了解自身的局限性以及确定如何更好地帮助患

也是十分重要的。如果作业治疗师认为他不能有效地满足儿童和家庭的需要，他可能不得不将儿童转介给另一位作业治疗师。

作业治疗师可能会拓展他们的世界观，通过探索教育、经验和思考的机会来向各种儿童和家庭提供干预。阅读影响离开舒适圈的人的文章可能有助于作业治疗师获得领悟。探访社区中的儿童及其家庭、参与社区以外的活动、与经历过不同事件的人交谈，有助于人们扩展观点。重要的是作业治疗师必须对经验持开放的态度，并尝试去整合与儿童及其家庭一起工作时学习到的概念。

3. 创造和利用治疗师的自我治疗，让自己具备新的力量 照顾自己让作业治疗师参与当前治疗，从新的角度满足儿童和他们家庭的需要。休息和参与自我治疗让作业治疗师发展新的力量，可能会给治疗过程带来新的理解。例如，在一个秋高气爽的日子里，在外面悠闲地散步可以减轻作业治疗师的情绪，让治疗师在制定干预措施时发挥创造力。在这个示例中，作业治疗师捡起一些色彩鲜艳的叶子，将它们用于秋季主题的艺术项目中，可以锻炼手功能技巧。照顾好自己可能会有剩余的时间来保持清楚和促进创造力，以及对儿童和家庭的需求产生新的看法。

4. 保持"为什么你是一名作业治疗师"的正念 Taylor建议作业治疗师记住他们为什么是作业治疗师，并将工作的意义牢记脑海。正念是允许个体关注当下。这也可以称为集中和设定意图。Thornton列出了在进入个人房间之前促进集中注意力的技巧，包括：停顿；撤开顾虑；轻轻闭上眼睛；深呼吸；重复"我在这里是为了更大的利益，我会全神贯注地关注"；直接感知自己的内心；说"我活在当下"。在作业治疗中，这是指和儿童及其家庭成员在一起，专注于治疗，而不是去工作、回家和产生个人压力。给儿童和家庭一些时间，允许作业治疗师发挥作用并享受这个过程（即使是不顺利的时候）。活在当下可以确保人际关系是优先考虑的，儿童和家庭正在接受周到的干预和照顾。它还允许作业治疗师在没有外界压力的情况下透彻思考，并使行为更专业化。

总结

治疗师自我应用治疗对于作业治疗实践是一个必要条件。意向性关系模式提供了检查个体人际互动、自我反省和对儿童及其家庭的理解的结构。意向性关系定义了在作业治疗期间可能发生的各种不

可避免的事件，并为作业治疗师提供如何解决这些事件的信息。意向性关系承认人们的优势并建议作业治疗师提高自己的能力，而不是改变自己。每位作业治疗师都有自己的方式和生活经验，他们将这些带进实践之中。这是人的表现之美。意向性关系模式不是试图改变自己的方式，而是包含每个人的独特性，并提供扩展自己模式的策略。意向性模式使作业治疗师仔细检查他们自我治疗应用的方法，以便他们能够更好地满足儿童及其家庭的需求。

总结要点

- 治疗师自我应用治疗是指作业治疗师利用自己的个性和方式为儿童和家庭的利益建立关系。治疗性关系不同于其他关系，因为它是为了儿童和家庭（而不是治疗师）设计的。当儿童和家庭成功时，作业治疗师获得成就感，而治疗关系则满足儿童和家庭的需求及目标。

- 治疗性关系建立在对儿童及其家庭倾听、回应、阐述和协商的基础之上。作业治疗师表现出开放的和易于理解的方式来促进与儿童和家庭的治疗性互动。他们表现为身体语言（姿势、习惯、动作、眼神交流和触摸），在保持专业性的同时保持温和开放的态度。他们清晰、自信，为父母和儿童提供安全的环境。他们沟通清晰且频繁。

- 意向性关系模式确定了作业治疗师在与儿童和家庭互动时使用的六种治疗模式。这六种模式包括：支持、合作、鼓励、共情、指导和问题解决。通常作业治疗师有自己习惯使用的模式，每种模式都有相关方式和策略，由于患者的需求不同，作业治疗师必须形成一些未被充分利用的互动模式。

- 作业治疗师解决发生在治疗过程中的冲突（不可避免的人际事件），从而使治疗对儿童和家庭是成功和积极的。作业治疗师与儿童和家庭一起处理事件并清楚地进行交流。治疗师通过询问儿童或者家长他们在想些什么来开始讨论。作业治疗师确认事件，然后决定是否应该进行模式转换。

- 作业治疗师通过以下方法提高自我治疗应用能力的有效性：参加自我意识活动、反馈、与同事或者指导者讨论个人的人际能力、接受和回应来自儿童和家庭的反馈、参加持续教育、回顾自己的视频片段、分析自己的表现以及参加讨论小组。

第6章

观察评估与活动分析

Observational Assessment and Activity Analysis

Susan L. Spitzer

问题导引

1. 活动分析与儿童作业治疗有什么关系?
2. 两种类型的活动分析有什么相似处和不同处?
3. 理论模式或参考框架如何指导活动观察和分析?
4. 活动观察与分析对儿科评估的具体贡献是什么?
5. 在儿科作业治疗中如何进行活动观察与分析?
6. 如何综合观察评估和活动分析结果来指导儿科干预?

关键词

活动分析	活动综合	调整
活动配对	分级	作业表现

活动观察和分析是评估及干预儿童与青少年作业表现的重要工具。融入该行业对作业和日常活动的历史及哲学关注,活动观察和分析在儿童作业治疗的日常工作中仍然是必要的。它们是作业治疗师工作的本质,整合了不同实践领域和理论框架。活动观察和分析的临床使用涉及广泛的治疗推理和正念练习,以发展技能和专门知识。

本章首先介绍活动观察和分析,包括活动分析在作业治疗中的独特历史和角色,活动分析的类型以及与参考框架的关系。接下来,本章说明了活动观察和分析对评估过程的重要贡献,展示了如何利用活动观察和分析来评估儿童和青少年的作业表现。最后,本章说明了与儿童和青少年一起工作的作业治疗师如何综合这些干预结果。

一、活动观察与分析

活动分析是小儿作业治疗实践和专业身份的本质。活动分析的概念可以追溯到1911年,当时 Frederick Taylor(1856—1915)和 Frank Gilbreth(1868—1924)将运动的研究和分析作为一种科学方法来应用,以最大限度地提高行业人员的专业度。1917年,这一方法在作业治疗创立会议上提出。作业治疗师迅速采用并利用此工具来系统地识别出可以采用哪些运动、工具或方法来改善身体功能或弥补不足。在接下来的十年中,活动分析也已用于精神科作业治疗中,以确定可以满足情感和社会需求的活动的特征。目前,活动分析仍然是包括儿科实践在内的作业治疗所有方面的基础。

在作业治疗中,活动分析被认为是检查一项活动的基本组成部分,以确定其进行治疗干预的需求及机会的过程。具体来说,如表6.1所示,作业治疗师会分析活动的步骤以及活动对身体结构、身体功能和表现技能的要求;环境以及与个人兴趣和目标有关的个体相关性。活动分析已广泛应用于各类儿科作业人群,包括日常生活活动(ADL)、工具性日常生活活动(IADL)、学习、娱乐和休闲。

表6.1　儿科作业治疗活动分析要素		
活　动	情　境	与患者的相关性
步骤	时间	价值观与动机:
所使用物品	定位/空间	尝试与抵抗
所需的身体结构	感觉环境	精神信仰与意
所需的身体功能	社交环境	义:情感与情
● 认知、情绪及其他	社会文化意	绪反应
精神功能	义和标准	
● 视觉功能		
● 本体觉、触觉及其		
他感觉功能		
● 关节功能		
● 肌肉力量与耐力		
● 肌张力及运动功能		
● 其他身体功能		
所需的表现技能		
● 姿势稳定性		
● 协调能力和其他运		
动技能		
● 材料的定位及功能		
使用		
● 调整、协调及其他		
处理技能		
● 社交互动技能		

注:经允许引自 based on the Occupational Therapy Practice Framework (AOTA, 2014) with modifications to reflect the most common aspects of pediatric practice.

在儿科环境中,临床医师可能会遇到其他也使用任务分析的专业人员,如行为学者和教育工作者;然而,在作业治疗中使用的活动分析与其他行业的实践截然不同。尽管一些作业治疗师将专业术语"任务分析"与"活动分析"互换使用,但是在儿科专业中,任务分析仅限于确定活动需要完成的步骤。当然,对于某些儿童和青少年来说,学习和将步骤排序可能是参加活动中最重要的部分。但是,对于大多数残疾儿童和青少年而言,一些其他因素可能会阻碍学习步骤或影响其成功完成这些步骤。通过分析步骤并考虑活动需求、情境和含义及注意治疗干预,作业治疗师可以提供有关参与障碍和支持的宝贵见解,并确定个性化干预措施以促进参与,包括调整步骤。在作业治疗中进行的活动分析有助于阐明个体儿童或青少年每个步骤的复杂性。

活动分析在作业治疗中的另一个独特应用是对活动的治疗潜力进行分析。作业治疗师使用活动分析结果将活动与患者需求和优势相匹配。他们鼓励儿童或青少年参加治疗性活动,这些活动可以在课程中与家人、教师或其他照顾者协商后发展出基本的技能和作业表现能力。对于儿科作业治疗来说,重要的是要了解这些专业的交汇处,并能够阐明该专业对活动分析的特定用途。

(一) 活动分析的类型

作业治疗师利用两种主要类型或水平的活动分析。在专业内使用略有不同的术语来区分这些形式。本章用"一般活动分析"和"以患者为中心的活动分析"这两个专业术语来区分这两种类型。

1. 一般活动分析　一般活动分析是指对活动的一般属性的分析,因为通常执行该活动包括步骤、材料、情境、活动需求和可能的含义。"活动"一词指的是一群人对此活动所具有的普遍理解的人类活动。也称之为作业的客观形式。一般活动分析可确定活动的核心要素,为评估患者表现提供基础(请参见循证列表6.1)。框6.1提供了一般活动分析的示例。

2. 以患者为中心的活动分析　以患者为中心的活动分析是指对特定个体在现实环境中执行活动或作业的个人的个性化分析。每项一般活动都可以采用一系列常见变化(框6.2)或特定的个性化变化(框6.3)来执行。以患者为中心的活动分析使作业治疗师能够分析活动进行方式及其个人含义的独特特征。以患者为中心的活动分析一词旨在涵盖对当前和潜在作业的分析。如果活动是一项作业,则作业分析术语、作业分析或基于作业的活动分析也适用。

就儿科而言,儿童活动的一种含义通常是由父母、老师或社会建立的,可能不会被儿童所共有。成年人可能会关注儿童的长期健康状况,这是儿童需要做但现在可能不想做的活动的结果。例如,残疾儿童可能对与同伴玩耍、吃健康食品、梳头发或做家庭作业没有兴趣,哪怕这些对整体作业表现而言相当重要。在这种情况下,以患者为中心的活动分析可以识别缺失或否定的意义,从而为治疗性干预

循证列表 6.1　使用活动分析来衡量变化并为儿童和青少年的干预提供信息

作　者	应用人群	目　的	方　法	设计与干预	结　果
Browder, et al. (2017)	8名学生，年龄在10~13岁，患有智力残疾（IQ<55）	评估包括任务分析在内的干预对教学问题解决的有效性	任务分析用于确定： • 完成任务分析的正确步骤数 • 正确解决数学单词问题的数量 • 正确区分的问题类型	单项研究设计 教师通过12个步骤的任务实施脚本化的课程计划，其中包括学生的自我监控和自我指导、图形组织和操作技巧	所有学生都增加了了解问题的正确步骤 完成研究的8位学生中的6位： • 全都增加了正确解决的问题数量 • 增加了对问题类型的区分能力
Browder, et al. (2007)	3名特殊教育学校的教师 6名学生（每位教师的班中各出2名），年龄在12~14岁，患有智力残疾（IQ<55）	培养教师对读写课程的任务分析并确定其对学生学习的有效性	任务分析用于确定： • 教师在教授读写课程时完成的步骤数 • 学生在读写课程中独立执行的步骤数	单项研究设计 训练教师使用25个步骤的任务分析法，使学生适应经过改编的普通中学的资料；对任务分析法的遵守情况进行自我监控，并进行自我指导的作业治疗咨询	3名教师全都增加了完成的步骤数以执行任务分析的所有步骤 所有学生都增加了执行的步骤数 学生的独立性在所有步骤上都有所提升
Mills & Chapparo (2017)	7名学生，患有孤独症和智力残疾，年龄在5~9岁，具有异常的感觉处理	在使用感觉活动时间表后，确定课堂任务认知策略使用的变化	采用基于认知的任务分析，用于评估照顾课堂活动的认知策略使用情况	单项研究设计 作业治疗师根据每位参与者的课堂活动每天实施，并进行持续的作业治疗咨询	7名学生中有5名在课堂任务的认知策略的使用上取得了显著的进步
Mills, Chapparo, & Hinitt (2016)	4名学生，患有孤独症和智力残疾，年龄在5~7岁，具有异常的感觉处理	确定感觉活动时间表在提高课堂任务表现方面的有效性	采用基于认知的任务分析来确定执行无错误步骤的百分比	单项研究设计 作业治疗师根据每位参与者的需求设计个性化的感觉活动进行实施	4名学生中有3名在课堂任务的表现上取得了显著的进步
Wong, et al. (2015)	456项针对孤独症谱系障碍（ASD）儿童和青少年的研究，年龄在0~22岁	确定针对孤独症谱系障碍（ASD）儿童和青少年的循证实践（EBP）干预措施	每项研究均按研究设计、参与者、结果、干预类型、EBP标准进行评分	对已发表的干预研究系统回顾	27项干预措施符合循证标准，包括任务分析，并得到8项研究的支持（所有研究均为单项设计） 总体而言，参与者主要年龄在6~11岁 总体而言，结果集中在孤独症的核心症状上：社交技能、沟通和挑战性行为

框6.1　穿夹克的一般活动分析		
步　骤	活　动　要　求	情　境
1. 用左手握住夹克的顶端，内侧朝里	物品：夹克。 身体结构：左上肢和左手。 身体功能： ● 情绪功能：调节以控制躯体。 ● 视觉功能：区分夹克的顶部和内部的视觉标记（如兜帽、衣领、标签等）。 ● 认知功能：认识到需要找到夹克的顶端，理解视觉标记指示的夹克顶端，了解穿夹克的原因。 ● 本体觉功能：调整力量以适应夹克的重量。 ● 触觉功能：忍受夹克面料的触感。 ● 关节功能：左上肢关节适当的活动度及稳定性。 ● 肌肉功能：良好的肌肉力量（左肩关节屈伸、肘关节屈伸、手指屈伸、腕关节伸展）和少量的肌肉耐力，在抗重力条件下能伸手、抓握并握住夹克。 ● 运动功能：主动控制伸手抓握并维持左上肢的位置。 表现技能： ● 姿势稳定性：站立或坐下时保持身体竖直。 ● 协调能力和其他运动技能：将目标夹克作为最少协调性。 ● 物品的定位与功能使用：找到夹克并按预期方式穿上身。 ● 调整和调节：如果一开始手没有握在夹克顶端，则必须调整抓握。	时间：在寒冷的季节；外出时间段；大约需要10秒完成。 地点/空间：各种类型的地点，有足够伸出手臂的空间。 感觉环境：低温或室温（准备出门）。 社交环境：成年人应提醒并指导儿童穿上他们的夹克。 社会文化发展的意义与标准：上小学后，大多数儿童有能力并有望自己穿上夹克。幼儿园儿童可能需要有人帮助拉拉链。 个人环境：可能包括保护自己以免受天气影响，保持自我舒适，独立，表现出整洁外表的愿望。
2. 将右手放进夹克的右侧袖洞中	身体结构：双上肢。 身体功能： ● 视觉功能：辨别右侧袖洞，此时恰好位于左侧。 ● 认知功能：认识到需要定位特定的袖洞，理解到视觉标记指示正确的袖洞。 ● 本体觉功能：识别哪个袖洞正确匹配的身体意识。 ● 触觉功能：忍受夹克面料的触感，区分袖洞的感觉。 ● 关节功能：左上肢关节适当的活动度及稳定性。右上肢关节最低限度活动度及稳定性。 ● 肌肉功能：良好的肌肉力量（左肩屈肌、肘部屈伸、手指屈肌、腕伸肌）；适中的力量（右肩屈肌和水平内收、肘部伸/屈、腕伸）；轻度的耐力，在抗重力条件下能保持握持夹克的重量。 ● 运动功能：右上肢过中线的主动控制和双侧控制。 表现技能： ● 协调能力和其他运动技能：将右手伸入袖洞所需要的最小协调性。 ● 调整和调节：如果手没套进袖洞，则必须调整上肢的运动。	
3. 将右手上肢伸进袖子，直到伸出手	身体结构：双上肢。 身体功能： ● 认知功能：认识到维持运动的必要性。 ● 本体觉功能：调整力量以伸入袖洞。 ● 触觉功能：辨别手什么时候穿过袖洞。 ● 关节功能：左肘屈曲和右肘伸展的良好活动度；左手腕和手关节的适度稳定性。 ● 肌肉功能：良好的肌肉力量（左侧肘屈、右侧肘伸、右侧水平外展，躯干）；所需的最小耐力。 ● 运动功能：左臂到身体中线的主动控制，维持左上肢位置的两侧控制。 表现技能： ● 协调能力和其他运动技能：需要同时用到两侧上肢的协调性。	

续

步　骤	活动要求	情　境
4. 将夹克拉到右肩上	身体结构：左上肢。 身体功能： ● 视觉功能：辨别夹克的边缘。 ● 认知功能：认知到位置及拉起夹克的需求。 ● 本体觉功能：调整力量以拉过肩膀。 ● 触觉功能：触觉辨别，使肩膀充分感觉到夹克。 ● 关节功能：左肩水平内收的活动度；左上肢关节的适度稳定性。 ● 肌肉功能：良好的肌肉力量（左肘屈肌、手指屈肌、腕桡偏肌；躯干）；可持续几秒钟的最小耐力。 ● 运动功能：左上肢伸手、抓握及过中线的主动控制。 表现技能： ● 协调能力和其他运动技能：最少的协调。 ● 调整和调节：如果夹克滑下来或从手中掉下，则必须调整上肢的动作。	
5. 将左上肢向后伸，找到左侧袖洞的位置	身体结构：左上肢。 身体功能： ● 认知功能：意识到有需要并记得伸手去寻找另一个袖洞。 ● 本体觉功能：在不看的条件下感知左上肢的位置。 ● 触觉功能：区分夹克与其他衣服的面料；区分夹克外套其余部分上的袖洞。 ● 关节功能：左肩内旋、肘屈、手指伸/屈活动度良好；最低限度的关节稳定性。 ● 肌肉功能：适中的力量（左肩内旋肌、肘屈肌、手指伸肌/屈肌）；良好的伸腕、指屈/伸肌力。短暂伸手的最少耐力。 ● 运动功能：移动左上肢的主动控制。 表现技能： ● 姿势稳定性：需要保持身体直立。 ● 协调能力和其他运动技能：要求能伸手够到夹克的最少协调能力。 ● 调整和调节：必须调整伸手动作直到手够到袖洞。	
6. 将左手臂伸进左侧袖洞	身体结构：左上肢。 身体功能： ● 认知功能：认识到维持运动的必要性。 ● 本体觉功能：意识到左上肢位置并根据可用空间调整将上肢推进袖管的力。 ● 触觉功能：辨别左上肢何时穿过袖洞。 ● 关节功能：左侧肘关节伸展的良好活动度及稳定性。 ● 肌肉功能：良好的肌肉力量（左侧肘伸肌、左肩外旋肌、左肩屈肌）；所需的最小耐力。 ● 运动功能：左手臂的主动控制。 表现技能： ● 协调能力和其他运动技能：所需的最少协调能力。	
7. 根据需要，把夹克的前部拉直	身体结构：双上肢。 身体功能： ● 视觉功能：辨别夹克的边缘。 ● 认知功能：认识到需要固定夹克的前端，了解如何将夹克拉直。 ● 触觉功能：区分夹克的前缘与其他衣物。	

续

步　骤	活动要求	情　境
7. 根据需要,把夹克的前部拉直	• 关节功能:肘屈的合适活动度、手指伸屈的良好活动度;手指、腕、肩的良好稳定性。 • 肌肉功能:良好的肌肉力量(肘伸肌群、指屈肌群、躯干伸肌群);短暂抓握的最少耐力。 • 运动功能:主动控制伸手抓握。 表现技能: • 姿势稳定性:在运动中保持直立姿势。 • 协调能力和其他运动技能:双侧协调,同时使用双手。	
8. 根据需要调整衣领和兜帽	身体结构:单侧或双侧上肢。 身体功能: • 认知功能:理解调整衣领或兜帽可能会更舒适和(或)符合社交期望,认识到需要确定衣领或兜帽的位置。 • 本体觉功能:意识到当上肢在后面时与夹克的关系。 • 触觉功能:夹克内翻领或兜帽的触感;区分翻领和兜帽与外套或其他衣物的部分。 • 关节功能:合适活动度(肩关节屈曲、外展、内旋;肘屈;手指伸屈;腕屈伸)。 • 肌肉功能:良好的肌肉力量(肩屈肌、肩外展肌、指伸肌/屈肌、腕屈肌/伸肌);适中的力量(外旋肌、肘屈肌);将上肢抬起保持5~10秒所需的最少耐力。 • 运动功能:主动控制伸手、抓握及保持上肢位置。 表现技能: • 协调能力和其他运动技能:展开衣领的精细运动协调性。 • 调整和调节:持续感觉并进行调整,直到拉直领子或兜帽。	

备注:此活动分析为右利手患者所设计。

框6.2　穿夹克的常见变化的考虑

• 夹克存放在哪里(如钩子、衣架、地板、小床、背包、椅子靠背)？ 夹克放在同一个地方吗？
• 夹克是朝里还是朝外？
• 如果患者要穿厚外套、长雨衣、光滑的风衣或开衫毛衣该怎么办？
• 如果患者用其右手握住夹克,然后左手先放进袖洞里(如大多数左利手所做)该怎么办？
• 如果患者穿着长袖衬衫,并且不希望袖子挤在一起该怎么办？
• 如果患者想要或需要拉上拉链或系好夹克的纽扣该怎么办？

框6.3　案例研究:以Ani为中心的穿夹克活动分析

　　Ani是一名三年级学生,患有轻度脑性瘫痪。她是一名友善的、乐于合作的孩子。她刚过渡到完全融入普通教学课堂,拥有数学及课程改造方面的专家服务资源。课堂协助者对Ani提供在校自理的帮助。

　　由于团队想让Ani在学校通过自理来提高独立性,以增加融入性,所以他们要求进行作业治疗评估。作业治疗师与她的父亲和老师进行了面谈,他们指出Ani需要有人帮助她穿外套、上厕所时穿脱裤子、打开食品容器、整洁地进食以及背上背包。为准备学校观察,作业治疗师进行了几项一般活动分析,包括了框6.1中穿夹克这一项。为了课堂访问,作业治疗师还准备观察和询问有关Ani表现的常见因素(框6.2)。根据观察结果,再加上访谈,作业治疗师将一般活动分析调整为以Ani为中心的穿夹克活动分析,如下所示。附加的一列表明了Ani的表现与活动要求及个人相关性有何不同之处。

续

步　骤	活 动 要 求	情　境	患者相关性与表现
1. 左手抓住夹克顶端,内侧朝里	物品:夹克。 身体结构:左上肢和左手。 身体功能: ● 情绪功能:调节控制躯体;处理教室人员的正确反馈。 ● 视觉功能:区分夹克的顶部和内部的视觉标记(如兜帽、衣领、标签等)。 ● 认知功能:认识到需要找到夹克的顶端,理解视觉标记指示夹克的顶端,了解穿夹克的原因。 ● 本体觉功能:调整力量以适应夹克的重量。 ● 触觉功能:忍受夹克面料的触感。 ● 关节功能:合适的左上肢关节活动度及稳定。 ● 肌肉功能:良好的肌肉力量(左肩屈伸肌、肘关节伸屈肌、手指屈伸肌、腕伸肌)和轻度的肌肉耐力,在抗重力条件下能伸手、抓握并维持夹克的重量。 ● 运动功能:主动控制伸手、抓握并维持左上肢位置。 表现技能: ● 姿势稳定性:站立或坐下时保持身体竖直。 ● 协调能力和其他运动技能:将目标夹克作为最低协调能力。 ● 材料的定位与功能使用:找到夹克并按预期方式穿上身。 ● 调整和调节:如果一开始手没有握在夹克顶端,则必须调整抓握。 ● 社交互动技能:回应成人的指示。	时间:在寒冷的季节;外出时间段。 地点/空间:课桌旁边的走道上。 感觉环境:室温(准备出门);其他学生离开教室的高度听觉和视觉刺激。 社交环境:教室工作人员提醒全班同学在出门前穿上外套,在 Ani 遵循以下指示时给予她称赞。当 Ani 在步骤 2 中将夹克上下颠倒时,协助者需及时将夹克倒过来并握住,使内侧面顶端朝向 Ani,并告诉她:"要这样做。" 社会文化发展的意义与标准:大多数同学有能力并有望自己穿上夹克。	价值观与动机:立即尝试(自我导向)。 精神性与意义:对工作人员的正面评价报以微笑;可能会想让协助者满意。 时间:在其他学生开始走出课堂后,需要 1 分钟(在成人帮助下)完成。 调整和调节:没有调整抓握以适应倒置的夹克。 视觉功能:没有视觉上区分夹克顶端的迹象。
2. 右手放进夹克右侧的袖洞	身体结构:双上肢。 身体功能: ● 视觉功能:辨别右侧袖洞,此时恰好位于左侧。 ● 认知功能:认识到需要定位特定的袖洞,理解到视觉标记指示正确的袖洞。 ● 本体觉功能:以识别哪个袖洞正确匹配的身体意识。 ● 触觉功能:忍受夹克面料的触感,区分袖洞的感觉。 ● 关节功能:左上肢关节的合适活动度及稳定性。上肢关节正确的最低限度活动度及稳定性。	社交情景:为了纠正 Ani 的错误,协助者在指示 Ani 时,拿着夹克显示正确的袖洞,并说"不,是这个(洞)。"	视觉功能:辨别出(错误的)袖洞。 认知功能:认识到需要找到一个袖洞(但不是正确的洞);遵循口头指示。 本体觉功能:没有使用正确的袖洞。 触觉功能:没有辨别出错误袖洞的感觉。 关节功能:未展现出左上肢关节功能。

续

步　骤	活　动　要　求	情　境	患者相关性与表现
2. 右手放进夹克右侧的袖洞	• 肌肉功能：良好的肌肉力量（左肩屈肌、肘关节屈伸肌、手指屈肌、腕伸肌）；适中的力量（右肩屈肌和水平内收、肘部伸/屈、腕伸）；适度的耐力，以在抗重力条件下能保持握持夹克的重量。 • 运动功能：右上肢过中线的主动控制和两侧控制。 表现技能： • 协调能力和其他运动技能：将上肢对准袖洞所需要的最少协调能力。 • 调整和调节：如果手没套进袖洞，则必须调整上肢的运动。		肌肉功能：未展现出左上肢以及右肩水平内收肌的肌力。 运动功能：上肢不能过中线；仅使用右上肢。 调整和调节：不能对穿错袖洞进行自我调整。
3. 右手臂伸进袖子直到伸出手	身体结构：双上肢。 身体功能： • 认知功能：认识到维持运动的必要性。 • 本体觉功能：调整力量以伸入袖洞。 • 触觉功能：辨别手什么时候穿过袖洞。 • 关节功能：左肘屈曲和右肘伸展的良好活动度；左手腕和手部关节的适度稳定性。 • 肌肉功能：良好的肌肉力量（左侧肘屈、右侧肘伸、右侧水平外展，躯干）；所需的最少耐力。 • 运动功能：左臂到身体中线的主动控制，维持左上肢位置的双侧控制。 表现技能： • 协调能力和其他运动技能：需要同时用双上肢的协调性。	社交情景：协助者一直拿着夹克，直到将它递给 Ani。	认知功能：确定了重力引起的肩部屈曲替代运动，借助该运动能将夹克拉到手臂上。 关节功能：未展现左上肢关节功能；右肩屈曲活动度良好。 肌肉功能：表现出良好的力量（右侧肘伸、肩部屈曲；躯干）；不能过身体中线，仅使用右上肢。 运动功能：不能过身体中线，仅使用右上肢。 协调能力和其他运动技能：未展现出双侧协调。 调整和调节：调整抗重力运动，作为不使用左上肢的补偿。
4. 左上肢向后伸，找到左侧袖洞的位置	身体结构：左上肢。 身体功能： • 认知功能：意识到有需要并记得伸手去寻找另一个袖洞。 • 本体觉功能：在不看的条件下感知左上肢的位置。 • 触觉功能：区分夹克与其他衣服的面料；区分夹克外套其余部分上的袖洞。 • 关节功能：左肩内旋、肘屈、手指伸/屈的活动度良好；最低限度的关节稳定性。 • 肌肉功能：适中的力量（左肩内旋肌、肘屈肌、手指伸肌/屈肌）；良好的腕伸、躯干屈曲/伸肌力量；短暂触及的最低限度耐力。	社交情景：在 Ani 经过了数次尝试后，协助者拿着夹克并张开袖洞，直到 Ani 将手放进去。	认知功能：可能不知道将外套拉到右肩上可以更轻松地完成此步骤。 本体觉功能：无法够到（不看可能就无法感知左上肢的位置）。 触觉功能：能辨别自己没有碰到夹克，还需要继续尝试伸手。 关节功能：未展现出左侧肘关节的活动度；左肩展现出轻度的稳定性。 肌肉功能：未展现出左侧肘屈肌的力量。

续

步 骤	活 动 要 求	情 境	患者相关性与表现
4. 左上肢向后伸，找到左侧袖洞的位置	• 运动功能：移动左上肢的主动控制。 表现技能： • 姿势稳定性：需要保持身体正直。 • 协调能力和其他运动技能：要求能够到夹克的最小协调性。 • 调整和调节：必须调整动作直到手伸至袖洞为止。		运动功能：由于跳过步骤，在保持更大稳定性的同时主动移动左上肢。 姿势稳定性：向左轻微旋转身体至一定弧度。 调整和调节：即使不成功也不改变动作或适应步骤。 顺序：跳过将外套拉过右肩的步骤，因而更难够到另一个袖洞。
5. 左上肢伸进左侧袖洞	身体功能： • 认知功能：认识到维持运动的必要性。 • 本体觉功能：意识到左上肢位置并根据可用空间调整将上肢伸进袖管的力度。 • 触觉功能：辨别手何时穿过袖洞。 • 关节功能：左侧肘关节伸展的良好活动度及稳定性。 • 肌肉功能：良好的肌肉力量（左侧肘伸肌、左肩外旋肌、左肩屈肌）；所需的最低限度耐力。 • 运动功能：主动控制左上肢。 表现技能： • 协调能力和其他运动技能：需要协调以防与周围环境发生碰撞。	社交情景：协助Ani将课桌上碰掉的东西捡起。	精神与意义：微笑并评价自己"我做到了"（建议在这项活动中实现独立对她来说很有意义）。 认知功能：她认为当她转身离开时就是活动的结束。 本体觉功能：缺乏对可用身体空间的认知（把课桌上的物品碰掉）。 触觉功能：没有撞到课桌上物品的意识。 协调：手臂碰撞到周围的物品。 调整和调节：即使她用肩膀抬起夹克蹭脸也不去尝试调整，当被问到时，她回答"感觉不好"。

注：活动结束

基于此活动的观察和分析，Ani 的作业治疗师确定：
• 支持她穿夹克表现的优势：参与和独立的动机，处理课堂人员的纠正反馈意见，良好的动机，重视他人的正面陈述，遵循口头指示，对任务有足够的认知
• 独立穿上夹克可能存在的障碍：排序、视觉感知、过中线、双侧协调、姿势控制、调整与调节、本体觉功能
　　这些可能的障碍表明了需要通过观察或者标准化评估进行进一步评估的领域。最终，将对 Ani 的所有评估结果进行整合，以创建有关 Ani 的作业需求的更全面的假设。

提供有价值的信息，以支持参与意义的发展和作业的创造。虽然作业被定义为个人想要或需要做的活动，但是当儿童缺乏个人参与的意愿或承诺时，作业治疗师在使用"作业"一词时可能会遇到哲学上的两难选择，同时又认识到有必要在这项活动中将儿童的参与度作为目标。儿科患者希望从事的作业以及患者需要但不想做的活动都是以患者为中心的活动分析的目标。

（二）观察评定

在实践中，活动分析通常大量依靠对作业表现的直接观察，尤其是在以患者为中心且不熟悉的一般活动分析中。观察结果提供了有关作业表现的生态有效信息。此类信息通常包括活动内容以及儿童或青少年的表现（患者做了什么以及怎么做）的描述。患者、父母和其他照顾者也可以接受有关个别化因素的访谈，如活动的地点、完成步骤的方式以及使用的材料；但是，非专业人员可能未注意或意识到与活动参与有关的小细节。儿童或青少年可能不具备交流手段或洞察力来分享对内在经历的个人看法，但可能会通过作业表现而显现出迹象。因此，收集信息进行以患者为中心或不熟悉的一般活动分析

的首选方法是观察。

理想情况下，作业治疗师应观察特定活动的自然发生时间和地点。如果日程安排和其他实际挑战限制了直接、自然状态下的观察，那么作业治疗师可能会设置一种环境状况，并在其中观察尽可能多的要素，例如，在与正常发生时间不同的时间或位置观察该活动，鼓励患者携带材料去诊所就诊，用家庭录像记录表现等。作业治疗师还可以考虑重复或扩大观察范围以提高信度，尤其是在信息至关重要的情况下（请参阅研究笔记6.1）。

（三）与参考框架的互动关系

活动观察和分析可以从理论角度出发，进而反过来为其提供信息。观察和分析一致地确定了活动的步骤和组成部分；但是，当针对特定人群、利益相关者的偏好时，基于特定方法的临床治疗专业知识，在特定临床环境中使用的主要参考框架的指导下，重点可能会转移到强调特定组成部分。例如，专门从事感觉统合的临床治疗师可以将活动分析主要集中于活动和情境的感觉特征以及实践和感觉辨别需求。同样，精神病医院的医师可以将活动分析的重点放在认知加工需求和患者的意义上。通常，学生和新医师会根据参考框架进行活动分析，以此加深对参考框架与作业表现之间关系的理解。如表6.2所示，参考框架可指导作业治疗师确定其观察和分析重点所在的要素。

反过来，活动分析通常会影响治疗师对参考框架的选择（有关参考框架的讨论，请参见第2章）。在以患者为中心的活动分析中确定作业障碍和支持可能需要暂时或广泛地改变理论观点。例如，对脑瘫患儿主要使用运动控制参考框架的作业治疗师，可能会选择将人类作业模式纳入对参与存在严重焦虑和阻抗的患者，或精神上刚遭受失去双亲或家庭的患者的治疗。同样，在精神健康诊所工作的作业治疗师可能需要为肩关节运动活动范围和上身力量受限的患者纳入生物力学参考框架。这些因素在儿科实践中非常普遍，其中精神和身体健康因素常相互作用，且各种技能仍在发展当中。当这些因素不

表6.2　活动分析中活动要求的示例，按小儿作业治疗中常见的不同参考框架划分优先等级

作业治疗 实践框架	参　考　框　架			
	感觉统合	生物力学	运动学习与运动控制	发　育
身体功能	• 视觉功能 • 前庭觉功能 • 本体觉功能 • 触觉功能 • 实际运用 • 其他身体功能	• 关节活动度 • 关节稳定性 • 运动 • 主要肌肉 • 肌肉力量 • 收缩类型 • 肌肉耐力 • 其他身体功能	• 精神功能 • 视觉功能 • 本体觉功能 • 触觉功能 • 其他感觉功能 • 肌肉张力及运动功能 • 其他身体功能	• 认知功能 • 情感功能 • 其他精神功能 • 视觉功能 • 其他感觉功能 • 运动功能 • 其他身体功能
表现技能	• 姿势/摆位/稳定性 • 协调性 • 其他运动技能 • 参与 • 开始 • 持续 • 排序 • 组织 • 导航 • 其他处理技能 • 转向 • 注视 • 自我定位 • 其他社交互动技能	• 运动技能 • 其他表现技能	• 姿势/摆位/稳定性 • 协调性 • 抓握 • 操纵 • 其他运动技能 • 注意力 • 使用并掌握工具及材料 • 开始 • 排序 • 调整与调节 • 其他表现技能	• 粗大运动技能 • 精细运动技能 • 注意力 • 选择工具及材料 • 使用工具及材料 • 排序 • 组织 • 调整与调节 • 其他表现技能 • 发起社交互动 • 注视同伴 • 表达情绪 • 轮流 • 其他社交互动技能

适合主要参考框架时,儿科治疗师并不会忽略这些因素,而是会调整活动分析以解决预期以外的变量。主要的参考框架可帮助作业治疗师对观察和分析的组成部分进行优先排序,但在小儿作业治疗中整体使用活动分析时,不应排除其他组成部分的考虑。在实践中,参考框架的选择与活动分析的执行之间存在互动关系。

二、通过活动观察与分析进行评估

活动分析提供了干预所需的基础信息和数据,无论它是初始评估的一部分还是处于正在进行的临床干预期间。儿科作业治疗师进行活动分析和观察,以提供一定水平的具体细节,以支持其临床推理,如图6.1所示。以患者为中心的活动分析和观察非常适合评估儿童和青少年的个人作业意义及表现。基于观察的活动分析可用于识别参与作业表现的因素。

以患者为中心的活动分析和观察为作业治疗师提供了一种方法来理解个人作业意义或缺失。对于可能在表达自己的价值观、信念、精神和目标的过程中遇到一系列发育和语言障碍的儿童患者,可能相当困难。从年龄的角度来看,幼儿在发育上缺乏概念上的洞察力,也缺乏表达其价值观、信念和目标的语言。而孤独症谱系障碍等发育障碍也可能继续影响着年龄较大的儿童和青少年在这方面的能力。尽管存在这些复杂性和挑战性,但作业治疗师仍努力理解作业的意义,因为对于所有年龄段的残疾人来说,从事作业都是必不可少的。Kielhofner的人类作业模式提供了各种评估,以确定儿童的意志、动机和信念(如儿童作业自我评估、儿童兴趣概况、儿童意志问卷、简

易儿童作业概况)。儿童意志问卷不要求儿童或青少年用口头表达,而是根据观察结果进行评分,从而洞悉儿童的兴趣和动机。此外,这些评估对如何观察幼儿和青少年的意义进行了操作(参见附录)。

当所需的活动中缺少作业意义时,作业治疗师还可以使用以患者为中心的活动分析和观察来评估个人所偏好的活动,以了解对个人有意义的特征。以患者为中心的活动分析甚至可以用来评估对儿童来说很重要的非常规活动,如玩泥土、小棍子、纽扣和盘子,由于这些活动的特殊性质使执行常规活动分析更加困难(框6.4)。在干预中,可以将这些有意义的要素添加到缺乏个人意义的活动中,以挖掘作业潜力。

以患者为中心的活动分析和观察可直接衡量作业表现,从而使作业治疗师能够确定有问题的以及成功的特定表现方面,可以进行表现分析来确定哪些表现技能有效、哪些无效,并确定其相对贡献的优先级。在儿科中,儿童的表现通常会随年龄而变化,以患者为中心的活动分析需考虑切合年龄和开发活动技能的经验。作业治疗师可以对技能进行额外的评估,以阐明发展技能与有问题的作业表现相关潜在原因的临床推理假设。活动分析和观察对于弄清活动及其环境中的作业障碍和支持,以及患者的技能和个人因素实现或阻碍表现的方式至关重要。作业表现的清晰评估对于干预计划以及为儿童、家庭和专业以外的利益相关者用日常语言表达调查结果而言极其关键。

(一)确定活动参数

要进行活动分析,作业治疗师必须要确定分析的内容。活动的内容可以使用不同级别或通过不同角度确定。例如,儿童或青少年可能在穿鞋、穿衣服或准备上学的整个过程中遇到困难,抑或是喜爱独特的游戏或非常规的活动,而这些活动可能没有文化价值。

作业治疗师首先要从患者及其照顾者的投入开始,确定要观察的活动以及如何命名该活动。临床医师仍然可以灵活地根据观察和活动分析来调整活动参数。观察和活动分析的结果可能会导致作业治疗师用临床推理找出疑似有相关性的其他组成部分,或者更好地确定缩小活动重点。例如,作业治疗师可能决定将着装活动分析的重点放在对每个和衣服有关的小活动的多重分析上。或者,作业治疗师将决定把重点放在家庭、学校和社区环境中与同伴一起玩耍上。又或者,作业治疗师将根据儿童在地板上敲打洋娃娃的观察结果,将"玩洋娃娃"更准确地描述为

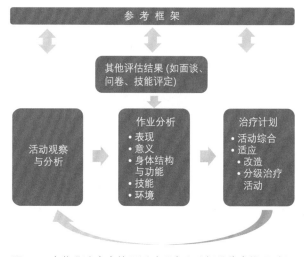

图6.1　在作业治疗中使用活动观察和分析的临床推理过程

Mateo是一名2岁半的男孩，患有孤独症谱系障碍（ASD）和整体发育迟缓。Mateo能够发出声音，但不会说话、指图片或做手势。他主要通过抓自己想要的东西，然后推开、扔掉或远离他不喜欢的东西来进行沟通。由于Mateo的家人和老师无法让他参加各种发展性学习和娱乐活动，因此要求进行作业治疗评估。他们想知道他这样是否由感觉处理缺陷引起，他们认为这在ASD儿童中很常见。因此，作业治疗师使用感觉统合的参考框架来指导观察。

Mateo无法参加标准化的规范参考测试，因此作业治疗师需借助临床观察以及家长和老师的报告。作业治疗师观察到Mateo自己四处走来走去，以球状抓握、柱状抓握、全手掌抓握等方式将1～6个小物品紧紧握在手中，以致有时会将东西弄坏。他会定期停下来，用手指（对掌或三指抓）握住一个物品，并密切注视该物品，伴随有兴奋感增强，反应为响亮的叫声和更严重的肌肉僵直。他有时会为了捡起另一个物品而放开手中的东西，或扔掉手中的东西。如果某样物品在他移动时掉落，他不会停下来寻找该物品。这些物品较小，足以放入手中，包括拼图、字母吸铁石、小人玩具、各种玩具的零件、小棍子和小石子。当要求他放下这些东西时，他会哭泣、咬自己的手，而反复啃咬致使手上粗糙生茧。当帮助他使用物品的功能，如涂颜色时，Mateo会强烈地抗拒。他经常会撞到东西以及跌倒。当其他孩子大喊、尖叫或发出响亮的声音时，他会咬手并跑开。在室外，他到处乱跑，但不接触或爬上任何游乐设施，并拒绝任何鼓励其使用的尝试。

作业治疗师问他的老师和母亲，Mateo是否有最喜欢的东西，得知他很喜欢字母。他总是首先挑选带字母的东西，并且当这些东西被拿走后表现出强烈的反抗。母亲和老师都尝试过将有字母的东西藏起来，以免分散Mateo的注意力，但是他总能以某种方式找到字母。作业治疗师还询问是否还有其他能让Mateo主动寻找的事物，或者出示什么事物能将他吸引过来。老师和母亲告诉作业治疗师，当给Mateo提供甜食时，他会自己过来，且通常当有人唱歌时，他会凑近观看。母亲和老师描述道，Mateo经常抓住别人的嘴，以表示让人继续唱他最喜欢的与字母表有关的歌曲。

Mateo参加游戏和发展学习活动困难的作业分析总结如下：

- 优势：视觉辨别力；对物体、字母、视觉特性和音乐的兴趣；常规抓握技巧；功能范围；功能性运动力量。
- 障碍：受限的兴趣及动力；运动协调；触觉和本体感觉处理；认知；实践能力。

"用洋娃娃制造出音乐"。当作业治疗师了解一项活动的整体性以及如何单独执行它时，则可以更好地控制这项活动，以捕捉其与儿童和环境的动态互动，如框6.4中Mateo的实物游戏所描绘的那样。

（二）通过观察进行活动分析

指导作业治疗师学习进行活动分析，可以使用多样化的格式。只有一种格式是已知为标准化的，尽管已将其用于儿童，但仅限于认知需求。这些格式已经从早期版本起经历了数十年的发展演变。这些工作表中的措辞和组织各不相同，反映出用于活动分析的单一概念的缺乏。尽管如此，一般活动分析的核心内容在当前格式基本上是相同的，并且包括基于作业治疗实践框架（occupational therapy practice framework）的活动步骤、需求和背景。以患者为中心的活动分析还包括个人意义，并常伴随对表现的观察。

该格式的三个版本为学生和新的临床工作者提供了自然的评分。第一个版本（框6.5）设计用于一

姓名/活动描述：＿＿＿＿＿＿＿＿＿＿＿＿
在此指定是否基于特定的参考框架：＿＿＿＿＿＿＿
说明：根据每个所需要的步骤重起一行。

步　骤	活动要求	情　境
	物品： 身体结构： 情感功能： 视觉功能： 认知功能： 本体觉功能： 触觉功能： 关节功能： 肌肉功能： 运动功能： 其他身体功能： 姿势稳定性： 协调能力和其他运动技能： 材料的定位与功能性使用： 调整、调节及其他处理技能： 社交互动技能：	时间： 地点/空间： 感觉环境： 社交环境： 社会文化发展意义与标准： 潜在的个人环境：

备注：基于活动、患者群体、环境设置或参考框架来修订表格。此表格仅供教学或案例用途，可从Evolve网站进行下载。

般活动分析,第二个版本用于以患者为中心的活动分析(框 6.6),第三个版本将表现观察与以患者为中心的活动分析结合在一起(框 6.7)。一般活动分析从确定步骤开始。实际步骤可以在以患者为中心的活动分析中进行修订。对于每个步骤,都确定活动需求和环境。在多个步骤中,某些需求和环境要素可能是一致的,但是这一点必须进行确定。在针对患者的活动分析中,作业治疗师还会在每个步骤中识别与个人意义相关的因素。当出于评估目的进行以患者为中心的活动分析时,作业治疗师还会记录患者在每个步骤中的表现。该表格的所有三个版本均可从 Evolve 网站上在线下载。

此处介绍的格式旨在捕捉大多数儿科实践的广度和多样性,但是学生及临床工作者会发现在实际情况中可能需要稍加改造。该结构可针对实践环境进行改造,将重点放在基于患者群体、干预措施、实践模型或参考框架的特定要素上。日常实践的表格若经过简化适合特定的实践领域,可能会更实用。这些活动分析表格旨在适应实践。

(三)在活动观察与分析中建立技能

在活动观察和分析中获得技能是一个发展的过程。作业治疗的学生和新晋作业治疗师需要花费大量的时间进行活动观察和分析,以获取技能和知识。自己进行活动,观看他人进行活动以及观看自己和他人表现的视频,有助于建立综合的活动观察和分析技能。学生和新晋作业治疗师还可以通过使用常规结构化表格或工作表来指导他们,直到技能成熟为止,并从中受益。将观察结果与结构化活动分析相结合可以帮助治疗师提高其临床观察技能。通过自觉地

框 6.6   以患者为中心的活动分析表

患者: _____
姓名/活动描述: _____
在此指定是否基于特定的参考框架: _____
说明:如需要对患者进行观察。根据每个所需要的步骤重起一行。

步骤	活动要求	情 境	患者相关性
	物品: 身体结构: 情感功能: 视觉功能: 认知功能: 本体觉功能: 触觉功能: 关节功能: 肌肉功能: 运动功能: 其他身体功能: 姿势稳定性: 协调能力和其他运动技能: 材料的定位与功能性使用: 调整、调节及其他处理技能: 社交互动技能:	时间: 地点/空间: 感觉环境: 社交环境: 社会文化发展 意义与标准:	价值观与动机(尝试与抵抗): 精神与意义(影响反应和情绪反应):

备注:可基于活动、患者群体、环境设置或参考框架来修订表格。此表格仅供教学或案例用途,可从 Evolve 网站进行下载。

框 6.7   以患者为中心的活动观察与分析评定表

患者: _____
治疗师: _____
姓名/活动描述: _____
在此指定是否基于特定的参考框架: _____
说明:观察患者。根据每个所需要的步骤重起一行。

步骤	活动要求	情 境	患者相关性及表现
	物品: 身体结构: 情感功能: 视觉功能: 认知功能: 本体觉功能: 触觉功能: 关节功能: 肌肉功能: 运动功能: 其他身体功能: 姿势稳定性: 协调能力和其他运动技能: 材料的定位与功能性使用: 调整、调节及其他处理技能: 社交互动技能:	时间: 地点/空间: 感觉环境: 社交环境: 社会文化发展 意义与标准:	价值观与动机(尝试与抵抗): 精神与意义(影响反应与情绪反应): 完成度: 质量(时间、精准度/准确性): 习惯/常规: 安全性:

备注:可基于活动、患者群体、环境设置或参考框架来修订表格。此表格仅供教学或案例用途,可从 Evolve 网站进行下载。

关注活动分析中的众多细节,作业治疗的学生和治疗师提高了即时观察多个同时发生的细节的能力。重复进行这种结构化分析的经验以及发展临床知识,可以获得进行活动观察和分析的熟练度及专业知识。

随着临床医师提高其活动观察和分析技能的能力,活动分析结构趋于成为实践的隐含部分,从而减少了对书面形式的需求。经验丰富的作业治疗师会积累一般活动分析的心理储存库,可快速参考这些信息以进行评估或干预。即使是新颖的活动,熟练的作业治疗师也可以立即自动进行分析。研究发现,经验丰富的作业治疗师通常会从精神上进行活动分析,并且较少依赖结构化形式。但是,即使是最有经验的从业者,在实践中也可能会遇到陌生的活动或新颖的情境,这需要进行结构化和系统的活动分析。无论如何,许多经验丰富的作业治疗师仍会做笔记记录观察结果,以进行针对患者的活动分析。有关经验丰富的作业治疗师是如何隐含地将活动观察和分析作为评估工具的示例,请参见框6.8。与临床推理的其他方面一样,活动观察和分析已和经验一同成为作业治疗师日常实践的一部分。

框6.8	案例研究:Jack沿直线剪纸的活动观察与分析

　　Jack是一名5岁的幼儿园孩子,诊断为注意力缺陷多动障碍(ADHD)以及焦虑障碍。自从两个月前搬入稳定的住所并开始上学以来,Jack已能更好地进行自我控制,且总体上也能管理好自己的愤怒情绪。但是,对于任何需要使用剪刀、铅笔或蜡笔(如工作表和手工艺品)的活动,Jack的老师仍在艰难地试图解决他的抵抗行为及愤怒情绪的爆发。个别化教育计划(IEP)小组同意让他进行作业治疗评估来确定这些挑战的性质以及如何最好地进行解决。作为评估的一部分,作业治疗师计划在课堂上观察Jack在这些所关注的活动中的参与。作业治疗师为准备工作从心理上参考了一般活动分析,如以下用剪刀沿直线剪纸的活动。

步 骤	活 动 要 求	情 境
1. 用惯用手拿起剪刀,刀柄朝向自己	物品:剪刀。 身体结构:手和手指。 身体功能: ● 情感功能:调节控制躯体。 ● 视觉功能:辨别方向和剪刀的刀柄。 ● 认知功能:认知到或记住剪刀的作用和用单手剪纸的方法。 ● 本体觉功能:调整适当地举起剪刀的力量。 ● 触觉功能:细微地调整刀柄抓握的抓握辨别能力。 ● 关节功能:适度的腕、拇指及前臂稳定性;最小的上肢活动度。 ● 肌肉功能:适中的肩屈伸肌、肘屈伸肌、指伸肌(第二指和第三指)、拇外展肌、拇屈肌、拇内收肌(对抗)、前臂旋后肌的力量;轻度耐力。 ● 运动功能:伸手、抓握并维持上肢位置的主动控制。 表现技能: ● 姿势稳定性:坐位下保持身体竖直。 ● 协调与其他运动技能:适中的调整上肢及准确抓到剪刀刀柄的协调性;三指抓握。 ● 定位:剪刀存放的位置。 ● 调节:细微调整以保持成功的抓握。	时间:在10秒内完成。 地点/空间:教室、家中;通常坐在桌子旁边;需要足够的活动手臂的空间(即"肘部空间",意为足够活动的空间)。 感觉环境:适度的照明需求。 社交环境:成年人将在学习或手工活动中指导儿童剪纸。 社会文化发展的意义与标准:大多数儿童在4岁时就能具备剪1.27 cm长的直线的能力,但可能尚未表现出利手优势,而在接下的两年内,其精细技能将得到发展。 潜在的个人环境:可能包括渴望独立、创造美观的产品、使老师或父母感到满意。
2. 用非惯用手拿起纸	物品:有线条的纸。 身体结构:另一只手和手指。 身体功能: ● 视觉功能:辨别纸张边缘。 ● 认知功能:理解在此项活动中需要用到纸。 ● 本体觉功能:非利手要使用较轻的力量,以免将纸揉皱或撕坏;用于继续维持剪刀的抓握及利侧上肢的摆位的良好意识。	

续

步　骤	活　动　要　求	情　境
2. 用非惯用手拿起纸	<ul><li>触觉功能：对纸张边缘的辨别能力使得在拿纸时能稍作调整。</li><li>关节功能：适度的腕、大拇指及前臂稳定性；最小的上肢活动度。</li><li>肌肉功能：适中的肩屈肌、肩伸肌、肘伸肌、肘屈肌、指伸肌（第二指和第三指）、拇外展肌、拇屈肌、拇内收肌（对抗）、前臂旋后肌的力量；轻度耐力。</li><li>运动功能：够到、抓住，并维持双上肢位置的主动控制。</li></ul>表现技能：<ul><li>协调能力和其他运动技能：调整上肢及准确捏住纸张的适中的协调性；和优势侧上肢保持不同位置的双手协调能力；三指抓握。</li><li>定位：纸张存放的位置。</li><li>调节：细微调整以正确摆放纸张。</li></ul>	
3. 打开剪刀	身体功能：<ul><li>视觉功能：至少提供运动反馈。</li><li>认知功能：认识或记住剪刀是如何使用的。</li><li>本体觉功能：明显的本体觉功能，以调整从中间打开剪刀的力量；维持非利手拿纸和摆位的良好意识。</li><li>触觉功能：对刀柄的辨别力提供轻微调整的信息，以尽可能地避免打滑。</li><li>关节功能：适度的腕、大拇指及前臂稳定性；适中的大拇指腕掌关节活动度。</li><li>肌肉功能：良好的指伸肌（第二指和第三指）、拇指外展肌、拇指伸肌、拇指内收肌的力量；上肢整体适中的力量（等长收缩）；轻度耐力。</li><li>运动功能：拇指运动及维持上肢位置的主动控制。</li></ul>表现技能：<ul><li>协调与其他运动技能：调整上肢及准确捏住纸张的适度协调性；用非利侧上肢抓握纸张的双手协调能力。</li><li>调节：刀柄打滑时作轻微调整。</li></ul>	
4. 将纸放到剪刀打开的刀刃之间，与纸上的直线对齐	身体功能：<ul><li>视觉功能：纸张边缘的识别、剪刀打开的宽度感知、移动的纸张边缘和剪刀的轨迹及扫视。</li><li>认知功能：认识到或记住纸张，尤其是纸上的线必须与剪刀的刀刃吻合。</li><li>本体觉功能：保持稳定的力量以防止揉皱或撕坏纸张；在中线相遇的力量和身体意识的分级（运动不要过度或不足）。</li><li>触觉功能：对纸张边缘的辨别力为抓握时的视觉调整提供信息，以防止打滑。</li><li>关节功能：两侧肩、腕、拇指、手指及前臂关节适度稳定性；双上肢至少具备的活动度。</li><li>肌肉功能：上肢整体（等长收缩）及肩内旋肌的适中力量；适度耐力。</li><li>运动功能：两侧肩内旋及维持上肢位置的主动控制。</li></ul>表现技能：<ul><li>协调能力和其他运动技能：双上肢共同对称运动的双侧协调性。</li><li>调节：打开剪刀时作细微调整以对齐直线。</li></ul>	

续

步　骤	活　动　要　求	情　境
5. 闭合剪刀并向前移动,始终保持刀刃与直线对齐	身体功能: • 视觉功能:对空间和深度的感知使剪刀刀刃与纸上的线对齐;对线和剪刀刀刃的视觉辨别力。 • 认知功能:特别注意纸上的线和身体的运动。 • 本体觉功能:保持双上肢摆位的意识以及防止揉皱或撕坏纸张的手臂运动等级。 • 触觉功能:对纸张和剪刀刀柄的辨别力为细微调整提供了信息,从而防止打滑。 • 关节功能:两侧肩、腕、拇指、手指及前臂关节的适度稳定性;利手手指(第二指和第三指)屈曲、利侧肘伸、利侧肩屈、利侧手拇指外展、屈曲、内收(对抗)、非利侧上肢屈肘和肩关节伸展的最低限度活动度。 • 肌肉功能:上肢整体(等长收缩)及肩内旋肌的适中力量;良好的手指(第二指和第三指)屈肌、拇指外展肌、指屈肌、内收肌(对抗)的力量;轻度耐力。 • 运动功能:抓握、两侧控制及维持上肢位置的主动控制。 表现技能: • 协调能力和其他运动技能:明显的双侧协调性,能有差别地使用双上肢;调整利侧上肢的抓握动作与非利侧上肢放置纸张的时间。 • 调节:轻微调整纸张以对齐打开的剪刀刀刃。	
6. 重复步骤5,直到完成为止	额外的处理技能:注意并调整纸张上非利手的位置以调整动作;继续操作直到剪完线;线剪完时停下。	

Jack的作业治疗师接下来在校内一节简单的课堂剪直线活动中对他进行观察,并记录了以下表现:
- 和其他同学一起来到桌子前。
- 没有拉开桌边的椅子。
- 坐在椅子的一边上。
- 右手拿起纸,手臂旋前。
- 左手从箱子中拿起一把剪刀,方向朝后(刀尖指向身体),且前臂没有旋后。
- 打开剪刀。
- 注意观察了剪刀。
- 将纸放到剪刀刀刃之间,沿直线剪了几厘米。
- 剪纸时弄皱了纸。
- 说"糟了"。
- 扔下了剪刀和纸。
- 治疗师调整:
  - 情感要素:鼓励并使其安心(如"我希望你能努力做事,剪纸可能有点棘手,我来帮你再试一次好吗?")。
  - 将物品排序:在他拿起剪刀前,先将纸移到他拿不到的地方。
  - 工具摆放位置的本体觉触觉功能:握住剪刀刀刃上靠近自己的近端刀柄。
- 说道"好的"。
- 右手拿起剪刀。
- 双臂旋前。
- 将纸放到刀刃间,在线的0.15 cm内对齐。
- 左手弄皱了纸(转换为全掌抓握)。

续

- 在线上合拢刀刃时把纸撕开了（肘完全伸直，右肩屈曲 90°）。
- 说道"真是太笨了"。
- 把纸和剪刀扔在桌上。
- 老师告诉他："做得不错，Jack，继续努力。"
- 把纸和剪刀推开。
- 离开，去看书了。
- 其他孩子完成了剪纸，将成果贴在他们的工作表上，准确度在 0.6 cm 内，并将工作表放进了老师的箱子里。

Jack 的作业治疗师在心理上将这些观察结果与一般活动分析相比较，并确定：

- 支持他剪纸表现的优势：发起并按预期标准执行的动机；对鼓励和安抚的反应性；对线、纸的边缘以及剪刀刀柄足够的视觉感知；三指抓握的协调性；足够的手部力量；剪刀的定位；对剪刀使用标准和剪纸表现的预期标准有足够的认知理解。
- 疑似为剪直线的障碍：排序，注意及调节无效行为，本体觉功能，校准运动的力量和速度，情绪调节（挫折耐受）。
- 存在需进一步评定的问题领域：保持三指抓握纸张的触觉识别及关节运动功能；前臂旋后的关节活动度和肌力；（哪一侧为）利手。

　　为了完成评估，Jack 的作业治疗师将继续通过观察或标准化评估，对疑似的障碍及有问题的领域进行评定。所有的评估结果将进行整合，以创建一个关于 Jack 的作业需求与优势的全面假设。

　　随着作业治疗的学生和从业者获得临床知识，该知识为指导他们进行观察的视线提供了自上而下的情境。MacKenzie 与 Westwood 的研究发现，与非作业治疗师相比，作业治疗师花费在固定特定点上的时间更少，而花费在粗略浏览上的时间更长。假定这种不同的观察模式是由临床知识的发展所驱动的。临床知识为作业治疗师提供指导，指导他们关注临床上最重要的因素，而非视觉上最有趣的因素。随着一致性知识和培训的发展，各从业者之间观察的可靠性或一致性将得到改善。

三、活动综合与干预

　　综合活动分析和观察的结果可指导儿童作业治疗师制订干预计划。Neistadt 及其同事的研究表明，整理来自共同活动的多个结构化活动分析的数据可能有助于制定治疗方案。通过分析不同活动组成部分的障碍和优势，作业治疗师可以确定潜在的干预选择（请参见框 6.9，获取指导此类临床推理的工作表，可在 Evolve 网站上在线下载）。以活动综合的方式替代整合信息，以自定义活动来达到实现作业表现的目的。具体而言，作业治疗师将这些详细信息应用于选择活动或对活动进行优先排序以实现目标；确定对作业、活动或环境的改造；对持续改造的分级，以专注于参与和技能建设。活动选择、设计、改造和分级是儿童作业治疗的基本

干预措施。

（一）选择及设计活动综合

　　在与患者及其照顾者意见的配合下，作业治疗师决定是要针对特定的作业或活动（如穿上外套、写名字或与朋友玩电脑游戏），还是更广泛的作业类别（如穿衣、做功课或游戏），或是用于准备技能培养的治疗活动。这些决定的临床推理取决于活动观察和分析，其中可能还包括来自正式评估的数据。活动分析提供用于活动比较及其组成部分的关键信息。临床医师可以确定哪些活动最为匹配，哪些要素的适应性更强以及哪些要素可以提供与其他活动结合的技能基础。作业治疗师认为，活动分析的最大价值在于选择与患者的目标和兴趣相匹配的治疗活动。活动分析可帮助作业治疗师选择和制定与作业相关的活动。

　　选择的活动与儿童或青少年的特殊需求和能力保持一致，并与提供感兴趣且激发患者的活动相匹配。作业治疗师使用活动分析来确定活动的治疗能力、年龄适应性、安全性、可分级性、最低技能水平、可用性、空间/设备/用品；时间要求；成本；性别匹配；文化含义以及对参考框架和治疗师技能的考虑。通过对此类因素进行调整和分级，作业治疗师可以形成既可以实现又可以吸引儿童或青少年的活动。在活动中使用活动分析和综合指导活动选择和设计的相关示例，请参见框 6.10。

框6.9　干预计划的活动综合指导

患者姓名：_____

作业组成部分	障碍（从活动分析与观察中获得）	优势、兴趣及其他支持（从所有的评定中获得）	治疗意义
步骤及排序			
物品			
情绪			
认知			
感觉			
运动/行动			
社交			
时间			
地点/空间			
感觉环境			
社交文化意义与标准			
个人意义			
安全与预防措施			

备注：表格的应用需基于临床推理，此表格只可复制作教学或个案用途。此表格可以在 Evolve 网站下载。

框6.10　案例研究：Mateo 的活动选择与设计

　　由于 Mateo 对感觉运动活动的抗拒，作业治疗师决定也使用人类作业模式（MOHO），即强调个人意志以发展新动作、并建立新的作业表现习惯作用的参考框架。以下活动综合为建立 Mateo 的参与而选择并设计治疗性活动提供了基础。

作业组成部分	障碍	优势、兴趣及其他支持	治疗意义
步骤与排序	排序能力受限。	熟悉的、优先度高的活动需要一至两个步骤。对字母的兴趣具有内在顺序。	重复有限的步骤。用字母来进行排序。
物品	大型物品、相关物品组。	适合手大小的小物品，尤其是带字母的物品。	带字母的物品。
情绪	经常失控；突然愤怒或沮丧。	唱歌、物品及甜食能带来积极影响。	结合唱歌、小物品和（或）糖果来保持情绪调节。
认知	没有对事物的功能性使用有所了解，或使用什么事物以及如何使用（实际运用）的想法的证明。	知道他人何时在试图让他放下字母或停止做某些事。	模仿动作，以便他可以直观地处理和理解该做什么。
感觉	触觉和本体觉处理。	视觉辨别力，很强的听力偏好（字的读音、唱歌）。	开始用基于视觉的活动，不依赖触觉本体觉处理的活动。加入唱歌。
运动/行动	运动协调。	一般抓握技能；功能性活动度和肌力。	从基本的抓握和简单的行动开始。
社交	很少互动；功能性沟通受限。	表达情绪；看并转向和他爱好有关的社交提供物。	提供唱歌和小物品以回应他的互动。
时间	很少参与。	短暂的参与。	选择快速完成的活动。
感觉环境	无法预测的声音和视觉干扰物。	视觉机会。	采用安静的角落。

续

作业组成部分	障　碍	优势、兴趣及其他支持	治疗意义
社交文化意义与标准	个人显得不重要。	家人和老师希望他参与功能性游戏和学习活动以建立技能。	字母的纳入提供了自我指导的参与和读写能力基础的可能性。
个人意义	本质上对典型的活动不感兴趣。	对手持的物品、字母、视觉属性和音乐感兴趣。	采用能手持的物品，尤其是带字母的物品。
预防措施	咬伤、跌倒、碰撞等引起自身伤害的风险；扔东西或用力拉扯等引起损坏或伤害的风险。	—	专注于优势，以最大限度地避免自咬行为；使用坚固的轻质材料；准备干预以维持安全性。

　　随后，作业治疗师选择并设计了与所确定的治疗意义一致的活动。"字母游戏"活动基于常见的早期功能游戏（即容器游戏、堆叠块、串珠等）。以下活动分析指导了容器游戏的选择及其独特的创建方式，即"字母容器游戏"。

步　骤	活　动　要　求	环　境
1. 观察大人的演示，将 A、B、C 三个字母块放进杯子里，并把字母唱出来	使用物品：三个有字母的小方块和一个大的塑料杯。 身体结构：眼睛。 身体功能： ● 情绪调节，以便短暂地停下并观察。 ● 认识功能：注意力。 ● 视觉功能：从背景中分辨物体（图形背景）。 表现技能： ● 姿势稳定性：保持身体直立至少的稳定性。 ● 社交互动技能：对成人视觉、听觉行动至少的反应。	物理及感觉环境：房间的角落（理想状态下，Mateo 被字母吸引住）或者任何地方。环境最好是安静的。 社交环境：大人唱歌、做动作，鼓励持续参与。 社会文化意义：字母是学习活动中的常见符号。容器游戏是功能性游戏中非常早期的形式。 患者相关性：字母和唱歌都是激励参与的兴趣点，且能产生积极情绪。
2. 握住成人给的塑料块	身体结构：单手。 身体功能： ● 情绪调节，以维持参与和控制。 ● 认知功能：对字母／物体的注意力及感知。 ● 视觉功能：从背景中分辨字母／物品（图形背景）。 ● 触觉功能：反馈有助于保持接触。 ● 关节功能：最低限度的稳定性和活动度。 ● 肌肉力量和耐力：适中至良好的上肢肌力，最低限度的耐力。 ● 肌张力与运动功能：抓握的主动控制。 表现技能： ● 姿势稳定性：坐位下维持直立至少的能力。 ● 协调能力和其他运动技能：抓握的最小协调性。 ● 调整、调节及其他处理技能：维持抓握的最低限度调整。 ● 社交互动技能：对成人视觉、听觉行动的最小反应。	
3. 放进成人另一手拿着的塑料杯里	身体功能： ● 情绪调节，以维持参与和控制，并能忍受轻度的放进杯中的结构／要求。 ● 认知功能：对杯子顶部的注意力及感知。 ● 视觉功能：辨别杯子的顶部。 ● 本体觉功能：对上肢和杯子关系的最低限度的意识。 ● 触觉功能：够到时保持握持的最低分辨能力。接触杯子边缘为释放字母块的时机提供了额外的信息。 ● 关节功能：当杯子放置得离他较近范围内时所需的最小稳定性和活动度。	

续

步　骤	活　动　要　求	环　境
3. 放进成人另一手拿着的塑料杯里	• 肌肉力量和耐力：适中至良好的上肢肌力，最低限度的耐力。 • 肌张力与运动功能：放手的主动控制。 表现技能： • 姿势稳定性：坐在椅子上保持身体直立的最小稳定性。 • 其他：最小稳定性。 社交互动技能：对成人视觉、听觉行动的反应。	
4. 按顺序，每块字母重复2～3次		

（二）活动综合的改造

基于活动分析和观察结果，作业治疗师会考虑所有障碍并为可能的改造提供支持。如图6.2和图6.3所示，改造是一种特定的作业治疗干预方法，旨

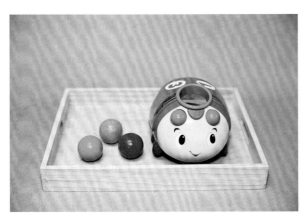

图6.2　用一个改造过的托盘，将喜欢玩具的可移动部分放在对主动控制伸手有困难的儿童可触及的范围内，从而实现其独立玩耍

在调整活动或其环境以支持作业表现。一些改造是商用的或通常使用的，但是许多改造是在当下使用可用的材料创建的，如图6.4所示。活动分析结果可用于改造活动，以适应或补充患者的需求或增强代偿能力。通过仔细的分析和创造力，作业治疗师可以确定改造活动任何方面的潜在方法，包括步骤、材料、需求、个人意义以及环境，包括环境的社会和感觉属性。对于治疗师而言，重要的是既要考虑传统上如何进行活动，又要考虑各种各样的替代活动方式。框6.11和表6.3提供了基于活动观察和分析进行改造的示例。

对于潜在改造的确定，作业治疗师会根据可行性、预期影响以及每种潜在改造的患者/家庭偏好来选择优先级。理想情况下，这种临床推理过程是与儿童及其利益相关者合作进行的，其中将不同的改造选项作为具有支持理由的选择。让相关各方参与此讨论可以增加实施改造的后续流程。例如，当选

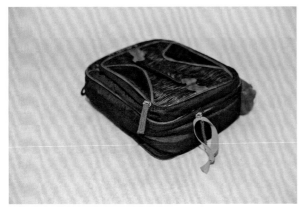

图6.3　用对比色的缎带在拉链上系环作为一种改造，可以使抓握力弱和视力弱的儿童打开和关上自己的饭盒

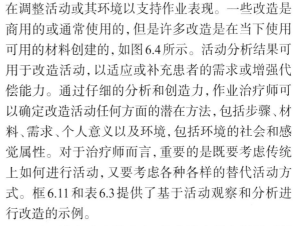

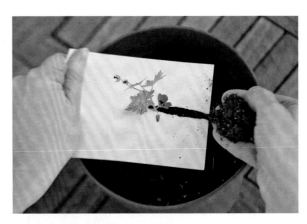

图6.4　在纸张上撕下一条，是一种快速改造，使得一名患有孤独症谱系障碍的女孩在职业培训项目中能够手持一株她正在移植的娇嫩幼苗，尽管她难以进行双手协调和肌肉力量校准

<table>
<tr><td colspan="2">框6.11　案例研究：基于活动分析的穿夹克活动改造</td></tr>
</table>

　　基于在 Ani 穿夹克的活动观察与分析中作业治疗师所得到的结果，指明以下改造，以供考虑：

穿夹克的障碍	改 造 示 例
排序	参考步骤的列表
过中线	步骤1中，握住夹克的右上角
视觉处理	在夹克顶端右侧的内部，用一个夹子、纽扣或视觉对比标记来让她找到并抓握
姿势	坐在长凳上，或倚靠桌子或墙来获得外部支持
本体觉	改变位置（如坐在长凳上或靠着墙），以致旁边不会再有物品被碰到地上
调整与调节	上述改造应减少错误，因而需要调整和调节

择使用较小的椅子或坐垫做功课时，儿童可以选择其更愿意采用的改造形式。同样，使患者有机会分享有关安全、不便或社会污名的担忧，将为作业治疗师提供更多信息，以进一步定制改造、考虑替代改造并提供其他信息来解决患者的担忧。如图 6.5 所示，在可能的情况下提供选择会吸引患者的自我指导。通过在此过程中进行协作，儿童、青少年及其照顾者可能会更好地准备使用改造，并根据需要进行倡导以实现改造的实施。

（三）活动综合的分级

　　与旨在长期保持固定状态以支持参与的改造相反，分级会根据患者的持续表现反映进行动态调整，

以随着时间的推移不断建立更多的参与。分级活动是小儿作业治疗实践的支柱。自专业成立以来，分级一直是作业治疗实践的定义性特征。"分级是根据患者的表现使活动的某些部分更容易或更困难的过程。"分级的目的是为更高能力水平创建"桥梁"或"支架"。分级使活动具有治疗性，通常用于培训患者参加新活动或更高级别的活动，针对患者因素并培养表现技能。这种发育干预十分适合儿科实践。

　　如同改造的情况一样，活动的各个方面都可以分级，以应对挑战。作业治疗师可以将步骤、需求、环境、提供援助的类型和数量等进行分级。对活动所做的任何改造都可以分级，以随着患者新技能的发展而发展。分级适用于作业治疗实践的所有方面，其应用范围从"简单的反射动作到高级互动社会责任的动作"。有关治疗效果的分级示例，请参见框6.12 和表6.3。

　　为了对治疗活动进行分级，作业治疗师需要根据评估结果和正在进行的临床推理来进行活动分析，以预测和提升服务对象的作业表现。分级使治疗师能够将需求更改为恰到好处的水平。在一开始，活动的等级通常会降低，以便患者轻松参与。运用活动分析将活动分解为多个步骤，并向儿童和青少年传授这些单独的步骤，作为有效干预措施的支持。随着患者表现和技能的提高，活动将逐步升级，以逐步提高建立表现的挑战性和复杂性。例如，如果患者在倒一碗麦片时存在自主运动和控制困难，那么作业治疗师可以对麦片盒开口进行分级，以促进患者的技能发展（图6.6）。

　　分级是基于持续活动分析的连续动态过程。对话间或对话中的每时每刻都可以进行渐进的细微调整。分级可帮助治疗师确定治疗服务提供的下一

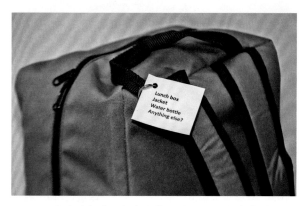

图6.5　学生在颜色、文字和位置方面的选择都包含在背包的叠层钥匙扣标签中，这种改造为离校后的自我管理提供了认知提示

<table>
<tr><td>框6.12　案例分析：Mateo 字母容器游戏的分级</td></tr>
</table>

　　为了提高技能并养成习惯，以持续参与学习和游戏活动，作业治疗师对 Mateo 的字母容器游戏活动进行了分级，以逐步提高需求，如下：

- 增加实践的操作/步骤的复杂性（如让他自己拿起字母块，放到容器里）。
- 增加持续时间（如增加更多字母块）。
- 增加所要求的运动协调性（如小的物品，像是字母豆以及开口小的容器，如图6.7所示）。
- 慢节奏的展示（视觉提示、模拟）以及唱歌（听觉提示）以增加对认知功能的需求。

活动要素	对当前参与的可能改造	为增加参与的可能分级
步骤与排序	减少步骤或分解为更小的步骤 对步骤重新排序 提供循序渐进的书面或图片清单 按使用顺序整理材料	数字从小到大的步骤 从简单到复杂的步骤和顺序
物品	改变物品的尺寸、重量、颜色、视觉对比、质地、形状、数量,如在学习穿衣技能时用更大的袜子或T恤	从容易处理到具有挑战性特征 从比较喜欢到不那么喜欢的方面
情绪	纳入兴趣及优势 提供选择 减少整体活动需求,将大块活动分成小段 鼓励及安抚	从一致到不一致的成功(如增加错误的风险) 从很喜欢到不那么喜欢的要素 从轻松到费力 从可预测到不可预测 增加或减少选择的数量 从频繁或长时间的休息到少而短的休息 从固定到几乎没有的鼓励和安抚 从立即强化到延迟满足
认知	通过视觉提示简化方向和结构,如用物品作为提示,可遵循的书面指导,或一幅该做什么的图片 组织材料(如将所需的所有材料归入同一个箱子、标签、数字、或颜色编码) 使用一致的常规进行重复 使用视觉提示(指),物理提示(引导)或口头提示进行重新定向(如"想一想/看着_____")	从具体到抽象或虚构 从熟悉到崭新 从单一到多部分的指导 从明确提示(如"做_____"或"这个")到一般、细微的暗示,像是对所需物体的外观或手势或反思性问题(如"是有什么东西阻碍了吗?"或"那样做对吗?") 从频繁到偶尔的提示
感觉	减少令人厌恶或分散注意力的视觉,听觉和触觉刺激 改变灯光 增加视觉和触觉对比 增加重量以提升本体觉	从少数到广泛的感觉干扰物(如从在整洁的桌前工作到和多位学生与他们的东西一起分享一张桌子) 从一般意识到特定感觉特征的区分(如从触摸一件物品的意识,到感受包里的一支铅笔) 从舒适的/喜欢的到烦人的/令人厌恶的感觉(如增加食物质地的坚硬度和潮湿度)
运动/行动	更换执行活动的方法,如抓握或摆位	从简单到复杂的运动 从粗大到精确的行动 从单一到多重的次数重复 减少物理引导 从慢到快的运动时间
社交	改变社交需求,如减少开始互动的需求(如获得帮助)或对其他人做出反应(如保持眼神交流)	从孤立到合作
时间	改变持续时间(即在忍受性/耐力有限的情况下,允许用更多时间让表现降速或减少时间) 在不同的时间安排任务/制定时间表	增加或减少持续时间 增加或减少进行活动时的灵活性/专一性
地点/空间	调整空间量以减少管理量或提供更多的移动空间,例如重新布置或重新放置家具和不需要的物品;打开或关上大门或房门 用粉笔、胶带、标签、标志或图片标记特定位置 移动位置	适用于更大或更小的空间 从结构化到非结构化的空间安排

表6.3 对活动分析的不同要素进行改造和分级的示例

续　表

活动要素	对当前参与的可能改造	为增加参与的可能分级
个人意义	纳入兴趣（主题、玩具或其他材料）	从特定的喜好到更广泛的发展、时间、社会和文化含义（如轮流进行喜欢的活动来建立友谊，或学习打字以更快地完成作业） 从外显到内隐的意义
安全性	改变材料或空间，用来： ● 限制危害（即锋利的边缘、坚硬的表面、易碎物品、有毒的材质）。例如，用塑料的黄油刀来代替锋利的切肉刀来切割食物 ● 遵循个别预防措施，例如，防止接触过敏原或儿童将小物体放入口中导致误吞	从安全到无伤害危险 无伤害风险是儿童时期常见的风险（即跳入沙箱时膝盖着地，手臂上弄上颜料，用叉子刮到别人嘴唇，在运动时被撞倒）必须与患者预防措施结合考虑，以确保始终避免危险

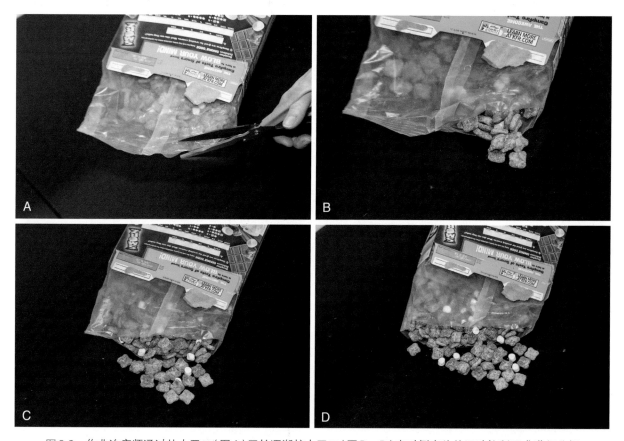

图6.6　作业治疗师通过从小开口（图A）开始逐渐扩大开口（图B～D）来对倒麦片的运动控制要求进行分级

步，以提高技能、减少改造和淡化支持。因此，尽管改造已经引入，可供团队中许多成员采用，但分级是需要作业治疗师不断进行临床推理以进行逐步调整的。

（四）持续的活动分析与综合

活动分析和综合评估涉及干预过程之间的动态交互。随着活动的调整，活动分析也会进行修改。根据对患者的动机、技能、能力和需求的评估结果，作业治疗师可以预测患者在适应活动中可能的表现。作业的形式有助于引发、指导和组织作业表现。作业形式是指物品、材料、环境、人类环境（如运动、言语）和时间。当患者尚未参加活动或参与非常有限时，治疗师会确定其可能出现的潜在安全性、行为、情绪和身体上的预防措施。进一步的治疗推理促使治疗师决定改造和分级，以管理预防措施并促进后续的参与和技能培养。

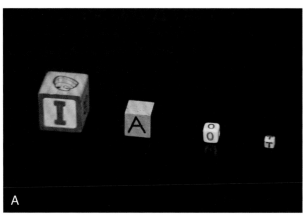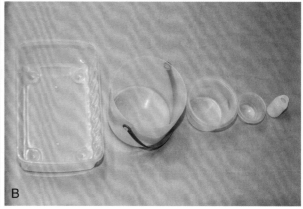

图6.7　Mateo的作业治疗师通过逐渐减小要抓握的字母的大小（图A）和放置它们的容器（图B）的等级，来提高运动协调和注意力的要求，以构建实物游戏

当儿童或青少年参加活动时，作业治疗师会进一步修改活动分析以解释更新后的信息。患者的作业表现会影响后续活动的执行方式和适应技能的发展。当患者体验到参与时，活动可能对患者具有新的、更新过的或修改过的含义。例如，随着儿童获得视觉运动技能，他/她可能会对绘画或体育运动产生兴趣。治疗师会分析并综合这些新的信息，以确定进一步的改造和分级。

总结

本章介绍了活动观察和分析在儿科实践中作为评估工具的重要性。具体的要点为：

- 活动观察和分析是小儿作业治疗的重要支柱，深入了解该专业的历史和特征。作业治疗师运用活动观察和分析来确定活动的各个方面，包括个人意义、支持或阻碍特殊儿童或青少年的表现以及详细的作业表现。
- 活动分析可以采取对活动执行的标准或预期方式进行一般分析，也可以采取特定的个性化分析，如以患者为中心的活动分析。
- 作业治疗师使用实践模型和参考框架来提供理论观点和结构，以关注活动观察和分析。一旦作业治疗师从分析中收集了信息，就会使用参考框架来创建干预计划。

- 掌握活动观察和分析的技能对于儿科实践的各个方面都是必不可少的。活动分析既涉及观察儿童和青少年的技术型技能，也包括用综合干预以发现结果的临床推理技能。活动分析的熟练程度需要作业治疗学生、教育者、导师和新的治疗从业者的结构化练习和个人投入。
- 活动观察和分析为干预计划提供依据。通过根据个人环境、材料和偏好的个性化改造和分级治疗活动，将作业障碍降至最低，并扩大支持范围。
- 作业治疗师将从活动分析和以患者为中心的分析中观察到的信息综合起来，进行临床推理。作业治疗师会考虑所有信息，以得出有关干扰儿童参与作业能力的假设，从而影响干预计划。

第7章

标准化测试在儿科实践中的应用
Use of Standardized Tests in Pediatric Practice

Megan C. Chang, Pamela K. Richardson

问题导引

1. 在作业治疗实践中,使用标准化测试和评估的目的是什么?
2. 作业治疗师如何成为合格的测试使用者?
3. 自我评价、常模参考和标准参照评估如何影响作业治疗评估和干预?
4. 标准化测试的测试机制是什么?
5. 信度和效度与测试的完整性和作业治疗实践得分的解析有什么关系?
6. 儿科实践标准化测试中使用的标准评分、Rasch 评分和最小临床个体差异的意义是什么?
7. 作业治疗师如何证明标准化测试的使用合乎道德?

关键词

年龄当量	趋中量数	信度
结构效度	差异量数	筛查
内容效度	最小临床重要性差值(MCID)	自我报告/照顾者报告问卷
相关系数	最小可检测变化(MDC)	测量标准误差(SEM)
效标关联效度	标准样本	标准差(SD)
标准参照	标准分数	标准分
描述性统计	常模参照评估	标准化测试
探索性因素分析	观察性评估	重测信度
测试者间信度	表现评价	效度
访谈评估	百分位	方差
自我评价	Rasch 得分	

　　标准化测试有统一的规范和评分程序。即测试者必须遵守使用说明来实施测试,使用指定的测试材料和步骤,并按照测试使用说明所描述的对测试进行评分。许多标准化测试都是通用的。大多数在校学生都进行了标准化成绩测试,来评估他们所在年级要求掌握的学习内容的学习情况。社区学校学生十分熟悉学业能力测试(Scholastic Aptitude Test, SAT),其结果会影响许多学院和大学的录取决定。智力测试、兴趣测试和能力倾向测试是另外一些公众经常使用的标准化测试的示例。

　　使用标准化测试要求测试者具有高度的责任感。使用标准化测试的作业治疗师必须熟悉测试方案和程序,如何对测试适用对象进行评分,如何解析测试结果以及如何报告及描述儿童的得分。作业治疗师也必须认识到标准化测试在提供有关儿童表现或参与情况的信息方面的局限性,并对环境和背景进行评估,以便提供全面的评估。这反过来又需要作业治疗师拥有标准化测试的概念和程序方面的工作知识,熟悉可能会影响儿童在标准化测试中的表现因素,以及在使用标准化测试时对测试者需具备的道德和责任的认识。作业治疗师必须了解如何根据测试目的去选择合适的测试。

一、标准化测试目的

在作业治疗实践中使用标准化测试和测量方法有多种目的和原因,下面将分别进行讨论。

- 用于筛查。
- 用于帮助确定医学和教育诊断。
- 用于记录儿童的发育、功能和参与状态。
- 用于协助制订干预计划。
- 用于衡量项目成果。

(一)筛查

标准化测试可以作为筛查工具来快速简要地评估大量儿童,并确定哪些儿童发育有迟缓,需要更深入的测试。筛查测试通常评估几个发育领域,每个领域都有几个代表项目(表7.1)。筛查测试一般需要20~30分钟,可以由专业人员或专业人员助手(如助理、医助或者教学助手)来实施。在主要为发育儿童服务的环境中工作的治疗师(如公办学校或启智项目)可能会参与发育性筛查活动。另外,作业治疗师经常使用评估工具来评估有特定发育问题的儿童。因此,对于所有治疗师来说,了解其环境中使用的特定的测试的优缺点是十分重要的。作业治疗师使用筛查测试的范例包括丹佛发育筛查测试(revised Denver Developmental Screening Test, Denver-Ⅱ)、年龄与发育进程问卷3(Ages and Stages Questionnaire-3, ASQ-3)和评估学龄前儿童第一步筛查测试。本书末尾的附录提供了一份综合评估的清单和说明。当使用筛查工具时,还应该考虑发育、实施、评分和解释标准化测试的概念。

表7.1　评估发育领域内三种筛查工具		
筛查工具	年龄阶段	评估领域
年龄与发育进程问卷(3rd ed)	1~66月龄	沟通、粗大运动、精细运动、问题解决、个人社交
丹佛发育筛查测试(修订)	1月龄至6岁	个人社交、适应性精细运动、语言、粗大运动
首个STEP:评估学龄前儿童的筛查测试	2岁9月龄至6岁2月龄	认知、沟通、生理、社交、情绪、适应性功能

(二)确定医学和教育学上的诊断

标准化测试的主要目的是通过使用标准化得分来将儿童的表现与年龄匹配的儿童样本做比较,从而帮助确定诊断。标准化测试经常用于确定儿童是否有发育迟缓或者功能缺陷,严重的儿童可以有资格获得补助服务,如作业治疗,许多资助资金的机构和保险公司用标准化测试结果作为一个标准来决定儿童是否需要接受作业治疗干预。在学校基础的实践中,标准分用于确定特殊教育的资格,也可能有助于进一步确定儿童特有的问题,表明作业治疗师参与干预是恰当的。特殊机构的资金批准取决于在一种或者多种发展性或学术性的领域中预先确定的迟缓或者缺陷程度的证明文件,以及标准化测试的结果也是此文件的重要组成部分。由作业治疗师实施的标准化测试结果,当与其他专业人员的测试结合使用时,可以帮助医师或者心理医师得出医学或教育诊断。

(三)发育、功能和参与状态的证明文件

标准化测试的另一个目的是记录儿童的状态,包括发育水平、功能技术和儿童在家庭、学校及社区活动的参与水平。许多资金资助和服务机构需要定期重新评估,提供儿童的进步记录并确定儿童是否持续符合服务资格。标准化测试通常是记录进步的首选方法,因为最新评估结果可以与之前评估结果做比较。定期正式的再评估也可以给与儿童一起工作的作业治疗师提供宝贵的信息。仔细观察儿童的测试结果可以确定儿童进步最大和最小领域,这可以帮助作业治疗师优先考虑干预目标。许多家长也对儿童的定期评估感兴趣。定期评估所使用的标准化测试必须仔细选择,以便干预计划中所涉及的作业表现和表现技能的领域成为标准化测试的重点。

在讨论测试性能的同时,还应该讨论儿童在标准化测试中无法衡量领域的进步情况;对儿童的游戏、学习、社交和自我照顾的表现进行结构化和非结构化的观察;与照顾者或老师进行关于儿童家庭或学校的常规顺序进行访谈;发育史、教育史和医学史;以及对有关的医疗或教育记录的回顾都是评估过程中同样重要的组成部分。

证明文件中有几个常见的问题。虽然通过再次评估来记录儿童的进步肯定是很重要的,但作业治疗师需要知道再次测试的时间。短时间内的重复测试可能会产生练习效应,这应该避免。如果作业治

疗师对此时间段不能确定，他们应该查看使用者的指导手册，手册经常会提供此类信息。另一个问题是使用常模参照测试。当儿童长大时，对照组的儿童也会成长，所以即使儿童有进步，结果可能也会比对照组缓慢。当出现这种情况时，作业治疗师应该在文件中讨论儿童从入院时的进展情况，并与年龄相关的正常组进行对比。案例7.1阐述了本章中提出的很多概念。

（四）计划干预项目

标准化测试的第三个目的是计划项目。标准化测试提供有关儿童功能水平的信息以及帮助作业治疗师确认治疗介入合适的起点。最常见的是标准参照测试广泛适用于教育背景以及包含的工具，如夏威夷早期学习档案（Hawaii Early Learning Profile，HELP）、婴幼儿和儿童的评估与项目编写系统以及学校功能评估。标准参照测试在以下章节中有更详细的描述。

（五）评估项目结果

作业治疗师逐渐被要求记录其干预措施的有效性，不仅是个人的，也是项目层面的。当一些儿童参与了类似的干预项目，并且使用标准化工具来评估状态变化时，这些数据可以被合并和分析，来提供项目的结果数据。这些数据可以用于项目发展和改进，并支持必要资源的分配来继续项目。

二、成为合格的测试使用者

这里提供的大量技术信息可能会使学习实施标准化测试的前景看起来令人胆怯。然而，可能的测试者可以采取具体的步骤，确保他们对测试的实施和评分是可靠的。这些步骤可帮助测试者正确地解释测试结果，从而为每名儿童的能力提供有效的代表。在框7.1中总结了成为一名合格的标准化测试使用者的步骤。

（一）选择适合的测试

作业治疗师的第一步是决定采用哪项测试或学习哪项测试。儿科作业治疗师使用标准化测试涉及广泛的年龄段和作业活动领域中不同的表现技巧。测试者必须决定哪些测试最有可能满足其工作环境的评估需求，以及在该环境中服务的儿童。例如，在早期干预环境中工作的作业治疗师可以使用

贝利婴幼儿发展量表或者儿童生活功能量表-计算机适应性测试（Pediatric Evaluation of Disability Inventory-Computer Adaptive Test, PEDI-CAT）。在幼儿园工作的治疗师可以使用 Miller 功能和参与量表（Miller Function and Participation Scales, M-FUN）或 Peabody 发育运动量表（Peabody Developmental Motor Scales, PDMS-2）。在学校环境中工作的治疗师可以使用学校功能评估，学校版本的运动和过程技能评估（the School version of the Assessment of Motor and Process Skills, School AMPS），或 Bruininks-Oseretsky 运动能力测试（Bruininks-Oseretsky Test of Motor Proficiency, BOT-2）。诸如 PEDI-CAT 或学校 AMPS 等工具可以在多种环境中使用。框7.2总结了选择测试时应考虑的事项。作业治疗师通过确定患者的需求、时间、空间、费用和治疗师的资格来选择测试。

许多标准化测试评估更专业的功能领域，如感觉统合与实践、视觉运动统合的发展测试或感觉概述。测试者可以咨询其他治疗师，确定哪些测试在环境中是最常用的。此外，他们应该检查所评估儿童的特征，确定哪些测试是最合适的，并查阅目前关于评估实用性的研究发现。有些儿童可能无法遵守标准化的测试程序。作业治疗师评估儿童的行为、认知、粗大功能或因注意力不足导致限制完成标准化测试的所有程序，可通过经常调整步骤（可能影响结果）或通过父母报告来获得评估结果。

一些标准化测试提供了具体的指导、指南或规范，可用于患有各类残疾的儿童。例如，PDMS-2提供了如何使测试适用于视力障碍和脑瘫儿童的案例说明。Bayley 婴幼儿发展量表和感觉概述为一些临床团队提供了规范数据。婴儿运动技能量表（Assessment of Infant Motor Skills, AIMS）在创建量表时包括早产儿或先天畸形婴儿，以及足月出生的和没有特别诊断的儿童。PEDI-CAT、粗大运动功能评估（Gross Motor Function Measure, GMFM）和SFA是评估残疾儿童的功能和参与度的测试示例。PEDI-CAT测量儿童执行特定功能任务所需的照顾者帮助和环境改造水平。PEDI-CAT，评估残疾儿童的独立性水平和表现质量，这些儿童的残疾可能会妨碍他们以普通的方式执行任务。GMFM是标准参考测试，测量脑瘫儿童完成粗大运动活动的组成部分。它提供了设计干预方案评估小增幅变化的必要性。SFA评估儿童在功能性任务的表现，即小学项目中在学业和社交部分的参与支持。

案例 7.1　Katelyn

Katelyn 是一名 5 岁半的幼儿园学生,由幼儿园老师推荐进行作业治疗评估,因为她注意到 Katelyn 学习写字有困难;她笨拙地拿着笔,在纸上很用力地写字。在操场上,她很难跟上同龄人,经常摔倒,表现得很不协调,并且学习新的运动技能有困难。她的精力水平比较差,很容易被平常的教室活动压垮,经常情绪爆发,影响完成作业和学生互动的能力。

作业治疗师 David 与 Katelyn 的父母进行交谈,发现 Katelyn 在婴幼儿时期接受过物理治疗,因为她肌张力较低,发育里程碑缓慢。父母担心她在一年级时应对增加作业的能力以及她在社交上被其他儿童接受的能力。

David 考虑到 Katelyn 的年龄(5 岁半)和关注的领域(粗大运动、精细运动和社交适应),选择使用标准化测试,他决定使用 PDMS-2 以及临床观察 Katelyn 的姿势、肌张力、力量、平衡、动作计划、手部使用、手的偏侧性、注意力、问题解决能力和视觉能力。他要求 Katelyn 的老师完成学校功能评估,提供关于其学校相关的功能性行为表现的信息。另外,他让 Katelyn 的老师完成学校环境下的感统评估量表,以确定感觉处理问题是否导致 Katelyn 的运动迟缓。

测试结果

Katelyn 的测试被安排在上午,从而可以避免由疲劳和饥饿带来的影响。她参加测试的状态很好,即使很多挑战项目中她需要鼓励。在测试最后,她抱怨疲劳,但是 David 相信他获得了 Katelyn 运动功能的代表性样本,并且她的得分是可信的。

在 PDMS-2 中,Katelyn 获得粗大运动的商为 81,处于她年龄的 10%。精细运动的商为 76,处于她年龄的 5%。在粗大运动中,对球的掌控技能是相对力量的区域,但她在平衡活动和包括单双脚跳跃、跳绳和跳跃的活动中有困难。在精细运动领域中,Katelyn 使用静态的三指捏握住铅笔,如果书写任务具有挑战性,她会转化为全手抓握。基于此次测试中少量的视觉运动,视感知能力是一种优势,但涉及速度和灵巧度的任务有困难。

David 发现 Katelyn 总体肌张力较低,尤其是肩胛带和手部,但总体来说,肌肉力量有点低。Katelyn 的肌耐力也很弱。在她应对测试材料和环境变化时,对运动计划的困难显而易见。她很难想象其他的方法以完成对她有挑战性的任务,并且需要指导才能完成任务。

根据 Clark 老师对测试项目的反馈,David 得到了关于学校功能评估的功能性信息。在娱乐活动、使用材料、衣服管理、书写任务以及任务表现或完成情况的项目上,Katelyn 获得了低于年级水平的临界点,其他项目的分数都在年级水平的预期范围内,在记忆和理解、遵守社会公约和自我照顾意识上有优势。

在感觉处理量表中,得分显示 Katelyn 在视觉、听觉和躯体意识上有明显差异,该量表证明通过环境刺激,她很容易被压垮。

观察和建议

根据 Katelyn 在 Peabody 运动发育量表(PDMS-2)中的得分,她在粗大运动功能中有轻微迟缓,而在精细运动功能上有轻度到中度的迟缓,尽管 David 相信 PDMS-2 很好地说明 Katelyn 在最佳的情况下可以做些什么(即不被打扰的环境、个人的注意力和鼓励、最大限度地取得成功和减少挫折来安排任务)。他还认为这不代表是在普通的一天中可以看到的表现水平。

在课堂上,David 观察到 Katelyn 避免运动活动,她快速地完成了书写和画画的活动,导致了最终作品质量较差。她的学习物品杂乱无章,需要多次提醒才能完成任务,当无法完成任务时,变得沮丧。学校功能评估结果显示她对任务的表现为精细和粗大运动的协调和任务组织都低于年级水平的预期。

David 会见了教师、心理学家、校长和父母,确定行为计划。学校功能领域可以在课堂上制定目标,哪些技能可以确定为功能结果,从而促进合作、解决问题。在合作解决问题时,团队制定了为期 6 个月的远期目标:

- 给予坐位支持,Katelyn 在规定时间内完成书写任务,75% 的时间不需要口头提示。
- 给予坐位支持,Katelyn 使用 80% 的时间完成 85% 的字母书写。
- 在口头提醒下,Katelyn 在上课时间内保持整洁的桌面(桌面上没有任何多余的物品,桌子内物品存放整齐),90% 的上课时间。
- Katelyn 将会与同龄人参加适龄的操场活动,在休息 20 分钟后,80% 的时间不会摔倒或者不需要休息。

小组决定 David 将向 Clark 老师提出建议,在课堂上做了一些修改和活动,以提高 Katelyn 的成功率,提高其运动技能。团队成员还合作设计了策略和常规顺序,可用于学校和家庭,以改善 Katelyn 的任务表现、感官反应、组织和管理学校日常任务的能力。

David 提供了一把更适合 Katelyn 的椅子,并让她以最佳的姿势来进行书写。他为 Clark 老师提供了适当活动的想法,指导 Katelyn 新的运动技能以及解决她感官需求的方法。David 向 Katelyn 的父母提供家庭活动建议来提高她的力量和肌耐力(如骑自行车和游泳)并就如何提高 Katelyn 的精细功能提供了具体的方案。他也同意 Clark 老师可以进行定期的非正式询问。他同意在学期末安排重新评估,从而团队可以决定进一步的干预计划和下一学年的课程计划。

总结

标准化测试,特别是 PDMS-2、学校功能评估和学校感觉统合评估学校表，为 David 对 Katelyn 的评估提供了有用的框架，并提供了有关力量和困难领域的具体信息。David 利用他的临床观察和从各种来源收集的信息来推荐他认为有益、有效且相对容易执行的干预措施，标准化的分数有助于他发现 Katelyn 在精细和粗大运动功能方面的问题，测试项目提供的活动揭示了 Katelyn 在执行运动任务时所面临的挑战。然而，如果 David 简单地只依赖标准化的测试分数，他不可能获得由他的决策过程制定干预方案的知识广度。此例说明了标准化测试和其他数据收集方法在得出儿童干预需求和服务提供的模式的意义和现实结论方面的重要作用。

框 7.1　成为合格测试使用者的步骤

1. 学习测试指导手册。
2. 观察有经验的测试者；讨论观察。
3. 练习使用测试进行操作和评分。
4. 查阅有经验的测试者的意见。
5. 准备实施和评分的提示卡。
6. 准备测试环境，并确保测试环境的设置符合指导手册的要求。
7. 咨询有经验的测试组关于测试的解析。
8. 定期复查测试内部统一。

框 7.2　选择测试需要考虑的内容

- 儿童年龄和测试适用的年龄阶段。
- 需要评估的表现区域和测试项目的覆盖区域。
- 实施测试所需时间和可用的空间。
- 实施测试所需的所有材料的可用性。
- 治疗师的能力水平。
- 测试的心理测量。
- 测试费用。
- 在线或个人管理。

关于测试的信息，参考其他来源是可行的。第二十版心理测量年鉴和第九版测试由测试专家撰写商用标准化测试的出版说明和批评性评论。这些资源也可以通过大多数大学图书馆系统在线使用。此外已发表的儿科作业治疗师相关测试的信度或效度已出现于作业治疗文献中。参见本书附录，了解作业治疗中常用的评估列表。

了解测试的临床实用性　为了选择合适的评估量表，作业治疗师必须了解测试的优缺点。作业治疗师使用以下问题熟悉所选的测试。

- 它提供了什么重要信息？
- 通过其他技术收集哪些需要的信息？
- 对于哪些儿童起作用，而对于哪些儿童是不佳的选择？
- 能应用于有特殊需求的儿童吗？是否可以评估需要评估的内容？
- 在评估相同的行为领域方面有更好的测试吗？
- 对项目计划或项目评估有帮助吗？
- 测试需要多久？需要什么材料？给儿童做这个测试可行吗？
- 提供测试需要什么资格？
- 空间、材料和时间有什么要求？
- 标准化评估是否评估作业活动的趣味性？

持续的对话是确保标准化测试过程满足使用测试的儿童、家庭、治疗师和服务机构需求的重要途径。儿科作业治疗师也使用之前收集的定性和定量数据作为经验证据来确定并选择最合适的评估。这是评估过程中的一个步骤，因为所选择的评估被作为结果方法来确保干预有效。

重要的是，作业治疗师寻找标准化评估（框 7.3），这些评估可以给干预计划提供信息，并测试儿童参与有意义事件的能力。因此，评估可以衡量作业表现（如学校 AMPS、游戏性测试、SFA 和参与及感觉环境问卷）有助于了解作业治疗干预的有效性。

（二）学习测试

一旦决定实施哪项测试。作业治疗师需要学习测试。这是通过多个步骤完成的。首先，作业治疗师需要通过阅读指导手册来理解测试的结构。其次，作业治疗师观察并实践操作方法，以确保有正确的设置和环境，并能胜任使用指导手册中指出的材料和测试过程。

1. 了解测试结构　学习测试指导手册来获得评估知识、了解实施步骤和心理测量特性的细节以及确定此评估是否适合儿童和（或）临床环境是非常重要，为了学习目的，鼓励学生或作业治疗师创建一份"评估情况表"供快速参考。该情况表包括作业治疗师需要的基本信息，以确定哪种量表最适合评估儿童或青少年的作业表现。作业治疗师应全面详细地阅读测试指导手册，并在整个实施和解释阶段参考该手册。

框7.3　评估情况表

- 名字/版本
- 目的
- 适用人群
- 标注不适合使用的人群
- 评估类型：常模参照标准参照
- 评估方法（测试机制？）：访谈观察表现
- 效度
- 信度
- 治疗性框架
- 完成所需时间
- 成本和资源
- 使用者资质（认证和培训）

除了实施和评分技术，作业治疗师还检查测试的技术特征，密切关注标准样本的大小和组成、可靠性系数、数据核实和测试的计划人群。测试者决定是否可以在不影响结果的情况下，为有特殊需要的儿童改变标准化的实施步骤。作业治疗师如果决定改变标准化步骤，应如何报告和解释分数。

2. 观察实施测试　学习测试的下一步是观察有经验的测试者实施测试。如果可能的话，作业治疗师会讨论测试的实施过程、评分和对测试结果的解释。一次观察可能就足够了，但是，观察几次不同年龄和能力儿童的测试实施可能会有帮助。观察是学习其他测试者如何处理测试实践的能力（如安排测试材料、排列项目顺序、处理意外事件、解决行为问题）。与测试者讨论关于解释儿童表现，对于获得和理解如何将观察到的行为转化为结论和建议也非常有帮助。此外，许多测试现在都有在线视频来学习正确的操作方式。作业治疗师如果不是从出版商或开发商的网站上获得，他们会根据自己的判断来选择可靠和有信度的视频。

3. 练习实施测试　这些准备活动完成后，学员练习实施测试。邻居的孩子、朋友或亲戚可以被招募为"试验对象"。测试几个年龄与测试对象相同的儿童是一种良好的方法。测试儿童而不是成年人，因为儿童提供了临床人群产生的机制、行为和操作问题的真实性（图7.1）。

每位测试者都应该考虑哪些调整对于有效地实施测试是必要的。在许多情况下，测试指导手册太大、太难操作，以至于在测试过程中需要帮助，评分表并没有提供足够的关于实施和评分标准的信息。测试者已经开发了很多方法来满足这一需求。一种

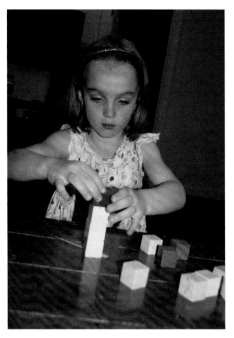

图7.1　儿童完成PDMS-2中精细运动项目

常见的方法是准备一张提示卡，测试者在卡上记录操作和评分的具体标准，包括为儿童阅读说明。这可以通过制作一系列的笔记卡，在记分表上写上颜色代码，或者形成一个包含实施信息的记分表来完成。

（三）选择和准备最佳的测试环境

测试环境应符合测试指导手册的规范说明。通常，手册规定需要一间光线充足、不受视觉或听觉干扰的房间。如果没有单独房间，屏风或房间分隔器可用于分隔房间的一角。适当的测试设置示例如图7.2所示。

测试应该安排在儿童能够达到最佳表现的时候。对于年幼的儿童，应向照顾者咨询一天中进行测试的最佳时间，以便测试过程不会影响午睡或进食。在安排评估时应考虑到大龄儿童的学校活动或其他活动。例如，刚从课间休息或剧烈体育锻炼中恢复的儿童，可能会降低对粗大运动测试活动的耐力。

测试环境应该在儿童到达之前准备好。应使用适合儿童身形的家具，能使儿童坐在桌子旁，双脚平放在地板上，舒适地够到桌子上可以使用的用品。如果儿童使用轮椅或其他适应性座椅，则应使其在测试期间坐在自己的设备中。婴儿或幼儿通常最好坐在照顾者的膝上，除非测试项目另有其他规定。测试者将成套测试工具放在自己容易拿到并开始的地方，而不是儿童能看到或接触到的地方。通常，测试者椅子旁边的低椅子是放置测试工具的好地方。

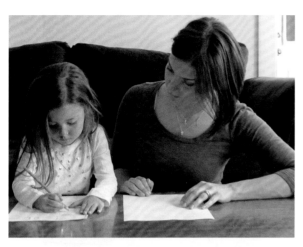

图7.2　儿童完成第二版Bruiniks–Oseretsky运动能力测试的视觉运动部分

（四）实施测试项目

最重要的是，测试者必须熟悉测试，因此他的注意力可以集中在儿童的行为上，而不是实施测试的机制上。这是准备工作的重要部分，如果测试者不能仔细观察儿童回答的质量，很多有价值的信息可能会丢失，因为他必须把精力放在寻找测试材料或查阅测试手册上。此外，幼儿的注意广度可能很短，测试者必须能够充分利用儿童能够参加活动的有限时间。

对测试的熟悉程度还使测试者在必要时改变活动的节奏。测试者与照顾者进行访谈或记下笔记时，可以给儿童短暂的时间来玩耍、吃零食或上厕所。大多数标准化测试在项目设置的顺序或安排上有一定的灵活性，而了解测试的测试者可以利用这个优势。有时，由于儿童的疲劳、行为或时间限制，测试不能完全在一次中进行。大多数测试提供了在两段时间中进行测试的指导原则，在开始测试之前，施测者应该熟悉这些指南。

（五）实施标准化评估的准备和技能发展

作业治疗师需要发展技能，以确保具有实施标准化评估的能力。准备是最佳测试情况的关键。一些评估严重依赖访谈技能，如加拿大作业表现量表（COPM）和儿童作业自我评估（Child Occupational Self-Assessment, COSA），而其他的则基于观察，如学校AMPS。短期儿童作业概况（Short Child Occupational Profile, SCOPE）是一个半结构化的访谈和观察量表，使用评估儿童表现的评分标准。在使用评估之前，作业治疗师必须首先培养扎实的访谈和观察技能。访谈和观察是实施标准化评估的基本技能。请回顾第5章与访谈技能相关的自我治

性使用和第6章观察和活动分析。

1. 访谈策略　访谈是了解儿童参与作业活动时的作业表现和参与程度的主要来源之一。儿科作业治疗师与儿童、父母/照顾者、教师和（或）与儿童一起工作的其他成年人进行访谈。这是作业治疗师了解儿童和父母对其能力、家庭日常和价值观看法的机会，以及在个人程度上确定和讨论问题。一些评估是基于访谈的，因此作业治疗师需要接受培训，策略性地提出问题和追问信息。从访谈中获得的信息通常更深入地探索和了解儿童及家庭的文化和愿望。它还用于与儿童和家庭建立治疗关系和联系。

（1）使用以访谈为基础的评估：作业治疗师可以利用基于访谈的评估来获得必要的信息。COPM、COSA和学校环境访谈（school setting interview, SSI）是提供评分量表的半结构式访谈示例。每种方法都力求了解儿童和家庭的观点，并可用于5岁或6岁儿童的所有发育阶段。然而，有些8岁以下的儿童可能无法确定日常活动中的困难，因此当儿童无法表达自己的想法和担忧时，对父母或照顾者进行访谈，以引出他们的担忧并获得其观点。Kramerand等发现，4岁的儿童可以表达对自己能力的看法。COSA指导手册提供了采访幼儿以听取其观点的技巧。

半结构式访谈让作业治疗师了解儿童和家庭重要的作业活动。访谈过程在儿童和家庭之间发展了一种伙伴关系，以确定儿童日常活动中的困难。在使用评估之前，作业治疗师解释了访谈过程和原因，与儿童和家长建立融洽的关系。作业治疗师可以决定在访谈过程中做笔记，让儿童和照顾者知道他们将使用笔记提醒他们访谈过程中的重要方面；他们要求可以做笔记。作业治疗师学习同时做多件事情，他们在观察儿童玩耍的同时采访父母，并可能将观察纳入探究性问题中。为了有效地进行多任务处理，作业治疗师会熟悉问题和遵守指示所需的表格。提示卡可以帮助缺乏经验的作业治疗师更流畅地进行访谈和观察。

（2）访谈策略：Taylor建议在进行访谈时遵循15条人际关系准则。

- 营造一个保密保护环境。
- 表现出负责任的态度。
- 评估脆弱点和敏感点。
- 将患者引导至过程并请求同意。
- 重新措辞、重新排序和创造性提问。
- 发现和尊重患者的界限。

- 善于倾听。
- 对患者反应的回应（非语言地和语言地）。
- 治疗反应。
- 不为访谈持续时间或问题道歉。
- 作为情感浮标来带入和行动。
- 了解何时停止。
- 重新引导说话太多或者无关紧要话题的患者。
- 注意并阐明内容上的歧义不负责任的评论和矛盾。
- 总结、寻求反馈并建立宽慰。

当访谈在一个舒适和支持性的环境中进行时是最有效的，这可以让儿童和青少年从父母或照顾者的角度提出不同的观点。在保护性环境中，作业治疗师可以表现出一种负责任的态度，例如表现出自信、坚决和情感上自我保护的特点，因此可以减少一些儿童和他们的父母的紧张及焦虑。详细内容参考第 5 章 Taylor 的意向性关系模式。

当与儿童，特别是年幼儿童交流时，作业治疗师使用符合儿童理解水平的语言，这可能要求他们重新表述问题或答案。这有助于更好地理解，让儿童知道作业治疗师已经听过他说的话。另外，儿童的回答会引导作业治疗师提出更深入的探究性问题。探究性问题的使用要谨慎，因为这可能会使儿童或照顾者暴露出他们的弱点。作业治疗师对阅读提示保持敏感，因此，他们可以发现并尊重儿童和其家庭的界限。框 7.4 提供了更多关于访谈儿童和青少年的提示。

值得注意的是，作业治疗师在访谈过程中评估情绪反应和行为，以及使用印象和直觉为指导停止访谈。当遇到儿童或照顾者表现出攻击性行为、言语敌对或情绪持续时间过长等情况时，作业治疗师可能会停止访谈，并在另一时间重新安排访谈。

2. 有技巧的观察　从访谈中获得的信息通常基于儿童、父母/照顾者或教师的看法；因此，对作业治疗师进行观察行为的培训是很重要的。观察从作业治疗师与儿童见面的那一刻开始，贯穿整个评估过程（参见第 6 章）。作业治疗师使用观察技能来评估儿童的作业表现。作业治疗师通过评估儿童的作业表现、分析参与该作业活动所需的技能以及检查支持或阻碍他们表现的环境因素来运用临床推理；进一步探索对参与作业活动的影响。观察可以通过基于观察的评估来完成，也可以通过观察处于缺少结构化的环境中的儿童来完成，例如，让儿童在尽可能多的习惯或支持的环境中自由玩耍或参与他们喜

框7.4　与父母、年长儿童和青少年的访谈策略
1. 当访谈过程开始时，首先明确与患者访谈的目的，这些目的对他们都是有意义的。 2. 在整个访谈过程中，对患者生理和情感需求保持敏感。 3. 通过提出开放式问题促进互动，并引导患者坐到可以充分参与会话的位置。 4. 通过仔细询问，试图了解患者对自身价值观和文化信仰的看法。 5. 在做笔记时仔细规划，最好是在访谈后或当患者参与另一项活动时（如父母照顾儿童的需求）。 6. 在方法上保持积极的态度，在提供给患者信息时保持现实。 7. 在整个访谈过程中保持灵活性，对患者的问题和对信息的需求做出敏感的回应。如果不能回答问题，让他了解并制订计划来找到所需的信息。 8. 使用有效的语言和非语言沟通技巧。通常非语言交流可以超过语言信息。 9. 避免使用治疗和医学用语。如果使用技术性术语，确保对他们进行充分解释。 10. 自身的治疗运用，表现出尊重和同理心。

欢的作业活动。

（1）使用基于观察的评估：以基于观察的评估为例，本体感觉综合观察（comprehensive observations of proprioception, COP）用于指导作业治疗师在儿童进行自由游戏时观察儿童的行为和感觉运动能力。它包括四个区域，17 个项目供治疗师观察。这四个方面包括肌张力和关节运动、行为表现、姿势运动控制和运动计划。作者建议治疗师至少有 2 年的临床经验，并接受简单的培训，可靠实施 COP。COP 的发现旨在补充而不是取代儿科实践中常用的本体感觉标准化措施。

（2）观察策略：一般来说，儿科作业治疗师需要提高观察技能，以收集有关儿童表现的数量、质量、频率和持续时间的客观数据。有关观察的更多细节见第 6 章。Dunn 提出熟练观察是作业治疗实践的基本工具之一，进行熟练观察所需的关键能力有：① 不干扰事件发生的自然情境；② 注意支持或限制儿童表现的生理及社会环境；③ 记录儿童可观察的行为及中立项目。在评估过程中熟练观察时，作业治疗师应选择客观的记录程序，以便收集准确可靠的数据。作业治疗师和其他团队成员使用对儿童表现的直接观察来为干预提供信息，并定义可测量的结果。他们通过收集可靠数据监测儿童的进步。

对于如何在自然情境中对儿童表现进行熟练观察，作业治疗师应持有一种谨慎的态度。如果观察者没有观察儿童的经验，他可能无法辨认儿童的关键行为或行为模式，以及这些行为在任务和环境要求范围内的意义。儿童作业治疗师应向专业的临床医师寻求帮助，帮助儿童作业治疗师锻炼自身的观察技能。

（六）对情境及环境的考虑

如图 7.3 所示，作业治疗过程发生在不同的情境和环境中。情境和环境这两个术语在文献中可以交替使用，目的是反映在情境及环境中影响到个体作业表现的变量。

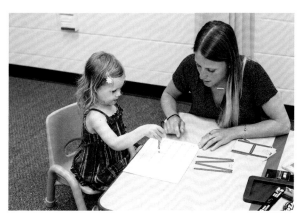

图 7.3　作业治疗师在学校环境中评估儿童

《作业治疗实践框架：领域与过程》第 3 版将环境称为外部物理环境和社会环境。外部物理环境包括学校、在操场上玩耍或使用工具。社会环境则包括亲子关系或同龄群体。情境包括文化、个人、时间和虚拟维度，这些维度是与个体相关的情况。例如，Olson 和 Esdaile 发现，城市环境和社会支持可以不断影响和塑造母亲的照顾活动和亲子动力。Fisher 和其同事认为，物理环境的特征影响儿童的发展、活动和参与。此外，随着科技越来越普及，儿童使用电脑完成作业的可能性也越来越大，因此他们可能没有需要手动完成家庭作业的儿童拥有的实践经验。在评估过程中，作业治疗师在了解儿童的作业概况并分析他们的作业表现时，应考虑背景和环境因素。儿童选择玩耍和从事的活动反映了内部和外部的影响。

三、标准化测试的种类与测评

标准化测试的种类通常被分为自我测评、常模参照测试和标准参照测试。每一种测试都有特定的目的。对于作业治疗师来说，最重要的是了解测试的目的以及如何为自己的个案选择最合适的测试方式，以此对儿童的作业概况进行测评。

（一）自我测评

作业治疗师通过自我评量的方式了解个案之前的评估结果。自我评量有标准化的过程，但是并没有一个标准或准则可以用来比较结果。作业治疗师遵守指导性的标准化过程收集数据，并在不同时间段比较结果。两种常见的自我测评形式是基于访谈的测评与基于观察的测评。基于访谈的测评有 SSI，基于观察的评量有 Kawa 模式。

（二）常模参照测试

通过对大量儿童（通常为数百或更多）进行测试来发展常模参照测试。该组儿童称为常模样本、常模或者平均值。进行常模参照测试时，测试者会将被测儿童的表现与常模样本进行比较。常模参照的目的就是确定个案表现与常模样本平均值之间的相关性。

测试开发人员通常会在测试开发时收集来自不同地区、不同种族以及不同社会经济地位的儿童，以最近的美国普查资料作为基准，该常模样本可以代表美国人群。通常来说，常模样本指无发育迟缓或其他问题儿童的发育情况，虽然部分测验的临床样本数量比较少，但是只要能明确分辨正常发育儿童与发育迟缓儿童即可。

常模参照测试强调一个或多个行为领域。如果此测试评估多个领域，则每个领域通常具有一个或多个子测试。例如，BOT-2 评估了四种综合运动表现：精细手部动作控制、手部动作协调、身体协调、肌力以及灵活度。各测验项目将会挑选可以代表这些综合领域内的技能。此外，测验的器材与活动要与儿童熟悉且有代表性的活动整合在一起。儿童在单个测试项目上的表现不如整个子测试或整个领域的评分那么重要。然而，作业治疗师必须观察儿童在每个项目上的动作质量和动作特点，这些定性的观察配合标准分数可以为作业治疗师提供更为完整的个案情况。

常模参照测试在测试和评分上有标准流程表。测试时治疗师必须遵守此流程表，尽可能让每次测试都与常模样本相似，从而能和常模样本做公正比较。

有时由于测试儿童的特殊需求，测试者必须将标准测试流程做出相应调整。例如，有视力障碍的儿童在使用剪刀时，可能需要测试者的手动引导；患有脑瘫的儿童可能需要帮助稳定肩部和上肢来抓住蜡笔。如果对标准流程进行了更改，测试者必须在评估报告中指出这一点，被测个案的标准分数也无法与常模作比较。

　　常模参照测试具有独特的心理测量学特点。统计学家对它们进行了分析，以获得分数分布，平均分及标准分。这样做是为了实现标准参照测试的主要目标：分数与规范样本的可比性。初发展的测试项目会比确定下来的测试项目多。通过初步试验，将不同年龄和（或）能力的儿童进行统计学上的区分辨别，决定选择和部分删除的项目。测试项目的挑选并非与基本的功能性技巧相关。因此，大部分常模参照测试并不会将测试表现与特定目标或干预目标联系起来。

（三）标准参照测试

　　相比之下，标准参照测试旨在评估儿童特定活动的能力。术语标准参照指的是将儿童的表现与特定标准或特定技巧的表现水平进行比较。标准参照测试的目标是确定儿童能够和不能完成哪些技能，从而提供干预的重点。通常，标准参照测试的内容详细，并且在某些情况下可能涉及特定的行为或功能目标。标准参照测试的目的是测评儿童在特定任务上的表现，而不是将儿童的表现与其同龄人的表现进行比较。

　　许多发育量表已经过实地测试，然后作为标准参照测试出版。HELP 是一个很好的例子，旨在为出生到 3 岁、3～6 岁的儿童评估其发育情况。它包含了粗大运动、精细运动、语言、认知、社交情绪与自理能力等各大领域的大量项目。每个项目都与具体的干预目标相关联。例如，如果儿童无法通过精细运动的 4.81 项目，即用剪刀剪纸，夏威夷早期学习资料的活动指南中会列出一系列干预方法。活动指南提供了与评估项目相关的，适当发展活动的想法。框 7.5 和框 7.6 列出了该项目的测试流程表和相关干预活动。

　　测试流程和评分可能会或者不会在标准参照测试中标准化。夏威夷早期学习资料在各项目中都有标准化的测试和评分流程。相比之下，学校功能评定是一个基于判断的调查问卷，由一名或多名熟悉儿童学校表现的学校专业人员完成。评估工具提供了评估儿童在每个项目上表现的标准。鼓励学校专业人员合作确定评级，并将这些评级作为设计干预计划的基础。图 7.4 显示了各活动表现的分级级别。许多标准参照测试采用检查列表的形式，其中没有

框 7.5　夏威夷早期学习资料测试和评估流程：4.81 项——用剪刀剪纸（23～25 月龄）

　　定义：儿童随机剪纸的一角，一次剪一刀，而不是连续性的剪纸动作。

　　观察机会举例：

　　附带事件：在儿童使用玩具或者洋娃娃准备茶会时，可能可以观察到。示范在纸质餐垫边缘剪出边缘并请儿童提供帮助。结构性环境：使用硬纸和安全剪刀，在儿童面前沿着纸张边缘在不同位置剪三刀作为示范，并夸张地做出手的开合动作。将剪刀递给儿童并邀请他剪一刀。让儿童自行探索剪刀的使用方式（如果孩子有兴趣），并在儿童需要帮助的时候，将剪刀放在他的手中。

　　评分：从纸的某个地方开始剪，一手拿纸，另一手拿剪刀（同样可在本章前言中看到此得分注释）。

经允许引自 Parks, S. (2006). Inside HELP: Administration and reference manual for the Hawaii Early Learning Profile. Palo Alto, CA: VORT Corporation.

框 7.6　夏威夷早期学习资料测试和评估流程：4.81 项——用剪刀剪纸：活动指导建议

儿童用剪刀剪，一次剪一刀，而不是连续剪。
1. 让儿童用小型的厨房夹子拾取物品，练习开合动作。
2. 让儿童使用带有圆形尖端的儿童剪刀。
3. 通过将手指和拇指放在剪刀握柄上示范。
4. 将剪刀放于合适的位置。将儿童的前臂放与半旋后位置（即拇指向上）。让儿童将其拇指穿过顶孔、中指穿过底孔。如果儿童的手指很小，请让儿童将食指和中指穿过底孔。随着经验的增加，儿童会调整自己的手指。
5. 让儿童开合剪刀。必要时握住儿童的手进行帮助。
6. 让儿童剪纸条，并将其用于艺术作品的边缘进行装饰。
7. 儿童可用的不同类型的剪刀，如手柄上带有加强橡胶涂层的剪刀；可以和儿童同时抓握的双重握柄剪刀；左手剪刀；有专业钩子的剪刀。根据需要适当使用不同类型的儿童剪刀。

经允许引自 Furuno, S., O'Reilly, K.A., Hosaka, C.M., Zeisloft, B., & Allman, T. (2005). HELP activity guide. Palo Alto, CA: VORT Corporation.

指出某一项目取得学分所需的具体成绩。许多作业治疗师设计用于特定设施或环境的测试是非标准化的标准参照测试。

　　标准参照测试不受常模参照测试统计分析的影响。不计算平均分或正态分布；儿童可能通过某一特定测试的所有项目或不通过所有项目，这不会对测试结果的有效性产生不利影响。测试的目的是准

图7.4　行为调节

	1 2 3 4
1. 对自我刺激行为表现出适当的抑制（如抑制撞头或拍手）⋯⋯⋯⋯⋯⋯⋯⋯⋯⋯⋯⋯⋯	1　2　3　4
2. 可以接受日常生活出现非预期改变⋯⋯⋯⋯⋯	1　2　3　4
3. 可受约束，不攻击他人⋯⋯⋯⋯⋯⋯⋯⋯⋯	1　2　3　4
4. 使用非侵略性的语言或是动作⋯⋯⋯⋯⋯⋯	1　2　3　4
5. 在一大群学生中，可以控制自己的行为（如学生食堂和集会）⋯⋯⋯⋯⋯⋯⋯⋯⋯⋯⋯⋯	1　2　3　4
6. 听到有建设性的批评时，可以保持耐心	1　2　3　4
7. 对他人感到愤怒或是感觉被挑衅时，可以使用语言而非肢体冲突进行回应⋯⋯⋯⋯⋯⋯⋯	1　2　3　4
8. 遇到同伴之间的冲突，特别是发生肢体冲突时，可以在必要时寻求成人的帮助	1　2　3　4
9. 在自己受欺负时，可以建设性回应或者处理⋯⋯	1　2　3　4
10. 当学校活动遇到困难时，可以处理带来的挫败感⋯⋯⋯⋯⋯⋯⋯⋯⋯⋯⋯⋯⋯⋯⋯	1　2　3　4
11. 遇到恶霸、恶势力或是陌生人时可以表现出正常的语言和行为回应⋯⋯⋯⋯⋯⋯⋯⋯⋯⋯	1　2　3　4
12. 不需要老师的帮助，可以自己适当处理同伴的冲突或问题⋯⋯⋯⋯⋯⋯⋯⋯⋯⋯⋯⋯	1　2　3　4
教师辅助：⋯⋯⋯⋯⋯⋯⋯⋯⋯⋯⋯⋯⋯	1　2　3　4

被测试者姓名首字母缩写：	行为调节原始得分

活动表现的分级要点

1：没有行为　2：部分行为　3：不一致的行为　4：一致行为

图7.4　学校功能评估中活动表现子分类及其对应分级表（SFA）

确了解儿童可以完成什么，而不是将儿童的表现与同龄人的表现进行比较。这个目标也反映在标准参照测试的开发过程中，通常根据任务分析过程或重要发育里程碑区分，而不是统计有效性来选择测试项目。因此，标准参照测试的具体项目与功能技巧有直接关系，可以作为制定适当的治疗干预目标的起点。

表7.2比较了常模参照测试和标准参照测试的特性。如同表中所述，有些测试同时具有常模参照测试和标准参照测试两种测试的特性。这意味着尽管已经对这些项目进行了统计分析，但它们也反映了适合干预的功能性或发展性技巧。此类测试可使治疗师将儿童的表现与常模样本中同龄人的表现进行比较，并且它们还提供了有关特定活动能力的相关资讯，提供了合适的干预。

Peabody运动发育量表-2就是同时具有常模参照测试和标准参照测试特性的评估测试。尽管

Peabody运动发育量表-2如常模参考测试一样可以使用统计分析，但许多单独的测试项目也可以代表特定干预对象的发育里程碑。虽然学校功能评定主要是标准参照测试，但是各个原始分数的标准分和标准误差仍可以成为美国标准样本的基础。

标准化测试也可以分为以操作为基础的测试或自测。自测从父母、照顾者、教师或治疗师等成年人那里收集有关儿童的表现、行为或参与日常活动和自然环境的数据，这些成年人经常与儿童或儿童本人进行互动。自测的优点是，该分数代表了典型的或通常的行为、表现或参与，基于对孩子在不同时间和地点的多次观察。自测的缺点是，被调查者可能没有仔细阅读或理解测试说明，或者可能根据认为评估者想听到的内容来回答。明确问题和回答者评分标准对自测的质量至关重要。测试开发流程包括从潜在的受访者那里收集数据，以便他们能够提

表7.2　常模参照测试和标准参照测试的区别

特　点	常模参照测试	标准参照测试
目的	个案儿童的表现与常模样本比较	个案儿童的表现与各项被明确定义的活动比较
内容	一般性；通常包括大量广泛的技巧	详细的；可能包含特定的目的和发育里程碑
操作及评分	皆为标准化操作	可能是标准化或非标准化的操作
心理测量属性	分数常态分布；可计算平均值；标准差及标准分数	分数无常态分布；个案可能通过或未通过测试项目
项目选择	依照统计结果选择项目；可能与功能性技巧或治疗目标无关	选择具有功能性或发展重要性的项目；提供有关治疗目标的必要信息
举例	BSID-Ⅲ；PDMS-2；BOT-2；PEDI-CAT	PDMS-2，PEDI-CAT，HELP，粗大运动功能分级系统，SFA

注：BOT-2,第二版布鲁氏动作能力测验；BSID-Ⅲ,第三版Bayley婴幼儿运动发展量表；HELP,夏威夷早期学习资料；PDMS,Peabody运动发育量表；PEDI-CAT,儿童生活功能量表电脑版；SFA,学校功能评估。

供输入，以确保测试内容有意义，项目和流程易于理解。在评估时对受访者进行仔细指导也有助于提高答复的准确性。自测已经开发出来用于发育筛查，如经过修改的第三版年龄和阶段问题，自测也开发出来用于评估参与和功能的各个方面，如学校功能评定、儿童参与娱乐及对活动的偏好评价、儿童青少年参与量表以及儿童生活功能量表电脑版。

四、特征和测试机制

一般来说，评估分为四种类型，每种类型的评估都有其独特的测试机制，所以作业治疗师需要遵守用户手册与指南进行测试。这四种类型包括：基于访谈的评估；基于观察的评估；基于表现的评估；基于自我或家长报告的问卷调查。如前所述，标准化测试有统一的测试及评分流程。这些标准流程可将儿童的测试结果与儿童以前接受测试时的表现进行比较，或与其他正常儿童的测试结果得出的常模进行比较。

标准化测试的特点在于包括描述测试目的在内的测试手册（测试所要测量的内容）。手册应提及测试的预期评估人群。对于儿科评估，通常是指测试所针对的儿童的年龄范围，但也可能涉及特定的诊断或功能障碍的类型。测试手册还包含有关测试的专业信息，如测试发展的信息和标准化过程、常模样本的特征以及在测试发展过程中为建立信效度进行的研究。最后，测试手册还应包含有关测试的测试方式、评分和详细的分数解释等相关信息。

标准化测试的另一个特点是由固定数量的项目组成。在不影响测试执行的标准流程的情况下，不得添加或减少项目。大多数测试都明确项目数量以及相应的数量规则，以确保标准化的测试流程。这些规则可能因测试而显著不同。例如，第二版布鲁氏动作能力测验规定，在每个子测试中，无论儿童的年龄如何，都要对整个项目进行测试。相比之下，第三版贝利婴幼儿运动发展量表有17个测试起点。指导测试者必须对应儿童的实际年龄（如果孩子早产，则为纠正年龄）开始测试，并且依据儿童的表现，给予他更容易或更困难的测试项目。框7.7解释了如何计算早产儿的纠正年龄。

标准化测试的第三个特点是有固定管理规范。固定管理规范是指各个项目与项目数量的测试过程。通常，固定管理规范一词是指每项管理的方式和管理的项目数量。这并非作业治疗师发挥创造力的地方。手册指导应该完成的项目。通常，管理规范规定了要提供的口头指令或演示，指令可以重复的次数，以及允许儿童尝试的次数。在某些测试中，每个项目的指令是直接打印在手册上的，测试者应该在不偏离文字的情况下逐字朗读指令内容。然而有些测试允许测试者拥有更多的教学自由，特别是当测试涉及身体活动时（图7.5）。

五、评分方法

标准化测试也有固定的评分指导原则。评分指导原则通常伴随着管理指导原则，并指定儿童的表现必须是达到何种要求，才能获得该项目的评分。根据项目的性质，可以使用文本、图片或图表来描述

框7.7　计算生理年龄和纠正年龄

　　许多标准试验要求实验者在数据测试中精确地计算儿童的精确年龄。计算实际年龄和纠正年龄的方式如下。

计算生理年龄

　　第一步，测试数据和儿童的生日数据都记录在下表中。

	年	月	日
测试日期	99	6	15
出生日期	95	3	10
生理年龄	4	3	5

　　测试日期减去正确的儿童出生日期从右开始（日期表），日、月、年。在上述例子中，在测试这一天，儿童的生理年龄是4岁3个月5天。

　　常规年龄计算中如果生理年龄的日期是15或者小于15，那么月上的数字就不变。所以在上述例子中，儿童的年龄显示为4岁3个月或者4-3。如果生理年龄中日期是在16～30，那么月的数字加1。如果上述儿童的年代年龄为4岁3个月16天，那么其生理年龄将表示为4岁4个月或者4-4。

　　有时，从测试日期中减去出生日期需要借用。

	年	月	日
测试日期	99	6	15
出生日期	95	10	22
生理年龄	3	7	23

　　从日期表格开始。如果不从月借用，那么15就不能减去22，必须要借走一个月并加在日列。一个月等于30天，在日列中，30天加15天，总计是45天。45减去22，剩余23天。来到月列中，一个月已经被借走用于日列，则剩余5个月。因为5不能减去10，年列必须借出一年。一年等于12个月；所以12加5，总计为17。17减去10，

剩余7个月。来到年列，一年被借用到月列上，剩余98。98可以减去95，剩余3年。

　　所以这个儿童的生理年龄为3岁7个月又23天。如前所述，使用舍入计算，月份加1，得出生理年龄为3年8个月。

计算矫正年龄

　　矫正年龄用于早产的儿童更正预产期和实际出生日期之间的差异。通常而言，一直到儿童2岁都需要矫正年龄，不过通常也是因人而异。考虑到40周妊娠期作为一个完整周期，矫正数为出生时的实际妊娠周与40周足月妊娠周的差值。因此，30周妊娠期出生的婴儿早产了10周。许多业内人员认为，妊娠期在36周或者37周即为足月；因此大于或者等于36周胎龄的婴儿不需要再做矫正年龄。因为在如何以及何时使用矫正年龄方面存在一些差异，对于作业治疗师来说，明智的做法是学习其计算流程并且在计算矫正年龄时坚持此准则。

　　如果预产期和出生日期都已知晓，从预产期减去出生日期就可以得到精确的早产数据。

	年	月	日
预产日期	98	9	20
生日日期	98	6	12
—		3	8

　　此例婴儿早产3个月8天。为了计算矫正年龄，从生理年龄减去早产的数值。

	年	月	日
生理年龄	1	1	25
早产	—	3	8
—		10	17

　　婴儿的矫正年龄为10个月17天或者当四舍五入，11个月。

传递性能。BOT-2测试项目的管理和评分指南如图7.6所示。在这个例子中，给儿童的指令是用粗体打印的。包括项目通过分数的标准、错误回答的示例、试验次数和项目完成所允许的时间。此例（图7.6）描述了如何呈现项目以及什么构成了及格分数，并包含了及格行为的图表。

（一）得分类型

　　标准化测试有几种不同的评分方式。评分方式包括Z值和T值，离差智商（intelligence quotient, IQ）

得分、发展指数得分、百分位数和年龄当量。这类得分大多基于正态分布和标准差。因此，首先了解集中趋势和变异性的正态分布和度量是很重要的。

　　1. 集中趋势和变异性的度量　人的特性都以正态曲线（或钟形曲线）的分布表示（图7.7）。大多数常模参照测试的性能模式也遵循此曲线。大多数人分布在中间部的得分，而顶端或低端得分的人数逐渐减少。描述性统计提供了一组成员在正常曲线上的位置信息。两种类型的描述统计分别用于集中趋势的度量和变异性的度量。

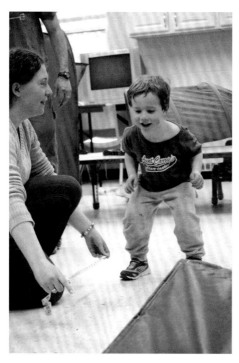

图 7.5　治疗师准备布鲁氏动作能力测验第二版的跳远项目测试儿童

集中趋势的度量指示一组或样本儿童分布的中间点。集中趋势最常用的度量是平均值，即样本所有分数的总和除以分数。集中趋势的另一种度量是中位数，它只是分布的中位数。分数的一半在中位数以下，一半在中位数以上。当分布中出现偏高或极高分数时，中位数是集中趋势的首选度量。

变异性指标决定了群体的表现与平均值的偏离程度。变异性指标用于计算标准化测试中使用的标准分。与集中趋势一样，变异性指标也来自方差和标准偏差的正态曲线。讨论的两种可变性指标是方差和标准差。

方差是得分与均值的平方偏差的平均值，换句话说，它衡量的是一个样本中平均个体的得分与群体平均值的偏离程度。

标准差（standard deviation, SD）是一个重要的数，因为这是计算很多标准分数的基础，在正态分布（图 7.7）中，68% 的人得分分布在 1 个平均值以内（±1SD）；95% 的人得分分布在 2 个平均值以内（±2SD）；99.7% 的人得分分布在 3 个平均值以内

项目 8　在平衡板上脚跟接脚尖站立

试举次数	原始分数最大值
2	**10 秒**

设备
平衡板
目标
秒表

步骤
- 被测试者惯用脚站在平衡板上，非惯用脚站在地上
- 被测试者将手放在髋关节上
- 被测试者向前迈一步，将非惯用脚放在平衡板上，后脚的脚尖触碰到前脚的脚跟并目视目标
- 只有在被测试者没有获得最高分的情况下才进行第二次测试

评分
- 记录被测试者保持正确姿势的秒数，精确到十分之一，最多 10 秒
- 10 秒后停止测试，或者，如果被测试者不能保持脚跟至脚尖，或者不能保持双手放至髋关节，或者在踏步时从平衡板上摔下来

实施
将任务告诉被测试者，然后，说：
用脚跟接脚趾的方式站在平衡板上，直到我告诉你停为止。
准备好了吗？开始。
当被测试者达到正确的姿势时开始计时。10 秒后或者被测试者破坏了正确姿势时说：
停止。
如果被测试者 10 秒内没有获得最高分，开始第二次测试。如果有需要的话，重新复述任务，然后说：
我们再试一次。

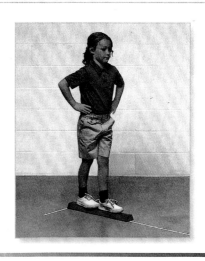

图 7.6　Bruininks-Oserstsky 运动能力测试 2，子测试 5，项目 8 实施和得分规范

（±3SD）。得分分布中,均值为22分,标准差为4分,5分中有3分在均值1个标准差范围内(22±4;得分范围为18～26),5分均在均值2个标准差范围内(22±8;得分范围为14～30)。然后,SD决定得分在正态曲线上的位置。通过显示样本的可变程度,标准差揭示了得分与平均值之间的距离。

2. 标准分 标准化测试中使用的主要标准分是Z值和T值。Z值是通过将个人得分的平均值除以标准差来计算。第一个得分的负值表示Z值低于测试的平均值,而第二个得分的正值表示Z值高于平均值。通常,Z值小于或等于-1.5认为表示测量区域的延迟或不足,尽管这可能会有所不同,具体取决于测试。

T值是由Z值得出的。在T值分布中,平均值为50,标准差为10。所有T值都有正值,但由于T值分布的平均值为50,任何小于50的数字都表示分数低于平均值。由于T值分布的标准差为10,37.50的第一个得分略高于1个标准差,低于平均分。第二个65分比平均分高出15分,即1.5标准差。

标准化测试中常见的另外两个标准分是偏离分数和发展指数分数。离差智商得分的平均值为100,标准差为15或16。这些是从斯坦福比奈或韦氏儿童智力量表（Wechsler Intelligence Scale for Children, WISC）等测试中获得的智商分数。在这些测试中,智商分数低于平均值（70和68智商）认为有认知障碍,智商得分高于平均水平（分别为130和132）的人认为是天才。

其他标准分数包括发育测试中使用的发育指数分数,如PDMS-2和婴幼儿发育的Bayley量表（第三版）。与离差智商分数一样,他们的平均值为100,标准差为15或16。接受发育心理指数分数为2个标准差的儿童在一个或多个技能领域中,低于平均水平（指数为68或70）的人需要补偿服务。在很多情况下,进行发育指数得分低于-1.5标准差（指数分为85）的儿童也可推荐参加作业治疗服务。

3. Rasch得分 Rasch得分来源基于Rasch方法的评估,如SFA、PEDI-CAT和学校AMPS。使用Rasch方法开发的测试工具必须满足几个假设。评估结构（如日常生活活动）可以表示为一个连续的函数,评估涵盖从依赖到独立的所有可能的能力范围。工具（或工具的个体量表）评估表现的一个特性（或结构）,每个项目代表一个被测特征的样本,该量表提供了与被测者样本无关的项目难度估计值,以及与被测者具体项目无关的个人能力估计值。

Rasch模式从最简单到最困难生成测试项目的层次排序,根据顺序观察创建项目的线性比例。项目在每个功能区域内沿连续系统排列,个人的表现可以根据项目的难度来评估,而不是对照一个标准样本。项目的排名建立了预期的项目掌握模式;该模式预测,在连续系统中更难的项目只有在更容易的项目被学习之后才能被确定。因此,实施使用Rasch方法开发的评估工具的作业治疗师通常可以假设,最合适的干预目标是通过患者成功完成项目上方的项目和（或）技能。作业治疗师可以进行干预,并直接从儿童观察和（或）报告的表现和参与提出建议。

4. 百分位数和年龄当量 另外两个常用的分数是百分位数和年龄当量。这些不是最严格意义上的标准得分,因为它们是直接从原始分数计算出来的,而不是通过统计得出的集中趋势和变异性的测量。但是,它们表明儿童相对于标准样本的表现。

百分位分数是指标准化样本中得分等于或低于原始分数的人所占的百分比。例如,百分位数为60,表示标准化样本中60%的人得到的分数等于或低于第60百分位对应的原始分。使用百分位数的测试通常由手册中的一个表,根据该表,原始分数可以转换为百分位数。这些表通常表明在哪个百分比的排名表现认为有缺陷。虽然百分位等级分数可以很容易地计算和理解,但它们有一个明显的缺点:在整个得分分布中,百分位等级的大小并不相等。在分布的中间,百分位等级之间的距离比在分布的末端要小得多;因此,将得分从第50百分位提高到第55个百分点所需的努力要比将分数从第5个百分点提高到第10个百分点所需的努力少得多（图7.7）。因此,得分范围较低的儿童功能表现的提高可能不会反映在该儿童达到的百分位数中。其他标准分数在衡量得分分布最末端的儿童表现变化时更加敏感。

年龄当量是指原始分数在第50百分位的年龄。年龄当量通常用年和月表示,如4-3（即4岁3个月）。这是父母和照顾者很容易理解的数值,他们可能不熟悉测试概念或术语。但是,年龄当量有明显的缺点,虽然可能提供了儿童整体发展水平的总体概念,例如,一名4岁的儿童的功能相当于2.5岁水平。年龄当量可能是几个发展领域的平均分,有些可能在4.5岁,有些可能在1.5岁。因此,儿童表现的可变性高,可能不能反映典型的2.5岁儿童的表现,年龄当量仅表示在第50个百分位上表现的同龄儿童将获得的分数。在其年龄的正常范围内表现但得分低于第50个百分位的儿童将获得低于其年龄的年龄

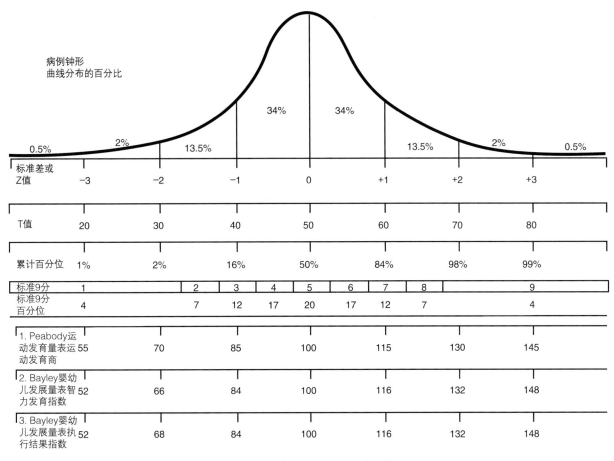

图 7.7 正态曲线和相关标准分数

当量分数。这可能导致父母或照顾者错误地认为孩子有发育迟缓。那么,年龄当量是一种标准分数,有助于理解儿童的表现,但在心理测量上最不健全,可能会产生误导,只能谨慎使用。

(二)心理测量

标准化评估必须具有信度和效度。测试开发人员有责任提供此类信息,作业治疗师有责任使用这些工具来处理标准化测试中与其信度和效度相关的技术问题。

1. 信度 在经典测试理论中,假设测量误差,所以测试得分反映真实得分和测量误差。当研究人员开发测试时,他们需要对可靠性进行检验,以确保其接近真实得分,并将测量误差降至最低,因此了解信度是建立在特定群体还是样本中是很重要的。

测试的信度描述了一个人在两个不同的场合用不同的项目或在其他检查条件下测试时获得得分的一致性或稳定性,例如,给儿童做了一个测试,得到50分,2天后再做同样的测试,得到75分,那么这个测试的可靠性是有问题的,这两个分数之间的差异称为检验误差方差,这是两次测试之间的表现随机波动的结果。由于情绪、疲劳或动机等因素的变化,在任何测试情况下都会出现一定量的随机误差方差。误差方差也可能由环境特征(如光线、温度或噪声)引起。但是,重要的是,由施测者的变化或由测试本身的特点引起的误差方差最小。对获得得分的信心要求测试在多次管理中具有足够的可靠性,并且误差方差低。

一般来说,建立信度的方法有多种,并在手册中介绍,包括重测信度(也称为稳定性信度)、评分者间信度、分半信度。

在测试手册中,信度得分通常以相关系数(r)或科恩卡帕系数(k)表示。它们用于检查测试在不同的时间(测试-再测试),或由不同的评分者(评分者间),或测试的子测试之间(分半)。

大多数标准化测试评估两种或三种形式的可靠性。在儿科标准化测试中最常用的三种信度形式是:① 重测信度;② 评分者间信度;③ 测量标准误差(standard error of measurement, SEM)。

(1)重测信度:重测信度是一项测试随时间变化

的稳定性的测量。它是通过在两个不同的场合对同一个人进行测试而获得的。在评估儿科测试的重测信度时,两次测试之间的时间间隔必须很短,以尽量减少两次测试之间发生发展变化的可能性。然而,两次测试之间的时间间隔不应太短,而使儿童可以回忆第一次测试过程中使用的项目,从而提高其在第二次测试过程中的表现,这也称为学习或实践效应。

在测试开发过程中,重测信度是对样本的一个亚组进行评估。该亚组的大小和组成应在手册中说明。两次测试得分之间的相关系数是重测信度的度量。重测信度系数高的测试更有可能产生随着时间的推移,相对稳定的得分。也就是说,它受随机误差方差的影响比低重测信度系数的测试小。当使用低重测信度系数的测试时,施测者不太相信所得到的分数是儿童能力的真实反映,如果在一天中的不同时间或完全不同的环境中对儿童进行测试,可能会得到不同的结果。

以197名儿童为研究对象,在2周内(平均6天的重测间隔)进行了两次重测信度(稳定性)的评定,以评价Bayley婴幼儿发展量表运动量表的重测信度(稳定性)。精细运动量表的总稳定性系数为0.80,粗大运动量表的总稳定性系数为0.82,运动综合量表的总稳定性系数为0.83。大年龄组的复测稳定性稍高。幼儿的表现往往在短期内有所不同,因为他受情绪、饥饿、困倦等变量的影响很大。50名儿童在一周内用PDMS-2进行了两次重测信度系数的范围为:2～11月龄的儿童精细运动商0.73,粗大运动商为0.84;12～17月龄的儿童精细运动商0.94,粗大运动商为0.93。评估感觉处理测量(sensory processing measure, SPM)的重测信度,此为5～12岁儿童在家庭和学校环境中感觉处理、实践和社会参与的评定量表,77名正常发育中儿童的照顾者和教师在两周内完成了两次测量,相关系数在0.94～0.98。这三个重测信度从好到极好的例子是评估儿童感觉处理和运动能力的典型例子。幼儿快速多变的发育和练习效应是随时间推移对测试稳定性产生负面影响的两个因素,测试对于评估儿童的进步或干预效果至关重要。

(2)测试者间信度:测试者间信度是指两名独立的测试者在同时为同一名儿童评分时获得相同分数的能力(图7.8)。测试者间信度通常在测试开发过程中在样本的子集上进行测量。这通常是通过让一名评分者实施和评分测试,而另一个评分者观察并在同一时间完成评分。从两个评分者评分中计算

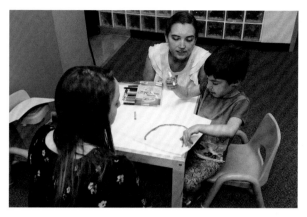

图7.8　两名治疗师对同一名儿童进行相同的测试

出的相关系数是测试者间信度系数。在测试中评估者间信度尤为重要,因为评分可能需要测试者做出一些判断。在测试手册中,它通常由科恩的kappa或测试者之间的相关系数(interrater correlation coefficient, ICC)表示。

虽然很多测试项目的评分标准都是针对大多数测试的,但评分在一定程度上取决于个人判断,不同的测试者之间可能会出现评分差异,一个具有较低的评分者间信度系数的测试,特别容易受到不同评分者评分差异的影响,即可能会实施和评分标准的表述不够明确,要求测试者对几个项目做出判断。或者,这可能意味着测试项目要求的回答过于宽泛或模糊,以至于不能精确评分。

M-FUN的测试者间信度是通过让两名测试者使用为标准化版本的测试开发的评分说明来对29名儿童在M-FUN上的表现进行评分来评估的。一名测试者进行操作并评分,而第二名测试者进行独立观察并评分。视觉运动的相关系数为0.91,精细运动的相关系数为0.93,粗大运动的相关系数为0.91。此外,第二方面的评分者间信度,即决策一致性,也需要被评估。决策一致性是指测试者在确定儿童在平均范围内或低于平均范围内的表现时的得分一致程度。因为标准化测试经常被用评估儿童获得服务的资格,所以了解不同的检查者是否能够一致地识别出儿童是否有障碍是很重要的。在M-FUN中,视觉运动决策一致性是96%,精细运动为97%,粗大运动为93%,对M-FUN的测试者间信度研究结果表明,测试者可以对儿童的表现进行可信的评分,并根据得到的分值对是否存在障碍做出可靠的判断。

使用略微不同的方法评估PDMS-2的测试者间信度。从标准样本中随机选择60个完整的试验方案,由两名测试者独立评分。得出的相关系数为:

粗大运动的混合得分为 0.97, 精细运动混合得分为 0.98。应注意的是, 这种确定信度的方法不是基于对儿童表现的两个独立观察, 而是基于对已完成的评分方案的审查。因此, 与测试者解释和应用评分标准确定个别项目分值的方式有关的潜在错误没有得到解决。这可能导致虚假的评分者间信度系数。在类似于视感知觉发育测试 (第二版) 这类测试中, 得分是基于儿童反应的书面记录, 其评分者间信度非常好。当两个人完成了 88 项视感知觉发育测试 (第二版), 测试者间信度为 0.98。

测试者可以对他们经常使用测试的测试者间信度施加一定的控制。测试者在学习新的标准化测试时, 最好应与更有经验的同事一起审查测试者间信度, 然后开始在临床环境中对儿童进行测试。此外, 与正在实施相同标准化测试的同事定期审查评分者间信度也是一种良好做法。在后面的章节中, 我们将更详细地讨论一些评估测试者间信度的简单方法。

对于自我报告测试, 测试者间信度通常不是评估心理测量完整性的一个有意义的指标, 因为每个为测试提供信息的人都是基于特定环境中了解儿童独特的需求和感知。然而, 由于不同的测试者可能会在类似的结构上对儿童进行评估, 所以在评分之间应该有一些一致性, 称为交叉评分一致性, 是评估工具效度而不是信度的指标。例如, 在感觉处理评估中, 照顾者 (家庭) 和教师 (学校) 评分之间的一致性从平衡和运动的系数 0.31 到计划和概念的系数 0.55 不等。这些代表中等到高相关性, 但低于基于表现的测试的最低评分者间信度的标准。这些结果对于基于情境的工具是可接受的, 反映了根据在日常生活中观察儿童的情况收集关于其从事日常生活任务、活动和作业能力数据的重要性。

(3) 可接受的信度: 关于重测信度和测试者间信度的最低可接受系数, 尚未达成普遍一致。在确定可接受信度系数时, 评估信度的背景、测试类型和分数分布是可以考虑的一些变量, 一些测试者使用的标准是 0.80。

并不是所有的测试都有重测或测试者间信度系数达到 0.80 的水平。较低的系数表明分值有更大的变异性。当测试者使用信度系数低于 0.80 的测试时, 分数必须非常谨慎地解析。例如, 如果一项运动发育测试的子测试有重测信度为 0.60, 那么使用它来测量随时间变化的测试者必须知道第一次和第二次测试之间的明显变化的一部分是来自测试误差方差的结果。

当综合测试中有个别子测试具有较低的信度系数时, 一般不建议报告各个子测试的标准分数。通常, 整个测试的信度系数远高于个别子测试的信度系数。原因之一是信度随着测试中的项目增加而增加。由于子测试的项目比整个测试的项目少, 因此它们对单个项目的表现或评分波动更敏感。当出现这种情况时, 最好定性描述子测试的表现, 而不是报告标准分数。

标准分数可以是总分, 也可以是综合分。在决定如何报告各个子测试和测试的分数之前, 测试者应查阅测试手册中的有关于信度的信息。指导手册中报告的重测信度和测试者间信度系数是根据情境以及在测试发展过程中使用的条件估计的, 当儿童在不同的环境中测试或当测试者有不同的训练水平和经验时, 可能会有所不同。

(4) SEM: SEM 是一种统计方法, 用于计算个体测试分数的预期误差范围。在没有练习或疲劳影响下, 基于一个人如果同时进行几次相同的测试, 可能获得得分范围。显然, 这是不可能的; 因此, SEM 是一个理论结构。然而, 它是个人得分中可能出现的误差方差的一个指标。

SEM 为个体测试分数创建了一个正态曲线, 得到的分数在分布的中间。儿童在分布中间得到分数比在最末端获得分数可能性更大。SEM 是基于测试的标准差和测试信度 (通常是重测信度)。当为测试计算 SEM, 其值就会加到儿童获得的得分上进行加减法。因此给出了该儿童的期望得分范围, 称为置信区间。SEM 对应于正态曲线的标准差, 正态分布中 68% 的分数落在均值两侧 1 个标准差内, 95% 的分数落在均值两侧 2 个标准差内, 99.7% 的分数落在均值两侧 3 个标准差内。同样, 儿童在其两侧的 1 SEM 内得到分数的概率是 68%; 在其两侧的 2 SEM 内得到分数的概率是 95%; 在其两侧的 3 SEM 内得到分数的概率是 99.7%。

当评估两个得分之间的差异时, 对 SEM 的考虑尤其重要 (如当儿童随着时间在治疗上取得的进步时需要被评估)。如果两个测试分数的可信区间重叠, 则认为发生了一些变化从而可能是不正确的。例如, 一名儿童在 9 月份接受测试, 得到的原始分数是 60 分, 在次年 6 月份再次接受了同样的测试, 得到了 75 分的原始分数。比较这两个原始分数似乎表明儿童有了很大的进步, 但是, 分数应该根据 SEM 5.0 来考虑。使用 95% 置信区间 (95% 置信区间在获得分数的两侧为 2 SEM), 第一个分数的置信区间为

50～70,第二个分数的置信区间为 65～85。

通常,测试指导手册报告了 95% 置信区间。由前面的方程可以看出,当测试的标准差较高或信度较低时,SEM 增大。较大的 SEM 代表儿童的可能得分范围更大(即更大的置信区间),因此错误可能程度更大。这意味着测试者缺少信心,在测试中儿童获得的分数代表该儿童的真实得分。

2. 效度　效度是测试所测内容的延伸度。例如,对于测试者来说,了解精细运动发育测试评估的是精细运动技能,而不是粗大运动或认知功能,这是很重要的。测试的效度必须根据测试的用途来确定。例如,精细运动发育测试作为评估精细运动功能的标准可能是非常有效的,作为评估视觉运动功能标准,它的有效性较低,作为评估粗大运动功能的标准,它的有效性也较低。

测试指导手册中所报告的效度信息是在测试开发过程中获得的,此外,在测试商用之后,临床医师和研究人员继续评估效度并公布其验证研究的结果。这些关于测试效度的信息有助于测试者对标准化测试的正确使用做出决策,四类效度分别是结构相关效度、内容相关效度、效标效度和 Rasch 分析。

(1) 结构相关效度:结构相关效度是测试评估理论结构的程度。儿科作业治疗师经常评估的结构包括精细运动功能、视觉感知功能、自我护理技能、粗大运动功能以及在家或者学校的功能性表现,这章将会讨论一些确定结构相关效度的方法。

建立结构效度的一种方法是调查一个测试在不同的个体中的区分程度。例如,发育性测试(如 Bayley 婴幼儿发展量表、PDMS-2、BOTS-2)可以区分大小年龄儿童的表现。年龄大的儿童应该比年龄小的得到更高的分数,提供了随年龄增长而发育进步的明确证据。由于此类测试旨在区分正常发育中的儿童和发育迟缓的儿童,特定诊断类别的儿童得分应低于没有明确显示障碍的儿童。

因素分析可以作为建立结构相关效度的另一种方法。因素分析是一种确定测试项目之间关系的统计程序。在运动功能测试中,包括粗大运动项目和精细运动项目,因素分析将确定项目相关性最强的两个因素,一个主要由粗大运动项目组成,另一个主要由精细运动项目组成。Pfeiffer 及其同事进行了孤独症儿童的感觉环境和参与问卷(Sensory Environment and Participation Questionnaire, SEP-Q)的探索性因素分析。SEP-Q 评估父母的观点对感觉环境参与影响以及他们支持家庭和社区环境参与所做出的努力。探索性因素分析结果表确定双因子模型分别为家庭和社区比例提供最佳适合度,此外,两个分量表的内部一致性很高;Cronbach's alpha 在家庭量表中的范围为 0.82～0.87,在社区量表中的范围 0.87～0.91。因素分析确定了 SEP-Q 测量的子量表的效度,作业治疗师可以解释在这些量表中测试孤独症儿童的结果。这种评估现在称为参与感觉环境问卷(Participation and Sensory Environment Questionnaire, PSEQ)。

建立结构相关效度的第三种方法需要在干预前后重复进行一次测试,例如,对一组儿童进行视觉感知功能测试,然后进行集中于提高这些功能的干预,之后用相同的测试对儿童进行重测分析得分的差异,得分提高支持了测试是评估视觉感知技能的论断,并提供了结构相关有效性的证据。

(2) 内容相关效度:内容相关效度是指测试项目在某种程度上对行为范围进行准确抽样。例如,要测试儿童的自理能力,要求儿童进行每一种可能的自理活动是不切实际的。所以必须将自理活动的样本纳入测试,并根据所选项目得出儿童能力的结论。测试者必须有信心充分展示自我照顾技能,以便对儿童的自我照顾技能做出准确的结论。测试指导手册应显示作者系统分析了被测领域的证据。内容有效性是通过该领域专家对测试内容的审查确定的,他们达成了一些一致意见,认为内容实际上是被测量的行为领域的代表。

(3) 效标效度:效标效度是指一项测试能够预测一个人在其他评估或活动中的表现。为了建立效标效度及与标准相关的有效性,测试分数根据一个标准进行检查,这是测试设计用来预测结果的独立评估。效标效度的两种形式是同时效度和预测效度。

同时效度描述了测试分数如何反映当前的表现。测试与标准之间的关系程度用一个相关系数来描述。大多数效度相关系数在 0.40～0.80;0.70 或更高的系数表示一次测试的表现可以预测第二次测试表现。

在测试开发过程中检查同时效度,以确定新测试与评估相似结构的现有测试之间的关系。例如,通过比较儿童对学龄前儿童残疾量表(Pediatric Evaluation of Disability Inventory, PEDI)所获的分数,建立了学校结果(School Outcomes Measure, SOM)的同时效度。作业治疗师或物理治疗师可以使用 SOM 来记录儿童在学校环境中的表现和参与情况。PEDI 与 SOM 有类似的项目，评估了儿童在家中和社区中的日常活动的表现。PEDI 广泛地调查了大量地身体或认知障碍。五位物理治疗师收集了 44 名同时具有身体和认知障碍的学龄前儿童的数据，其中 4 名治疗师完成了 SOM，1 名治疗师完成了 PEDI 检查，以尽量减少治疗师收集学校和家庭数据的潜在偏见。相关系数分析了 SOM 与 PEDI 子量表得分之间的关联强度。Spearman 的相关系数在 PEDI 与 SOM 子量表之间的子量表范围在 $r_s = 0.53$ 和 $r_s = 0.92$，支持同时效度。这表明 SOM 可以用来评价学校环境下的运动表现。

与同时效度相比，预测效度确定了当前测试和未来评估表现之间的关系。建立预测效度的过程比建立其他形式的效度要长得多，因为第一次测试和第二次测试之间通常要经过几年的时间。通常预测效度在一个测试已经使用了好几年之后，它才会有很好的文档记录。

Barbosa、Campbell 和 Berbaum 研究了婴儿运动表现测试（Test of Infant Motor Performance, TIMP）的预测效度。他们研究了出生后不久使用 TIMP 预测婴儿 12 个月时的结果。使用从特殊护理中心招募的 96 名高危婴儿的样本，这些婴儿归类为发育迟缓、脑瘫或根据阿尔伯塔省婴儿运动量表的评分和医生的临床判断，在 12 个月时是具有代表性的。13 周时的 TIMP 评分对 12 个月时的所有婴儿进行了正确的分类。两个项目，手口接触和指物被认为高危脑瘫儿（即脑瘫儿童的高度准确的预测因素没有指物或手至口的动作）。

关于效标效度的最后一点：测试与标准评估比较的意义取决于测试的质量与标准的质量。由于没有一个校标效度的单一评估标准提供了测试效度的确凿证据，因此应进行多次调查。重要的标准化评估在公布后要进行广泛的效度评估。结果信息有助于测试者决定测试结果在何时和给谁使用是有效的。

总之，效度是一个重要但有时难以理解的概念，它取决于测试研发者、测试使用者和该领域专家的判断。重要的是要记住，有效性不是绝对的，在一个环境或一组儿童中有效的测试可能对其他用途无效。测试使用者不能断定测试是为商业发行而开发和发布的，因此它就是普遍有用和适当的。测试者必须应用其临床知识和经验、正常和异常发展的知识，以及在决定测试结果是否是评估儿童能力的有效方法时，对儿童个人情况的了解。

（三）解释测试得分

作业治疗师利用测试属性、患者因素和背景因素以及临床推理技能的知识，根据获得的标准分数得出儿童的表现结论。除了测试指导手册中规定的指导原则和解释标准，测试者还考虑了其他几个方面解释具体儿童测试分数时的因素。作业治疗师在考虑以下问题后解析测试结果：

- 儿童对测试情况的反应有多典型或多具代表性？
- 如果儿童在测试过程中没有表现出最佳状态，那么是什么影响了儿童的表现？
- 评分是否与照顾者、教师或其他专业人员的观察或报告一致？
- 作业治疗师所获得的测试得分与其他专业人员的标准化或非标准化测试结果或之前的测试结果有多接近？
- 可能存在差异的原因是什么？
- 测试中使用的哪些策略在组织、激励或促进儿童的最佳表现方面特别有效或无效？
- 所实施的测试是否提供了儿童作业表现和参与情况的完整描述，或者是否需要额外的测试、观察或访谈？

当家长观察测试时，作业治疗师会询问家长儿童的表现是否具有代表性。家长在测试过程中对儿童表现的判断可以包含在调查结果报告中。作业治疗师还检查儿童如何与其他专业人员或在其他环境中进行不同的测试。例如，儿童在需要移动的任务上的表现可能不同于那些涉及语言的任务。了解儿童表现更好的情况可以显示儿童的优势或干预策略的领域。作业治疗师分析不同环境中的表现需求或期望，特征和提供给儿童的环境支持；对儿童行为的容忍程度；以及儿童在不同发育或表现领域的能力（当多个学科评估同一儿童时可以确定）。

评估和讨论处理策略的有效性可以提供重要的信息来增加测试结果和建议。这些观察和发现可能会影响对测试分数的解析，并提供对儿童需求的了解。

最小临床重要性差值和最小可测变化值　当使用标准化评估时，作业治疗师根据指导手册解析测试结果；然而，测试结果是否根据变化分数来证明干预的有效性有时并不明显。如果不是指导手册中明确说明了如何解释分数的变化时，作业治疗师可能会怀疑这种变化对儿童和（或）父母是否有意义。

在临床试验研究中,研究人员使用统计分析来确定显著性差异。然而,在临床实践中,研究确定的显著变化可能并不等同于或被认为对儿童、父母或治疗师有意义或重要。因此,确定从入院到出院之间有临床意义的变化是作业治疗师职责的一部分。以下内容讨论了常用的两个概念:最小临床重要性差值(minimal clinical important difference, MCID)和最小可测变化值(minimal detectable change, MDC)。

MCID 的定义是在患者认为有益的利益领域中得分上的最小差异,在没有麻烦的不良反应和过高的成本的情况下,要求改变患者管理的利益领域的最小差异。用来检测儿童中对儿童或其父母和照顾者有益和有意义的最小变化。这种变化可以通过治疗师评估儿童的表现或儿童及其父母报告的结果来评估。在临床实践中,作业治疗师利用 MCID 来建立治疗目标。

例如,Iyerand 和同事进行了一项研究,建立了住院儿科康复机构的 MCID 分数。他们要求作业治疗师回顾 1～19 岁儿童和青少年的 53 份病史。然后,根据检查病史,作业治疗师使用 Likert 量表和视觉模拟量表评估患者在入院和出院期间的功能状态是否发生了重要变化。由于 PEDI 是常规检查,并在病史上报告,所有与 PEDI 相关的信息都被删除了。他们发现,所有 PEDI 量表的 MCID 在 6～15 分,所有量表的 11 分(0～100 分)的变化分数是 PEDI 的 MCID;由此治疗师认为在住院康复期间有意义的最小变化。他们建议作业治疗师在住院康复服务中与儿童和青少年及其家庭一起工作时,以 PEDI 的 11 个变化点为阈值,制定干预目标并确定有意义的变化。

与检验临床重要差异的 MCID 不同,MDC 指的是超出测量范围的测试分数之间的最小变化;最小变化表示干预前后的真实变化,这不是由使用任何结果评估时的测量误差造成的。换句话说,在使用 MDC 时,作业治疗师可以证明测试分数的变化是干预效果的表现,而不是测量误差。可替换使用的类似术语是最小可测差异、最小可测变化和最小可检测变化。这表示两个测试之间的实际变化,不太可能是由测量中的偶然变化造成的。

为了计算 MDC,作业治疗师可以使用 95% 或 90% 可信区间。例如,当使用 95% 可信区间(MDC95)时,公式为 $MDC95 = 1.96 \times \sqrt{2} \times SEM$。事实上,作业治疗师可以在任何给定评估的 SEM 可用时计算 MDC,无论是在已发表的文章中还是在手册中。当

计算出 MDC,作业治疗师就会将其作为参考,以确定测试得分的变化是否真实反映了干预的效果。

使用标准化测试的作业治疗师应该知道一项测试包含多少测量误差,以便可以估计每个儿童的潜在表现范围。目前,报告标准化测试结果的趋势是设置可信区间,而不是作为个人得分。有几个测试,如 Bayley 婴幼儿发展量表、M-FUN 和 BOF-2,包括子测试或量表分数的可信区间,以便测试者可以确定每位儿童潜在的得分范围。Bayley 认为,“可信区间还可以提醒我们,测量误差在所有测试分数中是固有因素,观察到的测试分值只是对真实能力的估计”。

六、测试中的伦理思考

在实践中使用标准化测试的儿童作业治疗师必须意识到他们对评估的儿童及其家庭的责任。Urbina 描述了几个与标准化测试相关的伦理问题,包括:① 测试者能力;② 患者隐私;③ 测试结果的表达;④ 文化偏移。

(一) 测试者能力

测试者的能力在前一节中已经详细讨论过了。但是,在这里需要再次强调的是,测试者在实际使用测试之前必须通过测试达到最低的能力水平。除了知道如何去实施和评分测试,合格的测试者应该知道测试的适用人群和目的。即知道什么时候不适合使用标准化的工具。测试者应该能够评估测试的技术优点,并且应该知道这些特点如何影响测试的实施和解析。测试者也应该知道很多可能影响儿童测试结果的因素,如饥饿、疲劳、疾病或注意力分散以及测试的原因或测试者的失误。

合格的测试者只有在考虑了有关儿童的所有可用信息后才能得出关于儿童在标准化测试中表现的结论。这些信息可包括非标准化测试的结果、非正式观察、照顾者访谈以及回顾其他专业人员的报告。在有关儿童的所有信息来源中,将儿童观察到的表现放在标准化测试中是非常重要的;这可确保更准确和更有意义地解释标准分数。

(二) 患者隐私

隐私规则《美国健康保险携带和责任法案》(Health Insurance Portability and Accountability Act, HIPAA)规定,所有接受医疗服务的人都应被告知其

隐私权；他们有权了解其医疗信息，包括应其要求提供副本；以及告知他们所有医疗信息的内容，目的不是治疗或收费。对于未成年儿童，父母或法定监护人必须在开始评估或干预程序之前知情同意。机构有不同的形式和程序来获得同意，测试者必须知道正常程序的设置。知情同意通常以书面形式获得，包括对测试原因的解释、要使用的测试类型、测试的预期用途及其后果（即程序安排或补偿服务资格），以及将发布的测试信息告知家属即将发布。家长/监护人应获得总结报告的副本，并应告知将收到额外副本的人员。如果测试结果或其他信息将用于研究，则必须遵循额外的同意程序。

关于儿童情况的议论应是受到限制的。虽然目的是信息共享和咨询，经常需要和同事讨论一个案例，但是在电梯、餐厅或走廊里随意谈论一名儿童是不可取的。如果有人偷听到了谈话，可能导致违反保密规定。

（三）交流测试结果

评估报告应该用非专业人员可以理解的语言书写，用最少的专业术语。每份报告的语气应该客观，结论和建议应明确说明。参见第8章（评估、解释和目标书写）和第9章（记录内容）。在讨论测试结果时，应考虑接受信息者的特征。

与其他专业人员交谈和与家庭成员交谈需要不同的沟通技巧。当与家庭成员分享评估结果时，测试者应注意家庭的一般教育水平，如果是双语家庭，应该对英语掌握到熟练程度。即使家庭成员有可以接受的英语能力，也最好有一名翻译。通常，英语最熟练的家庭成员担任翻译。但是，由于某些信息的专业性质，这可能不是讨论测试结果的最佳安排。理想的翻译是熟悉该机构及其提供的测试和服务类型，并开发了帮助测试者以易于理解且具有文化意义的方式提供信息的技术。

向家庭成员提供信息时，测试者还必须考虑预期的情绪反应。父母如果听说自己的孩子有发育迟缓，可能会在情绪上受到打击。因此，应该谨慎地交流信息。每个儿童都有自己的长处和特征，所以可以在其整体表现中强调提出他们的长处和特征。测试者也应该避免把儿童的困难归咎于父母，因为大多父母很快会为儿童的问题责备自己。测试者也给照顾者提供机会，让他们就评估和调查结果提出问题。任何讨论的基准都应该是客观但积极的，强调分享信息和共同决定活动计划。

（四）文化考量

主要在白种人中产阶级人群中进行的测试在用于不同文化背景的儿童时可能无效。对于测试者来说，了解可能影响不同文化背景的儿童在标准化测试中表现的因素是很重要的。

没有任何测试经验的儿童可能不理解关于测试的潜在规则。他们可能不理解在规定时间内完成一项任务或遵守测试者指令的重要性，他们可能没有动力去很好地完成任务，因为任务本身对他们没有内在的意义。这些材料或活动可能看上去是互不相关的，或者儿童对测试中使用的各种材料没有经验，所以他们可能不知道如何与他人互动。建立融洽的关系可能是困难的，可能是因为语言障碍，也可能是因为儿童的社交模式和测试者的社交模式的文化不匹配。如果测试者意识到这些潜在的问题，可以采取措施尽量减少可能的困难。

例如，照顾者或翻译人员可以在场帮助儿童放松。照顾者可以询问儿童对各种测试材料的熟悉程度；这些信息可以帮助检查者确定儿童未能完成个别项目是否由对材料不熟悉或无法完成任务所致。照顾者还可以展示如何操作一些项目，特别是涉及身体接触或接近儿童的项目。这可能对儿童的威胁较小。但是，如果进行这些调整，可能违反了标准程序，并且可能不适合计算标准分数。即使如此，该测试也可以提供关于儿童能力的大量描述性信息。

对于来自不同文化背景的儿童，应谨慎使用标准化测试。作业治疗师经常评估来自不同文化或种族群体的儿童，此类儿童在大多数标准化测试的标准样本中代表性不足，他们可能会考虑制定当地规范；在经常使用的工具上，反映了该文化中的儿童典型的表现模式。这些信息有助于对儿童的优势和需求进行更切实的评估。一些研究评估了来自不同国家和（或）不同文化群体的儿童在美国制定的儿科标准化测试中的表现，并确定了测试结果的差异。此外，在各种情况下观察儿童，并与家庭、照顾者和其他熟悉儿童的人交流，对评估过程至关重要。

显然，在实施测试和报告信息时，专业的沟通技巧必不可少。对家庭和文化价值观的认识有助于将儿童的表现置于相关框架中。了解处理敏感和机密信息所涉及的专业和道德责任也极为重要。一个称职的测试者在实施、评分、解析和报告标准化测试的结果时会运用到所有这类技能。

七、标准化测试的优缺点

标准化测试使作业治疗师和其他专业人员能够开发出更科学的评估方法,而使用给定的具有统计学意义的有效分数的测试有助于提高评估过程的可信度。然而,标准化测试并非没有缺点。本节讨论了使用标准化测试的优缺点,并就如何使测试结果更加准确和有意义提出了建议。

(一)优势

标准化测试有几个特点,使其成为儿科作业治疗师评估清单中的一个独特部分。例如,它们通常是众所周知的测试,并且可以商用。这意味着,在测试中治疗师可以在其他练习背景或地理位置中解释和理解儿童在测试中的分数。

标准化测试产生的标准分,让来自不同专业领域的测试者在讨论测试分数时,能够说同一种语言。例如,作业治疗师测试儿童精细运动功能,物理治疗师测试粗大运动功能,言语治疗师测试言语功能。这三项测试的分数都表示为T值。平均T值是50分。该儿童的精细运动T分数为30分,粗大运动T分数为25分,语言T分数为60分。很明显,虽然这个儿童的粗大和精细运动技能都低于平均水平,但语言技能是一个优势领域;事实上,他们高于平均水平。这些分数可由评估小组进行比较和讨论,并可用于确定需要干预的领域和儿童具有优势的领域。

标准化测试可用于监测发育进程。因为他们是按年龄参照的标准,所以与标准样本相比,发育迟缓儿童的进步可以用预期的发育进步来评估。因此,作业治疗师就可以确定接受治疗的儿童是否因为干预而加快了其发育速度。同样,在出院后接受监测的儿童可以定期进行评估,以确定他们是否保持了预期的发育进步率,或者在没有干预的帮助下开始落后于同龄人。

标准化测试可用于项目评估,以确定大多患者对干预措施的反应。标准测试得分可进行统计分析,以评估干预措施的效果。这些数据可有助于循证实践,并提供有关干预计划的优势和劣势方面的信息,可以通过高质量改善过程加以解决。

(二)缺点

标准化测试不能单独作为儿童能力的评估标准。临床判断、非正式或非结构化观察、照顾者访谈以及从其他提供消息的人那里收集的数据都是评估过程中必不可少的部分。这些非结构化的评估程序需要为通过标准化测试获得的数值分数提供意义和解释。

作业治疗师在使用基于表现的标准化测试时会考虑其他几个因素。例如,测试过程中仅提供儿童的行为和能力的简要说明。儿童在诊所进行1小时评估时的表现与他每天在家或学校的表现不同。疾病、疲劳、焦虑、对材料的不熟悉、房间,或者测试者会对儿童的表现产生负面影响。测试者必须对这些可能对儿童表现产生影响的因素保持敏感。

一名合格的测试者可以做很多事情来缓解儿童对测试的焦虑,并确保这种体验不会令人不快。然而,任何测试情况都是人为的,通常不能准确地显示儿童的日常表现。因此,作业治疗师在测试时与儿童的父母、照顾者或老师交谈,以确定观察到的行为是否真正代表了儿童的典型表现,这一点很重要。作业治疗师考虑父母、照顾者或老师在解释和报告结果时对测试背景下的行为的反馈。

标准化测试的另一个问题是测试程序本身的严格性。标准化测试规定了测试项目的实施方式,在很多情况下,测试者必须给出什么样的指导。鉴于这些实施要求,儿童难以理解口头指导(如患有孤独症、听力障碍或注意力缺陷障碍)或缺乏运动控制(如肌肉无力或缺乏协调)的患儿在基于表现的测试中可能处于不利地位。尽管所有标准化测试都没有解决这个问题,但有些测试提供了在非标准条件下进行测试的指导原则,其中一些是专门设计来评估残疾儿童的功能表现和参与,使用基于表现和观察的方法。

必须重申的是,尽管可以改变大多数基于表现的测试的实施程序,以适应儿童的个人需要,但儿童的表现不能用标准分数来表示,测试的目的是为描述儿童的表现提供一种结构化的方式。有关测试程序更改的指导原则,应始终参考指导手册。

总结

与儿童和青少年工作的作业治疗师通常使用标准化测试来评估表现。标准化测试提供的数据有助于解释表现的优势和挑战,评估干预的结果,并设立目标。由于标准化测试要求施测者统一实施测试,他们可以用来比较随时间的推移和与多个测试者所得结果的变化。标准化测试的结果可能支持程序设计，并经常用于评估儿童和青少年的获得资格。作业治疗师通过观察儿童在整个测试过程中的行为获得额外的信息。标准化测试、访谈和观察一起提供了对儿童的优势和挑战的全面看法。

总结要点

- 儿童作业治疗师使用标准化评估：筛选儿童的各种表现或状况；帮助确定医疗或教育诊断；记录儿童的发育、功能和参与状态；帮助规划干预计划；评估计划结果。

- 作业治疗师通过了解基本评估概念、熟悉测试步骤、材料和设置要求、观察他人实施测试、观察教学视频，与团队成员讨论分数的解析，来培养使用标准化测试的能力。准备工作是能力的关键，包括回顾测试手册和练习测试操作。

- 渐进性的评估方式是根据先前的评估结果来评估一个人的表现或认知。它有标准化的步骤，但没有规范或标准来比较结果。常模标准参照测试儿童的表现与标准样本（大龄儿童组）的表现。因此，标准参照测试的目的是确定儿童的表现与标准样本的平均表现之间的关系。标准参照一词是指儿童的表现与标准进行比较，标准参照测试的目的是确定儿童能完成哪些技能，不能完成哪些技能。

- 标准化测试有统一的实施，评分和解释结果的步骤。标准化测试手册包含有关测试目的、年龄和人群、如何实施项目以及为儿童表现进行评分的信息。手册包括测试开发和标准化过程的描述，标准化样本的特征，以及为建立信度和效度所做的研究。

- 测试的信度描述了个人在两个不同的场合用不同的项目或在其他检查条件下测试时获得的分数的一致性或稳定性。效度是测试评估其包含所评估内容的程度。有信度的测试可以用来评估儿童在治疗过程中随时间的变化，并可由不同的治疗师进行。有效度的测试可评估预期结构，使作业治疗师对结果有信心。例如，测试者必须知道，精细运动发育测试可测量精细运动功能而不是粗大的运动或认知能力。

- 标准化测试中使用的主要标准分是 Z 值和 T 值。Z 值是通过从个人分数中减去测试的平均值并除以标准差来计算的。通常，Z 值小于等于 −1.5 视为表示测量区域的迟缓或障碍，尽管这可能会有所不同，具体取决于测试。T 值由 Z 值得出。在 T 值分布中，平均值为 50，标准差为 10。所有的 T 值都有正值，但是因为 T 值分布的平均值是 50，任何低于 50 分数的数字表示低于平均值。在标准化测试中常见的另外两个标准分数是偏差智商分数和发展指数分数。Rasch 分数假设被测结构可以表示为连续函数；工具评估表现的特征（或结构），每个项目代表评估的特征的样本。Rasch 模式生成测试项目从最简单到最困难的分层排序，根据顺序观察创建项目的线性比例。该模式预测连续体中的困难项目只有在更容易的项目被学习后才能掌握。MCID 是对儿童或其父母和照顾者有益和有意义的最小变化。在临床实践中，作业治疗师利用 MCID 来建立治疗目标。

- 伦理测试步骤包括考虑评估的目的；调整步骤以匹配儿童和家庭文化、特征和价值观；调整测试环境；了解测试实施、评分和机制；综合标准化测试、观察和访谈的信息。

第8章

评估、解读与目标书写
Evaluation, Interpretation, and Goal Writing

Susan M. Cahill

问题导引

1. 作业治疗评估的过程是怎样的?
2. 作业治疗师采用什么数据收集方法来进行评估?
3. 作业治疗师如何产生假设和解释评估数据以制定干预目标?
4. 作业治疗师如何书写目标?

关键词

评定	解读	作业表现分析
基准	非标准化评估工具	表现技能
评估	目的	表现模式
评估计划	观察	标准化评估工具
撰写目标	基于作业的目标	自上而下的评估
面谈	作业概况	

一、什么是评估?

美国作业治疗协会(AOTA)将评估描述为确定个人想要及需要做什么、个人目前能够做什么以及什么样的支持和障碍影响了作业表现及参与。

通过评估过程,作业治疗师解决了许多问题,例如,确定将受益于服务的儿童、制定重点治疗目标以及根据具体情况选择最有效的干预措施。正式的评估活动,如评估工具的实施,通常在治疗开始前进行。然而,在治疗刚开始时,评估也不会结束。作业治疗师会不断完善和修改对儿童需求、产生这些需求的原因以及最能支持进步和发展的干预措施的理解。评估是动态持续的过程,它从作业治疗师与儿童会面开始,直到儿童不再需要作业治疗服务时才结束。

与儿童和家庭一起工作的作业治疗师使用临床或治疗推理技能来指导作业治疗评估过程。作业治疗师用于制定决策的临床推理过程被描述为一门艺术和一门科学。1983年,Rogers在Eleanor Clark

Slagle讲座上描述了在作业治疗评估中使用的临床推理过程:

> "临床推理的艺术性,体现在治疗师执行一系列最终导致临床决策步骤的技巧上。它表现为人际交往能力,治疗师可通过这种人际关系邀请他们参与决策、建立信任、解释治疗方案的选择并给予鼓励。艺术性表现在治疗师通过选择问题、非主动的探究信息、表明差异、进行测试和观察表现来收集线索的能力。获取待处理数据的完善程度会影响该数据的信度和效度,从而限制了最终判断的质量……艺术洞察力在结合证据和观点从而使人信服地支持论点方面达到了顶峰,因此也形成了决策过程的闭环。"

本章将提供信息来帮助作业治疗师评估儿科实践环境中儿童和家庭的需求。由于与评估相关的术语具有不同的含义,请参见表8.1,此表涉及本章中所包含术语的定义。

表8.1	与评估相关的术语和定义
专用术语	定　义
评估	收集和解释数据以决定儿童是否会从作业治疗服务中受益的过程。该过程包括对作业活动、表现技能、表现模式、患者个人因素和环境/情境的检查
筛查	用于确定儿童是否将从更全面的评估中受益的过程，以确定作业治疗（或其他服务）是否有帮助
评定	一种用于收集有关儿童、儿童参与的作业活动、儿童的表现技能和方式、儿童的个人因素以及儿童从事作业的环境信息的工具或程序。评估工具和程序可以是标准化的，也可以是非标准化的，可以在筛选、评估或重新评估过程中使用
再评估	正在进行的收集和解释数据的过程旨在完善和修订作业治疗师对儿童的优势、需求和治疗重点的理解

注：经允许引自 Hinojosa, J., Kramer, P., & Crist, P. (2010). Evaluation: Where do we begin? In J. Hinojosa, P. Kramer, & P. Crist (Eds.), Evaluation: obtaining and interpreting data (3rd ed) (pp. 1–20). Bethesda, MD: AOTA Press.

二、评估领域

从事儿童工作的作业治疗师，具有可以评估与作业表现及跨环境参与相关的复杂因素的知识和技能。尽管由于某些操作环境的限制，作业治疗师可能会将评估重点放在特定因素上，但AOTA的作业治疗实践框架概述了作业治疗师在评估期间可以解决的全部问题。作业治疗师在评估过程中可能会考虑的五个方面是作业活动、表现技能、表现模式、患者的个人因素以及环境（或情境）。有关这五个领域中每一个领域的示例请参见表8.2。除了要满足与实践环境相关的要求，作业治疗评估计划还受儿童年龄、发育水平、医疗状况或诊断的影响。在某些情况下，评估计划还受到可能与儿童的性（如与月经期有关的自理活动）及性别（如化妆或剃胡子）相关的特定作业的影响。

三、评估的目的

评估是作业治疗师具备的最必要和最复杂的职能之一。评估过程能使治疗师与服务对象及其家人合作，以确定是否需要作业治疗，如果需要，可以制定目标并确定干预方法。此外，评估的数据可以作为治疗过程中各阶段临床决策的基础。作业治疗师进行评估并确定儿童的优势和需求的方式，通常会建立儿童作业治疗的轨迹，这可能有助于在家庭、学校和社区中形成有关诊断以及获得较大的服务和支持，也可能有助于确定针对特定人群的干预措施的

有效性。

在临床情况下，作业治疗师进行评估的目的是：① 筛查；② 确定作业治疗服务的范围和频率；③ 设定目标并制订干预计划；④ 记录治疗目标的进展。

（一）筛查

作业治疗师将对儿童进行筛查，以确定其是否会从更全面的评估中受益。在医疗机构中，通常由医疗服务的提供者（如儿科医师、家庭护士）转介来进行筛查。在门诊环境中，转介可能来自父母或托儿所。在学校系统中，筛查的转介可能来自教师、其他的提供服务者或父母（参见第24章）。

用于确定儿童是否将从更全面的作业治疗评估中受益的数据可以来自标准化工具，当地制定的检查表，与儿童、家长、教师或其他提供者的沟通，以及观察。在许多实践场合中，筛查并非强制性的。但是《美国残疾人教育法》（IDEA）要求各州实施政策和程序，以识别可能需要特殊教育或相关服务（如作业治疗）的发育迟缓和残疾的婴幼儿及学龄儿童。

在某些州，作业治疗师将筛查作为更大的全系统性工作的一部分，以识别迟缓和残疾的婴幼儿及儿童。这些工作可以通过医疗补助制度（美国医疗保险）和儿童健康保险计划或IDEA资金来资助（https://www.healthcare.gov/medicaid-chip/childrens-health-insurance-program/）。婴幼儿筛查活动可以在社区中心、医疗诊所和公立学校进行。通常，此类筛

表 8.2　作业治疗师在评估期间要考虑的领域

评估领域	定　义	示　例
作业活动	儿童在日常生活中从事的活动（即：日常生活活动、工具性日常生活活动、休息和睡眠、教育、工作、娱乐、休闲和社会参与）	• 进食 • 穿衣 • 休息时间踢球 • 写数学作业
表现技能	可观察到的目标导向行动，有助于作业参与	• 运动技能： 　• 握住书写用具 　• 协调两侧身体使用剪刀 　• 将玩具放到玩具箱里 • 处理技巧： 　• 将系鞋带的步骤排序 　• 整理学习用品 　• 对更换课程的信号做出回应 • 沟通和互动技巧： 　• 在公园轮流玩秋千 　• 在图书馆讲故事的时候，将保持与同龄人直接的适当距离 　• 在学校时用适当方法表达愤怒
表现模式	综合性的习惯、日常安排、仪式和角色，这些都会影响作业的表现和参与	• 自动将任务记录在计划表上 • 每晚遵循一系列准备上床睡觉的步骤 • 参加每周祷告 • 符合运动小组成员的相关行为期望
个人因素	影响作业表现和参与度的价值观/信念、身体结构和身体功能	• 在与同学聊天和听老师之间转移注意力 • 在滑下滑梯时，意识到自己的身体位置 • 识别字母形状
情境/环境	发生作业活动的社会、建筑和自然环境	• 家庭环境 • 学校/课堂环境 • 治疗环境 • 游戏场所 • 商场 • 童军会议

注：经允许引自 American Occupational Therapy Association. (2014). Occupational therapy practice framework: Domain and process (3rd ed.). American Journal of Occupational Therapy, 68(Suppl. 1), S1–S48. https://doi.org/10.5014/ajot.2014.682006.

查活动的重点是儿童发育里程碑的习得。

针对学龄儿童的普遍筛查活动通常是与提供多层支持系统（multi-tiered systems of support, MTSS）有关的一项较大计划的一部分。MTSS 的重点是确定需要服务的学生，以防止他们发育过程中加剧迟缓或残疾，并帮助他们在与同龄人相符的学校中取得进步。作业治疗师可以通过在 MTSS 中进行的普遍筛查来评估一些领域包括：儿童形成清晰的字母能力、儿童主观幸福感的水平以及儿童遵循课堂指令的能力。

（二）确定作业治疗服务的范围和频率

作业治疗师会定期进行评估，以确定能够支持儿童作业表现及参与程度的干预措施的类型和频率。为确定干预的范围和频率，作业治疗师进行综合评估，并从多种来源（如儿童、家长、教师）以及运用多种方法（如家长访谈、在各种环境中观察儿童、标准化评估工具）来收集数据。数据收集的方式以及通过何种机制收集，有一部分通常取决于实践环境。例如，在儿科门诊提供服务的作业治疗师有可能将评估重点放在感觉统合以及这些因素如何影响儿童的作业表现上。作业治疗师可能会要求儿童保持一定的身体姿势或以某种方式移动其身体，以实施基于感觉统合理论原理的观察工具"本体感觉综合观察"（COP）（关于感觉统合的原则和干预措施的更多信息，请参见第2章和第20章）。另外，在教育环境中，作业治疗师可能需要首先考虑学生在其角色上的表现。作业治疗师可以选择使用学校功能评估之类的工具来确定哪些与教育相关的技能（如在教室中操作工具）会抑制或支持儿童在学生中的角色表现。

作业治疗师还将确定干预的频率和持续时间。频率和持续时间通常取决于治疗师与具有相似表现和发育轨迹儿童相处的经验、资金和法律参数或其他与环境相关的因素（如在学校环境中工作的治疗师通常可以为儿童提供一学年的治疗）。

记录治疗目标的进展　评估的关键目的是建立与作业治疗干预过程取得的进展相关的基准，以及干预后的测量（关于测量结果的更多信息，请参阅第9章）。Gutman认为，制定高信度和效度的作业治疗评估方法对于确定治疗服务的有效性而言是至关重要的。在某些情况下，确定治疗服务的有效性可能是与补偿相关的。正如本章后文将要讨论的那样，为证明从基准到干预后的变化而选择的评估措施，应在概念上与儿童提出的需求相一致，并且通常与转介的原因相吻合。在许多情况下，作业治疗师会鼓励儿童从事作业活动或者表现与标准化评估工具相关的技能以标记进展。在其他情况下，家长、教师和信息提供者可能会填写评估表或提供其他形式的意见，以分享他们对儿童的进步或自己的压力和生活质量是如何因干预而受益（或没有受益）的观点。

四、自上而下的评估

自上而下的评估方法强调了作业表现和参与的重要性。这种方法在儿童中的应用是以作业活动为中心的，并且从理解"儿童的整体作业参与模式与特定的重要情境的关系"开始。第2章介绍的以作业活动为中心的实践模型时，都采用了自上而下的方法。强调儿童在相关环境中的参与，反映了作业治疗的真实性。

自上而下的评估方法从收集关于儿童在各种作业表现领域和环境中需要及想要做什么的信息开始。作业概况可以用于收集儿童、儿童的父母以

及认识儿童的其他信息提供者（如儿童的教师）的信息。作业概况可以帮助儿童确定其需要或想要从事的关键作业活动，以及是否对表现和参与感到满意。

自上而下评估方法的下一步是集中于通过作业概况和这些作业发生的环境确定关键的作业活动。在评估的早期阶段，注意环境是很重要的，因为某些环境（如学校、托儿所、小区公园）可能与表现期望有内在联系。例如，在托儿所时，可能期望儿童坐在高脚椅上进餐，但在家中时，可能允许儿童站立或行走时进餐（图8.1）。

一旦形成了对关键作业及其期望的理解，作业治疗师便开始确定作业表现的哪些方面最容易抑制参与。由于每项作业活动都涉及多种表现技能的复杂相互作用，因此作业治疗师着重于了解在特定情境下哪种技能对作业构成最大的限制。作业治疗师可以使用标准化的评估工具（如学校功能评估或运动处理技能评估）来进行此操作，也可以通过使用作

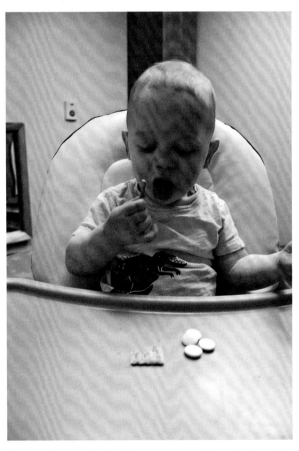

图8.1　与另一种环境相比，当在一中环境中进行完成某项作业活动时，要求儿童满足特定的期望。这名儿童在托儿所时必须坐在高脚椅上吃饭，而在家里他可以一边吃零食一边走来走去

为指南的《作业治疗实践框架》概述的表现技能进行观察。通过这一过程，作业治疗师可能会发现一种障碍模式，这表明潜在的表现技能缺陷可能是一种或多种原因的结果，如感觉处理差异、力量降低、协调性降低或发育迟缓。

如果作业治疗师提出潜在原因（如感觉处理差异）导致表现技能不足的假设，那么可能需要对潜在原因进行进一步评估。作业治疗师将检查这些潜在因素，以更好地了解如何制订干预计划以满足儿童的需求。当使用自上而下的方法进行评估时，作业治疗干预的成功与否总是与儿童的作业表现和参与水平高低有关。

相反，由于对发育相关问题的担忧，许多儿童被转介到作业治疗服务。因此，许多用于儿童的作业治疗评估工具（参见附录）都会关注发育情况。尽管了解儿童的发育轨迹很重要，但在作业治疗评估中仅使用此类评估工具可能会使作业治疗师在作业表现的情境下忽略某些发育迟缓和缺陷的功能影响。此外，关注发育而不关注作业表现和参与，将无法向家长、教育者和其他利益相关者传达作业治疗服务在支持儿童充分参与有意义的日常生活活动中可能发挥的重要作用。因此，在大多数情况下，认为推广自上而下的评估方法是最佳的实践。但是在某些情况下，在解决特定儿童的问题（如术后护理）时，可能有必要甚至要求作业治疗师在评估过程中优先考虑自下而上的因素，如关节活动度等。

五、获悉家长和儿童的观点

以患者为中心的作业治疗服务的本质是以与患者合作为基础，以此确定评估优先等级、制定目标结果并设计有意义的干预计划。与儿科人群合作时，作业治疗师要面对的服务对象是一个群体，即能提供有关治疗过程的意见并从服务相关结果中受益的一对或一组个体。在儿科作业治疗案例中，儿童是服务对象群的中心，其家长和其他主要照顾者也起着重要作用。在某些环境中，例如，在学校系统的实践中，教师和其他服务提供者也可能是服务对象群体的一部分。

作业治疗师为儿童和青少年量身定制评估计划，以解决家长的担忧。在治疗关系开始时必须明确家长的看法。了解家长的担忧将有助于减少家长的偏好和价值观与作业治疗师的评估方法之间的脱离。文献表明，相比与分立技能和改善患者因素相

关的结果，家长更倾向于与功能性参与相关的结果，这为自上而下的评估方法提供了额外的支持。表 8.3 列出了分立技能和功能性结果的示例。框 8.1 列举了一个案例说明作业治疗师如何利用自上而下或自下而上的方法来指导评估。

表8.3 分立技能与功能结果的示例	
离 散 技 能	功 能 结 果
按颜色对物品或其他操作进行排序	将衣物分类好，放不同堆
指向身体的不同部位	用餐后擦嘴
照样画图形、写字母	制作贺卡
从治疗黏土中挑出弹珠	系毛衣的纽扣
遵从三步指令	遵守课堂纪律
保持眼神交流	参与同龄人的游戏
增强手和手指的力量	打开午餐盒

从识别家长关注点的正式程序中可以获得信息，例如，应用加拿大作业表现评估量表（COPM）、儿童作业简介（SCOPE）或儿童作业自我评估（COSA）所产生的信息，记录家长的观点、告知评估计划并最终确定治疗目标。

尽管家长对作业治疗重点的观点很重要，但并不总是能反映出儿童的观点。考虑儿童的观点及其与作业治疗重点的关系很重要，因为在治疗早期阶段（如在设定目标期间）认为个体参与可以改善表现和动机。因此，关键在于作业治疗师应努力确定儿童对作业治疗服务范围和结果的看法。大多数儿童可以通过某种方式表达价值观和偏好。包容儿童并给予信任都很重要，这能积极影响其作业治疗干预的重点。

几种作业治疗评估工具旨在获得儿童对力量和潜在干预领域的看法。感知效率和目标设定系统（PEGS）是此类工具的一个示例。PEGS旨在帮助残疾儿童反思进行日常活动的能力并确定作业治疗干预目标。其他直接收集儿童信息的评估工具有学校环境访谈（school setting interview, SSI）和COSA。从这些评估工具收集的有关儿童对自己履行角色能力观点的信息，可以补充从评估工具获得的结果，并提供更完整的信息。在没有正式评估工具的情况下，作业治疗师可能仍会通过简短的面谈来获取有关儿童的价值观、兴趣和干预重点的内容。表8.4列举了

框8.1　使用自下而上或自上而下的方法进行评估

在门诊工作的作业治疗师通常会在夏天遇到新的儿童转介入治疗。明天,作业治疗师将首次见到 Adam。在诊所与 Adam 的母亲进行面谈后获得以下信息:

Adam 是一名 7 岁男孩,他母亲担心他的运动发育。她称 Adam 刚上完一年级,有许多朋友,且能熟练地阅读。Adam 爱好数学、喜欢做科学实验,也喜欢玩可活动的人偶玩具和打电动游戏。他的母亲表示,其握笔方式不成熟,且不太会系鞋带。她还说,Adam 容易 "手滑",他吃早饭往麦片里倒牛奶时,经常把牛奶洒出来。

明天,作业治疗师将用 90 分钟的时间对 Adam 进行指导,在此之前需要做出评估计划。作业治疗师提出假设 Adam 的精细运动力量和灵活度可能限制了他的作业参与。使用自下而上的方法进行评估,还是使用自上而下的方法,也是作业治疗师需要考虑的。为了做出决定,作业治疗师写下了两种方法分别可以采取的步骤。下表概述了这两种方法可能使用到的步骤。

自下而上的评估方法	自上而下的评估方法
与 Adam 和他的母亲进行作业概况面谈。 肌力评定:徒手肌力测试、握力、捏力、保持特定的粗大运动姿势。	与 Adam 和他的母亲进行作业概况面谈。 观察 Adam 系鞋带、给他妈妈画画、准备点心(从壶里往 3 个杯子里倒苹果汁、递餐巾、打开包装的饼干、给每个人发一个饼干)、吃点心并打扫干净(将零食收起来、扔掉垃圾、把杯子放进水槽、把饼干放回柜子里)。
对手和灵活性技能的观察性评定(手部肌肉的完整性、指蹼间隙、掌弓、拇指外展和内收、对指、手部控制、转换)。	考虑任务和环境的改造如何支持 Adam 的表现(如让他站在脚凳上倒果汁,以便他能越过柜台看到)。 在制定干预计划时,考虑儿童的兴趣、对自己能力的信念以及学业和社会期望的影响。
使用布尼氏动作熟练度测试(BOT-2)进行精细运动测试(即精细动作准确性、精细动作整合、手指灵活度、上肢协调)及与常模比较。	实施 Miller 功能和参与量表的管理(即像游戏一样呈现纸、笔和手工类型的任务)、儿童作业自评量表(COSA)(能更好地了解儿童的观点)。
结果解释 Adam 有特定的精细运动障碍,这些精细运动障碍又导致了作业表现困难。	**结果解释** Adam 在执行功能性任务和不同的手部技能领域方面存在困难,这影响了他的学习表现和自我效能。 自上而下的方法还可以揭示 Adam 对其表现的感受,以及如何影响 Adam 在学校和做游戏时的能力意识。作业治疗师使用自上而下的方法设计有效的干预措施,能对 Adam 的优势(兴趣、动机、活动)有更好的理解。
修正假设 特定的组成部分或技能会导致表现困难。	**修正假设** 通过改造环境、任务或提高 Adam 的技能,可以解决表现上的困难。 作业治疗师为 Adam 提出了他能够完成的挑战,从而提高了 Adam 的胜任感和成就感。 Adam 可能会对一些特定的活动产生兴趣并想要完成,这会给他带来成就感。

评估初始阶段可以与儿童一起使用的面谈问题。

在作业治疗干预期间,有些儿童可能无法用语言阐述或交流他们想关注的重点。作业治疗师还使用其他独特和创新的方法来洞察儿童的观点、价值观和兴趣。例如,Mahoney 等学者于 2015 年描述了照片策略,该方法可用于 2 岁以下儿童,包括语言能力受限的儿童。Mahoney 等描述了作业治疗师如何跟随儿童的引导,并通过所拍摄的照片和他们偏爱的教室区域来查明儿童可能喜欢并试图从事的作业活动。从这种策略中获得的信息可以用来塑造儿童的作业概况,并为需要进一步评估的领域提供意见,包括潜在的作业活动弱点和环境障碍。儿童意志问卷(pediatric volitional questionnaire, PVQ)是一种可以用于非语言儿童的工具。PVQ 由 14 种可观察的行为组成,它们可以为儿童在意志力、连续性探索、能力和成就上的表现提供深刻理解。

表8.4　评估初始阶段的面谈问题示例	
需要获得的信息	问题示例
兴趣、价值观	你在学校喜欢做什么？在家呢？在公园呢？ 你喜欢玩什么游戏？ 你喜欢玩哪种玩具？ 你喜欢和谁一起玩？ 你喜欢学什么？
作业优势	你擅长做什么？
作业弱项；治疗中需处理的潜在区域	你做什么事会有困难？ 我能做什么来帮助你做得更好？ 你想要学着做什么事？
环境对作业表现和参与的影响	你喜欢在哪里学习？在哪里游戏？在哪里吃饭？ 什么地方对你来说很难学习？什么地方是难以学习/游戏/进食的？

六、评估过程

　　AOTA 的作业治疗实践框架中所概述的作业治疗过程始于评估。在评估过程中，作业治疗师会参与解决问题的过程。这个过程要求作业治疗师客观地确定儿童目前的困难和服务需求、确定儿童出现困难的原因、收集证据以进一步理解困难，并就如何减少或消除困难提出建议。解决问题的过程通常从作业概况的形成和对儿童作业表现的分析开始。在这里，作业概况的构建和对儿童作业表现的分析分别作为独立的步骤呈现。但是在实践中，评估是动态的持续过程，评估的一个方面会对其他方面造成影响。尽管当作业治疗师在团队会议上提交报告或分享研究结果与建议时，评估期可能即将结束，但在整个治疗关系中，评估有关患者的更多信息并完善假设的行为仍在继续。

（一）建立作业概况

　　评估过程的第一步是构建作业概况。作业概况是儿童的作业史、兴趣、价值观、参与和参与模式以及所关注领域的简介。如前文所述，作业概况应使用服务对象群（包括儿童及儿童的父母）的输入来构建。与"掌握丰富信息的情报员"或熟悉该儿童以及其作业表现和参与的人进行面谈。对儿童关注问题的理解是由多种观点决定的，值得注意的是，成年人（如父母或老师）可能定义尚未被儿童本人认为是

"问题"或困难的担忧领域。随后，将由治疗师决定是否与整个服务对象群体来协商治疗的关注重点和首要事项。信息收集的方式和时间通常取决于环境的设置。在此期间，作业治疗师与服务对象群体合作，确定儿童的优势以及干预的重点。如果儿童（如婴儿）无法参与作业概况的构建，那么来自家长或其他主要照顾者或服务提供者的信息输入就变得尤为重要。作业概况中包含的信息可以通过正式和非正式方法获得。讨论和面谈方法通常用于向儿童了解与其相关内容，也可以作为与儿童及其家庭建立融洽关系的手段。

　　作业概况之所以重要，是因为它可以指导其余评估过程，并为作业治疗干预奠定基础。而出于这样的原因，全面而完整的概述就非常重要了。AOTA 提供了可填写的模板，可用于记录儿童的作业概况。完整的模板可以与其他评估方法的书面文件一起保存在儿童的作业治疗文件中。图 8.2 为作业概况的示例。

　　一旦作业治疗师构建了作业概况，就会形成假设来解释儿童为何具有特定的作业表现或参与问题。理论或参考框架可以指导假设，然后根据在作业概况的构建过程中发现的儿童相关信息来选择理论或参考框架。可指导作业治疗评估及干预的相关模式和参考框架的更多信息，请参见第 2 章。根据作业概况，作业治疗师可以制订作业治疗常规干预措施（如增加课间休息的社交参与度或通过完成日常自理来提高独立性）和评估计划。

　　评估计划至少包括关注的作业表现领域和根据作业概况所知可能需要进一步评估的任何表现技能。然后作业治疗师将确定可用于收集与特定重点领域有关的数据的评估方法和评估工具。作业治疗师还可以记录评估过程中可能出现的与居家环境或改造相关的所有预期需求。表 8.5 包括针对儿童的评估计划，以及作业治疗师在构建作业概况后预期的一些居家环境和改造需求。

（二）作业表现的分析

　　每项作业治疗评估计划都包括对作业表现的分析。通常作业表现的分析涉及对儿童的优势和作业治疗师发现的潜在问题的确认。在此期间，作业治疗师的初始假设将指导人、环境和作业互动的各个方面，而这将是剩余评估的重点。这些方面包括儿童的表现技能、表现模式、背景和环境、服务对象个人因素以及活动要求。尽管作业治疗师要考虑

作业评估概况模板

名字：Nicholas

年龄：4 岁

患者为什么寻求服务，以及当前与从事作业和日常生活相关的问题是什么？（可能包括患者的总体健康状况）

Nicholas 由母亲带来参与作业治疗，目的包括：① 在家和在托儿所的社交参与；② 适龄的自理技能（如穿脱外套和外裤；刷牙）。

患者在哪些作业中感到成功，以及哪些障碍正在影响他取得成功？

Nicholas 说，他喜欢在浴缸玩耍，以及在托儿所里玩水。他有空的时候经常会和家里养的狗一起玩耍。他能吃各种不同的食物，也能很容易地遵循自己的就寝习惯。在托儿所与同伴一起玩耍时，Nicholas 很难和人轮流玩他自己喜欢的玩具，且有时在调节重复性行为的使用上存在困难。例如，当 Nicholas 和同伴们在玩小汽车时，Nicholas 有时会进行重复性的行为，包括旋转车轮、把车排成一列、弄出噪声并将音量提高。当他正在进行这些行为时，他不能和人共同玩小汽车，导致他的同伴对游戏不再感兴趣而离开。有时他的同伴们会生气并试图从 Nicholas 手中拿走玩具，如果同伴试图从 Nicholas 手中把小车拿走，Nicholas 会对他们又打又推。在托儿所时，Nicholas 能脱掉袜子和鞋子，但表现出协调能力低下、穿脱外套和外裤更为困难。

患者的价值观和兴趣是什么？

Nicholas 说他喜欢与家人和养的狗在一起。他还说自己喜欢在水里玩耍，对要去上游泳课总是感到很兴奋。Nicholas 说自己喜欢听有声读物，也喜欢大声朗读故事。

患者的作业经历是什么（即生活经历）？

Nicholas 与父母、妹妹和家中的狗一起生活。Nicholas 足月出生，无并发症。Nicholas 的父母做全职工作，他每周一至周五上托儿所，每天上午 7 点被带到托儿所，下午 6 点左右被接回家。

患者从事作业的方式是什么，以及他们又如何随着时间而改变？

Nicholas 从 9 月龄时开始去托儿所。大约 6 个月前，他开始学习游泳课程。Nicholas 的交往方式没有重大偏差。

患者的日常生活角色是什么？（模式将支持或阻碍作业表现）

Nicholas 的角色是同时作为儿子、哥哥、托儿所学生、同伴以及宠物的主人。Nicholas 在进餐时，他与狗一起玩耍所使用的表现模式支持他的角色表现。Nicholas 在就寝时，他与同伴一起玩耍所使用的表现模式阻碍了他的角色表现。

患者认为自己的环境或情境有哪些方面：

	支持作业参与	阻碍作业参与
物理环境	托儿所；家庭环境	
社交环境	家庭；熟悉的同伴；支持性的托儿所老师	
文化环境		
个人环境		重复性行为有时会限制社交参与的机会
时间	能遵循家里和课堂上的日常安排	
虚拟环境		

患者的优先事项

考虑：作业表现——改善和增强、预防、参与、角色能力、健康和保健、生活质量、幸福感和（或）作业公正性。

- 托儿所自由玩耍时增加社交参与
- 改善穿衣能力

图8.2　作业评估概况示例

每个方面,但为了进行深入评估,会优先考虑某些方面。

(三)评估方法

1. 观察法　在理想情况下,自上而下的评估方法最符合字面意义的解释,作业治疗师首先从有目的观察儿童从事一项或多项作业活动开始来分析作业表现。根据作业治疗师的假设和儿童的表现缺陷,可以使用正式的评估工具(如运动处理技能评估或儿童意志问卷)来指导观察。在缺乏正式工具的情况下,观察也可以采用自然状态下的方法进行指导。自然状态下的方法强调在自然环境中进行观察(如儿童自己的家、学校或托儿所)。除了使用指导观察作业表现的标准化工具和自然状态下的方法,作业治疗师还可以选择观察儿童在临床环境中从事的作业或活动。当使用自然状态下的方法或在人为设定的临床环境中评估作业表现时,作业治疗师通常会使用 AOTA 的作业治疗实践框架中包含的表现技能作为指导(表8.6)。作业治疗师可以构建对作业表现的观察,以便观察儿童执行各种运动、程序以及沟通交流和互动技能的过程(图8.3)。有关进行活动或作业分析的更多信息请参见第6章。作业治疗师还可能选择观察感觉运动发展、情绪和社交发展、沟通发展和认知发展的不同指标。表8.7列出了可能指导这种观察的问题。

除了在作业表现的背景下检验表现技能,作业治疗师还可以检验表现模式。表现模式是由 AOTA 的作业治疗实践框架定义的,是影响表现和参与日常生活的习惯、日程、惯例和角色行为。表现模式可以在观察的情境中评估。但是由于在运用表现模式期间,作业治疗师未必总是有空,因此也可以通过与儿童的照顾者讨论来对他们进行评估。例如,作业治疗师可能会考虑儿童如何按照其家人的日常就寝时间睡觉,或者儿童如何参与学前班的学习中心时间。作业治疗师将确定表现模式是稳定的还是新显现的,以及表现模式是否有效或无效。

作业治疗师也可能会确定与患者因素、活动需求、环境或情景相关的缺陷将抑制作业表现。根据儿童的表现和期望的结果,可能需要进一步评估这些领域。例如,作业治疗师可能会检查与身体的或社交环境相关的因素是否支持或阻碍了儿童的表现。作业治疗师可能会特别注重自然和建筑的环境及物品(如教室、操场、游戏活动场所、游戏物品、进食所用的工具)以及是否存在相互关联、角色期望以及行为规范。

观察可以结合评估工具一起使用,也可独立使用(图8.4)。观察还可用于建立干预疗效的基准数据。在进行观察以建立基准时,作业治疗师必须首先定义作为目标或重点的行为指标,还要记录行为指标的可观察性描述,并且该描述应易于作业治疗领域之外的人员理解。作业治疗师还应考虑如何测量行为指标。观测期间测量行为的可用方法包括计算频率、持续时间报告和检查表的使用。第6章和第9章将更深入地讨论该主题。

2. 评估工具　作业治疗师选择并使用特定的评估工具和策略来识别问题,评估情境、环境、表现技能、表现模式、个人因素以及活动要求对儿童的作业表现和参与的影响。使用这种评估工具有助于作业治疗师了解儿童的优势和需求,并完善假设。在某些情况下,作业治疗师选择的评估工具也可用于记录进展和疗效。而在其他情况下,评估工具将用于为干预目标和计划的制定提供信息。作业治疗师

表8.5　评估计划示例

作业表现或参与的关注	假设(儿童存在作业表现或参与障碍的潜在原因)	表现技能、表现模式、个人的兴趣因素	评定工具或策略
在托儿所的社交表现	Nicolas 迟缓的社交技能可能影响了他在托儿所的社交表现 他某些影响社交参与的表现模式可能与感觉处理相关的差异有关	沟通和互动技能 感觉处理	跨学科游戏评估 感觉处理测试
穿脱外套和外裤	由于运动技能降低或对如何给任务排序的理解受限,Nicolas 可表现出难以穿脱衬衫和裤子	运动及处理技能	观察他在托儿所准备外出游戏时穿外套和外裤的表现。专注 AOTA 作业治疗实践框架概述的运动和处理技能或遵循特定参考框架的

表8.6	表现技能		
技能类型	技能名称	技能类型	技能名称
运动技能	对线	沟通与互动技能	靠近/启动
	稳定		得出结论/脱离
	姿势		生成语音
	伸手		用手势表达
	屈曲		说话流利
	抓握		转向
	操纵		注视
	协调		自我定位
	移动		触摸
	拿起		调节
	步行		提问
	转移		回复
	校准		透露
	流动		表达情感
	忍耐		不同意
	节奏		感谢
处理技能	节奏		衔接
	参与		反应时间
	注意		持续时间
	选择		轮流
	使用		匹配语言
	处理		阐明
	询问		承认/鼓励
	发起		移情
	持续		注意
	排序		调节
	停止		受益
	搜寻/定位		
	收集		
	组织		
	恢复		
	导向		
	注意/做出反应		
	调整		
	调节		
	受益		

注：经允许引自 American Occupational Therapy Association. (2014). Occupational therapy practice framework: Domain and process (3rd ed.). American Journal of Occupational Therapy, 68(Suppl. 1), S1–S48. https://doi.org/10.5014/ajot.2014.682006.

在评估过程中使用多种不同的评估工具和策略，包括标准化评估工具、非标准化评估工具、观察和面谈。由于评估工具和策略与儿童的假定优势和需求相吻合，并确定为评估过程增加价值，因此评估工具和策略的使用应经过选择。有关评估工具的完整列表，请参见附录。

（1）标准化评估工具：标准化评估工具为作业治疗师提供了分值和其他行为指标，可以比较儿童从初次评估到其他时间的表现，因此这些得分和指标使标准化评估工具尤为有用。这些工具有必须遵

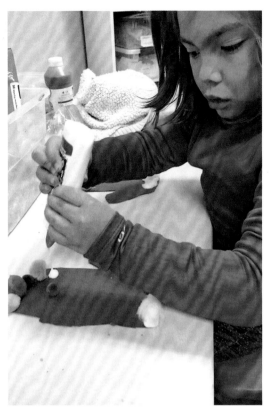

图8.3 儿童正在做手工。作为评估过程的一部分，作业治疗师会观察儿童在进行这项作业活动时如何使用运动和处理技能

循的标准化程序或协议，以确保获得的分数和行为指标既可靠又有效。标准化评估工具的实施需要作业治疗师阅读其文本说明，使用测试套件中包含的特定材料并提供一系列规定的提示（图8.5）。标准化评估工具可以参考规范或参考标准。第7章更深入地介绍了标准化评估工具的使用。

（2）非标准化评估工具：非标准化评估工具是可以出版和（或）商用的工具，但不需要使用标准化说明或实际使用的材料。等级量表和清单是非标准化评估工具的两个示例。非标准化评估工具使作业治疗师可以自定义工具的实施方式，以满足儿童和家庭的需求。例如，使用非标准等级量表的作业治疗师可以邀请父母在家、在候诊室或有作业治疗师在场的情况下记录他们的等级反应。作业治疗师可能还会向父母阅读不同项目的问题，并在评分表上标记父母的回答。作业治疗师可能会使用非标准化评估工具中发现的内容来确定干预的重点，甚至比较不同时间段之间的评分。

3. 面谈法 面谈法是收集作业概况信息的方法之一。除此之外，作业治疗师使用面谈法的目的还可以是用访谈来确认或验证观察结果或评估工具的实施结果。面谈可以在家长、教师、教练、其他服务提供者及儿童之间进行。

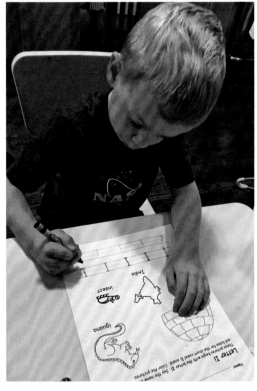

图8.4 作业治疗师观察儿童如何完成学前工作表

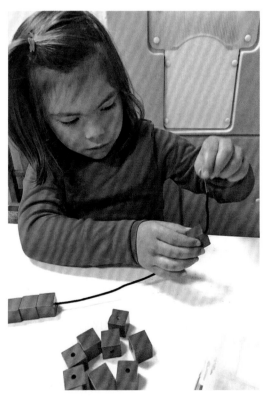

图8.5 作业治疗师对儿童操作了一套标准化评估工具

表8.7 指导发育相关观察的问题	
发展领域	问 题
感觉运动发育	儿童的姿势如何支持动作和运动？
	肌张力如何支持姿势？
	儿童的粗大运动是否高效、有效且容易？
	儿童喜欢用什么姿势玩耍？
	儿童是否能够独立地从一个体位转移到另一个体位？
	儿童在环境中是否能轻松安全地移动？
	儿童能否同时有效地利用身体的两侧？
	儿童的上肢运动是否高效、有效且轻松？
	儿童能否独立且准确地伸手？
	儿童是否能够抓住并放下各种物体？
	儿童是否能够高效、有效且轻松地分离手指运动？
	儿童是否能够高效、有效且轻松地操作物品？
	儿童是否高效、有效且轻松地使用工具？
	儿童是否适当地开始和终止行动？
	儿童是否有效地对动作进行排序？
	儿童是否能很好地感觉自己身体的空间位置？
	儿童能否整理个人空间和衣物？
	儿童能否按顺序遵循口头指示？
	儿童如何应对不同类型的感觉输入？
	感觉经验是否会改变儿童的活动水平或注意力？
	儿童能够完成简单的穿衣任务吗？
情感与社交发展	儿童如何表达自我和情感？
	什么让儿童感到快乐？
	什么让儿童感到难过？
	儿童是否容易与他人融洽相处？
	儿童是否容易适应新情况或日常安排的变化？
	儿童是否能够轻松调节警觉状态（如清醒、困倦、入睡、非常警醒、哭泣）？
	儿童需要多少帮助来调节情绪？
	儿童是否会对特定的感觉输入或情况敏感？
	儿童是否容易冷静下来？
	儿童能否控制冲动？
	儿童的心情一般如何？
	儿童通常能否遵守成年人指示？
	儿童如何接受反馈？
	儿童能否使用社交对话？
	儿童是否有任何不寻常的举止、兴趣或习惯？
	儿童在适当的情况下能否表现出自主性？
	儿童是否表现出完成任务和尝试新事物的动机？
	儿童在游戏中是否灵活而合乎逻辑？
	儿童是否会进行扮演游戏并扮演各种不同的角色？
	儿童进行何种游戏主题？
	儿童如何回应他人的情绪？
	儿童会信任什么？儿童如何表现出信任？
	儿童如何处理冲突？
	该儿童对其他儿童有什么反应？
	儿童如何表现出幽默感？

发展领域	问　题
沟通发展	儿童能理解和回应哪些类型的交流（如单词、手势、符号）？
	儿童使用哪种交流方式？
	儿童如何使用语言？
	儿童是否表现出共同注意力？
	儿童沟通的目的是什么？
	儿童的沟通交流技巧能否支持其作业表现？
	儿童的沟通交流技巧能否支持其社交参与？
认知发展	儿童能否专注于一项任务？
	儿童是否容易分心？
	儿童能否转移注意力？
	儿童能否表现出良好的短期记忆？
	儿童能否表现出良好的长期记忆？
	儿童处理语言或手势指示需要多长时间？
	儿童如何表现理解了？
	儿童如何表现问题解决能力？
	儿童如何对错误做出反应？
	儿童如何将技能从一种环境或背景推广到另一种环境或背景？
	儿童是否表现出熟练地进行不同类型游戏的技能（如感觉、构建、扮演、游戏）？
	儿童是否能够根据属性将项目分类为不同的类别？
	儿童如何表现出听力技能？
	儿童如何表现出对书本和阅读的兴趣？
	儿童是否有能力认识字或词语？
	儿童如何表现出对书写的兴趣？
	儿童是否有能力在纸上做标记？
	儿童是否有能力模仿画简单的图形？
	儿童是否有能力写字？
	儿童是否有能力画有细节的图？

注：经允许引自 Linder, T. (2008). Transdisciplinary play-based assessment (2nd edition). Baltimore, MD: Brookes.

作业治疗师通常会通过回顾和儿童相关的已知信息，然后提出一系列问题来准备面谈。与那些只需要简单的"是"或"否"的问题相比，开放式问题通常可以为作业治疗师提供更有意义的信息。

作业治疗师可能需要询问儿童或其父母一些话题较为敏感甚至有潜在痛苦的问题。因此作业治疗师应该为面谈提前准备能提供一定程度隐私的场所。作业治疗师可能还会考虑调整问题的措辞，以防受到专业术语的影响，并且避免传达出判断的意向。在评估期间，访谈中需要询问个体的一个重要问题是：作业治疗干预的预期疗效是什么。从这个问题中获得的信息通常可以用作目标设定的基础，并可以帮助作业治疗师专注于儿童和家庭的优先选择。

七、解释

在评估工具的实施和评分之后，评估并未结束。解释很可能是作业治疗评估中最关键的方面。在解释阶段，作业治疗师会通过构建作业概况和分析作业表现综合获得的信息，从而对可能提供给儿童的服务性质和范围做出重要的决策。有关临床（治疗）推理的更多信息请参见第 1 章和第 2 章。在此阶段，作业治疗师会思考一些关键问题，例如：

- 儿童是否将从作业治疗服务中受益？
- 如果是，那么儿童作业治疗服务的恰当结果有哪些？
- 哪些作业治疗模式和（或）参考框架能用于指

导儿童的干预计划?

- 为儿童提供作业治疗服务的最佳环境是什么?
- 在做出决定之前,是否需要从儿童、父母或其他的团队成员那里收集更多信息?
- 是否需要推荐儿童增加作业治疗以外的其他服务?

对评估数据准确而完整的解读需要作业治疗师认真的关注和周密的思考。作业治疗师的评估结果必须清楚地说明儿童的作业优势和局限性。与作业治疗师的评估结果相关的详细信息必须直接与评估过程获得的数据相关联。这些数据将作为有关儿童的表现及参与以及对未来建议的证据。

(一) 修正假设

在作业概况的构建过程中,作业治疗师会提出一个可行的工作假设,该假设与儿童有作业表现或参与困难的一个或多个原因有关。这种假设促进制订评估计划,纳入特定评估工具或策略以及指导作业治疗师临床推理的理论或参考框架。作业治疗师可能会发现评估结果,或通过实施评估工具或策略收集数据,支持或反驳全部或部分假设。

在某些情况下,作业治疗师会在解释阶段完善该假设,以更精准地说明儿童在哪些领域有困难,以及儿童为何遇到困难。在此期间,使用理论、模式或参考框架可帮助作业治疗师整理评估数据,并得出与发现意义相关的想法和观点。理论、模式和参考框架的使用有助于作业治疗师从简单的客观信息(如儿童使用评估工具获得的标准分为70分,或者儿童不能安静地面向老师坐着保持2分钟以上)转变

为更复杂的理解,即客观信息如何相互关联,以及它们如何解释儿童的表现和参与。还帮助作业治疗师识别和解释从综合客观数据中得出的模式和主题,并将其导向干预目标和计划。第2章介绍了儿科实践模式和参考框架。

在评估的解释阶段,作业治疗师可能会使用思维常规来应用理论、模式或参考框架。思维常规由一系列离散的、可重复的动作组成,这些动作鼓励在复杂的决策过程中自动使用策略。一些作业治疗理论、概念模式和参考框架鼓励基于一系列指导性问题的思维常规,这些指导性问题集中在有助于推理和更稳健应用的关键结构上。例如,人类作业模式(MOHO)提出了一系列临床问题,作业治疗师可能会在解释阶段使用这些问题,以此将评估结果联系起来,并完善最初的工作假设。有关临床问题的示例,请参见表8.8。

除了指导给定理论、概念模式或参考框架相关的临床问题,作业治疗师还可以采用更通用的思维常规。Delany 和 Golding 提出医疗服务从业者,包括作业治疗师,可能会采用添加、删减、兴趣点策略(PMI)。PMI策略鼓励治疗者通过三个独立的步骤来综合评估数据。第一步是考虑患者的优势,在策略中称为优点或积极因素。以服务对象的优势为主导与作业治疗以患者为中心的关注重点及残疾的社会模式相一致。第二步是考虑患者的障碍或缺点。理论、概念模式或参考框架的使用不仅在确定儿童的障碍方面非常有用,而且有助于在儿童的障碍与熟练的作业治疗干预之间架起桥梁。第三步是考虑有趣的问题或评估疗效的各个方面,并试图解释其

表8.8 指导假设形成的临床问题示例		
理论/模型/参考框架	概念	问题
人类作业模式	意志	儿童对做什么事的感觉良好? 儿童什么时候有成功的感觉?
人–环境–作业模式	环境	儿童的情境或环境的哪些方面能支持其作业表现和参与? 儿童的情境或环境的哪些方面会限制其作业表现和参与?
作业活动适应能力	作业挑战	儿童在应对作业挑战时,表现出哪种类型的适应性反应行为? 什么样的作业改造或改变可以帮助儿童完成作业?
感觉统合	运用	需要为儿童提供什么机会,以便儿童可以开始获得成功的运动经验? 儿童对自己做有意义事情的能力有何看法?
运动技能习得	代偿	在作业表现期间,儿童如何代偿运动技能低下的行为? 儿童如何移动?

发生的原因。确定有趣的发现使得治疗者对儿童的优势和需求有更深入的了解，并且得到更准确和完善的工作假设。

可以应用于解释过程的另一种思维常规是考虑儿童独立使用的技能、儿童有潜力学习如何做的技能以及当前对儿童而言不切实际的技能。当作业治疗师使用此策略时，时间框架通常是治疗关系的预期持续时间或评估与报告之间的时间，将确定儿童有学习可能的技能类别的参数。

（二）记录结果

作业治疗文档的目的是传达有关患者的信息，解释建议并创建与所提供服务相关的时间顺序记录。此外，临床文件可作为作业治疗师决策的记录，反映作业治疗师的临床推理。AOTA 建议评估报告包括以下内容：

- 转诊来源和信息（如转诊日期和原因）。
- 相关的患者信息（如姓名、身份证号、适用的病历和（或）诊断）。
- 患者作业概况的描述。
- 用于完成作业表现分析的过程和评估工具的描述。
- 评估过程和工具的发现结果总结（如评估分数）。
- 作业治疗师解读的描述（如特定表现技能、表现模式、情境/环境、患者因素和活动要求如何影响作业表现和参与，以及与患者作业概况相关的判断）。
- 建议（如是否需要作业治疗服务；是否需要辅助技术或适应、改造）。
- 作业治疗师签名（如姓名、专业名称）。

作业治疗评估报告的受众群体各不相同，并且可能包括家长、教师、其他的服务提供者、医生和保险公司。在某些情况下，作业治疗评估报告可能是医师、其他的服务提供者或保险公司与作业治疗师之间的唯一联系点。作业治疗评估报告也成为法庭上可以接受的法律文件。因此重要的是，作业治疗师应提供支持良好职业声誉的高质量的文件，并充分体现作业治疗所提供的独特价值。

除了 AOTA 制定的标准，作业治疗师还必须遵守与其工作环境设置相关的文件要求。某些设置可能需要作业治疗师撰写叙述性报告或以模板为基础的报告，而其他设置则希望报告遵循 SOAP（即主观、客观、评估和计划）或 DAP（即描述、评估和计划）格式。作业治疗师必须准确透彻地报告评估工具和策略的结果以及这些结果的解释。

不论使用哪种格式，治疗师都应客观且无歧义地陈述对儿童的描述和儿童在评估工具上的表现。这使得阅读者能得出一些结论，或有可能提出自己的假设。报告中包括一个单独的部分，标题为"解释"或"评估"。作业治疗师使用此部分来分享修正的工作假设，并用评估数据证明他们的观点。本节中的陈述要采用以下格式：儿童展现表现（作业、活动或任务的描述）的困难（表现技能的名称）。

对于与儿童刚开始接触或对环境不熟悉的作业治疗师，可以从信赖的同事那里寻求评估报告的示例。这样的示例可以为作业治疗师提供对语言、特定地点的缩写以及环境中允许标识的理解。另外，示例还可以提供其他作业治疗师在环境或实践领域中使用的理论类型、参考框架和概念模式的见解。

评估报告可以作为简介，突出显示儿童在作业表现和参与方面的优势及需求。每份评估报告应包括必要的背景和支持信息，使阅读者能够全面地了解儿童。作业治疗师应避免参考其他报告，除非这些报告对所参考的信息提供了足够的描述。例如，作业治疗师可能会重新评估，并从报告的初始评估中参考儿童在某些评估工具上的表现。最佳实践将鼓励作业治疗师纳入初始评估中的实际分数，而不是仅仅做出与改善或下降有关的陈述。

除了上述做法，作业治疗师还应该清楚撰写评估报告时所使用的语言。使用判断性语言（如"儿童不能做任何事""儿童不配合"）或概括性语言（如"儿童总是发脾气"），对刻画全面而细微的儿童形象作用甚微，且会不尊重儿童、父母或其他人员。更好的做法是发挥儿童的优势并使用客观的语言来描述儿童的困难点（相关文档示例，请参见表 8.9）。

关于语言，作业治疗师应针对环境使用适当的术语（即"患者""学生"或"儿童"），并对专业术语做出解释。有时将要求限制作业治疗师使用专业术语，并使用家长容易理解的语言撰写报告。有时可能允许作业治疗师使用专业术语，并鼓励不熟悉相关医疗专业常用术语的阅读者在括号内备注描述术语或概念。作业治疗师用过去时来写评估（如说"写下了她的名字"而不是"可以写她的名字"）。

表8.9 以优势为重点对比以弱势为重点的记录示例	
以优势为重点	**以弱势为重点**
当收到来自成人的指示时,儿童通过抗议(即哭泣)来表达自己的意愿	儿童不服从成人的指示
儿童可以使用检查清单来完成家庭作业	儿童记忆力下降,不使用检查清单很难完成家庭作业
当配备有侧方支持和胸带时,儿童能够在高脚椅上保持直立坐姿	没有侧向支撑和胸带,儿童无法在高脚椅上保持直立姿势
儿童独立游戏能力良好,并得益于照顾者的支持,能与同龄伙伴合作游戏	儿童不与同伴一起玩合作游戏,只想独自玩耍

(三)利用评估结果来推动干预计划

作业治疗师对评估结果的解读在概念上应与儿童的作业概况、为干预制定的目标以及干预计划相一致。换言之,家长、教师或其他的提供者应该能够阅读评估报告,并看到儿童表现出的问题、所选择的评估工具和策略、评估工具和策略的结果、作业治疗师的解读、作业治疗的目标、干预计划以及衡量作业治疗干预效果方法之间的联系。作业治疗师可能会将这些直接联系想象成一条红线,编织在整个作业治疗过程中,并易于从儿童出院一直追溯到最初作业概况构建时(图8.6)。

八、书写目标

根据美国作业治疗实践框架,干预目标应该是可观察的、以作业为基础的、可测量的且对服务对象

有意义的。表8.10提供了目标示例。与儿童一起工作时,干预目标可能集中在儿童的个人作业表现和(或)他们在共同作业中的参与。此外,作业治疗目标的进展轨迹是由作业治疗师根据对儿童和家庭的了解、情境或环境以及先前的专业经验而预测的。

在提供以儿童为中心或以家庭为中心的治疗时,作业治疗师会鼓励家庭分享他们的优先事项,然后作业治疗师将这些优先事项设定为可衡量的目标。以儿童为中心和以家庭为中心的目标是理想化状态,然而,作业治疗师在制定干预目标时可能需要考虑其他因素,这具体取决于他们的实践背景。例如,在学校工作的作业治疗师可能需要将其作业治疗目标与教育标准保持一致。但是即使在这种情况下,作业治疗师也会考虑父母和儿童进行作业治疗的优先事项。

评定目标,确定儿童在一定时间范围内取得了多大进步。根据实践情况,作业治疗师可能会制定长期目标和短期目标或基准。在开始干预之前需要确定具体日期,用于审查实现短期目标和长期目标的进度。通常目标复查时间是根据作业治疗师对儿童进步的速度的最佳猜测确定的。尽管作业治疗师尽其最大努力,而作业治疗的目标对于儿童来说却未必符合现实。在这种情况下,作业治疗师会修改作业治疗目标。有时目标的修订需要与团队成员进行正式讨论,而在其他情况下,作业治疗师可能会在非正式的基础上与家长和其他主要利益相关者讨论修订后的目标。

(一)目标组成

每个治疗师都有自己撰写目标的方式。有些方式的差异与个人喜好有关,而有些则与特定实践环境或设施的规范有关。关于方式,作业治疗目标应

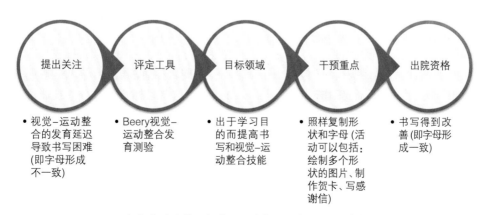

图8.6 儿童出院时的情况与作业治疗概况之间联系的路线("红线")

表8.10　基于作业目标的示例

潜在问题或缺陷	基于作业的疗效（长期目标）	情　况	短期目标或基准
由于精细动作的操作较差,自理任务期间的表现下降	在早上的常规活动中,儿童能独立戴上和摘下耳环	选择后面推紧的耳环	儿童将在2分钟内独立戴上并摘下一对耳环 儿童每天早上自己戴和摘耳环,每周5天
	儿童将牙膏涂在牙刷上并刷牙	泵式牙膏和电动牙刷	儿童会在没有提示的情况下将牙膏涂在牙刷上,每周5天
由于感觉处理困难,无法在上课时间与同学们一起待在地毯上	整个上课时间段,儿童能和全班同学一起上课	可以使用立方体座椅和专业辅助人员	儿童将借助口头提示在上课时间待在教室中,每周5天
由于处理技能不佳而无法执行工作任务	儿童会打包食物	在打包台上贴提示卡片,以便打包	学生将在10分钟内按照提示卡准确无误地打包食物
由于意志力薄弱,作业完成率降低	儿童能完成作业	选择评估方式和图表管理器的选项	学生将在30分钟内独立完成工作表
由于口腔肌肉张力低,摄食技能差	儿童会从吸管杯中喝水	吸管杯和父母手动协助	儿童会用吸管杯喝五口水而不漏出

以作业为基础,并包含三个组成部分:人、日常作业活动或日常安排以及具体情境。目标应指定可观察和可测量的目标行为。目标行为通常以动词形式呈现(如穿着、玩耍、捡起、洗脸等)。目标行为可能基于不同的表现技能,完成与某项作业相关的某些任务、完成某项作业或完成(或参与)日常工作。作业治疗的目标绝对不能写成作业治疗师将要采取的行动或目标行为(如"作业治疗师将评估辅助设备的需求。")。相反,写出的目标应该是将重点放在接受干预的人及其呈现某些目标行为上。

通常在与儿童一起工作时,儿童将成为作业治疗干预的重点。但是在某些情况下,作业治疗干预可能会着重于提高父母的技能发展,在这种情况下,目标中指定的人将是父母。个体在目标中应该始终被提及。在某些情况下,使用儿童、父母、学生、患者或目标人群等词比使用个人名字更合适。

目标除了包括人员的姓名或头衔,还包括由于作业治疗而得到改善的作业或例行工作,特别是与期望的参与或独立程度相关的语言以及个人表现的质量。作业治疗师从家庭的角度考虑成功指标。根据儿童的实际需求和表现,可能无法达到提高表现这一目标。对于某些儿童来说,制定着重保持目前表现或参与和(或)降低功能下降速度的目标可能更为现实。

儿童从事作业或常规活动的情境或环境也是目标陈述的重要组成部分。情境可定为:① 何时执行某些技能;② 在何处进行;③ 进行这项技能时将有谁在场。作业治疗干预的理想环境是儿童的自然情境和环境。在撰写目标时,突出显示儿童自然情境和环境的各个方面将会是有益的。例如,如果作业治疗师正在制订与家庭进餐期间进食相关的目标,那么衡量目标行为的适当环境就应放在家庭环境中。

(二)目标与基准

在制定短期目标时,作业治疗师可能会制定短期内的目的或基准。制定短期目标和基准的目的,是将长期目标从逻辑上进行分解,并作为衡量进度的指南。资助者或实践环境配置的要求可能会决定作业治疗师是否采用短期目标或基准。

短期目标通常集中于各种目标行为或分立技能的集合,这些目标行为或分立技能可以产生更有效的结果。例如,儿童可能有完成与同龄人相等质量的每天日记活动的长期目标。作业治疗师将证实有数个原因导致了该儿童无法以与同龄人相同的质量完成活动。为了解决所有这些不同的原因,作业治疗师可能会制定一系列短期目标,从而成功完成日记活动。在这种情况下,作业治疗师已经大致制定

了四个单独的短期目标,例如:

- 选择要撰写的主题。
- 在没有其他教师提示的情况下,启动写作过程。
- 清晰地书写所有的字。
- 使用检查清单来检查工作质量。

当使用短期目标时,作业治疗师可能会制订干预计划,以解决同一阶段中的每个目标。

使用短期目标的替代方法是使用基准。当作业治疗师使用基准时,他们会考虑长期目标,并将其分解为按时间顺序排列的一系列步骤。例如,儿童的目标可能是把东西打包装进购物袋。作业治疗师可能会分析包装一袋食品的任务,以确认与该任务相关的每一步步骤。然后作业治疗师将把分散的步骤放到为长期目标而制定的基准中。在打包装袋活动中,作业治疗师考虑以下基准:

- 在商店里,儿童能打开一个纸制购物袋(最简单的步骤)。
- 儿童将整理适合放入购物袋的物品。
- 儿童将优先考虑将哪些物品先放入购物袋,以防损坏物品。
- 作业治疗师打包购物袋(最困难的步骤)。

总结

作业治疗师使用临床推理(也称为治疗推理)来指导评估和干预计划。评估阶段包括收集数据,用以证实那些干扰儿童从事有意义活动能力的因素。作业治疗师必须通过听取儿童、家人和其他团队成员的意见、观察(最好在自然环境中)、让儿童参与标准化和非标准化评估、预计在提出假设和干预计划之前讨论发现结果,从而收集数据。评估、干预及测量疗效的阶段是动态过程,要求作业治疗师在考虑儿童对干预的反应以及可能影响儿童的特定因素(如身体、社会、心理、环境和文化)时保持开放和灵活的思想。

- 评估是作业治疗师最关键的任务之一。为了完成评估,作业治疗师与儿童和家庭一起形成作业概况,使用评估工具并进行观察。作业治疗师使用临床推理来综合评估数据,为目标设定和干预计划奠定基础。

- 作业治疗师使用观察法、标准化评估、非标准化评估和面谈法来收集数据,从而为评估和干预计划提供依据。

- 作业治疗师根据评估阶段收集的可用数据,使用理论、模式和参考框架来建立假设,并利用这些知识来制订干预计划。

- 目标涉及作业治疗干预的优先事项和疗效,它们包括人员、日常作业或日常工作以及具体环境。目标指定了可观察和可测量的目标行为,目标行为通常以动词形式呈现(如穿着、玩耍、捡起、洗脸等)。

第9章

结果记录
Documenting Outcomes

Gloria Frolek Clark

问题导引

1. 作业治疗师为什么要记录治疗过程和结果？
2. 定量和定性数据如何影响决策？
3. 作业治疗师在制定目标时需要考虑什么？
4. 为什么作业治疗师在制订计划时要考虑干预的保真度？
5. 作业治疗师如何选择资料收集方法？

关键词

分析准则	目标达成量表	定量
提高目标基线	整体评估标准	信度
DAP（FIP）记录	测试者间信度	评估标准
数据采集	主诉	SOAP记录
基于数据的决策	结果	中分法
下调目标线	进度监测	效度
干预的保真度	定性	

一、结果和数据采集介绍

随着机构和教育法对问责要求的提高，做好个案治疗记录至关重要。目标是对患者长期或短期功能的描述，经常与结果相混淆，即"作业治疗过程的最终结果"。结果表示患者参与作业治疗及其目标实现，这是可评估的，并指导干预过程。结果应该与儿童和家人以及其他重要的团队成员共同制定，并在整个干预过程中监测目标实现的进展。定期及时采集数据有助于做出专业判断，并确定作业治疗干预是否有效。参见案例9.1。

（一）作业治疗结果（OTPF-3）

作业治疗师帮助儿童参与作业活动，以此改善健康和回归生活。他们会与个人、团体和人群一起工作。作业治疗实践框架将作业治疗的结果定义如下：

- 作业表现（改善、提高）。
- 预防。
- 身心健康。
- 生活质量。
- 参与。
- 角色能力。
- 幸福感。
- 作业合理性。

"结果贯穿于整个作业治疗过程。"在评估过程中，作业治疗师与儿童、家庭、教师和其他人共同讨论初期结果，以提高日常生活活动的参与度。在干预或重新评估过程中，随着儿童的需求或环境的变化，结果可能会发生变化。及早确定结果和制订措施，以尽早确定作业治疗设定的最终结果；与个人、家庭或团队一起制定后期活动；评估计划的有效性。例如，改善儿童健康（如吃各种健康食品而不是吃糖

Jake是一个9岁男孩,因为他不吃各类食物并经常呕吐或呛咳而被转到作业治疗门诊。他母亲说,在过去4年里,她每天只能给他带同样的午餐。作业治疗师问Jake他想在作业治疗中实现什么目的,他说他想学会吃新的食物。

作业治疗师、母亲和Jake一起确定作业治疗干预希望的结果是改善Jake在饮食方面的作业表现,包括与家人一起吃饭以及吃学校准备的午餐。作业治疗师制定了可以评估的家庭短期目标(如每周在学校午餐时吃一种新食物)。作业治疗师与Jake和他的母亲一起努力,通过治疗、进食/饮食、家长教育和培训来实现这些目标和"大局"结果。Jake的母亲记录她每周准备的午餐。而Jake每天自己记录在学校吃的午餐以及他是否喜欢。在治疗结束时,Jake的母亲已经可以为他准备各种午餐,并且Jake每月要吃掉7份学校的午餐。经研究数据发现,Jake增加了食物选择,且喜欢学校每周五的午餐。工作人员为他的母亲提供了一些他喜欢的周五午餐内容,这样在家里也能增加一些他喜欢的新食材。Jake和他的母亲都对作业治疗的结果感到满意。

和甜食)或提高儿童的生活质量(如促进残疾青少年积极参与学校教育或掌握一门课外工作的技能)的结果。

(二)儿童早期结果

2005年,美国特殊教育办公室(OSEP)要求每个州报告早期干预和学前特殊教育项目的儿童结果和家庭目标(结果)。结果包括个别化家庭服务计划(IFSP)的儿童或个别化教育计划(IEP)的学龄前儿童在以下几方面表现出改善的程度:积极的社交情感技能;知识和技能的获取及使用;使用适当的行为。调查接受早期干预或学前干预的家庭,以确定其家庭目标(结果)的状况。数据由团队采集并报告给各州项目组,各州分析数据并将其报告给美国特殊教育办公室,作为各州表现计划(SPP)和年度进度报告(APR)的一部分。

这些信息可用于筹集更多资金、提供服务或政策,以更好地满足儿童和家庭的需求。没有取得进展的州可能面临失去资金的风险。作为团队成员,作业治疗师协助记录这些结果。必须可靠地采集数据,才能有效地评估干预结果。框9.1提供了更多关于如何查询各州结果的信息。

早期儿童技术援助中心为所有进行个别化家庭服务计划的婴幼儿或个别化家庭服务计划和个别化教育计划的学龄前儿童提供所需的儿童早期结果信息。要查看各州关于这两项联邦政府指标的结果数据(C部分:针对0~3岁儿童;第619条:针对学龄前儿童),请转到相关网站。如果网站没有查询州的数据,可以从C部分的领导机构或美国教育部的网站上找到相关信息。

二、采集数据明确服务疗效

在持续干预期间,采集基线并选定以患者为中心的结果相关的当前表现数据,评估进展情况、适当更改干预计划以及预计何时达到结果。作业治疗师要确保数据对儿童有意义,并评估儿童参与有意义活动的能力。他们选择可靠的、功能性的、容易获得的数据(如计算尝试次数、完成活动的时间或质量)。数据采集方法应该为正在处理的决策提供可靠准确的数据。

(一)数据采集的重要特征

应定期在自然环境中采集数据。这样作业治疗师就能及时了解其行为的发生,以及对儿童表现产生影响的因素。例如,在有成人监督的环境整洁的诊所中和在真实的家庭,家长在早晨要准备另外两个儿童上学而忙碌,在这两个不同的环境儿童穿衣服的能力是不同的。儿童的表现也会有所不同,所以定期采集数据是很重要的。通过观察通常可以找到干扰表现因素的线索。例如,在晚上的游泳课或在体育活动后,儿童在学校的表现会更好。课间休息后,儿童会在任务、学习、社交和情感技能方面表现得更好。在不同的时间采集数据有助于更新策略,使儿童能力最大化。

作业治疗师关注儿童的主观体验(如生活质量、对表现的感知、自我意识)以及身体变化或技能和能力的改善。因此,定性和定量数据都是有益的。并应采集可靠、有效和易理解的数据。

1. 定性数据 通过定性测量可以了解儿童、家庭、老师或其他照料者的想法。数据可以是儿童对自己表现的感受,如"我在学校表现不好"或"我没有朋友"。通常,定性数据体现的是儿童如何看待自己的能力(自我效能),并能提供关于儿童自我意识的重要信息。儿童对质量、观点和表现感受的主观看法对治疗过程和儿童的认同感很重要。人类作业模式强调主观经验,有助于个人领悟生活,并为个人如何执行和参与活动做准备。例如,一个觉得自己是好学生的儿童通常是喜欢上学的,并且他的表现比一个觉得自己"坏而且不聪明"的儿童更好。定性数据提供了关于环境因素或背景如何以积极和消极的方式影响日常参与的信息。

　　了解儿童或青少年的能力对于设置以患者为中心的作业治疗干预很重要,所以作业治疗师力图获得定性数据。在幼儿中,作业治疗师可以观察儿童在活动中的反应(图9.1),并将其记录为定性数据。定性数据的信息可能来自量表(如疼痛量表)、评估(儿童作业自我评价COSA)、短期儿童作业概况以及儿童和家庭访谈。虽然采集的数据可能只是一个数字(如疼痛量表上的数字),但儿童对疼痛或行为的感知是重要的。例如,COSA提供了儿童认为什么是重要的信息,以及儿童对作业感觉如何的信息。这些数据可以在不同的时间间隔采集,了解儿童是否改变了自己的看法。目标达成量表(Goal Attainment Scaling, GAS)和评估标准的使用(本章后部讨论)有助于将评估结果的定性数据进行量化。有关定性目标评估的例子,请参阅框9.2。

　　2. 定量数据　定量数据表现的是数量、程度、强度和(或)儿童行为表现的频率。例如,"上厕所的时候,Nora可以在3秒内拉下她的裤子,但需要2分钟以上的时间才能独立把裤子拉起来"和"在课堂书写活动中,Ben认识26个大写字母中的20个,并能准确抄写26个大写字母中的2个"。

　　儿童的发展有其自身速度,但对于作业治疗师,

有必要辨别儿童相对于同龄人的表现。从同龄人中采集样本(为了保护隐私,可能会删除他们的名字)或使用教师的课堂记录(如"Ben的24个同学能够识别所有的大写字母,并且在没有示范的情况下书写出来")有利于提供基线和制定决策。大多数目标使用定量数据,因为它们容易衡量且准确。图9.2展示的是治疗师采集定量数据。作业治疗师制定对儿童及其家人有意义的目标,并体现在日常作业活动的参与中。定量目标的例子见框9.3。

框9.2　衡量定性目标

- 在干预过程中,儿童会自发地陈述一些积极的事情,从而展示自我效能的提高。
- 连续三天快速回答"学校怎么样?"时,儿童会描述在学校的积极经历。
- 在书面作业中,儿童会用评估标准来评价自己的优势和劣势。

框9.3　设定量化目标

- 儿童在5分钟休息时间内独立穿好衣服(如外套、冬靴、帽子、手套)。
- 儿童在平地上骑两轮自行车约100 m[最终结果评估:儿童在各种地面上(空地、低洼地、斜坡)与同伴一起骑行两轮自行车30分钟]。
- 在秋千上连续摆动10次,儿童表现出更好的协调能力。
- 儿童的日常生活精细运动技能得到提高,低于Peabody运动发育量表精细运动子量表平均值1.5个标准差(SD)。

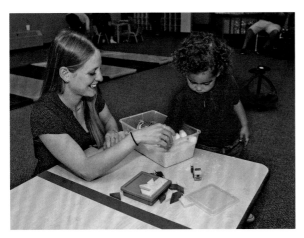

图9.1　儿童对大米感觉的反应为干预提供了定性信息。作业治疗师将儿童的反应分为:愉快的、谨慎的或痛苦的

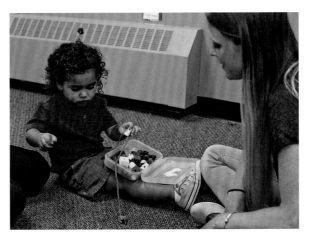

图9.2　计算儿童的穿珠数量,这是定量数据

定量数据可能会影响干预措施并说明作业治疗服务的结果。但是作业治疗师还会通过临床判断这些数据是否准确可靠地衡量了儿童的表现。例如，在没有其他指标或定性数据的情况下儿童可能会拒绝使用积木完成标准化测试，并在精细运动技能方面得分较低。有关标准化和非标准化评估的更多信息，请参见第 7 章。

3. 数据的信度和效度　作业治疗师必须确保数据是准确的（精确的）和可靠的（与行为测试一致）。明确而具体的说明、具体可观察的离散事件、学生在不同情况下的多种表现样本（如观察项目或持久性项目），都能提高信度。评估者间信度是指两个人对儿童做同一项评估或观察儿童的同一行为的准确性。例如，假设两个作业治疗师在同一天对同一名儿童进行评估，并得出相同的评分，则认为该评估具有良好的评估者间信度。在这种情况下，数据被认为是对特定行为的可靠评估。有时作业治疗师会随时间变化评估儿童行为以确定儿童表现的变化。在这种情况下评估应该是可靠的，但不允许儿童在测试前学习测试项目。如果评估不可靠，作业治疗师就没有数据比较的基础。

信度也可以通过实际表现的多个样本来确定。为了确保数据的信度，需要采集三个或三个以上的数据点，而不是基于一个数据点（一个测量实例）做出决策。换言之，儿童的表现是否会随着时间的推移而保持稳定，其变化是否可以测量呢？

虽然评分和测量可能是可靠的，作业治疗师也很想了解数据是否能评估预期行为或表现，这称为有效度。数据必须首先可靠才能有效。效度是指该评估能正确地对预期行为做出判断。

作业治疗师每次得到相同分数，或者两个作业治疗师得到相同结果的评估方法可能是准确和可靠的，但这不一定是一种好的或合理的评估方法。例如，进行精细运动技能评估可以得到可靠的结果，但进一步检查发现，它只针对书写技能的评估，而并不是评估幼儿精细运动发育的有效方法。

效度可以通过将评估结果与其他已知的评估结果进行比较来确定。例如，一次精细运动评分是否与另一次评分一致？换言之，是否两次精细运动技能评估是测评同样的内容吗？如果是，则认为对精细运动技能的评估有效。如果不是，那么也许其中一项评估侧重于精细运动技能或认知方面的视觉感知技能。

使用多个来源的数据有助于确定评估的有效性。例如，儿童在操场上和教室里与同伴交流有困难吗？还是只有在无监控的走廊里才会出现这种情况？作业治疗师通过对教师、家长和儿童的访谈来确定他们是否提供了与儿童表现类似或不同的信息。来自学校记录、教师成绩册和课堂样本的数据提供了关于儿童表现的额外信息。这些数据可用于收集儿童在自然环境和日常活动表现中的基线和持续性数据。需要多个来源获取类似的信息以确保数据的信度。

4. 实施保真度　"保真度"这个词可以定义为"细节上的准确性"或"某物与另一物匹配或复制的程度"。在作业治疗干预方面，保真度指的是干预按预期的方式进行。作业治疗师为儿童、家长、教师和其他人员提供帮助，以实施作业干预（如家庭计划、活动或练习策略）。保真度测量需要评估实际干预，以确保干预方案或家庭计划始终如一且准确地按照预期执行。除非有某种机制来确定和评估受试者是否以预期的频率正确地参与活动或执行策略，否则治疗师无法判断其真正的有效性。根据表现的数据改变或停止干预，这表明干预是无效的，因为它实施不当可能会不利于儿童。因此作业治疗师设置方案以评估实施的保真度。作业治疗师可能会要求家长或教师使用日历记录下他们的后续情况，并记录执行的建议或步骤。在每个步骤旁边都有几列文档，有助于在完成或开始时进行检查。有关测量实施保真度的示例，请参见框 9.4。

框 9.4　叙述记录

　　Lee 接受了 45 分钟有技巧的作业治疗服务，以满足他的自理需求。进步持续稳定，但由于疲劳的增加而减慢。吃东西的时候，他用右手独立地握住汤勺（组合手柄），但需要适当的帮助才能舀到食物。他把勺子拿到嘴边，需要成人少量的身体支持（在肘部给予支撑）。重复 8 次后，他感到疲劳，并需要手把手的最大帮助才能吃完饭。这比以前重复五次后就需要大量辅助有进步。

（二）记录持续干预的常用数据采集模式

在开发测试系统时，治疗师关注数据的重要特征。"未能采集数据的可靠性并坚持治疗措施的完整性是存在潜在的危险，因为改变生活的决策基于以下假设，即报告的数据是合理准确的，并按规定执行程序"。作业治疗师根据现有数据制定干预计划、目标和结果。这些数据被用来评估儿童的进步，因此，可能会影响干预策略和技术、家庭项目、学校设置和服务。作业治疗师在使用治疗性推理作为决策过程的一部分时,仔细考虑了数据。

1. 基于数据的决策模式　基于数据的决策模式是一种系统协作的方法,它使用基线和持续的定量数据作为基础,以制定关于服务和干预有效性的决策。研究表明,与不做数据分析的教师相比,经常评估学生进步、分析结果并相应调整教学实践的教师,其学生的进步更大。

作业治疗师采集有效和可靠的数据,作为决策过程的一部分。这一过程指导专业判断,并支持更高标准的治疗和有效干预。作业治疗师在评估和干预期间采集的定量和定性数据用于对服务需求、服务有效性和服务频率方面制定决策。图9.3展示了治疗师和儿童玩耍的场景,评估儿童保持直立状态的时间,并注意儿童享受活动的定性反馈。框9.5是一个使用数据指导家庭计划的示例。

2. 记录　作业治疗师以多种方式记录作业服务。记录是一种法律文书,用来证明服务,并作为儿童成长的记录。作业治疗师利用记录与家庭和其他专业人员沟通他们的治疗推理和决策过程、干预策略及儿童反应。文件记录了在作业治疗中发生过什么。这对于计费和确定儿童和家庭服务是很重要的。

虽然使用的格式不同,但作业治疗师真实、清晰、简洁地记录下儿童参与作业活动的重点。此外,儿童实际训练的记录反映了以家庭为中心的方法,其中包括家庭理解的语言和对以家庭和儿童为中心的目标及结果的关注。记录有助于作业治疗师形成他们的思维框架,并对干预策略进行反思,以更好地满足儿童的需求。

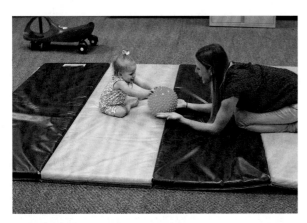

图9.3　作业治疗师使用定性数据(儿童对活动的反应)和定量数据(儿童将球推回给治疗师的次数)来评估作业治疗进展

框9.5　促进结果的数据

Carter是一个每周在门诊进行作业治疗的9岁男孩。他的父母向治疗师征询家庭治疗活动。由于肌肉力量、协调性和平衡性都较差,他很难与同龄人在学校操场进行活动。作业治疗师观察到,Carter尽很大努力做了两个仰卧起坐,用不佳的姿势做了一个俯卧撑。单脚平衡(右脚)保持5秒。在布鲁氏动作能力测验-2中,表现出粗大运动技能分数低于均值1个标准差。干预的重点是通过提高Carter的肌力、协调性和平衡性来提高其在操场上的参与度(结果)。Carter还说,他没有很多朋友并且在户外他跟不上他们,所以他只能自己玩或读书。Carter说,他想放学后和朋友们一起骑自行车,但他经常摔倒并感到尴尬。

作业治疗师分析定性和定量数据,以衡量结果和制定干预措施。除了给Carter进行每周一次的加强力量、协调和平衡训练,作业治疗师还进行了一项家庭项目,就是让Carter自己记录进步的。作业治疗师认为,如果Carter能够看到自己的进步,可能会有助于提高自我效能(相信自己的技能和能力)。此外,Carter也会从日常力量、协调和平衡活动中获得进步。

在一周后的下一次治疗中,Carter很兴奋地分享了他的进步图表,图表显示他能完成7个仰卧起坐,3个俯卧撑,单腿站立8秒。从定性方面看,Carter说他现在可以和同龄人一起在操场上玩游戏,他的哥哥现在正在帮助他锻炼。家人对这一进步感到很激动,并在家里持续每晚帮他锻炼。通过数据评估结果,当儿童看到并记录自己的进步时,可以提高儿童的自我效能感。这个例子说明了让儿童参与干预计划以及考虑定性和定量结果的重要性。

病程记录包括干预期间儿童当前表现定量和定性的数据,并用于决策。病程记录的格式包括:主诉、SOAP(主观、客观、评估和计划)和DAP(描述、评估和计划)或FIP(发现、解释和计划)。本文概述了每种方法,并对每种病程记录进行案例说明。

(1)叙述记录:以段落形式书写,没有其他两种格式中的特定标记部分。作业治疗师记录治疗过程,儿童对干预的反应,儿童的表现以及与案例相关的所有信息。这是治疗过程的记录,侧重于记录客观数据。有关叙述记录的示例,请参见框9.6。

(2)SOAP记录:这个缩写词代表主观、客观、评估和计划。这是医疗专业人员进行记录书写的常用格式。"主观"部分记录来自儿童、家庭、老师或其他人的恰当表述。与以下内容相关(例如,如果家长提到儿童的攻击性行为,那接下来就应该与这个内容相关)。如果没有要记录的内容,就在该部分画一条

Josef是一名肌萎缩的一年级学生。在504计划会议期间，团队要求学校作业治疗师为他安排在教室就能进行的日常强化活动。作业治疗师每两周进行数据回顾并根据需要修改活动。这两个月来效果很好，直到作业治疗师发现Josef的力量比上一次检查时有所下降。

作业治疗师检查了Josef的老师填写的关于完成日常强化活动的日志。作业治疗师发现该计划在前两周没有实施。作业治疗师了解到Josef病了一周，有3天是代课老师任课，他不知道这个项目。作业治疗师决定在接下来的两周内，直到该计划持续实施之后再调整干预计划。这个例子说明了记录实施作业治疗干预保真度的重要性。

S：Bo说他喜欢来快餐店接受工作培训。

O：Bo独立清洗堆在他身后桌子上的盘子（玻璃杯、银器、盘子）。经理提醒他要加快速度。他上肢无力很难把沉重的盘子从桌上抬进水槽。他请求帮助，而不是独自解决这个问题。作业治疗师使用一个移动的服务车作为"桥梁"，并作示范将一个大水壶拉到水槽旁边，再将它放在水槽附近的柜台上，然后清洗。Bo用这种方法洗了两个壶，然后停了下来，表示累了。Bo很难提起垃圾袋，再把它们拿到外面，打开垃圾桶，并把它们扔进去。

A

- Bo能独立完成一些岗前任务。
- 他能擦窗户，擦桌子，完成其他清洁工作。
- 上肢无力（特别是肩部肌肉）会影响工作表现。
- 他喜欢这份工作，因为他有机会和别人交谈。
- 当问题出现时，他不会主动地去解决问题。

P：每周进行45分钟的作业治疗，加强上肢力量并提高解决问题的能力。作业治疗师制定日常家庭强化活动的方案，并对Bo及其家庭成员进行培训。作业治疗师与Bo及其家人讨论了为帮助Bo解决日常问题而进行情景训练的重要性。

线。"目标"部分用于记录观察结果和所有采集的数据。它记录的是实际情况，并应该指出优点和局限性。许多作业治疗师都会在开头部分记录儿童接受服务的地点和原因。服务机构可要求在本项中记录具体信息（如疗程长短）。标题可以按时间顺序排列整理数据。也可以使用图表。"评估"部分包括作业治疗师对主观和客观信息的专业判断及治疗推理。此部分可用项目符号格式或在"问题列表"下列出信息。作业治疗师应回顾前两部分记录的数据，以确保这些数据相互关联。最后一部分是"计划"，是对帮助儿童实现目标计划的简明陈述。包括部位、频率、持续时间、强度和干预建议。内容要具体，这样任何作业治疗师都可以理解并遵循这项计划。SOAP记录的示例请参见框9.7。

（3）DAP或FIP记录：这个首字母缩写词代表描述、评估和计划或发现、解释和计划。虽然最后两个部分与SOAP记录的"A"和"P"部分相同，但第一个部分（描述或发现）结合了通常包含在SOAP记录主观和客观部分中的信息。实践人员可以在描述性（D）部分包括引用、观察、数据或测试结果。DAP记录的示例请参见框9.8。

（三）进程监测

进程监测是一种收集数据以提高学生表现的标准化方法。这一过程可用于识别对干预没有反应的儿童，量化儿童对干预的反应，并确定干预的有效性。监测步骤包括：

（1）界定定义和实施关注。

（2）确定评估策略。

（3）采集当前基准表现。

（4）设定目标。

（5）创建带有目标基线的可视图表。

（6）制订决策计划。

（7）在干预决策过程中采集数据。

1. 定义和实施关注 作业治疗师在收集作业治疗档案信息和分析数据的评估过程中确定表现问题。作业治疗师不使用笼统的措辞，而是使用精准的语言来实施这些行为，这样每个人都能理解他们的期望。例如，写信时信件的格式是否正确？写在底线上吗？写在正确的行内吗？使用术语时，作业治疗师应详细地描述行为，以便其他人能够进行评估，并且每个人都能了解预期的结果。例如，作业治疗师阐明了在努力提高儿童进食能力时将评估什么。作业治疗师必须明确如何衡量特定儿童的进步。如果儿童需要适应性设备和摆位，或者评估结果涉及儿童独坐和改良的饮食，自己进食的结果可能会有所不同。用可观察的语言提供清晰明确的行为定义是必要的。参见框9.9中的示例（儿童的预期表现）和反面示例（不理想的典型表现），以说明哪些是可接受的，哪些是不可接受的。对关注点清晰明确的定义有助于制定干预目标。

框9.8　DAP格式

D

　　一到这家快餐店，Bo就说他喜欢在这里工作，因为他喜欢和其他人在一起。他向经理打了个招呼，并问她希望自己先做什么。由于午饭后盘子都堆起来了，Bo被指派去洗盘子。他可以独立操作（将水槽装满，清洗杯子、银器和盘子），但是速度很慢，经理提醒他要加快速度。Bo请人帮他把那些堆在他身后桌子上的大盘子搬到水槽里。作业治疗师让他考虑如何把它们搬到水槽里。他四处看了几分钟后，回答说："我不知道。"作业治疗师和经理给了他各种策略。使用服务车作为"桥梁"似乎是最有效的。Bo想把盘子放到水槽里去，但他的肩部肌肉力量很弱，他不知道如何用推车将盘子运到水槽里去。作业治疗师问他怎样才能把盘子从水槽里拿出来，还有什么其他清洗方法。Bo说他不知道。作业治疗师给Bo示范了用身体和上肢的运动将盘子拖到水槽旁边，并在水槽附近的柜台上清洗盘子的过程。Bo模仿这种方法，并自发地用双手把盘子移到干燥区。他洗了两个盘子后，感到疲累并停下来休息。他说他喜欢擦窗户、桌子和其他东西，但他不能倒垃圾。他说除非他能把垃圾运到外面并把它们扔进垃圾箱，否则他担心自己不会被录用。

A

- Bo能独立完成一些岗前任务。
- 他能擦窗户、擦桌子，完成其他清洁工作。
- 上肢无力（特别是肩部肌肉）会影响工作表现。
- 他喜欢这份工作，因为他有机会和别人交谈。
- 当问题出现时，他不会主动地去解决问题。

P

　　每周进行45分钟的作业治疗，以加强上肢力量和提高解决问题的能力。作业治疗师制定日常家庭强化活动的方案，并对Bo及其家庭成员进行培训。作业治疗师与Bo及其家人讨论了为帮助Bo解决日常问题而进行情景训练的重要性。

框9.9　操作行为示例

Morris

"平静地穿过走廊"

- 与走廊里的其他人以同样的速度走路。
- 绕过站着或移动的人穿过走廊。
- 保持手/肘部靠近自己的身体，不与他人进行身体接触。

这并不意味着：

- 用拳头或手故意打或拍某人。
- 身体接触站在走廊上的人，或比他走得慢的人。
- 在走廊里大喊大叫或者跑得太快。
- 不包括在走廊里不小心跌倒或撞到别人。

Beck

"在门口排队"意味着：

- 把正在做的事情放到一边，走向门口。
- 站在最后一个儿童的后面。
- 遵循课堂基本原则（手不动，脚不动，听老师指令）。

这并不意味着：

- 需要助教口头或身体上的帮助，把他的东西收拾起来并搬到门口。
- 试着成为排在第一个的人。
- 在老师指示方向时挥手、打人、踢人或者说话。

Sophia

"上厕所"意味着：

- 她会在门口等着，直到有一个空位轮到她。
- 她会走进隔间，关上门，锁上门。
- 完成如厕后，她会将厕纸扔进马桶，并冲马桶。
- 她会打开门，洗手，擦干手，然后离开厕所，回到教室。

这并不意味着：

- 不按排队顺序占位。
- 关门，但不锁门。
- 没有把卫生纸扔进厕所。
- 上完厕所后不冲马桶。
- 把水洒在镜子上。

---

　　2. 确定评估策略　评估策略应简单、高效、系统，并可定期收集。这些数据在衡量儿童的表现时应该是有效的。可以通过记录时间、距离、频率或计数行为的发生次数来采集数据。作业治疗师可以根据持续时间（从开始到结束的时间）或延迟时间（提示后开始的时间，如"开始"）来记录行为。他们可能会计算频率（某些事情发生的次数，如10分钟内咬5次）；百分比（某件事在一定数量的机会内发生的次数，如5/10或50%）或累加（总数，如写8个字）。

作业治疗师可以用持续性方式（如日记、Fitbit数据、得分记录本中的分数）或直接观察方式（如每分钟的打字数量）做记录。

　　3. 采集当前基准表现　必须以可靠的方式采集基线数据，数据采集的频率与关注的强度有关。尽可能在同一时间、同一地点、每次以相同的方式采集数据。如果一人以上采集数据，就必须建立评估者间信度的数据。当所有评分者同时对儿童进行观察和评分，并确定他们得出相同结果的准确性时，就建立了测试者间的信度。如果采集到的数据不相似，则需要进一步的培训。一般来说在相对较短的时间内采集 3～4 个数据点作为基线数据，而至少每周采集一个数据点以衡量发展中的进步。由于不考虑异常值，所以使用中值（中间值）来确定基线。框 9.10 提供了查找中位数的信息。

为了确定可接受的表现水平，作业治疗师经常将儿童的基线与标准值进行比较，如医疗或饮食规范、同龄人的表现、父母的期望、教师的期望、校规或政策、或专业判断。如果基线测量值和标准值之间存在差异，可以进行作业治疗，并与个人和家庭（或教育团队）共同设定目标。框 9.11 提供了对婴儿使用医疗标准的例子。

4. 设定目标　目标是根据儿童预期的干预结果制定的。目标体现的是正向行为的增加（而不是不当行为的减少）。例如，积极的目标，如"在课堂讨论时，Ora 能保持坐位并使用轻柔的语音至少 15 分钟"，而不是强调消极的行为，如"在课堂讨论时，Ora 不会攻击其他人，也不会离开桌子"。

目标要清晰简洁，这样父母、老师和儿童才能理解。应该用积极的方式表达行为。行为和期望是可操作定义的，因此它们是可测量和可观察的。好的目标能使我们知道儿童希望完成什么。因此，目标对儿童和（或）家庭是有意义的，可以让每个人都知道什么是成功。目标有时间表和条件，以便其他人也能对它进行评估。重要的是作业治疗师制定的目标是可以实现的且与儿童相关。

长期目标是需要多个步骤或技能才能实现的目标。通常包括作业活动，比如与同伴在户外合作玩 30 分钟；每天在 30 分钟内完成独立穿衣去上学；每天准备午餐。短期目标是实现长期目标的步骤。例如，儿童可能会打断其他儿童的游戏，然后他会被一个人留在操场上。在这种情况下，短期目标可能是"在 2 个 30 分钟的游戏时间内，儿童参与其他儿童的游戏而不打断游戏"。作业治疗师甚至可以通过设定一段时间的目标来调整短期目标。所有的目标都是用行为的、可测量的术语来书写，这样所有人都能理解。有关长期和短期目标的示例，请参见框 9.12。

总之，作业治疗的目标是：

- 对儿童和家庭有意义。
- 调整作业表现。
- 简明扼要。

框 9.10　采集中位数数据

在确定中位数时，不要添加数字，而是按数字顺序排列并选择中间的数。中间的数就是中位数。

例 1
基线数据为：6，9，7（如按数字顺序排列：6，7，9）。中位数是 7 分。

例 2
基线数据为：4，9，8 和 8（如按数字顺序排列：4，8，8，9）。中位数是 8 分。

例 3
基线数据为：5，10，6，7（如按数字顺序排列 5，6，7，10）。中位数是 6.5 分。

框 9.11　将收集到的数据与标准进行比较

2 月龄的 Mia 经常哭，白天不小睡，体重也没有增加，这让父母很担心。作业治疗师和 Mia 母亲收集的数据表明，Mia 是一个唐氏综合征的婴儿，在过去 3 天里每天喝 8 瓶奶（16 盎司/天，1 盎司≈28.35 克），每次喝 2 盎司配方奶。虽然对唐氏综合征的婴儿没有标准，但正常 2 月龄的婴儿每天喝 6～8 瓶奶，每次 4～6 盎司（24～48 盎司）。Mia 的摄入量明显比这个少。作业治疗师和家长决定制定目标，将 Mia 的口服摄入量增加到每天 24 盎司。干预的重点是发展有效的吸吮-吞咽-呼吸模式和增加口部摄入量。

- 与儿童现状相关。
- 定义可观察的行为。
- 提供条件和（或）时间表。

5. 创建有目标基线的可视图表　创建图表（图 9.4）使数据可视化展现。这种可视化展现有助于制定决策，同时记录干预期间的表现和变化。将基线数值点与预期目标数值点连接可以在图中添加一条目标基线（参见图 9.4 中的绿线）。这条目标线清晰展现了儿童达到既定目标所需的进步速度。

6. 制订决策计划　定期收集和检查数据，以制订干预决策。由于变化可能是缓慢发生的，最佳实践建议基于 6～10 个数据点进行决策。在学校环境中，作业治疗师可以与教师和其他团队成员合作，共享数据采集。在医院或社区，治疗师可以每周收集一次数据。如果能每周收集数据，则可以使用四点决策规则分析数据。

上升目标基线表示儿童应该改善行为(如重复次数;见图9.4)。下列标准是对上升目标基线数据结构的解释。

框9.12　长期目标和短期目标示例

长期目标: Sasha能在学校的餐厅和同学们一起吃午饭(妈妈做的)。

短期目标:

- Sasha在学校的作业治疗室与一名同学连续3天共进午餐。
- Sasha会和两个同学每周两次在学校的餐厅吃点心。

根本原因: Sasha不喜欢餐厅里的噪声和人群。这使她在学校里焦虑、不吃东西和哭泣。

长期目标: Kevin能在母亲的帮助下连续完成5天的语文作业。

短期目标:

- Kevin使用语音文本转换软件连续3天完成语文作业。
- Kevin将在5个晚上,每次花30分钟用语音文本转换软件做语文作业。

根本原因: Kevin有读写学习障碍,所以他不喜欢写作业。他也很难整理他的作业且经常忘记去做,这导致成绩下降和老师的负面反馈。对他进行一些调整:老师会让他把作业清单带回家,同时他家里还额外备了一套书(以防他忘带某些书)。Kevin觉得自己是个"坏学生"且不喜欢他的老师。由于他没有完成家庭作业导致成绩很差。老师允许他在星期一之前交作业以获得满分。

- 如果连续四个数据点落在目标线之上,这表明儿童的进步比预期的更好,目标能实现。
- 如果连续四个数据点落在目标线以下,则儿童不能以达到目标的进步速度,干预可能需要更改。
- 如果四个连续的数据点在目标线上下,则继续当前的干预,因为还不能明确有进步。
- 下降目标基线(图9.5)是指随着时间的推移应该减少的行为(如准备上学的时间)。这并不意味着目标关注的是消极行为。下列标准是对下降目标基线数据结构的解释。
- 如果连续四个数据点落在目标线以下,这表明儿童的进步比预期的更好,目标将很快实现。
- 如果连续四个数据点落在目标线以上,则儿童的进步不能按时达到目标,干预措施应该更改。
- 如果四个连续的数据点在目标线上下,则继续当前的干预,因为还不能明确有进步。

7. 在干预决策过程中采集数据　如果数据每周收集一次以上,则使用中分法来绘制趋势线。这需要多个步骤,可以使用计算机(每个软件程序各不相同,请检查具体的程序)或手动完成。通常,至少需要8~12个数据点才能完成趋势线分析。趋势线的斜率表示儿童达到他目标的进展。有关此方法的示例,请参见框9.13。

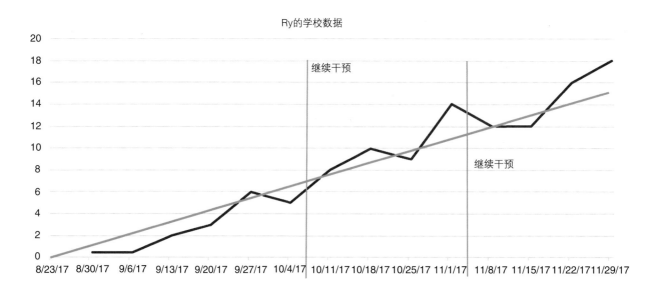

图9.4　Ry的进程监测曲线图

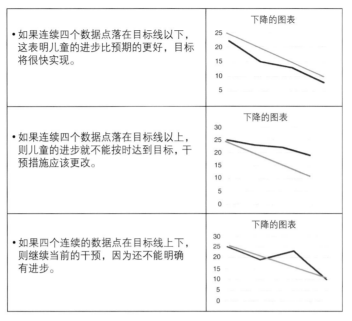

图9.5 目标下降的进程监测曲线图。儿童的数据为图标目标(红线),目标线(绿线)表示儿童达到目标必需的进展速度。这些例子显示了前4～5个数据点可以用来判断干预的有效性。随着目标线的下降,儿童的目标表现下降(如儿童需要25分钟才能吃完饭,而你希望12分钟吃完;儿童在他们的试卷上错了25个题,但你想在第一季度就把这些错误减少到12个)

框9.13 使用中分法查找数据趋势线

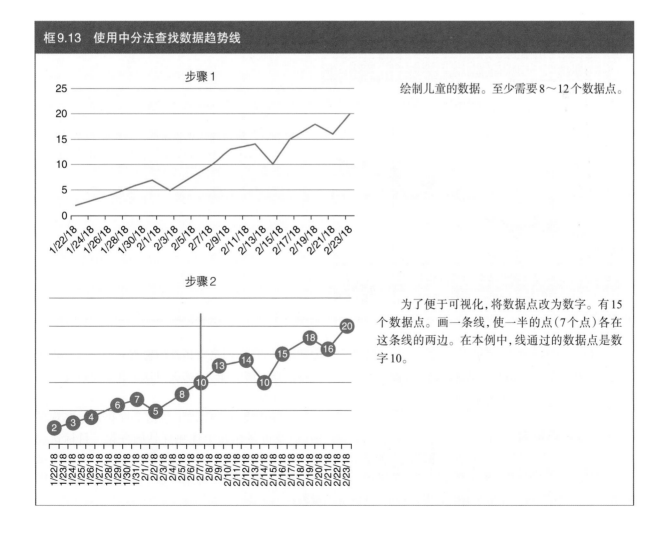

绘制儿童的数据。至少需要8～12个数据点。

为了便于可视化,将数据点改为数字。有15个数据点。画一条线,使一半的点(7个点)各在这条线的两边。在本例中,线通过的数据点是数字10。

续

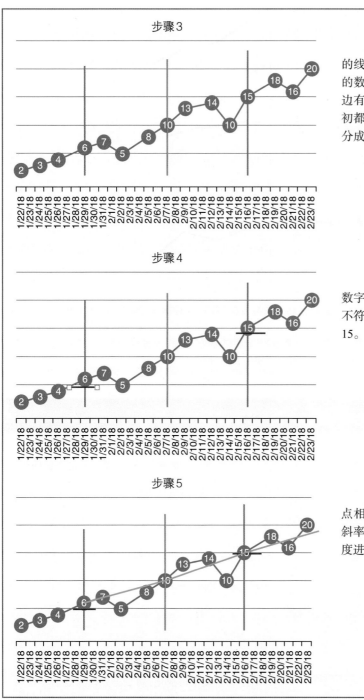

看中间(橙色)线左侧的数据点。画一条垂直的线来分隔这些点,使中间线的每一边都有相等的数字。这条蓝色的垂直线将左边分开,这样每边有 3 个点。右边重复这样做。总之所有的点最初都被分成左右两部分。然后每一半上的点再被分成两半("中线")。

下一步是找到每一边的中位数。左边的点按数字顺序是 2,3,4,5,6,7,8。中位数是 5 与图片不符。右侧是 10,13,14,15,16,18,20。中位数是 15。在每条垂直线用对应的水平线标记。

画一条线,与位于垂直"中间"线上的这两个点相交。这条线代表数据的"斜率"。趋势线的斜率表明,为达到目标,这个儿童正在以很快的速度进步。

如何使用进程监测,参见案例9.2。使用进程监测为坐在桌子旁参与精细运动困难的一年级儿童确定表现基线,并确定干预的有效性。

(四)目标达成量表

目标达成量表最初用于心理健康环境中测量个体和群体对治疗的反应,现在常规用于测量干预的进展。干预期结束后,评估儿童的表现,以确定其进展情况。例如,如果家长希望提高儿童吃各种食物或自己穿衣服的能力,那么对这个儿童可以使用目标达成量表。

目标达成量表提供了包括个性化目标客观评估,以及可量化和个性化评估的框架。目标达成量表用于跟踪受试者内部的纵向变化。为了尽量减少偏差,作业治疗师采取以下措施制定目标达成量表:

- 用客观数据(如观察结果)以及主观数据(如访谈、记录)设定目标。
- 从操作定义结果标准,以便在整个过程中准确可靠地记录数据。
- 由另外的检查者来确定目标的实现,而不是参与治疗或目标设定过程人员。
- 确定干预是否按规定实施。

用于制定目标达成量表的八个相关步骤概述如下,并在案例9.3中进行了说明。

(1)确定一个总目标。

方案/患者的总目标是什么?

(2)确定应该解决的特定问题。

确定用于评估表现的可观察、可报告的内容。

(3)确认在步骤2中显示进步的行为或事件。

按要求操作,以便明确界定可衡量的进步指标。

(4)确定用于收集必要信息的方法。确定如何收集数据(如何人、何处、何时)。

(5)选择预期表现水平(专业判断和患者评价)。

确定可以预期的实际表现水平。

(6)确定最有利和最不利的结果以及中等水平

📄 案例9.2

　　Ry是一个喜欢跑步和跳跃的6岁男孩。他上一年级,但很难坐在桌子前参与精细运动任务。教育团队转介给作业治疗师,以确定Ry的优势和需求。在完成作业概况并与老师、Ry及其家长讨论其在学校的表现后,作业治疗师通过观察Ry在教室中三个不同活动的精细运动活动来采集数据(如涂色/剪切/粘贴的活动,绘画和书写)。作业治疗师发现,他在离开桌子前分别坐了20秒、10秒和15秒。他坐在课桌旁的基线中位时间是15秒。在这些相同的活动中,从三名"平均表现"的同学那里收集到的数据表明他们坐在课桌前完成任务需要18分钟(中位数得分;原始分数是15,20,18)。基于这些数据,团队认为Ry应该在三个月内能够坐下来并参与精细运动活动至少15分钟。

　　数据显示,与一般的同龄人相比,Ry保持坐位的能力较差,这造成了他在学校学习和参与的困难。因此在IEP会议上,团队一致认为作业治疗干预是有必要的。

作业治疗师用Microsoft 的Excel图表来监测他的进步(图9.4)。数据以分钟为单位进行绘制。因此,Ry的15秒基线被转换为分钟(如15/60=0.25分钟)。增加了一条目标基线(绿线)来确定Ry达到目标所需的进步速度。目标线将基线数据点连接到预期目标数据点。

　　经过三周的结构化干预,包括喜欢和不喜欢的活动,作业治疗师和教师收集了六个数据点。由于他的最后四个数据点在目标线上下,他们遵循四点决策规则并继续干预(如图9.4的垂线所示)。要求Ry坐在椅子上完成任务。一个月后的数据显示还需要继续干预(因为他的最后四个数据点在线的上下)。一周后,他上学时咳嗽了,因为发热中午被送回家。当他重新回到学校时,他忘了对他的常规要求,他在不喜欢的任务中离开了座位。几天后他又适应要求并取得了进步。到三个月结束时,Ry超越完成了既定目标。

📄 案例9.3

　　Tessa是一个喜欢奔跑和探索的4岁女孩。因父母吸毒,她和养父母住在一起。

　　自从Tessa被诊断患有注意力缺陷障碍,不能独立玩耍或坐在桌子旁进行精细运动活动后,她的养父母就开始为她寻求门诊作业治疗。

　　作业治疗师观察了Tessa玩玩具和精细运动活动的过程,她的养父母说她最喜欢玩这些东西(如堆木桩、拼图)。治疗师记录了Tessa坐着处理这些材料的时间。一个玩具她玩了60秒后,她跳起来在房间里跑来跑去。短暂休息后,她回到桌子玩了另一个玩具55秒。第三次观察显示,玩了一个喜欢的玩具60秒后,她把玩具扔到地上并尖叫(基线:60秒)。

　　Tessa的幼儿园老师希望儿童玩玩具或独立进行桌面游戏的时间为10～15分钟。父母和作业治疗师认为这

对Tessa来说是能够达到的,他们制定作业治疗目标:"三个月后,Tessa能坐着玩/使用玩具或精细运动材料至少15分钟。"作业治疗师使用目标达成量表评估这个结果。采用基线为-2,预期结果为0的六分制量表(表9.2)。

　　Tessa每周进行一次治疗。采集与坐和玩精细运动材料有关的每个阶段数据。养父母开展了一个家庭项目,每周进行90%精准度的实践机会。三个月后,重新评估数据显示,在作业治疗期间Tessa可以坐着玩玩具17分钟(+1GAS)。家长表示,如果没有电视干扰的话,Tessa在家里能独立玩耍近20分钟(+1GAS)。幼儿园老师还对Tessa坐在教室里参与桌面活动的时间进行了计时,她可以保持18分钟(+1GAS)。目标达成量表为评估Tessa的个性化作业治疗干预效果提供了一种清晰、客观的方法。

表9.1　常用目标达成量表（GAS）的比较

Kiresuk-Sherman公式（1994）	Steenbeck及其同事（2005）	Ruble, MeGrew和Toland（2012）
+2 最佳预期结果	+2 远超预期	+2 远超预期
+1 超出预期结果	+1 略高于预期	+1 略高于预期
O 预期结果	0 预期结果水平	0 预期结果水平
−1 低于预期结果（通常为基线）	−1 有进步	−1 有进步
−2 比预期结果差	−2 基线或当前表现水平	−2 基线或当前表现水平
	−3 退步到基线	

的表现。

关注现实的结果，找出最有利和最不利的结果（典型的五级表现）。

（7）一旦设置好五分制，确定区间是否重叠。确定数据收集的行为和指令是否清晰。

检查量表以确保没有重叠，定义清晰，数据收集的说明易于遵循。

（8）确定患者当前状况及何时需要进一步评估以记录进展情况。

目标达成量表的最后一步要求选择一个时间段来评估患者或计划的结果。频率应考虑干预方法、预期表现水平和外部标准（如第三方支付者、教育体系）。

表9.1对常用目标达成量表进行了比较。初始目标达成量表评估系统基于五分制反应量表。预期结果为"0"，数字范围为"−2"（如比预期结果差）到"+2"（如最佳预期结果）。表9.1解释了目标达成量表评估系统。2005年，Steenbeck和他的同事将量表修改为六分制量表。预期结果水平为"O"，但增加了允许退步的水平（−3）。Ruble和他的同事为匹配他们的研究人群，也对原有的五分制量表作了修改。由于孤独症谱系障碍患者没有典型的倒退，他们用"−2"表示基线或当前表现水平，"0"表示预期结果水平（如使用书面IEP目标的实际描述），"+2"表示

表9.2　Tessa的目标达成量表

基线：−2　预期结果：0

+2	坐和玩/工作20分钟
+1	坐和玩/工作15分钟
0	坐和玩/工作10分钟（预期）
−1	坐和玩/工作5分钟
−2	坐和玩/工作1分钟（基线）
−3	坐和玩/工作30秒

远超预期。在这种情况下，如果儿童基线（−2）提高到预期的结果水平（0），那么他就进步了（−1）。

在制定目标达成量表时，作业治疗师在开始作业治疗干预后的特定时期（如每个月或干预结束时）监测进展情况。作业治疗师如果想评估许多人的治疗效果，可以使用Kiresuk-Sherman公式，该公式将目标达成量表分数转换为T值（即M=50；SD=10），个体间的分数可以进行比较。

（五）评估标准

评估标准是"学生工作的一套连贯的标准，包括对标准中表现质量水平的描述"。出于教育目的，评估标准可以用作评估工具，也可以用作教学工具。作业治疗师经常使用评估标准来评价学生的进步，或让学生对工作进行自评以影响表现。使用评估标准可以帮助学生更好地理解期望目标，提高他们对成功的认知，从而激励他们进步。

评估标准通常按其组成进行分类。分析性评估标准分别评估每个标准，而整体性评估标准同时评估所有标准，以便对工作质量做出全面判断。在课堂上分析性评估常被用于形成评估（监控儿童的学习和需要额外努力的目标领域）和总结评估（评分；与标准或基准比较）。整体性评分有利于总结评价，且评分更快。

制定评估标准的过程如下所述。

（1）确定评估标准的目的。制定这个评估标准是用来评估儿童朝着某个目标（如IEP目标）进展，还是用来指导儿童（如对学习的期望，学习提高自己的表现）？

（2）分析当前的表现。观察和分析儿童的表现，以了解当前表现。

（3）确定评估标准中的表现要素。确定表现要素（如提高表现的关键技能）。至少包含一个儿童表现好的部分，以强化积极的表现。

（4）选择评估量表。量表应与家庭、社区或学校的预期一致。三分制量表的表现标准一般为高于预期、满意或不满意。四分制量表的表现标准为：高效、熟练、基本达标和低于基本。

（5）清晰客观地明确掌握标准。确定每个目标组成的掌握程度。教育环境与 IEP 目标、年级标准或课堂期望的成功实现有关。掌握能力通常不是成功的最高层次，相反，通常有一个成功的级别（如典范），为儿童提供超越期望的机会。

（6）清晰客观地明确评估量表各分值的标准。明确其他各级别的表现标准。评估表各级别之间的差异应该很明显。

（7）提供评估标准说明。使用评估标准的人（如儿童、家长、教师）应理解这些描述、评分和记录系统。

如果是作业治疗师以外的人来评分，那么作业治疗师就会监控治疗或项目按计划实施的程度（实施保真度）。必要时可增加新技能；但是这将增加可以获得的总分。可以将其视为对已掌握技能的积极强化。进步是由儿童、父母、老师或治疗师来衡量的。在案例 9.4 中，自我评价被年轻人用在衔接期以提高表现。

作业治疗师在描述表现的评估标准时，必须仔细确定他们是否满足了儿童和家庭的需要。为了确定评估标准的预期分值，治疗师将分数与儿童和家庭的预期或已建立的标准相联系（如同龄人表现、课堂预期）。

案例 9.4

Noah 是一个上高中的接受特殊教育的 16 岁男孩。由肌肉失调导致姿势控制不良、不稳定和力量受限，许多就业前任务对他来说很难开始或很难完成。他的特殊教育和普通教育教师与作业治疗师会面，以找出在他独立工作期间，可以鼓励他更多的自我管理和独立的方法。

他们决定制定一个评估标准，这样 Noah 就会了解预期目标，从而提高他的表现。他们确定了四项表现因素（表 9.3）。小组评估了他一周多的表现。Noah 的平均分是 4 分（总分 12 分）。他们认为得分可靠，并将他的基线定为 4 分，他的预期独立工作水平为 12 分。

作业治疗师和工作指导人员在 Noah 下次职前教育前，与他一起回顾了评估标准。根据设施需要，他在这里所做的工作各不相同。每项工作都必须在 60 分钟内完成（如洗盘子、清洁和擦桌子、倒垃圾，并把垃圾倒进垃圾箱）。他接受了这里所有的培训。Noah 的工作指导人员希望他只需一次提醒就能完成这些技能。完成后，Noah 用评分标准为自己的表现打分。他的工作教练复查了 Noah 的自我评价。Noah 继续在去工作的路上阅读评分标准，并在回学校的路上完成它。

3 个月后，Noah 在所有方面的表现都很独立（3 分），除了最后一个部分是 2 分。他有 50% 是独立看时间的，记录在他最近的四项职前工作评估中（实际得分为 2，3，3，2 分），且最后评分是 11 分。在这次干预后，Noah 在独立工作中表现出了更多的自主性和独立性。

表 9.3　Noah 的职前工作评估标准

表现组成	1（不满意）	2（满意）	3（独立）
问候经理	我至少需要一个提示来问候经理	我问候经理	我微笑着问候经理并握手
询问当天工作	我需要几个提示来询问今天的工作	我询问今天的工作，但可能需要提示我首先需要做什么	我询问今天的工作并知道首先需要做什么
开始工作	我需要几个提示来开始并继续工作	我需要一个提示来开始或继续工作	我不需要任何提示开始并继续工作
在规定时间内完成任务	我没有完成工作或至少需要晚 10 分钟完成	有了计时器，我按时完成了工作	看着钟我能按时或提前完成工作

总结

作业治疗师负责并提供高效和有效的服务。作业治疗师使用多种格式记录干预，包括 SOAP、DAP 或 FIP。他们制定以患者为中心的有意义的、相关的、可实现的目标。收集和记录定性和定量数据，提供关于儿童表现和对干预反应的信息。这些数据用于决策和项目评估。研究结果也可用于因从事和参与日常生活技能（作业）困难而建议进行作业治疗的儿童和青少年。

总结要点

- 作业治疗师记录了儿童在实现目标和取得成果方面的进展，以证明由于资金和责任的原因，提高服务的有效性。用于记录账单、法律目的、治疗推理以及与家人和专业人员的沟通。记录评估结果，有利于制订干预计划，并允许儿童和家庭在干预方面进行合作。

- 作业治疗师使用基于数据的决策来确定干预是否正在改善儿童的作业表现。定量数据为评估提供了可靠有效的数据。由于定量数据是可测量和数值化的，可用于比较一段时间后的结果。定性数据是指观察数据或有关个人主观经验、感受、欲望、态度等可能影响作业表现的数据。它涉及主观评定量表（如疼痛、自我效能评定）。定性数据使作业治疗师能够理解儿童和家庭的想法，从而设计有意义的干预。

- 作业治疗师考虑儿童和家庭的兴趣、动机、目标以及儿童和家庭从事作业的环境。作业治疗师评估儿童的能力，收集定性和定量数据，设定有意义的目标促进日常作业的参与。作业治疗师制定可实现的、有意义的、相关的和可以理解的目标。

- 应收集有关家庭项目或日常治疗项目的方案。了解实施的保真度可以提高决策的质量，因为作业治疗师可以知道家庭或学校项目是否按照计划执行。

- 进展监测、目标达成量表和评估标准通常用于衡量目标和结果的进展情况。作业治疗师使用治疗的论断来决定衡量目标进展的最佳方法。他们会考虑儿童的年龄、表现能力、目标以及应该评估的行为或作业。作业治疗师会从儿童实现目标进步的角度考虑最佳评估方法。

摄食、进食和吞咽的评估与治疗
Assessment and Treatment of Feeding, Eating, and Swallowing

Kimberly Korth, Nancy Creskoff Maune

问题导引

1. 哪些疾病常与进食及吞咽障碍有关？
2. 作业治疗师进行摄食、进食和吞咽功能的全面评估时，必须要考虑哪些因素？
3. 用来评估摄食障碍潜在原因的补充诊断测试有哪些？
4. 儿童摄食、进食和吞咽问题全面干预计划的主要内容是什么？
5. 作业治疗师用来改善儿童和青少年摄食/进食的干预方法有什么？

关键词

误吸	纤维内镜下吞咽功能检查法	鼻饲管
唇腭裂	（FEES）	吞咽过程分期（口腔准备期、口
行为干预的差异注意	作呕	腔期、咽期、食道期）
吞咽困难	胃食管反流	体位调整
经肠进食或非经口进食	胃肠内镜	挑食或拒绝进食
环境适应	胃管	吞咽造影检查
食物或液体状食团	改良的食物和液体的黏稠度	

摄食、进食和吞咽过程对健康至关重要，是儿童社交、情感和文化成长过程中不可或缺的一部分。在最基本的层面上，摄取充分的营养对于正常的生长发育是必要的。摄食、进食和参与进餐是婴幼儿重要的作业活动。

摄食、进食和吞咽过程是复杂的，受多种潜在疾病、感觉、运动、行为、姿势和环境的影响。在评估和干预计划中，需要整体的干预方法，经常需要和其他的专业人员合作。本章将帮助作业治疗师认识和理解这些复杂的过程和潜在的影响，以制订安全有效的干预计划。

一、摄食、进食和吞咽：概述

在儿童时期，从婴儿到青春期，儿童吃什么和吃多少的饮食需求一直在变化。同时，儿童的摄食逐渐从完全依赖发展为独立进食。这一系列动态变化依赖于许多系统，包括整体的力量和稳定性、粗大运动和上肢发育、精细运动能力、感觉处理发展、言语运动技能和吞咽能力。进餐的时候允许儿童探索新的口味和质地,同时鼓励用手吃饭和使用餐具,促进运动技能的发展。

同样重要的是摄食过程,是以与父母、家庭成员和其他儿童的社会交往为特征,对社交技能的发展起着重要作用。儿童通过学会言语和非言语的提示来表达需求和渴望。摄食是儿童成长中最早开始的事情之一,在摄食过程中他们学会表达需求和渴望,如饥饿、饱腹和口渴。最后,因为这个复杂的过程受文化和社会规范的影响,这经常为获取某些习俗和制定社会文化规则奠定基础。贯穿时间和文化、食物和饮食是聚会、庆祝活动、典礼和生命中重要时刻的最精彩部分。

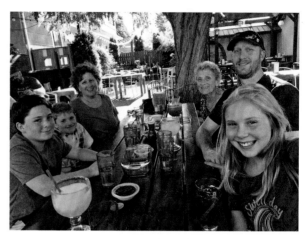

图 10.1   家庭用餐时间

(一) 定义

摄食有时候称为自主进食,被定义为准备、安排和把食物从饭桌、盘子或杯子中放入嘴里的过程。进食是指在嘴里保持并且咀嚼食物或液体,再进行吞咽的能力。吞咽是一个复杂的动作,食物、液体、药物或者唾液会从口腔经过咽和食管,然后进入胃中。

(二) 用餐时间

用餐时间是调节身体、认知和情绪的家庭时间。就餐贯穿生活,形成日常习惯,是放松、沟通和社交的时间。就餐时父母和儿童会在满足基本营养需求的同时,进行象征性的情感交流。许多人认为养育儿童就是把儿童喂养大。而用餐是一种文化礼仪,是家庭生活中必不可少的一部分,是加强联系和共享的时间。

就餐时照顾者和儿童会参与共享,并发挥各自作用。通常希望儿童保持坐位、看着照顾者、自己就餐(到适合年龄)、在就餐时和其他人沟通并遵从餐桌礼仪和家庭日常习惯(图10.1)。照顾者提供足量的食物需求,喂养幼儿,和其他家庭成员交流互动,形成用餐规范和习惯。

随着儿童从婴儿到成年,不同的成长经历和发展过程,其在家庭就餐时的角色和参与也会发生变化。在婴儿期,父母有责任喂养或帮助儿童。在学龄前和学龄阶段,父母的角色转变为照看、沟通和管教。就餐时,几乎所有的父母都会尝试营造令人愉悦、轻松的家庭氛围。家庭经常会有一些动态变化,产生忙碌的生活环境,这可能会与规律的饮食习惯相冲突。如果儿童有影响进食方面的困难,或是对儿童成长和营养方面有顾虑,那么在进餐时营造一种令人愉悦的家庭氛围是有挑战性的。儿童的气

质、健康、性格以及父母的健康、育儿模式和情绪都是影响进餐时参与和互动的重要因素。

(三) 背景影响: 文化、社会、环境和个人

当为有进食障碍的儿童及其家庭提供服务时,一定要考虑背景(环境)因素。了解影响就餐和摄食的背景因素(身体、社会、时间和文化因素),有助于确定基本问题和可能的解决方法。

一系列引导行为的信仰、价值观和传统就是一个家庭的文化,经常包括家庭吃什么类型的食物、特定的饮食习惯和扮演的角色。在一些文化中,学龄前儿童由照顾者喂养;而在其他文化中,鼓励婴儿自主进食,尽管一定会弄得一团糟。文化信仰也决定了食物的数量和种类,这也形成了父母的认知,儿童在何时何地就餐及吃什么。作为作业治疗师必须尊重家庭文化信仰和社会准则,并为他们的饮食习惯和价值观提供最好的帮助。

一个家庭的社会经济地位也会影响就餐和摄食模式。贫困家庭可能会面临食品不安全,不能供给适合年龄的食物,或者是食用缺乏营养的食物,这些经常是高糖类食物且易发胖。父母的受教育程度可能与社会经济地位相关,也会影响儿童的饮食,因为受教育程度低的父母可能缺乏基本的营养和儿童发育的知识。这种情况下,重要的是不仅要帮助家庭掌握摄食和发育的知识,还要提供其他的资源和协助解决这些挑战性的情况。作业治疗师可以向有需要的家庭提供资源,如社会工作者和《美国妇幼婴儿补助计划》(Women, Infants, and Children, WIC)(也被称为《美国特殊营养补助计划》)。

照顾者的性格特点和其他个人因素可能也会影响进餐时间及进食表现。当照顾者不喜欢喂食儿童

或者把它当作一件家务来处理的时候,这项任务就会失去很多意义,同时也会改变成人和儿童的饮食过程。例如,当儿童吃得不是很好的时候,一些照顾者就会很担心进食情况,并倾向于控制儿童。照顾者可能会先预估儿童吃多少食物,并且可能会进行强制喂食或者用不恰当的喂食方式来补偿儿童对饮食的兴趣。一位有控制欲的父母可能会和一个想自己决定饮食的儿童发生冲突,并发生一场意志力的斗争。当儿童学习自己进食时,有控制欲的父母也可能很难允许儿童对食物进行自由探索和交流。他们可能难以容忍脏乱的孩子,从而限制他们对于食物的整体感觉体验以及技能培养和实践机会。为进一步了解影响就餐的背景因素,请参阅 Evolve 网站的学生活动目录内容。

二、摄食障碍:发病率和影响

摄食和吞咽困难普遍与儿童相关。据报道,摄食和吞咽问题占所有健康人群及正常发育儿童的10%～25%,占早产儿的40%～70%,占发育迟缓或脑瘫儿童的70%～80%。摄食和吞咽障碍会对健康产生重大影响,包括对成长、营养、全面发展和总体幸福感产生不利影响。

由于药物、口腔、感觉运动和行为因素的影响,儿童在摄食、进食和(或)吞咽方面出现困难,可以是单独或合并发生。各种疾病会影响儿童经口进食的能力和意愿。最常见的与摄食障碍相关的医学诊断包括早产、神经肌肉异常、结构畸形(如唇腭裂)、胃肠道问题、视觉障碍和气管切开术。Jung. Chan 和 Kwon 查看了儿科摄食门诊的总体情况,发现心肺疾病、神经病学疾病和胃肠道疾病是6岁以下儿童最常见的进食障碍。

(一)胃食管反流

胃食管反流疾病(gastroesophageal reflux disease, GERD)是一种常见的影响摄食的疾病,儿童在进食后会表现出频繁的呕吐或者慢性呕吐。值得注意的是,胃食管反流(gastroesophageal reflux, GER)是一个正常的生理过程,对婴儿来说很常见,随着他们胃肠道系统的成熟,会偶尔吐出来。这种偶尔的咳出或呕吐对于婴儿来说并不是有害的,一般认为这对于摄食或成长无不良影响。随着时间推移,婴儿的这些情况会逐渐改善,因为他们可以进行姿势控制和具备稳定性,胃肠道系统成熟,并从流质饮食过渡

为流质和固体相均衡的饮食。但是当咳出和呕吐影响婴儿或儿童的健康(如食管炎),即使可以顺利进食(特点是拒绝吃饭,吃饭感到痛苦或者摄取量少),但生长发育不良或体重不足时,胃食管反流就有问题了。

(二)食物过敏

食物过敏是另一种医学问题,由于不适或与饮食相关的负面体验,从而影响儿童成功进食。一些最常见的食物过敏原包括牛奶、鸡蛋、大豆、小麦、花生/乔木果仁和鱼类/甲壳类食物。进食过程中出现食物过敏可能会造成食管炎、呕吐、皮疹、瘙痒、腹痛、呼吸困难和(或)不适。这些经历都会导致儿童不愿意进食以及随后出现的不适行为,或者会影响儿童学会接受新的或者替代的食物选择。嗜酸性粒细胞性食管炎是一种慢性免疫过敏性疾病,常常会使儿童产生一些症状包括腹痛、呕吐、食欲不振和吞咽困难。

(三)口腔运动功能

安全有效的进食需要口腔运动能力。在正常发育过程中,会陆续习得吮吸、吸奶和咀嚼能力,这有赖于完整的解剖和生理结构。

由于口腔运动和自主进食能力的落后或不足,有医学诊断或者发育障碍的儿童可能达不到基本的营养需求。造成营养缺乏的口腔运动功能障碍,在很大程度上与发育落后和不良的健康状况相关。这些儿童会表现出拒绝食物或者挑食、呕吐、吞咽困难、用餐时间长、体重不足和发育不良。

(四)感觉问题

对于有感觉问题的儿童来说,在进餐过程中的感觉输入是一项挑战,并且可能包括所有的感觉方式:触觉(触感、口感、温度)、本体感觉(关节和肌肉感知觉)、前庭觉(移动和重心)、听觉、味觉和视觉系统。一些婴儿可能不能容忍进食时被抱着、说话或者摇晃。另外,还有些儿童可能难以感知食物的性状如味道、质地或者气味。由于感觉、运动或者行为上的挑战会影响儿童的进食表现和意愿,所以孤独症谱系障碍儿童(ASD)在摄食困难方面具有很高的发病率。

(五)行为问题

对于摄食困难的儿童需要重点考虑行为问题。

拒食和（或）挑食与很多因素相关包括焦虑、过敏、刻板行为或行为失调。请参阅研究笔记10.1中强调的文章。选择性进食也可能和潜在的医学问题相关，如胃食管反流疾病、食物过敏和嗜酸性粒细胞性食管炎（eosin-ophilic esophagitis, EoE）。花大量精力在挑选食物上时会造成体重增加的结果，就会有一群儿童在体重过重、偏食和儿童肥胖方面存在问题。关于儿童肥胖更多的信息和资源，请查找Evolve网站。

三、摄食和吞咽评估所需的专业知识

以下为有效进行摄食和吞咽评估所需的专业知识提供了进一步的详细信息。评估和治疗早产儿或重症患儿需要的更多训练及专业知识详见"第22章 新生儿重症监护室"，获取关于此类患儿群体具体摄食方面的更多信息。

（一）口腔结构的解剖和发育

完整的口腔结构和颅神经是饮食的先决条件。当儿童开始会控制舌头、脸颊和嘴唇时，口腔运动的各个方面就开始发育了。在生命周期的第一个12个月中，口腔和喉部发生了有意义的解剖结构变化。口腔结构的成长发育使得进食模式不断成熟，在最初的几年中，儿童的这些模式在不断改善。

口腔内的结构能够通过吮吸、哺乳、咬合、捣碎、咀嚼、形成团状物的形式对食物和液体进行有效管理，为吞咽做准备。这些结构包括下颌、上颌、上下唇、牙龈、脸颊、舌头、牙齿、口底、硬腭、软腭、悬雍垂、前后咽弓。表10.1概述了口腔结构在摄食中的功能。

新生儿的口腔很小，由舌头和脸颊内侧的脂肪垫所填充。在哺乳时，又小又紧的口腔使儿童很容易含住并挤压乳头喝到乳汁。挤压乳头的正向压力和吮吸时下颌移动产生的负压可以使儿童吸到乳汁。因此一名足月健康的新生儿可以成功吸到母乳或者是奶瓶中的奶。在4～6月龄时，由于成长、姿势控制和整体运动系统的发育成熟，婴儿的口腔结构开始发生变化。口腔会变得更大更宽，舌头会变得更薄，有更多肌肉，脸颊上会减少很多的脂肪垫。随着口腔空间的增加，舌头、嘴唇和脸颊可以更好地控制口部的液体和食物，而在婴儿早期则尚无这些结构优势来控制口部的液体。

在这个阶段，舌头获得了包括上下运动在内的

研究笔记 10.1

Tanner K, Case-Smith J., Nahikian-Nelms M., Ratliff-Schaub K., Spees C., & Darragh A. R. (2015). Behavioral and physiological factors associated with selective eating in children with autism spectrum disorder. The American Journal of Occupational Therapy, 69(6), 1–8.

摘要

选择性进食在孤独症儿童中很常见，但不被人理解。这项研究的目的是对选择性进食进行新的定义，比较4～10岁孤独症儿童选择性进食和没有选择性进食儿童的行为，从而评估其行为与选择性进食之间的关系。将参与者按吃的食物数量与人口样本进行分组。单因素方差分析结果显示研究对象对挑战性行为、感觉反应性或重复性行为没有整体影响。参与者之间的测试显示，选择性进食组的强迫行为得分明显要低于对照组。食物摄取量和行为变量之间有中等强度的相关性，但与选择性进食和行为变量的相关性不显著。还需进一步研究明确选择性进食的定义，确认干预目标，因为选择性进食对孤独症儿童及其家庭都会产生负面影响。

作业治疗实践运用

- 孤独症儿童选择性进食的临床表现是复杂的。由于其复杂的临床表现，难以决定哪种干预方法对于选择性进食最有效。行为干预可能不会考虑潜在的根本原因。
- 对于选择性进食的孤独症儿童，可能无法明确其"典型的"行为特征。
- 总体而言，选择性进食组的食物摄入量明显更少，拒绝食物的概率更高，通过儿童进餐行为的简要评估（BAMBIC），其有限多样性得分较高。
- 尽管拒绝食物可能是选择性进食的一个特点，但也可能是父母没能坚持继续提供更多新的食物，而不仅仅是儿童偏爱的食物。
- 作业治疗师一定要对每位儿童进行深入细致的跨学科评估，包括焦虑、感觉反应、其他潜在的生理性原因，以及与食物无关的挑战性和重复性行为的评估。
- 孤独症儿童有运动协调障碍，早期可能已经很明显，应进一步研究口腔运动技能对于选择性进食的作用。除此之外，对于有结构异常和神经系统异常的儿童，进食困难和摄食问题有关。

灵活性，吮吸变得更加主动，口腔运动控制可以开始介入纯食物和用勺摄食。随着儿童的成长，功能继续发育成熟，萌出牙齿以便进行有效咀嚼和改善食物质地。牙齿发育的信息见图10.2。更多牙齿发育、护理和口腔卫生的资源见Evolve网站。

表10.1　口腔结构在摄食中的功能

结构	部　分	喂食中的功能
口腔	嘴唇、硬/软腭、舌头、颊脂垫、上下颌、牙齿	在喝水、咀嚼的时候包裹食物，在吞咽前，初步咀嚼食物
咽	舌根、颊肌、口咽、肌腱、舌骨	食物从咽部进入食道，并在该部位食物和气体可以共存；咽部是两种功能共用的空间
喉	会厌、真假声带	在吞咽的时候，气管瓣膜关闭
气管	喉下方的环状软骨	使空气进入支气管和肺部
食管	薄而肌肉发达的食道	将食物从咽部经过横膈膜，送入胃里；静止时食管放松，当食物经过时食管膨胀

注：经允许引自 Wolf, L. S., & Glass, R. P. (1992). Feeding and swallowing disorders in infancy: Assessment and management. Tucson, AZ: Therapy Skill Builders.

（二）脑神经

在口腔进食的时候，很多脑神经有感觉和运动功能。第Ⅴ、Ⅶ和Ⅻ对脑神经（CN）支配吮吸乳汁所需的感觉运动通路。三叉神经（CN Ⅴ）支配口腔咀嚼运动功能以及下颌和腭的上下运动。还可以支配面部、牙齿、舌头、上腭、鼻子和鼻窦的感觉功能。面神经（CN Ⅶ）支配面部特定肌肉的运动功能和舌头的运动感觉功能。最后舌下神经（CN Ⅻ）支配舌头的运动功能。表10.2列举了与进食和吞咽有关的脑神经。

舌咽神经（CN Ⅸ）和迷走神经（CN Ⅹ）是主要支配反射性吞咽功能的脑神经。舌咽神经支配咽部的感觉和运动功能。迷走神经支配咽部、喉、食管的运动功能，以及咽、喉、气管和肺的感觉功能。

（三）咽的结构和功能

咽由不同的结构组成，这些结构对呼吸气流和吞咽过程中食物或液体的控制非常重要。咽部由鼻咽、口咽和喉咽组成，是摄食过程中进行正确呼吸和吞咽必不可少的一部分。

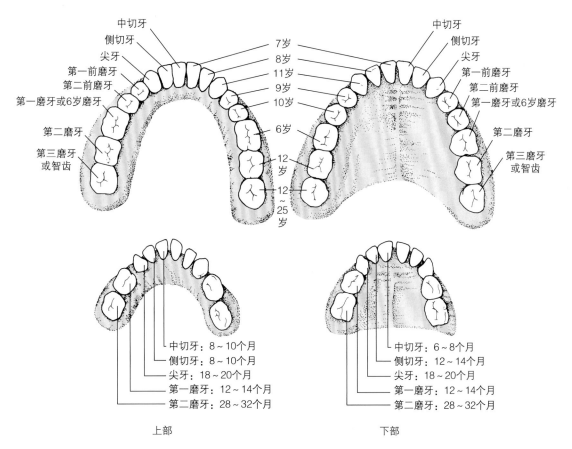

图10.2　乳牙和恒牙及其功能

表10.2 与进食和吞咽相关的脑神经

脑神经	类型	功能
Ⅰ（嗅神经）	感觉神经	感觉纤维支配嗅觉
Ⅴ（三叉神经）	混合神经	感觉纤维起自脸颊部、鼻、上唇和牙齿；感觉纤维从皮肤经下颌、下唇和牙齿；运动纤维支配咀嚼肌
Ⅶ（面神经）	混合神经	感觉纤维起自前2/3舌的味觉感受器；运动纤维支配面部表情肌和唾液腺
Ⅸ（舌咽神经）	混合神经	感觉纤维起自后1/3舌的味觉感受器；运动纤维支配吞咽肌和唾液腺
Ⅹ（迷走神经）	混合神经	感觉纤维起自咽部、喉部、食管和胃；运动纤维支配咽喉部肌肉；自主神经支配平滑肌和腺体，能改变胃动力、心率、呼吸和血压
Ⅻ（舌下神经）	运动神经	运动纤维支配舌肌

注：经允许引自 Morris, S. E., & Klein, M. D. (2000). Pre-feeding skills (2nd ed., pp. 49, Table 4.2). Tucson, AZ: Therapy Skill Builders.

婴儿的咽喉部结构彼此邻近，这种解剖结构关系使婴儿能以斜靠的姿势进食。在静息时，会厌和软腭直接贴近，有助于控制液体从舌根进入食道。在吞咽时，喉上抬，会厌下降闭合，关闭气道，食团直接进入食管。

随着婴儿的成长，舌骨、会厌和喉下降，这些结构和舌头根部之间空间增加。在吞咽的时候，舌骨和会厌之间的移动会增加，每一次吞咽都会伴随着上抬运动。吮吸−吞咽−呼吸−静息过程越复杂，就需要这些结构更协调地运动。在进食时，斜靠位会增加误吸的风险，因为这时候重力的影响会加速液体进入食道，而没有受益于由会厌和软腭的形成的"门"的作用。在这段时间内，儿童应该以一个更直立的姿势进行摄食，如用奶瓶喂养、用杯子喝水以及采用更高阶质地的食物。图10.3描述了口腔和喉部的解剖结构。

（四）吞咽阶段

吞咽分为四个阶段：口腔准备期、口腔期、咽期和食管期。

口腔准备期是用下颌、唇、舌头、牙齿、脸颊和腭对食物进行口腔准备。通过口腔运动最后将食物变成食团。在这个阶段花费的时间是变化的，这取决于食物或液体的质地。这个阶段，婴儿一般会产生条件反射，稍大年龄的儿童才能进行自主控制。

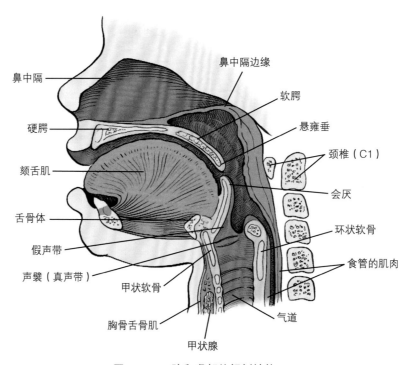

图10.3 口腔和喉部的解剖结构

　　口腔期开始于舌头上抬抵着硬腭的牙槽嵴，向后运送食团，最后随吞咽开始而结束。这个阶段，婴儿一般也会产生条件反射，稍大年龄的儿童才能进行自主控制。

　　在咽期，当食团到达咽弓前部时，就会引起吞咽。舌骨和喉会往上往前移动，会厌向后翻转，盖住开放的气道，同时声带会一起保护气道。咽期结束于食管括约肌打开，而这时食团会略过气道，移向食管。这个阶段主要是条件反射性的。

　　最后第四阶段是食管期，开始于紧张的环咽肌放松，开放上部的食管括约肌，结束于食管末梢的下部食管括约肌放松，食团进入食管，通过蠕动进入胃中。这个阶段以及咽期都不是可以自主控制的。

四、摄食和吞咽发育的综合评估

　　综合评估需要临床医师询问、观察和分析儿童能力与环境的多种因素，以明确限制或者促进和进食相关的问题。虽然会单项讨论这些问题，摄食问题很少与单个原因相关，通常与迟缓、障碍、疾病问题或者是多领域的行为挑战相关。例如，有严重感觉问题的儿童会伴随有口腔运动功能迟缓，神经肌肉运动损伤也可能会引起吞咽障碍。

　　通常情况下，由于之前的进食问题，家庭会调整日常、饮食结构和行为上的期望，因此必须解决不适应背景环境的挑战问题。图 10.4 展示了一个摄食评估模型，强调在多学科喂养评估时需要评估解决的关键问题。在这个框架下，"花朵"的每朵"花瓣"明确具体的相关因素，用浇水来说明能改善儿童或家庭摄食过程的因素。关于如何最佳促进儿童摄食的挑战问题概述如下。值得注意的是，对医疗卫生和有复杂医疗需求的儿童，其治疗方法已演变成具体化的、多学科的临床治疗，他们合作治疗最复杂的患者，或者是那些在摄食"花朵"上有最多"花瓣"的患者。

（一）首次面谈和图表回顾

　　首次进行摄食和吞咽评估时，收集尽可能多的背景信息，对于启动这项复杂工作是重要的。作业治疗师检查儿童的医疗图表，并在治疗前要求照顾者填写摄食、发育和（或）摄入营养问卷。儿童的发育状态和健康史的重要数据都可以用于明确喂养问题，再指导后续评估和决策干预需求。医师、作业治疗师和物理治疗师、语言病理学家、早期儿童专家和老师共同报告提供儿童的基本信息。例如，一位有长期住院史的儿童可能没有典型的进食、运动或感觉。一位有运动功能落后的儿童可能会有上肢运动功能受限，这会导致口腔运动功能受限，从而改变了其感觉体验以及延迟了他的自主进食能力。了解儿童在其他作业表现方面的发育进程和变化速度，如目标游戏和社会互动，对于作业治疗师设立现实的目标，确定目标的优先次序和选择合适的干预方法都具有重要意义。

　　然后作业治疗师会全面收集家庭关注的摄食和用餐信息。通过让家长描述儿童一天中的摄食

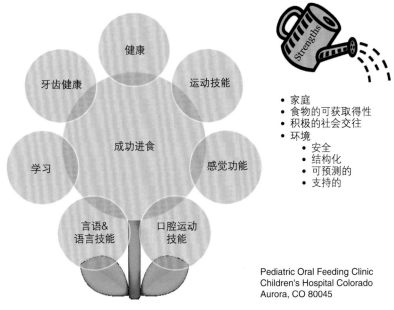

- 家庭
- 食物的可获取性
- 积极的社会交往
- 环境
  - 安全
  - 结构化
  - 可预测的
  - 支持的

Pediatric Oral Feeding Clinic
Children's Hospital Colorado
Aurora, CO 80045

图 10.4　用摄食 "花朵" 指导摄食评估

状况,作业治疗师可以了解目前的摄食方法、文化规范、社会规则和用餐日常。这种开放式的询问正好和多项选择问题相反,作业治疗师可以从首次了解儿童摄食问题中明确尚未了解到的潜在问题的领域。评估过程指南请见框 10.1。

从家长的角度讨论摄食问题是极为重要的,因为有助于明确担心的主要问题。例如,家长最关心的是体重的增加,还是喂养过程所需的时间长短? 在摄食过程中儿童是否会掉落大量的食物(如因为口腔的控制能力较差或者呕吐)? 进餐时,儿童的行为会给家人用餐造成烦恼吗? 虽然家长表达的担忧是后续干预的重点,但是作业治疗师在制订摄食计划时还会考虑其他医疗专业人员(如医师或其他医疗服务人员的)的担忧,尤其是在这些担忧和家长表达的担忧不同的时候。

家长也会提供儿童发育和喂养史的信息,包括喂养里程碑。获取这些信息有助于作业治疗师明确摄食问题的根本原因,如存在已久的感觉或行为问题,这些问题可能会影响摄食。了解过去使用的补救策略有助于后续制定恰当的干预方法。关于有效和无效的干预实施,就诊过其他医疗人员和治疗人员的儿童家长会分享重要的信息。

作业治疗师完成一项综合性面谈后,可以了解儿童的喂养困难、家庭的饮食习惯和结构以及其他问题,有助于明确摄食问题的原因。下一步是对全身肌肉张力、神经肌肉状态、感觉处理的发育和整体的发育水平进行评估。观察运动的起始、游戏过程和过渡模式,让作业治疗师能够观察肌张力、感觉处理和姿势控制。肌肉低张力会影响维持直立姿势和头部的位置。低张力或高张力可能会导致分级困难或难以维持口腔运动模式、呼吸不协调、流涎、口腔探索能力下降以及自主进食能力受限。感觉处理困难会影响儿童顺利的坐下就餐、改善食物质地或者忍受其他典型的用餐体验。关于正常发育过程和摄食方法的详细信息见第 4 章正常发育的相关内容。

(二)结构化观察

一旦完成了儿童运动系统、感觉发育和肌力的评估,评估过程的下一步就是完成对儿童口腔结构和口腔运动模式的结构化观察。首次观察应包括对称性、大小、张力和口腔外部结构的运动,包括下颌、嘴唇和脸颊的活动,然后评估口腔内部的牙龈、牙齿、硬腭、软腭和舌部的活动。评估不涉及摄食方法,包括儿童如何管理唾液、吮吸奶嘴、进行玩具探索或刷牙。

框 10.1　摄食评估指南

家长访谈问题:
这项评估中,您希望回答哪些问题?
对于儿童的摄食、成长和(或)发育方面,您有什么特别关注的地方吗?
您是什么时候关注这些进食或吞咽问题的?

评估史:
病史
　　妊娠、接生、分娩
　　出生史
　　手术史和住院史
　　治疗史
　　检查史/报告
　　药物史
喂养史
　　母乳/奶瓶
　　勺子喂食
　　辅食添加

现状:
进食时间表
接受的/拒绝的食物
口腔检查
　　结构
　　非鼻音(口部游戏、刷牙、流涎)

发育:
　　运动
　　沟通
　　感觉
　　喂养观察
　　姿势控制(确定座位)
　　取用食物和饮料
　　通过口腔进食摄取营养的能力(分类列出)
　　用餐行为(积极的,有问题的)
　　自主进食(包括餐具、杯子或者使用适配辅具)
　　父母-儿童的互动
　　摄入量
　　喂食时间

一旦确认口腔结构是完整的,评估者就应该观察儿童吃零食或与家长或照顾者就餐的过程。作业治疗师通过观察评估口腔进食能力以及了解更多的日常就餐、摄食方法以及在吃饭时表现出的典型社会或行为互动。观察亲子间的互动可以洞悉每天的摄食环境。例如,关于进食准备、满意度或对食物的喜好,儿童会有明确的表示吗? 家长如何回应儿童的言语和(或)非言语暗示? 父母会和儿童交谈吗?

在进餐的时候,儿童会和照顾者有眼神交流吗?

客观观察家长监护下的用餐过程,可以进一步评估儿童的运动、感觉、认知和沟通技能。可能的话,作业治疗师鼓励照顾者使用儿童座椅、运用盘子和餐具以及家中常用的一些方法。一般会建议父母带些儿童在家可以接受的以及具有挑战性的食物用于评估。理想状态下,作业治疗师可以用儿童喜爱的食物和方法来观察儿童有意识或无意识的能力,同时观察儿童的活动、行为或反应,当使用对于儿童来说具有挑战性或者不喜爱的食物或方法时表现为进食困难。作呕是一种评估时常见的反应,也是父母关注的问题。Morris 和 Klein 讨论了几种不同的作呕类型,这表明了有多种相关的原因和挑战。口腔处理食物困难可能会引起作呕,这也是一种保护性反应。作呕也可能更多的是基于感觉,或者由特殊的食物质地触发。其他发生作呕的可能是情绪性的,或者是用作一种沟通的方法。更多相关信息请见 Evolve 网站内容。

1. 评估工具　对于大多数儿童来说,儿童摄食和进食的评估有赖于结构化的访谈和观察。迄今为止,标准化评估和可靠的结果评估很少可以用于评估复杂的口腔进食过程,并且没有一种是全面的。已经研发了一些工具用于评估喂养和吞咽,如婴儿的吮吸和喂养(如 Shaker 和 Thoyre 的《早期摄食能力评估》)、儿童在用餐时的行为(如 Crist 的《儿童摄食行为评定量表》)和自主进食能力(如《Hawaii 的早期学习概述》)。一系列其他评估见 Evolve 网站。

2. 其他诊断性评估　当儿童表现出摄食困难时,为下一步评估进食和吞咽能力,可以采用多种医疗手段。进食障碍儿童的诊断操作比较见表 10.3。吞咽造影检查(video fluoroscopic swallow study, VFSS)也通常被称为直立位改良钡剂吞咽检查(upright modified barium swallow study, UMBSS),这是一种用于评估进食和吞咽时口腔、咽部和食管上段的解剖和功能的影像检查。最有助于确认吸入或者吸入性风险,以及专门用于治疗有吞咽困难的婴儿和儿童。这项评估有助于发现与头颈部位置、食团的特性、进食的速度和顺序相关的问题,以及确定食物或液体的安全浓度。这项测试的结果有助于明确减少误吸风险和提高进食效率的补偿性技能。

基于儿童当前的饮食和进食表现水平,作业治疗师会选择食物和液体的质地类型,用液体、粉状物或者钡剂混合。吞咽造影检查只获取了一份吞咽的简单样本;位置、食物或液体的量、准备的次序由治疗团队负责实施。一般在这项评估中,辐射暴露时间限制为 5 分钟或者更短,因此需要作业治疗师在短暂的时间内立即确定临床检查最重要的食物和液体的质地。

吞咽造影检查被用于分析吞咽机制,对于有误吸高风险的儿童来说,由于运动、神经生理、发育或结构化的异常,这项检查也是非常重要的。临床中观察到的吞咽问题包括就餐时咳嗽、窒息、液体或者食物从鼻子里喷出、充血加重、嗓音沙哑、呼吸感染和(或)肺炎频发。

正式的吞咽评估临床标准请见框 10.2。虽然完整的病史和进食观察是至关重要的,但窒息可能是"无声的",没有咳嗽或者其他可以观察到的提示。除此之外,研究显示如果没有使用仪器进行吞咽评估,对喉和(或)食管的功能评估会不准确或者不可能完成(如透视、影像或者内镜检查)。

在吞咽造影检查中,作业治疗师应区分误吸和喉部穿通。误吸是食物或液体在吞咽前、中、后进入气道。误吸是一种异常现象,会导致慢性的肺部疾病、肺炎和其他疾病。喉部穿通是指食物或液体从会厌下流进喉前庭,但不会进入气道。它没有经过声带。喉部穿通的频率和深度可能是不同的,不一定与误吸风险增加相关。在吞咽过程中,婴儿和儿童可能会有间歇性的轻度喉渗透(也称为会厌黏膜),尚未发现会增加误吸的风险。深度喉穿通的特征是食物或液体从喉前庭进入声带,这会增加误吸的风险。

因为吞咽造影检查记录显示了食物经口和经咽部的过程,作业治疗师通过临床观察获得儿童口腔运动和喉部功能的实时细节信息。吞咽造影检查的结果明确了口腔进食的安全性和合适性,并为作业治疗师的建议提供了指导。建议包括让父母改变儿童的进食体位和(或)食物及液体的质地,以达到最佳的吞咽模式,且不伴有误吸。虽然吞咽造影检查为作业治疗师提供了重要信息,并让他们充分了解吞咽问题,但是不可能一直代替儿童在自然环境中的正常摄食,以及通常不是一顿"饭"的分量。除此之外,吞咽造影检查不能明确抗拒行为的原因,以及在研究中摄入的限制会使研究说明具有挑战性。

纤维内镜下吞咽功能检查法(fiberoptic endoscopic evaluation of swallowing, FEES)也能评估儿童的吞咽功能。与 VFSS 相比,FEES 会使用带有灯和摄像头的柔软内镜,插入鼻孔并向下插入喉咙。通过评估,照相机记录了儿童在进食时内部的吞咽功能。这项检查直接看到了喉和咽,观察到了渗透、吸气和

表10.3 进食障碍儿童常用诊疗方法的比较

检 查	说 明	优 势	限 制
直立位改良钡剂吞咽检查(MBSS);吞咽造影检查	• 分析吞咽机制 • 排除误吸的可能性 • 明确误吸的要点 • 确认食物和液体的安全浓度	• 透视,不是简单的X线片 • 录像 • 直立位下模拟进食 • 主要喂食者提供食物 • 熟悉的进食餐具(瓶子、杯子、勺子) • 液体、泥和(或)固体 • 侧面和前面/后面观 • 确认何时发生误吸 • 探讨治疗方案	• 在放射检查室,可能很难模拟正常的进食 • 儿童一定要能吞咽适量的钡剂 • 记过反映实际的数据和时间 • 研究环境可能会增加儿童的压力,导致误吸 • 透视暴露的辐射
上消化道系统	• 诊断食管、胃或者肠道的结构化异常,如肠扭转不良或狭窄	• 清晰的上消化道解剖对比图 • 在检查时记录是否发生了胃食管反流(GER) • 观察胃排空时候的食管运动和机制	• X线的辐射暴露 • 仰卧位 • 钡剂流动速度不能模拟奶瓶喂食 • 主要喂食者一般不在场 • 在获取或诊断胃食管反流时,精确性受限
食管的pH值取样	• 量化GER的频率、酸性和持续时间	• 延长的GER评估超过24小时 • 记录了GER时的运动、睡觉和吃饭 • 记录了GER发生频率和严重程度 • 可以结合其他的评估,如脉搏血氧测定或记录窒息事件 • 建立正常和异常结果指南	• 侵入性手术,经常需要在医院留观过夜 • 与临床症状可能不相关(如咳嗽、呕吐、喘息)
胃镜,食管、胃、十二指肠镜检查(EGD)	• 直接观察到胃肠道以进行诊断炎症或结构异常	• 直接观察食管和胃组织的变化,可能会发生慢性的胃食管反流 • 通过组织活检检查嗜酸性粒细胞,可能会显示食物过敏	• 侵入性手术,需要麻醉 • 存在的炎症或异常可能和临床症状不相关(如呕吐、其他摄食问题) • 不能确定GER的频率
纤维内镜下检查吞咽功能(FEES)	• 分析吞咽机制 • 排除误吸的可能性 • 确认食物和液体的安全浓度 • 吞咽时使解剖结构可视化	• 在吃饭或喝水时可改变体位 • 没有X线辐射暴露 • 可以结合传统的喉镜检查	• 吞咽时将小管插入鼻内和咽部,要求儿童清醒及配合 • 经常需要吞咽治疗师和耳鼻喉科医师或治疗师协作 • 因为结构关闭和收缩,吞咽过程很难可视化

注:经允许引自 Morris, S. E., & Klein, M. (2000). Pre-feeding skills (2nd ed.). San Antonio, TX: Therapy Skill Builders.

食物残渣。儿童必须要保持清醒,并能在内镜放入的时候配合喝水和吃饭。VFSS和FEES的视频案例请见Evolve网站,查询补充资料。

有很多的医学检查和方法有助于诊断影响摄食的情况。胃肠道(gastrointestinal, GI)上段的评估常用于筛查解剖结构的不同,如GI的旋转不良、狭窄、血管环和(或)瘘管或喉囊,都可能会导致呕吐和其他摄食问题。检查上消化道有助于评估是否胃食管反流。但是根据专家的临床指南,上消化道系统只用于评估某个时段,不用于诊断胃食管反流或者确认其严重程度。不能通过上消化道系统进行最佳的吞咽功能评估,尽管它可以记录误吸的过程。

框10.2　吞咽评估转诊的临床指标

- 在吃饭中或饭后，充血加重和（或）喉中带痰。
- 频繁地发生呼吸道疾病（肺炎、细支气管炎、长期感冒、没有控制好的类似哮喘的症状）。
- 很难去除氧气或经常需要氧气支持。
- 重要的神经生理诊断和（或）神经运动受累。
- 液体和（或）其他黏稠物导致咳嗽或者窒息。
- 口腔运动功能障碍。
- 用餐时间延长，如由于口腔运动问题，进食超过30分钟。
- 依赖胃管（G-tube）喂食，愿意经口进食，经口进食的安全性受到质疑。

研究笔记10.2

Jackson, A., Maybee, J., Moran, M. K., Wolter-Warmerdam, K., & Hickey, F. (2016). Clinical characteristics of dysphagia in children with Down syndrome. Dysphagia, 31(5), 663–671.

摘要

　　误吸还未被认为是唐氏综合征儿童并有严重后遗症的共病。通过对大量唐氏综合征儿童进行吞咽造影检查（VFSS），本回顾性图表研究报道了吞咽的特点是口腔期和咽期吞咽困难和饮食特征的改变。作者发现总共158名儿童患者，56.3%的人有咽期吞咽困难，常见的是误吸和深部的喉穿刺。在61名患者中，90.2%的患者平静呼吸，没有咳嗽。除此之外，76.7%的患者将液体增稠或调整摄食方法后可以继续口腔进食。有趣的是口腔期的吞咽困难和咽期的吞咽困难没有相关性。这次的全面回顾对唐氏综合征患儿吞咽困难的临床认识和处理有一定的应用价值。

作业治疗实践运用

　　这篇研究表明了唐氏综合征儿童口腔期和咽期的吞咽困难发生率很高。除此之外，回顾了最常见和最适用的缓解误吸的治疗方法，为这个群体制订了安全有效的进食计划。治疗唐氏综合征儿童的临床医师必须意识到这类人群在咽期吞咽困难的高发率，包括一些无症状的误吸。此外，这项研究还说明了其他证据，运用工具性评估进行吞咽功能的全面评估是重要的，为唐氏综合征和吞咽困难儿童制定功能性和限制最少的摄食计划。

　　医师可能会使用食管或者pH探针，检查胃食管反流的存在及其严重性。评估中探针会从鼻插入食管以监测胃酸水平，这个过程通常超过24小时。但是pH探针检查可能很难完成，因为检查者需要在医院里过夜，并且婴儿或者儿童可能不能忍受这种检查。

　　用内镜检查食管、胃和十二指肠，被称为食管、胃、十二指肠镜检查（esophagogastroduodenoscopy, EGD）或者上段肠镜检查（upper intestinal endoscopy, UIE）。这项检查用一个柔软的内镜从鼻子进入，观察结构是否存在食管炎或其他异常。通过食管、胃或者十二指肠部位的组织活检，检查是不是食管炎。当儿童食物过敏的时候，会出现大量的嗜酸性粒细胞。这会导致食管炎和进食时的不适。儿童必须使用镇静剂才能完成食管、胃、十二指肠镜检查。鼻内镜检查是一种正在探索的方法，适用于那些不需要全麻而符合标准的患者；目前的研究正在将这种方法作为一种替代方法，并将累积麻醉暴露降到最低。

（三）说明、总结和建议

　　完成所有的访谈、观察和评估后，作业治疗师会和整个医疗团队合作、解释评估结果，明确需要处理的重点问题并帮助儿童和家庭制定初步计划。作业治疗师以证据为基础制定干预计划、功能性目标和评估目标，并用有效的结果绘制进步图表。评估结果需要综合所有影响摄食的因素，包括生活质量。有必要继续研究评估和结果测量工具，以促进持续采用最佳实践，进一步推动作业治疗对摄食障碍儿童的评估和治疗。

五、常规干预

　　作业治疗师可以对有摄食、进食和吞咽障碍的儿童进行直接干预，以提高就餐时的功能性参与。在干预过程中，作业治疗师一定要考虑疾病和营养问题，这些问题经常会与儿童的进食障碍共同存在，要优先处理重点问题，并且和医师、营养师以及其他医疗专业人员共同制定最佳的干预方案。多种潜在因素经常会导致摄食、进食和吞咽问题。如果随着儿童成长摄食问题持续存在的话，新的问题或功能缺陷可能会使干预需求进一步复杂化。例如，吞咽困难的儿童需要长时间的非经口喂养，由于能力受限，他们可能会在自主进食和（或）口腔运动能力方面存在发育迟缓。

　　摄食活动会在一天中的不同环境进行多次，作业治疗师必须和家人以及其他照顾者紧密合作，以确保每日日常进行。口腔进食困难的儿童一般需要一对一的照顾或者要增加照顾时间，以及需要每天做出努力。对于父母或者照顾者来说，给这些儿童用餐会让他们感到压力，尤其是由儿童经口摄食困难而引起持续的营养和成长问题时。干预计划中应该尽可能保留日常家庭用餐习惯。作业治疗师要考虑照顾者的时间投入，提供实际的建议并且不能显著增加家庭的照顾压力。照顾支持小组可能有利于促进照顾者解决压力性挑战的能力。

在为儿童制定干预方案的时候，作业治疗师会从整体考虑。考虑内容会涉及许多不同的交叉领域包括儿童因素、表现能力、活动要求、环境条件和家庭模式。全面的作业治疗干预计划包括环境适应、体位、适应性设备、行为策略、神经肌肉处理技术和（或）改善独立自主进食的建议。当实施新的建议或者干预时，作业治疗师会鼓励父母在确定某个方法是否可行之前多次尝试。作业治疗师还可能会建议父母一次只运用 1～2 个关键的变化，以明确哪种干预方法比其他方法更有效。

运用多种干预模式治疗有摄食问题的儿童，包括专门的住院患者计划、加强型门诊计划、每周定向治疗、摄食小组治疗和定期的咨询服务。对于作业治疗师来说，远程教学会逐渐成为有用且有前景的治疗模式，当接受服务受到限制或者障碍的时候可以解决摄食困难的问题。许多儿童医院和门诊部都会有多学科喂养门诊以提供更多的帮助，也可以和来自不同医疗背景的医疗专业人员进行交流。一般来说，轻度摄食困难的儿童一般能很好地坚持每周治疗或者咨询治疗。有严重喂养问题的儿童可能需要更密集的治疗模式。

根据儿童摄食障碍的严重性，患有疾病、口腔、感觉运动和（或）行为问题的儿童可能最终需要经肠喂养补助支持，以满足他们成长和发育的营养需求。这种经肠喂养可能会通过鼻胃管，或通过较少的口胃管输送营养。对于需要经肠营养维持（时间长达好几周）的儿童，医疗人员经常会推荐胃管（G-tube），这是长期使用的最佳方法。对儿童提出经肠营养支持的决定并不容易，作业治疗师要和儿童的主要照顾者及医疗团队协商一致。与这些诊断相关的摄食挑战问题的进一步案例说明见 Evolve 网站。

（一）安全和健康

在进行进食和吞咽干预的时候，作业治疗师会遵从基本的安全指南。有误吸临床症状的儿童还需要进行直立位吞咽造影检查以确定合适的喂养目标。作业治疗师还必须要考虑儿童的营养状态，以及优先考虑能最大限度满足儿童基本营养需求能力的治疗目标。一些干预可能需要在就餐之外实施，以免破坏儿童满足口腔摄入需求的能力。尽管作业治疗师有一些有助于指导的资源（见 Evolve 网站相关联的营养网站，如 myplate.gov），如果对儿童的摄入、成长和营养状况有疑问或担忧时，建议咨询营养师。

在涉及食物、黏液或者儿童口腔结构的治疗活动时，作业治疗师会遵照通用的预防措施。这些预防措施包括使用手套以防止儿童被传播感染。治疗师一定要知道某些食物有高窒息风险，需要调整食物并密切监督患儿。关于食物质地和容易窒息的食材见 Evolve 网站。作业治疗师还一定要了解和遵循儿童食物过敏、代谢紊乱、糖尿病或宗教或文化信仰的所有饮食限制。

（二）干预

1. 改善自主进食的干预方法　儿童自主进食能力迟缓有多种原因，可能包括但不仅限于：体弱、肌张力异常、认知落后、视觉障碍、感觉处理困难、回避行为或饮食动机差。每一种潜在原因都会对干预计划造成不同的挑战。当儿童表现出对自主进食及独立探索食物的兴趣时，他们就实现了最大的成功。在每项干预计划中，作业治疗师的目的是促进儿童成功，并且渐渐减少用餐时照顾者的帮助。

对于有身体或神经肌肉缺陷的儿童，尤其重要的是在进行自主进食所付出的努力和影响口腔运动功能、吞咽安全性、用餐时间以及儿童营养需求之间达到平衡。治疗师可以让儿童对一部分膳食或花一小段时间进行自主进食活动，以便在不影响就餐时间或者不减少儿童食物摄入量的情况下，让他们获得实践和发展技能的机会。针对体验性喂养活动，读者可参见 Evolve 网站。

适应性体位有利于抓握模式或者手口运动。适合自主进食的体位可能需要一张提供良好姿势支持的椅子以及使用稳定的盘子或者桌子以增加上肢的稳定性。减少儿童将勺子或者叉子从碗移到口部距离的同时，增加桌子的表面面积可以增加更多躯干和肩关节的稳定性。提高放在桌上或盘子上的肘关节稳定性也有助于减少自主进食的身体需求，并增加儿童耐受性。

Dycem 垫或者防滑餐垫有助于防止盘子或者碗的移动，以弥补上肢的不协调运动。当儿童食用黏在勺子上的食物或者使用边缘凸起的盘子进食时，其独立性可能会提高。一些底部有吸盘的餐具也有助于将盘子稳固的放在桌上。

上肢力量弱或者抓握能力差的儿童能从一些简单的动作中受益如轻巧的餐具、组合手柄（图 10.5）或者通用护腕（把餐具固定在手部的固定带）。更严重的情况会采取更复杂的方法，包括三角肌辅助设备、活动臂支架、简单按钮启动的电子进食系统。进餐辅助技术样本见第 19 章。请参考 Evolve 上的资源和目录。

适应能力强有助于儿童更独立地进行饮食。在儿童把杯子放在桌上的时候，宽底座的杯子或带盖的杯子可以减少溢出。一些儿童也可以通过一根放在固定于杯托上杯子中的吸管，减少用手举杯子或者移动杯子的需求。

有认知或者行为问题的儿童可能受益于自主进食反向链接，逐渐减少需要提供的帮助。在反向链接的第一步只需要儿童用手把勺子移到口部旁边的最后几厘米。在作业治疗师帮助舀食物后，儿童会把勺子从盘子移到嘴里。最后一步是鼓励儿童完全独立地将食物舀起来并放到嘴里。作业治疗师表扬并且鼓励儿童完成每一步所取得的进步，直至完全独立的自主进食。

当鼓励视觉障碍儿童进行自主进食时，作业治疗师会建议将餐垫上食物和饮料的方向保持一致。例如，把杯子放在邻近盘子 2 点钟方向的位置，或者

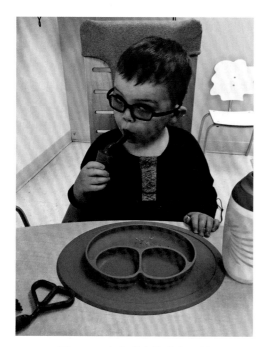

图 10.5　自主进食的改良用具

将不同的食物放在盘子中方向一致的位置，可以提高儿童对用餐环境的意识以提升独立性。作业治疗师也可以用对比色的盘子、杯子和餐垫以提高视觉辨别力。

触觉过敏的儿童可能不太愿意单独用手指探索食物，或者他们可能会在初次尝试用勺子进食时，由于溢出的食物而感到不安。减少餐后全身过敏的治疗活动可以为儿童自主进食做好准备。用餐时作业治疗师可以尝试用各种勺子，如直径很小或者光滑手柄的勺子以提升儿童的成功率和耐受性。有些敏感的儿童可能更愿意尝试自我摄食，只要给他们提供一个工具来减少与食物接触，并且如果摄食活动变得凌乱，可以用餐巾纸或湿布来缓解他们的不适。

2. 环境适应　作业治疗师经常会建议改变用餐结构或环境以提高经口喂养的成功率。可能会建议适应环境以改变儿童的日常进餐习惯。具体来说，作业治疗师可能会对用餐时间、地点、用餐时长、环境方面的感觉刺激和（或）用餐活动顺序的变化（如食物的准备顺序）提供干预建议。

儿童每天都能在固定的时间和地点享用到规律的饮食安排。固定安排好的饮食和零食会让儿童体验一段时间不吃东西的感觉，这也会促进饥饿感和增加吃东西的兴趣。当父母让儿童频繁吃零食或者整天喝饮料，同时又提供了更多有营养的食物时，儿童在用餐时很少有饥饿感。儿童还应该在就餐时坐在固定的位置上，如坐在一个高椅子上或者是一张特定的桌子旁。进食时左顾右盼或者每天坐在不同的位置上用餐可能会让幼儿分心，不能增加食量，也不利于建立良好的用餐行为。另外，进食时不恰当的体位或分心也会让儿童有窒息的危险。

有些儿童可能需要改变他们的用餐时间。神经肌肉损伤的儿童可能由于口腔运动或者自主进食困难而进食缓慢，并需要较长的进食时间。发育不良儿童的家长可能会延长进餐时间，并鼓励他们摄取更多食物。当用餐时间超过平时 30～40 分钟的时候，对儿童和照顾者的要求就会很高。较长的就餐时间会使儿童感到疲乏，并会消耗更多的能量去维持进食，这可以获得其他经口进食不能达到的益处。少食、多餐、短时就餐可能有利于胃排空延迟或胃食管反流的儿童。暴饮暴食可能会导致胃肠道障碍儿童更多的不适或呕吐。没有进食问题的普通儿童较为理想的用餐时间是 15～30 分钟，这取决于儿童的年龄以及膳食的复杂程度。

环境中感觉刺激和干扰的程度可能会影响儿童的口腔进食能力。对环境干扰因素进行干预后，许多儿童表现出口腔摄食能力的提升。对环境的感觉刺激进行干预有利于吮吸-吞咽-呼吸协调紊乱的婴儿、对环境刺激敏感的儿童和需要集中注意力自主进食的儿童。用暗光灯、减少噪声、柔和或有节奏的音乐以及限制干扰可以营造柔和的感觉环境。

还有一些情况是当环境干扰出现在就餐的时候，儿童可能会更好地进食。活泼的幼儿在玩喜欢的玩具或看电视节目的时候，他们可能会需要更多的进食或坐位下就餐的能力得到提高。受到干扰的时候，幼儿的注意力可能不在进食活动中，所以可能需要照顾者更多的帮助。虽然这些分散注意力的方法可以积极地提高儿童进食的成功率，但不建议将这种分散注意力的方法作为提高经口喂养成功率的策略。干扰儿童适应用餐环境的能力，这种分散注意力的方法会阻碍儿童成功发展经口喂养的能力。

作业治疗师也需要考虑食物和饮料的进食顺序。如果儿童在开始用餐的时候就有饥饿感，那么进行一些具有挑战性的口腔进食活动，儿童可能会更容易获得成功。或者当挑战性摄食任务造成干扰或者压力，并影响儿童继续进行口腔进食活动时，作业治疗师会建议在就餐外或茶歇时间，采用新的干预方法。调整膳食顺序有利于嗜酸性粒细胞食管炎儿童可以提高吞咽有效性或舒适度。当存在食管功能障碍时，在咀嚼食物的同时喝点水，或者将食物蘸点调味汁或调味酱可以提高吞咽的有效性和成功率。

考虑环境的不同，作业治疗师经常会使用初次进食评估时获得的信息，分析临床原因并进行干预。通常情况下需要进行一些尝试或者会有一些错误，最后才能确定针对每位儿童的最佳环境调整。

3. 体位调整　口腔运动和进食活动需要熟练的动作和许多小肌肉组织的协调能力，它们需要整体的粗大运动控制和稳定性能力。如果姿势不稳定和神经肌肉障碍儿童没有足够的姿势控制能力的话，他们就难以控制口腔运动。位置的变化会对一些口腔运动问题立即产生影响，例如舌尖音和舌部的运动模式。作业治疗师会通过调整位置以提供身体近端支持（提供躯干和颈部的支撑），改善远端运动和控制。因此，作业治疗师要考虑儿童整个身体位置。足部、下肢和骨盆的位置会影响儿童躯干的稳定性。稳定性、肌张力和躯干肌肉的姿势控制会影响儿童的头部姿势。儿童头颈部位置和肌张力控制分级会影响下颌运动。最终下颌的稳定性和自由运动会影响儿童舌头和嘴唇的控制。通过调整位置来提供外部支持、稳定性和校正，通常这可以提高舒适度、口腔运动能力和进食时口腔摄取的能力。

在口腔进食的时候，婴儿可能会被放置于不同的体位。侧卧于照顾者的上肢中是哺乳时的常见体位。这个体位也适用于有吮吸、吞咽和呼吸协调性困难的儿童，因为重心的作用不会立即让液体吸入咽腔。有趣的是，侧卧位下进食有益于声带障碍的婴儿，可以将受影响的声带上提以提高气道保护。照顾者可能很难长时间让儿童舒适地侧卧，尤其是不再满足或愿意继续侧卧的张力低下的婴儿或稍大的儿童。4～6月龄（会出现诸如颈部伸长的解剖变化）在一个更直立的位置喂食婴儿很重要，并且不再建议侧卧位。可以让儿童半卧位或者位于照顾者的手臂上，这种体位可以让婴儿处在恰当的对齐和中线位置并从奶瓶中喝奶。婴儿座椅、汽车座椅、翻转进食椅或特殊的番茄椅（图10.6A 和 B）可以改装成带有略微翻转角度的椅子，提供头部和躯干的支撑或者肩部的略微延伸以帮助婴儿握住自己的奶瓶。这些体位的选择可以让喂食者空出双手以进行口腔运动或者执行操作技能。作业治疗师监督观察这些体位是否会引起躯干低头垂肩或者是受到挤压，并在必要时进行调整。

一般不建议让婴儿或者幼儿在仰卧位平躺的姿势下喝东西（如在婴儿床里或者在地上）。还要避免幼儿将奶瓶支撑在胸部，因为这种做法可能会引起严重的窒息和误吸。

对于可以持勺进食的稍大婴儿和幼儿，可以允许他们有其他的体位（图10.7）。常规的高位椅可以为一些儿童提供足够的躯干支持，并且易于通过小毛巾卷调整姿势，以提供其他的足部支持或侧向支撑。标准高位椅的高度也会让照顾者舒适地坐在餐

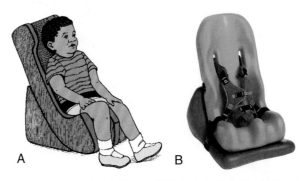

图 10.6　A. 翻转喂食椅；B. 特殊的番茄椅提供支持和可调的摄食角度

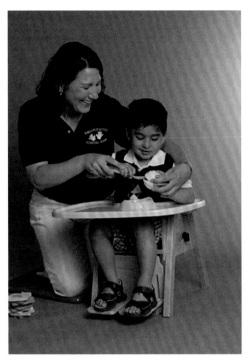

图 10.7　自主进食时，位置的调整提供了躯干和足部稳定的支撑基础

桌边，可以提高儿童和家人之间的互动。

神经肌肉功能障碍的年长儿童需要轮椅或者改良的婴儿车，如儿童卡丁车或者带有四个轮子的椅子，以提供口腔进食时的最佳帮助。这些体位辅助设备可以定制不同的选择和配件。在坐位下儿童的足部应该要有支撑，骨盆要在中立位。侧面的躯干或者上肢支撑、骨盆带或安全带、鞍马式坐位、头枕、专用的胸带或者小茶几可以为骨盆、躯干和头部提供更多的稳定性。已经证实神经肌肉运动障碍的儿童，在日常生活中使用体位辅助设施可以改善头控、伸手、抓握、坐姿和追视能力。最佳的体位是头和躯干处于直立位、髋屈曲大于90°、膝屈曲90°，足部稳定的放于平地。

作业治疗师可能需要和家人共同商议体位辅助设备是否在家中适用，并且了解照顾者对于适应性设备的看法。大家普遍认为如果家人认为这个适应性辅具没有用、很难使用或者认为它不能增加儿童日常生活活动参与度，则一般不会在家庭环境中使用此设备。

一般来说体位转换的目的是提供躯干稳定性，使儿童保持在中立位，并在口腔进食的时候头部保持中立或者略微屈曲。一定要考虑儿童的年龄、体格、神经肌肉运动状态和自主进食的能力，以及照顾者的体位和舒适度。最后，进食时的适应性体位应

该会增进社交互动和沟通交流。作业治疗师分别评估每位儿童的状况，确定口腔进食时的最佳体位。他们对保持正确体位的益处进行了宣教，并在必要时提出其他体位设备的替代方法。

4. 适应性设备　进食时会利用不同的适应性设备包括适应性勺子、叉子、杯子和吸管。适应性设备会改善口腔运动控制，增加自主进食的独立性和（或）弥补运动或感觉障碍。

作业治疗师会考虑进食中使用的勺子或者叉子的特性。浅的勺子可以帮助儿童减少嘴唇的闭合。勺子底部有凸起或隆起或者被冷藏的勺子可能会给感觉注册不足的儿童输入其他的感觉。对于咬餐具的儿童来说，橡胶涂层或者塑料勺可以替代金属勺。短手柄、弧形手柄或者是宽直径握柄的餐具都可以帮助儿童更独立地进行自主进食。

初次学习用吸管喝水的儿童可以很好地使用更短或更小的吸管，如带吸管的普通盒装果汁。这些吸管需要较少的口腔吮吸动作并吸到更少的液体，这样更易于口腔内的控制。标准直径短吸管的使用一定程度上有益于需要增稠液体的儿童或者减少唇部闭合的儿童。作业治疗师也可以考虑使用带有特定方向阀的吸管。当液体被吸入带有阀门的吸管时，如果儿童不能吮吸，液体也不会反流回杯里，这样儿童就可以付出较少的努力达到饮水的目的。有手柄的杯子有助于精细运动能力差的儿童更独立地喝水。U形开口杯可以帮助儿童在喝水时保持头部中立位。透明的开口杯也会让治疗师或照顾者看到，给予儿童身体辅助时，儿童能更容易地用嘴喝水。

一般来说，大多数幼儿会用吸管杯作为奶瓶和开口杯或吸管之间的过渡。吸管杯对于儿童是容易使用的，并能起到抚慰作用。根据儿童需要可以购买到各种不同的吸管杯。有硬塑料杯嘴或软的杯嘴，不可拆卸或可拆卸阀门吸管杯。可以是所需吸力小流速快的吸管杯，也可以是流速慢但需要更大口腔吮吸力的吸管杯。作业治疗师为摄食和吞咽障碍儿童进行治疗时，一定要仔细考虑不同的吸管杯是如何影响儿童口腔运动控制和吞咽功能的。除此之外，观察杯子如何影响头部位置也很重要，这反过来会影响安全饮用的姿势。吸管杯能促进头部的屈曲，而带阀门的小口杯可能会促进头部的伸展。关于适应性设备运用的资源请见Evolve网站。

5. 调整食物黏稠度　在干预计划中，需要考虑食物的不同质地和感觉特性。口腔感觉和口腔运动

障碍的儿童更容易吃光滑、均匀、有黏性的食物如酸奶、水果或蔬菜泥。相比于更光滑和更稀薄的食物，厚而粗糙的或糊状食物如燕麦，需要更强的口腔运动力量和感觉耐受性。而稠密的、易碎的、黏性或者浓度不均匀的食物更难以食用，因为这需要更高级的咀嚼技能。

《美国国家吞咽困难饮食方案》出版于2003年，当吞咽困难管理中出现食物质地的改变时，提供了标准化的术语。美国饮食协会已经出台了更新的指导方针和术语，现在被归类为《国际吞咽障碍食谱标准化倡议》(IDDSI)。大量包含历史背景、当前协议和对实践影响的信息见www.IDDSI.org。儿童治疗师经常会用其他的方法描述食物的质地，如"阶段3""初级的"或者"磨碎的"，许多机构已经开始运用IDDSI吞咽困难饮食框架的标准化术语和校准实践方法(图10.8；框10.3，框10.4；IDDSI，2018)。其他方法也会使用描述性语言，并根据口腔运动来描述食物特征，如"可溶固体"是指这些食物会被唾液溶解或融化。在Evolve网站上有为学生提供的讲义资料，描述了每一类食物的质地和具体的例子，以及可以尝试的实验室体验。

> **框10.3　《国际吞咽障碍食谱标准化倡议协会》(IDDSI)用于吞咽困难管理的食物质地分级**
>
> 第3级：榨汁食物——薄而糊状的食物如阶段2的婴儿食品或类似蜂蜜的稠度，会顺着叉子尖慢慢滴落。
> 第4级：糊状食物——均匀的、黏稠的或者像布丁一样的糊状食物；不会从叉子尖连续滴落。
> 第5级：切碎并湿润的食物——黏稠的、湿润的、半固体的食物，可能需要咀嚼；此等级的饮食水平包括磨细或者切碎的肉用叉子捣碎的软水果和蔬菜。
> 第6级：软的、一口大小可融化的固体食物，需要更多的咀嚼能力，如薄脆饼干、面包、煮熟的蔬菜、软的水果和肉。
> 第7级：正常食物——没有食物限制；包括带皮的水果、硬或脆的蔬菜、坚果、韧劲的肉如牛排或猪排以及非常黏或者很干的食物。

提供食物和液体的时候，作业治疗师可以改变一口量。当第一次给儿童运用新方法时，作业治疗师可能会准备较小的、大小一致的食团或者液体。例如，从一个小杯子里准备一茶匙液体(5 mL)，这种方法与未进行评估和随意喝一小口相比，更有助

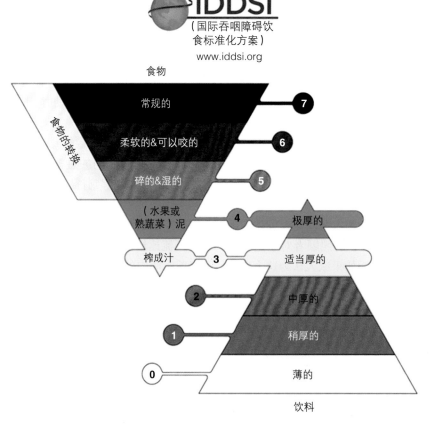

图10.8　国际吞咽障碍饮食标准化方案框架

于作业治疗师清楚地评估儿童的口腔运动和吞咽能力。同样地，当尝试一种新口味或质地的食物时，更小的食团更能使儿童获得成功。

要考虑食物的其他感觉特点，如口味、温度和咀嚼的声音。冷的或者味道强烈的食物，包括刺鼻的、咸的或者酸味的食物，有益于口腔感觉意识减退的儿童。对口腔敏感度高的儿童来说，可能更能耐受清淡的、常温的或者略温热的食物。

正如之前讨论的，呕吐可能会阻碍儿童的进食发育。当儿童用呕吐表达非食物或食物相关的强烈反应时，有必要评估这种反应的病因，并明确解决这种障碍的合适方法。在牙科经常会看到呕吐的现象，包括口腔卫生、常规牙科就诊和获得一些有用的康复护理信息。对于口腔运动能力落后或者障碍的儿童可能需要调整食物的质地，因为较高黏稠度的食物会使儿童呕吐。当呕吐作为一种行为习得或过敏反应的时候，其他儿童可能会从再教育方法中受益，如系统性脱敏或者无错性学习。

6. 调整液体黏稠度　不同的液体浓度会表现出不同的口腔运动和口腔感觉需求。吞咽时因为流速过快，口咽部最难控制开口杯中的稀液体。作业治疗师可以建议调整液体的浓度，以弥补不同的吞咽、口腔运动和口腔感觉缺陷。

口部和舌部更容易控制增厚的液体，因为这些液体会在口中流动的更慢，这可以使儿童有更多的时间有效咀嚼食团，不会在咀嚼初期就进入咽腔。吞咽困难的儿童可能不能协调吞咽稀薄的液体，并且在吞咽造影检查时更容易伴有渗透和（或）误吸。值得注意的是，常温水是最具有挑战性的液体，因为它无色无味，吞咽时在口咽部得到的感觉反馈是最少的。但儿童在饮用其他液体如配方奶、牛奶或者果汁时咳嗽但没有类似症状，这种情况并不常见。增稠液体有助于补偿儿童初次学习从开口杯中喝水的口腔运动功能缺陷，即使儿童的咽部有能力饮用瓶中或者吸管杯中的稀薄液体。液体浓度的定义见框10.4。

可以将不同的食物或者补给物融入增厚的液体。增稠剂是一种商用的凝胶，由黄原胶制成，适用于稍大的儿童。其他的商业性粉状增稠剂一般包括食用淀粉或玉米淀粉。坏死性小肠结肠炎病史的婴幼儿、早产儿和稍大的儿童在使用黄原胶增稠剂时，要注意美国食品药品管理局（the US Food and Drug Administration, FDA）发布的新的重要的注意事项和警告。坏死性小肠结肠炎（necrotizing enterocolitis,

---

框10.4　液体黏稠度（从最稀到最厚）

i. 稀（IDDSI中的术语：稀，等级0）——水或果汁的浓度。
　许多配方奶和奶制品的黏度要比透明液体稍高；但仍被视作稀液体。汤和溶化的食物如冰棒，也被认为是稀薄的液体。
　半花蜜类（IDDSI中的术语：微厚，1级）——比水厚，但仍然薄到可以流过吸管。

ii. 花蜜类（IDDSI的术语：稍厚，2级）——番茄汁浓度，包括许多天然的水果果肉浓度（如杏子浓度、梨的浓度）和一些商店售卖的酸奶、冰沙。

iii. 蜂蜜类（IDDSI的术语：中等厚度或者榨汁，3级）——蜂蜜浓度，可以在叉子尖上小块滴落或者慢慢滴落。

iv. 泥状（IDDSI的术语：极厚的或者泥状，4级）——布丁或酸奶的浓度，不会从叉子尖上小块掉落或者滴落下来。

NEC）是一种严重的与肠组织或肠坏死有关的疾病。目前黄原胶的注意事项表明对吞咽障碍儿童的治疗方案有显著影响。作业治疗师要充分了解FDA的禁忌证，并对其他医疗人员宣教相关知识。当吞咽困难的儿童进食了增厚的液体，最好和儿童的医疗人员讨论并提出建议，以明确不存在禁忌证或危险因素。

常规的水果和蔬菜、婴儿食品、酸奶和布丁加以搅拌可以给稍大的儿童做成增厚的果汁。但是由于这些食物的厚度不同，很难做出标准黏度配方的食谱。可以将干的婴儿谷物或者捣碎的土豆片加入增厚的儿童配方奶或者非母乳的牛奶。婴儿谷物不能有效增厚母乳，因为谷物中的淀粉被母乳中的淀粉酶破坏后会快速将奶变稀。每一种增稠剂有不同的感觉、营养和增厚的特点，治疗师应该要考虑所有相关内容。

7. 吞咽困难的干预　当误吸或者咽部的吞咽困难影响儿童安全进食时，就会限制干预方法的选择。一般作业治疗师会建议将食物或液体进行浓度配比，例如，调配儿童食物时，会将薄的液体加入厚的液体中。虽然这是一种常用的策略方法，但可能不适用于幼儿。

当给各个年龄段儿童都饮用增厚液体时，要密切观察儿童的摄入和水合状态，并与营养师沟通交流，确保儿童每天的液体需求量。由于一些需要饮用增厚液体的儿童适应液体新浓度的能力差，所以会减少他们的口腔摄入量。调查表明,增稠剂的替代物,如含二氧化碳液体,可以减少误吸或渗透。照顾者需要全面的训练以确保其理解吞咽困难、掌握食物或者液体调适的方法,以及口腔进食的安全措施。

如前所述,支持性的体位会对儿童口腔运动功能和吞咽能力产生重要的影响。当儿童发生吞咽延迟时,可以采用下颌收起的姿势。进行吞咽造影检查过程中,当聚集在咽部的食物或液体靠近喉口时,通常会看到延迟情况。这时如果儿童将下颌略微收起,喉口变小,就会减少渗透或误吸的风险。有时对于患有喉软骨软化病或者气管软化症(喉部或气管软骨软化)的婴儿禁用下颌收起的姿势,因为他们的软组织更容易塌陷。特别是对于声带功能异常的婴儿,可以采用侧卧位进行适当的调整。作业治疗师需要基于全面评估做出个体化的体位建议,并且可以通过吞咽造影检查获得信息。

可以进行用餐结构的调整以弥补吞咽困难。作业治疗师可以建议减少用餐时间,以弥补体力不足或者肌肉疲惫。口腔运动控制差的儿童需要进行多次吞咽才能廓清口腔食物。如果儿童不能够在语言提示下完成之后的吞咽,就用一口量食物相同的方式提供一个空勺,刺激口腔运动以促进第二次吞咽。作业治疗师还要对经口摄食的速度提供建议,以便让儿童在每一口之间有足够的时间吞咽食物。在用餐的开始几分钟,儿童还不太疲劳时可能会限制或提供一些更难食用的食物、液体或进行自主进食活动。更小口的饮食量有益于儿童。这种调整可以通过使用控制流量的杯子或者吸管、较小直径的吸管、单次吸吮吸管、慢流速瓶系统或更小的勺子来实现。

对成人和儿童一起完成的研究表明,用神经肌肉电刺激(neuromuscular electrical stimulation, NMES)治疗吞咽障碍存在争议,这仍然没有结果,尤其是对于儿童患者。神经肌肉电刺激提供了强化或者恢复脸部和颈部前群肌肉的理论。在身体任意部位使用神经肌肉电刺激都有注意事项和禁忌证,需要谨慎治疗,并且只能由获得其他专业培训和(或)认证的作业治疗师操作。

在一些情况下,误吸是无症状的,并且不能在临床观察中发现。由于慢性误吸会导致潜在的并发症,并且有效治疗方法有限,一些儿童可能需要替代性的、非口服的喂养方法如管饲。作业治疗师要和医师、营养学家和其他专业人员全力合作,为吞咽困难儿童提供个性化的干预计划。

8. 感觉处理障碍的干预　在大多数幼儿中,口腔对于新感觉的探索和逐渐适应是自然的过程。非典型的感觉处理,例如,对食物味道、质地或者气味过敏可以造成严重的口腔进食问题。口腔过敏的儿童在接触嘴巴附近或口腔内时会产生消极表现。他们可能会厌恶进食或者刷牙、限制食物种类、频繁呕吐或者难以过渡到进食适龄的食物。在婴幼儿时,这些儿童在口腔探索玩具或非食品的能力受限。相比于一般的同龄儿童,诊断为广义触觉防御的儿童在口腔过敏和喂食困难方面,其发病率明显更高。口腔过敏也常见于医疗过渡干预的儿童。医疗干预如气管插管、口胃或鼻饲管、气管造口术或频繁的口腔吮吸会造成持续性压力、呕吐或疼痛,这会影响感觉系统的发育。婴儿的早期喂养问题如胃食管反流或吞咽困难,可引起食物消化和感觉不适的消极作用。在有害刺激被消除之后,儿童的感觉系统会处于过度保护状态,并长时间处于超敏反应状态。发育迟缓和神经系统疾病的儿童包括孤独症、脑瘫、脑外伤、基因疾病和感觉处理障碍,通常会表现出口腔过敏。

在干预过程中,作业治疗师要采用两种主要方法中的一种来处理口腔过敏。一种是脱敏(一种行为方法),另一种是深压和本体感觉活动(使用感觉统合参考框架)。这两种方法可以结合应用,通过游戏和积极的体验为不断探索口腔感觉创造机会以减少口腔过敏。如果活动是在儿童控制之下的,并且是在激励性的、适合发展的游戏活动背景下进行,那么儿童可以耐受更多的感觉输入。作业治疗师使用粗糙的物品、磨牙胶或振动玩具,并在游戏中鼓励儿童用自己的手、脸和嘴去探索这些物品。

作业治疗师还可以用歌曲或者游戏引导儿童,并鼓励他们自我触摸面部或是用帽子、披肩、太阳镜玩装扮游戏。具体的深层压力或者镇定方法有益于口腔过敏儿童,如在口腔刺激前进行缓慢地线性摆动。可以鼓励婴儿进行手口活动或用奶嘴来安抚自己。作业治疗师经常试图在刺激和镇定的感觉输入之间建立一种平衡,从而帮助儿童引发出适应性更强、更正常化的反应。

儿童可能会逐渐接受作业治疗师的直接接触,在接触脸部之前,先在婴儿的远端施加压力,如在上肢或肩部施压。可以用不同的工具进行口腔刺激,包括戴着手套的手指、振动玩具、温热的毛巾、Nuk刷子、婴儿或儿童牙刷或者磨牙圈。用适当的压力按压儿童的牙龈或腭部有助于减少口腔过敏。稍大的儿童其口腔运动能力更成熟,可以通过参与吹口哨、口腔发声游戏、吹泡泡以及吹箫玩具来改善口腔感觉处理能力。

在进食中，作业治疗师会逐渐引进新的口味和质地。可以将勺子、咀嚼棒或者磨牙圈蘸取新口味的食物。当把儿童当前喜欢的食物稍加改变时，就能提高其口腔进食能力。作业治疗师可以逐渐增厚食物浓度，将桌上的食物打成糊，与滤过的婴儿食物相混合，获得更强的口味或改变食物的温度，以增强儿童的感觉体验。对于儿童的口腔探索和进食尝试，作业治疗师或家长应予以一致表扬和鼓励。

一些感觉处理障碍的儿童由于其感觉功能低下，会表现出口腔感觉意识差。这些儿童通过吃手、玩具或者超出预计时间的穿衣物频繁寻求口腔感觉刺激。他们降低了流口水的意识，吃饭时尽力将他们的嘴塞满或表现出对于特定食物质地或口味的偏好。作业治疗师可以设定一个治疗项目，全天间歇地增强口腔感觉输入。用冷毛巾、振动牙刷或者口腔运动玩具进行口腔活动，增强口腔感觉刺激。在用餐期间，通过食用重口味和低温食物感受其他的感觉刺激。在儿童吃饭的时候，不停地将嘴巴塞满，这与口腔过敏相关并需要持续严密的安全监督。

9. 行为干预　拒绝食物经常伴随着潜在的疾病或者功能缺陷。胃食管反流、便秘或者食物过敏的儿童吃饭时会感到不舒服，由此会产生拒绝食物的行为。用粗糙的食物塞满口腔或者拒绝拿杯子喝水的儿童，可能没有足够的感觉或运动能力进行这类进食活动。但是在原发疾病、感觉和挑战性活动充分干预之后，儿童的拒绝行为和口腔厌食会在很长一段时间内持续存在。孤独症谱系障碍的儿童可能会表现出挑食或者拒绝尝试新的食物，习惯重复刻板的行为，嗅觉、味觉和触觉敏感，这些内容在本章后面会提到。当儿童表现出拒绝食物或者挑食的时候，用餐时可能会出现行为不稳定。行为上的不一致可以表现在儿童在幼儿园里可以用杯子喝水，但在家里就拒绝这种行为。在许多情况下，作业治疗师可能需要用行为干预方法促进口腔进食取得成功进步。

儿童拒绝进食可能会增加照顾者的压力，并且用餐时间会变成对抗时间，这会增加消极或有压力的互动。在进食活动和用餐时间，作业治疗师试图和儿童进行新的积极互动。在口腔进食和治疗活动期间实施行为干预，作业治疗师和照顾者应该是放松、自信和关心的态度。在活动中提供选择和进行轮换，有助于儿童获得控制感，并会增加他们参与进

食的意愿。例如，照顾者会提供两种不同的食物让儿童选择其中一种，或者作业治疗师会让儿童选择更喜欢哪种颜色的杯子。

行为管理干预策略包括增加期望行为的正强化，以及忽视或者改变不良行为。大量的研究调查表明，进食期间运用差异化注意，同时进行正强化结合忽视或者改变不当行为，可以增强口腔摄入的能力。正强化和经常接触不喜欢的食物可以显著提高口部运动和自主进食的能力。可能的情况下，鼓励作业治疗师咨询心理医师和其他具有治疗儿童行为问题知识及经验的专业人员。

当实施行为管理干预策略的时候，作业治疗师会仔细为每名儿童确定一种适当的表扬或强化形式。正强化的例子包括社会关注、口头表扬、音乐、喜爱的玩具、贴纸、获得小奖品盒、电子游戏或者电视。不建议将食物作为一种强化物，因为这可能会对不喜欢的食物进一步造成负面影响。如果儿童没有获得强化物或者活动动机，通过这种干预想要获得成功将会很有限。此外，可以用玩具或者活动鼓励儿童积极进食，同时这种方法不能在进食以外的时间段使用。如果儿童在进食以外的活动中可以无条件获得这种强化，那么儿童在进食时将不会有动力获得这类奖励。

在这种行为干预中，作业治疗师应该将活动分解成小且可实现的步骤，并且要提出明确的期待目标。当可实现小目标的时候，儿童会更有机会因为参与活动并获得成功而得到表扬和正强化。在期望值提升之前应该取得与活动一致的成功。如果快速提高这种行为期望或者活动持续进行直到儿童的拒绝行为加剧，儿童可能会很快做出更强烈的抗拒行为以逃避下次该活动的出现。在实施行为策略的过程中逐渐增加新技能、正强化和明确的期望时，儿童会学着相信作业治疗师或者照顾者，并且消极行为的出现次数和强度会快速减少。

当尝试新的口腔进食活动的时候，摄食障碍的儿童表现出消极行为并不罕见。消极行为包括哭泣、推开勺子或杯子、吐出食物。更极端的反应是，一些儿童会感觉进食活动是有伤害性的并以作呕和呕吐行为来应对。作业治疗师可以忽视这些行为，平静地继续进餐，转移儿童注意力，重新引导儿童不要过度关注这些干扰性行为。当父母或者作业治疗师对消极或者干扰性行为做出强烈反应并立即结束活动时，儿童的行为往往会随着注意力的集中和非首选喂养活动的取消而增加。作业治疗师会建议使

用可视化的计划表或计时器，帮助儿童明确活动完成的时间，而不是当儿童的问题行为加剧时，父母强行结束进食。明确活动结束时间也有助于儿童从有困难的或者新的任务过渡到正常的日常进食或餐后活动。

（1）拒食或挑食的干预：许多儿童在幼儿时一般会拒绝首次食用的新食物。证据表明，在儿童接受食物以及明确对食物的偏好之前，会对食物有多种行为表现。一些照顾者会鼓励儿童尝试一两次新食物之后，然后就放弃了。作业治疗师应该告知父母继续在就餐时加入少量新的食物，让儿童有足够的时间适应新口味或质地。值得注意的是，作业治疗师认为一些儿童是非常挑食的或者"挑剔的"。孤独症儿童的父母经常会反映这些儿童有挑食行为、饮食习惯刻板、向粗糙食物过渡延迟并担心营养和胃肠道问题。孤独症儿童经常由于进餐时间的变化而感到痛苦，拒绝食用某些特定颜色、质地或温度的食物，很少会模仿其他人积极的进食行为。随着时间的推移，孤独症或严重挑食儿童对食物的偏好会越来越严重，而这会引起家长对其营养缺乏的担忧。

最初的建议包括咨询医师、考虑胃肠道或者消化道问题、食物过敏或者结构异常。作业治疗师也需要解决潜在的技能缺陷或者吞咽安全问题，这些问题会造成拒绝食物的行为。当这些疾病或技能问题进行最佳处理后，儿童会继续表现出已习得的持续性拒绝食物或挑食行为。

除了使用前面描述的行为策略，环境适应有益于拒绝行为或挑食行为的儿童，可以结构化用餐时间包括固定进餐时间、减少正餐外的零食或过度消耗液体、固定的进餐位置和时长。这种环境策略会促进饥饿提示、限制摄入低营养食物、形成用餐结构以建立积极的进食模式。

作业治疗师还应该要考虑触觉、味觉或嗅觉过敏的影响，通过谨慎地逐渐引入新的气味和味道，并通过让儿童舒服的方式探索食物。治疗师应该要考虑进行感觉整合干预，它可以改变大脑活动的处理，同时感觉脱敏或行为干预旨在通过习得的反应改变外在行为。使用多种方法有助于最大限度地接受新食物。在完全接受一种新食物之前，可以先尝试一些类似于儿童喜欢的食物。用餐时将不喜欢的食物搭配喜欢的食物或在餐后进行减少感觉过敏的干预措施。作业治疗师帮助家庭平衡儿童的营养需求和将不同食物介入其饮食中，因为这个过程可能需要时间。

已经有几种可选的营养干预方法用于治疗孤独症，如大剂量的维生素补给或饮食限制。这些替代性干预措施有效性的科学证据仍不确定或不可用。这些干预的详尽内容超出了本章范围，但对于严重挑食和拒食行为的儿童，鼓励作业治疗师考虑这些干预措施产生的影响。例如，孤独症儿童可能会不愿意食用替代饮食中推荐的食物或者补给物。这种饮食可能会更多地限制儿童愿意吃的食物种类，并且有必要咨询注册营养师或医师，解决摄入量和发育以及监测大剂量补充剂的不良反应。最后，特殊的饮食是昂贵的，并且可能不是在所有的社区中都能方便得到。

（2）食物质感的过渡延迟：很难过渡到适龄食物质地的儿童，他们经常有口腔感觉和口腔运动相结合的问题，并且一些儿童还会表现出明显的拒绝行为。作业治疗师可以进行非营养性的口腔运动活动，以减少过敏反应并改善口腔运动协调能力。不需要吞咽的下颌强化和反复咀嚼运动有助于儿童建立口腔运动能力。图10.9展示了儿童在进行下颌强化运动。增加对食物质地的耐受性，可以通过把面包屑放在一根耐嚼的管子上，或者慢慢地将米粒加入纯食物中。食用婴儿食品的儿童可以开始过渡到正式的膳食，适应更强的气味并鼓励接受各种口腔感觉。儿童可以用包裹在网或硅胶喂食袋的食物练习咀嚼，通过体验反复咀嚼，以减少呕吐或窒息的风险。

当儿童参与新的挑战性活动，作业治疗师可以给予表扬或行为强化。当儿童在主食外安全摄入少量有质感的食物时，作业治疗师可以在进食时缓慢整合这些新技能，如在开始的5～10小口过程中。在儿童有足够的运动能力或感觉处理能力之前，对儿童进食能力要求的快速提高，会影响口腔摄入或

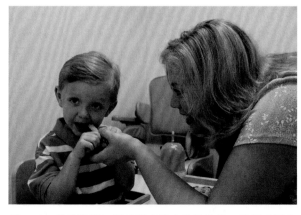

图10.9　使用抗阻工具改善高阶食物质地的口腔运动能力

营养状况,并会给儿童与照顾者之间的互动造成压力。框10.5有助于明确食物是否是儿童进行口腔运动挑战的适应证和禁忌证。

(3)从奶瓶过渡到杯子的延迟:儿童很难从母乳喂养或者奶瓶喂养过渡到用杯子喝水。有能力用杯子喝水比奶瓶进食需要更成熟的口腔运动能力。下颌稳定性差或者嘴唇和舌头的控制能力落后,会造成从奶瓶到杯子的过渡困难,从而影响儿童吞咽液体食团的能力。有发育不良史的儿童会长期依赖奶瓶喂养或母乳喂养,这是满足他们营养或者补充水分需求的最容易的方法。当一位儿童口腔过敏时,他不喜欢将杯子间歇接触口腔外部或者溢出,虽然这种情况在喝东西时经常发生。儿童也会寻求平静的来自奶瓶或哺乳喂养时吮吸的组织感觉输入。

为了帮助儿童做好使用杯子饮食的准备,通过体位、手柄和口腔运动活动,作业治疗师可以首先处理下颌的稳定性、嘴唇闭合、舌部活动和口腔的敏感性。带盖子不会溢出的吸管杯需要更强的嘴唇闭合和口腔吮吸能力,并且对于神经肌肉损伤或者腭裂等结构异常的儿童来说,使用这种杯子更难。对于儿童来说最初更容易使用带有嘴的杯子,吸入液体或在嘴内形成食团。软嘴杯可以为感觉防御的儿童提供与奶瓶喂养相似的感觉输入。当用带嘴的杯子

喝水时,儿童可能需要把头向后仰,如果儿童有伸肌姿势、头控差或咽部吞咽障碍,这种姿势会造成额外的难度。用一个开口杯(如弯管杯)可以有助于减少头颈的伸展,并让作业治疗师很容易观察到儿童喝水时液体的流动和儿童的口部运动。

从开口杯或者无阀带喷嘴的杯中喝水时,儿童应该处于直立位,这样可以促进在口腔中形成食团,而不受重力影响液体流入咽腔。儿童也应该在初次学习用杯子喝水时,喝增厚的液体有利于弥补口腔控制或咽部吞咽能力的不足。

作业治疗师将食指放在下颌骨位置,拇指放在下巴前面,提供下颌外部支撑。作业治疗师坐在儿童旁边用手臂托住儿童的颈后,支撑下颌骨可以为儿童提供额外的稳定性,充分维持头部的中立位(图10.10)。儿童经常会通过咬杯子的边缘或者杯嘴以获得下颌的稳定。他们也会将杯子推向嘴角或者舌头抵着杯子边缘以获得额外的稳定感。这些模式会随着时间推移逐渐减少,因为儿童用杯子喝水的技能变得更加熟练。

10. 口腔运动障碍的神经肌肉干预 研究表明,大部分儿童口腔运动障碍会影响进食能力的发育。经常在全身神经肌肉损伤的儿童身上发现口腔运动问题,有脑瘫、脑外伤、早产或者唐氏综合征等

框10.5	口腔运动障碍儿童食物的特点

适用的食物
浓度均匀
密度和体积增加
厚的(液体)
质地均匀
融于一体(不会在口中分解)
容易取出和吮吸

禁忌食物
多种质地和浓度(如塔可、蔬菜汤、炖汤、沙拉)
黏稠的(如花生酱)
油腻的(如油炸食品)
坚硬的(如红肉、加工肉、小块水果)
带皮的(生水果、花生)
辛辣的(辣椒和辣酱)
坚果和果仁(原味的或者夹在面包和蛋糕中)
稀液体(如水、肉汤、咖啡、茶、苹果汁)
快速溶化(如果冻、冰激凌和西瓜)
在嘴里分解(如饼干和酥饼)
硬而脆的(如胡萝卜)

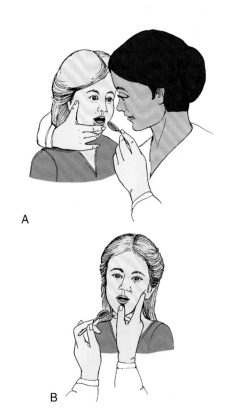

图10.10 下颌控制和口部支撑。A. 侧面观;B. 前面观

基因疾病。当儿童从奶瓶到杯子或从糊状食物向质感食物过渡延迟的时候，没有神经肌肉损伤的儿童也表示有口腔运动问题。缺乏正常进食活动的经验会造成口腔运动能力差和协调困难。为避免受到刺激，口腔过敏使儿童将舌头后缩至口中，这会造成适应不良的口腔运动模式。作业治疗师会为口腔运动问题制订全面的干预计划，促进力量和协调，以发展更高级的口腔进食能力。

可能的话，口腔运动活动应该包括食物和调味料，以融入味觉感受器并促进感觉处理和运动能力的整合，实现功能性反应（图 10.11）。过敏儿童在接受其他调味料的感觉输入之前，一开始可以忍受没有营养的食物。

神经肌肉性口腔喂养困难的儿童会出现下颌无力。这会导致在静息时，下颌处于开口位、流口水、进食时食物会掉落、很难咀嚼各种适龄的食物或者用杯喝水时下颌不稳定。下颌的无力和不稳定也会影响用勺子进食时的嘴唇闭合和吞咽控制。作业治疗师会用多种非营养性或者营养性的食物强化下颌力量。非营养性的强化训练包括在介入有质感的食物之前，持续地咬或反复咀嚼抗阻工具或软管。营养性强化训练包括咬或咀嚼用网格袋包裹的水果或蔬菜，或者是在磨牙表面放置各种固体或者咀嚼性食物进行抗组活动。在介入食物和食物质地时，重要的是要考虑到儿童的口腔运动咀嚼能力。即使是为了进行口腔运动训练，也不要主动提供儿童不能安全咀嚼和吞咽的食物，因为这会造成儿童不必要的窒息风险。

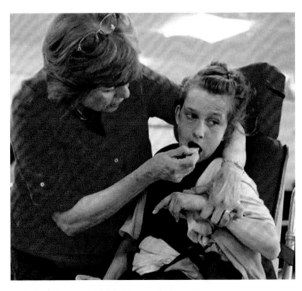

图 10.11　口腔运动活动

神经肌肉损伤的儿童有明显的口腔运动异常模式。儿童会由于应激反应表现出强直咬合，其下颌难以打开或放松。也会出现强烈的舌部推动运动模式，在口腔进食时舌部强直伸出嘴唇外。支撑良好和略微屈曲的头部位置可以减少这些异常运动模式。舌部伸出的儿童可以增加舌部侧偏运动，把勺子或食团放入嘴的两侧，而不是放在中间的口腔运动。

儿童在进食时会表现出舌部不成熟地前后运动、舌和下颌的分离运动差以及舌部偏侧化不良，难以控制磨牙表面的食物。作业治疗师可以让儿童进行舌部的强化运动，如鼓励儿童照镜子做鬼脸或者舔棒棒糖、糖霜或者在嘴角或脸颊上抹上奶油。用牙棒或者口腔运动工具刺激舌部边缘和脸颊内部也会促进舌部的偏侧运动。

影响嘴唇和脸颊的问题包括异常的紧张或者无力。儿童会表现出嘴唇或脸颊的后缩，儿童很难实现或维持嘴唇闭合。充分的嘴唇闭合和嘴唇密封能力有助于儿童进食时的口腔控制以及预防口腔前部的溢出。嘴唇和脸颊收缩后很难进行吞咽，因为嘴唇密封了口腔，产生压力将食团推动并进入咽腔。在开始吹口哨或者用勺进食前，缓慢的口周和口内颊部的延长有助于促进嘴唇闭合。

口腔运动治疗是全面治疗儿童进食问题的重要组成部分。Howe 和 Wang 最近发表的一份系统性综述表明：口腔运动和生理干预对早产儿、神经肌肉损伤儿童、腭裂等口腔结构异常儿童可以发挥作用。Gisel 等发表了一项关于评估脑瘫儿童口腔运动干预重要的相关性研究，并提醒作业治疗师，虽然这些干预措施可能会改善某些功能性摄食活动，但关于改善人体营养测量指标和吞咽功能的相关研究证据有限。

（1）非经口摄食过渡到经口摄食：当儿童不能经口摄入足够的营养或水分时，就会采取胃管、鼻饲管或其他的非经口摄食方式（图 10.12）。当儿童有吞咽障碍，复杂的心脏、呼吸或其他疾病，或者胃肠道问题时，可以使用非经口摄食方式。另一些儿童需要简单的非经口摄食，因为他们无法经口摄入足够的食物或者液体以保持生长发育和补充水分。营养或水分不足会严重影响儿童的运动发育、认知发育和健康。根据儿童需求，放置胃管或使用其他非经口摄食方法是暂时的，或者长期改善儿童营养状态和生长的方法。

当儿童进行非经口摄食时，他们会有口腔运动和感觉障碍，这与口腔进食过程受限有关。鼻饲管

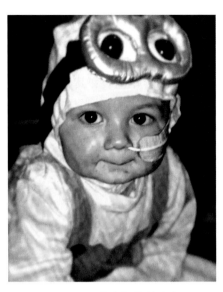

图 10.12 有鼻饲管的儿童

和口胃管的放置也会造成儿童的感觉障碍。当需要留置较长一段时间的时候，一般至少每个月重新插管或重新放置一次，这会进一步造成儿童的感觉障碍。作业治疗师会制订一项干预计划，在非经口摄食期间给儿童进行持续的口腔探索活动和社会参与。目标是建立每日积极的社会活动和口腔探索体验，并在最后将这些愉快的经历与饥饿的满足感联系在一起。

如果儿童有误吸史或口腔进食不安全的情况，在非经口摄食时，儿童可以吮吸奶嘴或磨牙棒、勺子和玩具进行口腔运动。作业治疗师可以和照顾者进行一些游戏，包括触摸和探索嘴及脸部周围。儿童也可以在游戏中促进使用嘴唇、亲吻、吹口哨或泡泡发出不同的声音。可能的话作业治疗师应该鼓励家长在进餐时处理管饲，并纳入儿童的日常进食，如在进食和进行口腔游戏时和家人一起坐在餐桌旁。

当儿童准备好接受营养性刺激时，作业治疗师和照顾者可以通过将手指、橡皮奶头、勺子或玩具浸入果汁、配方奶或糊状食物中，提供多种食物的口味或质感。非经口摄食的儿童很少有机会体验正常的饥饿感。特别在儿童进行持续性非经口摄食计划期间，不管在白天还是晚上都会对此深有体会。可以食用更多压缩性食团的儿童会有更多机会体验饥饿感，这可能会增加儿童经口摄食的动力。当儿童经口摄食能力提高时，作业治疗师需要和医师或营养师协作，因为他们可以对非经口摄食计划做适当的变化和减量。

气管切开的儿童经常需要非经口摄食的方法。由于脆弱的呼吸系统，气管切开儿童误吸的风险和复杂性会大大增加。误吸风险的增加也会发生在气管切开的儿童身上，这与喉内的新开口或喉部活动性差引起的压力变化相关。当气管切开的儿童能够在不频繁吸吮的情况下管理自己的唾液，并可以忍受说话时的瓣膜或帽状物（这有助于形成更正常的吞咽协调运动），这时他们就可以接受营养性刺激了。在对气管切开儿童进行营养性口腔进食活动前，作业治疗师一定要和医师合作完成全面的吞咽分析。当无法进行经口摄食时，气管切开儿童将受益于非营养性的口腔探索和口腔游戏活动。

即使当儿童已经通过医学检查，具备充分可以大量进食的口腔运动功能和吞咽能力，他们也可能会继续表现出强烈的口腔厌恶、过敏或拒绝参与口腔进食活动。非经口摄食到经口摄食的过渡是一个渐进的过程，需要各种口腔感觉活动、能力发展和阶

研究笔记 10.3

Pentiuk S. P. et al. (2001). Pureed by gastrostomy tube diet improves gagging and retching in children with fundoplication. JPEN J Parenter Enternal Nutr. 35.375-379.

摘要

患进食障碍需要胃管（G管）和尼森胃底折叠术的儿童，在胃管进食后可能会出现窒息或呕吐。这项调查描述了"胃造瘘管法浓缩饮食"（PBGT）治疗这些症状的发展和使用，并提供充分的营养和水分。从一项跨学科的喂养小组中挑选出 33 名儿童，他们在胃底折叠术后，在用 U 形管进食过程中出现了窒息或呕吐的症状。个性化的 PBGT 饮食方法旨在满足儿童的营养目标。每次随访都要记录儿童的体重增加情况。通过电话随访了解父母对儿童的症状和口腔进食的看法。结果表示 17 名儿童中 76%～100% 的儿童窒息减少，52% 的儿童呕吐减少。24 名儿童，73% 表示减少了一半以上的症状。没有儿童产生症状加重。通过 PGBT 饮食，据报道，19 名儿童中的 57% 增加了口腔摄入量。作者总结 PGBT 饮食是一种提供喂养障碍儿童营养的有效方法，并且对于胃底折叠术后儿童，PGBT 饮食可以减少窒息或呕吐的表现。

对作业治疗实践的启示

作者描述了常见的胃底折叠术的常见并发症，以及多种常见的减少这些症状的方法。这些并发症的潜在发病机制涉及窒息和呕吐，由多种原因引起，目前还没得到很好的研究。PGBT 饮食可以减少胃底折叠术后有进食障碍儿童的窒息和干呕，同时增加口腔摄入量。这种饮食一定要个性化地针对儿童的营养需求并由一位能够随时间调整饮食的有经验的营养学家制订。

段性的行为干预。这个过程经常是复杂的，并需要医师、营养学家和其他专业人员的合作。

（2）唇腭裂：大约1/700的婴儿出生时有唇裂和（或）腭裂。在胎儿发育早期，唇裂或腭裂是口腔结构的分离或洞，在中线处连接在一起。唇裂是上唇部的分裂，可以是延伸到鼻孔的小缺口或较大的开口。腭裂是前硬腭或后软腭的分裂，伴或不伴有唇裂（图10.13）。唇腭裂的严重程度不等，可能是单侧或双侧的，也可以是一些特殊综合征相关的疾病的一部分，如皮罗氏序列征、CHARGE综合征（眼部残缺、心脏缺损、鼻后孔闭锁、生长发育迟缓、耳部结构异常和耳聋）、Smith-Lemli-Opitz综合征、Wolf-Hirschhorn综合征、胎儿酒精综合征和口面指（趾）综合征。先天性唇腭裂儿童一般需要一次或者多次手术以修复唇腭裂。根据其他的疾病问题、儿童的生长和营养状况、唇和（或）腭组织的发育情况，这些手术可能会安排在儿童生活中的不同时间。此外，鼻牙槽整形（nasal alveolar molding, NAM）会先于手术进行，有助于改善手术修复效果。在唇腭裂手术前，NAM是一种用塑料板重塑牙龈、嘴唇和鼻孔的非手术方法。术前整形会减少必要的手术次数，因为这会降低唇腭裂的严重程度。

先天性唇裂和（或）腭裂的儿童经常有口腔进食问题，包括紧吸奶瓶或母乳、低效的母乳喂养、进食时间延长、乳汁从鼻子漏出和体重增加很少。由于口腔和鼻腔之间缺乏闭合性，唇裂或腭裂的幼儿很难或不能在母乳或奶瓶喂养过程中吸吮或快速进食。先天性唇腭裂、单侧裂和其他疾病的婴儿一般会有严重的进食问题。出生时仅有轻微唇腭裂的婴儿可以通过母乳喂养或标准奶瓶喂养获得成功，仅需要一些简单的适应就能达到。

作业治疗师建议补偿性体位、适应性喂食方法和使用针对唇裂或腭裂婴儿的奶瓶。在一个较垂直的体位（大于60°）喂养儿童有助于母乳流进口腔后部。脸颊和（或）嘴唇的支持有助于轻微的唇裂闭合，改善进食过程中的卡锁或误吸状况。可以用各种专门的上下挤压式（而不是吮吸的）奶瓶和橡皮奶头，或者是让照顾者挤压奶瓶以帮助获取和吸取乳汁。特殊需要的喂食器（以前称为 Haberman 喂食器）有一个长而柔软的奶嘴和单向阀，可以在不需要口腔吸吮的情况下喝到牛奶。橡皮奶头的长度越长，就越有助于将液体放在唇裂的后面。布朗医师婴儿食管可以插入任何标准的布朗医师奶瓶/奶嘴系统，以提高婴儿通过压力从奶瓶中吸奶的能力。特制喂食系统有一个特点，就是让喂食器在婴儿吮吸的同时协助喝到牛奶。经常建议调整体位并将特制的奶瓶作为首选方法。有严重唇腭裂的婴儿需要其他的医疗干预，如鼻喇叭或腭闭孔器，以有助于成

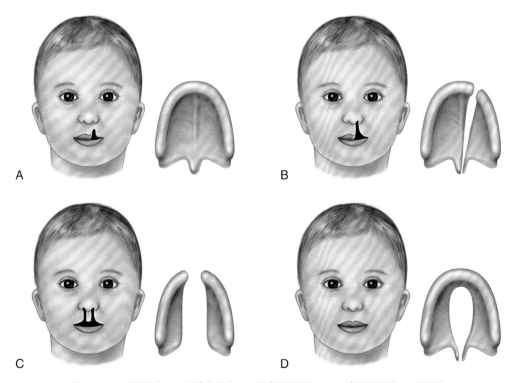

图10.13 唇腭裂。A. 单侧唇裂；B. 单侧唇腭裂；C. 双侧唇腭裂；D. 腭裂

功的口腔进食。这些设备花费高,需要定制配件,随着婴儿的成长,也经常需要替换并且在使用上也是有挑战性的。

虽然母乳/奶瓶喂养和营养上的挑战性问题通常是先天性唇裂婴儿的第一道障碍,但重要的是介入勺子喂养、用杯子喝水和手术修复前后护理方法的预期指导。许多手术方案包括避免在手术后立即使用乳头、勺子、吸管和鸭嘴杯,以保护这些修复区域,这意味着婴儿应该在计划手术前使用其他方法进行练习。

在裂隙修复术后,作业治疗师可以进行瘢痕管理,开始治疗活动,减少口腔过敏并重新评估经口摄食法。经口摄食过程中,一些儿童会持续有食物或液体进入鼻腔的问题。其干预方法包括评估哪种食物或液体的质地对于儿童更具有挑战性,吃和喝交替进行,进食时建议保持垂直体位,并且小口吃食物或小口喝液体。

(3)其他结构异常:其他会影响进食过程的结构异常包括小颌畸形、巨舌和舌系带短缩。小颌畸形被定为是一种小的凹颚。巨舌是一种学术用语,是指舌头相比于嘴和下颌的大小,不成比例的大。舌系带短缩是一种先天性的口腔畸形,可能会降低舌部的活动性,是由舌和口腔底部之间不寻常的短、厚或前附着物连接造成的。作业治疗师需要考虑进食时口腔结构的大小和位置对呼吸及口腔运动模式的影响。他们会用不同的乳头、餐具或者体位调整,帮助弥补这些结构的差异性。例如,小颌畸形的婴儿可能会采用俯卧位或侧卧位,有助于将舌头放在更前的位置,同时在奶瓶喂养过程中改善呼吸和挤压乳头。巨舌的婴儿可能需要进行调整,减少进食时的舌头伸出和舌前部的食物掉落。与舌系带有关的婴儿舌部运动范围受限,应该由儿童口腔医师或耳鼻喉科医师进一步评估,以确定是否需要手术松解或干预。

牙齿发育对于成功咀嚼粗糙的固体食物至关重要。牙齿异常和口腔健康会对儿童吃东西的意愿和能力产生巨大的影响。无论这些异常是后天获得的还是先天的,都会对作业治疗师的干预计划产生巨大的影响。例如,异常的牙齿发育(缺牙)需要调整食物质地,以便能有效咀嚼食物。龋齿可能会因咀嚼引起疼痛而限制儿童对食物的兴趣。龋齿也会增加拔牙的需要,另外会影响饮食机制的习得和成功。

咽和食管的结构异常包括咽部撕裂、食管狭窄、气管食管瘘和食管闭锁。咽部撕裂的严重程度不同,这是子宫内气管食管畸形的结果。气管食管瘘和食管闭锁都需要手术修复,经常在出生后的前几天内进行。有食管手术修复史的儿童会增加食管狭窄的风险。虽然这些诊断很罕见,但是拒绝食物的行为、延迟过渡到有质感的食物以及食管动力差,都会增加食管结构异常的儿童在吞咽过程中误吸的风险。

食管的运动描述了食物和液体是如何迅速流入食管和胃内的。液体和光滑的、流动好的食物会比厚的、纤维性的、更坚硬的食物更快流入胃内。由于食管的运动或功能下降,有食管结构异常史或食管期吞咽问题的儿童很难向更高级的食物质地发展。作业治疗师会建议调整食物的质地,尽可能增加口腔摄入,交替咀嚼食物和啜饮液体有助于清洁食道,放慢进食的速度,或者在每次进食后鼓励进行后续的干吞咽有助于弥补食管运动的延迟。

六、案例应用:作业治疗干预考虑

案例10.1提供了一个针对喂养困难儿童的整体作业治疗干预。讨论了评估结果、想法和干预考虑,举例说明了作业治疗解决进食问题的方法。

评估结果

在Cooper 的喂养评估中,他总体健康状况良好,没有呼吸道病史或急性疾病。他有MiraLAX治疗便秘的病史。Cooper通过胃管摄入儿童配方奶,其营养状况良好,医师记录的生长记录显示他的体重在他年龄的第40百分位,身高在第55百分位。Cooper从晚上9点到早上7点通过胃管不停地进食大部分的营养物质。当他早上醒来时,他的父母告诉他胃部黏液阻塞,并且他每天的第一件事常常就是呕吐。白天他很少感到饥饿,一次只吃几片薄饼干,喝少量水,这是他唯一的需求。当父母询问他是否饥饿,Cooper会吵闹并拒绝进食。Cooper的父母只能通过电视和视频让他成功进食,甚至是他喜欢的零食也如此。在哭泣、咳嗽、活动和尝试进食时很容易引起作呕反应。多次的作呕会导致呕吐。

在口部外周检查中,Cooper表现出整体肌张力低下,包括他的脸部,口腔在静息时缓慢打开,并且他的舌部会处在前部位置。可以观察到轻度至中度的流涎,尤其是对于一项感兴趣的任务或者主动用口腔探索玩具的时候。Cooper的牙齿发育延迟,因为他只长了8颗门牙,还没有长出磨牙。Cooper对

案例10.1 Cooper

Cooper是一个2岁的男孩,由于其父母担心其作呕、窒息和拒绝食物的行为,进行了一项摄食评估。他有长期的生长问题,并依靠胃管(G管)进行营养补给。目前Cooper依靠胃管摄取营养,但是他愿意在看最喜欢的电视时,吃少量喜欢吃的食物(金鱼饼干、蔬菜棒)。他仍对口部探索很感兴趣,他的父母说他把"一切"都放在嘴里。

Cooper对尝试用勺子兴趣不大,但是他自己可以用手指独立进食。按照作业治疗师要求,他用吸管少量饮水,但是他拒绝喝配方奶或母乳。在早期干预阶段,由于运动发育迟缓和肌张力低下,Cooper进行了物理治疗。同时由于他还不会说单个词语或者简单回应要求和指令,他被推荐进行语言评估。

回顾Cooper的医疗史,Cooper足月出生,重3.7 kg。刚出生阶段的挑战性问题包括肌张力低下、吮吸能力差、胃食管反流、生长缓慢。尽管密切随访胃肠病学专家,并用药物治疗胃食管反流,但是Cooper经常作呕和呕吐,随着时间推移,他自己控制一次的摄入量在57 mL奶量。由于摄入量的限制和生长问题,Cooper的医疗团队为了他的生长发育在他4个月的时候介入了糊状食物,以此改善反流症状和促进Cooper的喂养发育。由于Cooper的肌张力低下和运动能力落后,他的父母抱他时让他在半卧位用勺子进食。在进食果(蔬菜)泥的时候,会有呕吐和抵抗行为的增加,并且每一次进食都会哭泣。在6个月的时候,为维持Cooper的摄入和生长需要放置胃管,同时鼓励他经口进食。

一旦放置胃管Cooper就会在整晚进食。在白天的时候,他的父母会给他摄入食物和配方奶,但是在Cooper醒的时候,他都不太愿意经口进食。让Cooper参与家庭用餐,并且他会主动去拿父母的食物。为了保持Cooper有限的兴趣,父母会主动给他任何想要的食物。在这个阶段尽管他会主动进食,但Cooper的作呕、窒息和吐出食物的行为仍在增加。如果他的父母强迫他吃一口果(蔬菜)泥,他会作呕或者吐出来。因此Cooper不愿和家人共同进餐,也不想坐在餐桌旁的高位椅上。Cooper进食困难的问题给他自己和父母造成了用餐的巨大压力。因为Cooper实际上没有吃很多或喝很多,他的父母也就没有坚持让他继续按照时间表参与家庭用餐或者坐在餐桌旁吃饭。

于嘴和口腔探索一直很有兴趣,但是他的父母说尝试刷牙的所有方法都会导致哭泣、作呕,偶尔会发生呕吐。

基于发育评估,Cooper所有的领域都落后,包括粗大运动、精细运动、言语和自理能力。他可以移动,并在20个月时开始独立行走。他的运动模式受

肌张力低下影响,并缺乏运动的分级控制。Cooper游戏时喜欢的体位以及坐在地上的体位是W型坐位。他喜欢倒出和填充类的游戏活动,并且喜欢扔玩具。他用手指、发声以及用姿势和面部表情表达自己的想法和需求。Cooper是友好的、爱社交的,并且很容易参与游戏。

在摄食观察期间,当被要求坐在餐桌旁吃饭时,Cooper就变得很不安。他拒绝喜欢的食物如饼干,以及不喜欢的食物,并且他会将盘子摔在地上。一旦Cooper平静地离开餐桌,他就开始玩他妈妈的智能手机。当他的注意力转移到手机上的视频时,Cooper会拿着金鱼饼干并一次一块地自己吃。他张开嘴巴咀嚼并进行下颌运动,但他没有从嘴里掉出任何食物。他会从吸管杯里喝几口水。在吮吸的时候,他的舌头在下唇和吸管之间,并且在喝水的时候,可以看到有少量水流出。他吃了4块饼干,然后就拒绝再吃或喝水了。

1. 影响评估的关键 Cooper的摄食发展受他的病史、发育迟缓、不良的摄食经历和变动的日常生活安排(摄食和进食模式)影响。

- 胃肠道健康一直受到关注,并由胃肠道专家管理胃食管反流和便秘。
- 由于轻度怀疑咽部的吞咽障碍,Cooper没有使用仪器进行吞咽评估。他的肺部状况一直很好,并且缺少明显的临床指征(如喝水时一直存在咳嗽或窒息),显示吞咽障碍是诱因。
- 他的进食计划不同于一般的幼儿,因为他整晚进食,白天又只进食少量的食物和水。
- 要注意持续的作呕、呕吐和在摄食及刷牙过程中习得的口腔过敏。
- 口腔进食、正常用餐以及自主进食经历的缺乏会造成口腔运动能力落后和自主进食能力受限。
- Cooper养成了不良的就餐习惯,包括不坐在餐桌旁、拒绝大多数提供的食物、将食物推掉、需要视频转移注意力、作呕、哭泣和偶尔的呕吐。
- 整体发育迟缓和肌张力低下限制了正常进食能力的发展。
- Cooper的行为和长期的进食挑战给家庭用餐带来了巨大压力。

2. 干预考虑 建立团队:在Cooper的进食护理计划中包含谁呢?开始从胃管喂养过渡到普通幼

儿喂养计划的过程中, 与 Cooper 的胃肠道医师和儿科营养师合作很重要。关于耐受、进食食团和最佳的营养问题, 这些专家会给出意见。长期目标是根据家庭日常习惯, 安排适龄的日常正餐和零食时间(经管和经口)。Cooper 的主诊医师会继续跟踪他的整体健康、生长和发育, 并且会更新进展。团队建议父母定期预约儿科医师, 通过刷牙和常规的牙科检查帮助 Cooper 忍受口腔护理和清洁的能力。作业治疗师会和 Cooper 的物理治疗师合作促进他坐在餐桌旁、参与进食和自主进食的基础能力。

用餐环境的考虑: 为了努力促进 Cooper 的自理、工作和游戏之间的健康平衡, 以及提供以家庭为中心的方法, 治疗师会制订一个可预测的并能在家庭坚持的计划表。他的计划进行了结构化用餐的安排, 安排发展性活动和学习的时间以及睡觉的最佳时间。尽管饥饿可以促进 Cooper 的摄入, 但是激发饥饿并不是治疗的最初目的。相反, 据推测有计划地提供膳食和零食(包括胃管进食)会形成与正常发育一致的正常饥饿和饱腹感。总的来说, 作业治疗师建议胃管进食搭配经口进食, 在 20～30 分钟内完成进食。Cooper 需要一个连续的、固定的座位(如高位椅或加高椅)并且和家人一起进餐, 这样他就能了解用餐的社交环境。所有分散注意力的东西, 如玩具、书、视频和电视, 都要从桌上移开, 然后 Cooper 的注意力才会转向食物、饭桌旁的人和用餐时间。

运动能力的考虑: Cooper 一直肌张力低下, 并且当他独坐的时候, 要给予他额外的支撑、高位椅、五点式安全带、小桌子、适当位置的足部支撑, 这时候他的姿势和位置是最佳的。通过给他支撑力, Cooper 可以探索食物、餐具和发展自主进食。儿童在吃饭和喝水的时候保持坐位是最安全的方法, 并且家人可以模仿这个"规则", 帮助儿童坐在餐桌旁, 管理他们进餐和零食。由于近端辅助他进行了成功的自主进食, 治疗师会尝试用适应性的进食设备包括宽手柄的餐具、吸盘碗和一个带把手的小杯子。

除了用餐时间, 治疗师会注意 Cooper 的粗大运动和精细运动的能力发展。治疗师会让 Cooper 参与游戏活动以改善稳定性和活动性, 增加分级运动控制以及精准的运动活动。通过爬行、攀爬和跳跃, 治疗师会进行粗大运动游戏。治疗师会通过游戏提高精细运动能力, 例如, 使用游戏厨房玩倾倒和填充游戏、小块拼图、穿大珠子以及用单个的示指指出或者伸出。

经口摄食的考虑: Cooper 需要发展口腔运动能力提高进食的有效性, 并且可以让他成功进食。作业治疗师设计活动以促使嘴唇撅起、嘴唇闭合和伸出舌部。让他的舌部熟练地将食物从中间移到边缘, 提高舌的活动性, 用磨牙咀嚼食物, 聚拢和搅动食物以准备吞咽。治疗师会提供与其口腔运动能力相匹配的食物, 并且让他有机会提高咀嚼能力。治疗师会避免增加作呕和(或)呕吐可能性的食物。由于其咀嚼能力发育落后, 理想的固体食物包括可溶解的固体和柔软的固体。将这些食物作为首次进食食物更安全, 因为唾液会溶解食物, 形状/大小很容易发生变化, 并且窒息的风险也会降低。Cooper 成功进食了这类食物, 减少了呕吐、作呕和窒息的阶段及就餐的消极过程。关注特定的口腔运动模式和能力, 使用非营养性的口腔运动玩具和工具如牙胶、NUK 牙棒、口哨和(或)吹的玩具。在医疗团队的指导下, Cooper 经口摄入增加, 对饲管进食依赖性减少。

考虑口腔运动时要考虑口腔感觉因素。Cooper 表现为肌张力低下且反应降低。他用口部探索全部的非食用物品, 但没有分辨能力。当他用杯子喝水的时候, Cooper 似乎不会注意到口水、食物/饮料从嘴巴里掉落。此外, 通过明确的触觉、嗅觉、味觉、温度觉和质地, 作业治疗师选择增加感觉输入的方式。例如, Cooper 对电动牙刷反应很好, 这种牙刷会震动, 他在治疗中倾向于重口味的食物如柠檬布丁。

整体感觉的考虑: Cooper 的感觉发育受肌张力低下和整体发育迟缓的影响, 因为他不会和同龄人进行各种游戏和探索活动。作业治疗师的计划包括促进 Cooper 的最佳唤醒水平和姿势稳定性的活动, 以便他在用餐时能最佳的参与和学习。虽然通常不建议在用餐时进行关于食物的游戏, 但重要的是让儿童用手触摸食物、进行参与和互动来探索食物以支持正常的感觉学习, 这种自己进食的能力是天生就有的。当 Cooper 的自主进食能力得到发展的时候, 作业治疗师自然就有机会进一步评估和促进其感觉处理能力的发展。

行为上的考虑: 进食是一种习得活动, 在 Cooper 的摄食概述中反映了治疗和摄食的经过, 这反过来又受到他发育挑战的影响。在婴儿期开始进食会令他感到不舒服、不愉快, 甚至有时会感到痛苦。Cooper 的父母在摄食方法上做了一些调整, 例如, 在看电视的同时进食, 这在无意间强化了异常模式。为了让 Cooper 习得积极的用餐行为, 对他采用了一致的结构化饮食方法包括安排日程、建立用餐"规则"（如坐在高位椅上）并和 Cooper 一起吃饭。行为和认知策略可以有效纠正行为及改善进食。Sharp 和同事在 2010 年发表了一篇系统的文献综述，包括 48 项研究调查，评估了严重拒绝食物或者挑食行为的治疗效果。所有的调查都包括行为干预；结果表明对复杂疾病和发育问题的儿童，行为干预与摄食行为的显著改善有关。Cooper 的治疗计划包括将表扬和鼓掌的行为策略作为品尝新食物的正向强化，将故意忽视呕吐物作为消极惩罚。

家长宣教：Cooper 的治疗整合了家长宣教，帮助父母理解他进食困难的各个方面。成功的是 Cooper 的家庭计划是符合实际的、有用的且有效的。和父母合作包括一起解决问题、目标的优先次序以及信息共享，以促进 Cooper 的摄食发展和提高摄入能力。

3. **出院状态**　出院时 Cooper 会遵照完整的日常进食安排表，并经口摄入大部分营养。现在他的胃管用于早餐、午餐和晚餐结束后，提供少量的进食补给以维持生长需要。营养师制订了停止管饲和监测生长的计划。Cooper 接受了小部分糊状、可溶解或柔软的固体食物。他可以进行咬的口腔运动，会将食物转移到一边，并且能闭起嘴巴咀嚼食物。不会频繁作呕，只会在大口咬的时候被激发。重要的是干呕不再引起呕吐了。Cooper 坐在高位椅上参与进食，用手拿起手指上的食物，并且练习用勺子进食。重要的一点是他学会用杯子喝儿童配方奶，这是支持他过渡到管外喂养的一个关键因素。Cooper 的父母计划继续遵照在家庭计划中概述的方法和技巧，以不断促进其学习能力和进食能力的发展。

总结

儿童摄食、进食和吞咽障碍的原因是多样且复杂的。在评估和干预过程中，作业治疗师要从儿童的整体考虑，包括儿童多重因素和功能表现、活动要求和环境以及家庭模式。可以用多种策略和方法解决患者因素（包括神经肌肉、解剖、认知、感觉、运动）、环境因素和作业活动本身。

总结要点

- 常见的和进食以及吞咽障碍相关的疾病问题，包括早产、神经肌肉运动异常、结构畸形［唇裂和（或）腭裂］、胃肠道问题（胃食管反流、嗜酸性粒细胞性食管炎）、视觉障碍、心肺疾病、气管切开、孤独症谱系障碍、感觉处理困难、基因疾病和过敏。
- 当完成摄食、进食和吞咽的全面评估时，作业治疗师要考虑以下必要的因素：
  - 口腔运动和吞咽功能的解剖和生理
  - 经口喂养和自主进食的生长和发育里程碑
  - 影响评估和干预过程的营养和疾病状况
  - 影响喂养和用餐的社会、情感和行为因素
  - 支持进食过渡的感觉处理技能
  - 包括父母和其他主要的照顾者

- 对摄食和吞咽障碍儿童采用诊断检查
  - 吞咽评估工具（VFSS；FEES）
  - 上消化道系统
  - 上消化道内镜
- 解决儿童摄食、进食或者吞咽问题的全面作业治疗干预计划的主要组成部分包括：
  - 摄食和吞咽的安全性考虑
  - 环境影响和适应
  - 体位调整
  - 用于摄食干预计划的适应性设备和口腔运动技巧
  - 行为技术
  - 发展方面的考虑（认知、运动和感觉）
  - 作业治疗师和儿童治疗团队其他成员间的跨学科合作
  - 包括父母和其他主要的照顾者
- 解决儿童和青少年摄食及进食困难的作业治疗干预包括改变环境的方法、儿童的体位、用于进食的设备。作业治疗师可以调整食物和液体的浓度。作业治疗干预可以解决摄食/进食延迟、吞咽困难和感觉处理问题。行为干预可用于解决拒绝食物、触觉敏感和依赖奶瓶的问题。

第11章

游戏评估与治疗
Assessment and Treatment of Play

Kari J. Tanta, Heather Kuhaneck

问题导引

1. 为什么游戏如此难以定义和衡量？
2. 其他学科的游戏理论如何影响作业治疗师的游戏观？
3. 游戏作为工具、奖励和作业活动，三者之间有什么区别？
4. 个人和环境因素如何促进和（或）抑制游戏？
5. 作业治疗师如何评估游戏？
6. 作业治疗师如何在干预中使用游戏？
7. 作业治疗师如今如何倡导游戏？

关键词

成就	功能	意义
能力	内在控制	工具性游戏
环境	内在动机	游戏性
效能动机	休闲	危险游戏
探索性	休闲分布图	社交环境
形式	自主游戏	暂停现实

一、引言

游戏是人类参与的主要作业活动之一。在人类正常发展中，游戏在生命早期就开始了，自发的游戏看似很容易，最终占据了童年的大量时间。同样，在许多动物中，游戏是一种普遍存在的行为，没有成人的指导也会出现。游戏的普遍性，加上许多物种玩耍时可能发生的危险，让游戏研究者总结出结论，游戏必定是重要的。长期以来，作业治疗师一直认为游戏很重要且需要认真学习，这也是童年提供生活质量和意义的一个方面。

作业治疗师并非医疗团队中唯一关心游戏的成员，而是作业治疗师看待游戏的视角可能不同于其他成员。这一视角要求作业治疗师对游戏有宽泛的理解，包括游戏内部和外部的理论。同样，作业治疗师评估和使用游戏干预的方式也与其他团队成员不

同。因此，本章将概述作业治疗师所需的知识和技能，由此了解、评估和干预，以促进玩耍和嬉戏。鉴于美国最近的趋势，儿童游戏机会的数量和质量下降，本章也提倡作业治疗师在游戏方面的促进作用。

二、游戏的定义

作者、研究人员和科学家多年来一直试图明确游戏的定义（表 11.1）。其中著名的是，Reilly 曾说过定义游戏行为就像"定义蜘蛛网"，并进一步宣称："只有天真的人才会认为文献证据中的游戏是一种具有可识别性的行为。虽然常识可以明确断言存在游戏，但文献对于这种现象的理解却相当薄弱。"定义游戏的众多问题之一在于游戏类型多样，并且游戏发生的阶段较广，跨越了多个发育阶段。幼儿的游戏和 11 岁儿童的游戏是完全不同的。同样，幼龄

表 11.1　历年游戏的定义

作者（年份）	定　义
Buhler (1935)	有或没有物品的活动，其中全身运动是它本身的目的
Huizinga (1950)	游戏是一种"不严肃"的、活跃地建立在"普通"生活之外的自由活动，但同时又强烈而彻底地吸引着游戏者。它是一种与物品趣味性无关的活动，并且不能从中获得任何利益。在其本身的时间和空间界限内，按照固定规则有序地进行
Fagan (1984)	使游戏者能够适应并创建自己的生态和社会环境的主动行为互动表现
Garvey (1990)	游戏是一系列自发的、内在动机的活动，通常与娱乐和享受相关
Sutton–Smith (1997)	类似于生存进化斗争的新奇适应
Burghart (2005)	当动物处于放松或低压力环境时，游戏是重复的、不完全的功能性行为，不同于结构上、环境上或个体上更严肃的活动，游戏是自发开始的
美国国家游戏协会	游戏是通向活力的大门。就其本质而言，它是独特的且有内在奖励的。它造就了乐观主义、好奇心、使坚持变得有趣性、鼓励同理心、激发免疫系统、引发共情并促进归属感和团体感
Feriand (2005)	将快乐、兴趣和自发性相结合的主观态度，通过自由选择的行为来表达，而这种行为并不期待有特定的表现
Kuhaneck, Spitzer, & Miller (2010)	游戏是可以任意自由参与的活动，是有趣的或令人愉快的，并适当地会有个人技能的表现，这意味着伴有可实现的挑战
Eberle (2014)	游戏是一种古老的、自发的、"涌现"的过程，由快乐驱动，能强化我们的肌肉、引导我们的社交技能、调节和加深我们的积极情绪，并能使我们处于一种平衡状态，使我们准备好玩更多的游戏

哺乳动物的游戏与人类儿童的游戏也有很大的不同。因此，若要尝试定义游戏则应考虑其结构、原因和类型。虽然游戏很难定义，但通常基于某些共同的特征"当看到时就明白了"。因此，有些人通过创建特征列表来解决定义游戏的问题。

许多作者都创建了这样的列表。Vygotsky 规定游戏是：① 儿童"渴望的"；② "虚构的情况"；③ "总是涉及规则"。Krasnor 和 Pepler 提出了四个标准（灵活性、积极影响、内在动机和非文字），并指出这四个标准同时发生得越多，所提到的行为就越有可能是游戏。Rubin 等也同样将游戏定义为：① 有内在动机的；② 注重方法而非结果；③ 有别于探索；④ 非文字性；⑤ 不受外来规则约束；⑥ 游戏人员主动参与。

多年来，在许多这样的列表中某些特征得到了普遍认同。包括游戏是自主选择的或至少是自我导向的，有内在的动机，有目的地玩，并且游戏是由规则引导的，而这些规则是有创造性的，并且富有想象力，发生在相对无压力但思维是极度活跃的状态中。其他作者会作出补充，认为游戏是愉快的、有意义的并会在愉快的情况下发生。乐高基金会将游戏特征描述为：

- 快乐的。
- 帮助玩游戏的人找到意义。
- 包括积极的、专注的、有思考的。
- 重复的。
- 社会的。

基于这些类型的列表，当人们看到游戏时，是否能注意到真实的游戏？极少有研究检验这一说法的真实性；然而，研究人员的记录表明，在确定游戏的过程中，某些特征似乎比其他特征更重要。此外，观察员可能需要至少有两个或多个标准，才能做到这一点。并不是所有标准在决定游戏和非游戏时都同样重要。非文字性是一种"好像"或装扮的特性，是判断某个情节是不是游戏的最重要特征。三个最能鉴别游戏的标准是非文字性、积极影响和灵活性。也许对人类来说，游戏的定义应该是快乐、灵活和富有想象力的活动。

动物研究人员也创造了类似列表来描述动物的游戏。例如，Burghardt 提出了一套行为必须符合的五个基本标准，以便在任何物种或文化中准确地定义游戏。这些行为包括：① 行为在执行的环境中不完全是功能性的（游戏本身就是目的）；② 自发的、自愿的、有奖励性的或愉快的（乐趣和内在动机）；③ 与其他行为在形式或时间上不同（如行为只发生在婴儿期或可能被极度夸大）；④ 重复但不刻板（灵活的）；⑤ 始于放松或没有压力的时候（非常吸引人）。除了动物研究很少包括伪装或想象的特点，动物和人类的列表常惊人地相似。

虽然用特征列表来定义游戏是简便的，但却是不完整的，在某些方面也不能令人满意。"列出特征并不能真正定义游戏，就像说'玫瑰闻起来很香'不能定义玫瑰一样。知道你如何看待玫瑰以及你对玫瑰的反应，但并不能说玫瑰是什么。"

为什么定义游戏很重要？为了更有效地研究某些事情，研究人员必须能明确地定义。如果来自不同学科的专业人员想要确定游戏对学习、生活质量或心理健康的重要性，一个明确的定义是至关重要的。

近年来，有三次努力尝试创建定义和编码方案，这些定义和编码方案既适用于人类的游戏，也适用于非人类的游戏。最近，奥地利的一组作业治疗师试图使用德尔菲法对游戏进行全面一致的定义。同样，来自不同学科的科学家，如动物行为学、动物学、发展心理学和神经科学，近期共同创造了一个共通术语来研究游戏。最后，另一组科学家最近创建了一个游戏编码方案，试图通过同时使用三个维度的标准来识别游戏和非游戏。这些研究人员在他们定义的游戏一致性和非游戏一致性的情景片段中，根据社会情绪、感觉运动和认知维度对母婴互动进行

编码。这些情景片段是基于物品的变化和给予母亲的指令而创建的。例如，在游戏一致性情景片段中，提供玩具并指导母亲与婴儿玩耍。研究者在母婴互动小样本中发现，他们的编码方案在识别游戏一致性情景片段方面是有效的。他们还发现，游戏一致性的情景片段在社会情感和感觉运动两个维度上都得到了较高的分数，但在认知维度方面，游戏和非游戏的情景片段没有差异。作业治疗研究人员可能会在未来的游戏作业研究中使用这些最新的尝试性定义。

自从研究人员和科学家试图定义游戏以来，他们也一直试图理解为什么会出现这种行为。多种现存理论可以追溯到100年前，但没有一个能充分解释这一现象。然而，脑科学家们最近提出了一些新的理论，这些理论重新激活了对游戏原因的研究。

三、游戏理论

（一）经典理论

游戏理论可以分为经典和现代。经典游戏理论包括19世纪发展起来的理论、精力过剩论、娱乐论、生活预备说和复演论。许多经典理论是基于达尔文的进化论思想，不是基于循证研究而是基于哲学。然而，它们为现代理论的发展提供了基础。经典游戏理论概述见表11.2。

表11.2　古典、现代和动物的游戏理论

理论名字	有关作者	前 提 或 假 设
精力过剩论	Shiller and Spencer	儿童玩耍是因为他们需要释放久坐后产生的剩余能量。并不认为游戏是"必不可少的"
娱乐论	Lazarus	游戏能补充能量，用于放松以及恢复工作中消耗的能量
生活预备说	Groos	游戏可以让儿童练习日后生存所需的技能，或者实践成年后所需的任务
复演论	Hall	游戏发展再现了物种的演变。儿童通过游戏模拟物种进化
精神分析理论	Freud, Erickson	儿童通过游戏处理和管理自己的情绪，并为发展任务制定解决方案
觉醒调整理论	Berlyn	一个儿童玩耍是因为他的神经系统复杂或需要更多的刺激
元沟通理论	Bateson	儿童通过游戏交流确定这就是游戏；通过游戏让儿童学会同时在两个层面上进行，即现实和虚拟
认知理论	Piaget, Bruner, Vgotsky	游戏的目的是培养认知发展和抽象思维，Piaget提出了游戏的阶段，Vgotsky立即引入了在现实生活中使人产生信任的情感，并使个体处于平衡状态，使之镇定，与同伴玩耍以促进发展 Burner认为各种类型的游戏对于发育有不同的影响。游戏是解决问题的方法之一，减少风险和影响，增加灵活性

注：经允许引自 Saracho, O. N., & Spodek, B. (1998). A historical overview of theories of play. Multiple Perspectives on Play in Early Childhood Education, 1–10.

（二）现代理论

通常认为1920年后发展起来的游戏理论是"现代的"。现代理论包括精神分析理论、觉醒调整理论、元沟通理论和认知理论。这些理论认为游戏有助于儿童的发展。他们认为游戏是为了帮助儿童达到最佳的觉醒度、发展自我功能或认知技能。社会文化的解释包括社会能力的发展、角色的发展和掌握，以及文化。最近关于人类游戏的观点表明，其中一个功能可能是促进人类的创新和人类文化的演变。

（三）动物游戏理论

Burghardt和Bateson等动物研究人员对大家提出问题，是否要求在更广泛的背景下，使用超越游戏有限性的行为观点的标准。现在，许多哺乳动物、爬行动物、鱼类甚至一些昆虫都有游戏的记录。因此，现在研究人员认为游戏的起源在进化中非常早。在许多动物中，游戏使幼小的动物暴露在各种各样的危险和捕食中，因此它必须为某些重要目的或多种目的行动。最近对动物的研究产生了一些新的理论，这些理论表明，游戏对于以下方面是非常重要的：① 培养处理新奇事物和创造性解决问题的神经能力；② 调节情绪和压力；③ 创造需要变量，以提高运动学习。这些理论刚刚开始在动物身上进行测试，有趣的结果表明，玩游戏的动物的确展现了进一步的能力。

四、作业治疗对游戏的贡献

（一）早期作业治疗中的游戏实践

从一开始，游戏就是作业治疗的一部分。Adolph Meyer将工作、娱乐、休息和睡眠称为塑造人类组织的四种节奏。参与精神卫生运动和作业治疗的个体认为儿童和游戏都很重要。美国最早的操场之一建立在Hull大厦，早期的课程由Lathrop在Hull大厦教授，课程中包括了游戏。

在作业治疗文献中最早关于游戏的文章之一，Alesandrini将"游戏称为严肃的事情，不要将其与娱乐或无所事事地耗费时间混为一谈。游戏并不是愚蠢的。它是有目的的活动，是精神和情感体验的结果"。Willard和Spackman的第二版作业疗法将"儿童游戏"列为一项活动，它可以用来指导自理，并帮助儿童适应在医院的生活。玩具是重要的工具。同样在专业发展中，考虑儿童的喜好和游戏兴趣是与干预早期相关的重要概念，Richmond认为游戏是儿

童交流和成长的媒介。然而，从历史上看，作业疗法中关于游戏的观点与现在有些不同。在作业治疗早期，游戏被用于各种各样的目的，如转移注意力、能力发育或矫正。

20世纪60年代末，Mary Reilly在将游戏带入作业治疗的前沿方面起到了重要的作用。她将游戏描述为连续性的，她称之为作业行为。她认为通过游戏，儿童学会了技能并培养了兴趣，而这会影响之后在工作和休闲方面的选择及成功。Reilly提出，游戏是感觉统合、体能、认知和语言技能以及人际关系发展的舞台。在游戏中，她相信儿童实践了成人和文化角色，会成为对社会有贡献的成员。参见图11.1和图11.2的儿童装扮游戏。Reilly认为游戏是适应环境的多维系统，好奇心的探索是驱动游戏行为的基础。这种驱动力分为三个层级：探索、能力和成就。探索行为在儿童早期最为常见，并受到内在动机的推动。能力是由内在动机所推动的，White将其定义为与生俱来的能力。这个阶段的特点是通过实验和实践来逐步掌握。成就与预期目标相联系，并受优秀欲望的驱使。

Reilly之后的其他学者扩展了游戏的概念。Takata提出了游戏的分类，并基于皮亚杰时期描述了游戏时代（框11.1）。Florey提出了游戏的发展框架，并探索了游戏中内在动机的概念。Florey认识到自然环境对抑制或促进游戏的重要性，她特别提到了残疾对游戏的影响。Knox以评估为目的，调查了游戏与发育的关系。Takata和Knox也同样认为，游戏遵循着可预测的发育顺序，并为同行创建了早期的游戏评估。Robinson描述了游戏是如何用于儿童学习规则和角色的。

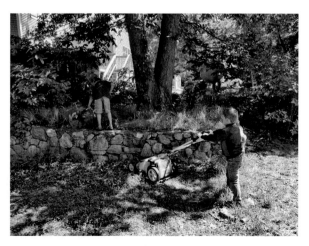

图11.1　Reilly和其他理论家认为，儿童经常在他们的游戏中尝试成人的角色。图中小男孩正在模仿父亲做花园工作

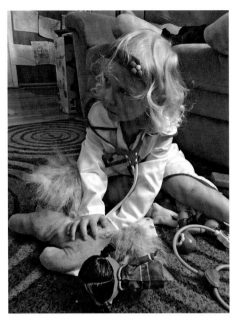

图 11.2 这个小女孩正在和玩偶扮演医生患者的游戏

框 11.1 Takata 游戏分类

- 出生～2岁:感觉运动游戏。
- 2～4岁:象征性游戏和简单的结构性游戏。
- 4～7岁:戏剧性游戏、复杂的结构性游戏、赛前游戏。
- 7～12岁:游戏。
- 12～16岁:娱乐游戏。

然而,在 Reilly 书籍出版后的很多年里,作业治疗师完成了很少有关游戏的研究。已完成的研究一般只检查了游戏的某一方面、类型、形式或类别,或者他们调查了游戏的特征,为的是测量其他方面的

发育能力。游戏是重要的,因为它会影响发育。

(二)游戏作为作业活动的出现

作业科学发展于20世纪80年代末,是一门研究作业性质及其如何影响健康的学科。因此,关于游戏的新概念也出现在作业领域。Bundy 把游戏当作一种作业活动来阐述,"这说明游戏和休闲是人类一生中最重要的作业活动,并且是作业活动评估的范畴,我们现有的游戏理论和实践知识非常少"。游戏是人生阅历的一个组成部分,而不仅仅是发展其他技能的一种方法,对儿童的健康和生活质量很重要。

20世纪90年代及以后,有关游戏的作业治疗研究试图解决这一问题,并对生活在家庭和教室等自然环境中的儿童进行了研究。Primeau 提出父母使用两种游戏策略:隔离和包容。在隔离策略中,游戏时间与其他日常活动分开,而在包容策略中,游戏活动融合于日常生活中。父母使用游戏日程帮助儿童学习。Pierce 研究了婴儿玩的物品。她描述了儿童学习的三种物品规则:① 物品属性规则(儿童物品属性的内部特征);② 物品操作规则(物品操作指令);③ 物品影响规则(影响选择物品的因素和维持趣味性的因素)。见图11.3通过游戏了解物品。

Bundy 关于游戏性的工作侧重于把注意力集中在儿童游戏时的态度方面。Bundy 的理论是,这三种元素的结合使游戏变得有趣。这三种不同的游戏性元素,即内在动机、内部控制和暂时脱离现实的能力,每一个的出现都是连续的。制定这些框架是为了让所有的游戏人员都能理解内容(即这是有趣的)。如图11.4所示,儿童正在嬉戏。

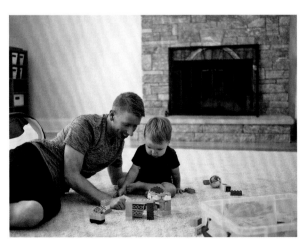

图 11.3 儿童通过游戏了解物品的规则和属性

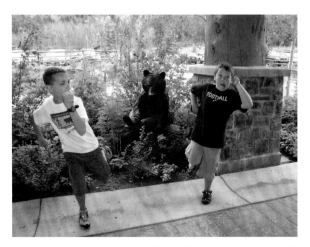

图 11.4 Being Silly 是一个有趣味性的游戏。这些男孩起哄说他们正在被熊追,以此展示愉快的氛围

Knox 在一项关于学龄前儿童游戏的定性研究中也发现了爱玩儿童的活动和行为特征。爱玩的儿童在游戏和社交活动中表现出灵活性和自发性、好奇心、想象力、创造力、快乐、掌控局面的能力、建立和改变游戏流程的能力以及完全的专注力。不爱玩的儿童缺乏灵活性、在转变或变化方面存在困难、表现出消极或不成熟的情感及语言、经常在游戏中出现身体或情感方面的退缩、无法控制局面并且倾向于喜欢成年人或幼儿的游戏。

（三）游戏作为作业活动的重要性

作业学家研究了人们参与游戏等作业活动的情况，并调查了作业活动的影响和重要性。对作业的研究包括，参与的所需技能的考量、参加的人员类别、参加的内容、作业的规则和规范、参与的环境、特定的作业发展史、作业的功能及其具备的意义，以及作业对健康的影响。与其他作业活动一样，作业治疗师可以通过形式、功能、意义和背景来考虑游戏作业。

1. 形式　游戏形式可以通过儿童参与的活动类别、已接受和已命名的具体类型的游戏来进行描述。这些活动包括游戏、构建类游戏、社交游戏、装扮游戏、感觉运动游戏、象征性或戏剧游戏、团队运动和数字游戏。如图 11.5、图 11.6 和图 11.7 所示的游戏不同形式。游戏的形式包括其特点、要求和结果。通过观察活动和记录任务需求，理解部分形式。有些游戏需要良好的粗大或精细运动功能，而另一些游戏本质上是认知层面的。游戏形式的条理性在作业治疗之外的领域里也广泛研究，这种结构衍生出讨论的游戏类别的列表，以及儿童参与游戏类别的

表 11.3　游戏分类方法概述

作　者	分　类
Parten (1932)	空闲的、独立的、旁观的、类似的、有联系的、合作的
Piaget (1952)	感觉运动阶段、运算前阶段、具体运算阶段、形式运算阶段
Belsky & Most (1981)	修饰、操作、功能、关系、功能关系、主动命名、装扮自己、装扮他人、替换、序列、顺序替换
Smilansky (1968)	功能、条件、有规则的游戏、吸引人的
Power (2000)	运动、单独的物品、社交物品、装扮、竞争性游戏、亲子
美国国家游戏协会（n.d）	协调、身体运动、物品、社交、想象和装扮、讲故事和叙述、互动转换和创造转换
Whitebread et al. (2012)	身体游戏、用物品的游戏、象征性游戏、装扮/社会角色游戏和游戏规则

注：^a Smilanksy's (1968) categories are often used, although Takhvar & Smith (1990) have argued against this practice.

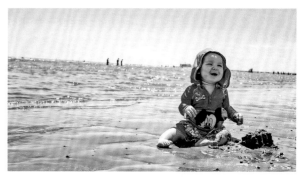

图 11.6　幼儿喜欢感觉运动和结构性游戏，如建造沙堡

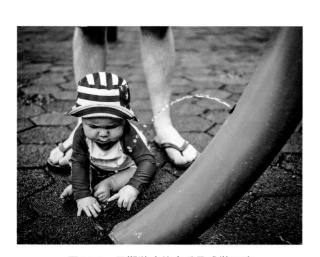

图 11.5　早期游戏的本质是感觉运动

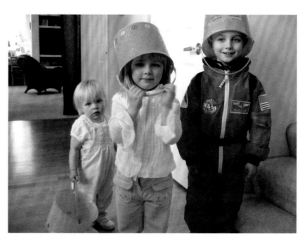

图 11.7　装扮游戏是游戏的形式之一，包括以非常规的方式使用物品。这些幼儿用水桶做太空头盔

不同分类体系。不同的作者对游戏进行了不同的分类。请参见表11.3概述了游戏的某些分类方法。

　　游戏的形式还包括研究游戏的发展性质和不同年龄、性别及能力的儿童的喜好变化。有关游戏正常发展顺序的信息，请参阅第4章，但请注意儿童的游戏活动确实随时间而变化，并可以反映他们的发展。性别差异已经在许多游戏研究中被注意到，但并不是全部。游戏的喜好也会随着儿童的兴趣和能力、社会标准、媒体广告和技术的发展而改变。图11.8A～D显示了在婴儿期、幼儿期和小学阶段发生的不同游戏形式和变化。

　　经常会描述各类残疾儿童的游戏。然而，在试图跨群体或在残疾人群中进行概括时，会产生问题。儿童是独立的个体，无论残疾与否，在不同的情况下都会有独特的反应。早期各类残疾儿童游戏的文献是基于发育的观点，认为残疾是正常发育的障碍。

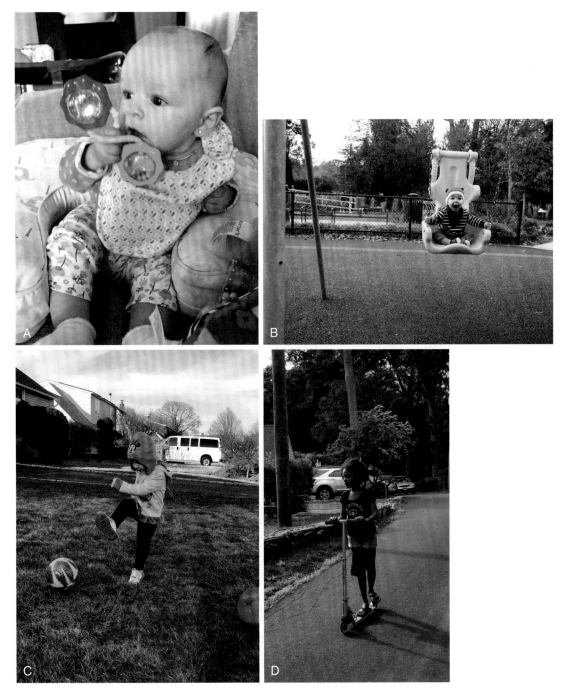

图11.8　儿童的游戏形式随着年龄的增长和新能力的获得而改变。踢球（C）和骑滑板车（D）比摇摇铃（A）或荡秋千（B）需要更多的技巧和协调性

20世纪80—90年代的许多研究都侧重于记录残疾儿童和正常儿童在游戏和能力发育方面的差异。其中许多研究发现了两者间的差异。残疾儿童在游戏的时间长短、游戏的体能形式和参与特定发展阶段的能力方面存在差异。

因此，对残疾儿童或某些发育迟缓高危儿童的游戏描述必须谨慎解释。在这个研究体系中，喜好和参与都会研究。然而要考虑的是，虽然儿童的游戏可能不是正常的，但"儿童擅长他们想做的事情"可能更重要。因此，了解残疾儿童想要做什么是很重要的。

在作业治疗文献中，研究人员调查了儿童的游戏喜好，并将正常发育的儿童与残疾儿童进行比较。在一项研究中，将4～6岁感觉统合障碍的男孩与正常发育男孩在游戏喜好和表现方面做对比。研究发现，两组男孩的喜好没有区别，他们都喜欢感觉运动玩具。然而，有感觉统合功能障碍的男孩在游戏的许多方面表现较差。在另一项调查3～7岁儿童父母对于自己孩子游戏喜好的研究中，研究人员使用Takata研究工具，比较了基于年龄、性别和残疾状况的喜好。据父母的调查结果发现，正常发育儿童和发育迟缓儿童在游戏喜好方面存在显著差异。结果表明，基于性别的喜好差异不大，但在年龄的喜好上存在差异。年幼儿童更喜欢打闹的游戏，而年长儿童则更喜欢玩电子游戏和电脑游戏。在研究的中段年龄组中，装扮游戏是最受欢迎的。不同年龄的儿童对环境的偏好没有差异，在所有年龄段中，一个人的游戏是最不受欢迎的。同样，研究人员比较了正常发育儿童和孤独症儿童的游戏偏好。报道显示正常发育儿童和孤独症儿童在游戏偏好上的差异，并明显发现孤独症儿童更喜欢感觉运动游戏并喜欢玩熟悉的玩具。

残疾儿童与正常儿童游戏的方式不同。儿童可能存在限制他们与环境、玩具和人之间身体互动的状况。有躯体障碍的儿童会表现出运动、肌力受限或疼痛。躯体障碍儿童的游戏特征可能包括，对运动的恐惧、主动游戏能力受限和参与久坐不动的活动。儿童可能也会在操纵玩具方面有问题，因此很少会去探索。然而，躯体障碍的儿童很有可能会表现出高水平的游戏欲望。特别是脑瘫儿童可能会表现出技能方面的困难。他们可能会表现出活动受限且伴有异常运动，有时认知能力下降，存在多感觉障碍，常缺乏社交游戏的机会。其他问题包括与环境有限的身体互动和较少的互动游戏时间。在游戏中，认知能力是限制游戏的最关键因素，具有良好认知能力的儿童能够适应自身的生理局限。

有认知障碍的儿童常常表现出技能延迟或不均衡、难以管理自己的行为或缺乏持续的注意力。这些特点可能表现在选择更结构化的游戏材料、有限或不能变换的重复游戏、极少的好奇心、破坏物品或不恰当的使用物品、有限的想象力、糟糕的象征性游戏、极少的社会互动和语言以及更多地参与观察游戏。这些儿童可能需要更多的结构和外部提示来发育他们的游戏技能。尤其是唐氏综合征儿童，本质上他们有更为重复和被动的游戏倾向。也许与游戏技能相关研究最多的情况之一是孤独症谱系障碍。孤独症儿童的游戏常在自然的感觉运动方面是重复的，其特点是缺乏语言、模仿和运动规划受限、游戏组织能力不佳、异常使用物品、贫乏的想象力和极少的社交游戏。装扮游戏经常延迟出现或缺失（更多关于孤独症谱系障碍的信息参见第30章）。

有视觉障碍的儿童在游戏表现上存在差异。由于缺乏视觉以及对周围环境和物品迟缓的运动探索，这使得他们在对世界的整体感知方面存在迟滞。儿童经常在结构性游戏方面有困难，在与他人建立复杂的游戏日常方面有延迟，并且很少进行模仿和角色扮演。经常发现他们与成年人而不是同龄人在一起。失明或视障儿童的游戏本质上更倾向于感觉运动，较少有象征性或想象游戏。

听障儿童，尤其是与同龄人在语言和交流方面受限的儿童，其社会交往可能会受限。早期对听障儿童的研究发现了异常的游戏发展。然而，最近的研究报道表明，异常的游戏更可能是由语言能力限制导致，而非听力障碍。听障儿童如果能接触到手语，且游戏伙伴擅长手语，他们就会建立正常的游戏能力。

感觉统合和处理方面有挑战的儿童可能会表现出各种各样的游戏困难，尽管他们可能仍然比较顽皮。儿童处理感觉信息的方式可能会影响对玩具和游戏活动的偏好，以及玩玩具或参与活动的方式。

2. 功能　许多关于人类和动物为什么会玩游戏的理论都试图理解游戏的功能。游戏功能是服务人类并影响其健康和幸福的方式。很少有研究调查游戏对健康和生活质量的影响。通常这个领域的研究都是关于运动类游戏在健康方面的作用，如预防儿童肥胖方面。主动运动游戏对于维持健康体重很重要。最近研究人员开始考虑游戏对整体健康和心理健康的影响。虽然游戏和心理健康的文献相对较少，但最近对73份关于体育活动和心理健康结果的研究进行的综合分析发现，体育活动的影响虽小，但意义重大。具体而言,体育活动可以减少抑郁和焦虑,提高自信心。一项关于家庭游戏、休闲和幸福感的研究发现了休闲与家庭成员幸福感的联系。这是一个需要更多调查的重要领域,也是作业治疗专业可以做出贡献的领域。

3. 意义 游戏意义是指体验的质量、一个人的精神状态以及游戏体验对个人的价值。对于个人的意义可能在于选择特定游戏形式的基本原理。它是个体"为什么"游戏和喜好背后的原因。游戏的意义可以通过文化的视角来审视,也可以通过情感和游戏者的自我意识来审视。

儿童很容易确定环境和动机,增加他们的游戏意义并促进参与游戏活动。作业治疗师感兴趣的是游戏者的亲身体验,这是确定儿童从游戏中获得的意义以及他们为什么选择愿意玩的游戏的一种方式。20 名 13～18 岁的青少年接受了访谈,了解他们对游戏的记忆、定义,以及他们认为什么是游戏活动。这些青少年把游戏描述为享受和乐趣,他们能够清晰地表达出在一项活动中沉迷自我和体验某些经历的事物。然而他们也可以认为一些活动既是玩又是工作。这一发现与 Wing 的一项儿童研究相类似,该研究指出一些课堂活动既可以是学习,也可以是游戏。

Miller 和 Kuhaneck 对 10 名 7～11 岁的正常发育儿童进行了访谈,确定儿童为什么选择某些游戏活动以及他们如何赋予这些活动意义。儿童对某些游戏活动的主要考虑或基本原理在于它是否"有趣"。决定某件事是否有趣的因素分为四类,即活动、关系、儿童和情境。活动特征与运动量或活动水平有关,也与任务难易度有关。难度应为"恰到好处"。关系特征与他们和谁一起玩有关。儿童喜欢同龄人或兄弟姐妹,最不喜欢独自游戏。儿童的特征与年龄和性别有关,因为儿童能够识别出他们的游戏随着年龄的增长而改变,女孩和男孩喜欢不同的东西。儿童发现只要好玩,选择玩什么并不重要。

最近的类似研究支持了先前的发现。一组 38 名 7～9 岁的儿童,在小组讨论中表示,几乎任何活动都可以是游戏,他们可以在任何地方玩耍,但侧重于运动的活动在这个年龄段很突出,户外游戏是最受欢迎的。儿童表示,游戏没有既定的目的或预先确定的结果。他们还明确表示,什么是让游戏变得有趣的。在一项对 77 名 10～11 岁儿童的研究中发现他们更喜欢户外运动,这些儿童提到他们选择户外运动是因为户外运动很有趣,可以让他们远离成年人的控制和规则,这样他们就可以"自己做主",并与

朋友交往。一群发育障碍的学龄儿童最看重休闲活动的内容是友谊、有趣和身体活动。这个小组还表明了"最适挑战"的重要性。

最近关于游戏和残疾的观点聚焦在儿童能力、身份、声音和公平的重要性上。以儿童研究为基础的一系列研究认为,"残疾"或发育性差异只是多样性的另一个方面。这些作者想要了解具有不同身份儿童的游戏现象,并拒绝将其与正常发育儿童进行比较作为主要考虑因素。游戏在童年研究案例中,与作业治疗专业类似,被认为是有价值的,因为它对当前生活质量有贡献,而不是因为某些技能在今后得到发展。最近的一篇文章指出,"母亲们谈到她们同情孩子,孩子们被要求去'承担'对他们来说很难做到的事情。游戏在这些儿童的日常生活中提供了许多需要的乐趣。母亲们发现和孩子们一起玩,看到孩子们开心地享受游戏是非常快乐的事。"

4. 环境 作业治疗实践框架将环境描述为物理和社会环境,以及文化、个人、时间和虚拟环境。游戏就像其他的作业活动一样,发生在特定的环境中,通过特定的环境来获得意义。儿童的活动永远不能脱离他们游戏的环境,也不能脱离家庭、社会和文化的影响。其他人或动物的存在与否、物理环境以及玩具和其他可与之互动物品的有效性,都对儿童的游戏产生了深远的影响。游戏环境还包括文化和社会对游戏的期望。环境特征可能是游戏的促进因素,也可能是障碍因素。

(1) 物理环境:与游戏相关的物理环境包括操场、户外和自然的游戏场所、室内、教室或家庭游戏空间,以及可供玩耍的玩具和物品的类型。在美国,许多地方的游乐场都是可进入的,而且往往提供各种运动、攀爬和打球的机会。不同样式的游乐场提供不同类型的游戏。图 11.9A～G 展示了具备各种设备和主题的各类游乐场。然而,自然环境为更复杂和更富创造性的游戏提供了机会,相对于游乐场儿童往往更喜欢自然的游戏空间。自然的和户外的游戏空间也似乎增加了同伴的社交和同伴的游戏水平,并提升自我决定的技能,如解决问题和自我调节。儿童似乎更喜欢在户外游戏,而不是室内游戏。如图 11.9H 所示,说明了社交游戏发生在自然的户外环境中。

游戏文献中一个较新的概念是冒险游戏。冒险游戏意味着儿童可以在很高的高度或在很快的速度下玩耍。它可能包括玩有害的工具,或靠近危险的环境,如火坑。打闹被认为是危险的游戏,就像在没有边界的自然环境中玩耍一样,如儿童可能会在树

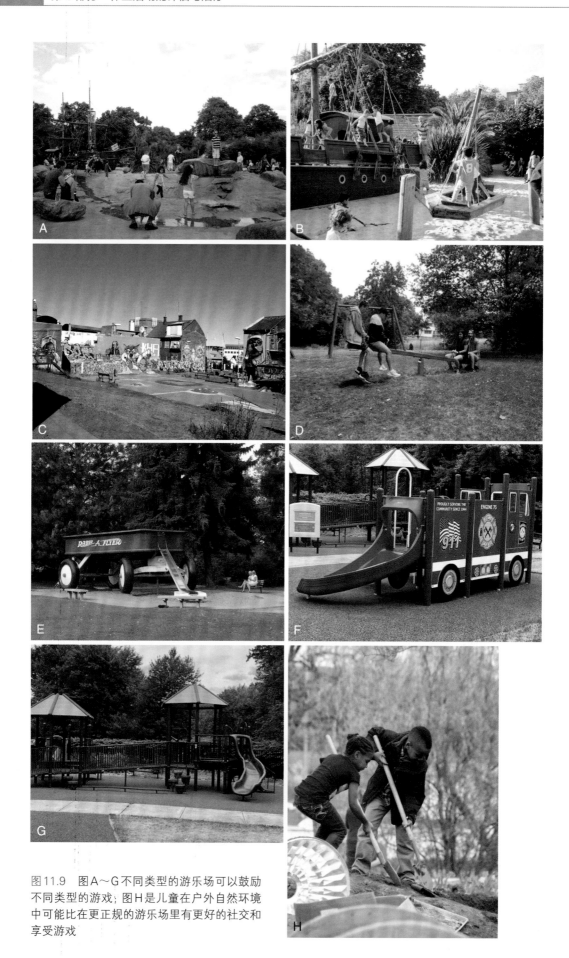

图 11.9   图 A～G 不同类型的游乐场可以鼓励
不同类型的游戏；图 H 是儿童在户外自然环境
中可能比在更正规的游乐场里有更好的社交和
享受游戏

林里迷路。在自然的游戏空间中，冒险游戏更容易发生；但它也可以发生在学校。改变学校操场的环境，包括减少规则和增加冒险的机会，儿童可能更快乐，更有可能与更多的同伴在操场上玩耍。

在欧洲，冒险乐园和游戏工作者的兴起，促进了儿童游戏方面的培训，使得游戏出现了复兴，但这种复兴在美国还没有完全被接受。1943年，第一个冒险乐园在丹麦开放，1946年这个想法被带到英国。到1962年，伦敦儿童游乐园协会成立，自此这个想法在欧洲传遍。冒险乐园通常看起来像一个垃圾堆，因为里面充满了"丢弃的"物品和废料，儿童可以用它们来建造、攀爬和做他们想做的事情。通常有一个菜园区域供儿童种植，还有一个区域供儿童建造、攀爬和荡秋千。通常情况下会有一两个成年人监督，他们的介入只为了确保没人受伤。在美国也有一些冒险乐园。然而游乐场的不美观，加上对安全的关注和采取法律诉讼的倾向，严重限制了冒险乐园的发展。想要得到冒险游乐场的更多信息请查阅Evolve网站。图11.10A和图11.10B所示的是冒险乐园的照片。

并不是所有的儿童都有相同的机会接触设施齐全的游乐场、进入游乐场或自然的户外游戏空间。许多残疾儿童在游戏时遇到了很大的障碍。多种物理和社会障碍阻碍了游戏的推进，如恶劣的天气、移动设备和限制、有限的选择、轮椅的使用、排斥同伴、较低的期望、照顾者或其他成人对儿童安全的担忧。另一个障碍是缺乏关于残疾儿童需要的游乐场设计和建筑的知识。尽管最近有人呼吁在国际上建立具有包容性的游乐场，但残疾儿童的家长仍然不满意他们的选择。由于社会经济地位状况，儿童在游乐场和公园的使用及品质方面的体验存有差异。社会经济地位低的儿童可能不易进入当地的公园或游乐场，而这些公园和游乐场维护也可能较差（去除危险）、用于游戏活动的物品或设备有限以及安全使用度较低（如照明设备和监管）。然而必须指出的是，贫穷并不一定等于缺乏游戏或玩乐。一项关于生活在罗马的极度贫困儿童的研究发现，利用自然环境进行游戏后，他们的游戏意识和创造力较高。不管社会经济地位如何，难以接触包容性游乐场和平等游乐场的这一现象表明，作业治疗在促进包容性游戏和合理作业方面具有潜在的作用。

家庭室内游戏环境因家庭大小、布局和社会经济地位的不同而有很大差异。儿童在家中可能有不同的游戏空间，也可能有不同的安全和清洁的游戏区域。儿童经常在家里开着电视玩耍，这可能会分散他们的注意力，缩短游戏的时间。在选择室内游

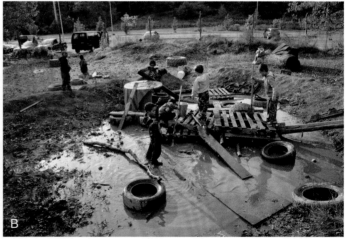

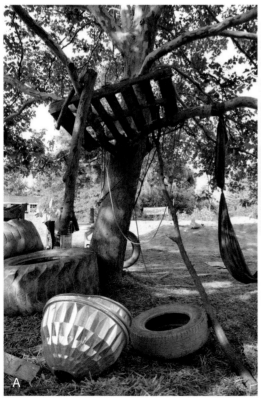

图 11.10　图 A 和图 B 是冒险乐园，让儿童冒险并创造性地游戏

戏类型方面，儿童似乎更喜欢封闭和私密的空间。他们可能特别想要一个游戏室，而且经常会把这个特点画在"梦想"的家中。虽然有大量的文献描述了促进认知发育或语言技能的家庭特征，但是关于促进游戏表现的最佳室内游戏空间特征的方面，很少有信息可以指导作业治疗师。

缺乏家庭环境也会妨碍游戏。在美国，越来越多的儿童无家可归，而收容所可供游戏的费用有限。与其他儿童相比，无家可归的幼儿可能会发展妥协性游戏。被监禁的青少年也处于游戏或休闲的不利环境。他们经历更多被动的无组织的休闲活动，如看电视和听音乐。参与的环境障碍使青年处于社会能力发育差、情感体验和应对策略方面的高危风险，而这些是成功衔接到成年和整个社会的重要因素。

应特别注意为儿童提供更多的室内游戏场地。企业和非营利组织已经对游戏环境从室外到室内的转变做出了回应。经营特许服务（如小体育馆、金宝贝游乐园和音乐室）提供室内蹦床、激光枪战游戏和室内跳伞等服务，让各个年龄段的儿童都能少量花费即参与其中。其他公司（如快餐厅）经常提供娱乐场所来吸引顾客。儿童博物馆为富有想象力的游戏提供灵感。这样的环境对有经济能力的家庭尤其有益，因为他们正在寻找安全、新颖的游戏环境并有了更多的社交机会。

治疗师应该关注玩具的可用性、多样性、复杂性和反应性，因为玩具是与游戏相关的物理环境中的重要方面。在玩具的实用性方面，以前的研究对于游戏中玩具数量的影响并不确定。一些研究表明，更多的玩具会带来更多的探索和游戏，而其他的则不会。最近的研究表明，拥有更少的玩具可能会延长玩一个玩具的时间，玩得更有创意。具体而言，在4个玩具和16个玩具的条件之间，幼儿玩4个玩具时有更高的游戏质量，出现游戏意外插曲较少，游戏持续时间更长，游戏方式更多样化。在熟悉的玩具和新奇的玩具之间取得平衡可能很重要（图11.11）。

玩具为特定类型的游戏提供了不同的启示或机会。例如，玩具可以导致游戏性别化或中性游戏，玩具可以改变在游戏中发生的亲子互动类型，应用玩具可以增加与同伴的社交。不同的玩具会影响语言的产生和使用。通过向环境中添加特定的玩具来改变玩具的可用性，也可能改进由这些玩具产生的与技能相关的特定理论。玩具有多个部分并且提供不同的反应，这可能会激发最佳的游戏。

最近关于玩"可拆卸部件"的物品，如岩石、树枝、树叶，或者非结构化的游戏物品，如汽车轮胎和牛奶箱，这种类型的游戏物品可以在游戏，以及结构性和戏剧性游戏中培养创造力和实验性。儿童喜欢玩自然物体和材料。使用非结构化游戏玩具的儿童可能更有可能成为领导者，他们的创造力相对体能而言更强，这是躯体残疾儿童的一个重要选择。此外，可拆卸游戏可以促进更高水平的身体活动。

（2）社交环境：社交环境指的是一起游戏的其他个体、通过游戏发生的互动类型以及游戏伙伴对游戏的影响。游戏受到各种潜在的和实际的社会影响。例如，儿童的游戏技能可能会受到父母关于游戏重要性的观念影响；社交游戏互动可能会随着成年人的存在而变化；养育、支持和照顾者的反馈可能会激发更有能力的游戏。游戏可以根据玩伴的性别而有所不同。例如，母女二人和父子二人的游戏是不同的，母女二人更擅长装扮游戏，而父子二人更擅

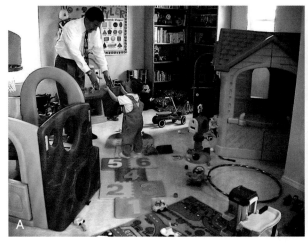
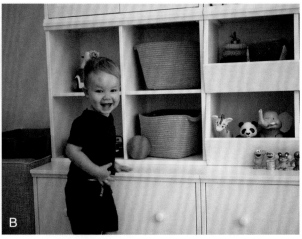

图 11.11　图 A 和图 B 提供各种适龄玩具的安全游戏环境，鼓励儿童游戏

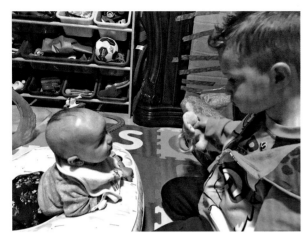

图11.12　相比独自玩,儿童更喜欢和兄弟姐妹一起玩

长运动类游戏。游戏也会因玩伴的不同而改变。例如,儿童更喜欢玩游戏,以及儿童更喜欢和兄弟姐妹一起玩装扮游戏,而不是母亲。图11.12说明了兄弟姐妹在一起游戏的乐趣。

父母的教养方式,特别是父母的约束对儿童在户外游戏和独立方面的影响已经得到关注。同样在许多情况下,父母对操场安全的害怕和担忧限制了冒险游戏。这也可能因性别而异,父母对男孩和女孩冒险行为的反应不同。在家里和学校受到成年人监督的程度也可能影响特定游戏活动的选择或参与。

成年人与儿童的共存和互动也会影响游戏。虽然幼儿与照顾者一起玩耍要优于独自玩耍,但若母亲在场,将会阻碍兄弟姐妹间的游戏活动。教师的存在既可能促进儿童的游戏,也可能妨碍他们的游戏。一项对教师的观察性研究发现了六种不同的成人游戏互动方式,包括不参与、主导者、阶段监督、合作者、游戏领导者和指导者。其中三种类型,即阶段监督、合作者和游戏领导者,能促进儿童游戏的发展,而其他三种类型则阻碍了儿童游戏的发展。具体而言,在游戏期间,成人的指导可能会导致儿童更顺从大人的要求,而对其他玩具的独立探索和操作能力则会下降。然而成人的社交互动和与儿童的"影响协调"有助于激发他们参与和享受主动运动的游戏。

教师的亲近和这种亲近的一致性可能会影响儿童对游戏的参与。尽管教师对装扮游戏的具体引导和演示可能会增加游戏的复杂性,但研究表明,教师经常置身于儿童游戏之外,通常是被动的观察者或从事其他任务。为了促进儿童的成长和技能,教师必须积极参与儿童的游戏。认为游戏有利于学习的教师,会更积极地在课堂上融入各种游戏类型。教师参与到儿童的游戏中,可以是想象游戏的一部分,也可以是跟随儿童的领导并参加类似的游戏。

儿童在游戏中的需求与教师的适当反馈之间"匹配"是很重要的。良好的"配合"会引发更频繁的自主游戏。教师使用特定的策略来促进游戏,包括引导儿童的需求、提醒儿童遵守规则、自发地参与游戏、调解冲突、开始指导游戏并问他们做了什么。

教师的教育和经验与教导技能有关,这可以使教师的反馈和儿童的需求之间建立良好的匹配度,而作业治疗师可以提供信息和策略,帮助教师促进儿童的游戏。作业治疗师使用技能进行活动分析(参见第6章),并创建"最适挑战"来确定需要什么来促进游戏发展。这是作业治疗师和教师合作的一个重要的潜在领域。

(3)文化背景:亲子游戏因文化的不同而各异。儿童身处于体现文化的玩具、游戏和游戏空间中。对游戏重要性的观点也因文化而异。一些文化限制了游戏,认为游戏是不重要的,或者父母认为游戏没有什么价值。

在另一种文化中,游戏是被高度重视的,父母支持和促进游戏,并与儿童一起游戏。第三种文化是接受游戏并容忍它,但并不积极促进游戏的发生。父母对游戏的看法可能会影响儿童在家和学校使用时间的模式。对来自5个家庭的20名玛雅儿童的游戏进行定性研究,这提醒美国作业治疗师,游戏是儿童"主要"作业活动的理念,是有文化偏移的,不是普遍认同的。

(4)时间环境:时间环境指的是"生命的阶段,一天或一年的时间,活动周期或有节奏的活动以及历史"。正如第4章所讨论的,儿童的游戏随着时间和实践而改变。在不同的历史时期,儿童有不同的游戏和活动,有不同的游戏时间和自由。研究表明,游戏的时间越长,游戏的层次越高越复杂。时间使用和参与模式因地区或国家而异,也因社会经济地位而异。高收入国家的儿童和青少年比其他低收入国家的儿童有更多的休闲时间。家庭社会经济地位高的儿童可能会花更多的时间在充实活动上,而不是自由游戏,花更多时间看电视的儿童花在游戏和其他活动上的时间更少。可以想象,季节、天气和温度会减少或改变户外活动。时间环境的另一个方面是一天中游戏的时间。例如,有证据表明,课间休息的时间意味着在操场上进行更多的社交活动。

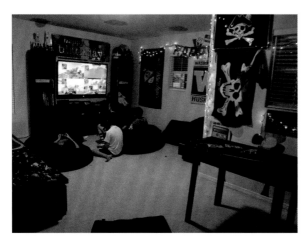

图11.13　当今的游戏常是在室内进行的虚拟或数字化游戏

（5）虚拟环境：当今的游戏环境正在迅速变化，它不再像室内或室外游戏那样简单。在"数字化领域"中，儿童学习、游戏、社交和创造的环境是身体活动、虚拟活动和环境的结合。当代儿童和青少年在网上非常活跃，他们使用互联网、游戏和社交网站。图11.13提供了结构性虚拟游戏的示例。尽管在数字时代，人们对儿童游戏有很多担忧，但在数字世界和现实世界中，游戏和友谊的许多方面是相似的。然而，2%～5%的年轻人可能会患上所谓的"网络游戏障碍"，即沉迷于网络游戏。沉迷于网络游戏的个体在某种程度上是为了弥补之前存在的社交困难。因此，儿童在数字和虚拟环境中的参与，可能是儿童实践中理解和评估作业表现的重要方面。

乐高基金会（前称为乐高学习机构）指出了当前这一代"数字原住民"儿童的六个不同之处，这些不同影响着他们的游戏方式：

- 分享主义：与个体结构相比，儿童更有可能以较快的速度共同创造思想。这种游戏可见于在X-Box上与朋友一起玩的《我的世界》的电子游戏。
- 身份转换："我的"和"你的"之间的界限被模糊。电影制作和视频编辑平台是模糊的数字领域边界的示例。
- 跨界：儿童在虚拟世界和现实世界之间自由穿梭，这使得他们对世界的看法更加全面。像《小龙斯派罗》这样的游戏，可以让儿童将网络游戏与世界上任何地方与他人相联系的实体角色结合起来。
- 非印刷的文学：儿童通过"指定用途"和"标记"等过程，更积极地参与阅读和书写，他们

使用的是混合搭配的媒介而不是创造。电子阅读器和众多的应用程序吸引着年轻人，可以带他们到任何地方的数字设备上阅读和创作。
- 游戏文化：儿童希望他们的世界是宽容的和有求必应的，他们总是可以按下"撤销"键。当儿童的乐高星球大战角色被炸飞时，他可以让这个角色复活。
- 操作文化：儿童渴望入侵和修改、编程和回收。机器人技术和编程机会的爆炸式增长让儿童有机会成为工程师。

（6）环境交互和对游戏的影响：环境的重要交集在于美国和全球儿童游戏的变化。社交、时间、虚拟和文化情境的联系导致了自由游戏的丧失，尤其是户外自由游戏。随着"数字世界"的技术进步以及电子媒体和玩具的普及，尤其是对女孩而言，数字游戏正在取代结构弱的户外游戏，室内空间作为游戏场所正变得越来越普遍。与其他形式的玩具相比，游戏变得更有结构化，更有可能包含数字内容。对电视和电脑的过度依赖已经改变了儿童选择的游戏类型，导致了更多的被动和依赖他人的娱乐。与被动游戏相比，主动电子游戏的能量消耗有所增加，但它提供的体力活动水平与现实世界的体力活动不匹配。

为了指导制定游戏环境政策声明，一组研究人员创建了《户外主动游戏的立场声明》，其中部分内容为："积极参与大自然和户外活动，虽然是有风险的，但对儿童的健康发展也是必须的。我们建议增加儿童在所有环境中自主户外游戏的机会，包括在家里、学校、托儿所、社区和自然环境中。"其他组织，包括美国儿科学会、美国儿童权利协会、国际游戏协会也发表了类似的声明，强调儿童积极游戏的重要性和必要性。

户外游戏越来越多地与儿童安全和伤害预防相关的风险和危险联系在一起。没有成人监督的户外游戏已经减少，他们对安全的严密监督导致儿童独立性和体力活动减少。这种无结构化的身体活动减少极大地影响了儿童。儿童肥胖的增加以及伴随肥胖而来的健康问题，是美国面临的主要问题。尽管户外游戏存在风险，但研究表明，这类游戏对健康总体的积极影响大于风险。

游戏时间同样在减少。随着家庭作业、学校作业和课外活动需求的增加，学龄儿童每天的自由时间持续减少。由于家庭生活方式的改变、教育、技术

和安全方面的挑战,当今的儿童几乎没有自由玩耍的时间。他们放学后的时间里充满了课程、计划好的活动和家庭作业。学校正越来越多地取消课程的"娱乐"部分,包括课间休息、体操、体育和艺术项目。有的州完全取消了课间休息,因为它被认为不是学习内容。父母感觉自己的孩子处于越来越极端的文化中,出于这个安全的担忧,他们安排了"游戏日",或计划游戏体验。Singer 等考察了游戏和体验式学习在 16 个国家中的作用,这些国家分为发达国家、新兴工业国家和发展中国家。他们收集了 2 400 名儿童母亲的信息。发现所有国家都有相似之处,母亲们都表示缺乏自由游戏和体验式学习的机会。儿童的大部分空闲时间都消磨在电视上。由于儿童大部分的自主时间花在屏幕前,一些人认为,儿童计划内活动(包括计划好的体育活动)的增加实际上并不是一个令人担忧的趋势。

文化、时间和虚拟环境的最后一个有趣的交集是新玩具、潮流或狂热以及迅速在社区、地区或国家传播的社交媒体。随着互联网的发展,时尚往往迅速成为全球性的现象,现代社会在儿童玩什么和怎么玩方面对传统的社交产生了越来越大的影响。最近的示例包括指尖陀螺、硅胶橡皮筋、宠物小精灵和芭比娃娃。

五、游戏剥夺的影响

游戏剥夺的影响可以在长期住院的儿童中观察到。当儿童住院时,他们经常忍受分离的压力、对疾病的恐惧、痛苦的过程、强制监禁以及日常生活的扰乱。对游戏行为的一些影响包括会回到早期发育阶段;有限的耐力和运动能力;注意力分散、主动性和好奇心受损;智慧和创造力受限;更少的影响;严重的焦虑。然而,游戏性在医院环境中可能受到损害,也可能不受损害,而且可能更多地依赖于入院前儿童在家里的游戏意愿。作业治疗和儿童生活服务机构可以合作,从而促进儿童在医院环境中的游戏,这种合作也有利于帮助儿童应对医疗流程。

在孤儿院儿童的报告中可以看到限制儿童游戏的极端示例。孤儿院儿童只得到基本的照顾,表现出严重的感官问题、发育迟缓以及与他人交流的困难。经历过严重贫困环境的儿童也可能表现出自我刺激、有限的活动技能和极少的社交活动。即便被收养后,情况有所改善,在心理健康和功能方面仍然存在许多困难。

六、休闲

休闲对于自主、自我决定和掌握等技能的发展很重要,但就其本身而言,对于创造幸福和拥有生活质量的能力也很重要。休闲被定义为一种作业活动,它是"有趣的",提供了选择和摆脱约束的自由,并提供了实践和友谊的机会。残疾青少年表示休闲活动需要有适当的挑战水平。根据 OTPF,休闲被定义为"内在动机的非强制性活动,在自由支配的时间内参与活动,也就是说不强制必须参与作业活动,如工作、自我照顾或睡眠"。根据此定义,结构化活动和非结构化活动之间的区别就不重要了,关键的特征更多地与欲望和动机相关。另一个更新的定义明确地阐明了这一区别,即休闲是一个人在空闲时间所期望的首选体验。

按兴趣选择对作业治疗师来说很重要。在一项研究中,33% 的青少年和成年残疾人表示有兴趣尝试他们目前没有参与的体育活动,如高尔夫、钓鱼和滑水。另一项针对脑瘫患者的研究发现,人们表述进行的活动与他们喜欢的活动之间存在差异。在这个样本中,多达 50% 的受访者表示,他们不参加自己喜欢的体力、技能或社交活动。此外,58% 的受访者表示,他们在做自己不愿意做的自我提升活动。与表述中差异相关的重要因素包括:残疾的严重程度和收入水平。鉴于陈述的所希望的和所发生的两者之间的差异,作业治疗中解决休闲和玩耍问题代表了作业治疗的一个重要作用。

残疾青少年经常抱怨参与休闲活动的障碍。他们表示,与正常发育的青少年相比,与同龄人一起参加有组织的娱乐活动较少,与父母一起参加的活动较多。发育障碍的青少年和成年人在家中从事的社交和被动休闲活动多于身体活动。智力障碍和脑瘫青少年大部分时间都待在家里,独自从事被动活动,如看电视。智力障碍青少年将不能独自旅行看作一项严重的障碍,并且"不被允许"参与。智力障碍青少年的父母也表示说,他们没有朋友,也感觉不受欢迎,这是他们休闲的另一障碍。移动受限是脑瘫青少年的障碍,包括环境和社交障碍。一个重要的因素可能是学校的包容性,就读于普通公办学校而不是特殊教育学校的个体更有可能参与社交活动,也更有可能表示希望参与更多的其他活动。

七、作业治疗中的游戏和休闲评估

虽然通常认为游戏是儿童的主要作业活动,大多数作业治疗师也认为游戏对儿童很重要,但很少有作业治疗师会习惯性地评估游戏。在1998年的一项研究中,接受问卷调查的儿童作业治疗师中仅有62%的人表示他们对游戏进行了评估,但不到20%的人使用了标准参照游戏评估。十年后重复了这项调查,只有38%的受访者评估游戏,即少了24%的使用者。这些发现最近在爱尔兰、瑞典和瑞士被大量复制调查。

游戏评估应该是每次作业治疗评估的一部分,从其作业表现中可以形成对儿童或青少年能力的完整印象,并计划干预重点以帮助儿童参与有意义和自我满足的作业。对儿童游戏的分析也有助于评估躯体和认知能力、社会参与、想象力、独立性、应对机制和环境。游戏可以在日常的、自我选择的、自然设置的熟悉活动中被非正式地评估,为作业治疗师提供日常能力的情况。确定儿童在游戏中可以做什么,作业治疗师能够关注他的能力而不是残疾。环境可以影响儿童游戏,这些因素很容易被观察到。作业治疗师确定所观察到的行为样本是否是充分、典型和具有代表性的真实游戏。如果长时间观察,儿童的游戏在不同的时间会有很大的不同。为了捕捉各种游戏行为,作业治疗师可能需要多次观察儿童,观察与不同的游戏伙伴和在各类游戏环境下的游戏。了解个人的游戏技能、兴趣和游戏风格有助于制订干预计划。框11.2列出了帮助作业治疗师评估和观察游戏表现的问题。

观察到的行为对儿童和青少年可能有不同的意义及不同的目的。作业治疗师可能需要询问儿童和家人,从而评估游戏对参与者的意义。因此,作业治疗师对儿童进行访谈,制订以患者为中心的干预计划。框11.2列出了可能的儿童访谈问题。

游戏和休闲评估为作业治疗师提供了一份个人如何在日常生活中参与游戏/休闲的情况。然而,在标准化环境中使用的评估,如使用标准化玩具进行的发育评估,会显著改变并抑制儿童的游戏。游戏评估用于自然环境,通过自我报告进行的休闲评估可能提供最有效的信息。目前有多种游戏/休闲评估可供选择。

(一) 游戏性

治疗师也可以通过分析儿童在玩耍时的经历或心理状态来评估游戏(即游戏性和游戏风格)。玩性测试(test of playfulness, ToP)用34个项目评估个人游戏乐趣程度,这些项目代表了游戏性的四个要素:

框11.2   在评估游戏时询问的问题和观察
儿童有游戏喜好吗? 如果让儿童自由选择,他们会玩什么? 儿童是否有能力、获得许可和支持他做想做的事? 什么会让儿童大笑? 儿童什么时候完全沉浸在他正在做的事情中? 儿童是否能够向他人传达游戏的信息以及他实际正在玩的东西? 如果让儿童自由选择,他们会和谁一起玩? 谁选择和这个孩子一起玩? 照顾者如何与儿童玩耍? 儿童说他最喜欢的游戏是什么? 儿童最喜欢的玩具是什么?儿童有独立使用它们的能力吗?儿童是按照传统和预期的方式使用它们,还是以非传统的方式使用它们? 喜欢的活动是主动的还是被动的? 儿童选择的活动太容易还是太难? 如果游戏活动太简单或太难,儿童能调整或改变游戏使之成为合适的挑战吗? 儿童喜欢在哪里玩?儿童通常在哪里玩? 儿童有玩或逃避的空间吗? 在儿童常见的游戏环境中,哪些游戏可供选择?

内在动机、内部控制、暂停现实的能力和框架。根据程度、强度和技能的得分对儿童进行分级。玩性测试可以通过直接观察或观看儿童自由游戏的录像来评分。然而必须观察到足够多的自由游戏。内在动机指的是自我激励或行动的驱动力,而奖励就是活动本身。内部控制是指儿童对活动的行为和结果的控制。例如,儿童经常在游戏过程中改变游戏规则(如现在我们都要躲起来)。暂停现实的自由有时被称为想象游戏或装扮游戏,可以观察到儿童与娃娃装扮参与每天的任务等。儿童理解他们在参与的游戏,这是已知的游戏框架。框架意味着游戏者明白他们在玩游戏,并应该采取相应的行动。游戏性测试衡量的是这四个游戏要素。

Bundy和她的同事们还制订了一项支持游戏能力的环境评估,即环境支持性测试(test of environmental supportiveness, TOES)。环境支持性测试的主要目的是与照顾者协商,确定儿童的游戏动机并和玩性测试一起进行。

正在研发的一种新工具将评估儿童和成人的游戏性以及亲子互动。家长/照顾者支持幼儿游戏(parent/caregiver's support of young children's playfulness, PSYCP)是一项标准参考工具,适用于6

个月至6岁的儿童。该工具由24个测试项组成，在熟悉的环境中经过15分钟的游戏观察后完成。每个项目都根据观察到的行为质量和行为发生的时间比例进行评分。

（二）兴趣和参与

由于个人对游戏和休闲的渴望是特有的，所以了解儿童或年轻人对游戏/休闲的看法是重要的，而这可能是通过自我表述来实现。儿童兴趣简况量表（pediatric interest profiles, PIP）由三种年龄适宜量表组成，分别是6~9岁、9~12岁和12~21岁儿童的游戏和休闲兴趣。儿童兴趣简况量表评估儿童或青少年正在进行的活动、对活动的感受、对技能的自我感知以及首选的合作伙伴。儿童兴趣简况量表可用于评价：① 确定儿童和青少年在游戏相关方面的高危风险问题；② 建立与游戏相关联的目标；③ 确定在干预过程中使用游戏或休闲活动。

最近修订的儿童作业自我评价量表（child occupational self-assessment, COSA）帮助从业人员从儿童身上找到他认为有趣和有意义的事物。儿童作业自我评价量表提供结构确定儿童如何感知自己的能力。儿童确定自己对各类作业活动的兴趣（包括游戏、自我照顾、做家务），并对自己在这些活动中的表现打分。这种灵活的形式让医师直接聆听儿童的意见，有助于建立融洽的关系并帮助制订干预计划。

其他帮助作业治疗师了解患者参与游戏和休闲的工具包括：儿童活动卡片分类、休闲问卷和儿童参与评估及儿童活动喜好/偏好量表（CAPE/PAC）。创建休闲分布图是评估年轻人当前休闲参与和对未来的渴望及兴趣的方法。"我家孩子的游戏工具"是评估3~9岁儿童游戏的家长问卷。包括儿童感觉运动能力、执行功能和人际关系的项目，以及有关物理环境、人类环境、父母态度和儿童游戏喜好的项目。另一个基于发育的新工具是游戏风险容忍度测评（TRiPS），它将为父母对儿童冒险游戏的容忍度提供衡量标准。游戏空间质量评估工具（PSQAT）允许评估操场和户外游戏空间。

研究人员继续探索和研发评估工具，以协助作业治疗师处理特定儿童群体的游戏和休闲技能。特别需要指出的是文化和家庭特定的环境因素，这些因素可以更好地了解儿童的需求，但目前无法在主流措施中得到应用。最近的示例是制定了伊朗儿童参与评价量表（ICPAS）。作者制定了包含71个项目的问卷，包括作业治疗实践框架所确定的8个作业领域，旨在创建一个与文化相关的、实用的、针对伊朗6~18岁儿童的参与测量方法。这个基于报告的评估措施是作业治疗师正在进行的一项开创性工作，以便更充分地了解我们这个多样化世界的游戏和参与的挑战。

（三）通过游戏观察的发育能力

修订后的Knox学前游戏量表是基于发育理论的观察性评估，旨在描述6岁以下儿童的游戏能力。该量表描述了3岁以内儿童每6个月中的游戏能力增量，以及6岁以内的年游戏能力增量。研究了四个维度：空间管理、物品管理、装扮/象征和参与。空间管理是儿童学习管理自己身体和周围空间的方式。物品管理评估儿童如何管理物品或材料。装扮/象征维度评估了儿童如何通过模仿和理解能力的发展来认识世界，并将现实与虚构区分开来。参与是儿童参加社会互动的数量和类型。对儿童进行室内外观察，并对四个维度进行评分。

儿童自发装扮游戏评估（ChiPPA）最初是作为一种试图解决认知游戏技能和识别学前儿童学前能力滞后的方法。这个标准参照的评估同时测量了传统想象的创造性游戏和象征性游戏。它能通过商业途径获得。

其他发育性游戏评估，如幼儿-学龄前游戏评估量表（I-PAS）、游戏评估量表、幼儿游戏评估系统（PIECES）、游戏影响量表、发育性游戏评估和跨学科游戏基础评估也可被作业治疗师使用。关于游戏评估的完整描述参见附录。

（四）注意事项

作业治疗师表示评估游戏存在许多障碍，包括缺乏游戏评估的教育、缺乏时间、角色界限问题和资金问题。然而，如果作业治疗师不通过儿童和青少年的行为来明确游戏的重要性，这些障碍就永远不会消失。第一步是关于游戏评估的教育，可以通过阅读、课程或从更有经验的作业治疗师那里获得指导。作业治疗从业者必须通过与儿童和青少年、他们的家庭以及重要的利益相关者（如团队成员）讨论优先考虑的游戏。当使用以患者为中心的实践时，游戏和休闲成为优先事项。父母经常说他们想让儿童和其他人一起玩、交朋友、被邀请参加生日聚会或者周末和其他青少年一起出去玩。娱乐和休闲对生活质量很重要。

角色边界问题可以通过团队协作和教育来解决。资金问题最好通过详细的文件记录来解决。当有迹象表明儿童或青少年在这些领域有困难时，作业治疗师会考虑评估游戏/休闲的作业活动。当游戏和休闲被正式评估时，改善游戏的目标更有可能包括在关怀计划中。

八、游戏目标

虽然作业治疗师经常说游戏很重要，但在儿童实践中，很少有证据表明游戏目标包含在干预计划中。在两项调查中，被调查者表示，他们很少把游戏的具体目标包括在内。然而，对于许多家庭、儿童和年轻人来说，参与游戏/休闲比提高特定的患者因素或技能更重要，或更能实现目标。父母通常把他们对儿童幸福的渴望作为首要目标，并把幸福与社会接纳、拥有朋友和能够做出选择联系起来。这些方面都可以通过与同伴的游戏来解决。对于治疗以患者为中心的作业治疗师来说，游戏和休闲作为治疗的一个重要结果，应该从儿童和家庭着手。制定游戏目标有各种方法。目标示例见框 11.3。

框 11.3　游戏目标的示例

儿童应该可以：

- 和＿＿＿#＿＿＿玩新玩具（或玩伴）。
- 玩＿＿＿#＿＿＿新类型的游戏或新的游戏主题。
- 独立地更改或改变游戏活动来增加（或减少）挑战难度。
- 通过独立编写新游戏来展示游戏中的创造力。
- 维持＿＿＿＿＿＿量的游戏时间。
- 游戏中表达成功或快乐。
- 在游戏中表达选择/愿望。
- 独立参与（或辅助）＿＿＿＿＿游戏活动类型。
- 演示＿＿＿＿＿水平的游戏（使用游戏的类别或类型）。
- 在与同伴参与时，选择游戏活动。
- 在＿＿＿＿＿环境中参加＿＿＿＿＿类型的游戏。
- 游戏和非游戏活动之间毫无困难的过渡。
- 开始自己选择的游戏活动。
- 参加适龄的社交游戏。
- 以功能性或象征性的方式使用物品或玩具。
- 加入同伴的游戏。
- 与同伴进行角色扮演。
- 假扮最喜欢的角色。
- 与同伴合作。
- 轮流玩。
- 遵守游戏规则。

九、作业治疗干预中的游戏

游戏和休闲活动在作业治疗中有三种主要的用途，作为工具、奖励和作业活动。在使用游戏作为工具的过程中，作业治疗师完成活动分析，并确定通过参与游戏活动或使用特定的玩具来形成特定的技能。侧重于特定技能的发展，而不是游戏本身（参见第 6 章任务分析和案例 11.1 和案例 11.2）。当游戏作

案例 11.1　Trevor

14 岁的男孩 Trevor，在郊区的一所中学上八年级。他能力很强，但在社交方面表现出困难，无法在课堂上集中注意力，而且始终缺乏恰当的社交技能。他在学校的日子通常是孤单的，不参加学校或课外运动和其他活动。父母都在外工作，哥哥姐姐们是高中学生，一般都忙于自己的生活，无法与他进行定期的积极互动。Trevor 大部分课余时间都在 X-Box 上与其他青少年进行虚拟社交活动。每天有几个小时，他戴着耳机与其他孩子兴致勃勃地开玩笑，谈论他的一天，并与其他青少年合作制定游戏策略。这些谈话已经演变成友谊、定期的网上约会和内部玩笑。他们帮助 Trevor 培养了重要的社交能力和自尊心。

这个案例说明，通过技术使用游戏可以提高社会参与度。

案例 11.2　Sarah 和她的神奇珠子

2 岁半的女孩 Sarah 是轻度痉挛型双瘫。她爱玩、健谈、极富想象力。作为一名早产儿，她的主要运动障碍是独立移动，尽管她有步行的能力，但她害怕走超过几步以外的路。在作业治疗中她最喜欢的活动是装扮自己，指导大家玩一天的游戏主题。Sarah 和她的作业治疗师都会穿上长长的彩色串珠一样的服装。大多数她会穿着串着珠子的服装在治疗垫上爬行，或者牵着作业治疗师的手走路。为了提高 Sarah 步行的信心并减少对他人的依赖，她的作业治疗师开始使用 Sarah 的珠子，逐渐使她不再牵手。首先，当作业治疗师握着 Sarah 的手时，简单地把珠子握在手里。接下来，作业治疗师让 Sarah 帮她用紧握的双手握住珠子。然后，作业治疗师开始将珠子从手掌上的一个球延长到一串珠子，一端由 Sarah 拿着，另一端由治疗师拿着。随着 Sarah 信心的增长，作业治疗师逐渐将他们之间的珠链拉长，大约拉至 45 cm，之后最终完全放开了珠链！Sarah 一直面带微笑地走着，向她的作业治疗师挥手致意。

这个案例说明，游戏是使用的治疗工具（如为了达到表现目标）。

为奖励时,它是完成其他"治疗工作"形式的激励。在这种情况下,游戏活动的功能可能与贴纸的功能相同,或与喜爱的食物、糖果的功能类似(参见第21章关于行为干预的相关内容)。当作业治疗师使用游戏作为作业活动时,他们关注的是游戏本身以及游戏表现或游戏技能的发展。具体而言,作业治疗师可能会侧重于游戏过程中的游戏性或态度,游戏的内在动机和喜好的探索。作业治疗师可以扮演游戏伙伴或玩伴,轮流和儿童一起玩,选择玩什么和怎么玩,并确保正在发生的事情是有趣的。作业治疗师可以与他人合作以确保适当的游戏空间和物品,或作业治疗师可以指导他人关于游戏的重要性,帮助他人与儿童玩耍。每种方法的示例见表11.4。

虽然作业治疗师认为游戏是儿童的主要作业活动,但研究表明游戏在治疗中主要是一种工具。1998年,尽管91%的儿童作业治疗师认为游戏对他们的干预很重要,95%的人表示游戏主要用于引出运动、感觉或社会心理结果;但只有2%的人将游戏本身作为一种结果。作业治疗师也主要使用以成人为导向的游戏,而不是以儿童为导向的游戏。一项重复研究发现了类似的结果,88%的受访者表示,

主要将游戏作为提高技能的一种手段,而不仅仅是玩耍(如精细运动)。仅有4%的受访者表示主要将游戏作为干预结果。作业治疗师在促进儿童和青少年参与游戏和休闲活动方面发挥着关键作用,敦促作业治疗师倡导和引导他人,为游戏提供便利。参见案例11.3(Rachel),它说明了游戏作为干预的目标。

(一)促进娱乐和休闲的作业活动

在某些情况下,作业治疗师促进娱乐或休闲活动的工作时,必须把它作为一项优先事项加以提供和支持。例如,在通常不会有游戏的地方提供游戏小组,如医院或在无家可归者的收容所内创造休闲机会以支持游戏和休闲。作业治疗在保守治疗中的作用是提高生活质量和减少不适症状。作业治疗师通过处理高危疾病儿童的心理健康和游戏需求,为绝症儿童的保守治疗做出特有的贡献。

儿童和青少年玩什么以及如何玩往往没有他们对玩的有效质量重要。儿童和青少年常常把游戏和休闲与乐趣等同起来。虽然一些残疾儿童从游戏中获得了巨大的乐趣和益处,但作业治疗师常发现,

表11.4 游戏在作业治疗干预中的应用	
作业治疗(OT) 中使用的游戏方法	示 例
作为工具(使用游戏来提高其他领域的技能)	治疗师让Bobby玩"糖果世界"游戏,学习色彩匹配技能 治疗师让Jodie用治疗泥做蛇、比萨和饼干,以强化她的手指 治疗师让Sarah在治疗中玩"四子连珠"游戏,学习捏和手掌到手指转移的精细运动技能 治疗师让Mark和同伴一起玩"扭扭乐"游戏,进行运动计划 治疗师让Tom使用各种iPad游戏来学习视觉感知运动技能,如追踪和复制。详见案例11.1和案例11.2
作为奖励(利用游戏来增强儿童完成另一项不太想做的任务的动机)	作业治疗师告诉Johnny,"如果你写完所有的字母,你可以在治疗的最后几分钟选择在iPad上玩一个游戏" 作业治疗师告诉Sally,"如果你把所有的扣子都扣上,你就可以玩马车游戏了" 作业治疗师让Todd列一张他想玩的活动及游戏的清单,在完成一定量的任务后,他就可以选择一个
作为作业活动(侧重于游戏性、游戏喜好、内在动机、作用、乐趣以及促进适当的游戏空间和物质,或其他人的游戏性)	作业治疗师为Marjorie提供各种适合发育的"最适挑战"的游戏和活动,并允许Marjorie选择她想玩的游戏。然后以玩伴的身份与她一起玩,表现出呆萌和乐趣,并巧妙地鼓励她表现自己的乐趣。作业治疗师与无言语交流的Nick进行游戏互动,并且由照顾者示范游戏,帮助照顾者看她所看到的东西并同时大声说出(即"Nick,这看起来是你想玩那个玩具,我看到你在看它。这是你想要的吗?"和"哇,Nick,在我看来你想让我追你,看看我是不是对的,这对你来说很有趣。") 作业治疗师与托儿所服务人员合作,为患有脑瘫的Cara提供合适的玩具和游戏材料,并解释为什么这些玩具有用以及哪些类型的玩具可能也有用。详见案例11.3~案例11.5

案例 11.3　Rachel

Rachel 是一名 9 岁的三年级学生。Rachel 被诊断为广泛性焦虑障碍、躁郁症和注意力缺陷障碍。她的家庭环境不稳定，是儿童保护服务覆盖的经济困难家庭。Rachel 和她的母亲（患有抑郁症、药物滥用和躁郁症）以及哥哥（最近因为药物滥用而入狱）生活在一起。Rachel 喜欢艺术和手工艺，喜欢参加课外活动。她可以很愉快地和成年人交谈，但与同龄人在一起则显得有些格格不入，有时会出现当轮到她时，她对同伴很生气的情况。Rachel 具备良好的粗大和精细运动技能。然而，她有时会很快完成作业，但对细节的关注较差。她在教室里很努力。

作业治疗师与 Rachel 完成了儿童作业自我评估（COSA），发现她不擅长与同龄人交往。然而，Rachel 说这对她并不重要。经过进一步交谈，Rachel 承认她想在学校交几个朋友。作业治疗师设计了干预方式，帮助 Rachel 学会和同伴一起玩，并用适当的方式表示沮丧。作业治疗师示范游戏行为，让 Rachel 参与一些艺术和手工艺的单独课程，之后还邀请同龄人加入。当 Rachel 意识到这些项目对她也有利时，她开始与同伴分享物品。她开始与同龄人互动并一起完成艺术和手工艺课程。作业治疗师治疗侧重于提升 Rachel 对自身能力（自我能力）的信心，以增强她与同伴玩耍的能力。

这个案例展示了将游戏作为干预目标的内容。

研究笔记 11.1

摘要

游戏学习环境（playful learning environments, PLE）和创造性游戏学习（creative playful learning, CPL）已经融合成提供创新学习环境，提高学生成功的手段，然而关于这些环境如何将游戏、体育活动和学习融合成提高学业成功的相关信息却很少。这类游戏学习环境包括乐普森公司的 SmartUs 游乐场，利用电脑、交互式地板、扬声器和其他技术，将户外游戏与学习课程相结合。这样的操场可以培养新的学习方式，例如学生们创造新奇的游戏并通过社交平台在全球范围内分享。作者设计了一项无对照的前后测试的准实验研究，参与者是来自芬兰和荷兰 12 所小学的 276 名学生，结果显示参与游戏学习环境和创造性游戏学习的学生取得了更优异的成绩。作者证实了游戏学习环境能够促进创新、创造力、身体健康和媒体技能的发展，并增加了解决问题能力和学生自主学习的益处。他们的结论是要求教育工作者融合数字时代，并在教育中应用游戏和创造性的方法。

作业治疗实践应用
- 作业治疗从业者需要与教育人员合作设计新的教育方法。
- 游戏性不仅是作业治疗文献中的一个概念，也是教育设计和课程命名中出现的概念。作业治疗师的作用是确保这一点继续得到关注。
- 作业治疗师需要寻找与数字平台和技术相关的继续教育机会，从而跟上这些领域的快速发展。
- 作业治疗师需要成为地区水平课程设计团队的活跃成员。
- 作业治疗研究人员有机会参与游戏学习环境和创造性游戏学习的研究，包括对有特殊需求的儿童应用这些方法。

有些儿童并不爱玩，也不能从游戏中获得乐趣。作业治疗师确保治疗的目的是提高游戏的乐趣。作业治疗师通过语言、肢体语言和面部表情来表达有趣的态度。新奇和想象游戏可以促进儿童的游戏性参与。作业治疗师为儿童示范游戏，并与他们一起玩耍。为了培养儿童的游戏性，必须培养其内在的动机、内在控制力、暂停现实的能力以及在与同伴和照顾者互动时，给予并理解语言和非语言提示的能力。提高儿童的游戏性可能是治疗的一个重要目标，并由治疗师的游戏疗法促进（参见研究笔记 11.1）。

提高游戏表现的初步策略包括示范和模仿。作业治疗师需要以特定的方式具体示范如何玩、尝试让儿童模仿或加入。当这种情况发生时，作业治疗师保持有趣的态度并愿意让儿童做出选择。如果活动变得过于直接，它就变成了工作。作业治疗师需要有呆萌的表现，并表示希望儿童也这样。

对新晋的作业治疗师或不太熟悉儿童游戏的人来说，花时间观看年幼的同龄人一起玩是有帮助的。他们经常轮流选择要做的事，然后根据自己的想法灵活地修改和改变剧本，例如，"现在你做妈妈，我来当宝宝"或者"来吧，我们把它带到那边去"。然而在同伴游戏中也允许有不同意见，如"不，不要在那边，我们从树那边过去"。参与儿童游戏的作业治疗师应允许儿童说"不"，让他们选择替代方案，只要游戏是安全的，应让儿童"顺其自然"地玩。共同控制和协商应该是改善游戏目标的治疗过程的一个标志。

促进富有想象力游戏的具体策略最初可包括使用玩具道具、喜爱的角色或熟悉的故事情节来启动"好像"的能力。案例 11.4 中展示了处理装扮游戏的内容。随着时间的推移，道具会变得更加抽象，故事也会变得更加陌生，人物也会被编造出来。对于有语言和出现装扮技能的儿童，作业治疗师可以通过

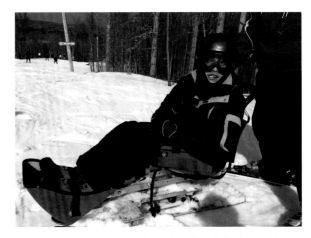

图 11.14　Matthew 在雪地上使用改装过的雪橇

案例 11.4　Phoenix

5 岁的 Phoenix 运动技能有轻度迟缓,但装扮游戏能力严重有限。每当作业治疗师说:"好吧,现在你是消防员,可以装扮……" Phoenix 会回应:"我不是消防员,我是 Phoenix。"试图使用软管形状的物品装扮在仿真火上喷水就失败了。所有作业治疗师尝试使用装扮角色扮演也未能成功,直到提供非常现实的道具。当带着消防员的装备和塑料消防帽进来时,Phoenix 就可以把所有的东西都戴上,然后用红色硬纸板搭成消防站,再用一个红色的骑行玩具当消防车。作业治疗师鼓励 Phoenix 骑消防车到火灾现场。他骑着消防车到水池区,在那里 Phoenix 可以用水喷洒的灭火装置扑灭"火"(一幅可清洗的、用红色、橙色和黄色画的火的图片)。当水喷在可清洗的火焰标记上时,它就会被冲走,然后火就熄灭了。然后作业治疗师创造简单的游戏,如使用真实道具扮演医师和警察。总有一天,作业治疗师可以让 Phoenix 用较少的真实道具来玩装扮游戏,直到最后他可以用想象力和手边任何物品来进行角色扮演。

有趣的提问帮助他们在游戏中变得更有创造力和想象力。例如,作业治疗师会问的事有,如果外星人是蜘蛛和鳄鱼的结合体,它会是什么样的? 如果我们的船有个洞,我们怎样才能到达那个岛呢? 那边的圆木怎么样(指着一根游泳浮力棒问);我们能紧紧抓住这根圆木游到岛上去吗? 在这样的提问过程中使用有趣的声音和行为,确保它感觉像是游戏,而不是成人的指导。再次强调,作业治疗师必须愿意接受否定的答案。

作业治疗师通过在目标设定和活动参与方面的选择和自主来推进休闲活动。作业治疗师与家庭合作,鉴别可能存在的休闲机会、发现休闲兴趣并尝试将青少年的休闲兴趣与家庭的休闲兴趣相匹配。通过活动分析,作业治疗师指导青少年和家庭将技能、能力和兴趣与休闲机会相匹配。他们可使用适应的活动或改造来调整任务需求以获取成功的表现。图 11.14 列举了适应性游戏的活动。

启动休闲参与的具体过程被称为 EACH 儿童,这是基于自我决定理论,并侧重于自主性、关联性和能力。第一步是休闲分布图的评估过程,通过面谈和活动分析发现青少年的兴趣和能力。记录与特定休闲追求相关的享受、兴趣、希望、专注和技能是很重要的。第二步是指导过程鼓励个体成长和技能发展。作为这一过程的一部分,社区评估和发展社区机会是必要的。

(二) 适应并改造游戏环境和物品

环境以及其中的物品、设备和机会对于为儿童创造游戏氛围至关重要。为了推进游戏,环境空间、玩具和设备应该具有灵活性。游戏空间应该提供各种体验,并允许创造性、幻想、变化和机会。儿童需要能够控制空间,也就是说有物体、玩具和人来移动及改变,并且自由的移动它们。需要设计室内外游乐场和集体游戏空间,以促进躯体障碍儿童的普遍使用并鼓励社会化。

在为儿童设计游戏空间时,作业治疗师应考虑以下要点:

- 使用的颜色和质地。
- 设备和用品的新颖性和可变性。
- 注重感觉(视觉和声音选择)。
- 考虑年龄和发育水平。
- 可转换的游戏空间,以接纳不同能力水平和兴趣。
- 舒适性、尺寸和安全性(较小的空间常是最好的)。
- 所有方面都可涉及,超越了简单的身体使用。
- 能够提出主题或允许不同的主题游戏。
- 使用自我治疗和他人治疗(爱玩的人最容易让人玩起来)。

设计过程包括利益相关者、儿童、家长、朋友、可能的资助人员、设计师、宗教人士和其他社区成员,他们能够对创造性的设计过程提供有价值的见解,并确保设计确实满足且超越了游戏参与者的需求。游乐场的设计正采取全新独特方向,如丹麦康潘公司所发现的。这些新公司的选项包括童话般的户外游戏设计,带有适龄的物理挑战,并且在游戏设备上集成带有二维码的数字包,这些设备与游乐场内的智能手机和平板电脑相结合,通过故事和游戏来扩展游戏主题(研究笔记11.2)。

作业治疗师获得有关其所在社区现有游戏空间的知识,以便就资源和参与机会为家庭提供建议。满足特定需求的机构不断增长,为家庭提供了新机会。示例有 We Rock the Spectrum 感官训练室特许机构,为孤独症谱系障碍患儿和其他特殊需求的儿童提供特定结构的游戏空间和课程。

作业治疗通过适应、改造或使用辅助技术的干预措施,改善躯体障碍儿童的游戏参与。可以对玩具和设备进行调整,使其最适合儿童使用。作业治疗师使用对玩具属性的知识,使之适应儿童。开关,适应性键盘或感觉障碍的准备,可以让儿童受益并在游戏中更加独立,这是必要的。游戏可以通过各类增强型设备来改善,从非常简单的适应设备到复杂的电子设备(参见第19章关于辅助技术的内容)。此外,机器人的日益普及为身体技能受限的儿童和青少年提供了另一种游戏选择,并显示出作为有效的游戏工具的希望及潜力。机器人也可以用来增强趣味性。通过适应,儿童可以克服障碍,参与喜爱的活动。

(三)教育、指导和培训他人

作业治疗师与父母、老师、同伴或兄弟姐妹一起工作,为患者提供游戏的便利,改善转移,增加练习新技能的机会并改善患者的享受、参与和生活质量。残疾儿童经常需要全天接受治疗,因此可能会失去独立或社交活动的机会。通常情况下,他们的许多经历都是遵从成人的指示,而不是独立选择和自主的。支持儿童自由游戏的教育和培训是发展游戏及游戏性的必要条件。

治疗师可能会主动与儿童或青少年生活中重要的照顾者,讨论自由游戏和休闲、自主和自我决定以及享受或乐趣的重要性。治疗师可以帮助家长或教师找到合适的时间,使得儿童更自然地游戏。治疗师也可以向家长或教师建议,儿童喜欢的非传统游戏形式是有意义的作业,而不是需要消除的行为。参见案例11.5,列举了改善游戏参与的干预措施。

为儿童服务的作业治疗师也建议认真选择玩具和物品,激发儿童的想象力并鼓励他们在家里、课间休息时或在社区与同龄人一起玩新游戏。关于合适的游戏物品和游戏空间的建议,支持了游戏在整体发展中的重要性。例如,作业治疗师可以帮助家长或教师列举"玩具清单",这样他们就可以用日常的材料

研究笔记11.2

这些研究人员研究了由作业疗法负责的8对早期干预儿童与照顾者的游戏组的疗效。有特殊需要儿童的年龄从15个月到3岁不等。作者使用各种模式引导半结构化的游戏组,包括综合游戏组模式,包含感觉运动探索以及之前研究中描述的用于分析和想象的玩具。此外,护理人员的教育和辅导也与发育性游戏相关。每周干预1次,每次1小时。研究结果包括儿童游戏的趣味性、评估玩性测试并通过美国国家儿童健康与人类发展研究所(National Institute of Child Health and Human Development, NICHD)早期儿童治疗研究网络测试照顾者的反应能力。研究设计为前后测试对比,重复测量设计超过17周,基础测量在第1周和第5周,然后是为期8周的游戏组干预,末期测量在第13周和第17周。结果表明,所有参与者在参与该系列活动后儿童的游戏性显著增加,其效果值为89。在这项研究中,照顾者的评分没有显著变化。

Fabrizi, S. E., Ito, M. A., & Winston, K. (2016). Effect of occupational therapy–led playgroups in early intervention on child playfulness and caregiver responsiveness: a repeated-measures design. American Journal of Occupational Therapy, 70, 7002220020. https://doi.org/10.5014/ajot.2016.017012.

案例11.5　Tonya

患有孤独症的学龄前儿童 Tnoya,她独立游戏的技能很弱。在自由游戏的时候,她通常会避开其他孩子独自玩耍,她会抓住一根带子旋转,看着带子在空中飞舞。Tnoya 的老师和父母都希望她能有更多的社交活动并能和同龄人一起玩耍,但每当他们干涉拿走带子时,Tnoya 就会变得非常沮丧。当同伴接近 Tnoya 时,她通常会走开。作业治疗师与教师以及一些同学一起用丝带创造了类似"跟随领导者"的游戏。作业治疗师教同伴们跟随 Tonya 的领导模仿她用带子做的事情。Tonya 注意到同伴也会做她所做的事。作业治疗师加入进来,鼓励 Tonya 参与到带子游戏中,从而拓展她对带子的处理方式,稍微改变一下 Tonya 自己的做法。当 Tonya 看到她可以"让"别人和她一起做事时,她最终会自发地做得更多,让她的同伴也做得更多。随着时间的推移,这个游戏慢慢地扩展,直到她的同伴们不仅学她,而且她也学着她的同伴。作业治疗师帮助同伴在操场上用带子引导游戏,使用各种不同的设备和带子。最终通过治疗引导的互动,这个游戏演变成操场上一个更典型的领导者游戏。

来创造游戏空间(如厨房里的一个特殊的橱柜、车库或手工制品区的玩具工作台、教室或操场角落里的特定游戏区)。有关玩具清单的示例,请参见框11.4。

　　帮助父母、教师、兄弟姐妹和同龄人理解游戏的重要性,并鼓励他们与儿童玩耍,这是治疗的目标。积极地让关键的成人或同龄人参与,治疗师帮助他们欣赏儿童的长处、学习与儿童玩耍的乐趣并发展符合儿童兴趣的游戏技能。在为儿童做事和允许儿童形成并实现自己的意愿之间建立平衡,成人、兄弟姐妹和同龄人可能需要指导。作业治疗师模拟游戏行为,鼓励家庭成员、教师或同伴在没有指导或控制的情况下参与和完成游戏,并帮助他们组织或调整游戏环境满足儿童需求。这对于正在参与社区活动的青少年来说可能尤为重要,如体育活动或童子军活动。在这种情况下,父母可能会过度保护儿童,或者在某些情况下,他们会通过这些活动来间接地影响他们。

支持儿童的父母在身体、社会或情感方面具有特殊的挑战。据估计,在美国有400万未成年儿童的父母可能受益于作业治疗的干预和(或)支持。残疾父母会增加儿童潜在游戏发育迟缓的风险,这需要相关人员合作、共同解决问题、设定项目和教育。为了满足父母和儿童双方的需求,作业治疗师与母亲及儿童合作。

对任何年龄的儿童来说,教育他人以促进游戏性的互动是很重要的。例如,在新生儿重症监护病房工作的作业治疗师或在社区为婴儿服务的作业治疗师教育父母,让他们了解婴儿的提示并适应婴儿的行为,从而形成积极的体验,这是婴儿成长中游戏过程的基础。作业治疗师可以指导教育工作者、家长和儿童照顾者,让儿童参与各个年龄段的游戏和互动,这可以提高大龄儿童的领导技能,并提高他们年幼玩伴的创造力和想象力。

(四)倡导和关注健康

作业治疗师有独特的作用,不仅为患者,也为正常儿童充当游戏的倡导者。作业治疗师可以通过多种方式倡导游戏,包括:

- 为教职人员和操场监督员提供社区课程或服务,教育他人自由游戏的重要性。
- 协助学校为安全活跃的户外游戏建立适合使用的游乐场。
- 志愿服务于社区和学校的操场建设委员会。
- 与儿童博物馆合作制定游戏场地。
- 在网址上寻找美国作业治疗师协会的提示单"在游戏中学习""如何选玩具和玩具购物清单""在休息中提升"。
- 与组织合作(如:星光儿童基金会),为患有慢性病和危重疾病的儿童提供有趣的家庭体验和保守治疗支持工具。
- 与美国各州和国家作业治疗协会及其他促进早期学习和儿童发展的组织合作,在社区倡导游戏和游戏空间。
- 与提供游戏机会的社区组织合作(如:基督教青年会、童子军、游戏室、游泳项目和体操项目),提高易用性并为所有儿童提供调整。

健康项目正在增加,部分原因是为了应对美国儿童肥胖症的流行,以及相关的久坐不动的家庭中的儿童数量。侧重于作业生活方式的改变项目,提

框11.4　玩具清单

　　作业治疗师可以与父母分享这个玩具清单,以促进家庭的游戏和乐趣。父母经常在儿童生日或假期前征求他们想要的礼物。这份清单可以帮助教育他人关于儿童的游戏需求。

步骤1

解释"好玩具"有以下品质:

- 适合儿童的年龄和发育水平。
- 维持儿童的兴趣。
- 经久耐用(换言之,它们是经得起时间考验的玩具,可以被儿童以多种方式使用多年,如乐高)。
- 安全耐用。
- 促进学习。

步骤2

鼓励家长按以下类别在家中制作玩具清单:

- 活动玩具(骑行玩具、户外或运动器材)。
- 操作玩具(建筑玩具、拼图、穿衣玩具、珠子、积木、沐浴玩具、沙或水的玩具)。
- 虚拟玩具(玩偶、填充玩具、木偶、角色扮演、交通玩具)。
- 创意玩具(音乐玩具、工艺美术材料、数字音乐或带有创意应用程序的平板电脑)。
- 学习玩具(游戏、如科学模型等特定技能的玩具、有学习应用程序的电脑或平板电脑、书籍)。

步骤3

与家长一起检查玩具清单。就家庭游戏空间和与儿童干预目标相关的游戏提出建议。

高了生活质量,促进了积极的生活方式。家长和儿童想要改变他们的娱乐和游戏时间,而积极的游戏是这类活动的关键组成部分。作业治疗师提倡制定此类计划或者会积极参与计划的制定和实施。

总结

　　游戏是童年最重要的作业活动之一。它对健康和生活质量至关重要。儿童通过游戏来发育技能(运动、感觉、认知、情感)并学会处理情况、与同伴协商和建立社交。儿童在游戏中挑战自己,解决问题。由于游戏的重要性,作业治疗师在治疗中不仅把游戏作为提高技能的工具,而且也作为干预的目标。

总结要点

- 定义游戏的许多问题之一是,存在游戏类型的多样性和游戏发生跨越多个发育阶段。婴儿、幼儿和青少年的游戏方式不同。有时儿童玩的时候很严肃,有时他们很呆萌。因为游戏包含了生命周期内和许多不同环境下的行为,所以很难定义。

- 其他学科的游戏理论也影响了作业治疗专业。现代理论认为游戏有助于儿童的发育。他们认为游戏帮助儿童达到最佳的觉醒度,发展自我功能或认知技能。社会文化的解释包括社交能力的发展,角色的发展和掌握以及文化。最近关于人类游戏的观点表明,功能之一是促进人类的创新和人类文化的进化。作业治疗师利用这些理论更好地理解了游戏。

- 在使用游戏作为工具的过程中,作业治疗师完成活动分析,并确定特定的技能可以通过参与游戏活动或使用特定的玩具来形成。重点是特定技能的发展而非游戏本身。当游戏作为奖励时,它是完成其他"治疗工作"的激励。在这种情况下,游戏活动的功能可能与贴纸、食物或糖果的功能相同。当作业治疗师将游戏视为作业活动时,他们关注的是游戏本身以及游戏表现或游戏技能的发展。具体而言,治疗师可能会讨论游戏性或游戏过程中的态度,或内在动机和探索游戏喜好。

- 环境以及其中的物品、设备和机会对于为儿童创造游戏氛围至关重要。为了建立游戏,环境空间、玩具和设备应具有灵活性。游戏空间应该为创造力、想象力和变化提供各种体验及机会。儿童需要能够控制空间,这意味着可以移动和改变物品、玩具和人,并且可以自由地移动它们。需要设计室内外操场和集体游戏空间,促进躯体障碍儿童的通用性并鼓励社会化。物理和社会环境可以促进或抑制游戏。

- 作业治疗师通过与儿童、家长和教师面谈来评估游戏;在自然环境中观察儿童;进行游戏评估;综合信息后制订干预计划。游戏评估可以帮助作业治疗师更全面地观察游戏行为。

- 游戏可用于提高儿童的技能(游戏是一种工具)。它可以作为奖励(儿童完成其他活动后)。也可以作为治疗目的,因此是治疗的手段和目的。使用游戏作为作业活动的作业治疗师可以注重游戏技能(游戏课程),改善儿童的游戏(作为结果)。

- 作业治疗师通过提供社区课程、展示服务、协助学校发展可用的操场、社区服务、在儿童博物馆设置游戏场所和提供趣味性的家庭体验、与美国各州和作业治疗师协会合作等手段倡导游戏,并通过媒介促进游戏的实践和研究。

第 12 章

日常生活、睡眠、休息和性行为的评估与治疗
Assessment and Treatment of Activities of Daily Living, Sleep, Rest, and Sexuality

Jayne Shepherd, Carole Ivey

问题导引

1. 影响儿童日常生活活动能力（ADL）和睡眠习惯的因素有哪些？
   - 身体结构和功能、表现技能、表现模式和活动需求如何影响儿童的日常生活能力、睡眠及休息？
   - 儿童、家长、照顾者或教师如何优先安排日常生活活动任务？他们认为什么是必要的？
2. 如何以及何时评估 ADL 技能？
   - 可用哪些客观或主观的评价？
   - 评估的地点和时间是否影响表现？
3. 你应该问儿童和照顾者什么问题？
4. 可以使用哪些一般干预策略和方法来促进日常生活活动能力、健康的睡眠和休息？
5. 哪些证据可以支持对特定的残疾儿童群体使用特定的干预技术？
6. 治疗师如何改变环境、设备或技术来支持残疾儿童的日常生活活动能力的发展和睡眠？（人与环境相适应）
7. 在日常生活活动能力、睡眠和休息方面，环境对儿童的表现和父母的期望有什么影响？

关键词

日常生活活动能力	环境适应	提示
适应性体位	正向链接	睡眠和休息
辅助设备	分级技术	视频自我示范性治疗（VSM）
反向链接	部分参与	
诱因	表现情境	

　　从出生起，儿童最早从事的一些作业是日常生活活动以及休息和睡眠。根据作业治疗实践框架，自理或日常生活活动能力包括进食和喂养，洗漱和洗澡，个人卫生和梳洗，穿衣，学习如何照顾自己，如如厕卫生、二便管理，功能性移动。其他 ADL 任务包括管理个人辅具和学习表达性需求。休息和睡眠的类别包括休息、睡眠准备和睡眠参与。

　　随着儿童的成长，ADL 的表现和休息睡眠都变得更加独立，能更好地进行自我调节。儿童学习以适合社会的方式进行日常生活活动，养成日常生活活动的习惯和日程安排，以便他们能够从事家庭和社区内的其他工作活动如教育、游戏、休闲、休息和睡眠、社会参与、协作活动、工具性日常生活活动能

力和工作。通常当儿童很小的时候，他们会把日常生活活动能力作为照顾者和儿童的共同工作来执行，特别是当儿童有残疾的时候。父母通常会制定洗澡、穿衣和进食的日常安排，并将更复杂的日常生活活动委托给其他人。同样，早期关于休息和睡眠的习惯及日常安排最初是由照顾者建立并维持的，然后随着儿童的成长变得更加独立。休息和睡眠的作业模式通常会影响日常生活活动能力的表现，日常生活活动能力的日常安排和模式也会影响休息和睡眠，如洗澡时间会影响入睡。

　　本章讨论儿童因素、情境、活动需求、表现技能和模式之间的动态交互作用，这些因素和模式让儿童可以在各种环境中进行休息和睡眠以及日常生活

活动。回顾可以改善 ADL/休息和睡眠的评估方法、干预方法和循证策略。在讨论如厕、穿衣、洗澡、梳洗的各种限制、干预和环境改造后，其他与 ADL 相关的活动任务以及睡眠和休息的表现也会进行讨论（进食已在第 10 章中介绍）。考虑到文化、时间、虚拟和个人因素，本章提供了改造物理环境和社会环境的示例。

一、发展日常生活能力的重要性

正如第 4 章和第 12 章中讨论的，掌握 ADL 的基础起始于婴儿期，并在整个童年以及青春期中得到改进。当儿童开始自己洗澡、穿衣、梳洗和如厕时，会受文化价值观、父母的期望、社会和家庭习惯以及物理环境的影响。总的来说，社会和家庭认为儿童为了满足自己对日常生活活动的需求，会不断发展出更高水平的能力。

当儿童是先天性或获得性残疾时，父母和儿童对日常生活活动能力和日常生活独立性的期望会发生改变。儿童从积极参与日常生活活动中受益，包括掌握对儿童有意义和有目的的任务时维持和改善身体功能及健康能力 [如肌力、耐力、关节活动度（ROM）、协调、记忆、排序、概念形成、身体意象、清洁、卫生] 以及解决问题的能力。ADL 任务的掌握可以提高自尊、自立能力和自主性并给儿童自主权。

当儿童学习新的日常生活活动任务时，能观察到行为习惯和模式的发展。日常安排有助于满足或促进完成日常生活活动任务以此满足家庭、学校、社会和工作环境中的角色期望，并为未来培养健康的习惯。它们是以文化为基础的，通常是预期与实际的结合。每个家庭、教师、雇主或社会组织会遵循独特的自理任务安排。例如，当一家人要去某个地方时，他们可能需要去上厕所，而老师可能只允许学生在一天中的固定时间如厕。有时这些日常安排会伤害 ADL 表现。例如，当 Lou 阿姨来访并改变浴室物品摆放位置后，患有孤独症或强迫症的儿童在完成梳洗任务时可能会非常刻板，不能灵活变通。儿童也会在接触任何物品后，日常性地洗手。此时这些行为模式影响而不是支持了他们的 ADL 表现。

家庭可能有或者没有影响日常生活活动能力表现的日常安排（如他们何时吃饭、洗澡、洗衣服的频率、儿童如何管理眼镜或护具等个人物品）。随着儿童的成长，他们对发展和保持日常生活习惯更加有责任感，从而进一步预防疾病，保持健康快乐。检查皮肤状况、如厕或洗澡时保持清洁、通过刷牙预防蛀牙、维护矫形器、血糖检测仪或导管等个人护理设备、养成固定的就寝时间和睡眠习惯，这些都是帮助儿童满足社会生活角色期望的健康生活习惯。美国作业治疗师协会（AOTA）有许多提示清单可以帮助护理人员制定早起、如厕、洗澡和睡眠的习惯安排。

二、影响表现的因素

儿童因素、表现技能、环境、情境因素、自理活动的具体要求以及儿童的表现技能，都影响了儿童成功参与 ADL 的能力。ADL 是内在和外在条件相互交织的情境下进行的，一些来自儿童内部（如与残疾有关的身体功能和身体结构、价值观、信仰和精神），其他则来自儿童外部（如社会和物理环境；虚拟、文化和时间情境）。当作业治疗师考虑这些因素时，他们决定了儿童学习自理所需的知识、表现技能（目标导向行为）和模式。

（一）儿童因素与表现技能和模式

改善日常生活活动能力的作业治疗干预，应该考虑儿童和家庭的价值观以及任务发生的背景。儿童的独立性、安全性和作业表现的充分性以及家庭期望的水平共同决定了儿童在各种情况下的日常生活活动能力。

特定的儿童因素（身体结构和功能）、表现技能和表现模式将影响 ADL 的表现。例如触觉反应过度的儿童在穿衣时可能会哭，并拒绝穿衣，尽管他们有这样做的运动和认知技能。有视力障碍的儿童可能在梳头发时需要使用触觉。脑瘫患儿在穿衣过程中可能无法控制坐姿，但可能具有以侧卧位穿衣的感知觉技能（如左右辨别、图形/背景）。注意力缺陷多动障碍（ADHD）儿童可能拥有完成自理任务所需的所有运动和感知觉技能，但他们的组织、排序和记忆等处理技能可能会干扰充分和安全的表现。

兴趣水平、自信和动机是帮助儿童达到高于或低于期望的表现水平的强大力量。智力残疾、创伤性脑损伤或多重残疾的儿童可能在协调性、主动性、注意广度、排序、记忆、安全性以及跨环境下学习和泛化活动的能力方面有障碍。然而有了指导和实践的机会，ADL 可能会成为这些儿童最有能力完成的任务。以儿童为中心并每天练习的 ADL 任务导向目标通常具有可实现性和激励性。

儿童的残疾或健康状态可能会影响他们执行

ADL任务的能力，也可能会在ADL任务期间影响照顾者与儿童的互动。治疗师和照顾者应该考虑儿童的学习能力和安全地完成有难度的ADL任务的能力（如自己洗澡、刮胡子、管理助听器），以确定何时或如何教授技能。疼痛、疲劳、儿童完成任务所需的时间量以及儿童对其表现的满意度都会影响ADL作业的选择。曾因医疗措施而疼痛的儿童，可能会避免他们认为会受伤的ADL活动。对脑瘫儿童的康复研究发现，脑瘫的严重程度可以最大限度地预测一个人的自理（如进食、梳洗、洗澡、穿衣、如厕）、移动功能（如转移、位置）和社会功能，正如儿童残疾评定量表（PEDI）所测评的。对于一项研究中的受试者，当粗大和精细运动技能较少受到影响时，功能性的技能表现增加，照顾者的帮助减少。因此，为基础的粗大运动和手部技能发展提供干预，可以改善儿童ADL的疗效。

患有急性疾病或患有多重残疾的儿童，每天需要做很多医疗措施（如管饲、气管切开护理、二便护理），可能没有时间或精力独立完成日常生活活动。例如，Jenna是一名10岁且患有C6脊髓损伤的四肢瘫患者，她可以在45分钟内独立穿衣，但她和家人更倾向于别人给她穿衣服，这样她就可以有更多的精力去完成学习。多重残疾的儿童可能无法完成全部或部分ADL任务，但他们可以部分参与或指导他人如何照顾自己（案例12.1）。当儿童长时间住院时，他们往往需要对参与的自理活动有一定的控制能力。图12.1展示了在医院里做一小部分自理活动对患有急性疾病的儿童是可能的且有意义的。

（二）作业表现的环境和情境

ADL任务的启动和完成受到任务情境的影响，包括儿童的内外环境（如个人、文化、时间和虚拟环境）和儿童的周围环境（物理和社会环境）。儿童们所经历的四种主要环境是家庭、学校、社区和工作。一旦作业治疗师了解了作业发生的情境，支持和障碍也就确定了，进而选择与活动需求、物理环境或社会环境方面一致的干预策略。尽管本节将情境分为不同领域，但所有领域都是相互关联的。

1. 个人情境和时间情境：家庭生活圈和发展阶段　年龄、性别、教育和社会经济地位决定了ADL的个人环境。在评估穿衣时，认识个人环境对在家庭预算内选择适合年龄和性别的服装至关重要。一天或一年的时间、儿童或其他家庭成员的生命阶段、家庭习惯和作业活动、活动持续的时间、顺序或过往

> **案例12.1　Karina：部分参与**
>
> 4岁的Karina因与肌肉疾病有关的呼吸系统并发症而每两个月住院一次。像大多数4岁的女孩一样，Karina对发型有自己的想法和喜好，她喜欢戴发夹、丝带、珠宝和化妆。Karina气管切开后耐力差、肌力受限、独立坐姿控制受限。虽然独立坐在床上梳洗受到这些个体因素的限制，但在部分参与的情况下，Karina仍然可以完成部分活动。她可以坐起来，在作业治疗师的身体支持下向前弯腰，伸手选择发夹，并在帮助下梳理头发。

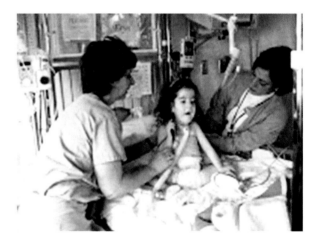

图12.1　部分参与。儿童在治疗师提供床边支持时，可以参与梳头和选择发夹的部分活动

历史，这些都包含在时间情境下。考虑到Cory正在学习系鞋带。建立一个常规方法以便他每次在家和学校中尝试时都能用同样的方法完成任务，即先是拉紧两条鞋带，然后打个X结。Cory每次穿鞋时都会练习系鞋带，但他却很容易沮丧。如果父母要在上学前练习系鞋带，那他们早上都必须提前15分钟起床，这样Cory就不会因为时间的限制而变得沮丧。当季节变化时，Cory不仅要系鞋带，还要穿靴子和额外的衣服（如手套、雪地裤）。因为这些额外的时间限制，父母决定在一天的其他时间或周末来练习系鞋带。

儿童通常会按顺序掌握日常生活活动能力，随着整体能力的提高而习得特定的任务。ADL发展的顺序有助于作业治疗师和家庭对不同年龄段的儿童形成实际的期望，并有助于确定教这些作业的适当时机（关于发展的详细信息见第4章）。作业治疗师通过考虑儿童的年龄决定何时停止从事特定的准备活动或治疗活动。例如，10岁的Tilly接受了8年的作业治疗以提高刷牙技能。如果她在8年内都没有掌握使用牙刷所必需的运动技能，那么她今年学会

刷牙的机会有多大？对作业治疗师来说，可能是时候使用水浆图片或指导他人帮她刷牙了。

　　家庭在帮助和鼓励儿童完成日常生活活动能力方面的能力和可行性各不相同。这种能力通常取决于家人和儿童在家庭生命周期中的位置、儿童的个体因素或特点以及家庭在日常生活中花费时间和灵活性的能力。当残疾儿童还是婴儿时，父母经常寻求有关喂养、穿衣和洗澡的指导。到 3 岁时，儿童自己进食、穿衣和如厕技能可能会成为父母的困扰。例如，如果 Mary 是 7 个儿童中最小的，那么喂养或穿衣独立性的提高可能不那么重要，因为她的哥哥姐姐们喜欢给她喂食和穿衣。当 Mary 进入托儿所或另一个兄弟姐妹出生时，学习基本日常生活活动能力可能会成为优先事项。

　　与足月出生的儿童相比，极低出生体重儿童或高危儿童的母亲往往通过在日常生活中给予更多指导性和积极性的情感及社会帮助，来适应儿童运动和认知的需求。有时父母过度参与儿童的自理会增加儿童的焦虑。作业治疗师需要考虑照顾者如何通过改变社会和物理环境或通过改变 ADL 的需求来积极支持或阻碍 ADL 的参与。在制定 ADL 干预时，父母和照顾者的策略是与儿童在家庭日常安排中共同协作，对该策略的直接认识是必须要考虑的。

　　2. 社会环境　社会环境、家庭、其他照顾者和同龄人提供了鼓励并支持了 ADL 的独立性。他们也塑造了对儿童日常生活活动能力的希望。在大家庭中，可以指派不同的成员为残疾儿童执行或帮助执行特定的日常生活任务；在其他家庭中，父母可能是负责儿童日常生活需求的唯一人选。家庭期望、角色和管理日常生活需求的日常安排也会影响儿童的日常生活能力和表现模式的发展。例如，在农场生活的父母可能希望他们的孩子在黎明时起床，穿上工作服和靴子，做一些家务，如喂养动物、接受家庭教育、帮助卖鸡蛋来增加家庭收入。

　　在制订治疗计划时，作业治疗师会考虑家庭成员的个人特征如气质、应对能力、灵活性和健康状况（参见第 3 章）。例如，如果母亲情绪低落、无法下床、无法开始早晨的日常生活，母亲可能会让年长儿童担任"母亲"的角色。智力残疾或有心理健康问题的父母，可能需要作业治疗师示范行为，以便学习如何提示儿童和为儿童构建任务。有身体问题儿童的父母可能需要指导和练习如何安全使用特定技术及辅助设备。

　　对社交习惯的分析有助于确定何时以及如何教授日常生活活动能力。在家庭、学校、社区和娱乐环境中，日常安排可能会有很大的不同。对智力残疾或孤独症儿童而言，日常生活中的变化可能会使他们感到糊涂或混乱，但对于没有注意力、感觉或认知问题的儿童，这些变化反而有激励性。图 12.2 是洗手步骤的视觉提示。当任务在自然发生的时间和地点下被教授或练习时，它们能更快成为儿童行为的一部分。例如，校内作业治疗师可能会在公共汽车上训练儿童功能性移动，也可能会在儿童脱外套时进行穿衣训练。当任务融入所有环境时，儿童有多

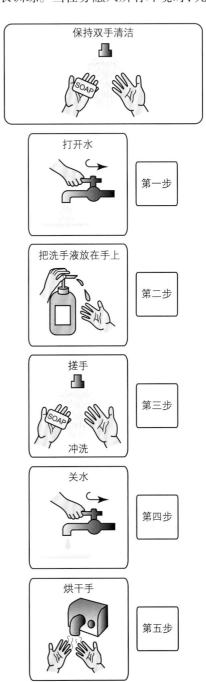

图 12.2　这个简单的图片顺序为 Adam 提供了独立洗手所需的提示

种机会练习活动，并学习如何使用环境中的自然线索来改善他们的行为。同龄人的社交互动和人际关系在激励和帮助他们成功自理方面极为有利。Judie Schoonover 是弗吉尼亚州的一名作业治疗师和辅助技术专家，她描述了在学校的日常活动中建立日程安排练习 ADL 任务。

　　　演练技能，如认知能力受限的学生为如厕而进行的穿衣和脱衣训练，这些技能若脱离了日常生活就没有意义了。他们也不明白为什么要脱衣服，然后没有上厕所就穿好了裤子。相反，我让他们的母亲把零食放在有按扣、纽扣和拉链的东西里，并送到学校。你猜怎么着？解开扣子取出零食更有吸引力，而且不需要每周在治疗室进行作业治疗。我曾使用的另一个策略是个别化教育计划目标为让儿童系鞋带（但这名儿童不穿系鞋带的鞋子），我与她的老师讨论把打蝴蝶结作为其行为计划的一部分。每当儿童在课堂上完成一项任务，她就在一个特殊的销钉上系一个蝴蝶结，而不是在图标上贴贴纸。

　　3. 文化情境　随着作业治疗师在一系列服务提供模式中与儿童及其家庭一起工作，他们必须了解自己和他人的文化信仰、风俗、活动模式以及对表现的期待。作业治疗师可能会融入家庭，因为有人认为他们需要这类服务，而家庭可能不欢迎作业治疗师就儿童和家庭的自我维持活动及习惯提出个人问题。家庭、照顾者和社会群体的文化期望作为一个整体，可能会决定行为标准。家庭信仰、价值观和对养育子女、自主及自力更生的态度都会影响父母对日常生活活动能力的认知。在英欧文化中，父母通常关心儿童是否达到了发育里程碑，而其他文化（如西班牙裔）可能对达到里程碑更为随意。儿童可能在较晚年龄才学习扣外套、系鞋带或切食物，因为父母可能会把这视为照顾和爱护儿童的一部分。

　　社会角色的期望和日常习惯受文化影响。在 Horn、Brenner、Rao 和 Cheng 的一项研究中，非洲裔美国父母比收入更高的白种人父母（25 月龄）希望在更早年龄段（18 月龄）进行如厕训练。许多英欧父母鼓励儿童独立和自立。相比之下，许多西班牙裔和亚洲家庭可能鼓励在家庭中相互依赖。在不同的文化群体中，穿衣、进食、洗澡、睡觉和执行家务的习惯各不相同。例如，在某些文化中，每天洗澡的次数可能少于一次、会因场合不同而变换发型和头饰，

这些均取决于儿童的文化群体。

　　文化也会影响儿童用于进行 ADL 的工具、设备和材料的类型及可用性。习俗和信仰可能会决定父母如何给儿童穿衣服、吃什么、用哪些器皿自己进食、如何准备食物、可以接受哪些类型的改良以及如何满足医疗保健需要。例如按照习俗，中东的穆斯林或非穆斯林家庭只能用左手如厕。经济条件、地理位置以及教育和就业机会有助于确定家庭可获得的资源和支持类型。经济因素在许多方面影响日常生活活动能力，比如鞋子可能旧了、尺寸不对、可能没有室内自来水或者保姆可能需要给年幼的残疾儿童穿衣服、梳洗和（或）喂食。

　　4. 物理环境　物理环境中的障碍包括地形、家具和其他物品，这些可能会阻碍儿童提高日常生活活动的能力。有障碍的建筑物和满是家具的房间，会限制坐轮椅的儿童在环境中的移动。另外，大的开放空间可能太大，学龄前儿童无法保持兴奋和完成日常生活的任务。地面的差异也会影响行动能力；例如，地毯会让使用助行器或轮椅更加困难。治疗师评估的其他物理特征与环境中的家具、物品或辅助设备的类型以及它们是否可用和与无障碍有关。在一个环境中可用的东西（如家中特定类型的厕所）可能在其他环境中就不可用了，如医院或工作场所。物理环境的感觉方面通常会影响表现（如照明类型、噪声水平、温度、视觉刺激、任务的触觉或前庭输入）。特别是孤独症或注意力缺陷多动障碍儿童往往对环境的感官方面过于敏感和分心。

　　用于执行 ADL 任务的用品可促进或阻碍 ADL 的表现。穿衣用品（如带扣子的衣服、有鞋带的鞋子）、梳洗用品（如牙刷、牙膏分配器的尺寸和设计）或洗澡用品（如肥皂、浴手套的类型、毛巾的感觉）可能会激励儿童或分散儿童的注意力。ADL 用品或辅助设备必须是可以接受的，要契合儿童和家庭的喜好，并满足社会、文化和物理环境的要求。

　　5. 活动需求　在一定情境下，活动需求会促进或阻碍 ADL 表现的质量。任务分析有助于作业治疗师理解活动的复杂性及活动的各个方面。有关活动分析的更多信息请参见第 6 章。该评估包括分析使用的物品、空间和社会需求、顺序和时机以及所需的行动和技能。临床、家庭、学校和社区的活动需求各不相同。例如，当一名创伤性脑损伤的青少年正在学习设计发型时，他在作业治疗室的表现技能可能与在医院或者家庭浴室观察到的表现有显著不同。儿童不熟悉水槽或浴室的环境，这可能会扰乱

运动技能的流畅性,空间安排、照明和地面可用性也可能会导致处理技能问题。对于活动,根据时间需要、遵循并排列特定的步骤。

按顺序的口头指导可以支持ADL任务的执行。例如,"你先把头发上的结梳理通顺,然后把头发分开梳理。梳完头发一分钟后使用卷发器。"如果青少年是和朋友一起做这件事的,那么随着任务或者步骤数量的增加以及分享交流用品需求的增加,表现技能的需求也会增加。

总而言之,对ADL的表现进行分级需要考虑对环境的适应、所需的活动或互动类型以及活动的顺序。根据作业发生的环境、活动的要求和儿童的能力来看待作业。

三、日常生活活动评价

根据OTPF,评估包括作业概况和作业表现分析。对日常生活活动能力的评估通常从作业概况开始,其中包括家人及其子女在提供有价值的信息方面起着关键作用,这些信息包括儿童、ADL发生的各种环境、活动需求以及家庭的期望和担忧。当儿童长大能够交流时,作业治疗师会让他们决定哪些领域的ADL对他们来说是重要的。这种方法也让作业治疗师更好的理解儿童作业时的情境和家庭可能重视的现有表现模式。

评估应包括从多个来源收集数据为家庭/患者/教师提供对表现的看法以及临床医师对表现的看法(表12.1)。作业治疗师需要确定评估的目的(如资格、治疗计划、疗效评估),以选择评估中最适合的组成部分(参见第7和第8章的详细内容)。比如常模参照的评估可能特别适用于诊断。例如,包括沟通、社会参与和日常生活活动能力的适应性行为障碍,是智力残疾的主要诊断标准。同样常模参照的日常生活活动能力评估所显示的功能限制,可能有助于确定特殊教育服务的资格、康复的必要性以及儿童是否有资格获得救助补贴。相反,完成ADL的生态观察或标准化观察评估的目的是了解儿童能做什么、不能做什么任务以及儿童如何完成任务,以便为制订干预计划提供信息。访谈和调查有助于与儿童及其家庭合作制订目标计划、制定干预策略和确定治疗效果。

(一)评估方法

一些评估用来衡量儿童和青少年的作业表现和对ADL任务的适应性。选择合适的ADL评估需要

仔细考虑评估工具的目的和内容、年龄范围、心理测量特性、信息来源和临床实用性。例如,在康复环境中,作业治疗师经常使用功能独立性评定(FIM;≥8岁)和儿童功能性独立评估-Ⅱ(WeeFIM-Ⅱ;≤7岁)。这些量表的目的是追踪先天或后天残疾儿童的进展,而不是测试典型表现。因此,会定期重测以监测疗效,通常由多专业的团队进行,包括护理、作业治疗(OT)、物理治疗(PT)和语言病理学(ALP)。所需的培训由医疗康复统一数据系统完成,该系统还提供关于疗效评估的共享数据库。因FIM和WeeFIM-Ⅱ能满足美国联合委员会的要求而在住院康复阶段广泛使用。他们也被认为是衡量儿童创伤性脑损伤和儿童脊髓损伤预后的有效评估方法。

儿童生活功能量表电脑版(PEDI-CAT)是在各类环境下为制定干预计划和评估疗效提供信息的有效评估措施。PEDI-CAT已经被证实是衡量儿童脑损伤预后的有效评估措施。WeeFIM和PEDI-CAT都得到了广泛的研究和应用。两者都被推荐用于评估功能疗效,并作为儿童脑瘫常见数据分析、医疗康复统一数据系统和儿童创伤性脑损伤研究的一部分。虽然PEDI-CAT需要更多的时间来施测,但它更全面、成本更低。WeeFIM更简短,但需要认证。研究笔记12.1讨论了脑瘫儿童和青少年ADL表现的最全面评估。

运动和处理技能评估(AMPS)评价了在熟悉(家庭和学校)和不熟悉(作业治疗室)环境中ADL和IADL的表现技能。它已用于3岁以上不同文化背景的一系列残疾儿童和青少年的疗效研究中。当儿童根据指令完成一项选定的任务时,作业治疗师对16项ADL运动技能和20项IADL处理技能进行评分。AMPS任务使用自上而下的方法全面了解儿童在表现环境中的工作效率、安全性和独立性。AMPS在识别ADHD儿童运动和处理技能缺陷(如协调、校准、排序、记忆)方面非常敏感。

学校治疗师并不认为PEDI-CAT、WeeFIM-Ⅱ或FIM是对学校表现有用的疗效评估。学校功能评估(SFA)评价在六种不同学校环境中的儿童参与度:转移、过渡、教室、餐厅、洗手间和操场。该评估为治疗师提供了一份在学校环境中自理表现和角色表现的有价值信息的概要,并将其用于制订个别化教育计划(IEP)的疗效。

1. 适应性行为评估   有超过200份测试适应性行为的问卷,但Vineland适应性行为量表(VABS)第三版和适应性行为评估系统第三版有最佳的信度

表12.1 ADL评估				
测 试	年龄范围	测试领域	信息来源	使用的标准分数
适应性行为评估系统第2版（Harrison, P, & Oakland, T, 2015）	出生至89岁	10个技能领域：沟通、社区使用、学习、健康与安全、家庭和学校生活、休闲、自理、自我指导、社交、工作；4个适应性领域：概念、社交、实践和正常的适应性组成部分	基于常模的观察；出生至21岁的父母/照顾者和教师表格	与年龄相关的常模，正常的适应性综合得分和领域综合得分
运动和处理技能评估（Fisher & Johns, 2012, 2014）	3岁及以上	ADL和IADL表现中的运动和处理技能	基于表现（由受训的测试者完成）	把原始数据输入AMPS软件，产生一个Logit得分
功能独立性测试（FIM）医疗康复统一数据系统，美国布法罗大学	≥8岁	身体和认知领域，由18个项目组成，包括自理、括约肌控制、移动、运动、交流和社会认知	基于表现观察的评分量表	每一项都根据7分的顺序量表来评分，计算综合累积得分的总和。评分范围从完全独立到完全依赖/完全辅助，并预测迟缓表现、安全风险和辅具的使用
儿童功能独立性评估-Ⅱ，医疗康复统一数据系统，美国布法罗大学	6个月至7岁	自理、移动和认知		
儿童生活功能量表电脑版（PEDI-CAT）（Haley等，2012）	6个月至7岁	社会功能、自理和运动领域。每个领域都是通过功能性技能、照顾者辅助和环境改造来评价	观察、访谈和照顾者/治疗师评分	常模标准分数和量表分数
学校功能评估（Coster等，1998）	幼儿园至6年级	学生参与学校环境的程度、在学校中使用的支持类型以及在学校相关任务中的活动表现	由熟悉学生在学校环境中表现的学校团队成员评分	标准分与临界值比较；标准量表
Vineland适应性行为量表-Ⅲ（Sparrow等，2016）	出生至90岁	交流、日常生活技能、社会化以及运动技能	半结构化调查访谈或家长/照顾者和教师评分表	原始分转换为每个领域的标准分，使用适应性综合分数，可以与国家百分位等级进行比较

和效度证据，它们评估概念性、社会性以及实用技能（与诊断标准一致），而且自最初的标准化至今已得到更新。VABS是最广泛使用的适应性行为测量方法之一。VABS是一种父母/照顾者报告工具，以照顾者单独访谈或调查的形式进行。它是适应性行为的国际测量方法，因此被用来评估适应性行为的优势和障碍包括日常生活技能。VABS也被广泛用于研究不同人群包括ASD和唐氏综合征。

ABAS是由美国智力和发展残疾协会研发、由家长和教师报告的具有多个适应技能领域内容（概念、社会、实践）的评分量表。评估系统包括单独的家长和教师表格，以便更全面地了解儿童在学校和家庭环境中的适应性功能。自理是一个技能领域，也是评分和报告的组成部分。

对年幼的儿童，作业治疗师可以考虑使用发育评估来评价日常生活活动能力，因为他们将日常生活活动能力的各个方面作为适应性行为或个人社会领域的一部分来评估。ADL的常见发育评估包括：夏威夷早期学习概况、Battelle发育调查、贝利婴幼儿发育量表、Callier-Azusa量表、青少年发育评估和发育概况。

研究笔记12.1

James, S, Zivivni, J, & Boyd, R, (2014). A systematic review of activities of daily living measures for children and adolescents with cerebral palsy. Developmental Medicine & Children Neurology, 56, 233−244. https://doi.org/10.1111/dmcn.12226

摘要

　　作者完成该系统性综述以确定用于评估脑瘫儿童和青少年的日常生活活动能力的评估工具。本系统性综述的目的是确定专门评估ADL的工具(阻碍四肢活动、视觉感知和身体运动),并回顾这些工具的效度、信度、敏感性和临床实用性。在通过搜索确定的26项评估措施中有8项措施符合纳入标准:ABILHAND-Kids、运动和处理技能评估(AMPS)、儿童手部使用经验问卷(CHEQ)、Klein-Bell日常生活活动量表、儿童功能独立性量表(WeeFIM)、儿童残疾评价表(PEDI)、学校功能评估(SFA)和Vineland适应性行为量表(VABS)。各评估量表呈现出不同的特点、内容、效度、信度和临床实用性。

实践运用

- PEDI是评估学龄脑瘫儿童ADL能力的最佳评估工具。它有很强的心理测量特征和广泛的项目内容,但它的年龄范围有限(7岁6个月以内),而且不能对微小变化做出反应。
- 推荐包括CHEQ、VABS和FIM的评估方法用于评估脑瘫青少年的ADL能力,然而治疗师需要检查这些测试的心理特性和临床效用,以确定其需求的适用性。
- AMPS被认为是最好的测量方法,因为它将ADL的表现和能力与潜在的运动和处理技能联系起来的能力、其广泛的年龄范围和临床实用性。然而它确实需要长期的评估者培训过程。

　　2. 生态观测评估　选择生态评估方法的作业治疗师,常常通过在活动发生的典型或自然环境中进行观察来收集信息。在评估儿童的ADL作业表现时,作业治疗师需要考虑儿童在日常生活中的表现,记住最好的表现评估将发生在自然环境中。作业治疗师可以在家庭中使用标准化评估,如AMPS或在家庭、学校等环境中使用非标准化任务分析,来确定ADL活动的步骤及其顺序,以及儿童如何适应特定环境的要求。例如当观察儿童在学校里使用厕所的能力时,作业治疗师除了任务分析外,还应注意到无障碍设施和环境的感官特征。儿童如何适应这些因素,正常课堂的日常安排和如厕期望,以及如厕过程中的任何文化方面(如儿童穿的衣服类型,方便用哪只手擦)都要注意。通过这种方法,治疗师可以

实施以下内容并作为作业表现分析的一部分:

- 询问父母和儿童他们想要或者需要做什么?
- 确定任务发生的环境和情境、任务的步骤及儿童的能力。
- 在完成任务的同时,将任务的要求与儿童的实际表现技能进行比较。
- 确定差异并确定其优先等级,以便制订干预计划。

　　生态观察可能很耗时,但在团队工作中使用时能提供丰富的信息。除了评估所使用的表现技能和模式,治疗师还要确定提高儿童独立所需的辅助水平和调整量。表12.2的案例是儿童在洗澡任务中的辅助等级。Anderson等人编写了孤独症患者自助技能:《系统教学法》,该书给出了设置任务和收集数据的具体方法,该方法适用于所有儿童。

　　3. 自我评估工具　自我评估工具可能有助于深入了解儿童对自己技能的认知以及日常生活活动能力在他们生活中的重要性。儿童作业自我评估(COSA)是一种自我评估工具,在这种工具中,儿童描述自己在学校、家庭和社会环境中的能力("任务完成的有多好?")以及完成一项任务的重要性和价值("这对我有多重要?")。对ADL和IADL任务的观察,以及对情绪和认知任务的管理,都是这个评估的一部分。有三种形式的评分表,带有符号、没有符号和卡片分类形式。例如,有一个项目是"保持身体整洁"。儿童评估自己完成任务的能力以及任务对他的重要性。加拿大作业表现量表(COPM)评估个体对其日常生活活动能力技能、生产率和休闲作业的情况,用于评估和再评估。COPM的自我评估部分更适合8岁以上的儿童。

　　4. 参与措施　ADL能力是支持参与的一项关键任务,并被ICF定义为活动和参与领域的一个组成部分。儿童与青少年参与和环境评估(PEM-CY)是一个家长报告工具,评估家庭、学校和社区这三个环境中的参与和环境。在广泛审视参与和环境以便与ICF保持一致时,发现它还包括ADL信息,如家庭环境中管理自理。参与和感觉环境问卷(PSEQ)是一个家长和教师报告工具,有助于确定感觉环境对儿童参与的影响。它与父母努力量表(PES)配合使用,该量表量化了父母为支持儿童的参与而付出的努力程度。

　　5. 运动技能的评估　运动技能障碍会影响儿童ADL能力。运动技能评估可能是ADL评估的必

表 12.2　案例：在基于 WeeFIM 的任务分析中评估自理技能（洗澡）独立性

独立等级*	定　义*	举　例
完全独立	儿童在没有照顾者或辅助设备帮助的情况下安全的沐浴身体 10 个部位（如下所列）	儿童可以拿出所需的用品和设备，并在没有帮助的情况下洗澡、冲洗以及擦干自己
部分独立	儿童在没有照顾者帮助的情况下，沐浴所有 10 个部位，并包含以下一项或多项： • 儿童需要一个辅助／改良装置才能洗澡 • 儿童洗澡的时间超过了合理范围 • 儿童洗澡时，存在安全隐患	照顾者将浴缸座椅放在浴缸中，并整理浴室用品；当使用浴缸长凳、手持淋浴和（或）长柄海绵时，儿童可以在没有帮助的情况下洗澡、冲洗并擦干
需要监护／设备	儿童沐浴所有 10 个部位，但需要监护（旁观、监护、提示或耐心指导）或设置辅具（如使用辅助／改良设备、安装洗澡设备、准备水或洗浴用品）	可能需要将沐浴用品预先放好。儿童在没有帮助的情况下洗澡、冲洗和擦干，但由于缺乏平衡和判断力，在进出浴缸和清洗下肢时需要监护
少量辅助	儿童可以完成 75% 或更多的洗澡任务	儿童可以独立洗澡和冲洗 8 个身体部位，但清洗双脚时需要身体辅助
中等辅助	儿童可以完成 50%～74% 的洗澡任务	儿童可以独立调节水温并洗脸、冲洗躯干和上肢；进出浴缸以及清洗下肢和背部时需要身体帮助
大量辅助	儿童可以完成 25%～49% 的洗澡任务	儿童可以独立洗脸、冲洗和擦干脸，但需要语言提示来清洗躯干和下肢；进出浴缸和清洗其他身体部位时需要身体辅助
完全依赖	包含以下一项或两项： • 儿童完成的洗澡任务不到 25%（或不能完成任何任务） • 儿童需要两个人帮助其洗澡	儿童可抬起身体部位以便他人帮助清洗或擦干。照顾者抱起儿童，将其放在浴缸里并清洗、冲洗、擦干儿童的身体

注：10 个身体部位包括胸部、左上肢、右上肢、腹部、会阴区、臀部、左下肢、右下肢、左小腿（包括脚）和右小腿（包括脚）。

* 经允许引自 Uniform Data System for Medical Rehabilitation, a division of UB Foundation Activities, Inc. ©1993. The WeeFIM II® Clinical Guide. Buffalo: UDSMR. University of Buffalo.(n.d). About the WeeFIM II system. https://www.udsmr.org/WebModules/WeeFIM/Wee_About.aspxw.

要组成部分，以评估 ADL 的能力，并指导侧重于改善运动技能的干预以促进 ADL 功能。虽然运动技能往往被定义为身体功能和结构，但活动步骤和角色也是参与日常生活的一部分，应该进行评估以明确运动技能与 ADL 的关系。在回顾与使用手相关的参与评估时，Chien、Rodger、Copley 和 McLaren 发现儿童帮助解决问题：责任、期望和支持；儿童活动卡分类；学前活动卡分类；学校功能评估（SFA）；儿童参与问卷和生活习惯评估的自理任务中包含手部使用的评估项目。

（二）测量结果

卫生保健和教育系统对治疗干预的循证实践和成本效益有很高的要求。疗效可能包括改善作业表现、适应、角色能力、健康、满意度、预防或自主权和自我倡议。除了提供单独评估儿童的方法，收集综合的 ADL 评估结果或疗效测量有助于合理解释扩展的项目或改变干预策略。

在分析评估分值和结果时，了解评估的概念框架至关重要。有些 ADL 评估不仅基于儿童完成任务的情况评分，还基于获得和使用任务所需的材料来评分。作业治疗师通常根据儿童建立和完成一项任务的能力来评定他的表现，也可以通过评定儿童的独立程度来评估其表现。

为了理解疗效，作业治疗师需要仔细地、批判性地解读评估结果。例如，Gleason 和 Coster 发现，VABS 的日常生活技能和社会化领域有比例较高的项目依赖沟通。当测试沟通障碍的儿童时，例如，ASD 日常生活技能分数下降实际上可能反映的是沟通问题，而不是日常生活表现的问题。同样 VABS 上的许多项目包括来自其他领域的技能，如人际关系和运动技能。孤独症患者的人际交往能力障碍，或脑瘫患儿的运动困难，都是成功完成日常生活技能领域所必需的技能，因此解读数据时需要包含这些因素。

在解读疗效时,考虑发育也是至关重要的。与许多为儿童设计的测试不同,WeeFIM的评分标准没有考虑发育。例如,接受住院康复治疗的3岁儿童可能穿衣得分是4分(满分7分),这可能看似是明显落后,除非考虑到正常发育中的3岁儿童可能也就得5分(满分7分)。此外WeeFIM各项目的变化速率不相等。有些项目随着年龄的增长会从完全依赖渐渐进展到独立(如穿脱衣裤、梳洗和洗澡),而其他项目则在小年龄时就很快独立(如进食)。研究笔记12.2提供的案例,解读孤独症儿童和青少年评估结果时需要考虑诊断。

另一种衡量ADL表现疗效的方法是使用目标达成量表(GAS)。这种方法让儿童、家庭和作业治疗师设定成功的目标和标准,并可与COPM结合使用。如果不能用标准化测试或疗效多变时,这便是一个比较合适的测量工具。干预前,在与儿童和家庭交谈后确定疗效评估,了解什么类型的改变是有意义的。一段时间后采集数据,然后修改目标持续增加变化。

(三)团队评估

课程参考或课程指导的评估通常由跨学科团队在早期干预或学校系统实践等环境中使用。自理往往是评估的领域。Carolina特殊需求的婴幼儿课程、Carolina有特殊需求的学龄前儿童课程和夏威夷早期学习概况,都是在早期干预中使用的课程参考的典型评估。关于这些评估的具体信息参见附录。

Giangreco等制定了一项基于课程的有用的跨学科评估和指南,第三版儿童选择和调整测试(COACH)。作业治疗师使用COACH为中重度残疾的学龄儿童确定关注领域(并非具体技能),并通过家庭优先事项访谈和环境观察来制定教育目标。该团队确定了沟通、社会化、个人管理、休闲娱乐和应用学习领域在特定环境和跨环境中的优先事项、疗效及所需支持。团队成员一起计划目标、编写跨学科目标,然后决定儿童需要哪些服务。如果特殊教育教师能够充分解决日常生活能力的任务,那么团队可能会决定只需要一名作为顾问的作业治疗师。

(四)性行为评估

根据McRae和AOTA的描述,"性是人类的核心特征和形成因素。它是一种精神状态,代表着我们认为自己是男性还是女性的感觉、我们如何与同性

研究笔记12.2

Kao, Y-C, Kramer, J, M, Liljenquist, K, Tian, F, & Coster, W, J. (2012). Comparing the functional performance of children and youths with autism, developmental disabilities, and no disability using the revised Pediatric Evaluation of Disabilities Inventory item bank. American Journal of Occupational Therapy, 66, 607-616. http://doi. org/10.5014/ajot.2012.004218

摘要

使用能代表全美国样本的儿童生活功能量表电脑版(PSDI-CAT)数据来比较孤独症谱系障碍(ASD)、智力和发育障碍(IDD)和非残疾儿童的功能表现。样本包括0~21岁的非残疾儿童($n=2\,205$)、ASD儿童($n=108$)和IDD儿童($n=150$)。使用三个参考年龄(5岁、10岁、15岁)进行比较,方差分析(ANCOVA)结果显示两个诊断组(ASD和IDD)在各年龄段的功能表现上没有显著差异。这与之前的研究不一致,之前的研究发现孤独症儿童在适应性行为方面的表现低于其他残疾儿童。孤独症儿童的功能表现在所有年龄组均低于非残疾儿童,但结果仅在10岁和15岁比较显著。

实践运用

- 与其他适应性行为评估相比时,PEDI-CAT的结果可能有所不同。PEDI-CA是T基于ICF模式,因此注重参与。所以PEDI-CAT考虑的是儿童完成任务的表现,而不是完成任务的手段(如使用辅助设备、环境支持)。这些概念框架的差异可能会影响分数,因此需要仔细解读。例如,VABS在不提供参与概述的情况下测量分离任务。与PEDI-CAT相比,VABS的评分可能更低。

- 与5岁、10岁和15岁的非残疾儿童相比,孤独症儿童在执行日常生活任务方面有更大的困难。5岁时,孤独症儿童的得分并不明显低于非残疾儿童。这可能是因为在这个年龄段时表现的可变性和对功能性表现的要求比较低。

- 虽然孤独症儿童在10岁和15岁时的功能表现与非残疾儿童相比有显著差异,但这并不意味着他们不能随着时间的推移而改善。ASD患儿的研究结果表明,随着时间的推移,技能获得改善结果的速率更慢。

和异性建立关系以及我们如何表达自己。这是自我意识的基础"。作业概况应该包括能帮助作业治疗师评估性活动中的关系、知识、态度、技能和满意度的项目。Linkie和Hattjar建议,评估首先考虑以下因素:儿童的年龄和发育阶段;对残疾和潜在个体因素的了解(如运动、处理、社交和沟通技能;情绪调节、喜好);讨论性行为的成熟程度和能力;独立或依赖

他人进行自理(如如厕、梳洗、月经护理);休闲和社交技能;与表达性行为有关的儿童个人知识、态度或技能。儿童的休闲兴趣、社会参与和对当前或未来角色的满意度是什么?儿童的强项、需求和与性有关的资源是什么?社交能力是发展有意义人际关系的助力还是障碍?现在或将来会有性相关问题吗?

评估智障个体性行为的宝贵课程资源来自橡树山学院:"积极的选择:智障和发育障碍中学生的健康关系、性行为和安全界限项目。"这门课程评估性知识和判断力、技能发展和泛化。此外,橡树山学院还有一个项目"性健康教学",该项目评估儿童的性健康知识(如性卫生、安全性行为、避孕、性传播疾病)。

性行为量表(SBS)是一份父母问卷,分为五个部分:社会行为(7项,如与他人关系和友谊);隐私(17项,如手淫);性教育(14项,如性卫生、浪漫行为);性行为(11项,与不适当的性行为有关,如在公共场所脱掉衣服);父母关系的问题(4项,如他人对儿童行为的误解或儿童对性的误解)。此问卷有助于团队确定家长对儿童性行为或性活动的担忧。

对于孤独症青少年来说,青少年过渡量表(TTI)是一项有发展潜力的评估。其兼备了自我报告和父母报告量表,评估青少年个人内心的和人际间的心理性功能(如心理社会化、心理-性自我、性/亲密行为)。这两个信息来源有助于专业人员确定性行为需要什么样的教育,尽管还需要进一步的研究。

四、干预策略和方法

本节将介绍如厕卫生、二便管理、穿衣、洗澡和淋浴、个人卫生和梳洗以及性行为的具体干预策略。考虑儿童因素、环境和活动需求之间的相互关系。本文介绍了帮助儿童在日常生活活动中尽可能独立的方法和策略的组合。与所有作业治疗师一样,治疗性的使用有目的有意义的活动、咨询和教育是帮助他人学习ADL的方法。在计划干预程序时,作业治疗师会根据活动背景和需求来考虑儿童的特点、表现技能和模式。作业治疗师需要对父母、照顾者和教师的需求及关注保持敏感。让他们参与观察和解决问题时倾听意见并让他们放心,这是有用的。在为ADL表现有问题的儿童计划治疗时,作业治疗师必须问自己以下问题。

- 哪些ADL在当前和未来的环境中是有用和有意义的?
- 儿童和(或)家庭/老师有什么喜好?

- 活动是否与年龄相匹配(非残疾的同龄人也会使用)?
- 期望儿童完成或掌握这项任务是否现实?
- 儿童可以使用哪些替代方法来执行任务(如包括使用活动调整或辅助技术)?
- 学习这项任务是否能改善儿童的健康、安全和社会参与?
- 文化问题是否影响任务的教学方式(如梳洗、穿衣、如厕、洗澡、睡眠)?
- 这项任务能在各种环境中评估、教授和实践吗?

治疗师使用各种方法来提高儿童的日常生活活动能力,包括:① 促进或创造;② 建立、恢复和维持表现;③ 调整或适应任务、方法和(或)环境;④ 预防问题和教育他人。作业治疗师经常结合这些方法和各种理论导向,帮助儿童参与日常生活活动。表12.3给出了这些方法的例子以及作业治疗师在教儿童扣衬衫扣子时可能使用的理论导向。这些方法将在本章后面的每个ADL任务领域中讨论。

(一)支持促进或创造

作业治疗师经常在环境中支持创造,使所有儿童都有机会从事适合年龄、与残疾状况无关的日常生活活动。这种方法为学校提供团队或系统支持,而不是关注残疾儿童。当使用这种方法时,作业治疗师会设计一个学校或社区团体参与的项目。可能的活动包括以下几个方面:创造需要拉拉链、解开或扣上扣子的模块或中心活动;开发一系列需要精细运动和自理活动的盒子,并分配到该地区所有幼儿园的教室;向教堂或学校提供有关自理能力发育或健康睡眠习惯的演讲;或作为居委会会员参与提出正在建造的新浴室或健身房的通用设计建议。当与家人一起工作时,作业治疗师可能会提供机会让每个人都参与使用早晨的自理安排检查表。可视图板可以帮助家里所有儿童了解早晨需要做什么。

(二)建立、恢复和维持表现

作业治疗师可以尝试用发育的方法建立日常生活活动能力的表现和模式,如果这个不可能,或许可以尝试恢复或补救干扰表现的能力。为了建立ADL模式,作业治疗师需要考虑儿童的发育和年龄,并根据正常发育顺序制订治疗计划。在这种方法中,作业治疗师检查潜在的身体结构和功能问题(如肌力、触觉辨别),选择适合年龄和习惯的任务作为干预目标,并给父母一些对技能发展的期望。在建立或恢

表 12.3 提高日常生活活动表现的方法

方 法	适当的参考框架	问题：不用右手扣纽扣
创建或促进	习得 加拿大作业表现模式（COPM） 发育 人类作业模式（MOHO） 人-环境-作业关系模式（PEO）	提供帮助所有学生掌握扣纽扣所需技能的机会 如穿有纽扣或按扣的衣服、罩衫，使用带纽扣或按扣的午餐袋等活动 提供带有纽扣或按扣的日历 在学习时间提供各种精细运动活动
建立,恢复 （补救）	习得 生物力学 COPM 发育 MOHO 运动控制 神经发育疗法 PEO 感觉统合	使用特定的活动来建立手的使用和扣纽扣的抓握模式 在开始使用按钮之前,使用小猪存钱罐中的硬币、带有薄游戏片的棋盘游戏和手工活动（如友谊手镯、镶嵌图案）来锻炼手部力量和协调性 提供发展、改善或恢复身体功能的任务（如手的关节活动度；负重以降低张力；通过玩泡沫塑料或培乐多彩泥增加感官输入）；使用灵巧的活动提高运动技能（协调、操纵、流畅性、校准、抓握） 在活动中建立使用右手的习惯、模式和自我效能感
维持	生物力学 COPM 发育 MOHO PEO 感觉统合	通过运用着装习惯或其他提供在常规情况下扣纽扣练习机会的任务（如每天都必须扣日历上的扣子）来维持表现模式；通过每天锻炼日程安排或喜爱的活动来保持灵活性和力量
调整,适应	获得性生物力学 COPM MOHO 运动控制 PEO 康复 感觉统合	修改当前的活动需求或情境,代偿影响表现技能和表现模式的身体功能及身体结构限制。提供一张儿童可以坐在上面扣纽扣的椅子或提供教他们如何扣纽扣的图片提示或歌曲 调整任务方法：儿童使用单手扣纽扣技术,使用套头衫避免扣纽扣；或者使用已经扣好纽扣的超大衬衫；他将有纽扣的衬衫穿在套头衫的外面,就像夹克一样。提示可以包括口头提示、手势提示、身体提示或视觉提示 调整物品或使用辅具：将纽扣替换为其他具有长柄或符合儿童触觉喜好的纽扣；儿童使用纽扣钩、弹性缝合纽扣或压敏胶带；儿童和设备在活动过程中处于稳定位置（如儿童坐在椅子上用双手扣衬衫纽扣） 适应任务环境：儿童在卧室练习扣纽扣,远离分散注意力的玩具或兄弟姐妹；请求父母、兄弟姐妹或同龄人帮忙扣衬衫；使用带纽扣的衬衫,因为对青少年来说,不穿套头衫在文化上很重要
预防	生物力学 COPM 发育 MOHO 康复 感觉统合	作业治疗师： 通过改变扣纽扣时的感官特征和定位,来教育和防止扣纽扣失败 示范并教导儿童和家长如何使用上述方法,并在儿童和家长实践习得的方法时进行观察 为形成练习游戏或任务的机会提供家庭建议,并提供书面、图片、口头或视频指导 咨询日托提供者或教师,确保保留使用的方法 在购买不同纽扣的衣服时帮助儿童预测可能出现的问题,以及在需要时如何寻求帮助

复表现的干预过程中,作业治疗师发现技能上的差距并进行干预,教导或纠正影响儿童日常生活活动能力表现的潜在问题。这种方法侧重于儿童进行日常生活活动时身体功能和结构上的障碍。

作业治疗师常使用生物力学、运动控制、认知导向、神经发育疗法(neurodevelopmental therapy, NDT)、感觉统合和(或)行为策略来建立或恢复表现技能。关于参考模型和参考框架参见第 2 章。对于中度精细运动发育迟缓的学龄前儿童,提高自理技能的方法是提供游戏和目标导向的精细运动及运用干预,这些干预需要手部操作、握力和手眼协调。使用神经发育疗法的方法,作业治疗师鼓励母亲在穿衣前先让儿童放松,并降低痉挛肌的张力。在这种情况下,作业治疗师会示范,如在仰卧位时控制儿童的骨盆,慢慢地将儿童的臀部从一侧转移到另一侧,以降低张力并鼓励躯干旋转。在这种准备活动提高儿童的任务表现后,作业治疗师鼓励家长帮助儿童拉起裤子时,控制儿童的骨盆。在使用这种方法时,作业治疗师为父母和儿童提供如何在各种任务中练习这些旋转运动模式的建议。

在运动学习方法中,儿童可以通过在各种活动(如穿衣、接力赛、晨起穿衣)或环境(如家庭、学校、治疗课程、体育课)中练习整个任务来学习穿鞋。在练习过程中,儿童会得到特定的反馈(如当脚后跟进入鞋子时,将鞋子的后部向上拉)。心理练习比身体练习更能增加儿童对新运动技能的掌握(如将鞋子穿在脚上的心理演练)。有关运动控制/运动学习的更多内容请参阅第 16 章。

作业治疗师也使用行为方法来建立和恢复日常生活活动。他们可以使用反向链接或正向链接来教授任务。在反向链接中,作业治疗师执行大部分任务,儿童执行步骤的最后一步以获得完成任务的积极强化。继续练习,作业治疗师执行更少的步骤,儿童完成更多步骤。这种方法特别有助于挫折耐受度低或自尊心差的儿童,因为它能立即取得成功。在正向链接中,儿童从任务的第一步开始,然后是第二步并按顺序继续学习任务步骤,直到他完成任务中的所有步骤。当排序和泛化活动有困难时,正向链接很有帮助。作业治疗师会在活动之前或活动期间给出不同数量的提示和辅助。作业治疗师或个人的提示和环境或任务的提示可以是环境中自然存在的,也可以是人为制造的。作业治疗师会结合使用自然、言语、手势、视觉或身体的提示或辅助。提示是开始或继续 ADL 任务的一般线索,这是帮助儿童完成任务的更具体行为。

环境或任务的提示可以包括调整 ADL 任务中使用的环境或材料的感觉特性,或者提供图片序列或清单、颜色编码和定位。当儿童完成 ADL 任务遇到困难时,如果需要的话可以从最少到最多的方式考虑外部提示或辅助等级。从自然提示(如环境中设置提醒儿童完成任务的项目)或间接非语言提示开始,然后呈现人为提示,从最少(口头提示)到更多(间接口头提示、手势或视觉提示)再到最多(口头指导、示范和身体提示)。表 12.4 提供了刷牙提示和

表 12.4　使用刷牙的提示等级结构示例(最少到最多)	
提　示　类　型	环境或治疗师提示示例
无提示或自我提示	• 儿童自言自语:在执行 ADL 任务的同时说出他们要执行的步骤或任务 • 可能会使用口头记忆脚本
机会提示(间接非言语提示)	• 暂停 • 扬眉 • 耸肩
自然提示或结果	• 把牙刷和牙膏放在水槽上,这样他们就能在没有指导的情况下记得刷牙 • 影响任务,使部分工具可用(如牙刷),但他们需要找到其他需要的物品(如杯子或牙膏) • 如果他们不刷牙,他们就不能做别的任务;有人会表示他们的口气难闻
间接语言提示	• 一般观察线索(你说过要做……) • 提问线索 　你下一步要做什么? 　落下什么了吗? 　你需要什么? • 带语音提示的录音设备 　"早餐后,记得刷牙"

提 示 类 型	环境或治疗师提示示例
手势指导	做出与所需动作相似的手势： ● 触摸需要移动的上肢 ● 指向牙膏的所在位置 ● 模仿刷牙
视觉提示 最少 最多	打印或书写的文字 划消书写的步骤 箭头或颜色提示 图卡提示（一系列步骤或一次一个步骤）： ● 符号或抽象图片，图片交换沟通系统（PECS） ● 带单词的符号（带单词的PECS） ● 线条或颜色绘制 ● 照片 ● 提醒儿童早上的日常安排。为了便于组织，可以使用闹铃 ● 当儿童完成每个步骤时，他会将图卡从"待办事项"移到流程板上的"全部完成" 存储在计算机辅助视觉图形系统中的图片提示： ● 把早晨的日常安排编成图片电子设备，这样儿童就知道下一步该做什么了 ● 儿童执行任务的视频 排列在一系列卡片上的物品线索： ● 置于象征活动的卡片上的微型玩具或物品 ● 牙刷黏在卡片上 实物： ● 在下午的小房间里用带牙刷和牙膏的日历盒 ● 下次刷牙后用毛巾擦嘴
直接的指导语提示	一般提示： 　"你要开始刷牙了" 　"开始刷牙" 具体的直接口头提示： 　"拿起牙刷" 　"拧下盖子" 　"挤牙膏"
示范 部分提示到完全提示	部分任务示范（如何打开牙膏）到全部任务示范（整个刷牙程序） 同伴示范 成人示范： ● 为儿童展示该做什么 ● 演示刷牙的步骤
身体辅助提示 最少 最多	身体辅助步骤但不是替儿童做，允许儿童部分参与：有些步骤是由儿童完成，有些由其他人完成： ● 治疗师把牙膏挤在牙刷上 ● 儿童刷牙并完成余下的刷牙任务 身体辅助的等级： ● 轻触或指示 ● 2手指引导将牙刷移动到嘴边（上臂、前臂、手） ● 拿着儿童的手，帮助他开始上下刷牙动作（注意不要打乱动作） ● 手把手的协助，将牙刷带到嘴边（最后的方法）
完全的身体帮助（某人辅助完成任务）	其他人替儿童完成任务

辅助等级的示例,提示从最少到最多。要教授一个新的技能,使用日常安排和最少的必要提示或辅助,同时淡化或消退提示和辅助以促进独立。图12.3显示的案例是当儿童从事各种自理作业时使用的不同类型提示。最终目标是让儿童养成习惯,以便通过自我监控和问题解决来进行日常生活活动。一如既往地采集数据以便了解什么样的提示或辅助是有效的,以及去除提示后的疗效如何。

一旦建立自理日程安排和模式,那么维持和促进持续日常生活成功的环境支持是非常重要的。重复、习惯和惯例的发展是必不可少的,特别是对于那些花很长时间来学习新技能、记忆力差或在例行程序或实践中成长的儿童。如厕或穿衣的日程安排、展示在墙上的视觉提示、梳洗时物品的设置位置以及如何清洁夹板或联络清单,这些都是环境支持的

示例。保持健康的活动(如自我管理导尿管、轮椅俯卧撑、ROM练习、定期服药、吃营养餐)支持所有作业的任务表现,包括保持二便习惯、转移到厕所及穿衣等日常生活活动能力。

(三)调整

一种常见的ADL干预方法是以某种方式来改变活动。调整是一种补偿方法,作业治疗师可以在日常生活中帮助或提高儿童的独立性,而无须改变儿童的个人因素。具体策略包括:① 调整任务或任务材料;② 调整完成任务的方法,如通过辅具和适应性设备;③ 调整任务发生的环境。作业治疗师经常根据情境结合使用这些策略来提高儿童的表现。表12.5的案例是ADL中不同功能问题的典型方法。

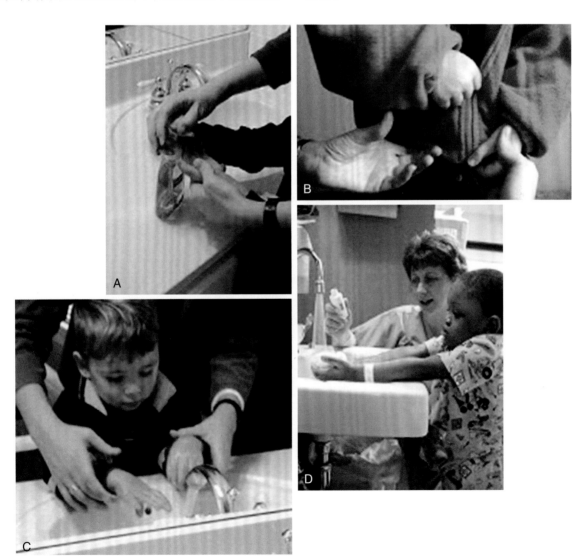

图 12.3　提示的等级结构,从最多到最少。A. 用手把手的方法把洗手液喷到儿童的手上;B. 用两根手指来引导儿童拉外套的拉链;C.作业治疗师把她的手放在儿童的手上方提示洗手的动作;D.作业治疗师口头提示儿童如何洗手

表 12.5　用于残疾儿童和青少年的典型适应性原则

行为或残疾	适 应 性 原 则
低视力或弱听（或两者皆有）	使用完整或残存的感官
	放大物体的感官特征（如颜色、大小、触觉和听觉特征）
	给予一致的提示，确定活动是开始还是结束
	使用触觉、言语、视觉或物品提示（如把手放在毛巾上或者说"是时候洗脸了"）
	使用手势（如指向放在袖子里的手臂）
	减少听觉和视觉干扰
不喜欢被触摸（触觉过度反应）	通过给儿童深压觉和有组织有节奏的触摸，让他们做触摸前的准备
	提供触觉喜好的选择（如衣服、毛巾和刷子）
	让儿童抚摸自己（如使用牙刷或清洗脸、洗身体）
	允许儿童根据自己的喜好穿着舒适的衣服（如高领毛衣）或宽松的衣服
找不到衣服或无法理解衣服的顶部、前部或底部	放大特征
	减少干扰因素（如只在台面上放置一样梳洗的日用品）
	使用视觉或手势提示（如用"笑脸"标记鞋子的内侧边缘，以保持鞋子在正确的脚上）
	寻找物品（如衣柜中的衣服）时使用系统扫视
不能坐起或保持平衡	提供外部辅助（如在地板或椅子上使用姿势摆位设备，或使用墙壁进行支撑）
	改变儿童的体位（如让儿童坐着穿鞋或在侧卧位穿衣）
	改变活动的位置（如将梳洗物品集中放在水槽顶部的桶中）
伸手受限	减少需要伸手的次数
	改变活动的位置
	延长手柄（如使用长柄浴巾或把手）
抓握物品困难	使用泡沫或包装胶带（如刷子、勺子）制作物品的把手
	替换辅助设备，以便无须抓握（如使用万能袖带或肩带）
	用身体其他部位（如牙齿或双腿）固定物品
无力，缺乏耐力	消除重力（如支撑肘部或侧卧位穿衣）
	使用轻的物品
	使用电动设备
运动控制困难	提供稳定的支撑面（如用宽基底面坐在地板上）
	去除对精细运动控制（如用大号拉链）的需要
	使用重的设备来提供本体感觉反馈（如重的牙刷和杯子）
	增加使用预期动作的练习机会
记忆力差，无法记住顺序或指令	建立并练习设定的日常安排和顺序
	使用部分参与、分级技术和正反向链接
	使用视觉提示（如图片、标签、清单、颜色编码）
	替代辅助技术（如闹钟或计时器）
	使用口头提示（如"首先，然后第二步"；或叮当声、节奏、歌曲）
	在作业活动发生的环境中使用真实的物品
容易受挫的倾向；爆发	通过分析前因后果，来确定"问题行为"的目的（如逃离、逃避、注意、获得、过渡或刺激）
	限制与不良行为相关的暴露情境
	使用儿童喜爱的任务并给出选择
	强化、指导和扩展适当的替代行为
	避免个人辅助和指导（使用部分参与）
	使用分级、提示、消退提示和泛化

1. 改良任务或任务材料　作业治疗师经常用分级的方法来调整任务。分级是对任务或任务的一部分进行调整，以适应儿童的能力。通过使用任务分析，作业治疗师对活动的子任务进行分级，并根据儿童的难易程度对其进行调整。作业治疗师可以调整活动需要，以补偿能力和表现技能的限制。例如，作业治疗师可以在鞋子上使用尼龙搭扣、弹性鞋带或者可以根据特定属性（如简单到复杂）对任务进行分级，例如，与纽扣衬衫相比更趋向于使用套头衫。对任务进行分级可能包括逐步增加儿童负责的步骤数量，减少儿童接受的帮助或提示的数量，以及减少儿童完成一项活动所需的力量或时间。

2. 调整任务方法　通常儿童无法以典型的方式完成ADL任务，那就需要调整完成任务的方法。这些调整可能涉及使用适应性设备、辅具或辅助技术。辅具可以在市场上买到，或由作业治疗师、资深的矫形器师或康复工程师定制。通过使用当地和国家数据库、出版物和互联网搜索比较产品，作业治疗师可以随时了解新辅助设备的可用性，以找到解决独特或具体问题的设备。

辅助设备的选择是由儿童、家长、治疗师和其他团队成员共同做出的决定。这些人一起系统地评估儿童需要做什么、他的表现情况、儿童的能力和障碍、设备本身的功能以及儿童使用设备的意识。团队选择最合适环境的辅具。作业治疗师和团队向家庭、照顾者、儿童和其他人提供如何使用辅具的全面支持、教育和指导。努力与同龄人保持一致的青少年，往往会拒绝使用会引起人们注意其残疾的辅具。为了实现价值，辅助设备应满足以下要求：

- 帮助儿童完成任务，不要太复杂。
- 儿童和家庭可以接受，也可以在使用设备的环境中接受（如在外观、功能、维护、存储、设置或学习如何使用设备的时间方面）。
- 对于将要使用的环境而言，辅具要灵活实用（如具有合适的尺寸、可移动和固定、可与其他设备一起使用）。
- 经久耐用，易于清洁。
- 可扩展；也就是说，当儿童长大并有了更复杂的能力时，能够满足儿童现在和将来的需要。
- 确保儿童使用安全（如儿童身体、行为或认知方面的因素不影响设备的使用，如流口水、投掷或排序困难）。
- 有持续使用的维护系统或更换系统。

- 满足家庭或采购机构的成本限制。

总的来说，儿童应该以比没有设备时更高的效率完成任务。强烈建议使用该设备；这有助于确定其使用的可行性，并证明其对儿童和主要照顾者的价值。照顾者的作用通过运用辅助设备和调整来减轻。

电脑和智能辅具已经开始用于为儿童提供启动、排序、维持和终止ADL和作业活动所需的视觉和（或）听觉提示。例如，微软PowerPoint的有声读物帮助儿童学习如何系鞋带、自己穿衣和摆放桌子。如图12.4所示，为了系鞋带，儿童或青少年可以在电脑、平板电脑、个人数字助理（PDA）或智能手机上使用有声读物作为视觉和听觉提示。其他辅助ADL任务的智能辅具包括便携式记忆辅助设备（如清单、声控磁带录音机）、药物警报药丸盒、具有特殊功能的手表（警报、日程表、通话）、警报组织器、寻呼机、声控钥匙环和三步编程的简单开关。

ADL辅助技术包括视频、计算机、平板电脑、电视、PDA、智能手机和数字备忘录设备。有声读物、视觉日程表、使用数字图片的故事、计算机生成清单以及为了改进穿衣、如厕、洗手和其他日常生活技能而用作提示的CD。这些电子设备提供了帮助儿童和青少年开始、排序并最终完成ADL任务所需的提示。最近的研究证明了观看他人视频示范（VMO）或儿童执行任务视频的有效性。它们可以在MP3播放器、PDA、计算机、平板电脑、智能手机上播放，也能上传到网站供其他时间使用。视频示范已成功用于洗手。

每个ADL都包含一系列的任务步骤，这些步骤按特定的顺序一起执行。当儿童不能独立完成一项任务，或者完成任务要耗费太多精力时，作业治疗师可能建议让儿童寻求他人辅助完成自理任务。部分

用左手拿起靠近绳结的右边鞋带，手指上移拉鞋带。

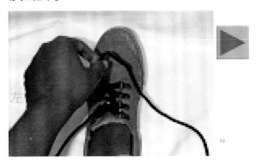

图12.4　有声读物示例。这个有声读物框架由微软PowerPoint研发

参与发生在儿童执行任务的某些步骤且照顾者完成其余步骤的情况下；这让儿童有实践的机会，常常可以提高儿童在完成ADL任务中的表现。

3. 改造环境 在讨论的所有方法中，作业治疗师利用儿童、环境和情境之间的互动来提高表现。调整物理环境可能包括对照明、地板表面、家具或物品的数量和类型以及房间或建筑物的总体互通模式的简单改变。对于一些儿童，作业治疗师尽量减少感官刺激，消除视觉和听觉干扰。其他儿童可能需要更多的环境刺激（如颜色或音乐）为他们的表现提供提示。表12.6列举了调整物理环境提高ADL表现的示例。

表12.6 当使用受限时家庭环境的调整

建筑障碍	结 构 变 化	可能的辅助设备	任 务 调 整
出入口	扶手 扶梯 斜坡 从地面到门的高度 楼梯升降椅 家用电梯 增加门的宽度（最小84～91 cm） 后退铰链 重新安装门以便进出 移门或折叠门 电动开门器	皮带或环形门把手 杠杆手柄 便携式门把手 设置钥匙抓手 组合锁 环境控制单元	使用不同的进口 拆卸内门 使用窗帘来保护隐私 用臀部或轮椅开门
浴室	加大门宽（最小84～91 cm），落地 双扇玻璃门或折叠门 扩大房间 水槽安装改低 柜下留空地 内置座椅淋浴 更换浴缸水龙头的位置 倾斜的淋浴间 安装坐便器 无门的亚麻衣柜架	安全栏杆/扶手 座椅减速器 升高的马桶座 放在便桶前的台阶 轮椅便桶 绝缘管 单杆水龙头 手持喷头 浴缸座椅 轮椅淋浴椅 液压升降机 卫生纸钳 卫生纸安装 角镜 带开关的壁挂式吹风机 握住洗浴物品的吸盘筐	隐蔽区域的独立便桶 小便器 床浴 海绵浴 液体肥皂 线型肥皂 洗发露泵 干洗洗发露 浴帽 沐浴露 会阴清洁盆
卧室	楼下卧室 扩大空间 加大壁橱门 降低衣柜杆高度 带架子的壁橱 内置中、低高度的书架 工作台上用于固定物品和电线的孔 内置梳妆台或用螺栓固定在墙上的梳妆台 墙壁抽屉专用滑轨	下肢延长器 床上围栏 坚固的床垫 皮带或绳梯 安装式鞋架 电视、收音机和照明通路的环 境控制单元或开关 加大抽屉把手或环状物 定位装置 可调节座椅	把床铺在地板上 把常用衣服放在方便的抽屉里 用架子代替衣柜抽屉来放衣服 把玩具放在鞋子袋里

续　表

建筑障碍	结 构 变 化	可能的辅助设备	任 务 调 整
厨房	扩大空间 降低台面 降低橱柜 水槽下不设橱柜 内置范围顶部 橱柜中的滑动抽屉和组织 壁挂式并排烤箱 安装在较高位置的洗碗机或前开门 洗衣机	洗玻璃的吸盘刷 存放物品的防滑垫 加大的器皿 带把手或吸盘的碗 摇臂刀 显示菜谱的屏幕阅读器或视 频放大器 视频放大器	将常用物品放在低的橱柜或易 接近的表面上 把碗和锅挂在墙上而不是放在 橱柜里 在轮椅餐盘上而非桌子上吃饭 把水保存在桌上的保温瓶里 坐在椅子上洗碗

（1）工作台面：在活动中，工作台面为儿童、材料、工具和辅助设备提供支撑。工作空间的边界有助于将儿童维持在有用安全的环境中。例如，桌子上的切割面、轮椅托盘或水槽台面上的边缘可以作为边界。作业治疗师在工作区域添加各种纹理、颜色和图片以提高关于边界的感官提示或构建任务。即使做了这些改造，一些儿童还是需要帮助他们固定物品或调整任务（如身体一侧无力的儿童不能拿着洗发水瓶子打开盖子）。表12.7呈现的是固定于工作台上或儿童固定物品的建议。

调整工作台的特征包括高度、倾斜角度、尺寸、与身体的距离、与其他工作区域的距离和一般的使用。这些特征的变化以各种各样的方式增强了儿童的功能，包括改善上肢支撑、增加任务的视觉定向、调整座椅高度以便于转移以及优化桌子高度以便轮椅进出。

（2）体位：作业治疗师在计划干预时考虑儿童的姿势和材料、活动的位置。在可能的情况下，作业治疗师使用最常见的姿势来进行日常生活活动，使用最少的限制或适应来稳定身体功能。有姿势和运动问题的儿童在日常生活活动中常常缺乏足够的控制力来保持或维持稳定的姿势，因此他们可以从适应性体位中获益。适应性体位可以包括使用不同的体位（如洗脸或穿衣时坐着而不是站着）、低技术设备（如折叠桌板、枕头、毛巾卷以稳定或触及水龙头以执行梳洗任务）或高技术设备（如定制坐垫、轮椅、如厕支具或矫形器、淋浴或者管理个人卫生）。如果使用适应性设备或矫形器，作业治疗师需要系统的考虑该装置是否有助于或阻碍日常生活活动能力的发挥。Chafetz等研究发现一些配戴胸腰骶矫形器的儿童有更好的姿势，但在佩戴矫形器时的穿衣效率较低。

其他身体姿势对残疾儿童也非常有帮助。这些改良有助于代偿身体功能的生理限制如力量、关节运动、控制力和耐力，并为皮肤和骨突处缓解压力。例如，坐在椅子上穿衣服可以消除平衡或耐力的限制。作业治疗师考虑最大化独立任务表现的姿势。骨盆、躯干、头部和四肢是儿童可以使用的自主运动的提高稳定性关键点。以下问题指导有关体位的决策：

- 儿童是否正确对线？臀部、肩部和头部是否相互对线？（如他们是否因为被支撑或扭曲，导致无法拿到牙刷或看见衬衫上的纽扣？）
- 哪些姿势或设备可以提高躯干稳定性？（如使用硬座或外侧的矫形支持，使用足部支撑，通过外展下肢来扩大座位支撑面；浴缸长凳是否有助于保持淋浴时的平衡？）
- 头部在中线时，支撑是否足以保持直立姿势？（如坐在硬椅子上穿着 vs. 坐在软床上穿衣？）
- 儿童能将手和视觉注意放在任务上吗？（如系鞋带时，他们能看到两只手在做什么吗？）

坐位有时站立位是儿童完成日常生活任务最合适的姿势。除了姿势对线外，治疗师也推荐可以实现以下目的的姿势：① 体位良好的朝向工作台和使用的材料（如水槽台面和化妆品或剃刀）；② 身体和视觉良好的朝向治疗师（如果给予指令）；③ 能够到达ADL独立发生的地方、保持必要的姿势并离开。

Kangas主张为中重度运动障碍儿童提供任务预备姿势。Kangas将他们置于准备好移动的姿势，而不是把儿童的臀、膝和脚踝放在90°。

在任务预备姿势中，骨盆是安全的，躯干和头部稍微向前这样肩能在骨盆前，手臂和手在身体前面，脚平放在地板上或在膝盖后方。作业治疗师尽可能安全的、尽可能多的解除限制或进行椅子改造，使儿

表12.7　固定材料和应用方法

材　　料	应　用　方　法
胶带	快速应用，但通常是临时的解决方案；包括遮光胶带、电工胶带和管道胶带（坚固且有固定力）。
防滑垫，抗过敏垫 吸盘杯托	适合放在物品下面或周围，可以黏在物体上；材料之间的摩擦将物体的滑动减到最小；可以卷或多层使用。 抓住重量轻的材料保持物体和工作表面之间的吸力；单面吸盘可以永久地应用于物体（如用钉子、螺钉或胶水），双面吸盘可以在物体间移动。
C型夹或柔性鹅颈管 弹力泥 磁性乐高	将扁平物体固定在叠放托盘、桌子边缘和其他表面上。 直立的放置物体（如鹅颈上的吹风机）。 将视觉提示粘贴到墙上；将重量轻的物品放置在表面上如桌子、折叠托盘、角板和墙上用乐高积木建造围栏来存放物体或辅助设备
抗过敏钩环带（尼龙搭扣） 翼形螺母和螺栓 橡皮筋乐高胶带	缝在布上或黏在物体底部和工作台面；软环带用于接触儿童皮肤或衣服的区域。 当通过物体和固定表面钻孔时，将物品固定在桌面或折叠桌板上；坚固且持久。 附着在玩具或物体上的乐高胶带，以及用来稳定物品的垫板或表面。
磁铁	贴在物体上；使物体稳定在金属表面上，如冰箱门、金属桌和磁性留言板。
L形支架	将物体固定在垂直平面上，在工作面上钻孔，物体与L形支架孔相对应；用螺母和螺栓固定物体。
固定钳	为复杂的工作（如修补衬衫、缝纽扣、戴手镯）准备小物件；安装独立底座，底座是负重的、吸盘状的或用C形夹子固定在表面上。
弹性织带	附着在物体上、物体周围或定位在装置上，以便将其固定；它们还将扁平物体的带子固定在工作表面上；带子可以通过打结、抗过敏钩环带、D形环扣、索环或螺钉固定。

童获得最大的运动潜力。这种运动即使是轻微的，也可能提供视觉、前庭、本体感觉和运动觉的反馈。雕刻或塑型的座椅和对大腿的安全带，能提供额外的感官反馈，并用于固定骨盆姿势和确保安全。有关摆位的更多细节详见第18章。

4. 综合方法　作业治疗师通常会推荐一系列的调整策略来支持儿童的成功和独立。例如，双侧上肢截肢的儿童可能会使用几种代偿性策略来完成日常生活活动，如穿衣。作为一种调整方法，儿童可以用脚或嘴来穿衣，也可以用上肢假肢（辅助装置）穿衣。另一种可能的策略是在家庭或学校环境中使用个人助理或同伴来改变社会环境。调整卧室设施为了便于进出，并将衣物放在较低的抽屉里以便轮椅上就能拿到，这些都可以增加穿衣的独立性。儿童必须在不同的环境中使用不同的调整或代偿策略来练习特定的ADL活动，直到它们具有功能性。

（1）为照顾者和儿童的解决预设问题：儿童在各种环境中学习和执行ADL任务，而不仅仅是在诊所或任务常发生的环境里。解决预设问题是一种预防性的方法，为家庭和儿童在自理期间可能发生的意外事件做好准备。一般来说，父母在如厕训练时会这样训练儿童。他们预计儿童在开始的时候会有意外，以防万一真的发生，他们会带上两件换洗衣服。在参与日常活动时，父母使用预设计划来防止"崩溃"，并为脑损伤和ASD儿童提供支持。Kirby等为患有孤独症和感觉问题的儿童制定了照顾者策略清单（CSI）。照顾者策略分为三大类：认知行为、感觉知觉和回避。他们发现照顾者选择的策略与儿童个人感官需求、年龄和认知有关。这个清单有助于治疗师和家庭讨论目前使用的策略，并合作和调整可能用于ADL任务的最有效策略。Pfeiffer等发现孤独症患儿的父母做决定时，会考虑儿童在活动或环境中成功的独特需求和潜力以提前计划和准备参加有意义的活动形式。父母可以决定哪些活动是必要和有意义的，以及他们是否将参与某项活动或将其作为优先事项。家长在进行日常生活活动之前可能使用的策略包括：使用示范或社交故事；辅助和支持任务的完成；剪脚趾甲时带上特殊的玩具；上学或午餐前在荡秋千或摇摇马上摇晃；记得不要在健身日给儿童穿太多；去理发店或者出去吃饭时避开繁忙时间。

具有认知能力的儿童和青少年也需要参与预设问题解决方案。通过提前预测问题并提出解决方案，儿童在尝试新任务或进入新环境时，通常可以减少焦虑。使用情境提示，比如浴室地板潮湿的提示和在不同场景下练习都可能有所帮助。Schultz-Krohn 提出以下问题：

1）要完成的任务是什么？在哪里完成？

2）完成任务所需的物品是什么？

a. 这些物品可以用吗？准备好可以用了吗？

b. 如果不可以用（如放错地方、损坏、被其他人使用），还可以使用什么？儿童将向谁以及如何求助？

3）该儿童或其他儿童使用的物品在环境中与之相关的安全风险或危险是什么？如何通过预先计划来避免任务中的这些风险或不成功？

计划在活动期间（"破坏"）发生自然教学的时间，可以让儿童、照顾者、教师和作业治疗师很好的了解儿童的适应性有多好、有多少可能使用产生的预期问题解决方案（案例12.2）。给儿童机会选择用不同的方式完成或改良任务，可以促进他们的自我决定能力。

（2）认知导向疗法：在类似的模型中，作业治疗研究人员制定了一种干预模式，叫做作业表现认知导向模式（CO-OP）。研究人员研究了CO-OP模式在脑损伤儿童、发育性协调障碍（DCD）儿童、孤独症儿童和脑瘫儿童作业治疗干预中的应用。这些研究表明在个人和团体治疗中利用CO-OP方法，以患者为中心的具体运动技能（可能包括ADL）会有所提高。在这种以儿童/家庭为中心的特定任务模式中，当儿童选择他们想要执行的任务时，会运用运动学习和认知问题解决方法。首先儿童使用目标-计划-执行-检查的方法与治疗师或照顾者讨论任务。执行任务后，他们会检查计划以确定是否需要在出现挑战时进行改善。从以上研究来看，该模式可以有效改善各种诊断儿童的ADL任务表现。它通过使用解决问题的方法来帮助儿童获得、泛化和转移技能。研究笔记12.3描述了DCD儿童使用CO-OP方法的研究。

在Jackman、Novak、Lanin和Froud的一项研究中，脑瘫儿童的父母发现CO-OP方法中的一项强化小组研究有助于儿童完成需要上肢参与的目标（如ADL）。他们认识到如果儿童受到了激励，并且治疗强度高（每天），这种方法是如何实现未来目标的：

案例12.2　Nadia

Nadia在一次车祸中受伤，现在她在中学里使用轮椅进行功能性活动，她的股骨和胫骨骨折也正在愈合期。在Nadia受伤之前，她被确认有学习障碍、存在空间关系问题。使用Schultz-Krohn的预设问题解决问题，并在治疗过程中回答这些概况问题。她母亲现接送Nadia上下学校，她要完成的任务是安全地在学校大厅、教室、音乐室、学校护士办公室、卫生间和餐厅周围移动。她需要一辆轮椅、一个桌板和（或）书包、一张学校的地图以及使她的作业活动有条理的方法。

如果这些物品不起作用或不可用，那么作业治疗师和Nadia会制定一些解决方法。如果轮椅不适合放在小教室里，她可以使用拐杖短距离行走，或者用一把折叠电脑椅让其他人把她推到离桌子更近的地方。作业治疗师、教师和母亲讨论如何从轮椅转移到折叠椅或单独的长凳上，Nadia需要练习如何进行转移。此外，作业治疗师和Nadia讨论她在每堂课的座位安排，并确定桌子位置所需的改变。如果没有桌板，她会让其他人帮她拿餐厅的餐盘或课堂物品替代。放在轮椅后面的隔层书包，应该有助于整理和组织。扶手上的侧袋可以放铅笔、钱和个人洗漱用品。由于Nadia的空间关系很差，她需要花时间复习和练习如何在不碰到墙壁或其他人的情况下使用轮椅。与人保持一定安全距离，请求在课程结束前5分钟离开，这样她就不用在拥挤的走廊里了。还讨论了轮椅的维护和安全性，以及决定谁可以协助推轮椅。为了提高Nadia解决预社问题的能力，作业治疗师可能会对她的行为表现设置障碍，并通过移动教室椅子来阻止她转移到浴室和进入浴室（破坏）来提供自然教学事件。这将有助于了解她是否预料到这些类型的问题，以及她如何反应。

通过世界上的所有治疗，我不认为她的手会越来越强壮。但为了看得她的进步，就不得不停下来思考并制定计划，然后回顾检查此计划是否有效，这已经是她能得到的最好的礼物之一了。

Hahn Markowizt、Berger、Manor和Maeir使用了一种手册化的方法来向ADHD患儿及其父母传授元认知执行策略（如停止、努力和坚持、检查、计划）。他们教授与特定技能相关的策略，并且在满足儿童/父母与ADLS和COPM评估的其他作业相关的自选目标方面，这种方法也是有效的。

（四）辅导和教育

儿童与照顾者的合作教育在所有儿童治疗中都

研究笔记 12.3

Thomton, A, Licari, M, Reid, S, Arnstrong, J, Fallows, R, Eliott, C, (2016). Cognitive Orientation to (Daily) Occupational Performance intervention leads to improvements in impairments, activity and participation in children with development coordination disorder. Disability and Rehabilitation, 38, 979–986. https://doi.org/10.3109/09638288.2015.1070298

摘要

一项准试验性的前后研究评估CO-OP干预对损伤、活动和参与的影响。招募了20名8～10岁患有发育性协调障碍（DCD）的右利手男性儿童，随机分为实验组和对照组。实验组接受为期10周的CO-OP干预，根据常见的作业表现问题和目标，将儿童分为3～4人/组。实验组儿童每周接受一个小时的CO-OP干预，每天进行15分钟的家庭活动。每周以小组活动为中心，采用目标-计划-执行-检查的方法，提高功能表现和目标达成情况。对照组的儿童没有接受任何干预，而是参加为期10周的常规活动。结果包括测量运动范围扩大（基于三维运动分析获得关节活动度）以及MABC-2、加拿大作业表现量表（COPM）、书写速度测试和目标达成量表（GAS）测得的运动技能。结果表明CO-OP可以作为一种有效的团体干预措施，帮助儿童改善功能预后和近端运动的运动范围扩大。此外，家长和儿童报告，实验组的表现和满意度有显著的改善。

实践运用

- CO-OP干预可能是抑制运动范围扩大的有效方法。CO-OP使用全面地问题解决的方法，而不是专注于特定的损伤，可以更好地理解作为问题解决策略基础的全面任务需求（任务本身及其关键特征）。
- 远端看不到对运动范围扩大的抑制（如手指运动）。作者质疑10周的干预组是否太短而不能对远端运动范围扩大产生影响，远端运动范围扩大具有更大的神经需求，因此可能需要超过10周才能解决。
- DCD儿童似乎不了解完成任务所需的步骤以及如何完成该步骤。然而，目标-计划-执行-检查这个方法似乎能提高儿童对完成问题解决任务的要求和策略的理解。
- 在MABC-2上测量的特定精细和粗大运动技能的改善没有改变。然而这并不奇怪，因为干预并没有针对评估的特定运动技能。相反在具体的作业表现结果中，我们看到了有针对性的改善：书写速度与易读性、功能性运动技能（如踢球、接球、用剪刀剪）和日常生活活动（如切食物、系鞋带、扣纽扣）。这些结果似乎与干预的作业目标一致。
- 使用CO-OP框架的合作模式是一种有效和高效的服务模型。当根据常见目标对儿童进行分组时，能拆分任务、犯错、从中学习、最终促使目标达成的儿童，在儿童表现和满意度、社会化及父母满意度方面的得分较积极。

是必不可少的。作业治疗师通过指导、角色示范和与他人解决问题来发展合作伙伴关系，这有助于防止作业表现中的伤害和可能的失败，并为照顾者提供情感支持。可以参阅第3章，以家庭为中心的护理。这种合作有助于儿童在他们的环境中执行ADL并帮助教师、照顾者和儿童学习安全信息、特定技能和应对策略。在提供信息时，作业治疗师会考虑儿童及其家庭和照顾者的学习能力、偏好、环境情境以及活动需求。

儿童、家长、照顾者和教师的指导方法是基于他们对知识、技能和期望结果的理解。这就要求提出正确的问题，并让所有各方对其进行反思。反思性、比较性和解释性的问题将贯穿整个指导过程。用于反思（如什么、谁、何时、何地）、比较（如何）和解释（如为什么这样做？可能还会出现什么其他问题？）的问题，能为作业治疗师提供所需的信息，帮助指导儿童及其家庭。Shepherd和Hanfit建议参与任务各方合作性地观察、倾听、回应和规划。在活动自然发生的地方观察儿童是很重要的。观察儿童和照顾者，然后观察儿童和作业治疗师，并通过所有或任何一方的视频进行自我观察，这些都可以帮助每个人反思和理解儿童是如何完成ADL任务的。作业治疗师需要尊重和客观的倾听各方的意见，以便在一起工作时了解偏好、关注点和需求领域。回应问题、给出反馈并协作决定如何继续执行任务，对各方都有帮助。最后指导需要仔细规划：

本周他们将尝试哪些策略？

如果这不起作用，他们将如何与作业治疗师合作并调整日常安排？

教师和治疗师将如何相互反馈？

在提供情感支持时，Graham、Rodger和Zivisni使用作业表现指导（OPC）为目标设定和具体指导提供结构化的方法。这种方法通过考虑儿童、环境和任务之间的相互作用，帮助父母确定促进更成功的作业表现方法。初步结果发现，OPC对5～12岁儿童及其父母的ADL表现有改善作用，干预后可持续6周。母亲在辅导中的自我能力和作业表现似乎也可以概括为ADL以外的目标。

作业治疗师通过指导和其他教育方法，以各种方式为儿童或照顾者提供教育。在指导时他们经常演示或模拟如何完成任务（如浴缸转移）。此外，作业治疗师还可以使用视觉辅助工具、书面说明、录音带、录像带和检查表。Drahota、Wood和Sze Van Dyke利用认知重构帮助父母认识儿童在适当的发展时期进行自理的必要性,并将一点点收获就视为成功。

教育方法为家长和儿童提供了机会,让他们对服务、方法、辅助技术和环境改造做出明智的选择。分级、前向和后向链接、部分参与和示范,都能帮助照顾者教儿童学习ADL。在本章中,预设性问题的解决、CO-OP以及指导和教育照顾者及儿童,都是帮助儿童发展ADL技能不可或缺的干预方法。下面引用了一个家长讨论CO-OP模式如何为儿童提供在日常生活中指导儿童的策略,这样儿童就可以维持一些自我控制。

> "所以,它对我的帮助比任何人都大,真的。这有助于我往后退一步,让他开始思考问题,或者让我以一种令他不易察觉的方式为他分解问题。"
>
> (母亲 Jackman, 2017)

五、特定日常生活能力任务的具体干预技术

本节介绍了如厕卫生、二便管理、穿衣、洗澡和淋浴、个人卫生和梳洗以及性活动的具体干预策略。需要考虑儿童因素、环境和活动需求之间的相互关系。本文介绍了帮助儿童在日常生活活动中尽可能独立的方法和策略的组合。与所有的作业治疗一样,有目的有意义的活动、咨询和教育的治疗性使用,均是用于帮助他人学习ADL作业的方法。

(一)如厕卫生和二便管理

1. 影响如厕独立性的典型因素 与其他ADL任务一样,如厕是一项复杂的任务,需要对活动的需求、环境和儿童的能力如何影响表现技能和模式进行深入分析。如厕独立性要求儿童能在没有监督的情况下认识到如厕的必要性、上下马桶、管理纽扣拉链和衣服、如厕后的清洁、高效洗手和擦干双手。

要开始学习这项任务,儿童必须在身体上(如他们有排尿排便的模式)和心理上做好准备。此外,作业治疗师还需要确定是否有文化因素影响如厕。例如有些家庭不使用卫生纸;其他家庭可能认为如厕是隐私,因此儿童没有观察到父母或兄弟姐妹如厕;或者他们的文化可能要求只能用左手擦拭。家长或照顾者需要做好准备,投入时间和精力对儿童进行如厕训练。护理人员和儿童之间的沟通系统至关重要:

- 用什么样的提示、词语或手势来表示该排尿或排便了?
- 如厕前、如厕中、如厕后的期望是什么?
- 不同环境中的照顾者在如何帮助儿童管理任务方面是否一致?

在与儿童和家庭一起进行如厕类的日常安排(如尿布、擦屁股和卫生、插入导管、月经护理)时,作业治疗师在接触儿童之前需先征得许可,同时解释你在做什么以及为什么这么做。儿童和青少年需要了解如厕程序需要的触摸和亲密触摸之间的区别。在某些文化中,男性治疗师不适合单独与年轻女青少年(12岁及以上)一起使用任何需要视觉检查或触摸身体部位的ADL(如如厕、洗澡、穿衣)。

2. 影响如厕独立性的身体功能

(1)妨碍如厕的感觉问题:父母和照顾者经常发现感觉问题阻碍了日常生活任务以及其他日常活动的表现,如换尿布、如厕和穿衣。一位ASD患儿的家长参与者描述了她在换尿布和穿衣方面的经验。

> 他现在4岁了,所以不需要换尿布,但那是我们生命中最糟糕的3年。他不愿意躺下来换尿布。我不知道被踢了多少次、被咬了多少次。在他3岁半以前,我一直看起来像个受虐的妻子。他不光试着脱掉尿布,还试着脱掉衣服和穿衣服,这些使我身上到处都是瘀伤。

最近的作业治疗研究表明感觉过度反应(SOR)或感觉低反应(SUR)的儿童可能从作业治疗的评估和干预中获益,尤其是典型的治疗方法对大便失禁、便秘以及潴留性大便失禁(RFI)没有反应时。Beaudry Bellefeuille、Lane、Ramos Polo制定了如厕习惯问卷(THPQ)作为对便秘和可能有感觉性如厕困难的RFI儿童的筛查。比较简要感觉史量表和THPQ,Beaudry Bellefeuille Lane发现RFI($n=16$)儿童的父母报告的SOR相关行为明显多于正常发育儿童的父母($n=27$)。THPQ的初步验证可能有助于医疗团队确定哪些儿童可能从作业治疗师的感觉干预中获益,以增强其如厕需求的其他医疗疗效。随着如厕习惯和日常安排的改善,儿童在社会上越来越被同龄人、学校和家庭所接受,也更能参与日常作业活动。

(2)影响如厕的神经系统问题:脊髓损伤、脊柱裂或其他导致完全性或不完全性瘫痪疾病的儿童,

都需要二便的特殊管理。失去对这些身体功能的控制以及由此产生的气味会引起呕吐、降低自尊、限制社会参与。学龄儿童的特点是对自己的身体非常羞怯，而青少年则挣扎于身份认同问题以及与同龄人相同的需求。

膀胱问题的类型取决于神经损伤的程度和类型。当病变位于腰部或以下时，反射弧不再完整，膀胱松弛（下运动神经元性膀胱）。当病变高于膀胱神经支配水平时，就变成了自主性膀胱（上运动神经元性膀胱）。对于上运动神经元性膀胱，儿童进行训练以发展自动反应。对于膀胱松弛的儿童，训练是无效的，因为膀胱张力不足，需要帮助才能排空。

在医学测试以及与儿童及其父母讨论之后，作业治疗师与医师和护士合作确定膀胱训练和管理方案后。管理导尿的方法主要有四种：① 安全性导尿（男性）；② 留置导尿；③ 间歇导尿（每 4～6 小时/次）；④ 回肠导尿。要求家长在课程开始前限制儿童摄入液体防止膀胱扩张。当女孩对膀胱功能有部分控制时，她们会穿着一次性尿布或尿失禁垫。如果儿童有动机、灵活的视知觉技能以及学习支持，那么她们最早可以在 6 岁时学会自己间歇导尿。在 Fisher、Church Lyons 和 McPherson 的一项研究中，采访了脊神经源性膀胱儿童和青少年（6～18 岁）及其父母。一名儿童解释了她学习自我导尿的理由：

> 我知道我必须这么做，因为在我一年级的时候，我的父母将不会在教室帮我，我不想让每个人都知道，我也不想让每个人都参与其中。我很好，我会做的。
>
> （Becky，9 岁）

对父母及其子女和青少年的采访证实，尿失禁是复杂的，而且常常是不可预测的，当意外发生时，儿童需要帮助。在意外事故和换尿布的情况下，与尿失禁相关的羞耻感会影响社会参与和友谊，并可能导致自我孤立和自尊下降。在这项研究中，很少有儿童和青少年愿意向他们的同龄人解释脊柱裂如何影响他们的二便功能以及他们的活动能力。

患有先天性或获得性神经系统疾病的儿童经常需要接受导尿或肠道治疗。与同龄人的如厕相比，这些额外的二便任务需要更多的时间和更高的认知功能来计划、组织、记住并执行这项程序以及建立常规习惯。此外，儿童在以下任何领域都可能有困难：保持稳定而实用的姿势；手的灵巧性（运用和速度）；知觉意识；力量、ROM 和稳定性；清空收纳袋的准确性。记忆、安全和感觉意识是这些过程所必须具备的。

LeBreton、Guinet、Verollet、Jousse 和 Amarenco 制定了一些自我导尿程序的教育指南。如果儿童对所用的导管类型有一定的选择，那么使用的便捷性和独立性可能会增加。虽然护士通常是教授二便控制方法的专业人员，但作业治疗师可以帮助建立必要的手功能，通过提供辅助设备、环境变化或适应性方法来适应情境和（或）建立习惯性的、儿童容易实施的、有助于预防将来感染或尴尬的状况。Levan 是一位作业治疗师，他描述了一种用来帮助年轻人进行自我导尿"阴茎拨片"。通过与学校护士合作，该装置被纳入了自我导尿的程序。

肠道再训成功的一个基本原则是规律一致的肠道排空。肠道运作的时机是一个选择问题，但需要一个一致的时间表。在某些情况下，儿童在排空前会接受栓剂和热饮。这会刺激肠壁肌肉纤维收缩和松弛，使内容物向前移动。其他技术包括手指刺激、肛门括约肌周围的按摩以及在腹部使用 Crede 方法进行手动按压。偶尔，建议用手或结肠造口来排便。与回肠造口术一样，结肠造口收集袋也需定期清空和清洗，儿童会尽快学会独立完成这项工作。

与肠道和膀胱护理密切相关的是周围皮肤护理。彻底清洁皮肤，保护组织免受与污物接触的影响，消除异味。所有感觉减退的儿童都易患溃疡，当血管受压时（如坐骨结节等骨突周围）会迅速发展成压疮。每天都需要用长柄镜子检查臀部。

3. 妨碍如厕的运动技能　当婴儿或儿童腿部伸肌和内收肌张力高（肌肉和运动功能）时，换尿布就成了一项困难的任务。作业治疗师教会母亲在换尿布前减少伸肌模式的纠正方法，并将这些方法纳入换尿布的常规操作中。例如，母亲可以先在儿童的臀部放一个枕头、屈曲臀部、慢慢地摇晃臀部，然后再帮助儿童外展下肢换尿布。

在力量、耐力、ROM 和姿势稳定性、操作或灵巧方面功能受限的所有年龄段儿童，其如厕独立性可能会延迟。由于坐姿不稳，儿童很难放松，也很难保持下蹲和排便的姿势。由于无力和活动范围受限，儿童可能因为手部无力而无法进行扣纽扣，或者可能因为髋膝挛缩或股四头肌无力而无法坐下来或从马桶上站起来。

如果儿童不能将手旋后、弯曲手腕、内旋和伸展手臂，那么便后清洁就会很困难。前路手术可能有效。作业治疗师必须提醒女孩子们注意粪便的污染，这有可能导致阴道炎。如果可能的话，女孩们应该从后面擦拭肛门。解决清洁问题是困难的，而且常常令人沮丧。这些儿童可能需要补救策略来提高身体能力（如主动关节活动度）或适应性策略（如擦拭钳子，使用坐浴盆来完成如厕任务）。

4. 妨碍如厕的处理技能　智障儿童学习如厕需要更长的时间，但他们往往会变得独立。处理技能的问题如管理衣服的意识、启动、排序、记忆和灵巧性，是很典型的。与所有儿童一样，如厕的生理准备是训练计划的先决条件。作业治疗师使用任务分析来确定过程中的哪些步骤存在问题，然后确定需要哪些提示和辅助才能让儿童获得最佳表现。作业治疗师还评估了哪些方法可以作为成功的强化。

根据 Joinson 等的大型纵向研究，发育迟缓、脾气较差和（或）母亲患有抑郁症或焦虑症的学龄儿童在白天有可能会出现二便的控制问题。作业治疗师需要考虑这些因素是否会影响如厕训练，是否需要额外的练习、程序、教育建议或转诊。一些发育迟缓或孤独症儿童的父母可能会使用行为方法来治疗尿失禁。Azrin 和 Foxx 的如厕训练方法以行为为基础，要求儿童至少 20 月龄，能够解决先决条件（如独坐、模仿、保持干燥几个小时）。照顾者在浴室和儿童一起接受 4～6 个小时的训练，同时对错误进行积极强化和过度矫正。比较不同的如厕训练方法对残疾儿童疗效的研究有限。Evolve 网站提供了关于如厕的额外资源。

5. 改善如厕独立性的适应性策略　适应性策略包括重塑或重建环境、选择辅助设备或不同类型的服装、或设计其他方法来增加独立性。当儿童体重增加，更难协助其如厕时，作业治疗师也要解决照顾者的需求。

家庭或学校的物理和社会环境特点影响着儿童管理如厕卫生的方式。隐私对于年龄较大的儿童和青少年尤为重要；帮助儿童确定在何处执行程序以及如何在学校和娱乐环境中管理程序往往是一种挑战。社交习惯和期望也是作业治疗师在提出如厕管理建议时要考虑的重要变量。这些期望取决于儿童的年龄和能力，以及家庭如何看待儿童管理 ADL 的能力。

（1）社会环境与时代背景：在所有 ADL 任务中，对于与儿童一起进行自我维护计划的人而言，如厕需要采取最敏感的方法。儿童可能会故意限制自己在校的液体摄入量，避免排泄需求。不幸的是，液体摄入受限会导致感染，从而增加调节二便的难度。与作业治疗师合作的家庭、教师、护士和其他专业人员评估社会环境，为儿童找到最佳的地点、时间和日常安排。当在学校或社区环境中进行自我导尿时，儿童可通过使用医疗室或私人浴室隔间来确保隐私，或者在无人使用卫生间的时间执行此项ADL。把导尿用品放在塑料袋或小尼龙袋里也能保护儿童的隐私。定期完成清洁、间歇导尿可避免尿失禁。

作业治疗师帮助缺乏二便控制的儿童养成消除异味的常规操作和健康习惯。通过关注表现模式，作业治疗师强化和融合定期清洁和更换器具（回肠导管和结肠造口所用收集袋）并将尿液收集袋融入日常日程。为了防止异味和细菌滋生建议多喝水。

孤独症儿童在如厕时常常很困难。Wheeler 为孤独症和相关障碍儿童提供了实用的如厕训练指南。关于支持策略的讨论都是极好的，如示范、社交故事以及许多与孤独症患者培训相关的常见问题和解决方案的例子。Wheeler 利用社交环境和许多视觉提示来构建如厕的步骤。在一项针对孤独症学龄前儿童的小规模研究中，在建立如厕能力方面，操作性条件反射的视频示范比操作性条件反射本身更成功。表 12.8 定义了适应性如厕和提高如厕独立性的方法。

（2）物理环境：浴室通常是一个家庭里最难进入的空间，但是它却很重要，每个家庭成员都要使用。地面空间可能不足以让儿童转动轮椅上厕所。水槽、水龙头、毛巾、肥皂盒、厕纸的位置和高度可能会让幼儿无法使用。在家庭和公共盥洗室中，环境的感觉方面可能会让一些儿童不知所措。浴室气味（如空气清新剂、香纸或香皂、粪便气味）和听觉方面（如冲洗、排便、吹风机、风扇的声音；马桶座或洗手时的触感和凉意）可能会限制对感官刺激异常反应的儿童参与。因此，浴室的空间、设备和物品可能需要调整或改良。表 12.8 提供了适应性感官环境以提高如厕独立性的方法。

1）如厕适应性：在如厕后可以通过多种适应性来帮助儿童体位摆放和保持清洁。小便器、导管、腿夹袋、长柄镜能提供姿势稳定性或保持腿部张开，而带有导管或手指刺激器的通用袖带是作业治疗师可能提供的辅助装置的一些示例。对于姿势控制良好但活动范围或抓握能力有限的儿童，简单而廉价的辅助工具包括各种类型的卫生纸钳和卫生纸固定装置。

表 12.8　如厕分析和干预措施		
领　域	分　析	干　预　措　施
所需条件 (任务分析)	识别去洗手间的信号 (视觉或感觉) 去洗手间并关上门 把衣服拉下来 (适当地) 在卫生间坐着或站着 小便或排便 (或儿童用语) 拿卫生纸 擦干净,然后把卫生纸扔到马桶里 冲水 把衣服拉起来 洗手并擦干双手 扔掉垃圾 离开卫生间	在墙上贴视觉性的日常安排 (物品、图片或动作词语) 根据儿童的能力,将任务变得更复杂或更简单 (如分开洗手和擦干双手) 如果儿童遗漏了任务或遇到问题,则在步骤中添加该任务 (例如,如果儿童擦屁股搞得一团糟,则将 "擦除" 作为步骤之一) 儿童用太多的卫生纸:① 取下卫生纸并使用纸巾,或取下正确的用量交给儿童;② 在墙上用胶带标明要卷多少纸 儿童不坐:使用计时器并指导儿童保持座位,直到计时器响;使用放在地板上的便盆
身体因素 (身体功能和结构)	感觉 (膀胱充盈、自主控制、排空膀胱、湿或干、厕纸质地、冲洗噪声) 生理准备 管理穿衣和扣纽扣的力量、协调和耐力 如厕时的站立或坐位平衡 情绪准备——对脸红或生病的恐惧、对隐私的需求、对如厕的态度	如果没有明显的规律则使用习惯去训练:每天在同一时间进行 让儿童穿容易操作的衣服 在其他时间进行准备活动以增强扣纽扣拉拉链的力量和协调性 支撑儿童身体 (如扶手、脚支撑、环形减速器、放于地上的便盆) 换卫生纸或使用不同的材料,如湿巾或布
环境,情境 (文化、社会、物理、个人、时间、认知)	文化:家庭和社会对如厕的期望;使用的言语;儿童是否使用公共浴室和坐在马桶上;机构训练 (如在幼儿园的公用洗手间,使用的语言) 社交:接受使用尿布、儿童如何表示需要上厕所 (如尿尿、手势)、在浴室里的其他人、冲水、男女公共浴室的规则 物理:温度、声音;设置;冲水方式、马桶高度、适应性 (马桶座或马桶椅、马桶周围的扶手或安全框架)、水龙头和其他固定装置 个人:实际年龄、年级、性别 时间:以往经验,对脸红或疾病的恐惧,对隐私的需求、对如厕的态度	从一开始就说明期望 如果可能的话,提供一间浴室用于如厕训练 在录音机上播放轻音乐或如厕音乐 公共浴室:男孩需要卫生间行为的提示,可能也需要社交故事:在小便器上给自己和别人留出空间;在小便器上小便时保证裤子盖住屁股;在小便器上小便时不要说话或看着别人的眼睛;快一点,尿完后就离开;在浴室里,只有你才可以触碰你的身体 (导尿训练除外) 如果儿童在浴室闲逛,让他和同龄人一起去或者在不那么忙的时候去 如果儿童害怕,让他或她先开门离开,然后冲水
表现技能 (运动、处理、社会互动)	姿势、灵活性、协调性、力量和所需的努力 处理:启动、排序和终止 儿童如何沟通上厕所的需求 (如身体上或语言上的表达) 如厕期间的社交互动	需要提供指示 整个执行顺序的图片提示 物品提示或过渡物品 社交故事 计时器 口头提示 坐在马桶上 气味和声音的敏感性 身体的、手势的提示 耳塞、时机、不在别人上厕所后 浴室礼仪/社会期望 (触摸、私人空间、交谈)

续　表

领　域	分　析	干 预 措 施
表现模式（习惯、日常安排、作用）	了解家庭的正常饮食习惯 识别儿童排尿或排便的常规时间和模式 每天，在某个特定时间进行习惯训练 在不严厉训斥的情况下，自己清理意外事件 行为挑战可能是由日常安排的改变引起的	限制或增加液体摄入 使用干湿图表确定正常如厕次数 使用如厕步骤（包括擦拭）、时间以及饮用液体的时间的可视化安排表 在如厕时使用相同的常规习惯和仪式（如特定的时间或醒来时、出行前、饭后） 督促家庭、学校和日托中心都遵循同样的程序并收集数据
活动需求（物品、空间、社会、顺序、时间）	马桶椅或马桶座的放置；马桶高度、冲水装置、厕纸盒 浴室空间，物品布置 门是虚掩还是关上；儿童是否表示要上厕所 如厕步骤，离开便盆后冲洗；何时关门、拿卫生纸或纸巾 公共浴室的社会期望	更改物品的布局或环境的实用性 将"关上门"纳入如厕程序的一部分 讨论公共卫生间的期望；用社会故事进行讨论 公共浴室（男孩）；首先使用私人隔间，然后移到小便池，小便时不用脱裤子并与人保持一定距离

注：经允许引自 Wheeler, M. (2007). Toilet training for individuals with autism and other developmental disabilities (2nd ed.). Arlington, TX: Future Horizons.

　　坐浴盆和马桶的结合提供了一种完全独立的方式。有几种型号可以与标准马桶连接。独立的机械喷雾器能用恒温温水冲洗肛周，并用热空气使其干燥。儿童可以用手或脚操作控制装置（图 12.5）。市面上有各种马桶座或座椅，以及专门为防止组织损伤而设计的特殊坐垫。

　　如厕时所穿的衣服往往会妨碍儿童的独立性或照顾者促进其独立性的能力。通常建议穿紧身弹力衣来帮助控制姿势，但这可能会导致如厕时的独立性或尿失禁问题。对于穿尿不湿的儿童来说，穿有拉链或环钩（如尼龙搭扣）的开裆裤，让适应变得更加容易。当儿童第一次学习如厕训练时，使用可以拉起来的弹性尿不湿，能让他们在保护衣物不受意外污染的情况下，有机会练习如厕程序的这一部分内容。随着儿童的成熟，他们可能会负责更换自己的尿不湿或照顾自己的电器和设备。女孩们可以穿半身裙或连衣裙，因为这些裙子很容易穿上、也很适合尿不湿的变化或如厕时穿。当裤子的接缝处有拉链或环钩时，儿童可以轻松地摸到并排空腿上的袋子。裤子前面的长拉链或环钩闭合结构，让男孩坐轮椅时更容易小便或导尿（参见本章后面关于改良服装的穿衣干预部分）。

　　2）不稳定姿势的改良：当儿童坐在马桶上时，他们需要安全的姿势。当坐便器的位置足够低，足部能稳定地放在地板上时，帮助排便的腹肌就可以

有效地发挥其功能。对于小年龄儿童，设计了小口径马桶，以减小马桶的开口尺寸，从而改善坐姿支撑，消除掉到马桶里的恐惧感。马桶前的台阶有助于幼儿如厕。安装在马桶或墙壁上的安全栏杆有助于保持平衡，并允许儿童自由使用双手。对于已经长大的儿童来说，当轮椅无法进入浴室时，小型训练盆和独立式便桶可能是有用的。另一种选择是置于马桶上的马桶椅。具有可调节的凳脚、安全杆、稳定的倾斜凳脚、升降装置、软垫、可调节靠背和头枕等

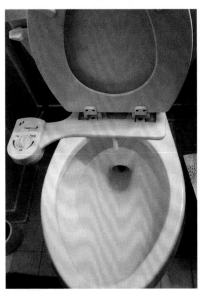

图 12.5　电动坐浴盆可独立清洁肛周，无须用手或纸

功能的便桶,通常对护理人员有所帮助。马桶还可以配备座椅减速环、安全带和可调节的搁脚板。

6. 月经卫生教育　在青春期,女孩需要学习如何照顾她们的月经需求。随着青春期的开始、激素的增加可能会出现喜怒无常、情绪混乱、不规律出血、月经痉挛以及不良卫生习惯。这些月经特征对于残疾或非残疾女孩都是相似的。月经管理是如厕卫生的一部分,许多技能、日常安排、习惯和改良可能会推荐给残疾少女和她的照顾者。对于智力和身体残疾的女孩来说,了解她们身体的变化和学习新的卫生技能可能会很困难。根据儿童的残疾情况,青春期可能出现在10~16岁,避免虐待和生殖问题都需要考虑。这些主题在本章关于性活动的内容中有所讨论。

对于父母来说,青春期通常是一个困难时期,他们可能会向儿童的医师寻求抑制月经的药物和避孕措施。Quint 和 O'Brien 与美国儿科医学院合作,为内科医师治疗躯体和智力残疾的青少年制定了月经管理指南。父母和个人需要接受教育,在月经初潮开始之前就应该进行关于月经的交流,这样她们就能做为自己身体变化的准备。她们需要知道出血和绞痛是成长的一部分,这些都是正常的。家长和作业治疗师可能会与青少年合作,了解身体和情绪的变化以及管理月经所需的方法和卫生习惯(如穿戴护垫或卫生棉条、改变日常安排、清洁)。智障青少年的医师和家长可能会讨论与经前症状有关的月经抑郁问题、卫生问题、不规则或大量出血、痛经、避孕、与青少年目前正在服用药物的相互作用、肿胀、情绪变化以及月经周期加剧的任何其他医疗状况或行为问题。如果他们有认知能力的话,可能的药物或手术选择是由医师、家长和青少年共同决定的。

与父母和青少年讨论妇科护理的选择很重要。乳房检查、有时骨盆检查是保持健康的一部分,也是发现潜在健康问题所必需的。利用预设的问题解决方法,父母和治疗师可以帮助青少年做好准备,从轮椅上坐到检查台上,以及在妇科检查中会做些什么。如果无法放置于踩脚支架,张力高的女孩可能会从侧卧位检测中受益。加利福尼亚州发展服务部医师制定了一本关于如何为残疾妇女进行妇科检查的手册,建议如何进行妇科检查,这对父母也是一项有用的资源。

(1)对认知受限女孩的教学方法:对于孤独症女性,Wrobel建议使用故事和视觉线索帮助女孩了解月经,并建议她们在出血时通知老师或家长。建议采用的技术有:使用照片排序卡、将红色食品色素放在卫生巾上、反复练习如何将卫生巾放在内裤中、在月经来潮前戴几天卫生巾以及正确包装和处理卫生巾。在 Wrobel 的书中,具体的社交故事、图片和例子都与月经的卫生、在学校换卫生巾、抽筋和保护月经隐私有关。这些相同的技术和想法适用于智力残疾的女孩,在月经期练习实际的卫生任务最有效。手表上的闹钟、掌上电脑的计时器或提示,可以帮助青少年每3~4小时更换一次护垫,或者提醒她月经可能从本周开始。利用预期计划,父母和照顾者可以确保青少年有额外的用品或衣物来处理意外状况,并且青少年可以预期如果有问题该怎么办。对于严重认知和身体残疾的女孩,治疗师可通过训练,帮助她们进行月经护理和ADL。

(2)对躯体受限女孩的教学方法:身体残疾的女孩需要改变环境、任务和管理月经的方法。用于月经护理的适当装置类似于用于如厕卫生的辅助。长柄镜子、提供姿势稳定性的定位装置(如扶手杆、卫生间安全框架)或保持腿部打开的装置、卫生纸钳和带有卫生棉条插入器的万能袖带是作业治疗师可能提供的一些辅助装置。如果有坐浴盆,它可能有助于月经期间的清洁。尽管目前还没有关于使用与月经有关的CO-OP模式的研究,但在学习月经管理机制的同时,它似乎对这一群人还是有效的。如果青少年没有管理月经的身体能力,那么她可以提出需求方便别人如何照顾她,可以保护自己的尊严。

在澳大利亚,作业治疗师参与健康幸福网并提供干预策略,满足青少年和残疾妇女的月经需求。与其他团队成员一起制作一本小册子和一个工具包,帮助家庭和专业人员探索管理月经护理的态度、实用策略和其他选择。

(二)穿衣

对于正常儿童来说,要想获得穿衣独立,往往需要4年的练习。穿衣要求儿童使用各种表现技巧和模式来满足活动的独特需求。当他们使用视觉和运动系统来指导上肢和下肢的运动时,他们需要知道自己的身体在空间中的位置以及身体各部分之间的关系。视觉和本体感觉使儿童能够理解形式和空间,以及衣服如何符合及适合自己的身体。视觉和躯体感觉系统能让儿童理解形状和空间,以及衣服有多合身。在穿衣服时,儿童会伸手、偏移、转换重心,此时动态姿势的稳定性是很重要的。如果儿童避免过中线,并用右手在身体右侧、用左手在左侧完成穿衣任务,那么他很可能会在需要双手协同的任务上遇到困难,如扣紧衣服和系鞋带。儿童如何协调身体两侧、操作衣服、扣纽扣以及匹配力量和努力,这决定了任务完成的情况。处理技能,例如,选择合适的衣服、临时组织和记住任务的步骤以及适应情境的变化(如新材料、环境中的噪声、衣服的摆放)也会影响穿衣结果。

1. 影响穿衣的程序障碍和干预措施　有潜在认知和知觉缺陷的儿童,可能会存在影响 ADL 表现技能的问题。他们可能会在选择、使用和处理穿衣时出现问题。这些问题可能包括难以区分身体的左右两侧、将鞋穿在正确的脚上、转动袜子的后跟、区分衣服的前后面或识别正确的裤腿和袖子。时间组织尤其是起始、持续、排序、停止以及组织穿衣任务,对智力障碍或孤独症儿童来说常常是个问题。当儿童们在组织任务时遇到困难,作业治疗经常会建议在不同的环境中修改穿衣要求。人工提示如颜色编码、衣物的标签、衣柜上的图片或文字,都有助于儿童在卧室环境中定位穿衣物品。图表和检查表可以帮助儿童记住任务的步骤顺序,并提供完成任务的常规安排。

在行为上,儿童可能会对某些穿衣任务的复杂性感到沮丧。语言障碍可能会限制儿童表达个人喜好或沮丧情绪的能力。当儿童面临需要精细操作的

任务时,如果协调受限或儿童有感觉调节问题,那么挫折感可能会增加。通常行为方法有助于儿童获得独立性。在做了基线评估后,作业治疗师仔细分析了每个穿衣任务的需求。一旦他确定了在表现技能和模式方面的限制及优势,就会使用部分参与和正反向链接的方法。环境和任务的改良包括视觉图表或图片、社交故事、检查单、视频示范和易于操作的衣服(如稍大的衣服、弹性材料、套头衫、休闲鞋)。穿衣活动中的同步提示有助于儿童学习这项任务。图 12.6 展示了一个用于有感觉缺陷儿童的视觉故事示例,她不喜欢日常安排的改变或在户外玩耍时穿衣服。据报道,积极陈述的复述会使儿童更愿意遵循故事中的日常安排并开启任务。在使用社交故事时,重要的是使用 Gary 设定的标准来构建故事。在儿童开始任务前给他读故事,并建议他每天读。类似于提示,当儿童的能力或行为改善或增加了故事的使用而限制了进步时,作业治疗师就需要淡化故事。虽然社交故事有证据表明可用于其他领域,特别是提高社交技能,尽管常用于行为问题、智力残疾或孤独症的儿童,但使用社交故事影响 ADL 的证据有限。在使用社交故事后,教师评价儿童能力得到改善,但由于遵循 Gary 制定的指导方针和报告如何评估疗效之间的不一致性,可靠的疗效可能会受到影响。

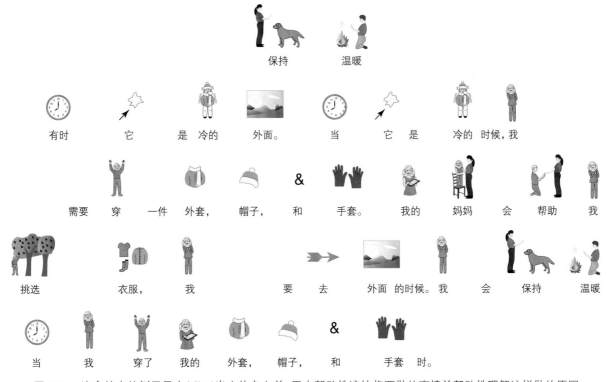

图 12.6　这个故事的例子是在 Mimi 出去休息之前,用来帮助她演练将要做的事情并帮助她理解这样做的原因

视频示范（包括以另一个人为模型的视频示范、VSM 和视角示范）是一种经过广泛研究的技术，被各类专业人员用于孤独症和智障儿童的教育，并被证明有助于促进 ADL 的独立性。视频示范（VMO）通过视频为儿童提供准确一致的期望行为示例，视频示范通常会激励儿童。对于孤独症儿童，视觉呈现方式利用了视觉感知技能的优势领域，也减少了对社会互动的需求。对于智力受限的儿童来说，视频示范是有帮助的，因为阅读不是必要的。在 VMO 中，儿童通过观看同伴或成人的视频（穿上外套）学习具体技能（如穿衣技能）。相比之下，在 VSM 技术中，视频是经过编辑的，这样儿童就可以看到自己正确地穿上外套。从视频示范的角度来看，通过显示完成活动的示范者的手臂和手，视频图像看起来就像儿童完成任务时的图像；初步研究表明，对 ASD 儿童使用该方法教授 ADL 技能是有效的。对视频示范案例的综合分析表明，使用成人作为孤独症儿童的模型（VMO）比 VSM 更有效，特别是当强化与 VMO 配合运用时。视频示范本身可能很有用，但可能需要错误纠正或提示技术来支持儿童当下的学习。视频示范的一个变异已经被成功的作为一种干预手段，用于帮助父母与儿童互动，教他们穿衣和其他 ADL 技能。在一项研究中，父母在与儿童一起完成 ADL 时被录像，然后他们观看互动视频的剪辑片段，并在叙述互动时再次观看片段，与治疗师一起研究观察到的正确和错误行为，然后听取互动情况的汇报。这一干预过程减少了父母的帮助，增加了儿童的独立行为，并将互动重新定义为更少的"日常事务"。

研究笔记 12.4 描述了对这些技术的回顾，并提供了在孤独症儿童和青少年中使用 VMO 和 VSM 的建议。

2. 影响穿衣的感官障碍和干预　触觉感受器提供有关压力、质地、温度和疼痛的信息。触觉敏感的儿童可能会被这些感官信息所影响，导致穿衣不舒服，甚至被激惹而危害他们的身体。感觉敏感的儿童可能会觉得衣服的标签或缝线难以忍受。去除标签或购买无标签的无缝衣服可能会有所帮助。同样他们可能会对衣服的质地很敏感，因为织物的"硬度"或质地比较粗糙（如牛仔布或亚克力）而拒绝穿新衣服。柔软的棉花或其他天然织物，如竹纤维往往是最容易被接受。衣服的气味也可能导致感觉敏感；在可能的情况下，不应该使用有香味的洗衣粉。儿童可能会对颜色也有感觉敏感，一些儿童描述说因为必须穿某些颜色的衣物而感到恶心。允许儿童

研究笔记 12.4

Hong. ER. et al. (2016). The effects of video modeling in teaching functional living skills to persons with ASD: a meta-analysis of single-case studies. Research in Developmental Disabilities, 57, 158−169.https://doi.org/10.1016/j.ridd.2016.07.001

摘要

作者完成了 23 例孤独症谱系障碍（ASD）学龄前儿童至成人研究（单学科设计）的综合分析，以确定最有效的视频示范（他人视频示范、自我视频示范、视角示范）的干预类型。使用 119 个单独的对照者和 66 个参与者来计算效应量。结果表明，使用视频示范的干预类型对提高孤独症患者的功能性生活技能是相当有效的。

实践运用

- 在小学和青少年/成人年龄组中使用视频示范的效果最强，而在学龄前（小于 5 岁）和中等年龄组（10～15 岁）中使用视频示范的效果较弱。
- 他人视频示范和视角示范都是提高功能性生活技能的成功技术（自我视频示范在研究中没有得到应用，因此无法进行比较）。虽然他人（使用同龄人或成年人）视频示范产生了稍强的疗效，但仍然应选择最能满足患者和可用资源需求的干预类型。
- 放置在家庭或学校平板电脑、PDA、电话、电脑或电视上的视频将此干预策略纳入了家庭或学校的日常活动，以提高改善率。

自己挑选衣物可能会有帮助。

考虑衣物如何以及在何处为身体提供触觉输入可能会有所帮助。容易移动或"堆在一起"的衣服会有更多的刺激性。衣服不均匀的束缚，如弹性腰带也可能具有刺激性。紧身衣如自行车短裤或紧身短裤，有助于提供一致的内衣压力。

对衣物的感觉敏感会极大地影响日常生活和家庭生活。有些儿童对衣服太敏感，不肯穿衣服。有一些人在上学时会管理好衣服，但一回到家就会脱掉衣服，在家里裸体。

3. 影响穿衣的躯体或运动障碍　患有各类疾病的儿童发现穿衣很困难，是因为穿脱衣服和连接扣件需要协调性、关节活动度和肌力。患有 DCD 的儿童可能在完成穿衣方面（和管理如厕及使用工具）有困难是因为缓慢、混乱、沮丧以及依赖他人完成任务的过往经验。尽管作业治疗师和父母没有发现，但 Dunford、Missiuna、Street 和 Sibert 发现 DCD 儿童（5～10 岁）报道了他们对自理技能的担忧。只使用一只手的儿童很难拉上裤子、系鞋带、扣衬衫的纽扣

或拉链。建立或恢复儿童的肌力或协调能力可能是有帮助，但在大多数情况下，儿童常是通过自己试验或使用辅助技术来学习适应性技术的。脑瘫儿童在穿脱衣服时，往往难以平衡和控制上肢和下肢的运动。有限的灵活性也可能影响穿衣。最近的康复研究表明，强制性运动疗法（CIMT）可能会改善功能性上肢运动和灵活性，从而影响 ADL 的参与。

运动受限儿童穿衣的适应性方法：虽然婴儿在仰卧位下穿衣服是很常见的，但这种姿势经常会增加神经功能受损婴儿的伸肌张力。为此，一些作业治疗师提倡让婴儿俯卧在膝盖上、髋屈曲、外展，从而抑制腿部伸肌和内收肌张力。当婴儿获得头部和躯干控制时，照顾者可将其置于坐位，儿童的背部靠着照顾者的躯干并由其躯干提供支撑。在这种姿势下，婴儿有机会在穿衣时观察到自己的身体。

当给伸肌张力增高的婴儿穿衣时，照顾者在穿上鞋子和袜子（图 12.7）之前，要小心的屈曲婴儿的髋部和膝关节，并在把手臂穿过袖子之前将婴儿的肩膀往前伸。屈曲婴儿的髋部和膝关节可以降低姿势张力，使穿衣更容易。当儿童达到坐位平衡时，良好穿衣方法是把儿童放在地板上，然后再放在一个矮的椅子上，并在必要时提供背部支撑。在社交互动中，固定儿童的身体部位应该始终是重点。照顾者帮助儿童了解身体与衣服和各种姿势之间的关系（如"手臂穿过袖子""头部穿过衬衫顶部的洞"）。

当儿童长大或体重增加，别无其他选择而只能放在侧卧位或仰卧位给他穿衣服时，可以将枕头放在儿童的头下。如果可以让儿童保持侧卧位的姿势，那么这种姿势可以使照顾者更易于管理儿童的上下肢，也更易于让儿童完成穿衣任务（图 12.8）。

手部协调但平衡不好的儿童，可以利用在侧卧位时具备的优势，即减轻重力的影响。对于可以保持坐位但稳定性不佳的儿童来说，两面相邻墙壁的角落或单独的座位，都可以为独立穿衣提供足够的姿势支持。当儿童穿上套头衣物、裤子和鞋子时，坐姿平衡变得更加不稳定，因此儿童需要额外的外部支持。用手支撑坐在椅子上或靠墙坐在地板上可以提高表现。

作业治疗师通过向儿童及其父母提供他们可能选择的各种解决问题的策略，来帮助儿童改善穿衣。一旦选择了这种方法，就会运用预设性问题解决来帮助儿童为环境中的意外状况做好准备。表 12.9 提供了用于穿脱不同衣物的解决问题选项。服装选择、辅助技术和任务改良，都是提高儿童自我穿衣能力的方法。作业治疗师可以建议能改变活动需求的

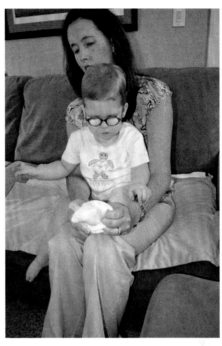

图 12.7 当给高张力儿童穿衣服时，照顾者应在穿袜子和鞋子之前小心的屈曲儿童的髋部和膝部

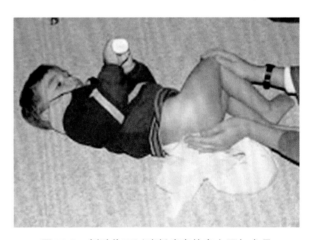

图 12.8 侧卧位可以降低痉挛使穿衣更加容易

方法，例如支持性体位摆放或使用适当辅助工具，如纽扣钩、拉链环、单手鞋扣或钩环开关。

过去十年来，对残疾人需求的关注有所增加，通过供应公司的产品目录可以获得一些适应性服装。因为服装制造商认识到了通用设计的价值，所以现在许多改良产品都可以在市场上买到。这些公司通常会提供有吸引力的时尚服装来满足功能要求，但在外观上也符合儿童群体的标准和时尚趋势。在可能的情况下，衣服应该隐藏身体的残疾，或者至少不应该引起人们的注意，从而有助于提高穿着者的幸福感。从功能上来说，服装设计应该使穿着者能够顾及个人需要、帮助保持适当的体温并能提供行动

的自由。

大多数衣服都是为站立位人员设计的。对于那些长时间坐在轮椅上的人来说，坐姿会导致衣服的某些部位被拉扯或紧绷，而其他部位则会产生多余布料的堆积。照顾者会做出改变，以提供更舒适的坐姿（如能给臀部和大腿部提供额外空间的裤子，其后面更高、前面更低）。在坐位时，较长的内接缝让裤子有合适的下摆高度（在鞋的顶部）。背部的口袋可能会导致长时间坐位时摩擦或皮肤破损。取而代之的，口袋放在大腿前部或小腿侧部，可以方便取用。正面和侧面的缝线与环钩扣件、拉链和手腕环缝在一起，有助于穿衣。有插肩的套头衫和加大的袖子可以在操作轮椅时提供更大的空间。如果衬衫的背部剪得更长，前部更短，就更容易保持整洁的外观。在轮椅上穿着雨衣或冬装都很舒服。它们的前部被裁剪得更长以覆盖儿童的腿和脚，而后部被裁剪得更短，这样他们就可以减少与轮椅以及轮子的摩擦。

对于使用矫形器支撑脊柱的儿童，从颈部延伸到下腹的前开口设计，使自我穿戴更容易，而当其他人给儿童穿戴时，后开口则更加容易。照顾者应该使用更大的衣服、适合的矫形器，但也应该避免推轮椅儿童的袖子过大。穿踝足矫形器的儿童可能需要加固衣服防止摩擦。这可以通过在发生摩擦和应力的衣服内部缝制织物补丁来完成，也可以调整裤子的侧缝和钩环结构，使裤子更容易贴合矫形器。

当儿童需要胃造口进食、气管切开护理、导尿或者换尿布时，他们需要穿着方便操作的衣服。照顾者可以将防潮的织物缝到裤子的底部、衣领、围嘴和袖口（如果儿童咬衣服），或者考虑使用速干的弹性织物。在胃造口部位、领口、肩部、胯部或裤腿处配有钩环结构的连体衣或衬衫，可以让照顾者在不脱下儿童衣服的情况下进行医疗处理。有关着装的方法、服装和其他建议的互联网资源，请参考 Evolve 网站。

文胸对于运动受限的人来说非常具有挑战性。大多数文胸都设计有钩环连接结构，需要协调使用双手，在文胸的前部或后部将其固定在一起。前扣可能更加容易，但仍需要显著的双侧灵活性。改良文胸可以从改良服装零售商那里买到，但这些文胸往往没有"青少年友好"的外观。虽然许多文胸都有钩环连接结构，但也有些文胸使用的是按钮或磁性闭合装置。套头文胸消除了闭合文胸对手部灵活性的要求；然而，它们通常需要足够的 ROM 和肌力才能进行套头和调整罩杯。文胸天使穿衣辅助是由作业治疗师设计的，旨在帮助她们独立地穿上文胸。

把它挂在脖子上，垂到胸前，固定住带子的一端，这样使用者就可以把另一端拿过来固定。

（三）洗澡或淋浴

良好的梳洗习惯对所有儿童都很重要，但对残疾儿童来说却有着更加重要的意义。在幼儿时期，照顾者需要鼓励和帮助残疾儿童保持清洁及健康。洗澡应该是一种愉悦的活动。对于姿势不稳定儿童的父母来说，洗澡成了一项乏味的工作，需要不断地关注和警觉。所涉及的工作随着儿童的成长而倍增，变得越来越大、越来越重。

洗澡的文化期望和社交习惯各不相同，作业治疗师在评估儿童的独立性时应考虑到这些因素。他们必须尊重家庭对于洗澡频率和与谁一起洗澡的喜好（如父母和儿童一起洗澡）。

1. 建立或恢复表现　作业治疗师经常使用沐浴疗法来提高影响独立性的身体能力。温暖的浴缸可以使痛苦的儿童平静下来，并且可以降低张力、增加 ROM 和独立活动。父母可能会本能地将洗澡时间安排在能促进放松的时候；对于作业治疗师来说，加强这种积极行为并努力理解家庭决策的理由是很重要的。当儿童敏感时，玩水、用毛巾搓揉、深压或边擦干儿童边搓揉可能有助于降低其对触摸的敏感度。对于与他人或环境互动有困难的儿童，洗澡游戏可能会激励儿童探索物品、进行假装游戏并与兄弟姐妹或父母互动。

对于运动受限的儿童，作业治疗师可以让儿童更充分的参与自我沐浴。作业治疗师可以在教洗澡之前使用活动来改善 ROM、双侧协调、抓握、姿势控制和运动计划。活动或游戏（如"Simon 说"）要求儿童把手伸到脚趾的上方、后方或下方，这会提升身体意识并鼓励必要的运动，以实现自我沐浴。当儿童在浴缸中时，许多浴缸玩具（如倒水、挤压或卷起玩具、肥皂、蜡笔、漂浮的船）都有助于增加 ROM、协调、游戏技能和与他人的互动。身体彩绘有助于提示和激励儿童"清洗有彩绘或污渍的身体部位"。

2. 适应性任务或环境　照顾者的体位和抱持方式是改良儿童洗澡方式的首要考虑因素。脑瘫患儿受惊时可能会失去平衡。儿童进出浴缸时，保持头部和上肢向前有助于完全伸展反应。照顾者应该对儿童使用缓慢温和的动作，并提供有关洗澡步骤的简单口头提示。在把儿童从浴缸里抱出来之前，先把浴缸里的水抽干，用毛巾把他裹起来，这样儿童会感觉更安全。

表 12.9　穿着不同服装类型的改良策略

服　装	改良的服装或辅助设计更易于穿着	任务方法的适应
拉起衣服	大尺寸 弹性材料 缝进腰带的环状物 松紧腰带但不要太紧 抗过敏胶带 拉链 穿衣杖	坐在椅子上 躺在地板上 侧卧和左右翻身，拉起裤子 拉起裤子时用椅子或扶手使自己稳定 先穿无力或受累侧肢体
套头衫	大且容易打开套头 弹性针织物 大袖孔和袖口连肩衣袖 弹性袖口和腰带	把衣服平铺在腿上、地板上或桌子上，正面朝下 双臂伸入并快速翻起套进头部 使用模板摆放衣服，如上所述 把头套进衣服，然后再把胳膊放进去 第二步穿无力或受累的肢体
前开口服装	宽松风格 衣服的后面较大 在衬衫或夹克上，领子与衣服主体的颜色不同 先穿短袖衣服再穿长袖衣服 没有闭合结构或只有一个至两个纽扣的衣服（如毛衣、夹克）	把衣服平铺在腿上、地板上或桌子上，衣领朝向儿童；手臂伸进去，低下头，伸出手臂，再把衣服翻到头上；耸耸肩，并用手臂帮助衣服落下 先将无力或受累的上肢放进去，再向上拉至肩部；沿着衣领，然后放入另一只手臂 使用模板放置衣服
纽扣	扁平的大纽扣 纽扣与衣服颜色形成对比 带柄纽扣（更容易掌握） 缝的松的纽扣 一侧缝纽扣；在两边用钩环将衬衫或裤子扣上 先扣前面的纽扣，然后是侧面和背面的纽扣	使用套头衫的样式，而不是带纽扣的样式 把所有纽扣都扣上，而不是只扣前两、三个纽扣，然后像套头毛衣一样穿上 从底部的纽扣开始扣（更容易看到并对齐） 使用纽扣钩 用弹力线缝制袖口；不用扣纽扣就能穿 运用反向链接
拉链	尼龙拉链（比金属更容易） 拉链拉锁或环 拉拉链 用另一只手拉拉链时，用钩环代替拉链 加长的拉链（有更多的空间穿脱衣服） 先拉前拉链，然后是侧面链和后面的拉链	坐稳 站着，保持夹克拉链的平整 用一只手在拉链的底部拉紧拉链 对于侧面的拉链，靠墙以固定拉链底部
袜子	柔软、有弹性的袜子 大尺码 筒袜（后跟无固定位置） 先穿到脚踝，然后再到小腿或小腿以上 缝进袜子的环 袜子助手	坐在稳定的平面上（如沙发、地板） 仰卧把脚放在对侧膝盖上 在将袜子套在脚趾上并向上拉之前将其折叠或卷起来 使用反向链接
鞋	鞋带松脱的长口鞋（多眼） 高帮鞋（不紧） 无扣的鞋 钩环结构的鞋 已经系好的弹性鞋带 无需打结的弹性卷曲鞋带 用长柄鞋拔拉起鞋跟	坐在稳定的表面上（如椅子、地板上） 把脚放在凳子或椅子上 仰卧，把脚放在对侧膝盖上 屈曲腿，脚尖朝下 利用重力将脚后跟推入鞋内（如在坚硬的表面上向下推） 匹配贴纸或颜色，将鞋子穿在正确的脚上 系鞋带时使用视频示范或对交流手册

对于触觉或温度敏感的儿童,父母经常需要一些洗澡的建议。该儿童可能会尽力避免洗澡,并且在浴缸里有受伤的危险。了解儿童的感官需求和改良技术,可能有助于让洗澡成为父母和儿童的积极体验。儿童洗澡前给予的深压准备活动,有时是有帮助的,尤其是洗头前的深压。儿童可能更喜欢用有节奏、有组织的深度抚触先洗背部和四肢,然后洗腹部和面部。有一些家长和儿童发现,戴护目镜帽子的手提式淋浴器有助于冲洗肥皂泡(尤其是在洗头时),避免肥皂泡进入眼睛。调整手持式淋浴器的水流和温度并让儿童操作,使儿童更能控制水压在身体上的方向。有时候对于触觉敏感的儿童来说,用装水的杯子比淋浴喷头更能令他们放松。洗澡后用毛巾紧紧裹住儿童,用深压抱持也很有帮助。

适当的体位或特殊设备可以提供支持,帮助儿童感到安全和有保障。浴室吊床能完全托住儿童的身体,使家长能彻底地清洗儿童(图 12.9A)。轻巧不显眼的浴缸支架,是非常适合运动障碍儿童需要的特色设计(图 12.9B)。支撑环的前半部分打开,便于进入,然后牢牢地锁定,将儿童抱在胸前,以保持躯干稳定。各种类型的浴缸座椅和淋浴椅(图 12.9C)有助于较大儿童坐在浴缸座椅上和转移。对于仰卧在水很浅的浴缸中的严重运动障碍儿童,马蹄形充气泳圈(图 12.9D)可以支撑颈部并使儿童的头部保持在水面以上。浴缸担架的结构类似于婴儿床,可安装在浴缸边缘或浴缸中部,以尽量减少照顾者在转移和给儿童洗澡时弯腰。如前所述,有时家庭装修如移门淋浴间或内置浴缸长凳,都是提高独立性和(或)保护照顾者背部的更佳解决方案。

3. 洗澡安全的预防和教育   父母和儿童关于洗澡安全的教育有助于防止受伤。即使使用支持的改良设备,也需要持续监控,直到儿童能在浴缸中证明其安全性。对需要姿势支持的儿童,一项对其父母监督水平的研究发现,当父母认为儿童是安全的和得到很好的支持时,他们会将儿童置于暂时无人监督的浴缸里,即使之前他们表示永远都不会将儿童置于无人看管的浴缸里。相反,有时父母不教儿童独立洗澡,因为他们担心儿童一个人洗澡可能会伤害自己。遵循安全洗澡的日常程序,要教会儿童在浴缸里或淋浴时允许或不允许儿童做什么,分级援助程度,并监测能提升独立性的帮助。浴缸旁边和浴缸里面的防滑垫对安全至关重要。扶手及其位置需要根据每个个案的情况仔细考虑和规划。浴缸水龙头的橡胶盖可防止儿童碰到水龙头或滑到击中

头部时受伤。水龙头需要标明温度,可以让儿童先用冷水,然后慢慢加热水,再开始洗澡。

通过指导和(或)教育的材料,教导家长在洗澡时使用适当的身体力学以防止背部受伤。为了减轻压力,成年人最好坐在浴缸旁边的凳子上或跪在垫子上。站起来时膝盖弯曲、背部挺直、双腿用力。随着儿童年龄的增长和体重的增加,配置 Hoyer 转移器或易于进入的淋浴间,可能很有必要。父母也许需要在规划装修方面提供帮助,以促进儿童独立性和(或)未来的成长。

(四)个人卫生和梳洗

梳洗是 ADL 的一个方面,受到文化价值观的高度影响。作业治疗师必须尊重儿童和家庭在发型、化妆和日常生活方面的喜好。家庭和儿童青少年需要带头确定他们的问题和优先事项。问题解决遵循本章第一节确定的原则和方法。案例 12.3 是一名希望独立梳洗的青少年的例子。

干预   口腔卫生在社会和健康方面都很重要。与健康同龄人相比,残疾儿童的口腔卫生状况较差,导致口腔健康问题的风险增加。影响因素包括卫生技能差、药物作用、医疗问题(如胃反流)、认知、饮食、身体和感觉问题。牙科诊所的牙科疾病管理对残疾儿童来说是一项挑战,因此预防是当务之急。作业治疗师需要与家庭和儿童一起确定行动计划。治疗师与其他相关专业人员(如牙科医师)合作,帮助他们了解感觉和运动问题对牙科护理和牙科就诊的影响,这种做法是有所帮助。Joybell、Krishnan 和 Kumar 发现听觉触觉表现(ATP)技术可以改善口腔卫生状况,并增加每天刷两次牙儿童的数量。使用这种方法,儿童首先被口头告知刷牙的重要性和如

📄 **案例 12.3   Josie**

Josie 表现出不协调、记忆力差和判断力受限,但她很想在梳妆时保持独立。Josie 一直致力于改善自己的协调性,以便可以自己梳头或操作梳洗工具,而适应性策略正是增加梳妆独立性所必不可少的。作业治疗师建议 Josie 使用一支有固定手柄的梳子,在梳头发时将手肘放在桌子上,以稳定她的共济失调运动,使用检查表和视觉模式,并请同龄人帮助她设计发型。Josie 和她的父母通过在环境中放置视觉和自然提示,来学习如何将梳妆任务融入日常生活中,如在梳妆台上放一瓶润肤露。把洁面设备放在洗手台上,给 Josie 在化妆前使用的视觉提示。

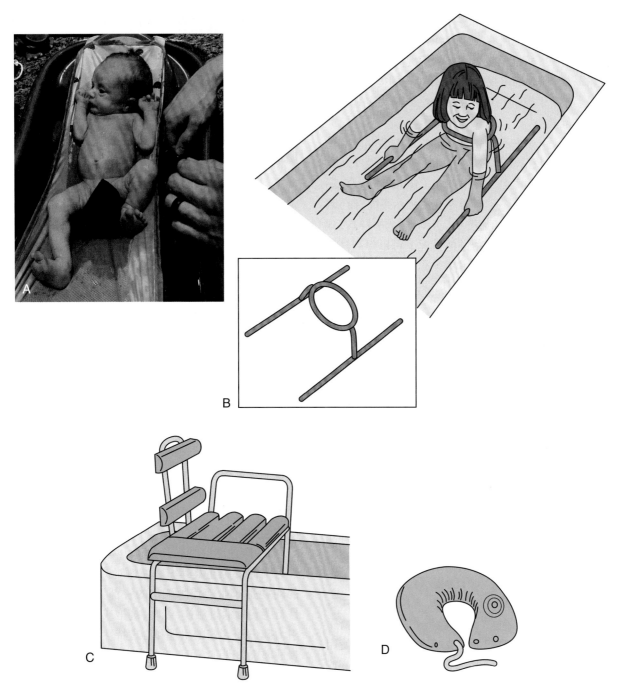

图12.9　洗澡的适应性座椅设备。A. 吊床椅是可调的，具有超大的吸盘。它能完全支持坐姿平衡和头部控制不良的儿童；B. 躯干支撑环轻便小巧，适合所有的浴缸；C. 淋浴凳有助于坐位和转移；D. 当儿童处于仰卧或俯卧位时，可以使用充气项圈

何刷牙（听觉），然后在模型（触觉）上感受牙齿，并教导使用辅助工具刷牙（表现）。运用社交故事的视频示范，可能会对孤独症患儿有帮助。

　　一个小的软刷头更容易在口腔里移动，特别是如果儿童存在舌部外推或呕吐反射时。与标准的牙刷相比，波纹型牙刷或电动牙刷的耐受性更好。当儿童的牙龈敏感时，照顾者可以用柔软的海绵牙布

代替牙刷。对于能独立刷牙的儿童，电动牙刷可以更彻底地清洁。对灵活性受限的儿童来说，这是一个很好的解决方案，虽然对无力的儿童来说，电动牙刷可能太重而无法握持。

　　如果儿童的握力不够，照顾者可以用海绵橡胶增大牙刷柄，或者加上钩环带。单手刷牙工具有大小两种，可以通过增加手柄的宽度或长度进行调整。

手把手技术可以帮助儿童学习如何将牙刷直接放在嘴巴里，并接触到所有的牙齿（图12.10）。当儿童开始做动作时，可能需要做手势或只是口头提示。与往常一样，刷牙的常规顺序、刷牙过程的提示和视觉图片，有助于提示儿童潜在的记忆或解决表现技能方面的问题。

洗脸、洗手和头发护理是教给学龄前儿童和幼儿的常规梳妆活动。家庭文化和价值观以及个人兴趣，非常影响培养独立性的时机。Bimbrahw、Boger和Mihailidi使用了一个计算机化的提示系统，让5名孤独症青少年学习如何洗手。有了这个小样本，他们发现，在没有照顾者帮助的情况下可以提高洗手技能的潜力，但当时的技术似乎很麻烦。随着新技术的发展，在梳洗任务中使用手机和ipad数字化提示还需要进行更多疗效研究。

随着青春期的开始出现了新的自理任务，包括皮肤护理、发型、脱毛、化妆品的应用。本章讨论的方法有助于儿童和青少年学习如何完成这些梳洗任务。

- 与所有家庭、小组和教室成员一起改进仪容仪表和习惯（如讨论、视觉提醒和常规习惯）。
- 建立或恢复完成任务的能力（如建立肌力、ROM或感官耐受力来进行梳妆；建立一套完成任务的方法，即在教儿童时每个人都会使用的方法）。
- 保持通过常规、提示、期望和实践机会学到的技能（如在上午和下午用祛痘肥皂洗脸，把剃须刀留在梳妆台上作为提示）。
- 修改或调整所使用的环境、方法、任务或工具（如用调光器关灯；洗脸或剃须时坐在椅子上；梳头发时把手肘支撑在梳妆台上；使用长柄的发刷或梳子、电动剃须刀、洗浴手套或有泵的瓶装液体肥皂）；更改任务完成的时间（如晚上时间多的时候洗澡；周末不赶着去上学的时候剪指甲或挫指甲）。
- 通过促进社会可接受的卫生来预防社交孤立，并教育与健康生活相关的梳洗需求（如沐浴后使用润肤露，干净的衣物，刷牙）。

在《照顾自己》（Caring for Myself）一书中，Gast和Krug给出了刷牙、理发、洗手、洗澡和看医师的口头及视觉提示顺序。这本书为处理感官问题提供了实用的提示和可供选择的考虑，并提供了在日常生活中的概括技能和融入自理活动的方法。可以针对

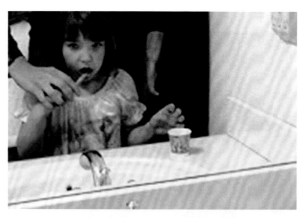

图12.10 对于刷牙敏感的Lydia来说，手把手的方法很有效。她正在参与这项活动，并自己决定想先刷哪部分牙齿

不同儿童而修改的社交故事模板，可用于需要脚本或视觉提示来启动、排序和完成梳洗任务的儿童。

（五）性行为

性是日常生活的一项活动，尽管许多成年人不希望考虑儿童的性行为，但研究表明许多年轻人（14岁）正在从事性行为，包括残疾人士。尽管社会常将残疾人视为无性个体，但所有的残疾儿童和青少年都是有性的生命，青春期也是性别认同发育的关键时期。根据OTPF，参与性行为包括性满足和（或）建立亲密关系或生殖需求。研究笔记12.5描述了一项关于高功能孤独症（HFA）男女青少年性行为和浪漫功能的综合分析。

1. 作业治疗师在儿童青少年性行为中的作用　性行为需要患儿及其家庭谨慎对待，但处理性功能的问题是作业治疗师工作的一部分，即使在儿科。性行为包括通过触摸、亲吻、拥抱或交往而感到有吸引力和（或）亲密的生理和心理特性。残疾青少年和慢性健康护理训练可能会推迟青春期和成长发育，再加上可观察到的身体残疾，这些都会使他们觉得自己没有吸引力。青春期的女孩和男孩需要为青春期身体和情绪的变化做好准备。随着儿童进入青春期，出现的问题通常是特定残疾（如脊柱裂、脑瘫、孤独症）如何影响性功能和性行为，以及如何提供性教育。

2. 性表达的预防和教育　与照顾者和儿童讨论性行为，有助于了解如何防止社会剥削、虐待、性传播疾病和妊娠。儿童的性发育发生在文化社会和家庭系统中，有时由于害怕被虐待而受到保护或不被讨论。表12.10描述了儿童和青少年在整个年龄段需要的有关性行为的信息。发育障碍儿童更容易受到侵犯，通常是因为以下原因：① 他们必须依靠

研究笔记 12.5

Pecora, L, Mesibov, G, Stokes, M (2016). Sexuality in high-functioning autism: a systematic review and meta-analysis. Journal of Autism and Developmental Disorders, 46.11. 3519−3556.

摘要

　　一项对 9 篇主要研究文章的系统综述，研究了患有高功能孤独症（HFA）或阿斯伯格综合征的男女青少年的性行为和表达的能力。在这些研究中，受试者的智商在 70 或以上，年龄在 10～39 岁，并有"神经质对应组"。每项研究都对以下 8 个因变量进行了综合分析：性知识、性焦虑、性唤起能力、对独立性行为的渴望、双向的渴望、自慰活动的频率、性问题的程度以及积极性认知的发生率/频率。结果表明女性 HFA 患者的性理解水平高于男性 HFA 患者或对照组。女性的性体验也比 HFA 男性或 HFA 对照组男性更为不利。据报道，HFA 男性在单独和二人性接触中的参与和欲望更大。

实践运用

- 性行为对患有 HFA 的青少年很重要，他们渴望恋爱和性关系，这与自我认同、自尊和履行职业角色相关。
- 建议加强对有 HFA 的家庭、临床医生和青少年的教育（如适当的认知、社会和情感需要），以提高性知识，避免法律问题和虐待（性虐待的受害者或施虐者）。
- 患有 HFA 的女性尤其需要教育和实践如何避免不良的性体验（如阅读社会提示、穿衣、梳洗等日常生活活动，与性有关的身体运动和性认知）。

他人来满足基本需要；② 他们经常有多个照顾者；③ 他们习惯于缺乏隐私，也习惯于他人看着或帮助他们做对其他儿童而言很隐私的事情；④ 他们与权威人士的联系是一种习得无助或非歧视性顺从；⑤ 他们在社交、推理、判断和解决问题的技能方面有困难。沟通能力受限的儿童很容易受到侵犯，可能需要将特定的短语或评论编入其增强型沟通设备中，以保护他们免受侵犯。

　　团队和作业治疗师会使用教育和预防活动。无论何时与儿童一起进行非常私人的日常生活活动，帮助儿童区分必要的触摸（如换尿布、导尿管的指导、月经护理、卫生）和亲密触摸是很重要的。作业治疗师、父母和护理人员应始终做到以下几点：

- 触摸前先征得同意。
- 描述他们在做什么以及为什么。
- 在执行必要的触摸活动时促进参与。
- 与儿童交流所做的事情、原因以及亲密接触后的感受。

　　与发育障碍儿童一起协作的家长和学校团队，往往不知道如何处理性行为。作业治疗师和其他团队成员可能需要额外的教育和培训来解决性问题。家长可能会愿意讨论儿童的性行为，或者他们可能会觉得没有准备好解决这些问题。如果家长和专业人员学会如何在幼儿时期开始有关性教育的对话

表 12.10　与残疾儿童和青少年讨论的正常性观念	
年龄（岁）	需要学习的正常行为或概念
出生～2 岁	触摸生殖器以获得感官愉悦 体验喜爱和抚摸 关于身体和身体功能差异的问题 裸体展示（随心所欲的）
3～5	表现出对异性生殖器的兴趣 学习生殖器的专有名称（社会需求） 与其他儿童一起玩"给我看"的游戏（如扮演医师） 明白别人不应该触摸自己的生殖部位 了解某些行为在公共场合是可以接受的，其他行为则在私下进行（如手淫、脱衣服或裸体） 开始学习隐私权（如关门、敲门等待进入、关闭百叶窗） 开始学习触摸和情感界限以及权威人员 婴儿来自哪里的问题
6～8	理解"性别角色"和预期行为（如女孩穿裙子） 在与朋友一起玩探索性别和身体的活动 知道男孩和女孩的区别 正确命名身体部位

续　表

年龄（岁）	需要学习的正常行为或概念
6～8	学习繁衍和妊娠的基本要素及语言 了解人际关系（如朋友、相互尊重）和决策 思考社会责任 理解适当和不适当的社交和性行为 了解必要的活动（如个人卫生）和亲密接触 开始体验性别认同并学习性行为的基本知识 避免和报告性侵犯（了解必要的接触和亲密接触）
9～12	对社交关系感兴趣，可能想要一位女朋友或男朋友 渴望隐私和更多的独立性 讨论身体意象 讨论家庭中的性行为 了解个人界限和私人手淫以及触摸 指导如何使用拒绝技巧 了解青春期会发生的身体变化（以及对自己疾病或残疾的任何影响） 表达对成年人的好奇心（如偷看有色情内容的书面材料和媒体、电视、电影、网站） 进一步了解自己的性身份和性行为 了解生殖和妊娠 了解性传播疾病和避免性交的必要性 避免或报告性侵犯（了解必要的接触和亲密接触）
13～18	身体是敏感的和隐私的 将身体与他人进行比较，可能会很挑剔 询问发生的变化（身体和情感上的变化） 对护理身体（如头发、面部、锻炼）更感兴趣 与朋友讨论性行为和性别认同 性取向、行为、亲密关系和性行为的经验 浏览有关性的社交媒体，学习如何保护自己 定期使用预防性保健（如乳房、妇科、睾丸检查） 开始约会，学习交流爱情 利用价值观指导亲密关系中的行为 通过衣着、身体运动或性行为来表达性 了解生殖、妊娠和节育 知道如何使用避孕药具和预防疾病（安全的性行为） 寻求或得到遗传咨询或与残疾有关的性行为的具体信息 确定和使用社区性健康服务

（如身体、性别、抚摸、隐私、表达感情、界限），那么解决拒绝行为、约会、节育、手淫和性权利等复杂主题的需求就不会那么困难。

如果儿童小于 18 岁（成年年龄），讨论性问题需要父母的许可。作业治疗师需要考虑儿童文化、家庭和社会群体的背景因素，并确定讨论性行为是否合适，以及谁应该讨论（倾听者和提供消息的人）。决定参与性行为讨论的作业治疗师必须考虑他们自己的知识、信仰和态度，以便他们不带偏见地给儿童

和家人提供正确的信息。如果感到困难，他们可能会把儿童或青少年介绍给知识渊博、更乐于讨论性行为的人。负责任的作业治疗师会小心地将他们在性方面的个人价值观与个体和家庭的价值观分开。与年轻人分享性健康和性关系的信息是保密的，并且是在非评判性和非威胁性的环境中进行的。

如果父母同意，作业治疗师会以书面、口头或视频形式提供额外的信息，并为青少年提供与年长青少年或有类似残疾的成年人交谈的机会。性教育需

要团队合作,作业治疗师可与医生、护士或药剂师一起讨论表达性和使用某些影响性功能的药物的不同方式。可能需要调整课程,让儿童和青少年亲身体验。药物计划或避孕药具使用的记忆辅助工具以及用于正确使用避孕药具的实践课程,都可能会有所帮助。

性教育包括关系(例如,如何发展和维持隐私、社交媒体和网上关系)、性健康、妊娠和为人父母,以及与儿童性需求和残疾相关的特定技能的知识(Schaafsma et al, 2015)。为作业治疗师和家长提供的一个宝贵的课程资源是来自橡树山学院(Oak Hill)积极的选择:智力和发展障碍中学生的健康关系、性行为和安全界限。根据学校健康标准,共有31项针对内容和学习过程(如知识、技能、判断力)的单元,超过220个假设场景、角色扮演和解剖图谱,来支持性行为和健康。橡树山学院教授性健康课程,共有十个关于解剖学和性健康模块的特定性别群体或个人。这些模块是连续的,并结合了脚本、照片和简单的解剖学插图。Evolve网站还提供了一些其他资源用于讨论残疾儿童和青少年的性行为。

Annon研发了PLISSIT模式来教残疾人关于性的知识(Annon, 1976)。其模式是基于提供信息的四个阶段:

- 询问性行为的许可。
- 提供的信息有限。
- 具体建议。
- 强化治疗(通常由受过培训的咨询师或心理医师提供了解残疾人的性行为)。

该模式讲授性问题,并告知个体谁愿意与他们讨论性问题。Tayor和Davis建议使用扩展的PLISSIT模式,在该模式中可以讨论每个阶段,并且在进入下一阶段之前,审查和反思均是每个阶段的一部分。在某些场合,工作人员戴一个写着"我是可询问的"徽章,让谈论性行为时更舒适。在练习床上活动、穿衣、个人卫生、体位摆放、沟通和互动技能时,青少年经常会有性问题。根据情况和治疗环境的不同,作业治疗师会在提问的背景下解决这些问题。例如17岁的Belinda不久前遭受脊髓损伤,在床上活动时,她问道"我怎么和一个男性发生性行为?我还能生孩子吗?"在父母事先允许的情况下,这可能是讨论以下问题的合适时机:避孕措施、体位摆放、使用完整感官、控制分散注意力的环境刺激以及性行为前排空肠道或膀胱的医疗需要。转诊给她的

医师或妇科医师比较合适,转诊给她的心理医师或咨询师也是合适的。

青少年在学习与性有关的自我认同时,需要讨论性别认同和性取向。认定为同性恋、双性恋或不确定其性身份的青少年比异性恋青少年在以下领域有更高的风险:暴力(如打架、持枪、强迫性交、身体约会的暴力、欺凌)、抑郁和自杀的风险、意外妊娠或性传播疾病以及吸烟酗酒和毒品。与异性同龄人相比,他们的饮食习惯较差,较少参与体育活动或团队运动,花在屏幕前的时间较多。残疾青少年已经面临更大的暴力和虐待风险,如果他们被认定为同性恋、双性恋或变性人,则面临更大的身份认同和健康问题的风险。需要教育这些儿童和青少年如何避免被虐待和侵犯。

3. 性行为处理技能的障碍和干预 与智力残疾、孤独症或创伤性脑损伤有关的处理问题的儿童和青少年,往往需要在各种情况下适当表达其性行为的指导。他们可能很难发展和维持关系,而且由于缺乏与关系和行为有关的性知识及决策,而经常受到性虐待。Ginevra、Nota和Stokes调查了三组269名儿童家长:正常发育儿童、ASD儿童和唐氏综合征儿童。三组儿童的隐私意识、性教育、社会行为、性行为和父母对儿童行为的关注程度均存在显著差异。与唐氏综合征或正常发育的青少年相比,孤独症儿童在所有类别中困难得分最高。年长ASD患儿家长对性行为的关注程度较高,对社会技能、隐私相关行为和性教育的需求也较高,而唐氏综合征患儿家长对性教育关注程度较低。需要针对所有儿童的社会和认知需求进行适当的性教育,且能反映在个别化教育计划或健康计划中。

许多智障者从事不适当的性行为,这会限制社会化和友谊、受教育机会和社会参与。不适当的性行为可能包括公开手淫或讨论不适当的性话题、抚摸他人、不适当的跟踪、追求或强迫性关系、剥夺或对物体的性觉醒。在许多研究中,针对不当性行为的行为干预措施似乎能有效地消除或减少这些行为,但还需要与特定个体因素和环境相关的额外研究。

需要明确地指导智障青少年在公共场合的适当行为和语言、衣着和卫生、当众或是私下手淫、他人适当的触摸、触摸他人以及与异性的适当互动等方面,以防止虐待和性不当行为的起诉。建议在学校和家庭的日常生活及活动中给儿童提供人际交往的机会。在儿童的自然环境中,有许多机会可以评估、提示和塑造适当的性行为(如与喜欢的人交谈,保持

适当的个人空间或评论,和某人出去约会、跳舞、学校嘉年华,提供安全的地方讨论性别喜好)。教智障青少年的材料包括:社会技能培训;社交故事、视觉资料(如个人空间,私人手淫视频,卫生或节育检查表或提醒)、角色扮演或观察视频;具体和真实的材料(如解剖上正确的模型、避孕套或润滑剂);阅读他们文化水平的材料;一次学习一点可重复实践技能或知识的机会,并及时反馈互动或知识。智障者通常不能很好地概括,因此需要有效的、具体的性教育方法。对于认知理解良好的儿童和青少年,使用预设性问题解决或 CO-OP 模式可能有助于促进健康的性行为、日常生活和自我决策。

4. 影响性行为和干预的身体及感官限制　患有慢性健康问题或严重身体残疾的年长青少年可能需要以健康的方式表达性行为的具体答案和想法。青少年可能会在性行为的身体和心理社会方面有问题,并询问有关其残疾和妊娠能力的具体信息。关于避孕药具的使用和避免或保护性行为的技术信息,对青少年避免意外妊娠或性传播疾病至关重要。由于残疾青少年考虑将来要妊娠和生育儿童,因此有必要转诊给相应医师。根据青少年的成熟度和知识水平,建议与类似残疾儿童的父母、技能或支持团体(当面或线上)会面,并向他们提供资源或将他们与资源联系起来。

在 Heller 等的一项研究中,对 11 名脊柱裂青少年和年轻成人进行访谈,描述了他们对性关系的兴趣难以向伴侣解释他们的残疾。他们表示需要医疗机构提供针对残疾的性信息。受试者在披露自己残疾的方式和时间、表达性需要的信心以及害怕被拒绝方面均存在差异。与其他研究类似,一旦发现残疾并且讨论了性偏好之后,表达性需求的舒适度和性满足就会提高。作业治疗师和其他团队成员可提供的一些有用信息的示例有:关系发展;如何讨论与性有关的残疾;体位选择;如何处理性交之前或期间的失禁或二便卫生;如何代偿脊髓损伤以下的感觉缺失;应对或讨论手术造成的多处瘢痕;避孕选择和乳胶过敏。

视觉、听觉或感官反应过度和反应不足的青少年也需要有关如何从事性满足活动的信息和(或)指导。告知伴侣他们的好恶、他们的残疾如何影响性行为以及讨论其他选择均是至关重要的。Linkie 和 Hattjar 建议作业治疗师考虑使用与人际关系相关的社会或技能小组,或将年轻人转介到支持建立人际关系、性健康和性身份相关的小组。这些团体可以帮助年轻人不感到那么孤立,理解青春期和激素、界限、性责任和自主性的变化,并提供技能培养的反馈。其他可用资源可以在 Evolve 网站上获得。

作为作业治疗师,有时病例包括性发育障碍(DSD)的儿童。DSD 包括由于染色体疾病或从胎儿期至童年期的激素变化而导致的正常生殖器官或其他性别身体部位发育的变化。这些儿童及其家庭在发展健康的性特征和回答他人问题的能力方面需要帮助。Accord Allianc 为家长和专业人员编制了有用的手册,以解决这一可能影响儿童自尊、性认同和自我决策的特殊问题。

(六)个人设备的维护

随着年龄的增长,儿童学会维护他们的个人设备如助听器、眼镜、隐形眼镜、矫形器、假肢、导管、胰岛素泵、葡萄糖检测仪和(或)用于如厕、梳妆、喂养和穿衣的各种辅助器具。当儿童学习如何使用这些设备时,他们必须知道如何清洁和维护这些设备。有多少眼镜因为没有放回眼镜盒而丢失或损坏,还有多少夹板因被滞留在车里而融化了?通过鼓励儿童对这些设备负责,就可以避免许多这样的意外。

正确维护血糖监护仪和胰岛素针头或泵,对预防儿童或青少年 1 型和 2 型糖尿病的医疗紧急情况或感染至关重要。根据美国糖尿病协会(American Diabetes Association)称,中学生或高中生通常可以管理血糖监测、胰岛素注射(由医师推荐)以及健康饮食和活动水平。在对有关儿童和青少年糖尿病管理的文献进行范围界定后,Cahill、Polo、Egan 和 Marasti 建议作业治疗师评估儿童的运动、处理和社交技能,以确定儿童是否能够操作和使用设备;评估环境;并与父母接洽。Carroll 及其同事建议使用电话技术来提醒、血糖监测和教学视频。这些建议似乎适用于评估和促进对各种个人设备的护理。

1. 表现模式　培养日常生活习惯和维护物品的习惯有助于儿童维护他们的辅助设备。作业治疗师可以与儿童、家长或教师合作,帮助建立日常或每周维护物品的常规。第 4 章为儿童和青少年提供了适合发展的健康维护活动和常规。

在自然发生的时间嵌入常规有助于儿童记住完成任务。例如,儿童在放学回家和睡觉前清洁她的改良用具或夹板,将其放入背包中,或取出一根旧导管放入袋中,以备第二天使用。这通常是讨论健康维护活动和常规的合适时机。表 12.11 列举了脊柱裂儿童健康维护的示例。案例 12.4 展示了如何制定帮助儿童护理辅助设备的常规。

表12.11 脊柱裂/脊髓损伤儿童的健康维护	
年龄（岁）	健 康 维 护 问 题
5～9	有没有减压和检查皮肤破裂（如腿部、臀部和脚）的提示 告诉别人他受伤或生病的时间（如头痛、疼痛、肿胀、肠道和膀胱模式的变化） 关注带提醒装置的个人适应性设备（如拐杖、轮椅、导管） 在家和学校进行自我导尿 有一份当前的药物和医生的名单
10～14	当他受伤或感到不舒服时（如头痛、疼痛、肿胀、肠道和膀胱模式的变化）能识别出来 知道药物的剂量 知道医师的名字（如初级保健医师、泌尿科医师、神经科医师、骨科医师） 关注个人适应性设备（如轮椅、助行器、支架），或指导他人如何维护设备 在社区环境中进行自我导尿 防止进一步的医疗问题（如避免膀胱感染、避免乳胶、保持良好卫生饮食习惯和锻炼）
15～18	独立服药并知道不良反应 知道如何获得治疗、医师和其他医疗服务 知道如何获得和支付医疗用品 防止继发残疾（如管理体重、遵循常规医疗护理、皮肤护理和维护设备）

📄 案例12.4 Feddan

Feddan今年9岁，病毒性脑炎后已经佩戴助听器2年。直到上个月，她的父母一直维护保养助听器直到Feddan"想自己做"。因为父母鼓励Feddan要有信心，他们认为这是个好主意。不幸的是，上周Feddan有一只耳朵感染，非常严重，医师将其归因于助听器清洁不当。妈妈刚好向作业治疗师提到了这个问题，此时，作业治疗师正在帮助Feddan提高她的写作能力和操作物品的灵巧性。治疗师、母亲、听力学家和Feddan合作，制定了清洁助听器的常规和视觉时间表。Feddan的助听器被放置在梳妆台上，作为一个自然发生的提示，提醒她每晚摘除、清洁和收起助听器。通过使用预期解决问题的方法，作业治疗师和Feddan讨论了这个任务以及湿巾和助听器存放的位置。他们还讨论了在没有湿巾的情况下如何清洁助听器，以及她在过夜时如何护理助听器。Feddan预测到她朋友的妹妹可能会玩她的助听器，她最好让朋友的母亲帮她找一个安全的地方存放助听器。如果她忘了带助听器盒，她会要一个袋子来存放助听器。图12.11提供了任务分析和数据收集的示例，该表用于跟踪Feddan的日常安排和她自己护理助听器的成功情况。通过这份跟踪表，作业治疗师可以看到Feddan的表现是否有改善。

2. 指导他人　不是所有儿童都有运动和运用技能来清洁他们的眼镜、清洗他们的改良用具或是在轮椅垫上填充空气。要求其他人做这项工作或把设备收起来，并指导其他人如何照顾适应性援助的可行性。儿童可能会说："我的轮椅在颠簸。你介意检查一下胎压吗？"或者"我的夹板带断了。"教育儿童适应性设备，让他们对设备负有责任感，可有助于防止设备故障或不使用。这也包括自我决策和自我效能所需的技能。

六、睡眠和休息

OTPF描述了与睡眠和休息有关的三个方面：休息、让儿童放松的同时减少思维活动、体力活动水平。它还包括睡眠准备（睡眠卫生）和参与睡眠。睡眠和休息对儿童的成长和健康是必不可少的，因为它能让儿童和父母恢复日常工作的能量，包括ADL。在睡眠中，肌肉放松，大脑处理一天发生的事件。睡眠不足可能会影响儿童的作业表现、身体发育、健康以及学习和行为能力。当睡眠不足时，快速动眼（rapid eye movement, REM）和非快速动眼（nonrapid eye movement, NREM）睡眠周期缩短，记忆、肌肉修复和激素释放受阻。因此疾病或其症状可能会恶化。更容易被唤醒的婴儿在睡眠不足时更会出现呼吸暂停。睡眠困难的其他症状可能包括视力模糊、疲劳、疲倦、困倦、食欲变化、疾病、学习困难和无法处理正常压力。最近的研究表明睡眠剥夺会影响认知、注意力和社交技能的发展。长期缺乏睡眠可

姓名: Feddah						日期: 5.21	
活动: 清洁助听器						环境: 家，床上	
口头提示: "上床睡觉并摘下你的助听器了"							
物理设置: Feddah坐在齐腰高的梳妆台前							
视觉提示: 纸巾、湿巾、助听器盒放在梳妆台顶部，作为每晚做这件事的视觉提示							

步骤	任务分析	日 期					评 论
		5/21	5/22	5/23	5/24	5/25	
1	关掉助听器	✓-	✓-	✓	✓	✓	
2	在洗澡或睡觉前摘下你的助听器	✓	✓	✓	✓	✓	始终如一
3	用纸巾擦拭耳膜	A (V)	A (V)	✓	✓	✓	
4	用消毒毛巾消毒耳膜（非酒精）	A (P)	A (P)	A (V)	✓-	✓-	用力摩擦助听器
5	检查助听器的电池	0	0	A (V)	✓-	✓-	增加一个视觉图片以便记住这个步骤
6	将助听器放回助听器盒以便存放	A (V)	✓-	✓-	✓-	✓-	
7	保持在一个安全和凉爽的地方	✓	✓	✓	✓	✓	
当天所完成的全部步骤	目标 ✓=成功了	2	2	4	4	5	本周取得进展。她真的在学习这个任务
	目标 ✓-=做了大部分	1	2	1	2	2	
	A=在口头提示（V）或身体提示（P）下做	1P 2V	1P 1V	2V	1V	0	
	0=没有做	1	1	0	0	0	

图 12.11 维护助听器的任务分析示例

能会导致抑郁或自杀。此外，当父母和其他家庭成员因儿童睡眠困难而睡眠不足时，他们满足角色期望（在学校、家庭、工作或社区）的能力可能会受到影响。睡眠不足的父母更容易出现压力、易怒、注意力下降、白天嗜睡以及夜间睡眠质量受损。

睡眠障碍通常可以忍受数天。由于疾病或特殊事件和情绪（如特别的派对或即将举行的音乐会、搬去新的教室，相比平时的熬夜），睡眠问题可能偶尔发生。当睡眠在一段时间内被长期影响时，负面影响便不可避免，需要确定可能导致睡眠障碍的原因。

（一）不同年龄段睡眠和睡眠需求的评估

国际睡眠障碍分类已经确定了80多种不同类型的睡眠障碍。美国国家睡眠基金会推荐规律的睡眠程序和模式，并且每晚的睡眠时间大致相似。儿童常见的睡眠障碍被认为是：睡前抵抗或难以入睡

保持睡眠（失眠）、睡眠时间不规则（睡眠觉醒周期中断）、呼吸障碍（睡眠呼吸暂停）、白天睡觉（嗜睡）、梦魇或睡眠中的不寻常经历（痛苦）或运动睡眠中的紊乱或疼痛（坐立不安的腿）。作业治疗师在帮助父母养成促进健康睡眠习惯和模式所需的就寝时间和自理方面，发挥着至关重要的作用。表12.12描述了不同年龄儿童和青年所需的正常睡眠时间，并列出了妨碍睡眠的可能因素。

有时父母非常关心儿童的医疗需求，以至于睡眠在他们优先考虑的事项中排位很低，很难与医师或作业治疗师讨论。医师和医疗专业人员需要询问所有父母和（或）儿童的睡眠习惯。有时，由于家庭动态、药物、事件或环境的变化、家庭或日常生活的改变，睡眠的模式也会改变。如果照顾者或儿童持续向医生报告睡眠困难，可能会进行睡眠筛查问卷或睡眠日志以及异常多导睡眠图或活动描记法。筛

表12.12	不同年龄段所需的正常睡眠时长和影响睡眠的可能因素		
年　龄	需要的睡眠时长	小　睡	当儿童有睡眠问题时要考虑的因素
出生 1～2个月	12～18小时 50～60分钟快速动眼–非快速动眼周期	全天	未建立睡眠/唤醒周期 与喂养、舒适需求（换尿布）、医疗程序、睡眠呼吸暂停警报（如果使用）或白天睡眠过多有关的睡眠中断 当婴儿睡着并放在床上时，会随着姿势的改变而醒来
3～11个月	12～18个小时	每天3～4次，0.5～2小时	通常在6个月之前不能整夜不进食 70%～80% 9月龄的儿童可以晚上睡整觉 分离焦虑会影响睡眠 没有学会自我安抚依赖父母（需要在昏昏欲睡或已经睡着时才能放到床上去） 可能对依恋没有安全感，或者总是想有人陪伴
幼儿1～3岁	12～14个小时	每天1～2次（18月龄时每天1次），1～3小时	少打瞌睡 需要独立 对入睡的焦虑（可能与分离焦虑、无法自我安抚、想象力、害怕孤独、噩梦有关） 转换困难 独立下床
学龄前 3.1～4.11岁	11～13个小时	每天1次	尿床 由于想象力的发展而产生的夜间恐惧或噩梦（如害怕孤独、黑暗、床下有老虎） 梦游和睡眠恐惧的高峰年龄 看电视离睡觉时间太近 不再需要小睡，上床时也不困
学龄 5～10岁	10～11个小时	0	尿床（7岁之前正常） 医疗问题：扁桃体肿大、面部轮廓突出、有交叉咬合、反流或医疗程序（如定位、抽吸） 没有察觉到平静下来睡觉的社会提示 对课业或其他课外活动的需求增加 对电脑和互联网更感兴趣 咖啡因摄入或在睡前进食 卧室内或离睡觉时间太近的地方使用电子设备（如电脑、电视、平板电脑、视频游戏） 不稳定的睡眠时间表 缺乏对睡眠健康习惯重要性的认识
青少年 10.1～17岁	8.5～9.25个小时		对学校、工作、社会生活或其他活动的需求增加 白天焦虑或有情绪的事件 咖啡因的摄入或睡前进食 卧室内或离睡觉时间太近的地方使用电子设备（如电脑、电视、平板电脑、视频游戏、智能手机） 不稳定的睡眠计划，特别是周末和工作日晚上 青少年的内部时钟喜欢在深夜醒来 缺乏对健康睡眠习惯重要性的理解

查问卷有助于确定哪些因素可能会影响儿童的睡眠。针对婴儿、儿童和青少年的睡眠障碍，研发了多种筛查问卷。Evolve网站列出了研究中最常用的睡眠问卷。

多导睡眠图通过在身体上放置16个电极来测量睡眠期间的脑电波、心血管和呼吸活动。图12.12

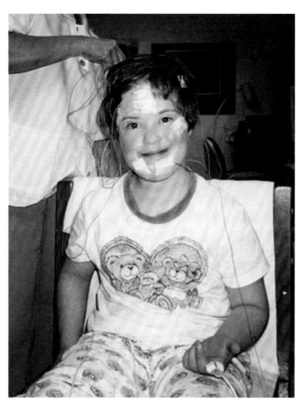

图 12.12　儿童正连接电极进行夜间多导睡眠图检查

展示了一名儿童的情况。对于一些感觉敏感的儿童来说，这些操作是侵入性的、难以忍受的。活动描记方法使用戴在手腕上或缝在衣服上的活动计来测量睡眠和觉醒期间的昼夜节律和肌肉运动。研究表明，活动描记法和多导睡眠图的结果在识别睡眠质量方面是相似的。

在一项针对正常发育婴幼儿的研究中，作业治疗师 Vasak、Williamson、Gargen 和 Zwicker 证明了睡眠问题与感觉处理模式（尤其是敏感和较低程度的感觉寻求）之间的联系。他们建议作业治疗师利用感觉处理、适当环境改造的知识，满足儿童的需求以及他们与父母和照顾者的关系来解决睡眠问题。Reynolds、Lane 和 Thacker 发现，睡眠不良的孤独症儿童与睡眠良好的孤独症儿童相比，其对视觉和听觉刺激的生理反应过度。

与父母或照顾者一起工作时，作业治疗师评估该儿童的活动水平、感官偏好、就寝时间、睡眠习惯和睡眠环境，以帮助确定哪些因素可能妨碍睡眠。与以往一样，重要的是首先确定作息方式以及文化因素是否影响家庭或儿童的睡眠习惯。例如，有些父母可能与婴儿或儿童睡在同一个房间或同一张床上；婴儿可能睡在家中的起居室而不是卧室；或者婴儿可能与其兄弟姐妹睡在一个房间或一张床上。

有些父母把熟睡的婴儿放在吊床上或紧紧抱住俯卧着入睡。询问照顾者有关睡眠的问题对于开始了解他们的价值观和对睡眠卫生的理解至关重要：

- 您的孩子或青少年是否有规律的睡眠模式（就寝时间、午睡时间、不间断的睡眠时长）？
- 儿童或青少年睡在哪？
- 儿童与谁或什么（如填充动物）一起睡？
- 儿童什么时候睡觉？
- 正常就寝的日常流程是什么？
- 您的孩子或青少年需要多久才能入睡？
- 儿童的睡眠行为对你的睡眠或家里其他人的睡眠有何影响？

表 12.13 给出了睡眠质量的定义、评估意见以及询问父母或照顾者以确定儿童是否有睡眠困难的问题。

（二）残疾儿童的睡眠问题

患有哮喘、多动症、孤独症、过敏、糖尿病、脑瘫、癫痫、镰状细胞病、肥胖或脑损伤等疾病的儿童，通常存在睡眠障碍问题。正常发育儿童睡眠障碍的患病率在 10%～50%，而 50%～80% 的孤独症儿童有睡眠障碍。家长们报告说，焦虑或对睡眠的抗拒会扰乱儿童的睡眠。

一些残疾儿童可能只有打鼾或呼吸暂停、睡眠呼吸部分或完全受阻（阻塞性睡眠呼吸暂停综合征）的睡眠呼吸障碍（SDB）。他们经常打鼾，可能做噩梦和有鼻塞。白天的症状可能包括早晨头痛、易怒、疲倦和困倦。这需要由一位了解睡眠知识的医师来评估，通常是通过扁桃体切除术或口腔矫治器来治疗。最近被领养或虐待的儿童可能有睡眠潜伏期和觉醒问题，因为他们在睡觉或醒来时感到焦虑和不安。

（三）睡眠障碍的作业治疗干预

作业治疗师与医师、其他医疗保健专业人员、家长、教师和儿童合作，帮助确定哪些干预措施可以帮助儿童更好的睡眠。医师可能会开促进睡眠的药物或调整阻碍睡眠的药物。父母或照顾者可能尝试过各种已有效或无效的策略。护士、呼吸治疗师和心理学家可能有类似或额外的想法来促进健康的睡眠习惯；儿童和青少年自己，经常描述他们试图入睡时会分心的事情。情境改良可能会对儿童的睡眠产生影响，例如建立睡眠时间和起床习惯。作业治疗师

表12.13　有睡眠问题儿童的睡眠质量定义和评估

BEARS 计算程序 （睡眠质量的测量）	定　义	评　估	询问父母、照顾者或 儿童的问题	睡眠问题的 可能原因
就寝时间或睡眠延迟	试着睡觉和实际入睡之间的时间	睡眠日志 就寝时使用的常规固定的就寝时间? 夜间多导睡眠图或睡眠活动记录 睡眠问卷	你的孩子需要多久才能入睡? 你的孩子是不愿睡觉或难以入睡吗? 他睡前经常起床吗? 他上床睡觉时看起来焦虑吗?	缺乏规律 睡得太早或太晚 家庭不和 社交、情感问题
白天过度疲劳	白天保持清醒的能力	家长、儿童或教师问卷 青少年自我报告 睡眠活动记录 睡眠问卷	你的孩子早上起床困难吗? 你的孩子白天在计划的午睡之外还会睡着吗? 他会抱怨累吗,会昏昏欲睡、喜怒无常、易怒和(或)看起来很累?	睡眠不足 不规律的睡眠 睡眠呼吸暂停 疾病 压力或焦虑
晚上醒来	睡觉后,儿童晚上醒来的次数	父母书写的睡眠日志 如果可以的话,青少年自己书写的睡眠日志 夜间多导睡眠图或睡眠活动记录 睡眠问卷	你的孩子晚上醒来吗? 是什么干扰了他的睡眠? 他醒了多少次? 他会回去睡觉吗? 他梦游或说梦话吗?	梦魇 环境嘈杂或过度刺激 白天缺乏锻炼 吃饭离睡觉时间太近 不安腿综合征 疾病
睡眠规律和持续时间	儿童入睡时间和睡眠时长(睡眠开始和结束时)	父母或年轻人的睡眠日志,如果可以的话环境评估 夜间多导睡眠图或睡眠活动记录 睡眠问卷	你的孩子睡几个小时? 他在工作日和周末有固定的就寝时间吗? 什么时候想睡觉?	
打鼾	睡觉时喘气、窒息或打鼾的数量和响度	儿童睡觉时父母的观察 睡同一房间的兄弟姐妹的报告 睡眠呼吸暂停试验 睡眠问卷	你的孩子晚上打鼾吗? 他睡觉时是否会喘气或窒息? 有多频繁? 打鼾声很大吗? 有什么变化吗?	睡眠呼吸暂停
运动或睡眠效率	睡眠时的睡眠中的运动量(可能有不安腿综合征)	睡同一房间的父母或兄弟姐妹的观察 青少年报告,如果可以的话 夜间多导睡眠图或睡眠活动记录 睡眠问卷	当你的孩子睡觉时,腿是不安的或会经常动吗? 覆盖物是杂乱的吗? 你的孩子睡觉时经常换姿势吗? 你的孩子睡着后会在床的另一端吗?	不安腿综合征

注：经允许引自 National Sleep Foundation (2013). Children and sleep. Retrieved from https://sleepfoundation.org/sleep-topics/children-and-sleep; and Mindell, J. & Owens, J. (2015). Clinical guide to pediatric sleep: diagnosis and intervention. Philadelphia, PA: Wolters Kluwer.

通常会意识到日常生活或环境中的感官方面,并可能建议做出符合儿童和家庭需要的调整。

　　1. 睡眠卫生　就寝日程和习惯(时间背景)。

作业治疗师评估睡眠准备或儿童的睡眠卫生,这被定义为可调整的儿童和家长的常规及实践(如睡眠和唤醒时间、梳洗、洗澡和穿衣、听音乐、屏幕时间、阅读、祈祷），以及为儿童提供优质睡眠和持续时间并防止白天困倦的环境准备。与支持日常生活能力或阻碍睡眠相关的就寝时间，是以儿童或照顾者的个人偏好为基础的。例如如果 Johnny 不喜欢洗澡，那么在睡觉前给他洗澡可能会起到警觉，他会很难入睡。与此同时，Tanique 喜欢洗澡，洗澡后变得平静，洗澡后看书会变得昏昏欲睡。如前所述，有感觉处理障碍的儿童可能会发现刷牙、洗脸、衣服或毯子的质地、重量或紧绷程度或者穿脱夹板都表示厌恶，这可能都会影响儿童入睡、睡觉或午睡的准备。如果儿童厌恶健康的自理习惯，那么在晚饭后（或在学校吃零食后）完成这项活动可以让儿童在午觉或睡觉前更放松的体验一段安静和愉快的时光。此外，在就寝前立即服用药物、进食、运动或在电脑、电话或平板电脑上使用屏幕，可能会干扰睡眠的开始，需要在就寝前至少一个小时就关闭设备。

作业治疗师帮助照顾者、教师、儿童和青少年养成午睡时间、休息时间或就寝时间的习惯。他们强调，在午睡（如果年龄合适）和周末及工作日的夜间，需要有一致的常规和类似的时间和睡眠时长。与睡眠卫生、社会及时间环境相关的建议可能有助于照顾者、儿童和青少年养成习惯：

- 在睡前建立安静的阅读时间，在椅子上一起摇动，唱一些安静有节奏的歌曲，或者给儿童按摩肩部（睡前不使用电子设备、电视、粗粮、饮食或锻炼）。
- 使用检查表、可视化计划、社交故事、图片、视频示范或物品提示（如最喜欢的填充动物或毯子，用作上床的过渡物品）。
- 每次儿童睡觉时，保持常规流程和环境不变（如灯光、音乐或噪声机器、开门或关门、少量饮水、唱歌），并保持清醒时的常规流程和环境也一样。
- 如果儿童在晚上醒来，就按常规回去睡觉。
- 避免睡前让儿童感到不安或警觉的活动。
- 当儿童昏昏欲睡时，让他们单独睡觉，这样他们就能学会自我调节。
- 在工作日和周末保持相同的就寝时间和起床时间。
- 随着儿童越来越大、越来越有责任感，让他们记录自己的睡眠和健康习惯清单（如看电视，咖啡因的使用，睡前活动，白天的锻炼）（请参阅 Evolve 网站以获取不同的资源）。

- 根据一天的活动水平调整就寝时间（如儿童在车里睡了一整天或在外面户外活动）。

作业治疗师 Rodger、Ireland 和 Vun 使用 CO-OP 模式，每周 1 次，持续 10 周，帮助一名患有阿斯伯格综合征的 12 岁儿童实现其 COPM 睡眠目标。通过目标-计划-执行-检查过程，这个儿童改变了她的睡眠卫生行为，并表示对她的 COPM 目标很满意。在一系列系统回顾中，Paeham 和 Goldman 发现推拿（遵循特定的方案）对改善孤独症儿童和青少年的睡眠是有效的。他们建议作业治疗师在使用或推荐使用这种方法之前接受推拿培训。

2. 物理环境的调整　睡眠环境的位置和感觉方面以及床上用品和衣服的类型，可能改善或阻碍睡眠质量。此外，随着儿童的成长，他们需要不同的床垫或床的类型［如从婴儿床到青少年床（曾经儿童 89 cm 高），或者一张更长的床给现在 2 米高的青少年］。睡眠区需要安静，远离噪声和活动。卧室应该用来睡觉，而不是用于其他活动或惩罚。如果需要，以下是与改良物理睡眠环境有关的建议：

- 限制在睡眠中唤醒儿童或青少年的听觉刺激量（如音乐盒或 CD、白噪声或者他们在尝试睡眠时是否在电子设备上收听快节奏或响亮音乐）。如果不让人分心的话，可以听故事或平静的音乐。
- 保持温度一致，确定靠近床的通风口、窗户或风扇是否有问题，或者儿童是否太冷或太热（需要睡衣还是睡袍）。
- 考虑一下房间里的气味是否令人警觉或平静（如厨房的味道、尿布桶里除臭剂、床单或衣服的气味）。
- 减少视觉刺激。必要时使用昏暗的小夜灯。关灯，移除床上或墙上反射光线的图片或镜子、床上玩具、走廊的灯光以及视觉刺激的床单或毯子。
- 考虑衣服和床上用品的重量、质地和视觉吸引力以及儿童的个人喜好。
- 在床上使用最喜欢的枕头或填充动物玩具可以让儿童们感觉更安全（不适合婴儿）。
- 如果儿童有食管反流或呼吸困难，请微微抬高床头。
- 如果梦游或离开家，那么关好门或窗户是个需要注意的问题。有时会安装警报，以便在儿童离开睡眠环境时提醒家长（案例 12.5）。

案例12.5　Carson, 整天充满活力的小兔子

　　Carson是一个非常活跃的5岁儿童,正在门诊接受评估。妈妈抱怨他的活动量太大,对洗澡和刷牙有厌恶反应,睡眠不规律,不能卧床或睡超过2~3个小时。在评估中Carson在Vineland Ⅱ的沟通和运动技能方面的得分高于平均水平,但社交和日常生活技能方面低于平均水平。

　　Carson在睡眠潜伏期(入睡)和夜间觉醒(保持睡眠)方面有困难。感觉调节问题似乎是一个问题,但在家里没有固定的就寝时间。因为Carson总是从床上爬起来、不肯睡觉。妈妈把Carson和自己一起带到床上,这样她就可以"一只眼睛看着他"。妈妈还透露,她与Carson的父亲在监护和抚养方面不断发生冲突,这可能会给就寝时间增加压力,因为他们经常在晚上把Carson哄上床后聊天。

　　使用各种方法来解决Carson的过高活动水平、感觉调节困难、缺乏一致性的问题,并建立就寝时平静的常规。睡眠模式是通过教育母亲建立一致的用餐时间和睡眠程序来解决的,以帮助Carson知道第二天会发生什么以及如何表现得更好。建议让妈妈和Carson带着他们的狗Buffy去散步、做点运动。减少夜间饮食摄入的想法和一份餐后常规检查表已经形成。晚餐后马上刷牙,因为Carson对这项活动很恼火,在这之后,妈妈

和Carson可以做一些积极的事情,如玩安静的棋盘游戏。为了让Carson有足够的时间放松下来、准备睡觉,我们制定了一套常规的就寝时间。关闭电视:(三明治活动)深压拥抱和平静沐浴的常规。在洗和擦干的过程中以及在浴后涂抹乳液时,均给予深压。特别的肥皂(有Carson喜欢的气味)、毛巾、有节奏的歌曲(如"这是我们洗脸的方式……"),并使用洗澡清给Carson一些控制和洗澡的提示。当Carson躺在厚厚的毯子下休息时,家长每晚都会读一篇睡前故事(图12.13)。毛毯被放置在适当的位置,以提供整个晚上的深层压力和本体感觉输入。走廊里的一盏小夜灯和一台白噪声机可以安慰Carson,但并没有分散他睡觉的注意力。他的床从通风口移开,避免通风口的空气直接吹到他身上。妈妈努力让Carson睡在自己的床上,并且每天晚上如果他睡在自己床上就给他贴纸奖励。当Carson赚够了贴纸,他就能买到想要的最喜欢的迪士尼电影了。

　　Carson也被推荐进行心理评估,因为他在学校的活动水平仍然很高,白天的注意力广度受限。这一评估也很重要,因为家庭在参加监护权听证会时压力很大。此外,由于Carson白天似乎显得很无聊、未受挑战以及未得到足够的锻炼或活动,他的父母在夏季给他安排了不同的夏令营。

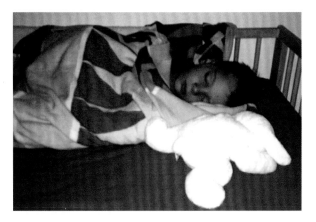

图12.13　Carson和他的小兔子一起睡觉,并使用厚重的毯子已获得感觉输入

七、睡眠与休息的教育

　　睡眠和休息对残疾儿童的健康至关重要。父母

和儿童的教育、健康就寝时间、睡眠卫生和日常体育活动的指导和教育计划对学校、家庭和康复中心的所有儿童以及他们的老师和照顾者都是有益的。制定一份儿童何时、何地睡觉和睡多久的睡眠日志,有助于父母和儿童了解睡眠模式。如果睡眠有困难,可以把日志给医生看。随着儿童年龄的增长,他们需要对自己的睡眠负责,参与并决定可能影响睡眠的睡眠日程和每天的活动。OTPF说这包括管理他们的睡眠卫生,停止干扰睡眠开始的活动(屏幕时间,社会化);睡前如厕、梳洗和补水;调整午睡和就寝时间;监测常规活动如何影响睡眠。作业治疗师可以在健康海报、简讯或父母的讲义上来分享有关睡眠的科普知识。此外,有关健康饮食、日常锻炼或活动建议的肥胖预防材料或计划,有助于教育照顾者、儿童和青少年。相关的更多信息请参阅Evolve网站。

总结

　　本章介绍了提高残疾儿童和青少年ADL能力和睡眠的多种选择。作业治疗师与儿童、家长或照顾者以及教师合作,解决哪种方法最适合每位儿童的问题。

- 身体功能和结构、表现技能、照顾者的期望、家庭、学校或工作中的表现模式或日常以及活动需求，都会影响 ADL 能力和睡眠。儿童和家庭根据家庭期望、文化、价值观和儿童的发育表现，优先安排 ADL 任务。优先考虑那些有价值的、可以安全实现的 ADL，并允许儿童从事期望的作业。

- 评估 ADL 和睡眠习惯需要各种客观和主观的方法，这些方法与照顾者和儿童的喜好、环境、任务发生的环境、儿童的能力和任务的要求有关。ADL 最好在其发生的自然环境中以及在其常规执行时进行评估。

- 以下问题可能有助于治疗师了解儿童和家庭的 ADL 优先事项：在当前和未来的环境中，哪些 ADL 是有用和有意义的？儿童和（或）家庭的偏好是什么？活动适合年龄吗？期望儿童完成或掌握这项任务是否现实？儿童可以使用哪些替代方法来执行任务？学习这项任务能改善儿童的健康、安全和社会参与吗？文化问题会影响任务的教学吗？这个任务能在不同的环境中被评估、教授和实践吗？

- 作业治疗师使用以下干预策略来解决 ADL、睡眠和休息问题；促进或创建支持；建立、恢复和保持表现；调整任务、材料或环境。他们运用各种方法的原理，这些方法包括发育学、生物力学、运动控制／运动学习、康复和代偿。

- 研究支持 ADL 和睡眠的干预策略，包括有体位、任务适应、视觉支持、视频示范、辅助技术、环境修改以及认知和合作方法。

- 治疗师可以改变环境的材料、空间和社会方面，以支持残疾儿童 ADL 的发展、睡眠和休息。他们可以提供辅助技术或改良任务的完成方式。他们可以处理日常安排。

- 情境会影响儿童完成 ADL、睡眠和休息的能力。情境可以提供帮助儿童参与 ADL 的提示和支持（或阻碍）。

- 儿童在自然环境中，与熟悉的事物和人一起，更容易进行 ADL 活动。在参与作为家庭价值观一部分的 ADL 的动机下，他们可以使用提供的日常安排和提示。

第 13 章

工具性日常生活活动和休闲的评估与治疗
Assessment and Treatment of Instrumental Activities of Daily Living and Leisure

Theresa Carroll, Ashley Stoffel, Mary A. Khetani, Winifred Schultz-Krohn

问题导引

1. 儿童和青少年常见的工具性日常生活活动类型是什么？
2. 工具性日常生活活动的表现和参与如何有助于儿童和青少年积极的技能发展？
3. 作业治疗师在评估儿童和青少年工具性日常生活活动的表现和参与时应考虑哪些相关因素？
4. 作业治疗师使用哪些常见的干预方法来改善儿童的工具性日常生活活动表现和参与？

关键词

环境因素	生活技能	自我决定
以家庭为中心的护理	自然环境	任务与环境改造
独立的社区生活	作业因素	技术支持
工具性日常生活活动	个人因素	视觉性支持
习得性无助	亲社会行为	

　　作业治疗师与社区机构合作，为幼儿及儿童（2～8岁）及其家庭促进社区参与。该组织被称为"场所与空间"，旨在为家庭和儿童提供探索各种社区环境的机会，如杂货店、社区花园、室内游戏空间和餐馆。这个小组在社区机构调研了一星期，然后于第二个星期在社区内召集会议。有关机构和社区小组会议活动计划以及作业治疗目标的描述请参见框13.1。

　　儿童和家庭在机构第一次会议期间参加筹备活动。后续会议在当地的一家杂货店举行。

框13.1　采购食品和准备餐食		
机构内活动	**社区内活动**	**作业治疗实践应用**
来学习杂货店购物。 儿童玩假装的食物（如模拟购物车和收银机，模拟的厨房设备） 儿童在水槽或洗碗池里假装洗食物。 儿童和家人阅读了一个关于去杂货店的社交故事。 儿童和家人列出包含2～3样东西的购物单。	作业治疗师与当地的杂货店合作，为做饭准备提供空间和材料。 小组人员在杂货店里集合。 儿童和家人用购物清单来寻找搭配水果（讨论颜色、形状、质地）。 小组一起洗水果并切水果，混合在一起做水果色拉。 孩子们帮助分发碗和餐具，并提供水果沙拉。 小组成员在社交时间一起吃饭。 儿童清理零食。	儿童执行和参与IADL（购物、准备饭菜和打扫卫生）。 家庭发展教育和宣传技能，以支持儿童准备饭菜的IADL，并在其他情况下使用这些技能（如家庭预计需要预留最大的遮蔽空间，以备在公园野餐时使用）。 儿童和家庭通过计划每月在当地公园举行健康的生活方式聚餐，探索扩大他们参与这种类型的IADL的想法。

一、工具性日常生活活动的定义

根据作业治疗实践框架，通常认为工具性日常生活活动（instrumental activities of daily living, IADL）比日常生活活动（activities of daily living, ADL）更复杂。对于儿童和青少年来说，这些活动包括照顾他人、照顾宠物、抚养孩子、使用通信设备、驾驶和社区移动、财务管理、健康管理和维护（如服药、锻炼和营养）、家庭管理（如服装护理、清洁）、做饭和清洁、宗教和精神活动及表达、购物、安全和应急情况。

儿童执行 IADL 的能力有助于他们在参与家庭、学校和（或）工作以及社区生活中更广泛的作业设置和序列中发挥作用。例如，当儿童完成购物任务时（如将物品放入购物袋或购物车，在结账时将物品放在传送带上），他们就有机会体验到作为有生产力的家庭成员帮助满足基本家庭需求的回报。他们也有机会享受与当地社区成员（如邻居、商店员工）有意义的互动，可能会在参加其他社区活动时再次与之见面。因此，当一名儿童发展执行购物任务的能力时，会期望他有更多的方式来体验其对家庭和社区的归属感。

接受作业治疗服务的儿童和青少年经常遇到 IADL 的表现和参与方面的挑战。作为跨专业团队的一员，作业治疗师拥有与儿童、青少年和家庭合作的专业知识，促进 IADL 的表现和参与，因为这有助于积极的技能发展。因此，本章的目的是介绍处理 IADL 的作业治疗方法。IADL 的定义讨论了 IADL 表现与参与的关系。目前的证据描述了儿童是怎样在童年和青少年时期学习如何表现及参与 IADL 的。然后，根据以作业为重点的模式概述了可能影响儿童或青少年的 IADL 表现和参与的关键因素，作业治疗师通常使用这些模式与儿童、青少年及其家庭合作，组织开展评估和设定目标。案例描述了 IADL 目标实现的目标人员、环境和作业因素的评估和干预方法。

二、工具性日常生活活动表现和参与的关系

在研究和实践框架中，越来越多的证据和认识表明 IADL 的表现和参与是有相关性的，但结果不同，这对作业治疗师来说很重要。两名儿童可以以不同的能力从事 IADL 作业，但他们在该作业中的参与价值相同。例如，一个有感觉处理障碍的学龄前儿童可能仍然会像他的兄弟姐妹一样参加家庭每周

的日常购物，虽然他可能使用平板电脑且仍然在每个过道帮助家庭成员寻找购物清单上的物品，而他的兄弟姐妹从架子上选择和取下物品放入购物车，然后放到传送带上，让照顾者购买并带回家。在这项 IADL 中，这个家庭中的儿童以不同的方式执行相关的任务以满足照顾者的期望。然而，当参与这个作业时，所有儿童都有令人满意的经验。尽管个人执行任务的能力可能会随着时间的推移而提高，但家庭中的每位儿童都能从自己的作业中获得个人或社会的联系，并以自己满意的方式做自己能做的事情。当参加 IADL 时，令人满意的经历将增加儿童再去杂货店的可能性，并进一步建立他们的能力。

IADL 的表现和参与之间的这种区别对于实施作业治疗过程，应对患者的 IADL 挑战时所强调的结果具有重要意义。儿童的参与有可能是最初最感兴趣的结果，帮助了作业治疗师从患者的角度理解最有问题的有价值的 IADL 类型。相反，在以 IADL 为重点的干预过程中，当试图确定最突出的人、环境和作业因素时，可以更多地强调这些有价值但有问题的 IADL 的儿童表现质量。通过收集有关儿童 IADL 表现和参与的信息并将其作为作业治疗评估的一部分，作业治疗师可以（也应该）监测干预期间这两种结果的变化。

三、儿童如何学习表现和参与工具性日常生活活动

虽然一般认为 IADL 比 ADL 更为复杂（参见第 12 章），但即使是幼儿也应该鼓励 IADL（图 13.1 和图 13.2）。研究证据表明，作业治疗师在促进儿童参与 IADL 方面发挥了作用。表 13.1 列举了一些在作业治疗实践中的研究和应用。当儿童在蹒跚学步时就开始学习 IADL 技能，当他们进入青春期并寻求以更大的自我决定参与社区活动时，通常会获得更多的 IADL 表现机会。IADL 的表现和参与从青春期持续发展到青年期，幼儿和学步儿童都有亲社会的行为。亲社会行为被认为是捡起玩具和帮助做一些基本的家务，如扔垃圾。这些帮助做家务的亲社会行为在 18 月龄和 24 月龄的幼儿中得到支持（研究笔记 13.1）。当被要求回忆孩子最早的亲社会（帮助）行为时，父母明确报告了 1~2 岁时儿童帮助做家务的情况。与男孩相比，女孩在很小的时候就帮助做家务的报告更多，但所有的父母都表示说儿童在很小的时候就会帮忙了。这一证据支持为幼儿和学步儿

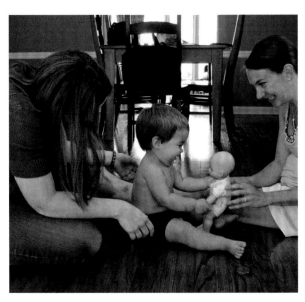

图 13.1　Brian 与妈妈一起玩洋娃娃,学习如何照顾他人,为小妹妹的出生做准备

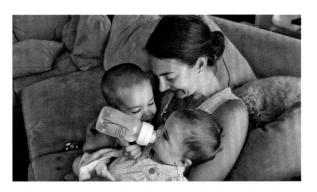

图 13.2　Brian 帮助他母亲一起照顾妹妹,并帮助喂奶

研究笔记 13.1

概述

　　要求 18 月龄和 24 月龄的幼儿的父母让他们的孩子参与日常家务劳动。当 18 月龄的幼儿做家务时,父母倾向于提供更具体的指导或直接的行动要求。24 月龄的学步儿童家长则给予更少具体的请求(以需求为导向的要求),比如"请帮帮我"。无论年龄大小,18 月龄和 24 月龄的儿童父母都让其积极参与家务,但在做家务劳动时采用了不同的策略。

作业治疗实践运用

- 最初的请求应以行动为导向,帮助儿童发展完成特定的任务所需的技能。
- 在掌握了基本技能之后,要求应该转移到更多家务劳动的辅助角色中,对幼儿也是如此。
- 幼儿首先需要具体的要求来发展基本的家庭技能,比如收拾玩具等,然后这些技能可以应用到"帮助"亲社会角色中。

童提供参与 IADL 的机会。例如,当一个 3 岁的孩子玩了各种各样的玩具后,现在被要求"帮忙整理",把玩具放回家里的储物箱、篮子或容器里。社区移动性和安全意识的示例是,一名小学学龄儿童被教导过马路前要朝两边看的重要性。作业治疗师是培养 IADL 技能,促进独立/相互依赖生活的专家。

　　Dang 和同事完成的纵向研究证明了培养儿童 IADL 的重要性。对 800 多名 8～12 岁,诊断为脑瘫的儿童进行 5 年以上的跟踪调查,确定青少年参与日常功能活动的预测因素。虽然疼痛肯定会影响参与水平,但青少年参与水平的最佳预测因素是童年时期的参与水平。这些资料强调了为儿童提供参与各种功能性日常任务机会,而不是到青少年时期才引入 IADL 的重要性。

四、工具性日常生活活动与环境

　　IADL 与接触各种环境之间存在着完整的关系(图 13.3)。例如,购物是一项需要与社区中的其他人进行交互的 IADL 任务。学习参与社会的方法可以是隐性的,如通过观察和协助购物来学习,也可以是更明确的,如寻找和参与社区活动。由于损伤或致残,这些童年经历的中断可能对成人的作业表现产生负面影响。

　　最近的研究有助于理解培养青少年独立和自主的 IADL 技能所面临的各种复杂的挑战。身体残疾

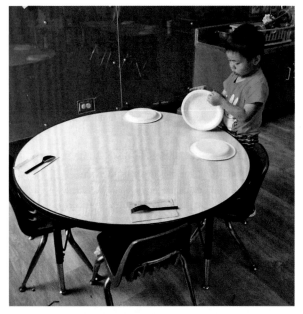

图 13.3　儿童可以在不同的环境中参与 IADL,例如这个在幼儿园摆放盘子的小孩

表13.1   工具性日常生活活动能力的研究

作 者	目 的	样 本
Aduen P.A., Kofler, M. J., Cox, D.J., Sarver, D.E., & Lunsford, (2015). Motor vehicle driving in high incidence psychiatric disability: Comparison of drivers with ADHD, depression, and no known psychopathology Journal of Psychiatric Research, 64, 59-66.	注意力受限的不同诊断组机动车碰撞事故（motor vehicle accidents, MVA）的比较；之前的调查报告特定诊断组的MVA发生率，但没有提供比较数据	数据来自高速公路策略研究项目自然驾驶研究；注意力缺陷多动障碍=275 抑郁=251 健康对照组=1 828
Anaby, D., Law, M., Teplicky, R., & Turner, L. (2015). Focusing on the environment to improve youth participation: experiences and perspectives of occupational therapists.International Journal of environmental Research and Public Health, 12, 13388-13398; http://doi.org/10.3390/ijerph1201388	采用定性研究方法，对作业治疗师使用《从事及参与的途径和资源》（PREP）的经验和观点进行调查	12位作业治疗师接受了为期12周的针对12～17岁身体残疾儿童使用PREP进行访谈
Baghdadi, A. et al. (2012). Developmental trajectories of adaptive behaviors from early childhood to adolescence in a cohort of 152 children with Autism Spectrum Disorders. Journal of Autism and Developmental Disoders, 42, 1314-1325. DOI10.1007/s10803-011-1357-z	一项为期10年的纵向调查，以跟踪孤独症谱系障碍儿童适应能力的变化	152名诊断为孤独症谱系障碍的儿童，年龄在3.6到6.0岁之间（中位数为5岁），在最初的测试中使用Vineland适应性行为量表；孤独症谱系障碍严重程度由儿童孤独症评定量表（CARS）测量
Berge, J.M., Maclehose, R.F., Larson, N., Lask, M., & Neumark-Sztainer, D. (2016). Family food preparation and its effect on adolescent dietary quality and eating patterns. Journal of Adolescent Health, 59, 530-536.	以人群为基础的研究，寻找青少年与父母的用餐时间行为之间的关系	收集来自母亲（1 875）、继母（18）、父亲（977）、继父（105）和青少年（2 108）的关于社会经济和种族/民族多样性家庭的问卷调查
Chu, Y.L., Storey, K.E., & Veugelers, P.J. (2014). Involvement in meal preparation at home is associated with better diet quality among Canadian children. Journal of Nutrition Education and Behavior, 46, 304-308.https://doi.org/10/1016/j.jneb.2013.10.003	儿童参与准备餐点与饮食质量的关系	3 398名5年级儿童（10～11岁）
Dang, V.M.et al. (2015). Predictors of adolescents with cerebral palsy: A European multi-centre longitudinal study. Research in Developmental Disabilities, 36, 551-564.	儿童可干预的因素及其对脑瘫儿童日常活动参与预测能力的纵向调查研究	818名8～12岁首次就诊儿童；594名儿童同意5年后随访
Hammond, S.I., AI-Jbouri E., Edwards, V. Feltham, L.E. (2017). Infant helping in the first year of life: Parent's recollection of infants' earliest prosocial behaviors.Infant Behavior and Developmental, 47, 54-57. https://doi.org/10.1016/j.infbeh.2007.02.004	幼儿亲社会行为发展的研究	80名正常发育幼儿（12～48个月）的父母在幼儿开始协助做家务时确定
Lam, C.B., Grene, K.M, & McHale, S.M. (2016). Household time from middle childhood through adolescence: Links to parental work hours and youth adjustment. Development Psychology, 52, 2017-2084.	青少年家务劳动时间、家务劳动家庭价值观与抑郁症关系的纵向研究	作为一项关于家庭关系大规模调查的一部分，在八个时间段内对200多个家庭进行了访谈；这些家庭居住在美国东北部，最初的访谈是在儿童上四年级或五年级时
Steinhart, S., Kornizer, E., Baron, A.B., Wever, C., Shoshan, L., & Katz-Leurer, M. (2018). Independence in self-care activities in children with myelomeningocele: exploring factors based on the International Classification of Function model. Disability and Rehabilitation, 40: 1, 62-68. https://doi.10.1080/09638288.2016.124358	调查不同的患儿因素、身体结构和功能与独立完成功能任务之间的关系	113名3～18岁的脊髓脊膜膨出（myelomeningocele, MMC）儿童在多学科诊所就诊时接受了评估

续　表

干预与措施	结　果	作业治疗应用
精神科问卷调查确认注意力缺陷多动障碍、抑郁症和健康对照组：前三年机动车事故报告	注意力缺陷多动障碍与抑郁症组和健康对照组相比，违规移动、多次碰撞和碰撞失误风险的报告更高；抑郁症组在碰撞后自我报告的伤害的比率更高	作业治疗师应为患有注意力缺陷多动障碍的年轻司机提供额外的习惯训练，以发展安全技能
在PREP项目结束后的4周内，与治疗师进行结构式的互动	出现了两个信息主题和两个反思主题。 信息主题： 环境障碍 利用资源和解决问题 反思主题： 新的作业治疗任务 重新定位参与概念	作业治疗师在通过环境改造促进参与性方面有着额外的作用
使用Vineland进行了3年和10年的系列随访评估	在第一次和第二次测试期间，日常生活技能增长最快	对于孤独症谱系障碍儿童，作业治疗服务应侧重于在儿童早期到中期掌握ADL/IADL
膳食调查问卷和调查收集准备餐食的频率、食物消耗和饮食习惯的数据；在校青少年填写问卷；父母邮寄问卷	参与准备家庭餐食的青少年与未参与准备家庭餐食的青少年相比，具有更好的饮食质量和饮食习惯	为了培养健康的习惯，作业治疗应该支持青少年准备餐食的技能
哈佛青年/青少年食物频率问卷	参与准备家庭餐食的儿童更注重健康饮食	作业治疗应支持儿童发展准备餐食的技能
父母压力指数简表 长处与困难问卷 生活习惯调查表	疼痛是青少年参与日常生活活动受限的最佳预测因素；父母压力预测出青少年参与健康活动、移动和人际关系受限	作业治疗服务应明确对脑瘫青少年的镇痛干预，以提高IADL表现
调查问卷确定了人口统计数据、儿童开始从事的九项日常任务（捡起玩具、扔垃圾、帮忙洗衣服等）的年龄以及五项自我照顾任务（穿衣、洗澡、如厕等）	据报道，早在4～6月龄的时候就开始自我照顾，在8～10月龄的时候就开始帮助做家务	作业治疗应该鼓励所有儿童从事家务劳动
为期8年的持续访谈；与父母的访谈和与儿童的交流是分开的	从童年中期到青春期，参与家务劳动的期望值会增加，但在青春期会逐渐降低；与男孩相比，女孩对协助做家务有更高的家庭期望值；对家务劳动的家庭观念预示着青少年的抑郁特征	在计划参与家务劳动时，作业治疗师应该鼓励协作的亲子互动
儿童功能独立性评定量表（WeeFIM）、儿童残疾评价表（PEDI）、视觉运动整合发育测验（Beery VMI）、视觉知觉测验、九孔柱测试（儿童常模）	性别和人口因素与自理能力之间没有差异；引发手功能差和认知问题的脑积水预示着较差的功能表现	作业治疗师应培养脊髓脊膜膨出儿童的双手技能和认知/感知技能

和慢性病的青少年和成人报告说，他们缺乏主导自己医疗服务的机会，比如自己预约和咨询医疗及卫生人员问题。身体残疾的成年人报告说在购物、家庭卫生、洗衣和使用公共交通方面有依赖性。需要看护的青少年往往缺乏独立生活的知识和经验，尤其是安全、家庭和健康保健方面的知识和经验。认知/行为障碍的儿童和青少年，如创伤性脑损伤、智能障碍和孤独症谱系障碍通常缺乏参与家务劳动和

社区活动（如购物）的机会。

　　父母和照顾者报告说从事家务、娱乐和休闲活动以及社区活动对各种能力的儿童和青少年的健康都至关重要。这些父母/照顾者的观点支持了对残疾与正常儿童在家庭和社区IADL中的参与情况进行检查的重要性。然而，Bedell和同事发现，残疾儿童的父母和照顾者（如身体和认知/行为）在参与社区活动方面有更多障碍。这些障碍包括物理环境、

社会环境、家庭资源以及儿童和青少年项目。这些发现支持需要监测和促进儿童从学龄前到成年期参与这些活动。

成功完成 IADL 是支持向独立社区生活过渡的一个因素，美国国家纵向转型研究-2（National Longitudinal Transition Study-2, NLTS2）调查了接受特殊教育服务学生的结果。虽然与第一次纵向研究相比，结果有所改善，但与无残疾的青少年相比，有特殊需要的青少年更有可能失业、与父母同住、缺乏与同龄人一起参与社区活动。该研究结果表明，有特殊需求的青少年在就业和参与社区活动方面有所增加；但是，他们的参与程度仍然落后于健康的同龄人。

在完成《美国残疾人教育法》所涵盖的教育服务后，患有高发病率残疾的学生，特别是学习障碍（learning disabilities, LD）、情绪障碍（emotional disabilities, ED）和注意力缺陷多动障碍（ADHD）的学生仍经历着较差的结果。数据分析显示，高中毕业五年后，49%患有学习障碍、情绪障碍或注意缺陷多动障碍的学生与父母同住。虽然大约有一半的学生有财务管理技能，但这些毕业生大多数需要一些支持技能。

作业治疗师在培养 IADL 方面为患有各类残疾的儿童提供了重要的指导，帮助儿童获得和表现 IADL 技能。对于脊髓脊膜膨出的患儿来说，无论 IADL 还是 ADL，在日常生活能力上获得独立性都是影响整体生活质量的重要因素。诊断为脊髓脊膜膨出和脑积水的儿童在日常生活任务中获得独立性有更大的困难，这需要组织和计划。一项调查测量了 100 多名诊断为脊髓脊膜膨出，年龄在 3～18 岁的儿童的功能性日常生活能力。总体而言，功能性日常生活技能表现低与手功能不佳、脑积水和认知功能低下有关。作者认为，对于所有诊断为脊髓脊膜膨出的儿童，尤其是有这些并发症的儿童，需要更协调一致的努力来培养功能性日常生活技能。

五、自我决定与工具性日常生活活动

自我决定是促进独立社区生活的一个因素。自我决定是从人与环境的相互作用和社会生态的角度来概念化的。随着儿童获得更多的经验和成长，对 IADL 表现的期望与儿童的实际能力和成就是相一致的。这种期望和实际表现的交集，使得作业治疗服务成为支持各类残疾儿童的关键，而这些残疾会对他们的实际表现产生负面影响。当一个人在行动和互动方面做出选择时，他会表现出自我决定。Field 等将自我决定定义为"一种技能、知识、态度和行为的组合，使一个人能够从事目标导向、自我规范、自主的行为"。自我决定包括许多通常称为生活技能的行为，这些行为既是天生的，又是后天习得的。这些技能包括管理个人自理和健康需求、保管个人物品和空间、管理房屋维修、安排交通和与他人相互依赖地生活。自我决定会随着儿童的成长而发生变化，首先儿童的期望值可能远远超出了其能力水平，当儿童通过陈述"我自己能做到"来要求机会时，就可以看出这一点。

自我决定受到几个因素的影响，包括教育背景、残疾状况的严重性和挑战行为的存在。发展解决问题的能力、了解自己的长处和局限性以及做出选择的机会对培养这些技能至关重要。自我决定与独立的社区生活有着积极的关系。事实上，在离开学校后的第一年和第三年，轻度智能和（或）学习障碍的青少年有更高的自我决定，与自我决定差的青少年相比，他们有更高的就业率、更高的收入和更多的社区参与。

通过为儿童提供确定兴趣、做出选择以及学习如何分享和轮流的机会，以此支持自我决定的发展。在"启智计划"中，重点是通过帮助儿童确定何时需要帮助以及指导他们自己解决问题来促进自我决定。此外，无论有无残疾的儿童都应该通过购物、去附近的游乐场、参加图书馆的故事时间或参加社区中心的活动来参与自然发生的学习机会。在家里，学龄前儿童可以协助完成许多家务，如收拾自己的玩具、铺床、整理衣物、帮忙摆桌子和准备零食。大多数家庭强调儿童学习完成基本的日常生活自理以保管好自己的随身物品。在社会环境中，自我决定是确定和解决问题的重要因素。当这些选择和机会受到严重限制或缺乏时，学习无助的风险就会增加。习得性无助发生在当行动多次失败不能产生结果，或个体没有机会对特定活动或任务进行重复尝试时。许多儿童和青少年面临着生理、智能和情感上的挑战，他们很难做出决定，往往是别人替他们做决定，或是听从他人的意见。患有各种残疾的儿童和青少年参与自我决定 IADL 的机会经常受限（如简单准备餐食或购买自己的衣服）。

IADL 的表现并不仅仅是技能或知识的问题，而是这些因素与儿童和青少年的社会及文化期望的结合。多大年龄的哥哥姐姐可以"照顾"弟弟妹妹？

什么年龄的儿童可以独自过马路？对典型的IADL功能进行了描述并举例说明其表现。IADL技能随着儿童的成长展示了期望的广泛变化，以及作业治疗师如何支持儿童掌握这些技能。

（一）家庭管理

家庭管理包括各种各样的任务，从幼儿捡玩具或把衣服放入洗衣篮里，到十几岁的青少年洗衣服等更复杂的任务（图13.4）。学龄前，在照顾者或父母的监督下，参与家庭、日托和社区活动的情况经常发生。因此，家庭参与对IADL的发展至关重要。

应该提供各类残疾儿童从事基本家务劳动的机会。对学龄残疾儿童，特别是ADHD儿童的IADL参与情况进行了调查，并将他们的表现与同龄人进行了比较。虽然三至五年级的两组儿童在IADL的参与程度相当，但与同龄人相比，患有ADHD的儿童需要更多来自父母的支持和帮助。作业治疗师为家庭提供支持发展IADL技能。对于诊断为ADHD的儿童来说，支持他们选择最少顺序步骤的任务可能是发展IADL技能的第一步。对于身体有残疾的儿童来说，有机会做一些事情，如捡玩具、选择零食或在超市里指物品，这些都可以帮助他们形成日常安排并成为家庭的一部分。在指导和积极的支持下，患有TBI、ADHD或ASD的儿童可以学会拿起玩具、选择零食或社区活动。

做家务的频率通常从童年到青春期逐渐增加，一项对200多个有两个孩子的家庭进行的长达7年

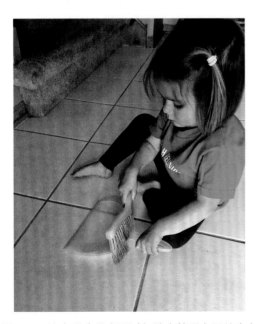

图13.4　这名学步儿童通过扫地来管理家里的事务

的纵向调查发现儿童在家务上花费的时间不仅与年龄有关，还与性别有关。随着儿童年龄的增长，他们花更多的时间从事在打扫、吸尘或倒垃圾等任务上。无论年龄大小，男孩做家务的时间都比女孩少。母亲在外工作时间的长短直接预示女孩在家务上的耗时会增加，而男孩则不会。

综上所述，年龄和功能能力对儿童和青少年参与家庭管理任务的程度和表现都有影响。还应注意性别影响，女孩会比男孩花更多的时间做家务。

（二）沟通管理

交流基本需求和兴趣是自我决定的一部分，对150名确诊为孤独症谱系障碍儿童的10年纵向调查显示，孤独症谱系障碍的严重程度、语言能力低和伴发癫痫是儿童适应能力差的预测因素。调查使用Vineland适应性行为量表，包括针对解决日常生活技能部分，有个人自理（ADL）、照顾家庭（IADL）和社区参与等项目。随着时间的推移，沟通能力差的儿童其康复效果也差。

一项纵向研究调查了71名脑瘫儿童的沟通与功能性社交能力之间的关系。这些儿童分别在24月龄和60月龄时接受评估。早期（24月龄时）沟通能力与社会功能显著正相关。Lipscombe及其同事提倡为脑瘫儿童尽早获取沟通支持。辅助沟通设备支持儿童表达需求和意愿的能力。

（三）准备餐食和清理

准备餐食技能从简单的摆桌子或清理盘子任务到准备一顿饭的复杂任务不等。对于什么样的准备工作适合儿童或青少年的期望是不同的，一个重要因素是任务所需的安全问题。一项定性调查显示，家庭聚餐不仅包括在同一时间吃饭，还包括参与准备餐食（研究笔记13.2）。父母报告显示，无论是让年幼的儿童摆放餐桌，还是让年龄较大的儿童和青少年帮忙做饭，让儿童参与准备餐食是很重要的。

当儿童参与准备餐食时，就会发现有显著的益处。一项调查将47名儿童分为两组，比较儿童参与准备餐食对蔬菜摄入量、对食物的积极态度和对分量大小的影响。在父母的帮助下，6～10岁的儿童参与准备午餐工作，如意大利面、花椰菜、沙拉和鸡肉。将这组儿童与只由父母准备相同食物的儿童进行比较。与没有参与准备餐食的儿童相比，当儿童参与烹饪和准备膳食时，儿童对所有食物都有更积极的态度，吃了更多的蔬菜和色拉。让大龄儿童参与准

研究笔记13.2

概述

　　通过对118位家长的定性调查，探讨了家庭聚餐频繁和不频繁的家庭之间的特征异同。家庭用餐时间对儿童和青少年的体重管理、健康的饮食习惯和更好的社会心理功能都有帮助。所有的父母都是从一项更大的家庭用餐时间调查研究中招募的。两组参与家庭在用餐时间特征上的相似点是，都有挑食行为，而且儿童/青少年都会参与准备餐食。对有用餐习惯的家庭注意到，父母对儿童的饮食压力较小，他们关注的重点是家庭用餐时不能有电子设备，并且在用餐时让家庭处于相同的物理空间。在很少有家庭用餐时间的家庭发现，儿童在吃饭时更爱玩耍，儿童之间打架的频率更高，在不固定的家庭用餐期间父母倾向于用压力来控制就餐。

作业治疗实践运用

- 增加家庭聚餐可能不会解决挑食行为，但可能会降低父母对儿童的饮食压力。
- 有规律的家庭用餐可能会减少儿童在家庭用餐时的游戏和打闹。
- 鼓励儿童参与准备餐食，这有助于家庭内部的联系。

研究笔记13.3

概述

　　本研究评估了为期12周的探索性课外营养、烹饪和园艺小组对园艺、进食和烹饪水果及蔬菜的自我效能和动机的疗效影响。本研究共有340名三～五年级学生参加，以拉美裔为主，其中干预组167名学生，对照组137名学生。结果通过基线和干预后的饮食行为决定因素问卷进行测量。研究结果表明，参与芽甘蓝干预的参与者对蔬菜的识别能力提高，增加了营养和园艺知识，更有可能在家里种植。

作业治疗实践运用

- 参与烹饪和园艺的IADL可以积极地影响儿童的健康饮食习惯，如水果和蔬菜的摄入量。
- 将营养教育与积极参与烹饪和园艺活动相结合，可以提高营养知识的记忆力。
- 设计考虑到儿童和家庭文化的烹饪和营养的干预措施是很重要的，如芽甘蓝干预。本项干预措施包含了许多拉丁美洲食物的健康适应性食谱。

备餐食的重要性也得到了关注。与同龄人相比，参与备餐工作的儿童能吃更多蔬菜和水果。这对所有儿童的健康饮食的影响都是一个重要的考虑因素。作业治疗师应支持所有儿童参与备餐工作以支持健康饮食。

　　一项针对2 000多名青少年及其各自父母的大规模横断面分析发现，与不参与做饭的同龄人相比，参与准备家庭餐食的青少年的饮食质量明显更好。进一步的分析显示，与男孩（28%）相比，女孩（42%）更有可能参与家庭用餐的准备工作，而且还注意到了种族差异，混血和亚裔美国青少年报告说他们更有可能参与家庭用餐的准备的工作。这个过程不仅仅是准备餐食的技巧，而且参与了为家庭准备餐食的过程，这被视为有助于形成健康饮食习惯的一个重要因素，参见研究笔记13.3。

　　作业治疗师不仅需要培养准备餐食的基本技能，还需要包括备餐的环境框架。备餐的过程需要与家庭聚餐联系起来。

（四）健康管理与维护

　　健康管理技能有很大的不同，从简单的基本锻炼和健康饮食任务，到复杂的管理医疗状况的任务。系统文献回顾并不支持仅针对患有慢性疾病儿童的父母的健康维护干预项目。这些项目侧重于支持诊断为囊肿性纤维化、糖尿病以及哮喘的儿童和青少年指导与控制他们自己的健康维护是最有效的。

　　另一项针对儿童和青少年慢性病患者的随机对照试验系统评估了健康维护计划的有效性，尤其是针对自我管理的有效性。这些疾病包括哮喘、糖尿病、囊性纤维化、癌症、人类免疫缺陷病毒感染和其他慢性疾病。随机对照试验的分析表明，单一学科提供的健康维护计划比多学科方法更有效。同伴的运用也很有效。作者建议使用远程医疗作为一种提供个体支持和同伴支持的手段以促进慢性疾病的自我管理。

　　在1型糖尿病的青少年中，健康维护中有效的使用技术已得到证明。在一项随机对照试验中，92名确诊为1型糖尿病的青少年在12个月的时间里接受了常规的监测护理或者通过增加一个移动应用程序来监测血糖水平。虽然该实验的初步结果没有显示出疾病过程中的临床差异，但使用移动应用程序的患者在血糖监测方面有更好的一致性。移动应用程序也被用于支持慢性肾病的儿童。儿童们也发现这个移动应用程序很容易使用，并且支持儿童向同伴们解释自己的情况。使用这些技术还发现了脊柱裂儿童使用智能手机的应用程序在健康维护方面的独立性。

（五）照顾宠物

照顾宠物被认为是一种IADL，这种参与可以从简单的任务，如在碗里放水，到更复杂的照顾动物的照顾。对儿童和青少年养宠物的益处进行了调查。3～6岁的幼儿，在自由游戏时间与家庭宠物成为社交伙伴。这在家中的狗和猫身上都能看到。家长报告称，幼儿对宠物照顾的责任有限，如清洁宠物或为宠物梳毛，但有社交活动，包括口头指导以及偶尔喂狗喂猫。对于青少年来说，宠物的存在是减少孤独感的重要伙伴，如图13.5所示。养宠物的青少年与不养宠物的同龄人相比有更高的自尊水平。一项针对新莫西哥州农村地区近300名青少年的调查发现，与不养宠物的人相比，养宠物的人报告的孤独感要少得多。这些青少年最常见的宠物伴侣是狗。

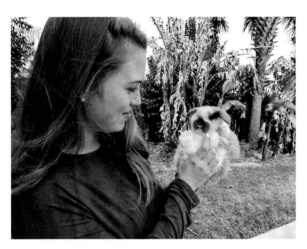

图13.5　青少年照顾她的宠物兔子

患有ASD的青少年从养宠物和照顾宠物的直接责任中受益。一项针对73名孤独症谱系障碍青少年患者的调查发现，与没有养宠物的孤独症谱系障碍青少年患者相比，养宠物和照顾宠物能增加社交互动，并且这些青少年的抑郁症状较少。孤独症谱系障碍儿童的父母报告称养狗的几个益处。孤独症谱系障碍儿童和狗之间的友谊是有明确益处的，但父母还需确认儿童在喂养狗的基本责任上的获益点。喂养狗的责任被认为是一项持续且相对简单的任务。

（六）财务管理

财务管理和财务知识是儿童和青少年发展的重要IADL技能。尽管自2001年的《有教无类法案》以来，财务知识已被纳入公办学校的课程，但在美国，学生获得财务知识技能方面仍存在重大问题。

财务知识的定义包括各种知识技能，如基本的货币概念（个人会计的货币价值）、借款、投资和保护资源。应在公共教育中向儿童和青少年提供有关财务知识的具体信息和指导。作业治疗师将在财务知识转化为财务管理实践的过程中扮演着重要角色。这不仅仅是将财务知识的概念应用于日常活动（如购物）的能力，还包括财务目标的规划和制定以及逐步实现这些目标的步骤。当在为某样东西存钱时，如某款电子游戏、一双鞋子或第一辆车，有冲动控制或执行功能方面存在问题的人，需要系统的决策指导和目标设定。设计财务目标和实施渐进步骤以实现该目标的技能，以及对可能面临的利益和挑战的分析，这些是明确属于作业治疗领域的重要技能。

（七）宗教和精神的活动及表达

从事宗教或精神实践被认为是作业治疗专业的一种IADL，但在作业治疗实践中涉及这一作业活动的例子有限。宗教和精神实践加强了家庭凝聚力，支持积极的家庭观并且防止区别对待。这些对所有的儿童和青少年都是重要有益的，作业治疗服务应支持他们参与宗教和精神实践。不幸的是，对许多家庭来说，由于宗教歧视和从事宗教或精神活动的机会有限，因此从事宗教或精神活动变得具有挑战性。一项对越南裔美国佛教徒的调查发现，许多家庭在各自的家中创造了宗教和精神实践的机会。这种调整物理环境从事精神实践的需求可能会给家庭带来额外的负担。作业治疗师接受环境改造方面的培训，并应支持在家中建立无障碍空间以支持家庭实践。当浴室门口需要加宽以容纳轮椅时，这类作业治疗服务是很易于提供的，但为有感觉问题的儿童或注意力缺陷多动障碍的青少年创造精神实践的物理空间时，类似的技能将是有益处的。作业治疗的专业包括宗教和精神实践作为IADL，应该包括作为以患者为中心的实践的一部分。

（八）安全和应急维护

作业治疗专业将安全技术和预测不安全的情况视为一种IADL。此外，IADL还包括启动紧急请求的知识和能力，建议加强这些安全和紧急技能的模式需要儿童/青少年、父母和家庭成员以及作业治疗师之间的合作。这种方法培养解决问题的技能，而不是单独解决特定的安全问题。家庭将儿童/青少年包括在确定安全和不安全情况以及参与的好处/风险的过程中。该方法强调了在儿童/青少年中发展自我决定的必要性,以及作业治疗师提供可以做出决定的选择。需要为儿童和青少年提供做出选择和评估这些选择的后果的具体机会,以增强安全意识和程序。儿童或青少年在可能存在安全问题的情况下,学习预测选择后果的技能。成功的决策过程可以抵消残疾儿童和青少年经常面临的习得性无助。

(九)购物

购物,尤其是去杂货店购物,是儿童至成人期的独立转变过程中需要培养的一项重要技能。研究人员对 10 000 多名 12~17 岁儿童的家庭进行了调查,研究了参与购物与准备餐食之间的关系。超过三分之二的家庭报告说,儿童在协助下参与杂货店购物,这种自然接触杂货店购物和父母的支持可帮助儿童发展基本技能。对于有特殊需求儿童的家庭,无论是心理健康、行为、生理还是认知,这些自然体验都需要额外的努力和计划。

被诊断为智能障碍的儿童通常很难掌握购物技巧。为了检验旨在提高这些 IADL 技能的作业治疗计划的好处,40 名年龄 9~11 岁儿童被招募为调查对象。儿童被随机分配到教学组或对照组。经过系统的训练和实践,智能障碍儿童的购物技能有了显著的提高。

(十)照顾他人

虽然照顾他人通常认为是年龄较大的青少年和成年人的责任,但儿童也可能被要求帮助照顾弟弟妹妹。对 6~14 岁的儿童和青少年在照顾其他家庭成员和完成家务劳动进行了调查研究。儿童/青少年的年龄以及母亲在外工作的时间影响了儿童和青少年用于照顾其他家庭成员的时间。作者发现,比起男孩(25%),更多的女孩(34%)承担了照顾年幼弟妹的责任,而年龄较大的儿童(11~14 岁)比起年龄较小的儿童更有可能承担这些责任。任何年龄段照顾其他家庭成员的责任很少由父母报告。

(十一)驾驶和社区移动

通常认为驾驶是青少年的一项重要技能,作业治疗的实施清晰认识到驾驶是一种 IADL。学习安全驾驶需要许多步骤,而且公办学校通常有教学计划。虽然并不是所有的作业治疗师都会申请驾驶康复专家的认证或获得美国作业治疗师协会驾驶和社区移动的专业认证,但所有的作业治疗师都擅长活

动分析,这是评估青少年在安全驾驶步骤中参与能力的一个重要因素。在早期驾驶体验中,青少年没有成年人驾驶的习惯和惯例,这构成了安全风险。让父母参与分级驾照项目在减少年轻驾驶员的危险行为方面显示出了积极的效果。分级驾照程序有几个步骤,包括临时驾驶和危险道路测试。作业治疗师提供有关驾驶任务需求和潜在风险的重要信息。

指导避免电子产品的干扰,特别是驾驶时使用手机,这已经成功地促进了青少年驾驶员的安全。分心驾驶主要与使用手机有关,这已经确定为青少年驾驶安全的一个重要问题。一项"反对边开车边发短信"行为的调查研究向 32 所不同高中的青少年领导者提供信息和支持。随后学生领导者们发起了"反对边开车边发短信"的行动,并且注意到在这个项目之后,开车时发短信的人数明显减少。作业治疗师可以通过分析青少年最有可能进行短信行为的时间,并提供避免发生这种情况的建议,在这类项目中发挥着关键的作用。作业治疗的专业性不仅涉及个人层面问题,还涉及了团体和人群层面的问题。作业治疗师的一个重要职责是要开展安全活动,让年轻司机避免开车时发短信。

了解患有 ADHD 或 ASD 青少年的独特需求可以帮助他们成功驾驶。一项调查将患有 ADHD 和抑郁症的人与未被诊断的人进行比较。ADHD 患者有更多的过失性撞车次数,以及有更多的违规驾驶次数,而抑郁症患者报告称碰撞后受伤次数更多。作业治疗师可以支持安全驾驶的习惯和惯例,以减少 ADHD 患者驾驶时的风险。当 ADHD 青少年开始驾驶时,让父母参与这一过程是一个重要因素。对于 ASD 青少年,决定驾驶通常是在开始获得驾驶许可证以及学习驾驶过程之前做出的。虽然许多 ASD 青少年获取驾照的时间比同龄人晚了大概 1~2 年,但大约 90% 有资格获取驾照的青少年完成了这项任务。对所有青少年驾驶员来说,延长练习驾驶技能时间和建立安全驾驶习惯及惯例的机会是重要的考虑因素。这是作业治疗的一个重要作用。

对于选择或决定不开车的青少年来说,获得社区移动技能的支持对于作业治疗师来说是很重要的。在参与干预计划之前,作业治疗师应熟悉可用的社区资源。推荐有关环境的方法来支持青少年社区移动技能的发展。青少年可从使用公共交通工具的指导中受益。这需要支持发展获得这种交通方式(公交或地铁卡)的经济技能,同时了解物理环境,如公交车或火车上轮椅无障碍座位的位置。社区移动

不仅仅是开车和在路边坡道上活动。作业治疗师将分析患者能力和任务需求的能力成为一个重要的考虑因素。作业治疗的干预主要关注环境的改变和进入社区的行动计划。这种方法考虑将青少年当前的技能与现有资源相匹配。一些社区大力支持社区移动，如可使用轮椅的公交车和火车，而其他社区的公共交通可能非常有限或可能没有任何形式的交通。

六、影响工具性日常生活活动的人、环境和作业因素

有许多复杂的因素可以支持或阻碍儿童的IADL表现和参与。作业治疗师通常使用以作业为重点的模式来框定他们与儿童的实践，并清楚地传达他们对儿童跨专业团队的贡献。其中一些是实践的组织模式，如人–环境–作业–表现（person-environment-occupation-performance, PEOP）模式，强调平等考虑个人、儿童环境和IADL作业本身的要求等因素，这些因素可能是干预的相关目标。以作业为中心模式的更多详情请参见第2章。作业治疗师通常使用PEOP模式来识别影响IADL表现和参与的相关人、环境和作业因素，以便他们在针对IADL挑战时能够有效地收集和交流相关信息。由于这些以作业为中心的模式也符合当代康复框架，如儿童和青少年版《国际功能、残疾和健康分类》（ICF–CY），旨在为解决功能性结果提供共同视角和语言，作业治疗师可以作为儿童跨专业团队的一员，识别人、环境和作业因素更有可能对共同决策做出高质量的贡献。

（一）影响工具性日常生活活动的人的因素

儿童和照顾者各自的能力和偏好会影响儿童的IADL表现及参与满意度。

对于照顾者来说，个人因素如他们的心理健康（如压力水平）、生理或认知能力以及就业状况很可能会影响他们对以IADL为目标的重要性的偏好。例如，一个单亲家庭的照顾者、使用轮椅移动和在外兼职工作以供养其子女和年迈的父母可能会重视并优先考虑子女帮助准备餐食的能力常在周末预设每周菜单（如星期二玉米卷）。

对儿童来说，人的因素可能包括儿童的能力。除了能力，儿童的偏好（价值观、兴趣）决定了对有价值IADL。儿童的偏好可能会受到儿童先前成功使用IADL的影响（研究笔记13.4）。越来越多的证据表明，儿童喜欢或避免活动取决于他们对活动能力

研究笔记13.4

概述

本研究调查了澳大利亚422名发育正常儿童和青少年的校外活动参与情况。采用儿童参与及娱乐评估（children's assessment of participation and enjoyment, CAPE）和儿童活动喜好量表（preference for activity of children, PAC）对五种类型的参与情况进行描述：娱乐活动、积极的生理活动、社交活动、自我提高和基于技能的活动。结果显示，年龄较小的儿童比年龄较大的儿童和青少年参加更多的娱乐活动。女孩更有可能参加社交活动和自我提高活动。学校（私立或公办）也预测了参与的多样性，在私立学校就读的学生在社交活动和自我提高活动方面的多样性较小。一个小样本的阳性研究结果表明，来自经济地位较高社区的儿童参与了更多多样性的自我提高活动。

作业治疗实践运用
- 在考虑参加校外活动时，应考虑儿童或青少年对活动的偏好。
- 社会经济地位对参与活动的影响可能不大，但有必要继续研究。
- 作业治疗师在支持儿童和青少年健康及福利活动偏好的长期发展方面发挥着作用。

的认知。例如，一名青少年如果认识到他在家里遛宠物的能力与他的兄弟姐妹不匹配时，他可能会建议家庭养一种不需要遛的宠物。另一个例子是，一名学龄前儿童可能想要帮助父亲准备一份零食，因为上次他在家里的食品储藏室里选择了这种零食。与他的孪生妹妹不同，他可能会避免帮助母亲准备晚餐，因为他最近在家里厨房切菜时伤了手指。

（二）影响工具性日常生活活动的环境的因素

越来越多的研究证据表明，环境因素如何影响儿童的参与活动，如IADL。最近的研究表明，14%～51%的儿童家庭参与度的差异归因于对儿童家庭环境的感知。在幼儿中，照顾者对家庭环境的感知支持协调儿童与家庭因素和儿童参与之间的关系。此外，在涉及其他文化背景和目标人群，包括从危重疾病中康复的儿童的研究中，环境支持对参与的重要作用也得到了认证。因此，作业治疗师在针对IADL时通常会考虑儿童的特点。

环境特征是儿童在完成IADL期间的外在特点，包括许多方面，例如物理特征（如住房布局、家中的实物）、感觉特征（如噪声和其他刺激）、社会关系（如兄弟姐妹的支持）与儿童在一起并鼓励儿童的个人

态度（如同伴的支持）。环境特征也可以延伸到社会文化结构。事实上，儿童对IADL的偏好也可以由儿童成长环境有关的IADL的文化规范所塑造。在准备餐食的例子中，当青春期的哥哥完全避免与母亲一起准备膳食时，学龄前儿童的妹妹可能会准备晚餐。这并不是因为他的年龄或之前受的伤，而是他认为他只会在夏季或是涉及家庭户外烧烤时帮忙准备膳食。

（三）影响工具性日常生活活动的作业的因素

作业治疗师在以IADL为目标时，也会特别考虑作业的生理、认知和社会需求任务。例如，作业治疗师可能会考虑到完成购物任务或参加定期聚会所需的距离，因为这种距离可能会对儿童的耐力提出要求。或者IADL任务的顺序可以要求儿童集中注意力。另一个例子是，IADL可能涉及与成年人的复杂交流和互动。

七、面向工具性日常生活活动的评估方法

IADL是作业治疗评估、作业概况和作业表现分析的重要考虑因素。在制定患者的作业概况时，重要的是要考虑儿童或青少年及其父母或照顾者有意义且相关的IADL。这可以通过非正式访谈（有或没有正式的观察）以及通过使用正式的评估，如加拿大作业表现量表或青少年活动卡分类来实现。目前正在制订越来越多的以技术为基础的备选方案以进行有效的正式评估，如e-COPM和参与及环境评估。评估清单见附录。

父母/照顾者报告措施与IADL极其相关，因为儿童/青少年参与IADL很大程度上取决于父母的期望、文化信仰和对儿童能力的认知。对于儿童和青少年来说，父母或照顾者也被认为是"客户"，特别是在提供以家庭为中心的照顾时。理想情况下，在作业治疗评估时，应考虑儿童/青少年和父母/照顾者对IADL参与和表现的观点。

根据患者的作业概况，作为作业表现分析的一部分，对影响IADL表现的人、任务和环境因素的评估可能是必要的，以便制定有效的干预策略。这可能涉及基于表现的评估，如动作与程序技巧评估工具或自我照顾技能表现评估，这些评估允许作业治疗师观察并评估患者在IADL任务中的实际表现。案例13.1A提供了干预计划的作业治疗评估方法的描述。此外，基于技能的评估处理运动技能、认知和感觉处理等人的因素，这可提供了解患者IADL任务表现的相关信息。儿童或青少年报告测量，如儿童活动量表或家长报告测量，如生活活动的循环评价（roll evaluation of activities of life, REAL），在评估过程中也是有价值的。儿童/青少年报告测量对支持自我决定技能的发展特别有用，因为它们与IADL的表现和参与有关。表13.2提供了针对儿童和青少年的IADL并协助收集作业概况及作业表现分析的样本评估工具清单。评估工具的完整列表列在附录中。

📄 案例13.1A　RYNE的作业治疗干预计划

Ryne今年5岁，与父母住在一起。Ryne的父母最初担心他的运动技能，比如骑摩托车和接球，因此要求对他进行作业治疗评估。在评估过程中，基于技能的标准化运动技能评估显示，与同龄人相比其视觉运动技能处于平均水平，力量和抓握技能以及自我照顾技能处于平均水平以下。作业治疗师还指出，Ryne很难完成多步骤任务，但如果将任务步骤分解并且每个步骤都给予口头提示时，他的表现就会提高。

通过观察和与Ryne的父母进行面谈，采用以作业为中心的评估，即儿童短期作业概况（short child occupational performance evaluation, SCOPE），确定Ryne的意愿、习惯、表现技能和环境如何促进或限制参与。使用SCOPE有助于确定Ryne的优势和可以通过作业治疗干预解决关注领域。

通过将基于技能的评估与基于作业的评估相结合，作业治疗师能够获得更为集中和基于作业的信息，以便制定有意义和有针对性的目标。例如，通过SCOPE，作业治疗师了解到Ryne的父母希望Ryne能够做简单的点心，而他的父母也注意到Ryne似乎没有力气打开冰箱。利用这些信息，作业治疗师为Ryne写下了以下目标，这是他参与准备餐食的IADL能力，并且解决他的运动计划和力量。

长期目标1

Ryne将尝试通过启动、排序和执行所有必要的步骤完成简单的烹饪任务，80%的成功率。

短期目标

1. Ryne将在初步指导后通过收集所有必要的材料完成一项简单的烹饪任务，80%的成功率。

2. Ryne将通过启动、排序和执行所有必要的步骤来完成一项简单的烹饪任务，给予3个或3个以下的口头提示，80%的成功率。

表13.2　针对儿童和青少年工具性日常生活活动的评估工具样本

评　　估	年龄范围	方　　法	简　要　描　述
AYA-ACS 青少年活动卡分类 Berg et al. (2015)	18～25岁	访谈	• 评估青少年参与相关活动的情况 • 受访者还确定了参与的障碍 • 包括的IADL如照顾他人、财务管理、健康管理和维护、家务劳动以及购物等
CAPE/PAC 儿童参与娱乐/活动喜好评估 King, Law, King, Hurley, Rosenbaum, Hanna, Kertoy, & Young (2004)	6～21岁	访谈 问卷调查	• 儿童参与校外娱乐与休闲活动的同步测试 • 儿童参与娱乐评估测试儿童参与活动的多样性、强度、乐趣和情境（与谁一起、在哪里），儿童活动喜好评估测试儿童对活动的偏好 • CAPE需要30～45分钟；PAC需要15～20分钟
COACH 儿童的选择权和调整（第二版） Giangreco, Cloninger, & Lverson (1997)	3～21岁	访谈/问卷调查 观察	• COACH是以课程为参考的跨学科团队评估，课程包含四个领域：个人管理、社区、家庭和职业 • 用作团队计划工具；不评估特定技能 • 计划用于中度、重度或极重度的残疾儿童，但已用于轻度残疾儿童
加拿大作业表现量表（COPM）第5版，2014 Law et al. (2014).	7～80岁以上	采用Likert量表进行半结构式访谈，评估患者的表现和满意度	• COPM是一项完善的结果测量方法，旨在评估患者对作业表现的感知，建立以患者为中心的目标，并且评估作业表现的变化 • 评估工具有很好的再测信度 • 适用于各类残疾患者
LIFE-H 生活习惯问卷 Noreau et al. (2007)	5～18岁	访谈 问卷调查	• 基于ICF父母参与的和评估对象的报告性测量，具有良好的信度和效度 • 研究了参与ICF的6个类别：人际关系、沟通、自理、移动、教育和娱乐。检查日常活动（如自理、移动、营养）和社会角色（如娱乐、责任） • 完成时间为15～20分钟。年轻人可以完成一部分访谈 • 总分可随时间推移进行个体比较
PACS 学前活动卡片组 Berg & LaVesser (2006)	3～6岁	与儿童的父母/照顾者进行访谈	• 协助设定目标和发展儿童的作业概念 • 学龄前儿童的父母/照顾者回顾85张描述各种活动的图卡，并选择他们孩子参与的活动，以及环境、儿童或父母因素是否影响他们的参与 • 包括与IADL相关的类别（如社区移动和家庭活动） • 面谈时间为30～60分钟
PEM-CY 儿童及青少年环境及参与测量 Coster, et al. (2011) 幼儿参与和环境评估（YC-PEM）Khetani, Coster, Law, & Bedell (2013)	0～5岁 5～17岁	问卷调查——电子、纸质	• 基于ICF分类父母/照顾者测试报告儿童当前参与情况和对家庭、学习及社区活动，包括IADL不满领域的了解。包含评估环境和任务需求对参与特定环境的影响（如家中），并提供机会描述促进参与的策略 • 良好的信度和效度 • 最初设计用于大样本研究 • 完成时间为25～30分钟，完成三部分所有内容（不要求） • 年轻人可以完成部分访谈 • 以人群为基础的测量。总分可随时间的推移进行个体比较

续　表

评　　估	年龄范围	方　　法	简　要　描　述
用于分析作业表现和干预计划的评估工具			
AFLS 功能性生活技能评估 Partington & Mueller (2003)	2岁及以上	基于观察、访谈和任务表现的评分表	• 包括基本生活技能、家庭技能、社区参与技能、学校技能、独立生活技能和职业技能的评估方案 • 每个评估方案可以单独实施，也可以作为个人功能生活技能综合评估的一部分 • 完成时间的长短取决于实施评估人员对儿童的熟悉程度和评定 • 为每个任务提供标准的参考分数 • 包括的IADL如准备餐食、购物、社区移动和财务管理等
AMPS 动作与程序技巧评估工具（第5版） Fisher (2003a, b)	从3岁到成年	观察	• AMPS是日常生活活动（ADL）和工具性日常生活活动（IADL）任务的标准参照测试，评估用于执行任务的潜在运动和技能性过程 • 检测者培训—通过课程出勤、观察和通过AMPS国际评分校准的正式培训 • 用规范数据建立正常个体的信度和效度
Casey生活技能评估 Nollan et al. (2000)	8～18岁	访谈 观察	• 在线评估照顾的儿童和青少年的生活技能，完成后自动评分 • 生活技能类别包括家庭和财务管理、健康安全和紧急情况、交通 • 标准参照测试 • 良好的信度和效度
ASK 儿童活动量表 Young et al. (2000)	5～15岁	访谈 问卷调查 观察	• 测试个人自理、穿衣、饮食、移动、爬楼梯、玩耍、转移和站立技能的表现（儿童做什么）和能力（儿童可以怎么做） • 良好的信度和效度 • 儿童和（或）父母报告 • 完成时间约为第一次测试30分钟，复测10分钟 • 总分可随时间推移进行个体比较
CHORES 儿童协助：责任、期待与支持 Dunn (2004)	1～8年级相当于6～14岁	访谈 问卷调查	• 父母报告测试儿童完成家务劳动的能力 • 对学龄儿童和青少年有良好的内部一致性和重测信度 • 完成时间为15～20分钟 • 评分：总分可随时间推移进行个体比较 • 额外的开放式问题，关于父母对子女参与家务劳动的重要性和满意度的看法
PEDI–CAT 儿童生活功能量表–电脑适性测验 Haley et al. (2011)	出生到20岁	电子问卷调查	• 修订版评估儿童执行特定日常活动（自理）、移动和社交/认知的离散任务方面的困难。新的责任量表解决了照顾者将复杂的责任转移到家庭、学校和社区儿童身上的能力。具有良好的信度和效度 • 需要30分钟时间完成 • 总分可随时间推移进行个体比较

续　表

评　估	年龄范围	方　法	简 要 描 述
PASS 自我照顾技能表现评量 Rogers, Holm, & Chisholm (2016)	青少年到 老年人	观察	• 用于测量日常生活活动的表现 • 个人执行任务,并对完成任务的独立性、安全性和充分性进行评分 • 由24项核心任务组成,包括4项以身体为重点的IADL任务和14项以认知为重点的IADL任务 • IADL包括家务劳动、准备餐食、购物、财务管理和药物管理 • 手册包括为额外任务制定得分标准的指导,但不包括核心任务
REAL 生活活动的循环评价 Roll & Roll (2013)	2～18岁	观察	• 儿童ADL和IADL的标准评定量表 • 父母或照顾者对儿童的每项技能表现评分为0～3分,从"不能"到"经常" • 需要15～20分钟完成 • IADL包括如家务、理财、准备餐食、个人安全和社区移动等

八、工具性日常生活活动目标的干预方法

　　IADL可以作为作业治疗干预的一个组成部分,既作为一种处理潜在技能的策略,也作为干预的结果,这意味着IADL的表现是作业治疗的主要重点。作业治疗师可以使用多种干预方法来处理IADL或将IADL作为干预活动。见表13.3关于OTPF干预措施的各种方法和IADL干预的样本总结(参见案例13.1B)。

　　作业治疗师并不是唯一可以为儿童和青少年提供技能的专业人员。然而,作业治疗师可以通过应用作业治疗理论和实践模式提供独特的价值。作业治疗师考虑人、任务和环境之间的相互作用,设计有意义及有效的干预措施。以下是支持作业表现干预策略示例的介绍。

(一)作业表现教练法

　　作业表现教练法(occupational performance coaching,OPC)是一种基于优势的方法,旨在让儿童和家长能够参与家庭和社区内的作业活动。Dunn及同事确定了作业表现教练法的四个总体指导原则。

　　(1)患者日常生活情景辅导。

　　(2)通过与他人合作寻求理解。

　　(3)培养患者对自身生活的深刻思考。

　　(4)与患者一起探索资源。

　　虽然描述常作为儿童及其照顾者的干预,但作业表现教练法的原则也可适用于年龄较大的儿童。作业表现教练法是一种可以用来修改家庭和社区中各种IADL参与及表现的干预措施。

(二)视觉性支持

　　视觉性支持包括视觉日程表、环境中的视觉提示以及视频模拟或提示。研究发现,视觉活动日程表可以改善智能障碍儿童和青少年的生活技能表现,并有助于智能障碍患者的发展。各种IADL任务都可以用视觉性支持来定制,并且可以使用真实的照片或图标创建(图13.6)。

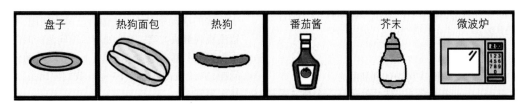

| 盘子 | 热狗面包 | 热狗 | 番茄酱 | 芥末 | 微波炉 |

图13.6　视觉食谱可用于提高烹饪任务的独立性

表13.3 针对IADL的作业治疗干预方法与示例	
干预方法 （OTPF第3版）	处理IADL的干预示例
创造、促进	• 管理和维持健康/准备餐食 • 健康烹饪小组促进社区中心儿童和家庭的身体健康
建立、恢复	• 准备餐食 • 提高青少年受伤后的握力，使他们在烹饪时能有效地抓握餐具 • 家庭管理 • 与照顾者协商，建立家务日程以支持照顾者的需求，为病危儿童提供展示责任感和发展有用生活技能的机会
维持	• 沟通管理 • 指导青少年在上肢损伤后利用文字对话功能保持与同伴的文字和社交媒体交流 • 宗教与精神活动 • 通过与照顾者合作确定孤独症儿童在教堂服务期间的行为策略，使家庭能够继续参与宗教活动
调整	• 财务管理 • 指导青少年如何使用财务管理应用程序代替账簿 • 准备餐食 • 重新布置厨房橱柜，使儿童可以方便地拿取和整理学校午餐所需要的材料 • 照顾宠物 • 把狗粮放在一个较小的容器里，这样年轻人就可以把狗粮倒进狗碗里，而不是举起大袋子
预防	• 健康管理与维护 • 与其他高中教育专业人士就预防青少年从事危险行为的课程进行协商 • 安全与应急维护 • 在学校环境中，为患有IDD（认知和发育障碍）的青少年提供有关紧急程序的视觉支持和指导（如龙卷风演习、消防演习）

📄 案例13.1B Ryne的作业治疗干预计划

以下的作业干预计划是Ryne的家人和作业治疗师合作制订的，这样每个人都知道Ryne的目标和结果，以及在作业治疗期间将使用的具体干预策略，并且家人可以在家中进行。

长期目标1

Ryne将尝试通过启动、排序和执行所有必要的步骤完成一项简单的烹饪任务，80%的成功率。

短期目标

1. Ryne将初步指导后通过收集所有必要的材料完成一项简单的烹饪任务，80%的成功率。

2. Ryne通过启动、排序和执行所有必要的步骤完成一个简单的烹饪任务，给予3个或3个以下的口头提示，80%的成功率。

完成策略

• 使用日常活动和日程解决运动计划和肌力。

• 布置餐桌：让Ryne布置餐桌；鼓励他让每一个地方看起来都一样；玩一个游戏，你有一个地方摆放不同，看看他是否能识别出差异。

• 洗衣：练习折叠毛巾或衣服；让Ryne试着像你一样叠衣服；让Ryne把他自己的衣物收起来，这样他就必须计划和记住物品的位置。

• 烹饪：让Ryne练习简单的食谱；使用有图片的食谱（可以从网上打印），然后让他收集所有的材料并按照食谱来做；让Ryne配料、搅拌并倒入。

• 让Ryne协助搬运和存放有重量的日用品（如搬运罐装牛奶或罐头食品）。

• 把你全天的"计划"说清楚，并和Ryne讨论你在做什么和为什么（如"我们今天要去商店，我需要找到我的鞋子和外套，然后拿到车钥匙，并确保我有购物清单……"）。

• 使用引导性问题，让Ryne解决下一步的问题：问Ryne下一步的活动是什么；让他自己解决问题，并使用试错法找到解决方案；给他处理后续问题的时间。

• 用提问来代替直接提示（穿上鞋子）以鼓励Ryne解决问题，并让他自己思考下一步（我们要出去，首先要做什么事呢？）。

• 把任务分解成几个步骤：对Ryne能独立完成的每一步给予口头鼓励和表扬；让他有时间独立完成下一步。

（三）日常作业表现认知导向

日常作业表现认知导向（cognitive orientation to daily occupational performance, CO-OP）是一种以患者为中心、以表现为基础、解决问题的方法，通过引导发现和策略使用的过程实现技能的获得。有关日常作业表现认知导向方法的更多信息请参阅第17章。当患者将IADL的表现确定为干预优先级时，日常作业表现认知导向方法可能很有用。日常作业表现认知导向可能是改善ASD青少年IADL任务表现的有效干预措施。

（四）任务与环境改造

虽然体能和注意力因素可能会提高对IADL的参与，但改造IADL任务或IADL的环境背景可能同样有效，甚至更有效。研究发现，对患有脑瘫的儿童，情境治疗是仅在干预过程中处理任务和（或）环境特征的疗法，与处理个人因素的干预方法同样有效。在干预中解决IADL问题时，改变IADL的完成方式，如用手持式吸尘器代替扫帚，或者改变IADL的环境，如重新安置厨房橱柜，使准备餐食的材料触手可及，这可能是提供IADL表现的有效方法。

（五）技术支持

技术支持正日益成为日常生活的一部分，并成为IADL参与的有效支持。智能手机和其他手持设备可用于提醒（如服用药物或预约就诊的提醒）或记忆序列或列表（如购物清单、公交车路线）。发现移动设备对智能障碍的中学生在使用视频提示执行IADL任务（如准备餐食）期间是有效的。

九、跨实践环境处理工具性日常生活活动

IADL是一种针对儿童和青少年的相关干预措施，可在许多实践环境中实施，并可在医院、诊所和学校中创造性地实施。表13.4提供了一些跨实践环境的IADL干预示例。案例13.2～13.4提供了IADL干预的示例。有证据表明，当IADL能够在自然环境（如家庭、杂货店、公共交通或其他社区环境）中得到处理时，效果最好。然而，当干预不能在自然环境中发生时，作业治疗师可以使用策略来增加技能泛化的可能性，例如，尽可能地模拟自然环境，并与儿童的家庭成员密切合作，确定可以在家中或社区中易于实施的策略。IADL的目的可能因环境而异。例

📄 案例13.1C　Ryne父母的数据表

Ryne的家人决定朝着Ryne的目标努力，让他每天晚上布置餐桌，提高其运动计划能力，提高他在用餐时间的参与度。作业治疗师与Ryne的父母合作制定了用于监测其进展的简单数据表。作业治疗师和Ryne的父母决定专注于任务的两个方面：Ryne按照起始方向收集盘子和餐具，并且像父母之前向他示范的那样准确地布置餐桌。通过任务分解，Ryne的父母只需要在一周中的每一天做记录，表明这两方面的任务都已经完成了。最后，Ryne也加入了标记图标以监测自己的进度。重要的是，作业治疗师和父母讨论商榷这不是行为图表，Ryne不会因为没有完成任务而受到惩罚或批评。在作业治疗期间，作业治疗师能够看到他在布置餐桌方面的进步，并为家庭提供额外的线索和环境适应以提高他的表现。作业治疗师也使用家庭数据收集表中的信息来解决Ryne参与完成简单烹饪任务的问题。

星期几	Ryne通过收集材料的最初指导后开始摆放桌子	Ryne准确地摆放盘子和餐具
星期日	×	×
星期一		
星期二		
星期三		
星期四		
星期五		
星期六		

在Ryne的作业治疗期间使用的数据表。

短期目标（short-term goal, STG）：Ryne通过启动、排序和执行所有必要的步骤完成一项简单的烹饪任务，给予3个或3个以下的口头提示，80%的成功率。

烹饪任务	#任务中的步骤	#Ryne完成的步骤	#总共语言提示次数
制作布丁	5	4	3
制作三明治			

案例13.2　Justine

Justine是一名14岁的偏瘫患者，由于左上肢无力和轻度认知障碍而被转到门诊。Justine在日常活动中通常不使用左手。Justine的作业记录表明她对烹饪很感兴趣。

Justine的作业治疗干预计划包括在门诊部的厨房里按照书面配方制作马克杯蛋糕。Justine和作业治疗师一起在网上找到食谱，并把食谱写在卡上，然后制作成食谱卡。在厨房里，要求Justine用左手握住杯子把手的同时，右手握勺子搅拌杯子里的食物。Justine还必须用双

手测量配方，并且在烹饪后洗碗。Justine的作业治疗师在烹饪期间提供了结构化的提示，支持Justine执行功能的技能。

在Justine的作业治疗过程中，她整理了一份能够带回家的马克杯蛋糕的食谱卡片。作业治疗师与Justine的养母进行了商量，确保Justine在家使用微波炉做纸杯蛋糕会感到舒适。作业治疗师还指导养母当Justine在家烹饪时，如何给她最好的支持，以及如何安排家庭厨房支持Justine最佳的作业表现（图13.7）。

案例13.3　Matthew

Matthew是一名17岁的高中生，他的目标是在高中毕业后独立生活。Matthew有智能和发育障碍（intellectual and development disability, IDD），走路时使用拐杖和下肢假肢，因为他的双下肢在幼年时因先天性下肢缺陷而被截肢。Matthew的个别化教育衔接计划的次要目标之一是独立购买日用品，这与Matthew的独立生活目标相关。Matthew的作业治疗师使用引导发现策略帮助Matthew解决独立购物问题。在治疗师的支持下，Matthew决定，他可以把两个拐杖放在一辆普通的购物车里，并在购物过程中推着购物车作为支撑。

在杂货店的一次干预过程中，作业治疗师意识到Matthew被店里的许多食物分散了注意力，并试图冲动购物。

作业治疗师与Matthew一起制作了一张购物清单，并鼓励他严格按照购物清单购物，以确保在他的旅行预算之内。在最初的几次干预治疗中，作业治疗师把食品袋放在城市巴士上送Matthew回学校。作业治疗师使用指导策略帮助Matthew理解他能够独立完成杂货店购物的所有步骤的重要性。

作业治疗师再次对Matthew使用了引导发现技术，他发现Matthew可以在购物后把这些物品放进背包，这样他就可以独立地应用公共交通工具把物品带回学校或家里。作业治疗师观察了Matthew尝试使用这项策略，并指导Matthew如何将这些食品放入背包，以免在运输过程中损坏（如鸡蛋放在上面，重的东西放在下面）。

案例13.4　Jamal

Jamal是一名六年级的孤独症学生，不会说话，个别化教育计划的目标之一是在教室里独立完成15分钟的结构化活动。Jamal的任课老师咨询了学校的作业治疗师，设计了一些与现实世界相关的结构化活动。作业治疗师建议的一个结构化活动是折叠毛巾。为了帮助Jamal理解任务并独立完成任务，作业治疗师将毛巾的边缘涂成蓝色或红色。要求Jamal匹配"蓝色到蓝色"和"红色到红色"。随着时间的推移，Jamal在没有颜色提示的情况下完成了这项任务，并能够实现独立工

作15分钟的目标。Jamal在年度个性化教育计划会议开始时，向教育团队和他的母亲展示了新学的折叠毛巾的技能。Jamal的母亲在这次简短的演示后激动得泪流满面。她向团队解释说："我不知道他能做到。他的兄弟会在家里做家务，但我从没想过Jamal也能通过做家务来为我们家庭做贡献。现在他可以帮助我们家做点事情，我非常感激他像一个正常孩子一样被包容在这个家庭中。他可能对家务不感兴趣，但这对我来说意义重大。"见图13.8。

如，在住院患者的环境中，准备餐食可能是激励儿童受伤后提高肌力的活动。在学校里，即将高中毕业的青少年毕业后的目标是乘坐公共交通工具独立外出，这样他就能独立工作。早期干预的幼儿可能在家学习如何整理家中的衣物，作为在家中获得本体感觉和前庭感觉输入的策略。表13.4中包括了各种实践环境中可能涉及的IADL示例，以及每种环境的特殊考虑。

十、工具性日常生活目标的结果测量

作业治疗师认为结果测量是整个作业治疗过程中的重要组成部分（关于结果测量参见第9章）。详细记录进程也可以导致更具有针对性的目标。收集数据来测量进程可以用多种方式进行，对每位作业治疗师来说，找到针对收集数据以及每种情况的方法是很重要的。案例13.1C显示了一名儿童的数据

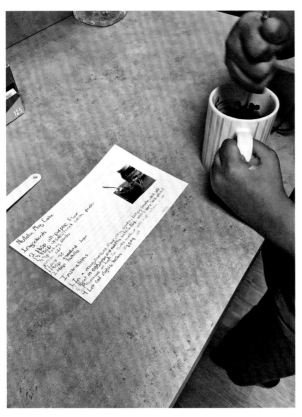

图 13.7　烹饪是一项激励性的作业活动，它鼓励 Justine 提高自己的运动技能和功能性认知

收集表。收集数据的方法包括使用现成的数据表、自己制作数据表、使用计数器（将回形针从一个口袋移到另一个口袋或使用电子设备）或让照顾者、兄弟姐妹或某些情况下可以让儿童帮忙收集数据。使用的表格示例见框 13.2。例如，照顾者可以在一周内完成数据收集表，以追踪儿童对某些活动的参与和响应，或者兄弟姐妹可能会通计算儿童在某项活动中执行某项技能或步骤的次数来帮助他们。

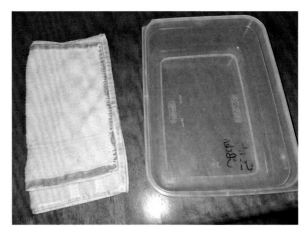

图 13.8　通过添加颜色作为视觉提示来调整折叠毛巾的任务，使 Jamal 能够独立完成这项任务

表 13.4　跨实践环境处理 IADL 的策略示例		
实践环境	IADL 干预示例	其他注意事项
早期干预	• 叠衣服 • 物品归类（如玩具、餐具/盘子、杂货） • 简单的零食和准备餐食（鼓励儿童帮忙分类、倒出、搅拌）	• 干预措施应纳入家庭日常活动和常规顺序中
学校	• 财务管理—可能与数学教学或学习标准相关 • 与 IADL 相关的课堂工作（如擦桌子、放好课堂用品） • 准备餐食 • 社区移动（如实习、社区教学）	• 目标应与学生参与教育活动有关 • 作业治疗师应支持教育团队编写个别化教育计划目标 • 衔接年龄段的学生在高等教育毕业后的个性化衔接教育计划中可能有与独立生活或就业相关的目标
门诊	• 在诊所厨房做简单的准备餐食 • 模拟财务管理活动 • 社区移动（如安全地过诊所外的马路）	• 尽可能让家庭参与进来 • 促进泛化并转移到自然环境中
住院	• 在医院厨房做简单的准备餐食 • 在医院模拟的环境中做简单的家务 • 照顾宠物（如照顾来院治疗的狗）	• 转换回自然场景（家、学校） • 促进泛化和转换
社区	• 协助购物：儿童可以有他们自己的购物清单 • 园艺 • 社区移动（如安全地过马路、使用公共交通工具）	• 与患者和照顾者合作，确定治疗过程之外的可以使用的策略

框 13.2　IADL 数据表示例

Michael	给 Michael 一个 10 步的洗衣服视觉顺序步骤,并在不超过 10 个口头或手势的提示下完成任务,75% 的成功率。		
日期:	**内容:**	**步骤**	**内容**
			拿衣服
			衣服分类
			打开洗衣机盖子
			放进衣服
			拿洗衣液
			装满盖子
			盖上洗衣液
			把洗衣液倒入洗衣机
			关上洗衣机盖子
			设置时间

杂货店购物数据采集样本

日期	学生估计自己在杂货店购物时努力的百分比(%)	作业治疗师/工作人员估计学生在杂货店购物时努力的百分比(%)
8/8	25%	75%
8/15	40%	60%

总结

越来越多的证据支持儿童从小进行 IADL 的价值,因为它促进了他们的技能发展以及参与有价值的角色和日常生活。当儿童获得了执行 IADL 的能力,他们就能够在自己的家庭和社区中从事更多的作业活动。这也发展了自我决定技能,如独立的社区生活、决策和管理需求,这些都是支持儿童走向成年和独立所必需的。寻求作业治疗服务的残疾儿童和青少年在发展与 IADL 表现和参与相关的技能方面面临更大的挑战。

作业治疗师用专业知识支持正在经历 IADL 表现和参与挑战的患者。处理 IADL 的作业治疗过程包括使用以作业为中心的模式来识别人、环境和作业因素。作业治疗师可以利用这些信息,通过各种评估方法来分析患者的能力和 IADL 任务的需求,从而指导患者制定目标和相关的以家庭为中心的干预措施。通过此过程,作业治疗师帮助患者提高 IADL 的表现和参与度,从而在整个儿童期和成年期产生更积极的效果。

总结要点

- 在儿童时期形成的 IADL 包括准备餐食、社区移动、健康管理和维护、家庭维护、服装管理、通信设备的使用、购物、财务管理、安全和应急响应、驾驶和社区移动以及社会参与。

- 参与 IADL 和社区活动为儿童和青少年的工作、职业角色以及独立和相互依赖的社区生活做好准备。

- 包括以作业治疗为中心模式的理论模式用于作业治疗师的专业推理,通过识别影响 IADL 的相关人、环境和作业因素,提高儿童和青少年的 IADL 和社区活动的参与和表现。

- 在独立或相互依赖的 IADL 中的表现和参与通过使用基于优势的方法、自我决定、自我调适、社会参与能力和社会关系,以及加强涉及自我决定、自我倡导和社会关系的有价值的生活技能的发展来得到支持,以促进残疾青年取得更积极的成果。

社会参与和社交技能的评估与干预
Assessment and Intervention of Social Participation and Social Skills

Claudia List Hilton, Jessica Kramer

问题导引

1. 社会参与包括什么?
2. 社会参与和认同感发展的作用是什么?
3. 什么理论可以解释儿童和青少年的社交技能挑战?
4. 作业治疗师使用什么方法进行社交技能干预?
5. 社交技能干预可以解决哪些类型的技能?
6. 有哪些具体的干预方法可以解决心理理论的问题?
7. 培养社交技能的过程是怎样的?

关键词

应用行为分析	神奇 5 分量尺	感觉统合
焦虑症	智力障碍	SOCCSS
注意力缺陷多动障碍	内感作用	社会解剖
孤独症谱系障碍	联合注意	社会认知
行为矫正	心智解读	社会故事
认知重组	情绪障碍	压力计
漫画对话	对立违抗	心理理论
品行障碍	同伴介入疗法	录像侦查
情绪猜谜游戏	能量卡	弱中央统合
情绪调节	隐私圈	录像示范
执行功能	人际关系发展干预	
胎儿酒精谱系障碍	自我决定	

一、社会参与概况

世界卫生组织的《国际功能、残疾和健康分类》(International Classification of Functioning, Disability, and Health, ICF)将参与定义为"参与生活状况"。作业治疗实践框架(occupational therapy practice framework, OTPF)将社会参与确定为对儿童健康和幸福的重要作业活动之一。社会参与被定义为"作业的交织,以支持在社区和家庭活动以及涉及同伴和朋友的活动中所需的参与";参与和他人有关的社

交活动;以及支持社会相互依存的活动。社会参与包括与社区、家庭、同伴或朋友在人际交往关系中的活动。例如,婴儿对母亲微笑,小孩子玩棋盘游戏或踢足球,青少年通过电子文本或虚拟聊天与朋友联系。社会参与可能包括在社区做志愿者,与同事互动或与朋友完成学校作业。促进儿童在自然环境中的社会参与是支持幸福和生活质量的作业治疗干预的重要组成部分。

《国际功能、残疾和健康分类》(儿童和青少年版)将人际交往和关系确定为儿童健康所必需的活

动和参与领域之一。为了社会和谐，人们需要有令人满意的人际关系。Argyle 和 Crossland 发现亲密、信任和支持的关系可以通过保护免疫系统和鼓励良好的健康习惯来增强健康。个人的社会关系质量与身体健康、生活满意度和死亡率相关。

社会参与在人的一生中不断发展和变化，也包括参与社区、家庭和同伴在人际交往关系的活动。当儿童或青少年获得社交技能时，他就能以更强的能力和更大的满足感从事有意义的作业活动。这些技能的发展有助于与他人建立积极的关系。社会参与从婴儿期到青少年时期的发展概况见第 4 章。

（一）社会互动、社交技能和社会参与之间的关系

社会互动是人们对周围人的行为的反应过程。当儿童与他人交往时，他们学习文化习俗和社会规范。通过社会互动，儿童达到发育里程碑，并学习了符合社会角色期望的行为。有残疾和无残疾的儿童通过社会互动学习应对技能和恢复能力。

社交技能可以被定义为"社会可接受的习得行为，使个人能够与他人互动，引发积极的反应，并帮助个人避免消极的反应"。社交技能对儿童的自尊有很大的影响，是有效参与社交活动所必需的。儿童在与他人交流和互动时使用社交技巧，这些技巧可以是语言的，也可以是非语言的。社会交往和技能被用来参与社交活动，这涉及一系列的活动，包括在学校、工作和社区中的朋友关系（如志愿者工作）。

（二）社会参与和认同感发展

社会参与在个人的认同感发展中是很重要的。青春期是认同感发展特别重要的时期。包括定义是谁、个人价值观是什么以及在生活中追求什么。认同感发展是贯穿整个青春期动态的个性化过程。认同感的发展对青少年来说很重要，因为他们要过渡到成年、选择职业轨迹、社交网络和娱乐。

Hansen 等强调了与作业参与相关的认同感发展的两个重要主题：尝试新事物和了解自己的极限。尝试新事物可以让青少年发现这些新活动如何适应或不适应他们成长中的认同感。新的活动也可能需要青少年使用或发展一套不同的技能。因此，参与活动为青少年提供了探索特有能力的机会，并进一步发展他们的认同感。作业治疗师可以通过促进社会参与，在帮助残疾青少年发展积极的认同感方面发挥重要作用。

社会关系在认同感发展中起着重要的作用，尤其是在积极的残疾认同感发展中。同伴间的指导、支持和示范在帮助残疾青少年成功过渡到成年是有效的。残疾青少年感谢有机会与在日常生活中遇到类似挑战的人进行交流，当他们接触到那些解决了类似问题的人时，他们可以获得新的技能和见解。与其他有残疾人建立联系还可以帮助青少年认识和欣赏自身残疾的宝贵方面，这是将残疾认同感融入积极的自我意识的关键一步。例如，一项残疾青少年参加夏令营的研究表明，参加夏令营有助于个人和小组认同感的形成。夏令营让他们有机会和其他残疾青少年在一起，在没有父母帮助的情况下管理他们的时间和日程，并在安全有支持性的环境中探索一系列新的活动。在这些经历之后，他们对自己的残疾、认同感和未来的可能性表达了积极的看法。虽然必须确保残疾青少年享有与发展中同龄人平等的机会和参与的权利，但残疾社区的经验在形成积极的残疾认同方面发挥着至关重要的作用。

1. 友谊　友谊被定义为一种共同构建的关系，这种关系是互惠的、相互的，其核心是平等。在友谊发展的年龄之前，婴儿的社会关系开始于与母亲或照顾者的互动。婴儿之间的一种社会交往可能是友谊的前兆，那就是共同作业。共同作业被定义为两个人参与同一作业活动，这样个体就会影响另一个人。它涉及参与者共享物理空间、情感和意图的交互作用。例如，当母亲喂婴儿时，她哄着婴儿咬食并愉快地交流着，然后孩子微笑着张开嘴寻找食物。在这种互动中，他们在同一个物理空间里，感到快乐并分享喂食的目的。该活动可以加强照顾者和婴儿之间的依恋关系。Bowlby 的依恋理论提出了这样一个观点：儿童和照顾者之间的关系为孩子一生的关系设定了模板。

在友谊发展的第一阶段，儿童在 2 岁前就开始通过分享和参与亲社会行为表现出对特定玩伴的偏好。在学龄前，有朋友的儿童表现出更多的亲社会行为，更容易被接受，被同伴拒绝和欺负的可能性更小。有相互友谊的儿童也表现出更高的游戏水平、更高的语言水平、更好的解决冲突的技能和更积极的情感。

在童年中期（3～12 岁），儿童变得更有能力、更自信，在选择朋友时也更挑剔。当他们发展自我意识、交流、理解他人的想法和感受时，他们的社交技能就会提高，他们的情绪控制能力也会提高，这使他们能够更好地融入小组，并开始建立人际关系。

随着儿童进入青春期，友谊也在不断变化。受到社会环境的影响变得更复杂、更亲密、更强烈，对个人的心理调整更重要。在青少年时期，早期对陪伴的需求演变为对互惠、亲密、自我表露和情感支持的需求。在青春期，对友谊的期望增加，冲突会减少，同理心、亲密感和依恋的水平会保持稳定或增加。

许多残疾学生，特别是精神发育迟缓的学生，与没有残疾的同龄人相比，经历的社会交往和社会邀请更少。一项针对5～17岁青少年的研究发现，与孤独症谱系障碍和智力障碍患者相比，正常儿童与同龄人一起参加的社交活动明显更多。社交活动包括玩游戏、在外过夜以及去社区的其他地方。不同残疾的青少年也有不同程度的社会接触和社会参与经历。在13～17岁患有孤独症的青少年中，43%的人表示从未见过朋友，而在有智力障碍的青少年中，这一比例为15.7%。在一项针对青少年电话交流的研究中，47.7%的智力障碍青少年每周接到朋友的电话，而只有9.6%的ASD青少年每周接到朋友的电话。

在公办学校接受特殊教育服务的高中残疾学生经常处于社交孤立状态，因为与残疾相关的耻辱感和其他友谊机会的障碍，如成人辅助专业人员的存在和学校非学习活动有限的包容性。对残疾学生来说，友谊概念的核心是这样区分的：当没有残疾的学生获得某种形式的激励（如金钱、学分、志愿者经历），与被贴上发育障碍标签的同学共度时光时，这就不是友谊了。然而，通过配对或指导来培养关系的项目往往是残疾儿童和普通青少年进行互动的唯一机会。这些项目可能是普通人开始更好地了解残疾青少年和所有青少年一样有兴趣、感情和经历的途径。有时，这些计划可以导致有意义且持久的友谊，就像案例14.1中Joshua和Stephanie的故事一样。

选择是所有残疾青少年和普通青少年之间友谊的基本组成部分。有无发育障碍的高中生之间有意义的友谊是个人的选择，发生在友谊项目之外，基于共同的兴趣。

这些关系由人类互惠的价值来定义的。在一项自我报告研究中，几乎所有12～18岁患有孤独症的

📄 案例14.1　Stephanie和Joshua的友谊：以他们自己的方式定义友谊

Stephanie和Joshua是郊区一所公办高中的二年级学生。Stephanie是一名外向的少女，性格随和，没有残疾。Joshua是一位外向的青少年，天性顽皮，患有Menkes综合征。他的面部表情非常善于表达，他会观察周围发生的一切，不断地与周围的人交流。他坐在轮椅上，不会说话，在大多数日常任务中都需要支持，因为他唯一不变的动作就是伸出左手。自从他们作为阅读伙伴在五年级的融合教室相遇以来，他们就一直是朋友。从那时起，Stephanie仍和她的同学一起在课堂上学习普通教育课程，而Joshua在单独独立的课堂上接受特殊教育服务。

有一天，Stephanie蹲在Joshua轮椅的右边，Joshua用左手摸着她的头，他苦笑了一下，好像他知道自己在拽她的头发时在做什么似的。她说，"嘿！ Josh！"她从他手中扯下头发，站了起来。他笑了，她摇摇头，露出友好而假装恼怒的表情。她朝他笑了笑，他坐着轮椅兴奋地直起身来。他们手牵着手走了一会儿。

Joshua用他能控制的为数不多的几个动作之一，和Stephanie开玩笑，表现出了他的意图。他展示了闹剧式的幽默，代表了复杂的非言语交流形式，并帮助形成了他们之间的联系。无论何时他们中的任何一个人进入一个房间，他们都会立即扫描这个房间，以找到另一个人，并分享一个微笑。他们总是表达在一起的快乐。

Stephanie努力描述她与Joshua的友谊，除了她与他的直接联系：

> 我们一见如故，从一开始我就觉得和他在一起很舒服。和他在一起很有趣。他总是面带微笑，我们真的相处得很好。我无法想象见不到他……我们只是一拍即合，我们能做什么都无所谓。我们的关系很亲密。它不应该和别人比较。这只是我们的关系。

后来，为了通俗的定义友谊，她又比喻友谊就像拍手：

> 哦，哇。只有一个键。你无法解释它。你无法解释为什么拍，但你就是这么做了。你只是和某个人融合在一起。

Joshua没有办法通过说话、选择或输入单词和字母来交流。Stephanie说，她知道Joshua喜欢什么，因为她花了那么多时间在一起，看他的面部表情和反应：

> 我知道Joshua和我是好朋友，因为我们经常在一起。我们都很了解对方。Joshua很擅长感知我的心情。从他的表情我就知道他喜欢看我，当我到那里时，他很快乐，当我离开时，他很悲伤。我想说的是，任何友谊要想变得更坚固，就需要花很多时间和朋友在一起。我想说，所有好的友谊都是在尽可能多的相处中发展而来的。

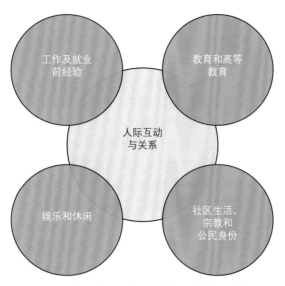

图 14.1　基于《国际功能、残疾和健康分类》的社会参与概念

青少年（96%）都报告至少有一个朋友，而他们的父母中只有 86% 的人报告青少年至少有一个朋友。当比较青少年自己和父母列出的朋友的名字时，只有 60% 与青少年的好朋友一致，而 21% 的青少年和父母列出的朋友的名字完全不同。这些发现表明，青少年对友谊的定义和理解可能与成年人不同。例如，一项关于有、无残疾的高中生之间的友谊的研究发现，青少年不希望友谊被外界的期望所定义。

二、环境对社会参与的影响

当儿童上学时，他们开始从内向的世界观转变为外向的世界观。他们开始更加关注周围的人，并开始将自己与同龄人进行比较。到 7 岁时，孩子们通常会更加意识到自己的感受，意识到自己与他人不同，并开始考虑他人的感受。随着家庭、学校和社区对儿童表现及参与期望的增加，社交情绪的发展也在进步。儿童和青少年应该意识到自己和他人的存在，并将这种意识应用到日常生活中。

参与障碍包括空间的物理布局，如楼梯和其他限制移动的结构特征，影响残疾青少年参与全面活动的能力。此外，缺乏为残疾青少年提供个性化的关注和帮助的足够空间可能成为社会参与的障碍，并导致同伴之间的误解。一名青少年解释说："有几位老师把我拉到一边，和我一起处理事情。但是我们不得不在食堂工作，没有其他地方。同学们都对此感到惊讶——我和老师在一起！如果他们知道我们在说什么，他们就会知道我需要额外的帮助。"

据报道，还有一些后勤问题，如缺乏交通，也影响了学生的参与，这些问题通常发生在学校日常活动之外的学校活动中，如实习考察。交通不足是阻碍社会和社区参与的主要障碍。

作业治疗师可以使用 ICF 框架来识别环境中的关键资源。图 14.1 展示了基于 ICF 的社会参与概念。框 14.1 提供了 ICF 所定义的不同环境因素如何影响社会参与的示例。研究说明了环境因素对残疾儿童和青少年社会参与的影响。

社会环境的方面影响残疾儿童和青少年如何在一系列环境中体验参与。诸如与成年人的距离和他人的消极态度等问题会减少与同龄人的交往。态度，特别是对残疾青少年的能力和需求的误解，可能会对成功的社会参与产生不利影响。例如，当成年人过度估计一名残疾青少年的需求时，他们可能会限制参与的选择和机会。例如，一名青少年分享了一名代课老师如何单独选出她作为唯一不能参加活动的人，而这活动却是她之前参加过的。过度估计残疾青少年的需求同样是危险的。在另一项研究中，一位少女解释了体育老师是如何认为她学习不够努力的。她解释说："他让我散步、慢跑、跑步，我说：'老师，我做不到，我感觉我生病了。'我当时就处于这种状态，我很忧郁……但他们还是逼我这么做。"

政策也显示，积极和消极地影响残疾青少年参与学校、课外活动和社区活动。据文献报告，缺乏必要的服务及不适合青少年需求和兴趣的服务是参与的障碍。为青少年提供选择的机会并让他们参与组织决策的服务和支持系统可支持更高水平的社会参与。例如，在一项研究中，一位青少年解释说他在做决定时没有把自己的想法考虑进去，而这导致了学校里的糟糕结果："他（老师）答应我，考虑我能做什么、不能做什么，但事实上他不接受任何改变，什么都没做。"

最后，美国联邦政府和国家政策可能有助于建立促进残疾青少年参与和融入的结构。《联合国儿童权利公约》指出，所有儿童，包括残疾儿童，都有权参与有关他们的事项和决定。这些政策可以影响联邦政府和各州政府、国际非营利组织和其他组织，使其制定的措施能够有系统地将残疾青少年纳入社会。《美国残疾人教育法》等立法保障了残疾青少年在限制最少环境中与普通教育同龄人一起接受教育的权利。虽然这项政策并不保证社会参与，但鼓励可能增加社会参与的做法。这包括一些规定，如将残疾学生列入标准课程中。同样，在 2013 年，美国教育部

产品和技术

这些是自然的或合成的产品, 或在个人直接环境中被收集、创造、生产或制作的产品、设备和技术系统。

- 在课堂活动中, 可用于与其他学生分享想法的加强型沟通设备。
- 智能手机应用程序可以帮助个人记住游戏步骤或安排他们的社交时间。

自然和人为的环境变化

这些是自然或物理环境中的有生命的和无生命的元素以及被人类改造过的环境的组成部分。

- 天气, 如极端温度, 可能会影响慢性病患者在社区活动的能力。
- 通用的设计, 如路沿切割和照明良好的标识, 可以为社区中广泛的个人提供通道——例如, 推婴儿车的父母、坐轮椅的人或步态不稳定的老年人。

支持和人际关系

这些是通过人或动物在其家庭、工作场所、学校、娱乐场所或日常活动的其他方面向他人提供物质或情感支持、养育、保护、帮助和关系。

- 服务犬可以帮助患有孤独症谱系障碍的青少年在新的社交环境中感觉更舒适, 如社区舞会。
- 一名教师鼓励性地帮助残疾学生申请大学, 为学生提

供额外的高等教育机会。

态度

这些是习俗、实践、意识形态、价值观、规范、事实信仰和宗教信仰的可见结果。

- 教练可能认为残疾的青少年参加体育运动是不安全的。教练要求青少年在加入球队之前要提供详细的医疗记录。
- 作业治疗师的工作假设是, 技能最好是在从事有意义的作业活动过程中发展起来, 而不是在人为的情况下。作业治疗师不是假装规划一条乘公交的路线, 而是和青少年一起坐公交, 练习去一个新的工作地点。

服务、系统和政策

这些包括以下方面: 提供福利的服务; 为满足个人需求而设计的社会各部门的结构化程序和运作; 由地区、国家和国际各级政府或其他组织建立的实施行政控制和组织机制的制度; 由地方、区域、国家和国际各级政府或其他组织制定的规则、条例、公约和标准所制定的政策。

- 当地独立生活中心提供个人护理服务。有了早晨的帮助准备, 青少年就可以搬出父母家, 搬到有室友的公寓去。
- 《美国残疾人法》确保残疾人能够进入社区内的商店, 如电影院、娱乐中心、游泳池和餐馆。

呼吁教育系统为残疾青少年参与体育运动提供平等的机会。参加学校体育活动为残疾青少年与其他学生及成年人创造了交流机会, 并可能促进积极发展成年期相关的技能。

另一个可能对残疾青少年的社会参与产生重大影响的环境因素是社会经济地位。Shattuck 及其同事发现, 与家庭收入低于5万美元的 ASD 青少年相比, 家庭收入高于7.5万美元、13～17岁的 ASD 青少年更有可能参与课外活动、结交朋友、被邀请参加活动。18～21岁患有 ASD 的青少年, 如果他们的家庭在青春期早期(13～16岁)处于贫困水平以上, 他们就业或接受高等教育的可能性要高出4倍。对于患有脑性瘫痪的青少年早期, 父母受教育程度越低(可能与收入越低有关), 社会功能得分越低。

父母和家庭的观点以及父母对社会参与的影响

除了社会参与对儿童及其发展的直接益处, 父母还十分重视社会化。Cohn、Miller 和 Tickle-Degnen 发现, 父母对干预结果的主要希望之一是培养儿童适应学校和社区所需的行为和技能。父母认识到儿

童需要学习适当的行为, 这样他们才能遵守环境规范, 儿童能够与兄弟姐妹、同龄的同伴和其他孩子充分互动, 并形成有意义的关系。因此, 发展儿童的社会能力有可能使儿童受益, 满足父母的目标, 并提高家庭生活的质量。为了使作业治疗更有效地提供以家庭和患者为中心的服务, 处理社会参与是干预的一个重要部分。

三、成功的社会参与结果

社会参与使儿童和青少年能够在各种情况下与他人建立联系。当儿童和青少年在社会交往技能方面有能力时, 他们就会利用这些技能从事教育、工作、社区生活、宗教和公民认同感、娱乐和休闲活动。成功地参加各种兴趣爱好的社交活动会带来丰富和充实的生活。

(一)高等教育和工作

中学教育、职业培训和高等教育是 ICF 中提到的正规教育。这些教育环境要求青少年与他人交往

以取得学习成果。获得并保持一份兼职、全职或志愿工作是一种重要的社会角色。许多第一次就业经历发生在青少年时期的非正式岗位上，如保姆、园林绿化或在社区商店做兼职工作。这些经历为青少年提供了发展技能的机会，他们需要在成年后成为合格的员工。就业也为青少年提供了一种认同感，是增加他们离开父母和家庭的自主权的机制。有偿就业也为他们提供了参与社会经济活动的机会，包括购买商品、拥有支票账户以及通过储蓄和购买汽车等资源来提高经济自给自足。

与没有残疾的同龄人相比，残疾青少年的入学率和完成高等教育的比率较低。此外，与没有残疾的青少年相比，他们经常经历社会孤立、社会参与减少和高失业率。然而，高等教育后过渡项目结果是有希望的。一项针对以下领域的系统性回顾发现，至少有一个领域有所改善：大学招生、自我决定、自信、社会和职业自我效能、自主权、社会支持、职业探索和过渡技能。有关高等教育后培训计划的示例请参见案例14.2。

（二）社区生活、宗教和公民认同感

慈善机构、俱乐部和专业组织等社区组织为青少年提供了参与家庭和学校以外活动的机会。参与文化组织也可能有助于青少年的认同感发展。虽然青少年可能和他们的家庭属于同一个宗教社区，但青春期可能是青少年对自己精神信仰进行更独立探索的时期，他们可能会巩固或退出家族选定的精神社区。他们也可能更多地参与地方的公民生活，因为他们越来越意识到自己社区的问题，因为他们临近投票年龄，他们可能参与倡导地方或国家的立法和政策，以反映不断扩大的信仰体系。一项针对

美国成年人的全国性调查发现，残疾人和普通人参加全国选举的可能性是一样的。关于团体政治宣传对青少年残疾人社会参与的积极影响的示例见框14.2。

参与社区服务对青少年有益；例如，参加志愿服务的青少年更有可能取得更好的成绩并从大学毕业。在初中和高中提供服务性学习机会已被证明与减少学科转介有关。为残疾青少年提供参与社区服务的机会是增加其社会网络的途径之一，并可支持他们顺利过渡到成年。这是作业治疗干预中一个潜在的研究领域，因为研究结果表明，只有1/6的成年残疾人参加过倡导残疾人权利的团体或组织活动。

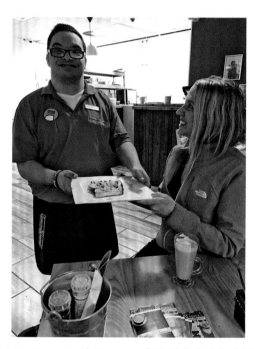

图 14.2   Brownies 和 Downies 雇用并为青少年在酒店、服务和零售行业工作做准备

📄 **案例 14.2   Brownies 和 Downies**

Brownies 和 Downies 是一家咖啡馆，也是南非开普敦的智障青少年培训中心。它雇佣和培养青少年能够在酒店、服务和零售行业工作。发展社交技能是该中心的主要重点。它的发展也是为了促进南非文化对有特殊需求青少年的改变和接受。这一概念于2010年诞生于荷兰的 Veghel，由 Teun Horck（主管）和 Thijs Swinkels（一名特殊需求学校的员工）提出，如今在荷兰已经发展到近30家商店。Wendy Vermeulen（一名社会工作者）把这个想法带到南非并在开普敦开始了这个项目。见图14.2。

框 14.2   自我决定理论

通过鼓励儿童在社交技能小组中做出自己的选择，治疗师支持参与者的自我决定。参与者通过参与社交技能小组的各个方面来获得自信和自我意识。具体而言，他们：
- 建立社交技能目标；
- 确定每次谈话的焦点（目标）；
- 与同事进行头脑风暴，为团队取名字；
- 确定小组的行为规则；
- 选择小组活动的内容；
- 选择零食；
- 为实现目标选择奖励。

残疾青少年的公民参与水平也较低；只有35%的孤独症青少年和33%的13～17岁的智力障碍青少年完成了志愿服务或社区服务。创新项目可以为残疾青少年提供特有的机会，帮助他们建立社会网络并为社区服务，如赋权于民的包容性社区（empowering people for inclusive communities, EPIC）服务战士项目（案例14.3）。

残疾人和非残疾人在宗教参与方面也有所不同；50%的残疾成年人定期参加宗教活动，而没有残疾的成年人参加宗教活动的比例为57%。只有大约27%孤独症或智力障碍青少年报告说他们属于某个宗教青少年团体，但是，对残疾人来说，加入一个有信仰的社区并将这些价值观融入日常生活是很重要的。一项关于信仰参与的研究总结了400多个家庭的调查，其中包括0～30岁的美国青少年和青少年残疾人。家庭报告影响残疾患者家庭参加教会活动参与和包容性的内容包括：① 残疾知识及如何最好地支持残疾人；② 教会提供的实践及支持；③ 对待残疾的态度和宗教信仰；④ 教会的特征，如实用性和规模。参与宗教团体是很重要的，不仅对精神健康和发展残疾青少年的认同感很重要，而且还可以扩大他们的社会网络。例如，据家庭表示超过60%的残疾青少年与同龄的同伴一起参加教会活动。作业治疗师可以通过确定更有可能促进残疾青少年及其家庭融入社会和参与社交活动的物理及社会宗教环境，提供以人口为基础的服务。

案例14.3　EPIC服务战士："通过服务发现伟大"

ERIC服务战士项目是一个面向16～23岁残疾青少年的社区服务和教育项目（图14.3）。通过创造他们希望在世界上看到的变化，服务人员可以更多地了解当地社区和发展的实用技能，这将帮助他们成长为领导者，并追求未来的目标。该项目还通过改变电源的位置来打开许多社区成员的假设开关；残疾青少年不是被他人服务，而是为他人服务。

每个月，服务战士项目人员会进行一天的服务，如打扫当地的公园或学校、在收容所和厨房做食物、为玩具车包装玩具。通常，服务战士项目人员与其他服务机构和社区组织在服务日进行合作。伙伴合作不仅能增加服务日的人手，也能提高其他机构对残疾青少年能力的认识，并展示服务机构如何能更具包容性。

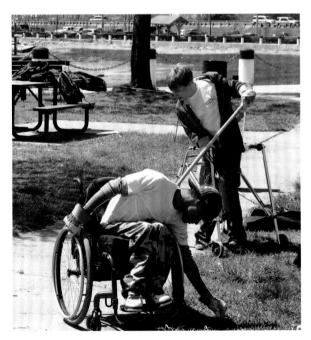

图14.3　EPIC服务战士项目人员清洁社区

（三）娱乐和休闲

随着年轻人更好地确定自己的兴趣和爱好，他们把更多的时间投入自我选择的娱乐和休闲活动中，以支持自身不断增长的技能和认同感。娱乐和休闲包括所有形式的游戏、娱乐或休闲活动，是非正式的或有组织的。和朋友们在当地的咖啡店里"闲逛"、参加社区体育联盟或在乐队里演奏，这些都是年轻人参与社交活动的方式。青少年可以从事娱乐活动，因为他们可以从兼职或非正规工作中获得经济独立。

参与休闲娱乐活动与ASD患者的生活质量（quality of life, QOL）显著相关。对高中青少年的研究表明，参加娱乐和休闲活动为年轻人提供发展社交技能的机会，如谈判、妥协和情绪调节。如果残疾青少年不参加娱乐和休闲活动，他们可能不会体验到这些好处。研究发现，有残疾和无残疾的青少年在参加娱乐和休闲活动方面存在差异。在一项包括患有孤独症和智力障碍青少年的研究中，16%～23%的人属于运动队，7%～10%的人属于表演队。

四、社交技能挑战的理论基础

已经出现了几个假说来解释儿童的社交技能挑战和参与限制。这些理论大多来源于对孤独症儿童的研究。主导模式包括心智理论的建构、弱中央统合、共同注意和被称为执行功能的神经心理学技能的能力下降。

心智理论假说(也被称为心智化能力)认为社交技能的挑战来自在获得他人和自己的心智能力的过程中所受到的干扰。换言之,个人没有意识到思想、信仰、知识、欲望和意图的存在,而这些决定了人们为什么要这样做。这可能导致误解他人的意图、误读他人的面部表情和肢体语言、与他人互动时靠得太近、被视为不敏感或不顾别人或者难以理解如何轮流交谈及谈论别人的利益。

第二种解释是弱中央统合假说。它把问题描述为一种趋势,即以零散的方式处理所有的刺激,关注细节而不是完整和有意义的整体,这导致了零碎脱节的内部社会世界。这可能只关注部分事物而不是整体,如转动玩具汽车的轮子而不是用常用的方式玩汽车,或者专注于字母或数字,而不是用它们来阅读单词或理解数量。

第三种解释是共同注意的局限性。共同注意是指通过注视或指点动作来分享自己观察物体或事件的经验过程。它对社会发展、语言习得和认知发展都至关重要。包括获得、保持和转移注意力。例如,当母亲指着天空说:"看星星。"孩子通过改变注意力看她所指的方向来表现出共同注意。共同注意是人类社会交往的重要组成部分。

第四种解释是执行功能障碍假说,该假说关注的是在一般学习中缺乏必要的组织元素。这些被认为可以引导注意力、抑制不相关的反应、理解规则并产生执行任务的目标。执行功能在社会参与中的重要性在最近的研究中得到了广泛的关注,这对于控制ASD患者的情绪调节问题具有重要意义。患有执行功能障碍的人由于毅力弱、自我调节能力差、难以改变、缺乏前瞻性规划、解决问题的能力不强而在一般学习方面有问题。他们通常可以在熟悉的环境中与熟悉的人很好地完成熟练的任务,但在不熟悉的环境中与陌生人很难理解和处理新任务。在执行功能方面有问题的儿童和青少年在新情况下以及当固定的日常活动被打乱时都会遇到问题。有关执行功能的更多内容请参见第28章。

儿童和青少年社会参与及社交技能的评估

作业治疗师完全有能力为具有社交技能挑战困难和社会参与受限的儿童服务,以此发挥主要作用。他们接受的教育使他们具备扎实的社会、认知、行为和感觉发展的知识,以及运用以患者为中心的实践和自我治疗的能力,来激励和增强儿童及青少年的能力。参与社会干预的其他专业人员和辅助人员包括临床心理学家、言语/语言病理学家、社会工作者和教师。社会参与是指儿童参与有其他人的活动。作业治疗师通过各种评估方法(如访谈、自我报告、评分量表、兴趣检查表和观察)来评估儿童参与社交活动的习惯、常规和程度。

一些儿童发展评估项目反映了社交技能的发展。作业治疗师也可以选择使用针对社交技能和社会发展的评估工具。社交技能评估包括儿童是否与朋友参与活动、是否喜欢独处或与他人相处、在互动过程中与他人建立眼神交流、理解非语言沟通、表现和回应幽默、分享或轮流、与他人交谈时使用适当的音量、与他人谈论自己的兴趣或理解与他人互动时适当的身体位置等信息。作业治疗师也可以从常规评估中选择,包括社会信息和社会障碍的具体评估。评估的综合列表见附录。

五、社会参与和社交技能的目标

加强社会参与的作业治疗干预可能侧重于社交技能(提高个人能力所需的基本技能),希望儿童或青少年能够更好地参与社交活动。干预也可以关注社会参与(儿童或青少年参与社交活动的机会)。干预的目标清楚地勾勒出作业治疗的重点。

作业治疗涉及的社会参与目标一般分为以下几类:社交技能、对社会规则的认识、感觉处理、对他人的认识(心理理论)、自我调节、解决问题和环境。图14.4是社会参与模型。社会参与目标示例见表14.1。

目标达成量表(GAS)是一种有用的工具,因为它能够识别和衡量个别化目标的进展,而这些目标可能不包括在标准的评估中。同时还能设定预期的改进水平,这对于测量进展非常敏感。图14.5是与社会参与相关的示例。有关GAS的更多内容请参阅第9章。

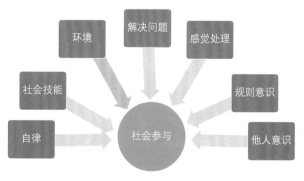

图14.4 社会参与因素模式

表14.1　社交技能和社会参与目标示例	
社交技能 • 适当的问候 • 自我介绍 • 请别人来玩 • 开始对话 • 给予赞美 • 寻求帮助 • 处理他人令人不快的行为 • 参与对话 • 谈论特殊兴趣之外的领域 • 与同伴的活动中展示合作互动 • 交谈时看着别人 • 增加社交活动 • 轮流对话 **社会规则意识** • 提高对不成文社会规则的认识 • 与他人保持适当的身体距离 • 与他人意见不一致时,使用尊重的语言 • 以适当的方式维护自己 • 赞美他人 • 改善适当的社会反应 • 礼貌待人 • 恰当地问候他人 • 合作参与团队项目 • 适当处理同事令人恼火的行为 • 具备良好的礼仪/好朋友的行为 **他人意识** • 在需要的时候提供帮助 • 演示适当的打断方式 • 演示分享朋友 • 根据社交提示反应停止讲话 • 区分适用于不同人群和场合(同辈、老师、女孩、男孩)的谈话类型和话题 • 表现出对他人意图的理解 • 阅读非语言线索来决定是否参加对话	**感觉处理** • 识别自己体内的饥饿感、热感或压力感 • 确定压力水平 • 识别自己的身体对以感觉为基础的活动的反应 • 使用特定的感觉策略来让自己平静下来 **自我管理** • 保持手脚独立 • 参加活动时与团队保持一致 • 在第一次请求后,听从大人的指示 • 运用策略让自己平静 • 参与他人制定的活动 • 减少破坏性行为 • 使用适当的音量 • 轮流 • 三思而行 **解决问题** • 在需要的时候寻求帮助 • 交朋友,并保持友谊 • 适当处理欺凌者 • 不同意时的妥协 • 倡导包容 • 创造社交机会 • 根据需要改变计划 • 准备自我参与 **环境** • 确定实现目标的环境障碍 • 确定哪些障碍可以改变 • 制定改变的策略 • 确定能够帮助做出改变的支持 • 实施变革策略 • 评估成功策略

（一）社会干预

作业治疗师可以将干预的重点放在提高特定的社交技能以提高儿童的社会参与。有时,儿童缺乏参与社交活动的基本技能,这影响了他们的成功。在进入自然环境之前,他们可能需要在安全的环境中学习特定事件的社交技能。作业治疗师利用活动分析知识来描述特定社交活动所需的技能。他们综合了儿童的优势和挑战所需的信息,创建了有效的干预计划。作业治疗干预的最终目标是使儿童和青少年成功地参与各种社交活动(如足球比赛、生日聚会、课间休息、午餐室、社区活动、舞蹈)。

（二）社交技能干预方法

Elliot 和 Gresham 确定了导致社交技能挑战的五个因素: ① 缺乏知识; ② 缺乏练习或反馈; ③ 缺乏提示或机会; ④ 缺乏强化; ⑤ 干扰问题行为的存在。作业治疗师评估确定是什么因素干扰了社会参与,其中可能包括特定的社交技能缺陷。他们

目标: 轮流交谈				
基线: Rachel 回答的问题非常简短,但没有解释;她不会问问题或陈述,以继续与同伴对话				
远低于预期结果	低于预期结果	预期结果	超出预期结果	远超于预期结果
−2 Rachel 会在与同伴交流时回答一个问题,并给出比几个单词长的解释	−1 Rachel 会回答两个或两个以上的问题,并给出比几个单词长的解释	0 Rachel 在同伴提问后会问一个问题来继续对话	+1 在同伴提问后,Rachel 会问两个或更多的问题来继续对话	+2 Rachel 会问一个问题,然后开始和同伴交谈
目标: 调节压力/使自己平静下来,持续参与课堂活动				
基线: Seth 经常(每天不止一次)被学校里发生的导致他行为"崩溃"的情况压垮,这是破坏性的,干扰了他与同龄人的社会交往				
−2 Seth 会适当地确定他的压力水平,并在他平静的时候使用调节工具(一次在治疗期间他人建议他这样做)	−1 Seth 会适当地确定他的压力水平,并使用一种调节工具(在治疗期间他人建议他这样做),在他开始感到压力的时候,这种工具会让他平静下来	0 Seth 会适当地确定他的压力水平,在他开始感到压力的时候使用调节工具让自己平静下来,不需要他人告知方法	+1 Seth 会适当地确定他的压力水平,并在治疗之外当他开始感到压力的时候,使用调节工具使自己平静下来,而不需要他人告知	+2 Seth 将适当地确定他的压力水平,并在治疗之外当他开始感到压力时使用一种调节工具,使自己平静下来,而不用在一天内被告知两次

图 14.5　目标达成量表示例

可以根据这五个因素中的任一内容制定干预策略。例如,一个有学习障碍的儿童可能需要针对缺乏轮流、接近同伴或开始对话的知识干预。其他儿童,如有智力缺陷的儿童,可能需要更多的练习和反馈来了解他们与他人的距离,分享玩具或者谈判。有些儿童,如有孤独症谱系障碍的患儿,可能很难向他人提供线索,需要与同龄人一起参加社交活动的机会。儿童可能缺乏参与社交互动的强化,如患有情绪障碍的儿童。作业治疗师可以为社会参与提供积极的强化。最后,一些儿童表现出干扰社会参与的问题行为。例如,患有孤独症的儿童在处理触觉、运动和听觉刺激等感觉信息时也会遇到困难。他们可能会避免与同伴亲密接触,避免眼神交流,可能会进行自我刺激行为(如拍手),这可能会妨碍社会参与。

作业治疗师根据理论和现有证据制订干预计划以解决社会参与问题。本章描述了六种基本的社会参与干预方法: 社会认知、感觉干预、行为矫正、自我决定、同伴介入疗法和人类作业模式(MOHO)。该方法的描述及其原则结合案例说明其在作业治疗实践中的应用。

1. 感觉干预　许多 ASD 患儿存在非典型的感觉处理,这与社交障碍极其相关,非典型的感觉处理行为被误读为社交或行为问题。有其他心理健康问题的儿童和青少年经常有与感觉处理问题相关的自我调节问题。这些儿童可能需要学习更有效的习惯,以便在社交场合中以安全、可接受的方式调节他们的感觉处理需求。身体意识差或内感受能力常见于有精神健康问题的儿童。内感受是指感知和处理身体内部状态的能力,包括身体内部的内脏和情感信号,如身体紧张、胃部紧张、呼吸急促、脉搏加快、语调升高、脸红、微笑、哭泣和大笑等。内感受的问题会限制社会参与。例如,没有上厕所的意识可能会导致意外状况,或者没有意识到自己的语音语调可能会传达错误的信息。感觉干预可以改善内感受并减少警觉度不足可能带来的意外后果(图 14.6)。

感觉干预包括 Ayres 感觉统合(ASI)和特定的感觉技术。治疗师可以帮助儿童更充分地参与社交活动,并通过为每名儿童提供 ASI 或特定的感觉技术来增加自我调节和内感受。

Ayres 将感觉统合定义为"从自身身体和环境中组织感觉,使身体在环境中有效利用成为可能的神经过程"。难以统合各类感觉输入并做出适当反应的儿童往往在自尊、自我实现、社交和游戏方面存在困难。有关 ASI 的更多信息见第 20 章。ASI 的使用改善了 ASD 儿童的社交技能。对感觉统合障碍儿童

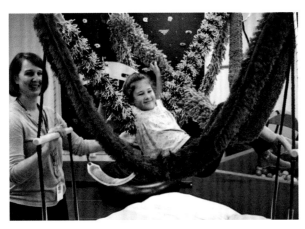

图 14.6　感觉统合理论的原则可以包括于每一个环节,以提高参与者处理感觉的能力,关注与活动相关的感觉,并在整个过程中保持和识别个人的最佳觉醒水平

使用特定的感觉技术,如加重的背心和缓慢摆动,可以提高或降低其觉醒水平,使他们能更好地自我调节和参与社会互动。

2. **人类作业模式**　MOHO 是一种处理儿童和青少年作业表现的整体方法。该实践模式可用于设计以社会参与为目标的创意干预计划。有关 MOHO 理论和原理的更多内容请参见第 2 章。

使用 MOHO 的作业治疗师会首先检查儿童或青少年的意志,即动机、兴趣、价值观及其能力的信念。了解儿童或青少年的兴趣、动机和目标可以让孩子投入实现目标。作业治疗师可以通过关注青少年所描述的有意义的活动来帮助儿童或青少年。当儿童意识到他们对自己的选择有一定控制权时,这本身可能会减少挑战性行为。儿童和青少年可能没有意识到他们有机会从事有趣的活动。作业治疗师可能想让儿童参与探索活动,让儿童尝试新事物,看看他们是否喜欢。支持和鼓励可以帮助儿童用积极的活动来代替有挑战性的行为。

检查儿童或青少年的习惯和日常活动为探索社会参与提供了另一种途径。当作业治疗师更多地了解儿童的日常生活时,他们可能会更好地理解具有挑战性的行为。例如,儿童可能睡眠不足或营养不足,这影响了他在学校集中注意力的能力。当儿童不知道如何应对时他们可能会经历紧张的家庭情况,导致"宣泄"的行为。利用社会支持处理应对策略可能有益于儿童和青少年。

MOHO 还检查环境资源、障碍和支持,使儿童和青少年能够参与学校和社区社交活动。例如,作业治疗师可能会鼓励支持儿童乘车去学校舞会或当地社区中心。MOHO 检查表现能力,包括儿童的能力

以及其主观经验。儿童可能会认为自己有很多朋友(可能与老师或父母认为的朋友不同)。儿童可能觉察到他善于结识新朋友。MOHO 认为儿童的观点很重要,并与儿童和青少年合作加强他们认为有问题的领域。作业治疗师可以帮助儿童更真实地评估自己的能力,以获得新的视角。例如,一名儿童的行为扰乱了课堂,他可能需要反思由于离开教室而旷课的长期影响。

MOHO 提供了一种全面检查社会参与的方法。许多评估(如《学校环境面谈》《儿童作业自我评估》《简短儿童作业轮廓》参见附录)探讨社会参与观点和参与,并可用于制定目标和衡量结果。

3. **自我决定**　自我决定理论,从心理学领域出发,认为满足对自我决定、能力和亲缘关系的需求可以促进幸福感。自主性是指对自己的活动有选择、主动性和认可感。能力是一种对自己在环境中行动能力的掌控感。亲缘关系是指与重要的人之间的亲密感和连通性。根据 Erwin 和 Brown 的研究,"当幼儿做出选择、表明喜好、解决问题、计划和启动时,他们正在以一种最终能产生能力、信心和授权感的方式理解周围的世界"。

这种方法通过提供"最适挑战"来支持社交场合中的能力。儿童在较不紧张的同伴环境中应用新发展的社交技能,而来自作业治疗师的外部支持则逐渐减少。在活动期间获得个人成长和技能是可能的,因为与其他小组成员之间有相关的联系和友谊。当儿童对自己有了信心,活动就变得越来越有意义,从本质上激发了他们的积极性,也让他们更加满意(框 14.2)。图 14.7 显示的是儿童参与到一个使用自我决定原则的团体中。详见案例 14.4。

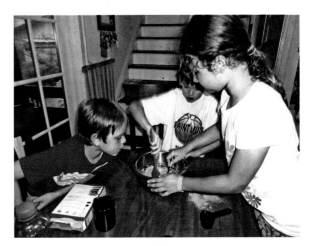

图 14.7　通过鼓励儿童在社交活动中做出自己的选择,活动变得越来越有意义,这从本质上激励了他们,也让他们更满意

案例14.4　自我决定理论

　　运用自我决定理论,在社会经济地位较低的学校开展校内体育活动。为了整合自我决定理论,提供干预组学生选择体育活动和学习关于健康的参与性,而对照组则无。他们还在每天的 1.6 km 步行中收到了积极的建设性反馈,并与老师们进行了每周讨论,在讨论中他们可以对项目的变化提供反馈。干预组学生在中度至强度活动水平上的时间比对照组多,说明自我决定理论的运用提高了学生的健康活动水平。

　　4. 社会认知　Bandura提出儿童可以通过观察他人来学习社会行为。基于这一理论的团队包括两个阶段:习得和表现。在习得过程中,儿童观察他人的行为及其后果,并记住观察结果。在表现阶段,儿童可能会根据自己对情况和后果的感知来决定表现行为。社会认知理论常常是研究行为改变干预的基础。

　　作业治疗师运用Bandura的社会认知理论来设计社交技能小组,创建小组让所有参与者一起学习社交技能。领导者(作业治疗师)或其他参与者(如果可能的话)描述并演示社交技能,所有参与者都执行该技能。他们能为社交技巧提供帮助,如自我介绍、赞美或者开始一段对话。录像示范和社交脚本是使用社会认知理论策略的示例。研究表明,社交互动可以为儿童提供机会,让他们成为他人的榜样,同时通过模仿他人获得新的行为或态度。图14.8为参与社交学习的儿童。

　　5. 行为矫正　行为主义是由心理学家 B. F. Skinner创立的,它认为所有的行为都是对环境刺激的反应,而这种行为又被随后的环境后果所强化。

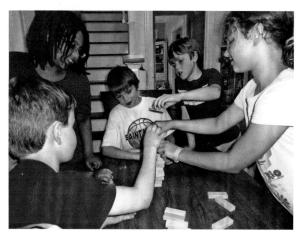

图14.8　儿童可以通过观察别人的行为来学习

行为矫正是通过正强化和消除不适应行为来改变个体对刺激的反应的一种技术。针对行为建立了可衡量的奖惩体系。该系统鼓励只使用正强化,从而减少了对负面行为的强调,是另一种常用的促进孤独症谱系障碍儿童技能发展的模式。有关行为策略的更多内容参见第21章。

　　一旦为团队中的参与者确定了社交技能目标,就可以制作图表作为视觉提醒,并记录下每天为实现目标所付出的努力(图14.9)。其中一个目标被确定为该节课最重要的目标,并在图表中用箭头表示。每当儿童为一个目标而努力时,他就会在那个目标的盒子里得到一颗星星。鼓励参与者注意或评论彼此的积极行为,以进一步促进社会化。每节课结束时,每个为自己最重要的目标获得一定数量星星的儿童以及每个其他目标至少获得一颗星星的儿童,都可以从奖品容器中选择一个小奖品(通常是一个小玩具或治疗物品),这被儿童认定为很好的奖励,所以儿童很乐意去寻求这种奖励。

　　6. 同伴介入疗法　这种教育干预伙伴通常是与残疾儿童成长的儿童一起促进残疾儿童的行为变化。同伴介入疗法干预基于以下前提:

- 在提升技能方面,同伴可以和成年人一样有效,甚至比成年人更有效;
- 同伴创造的环境更接近儿童必须活动的自然环境;
- 大量的同龄人为青少年提供了从多种事例中学习的自然机会;
- 同伴方法的自然变异性为儿童在"宽松"的训练条件下创造了很多学习机会,人们普遍认为这种方式有助于获得普遍的结果。

　　研究表明,当有同伴的支持时,孤独症儿童对社会互动的反应更灵敏。然而,在最近的一项系统综述中,对ASD儿童和青少年的同伴介入疗法干预的证据是混合的,指出在研究中取得的成果没有推广到其他环境。案例14.5描述了同伴介入疗法如何帮助年轻人Dylan与其他高中生发展社会关系。

（三）社交技能干预

　　为了提高社交技能,研发了一些程序和特定技术。作业治疗师评估影响儿童或青少年参与社交活动能力的因素,并根据现有的最佳证据制定创造性的干预措施。以下是用于发展社交技能促进社会参与的选定干预方法的回顾。

姓名	目标	课时 1	课时 2	课时 3	课时 4	课时 5
Joshua	1. 确定压力计水平，然后选择调整工具	☆☆	☆☆	☆☆	☆☆☆	☆☆
	2. 使用适当的声音音量	☆	☆☆☆	☆☆	☆☆☆	☆☆
	3. 融于小组内	☆☆☆	☆☆☆	☆☆☆	☆☆☆	☆☆☆
▷	4. 听从大人的第一个要求	☆☆☆☆	☆☆☆	☆☆	☆☆	☆☆☆
	5. 礼貌地参加活动	☆☆☆	☆☆☆	☆☆	☆☆	☆☆
Sarah	1. 确定压力计水平，选择调整工具	☆☆☆	☆☆☆		☆☆	☆☆☆
	2. 三思而行，注意安全	☆☆☆	☆☆☆	☆☆☆☆	☆☆☆☆	☆☆☆
▷	3. 使用友好行为	☆☆☆	☆☆☆	☆☆☆	☆☆☆	☆☆☆
	4. 对恼人的事情保持冷静	☆☆	☆☆	☆		☆☆☆
	5. 必要时寻求帮助	☆☆☆☆	☆☆☆	☆☆☆		☆☆☆
Eli	1. 确定压力计水平，选择调整工具	☆☆☆	☆☆	☆☆	☆☆☆	☆☆☆
	2. 三思而行，确保安全	☆☆☆☆	☆☆☆☆	☆☆☆	☆☆☆	☆☆☆
	3. 轮流谈话	☆☆☆	☆☆☆	☆☆☆	☆☆☆	☆☆☆
▷	4. 加入小组，开始一段对话	☆☆	☆☆	☆	☆☆☆	☆☆☆☆
	5. 处理欺凌行为	☆☆☆	☆☆☆	☆☆☆	☆☆	☆

图 14.9　目标表

1. 社交辅导　社交辅导是一个互动的过程，通过发展新的技能、改进现有能力、加深对儿童行为的理解，促进照顾者支持儿童参与日常体验和跨环境互动的能力。社交辅导使用反馈和提问指导儿童在做什么的行为。它通常包括录像和回顾录像，以帮助儿童对行为有更清晰的认识。辅导关注的是促使儿童以某种方式行动的触发点或前提。它也可以用来授权儿童组织和执行他们的责任，无论是在学术界还是在日常生活中。它被成功地用于患有注意力缺陷多动障碍的大学生，通过识别策略来规避他们的执行功能缺陷，从而创造结构并促进变化。在另一项研究中，通过辅导患有多动症的大学生，研究人员发现他们在动机、时间管理、焦虑、考试准备和自我效能方面都有所改善。社交辅导可以由作业治疗师与父母或直接与儿童一起工作，以提高儿童与他人互动和参与社交活动的能力。

2. 人际关系发展干预　人际关系发展干预（relationship development intervention, RDI）是一种以父母为基础的认知发展方法，在这种方法中，患有孤独症和类似发育障碍的儿童、青少年和年轻人的主要照顾者被训练为儿童心理发展的促进者。他们在日益挑战的动态系统中为成功的社交活动提供日常机会。RDI 的目的是通过精心设计和引导的互动，教导父母在提高批判性情感、社交和元认知能力方面发挥重要作用。早期阶段集中于与儿童建立更好的社会联系，如在进行某项活动之前让儿童注意到父母的非语言认可。之后的目标需要更复杂的思考，如在环境变化时调整和改变计划，或者根据过去的经验预测未来的可能性。

一项研究调查了 5 年期间参与 RDI 的 16 名儿童的进展情况，发现孤独症诊断观察量表（ADOS）和孤独症诊断访谈修订版（ADI-R）的得分，以及灵活

案例 14.5　同伴支持干预：Dylan

和许多其他高年级学生一样，Dylan 是个赛车迷，喜欢听乡村音乐。Dylan 也有孤独症。他使用手语或 iPad 上的程序进行交流，通过这些程序他可以选择或拼写单词。尽管他每天大部分的时间都在学校特殊教育教室，但他每天早上都要去上一节普通教育科学课。

起初，Dylan 在他的环境科学课上的参与度相当有限。他坐在教室的后排，旁边是 Collins 女士，她是一名专职助教。Collins 老师致力于为 Dylan 创建与课堂内容相关的活动，这些活动可以顺利完成（如单词搜索，匹配工作表）。在 Collins 老师的帮助下，Dylan 完成了这些工作表，因为他的同学们参加了讲座，参与了课堂讨论，完成了其他个人和小组作业。Dylan 的同学们从来没有对他不好，但他们几乎从不跟他说话。Dylan 没有抱怨这门课，但他一完成一份作业，就看着 Collins 老师，指着自己的手腕——这是他询问是否可以回到特殊教育教室的一种方式。

Collins 采取措施，在 Dylan 的班上建立了一种同伴支持的安排。首先，她确定了可能愿意参与的同伴。Dylan 缺席的那天，她跟全班同学谈到了同伴支持的目的，以及这可能是一个与 Dylan 一起学习、更好地了解他的有趣机会。她惊喜地发现有这么多学生表达了自己的兴趣，于是她决定先邀请 Chris、Alisha 和 Sarah 三位学生作为 Dylan 的同伴支持。

接下来，Collins 老师与同学们进行了一个简短的情况介绍会，告诉他们更多关于 Dylan 的情况，并讨论他们如何在课堂上帮助支持和与 Dylan 互动。当她分享 Dylan 如何喜欢赛车和听特别受欢迎的乡村音乐艺术家时，Collins 解释说，Dylan 用他的 iPad 和一些手语来交流。她向同学们展示了 Dylan 最常使用的各种手势，并演示了如何在 Dylan 的 iPad 上输入新单词或短语。然后，Collins 向同学们展示了她为 Dylan 制定的支持计划。她解释说，这个计划为同学们在各种课堂活动中与 Dylan 互动和支持提供了一个起点，但她也鼓励学生们想出自己的想法，如何让 Dylan 更积极地参与课堂活动。Sarah 很兴奋，问他们是否可以在第二天开始与 Dylan 一起学习。

在接下来的几个月里，Chris、Alisha 和 Sarah 找到了与 Dylan 互动的创造性方式。他们把 Dylan 介绍给其他学生，很快，许多人在走廊上和课堂上都和 Dylan 打招呼。Alisha 注意到 Dylan 的 iPad 没有包括环境科学课上讨论时使用的词汇，所以她问 Collins 老师是否可以帮助 Dylan 编排新词。Collins 老师每周都会和老师一起得到一份关键词列表，这样 Alisha 就可以定期帮助 Dylan 编排这些关键词。得知 Dylan 可以在他的设备上看到与内容相关的单词。Dylan 的老师第一次叫他回答问题。Sarah 在 Dylan 的 iPad 上帮他找到正确答案，Chris 开始在课堂上鼓励 Dylan 举手分享答案。不久之后，Dylan 主动要求自己回答问题，当他知道正确答案时，他明显很兴奋。

性和学校安排的测量值均发生了重要变化。研究中的儿童在干预前符合孤独症的 ADOS/ADI-R 标准，但在随访中没有儿童符合标准。在灵活性和教育设施方面也发现了类似的积极结果。此类以父母为基础的强化干预的有效性研究有限，但表明了其在解决儿童社交技能缺陷方面的潜在价值。作业治疗师可能会发现，与父母合作使用这种方法，可能会增强他们支持年轻患者社交技能发展的能力。

3. 应用行为分析　应用行为分析（applied behavior analysis, ABA）是一种通过强化训练技术来帮助 ASD 和有其他心理健康状况的儿童进行社会行为的教学方法，ABA 监管员通常是在 ABA 接受过培训的执业临床心理学家或行为分析师，必须完成一个特定的培训项目。他们经常监督其他人，包括需要针对性培训的准专业人员。作业治疗专业的学生通常是 ABA 的提供者。作业治疗师可以与 ABA 提供者合作。干预是密集的，包括每周 40 个小时。

ABA 最广泛认可的是来自 Lovaas 的 Young Autism 项目的回合式教学法（discrete trial training, DTT）。DTT 致力于通过将注意力、顺应性、模仿和辨别等基本技能作为个体习得的小的学习任务来培养学生的学习准备。ABA 是在结构化的教学环境中进行的，因此它在自然环境中的适用性受到了质疑。为了解决这些问题，对传统的 ABA 技术进行了修改，以便在自然环境中使用。传统 ABA 一直被认为是孤独症儿童的教育干预选择，但这种治疗模式是否是高功能个体的最佳方法尚不清楚。

虽然 ABA 在孤独症小组中存在争议，但它被认为是一种成功的行为干预，在智力、语言、学习成绩和适应性行为方面都有提高，与对照组中患有 ASD 的儿童相比，其社会行为有显著改善。作业治疗师可以在其社交技能干预中使用与 ABA 类似的奖励系统，并可以与 ABA 治疗师合作实现目标。

4. 早期丹佛模式　早期丹佛模式（early start Denver model, ESDM）是一种适用于 12～48 月龄的 ASD 患儿综合的早期行为干预方法。这是一门发展性课程，它使用了一种以关系为中心的发展模式，其中包含 ABA 原则，以确定在特定时间要教授的技能，以及一套传授这些内容的教学过程。可以在诊所或儿童家中用于治疗小组和（或）家长在团体项目或个体治疗课。作业治疗师需要完成ESDM培训和认证，可能是心理学家、行为学家、作业治疗师、言语和语言病理学家、早期干预专家或发育儿科医师。一项随机临床试验的结果表明，接受了2年以上每周20小时（15个小时由受过训练的治疗师负责，5小时由父母负责）ESDM治疗的儿童在认知、语言能力和适应行为方面的改善要比接受社区常见干预措施的儿童更大，孤独症症状也更少。

5. PEERS　人际关系技巧教学与增强项目（PEERS）是一项针对高功能孤独症青少年的家长协助的社交技能团体干预项目。同伴运用认知行为治疗（cognitive behavior therapy, CBT）的原则来改善ASD和其他社交困难青少年的社会功能。采用教学指导（心理教育）、角色扮演演示、认知策略、行为演练、表演反馈、家庭作业和复习，以及家长在小组干预形式下的参与。进行了四项随机对照试验和一项准实验研究，结果显示，采用这种干预方案后，外显的社交技能、同伴互动的频率和社会反应性都有显著改善。

6. 警示程序：成长引擎是如何运作的？　警示程序（alert program）是一种系统的干预，旨在帮助在任务上有困难或因为某些类型的感觉输入而心烦意乱的儿童。项目的目的是帮助儿童：① 学会认识在与行为相关的环境内的觉醒状态，比如他们的敏感性和对环境中声音、触摸和运动的反应；② 在参与各种学校的作业时扩大自我调节策略的使用。警示程序使用认知学习和感觉活动来帮助儿童意识到、保持或改变他们的觉醒水平，以适应环境或任务的要求。

一项关于情绪障碍儿童的研究结果表明，警示程序在提高儿童自我调节、改变任务、组织自己、应对感觉挑战和专注于教师所感知的课堂任务的能力方面是有效的。另一组患有胎儿酒精谱系障碍的儿童在执行功能和人际问题解决技能方面有显著改善。作业治疗师经常使用警示程序来帮助有自我调节问题的儿童。一旦儿童能够控制自己的情绪状态，他们就会与他人互动，参与社交活动。有关警示程序的更多内容请参见第28章。

7. 社交思维　社交思维（social thinking, ST）是一门为4～18岁儿童开设的社交技能课程，旨在培养在互动和交流方面困难者的能力，并以心智理论（框14.3）和执行功能为导向。它是一种治疗方法，

框14.3　心智理论

心智理论，也被称为心智化，被定义为意识到个人有自己的计划、想法和观点。预计将在4岁左右的儿童中发展，并已被认为有助于发展明显滞后的孤独症谱系障碍患者的社交困难。

旨在补充和添加其他方法及框架。Winner已经写了一系列的书籍和工作簿，利用精心研发的课程和活动来示范、自然干预、强化和视觉支持，以发展建立互惠、开始社会接触和利用问题解决的技能。例如，许多课程使用思维泡泡来说明心智理论的概念，而其他课程强调视觉注意力来教授注视方向，以达到共同注意和解决社会问题的目的。初步研究的初期数据支持ST的个别组成部分的潜在好处，并表明该课程可能有利于儿童。

8. 调节区　"调节区"是一门课程，旨在提高有自我调节困难的4岁儿童至青少年的自我调节能力。它使用一种认知行为方法，设计活动来帮助学生识别他们何时处于不同的状态，这些活动被称为"区"，四个区中的每个区用不同的颜色表示。它包括镇定技巧、认知策略以及在不同区间移动的感觉支持。它还包括心理理论和面部表情识别活动。更多信息见第28章。

9. 基于计算机和机器人的干预　使用基于计算机和机器人的干预可以将作业治疗的好处扩展到儿童与作业治疗师面对面的时间之外。FaceSay项目改善了ASD学龄儿童的情感识别、心智理论和社交技能。这些发现表明，基于计算机的干预可能在成本和时间效率方面产生认知和社交技能领域的变化。已经研发了一些基于计算机和机器人的干预措施，以改善有社交障碍的儿童和青少年的社交技能。社交机器人已经以人类、卡通和动物的形式被开发出来，已证明可以提高孤独症儿童的参与度、增加注意力和减少社交焦虑。一项八课时的干预项目使用了回合式教学法，重点关注眼神接触和面部情绪识别，并比较了机器人辅助和人类辅助的行为干预的结果。两组在眼神交流和面部情绪识别方面都有相似的积极效果，这表明机器人有可能用于孤独症患儿的社交技能训练。

这两种类型的干预结果表明作业治疗师与工程师和其他受过技术教育的专业人员合作开发这些类型的干预措施，以改善社交障碍儿童和青少年的社交技能和社会参与价值。

10. 录像示范 录像示范包括个体观看一个特定行为的视频演示,然后模仿示范的行为。视频自我示范允许儿童从自己的行为中观察和示范。对ASD儿童使用这些干预措施对于处理社会沟通技能、功能技能和行为功能是有效的。结果表明,录像示范可以促进技能的习得,并且技能随着时间的推移得以保持,并在人员和环境之间进行转换。

对于视频自我示范,作业治疗师和儿童识别出其难以执行的社会或行为领域(如问候、介绍、提供帮助、请求帮助、过渡、游戏技能),然后准备一个脚本,让儿童成功地执行社会互动。儿童和另一个人表演脚本时被录像。视频被观看和讨论,以帮助儿童识别他们的行为以及这种行为对他人的影响。录像可以让儿童带回家再看一遍。儿童所准备的脚本数量可以根据儿童能完成的程度来分级。这一策略可用于其他儿童有困难的社会和行为领域。录像示范和视频自我示范已被有效地用于许多各类情况的社交缺陷,包括注意力障碍、智力障碍、行为障碍和攻击行为。他们的有效性已经在孤独症谱系障碍儿童身上得到了验证,主要在改善沟通技巧、过渡期间的行为和游戏技巧等方面。

11. 社交脚本 许多人类社交事件都有期望的一系列互动顺序,包括特定的语言程序,即社交脚本。有些残疾儿童由于缺乏意识努力学习这些脚本。可以使用社交脚本或脚本编制,这样儿童就可以练习自己觉得尴尬的社交场合该怎么做。作业治疗师帮助儿童思考他所挣扎的社交情境(如自我介绍、给予帮助、请求帮助、给予赞美、接受赞美)。作业治疗师与儿童一起确定可能适合这种情况的脚本。编写脚本是为了让儿童练习。儿童可以与另一个孩子配对并练习脚本,模拟可以使用脚本的情况。然后,儿童可以在真实的场景中练习脚本。当儿童记住脚本时,作业治疗师会淡化视觉提示。儿童可以保留一本笔记本来记录各种有用的脚本,以便在需要时参考。在干预过程中,可以给儿童呈现各种不同的情况,鼓励他们为每种情况形成新的和适当的脚本。社交脚本可以用于视频自我示范。

社交脚本有效性的研究报告显示,ASD患儿的持续性言语能力下降,ASD和唐氏综合征患儿的谈话能力提高,ASD患儿的谈话时间增加。这种干预的一个主要限制是儿童可能会依赖脚本,无法进行自发的、无脚本的交互。为了解决这个问题,制定了脚本消退训练。

12. 能量卡 能量卡可以识别儿童的特殊兴趣/英雄人物,并利用它们来帮助儿童在社交场合和日常生活中做出适当的行为。为了实施这一策略,作业治疗师确定儿童需要更好地处理社交环境或行为。作业治疗师找到一张儿童最喜欢的英雄照片,并把它放在一张卡片上。编写一个场景,主人公倡导正确的行为(如海绵宝宝在课堂上讨论正确的行为方式)。所期望的行为分为几个步骤,并写在英雄图片的卡片上(如安静地走到你的小方地毯,不碰你的同学坐下来,听老师讲课,老师讲课时请安静地坐着,和同学们一起唱《早安歌》)。作业治疗师和儿童练习表演场景,使用卡片上的信息作为适当行为的提示。作业治疗师可以在卡片上贴膜,这样儿童就可以随身携带,帮助提醒他如何处理这种情况。

卡片可以贴在最合适的地方,比如在水槽附近贴一张洗手卡片。由于许多ASD儿童有特殊的兴趣或喜欢的英雄,这是强有力的规则追随者,并且由于他们处理视觉信息比处理听觉信息更好,这种策略对许多ASD儿童通常是有效的。它也可以用于更大的小组(教室或整个学校)来支持喜欢的行为,如在大厅里安静地走、上完厕所后洗手、反欺凌行为或者通过使用电影或电视节目中流行的角色来增加出勤率。能量卡已被成功地用于提高孤独症儿童的良好体育道德行为,并改善孤独症儿童在教室中的破坏性行为。

13. 社交故事 社交故事的发展是为了向孤独症儿童传授社交技能。每个故事都涉及一项社交技能或问题。这种方法帮助儿童理解概念、克服恐惧或偏见、建立健康的日常生活并发展新的社会技能。这些故事由四种类型的句子组成,这些句子在某些对儿童来说很困难的情况下所期望的感觉和应该做的事的准备。句子的类型是:

1) 描述性句子:解释发生了什么、为什么、谁参与了并提供故事的背景。

例:孩子们经常需要在学校或公共场所上厕所,我也是。

2) 指示句:提供指导给儿童,告诉他们如何做某事或如何回应。他们经常使用"我能"或"我愿意"等词,从不使用"我不愿意"等消极词汇。

例:我可以不冲厕所就去洗手间。

3) 观点句:描述其他人的反应和他们的感受。

例:当有人把浴室里所有的厕所都冲干净的时候,这会影响他人。

4) 控制句或肯定句:有时由学生写来帮助他回忆信息。

例：我只有在学校或公共场所上厕所时才会冲厕所。

故事应该保持相对简短，以第一人称书写并且有视觉辅助，如照片和图表，这可能会有帮助。可以装在一个小活页夹里，带在儿童身边。

社交故事能有效地减少儿童的不适行为，增加儿童的适当行为。这些例子包括改善患有阿斯伯格综合征青少年的进餐技能、增加孤独症儿童的亲社会行为、对孤独症儿童进行性教育、增加孤独症儿童的游戏技能、与视觉时间表结合使用时增加发育障碍学生的体育活动，以及改善学习障碍儿童适当的人际冲突解决策略。一项针对孤独症儿童和青少年的社交故事的系统性综述发现，有一半的研究增加了积极的社交行为、减少了挑战性行为，但其他研究的有效性水平较低或高度不均，总体证据是差的。

14. 隐私圈　隐私圈是用来帮助儿童确定哪些话题是适合讨论的，哪些活动是适合在不同的场合和不同的人一起做。这解决了一些残疾儿童缺乏社会意识和对隐私问题缺乏认识的问题。作业治疗师给儿童一个有 8~10 个同心圆的模板（类似于目标物）。儿童或作业治疗师把他的名字放在中间。儿童列出自己可能经常接触的人，如妈妈、爸爸、兄弟、姐妹、老师、朋友、邻居、杂货店里的陌生人。作业治疗师帮助儿童将亲密程度从最亲密到最不亲密的人进行分类。这些人被放在圆圈里，最亲密的人在中间，最不亲密的人在外面。然后，作业治疗师会给儿童提供一些例子，说明在每一层亲密关系中所涉及的谈话话题或活动（如对身体某个私密部位的关注，儿童走路时亮起来的新鞋）。然后，作业治疗师让儿童确定谈话或活动属于哪个圈子。重新定向可能是必要的，讨论是过程的一部分。当情况出现时，可以在隐私圈中添加新的主题和活动来帮助儿童理解概念（案例 14.6）。

15. 心智解读　心智理论指的是个人设想他人和自己的心智的能力。心智解读解决了一些孤独症儿童在心智理论方面的局限性。这一策略的第一个层级是使用面部图画和照片来确定一个人可能的感受。图画和照片的面部表情可以用来帮助儿童识别情绪。儿童可以把表达人不同情绪的照片剪下来，并把它们放在每个情绪的图表上，从而制作出情绪图表。为了让活动更简单，参与者可以从一小部分情绪中进行选择。除了识别面部表情，心智解读包括理解预期意图的情感反应（如陈述 Jimmy 想要什么、陈述他的母亲给他什么以及他如何看待的问题）

案例 14.6　Cedric：隐私圈

7 岁的 Cedric 患有 FASD。他最近注意到，描述他父亲的身体构造细节会引起班上其他孩子的注意，这是他一直在寻找的。他的老师知道，其父母如果知道他在分享有关他父亲如此私密的信息，一定会很不高兴。老师想帮助 Cedric 判断什么是适合与谁分享的。作业治疗师建议他们可以尝试使用隐私圈来帮助 Cedric 理解什么是合适的，什么是不合适的。

他们和母亲讨论了这个问题，她支持这项计划。Cedric 在自己的隐私圈里学习，他在课桌上放了一份，带回家一份。老师告诉他，如果他每天都遵守他的隐私圈规则，他可以在每天结束的时候给全班同学发作业。他喜欢在课堂上得到的关注，喜欢分发作业的重要性。在几次提醒之后，他开始在没有提醒的情况下关注自己的隐私圈。

以及理解为什么有些人可能与儿童有不同的观点（如把糖果从糖果盒里拿出来，用蜡笔代替，问一个没有看到开关的孩子盒子里有什么）。

用于评估心智能力的工具允许作业治疗师测量结果（参见附录）。交互式计算机软件的存在是为了教儿童和青少年使用视频片段、照片、录音、课程和涉及个人展示一系列情绪的游戏来识别情绪。一项研究发现，与电脑程序相似的图片和声音在识别情绪方面有明显的改善，但当受试者看到照片或个人眼睛或电影片段时，改善甚微。其他研究发现，除该项目所涉及的特定领域之外，还包括识别情绪卡片、分辨陌生事情、面部和声音情绪识别等方面都有进步。

16. 情感猜谜游戏　情感猜谜游戏增加了现实生活和现实感。它使用角色扮演的情境，包括情绪的表达，其他人猜测表达的是什么情绪。根据儿童的能力水平，以多种方式组织活动。作业治疗师会用面部表情和肢体语言来表现情绪。儿童猜测情绪。儿童可以配对并选择场景。一名儿童表达一种情绪，另一个表达另一种情绪。两人表演场景，其他人猜测他们在表达什么情绪。这个活动可以用更简单或更复杂的情绪来评分，包括情绪的数量，并在参与者试图破译猜谜时列出他们可以参考的一系列情绪。情绪猜谜游戏和录像侦查（下一节将介绍）可以结合起来，在儿童表演情绪的时候，对他们进行录像。见图 14.10 所示通过这种策略可以表现出来的一系列情绪。

17. 录像侦查　这种策略为思维理解增加了另一个维度，包括观看视频片段，以帮助儿童提高他们

害怕	勇敢	恶心	失望
焦虑/担心	乐观	不好意思	悲伤
谨慎	困惑	有罪	伤害
吓坏了	好奇	希望	孤独
惊恐	感兴趣	冷漠	抱歉
不确定	逗乐	无辜	悲伤
生气	狂喜	嫉妒/羡慕	满意
激怒	热情	自我意识	宽慰
愤怒	退缩	震惊	愚蠢
沮丧	快乐	害羞	
恼怒	骄傲	傲慢	
自信	无聊	抑郁	

图 14.10　情绪猜谜游戏的情绪列表

的非语言沟通的理解技能,因为残疾儿童可能很难理解非语言沟通。作业治疗师首先解释身体语言、语言和非语言沟通的概念。然后播放无音量的视频片段。询问儿童视频中表演者通过他们的非语言行为表达了什么情感。每位儿童都有机会回答并解释答案。这个场景打开音量再次播放,儿童检查他们之前的答案,看他们是否仍然同意。这个小组讨论了哪些非语言行为是有帮助的,哪些是他们感到困惑的以及哪些表演者似乎在非语言沟通方面做得最好。为了使这一活动更容易,作业治疗师可以让儿童选择要表达的情绪,选择非常有表现力的非语言的片段(如无声电影),并选择只有几个演员的片段。

(四) 自我调节策略

情绪自我调节能力差是许多面临社交技能挑战儿童的一个突出问题。不适应的情绪自我调节策略,如情绪爆发、攻击和睡眠问题,是社会参与的障碍。自我管理策略可有效改变行为障碍儿童和青少年的行为、发展学习障碍儿童的学术技能、增加ASD儿童的社会交往并减少ASD儿童的不认真行为。教儿童或青少年监控和管理自己的行为逐渐增加其独立性并支持技能泛化。自我管理是针对社交技能的前提技能,如自我调节、应对策略、相互交谈等。作业治疗师经常使用基于认知、作业和感觉的干预来解决儿童和青少年的社会挑战的自我调节。有关自我管理的更多内容请参见第28章。

1. 认知重评　认知重评是心理学家制定的一种干预手段,通过重新解释情绪刺激的意义,从认知上改变个人的情绪反应轨迹。研究表明,通过肌电图和自我报告可以有效地改变情绪反应。与对照组相比,患有孤独症的儿童较少使用认知重评,而后者与

负面情绪体验的增加和更严重的适应不良行为有关。

2. 正念　正念训练包括通过有意识地持续和不加评判地关注当下体验来发展意识。其重点是有意识地记住要在当下时刻集中注意力,而不是习惯性的反应,它可以用于从非常年幼的儿童到成年人的年龄范围。它对提高社交技能的好处通常是针对执行功能问题,特别是注意力和自我调节,而正念也可以影响善良的行为,如移情、感恩和分享。可以用来帮助儿童提高他们的技能,冷静地回应和尊重他人的发言,无论他们是否同意,或对这个话题感兴趣或不感兴趣。儿童和青少年的正念训练结果改善了自我调节、注意力的控制、减少了心理压力,并减轻了欺凌的影响。正念也可以用来提高对他人感受或心智理论的意识。在正念活动中,儿童进行呼吸活动,在这个活动中他们闭上眼睛,放松,专注于呼吸的感觉五分钟。他们被告知,在这样的任务中,大脑分散注意力走神是很自然的,要求他们观察这些时刻,并在每次出现分心的想法、情绪或记忆时,将注意力转移到呼吸上。在一项使用正念干预的研究中,参与者提高了移情能力。

3. 压力计　量尺和压力计可以帮助患有ASD、智力缺陷、焦虑、情绪障碍、FASD和对立违抗性障碍/品行障碍的儿童和青少年识别、量化并描述其情绪和行为的不同水平,这可能有助于他们参与社交活动。量尺或压力计可以介绍给小组或儿童。他们可以处理音量或压力水平等小组行为,或强迫症或强迫等个人行为。

对于愤怒或压力计,作业治疗师给儿童一个带有不同程度愤怒或压力的计量模板。根据儿童的理解包括4～10级。作业治疗师列出这些情绪(如冷静、生气、暴怒、愤怒),儿童可以在杂志上寻找面部

照片来匹配这些情绪。根据儿童的情绪，他们可以用不同的颜色来表示计量。儿童也可以用特殊的兴趣作为计量主题，如天气（顶部是飓风，底部是平静和微风）或恐龙（顶部是雷克斯暴龙，底部是翼手龙）。然后，作业治疗师和儿童可以确定在特定情况下，他们的愤怒水平在愤怒计量表上的位置。

　　这个技巧的初步教学应该在生气事件后的安静时间进行。治疗师可能会要求儿童回忆自己感觉像龙卷风或感觉平静和微风的时间，以及介于两者之间的水平。如图 14.11 所示。作业治疗师和儿童也可以通过角色扮演，重新表演原始的话语、语调和实际的愤怒程度，以更好地理解这个系统。计量表可以用来帮助儿童更好地意识到自己的反应，调节反应并跟踪他对各种情况或干预的反应。

　　4. 神奇 5 分量尺　神奇 5 分量尺将音量、友好行为、感觉（如生气、害怕、兴奋）等行为组织成一个 5 分连续体。这些量尺可以帮助儿童更好地理解自己行为的社会影响，调节他们的反应，并在他们反应过度时让自己冷静下来。就像温度计一样，在儿童难以控制的事件发生后，应该在安静平和的时间给儿童测量计量表。这个量尺可以用来量化儿童的行为，并给儿童可以量化的方式来表达自己的行为。例如，如果儿童声音太大有困难，可以使用音量刻度来帮助儿童理解调节音量的必要性。治疗师可以让他示范不同的等级。然后，这个量尺应该与其他愿意与儿童互动的人分享，包括父母和老师。然后，当他的音量水平不适合这种情况时，他们可以给他反馈（案例 14.7 Darrius 提供了如何使用量尺的示例）。样本量尺见图 14.12 和图 14.13。

（五）解决问题的策略

　　有社交技能挑战的儿童可能很难理解别人如何理解他们的互动和反应。他们可能不懂社交礼仪。例如，儿童可能没有意识到，站得太近、打断别人、不回应别人，可能会被理解为非社会行为。儿童可能不知道如何灵活地应对社会环境。帮助儿童学会解决问题，对社会环境的反应和对行为的反思可以教儿童和青少年成功地参与社交活动。提出了各种解决问题的策略。

　　1. 社会解剖　社会解剖最初是为有学习障碍的儿童开发的。这对 ASD、FASD、LD、焦虑和情绪障碍儿童有效，因为它们处理与心理理论相关的事件。社会解剖提供了一种不具威胁性的方法，可以回溯性地检查儿童是如何处理困难情况的。在这种

压力等级	数字等级	当我感受到的时候
飓风	10	因为我和老师吵架而没能休息
龙卷风	9	
闪电	8	
冰雹	7	当另一个学生说我古怪的时候
雷雨	6	
大风	5	发现我是班上唯一没被邀请参加一名同学生日聚会的人
下雨	4	
多云	3	体育课
热，阳光明媚	2	
凉爽和活泼的	1	玩我最喜欢的电脑游戏之一

图 14.11　标示计量表的示例

案例 14.7　Darrius：神奇 5 分量尺

　　Darrius 是一名患有胎儿酒精谱系障碍（fetal alcohol spectrum disorder, FASD）的 8 岁男孩。他一直觉得触摸有困难和以不恰当的方式向他人表示友爱，比如亲吻和拥抱他的同学和他不太熟悉的人，比如店员或他刚刚认识的父母的朋友。他的老师对此非常关注，因此与作业治疗师及其母亲合作，提出了一个针对这种行为的 5 分制量表（图 14.12 和图 14.13）。他们向 Darrius 解释说，量尺上的每个数字都指的是触摸别人，每个数字都有一种特定的人，可以这样触摸他们。他们还增加了奖励系统来鼓励他遵循这个量尺，在这个系统中，如果他在一天结束的时候能遵循这个量尺或者在提醒他没有遵循这个量尺时迅速做出反应，他将有 15 分钟的电脑时间。使用 2 周后，Darrius 可以在没有提示的情况下使用，一个月后，他就不再需要使用量尺了。

情况发生后，要求儿童描述事件和可能涉及的其他人的动机。作业治疗师让儿童参与讨论本可以使用的替代反应。所讨论的情况应该包括儿童做出的好的和坏的反应，以允许积极的强化。使用录像来展

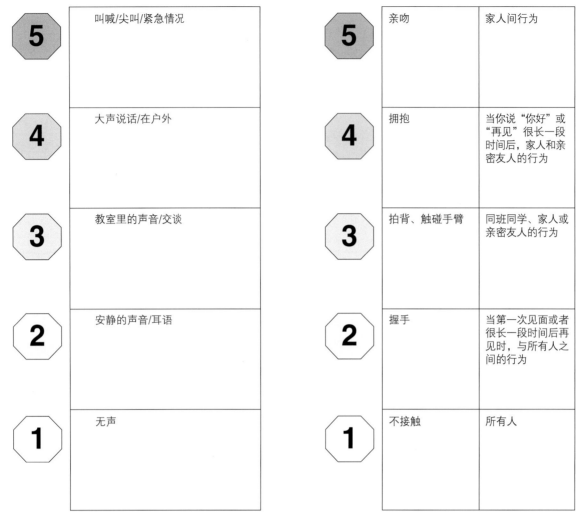

<table>
<tr><td>5</td><td>叫喊/尖叫/紧急情况</td></tr>
<tr><td>4</td><td>大声说话/在户外</td></tr>
<tr><td>3</td><td>教室里的声音/交谈</td></tr>
<tr><td>2</td><td>安静的声音/耳语</td></tr>
<tr><td>1</td><td>无声</td></tr>
</table>

图 14.12　音量计量表

<table>
<tr><td>5</td><td>亲吻</td><td>家人间行为</td></tr>
<tr><td>4</td><td>拥抱</td><td>当你说"你好"或"再见"很长一段时间后，家人和亲密友人的行为</td></tr>
<tr><td>3</td><td>拍背、触碰手臂</td><td>同班同学、家人或亲密友人的行为</td></tr>
<tr><td>2</td><td>握手</td><td>当第一次见面或者很长一段时间后再见时，与所有人之间的行为</td></tr>
<tr><td>1</td><td>不接触</td><td>所有人</td></tr>
</table>

图 14.13　"我能摸谁？"量尺

示这种行为和由此产生的后果可以增加儿童的理解和动机。

2. SOCCSS　另一种策略是情境、选项、后果、选择、策略、模拟（situation, options, consequences, choices, strategies, simulation, SOCCSS），它通过帮助儿童识别问题情境、可能的解决方案和每个解决方案可能的结果，来处理儿童的心智局限和社交问题。这一策略帮助有社会交往障碍的学生按顺序组织社会和行为关注。这一过程包括6个步骤，将在出现困难情况后使用，作为下次出现类似情况时检查选项的一种方式，或者在可能的情况下，在做出选择步骤之前中断并检查当前的情况。

1）情境：作业治疗师和儿童确认出现的问题。他们定义问题并通过讨论、写作和绘图来创建目标（如在饮水机旁，Tommy 在我前面插队。我不想让他插在我前面）。

2）选项：作业治疗师和学生进行头脑风暴，找出可能的解决方案。作业治疗师不评估学生的反应。鼓励使用多种解决方案。

3）后果：作业治疗师和学生评估学生的每个反应，通过回答：这个解决方案能让我得到想要的吗？我能做到吗？

4）选择：学生优先考虑选择、后果并选择解决方案。所选择的解决方案是最有利的结果。

5）策略：学生在作业治疗师的指导下制订行动计划。

6）模拟：这种策略是通过角色扮演、写出来、想象或与同伴交谈来练习的。

这个策略可以通过在过程中的每个步骤为儿童提供一系列选择来简化。对 SOCCSS 方法的检查显示，当被用于两个患有阿斯伯格综合征的小学男孩因误解社交场合而导致的发脾气、愤怒和崩溃时，在不同程度上取得了成功。案例14.8和图14.14描述了 SOCCSS 格式。

案例14.8　Jeremy和Sam：SOCCSS

　　Sam是一名有学习障碍的7岁儿童。他没有班上其他大多数男孩那么高。有时，Jeremy，一个在他的班级里比较高的男孩，会做一些对Sam不友善的事情，比如在他前面插队。Sam的社交技能小组正在谈论SOCCSS，Sam告诉他们关于他在饮水机排队时发生的事情。他说他经常试图打Jeremy，结果不是受伤就是惹上麻烦。小组帮助他思考选择、后果和他的选择（图14.14）。他们和他一起演练情境，以便他练习自己的反应。下一次Jeremy冲到他面前时，他尝试了自己的选择，结果成功了。Jeremy听了他的话，让他先喝水。

　　3. 漫画对话　漫画对话就像社会解剖，但使用漫画来说明社会互动。它们的目的是通过促进共同注意和理解意图来促进儿童的心智理论和改善社会交往。这种情况是在一种困难的情况发生后，在平静的时间画漫画。这幅图包含了不同参与者的观点和意图的思想（图14.15）。这给了儿童尝试理解他人观点和意图的练习。对于不太顺利的情况，漫画可以被重新绘制成更理想的互动和结果，这为儿童更好的社会行为选择提供了指导和模型。有限数量的小样本研究已经检验了漫画对话的有效性。这一策略可以有效地增加3名ASD患儿的社会满意度和减少孤

SOCCSS		
情况、选项、后果、选择、策略、模拟		

情况

人物：Jeremy, Sam
情节：Jeremy在Sam面前插队喝水
时间：在课间休息
原因：轮到Sam时他在看另一个同学

选　项	后　果	选　择
推或打Jeremy	我可能会有麻烦	
	Jeremy可以回击得更狠	
告诉Jeremy该我了，如果他不听，就告诉老师	Jeremy可能会听，或者老师会告诉他不要插队	X（Sam的选择）
什么都不做	Jeremy可能还会插队	
说Jeremy的坏话	Jeremy可以打我，或者叫我的名字	
	我可能会有麻烦	

策略

下一次Jeremy插队时，Sam会告诉他轮到自己了，而不是Jeremy
如果Jeremy不听，Sam就会告诉老师

模拟

Sam会和一个朋友或同学演练这种情况，直到他有信心应对Jeremy

图14.14　SOCCSS的示例：Jeremy和Sam

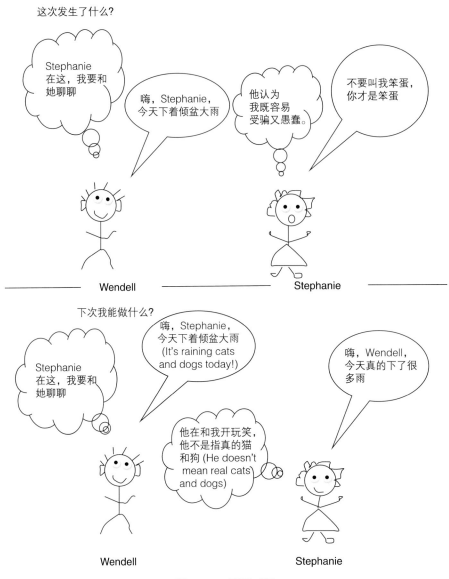

图 14.15 漫画对话

独感,当与社会故事结合使用时可以有效地减少 2 名 ASD 患儿的不适当的社会行为(案例 14.9)。

(六) 社交干预的结构性选择

1. 社交技能小组 除了个体干预,社交技能小组还用于提高孤独症患儿的社交技能和社会参与。社交技能小组可以有效地改善同伴关系、心智理论技能、社交技能、问候和游戏技能、社交技能知识,增加同理心,增加社会互动和改善面部识别。

社交技能小组可以由心理学家、社会工作者、语言病理学家和其他专业人员来指导,但是作业治疗师可以而且应该在解决这一作业领域的问题上发挥关键作用。OTPF 赞同社会参与作为作业活动的重要性。作业治疗师具有广泛的教育准备,涵盖心理社会

功能、发展和感觉处理,这使他准备以整体的方式接触社交技能小组。社交技能干预的目标是让儿童和青少年适当地参与小组和社会状况。一些儿童和青少年没有足够的兴趣或行为来成功地与他人互动,所以社交技能可以单独由作业治疗师应用。随着儿童社交技能的提高,他们可以加入二人组(只有两个儿童的小组),然后再加入社交技能小组(图 14.16)。

(1) 发展社交技能小组的过程:社交技能小组可以包括在以学校为基础的项目或校外。在选择地点时,考虑儿童的交通需求是很重要的。以学校为基础的项目通常对家庭更方便,对发展和维持友谊更方便,对社交技能的实践也更方便。但是,必须考虑儿童的人数、场地和设备的可用性以及学校是否愿意接受这个项目。通常情况下,地点的选择是由

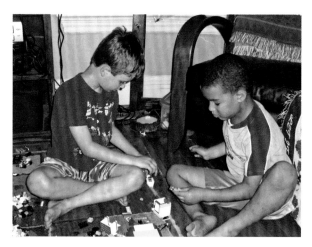

图14.16　尚未准备好参加社交技能小组的儿童可以从难度较小的二人结构中受益

📄 **案例14.9　Stephanie：漫画对话**

　　患有孤独症谱系障碍的13岁女孩 Stephanie 在理解非字面意义的俚语和表达方面有困难，这是 ASD 儿童的常见问题。Wendell, 她班上的一个男孩，用 "你好, Stephanie, 今天下着倾盆大雨。" Stephanie 很难过，认为 Wendell 觉得她很容易上当受骗，而且很愚蠢，竟然相信猫和狗是从天上掉下来的。她把这件事告诉了她的作业治疗师，他们把这件事做成了一个漫画。在和治疗师讨论后，她意识到 "raining cats and dogs" 这个短语是用来描述雨量很大的情况。Wendell 并不是这个意思。他不是有意要冒犯她，只是想和她说说话。他们重写了漫画，以显示她下次能如何处理这种情况。使用漫画对话来改善社交互动的例子见图14.15。

主导者决定的，但在其他情况下，与父母开展重点小组或讨论小组可能是有用的，以最大限度地方便潜在的参与者。

　　在选择可以从参与小组中受益的儿童时，作业治疗师选择不会对他人造成危险的攻击性行为、有足够的语言与他人交流、有足够的动机与他人交流的参与者。不符合这些标准的儿童可以在个训课或二人组（只有一名儿童）中开始，直到他们能够满足参加小组的标准。通过家长交流网，如家长支持小组、孤独症服务提供者、互联网讨论小组等来宣传这些小组是有助益的。费用可以由家庭、保险、特殊孤独症基金或补助金、医疗补助或可能由校区直接支付。

　　在学校环境中，社交小组每周至少聚会两次，每次至少1小时，以保持最有利于学习的动力。在学校之外，社交技能小组在夏天放学后或每天进行。为了达到最佳效果，这些小组应该每周至少安排两次，

每次60～90分钟，每阶段14周，或者在整个夏天每天至少安排两次，每次2周。年龄组应包括三年内社会问题最密切相关的儿童。

　　（2）社交技能小组的主要特征：成功的社交技能小组需要具备一定的素质。这包括家长的参与、时间表的使用以及活动主题的使用。社交技能小组的关键要素见表14.2。作业治疗师为儿童制定个人目标，这些目标可以通过小组讨论来解决。

　　（3）父母的参与：为了达到最大的效果，父母参与社交技能小组是很重要的。家长应该首先关注理论方法、课程的形式以及他们应该做些什么来支持参与者的作业。这可以在第一节课期间或在课程开始之前完成，预测试可以使用评估来完成，这些评估将被用来衡量小组的有效性。父母和儿童都应该选择他们认为重要的目标，由社交技能小组来解决。然后，这些被用来指导作业治疗师最终确定适合儿童发展的目标列表。

　　告知家长儿童在每节课上做了什么活动和目标是什么，每节课的重点目标以及儿童在家庭作业上应该关注哪个目标。当儿童进入下一阶段时，他可以在目标表上得到自己在家里或学校为实现目标所做的努力。家长可以将这些尝试记录在日志中，或者直接询问他们什么时候带儿童参加下一节课。一些活动主题可以在家长前来观摩的展示中结束。

　　（4）时间表：儿童受益于结构和可预测性，处理视觉信息比处理听觉信息更好。因此，每节课包括一个日常的视觉时间表，概述了小组的活动。一般来说，社交技能小组的活动包括促进最佳觉醒水平的感觉调节部分、指导式社交技能部分、社交技能应用活动和点心时间。促进社交技能发展的话题包括小组中的儿童需要解决的社交缺陷领域，也可能包括交朋友等技巧、自我控制、交谈技巧、理解他人的感受、轮流以及对付欺凌者等话题。已经形成了几个项目来处理社交技能。活动是分级的，以满足每位儿童的需求，并确保成功。作业治疗师计划活动以解决由父母和儿童确定的个别化目标（表14.3）。

表14.2　社交技能小组的关键要素

- 让父母、参与者和治疗师一起制定目标
- 创建一致和可预测的格式；每天发布一个可视化的时间表
- 小组的行为规则应该由小组决定并发布
- 为家长提供强化培训和家庭规划
- 为参与者提供即时的每日反馈和"家庭作业"

表14.3 社交技能小组时间表	
活动时间表	
时间（分钟）	活 动
15～20	感觉干预时间
20～30	指导社交主题时间
20～30	活动主题时间
15～20	点心时间
15～20	游戏时间

（5）主题和活动：主题可以帮助指导参与者选择活动。对于较短的时间段，引导者可以提前确定主题，对于较长的时间段，儿童可以在每月初确定主题。根据组内儿童的年龄和性别，主题可能包括：令人恶心的游戏、让我们构建它、飞行游戏、爬虫、野生世界、表演时刻、厨师学校、运输公司、种植、摇滚明星和购物。有关这些主题可以包括哪些内容的详细信息详见表14.4。活动主题为参加者提供有趣和愉快的机会，让他们练习社交技巧。参加儿童特殊兴趣为主题的小组可以成为参与的强大动力（图14.17）。

表14.4 社交技能小组主题	
主 题	可 能 涉 及 的 主 题
令人恶心的游戏	用黏糊的橡皮泥制作虫子，或其他黏糊粗糙的材料（配方可以在网上找到） 用巧克力夹心饼干做蚯蚓布丁"蛋糕"（配方可在网上找到） 不用看，通过触摸识别"身体部位"（意大利面条＝虫子，杏干或梨＝耳朵，玉米糖＝牙齿，去皮的葡萄＝眼球，煮熟的花菜＝大脑，超稠的果冻＝肝脏）
让我们构建它	选择可以构建的项目。可以从单个项目开始，然后构建大型的小组项目
飞行游戏	这可能包括所有航空项目，如纸制直升机（模式可以在互联网上找到）；由切成方形的塑料袋制成的降落伞，用四个角上的绳子与小军人连接；纸制飞机。他们可以在阳台或停车场把玩具扔向地面上的目标
爬虫	与昆虫有关的活动，例如，把从杂志上剪下的喜欢的昆虫拼贴起来、画昆虫、昆虫的构造、制作不需要烘烤的昆虫形状的饼干、收集昆虫
野生世界	这可能包括涉及动物的活动，类似于昆虫主题（如上）
表演时刻	这通常会在表演中达到最佳表现，这些表演可以在主题部分的最后呈现给家长们，可能包括表演故事书或一场唱歌或乐器表演
厨师学校	这可能包括任何类型的食物准备。使用炉子或烤箱时应注意安全，并在课结束前准备好物品。此外，需要考虑参与者的饮食限制，所以使用无麸质面粉或准备不包括奶制品、花生或大豆的项目可能被纳入计划。一些创意和简单的食谱可以在互联网上找到，如糖果寿司、密苏里泥、零食组合、水果冰沙、椒盐卷饼和玉米雪花饼
运输公司	交通主题包括卡车、火车或其他喜爱的交通工具。它可以包括绘制或建造单独的车辆，或制作一组火车或壁画
种植	任何涉及学习或种植植物的活动，如种植豆芽、在花盆中种植大豆、在室外种植植物
摇滚明星	从制作简单的打击乐器，如雨棍、小手鼓、鼓或编钟（可以在互联网上找到），识别和制作最喜欢的音乐家的拼贴画或在节目结束时为家长表演一场音乐
购物	围绕各种购物体验。参与者可以制作物品互相出售，家长和工作人员，建立商店来出售物品，建立模拟商店来进行货币兑换

2. 重视环境干预　将社会参与理解为一种社交过程可能有助于作业治疗师实施超越沟通和社交技能建设的干预措施。ICF强调，环境是参与和参与能力受损的主要因素。环境的改变是作业治疗实践的核心组成部分。家长或专业人员经常代表残疾青少年适应环境，而不是向残疾青少年传授识别和倡导环境改造所需的技能。因此，年轻人仍然依赖专业人员的帮助。以环境为重点的干预措施需要让青少年自己积极参与制定和努力以实现应对挑战的解决办法。因此，改造更容易被接受，并且通过自我生

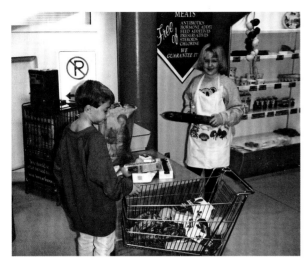

图 14.17　购物主题可以让儿童有机会在社区中扮演社会角色

成解决方案的过程，年轻人获得了成为有效的自我倡导者的知识及技能。支持青少年和有多种残疾的年轻人参与以环境为重点的社交活动的干预策略见框 14.4。

TEAM（青少年创造环境和活动调整）项目是一项作业治疗干预，是基于研究、理论基础，并与残疾青少年合作形成。TEAM 项目授权发展障碍青少年系统地识别环境障碍和支持，制定调整策略，并要求合理的调整。使残疾青少年能够作为自我倡导者的技能包括自我评价、解决问题、设定目标和自我强化技能。TEAM 项目通过一种名为"游戏计划"的认知行为方法，使用自我监控的过程来促进这些技能的发展。游戏计划是一种解决问题和自我监控的过程，遵循目标-计划-执行-检查的步骤。这些新的解决问题的技能有助于青少年在过渡到成年时参与高等教育和培训、就业以及社区生活。案例 14.10 描述了 TEAM 项目使用的过程。研究表明，TEAM 项目支持有发展障碍的年轻人以自主的方式行动，并随着时间的推移应用环境问题解决方法。

六、一般精神健康状况对社会参与的影响

患有多种诊断性疾病的儿童和青少年明显存在有限的社会参与。以下内容描述了患有这些疾病的儿童和青少年可能出现的社交障碍类型。

（一）孤独症谱系障碍

在美国，每 59 名儿童中就有 1 个被确诊为孤独症谱系障碍（CDC，2018）。男孩是女孩的 4.5 倍；因此，

框 14.4　支持严重多重残疾的青少年和年轻人参与社交活动的策略

- 改造定位设备，这样年轻人就可以和家人坐在餐桌旁。
- 用图片时间表来组织一次和朋友的购物中心之旅，为郊游的开启、进行和结束提供选择。
- 改造舞会上的舞蹈，这样所有的参加者都可以参加。
- 建议年轻人用轮椅桌板或手推车为团队运送水和零食。
- 与当地一家正在进行改建的小企业合作，包括可使用的主要入口和（或）实用的布局和标识。
- 为当地的"商业改进局"提供服务残疾客户的教育和培训。
- 创造改良的数码相机，年轻人可以用它来记录体育、学校服务项目或艺术节目等活动。
- 在办公大楼的休息室里通过降低灯光和限制噪声来实现有控制的午餐日。
- 在当地的艺术作品中设计伙伴系统，让演员和支持者配对，这些支持者可以在台词、限制和舞台表演方面提供帮助。
- 为一所高中的早间新闻节目编写学生的语音生成设备，提供每日天气情况。
- 帮助年轻人及其家人完成城市辅助交通服务的申请。

大约每 42 名男孩中就有 1 个患有此病，而每 189 个女孩中有 1 名患有此病。社交障碍是 ASD 的三个核心组成部分之一。对孤独症儿童社交技能的研究发现，孤独症儿童在社交关系中存在严重的困难，但对自身的困难了解相对较差。社交困难被认为是与其他儿童缺乏深层次的互动关系的原因之一。Church 等报道了一些社会问题，如过于安静和谦逊、缺乏插入聊天的社交技能，或者过于活跃和好动以致儿童违反了社会界限。患有孤独症的儿童表现出与同学疏远的行为，并创造出难以克服的消极互动模式。

缺乏朋友通常被描述为 ASD 儿童的社交技能问题。有证据表明，在所有残疾群体中，患孤独症谱系障碍的儿童的友谊数量最少。患有孤独症的儿童通常会意识到他人的存在并对他人产生兴趣，但却经常以不恰当的方式接近他人。他们可能表示出对交朋友的兴趣，但通常会因为频繁的失败而变得沮丧。Orsmond 等发现很少有孤独症青少年和成年人与同龄人建立相互间的友谊，包括参加各种各样的活动，并且发生在预先安排好的环境之外。一般来说，对社交技能的自发使用要求越高，ASD 患者的社交障碍水平就越高。

Volkmar、Carter、Sparrow 和 Cicchetti 发现孤独症儿童的平均社交技能比平均值低两个标准差。对

案例14.10 Emily：TEAM项目

Emily，一个18岁的TEAM项目实习生，有轻微的智力障碍和肌张力低下。她现在正在上高中三年级。本案例将遵循游戏计划的步骤来说明Emily如何识别和解决就业的物理和社会环境障碍。

第一基本目标：我想做什么活动？

Emily的活动目标是成为一名正式的儿童照顾志愿者。通过这个角色，她将与社区成员有更多的互动，并获得支持她未来作业目标的经验。她将熟悉日托中心的组织结构和程序，如背景调查和员工培训要求。Emily和她的辅导员决定，她的目标将是确定一个中心，并安排时间观察照顾婴幼儿的工作人员。她还会努力多照顾孩子超过1个小时，让她更多地参与孩子们的活动。这些信息用于创建一系列的目标实现级别，这些级别将在TEAM项目完成时用于评估Emily的成功。

第二基础计划步骤1：环境的哪些部分对我有帮助，哪些部分对我有困难？

当Emily了解到环境的支持和障碍时，她开始确定一系列的因素，这些因素会帮助或使她更难实现志愿照顾婴儿的目标。她使用游戏计划工作表将环境的两个部分定义为障碍。由于"信息"的障碍，很难找到提供保姆服务、接受托儿志愿者，并能轻松描述申请流程的地方组织。因为她的肌张力低下，Emily担心打开紧的"东西"，如盖子或瓶子，这可能是一位儿童看护志愿者的责任。Emily还注意到一些"人"，包括协调人和她的母亲，他们充当支持的旁观者并提供建议。

计划步骤2：我可以用什么策略来改变环境？

通过TEAM项目，Emily培养了自己改变环境的能力，她使用了课程中教授的六种调整策略：提前计划、改变空间、使用技术或事物、向他人传授能力和需求、改变规则、寻求他人帮助。她实施的第一个策略是使用技术和物品在互联网上搜索信息，她请人（她的母亲）确定一个合适的组织。她确认当地的基督教青少年会提供幼儿保育服务。Emily发现这个网站很难浏览，于是给中心打电话。这种方法为她提供了关于照顾孩子的时间和整体编程信息的具体信息。由于日托中心的工作人员在提供这些信息时提供了帮助，Emily还将工作人员视为帮助她实现目标的额外支持。

在确定了当地的基督教青少年会是她的目标组织之后。Emily与引导者进行了头脑风暴，她将如何通过电话联系基督教青少年会来分享她成为儿童照顾志愿者的兴趣。创建脚本为作为引导者做准备，允许Emily使用提前计划策略。

计划步骤3：使用这个策略会改变其他人的活动吗？

Emily想要关注使用告诉别人她的能力和需求（与她的同事共享信息，包括她的残疾和为什么她很难打开瓶子和盖子）和寻求帮助（请同事帮忙打开瓶子和盖子）的两个相关策略。Emily承认使用这些策略会增加她同事的工作，因为他们必须帮助Emily照顾其他孩子。此外，Emily认为，如果她只和一名工作人员一起工作，这些策略可能会使照看孩子变得更加困难。然而，在主导者的支持下，Emily承认，在照顾孩子时，同事们通常分担责任。例如，如果一名同事正在为一名烦躁的孩子系鞋带，Emily可以通过做鬼脸来让孩子高兴起来。Emily还考虑了使用她的策略可能对孩子的影响。她想知道如果她不能承担所有的主要责任，孩子们是否会感到困惑或失去乐趣。在主持人的支持下，Emily得出结论，如果她自愿和孩子们一起玩，孩子们会更开心，因为她知道如何和孩子们玩，并鼓励有趣的互动。

执行：我应该和谁谈论这个变化？

在她的帮助下，Emily用电脑上网，找到了当地基督教青少年会幼儿中心主任的电子邮件和电话号码。Emily注意到主任是申请的正确人选。Emily决定，她和促进人员一起写的脚本交给引导者，她打电话给这个人的时候也会按照脚本行事。

检查：我现在可以做这个活动了吗？

在年底IEP小组的会议上，Emily分享了她在夏季志愿服务基督教青少年会的兴趣。因此，该小组为她提供了在学校课堂上积极参与为儿童提供照顾的机会。这使得她最终的目标实现水平为+2。此外，她识别环境障碍和支持的能力，以及制定解决环境障碍的策略，使她的环境因素相关的学习目标和修改策略的目标实现水平为+2。Emily打算在她父母和IEP小组的支持下，继续努力实现她成为YMCA志愿者的目标。

孤独症谱系障碍的家庭、临床和流行病学方面的研究表明，社交缺陷持续地分布在人群中，诊断为孤独症谱系障碍的人是社会特征受损最严重的人群之一。社交技能和社交技能干预可能比任何其他诊断组更频繁地研究ASD患儿。详见第30章。

（二）智力障碍

据报道，国际上儿童和青少年的智力障碍（ID）患病率为0.22%～1.55%。高达75%的ID患者在社会功能方面表现出有困难。在青春期，随着对社会交流期望的增加和班级参与变得更加社会化，这种缺陷变得更加明显。社交技能的挑战包括有效沟通和社会互动的延迟，社会意识差，解决问题能力差和心理理论差。在一项对重度ID成年患者进行的长达25年的纵向研究中，发现社会功能障碍是负面长期结果的最有力的预测因素，这表明在作业治疗中处理这些技能的重要性。针对 ID 儿童社交障碍的干预措施包括社会规则意识、特定的社会行为、自我调节、心智理论和社会问题解决。

(三)胎儿酒精谱系障碍

专家估计，FASD 在美国可能高达 2%～5% 的人口。妊娠期暴露于酒精并被诊断为 FASD 的个体会经历大量的社会行为障碍，这些障碍往往会持续一生，甚至可能随着年龄的增长而恶化。这些障碍包括社交能力、心智理论(框 14.3)、同理心、社会关系、社会问题解决、不恰当的友善以及同伴关系和社交适当互动的困难。他们也可能会经历社交退缩、取笑或欺负、社会判断力差、难以感知或回应社交暗示、表现出对他人的关心并形成相互的友谊。针对 FASD 儿童社会挑战的干预措施包括关注自我调节、心理理论和社会问题解决的干预措施。

(四)注意力缺陷多动障碍

在美国，4～17 岁的儿童中有 11% 被诊断为 ADHD。患有 ADHD 的儿童通常学习成绩不佳，受伤更频繁，同时患有精神疾病的概率更高，对医疗保健的需求也更大。ADHD 的核心症状包括注意力不集中、冲动和多动。其他问题包括注意力和认知功能领域的困难，如问题解决、计划、定向、灵活性、持续注意力、反应抑制和工作记忆。患有 ADHD 的儿童比正常发育的同龄人更不受欢迎，朋友也更少。他们没有朋友的可能性是同龄人的 2 倍，即使他们有朋友，友谊的质量往往比同龄人更低、更不稳定。在一项研究中发现，超过一半的 ADHD 儿童普遍被同龄人厌恶，并被他们拒绝。持续的社会困难和同伴的排斥与以后生活中的不良结果相关。其他的问题经常出现在情感成分中，如动机延迟和情绪调节，这是社交技能问题的基础。社交技能训练是 ADHD 儿童的常用干预手段。在美国的一项全国性调查中，39% 的 ADHD 儿童接受了社交技能训练，这是儿童最常见的社会心理干预。

(五)焦虑症

焦虑症是最普遍的精神健康障碍。根据大规模的以人口为基础的调查，多达 33.7% 的人口在其一生中受到焦虑症的影响，其中妇女和中年人的患病率最高。焦虑症始于儿童、青少年或成年早期，在中年达到高峰，并随着年龄的增长而逐渐减少。发病年龄中位数为 11 岁。

社交技能和社交互动方面的问题经常出现在被诊断为焦虑症的儿童身上。Ginsburg、La Greca 和 Silverman 发现，在他们对 154 名 6～11 岁儿童的研究中，报道了高度社交焦虑的儿童较低的社会接纳和整体性自尊水平以及同伴间的消极互动较多。患有高度社交焦虑的女孩也被父母评为社交技能差，尤其是在果断和负责任的社交行为方面。焦虑障碍可在青少年时期发展为社交焦虑障碍(social anxiety disorder, SAD)，如果不进行治疗，往往会延续为长期存在的过程进入成年期。SAD 也被称为社交恐惧症，其特征是明显持续的恐惧和(或)对社交场合的回避，在这种情况下，个人害怕被他人消极评价或遭遇尴尬。

CBT 已被证明可以有效地减轻 SAD 患者的症状和功能障碍，并改善他们的社交技能。CBT 是一种心理治疗方法，它将行为和认知原理相结合，通过一系列以目标为导向的、明确的系统过程来处理功能失调的情绪、不适行为和认知过程及内容。有关 CBT 原则和在作业治疗实践中应用的更多信息请参阅第 28 章。

(六)学习障碍

据估计，LD 在美国普通人口中的患病率在 5%～9%，黑种人、非西班牙裔儿童中，中度至重度 LD 的患病率更高，而且随着贫困水平的增加，患病率也在增加。许多患有 LD 的儿童在人际理解和社会交往方面存在困难，与正常发育的同伴相比，表现为课堂行为不端、无法与同伴合作和建立积极的关系、在同伴关系修复方面存在明显困难。Agaliotis 和 Goudiras 发现，患有 LD 的儿童比没有 LD 的儿童更难理解人际冲突的组成部分、更难设计解决冲突的替代方案、更难理解他们提出的解决方案的后果。此外，Carlson 研究了 LD 儿童的社会交往目标和策略，发现没有 LD 儿童会选择妥协等果断的策略，而 LD 儿童会选择单向的、较难接受的、非自信的和无权的策略，如避免谈判以解决人际冲突。

(七)情绪障碍

儿童和青少年的抑郁症患病率约为 3.8%，在过去 50 年中没有明显变化。在一项对 4 041 名抑郁症患者的大型研究中，他们的平均发病年龄为 26 岁，12% 的人在 12 岁之前被诊断出患有抑郁症，25% 的人在 12～17 岁发病。在青春期之前，不同性别的抑郁症发病率大致相同，但在青春期间和之后，女性的发病率更高。

基础流行病学和临床研究表明，自我调节、应对和人际交往困难等问题是增加抑郁风险的因素。这些弱点既增加了儿童遭遇压力（抑郁的另一个风险因素）的机会，也降低了他们应对压力的能力。拥有更好的人际关系技巧与较少的青少年抑郁症状和更多的积极养育有关。良好的人际交往能力可以预防青少年抑郁。

据报道，从社区流行病学样本中得出的21岁以下儿童双相情感障碍的总体患病率为1.8%。1994—2003年，美国年轻人的自杀率大幅上升，并且高于欧洲。双相情感障碍儿童出现心智理论困难（框14.3）。在一项比较"异常高"躁狂发作的儿童与控制较好的躁狂发作的儿童的研究中，控制较好的躁狂发作儿童比正常发育的儿童表现出较差的社交技能，但异常高发的儿童则没有。

（八）对立违抗障碍和品行障碍

与攻击性行为相关的疾病，包括ODD和CD，是儿童和青少年中最常见的精神疾病。ODD患病率为12.6%，CD儿童患病率为6.8%。《精神疾病诊断与统计手册》（第5版）将攻击性行为描述为破坏性和缺乏冲动控制，侵犯他人权利和（或）使个人与社会规范或权威人物发生冲突。患有CD的儿童表现出一种持续性的攻击性和反社会行为，以及严重违反规则的行为，而患有ODD的儿童表现出愤怒/易怒的情绪、发脾气和争论/挑衅的行为，但没有严重的攻击性或反社会行为。患有这些病症的儿童在试图解决社会冲突时缺乏社交技能（如语言和非语言行为）。作业治疗干预的重点是自我管理和问题解决，以解决儿童ODD和CD的社会问题。

总结

社会参与是一种作业活动，包括社交技能、社会互动以及在各种情况下的人际关系（如家庭、学校、工作、社区）。它与生活质量和幸福感有关。包括解读他人的暗示、同理心、沟通、肢体语言和社交礼仪。残疾儿童和青少年可能在社交技能方面面临挑战，这妨碍了他们参与活动的能力，从而妨碍了他们参与儿童活动的能力，如交朋友。了解与社交技能和社会参与相关的组成部分和理论有助于作业治疗实践。

总结要点

- 社会参与包括与他人相关的活动，包括在家庭、学校、工作和社区活动（如休闲、娱乐、体育）中需要的社会互动和社交技能。社会参与包括儿童和青少年在日常生活中进行的所有互动。

- 儿童和青少年通过与家庭和他人的互动发展自我感（认同感）。当儿童和青少年在社会上相互影响和联系时，他们会了解自己的优势和挑战，并形成一种自我认同感。例如，当青少年寻求从家庭中独立出来时，他们很重视同龄人来建立自己的认同感。当儿童和青少年决定他们的兴趣、价值观和对自己的信念时，参与社会提供支持。

- 有几种理论解释了儿童和青少年的社交技能挑战，包括心智理论、弱中央统合、共同注意和执行功能。

- 作业治疗师使用多种方法来解决儿童和青少年的社会参与问题，包括MOHO、社会认知、行为矫正、同伴介入和感觉调节。各种辅导和教学方法（如社交辅导、社交脚本、社会故事、社交技能小组、能量卡、隐私圈、正念）；情绪调节方法（如情绪猜谜游戏，警示程序）和关注环境的干预处理社会参与。

- 社交技能干预针对特定的社会行为（如问候、自我介绍、开始交谈、寻求帮助、轮流）；了解社会规则（如与他人保持距离、礼貌、赞扬他人、尊重他人、表示异议）；理解他人的观点（如分享、阅读非语言线索、理解他人的意图）；执行功能技能（如识别不舒服的感觉、平静自己、轮流、遵循指示）和解决问题的能力（如处理欺凌、妥协、坚持自己、倡导自己）。表14.1列出了所涉及的技能类型。

- 心智理论指的是理解他人的观点。各种各样的干预方法通过鼓励儿童考虑他人的情绪和感受，通过社交技能小组、社交思维、计算机程序、心智解读、正念、社会解剖，漫画对话来处理心理技能理论。SOCCSS方法的设计目标是心智理论。

- 创建社交技能小组，让儿童和青少年在安全的环境中学习和练习社交技能。在确定了社交技能小组的位置、时间和地点之后，作业治疗师为参与者确定标准（如年龄范围、社交技能困难）并招募儿童。作业治疗师与儿童和家长会面，确定儿童的小组目标。家长通过家庭节目、跟踪或信息会议参与整个项目。每节课都有明确的活动时间表，以便儿童了解活动的期望和流程。每节课的主题有助于使小组变得有趣，并使儿童参与其中。在小组结束后，作业治疗师测量项目结果，并与儿童和父母讨论孩子朝着目标进展并提出后续建议。

第15章

教育表现的评估与治疗
Assessment and Treatment of Educational Performance

Colleen M. Schneck, Shirley Peganoff O'Brien

问题导引

1. 什么是教育?
2. 学生的任务是什么?
3. 在教育环境中,学生在扮演这些角色时面临着什么类型的困难?
4. 作业治疗师如何评估在学校中的学生?
5. 作业治疗师如何改善学生在学习中的作业表现?

关键词

协作	调整	转移
能力	动机	通用设计
教育表现	参与	学习通用设计
参与度	自我效能	视觉分析
环境和情境	自我决策	视觉运动整合
目标	转换	视觉感知能力
成长型思维	技能习得	视觉空间能力
最适挑战	策略	
掌握	以优势为基础的教育	

一、教育是一种作业活动

世界作业治疗联盟将作业定义为人们作为个人、家庭和社区的一员,为了消磨时间并且给生活带来意义和目的而进行的日常活动。根据作业治疗实践框架3(Occupational Therapy Practice Framework-3,OTPF-3),教育是一个作业领域,包括学习和参与教育环境所需的技能。儿童和青少年的正式教育参与包括从事学习活动(如数学、文学,包括阅读和写作、演讲)、非学术活动(如课间休息、午餐、储物柜的管理、日常生活活动)、课外活动(如体育活动、乐队、啦啦队、舞蹈队、俱乐部)、就业前教育和就业教育活动。在良好的情境和环境下,学生参与作业活动受到选择、动机和意义的影响。表15.1总结了在教育情境中的作业活动。

作业活动发生在情境中,并且受个人因素、表现技能和行为模式之间相互作用的影响。个人因素包括价值观、信念、精神状态、身体功能和结构,这些都是作为一名学生基本的作业活动。运动技能、处理技能和社会交往技能是学生角色作业活动中的基本表现。表现模式是学生从事作业或活动过程中的习惯、日程安排、任务和礼仪,这可以支持或阻碍作业表现。

参与教育作业活动,其意义不仅限于技能习得。和朋友一起进行社会参与也会大大影响教育参与。此外,学生的动机和好奇心促使他们参加渴望的学生活动。在学习和非学习方面取得的成就能够促进学生自尊心的发展,并且可能有助于未来参与就业。学生需要感到自己有能力并且能成功地促进自身角色的发展。

表 15.1　教育情境中的作业活动
学习类
1. 文学
阅读、写作、演讲、倾听
2. 精细运动技能的应用
写作前的构思、使用剪刀的技巧、手动操作、书写、涂色
3. 数学
4. 学习动机和好奇心
非学习类
1. 课间休息、餐厅的午餐、过道内的社交活动、准时上课
2. 日常生活活动、工具性日常生活活动（课间穿外套、在餐厅吃饭、盥洗室洗漱、使用过道的储物柜、社区移动/转换）
3. 与他人互动
课外活动类
体育活动、啦啦队或舞蹈队、乐队、俱乐部
就业
就业前和就业教育

框 15.1　学生的学校守则
学生应做到：
每天准时到校
遵守校纪校规
尊重他人权利
接受他们的行为后果
避免为自己的行为找借口
做好学习的准备，尽力做到最好
保证学习诚信
尽最大的努力完成规定的家庭作业和课堂作业
帮助他人
鼓励合作，养成良好的学习习惯
从自己的错误和他人的错误中学习
尊重老师和其他学校成员的知识及权威
对学校工作人员、同龄人和志愿者有礼貌且尊重
不带武器、酒精或毒品到校
使用适当的语言
对自己和他人实行安全措施
爱护学校财产和学校环境

要胜任学生的角色，就必须在教育的2个主要方面取得成功。学生必须学习，然后向他人证明自己所学的内容。这两方面的功能要求一些不同的技能。为了学习，学生必须要表现出自我调节、批判性思维和建立人际关系的认知及情感能力。还需要有执行能力来进行高阶学习，以此将信息整合在一起，形成新的思想和观念。批判性思维可以提高对内容的基本认识，并帮助学生理解和应用在各种情境中的知识。认知能力通过学生的动机和兴趣得到加强。当学生对学习感兴趣时，他们更倾向集中注意力且积极主动学习，从而形成更高层次的思维。执行能力技巧可以帮助学生集中注意力（如抑制外部刺激）、组织、工作记忆、计划和启动任务及自我监控。这些执行能力技巧为自我调节奠定了基础。

在学校里，学生的另一个胜任特征是记录和应用所学知识的能力。学生通过参加考试、论文、演讲、表演和其他作业来体现所学到的内容。书写是表达学生所学知识的一种方式，对于交流也很重要。在学生角色中，积极的倾听、口语表达和书面表达是沟通的重要组成部分。

学生在获取和展现知识时需要自我调节。他们必须记住完成作业、上交作业及评分并努力达到学校的期望。吃苦耐劳的能力也会影响教育的进程。因此，为了让学生在学习过程中不断进步，有效地培养他们的成长心态，对已提交的作业进行评分，整合后进行反馈，并在课堂上彼此分享信息都必不可少。为了培养批判性思维，应该在学习环境中探索和强化学习偏好。学习的元认知能力、承担个人责任并且认识到知识对规划未来人生角色的重要性，这些都是在学生的作业活动组成中基于优势的教育方法。

作为学生，还有另一个要素，即建立与学习的人和物品的关系。学生必须有礼貌、有思想、遵守秩序，成为一名合格的在校学生。学生使用书写工具、剪刀、计算机、平板电脑、书籍和图书馆等工具或物品来学习并展示所学知识。要成为学习者，必须加强在学习过程中的自信心，保持终身学习的动机和好奇心。

二、学生角色

角色是个人符合社会期望、文化塑造的一系列行为模式（AOTA, 2014）。学生的角色是由学校所在的社会及文化决定的。因此在美国，学校通常有一般的校规，这包含了对学生角色成功期望的总体表现，以及基于这些社会期望的特定课堂规则。

角色能力，或学生角色必须具备习惯或日程安排的有效表现，需要学生积极参与。学生对活动越感兴趣，所得到的锻炼就越多，从而有助于提高学生的能力。

学生角色所需要的行为很多(框15.1)。例如，学生要阅读书籍、写论文、做数学题、参加课间休息并在餐厅吃午饭从而参与学校相关任务。学生必须学习读写技能。读写能力既复杂又多变，它包括听、说、读、写。识字能力是理解、评估、使用和参与书面内容，以此融入社会实现自己的目标并形成个人的知识和潜力。学生必须表达他们所学的知识，因此他们需要通过书写技巧来证明自己对知识的熟练程度。通过听、说、读、写进行交流是学生所必需的技能。学生在完成作业时，要仔细聆听指导并询问解释说明。这些需要努力的任务要求学生有兴趣和动机来激发他们积极参与。

作为学生，任务需求也会影响成功的表现。任务需求包括工具、空间、社交及活动的时间和顺序。在课堂环境中，记笔记、组织思考、阅读和抄写是学习中需要完成的任务示例(图15.1)。记得带乐器来学校，在学校音乐会期间穿合适的服装参加学校演出，这是课外活动中需要完成的任务示例。提前解决任务需求的机会可能包括接受其他学生的午餐预定并将他们安排在餐厅，以便他们可以准备好进入社区实习。了解需求类型对于培养学生在学习过程中的能力是很重要的。对所需的行动和表现技巧的考虑，连同身体功能和结构，以及对学生的相关性和重要性，都将影响个人在学校活动中的教育表现。

三、学校作业治疗评估过程

第二章介绍了作业治疗师指导评估和干预的理论。第24章详细描述了学校作业治疗评估的过程，以及在这种情况下指导实践的法律和法规。简单地说，作业治疗师首先要了解作业概况(学生教育史、兴趣、价值观和需求)，然后采用自上而下的方法，考虑学生在学习中所面临的具体问题，并考虑可能促进或阻碍这些表现的环境因素。自上而下的评估，如儿童作业自我评估(COSA)将提供可用于观察多方面问题及其对学生重要性的视角。学生参与某项活动的意愿或愿望会影响他们的表现，这一点应予以考虑。例如，如果儿童对某项任务不是很熟练，他可能不想参与，并且可能会被老师视为不合作。

然后，作业治疗师考虑特定的技能和个人因素中的优势及劣势。例如，当学生为班级活动制作剪纸时，必须考虑手功能(抓握、力量、肌张力、支配能力、肌肉耐力)、视觉功能(视力、视觉感知、视觉运动整合)、双侧整合、工具使用、注意力、记忆力和排序。整体心理功能也可能影响表现，如睡眠、精力和动力。学生必须在到学校前休息好并准备好学习。

学校的作业治疗师通常会使用正式和非正式的评估方法。在教室、走廊、餐厅或课间休息时观察，这可以提供极好的自然数据来源(图15.2)。然而在许多情况下，需要使用标准化和(或)标准参照工具进行正式评估。作业治疗师应补充进行基于作业和表现的评估，以支持实践，并作为支持学习的协作团队成员参与评估。作业治疗师在选择评估工具时，不仅需要考虑用于确定与学校实践有关的最佳学习挑战方法的初步评估工具，还要考虑随着时间的推移测评学生成长和提高的工具。

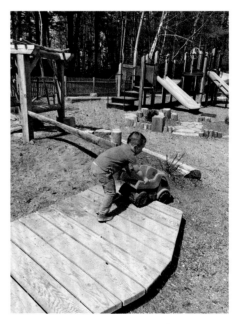

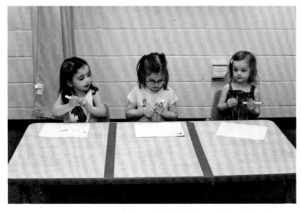

图15.1　任务需求：要求学生留在自己的活动空间内(如图所示提供的视觉空间提示)

图15.2　观察游乐场的参与情况

学生的学习挑战要求作业治疗师思考在学习技能和学习模式方面可能存在的不足,然后观察并选择最能满足教育需要的测量工具。评估和早期干预的关键是其与学生学习的相关性。附录汇总了学校实践中使用的各种评估方法。此表提供了评估工具的摘要,并未包含所有可用的工具。

(一)学校作业治疗评估领域

虽然书写是教师转介作业治疗的主要原因,但教育的作业活动是广泛而复杂的。作业治疗师根据学生对参与正规教育的需求来制订评估框架。评估领域可包括学习活动、非学习活动、课外活动、就业前或就业活动。学习方面的评估内容包括阅读和读写能力、数学、交流、社交、游戏、自我照顾、行为及在学校取得成功所需的相关潜在技能。这些领域中的任何一个都可能是作业治疗师对学校评估的一部分。然而,这些主题中的许多内容已在其他章(第12章ADL、第28章心理健康和第14章社会参与)中讨论。本章将着重于其他未强调的特定领域,如手功能、视觉感知、视觉感知运动整合及与学习相关的自我调节。这些领域是许多学习任务(如阅读、数学、书写、自我照顾)及课间社交游戏技巧的先决条件。作业治疗师评估学生在教育环境中的表现能力时,应考虑执行能力技巧、自我调节及其他整体功能。

表15.2列出了参与学习、非学习、课外活动和就业活动的正式教育所需的运动和处理事务的技能分析。运动、处理和社交互动技能不应与学生的动机、好奇心和自信心分开来看。参加学习、非学习、课外活动和就业准备的情况列于表15.2;除了传统的学习表现外,评估还应包括这些方面。

活动分析应考虑每个领域内的具体任务,因为他们可能有所不同。例如,学生运送书籍到图书馆就是一种就业前技能训练,在此需要展示移动能力、完成移动、举起和行走。然而,分类整理图书馆的书籍时,调整任务以便更好地分类书籍。因此,表15.2强调了作业治疗师在分析所有作业活动时使用技能知识的重要性。

(二)认知障碍与评估

认知障碍可能会阻碍学习、读写能力的发展和与人交往的能力。智力障碍学生可能在听从指令、完成活动方面有困难,也可能表现出行为障碍。学生可能在工作记忆和其他执行能力方面存在困难。在学习和社交场合中,他们可能表现出缺乏主动性

和完成活动的能力,难以专注于工作,难以有效地解决问题。执行能力不足会进一步影响学生的自信心和对可实现目标的设定。

认知障碍学生可能会认为自己的学习能力很弱,感到绝望,并在教师授课或完成家庭作业时气馁。当表现不佳时,动机至关重要。自信心是掌握学习中的一个重要概念,其是在学习过程中建立的成长型思维和信念。成长型思维是不断变化的,是通过奉献和努力发展的,而不是对自己能力的固有观点。一名没有成长型思维的儿童可能会说:"我不够聪明,所以做不到。"成长型思维让学生将挑战和失败视为学习和进一步发展能力的机会,从而增强自信心。认知能力通常可以通过观察组织、计划和启动任务及记忆功能来评估。附录列出了正式检查执行功能的评估工具。

(三)视觉感知障碍与评估

视觉感知是对视觉刺激的接收和认知的全过程。视觉不仅仅是视物,它对学习也很重要。学生一旦接收到视觉信息必须能够分析、解释并使用,以便与周围环境互动。这些视觉认知技能用于提取和组织视觉信息,并将其与其他感官模式和更高的认知功能相结合。视觉对手功能的发育很重要,特别是发展新的运动技能。Scheiman(图15.3)描述了需要评估的视觉信息处理技能的3个领域:视觉空间、视觉分析和视觉运动整合。视觉空间能力是判断物体在空间中相对自己身体位置的能力。应评估的部分包括空间位置、空间关系、深度感知和方位知觉。视觉分析能力决定了视觉形式的不同特征,包括大小、形状、颜色和方向。视觉分析能力的构成要素包括视觉辨别、形态恒常性、视觉图形背景、视觉完形、视觉记忆和可视化。了解视觉和视觉信息处理障碍

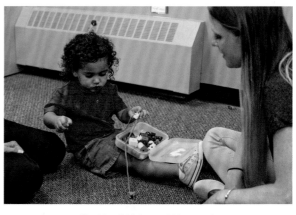

图15.3 视觉对促进精细运动技能的发展是重要的

表 15.2　正式的教育参与及运动和处理技能

OTPF 表现技巧 技能	正式的教育参与									
	学 习 类				非学习类			课外活动类	就业类	
	使用剪刀	书写	阅读	数学	休息	餐厅	走廊	运动或舞蹈	就业前	就业
运动技能										
排列	×	×	×			×			×	×
稳定					×	×	×	×	×	×
位置	×	×	×	×		×		×	×	×
伸手	×	×	×		×	×		×	×	×
倾斜	×	×			×	×		×	×	×
抓握	×	×				×		×	×	×
操作	×	×				×		×	×	×
协调	×	×				×		×	×	×
移动		×				×	×	×	×	×
举起	×	×	×		×	×		×	×	×
步行					×	×	×	×	×	×
转移						×	×		×	×
调整	×	×	×		×	×		×	×	×
流畅性	×	×				×		×	×	×
耐受性	×	×	×	×	×	×		×	×	×
步速	×	×	×	×	×	×		×	×	×
处理技能										
步速	×	×	×	×		×		×	×	×
参与	×	×	×	×		×		×	×	×
注意力		×	×	×		×			×	×
选择	×	×			×	×		×	×	×
使用	×	×			×	×		×	×	×
处理	×	×				×		×	×	×
查询		×		×					×	×
启动	×	×	×	×	×	×			×	×
继续	×	×						×	×	×
顺序	×	×	×	×				×	×	×
终止	×	×	×	×	×	×	×	×	×	×
搜索/定位					×			×	×	×
收集		×			×	×		×	×	×
组织		×	×			×			×	×
还原						×			×	×
导航						×	×		×	×
通知/应答	×	×				×			×	×
调整	×	×	×	×		×			×	×
适应	×	×	×	×	×	×		×	×	×
受益	×	×	×	×	×	×				×

请参阅第32章。视觉感知通常是在学校通过观察阅读、完成拼图及使用需要匹配和辨别形状及物品的评估工具来评估的(附录)。

(四)自我调节障碍与评估

自我调节通常被视为一种管理和控制情绪及行为的能力。自我调节需要情绪控制,可能会受到性格和之前的学习行为及学习动机的影响。Martini、Cramm、Egan和Sikora(2016)认为,策略可以分化为催化剂(即改变个体的情绪或觉醒状态)和元认知(即自我监控的高阶思维过程)。这是评估和计划干预时的一个重要特性。自我调节是作业治疗师所熟悉的一个话题,他们使用的术语可能不同于教师,作业治疗师更侧重感觉统合理论方法,而不是认知行为方法来学习和表现。因此,制订支持学生在学习环境中的计划时,需要理解使用自我调节的概念框架。作业治疗师明确使用这一术语及与其一致的概念,这是学校环境中跨专业实践所必需的。

感觉处理能力常常影响学生在学校环境中的自我调节能力。感觉处理可以影响课堂内和学校整日的活动参与。当感觉处理存在困难时,学生在写作、课堂活动和其他体育活动中的协调能力可能较差,会逃避体育活动和社交活动,表现出在学校环境中缺乏韧性和适应能力。潜在的感觉处理问题可能表现为消极行为,从而导致难堪和受他人欺凌。

了解潜在的内部感知身体需求如何影响行为对注意力和学习也很重要。对内部身体状态的感知,如饥饿,可能导致行为过激、自我调节问题和(或)情感淡漠。通过解决学习中的感觉处理技能需求,报告证明学生在完成任务上有更好的表现,这使得他们能够将注意力集中在学习上。当潜在的感觉处理需求得到满足时,社交互动技能也会在课堂环境中受到积极影响。通过促进学生对感觉需求自我意识的提高,他们可以参与到解决问题的过程中来,以此支持在学校环境中的自我调节需求。

通常通过观察学生的行为和全天各种活动(如课间休息、午餐时间、课堂行为等)的参与度来评估自我调节。评估自我调节功能的正式评估见附录。

评估过程中的另一个方面是要考虑教师对关于课堂感官环境和对学习影响的启用工具。Kulhanem和Kelleher形成了课堂感官环境评估(CSEA),这是一种促进协作讨论的工具,讨论了感觉信息如何影响面临学习感觉处理障碍的学生。像感觉处理测量这样的工具可以在实际环境中应用进行临床测评。

第20章讨论了评价感觉整合和处理的专业知识。

(五)运动功能障碍与评估

运动功能障碍(如手功能、精细运动功能、协调能力、耐力)会影响学生在课堂活动中的参与,如写作、使用剪刀和其他工具及在换课、课间休息、体育课和参加俱乐部或运动项目时走廊上的活动。学校活动所需的精细运动和粗大运动协调功能随着时间的推移而变化,这经常影响不同年级学生参与不同活动的情况(图15.4)。作业治疗师必须了解学生学习中的挑战与他们表现之间的关系,这些因素可以影响学生对上学的渴望程度并充分影响学生的角色。例如,手部肌力弱的学生可能不想记太多的笔记,也不想错过学习的内容。他们可能需要调整记笔记的方式,但常会忘记使用或不会一直使用工具。就业前,学生可能需要为了成功得到可能的工作机会而适当调整。运动功能障碍可能会阻碍功能性生活技能的发展,这是从学校衔接到工作的阶段所必需的能力。

1. **手功能** 使用和记录评估工具时,必须对握力、力量、手持操作、触觉和本体感觉的感觉运动功能进行观察和正规评估。这些基础的技能表现为参与许多教育活动提供了基础。通过参与不同发育年龄段的日常活动可以提高手功能(图15.5)。学生用手和从事精细运动的次数越多,特别是在学前和早期小学教育中,他们就更有可能参与更加多样化的精细运动任务,参与的频率和独立性也越高。

持物和操作物品、强化拿捏和手部肌力大大影响着学生参与体育课时的穿衣能力,打开储物柜的能力,以及使用餐具、铅笔、剪刀、画笔和量角器等工具的能力,这些都应该被评估。工具的使用是有意义、有目的地操作工具,以便与其他物品或材料相互

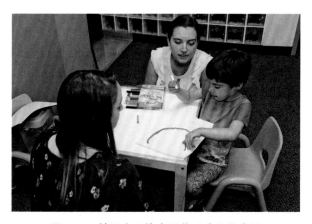

图 15.4 绘画在环境中强化手功能的发展

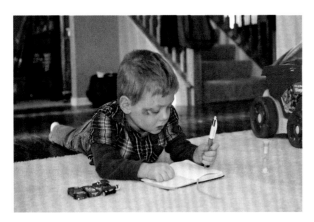

图15.5 俯卧位用于发展躯干稳定性和手部负重能力

年龄（岁）	剪刀技能	上肢活动
	表15.3 使用剪刀技能的发育顺序	
2	剪刀剪断	用手拿纸最少；可能拿纸动作较笨拙或用手侧握；用剪刀的手常内旋
2.5	横向剪开一张6英尺（15厘米）的纸	主动前臂旋后拿纸；拿纸动作稳定，手旋后剪开纸
3～3.5	剪一条6英尺（15厘米）的线	拿纸动作稳定；前臂部分旋后；手持剪刀旋转至90°
3.5～4	剪圆形	手拿着纸，跟随剪的动作一起移动；拿剪刀的手旋后角度为90°或以上
4～5	剪正方形	手拿着纸，跟随剪的动作一起移动；拿剪刀的手旋后角度为90°或以上
5～7	剪各种形状	在剪的动作中，双手会同时相互配合

配合，这也是在学校环境中必不可少的交流的方法。学生参与各种学校、自我照顾和游戏任务需要熟练使用工具。儿童对工具使用技能的习得与认知发展密切相关。例如，随着时间的推移，儿童对剪刀的抓握能力会发生变化（表15.3）。拇指在剪刀手柄孔中位置不变，但手指的位置根据儿童的发育程度和使用剪刀的类型而变化。工具使用的一个组成部分是辅助手的角色。例如，在使用剪刀和进餐时，辅助手起着积极的作用，而在书写和绘画时，辅助手主要起着压纸的作用。因此，观察学生在艺术、课堂阅读活动和餐厅中的表现，将提供对手功能有效性的广泛理解，以支持教育环境中学生的习惯和对日常工作的期望。在手工艺中、玩乐高积木等精细玩具运动中，以及日常生活活动期间脱掉外套并将其放在储物柜的过程中，都可以观察到手功能。使用工具（如铅笔、剪刀或午餐用具）的评估可以证明手功能的熟练程度（有关儿童的手功能评估列表，请参见附录）。

2. 视觉运动功能 投掷和接球、使用剪刀剪出形状、把拼图碎片和形状放在正确的位置都是使用视觉运动功能的例子。视觉运动功能的组成部分包括视觉、眼部运动、感知、动作、语言及注意力动机和认知主导的知觉。书写也是学龄前儿童发展和使用的一种视觉运动整合能力。

在课堂学习、体育课和课间休息期间，可以观察到扔、接球或书写等视觉运动能力。需要临摹图片、画人物、用印刷体或草书书写的评估也是需要视觉运动功能的任务示例（附录）。

书写

书写有助于交流所学知识。评估应包括基本技能：精细运动功能包括手持操作、肌力和握笔能力；视觉感知；视觉运动整合；感觉技能包括本体感觉的感觉功能和运动计划。在评估书写的实际任务中，需要检查以下方面：书写的领域、易读性成分、书写速度和人体工程学因素。为了更全面地了解哪些因素可能会影响儿童的书写能力，作业治疗师会考虑学生的表达能力、个体因素、表现模式和情境因素。此外，还需要考虑教师的视角、书写教学方法和课程设置等。

（六）社交能力障碍与评估

社交能力障碍很可能会影响学生生活中的学习和非学习方面。交朋友、学习和小组合作、适应学校的日常生活、遵守规则往往是受自我调节能力影响的行为。这类障碍可以通过缺乏对同伴、教师或学校财产的尊重而被观察到。社会和情感行为的想法包括自我意识、自我管理、社会意识、人际技能及责任决策。每个领域都会影响学生从事和参与学校作业活动的能力。第28章进一步阐述了作业治疗在心理健康中的作用，第24章论述了与学生心理健康相关的学校活动。社交能力的培养强化了以学校为基础的干预措施对学生心理健康和健康发展需求的影响。学生必须能够认识到为什么他们必须要学习技能、技能的影响及如何融入学习。

在学生与同伴、教师和其他学校人员进行午餐活动、课间休息和在走廊里交谈互动的过程中,可以观察到社交能力。正式评估可以补充额外的信息(附录)。

四、干预措施

作为作业治疗师在学校环境中进行干预,自上而下的方法是文献报道的最佳实践方式,可以加强学生在自然情境中的融入。从逻辑的角度看,个人的能力(主导因素)与活动表现之间存在着一定联系。逻辑上,作业治疗师认为个人的能力(主导因素)和活动表现可能相互影响。然而,部分证据表明,在个体因素层面的干预可以改善功能,因此支持自上而下的方法。研究表明,当这些个体因素融入活动中时,参与度会随着实践能力的提高而增加。通过参加日常活动,学生的能力有机会在多元的学校环境中得到强化。

在评估的基础上,作业治疗师与教育团队合作,确定目标以及促进学生学习的干预方法。作业治疗实践框架3提出了干预方法,包括创造、建立、维持、修改和预防(表15.4)。其成效是作业治疗师干预后的结果,并被用于衡量进展。这些因素包括作业表现、预防、健康、参与、生活质量、任务能力、幸福感和作业活动的合理性。表15.5综合了作业治疗师在学校环境中为全面提高教育成效而扮演的多种角色。团队就提供干预服务的方法做出决定(见第24章)。

表15.6按提供服务类型列出了表现技能的领域。表15.6中的例子主要涉及学习环境中学生的参与。还应考虑非学术性的、课外的、就业前和就业的活动,并采用相同类型的直接或间接干预。青少年参与课外体育活动的影响是关于动机如何引起兴趣和增强自信心来促进发展的示例。通过积极参与正常的活动,社交能力和身体发育都得到了提高促进。

成功解决教育表现有几个关键因素。这些因素包括在学校环境中使用的方法、通用学习设计、使用准备活动、座位和位置、安全和环境适应。这些综合考虑应以患者为中心,遵循循证方法,并展示促进参与作业活动及相关教育课程的价值和意义。无论是学校本身还是教育系统在学习环境中都需要培养和建立成功的学生示范。通过在自然课程中融入作业治疗干预,加强学生学习过程中的包容度和参与度。美国儿童和青年作业治疗协会的网页提供了合理性的论文,展示了支持教育表现的资源和文章。

表15.4	教育表现的干预类型	
	描 述	举 例
创造	没有残疾或假设没有残疾发生,环境和情境、活动、个体因素、表现技能或表现模式提供了丰富的内容	为学校和(或)地区形成一个关于日常生活感觉处理和对学校表现影响的简讯或博客
建立	发展能力或恢复受损的功能	在脑震荡或颅脑损伤后,与学生一起制作日历辅助记忆
维持	提供支持,使儿童表现不会下降	提供侧重书写技巧的课外活动或暑期项目
修改	调整活动内容或背景来提高表现能力	考虑儿童的发育水平,因材施教
预防	预防情境中表现障碍的发生或发展	在全校范围内为教师和助教提供定位服务,因为它涉及对学习任务的关注

(一)方法

补救、使用策略和环境适应可作为治疗的工具。通过补救达到改善有缺陷的功能的目的。补救包括对潜在问题的干预(自下而上),或者对特定技能的结构化训练,以便这些技能可以发展并且能够掌握得更熟练(自上而下)。

由于某些缺陷可能是使用了无效的策略,因此使用策略和补救这两种治疗工具会重叠使用。可以指导策略的搜索、查看、关注、监控和信息组织。例如,对身体左右两侧的空间认知有困难的学生可能会表现出对在纸的哪一侧开始书写有困难。桌子左边的绿色胶带可以用来帮助提示从纸的哪一边开始书写。如果学生表现出注意力问题,可以提供用纸板剪成的图卡,以便一次阅读一行字。

环境适应能力可以帮助个体提高表现或功能。在任务中进行修改是为了适应任务限制,从而更可能成功。这些表现或功能的改善取决于环境适应性,并且对个人来说是外部因素。例如,一名因空间认知障碍导致寻路障碍的学生会在从教室走到浴室的过程中迷路。可以在地板上贴上黄色胶带,引导学生独立走到浴室。适应方法是一种自上而下的方法,通过补偿来改善功能。补偿是指实际环境中的调整,如来自他人的帮助、针对具体活动或情况的培

表 15.5　与学校环境相关的选择性结果干预的方法

干预方法	作业表现	预　防	健　康	幸福感	作业的合理性
创造	利用作业治疗的专业知识为学校委员会提供形成学校操场	分享手功能初期发展的感觉处理知识	教育教师课间休息活动对减轻肥胖症的重要性	发起赞美日活动，培养积极的自尊心和对学校的归属感	建立以学生为主导的健康生活方式及包容性支持小组
建立	培养平衡能力，让儿童在操场上参加跳绳游戏	在书写活动前培养学生的手功能，使学生能够参与学术活动	课间休息期间积极活动可以促进耐力的计划的制订	教学生在称赞之前称赞	教授如何在学校环境中培养包容性技能
维持	为家长提供暑期活动的操场和资源	与教师讨论学生在课堂上记笔记的能力	制定休息期间参加耐力活动的激励计划	鼓励学校工作人员积极接受这些赞美	发展祖父母日促进社会参与和包容性
修改	为哮喘儿童调整操场活动	让学生用铅笔在教室里做笔记	为了适应活动，与体育老师协商	担任在生活中有残疾或家庭问题学生的导师	建议在自助餐厅使用圆桌或长方形的长桌以促进社会包容性
预防	在职教师负责操场安全	在家长会上向老师和家长报告手功能的发育	在某一区域水平支持休息	培训全校人员如何为受欺凌的同伴发声	营造所有学生都是有价值，都可以与众不同的氛围

表 15.6　表现能力领域的干预类型总结

表现技能	直 接 干 预		间 接 干 预		
	情境内	情境外	代表、支持、角色释放、咨询	人口支持、干预反应（RTI）	项目支持
运动技能	作业治疗师在教师指导书写时提供社交学习课程	下课后，在社交学习课程中练习书写技能	作业治疗师指导任课教师手内操作活动，在书写课程前实施	在整个学校里支持快乐书写课程	提供握笔器给任课教师，分发给学生
处理技能	作业治疗师制定检查表和提示，以便在进入指导教室前从储物柜里选出上午三节课的笔记本	学生离开教室，练习执行储物柜的检查单	指导任课助教与一组由教师推荐的学生一起进行储物柜管理	为学校储物柜管理提供检查表	任课教师和助教宣传储物柜管理的重要性
社会交往能力	练习交换的社交技能小组	让学生和食堂的工作人员坐在一起进行社交活动	午餐时，与同伴合作，学习关于一个话题的对话技能	自愿参加所选的实习基地。向实习基地的良师益友推荐包容技巧	为家长和学生提供在学校宣传栏内书写社交技能的提示内容

训程序、策略和环境的适应。这种方法提供了真实作业活动的训练。这2种方法都可以用来治疗。因此为了有效的发展能力，作业治疗师必须在课堂环境中融入书写和读写能力训练。例如，阅读和书写不仅仅是一种矫正或补偿方法，更可以被全面地概念化，是一种有意义的活动和作业。

有时候，对学生及其父母、教师和照顾者的教育是最有帮助的干预措施。这有助于提高他们对局限性和功能意义的认识。教育也有助于其他人以不同的方式看待学生。例如，他们不会固执地认为学生没有在规定的时间内完成课堂书面作业就是懒惰，而是会理解问题，然后帮助做一些提示或帮助他们适应环境。

（二）通用学习设计

通用设计是易于被教育界接受的概念（见第19章）。通用设计是由1998版的《美国辅助技术法》和2004版的《美国辅助技术法》所规定的结构和内容发展而来的，是满足所有人需求设计的最佳实践，而不论其年龄、能力或地位如何。通用设计原则已经通过课程结构、多样化选择、学习选择和所有学生的学业被应用到教育中。通用学习设计原则是具有前瞻性的，根据学生的优势和知识形成教学方法。作业治疗师利用他们在神经科学、感觉处理、生物力学和环境方面的专业知识，与教师和学生相互协作进行修改，以满足学生在各种学习环境中的角色需求。

观察情境中使用的表现技能和模式及活动需求，是作业治疗师在咨询过程中如何发挥作用的例子。通用学习设计指南中的一个关键方面是参与功能。参与包括挖掘学生的兴趣，通过"最适挑战"激励坚持，并在学校环境中进行自我调节和应对。当一名学生参与将来学习和计划的家校会议时，常能观察到学生主动参与学习的参与功能。作业治疗师善于探索教育对学生的价值和意义。例如，作业治疗师根据学生对学习的渴望，为视觉障碍学生提供体位信息和调整建议。他们可能会建议其他作业方法，以最好地展示学生的学习成果，并增强学习的动机。通过在幼儿园学习期间建立视觉模型，可以提高学前教育能力，如看字读音。因此，作业治疗师作为跨专业团队的成员，在学校环境中就"即时和长期"学习需求进行协作。

（三）筹备活动

作业治疗师通常会在参与有目的和（或）基于

作业的活动之前做好各种准备活动。从理论上讲，这些技术应该是可行的，但是没有什么证据支持他们在没有从事作业的情况下能够发挥作用。

调节肌张力的准备姿势包括增加、减少或平衡肌张力的活动。在教室里，增强肌张力和肌力的活动可能包括学生将手放在椅子的侧面，并在适当的位置跳起，以便进行"爆米花之旅"。他们可以保持这个姿势，伸展上肢撑着椅子（图15.6）。他们可以做一些简单的健美操，如坐在椅子上时用手扶住头下压肩部。对于需要降低肌张力的儿童来说，可以通过跨坐在一个大靠垫上，有节奏地从一边转换到另一边，伴随儿童大声朗诵诗歌的节奏左右摆动来进行传统缓慢地摇摆。在书写前的课堂上，儿童的姿势张力可以通过坐在摇椅上随着耳机里缓慢、有节奏的器乐或声乐节奏摇摆来降低，也可以是豆袋椅，或通过放松的视觉想象练习来降低。

书写不佳的儿童经常表现出近端稳定性差和肌力弱。为了促进颈部、肩部、肘部和腕部肌肉的协同收缩，幼儿可以模仿动物行走，如螃蟹行走、熊散步、虫蠕动和骡子踢腿（图15.7）。大龄儿童可能更喜欢

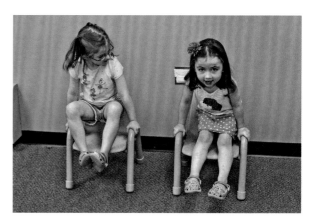

图15.6　在座位上撑起作为准备活动

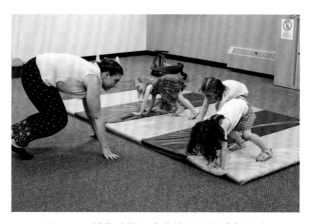

图15.7　模仿动物行走作为书写的准备活动

健美操，如在地板上或靠墙做俯卧撑、用弹性管或弹力带进行抗阻训练、拉起躺在地板上的伙伴或做需要上肢负重的瑜伽。在学校环境中，也可以通过日常活动来提高近端稳定性，如擦黑板、白板和桌面，推开沉重的外门，或推动教室的桌椅或体育器材。

（四）坐位和摆位

尽管站立位和卧位可能被认为是2种可供选择的书写姿势，学生们在学校的大部分时间仍然是坐在书桌前书写，研究表明教室内合适的桌椅会影响复杂的手功能，例如涉及稳定性的手内操作技能。因此，作业治疗师应及时解决学生在课堂上的坐姿问题。书写时，学生应坐着，双下肢平放在地上，为重心转移和姿势调整提供支持。当儿童坐在椅子上时，桌子表面应该高出屈曲的肘部5 cm（2 in）。在这个体位下，学生可以在进行书面作业时体验到对称性和稳定性。为确保学生坐姿正确，作业治疗师可能会建议调整桌椅高度，为儿童提供所需的搁脚板，增加坐垫和衬垫，并重新安排儿童的桌子，使其面向教室的黑板。书写活动时选择合适的体位可以增强近端稳定性。例如，俯卧位需要前臂负重才能书写，这就增加了前臂近端关节的稳定性，并使手和手指与前臂分离。

（五）安全性

安全考虑是学习表现的一部分。安全出行和确定学校空间至关重要，例如走廊和餐厅。在洗手间进行个人护理活动、整理个人物品、探索游戏机会都有安全隐患。往返的实地观察、社区整合和就业活动、公共汽车上的轮椅安全及需要动态平衡的社区移动，这些都需要进一步考虑。使用学校功能评估等测评（关于儿童评估的描述见附录）将指导作业治疗师在这些领域的规划中进行有效的、安全的教育表现干预。

（六）环境适应性

作业治疗师专注于就学校环境中如何调整适应提出建议。适应能力有助于学生积极参与，并培养学生在学校课程和课外活动中的独立性、自主性和自律性。

个人健康习惯可能会影响对学习的准备。例如，休息和睡眠是OTPF中确定的能帮助学生做好上学准备的重要因素。不同年龄段学生休息和睡眠的开始时间是学校内环境适应的示例，作业治疗师应该利用专业知识帮助学生进行环境适应。在下列内容中，将着重介绍作业治疗师在一些关键领域的专业知识。

五、教育表现干预的重点领域

（一）手功能发育

在准备书写时，一些儿童可能会由于手内肌和手外肌的协调能力得到进一步提高而改善手的整体功能（图15.8）。通常情况下，手需要足够强壮并有较高的稳定性，才能为手指操纵工具提供支持。Alaniz、Galit、Necesito和Rosario强调了手部稳定性对于从事功能性任务的重要性。作业治疗师利用有关发育和生物力学的基础科学知识，为学生的任务表现提出建议。课堂上的手部强化活动包括提着带有厚手柄的重箱子，练习用粗绳打结，以及参加如小猫挠痒的游戏。书写前、正式书写和在垂直表面上进行书写可以帮助儿童提高伸腕的稳定性，以促进手内肌的使用。

手内操作或用手移动物品的活动可能适用于具有书写障碍的儿童（见框15.2所列的手内操作活动）。"转移"将书写工具从手掌移动到手指；"移动"将书写工具放在手内以便正确掌握；"旋转"将铅笔从书写位置移动到擦除位置，这些都是管理使用书写工具、打开文具盒或其他自理活动所需的手内操作。精确性、速度和灵巧性是可能影响教育活动中作业表现的组成部分。手功能表现是最能从现实生活环境中得到学习并强化的。因此，干预措施应考虑学习生活中的学习、非学习、课外活动和就业中的发展。

（二）书写

通常情况下，团队会采用补救或补偿性的干预

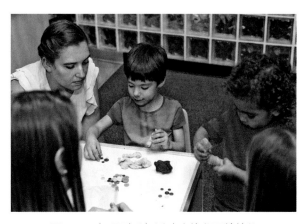

图15.8　加强型手部活动改善书写前技能

框 15.2   使用运动学习原理时可融入的手内操作活动

准备活动

1. 涉及一般触觉的活动(容易重复,通常无技能障碍)
   - 使用大量泡沫
   - 使用剃须膏
   - 使用洗手液
   - 手指画画
2. 涉及本体感觉输入的活动(增加共同收缩、肌力、耐力;容易重复)
   - 负重(如手推车、小球上的活动)
   - 推重物(如箱子、椅子、长凳)
   - 牵拉(如拔河)
   - 用手的不同部位按黏土
   - 将手指插入黏土或治疗泥中
   - 从穿孔纸板中推出形状
   - 撕开包装或盒子
3. 涉及调节压力的活动
   - 把黏土揉成一团
   - 把海绵或毛巾里的水挤出来
   - 共同进行俯卧撑运动
4. 涉及触觉辨别的活动
   - 玩手指游戏和唱歌
   - 玩指认游戏
   - 通过遮挡部分视觉来区分物品或质地

特定手内操作活动

1. 转移(手指到手掌)
   - 从一个容器里取出硬币
   - 把硬币藏在手里(魔术)
   - 折纸
   - 捡起一小块食物
   - 使用碎片靠近磁棒
   - 在游戏或手工艺中使用钉子或回形针
   - 一次拿起几个餐具

2. 转移(手掌到手指)
   - 把硬币从手掌移到手指
   - 把玩具部件移动到游戏板上
   - 把小食物放进嘴里
   - 拿几个碎片放在魔术棒上
   - 把硬币放入存钱罐

3. 平移
   - 翻书
   - 捡起一张纸、一张纸巾或一元纸钞
   - 分扑克牌
   - 串珠(当绳子穿过珠子时移动绳子和珠子)
   - 用蜡笔、铅笔或钢笔涂色或写字
   - 剪裁时用非利手移动纸张
   - 玩堆叠玩具(长的薄片)或是捡筷子
   - 调整勺子、叉子或刀以供适当的使用
   - 拿着笔,用同一只手把笔帽拿开
   - 一边拿着碎片一边用手指弹
   - 试图扣住或解开扣子时手拿住衣服

4. 简单或复杂的旋转(取决于物品方向)
   - 取下或盖上玻璃罐盖子
   - 安装或拆卸螺母上的螺丝
   - 旋转蜡笔或铅笔
   - 从盒子里取出蜡笔并准备涂色
   - 为钢笔或记号笔套上笔套
   - 把玩具人物放在椅子上、公交车或船上
   - 旋转拼图块使其放置在拼图板中
   - 观察物品或形状以识别它们
   - 处理搭高建筑玩具
   - 旋转六面都有图案的立方体
   - 利用管道清洁器建造弯曲的形状
   - 在旋转形状以将其放入容器的同时处理小形状容器
   - 拿着带钥匙的钥匙圈,旋转正确的钥匙以防止被锁住

方法,或两者兼而有之,来提高儿童的书面交流能力。补救性策略通过对某些学习任务、例行程序和设置进行调整、修改和适应来提高学生在学校的参与度,而补偿策略则用于提高或建立学生在特定领域的表现能力(案例15.1)。

有时,当儿童的笔迹很难辨认或辨认很慢时,团队成员可能会决定采用计算机技术。表15.7介绍了帮助提高书写技巧的辅助技术。在这个科技时代,提高打字能力对所有学生来说是很重要的,因为它是课堂、工作场所和家庭中使用计算机额外学习的基础。然而在学生和成人的生活中,仍然需要书写技能。

案例 15.1   Hunter

Hunter 是一名二年级学生,书写字迹难以辨认,大约60%的书写内容是无法辨认的,书写速度位于全班的最后几名。虽然他参加了强化多感官能力补偿书写项目,但他需要自我适应和一些帮助他在课堂上进行书面交流的方法策略。因此教师可能需要调整完成作业所需的时间,在课堂作业中加入更多的口头报告作业,或者老师设定一个合理的能够被完成的并且不同于其他同学的作业量。教师和作业治疗师可以使用其他技术来帮助他解决所有提高阅读能力的问题,如调整单词的间距、字母大小和文本的行距。

表15.7　支持书写技能的辅助技术	
辅助技术	描　述
文本到语音	当学生输入字母、单词和句子时转换为语音 当选择文本和文本转为语音时激活语音 可能在说话时突出显示单词和（或）句子 可以选择声音（如男／女），也可以选择语速
电子拼写检查	对所输入内容提供即时反馈，并提供自我更正的机会 书写后的拼写检查 视觉支持在线拼写检查 使用视觉和听觉辅助进行线上拼写检查 音标的拼写检查 讨论拼写错误单词的拼写建议
图片支持的文本或图片库	只有当学生输入单词来构建句子或故事时，相关图片才会出现 可以调整图片大小，也可以选择位置（文字上方或下方） 某些程序可选择与文本一起使用图片库，包括：GIF图片（动态图片） 图片支持的文本通常具有文本转成语音的功能
缩写扩展	独立或内置软件，允许用户为常用单词或短句创建自己的缩写 在文档中输入缩写后，通常使用修饰符键来扩展 缩写扩展的目的是减少创建格式化文档所需的按键次数
单词预测	软件中加入单词预测 非相关词的预测 频率加权词的预测 基于语法单词的预测（使用语法规则） 发音有细微区别的单词预测 特定内容的单词预测（如自定义词典、从电子版阅读材料中获取文本） 显示可调整的单词预测选项 选词前预测单词的听觉预览 线性预测与固定词预测 图片支持的单词预测
电子词库和句子库	选中后，可以将单元格／按钮中包含的图片、单词或句子放入处理文档中 单元格／按钮可以组合在一起，以创建网络／工具栏 单元格／按钮／工具栏／网格可以被链接，以便在不同时间都能动态地显示在屏幕上 可以扫描单元格／按钮／工具栏／网格，以便交换用户名，可以对输入信息有其他的访问权限 有些程序允许在文字处理器中拖放文字，这样就不要单元格／按钮／网格／工具栏
语音识别软件	用户对着麦克风说话，这些语音由计算机转换成文本 用户必须根据自己独特的说话风格"训练"和"纠正"系统 培训和纠正可能耗时，但在过去的5年中有所改善 用户需要能够记住特定的命令来控制计算机 环境噪声可能是文本检测是否可靠的一个问题 这是一个不用手动输入的文本系统

　　1.书写的指导方法　书写指导方法的干预措施各不相同，但往往按一定顺序进行，包括示范、跟踪、刺激因素隐退、复制、合成和自我监督（图15.9）。在学习新的文字时，儿童最初可能需要许多视觉和听觉的提示。接着儿童从一个范例中抄写字母和单词，然后在听写时依据记忆写出字母和单词。最后儿童将发展为学习创作单词和句子来练习。在每个阶段，儿童都应该承担起纠正自己错误的责任，也就

是所谓的自我监控。大龄儿童在自我评估书写时，可能会参考一份书面的检查表，内容包括间距、大小、对齐、字体和倾斜度。然而，幼儿可能需要服务提供者口头评估文字格式和整体外观。

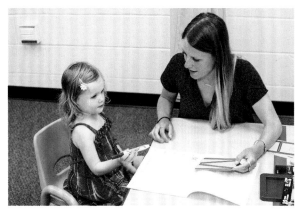

图15.9　使用各种输入策略书写字母

掌握书写技能并将其应用于学校生活，意味着教育团队不仅注重教授字母的构成，还关注学生书写的易读性和速度。除了学习正确的字母形式，易读性还包括间距、大小、倾斜度和对齐。字母之间和单词之间的间距、文本在行中的位置和字母的大小通常都需要注意。横线上文字的大小和位置取决于行与行之间的宽度。与易读性组成、课堂书写作业和速度相关的书写问题的解决办法列于表15.8（书写问题的处理策略）。

以课程为基础的书写课是在课堂环境中教授的，旨在提高所有学生的书写水平。对以课程为基础的书写项目有效性进行系统的评估，结果表明，在可读性方面可以取得小到中等程度的改进。这些课程在提高易读性或速度方面取得了成功，但应该根据学生的主要需求选择。研究表明，大约15小时的书写练习足以提高字迹的易读性，然而有书写困难

表15.8　书写问题的处理策略

书写问题	可用的解决方案
字母间距	使用食指大小的手指间距 在手指间距前，先使用手指在印泥中按压后的手指印间距 教导字母"不可触碰"原则
单词间距	使用胶带（如便签）作为单词之间的间隔 用正规的标志隔开 在单词之间使用点号或破折号（摩斯密码）
行间距	使用网格纸 隔行书写 画彩色线标记（如绿色是左边，红色是右边）
在横线上书写	在书写指导原则上使用图示 在图纸上使用凸起的书写线作为触觉提示 提醒学生书写的字母位置大小不一致会出现"爆米花字母"
字母和单词大小	为每页文字使用个性化的方框 分别用有上升空间、没有进步和有退步来评判书写，如分别用"鸟""臭鼬"和"蛇"替代
近距抄写	突出显示要抄写的工作表上的文字 教学生一次抄写两三个字母
远距抄写	放大印刷体以便更清晰地看 从附近垂直的模板开始抄写 调整学生的位置让学生面对黑板书写
听写	为不记得字母表的学生在桌面上贴上字母表 听写单词可以包含几个字母但不包含所有字母
组合方式	一定要确保学生能够根据记忆书写单词 提供有吸引力的词来写短诗或故事
速度	允许学生提前开始项目，与同伴一起完成 从课本上复印数学题以减少抄写 预先挑选需要完成的作业量，这可能和同学们的作业量不一样

注：经允许引自 Amundson, S. J. (1998). TRICS for written communication: Techniques for rebuilding and improving children's school skills. Homer.

的学生可能需要更多时间。

通过向儿童分享书写易读性的重要性和干预的基本原理，以及提供积极、有意义的日常书写体验，儿童的书写可能会更加清晰。在学校或家里进行的简单游戏，如井字圈叉游戏，可以使用新获得的字母形式来进行，而不是传统的X和O。当儿童在家里拿出一张整洁的具有图画和文字(与儿童能力相关)的感恩节卡片时，父母应该提供社交强化。此外，教师可以在收到清晰的拼写试卷或书面的课堂作业后，用特殊的证书来奖励书写能力较差的儿童，以鼓励他们提高书写能力。通过在干预计划和自然环境中为儿童提供选择、成功的机会、责任和鼓励，书写可能会被儿童视为一种功能性和有效的技能训练。

2. 书写工具、书写表面和位置　书写工具、书写表面和书写位置的选择都需要使用感觉运动方法。使用的书写工具包括签字笔(普通笔、复写笔、变色笔)、蜡笔(有香味的、添加闪光剂的、在黑暗中发光的)、画笔、油性笔或陶瓷笔、重量笔、自动铅笔、木铅笔、震动笔和粉笔。当幼儿园学生使用不同尺寸和形状的铅笔，包括一些较大的或三角形的铅笔时，他们在书写能力方面的表现没有差异。其他研究显示，使用不同类型的书写工具不会影响书写的易读性，但参与研究的教育者报告提出，当儿童使用签字笔而不是2号铅笔时，他们更愿意书写。这表明，如果允许儿童使用各种各样的书写工具，可以提高他们对书写的接受程度。使用粉笔、油彩笔或触屏笔书写也为儿童提供了额外的本体感觉输入，因为与传统媒介、纸和铅笔相比，书写需要使用更多的力量。非传统的书写工具可以很容易地融入课堂作业中。

书写面可以是垂直的、水平的或成角的平面。书写常见的垂直面包括黑板、画架、海报板和附在墙上的多层纸板(图15.10)。这些平面及倾斜放置的桌面画架，可以帮助儿童更熟练地掌握使用书写工具，因为儿童的手腕伸展可能会导致手指屈曲，拇指和其他手指之间的活动空间也会更大。直立的方向也可以减少早期书写者在学习字母构成时的方向性混淆。在垂直平面上，上方就表示向上，下方就表示向下，而在桌面上工作时，上方表示远离身体，下方则表示朝向身体。此外，站在黑板前，身体完全伸展并与书写平面平行，可以促进躯干的内部稳定性，提高儿童的注意力，提供更多的对整个上肢和肩部的本体感觉输入，并促进手的独立移动及手与上肢的分离。

(1) 抓握铅笔：握笔书写过程中需要儿童移动变化这点使其书写更加困难、功能性降低(图15.11)。有多重设备和治疗策略可以帮助儿童定位手指，以便更好地操作书写工具。立体笔杆、三角铅笔、可塑握柄和握笔器都可以促进儿童的三指抓握。图15.12所示为帮助学生倾斜铅笔，在舒适的位置进行书写的橡皮筋吊索。尚无研究显示握笔姿势不良是书写不良的主要因素。

(2) 纸张：在教育环境中可以使用各种类型的书写纸。没有横线的纸和行间有虚线的横线纸常在

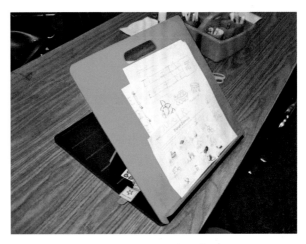

图15.10　垂直的书写表面

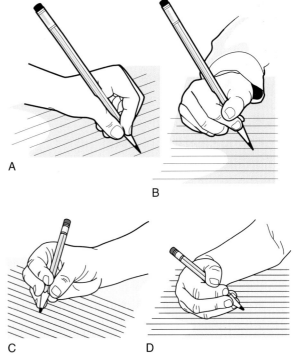

图15.11　小学生成熟的握笔姿势。A. 动态三指握笔；B. 三指侧握铅笔；C. 动态四指握笔；D. 四指侧握铅笔

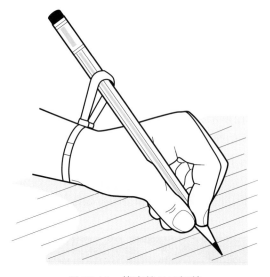

图15.12　橡皮筋悬吊握笔

低年级学生中使用。多数研究证实,对大多数儿童来说,与使用没有横线的纸相比,有横线的纸能提高儿童书写的易读性。儿童通常开始学习书写时使用宽间隔2.5 cm的纸。随着书写能力的提高,通常在三、四年级开始儿童使用窄间距0.9 cm的纸。作业治疗师和教育工作者可以让学生使用不同行距、大小和纹理的纸来进行尝试,以确定哪种纸对儿童是最好的书写媒介。

纸应该斜放在桌面上,这样当儿童的前臂交叉放在桌子上时,纸就与书写侧上肢的前臂平行。将纸张放在这种角度可以让学生看到他的书写情况,避免弄脏页面。右利手的学生可能会将纸张的顶部向左侧倾斜25°～30°,纸正好位于身体中线的右侧。相反,使用左利手握笔的学生需要向右侧倾斜30°～35°,将纸张放置在中线的左侧。对于使用左手握笔,但腕不适应横向移动的学生,需要像右手握笔的学生一样将纸张向左倾斜。书写时书写工具应该放在身体基线以下,非握笔手应该放在书写纸上。

3. 书写的感官运用　所有的感觉系统,包括本体感觉、触觉、视觉、听觉、嗅觉和味觉,都可以运用在书写干预措施中,这些感觉被认为可以帮助提高学习能力。使用感觉整合方法进行书写干预是指使用各种感觉体验、媒体和教学材料进行干预。此外,为儿童提供新颖、有趣的材料练习书写字母表,可以保持学生的积极性、兴奋性和挑战性,从而提高学生的成功率和学习能力。书写困难的儿童在纸笔书写练习中受挫后,可能更容易接受这种独特的多感官形式的书写指导。学生可以利用触觉输入来学习形

状、字母和数字。例如,字母可以用黏土、砂纸、珠子或管状物组成。这样可以通过触摸有纹理的材料让学生有额外的感官体验。

(三) 视觉感知运动干预

作业治疗师根据干预方法来设计治疗策略,以补救潜在的基本问题,提高感知能力。视光师和作业治疗师可以在与视力对表现的影响有关的共同目标上进行协作(见第32章)。视觉感知能力可以在课间休息和体育课期间练习,从而通过环境来增加相关性(研究笔记15.1描述了促进视知觉的多感官方法;图15.13、研究笔记15.2描述了使用平板电脑促进视觉和精细运动技能的提升)。

可以使用遵循发展规律自下而上的方法来确定,哪些视觉接收和视觉认知技能会导致作业问题。使用这种方法时应首先考虑基本的视觉技能,再考虑视觉认知技能。

最近,作业治疗师使用一种视觉感知的动态系统理论模型来解释这一复杂过程。它提出任务的目标和实现目标所需的努力都是视觉感知,同时这也是促进自我组织和学习的因素。Cote认为视力和眼的运动能力不是相互独立的,并且也不是视觉发育的基础,而是相互作用的一部分。这个系统的主要驱动力是目标和任务。在这个模式中,做每件事都有助于获得一项新的技能,因此,应该尽可能多地进行具有视觉体验实践。例如,语言、动机、动作和触觉都会影响视觉感知。

(四) 感觉调节干预

以感觉为基础的支持策略通常被用来作为促进学习的预备技术手段。使用这种感觉调节干预方式可以帮助促进在不同环境(学习、非学习、课外活动

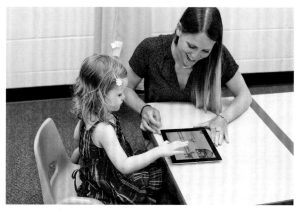

图15.13　在室内休息期间使用平板电脑强化视觉记忆能力

研究笔记 15.1

由 Erin Crew, MS, OTR/L 提供

Dibek, E. (2012). Implementation of visual motor ability enhancement program for 5 years old. Procedia-Social and Behavioral Sciences, 46, 1924−1932.

概述

作业治疗师通常利用手眼协调游戏和视觉运动任务来解决视觉运动技能问题；然而，目前还没有特定的方案来处理关于视觉运动能力的发育和缺陷问题。

目标

为了测试"视觉运动能力提升计划"（VMAEP）的成效，促进运动协调、视觉感知和视觉运动整合能力的改变。

方法

33 名 5 岁儿童（16 名对照组、17 名试验组）参加了本研究。前后评估包括家庭和儿童信息表及关于视觉运动整合能力的视力发展测试（TVMI）（第 5 版）。对照组儿童接受了正规教育。试验组采用每周参加 3 次 VMAEP 多感官活动的方法，共 10 周。VMAEP 包括故事朗诵、制作 3D 模型、戏剧表演、使用平面材料和棋盘游戏来促进视觉运动整合。运动学习法强调技能的重复，以及对任务进行分类，根据需要对任务进行评分，并接收反馈。

结果

试验组在视知觉、运动协调和视觉运动整合方面的 VMAEP 评分从试验前到试验后均有显著提高。对照组仅在视觉处理方面有所改善，在运动协调和视觉运动整合方面无明显变化。试验组儿童在试验后 TVMI 的视觉感知、运动协调和视觉运动整合方面的得分显著高于对照组。

作业治疗实践意义

多感官、运动学习方法是促进 5 岁儿童视觉感知、运动协调和视觉运动整合的有效途径。研究人员使用故事书（让儿童融入故事内容）、三维活动、棋盘游戏和戏剧表演，并通过三维和二维材料及练习来强化，以支持视觉运动、整合视觉感知和运动协调。作业治疗师可以使用故事书、活动和练习，以有趣的和有意义的方式促进视觉运动整合。使用三维模型、棋盘游戏和戏剧表演研究可以提高视觉感知和运动协调能力。使儿童重复进行任务和自我反省是提高视觉运动技能的有效策略。

和就业）中安全、成功参与学校相关活动中表现出适当的反应。在 OTPF−3 中，感觉调节干预方法被视为一项准备任务。作业治疗师的目标是通过协作、培训和任务示范，分享他们的专业知识，以便在教育项目中使用这种干预方法，并提出调整情境的建议。

研究笔记 15.2

Axfond C, Joosten A.V. & Harris C.C. (2018). iPad applications that required a range motor skills promoted motor coordination in children commencing primary school. Australian Occupational Therapy Journal, 65, 146−155.

概述

儿童在户外游戏的时间少导致家长和教师怀疑这是否会影响精细运动和视觉感知技能。以游戏为基础的有趣的平板电脑应用程序已经被研发，以此提高运动能力。这些应用程序可以促进手指分离、手腕的稳定、对指、稳定尺侧向桡侧运动、前臂旋转和双侧整合。这些应用程序还需要精确、定时和压力的控制。作业治疗师将平板电脑的应用程序融入治疗中，以促进精细运动的发展。

目标

测量平板电脑应用程序的有效性，这些应用程序需要使用特定的运动技能来带动提高精细的运动技能。

方法

53 名 5～6 岁儿童（25 名对照组、28 名试验组）参加了非随机对照试验。对照组儿童接受常规教育。试验组每天使用特定的平板电脑中的应用程序 30 分钟，为期 9 周。选中的平板电脑的应用程序，需要（儿童）使用一系列的运动技能。平板电脑的应用程序被整合到教室课程中，以满足试验组的课程需求（取代桌面或精细运动活动）。试验前和试验后的测试包括 BEERY 视觉运动整合发展测试（TVMI）（第 6 版）、观察报告检查表和 Shore 书写筛查及夏威夷早期教育中的自理项目。

结果

与对照组相比，试验组儿童在 TVMI 运动协调子测试方面有统计学意义的和临床意义上的显著改善。两组学生的书写水平、表达能力和绘画能力都有所提高。两组在扣衬衫和拉夹克衫拉链方面都有所进步。与对照组的 4.2%（$n=1$）相比，试验组有更大比例（23.1%，$n=6$）的儿童改善了用双手穿过衬衫纽扣孔并移动纽扣的方法。与对照组的 12.5% 相比，试验组（30.7%）的儿童单手将吸管推入盒子的次数增加了。

作业治疗实践意义

总的来说，作者的结论是，选择平板电脑应用程序可能会有效地提高儿童的精细运动技能。作业治疗师可以使用平板电脑应用程序改善儿童的运动协调性。平板电脑应用程序可以用于家庭和学校，以强化干预目标。作业治疗师应自己选择平板电脑应用程序，以最好地实现儿童的目标，并衡量治疗的效果，以确定这些程序是否是有效的工具。

在学校中实施干预措施,需要先了解感觉处理和调节在促进学生完成任务能力方面的潜在影响(图15.14)。例如,可以通过提供外部刺激以确保足够的感官输入,如对肩胛带的本体感觉输入,使儿童坐在书桌前时可以保持直立姿势。关于课堂上的改进可能包括学生观看和参与课堂活动的位置。适应性座椅,如在座椅底部或圆盘座椅周围使用弹力带,可以帮助保持姿势和注意力。尽量减少不必要的视觉刺激可能有助于学习表现。例如,使用1次只显示1个数学问题的资料库可能有益于注意力分散的学生。视频示范是一种循证策略,尤其适用于孤独症学生。感觉刺激计划表也可用于课堂环境。嚼口香糖作为一种刺激方法可能会影响学习的专注性。尽管在某些环境中会使用重力背心和感觉压力背心,但被证明在课堂上使用有效的证据很少,特别是对于孤独症谱系障碍学生。表15.9总结了感觉刺激方法的选择。

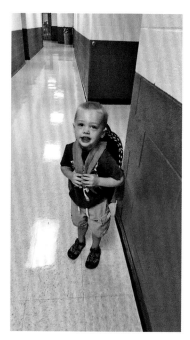

图15.14　学生背着双肩包,为自我调节提供近端输入

随着儿童从小学、中学到高中的发展,学生应该在自我调节中扮演积极的、有主见的角色,能够在学校里独立地适应感官需求。自我调节是作业治疗师需要在学校环境背景下理解的一个概念。许多课程都是为了让学生的神经系统做好准备,迎接最适的学习挑战。这些活动包括呼吸、引导意象和冥想活动,瑜伽,自我调节及其他运动活动。通过规律的、有控制的、可以促进自我调节的运动侧重改变感觉或情绪状态来培养对任务的专注度。Timmons、Pelletier和Corter探讨了各种课堂环境及其对自我调节和社交游戏的影响。他们的发现强化了小组活

动设置的使用,为游戏中的自我调节提供了机会。认知能力的干预方法通常用于教学环境中的自我调节,如使用日历和其他记忆支持及参加作业活动的社会技能培训。情绪调节是教育内容中需要考虑的另一个方面。自我行为控制使学生能够更积极地投入到学习环境中,并为适应和成功地参与融入在学校相关活动打下基础(案例15.2和表15.9)。

1. 运动项目　针对学生注意力不集中、烦躁、坐立不安行为的运动项目,已经被纳入一般教育课堂中影响表现行为和自我调节的综合组成部分。部

表15.9　感觉策略表

感觉策略	目　的	注 意 事 项
深压手掌	手掌的本体感觉和触觉输入	可在书写任务之前使用。课堂活动
原地跳跃	运动活动的本体觉输入和前庭输入	运动休息可以帮助重新集中注意力,作为衔接活动。课堂活动
搬运重物	自我调节的本体感觉输入	把书还给图书馆,在学校日常生活中执行一些就业准备任务
用力擦白板	基于本体感觉和运动的自我调节活动	将白板上的所有文字擦除,以便进行繁重的工作
呼吸	镇静	确保学生正在做深呼吸。课堂活动
冥想活动	镇静,专注于运动	可以作为一个整体来完成
口香糖	专注,专注于任务	应制定口香糖处理规则
治疗球	核心稳定性和集中注意力的运动	学生可根据需要选择座椅
圆椅子	核心稳定性和集中注意力的运动	学生可根据需要选择座椅

案例 15.2　Jenna

Jenna 是一名患有孤独症谱系障碍的五年级数学班学生。在上课的最后 3 分钟时，噪声增加，老师在最后 1 分钟布置家庭作业。Jenna 开始变得不高兴并且到处乱跑，她需要保持纪律性。她的同桌，Pilar，俯身提醒她做 3 次深呼吸，然后等全班同学离开后再交换作业信息。呼吸技巧的使用有助于 Jenna 展示了自我控制和适当的社交互动能力。见表 15.9。

分学者已经提出并演示了带有运动组件的已完成的程序。Shasby 和 Schneck 根据学前和早期小学生的课程计划，提出了感觉运动主题小组。课堂主题与所需的感觉运动技能练习交织在一起，为学生带来相关的活动。Bazyk、Michaud、Goodman Papp、Hawkins 和 Welch 在他们的幼儿园规划中实施强化了这一想法，他们认为这个方法是有效的。研究发现在学校期间进行的体育活动会影响幼儿园和学龄儿童的运动技能发展。课上主动参与的学习活动（如语句停顿和词语接龙）和课后的体育活动对改善课堂教学期间的学习表现有积极的促进作用。因此，短期课间休息对学生的注意力、专注力和学习都很重要。Fitzgerald 和 MacCobb 探索了系统性和有针对性地融入学校生活和目标运动的计划。他们的发现表明，加入感觉运动项目干预措施，对适应学校环境和改变对学校环境中自我调节需求的理解都有积极的影响。在整个学校课程中，对教师的培训和整合感觉运动策略加强了技能培训和对小学以外学习的关注。通过使用警报程序或区域监控等运动程序来解决自我调节问题，学生们将学习到有关自我调节的概念，并在全天尤其是在校期间更有效地参与运动项目。

2. 心理健康的考虑　随着学生学习的进展，感官需求可能表现为心理健康方面的问题，以及自信心、学习动机和参与意愿方面的问题。第 28 章讨论了使用心理健康技术干预的作业治疗师所扮演的角色。对学习表现的干预包括为学生提供机会，让他们参与越来越复杂的感官活动，使他们能更好地与同龄人一起参与适应新的环境，特别是在中学和高中阶段。对学生、同龄人、教师和家庭成员进行宣传教育可能有助于加强课外活动的建设，以强化体育课、课间休息和体育活动的运动规划能力。通过这些辅助因素的参与，技能培养将得到加强，并可能有助于他们在学校环境中与同龄人建立融洽关系。

在初中和高中阶段，自我调节是从自主理论的角度出发，来加强学生的自主性、倡导性和独立性。Honicke 和 Broadben 发现，学生的自信心与学习成绩呈中度相关。自信心是个人对自己能力、成长心态和学习资源使用的感知所形成的。因此，根据学生的学习动机和自信心，在元认知水平上进行自我调节会得到不同的结果。指导学生如何使用这些干预方法来调整感官觉醒度，例如，感知障碍时可以制定组织列表。通过教授学生策略、培养学生的自主性和学习责任感，为他们在高中毕业后衔接到就业做好准备。支持有助于增强自主性，并支持学生的需要，使他们能够在多种情况下做出适当的行为。

（五）认知干预

认知功能干预是一种帮助有执行功能问题的学生获得技能的特殊方法。技能习得是解决中学生和大学生就业前和就业活动的一个重点。利用就业清单，探索与兴趣和动机相关的职业抱负；评估工作的活动模式和活动容忍度；在期望的工作任务中加强技能习得需要的指导策略。根据《美国残疾人教育法》，就业前和就业考虑应成为学生衔接计划的一部分。有关认知导向作业疗法的信息请参阅第 17 章。

总结

学习是儿童和青少年的主要任务。如本章所述，教育包括学习、非学习、课外活动、就业前和就业的活动。作业治疗师通常会解决学习过程中由于学习表现不佳而带来问题的学生的需求。作业治疗师对这些学生进行具体的评估，这涉及他们的学习成绩。IDEA 定义作业治疗师的角色是作为相关的服务提供者，其工作范围已经扩展到以影响学习的健康模式为基础的普通教育课程。当作业治疗师处理教育表现时，他们考虑在教育环境的自然背景下进行评估和干预，整合自上而下和自下而上的技能，以培养学生的成功能力。作业治疗师使用他们特有的专业知识来培养习惯和常规日程，以支持有意义的学生角色和成功的教育表现。作业治疗师运用各种循证策略和专业知识，对学生在学习过程所需要的各种技能进行活动需求和任务分析。作业治疗师了解在复杂的教育系统中意义和动机对学生的影响，并使用解决问题的策略来促进教育背景下的自主性。

总结要点

- 在教育背景下解决作业问题的作用是复杂和多样的。在正式的学习环境如教室，非学习环境例如食堂和操场，课外活动，以及就业前和就业活动中，教育表现都包含了许多不同的任务。
- 学生的角色广泛而复杂。他们需要进行传统的学术学习，还需要学习通过参与俱乐部和体育运动与他人建立关系。

- 学生可能在认知、视觉、知觉、运动、感觉处理和社交技能发展方面存在学习困难。这些都可能影响学生的角色和教育表现。
- 作业治疗师使用多种工具来评估学生的教育表现。他们依赖于结构化的观察，用专业的判断、标准化的测试和其他在不同学习环境下的测量来解释。
- 作业治疗师通过应用循证资源和干预措施来支持学生学习，从而创建、建立、维持、适应、修改和支持学生的学习表现。

运动控制和运动学习的应用
Application of Motor Control and Motor Learning

Jane O'Brien, Patty C. Coker-Bolt, Katherine Dimitropoulou

问题导引

1. 运动控制和运动学习理论的关键概念是什么?
2. 当代运动控制干预的原则和策略是什么?
3. 作业治疗师如何为有运动控制障碍的儿童制订循证的干预措施?
4. 哪些儿童、任务和环境因素会影响运动技能习得和作业表现?
5. 学习转换、反馈、练习、排序和适应性任务、示范或演示及心理演练是如何用于促进儿童运动表现?
6. 什么概念的运动控制和运动学习有助于干预措施(如强制性运动疗法和双侧协调性训练)?

关键词

稳定状态	双侧强化训练	姿势控制
强制性运动疗法	心理演练	技能习得
自由度	运动控制	学习转换
动态系统	运动学习	
反馈	干扰因素	

一、引言

　　一般来说,发育中的儿童能自如地变换姿势,探索他们的世界,了解自己的身体,发展其运动、认知、感觉和社交技能。他们用手进食、穿衣、洗澡、玩耍和学习(图16.1和图16.2)。他们练习坐、走、跳、爬。他们在不同的位置玩耍,在运动中表现出多样性。相反,在运动控制方面有困难的儿童可能没有相同的机会去探索周围的环境;他们可能需要更长的时间,而且经常不能掌握运动。因为运动控制是参与的核心,作业治疗师提供干预措施来改善儿童的运动控制和他们从事作业活动的能力。

　　框16.1强调了儿童运动控制挑战的多样性。作业治疗师帮助儿童发展在日常生活、自我照顾、社会参与、游戏和学习等活动中所需的运动能力。作业治疗师运用运动控制的知识和运动学习的原则及策略来弥补各种运动控制缺陷。因此,作业治疗师必须充分理解运动控制和运动学习的理论,以及潜在的运动基本机制。

二、运动控制和运动学习的定义

　　运动控制是指身体如何指导运动,以及肌肉骨骼系统如何相互作用来完成运动;它阐述了中枢神

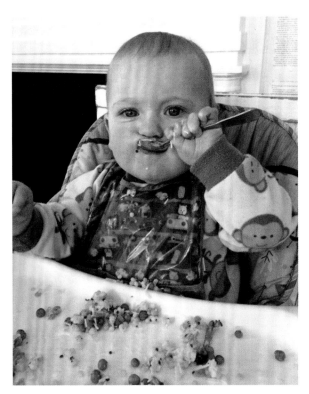

图16.1　儿童用手进食

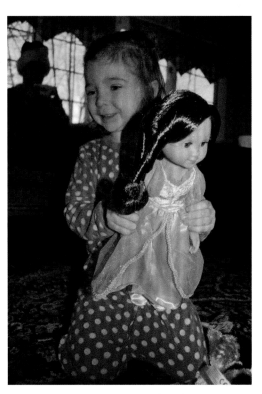

图16.2　儿童在玩耍时会换多种姿势

Teagan是一名患有唐氏综合征的4岁男孩,他喜欢玩棒球。他的大肌肉群活动技能笨拙,在跑垒的时候他必须休息一下(相关视频请参见Evolve网站)。Teagan全身肌张力低下。他以宽基底面步态跑步,为了保持平衡上肢紧贴体侧。他跑步时的姿势是不对称的(耸肩且身体倾斜)。他用手掌抓握物品,存在视感知觉技能迟滞,影响了他的精细运动能力。Teagan在日托中心和其他孩子一起玩。当他与同伴互动时,他会以更低龄的水平参与,并经常影响他人的游戏。

Georgia是一名2岁的女孩,在操场上玩有困难。她被诊断为右侧偏瘫型脑瘫。她能走路,但动作慢,活动质量差。步行时向左侧倾斜,右脚趾拖地行走。右侧下肢呈典型的偏瘫模式(内旋、足内收、踝关节伸直)。她玩玩具时不用右手,而且很难操作物品。其他孩子能飞快地从她身边跑过。Georgia经常摔倒。她有时看起来很沮丧,是因为她的身体与她的意图不协调。

Devin是一名10岁的男孩,他存在精细运动任务困难,如系鞋带、扣扣子和书写。他比同学需要花更长的时间准备和休息。Devin动作笨拙,经常摔倒,平衡和协调能力差。他不会跳跃,不会单脚跳,也不会骑自行车。手眼协调能力差,表现为不能接住球或不能玩棒球或飞盘等游戏。Devin被诊断为发育性运动协调障碍(框16.2)。他的智力高于平均水平,喜欢和其他孩子一起玩,尽管他倾向处于活动的"边缘"。

经系统如何支配运动、如何量化运动及运动的性质,包括运动的质量和时机。对运动控制感兴趣的作业治疗师和研究人员检查运动的机制、策略和发展,以及运动功能障碍的原因。作业治疗师利用这些知识来设计有效的干预措施,使运动控制不足的儿童可以参与他们渴望的作业活动。

运动学习是指用来教别人如何运动的策略和技术。它也指一个人学习运动技能的过程、条件和速度。例如,运动学习研究提供了证据来支持治疗师如何、何时提供指导、反馈、提示和实践。文献检测了什么类型的任务促进运动学习及如何为儿童提供运动任务。研究还探索了影响大脑学习发育的技术和策略,并为作业治疗师提供了在创建目标导向性治疗有用的信息。此外,研究还提供了证据说明学习是如何发生的(如任务环境条件、所需的实践水平等),以及新学到的运动反应是否被泛化并用于各种功能性任务。理解运动学习概念对帮助残疾儿童学习和保持运动能力至关重要。

运动障碍

许多情况下都会出现运动障碍,包括脑瘫、发育性协调障碍、孤独症谱系障碍、唐氏综合征、感觉统合障碍和获得性脑损伤。运动问题可表现为协调性、节奏、排序、双侧控制、肌力、平衡、感觉处理和运动规划差。这些问题会影响儿童参与日常生活活动、工具性日常生活活动、玩耍、学习，以及在家、学校和社区中参与社会活动的能力。

脑瘫患儿由于神经肌肉和感觉障碍而表现出姿势控制困难，从而导致运动障碍。异常的肌张力和痉挛干扰了随意肌的控制、肌肉有效和及时的协同激活，从而产生协调的运动模式；患有脑瘫的儿童表现出感觉障碍，这可能会导致运动计划不良、运动速度变慢和效率降低。患有唐氏综合征的儿童会出现节奏不佳、力量下降、姿势控制能力下降和视觉定位延迟。鉴于运动技能对幼儿游戏和发育的重要性，建议对幼儿进行以技能习得为目标的早期干预，最大限度地培养其运动控制。

对文献的系统回顾表明，孤独症谱系障碍儿童的运动障碍分为2个方面：运动规划信息整合不良和感觉输入及运动输出的变异性增加。发育性运动协调障碍患儿伴有反应较慢、双侧操作任务精准性较差及节奏和顺序的问题。在一项研究发育性运动协调障碍相关表现不足的综合分析中，Wilson 等发现发育性运动协调障碍患儿在预期运动、节奏协调、执行功能（如环境转换、注意力、灵活性）、步态和姿势控制、抓握和拦截动作，以及感知觉功能（如视觉感觉处理、触觉感知、运动感觉、处理速度）等方面也存在困难。框16.2描述了发育性运动协调障碍的定义。患有发育性运动协调障碍的儿童由于书写能力差、日常活动困难、感觉被孤立（社交）和思维方式不同而表现出学习困难。有感觉整合不足的儿童会经历一系列的运动问题，包括前庭系统紊乱、身体知觉和运动规划及感觉处理和调节困难（关于感觉整合不足的更多信息见第20章）。

三、指导理论的概述

自上而下的方法侧重使儿童或青少年参与整个任务或作业活动（而不是专注于一个部分或组成部分），它在提高运动表现方面是有效的。这些方法是基于支持大脑动态系统发育及神经可塑性的最新进展。动态系统理论和生物理论是将运动行为视为人、任务和环境之间相互作用的复杂结果的2个框架。

（一）动态系统理论

动态系统理论学家认为运动起源于各种来源并发生在自然有意义的环境中。动态系统理论（图

> **框16.2　发育性运动协调障碍的定义**
>
> 发育性运动协调障碍（developmental coordination disorder, DCD）是指儿童动作技能的获得和执行、学习和使用技能的机会明显低于其年龄段。儿童的困难表现为动作技能笨拙、缓慢和不准确。其运动技巧严重障碍且持续地干扰日常生活活动，影响了学习/学校、生产力、就业前和就业活动、休闲和娱乐。运动技巧障碍不能用智力障碍、视觉障碍或影响运动的神经系统疾病来解释。

16.3）认为运动控制依赖于非线性和交互的人的因素（认知、肌肉骨骼、感觉、感知、社会情感）、任务特征（任务的性质、目标、规则、对象属性、启示）和环境系统（背景）。框16.3概述了动态系统理论的原理。

（二）生态理论

生态理论强调人与环境（任务和环境限制）之间的相互作用，有助于理解对目标导向运动行为的重要因素。此框架利用了功能性的方法，并在日常活动中检查感知的目的。Gibson 的生态理论强调了感知学习的组成部分，这些组成部分对于功能性活动环境下的学习行为至关重要。框16.4概述了生态理论的原理。

Gibson 确定了人类行为的3个特征：能动性（自我控制力）、前瞻性（预见能力）和行为的灵活性。能动性指的是在幼儿时期发现自己有能力通过自己的行为来控制事件的各个方面。在这方面，运动行为是非常有力且有益的。儿童的控制感是发展能动性

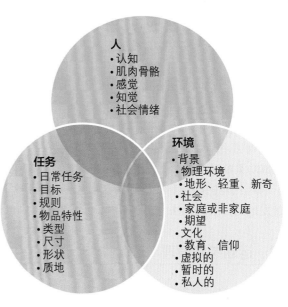

图16.3　动态系统理论

- 系统间的相互作用对运动的适应性控制至关重要。
- 运动表现是由适应性和灵活性系统相互作用的结果。
- 当运动模式缺乏足够的适应性来适应任务需求和环境限制时就会出现功能障碍。
- 因为任务特性影响运动需求,治疗师修改和调整任务的需求及功能可见性以帮助儿童成功。
- 运动动作有共同的参数(顺序参数和控制参数)帮助作业治疗师识别它们。
  - 顺序参数定义了特定动作的主要组成部分,并使其不同于其他动作(如伸手和抓握)。这些参数形成了协调的运动模式,使常用的动作变得流畅并可重复。
  - 控制参数影响运动模式的质量。它影响前一个参数的稳定性(如速度、力量等),并帮助作业治疗师确定一个动作是否具有足够的质量来支持目标行为。作业治疗师针对这一变量来改善运动模式质量。
- 从一个行为模式到一个新的行为模式的转变是干扰因素的结果。
- 当系统在控制参数(如速度、精准度或力量)发生变化时就会出现一种新的运动模式。

- 儿童对自然的、融入在环境中的信息很敏感。
- 目标是由外部和内部驱动的,动力行动是为这些目标服务的。
- 运动行为是由感知动作信息引导的。
- 为使目标导向的行为成功,儿童必须准确地感知或接近其行动的可能性,这就是所谓的功能可见性。
- 功能可见性指一个人的能力或约束条件与使某一行为成为可能的环境属性之间的匹配。例如,如果儿童的身体生物力学(如步长、平衡、活动度)和体力足以让他们爬上每一步,那么他们就可以爬上一级台阶。
- 在任何时候,儿童必须选择他们的行动,并决定如何执行。为了获得成功,这些过程同时发生以适应环境中的快速变化。这种相互作用的过程得到环境的支持,环境提供机会和资源来促进具体的反应并增加采取行动的可能性。
- 儿童和环境之间的互动涉及主动感知。感知需要一系列的学习,而不仅仅是寻找信息。根据Gibson的观点,2种类型的行动分别为探索性行动和表现性行动,都是由知觉内容引导的。探索性行动是指在世界范围内寻找信息,而表现性行动是指通过执行行动来控制环境的各个方面。
- 学习包括对环境中可以感知和学习的东西进行功能分析,如对象和环境的特征及功能可见性(即行动的机会)。
- 感知信息和最终学习是事件的结果。儿童可以探测到物品、事件和环境的独特特征。例如,他们根据任务需求比较和对比他们的行为。儿童选择和寻找信息来指导他们的行动,减少任务、事件和环境的不确定性。例如,当在某个距离伸手抓握物品时,他们将测试平衡控制能否支持他们安全地抓握物品。
- 儿童用探索性的动作来寻找信息(触觉、视觉、运动觉等),以便他们能计划动作。这些探索运动可以是简单或复杂(如设计一侧或两侧肢体),并且可以扩展到使用工具(在使用锤子之前试着空敲几次)。儿童从复杂环境的每个任务中学到实践经验。

的基础。随着儿童成长,他们开始理解自身与环境分离的自我意识,以及他们自身具有的影响环境的潜力。

前瞻性是行为的预测。为了成功地完成一个动作,必须制订一个预期的计划,以便儿童知道在执行动作时如何开始和使用什么系统。探索性行为可用于前瞻性地收集信息以制订行动。此外,能动性能构建前瞻性能力,是因为它可以提供关于具体行动的后果的信息。随着事件信息的收集,预期行为也会增加。

灵活性指的是将策略从熟悉的环境转移到新的环境或将技能从一个环境转移到另一个环境的能力。它随着知识和发展得到改善。鼓励逐渐从一个任务到另一个任务、最终从一个环境到另一个环境的成功策略的实施,可以促发能动性和学习,并有助于利用先前的经验和收集到的新信息,在新环境下自发地制订解决办法。

四、运动控制原理

当前的运动控制理论(如动态系统和生态学)支持使用自上而下的方法,侧重让儿童从事所期望的作业,而不是侧重患者因素的自下而上的方法(如刷牙、反射整合或力量训练)。自上而下的方法要求作业治疗师认识到运动的动态性,并考虑儿童、作业(包括任务)和环境的影响。在设计有效的作业治疗干预时,他们考虑系统之间的相互作用。运动控制的原则支持跨专业的研究,包括运动科学、运动生理学、运动机能学、物理治疗、体育教育、运动训练和心理学。基于动态系统和生态学理论及作业治疗哲学的运动控制方法的一般原则包括:

- 运动是系统（人、作业、环境）相互作用的结果。
- 系统内部存在可变性。
  - 系统具有适应性和灵活性。
  - 缺乏适应性和环境限制导致运动功能障碍。
  - 任务改造和适应可能会改变儿童从事所希望的作业活动的能力。
- 运动学习过程包括在支持性环境中参与有意义的活动的重要性，能让儿童解决问题。

（一）系统间的相互作用

运动是许多系统相互作用的结果（即人、作业和环境）。运动的复杂性可以通过检查复杂的书写运动任务系统需求来说明（第9章介绍了更多关于书写的信息）。个人方面，如儿童年龄、身材和神经运动状态与任务（如手写体与印刷体）和环境（如教室里有符合儿童身形的桌椅）的相互作用。作业治疗师在设计干预措施时考虑的是多个系统而不是专注于某个部分（如手部肌力）。例如，他们考虑如何在支持性环境中，在特定任务的交互作用下提高优势，以便同时学习优势及其应用。

从生态学的角度来看，作业治疗师努力让儿童参与一些任务，这些任务能从多个系统中引发有目的的反应，从而促进他们的能动性、对功能可见性的感知（如有目的的物品）及行动的灵活性。功能可见性是指物品的目的性。例如，物品对人是有意义的（如儿童喜欢玩具），以及由这个物品联系的某个特定运动动作（如驾驶一架直升机玩具）。

对儿童来说，有可能性且有奖励性的任务会激发兴趣，并引出各类反应、探究性的策略和对信息的积极探索，以使他们能够掌握。以学习为目标的活动源于互动参与（感知功能可见性）。以目标为导向并包含变量的活动可能会激发更多的学习。例如，鼓励/引诱积极探索环境和自己的身体姿势的婴儿更有可能发展灵活的姿势控制技能，并且在新的情况下更容易获得。深入了解人、作业（任务）和影响运动的环境因素，为作业治疗师提供设计干预的信息。

1. 人　作业治疗师利用生物力学、神经学和运动机能学的知识来检查个人因素，以确定可能干扰运动表现的领域。他们根据定量和定性数据制定目标。各种评价或评估工具为计划干预和评估进展提供了儿童当前功能水平的客观测量（附录）。对影响运动表现的个人因素的全面评估包括认知、肌肉骨骼、感觉、知觉和社会情绪因素。

（1）认知：认知因素包括儿童的注意力、动机、

解决问题和自我效能。探索环境及在物体周围和空间中移动需要注意力。儿童必须参加活动来探索和学习。正常婴儿和儿童天生就有在环境中移动的动机；他们对活动表现出兴趣并喜欢运动。了解儿童动机或兴趣有助于作业治疗师设计有趣的、有吸引力的活动，以促进有效的运动表现。儿童解决问题的方法是做出平稳、协调的动作，绕过障碍物或适应环境中出现的情况。自我效能是指个人对自己能力的信念。感觉自己会成功的儿童更愿意尝试新的活动，从而提高神经可塑性。他们参与的习惯和日常安排让他们形成新的技能。他们会更自信地移动，并自由地尝试新活动。图16.4A 和 B 所示为儿童从事学习活动。

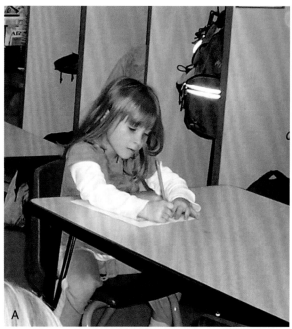

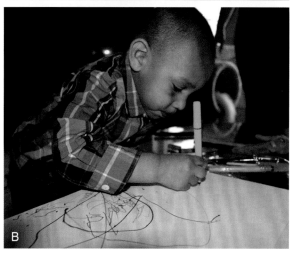

图16.4　图中的儿童在学习时练习书写运动技能。这些活动对他们是有意义的

（2）肌肉骨骼：观察儿童身体外观为作业治疗师提供了运动所需的肌肉骨骼结构的概念。身体外观包括身体左右两侧对称、肌肉结构（包括活动度）和身体状态。

肌张力被定义为肌肉静息状态下维持收缩的状态，部分原因是持续不断的运动神经冲动而产生的，这些神经冲动可维持身体姿势。正常的肌张力对运动体位的变化是轻松的、运动流畅且多样化。儿童高张力表现为肌肉张力过度、活动受限；低张力表现为肌肉张力低，导致运动范围过度和运动控制受限。关于脑瘫儿童肌张力的讨论见第 29 章。有些儿童可能会出现肌张力波动，这也会影响运动控制的质量。运用现代运动控制理论进行作业治疗干预的目的不是改变肌张力，而是提高儿童的作业能力。

肌力被定义为肌纤维的自愿募集。抗重力运动或拿起不同重量物品都需要肌力。保持姿势需要一定程度的躯干力量。利用当代运动控制理论来提高肌力的作业治疗干预的目的是让儿童在活动过程中重复运动，常为增加阻力或重量。

姿势是指个人的核心稳定性，涉及躯干和颈部肌肉组织。为了演示姿势控制，个人在支持面上维持重心。姿势控制是功能性运动所必需的，涉及感觉、运动和肌肉骨骼系统之间的相互作用。儿童稳定头部和躯干且保持直立以伸手、进食、穿衣和游戏。稳定的姿势对强化运动和移动必不可少。姿势控制应在静止（如坐、站）和动态（如坐、伸手取物、步行）运动任务中进行。

患有脑瘫、发育性运动协调障碍或其他运动障碍的儿童在姿势控制方面有困难，并表现出笨拙的动作或平衡不足。脑瘫儿童可能无法进行上肢和手部运动时稳定肩部；他们行走的步态可能较宽，也可能很差。他们可能会弯腰驼背地坐在学校的座位上，影响了书写和学习任务。姿势的稳定性为简单和复杂的动作提供了基础。有意义地参与各类活动可以帮助发展协调运动的姿势和控制核心肌肉。

有多种评估方法可用于测量影响运动的肌肉骨骼因素，如 Peabody 运动发育量表-2、儿童平衡量表和儿童标准运动协调能力评估测试（movement achievement battery for children, M-ABC）。附录总结专为儿童和青少年设计的评估。

（3）感觉：与运动控制相关的感觉系统包括视觉、听觉、前庭觉、运动觉、本体觉和触觉。视觉刺激促使儿童移动，并为平衡、摆位和运动规划提供环境提示。听觉输入可以通过转向和定位声源来激发儿

童对环境的反应及探索。前庭觉处理可以让儿童感知运动或位置的变化，从而使身体做出反应。对前庭觉反应不足或反应过度的儿童可能会对姿势的变化做出不合时宜或不恰当的反应。运动觉是指一个人正在移动的感觉和方向。运动觉差的儿童可能意识不到自己的身体是如何运作的。运动觉意识使儿童能够感觉到身体在运动（如手在移动），而本体觉提供了个人肌肉和关节位置的感觉。如果没有本体觉，儿童就不能确定自己在空间中的位置，也不知道身体的位置。例如，儿童不看脚的时候可能意识不到下肢是如何移动的，或脚是否放在地上。因此，较差的运动觉或本体觉会导致运动质量差和运动控制效率低下。触觉处理通过身体直接接触向儿童提供有关环境的信息。儿童首先通过触觉了解他们所处的环境。他们通过把玩具和手放进嘴里来探索物品和自身。触觉系统提供了身体图式的界限，因为皮肤表面是判断"什么是我"和"什么不是我"的边界。理解该图式对有效移动至关重要。

（4）知觉：知觉是指理解感觉刺激的能力，包括认知和感觉意识。例如，需要用视知觉来理解字母的构成（视觉整合、图形背景）和识别字母（形状识别）。深度知觉是指对事物之间距离的理解。

身体自我概念的发展包括至少 3 个主要组成部分：身体图式、身体意象和身体意识。图 16.5 显示了身体自我概念的组成部分和特定身体意识行为的组成部分。身体图式是身体知觉的神经基础。儿童出生时就存在，并伴随儿童成长和发育，脑部感觉运动的身体图式（人）被调整，部分是通过感觉运动经验和接收到的反馈来改造的。身体意象是指个人将自己作为物理实体的意象；它包括个人对身体的生

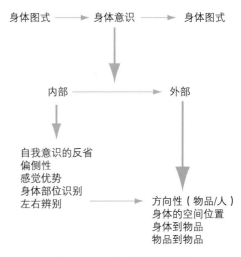

图 16.5　身体图式概念说明

理或结构特征的感知(如"我是矮、高、重还是瘦?")及个人的身体表现能力。身体意识定义为对身体的生理和运动各个方面进行视觉辨别、辨认和识别的能力。身体意识的内部方面(如反思性自我意识、偏侧性、感觉支配性、身体部位识别、左右辨别)往往比外部发展稍快。外部因素(如方向性、空间定向)与身体与环境的关系的发展和意识有关。了解个人自己的身体使儿童在各类环境中以多种方式移动。身体意识差的儿童可能会撞到物品;他们在空间中没有自己身体的内在表现。由于不知道身体的位置,他们可能会站得离人更近。这些儿童可能无法辨别左右。

(5)社会情绪因素:情绪是一种可能影响运动表现的心理状态。每个人都能完成他们认为是积极感受的运动挑战。例如,运动员使用"积极思考的力量"来想象成就,结果表现出更好的运动表现。相反,当儿童经历消极情绪(如焦虑或恐惧)时,他们可能很难表现出最佳状态。如果儿童感到被阻碍或被批评时,他们的表现可能会更差;他们可能害怕失败。儿童可能想要完成一项活动或技能,但当他们做不到时会感到沮丧。在运动表现中观察儿童的表情可以为治疗师提供有关其情绪和感知任务困难的线索。

当儿童过度紧张或害怕时,交感神经系统会被激活,这使孩子很难解决问题或学习新的运动技能。当孩子们在一个可以获得成功的层面上受到挑战,且在情绪上准备好解决问题时,他们学习运动的效果最好。针对正常发育婴儿的研究表明,当婴儿面临挑战时,他们会采用母亲的建议,最终确定自己的运动决策。

2. 任务(作业活动)　任务特征是指性质、对象属性、目标和规则。任务的性质可以是简单或复杂的。一般而言,简单的任务需要很少的注意力和简短的运动反应。复杂的运动任务需要高度的注意力,通常也更吸引人。要求精确的任务通常被定义为是复杂的,对儿童来说可能更困难(如书写与涂鸦的对比)。复杂运动任务的实践比简单运动任务的实践会产生更大的神经可塑性变化。与简单的运动任务相比,成人在进行复杂任务时和完成复杂任务后的神经活动增加更多。有趣的是,这些结果是在单项训练后公布的。这些发现表明,作业治疗师为儿童提供了完成更复杂任务的机会,从而实现更优化的神经可塑性改变。

对于儿童来说,这个过程转化为2个重要的组成部分提供了考虑。这类任务需要足够复杂来挑战学习者,但也有可能为学习者解决问题,以此最大限度地提高学习过程。当儿童面临不明确的任务(既不容易也不困难)时,学习就会最大化。模糊性是指成功或不成功完成任务的可能性。对儿童来说,即使是在熟悉的任务中,引入"模糊性"也是使任务更具挑战性的过程。这一过程的目标是扩宽已经形成的技能,并学习新的可能的行为。

例如,当训练儿童在坐位下学习平衡控制时,目标导向的活动对于他们集中注意力解决问题至关重要。在这种情况下,引入模糊的过程可能包括将物体放置在不同的地方,并且大多数时候要达到儿童当前成功达到能力(模糊区域)的极限。在这个过程中,儿童练习当前的能力,并学习将能力扩展到新的、更苛刻的情况中。所需的速度、力量、精准度、距离和时间等任务参数可能会有所不同。任务环境内的物品属性也可以是改变互动可能性并引入实践与学习条件的另一种方法。

任务的性质决定了运动所需的速度、平稳性、力量和准确性。开放式的任务包括运动环境中的支持面、物体或人。封闭式任务包括静止的物体、人和地理环境;学习者决定开始和结束。

物品的属性(尺寸、形状、重量、质地、感知方面)和任务的意义(目标、规则)会影响运动需求。儿童在拿大的东西和拿小的东西时的反应是不同的。他们伸手开始后调整手指最后握住小物品。物品的形状决定了个人如何准备抓握。患有运动障碍(如脑瘫)的儿童在进行这些调整时存在困难。

物品的功能可见性是物品或环境允许个人执行某个动作的属性。例如,圆的物体可以滚动。物体的功能可见性与物体相关联的规则和目标有助于提示儿童预期的动作。例如,为儿童提供一个勺子和食物,就会提示他如何使用物品,从而展示需要的运动表现。

研究表明,作业治疗师应该注意几类物品特征:行动所需的物品数量、物品所传达的信息和目标。总体来说,将任务所需的物品数量和实际物品一起使用可增强运动反应(通过运动时间、抓握模式和运动表现来衡量)。明确目标和物品之间的关系可以提高运动表现。

3. 环境背景　作业治疗师评估运动和作业表现发生的物理、社会、文化、时间、虚拟和个人环境。例如,儿童可能在结构化的临床环境中成功移动,但在户外不平坦的地面却有困难。光线、地形、环境、重力和物理环境的新颖性可能会影响儿童的表现。例如，在课间休息期间，当引入新奇的物品（如干草包、轮胎）时，儿童更爱玩，也更爱动（用活动记录仪测量）。社会环境会对运动提出额外的要求。例如，儿童可能在他的家人面前表演"舞蹈动作"，但在学校的同学面前却表现得很差。"表演"的社会压力影响着运动。文化期望可能会影响运动。有些家庭文化能接受质量略低的运动，而另一些家庭则希望动作精细、准确。时间方面包括儿童的发展阶段。年幼儿童的运动表现允许"笨拙"，而青少年为了成功可能需要更小心地控制动作。虚拟环境包括与计算机的运动互动。玩电子游戏可以帮助儿童在可控的环境中发展运动技能。个人环境包括促进或抑制儿童活动的特征。

作业治疗师在分析儿童的运动表现时会考虑这些的所有情境。通过仔细分析儿童在各种情境下的运动功能，作业治疗师可以确定儿童的优势和不足。环境支持问卷（Test of Environmental Supportiveness）可以用于测量环境对游戏的影响，并在分析游戏环境时为作业治疗师提供结构框架（附录）。大多数情况下，作业治疗师会对环境进行非正式地评估，重点是确定对儿童作业表现影响最明显的因素。

（二）系统中的变量

不仅系统（人、作业和环境）是交互的，而且每个系统都是可适应和灵活的，使运动表现发生变化。每个系统的组成部分可能被调整以辅助或限制运动。例如，改变环境需求，如为儿童提供助行器等，可以促进运动。相反，要求儿童在户外爬山时可能会妨碍运动。

作业治疗师分析每个系统的组成部分以确定它是如何影响运动表现的。重要的是，作业治疗师检查这些因素和系统之间的相互作用及目标干预，以达到预期的作业结果，而不是侧重组成部分。了解运动控制和运动学习的原理有助于深入了解如何处理影响儿童成功的因素。

1. 具有适应性、灵活性和交互性的系统　作业治疗师在提供干预和教导儿童从事日常作业的策略时，要考虑系统内的灵活性、适应性和交互作用。例如，正常发育的儿童会很快适应姿势（舒服地坐着而不是笔直地坐着）、环境（如噪声或干扰）或动机的改变（如疲劳）。当儿童适应不同的情况并使用或修改现有策略解决问题时，改变任务限制可以促进学习。创造强调这些体验的条件和注重学习的过程，鼓励

收集信息和感知物品、任务和环境属性，以加强有效的身体策略。在成功的任务交互条件下形成多种可能的行为对学习发生至关重要。

2. 适应性和环境限制　正常发育的儿童以各种方式活动，便于他们轻松地纵贯环境找到方向。他们快速正确地处理感知信息以平稳地移动。他们解决新的运动问题来应对运动挑战。变化性是高效运动的一个标志。

有运动或处理不足的儿童通常在其运动中缺乏适应性和多样性。他们以同样的方式移动并表现出难以用不熟悉的方式进行操作，如在穿越障碍时。有运动障碍的儿童经常以有限的或刻板的方式移动并表现出少量的动作技能。例如，一名有运动规划缺陷的 3 岁女童，她只有一种爬上三轮车的运动模式，当三轮车以不同的角度转动时，她就无法爬上三轮车。这名幼儿的实践能力（处理、计划和执行运动的能力）是受损的。

缺乏适应性和环境限制（如物理环境中的障碍）会导致运动功能障碍。当一个或多个系统的组件（如儿童肌张力高不能快速调整平衡变化时）僵硬、受损或不灵活时，运动表现就会受到影响。有运动缺陷的儿童，如感觉统合障碍或发育性协调障碍的儿童，可能在灵活运动方面有困难，从而导致时间和顺序上的缺陷、姿势控制差、反应慢和（或）感知觉功能（如触觉、视觉感觉处理、运动觉）等困难。延迟的反应和处理会影响动作的准确性和质量，如观察到儿童的书写问题。因此运动不流畅、不协调或不及时会影响儿童的日常活动。运动计划和功能可见性的知觉方面的不足会影响他们进行有效、及时、准确的运动动作的能力。例如，患有发育性运动协调障碍和脑瘫的儿童在前瞻性地规划运动反应时，经常在预计距离或物品属性时出错。因此，他们需要纠正或重复动作来完成任务。

因此，作业治疗师的工作是帮助儿童发展他们可在多种情境下使用的各种动作。

3. 任务修正和适应　作业治疗师经常改变或修正运动或任务，以使儿童能够成功地从事他们喜欢的作业活动。根据动态系统理论，计划和执行的难度可以通过改变完成某个动作所需的自由度来改变。Bernstein 提出中枢神经系统的一个基本功能是通过最小的自由运动度来控制多余的动作。自由度定义为肌肉骨骼和中枢神经系统控制的关节运动平面。当多个系统交互时，有许多活动范围（自由度）可用于执行指定的活动。因此，作业治疗师可以控

制或限制一些活动来帮助儿童成功。例如，提供替代的位置（如支持下的坐位、俯卧位）限制儿童控制姿势的需求，这可能使他的手部技能操作更成功。

减少运动所需的自由度可能会导致更多的功能性运动。如果用矫形器稳定脑瘫患儿的手腕或拇指，他们就可以更有效地使用手。矫形器减少了儿童必须控制的自由度并使动作更加准确。在一项关于小提琴演奏的研究中，Konczak 及其同事发现儿童或成人小提琴手通过练习降低了运动的自由度（如稳定肩关节屈伸），从而提高了肘部和肩部（外展及内收）的准确性和运动自由度。研究结果表明，在不限制其他自由度的同时限制某个自由度可能是儿童和成人学习既复杂又精确的运动模式的有效策略。

动态系统理论家使用吸引状态一词描述保持现状、首选状态或需要最小自由度来维持状态的趋势。例如，儿童可能有骨盆后倾的倾向。这种模式可能不是最有效的，甚至可能会影响儿童实现其他运动成绩（如轻松达到）。作业治疗师的作用是确定吸引状态，当它限制功能时，促使运动避免这种状态以促进对作业的参与。促使儿童避免吸引状态通常被称为干扰因素，即改变运动模式的能力。干扰因素可用于帮助儿童以不同的方式移动。他们可能是心理上的（如激励儿童移动来改变任务或环境）或身体上的（如身体感觉不协调，因此儿童必须纠正自己）。

除了环境和任务限制外，功能目标在决定运动中起着重要的作用。作业治疗师分析任务要求和儿童与环境因素相关的关系，以便他们可以调整任务，帮助儿童成功地执行。一项研究表明，在学习新的运动技能时，要检查多种系统的重要性。在该研究中，设定目标并进行自我对话的儿童的表现优于只设定目标的儿童。理解与操作任务特征和儿童的目标，并让儿童参与这一过程，是作业治疗干预计划的基本特征。干预计划通常通过教与学的过程来解决运动控制问题。

五、运动学习的过程

运动学习的过程包括在支持性的环境中参与有意义的活动的重要性，这能让儿童解决问题。运动学习的文献探索了学习的过程，包括儿童如何发展技能和将学习转换到其他环境，反馈类型、学习运动技能练习的类型和数量，以及基于错误的学习、计时和心理演练的作用。这些概念提供了在运动教学过程中所涉及技术的有用信息。框 16.5 描述了用于作业治疗实践的运动学习策略。该工作表可用于临床实践，以加强运动学习策略。

Niemeijer 及其同事检测了在神经运动任务训练中实践人员使用运动学习教学原则时物理治疗的结果。作者为 11 名从业人员提供了一套旨在改善发育性运动协调障碍儿童运动学习的分类原则。20 项教学原则被分成 3 类：给予指导、分享知识、提供或要求反馈。数据显示，通过粗大运动发展测试，有 4 项原则与改善表现有关：提供线索、解释原因、提供节奏、询问理解。有 2 个原则可以提高 M-ABC 的表现（调整身体位置并解释原因）。运动学习策略在改善运动控制方面对脑瘫、发育性运动协调障碍患儿及早产儿有效。

为了量化作业治疗专业学生工作中的运动学习策略，O'Brien 在当前研究的基础上修订了 Williams 关于运动学习策略汇编，并增加了"意义"作为一个项目，因为意义在运动控制和学习中的作用在文献中得到了证实，这是以患者为中心的实践核心。此工作表列于框 16.5，可作为学生和作业治疗师的学习工具。初步结果显示作业治疗运动学习策略工作表有助于强化概念，清晰地总结了概念，并可用于实践环境。目前正在对该工具进行进一步的研究。下文将对这些策略进行介绍。

（一）意义

从历史上看，作业治疗师认为活动的富于意义性对实践至关重要，并认识到有目的的活动在激励患者执行方面的益处。儿童对运动任务的参与程度受到自身的兴趣及目标认识程度的影响，并相信自己将有效地完成这些运动任务（图 16.6）。如果儿童觉得运动很重要、很有趣，而且他们相信自己能成功，他们就会更有动力地去学习高难度的运动技能。

此外，当活动具有意义时，儿童和青少年参与的时间更长，并且进行了更多的重复。而且当活动对儿童有意义时，不仅儿童参与的时间会更长，他们的运动质量也会提高。意义可以通过使用半结构化的访谈直接询问儿童来确定。几项研究发现，有运动缺陷的儿童希望与朋友一起参加"常规"活动。这些兴趣表明，建议作业治疗师为有运动障碍的儿童开展有意义的体育活动（如滑雪、游泳、骑自行车、跑步和滑冰）。

Hetu 和 Mercier 通过查阅 35 篇文献考察了目的性活动的影响。他们建议临床医生使用物品功能可见性高的任务来促进最佳的运动表现。他们将物品功能可见性任务定义为使用物品传达功能、包含功

类　别	策　略　描　述　性　观　察
框16.5　作业治疗运动学习策略工作表	
意义	• 技能对儿童是有意义或有目的的。 • 儿童表达对技能的兴趣/选择活动和技能。 • 儿童认同能力和自我效能感（对技能的自信心）。 • 儿童在活动中表现出快乐。 • 儿童想要演示的技能。
学习转换	• 技能经验以逻辑顺序呈现。 • 简单的基本技能比复杂的技能更重要。 • 技能练习包括"真实"生活和模拟场景。 • 具有相似组成的技能更容易出现转换效应。 • 用真实的物体在自然场景中进行实践是最有效的。
反馈 示范或演示	• 如果在习得技能之前或早期阶段向个人演示，则演示效果最好。 • 演示应该贯穿于整个实践过程，并尽可能频繁地提供帮助。 • 给儿童"弄明白"的时间。
反馈 口头指令	• 口头提示应该简短、中肯，包含1～3个单词。 • 口头提示应该仔细把握好时间，以免影响表现。 • 口头提示应该强调动作的关键方面。
结果反馈（KR） 和表现反馈（KP）	• 利用各种KR和KP来促进学习。 • 重要的是，在基于错误的反馈和基于"适当"或"正确"表现的反馈之间取得平衡。 • KP反馈可以是描述性的，也可以是说明性的。 • KP和KR应该在任务完成后给出，但不一定是100%的时间。 • 如果给予KP/KR至少50%的时间，学习能力就会增强。
技能实践的分布 和变化	• 较短、较频繁的练习优于长且不频繁的练习。 • 如果是一项复杂的技能或任务，经常休息是可取的。 • 同时进行多项任务练习，可以提高技能习得能力。 • 提供几种不同的环境来习得技能，有助于促进学习。 • 当实践不再产生变化时，应该使用临床判断来识别；这时应该引入一个新的或不同的任务。
整体与部分实践	• 当技能/任务简单时，整体实践可能更好；当技能较复杂时，部分实践可能更可取。 • 如果使用了部分实践，确保所实践的部分是"自然的整体"，它们可以一起进行。 • 为了简化任务，减少操作物品的性质和（或）复杂性，如接物训练用气球代替球等。 • 为了简化任务，为学习者提供帮助以减少注意力需求，如在不同手眼协调任务的实践中提供躯干支持。 • 为了简化任务，提供听觉或节奏伴奏；这可以通过帮助学习者获得适当的动作"节奏"来促进学习。
心理练习	• 心理练习有助于学习新技能，也有助于重新学习旧技能。 • 心理练习帮助人们准备执行一项任务；它应该相对较短，而不是较长。 • 心理练习和身体训练相结合效果最好。

能目标、由任务所需的实际物品的正确数量组成的任务。例如，物品对人（如儿童喜欢的玩具）是有意义的，并且物品具有某个特定的运动动作（如驾驶一架玩具直升机）。这个过程与生态框架是一致的，即学习运动技能依赖于感知的功能可见性，也就是说，学习物品是什么及如何使用它们。作业治疗师也可以通过观察儿童以更好地理解其意义。儿童意志问卷（Pediatric Volitional Questionnaire）和游戏测试评定（Test of Playfulness）提供了观察性评估，用于衡量兴趣、动机和对活动（游戏）的态度（附录）。为了设计有效的运动控制干预，作业治疗师通过了解儿童的目标和愿望来认识其对活动的重视度。意义来

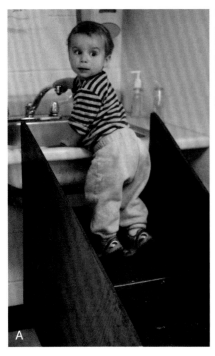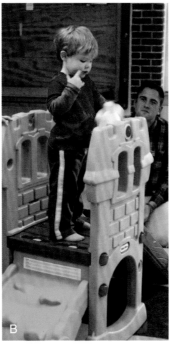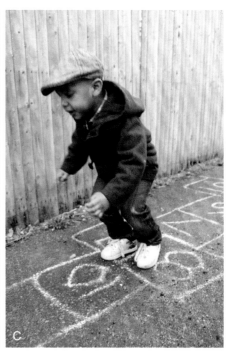

图16.6　A. 小男孩"独自"爬上洗手台并伸手去洗手。B. 如果孩子们觉得有意义,他们就可能从事困难的任务。C. 幼儿有动机学习跳房子,而这需要运动规划、协调、时机和顺序

自个人的经验和观点;因此,作业治疗师应让儿童参与活动的选择和设计。

儿童作业自我评估(Child Occupational Self-Assessment, COSA)提供了一种措施,帮助儿童确定想从事的活动。作者建议对儿童进行访谈时,作业治疗师要营造舒适的环境,进行非正式的讨论,从开放式的问题开始,然后是探索性的问题,注意非语言线索,并了解儿童对访谈的看法。评估可以分多次进行,作业治疗师可以调整或改变方法以满足儿童的需要。儿童作业自我评估的目的是获取关于儿童的信息。在小组重点讨论中,使用儿童作业自我评估的从业者认为这有助于自己与儿童进行重要的讨论,同时提供关于儿童的兴趣和对他们能力信念的信息。儿童作业自我评估可用于确定儿童的价值观(即活动的重要性)和感知能力(即他们感觉自己在活动中表现如何)。

(二)整体任务训练

从事一项完整的活动(作业)有助于促进有效运动所需的多个系统及其相互作用(图16.7)。总体来说,学习整体运动任务比只学习运动的一部分更有效、更有动力。Chan、Luo、Yan、Cai和Peng发现五年级学生使用整体训练学习的效果更好,而一年级和三年级学生使用部分训练学习的效果更好,这表

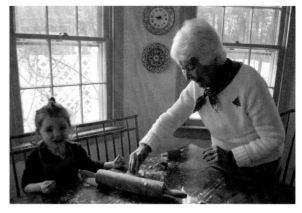

图16.7　和奶奶一起烘焙是有意义的,并且可以让儿童参与各种运动

明作业治疗师在选择让儿童进行整体或部分训练时会考虑他们的发育水平。作者推测这可能是由于神经系统发育成熟、外显学习和协调能力的原因。

与仅要求完成部分动作相比,儿童能更有效地完成整个任务,并具有更好的协调性。Van der Weel及其同事发现患有脑瘫的儿童在敲鼓时比单纯训练时更倾向仰卧。儿童不仅能更有效地完成任务,而且他们还能更长时间地投入到任务中,并在活动中激活更多的大脑区域。此外,功能磁共振成像研究表明,当受试者参与有意义的整体任务而不是部分任务时,激活的大脑区域更多。Van de Winckel和其

同事发现与被动运动(机器人上下移动手指)和触觉刺激(用海绵棉布抚触手背)相比,患有脑瘫的儿童和正常发育的儿童在从事主动运动(抓住并放开物品)时大脑活动明显更多。这一研究结果表明,参与主动的任务可以使正常儿童和脑瘫儿童的大脑得到更多的激活。

参与整个活动或作业需要儿童处理刺激并对系统内部和系统之间的变化作出反应。以不同的方式作出反应是功能性运动的一个标志。例如,正常发育的儿童在移动时使用多种策略,而发育性运动协调障碍儿童在移动中表现出有限的可变性和适应性。因此,作业治疗干预的目标之一是通过整体训练提高运动的可变性和灵活性。

(三)部分任务训练

部分任务训练是增强学习能力的有效方法,特别是在需要多个步骤(连续任务)的运动任务中,而且这些步骤在学习复杂动作的初始阶段很难计划和执行。部分任务训练是指培养儿童的能力,使他们能够完成一项任务。它通常从儿童学习需要多个步骤任务的最后一步开始。部分任务训练的进展是以儿童在最初阶段的成功为基础直到学习完成的整个过程。部分任务训练通过探索(收集信息)、调解(儿童解决任务的问题)和感知功能可见性(能够了解行动的可能性)过程为学习计划创造条件。循证的干预措施(如双侧协调强化训练、双上肢协调强化训练和强制性运动疗法)利用整体任务和部分任务训练相结合的方法设计活动来学习运动技能。部分任务训练可能是学习动作基础技能最有效的方法,但应与整体学习和发现式学习相结合,以促进学习的转换。

(四)变量

运动需要适应系统内部和系统之间变化的能力;换言之,变量是功能运动的核心。活动(如接触不同的物品、环境刺激)及系统内部和系统之间(如视觉系统和感觉系统之间的交互作用)都存在固有的变量。

运动发生在各种环境中,要求儿童适应环境变化(使用视觉和听觉系统)或内部变化(通过前庭觉和本体觉系统感知)。例如,儿童可能需要根据视觉输入的解释来调整动作(如球来得快还是慢);儿童可能会经历影响运动模式的生理变化(如低能量)。环境也可能会引起变化(如天气、地形、同伴)。功能

运动是运动控制干预的目标,要求儿童具有多种运动技能。

由于变量对功能运动至关重要,作业治疗师鼓励儿童在从事作业时以不同的方式运动。因此,干预期望是儿童以多种方式进行运动,而不是重复和学习一种运动模式。例如,要求儿童坐在座位角落反复捡起一块积木并把它扔到固定的容器中,这对儿童的适应性要求很低。更好的干预措施包括将整个任务与变量相结合,如让儿童玩散落在地板上的弹珠(图16.8A~D)。

在某些儿童中,表现的可变性很大,目标是建立运动的一致性。运动变量可以通过个体内的可变性来测量。在一项简单的检查个体差异变量的反应时间的任务中,患有注意力缺陷多动障碍或读写障碍的儿童彼此之间没有差异,但与发育正常的儿童相比差异更大。注意力缺陷多动障碍儿童的书写序列比有读写障碍的儿童更少(读写障碍儿童与对照组之间没有显著差异)。多动症儿童和读写障碍儿童过度的可变性训练会干扰书写表现的一致性。

脑瘫患儿在伸手动作模式上有更大的可变性,这会干扰他们有效完成双手活动的能力。结构化技能训练降低了其动作模式的可变性,提高了动作质量,而无结构化训练则没有。结构化技能训练包括治疗师为运动建立框架(让儿童获得成功),并为儿童创造机会,使其参与所需的运动。

这些结果支持在允许功能表现变化的同时,鼓励运动的准确性。了解正常发育的范围和影响运动的因素对设计有效的干预至关重要。以多种方式进行运动需要儿童解决问题和自我纠正。所有儿童都通过解决问题来发展和完善运动;因此,解决问题是运动控制的重要组成部分。

(五)解决问题或基于错误的学习

当儿童解决问题和自我纠正运动错误时,其运动技能的记忆力就会提高。儿童从内在解决问题的过程中学习和保持运动技能,这比他们从运动过程中接受外部反馈(如手把手辅助)更好。例如,为了学习建造沙堡,儿童要解决的问题是他在沙堆中的位置及如何挖出并放置沙子(图16.9A、B)。儿童更有可能在一项有意义的社交活动中学习新的运动任务。儿童必须将身体远离建筑物,并使用适当的时间和力量来制作沙堡。自我纠正使儿童能够依靠暗示动作有效性的内部线索,从而帮助他们在各种情境中适应和修正动作。

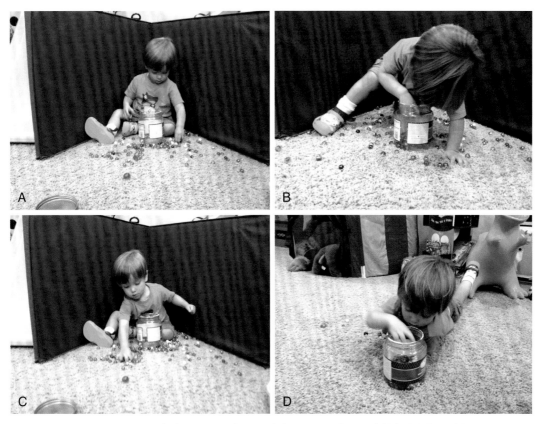

图 16.8　A～D 儿童喜欢以不同的姿势玩弹珠。这项活动需要他做各种各样的动作

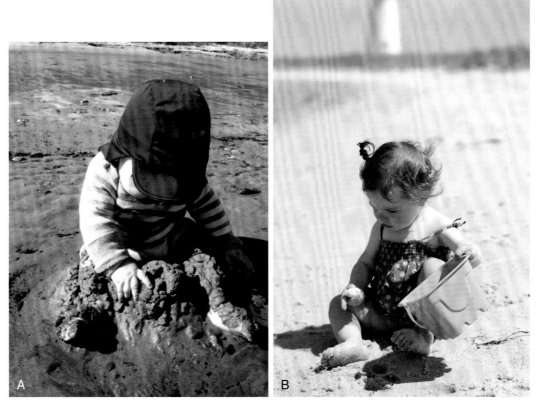

图 16.9　A 和 B 建造沙堡的孩子们必须解决问题

因此,致力于改善儿童运动表现的作业治疗师为儿童提供许多机会,让他们通过做而不是重复练习动作的一部分来积极解决运动问题。设置促进身体、社会和认知任务的环境,鼓励儿童发现如何移动、探索,并自我纠正运动错误以利于运动学习。

儿童通过犯错和自我纠正来学习运动。因此,作业治疗师有时允许挑战超出儿童的能力,给他犯错的机会,纠正错误(如果可能的话),并从经验中学习。残疾儿童必须学会适应新的、不同的或意外的情况。在过去,作业治疗师不愿让儿童通过犯错学习。然而,在掌控的环境中犯错可以让儿童解决问题,这对促进运动技能的学习很重要。鼓励儿童探索,调整运动,评估其回应和反应能帮助他们学习和完善运动技能。

(六)学习转换

学习转换或泛化,是指把学习内容应用到新的情境中。作业治疗干预的目的是将儿童在临床或干预环境中进行的学习转移到自然环境中。例如,在诊所里轻松地操纵新轮椅通过障碍课程后,作业治疗师希望儿童能够操纵轮椅通过学校的走廊。

当儿童在自然情境或"真实世界"中进行运动技能训练时,其运动技能的转换能力最强。因此,帮助儿童成功地操纵轮椅通过学校走廊的最好方法就是在这类环境中练习。作业治疗师可以先教儿童基本的轮椅技能,然后在放学后在走廊上练习(减少障碍),最后在下课换班级时操纵轮椅。研究表明,与只在诊所环境中练习相比,儿童采用这种干预策略能更快地转换任务。

此外,当运动任务在功能性活动或实际工作中进行时,学习转换更容易发生。在选择活动进行实践时,作业治疗师认识到具有相似组成部分的运动技能更有可能转换。例如,一名刚成功学会扔球的儿童更容易学会把豆袋扔向目标。研究笔记16.1描述了在一项新运动中的学习转换。

(七)排序和适应性任务

使儿童获得成功的分级和适应性运动任务是作业治疗过程的一部分(表16.1描述了运动活动的分级和适应)。一般来说,离散任务比连续任务更容易完成。离散任务是指明确有开始和结束的任务(如捡起物品),而连续任务是正在进行的任务(如行走、跑步)。涉及单手动作的任务通常是在双手动作之前学习或掌握的。操纵静止物品的技能比操作移动物体的技能发展更早。

研究笔记 16.1

Singer, R. N., Flora, L. A., & Abourezk, T. L. (1989). The effect of a five-step cognitive learning strategy on the acquisition of a complex motor task. Journal of Applied Sport Psychology, 1, 98–108.

概述

作者进行了一项试验研究以检验使用五步运动学习策略是否有助于在新的运动任务中转移技能学习和表现。这5个步骤包括准备、意象、注视、执行和评估。20名青少年被随机分为运动学习策略组和对照组。策略组被教授一种新的运动技能(篮球罚球策略),使用运动学习策略和奖励积分系统来指导更准确的任务执行,而对照组则获得关于这项特定技能的整体技术和生物力学信息。转换技能测试包括高尔夫推杆任务。作者想要研究参与者是否会将学习篮球技巧的策略转移到学习和执行高尔夫任务上。

在篮球罚球学习阶段后的1个月,测试两组在转换任务(高尔夫推杆)中的运动表现。

结果

运动策略组的参与者在新任务上表现出比对照组更好的整体表现。他们表示将继续使用这种策略来学习新的任务,因为他们觉得这是有效的。策略组只有一半的参与者使用意象策略。

作业治疗的意义

通过使用特定的运动学习策略来教授新技能可以改善运动表现和学习转换。作业治疗师可以将运动学习策略整合到运动技能习得的干预中。对策略的明确理解可以帮助患者回忆和实施策略。意象技术虽然有用,但可能不是适用于所有患者的策略。

表16.1 活动分级和适应

简单	示 例	复杂	示 例
独跳	跳过绳子×1	连续	跳绳
用单手	一只手抓住玩具	用双手	用两只手抓玩具
静止	拿玩具	动态	接住移动的球
封闭	涂鸦	开放	在计算机上用笔跟随目标移动
一步	写名字	多步	写名字和画图
简单	将球放入容器	复杂	玩一场迷你高尔夫
结构化	跟随引导	非结构化	在操场上自由玩耍

封闭式任务是指环境在任务执行过程中处于静止状态,而开放式任务是指环境变化或涉及一些间歇性的变化。对大多数儿童来说,封闭式任务通常比较容易完成。

作业治疗师还考虑活动的认知需求;儿童更容易完成简单的运动任务,而这些任务对认知能力的要求较低。步骤少的任务比步骤多的任务更容易完成(如向目标投掷比从容器中捡起一个球,移动到起始线,然后向目标投掷更容易)。与需要更精确的任务相比,儿童更容易获得不需要精确的任务(如涂写比在线条内涂色更容易)。在为儿童排序和适应活动时,作业治疗师应考虑所需的指导量;需要较少指导的运动比需要较多指导的运动更容易学习。

环境的结构在活动需求的性质和复杂性中起着重要的作用。例如,具有可变性和外来刺激(如其他儿童)的环境更具挑战性,因此对儿童来说更困难,因为他们必须不断地适应和调整。作业治疗师考虑如何安排活动的顺序,并相应地进行调整以促进儿童成功。最近的研究表明,在不同的环境下,患有脑瘫的儿童可能更难适应或改变他们的运动模式。例如,脑瘫儿童在同一粗大运动功能分级系统中,根据环境和地形表现出不同程度的独立性。他们在家表现更好,在户外或社区表现最差。鼓励作业治疗师在规划干预措施时考虑能够提高技能的环境特征。

(八)练习水平及类型

练习是作业治疗干预的基本特征。现已进行了大量关于使用练习来提高或发展运动技能的研究。

集中练习(也称为封闭式练习)是指训练时间大于休息时间的练习。当儿童开始学习运动时,此类练习效果最好。封闭式练习的示例可包括练习抓握和释放,让儿童在休息之前捡起 10 块积木并把它们都放在一个容器里,然后再重复游戏。

分散练习是指在试验之间的休息时间大于试验时间,并且在联系阶段最有用(图 16.10A、B)。分散练习的临床示例包括让儿童在玩捉人游戏时捡起放在地板上的豆袋。在这种情况下,儿童仍然在练习抓握和释放,但也在训练姿势控制和前庭输入处理。因此,儿童抓住并释放几个豆袋,在逃离"追踪者"的同时休息一下,学习其他方面的技能,然后再回来抓住并释放。

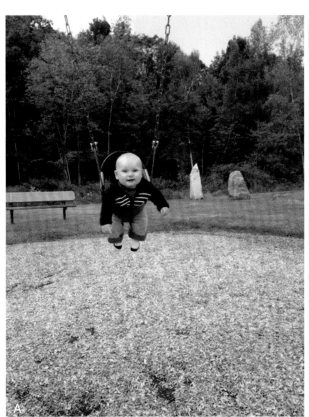
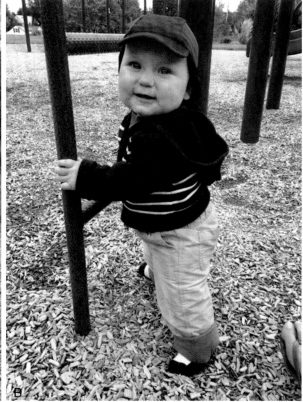

图 16.10　分散练习。在荡秋千之间休息是分散练习的一个示例

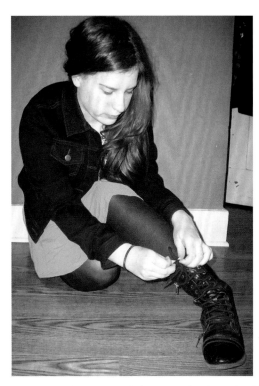

图 16.11　变量练习。儿童在出去玩之前系好鞋带。她能系不同的运动鞋,常坐在地板上完成此项任务

在运动技能习得的最后阶段,变量或随机的练习是最有效的。变量练习要求学习者重复相同的模式,但根据需要进行微调(图 16.11)。这种练习提高了适应和概括学习的能力,一般来说,短时间的频繁练习比长时间的少频率的练习要好,因为它可以减少疲劳,增加强化。唐氏综合征患者通过不同的练习,在简单的接伸手(到一个目标)方面表现出了进步。随机练习的示例包括在儿童参与各种游戏活动时对抓握和松手的干预。这种类型的练习是最密切相关的实际作业活动。在游戏过程中,儿童必须捡起并松开玩具。儿童捡起各类物品:小积木、大球、轻玩具和重滑板车。

(九) 反馈

内在反馈使儿童能够自我纠正,这是维持运动能力最有效的方法,应该成为干预治疗的目标。内在反馈可以通过发现得到,在这种情况下,作业治疗师设置环境,允许儿童探索和发现、犯错并不断学习新的移动方式。

在运动技能发展的早期阶段,儿童可能需要外在反馈。外在反馈包括提供口头提示或身体指导。演示性反馈是指示范或演示动作。演示性反馈最好是在儿童实际练习动作之前,以及在技能习得的早

期阶段。从业人员提供没有语言解说的示范,因为同时给予语言提示会减少儿童对动作的注意力。积极的反馈会产生更好的运动学习和感知能力,并有助于激励儿童继续参与活动。

1. 表现反馈　当反馈具体而明确时,其对运动的改善最有帮助。表现反馈帮助儿童理解他们是如何完成所需的运动,从而提高运动的质量。表现反馈有助于强化和调整运动技能,因此它在儿童掌握了基本技能后是很有用的。治疗师可以向儿童提供特定任务表现的描述性反馈(如书写),如"你用拇指和其他手指握住铅笔,然后轻轻按了一下",或者治疗师会提供一些规范性反馈,如"下次,再多按一点"。描述性反馈对有经验的执行者更有帮助,而初学者使用规范性反馈能更好地学习。

在简单的任务中,正常儿童 33% 的时间受益于表现反馈,而在困难的任务中,他们 100% 的时间受益于表现反馈。这项研究表明,作业治疗师根据任务的复杂性考虑反馈频度。

2. 结果反馈　与期望结果相关的反馈有助于儿童理解运动。当提出运动目标的具体信息时,提供这类知识是最有效的。因此说"每个纽扣都有对应扣眼"比"干得好"要好。结果反馈激励并鼓励儿童继续学习;这对学习新的运动任务很有帮助。结果反馈不应该在每次试验(100% 的时间)后都提供,因为儿童会过于依赖,而且研究表明儿童将从自我反省中受益。脑瘫儿童能够学习一项新的运动技能,并得到 50% 的结果反馈;100% 的结果反馈会干扰他们的学习。

3. 口头反馈　口头表扬和强化在激励患者和改变行为方面是有用的,但在临床环境中可能会过度使用。让儿童自己评估他们的表现是有益的,这将增加其效能感。如果在任务完成后立即给予口头反馈,效果最好。最好是使用 1~3 个简短的提示语,能便于操作者重复。研究笔记 16.2 描述了与运动学习相关的语言指导。正确的表现反馈激励儿童继续练习,所以这种强化可以经常使用。带有特定提示的积极反馈可以提高表现,例如说:"你用铅笔压得很紧!"

(十) 心理练习/意象

心理练习(也称为运动意象、心理演练)包括在个人在想象中执行技巧,不涉及任何动作。包括角色扮演、看视频或想象。心理练习对运动技能的教学和肌肉群活动的时机及协调性的再训练是有效

的。这在学习的早期和后期阶段最有效,并且能针对具体的任务。此项训练可与体育锻炼相结合。许多心理练习的研究都运用于运动员身上,优化他们的表现。然而,所使用的技术可能对有运动障碍的儿童有益。据报道,患有注意力缺陷障碍和发育性运动协调障碍的儿童在运动表现方面取得了一些积极的结果。Taktek 等发现,在记忆阶段,心理练习和与身体练习结合的表现(投球)一样,但是在学习阶段的转移中表现更好。研究人员检查了儿童的视觉和动觉意象,发现对 8 岁的儿童都有效。许多理论家认为意象是有效的,因为它需要认知过程,并帮助儿童解决运动问题。

Driskell 等建议使用心理治疗的作业治疗师考虑任务的类型、心理治疗的持续时间及练习和表现之间的间隔时间来保持记忆。儿童对已有经验的任务可能更容易想象。然而,儿童在视频中观察到他们的动作或观察其他人的表演后想象出这些动作。作业治疗师应该谨慎,不要让儿童长时间地进行心理训练,因为这对他们来说很困难,会导致缺乏动力。最后,治疗师应该在心理练习后融入实际表现,以达到最佳的记忆效果。

观看视频并指出运动的组成部分,或者简单地在心里回顾运动与身体练习相结合的情况,这些技巧可能会提高运动学习。在临床人群中,运动意象可能受损。在一项描述性研究中,研究人员比较了 4 名正常发育儿童和 4 名患有脑瘫的儿童在执行运动和运动意象任务时的脑电图图形。研究人员要求儿童用利手伸手抓握一个小球,想象需要伸手并抓握球的动作,在显示器上观察动态的伸手和抓握动作,想象右手的伸手和抓握,并创建虚拟的手部运动的"心理视频"。作者发现在正常儿童和脑瘫患儿的想象任务激活了大脑的不同区域。使用心理训练作为一种策略来介绍和练习运动技能在任务背景下仍然对学习是有益且支持的。

六、运动控制/学习理论在作业治疗实践中的意义

(一)以作业为中心的实践模式

以作业为中心的实践模式,如人类作业模式、人–环境–作业–表现模式、作业活动适应能力模式和加拿大作业能力及参与模式指导作业治疗师的思维,帮助作业治疗师制订符合动态系统和生态理论原则的干预策略。每个模式都将患者和家庭置于决

研究笔记 16.2

Tse ACY, Fong SSM, Wong TWL, Masters R. (2017). Analogy motor learning by young children: a study of rope skipping. European Journal of Sport Science, 17 (2), 152−159.

概述

本研究的目的是确定儿童(5～7 岁)学习一项新的运动技能(跳绳)时使用类比法的有效性。之前的文献表明运动类比学习比外显学习对认知要求更低,并且增加了工作记忆空间。共有 32 名没有跳绳经验的正常发育儿童参与了这项研究。他们被随机分配到类比指令组或外显指令组。类似的例子包括"像兔子一样跳"或"像画圈一样甩绳子"。具体的操作说明是"双脚同时起跳"或"用手腕将绳子甩过头顶"。对跳绳动作进行了定性测量。

结果

类比组儿童在练习过程中比接受外显指令的儿童表现得更早。他们也表现出更好的运动效率。

作业治疗实践意义

儿童在学习一项新的运动技能时可能会感到压力。提供类比可以让儿童将技能形象化,并关注任务的其他方面。作业治疗师易于用类比法来教儿童运动技能。这项研究表明,类比法可以让儿童更有效地理解任务并学习一项新的运动技能。

策的中心,同时考虑多个系统及其对儿童能力的影响。以作业为中心的实践模式的更多有关信息参见第 2 章。

作业治疗师使用以作业为中心的实践模式和运动学习原则来创建干预活动,解决儿童运动控制所需的作业。运动学习原则建议儿童在以下情况中学习动作最有效:① 运动被视为一个整体(相对于部分);② 运动是在变化的情况下进行的;③ 允许儿童应用主动地解决问题所需的行动;④ 活动对儿童有意义。作业治疗师组织干预过程,密切关注干预的目标是非常重要的。有关使用运动学习原理设计运动控制的作业治疗干预的提示,请参阅框 16.6。运动学习策略(框 16.5)提供了促进运动学习的具体技术。患有脑瘫的儿童参加了结构化的训练后比没有参加结构化训练的儿童表现更好。接受基本运动技能训练的儿童(无论有无残疾)在 6 周内取得了明显的进步,而对照组儿童的运动技能保持不变。其他研究支持采取运用了运动学习策略来帮助患有脑瘫的儿童的运动技能训练项目。

框 16.6　使用运动控制概念设计干预的提示

整体学习
- 游戏活动（如手工艺、装扮、烹饪、舞蹈动作）
- 游戏
- 主题活动

变量
- 把作业作为目标（如与同伴一起玩）
- 提供各种活动或不同的方式来完成任务
- 不同形式的相同运动
- 改变物品或位置
- 改变任务的要求
- 考虑任务的社会性
- 改变环境（如诊所与操场）

解决问题
- 设置不同难度的活动
- 重复动作，让儿童自己理解
- 等待儿童自己去发现

意义
- 选择儿童喜欢的活动
- 提供选择
- 增加新奇感和创造力
- 提供儿童感兴趣的活动
- 让儿童参与对他生活有意义的活动
- 让儿童参与自己设定目标
- 留出时间自我反省

作业治疗师在干预过程中使用运动学习策略（框 16.5），仔细注意儿童的反应并塑造活动，为他们提供"最适"挑战。案例 16.1 使用 Kielhofner 的人类作业模式规划以运动控制为目标的作业治疗干预。

案例 16.2 说明了作业治疗师如何将当前的运动控制/运动学习原则和策略应用于实践。具体来说，这个例子从作业治疗的角度应用了动态系统理论来干预儿童的运动缺陷。作业治疗师在设计干预时使用变量、意义、作业和自然环境的原则。作业治疗师结合运动学习策略，提供有效的回馈、演示、实践、任务排序和适应。对儿童来说，所有的活动都是好玩和有趣的，因此他们会以最佳的方式参与。

通过获取儿童和朋友一起玩的兴趣及家长帮助他和同伴在学校一起玩的目标，作业治疗师有针对性地进行干预，以一种有意义的方式帮助儿童提高作业表现。作业治疗师解决其书写动作技能的精细

运动。这种方法通过促进儿童强化训练及学习，实现他们自己的作业目标。

（二）特定任务训练

特定任务训练包括在考虑运动学习概念的同时，练习特定的动作或活动（任务）。患者"练习特定的运动任务并得到某种形式的反馈"。特定任务训练的重点是功能性任务，而不是损伤。当创建干预来处理作业与任务时，特定任务训练与作业治疗哲学产生共鸣。根据 Hubbard 等的研究，作业治疗师使用特定任务训练遵循以下指导方针。

（1）培训与患者和环境有关。
（2）练习顺序是随机的。
（3）训练是重复的。
（4）目标是让患者完成整个任务（作业活动）。
（5）患者应被积极强化。

（三）作业分级框架

作业分级框架为治疗中枢神经系统障碍提供了一个符合动态系统理论的系统过程。作者提出了控制人、任务或物体属性和环境的方法来降低自由度。作者将这种方法建立在有意义的作业力量训练和实践基础上，并提供了如何通过改变任务、人和环境来分析和分级作业活动的概述。这个框架说明了实践者如何成功地将力量训练与动态系统方法相结合。

（四）认知导向日常作业表现

作业治疗师利用日常作业表现模式认知导向法（CO-OP）让儿童参与目标设定和解决问题。该模式与动态系统理论一致，对改善发育性运动协调障碍儿童的运动是有效的。通过让儿童参与这个过程，作业治疗师强化儿童做出决定并积极参与的能力。第 17 章详细描述了 CO-OP 模式。

（五）强制性运动疗法

强制性运动疗法（constraint-induced movement therapy, CIMT）是一种治疗儿童单侧运动障碍的方法。关于 CIMT 的循证证据见表 16.3。CIMT 要求限制未受累侧上肢，并每天用受累侧上肢进行 3 小时或更长时间的强化训练。通过专业人员对康复技术的理解，至少连续 2 周（14～21 天）提供集中练习和塑造更成熟的运动活动以改善运动功能。CIMT 提出了几项组成要素，这些要素被融合在一起，以最大限度地进行康复，并包括任务导向训练。CIMT

案例16.1 作业治疗干预计划：人类作业模式和运动控制

见Evolve网站上的相关视频剪辑。

作业问卷

Teagan是一名4岁的男孩，他和母亲及7岁的哥哥住在乡村小镇。两位母亲都有工作；一个是教师，另一个是业务经理。Teagan患有唐氏综合征，7个月时做了心脏手术。他没有任何其他健康问题。他在幼儿园接受物理治疗和作业治疗。

意志

Teagan喜欢打篮球，也喜欢和他的哥哥在外面玩。他跟着哥哥，模仿他做游戏，并指出他想做什么。Teagan喜欢呆在幼儿园外面，观察他的小伙伴，但不与他们交流。他们飞快地从他身边跑过。母亲们表示他是一个活泼的男孩，她们担心他不和小伙伴一起玩。

习惯

Teagan在一所收纳4岁儿童的幼儿园上学。Teagan需要有人帮他穿衣服，而且他没有经过如厕训练。他可以洗脸和洗手。他自己用勺子吃饭、用吸管杯喝水。他参加娱乐性的棒球比赛。Teagan的母亲们报告说他在上学的日子里就寝时间规律（晚上9点），早上8点醒。Teagan每天都有杂务要做，包括饭后收拾盘子、把脏衣服放进篮子里和遛狗。他每天午睡2小时。

作业能力

Teagan的粗大运动技能笨拙，他在跑垒时必须休息。他全身肌张力低下，以宽基底面的步态跑步并且为了保持平衡上肢紧贴体侧。他跑步时的姿势不对称（肩关节耸起并倾斜身体）。他经常跌倒，在障碍物附近移动有困难。他的动作很慢，常常看着同伴们打球而不是融入其中。Teagan爬上了滑梯，但没有滑下来。相反，他坐在滑梯的顶端，让他的同伴们感到不开心。Teagan在日托中心和其他孩子玩一些类似的游戏。当他和小伙伴交流时，他的水平要低得多，经常影响他们的游戏。

环境

幼儿园是一个有趣的环境，有一个大的围栏操场、大的滑梯、秋千和草地游戏区。里面的房间满是玩具和儿童喜欢的装饰品、小桌子和儿童椅子。

优势

Teagan是一名活泼的4岁儿童，他模仿哥哥的游戏。他喜欢和他的哥哥一起玩粗大游戏，打棒球和玩水上游戏。

弱势

Teagan不与他的同伴一起玩，而是观察他们或干扰他们的游戏（如坐在滑梯的顶端）。他在幼儿园的户外玩要时都是一个人玩。

评估

Teagan的运动障碍影响了他与同伴玩要的能力。他很难开始移动，就像没有从滑梯上滑下来所观察到的那样。他经常摔倒，动作时机和顺序都很差。帮助Teagan熟悉运动技能可能会提高他在操场上与同伴保持同步的能力。

干预计划

目标：提高运动技能的起始、时机和顺序，以便与同伴一起玩要。

1. 在学前班，Teagan将在30分钟的游戏时间（开始）内，连续5次爬上和滑下滑梯（在顶部停留时间不超过10秒）。

2. Teagan将在10分钟内完成4步障碍课程（在平衡板上行走1.5米，够到容器并投掷物体3次，爬过1.5米的隧道，跑3米），没有摔倒或不需要语言提示（时机和顺序）。

干预的分析

作业治疗师使用人类作业模式（model of human occupation, MOHO）来了解Teagan的作业需求。该模式与动态系统理论非常吻合，因为MOHO提供了一个框架来检查多个系统，使治疗师使用运动控制/运动学习原则来设计干预决策。在制订以患者为中心的目标时，作业治疗师考虑了Teagan对户外玩要的偏好及家长对Teagan与同伴玩要的目标。这些目标帮助Teagan在学前班建立了积极的习惯和常规，并使他对自己与同伴玩要的能力充满信心（自我效能感）。治疗师让Teagan在他的环境中参与活动，并通过示范和指导对老师及护理人员进行培训。治疗师设计了干预措施来提高他的表现能力，通过专注于运动的开始、顺序和运动动作的时机参与作业。

治疗师将注意力集中在Teagan将会成功的活动上，以提高他对自己技能和能力（自我效能）的信心，从而使他能够与同伴一起玩要。有关治疗师在设计干预活动时如何考虑儿童、任务和环境的例子见表16.2。

治疗过程是有趣的，包括各种各样的游戏（如跟随引导、乘坐汽车进行障碍赛游行），这些活动其他儿童都可以参加。作业治疗师认为人的因素（如有限的启动、不适当的时机和困难的排序）干扰了Teagan的游戏运动。Teagan的低肌张力可能导致姿势控制不良和粗大运动困难。由于Teagan在家里和哥哥玩粗大运动游戏，研究者推测幼儿园的社会环境导致他"紧张"或"焦虑"，因为儿童在他周围跑得很快，很少注意到他。治疗师进行了一项任务分析，得出结论，涉及复杂运动任务和多个孩子的活动对他来说非常困难。治疗师对活动进行分级，让Teagan在安全和有趣的环境中练习新的运动动作。在这些过程中，治疗师通过调整课程（环境）、任务（更容易移动的车）或儿童需求（允许Teagan以不同的方式执行任务）来帮助他取得成功。让Teagan参与有其他孩子参与的游戏活动，使他有机会以不具威胁性和成功的方式进行社交活动。例如，治疗师允许他成为课程的领导者，允许他在邀请其他孩子之前先练习，Teagan很自豪他可以为同伴提供"提示"和指导。这有助于发展他的动机的运动活动，进一步加强实践和社会化。

表16.2   干预活动示例

	儿　童	任　务	环　境
乘车课程	要求儿童挑战运动技能或进行更长的活动时间 要求儿童完成一项更具有挑战性的社会任务,而不是不太具有挑战性的运动任务	改变"搭车"的类型,使它的操作更容易或更难。汽车可以通过踩踏板、推、走甚至是随机操作。这些不同的汽车改变了任务要求	改变路线,使之成为平坦的或曲折的路线,草地或柏油路面
跟随领导者	提供一对一助手来帮助儿童完成任务,给孩子提供图片或提示,并改变所需的时间	模仿领导者时需要改变运动动作,领导者可以慢慢走,也可以单脚跳,可以做双侧活动,也可以做单侧活动	在结构化的环境中进行游戏,很少有干扰。改变儿童必须"跟随"的地形或区域类型
远足旅行	提供手把手的帮助或修改要求,使儿童能够完成运动任务	更改旅行每个阶段的需求。儿童可能需要伸手、拉、扔或推物品	在各种环境中(如海洋球、蹦床、室外、室内)执行行程

📄 案例16.2   作业治疗干预计划:运动学习策略

　　Paul是一名7岁男孩,母亲担心他在使用双手、完成学校作业和在操场上玩耍方面有困难,他开始接受作业治疗。Paul的母亲说:"他在涂色方面有困难,用手做任何事情都有困难,而且他不能爬上滑梯或荡秋千。"她注意到Paul早上胃痛,不想去上学。她说Paul喜欢和朋友在客厅的地板上玩卡车。

　　Paul就读于一年级。他的老师担心Paul不能像他的同学那样快地"学东西",并指出他在书写和阅读方面有困难。她承认Paul在课堂上的口语表达能力。

作业表现
生活状况

　　Paul和他的父母以及2岁的妹妹住在一个社区,很多儿童经常在外面玩。Paul说他有"一个好朋友",他每天下午都和他一起玩,并在学校见面。Paul参加休闲足球(尽管他说:"我玩得不是很好")。

粗大运动

　　Paul是一名瘦小的7岁男孩,他站在那里,双肩低垂。活动度范围正常。全身的肌张力低下,特别是躯干。他驼背坐着,无法保持闭眼平衡。Paul跑的时候两脚分开,上肢摆动不连贯,也没有节奏。当他的朋友绕着他跑的时候,他很难改变自己的位置。Paul表现出较差的动作顺序和节奏,他不能双脚并拢跳跃,也不能接球。课间休息时他试着在轮胎上保持平衡,结果摔了3次。

书写

　　Paul紧握着一支铅笔,在纸上做了一些黑色的记号。他不能在0.6厘米(0.25英寸)的标记范围内画出一条直线(7.6厘米)(3英寸),他的线超出了5次。他书写自己名字的速度缓慢;字母之间的间距不一致;字母大小不一;他不能将字保持在大格线之间。写字时,他坐在地上,驼背,脸靠近纸。他在书写时表现出一些相关的反应

(如面部动作)。他不能交替做手部动作。

自理

　　Paul会独立地穿外套、戴帽子,扣纽扣有困难,需要几分钟才能扣好。他展现了系鞋带的初步技巧而不是打结。他自己进食但很难打开纸盒和撕开包装。他可以自己洗脸和洗手。

玩

　　Paul是最后一个出去休息的孩子。他和朋友一起玩,看别人玩。他的朋友等着他,并一再重复道:"快点,Paul。"Paul看着别人玩秋千和滑梯,但并不想和别人互动。他自己玩轮胎。

有助于提高表现的系统
环境

　　Paul住在一套三间卧室的房子里。他可以在室内或室外玩玩具。他家中的环境是让孩子喜欢的类型。后院有围栏,包括秋千、滑梯和沙箱。他不骑自行车,不荡秋千,也不滑滑梯。他喜欢在室内玩。如果一定要让他在外面玩,他喜欢在大平台上玩卡车。

学校

　　Paul在当地一所小学上学,班上有15名学生。老师提供的结构是一致的。她表达了对Paul落后于同学的担忧,并指出他在书写、注意力和及时完成任务方面存在困难。她说Paul总是最后一个出门,把东西落在教室里,有时看起来很沮丧。但是,她透露Paul善于言辞,愿意回答问题,举止得体有礼貌。

神经运动

　　Paul的肌张力低下,姿势控制能力差,在节奏和顺序上有困难,这些都影响了他协调运动的能力。Paul表现出略微的神经学症状,如联合反应。他闭着眼睛站不稳,

动态平衡也不好。在 30 分钟的休息时间内，他 3 次摔倒在操场的轮胎上。

感觉

Paul 的平衡能力差，运动计划不好影响了他的行动。Paul 的身体意识受到了一定程度的影响，因为他很难辨别左右，这是他这个年龄应该具备的技能。他的内在身体意识还没有完全发展。

评估

Paul 表现出发育性运动协调障碍，因为他的运动能力影响了日常活动，如游戏、自理和学习。他意识到自己的困难，并因跟不上同伴而感到沮丧。他已经改变了他的活动喜好（转向室内活动），并开始抗拒上学。

目标

（1）学习成绩：Paul 将为学习提高精细运动技能。

　　a. Paul 会把他的名字写在一张长 5 cm、宽 7 cm 的长方形纸的右上角，且 90% 可读。

　　b. 在口头提示下，Paul 将在 15 分钟内完成一篇短文（3 行），可读性 80%。

（2）游戏：Paul 将提高运动技能，与同伴在操场上玩耍。

　　a. Paul 将在学校操场上连续挥杆 5 分钟以改善节奏和顺序。

　　b. 在 30 分钟的比赛中，Paul 将至少爬上 10 个轮胎（操场的轮胎山上）保持直立，以此证明他的姿势控制和平衡。

干预计划的分析

作业治疗师 Cora 是一名学校执业医师，她制定了一项干预计划，帮助 Paul 与同伴一起玩耍并在教室里执行。这些目标解决了家长们对 Paul "在操场上玩耍和用手做事有困难"的担忧。Cora 假设通过在操场上的活动帮助 Paul 获得姿势控制、平衡、节奏和顺序，将为掌握手部技能打下基础。提高他的运动表现质量、速度和节奏，使他可以赶上同伴。参加成功的活动有助于他的胜任感，并产生对上学的积极看法。由于儿童每天花很多时间在书写上，Cora 觉得以书写为目标会显著影响他在学校的作业表现。

记住，当儿童面对的是有意义的整体活动，而不是在自然环境中进行活动的一部分时，他们学得最好。Cora 为操场设计了各种有趣的粗大运动游戏。干预的目的是帮助 Paul 发展姿势控制、平衡、节奏和顺序，同时与同伴完成有趣的游戏，帮助他对他的能力有更好的感受。给 Paul 提供发展一些基本技能的机会将有助于他在操场上取得成功。治疗师将分级并调整活动，以促进他在这方面的成功。

Cora 在第一阶段记录了与既定目标直接相关的基线测量值。她记录了 Paul 在纸上写名字的时间和易读性，并在得到口头提示写下 3 句话（"告诉我你最喜欢的动物。"）。她还测试了 Paul 在 5 分钟内完成连续挥杆（来回）的次数，以及他摔倒在轮胎上的次数。Cora 记录

了基线测量值，记录了结果，并记录了她对他运动表现质量的观察。这些数据为她确定作业治疗干预的有效性提供了可靠的测量数据。

在随后的训练中，Cora 通过在操场上设置五步障碍训练课，设计了一些有趣的针对游戏的姿势控制、节奏、计时和顺序的活动，其中包括 Paul：

1）爬过 3 个轮胎（在平面上对齐）。

2）跑向滑梯［3 m（10 ft）］。

3）拿起滑梯第四横档上的一个物品。

4）在秋千上来回摆动 2 次。

5）跑回起跑线。

Cora 使用运动学习策略，在要求 Paul 执行之前演示每一步的动作。一旦她回顾到某一步骤时，她要求 Paul 按顺序完成。Paul 犯了很多错误，但在课程快结束时他开始解决如何更好地表现的问题。他说："让我再试一次，看看能不能快一点。"Cora 提供了一些关于他在比赛中遇到麻烦的关键点（如秋千）。她用 1～3 个关键词来提示："来来回回。"建议在儿童完成动作后提供 1～3 个关键词作为语言反馈。此外，让 Paul 从自己的动作错误中学习，让他内化该运动学习过程。人们发现这种技术可以提高泛化能力。治疗师定期改变形式，允许 Paul 在课程中做一些修改，以确保课程是有意义的。例如，Paul 在球场上增加了更多的轮胎，并要求把玩具放在更高的梯子上。

Cora 很幸运能够在自然环境中提供干预，为儿童提供线索并允许学习转换。Cora 等着邀请 Paul 的同伴加入他的行列，这样他就可以在社交"压力"和刺激之前提高自己的技能。

Cora 继续在教室里与 Paul 讨论他的书写，以及可能有助于他运动功能变得更容易的策略。Paul 认为如果他能用左手拇指按住纸，他的书写能力就会提高；他喜欢用带有新握笔器的机械铅笔。研究表明讨论书写能力可能有助于儿童提高运动能力。例如，Banks 和他的同事发现，在帮助 4 例患有发育性运动协调障碍的儿童提高书写能力的研究中，讨论策略（因为儿童想出了解决方案）要比单独的身体练习更有效。与儿童一起解决问题可能不能适用于所有的儿童群体，需要有足够的认知水平。Cora 运用心理实践策略，让 Paul 想象他在学校里是如何完成书写任务的。她建议他在开始书写之前先想象一下自己的笔迹。

在治疗期间，他们运用了呼吸运动记录器，用它来帮助 Paul 提高他的书写抓握。呼吸运动记录器需要重复的动作，这对儿童来说很有趣。它改善了顺序，并允许儿童练习握力。这被证明是很好的练习书写技巧的活动。在随后的干预活动中，Cora 买了一套彩色铅笔、一本美术书，还有一些 Paul 觉得有趣的模板。Paul 把他的"艺术作品集"带到教室和家里，这给了他练习的时间。

Cora 为 Paul 提供了各种各样的活动以促进姿势控制、协调、节奏和顺序，并且书写对他来说是有意义和有趣的。每隔一段时间，她就会停止呼吸运动记录器的活动，并复习如何握笔或强化正确的姿势。在操场上，她花

时间解释歌曲的节奏和单词以改善节奏。Cora密切注意Paul给她的非语言和语言提示。如果活动太有挑战性，她可以将活动调整到几乎不费力。她运用幽默和注重使用自我治疗以便优化治疗过程。她时刻关注Paul，做出积极的面部表情，温柔地鼓励他。

她用连锁训练时间表来教授新技能，如交替使用上下肢（双侧）爬到滑梯顶部。当Paul的能力更强时，她使用了分散训练计划，后来又使用了一个随机或可变的计划。她专注于自己的目标，让Paul能够和同学们一起在操场上玩耍，以更高的质量和速度完成书写作业。

的基本要素包括：① 抑制功能良好的未受累侧上肢；② 以任务为导向的具体运动活动的集中练习；③ 形成较为成熟的运动活动。CIMT的总体目标是逆转患有单侧运动无力的儿童对患肢发育的忽视或习得性失用。儿童CIMT的方法还包括双手转换运动，以连接儿童的单侧技能，使之成为现实的双侧表现的一部分。

将重复和技能训练与神经可塑性相联系的不断积累的证据，形成了现代的以任务为导向的运动康复训练方法。以任务为导向的训练方法是基于这样一种思想，即对先天性或后天性单侧运动缺陷儿童的运动康复包括学习如何移动；因此，儿童在动态运动技能（再）学习过程中是积极的参与者。儿童表现出明确的功能性目标（如用手脱袜子、拿玩具或转动门把手），要求使用视觉、知觉、认知和运动系统，因为他们通过解决问题来实现目标。在有意义的活动过程中，儿童反复练习伸手、抓握、操作和移动真实物品的策略。每个练习试验都向儿童提供信息（如反馈），这些信息构成了制定下一次尝试策略的基础。例如，儿童可能试图伸手去抓取玩具。如果他成功了，他可能会再次使用相同的移动策略。如果他没有成功，他可能会意识到需要新的运动策略。在练习过程中，任务要求根据儿童的能力得到最佳的进展。如果任务变得过于简单或过于困难，这一过程对于预防运动学习失败至关重要。任务导向法还假设依赖学习的功能恢复和对习得性失用的逆转，这是根据儿童执行功能任务的能力来衡量的。

CIMT包括具体的任务导向实践，包括参与游戏或功能活动。活动的选择和它们引发的动作都很重要。在儿童评估期间和开始CIMT项目之前确定所涉及的上肢运动障碍。受累上肢的运动障碍包括肩关节屈曲或外展小于90°，前臂旋后障碍，不能准确地够到物体，缺乏功能性的抓握或释放。然后选择单侧治疗活动来针对缺陷运动，并使儿童参与需要越来越复杂的运动行为的活动。为了确保成功，任务要求被分级，一旦儿童在大多数试验中取得成功，任务就会变得更加困难。在每一项任务开始之前，都会提供说明，说明如何在活动中使用患侧上肢（通

常为儿童提供选择）以防止代偿策略（如使用躯干代偿执行活动）。CIMT有助于积极地解决问题，是因为它增加了使用患侧上肢和手的活动度。积极的强化和结果反馈被用来激励儿童的参与和表现（通常是有形的奖励和表扬），从而强化目标动作。

（六）双侧强化训练

双侧强化训练保留了CIMT的强化结构和任务练习，但重点是提高双侧活动的能力。这种类型的治疗使用精心计划的、反复双手或双侧练习、游戏和活动来提高儿童在日常活动中双手并用的能力。它包括高频度、强化、集中练习，类似于CIMT所需的剂量（＞30小时），并且可以在个人或团体治疗模式中提供。在双侧训练过程中，物体属性可以被调整，以触发与目标相关的感知和认知过程，这是儿童学习识别何时需要双手完成任务所必需的。治疗师鼓励儿童在进行双侧活动时使用双手，不鼓励儿童只使用未受累侧上肢。治疗活动以双手玩玩具、双手搬运物品、脱或穿衣服、携带或移动玩具等双手动作为目标。最近一项比较CIMT和双侧强化训练的研究发现，这2种方法都能显著改善偏瘫型脑瘫儿童的单手运动质量、双手能力和运动效率。

手-臂双侧徒手强化训练　手-臂双侧徒手强化训练（HABIT）是一种特殊类型的双侧强化训练（表16.4是对于HABIT证据的回顾；研究笔记16.3探讨说明了HABIT-ILE治疗单侧痉挛型脑瘫儿童的疗效）。HABIT方案包括一系列的原则，如根据个别儿童的表现增加任务难度、复杂运动动作所必需的动作组成的部分任务练习、对运动动作进行排序以形成运动动作、为完成一个功能目标而进行整体任务学习等。手-臂双侧徒手强化训练与双侧强化治疗的主要区别在于治疗过程的个体化程度、活动方式和强度。研究表明，神经可塑性的形成至少需要60小时的强化练习。在最近的一项研究中，Friel等探讨双手训练对偏瘫痉挛型脑瘫患儿精细功能和运动皮层可塑性的影响。在这项临床试验中，作者比较了使用手-臂双侧徒手强化训练的结构化技能（试验组）和非结构化手部使用（对照组），每组接受

表 16.3 强制性运动疗法（CIMT）治疗儿童脑瘫

婴儿	研究设计	N	人群	评估工具	干预	结果
Eliasson, A.C., Nordstrand, L., Ek, L., Lennartsson, F., Sjostrand, L., Tedroff, K. & Krumlindesundholm, L., (2018). The effectiveness of Baby-CIMT in infants younger than 12 months with clinical signs of unilateral-cerebral palsy; an explorative study with randomized design Research in Developmental Disability, 72; 191201. https://doi.crg/10.1016/j.ridd.2017.11.006	随机试验；婴儿随机分配到婴儿CIMT或婴儿按摩组	37	手功能不对称，患单侧脑瘫的风险高 年龄范围：3～88月龄	婴儿手功能评估（HAI）、患手功能评估（AHA）、父母教养能力感量表（PSCS）	婴儿接受2次为期6周的干预期，中间间隔6周	婴儿-CIMT组HAI的"患手评分"较改善，婴儿-CIMT组与推拿组间差异有统计学意义（P=0.041）PSCS显示出在婴儿的父母中有一种增强的为人父母的能力。CIMT组与父母亲进行婴儿按摩组比较（P=0.02）父母认为这2种干预都是可行的
Lowes, L. P, Mayhan, M., Orr, T., Batterson N., Tornneman. J. A., Meyer, A., & Lo, W.D. (2014). Pilot study of the efficacy of constraint-induced movement therapy for infants and toddlers with cerebral palsy. Physical & occupational therapy in pediatrics, 34(1); 4-21	队列 参与者作为自己的对照：1个月常规护理，1个月CIMT，1个月恢复常规护理。在基线和每个阶段之后进行测试	5	脑瘫；年龄范围为7～16月龄	婴儿运动活动日志，贝利婴幼儿发展量表第3版	以家为基础 2小时OT，1小时家长实施HEP，5天/周 23天石膏，3天用双手的24小时的石膏	绑石膏的上肢无功能丧失 提高精细运动技能，改善大肌肉运动功能 认知受限对增进产生了负面影响 3/5在随访1个月后仍保持增长
Coker, P, Lebkicher, C, Harris, L, & Snape, J.(2009). The effects of constraint-induced movement therapy for a child less than one year of age. Neurorehabilitation. 24(3). 199-208	个案研究设计（ABAB）A1=1次/周作业治疗 5～9月龄 B1=CIMT A2=10～11月龄 B2=握力下降,11个月龄时CIMT再次干预 F/u：患儿18个月	1	出生前脑血管意外 5月龄	Peabody运动发育量表（PDMS-2），粗大运动功能评估-88项（GMFM-88），拍摄不受限制的无结构的玩具同样不受限制分钟	诊疗为基础 每天1小时的OT/PT治疗 或4次/周的学生治疗，家长提供3天/周，1小时/次的HEP书面指导 30天 临床治疗期间用软布手套矫形器固定于手休息位	婴儿耐受的干预 按生理年龄计算，平均达到运动技能水平 随访6个月，维持进步
Cope. S.M., Forst, H.C., Bibis, D.& Liu, X.C(2008). Modified constraint-induced movement therapy for a 12-month-old child with hemiplegia: a case report. American Journal of Occupational Therapy, 62(4); 430-437	病例报告 单一系统设计 在5个点进行测试：2周前，测试前，测试时，2周后，6个月后	1	12月龄的女童，脑性瘫痪，右侧偏瘫	PeaBody运动发育量表（PDMS-2），儿童运动活动日志，幼儿上肢测试（TAUT），Knox家长调查问卷	以家庭为基础 每周8小时OT/PT，重点进行UE干预 2周 24小时不坏的石膏	婴儿能耐受石膏 健侧/石膏固定侧UE技能没有变化 改善精细和粗大运动技能

续表

婴儿	研究设计	N	人群	评估工具	干预	结果
Fergus, A. Buckler. J. Farrell. J. Isley. M. McFarland M., & Riley B(2008). Constraint-induced movement therapy for a child with hemiparesis: a case report. Pediatric Physical Therapy 20(3); 271–283	病例报告	1	13月龄，左心室周围病变	对运动活动的数量和质量进行视频分析 改良儿童运动活动日志	以家庭为基础 1小时课程；1次/周PT，父母大多实施HEP 2个阶段："高强度训练期"限制6小时/天×3周，"停用期"5周，每天减少穿戴1小时 14周后停用第2次HEP，限制1小时/天×9周 第二轮高强度训练4小时/天×3周，然后是停用期，随后是HEP 柔软的可拆卸的手套	提高了运动的数量和质量 定性主题：易用性，HEP的益处，不同阶段以不同方式影响儿童

神经影像学与经颅直流电刺激（tDCS）

	研究设计	N	人群	评估工具	干预	结果
Reid, L., Rose, S., Boyd, R. (2015). Rehabilitation and neuroplasticity in children with unilateral cerebral palsy. Nature Review Neurology11; 390–391	综述影响小儿脑瘫患者运动康复成功的关键因素。讨论脑瘫的神经影像学方法的认识；对现有治疗的反应	不适用	偏瘫型脑瘫	若干研究综述	提供18项神经影像学研究结果	运动疗法是治疗儿童偏瘫的主要临床康复策略 目前的研究表明偏瘫儿童的运动障碍是由于皮质脊髓束的损伤，以及感觉运动通路和运动规划损伤所致 神经成像技术将使神经可塑性的测量在临床未能在试验中可行
Reid, L, Boyd, R, Cunnington, R, & Ross, S. (2016) .Interpreting intervention induced neuroplasticity with fMRI: The case for multimodal imaging strategies. Neural Plasticity, https://doi.org/10.1155/2016/2643491	综述了脑瘫或获得性脑损伤患者常报告的功能磁共振成像的变化，重点是运动康复的研究	不适用	偏瘫型脑瘫	回顾儿项神经影像学研究，重点是功能磁共振成像	讨论在解释t-fMRI改变潜在原因方面的困难，区分CIMT后的改变是否反映了真正的重组，神经恢复，补偿，使用先前存在的冗余，策略改变或适应不良处理	许多研究已经提出，侧向转移证明了适应性的双侧大脑半球重组的运动网 对单侧脑瘫患儿的小规模研究表明，虚拟现实和CIMT可以改变对侧大脑半球成像在神经康复研究中面临的最大挑战之一是研究结果的异质性，包括脑损伤患者的异质性研究内部和研究之间的异质性

神经影像学与经颅直流电刺激（tDCS）

研究设计	N	人群	评估工具	干预	结果
Gilack, B., Rich, T., Nemanich, S., Chen, C.Y., Menk, J, Mueller, B. Chen, M., Ward, M., Meekins, G., Feyma, T., Krach, L., & Rdser, K. (2018). Transcranial direct current stimulation and constraint-induced therapy in cerebral palsy: A randomized, blinded, sham-controlled clinical Trial. European Journal of Paediatric Neurology, 22(3) 358–368. https://doi.org/10.1016/j.e JPN 2018.02.001 随机对照试验。参与者接受了主动或安慰型 tDCS	20	偏瘫型 CP 平均年龄=12.7 岁，范围=7.4~21.6 岁）的偏瘫型脑瘫儿童	主要安全结果为调查不良事件。主要的行为结果是辅助手评估	干预包括连续 10 个工作日的 tDCS 应用于非受损大脑（20 分钟），同时 CIMT 脑（120 分钟）	无严重不良事件发生，最常报告的轻微不良事件是头痛和瘙痒。干预后两组患者手部功能均有明显改善，但未观察到 tDCS 的显著作用（组间差异=−2.18，95% CI=−6.48~2.12，$P=0.30$）尽管手部功能整体改善，但干预组间无显著差异

重复剂量

研究设计	N	人群	评估工具	干预	结果
Deluca, S.C., Ramey, S L., Trucks, M.R., & Wallace, D.A. (2015). Multiple treatments of pediatric constraint-induced movement therapy (CIMT): A clinical cohort study. American Journal of Occupational Therapy.6906180010 临床队列	28	偏瘫型 CP	儿童运动活动日志（PMAL）；新兴行为量表（EBS）	以家庭为基础＞3 小时/天，多天，多周对较弱的上肢/手进行重复的塑形练习双手练习持续 3~4 天	多重治疗对脑瘫儿童的运动和功能有好处，特别是对重复治疗的低功能儿童

系统评价

研究设计	N	人群	评估工具	干预	结果
Chen, Y. P., Pope, S., Tyler, D, & Warren, G.L.. (2014). Effectiveness of constraint-induced movement therapy on upper-extremity function in children with cerebral palsy: a systematic review and meta-analysis of randomized controlled trials. Clinical Rehabilitation, 28 (10); 939–953. https://doi.org/10.1177/0269215514544982 截至 2014 年 5 月，在 PubMed、PsycINFO、Cochrane、CINAHL、Web of Science 和 TRIP 数据库中进行了系统的回顾和综合分析	不适用	CP 儿童	各种结果的措施	CIMT 的使用说明和修改类型	27 项方法质量良好的随机对照试验研究比较了强制性运动疗法与其他干预疗法。总体而言，强制性运动疗法提供了中等的有益效果（d=0.546；$P<0.001$）剂量当量组的研究只显示了很小的影响。在家接受 CIMT 治疗的儿童比在其他地方接受 CIMT 治疗的儿童上肢功能改善更好

续表

系统评价	研究设计	N	人群	评估工具	干预	结果	结论
Tervahauta, M.H., Girolami, G.L., & Oberg, G.K. (2017). Efficacy of constrain-induced movement therapy compared with bimanual intensive training in children with unilateral cerebral palsy: a systematic review.Clinical Rehabilitation. 31(11); 1445–1456. https://doi.org/10.1177/0269215517698834	使用美国脑瘫和发育医学学会进行的系统回顾和首选报告项目进行系统回顾和综合分析指南		CP儿童 年龄范围: 1.5~16岁 手功能的分级系统从Ⅰ~Ⅲ级	测量手和上肢单手和双手功能，参与和实现个别化目标的各种结果	干预总剂量范围为24～210小时，持续时间为1～10周	9项研究符合资格标准 所有研究都提供了Ⅱ级证据 其中2项研究方法质量较高，4项研究方法质量中等，3项研究方法学质量较低	作者的结论是，不能确定CIMT或双侧强化训练对单侧脑瘫儿童是否比其他方法更有效
Sakzewski, L., Ziviani, J., & Boyd R.N. (2014). Efficacy of upper limb therapies for unilateral cerebral palsy: a meta-analysis. Pediatrics, 133(1); e175–204. https://doi.org/10.1542/peds. 2013–0675	检索Medline, CINAHL (护理及相关健康文献的累积索引)、Embase、临床对照试验中心注册数据库和PubMed，直到2012年12月。也包括随机对照或比较比较试验	N= 1 454名受试者	偏瘫型CP	上肢的各种能力测量	上肢治疗师，如CIMT、双侧强化、动作观察训练和镜像疗法	42项研究评估了113种上肢治疗方法符合纳入标准 肌内注射A型肉毒杆菌素和作业治疗 (OT) 有较强的调节作用以改善UL和个别化治疗结果 与常规护理相比，CIMT在改善UL受损患者的运动质量和效率方面取得了中等至较强的治疗效果	当CIMT与等量的双上肢OT进行比较时，大多数结果的治疗效果较弱；两者产生了相似的改善结果

注：HEP, home exercise program 家庭锻炼计划；CP, cerebral palsy 脑瘫；UE, upper extremity 上肢

表 16.4　脑瘫患儿双侧徒手训练

作者	目的	出版年份	年龄	诊断	GMFCS	措施	干预	结果
Ebner-karestinos, D., Surana B. Paradis, J. Sidiropoulos, A., Renders, A., ...Gordon, A M (2017). Intensive upper-and lower-extremity training for children with bilateral cerebral palsy: a quasi-randomized trial. Developmental Medicine & Child Neurology. 596. 625-633	探讨了包括下肢（HABIT-ILE）在内的手-臂双侧徒手强化训练对儿童双瘫型CP的疗效	2017	6~16岁	双瘫型CP	II~IV级	粗大运动功能评估-66项（GMFM-66），ABIL-HAND-Kids，PEDI Box & Blocks, Jebsen	20名参与者被分配到治疗组（HABIT-ILE）或对照组（2.8小时/周PT/OT常规护理组）。HABIT-ILE组的儿童在13天内接受了84小时的干预。两组在相同时间点进行测试：干预前、干预后和随访3个月	整体Habit-ILE更有效。ABILHHAND-Kids和GMFM-66评分在干预后和随访3个月时明显优于基线。PEDI遵循了同样的模式。Box & Blocks测试和Jebsen测试的得分在干预后和随访3个月时显著提高
Friel, K M. et al. (2016). Skilled bimanual training drives motor cortex plasticity in children with unilateral cerebral palsy. Neurorehabilitation and Neural Repair, 30(9) 834-844	比较了结构化和非结构化双手技能训练对偏瘫型CP患儿运动结果和运动图谱可塑性的影响	2016	平均9.5岁	单侧CP	不适用	Jebsen-Taylor手功能测试（JTTHF），患手功能评估（AHA），加拿大作业表现评估（COPM）	儿童被随机分配接受结构化或非结构化的HABIT，进行为期15天的双手训练，每天6小时	两组患儿在使用双手和手灵巧性方面均有显著提高。只有结构化患手组表现出患手运动神经图谱的大小和运动诱发电位振幅的增加
Brandao, M. B., et al. (2014). Comparison of structured skill and unstructured practice during intensive bimanual training in children with unilateral spastic cerebral palsy. Neurorehabilitation and Neural Repair, 28(5), 452-461	比较了有结构或无结构化练习的强化双手训练对偏瘫型CP患儿的手灵巧度、双手使用、日常功能和功能目标的影响	2014	6~13岁	单侧痉挛型CP	不适用	主要：Jebsen-Taylor手功能测试（JTTHF）和患手功能评估（AHA）；次要：COPM, 儿童残疾评估（PEDI），ABILHAND-Kids	22名儿童被随机分为有结构化练习组（SPG）和非结构化练习组（UPG），并接受为期15天, 6小时/天的强化双手训练	两组在JTTHF、AHA、ABILHAND-Kids、COPM-满意度和PEDI方面都有相似的改善（$P<0.05$）。在干预后，COPM-表现量表的显著交互作用（$P=0.03$）显示了SPG的显著改善，但不是6个月

续　表

作　者	目　的	出版年份	参与者			措　施	干　预	结　果
			年龄	诊断	GMFCS			
Dong, V.A.Q. tung. J.H.H, Siu, Hw, y, & Fong, K, N. K (2013). Studies comparing the efficacy of constraint-induced movement therapy and bimanual training in children with unilateral cerebral palsy: A systematic review.Developmental Neurovehabilitation, 16(2), 133–143	回顾了比较强制性运动疗法（CIMT）和双手训练（BIT）在改善偏瘫型脑瘫患儿偏瘫上肢功能和整体功能表现有效性的研究	2013	2~16岁	偏瘫型CP	不适用	不适用	进行了系统的回顾，并确定了7项符合纳入标准的研究。这些研究从参与者、治疗活动和制度、结果测量和干预结果等方面进行了分析	CIMT和BIT均导致患侧上肢的双手和单手功能表现出现力及整体表现类似的改善
de Brito Brandao, M., Gordon, A.M, & Mancini, M. C. (2012). Functional pact of constraint therapy and bimanual training in children with cerebral palsy: A randomized controlled trial. American Journal of Occupational Therapy. 66(6). 672–681	比较了单纯性强制性运动疗法（CIMT）或手-臂双侧徒手强化训练（HABIT）对偏瘫型脑瘫（CP）患儿的自理表现和护理人员对其功能性目标表现的感知	2012	3~8岁	偏瘫型CP	不适用	儿童残疾评估(PEDI)，加拿大作业表现评估(COPM)，照顾者辅助量表	将16例CP患儿随机分为CIMT组和HABIT组。干预时间为15天，6小时/天，共计90小时	两组在功能测量上都有显著的改善。干预后，HABIT组在COPM表现的评估互动中表现了更明显的改善(P=0.04)
Gordon, A. M, et al. (2011). Bimanual training and constraint-induced movement therapy in children with hemiplegic cerebral palsy: A randomized trial cerebral palsy: A randomized trial Neurorehabilitation and Neural Repair, 25(8), 692–702	患有偏瘫型脑瘫的儿童从事功能性双手性任务，并随机分配比较强制性运动疗法（CIMT）和双手性干预（手-臂双侧徒手强化训练，HABIT）	2011	3.5~10岁	偏瘫型CP	不适用	Jebsen-Taylor手功能测试(JTTHF)，患手功能评估(AHA)，目标达成量表(GAS)	42名患有偏瘫的患者（与年龄和患手功能相匹配）被随机分配在日间训练环境中接受90小时CIMT或同等剂量的HABIT训练	CIMT组和HABIT组的JTTHF和AHA（P<0.0001）在6个月时均表现出从前测到后测的改善。GAS显示出HABIT组在实现目标方面取得了更大的进展（P<0.0001），两组的测试阶段都保持续改善（P<0.0001）

续　表

作者	出版年份	年龄	诊断	GMFCS	措施	目　的	干　预	结　果
Sakzewski, L, Ziviani, J, Abbott, D F, Macdonell, R. A., Jackson G D. & Boyd, R N (2011). Participation outcomes in a randomized trial of 2 models of upper-limb rehabilitation for children with congenial hemiplegia Archives of Physical Medicine and Rehabilitation, 92(4), 531–539	2011	5~16岁	偏瘫型CP	不适用	墨尔本单侧上肢功能评估(MUUL)、患手功能评估(AHA)和加拿大作业表现评估(COPM)	确定了强制性运动疗法(CIMT)和双手训练(BIM)52周后随机对照配对对治疗结果的保留情况	将64例5~16岁的单侧脑瘫患儿随机分为两治疗组:CIMT或BIM。每组9~13名儿童,每组6小时/天,2周(10天)	CIMT组在基线至26周期间运动质量(MUUL)和运动效率(JTTH)均有显著改善,且在52周时仍保持治疗效果,且呈显著持续改善的趋势(EMD=76.9,95% $CI=53.9~100.0; P<0.01$)。BIM组在26~52周内运动效率(JTTHF)有所提高,与基线相比有显著性差异(EMD=40.3,95% $CI=17.4~63.3; P=0.001$)。两组在52周时均保留了作业表现的改善,且与基线相比有显著的临床变化(CIMT的EMD=3.1,95% $CI=2.5~37, P<0.0001$; BIM的EMD=3.2,95% $CI=2.6~38, P<0.0001$)
Aarts. P B, et al. (2010). Effectiveness of modified constraint-induced movement therapy in children with unilateral spastic cerebral palsy; A randomized controlled trial Neurorehabilitation and Neural Repair, 24(6). 509–518	2011	2.5~8岁	偏瘫型CP	不适用	录像观察 Aarts 和 Aarts 模块确定发育忽观(VOAA-DDD),ICF水平的身体功能	探讨了单侧脑瘫患儿在接受强制性运动疗法和双手训练后上肢自主活动的建立(mCIMT-BIT)	将52例偏瘫痉挛型脑瘫患儿随机分为mCIMT-BiT组和常规治疗组。mCIMT-BiT组的儿童接受了下午3小时的治疗,每周3天,共8周,并在家中接受了护理人员的大量刺激;而UC组的儿童则在参与康复中心之一接受了定期的康复计划	mCIMT-BiT组能力组得分增加了58%,UC组3.6%;mCIMT-BiT组的表现评分提高了15%,而UC组下降了1%;干预后mCIMT-BiT组的发育障碍评分下降了31%,而UC组下降了2%。与UC组相比,mCIMT-BiT干预后主动腕部(5%)和敏动(2%)伸展的改善趋势不显著

续表

作者	目　的	出版年份	参　与　者			措　施	干　预	结　果
			年龄	诊断	GMFCS			
Gordon, A (2011). To constrain or not to constrain, and other stories of intensive upper extremity training for children with unilateral cerebral palsy.Developmental Medicine and Child Neurology, 53 (suppl. 4), 56–61	描述了最近的2种以任务为导向的方法，CIMT和双手训练，这2种方法都强调了基于证据的治疗方法在改善痉挛型偏瘫方面的潜力。还总结了自1997年以来CIMT/双侧训练研究的一项手测试，以处理成分，训练的特异性和剂量/频率帮助和提供有关如何治疗手功能的信息	2011	不适用	偏瘫型CP	不适用	Jebsen–Taylor手功能测试（JTTHF）、患手功能评估（AHA）	回顾作者自1997年以来的CIMT/双手训练研究的100多名参与者	① 高强度时BIMT和双侧训练可提高灵巧性和双UE使用；② 双手训练可以达到功能上有意义目标的直接实践，也可以转化为未实践的目标，从而提高高双手的协调性；③ 90小时的CIMT和双手训练比60小时的相同治疗效果更好；④ 双手训练可能需要较高的剂量；⑤ 年龄较大的儿童可能需要增加剂量频率和塑形；⑥ 结合CIMT/双手的方法可能有用，但需要足够的强度。这些发现表明，剂量（治疗量和频率）可能是成功的关键，特别是对年龄较大的儿童
Gordon, A M, Chinnan, A., Gill, S. Petra, E, Hung, Y C., & Charles, J (2008). Both constraint-induced movement therapy and bimanual training lead to improved performance of upper extremity function in children with hemiplegia. Developmental Medicine and Child Neurology. 50(12), 957–958	比较CIMT和手－臂双侧徒手强化训练（HABIT）对轻度至中度偏瘫型脑瘫患儿的疗效	2008	3岁8个月至13岁7个月	轻度至中度偏瘫型脑瘫	不适用	Jebsen–Taylor手功能测试（JTTHF）、患手功能评估（AHA）、加速度测量	16例轻中度至中度偏瘫型脑瘫患儿采用CIMT或HABIT进行准随机设计研究。CIMT和HABIT由训练有素的干预医师一对一管理，每天6小时，连续12天，10天在实验室的日间场所环境中进行	CIMT组和HABIT组在3项测试前和测试后都有相似的改善效果（P＜0.05）。完成JTTHF的用时分别缩短了16%（CIMT）和13%（HABIT），AHA评分分别增加了约8%，两组分别增加了约16%

续表

作者	目　的	出版年份	参与者 年龄	参与者 诊断	参与者 GMFCS	措　施	干　预	结　果
Gordon AM, Schneider JA, Chinman A, Charles JR (2007) Efficacy of a hand-arm bimanual intensive therapy (HABIT) in children with hemiplegic cerebral palsy: a randomized control trial. Dev Med Child Neurol 49(11), 830–838	探讨 HABIT 对轻度至中度偏瘫型脑瘫儿童患侧手的影响	2007	3 岁 6 个月至 15 岁 6 个月	轻度至中度偏瘫型脑瘫的患侧手	不适用	患手功能评估、加速度测量、照顾者调查、Bruininks-Oseretsky 运动技能测试的双手项目、双手完成一项打开书本任务	20 名儿童被随机分为干预组和延迟治疗组。这些儿童参与了游戏性活动，提供了能性双手练习、结构化双手练习，每天 6 小时，持续 10 天	HABIT 对改善偏瘫型脑瘫患儿双手的使用是有效的
Charles J Gordon A M (2006) Development of hand-arm bimanual intensive training (HABIT) for improving bimanual coordination in children with hemiplegic cerebral palsy. Developmental Medicine and Child Neurology, 48(11), 931–936	调查了 8 周强制性运动疗法结合双手训练 (mCIMT-BiT) 对单侧痉挛型脑瘫儿童在游戏和自理活动中自主使用患肢的改善情况	2006	2.5~8 岁	单侧痉挛型脑瘫	不适用	不适用	简要回顾了偏瘫型脑瘫的病因学，描述了有关儿童 CI 治疗效果与病因学的研究，讨论了这一人群 CI 治疗的概念和实践局限性，并描述了双手的双手协调障碍，此外，还提出了一种治疗儿童的新方法，即手-臂双侧徒手强化训练 (HABIT)	HABIT 提出的方法表明，可以在不使用身体约束的情况下，以儿童友好的方式提供大量有针对性的练习；然而，这种方法的有效性仍有待确定

研究笔记 16.3

研究目的

本研究的目的是确定包括下肢的手-臂双侧徒手强化训练（HABIT-ILE）干预对单侧痉挛型脑瘫（USCP）儿童的有效性。

方法

设计

准试验研究设计，证据Ⅲ级（根据牛津循证医学中心2011年证据等级）

参与者

38例USCP患者的原始样本，年龄为6～13岁。21例参与者完成了2个阶段的干预。

纳入标准：年龄为6～13，可抓握较轻的物体，将较受影响的上肢举过桌面15 cm，学校就读水平与正常发育的同龄人相同，能够遵循指令并完成测试，伴有下肢（LE）障碍的检查报告。

排除标准：不受控制的癫痫发作。在研究期间的前12个月内/计划进行肉毒素注射或骨科手术，可能会影响治疗/检测的视力问题。

使用随机交叉设计（无间歇期）。试验组分为HABIT-ILE干预组（90小时强化）和常规干预组。对照组先进行90小时的常规干预，然后进行90小时的HABIT-ILE干预。

参与者被分为干预组和对照组：

- 完成11项HABIT-ILE干预
- HABIT-ILE干预为连续10天，每天9小时（90小时）。这在暑假的过夜营地完成。运动学习原则适用于儿童的功能目标。需要进行具体任务训练、全任务训练、部分任务训练、双侧上下肢活动训练。任务难度的分级取决于儿童的进步程度。
- 10例完成对照干预（也被确定为延迟HABIT-ILE组）。
- 常规干预为每周1～5小时，主要为物理治疗。24名儿童中有9名也接受了作业治疗。作者指出传统物理治疗（比利时）侧重于损伤修复和神经发育概念（如神经发育治疗）。

测量

采用手功能分级系统（MACS）、GMFCS、分类系统对儿童的功能水平进行测定。

主要测试：患手功能评估（AHA）、ABILHAND-Kids和6分钟步行测试。

次要测试：儿童残疾评估（PEDI）、Box & Blocks测试、双手手指的力量（夹键）、自主步长和最大步行速度、站立时各下肢的体重分布差异（Wii平衡板）、ABILOCO-Kids问卷、适用于儿童的Life-H问卷、父母的社会参与/满意度。参与者在治疗前和每个治疗阶段结束时进行测试。

结果

主要结果

1. 干预组的AHA评分在干预后显著升高，下肢活动并没有因为上肢活动的增强而减少。

2. 6分钟步行测试结果显示，主要变化是参与者在6分钟内走得更远。但没有可用的运动学数据来区分这种增加是否由于步进频率和（或）长度增加所致。

3. ABILHAND-Kids也显示了类似的结果。干预组患者术后评分明显高于对照组。

4. 对于PEDI，主要的影响因素是测试（分数随测试时间和随访时间的增加而增加），但是没有观察到相互作用（$P=0.104$）。

5. Box & Blocks测试显示了测试阶段对双手的主要效果。

6. 在手指肌力方面，双手测试阶段和分组测试阶段的交互作用是主要的影响因素。

7. 干预组的社会参与和生活满意度的改善模式相似。

限制

- 样本量小
- 干预组的小时数不等于对照组的小时数

临床意义

HABIT-ILE是一种遵循运动学习原则的高强度方法。该方法解决了上肢和下肢的运动控制问题。本研究支持运动控制和运动学习原则在临床实践中的有效性，明确提示高强度训练对临床疗效有重要意义。

90小时的治疗，治疗时间为3周。试验组执行手-臂双侧徒手强化训练方案；对照组进行双手活动，但未进行特定动作或功能目标训练。在训练前、训练后和训练后6个月，采用单手灵巧度、双手能力（表现）和功能目标表现的结果测量方法，对各组进行了3个时间点的测试。作者还进行单脉冲经颅磁刺激，以反映患侧上肢的手指和腕部肌肉在3个相同时间点的表现和兴奋性。结果显示，结构化训练和非结构化训练均能改善患者的双手操作能力和手灵巧度，这些改善在术后6个月表现明显。然而，只有接受了结构化训练的试验组，患者手部运动图谱的大小和运动对经颅磁刺激的反应幅度显著增加。

研究结果进一步表明试验组的皮质可塑性变化与控制大脑半球（如患手的对侧或同侧）无关。这为左右脑对双手训练的反应提供了证据。这一数据与强制性运动疗法的神经可塑性研究结果形成对比，该研究表明，患侧上肢的同侧控制比对侧控制的功能改善少。功能改善表现最好的儿童也表现出最大的皮质运动地图扩展，表明存在可以通过康复促进重组机制。

总结

　　运动控制对参与进食、穿衣、洗澡、如厕、学习、玩耍和日常生活中的工具性日常活动必不可少。作业治疗师解决有各种运动缺陷儿童的运动控制问题。动态系统和生态学理论认为，多个系统相互作用影响运动。许多领域的广泛研究都支持这一临时方法，并表明在支持性的自然环境中让儿童参与完整的、有意义的任务，可以促进大脑的可塑性。作业治疗师利用这些知识制定干预计划，通过让儿童从事他们想从事的作业活动，并使用运动学习策略来控制他们的运动，从而促进运动控制。

　　运动学习策略是建立在研究的基础上，并为作业治疗师提供在实践中使用的技术。运动学习策略包括关于练习类型、反馈、指导、如何促进学习转换及如何促进心理练习的信息。关于运动学习的研究支持让儿童参与有意义活动并考虑环境因素的重要性。这些方法强调干预的强度，即剂量、目标的特异性和运动学习策略的使用。

总结要点

（1）当儿童和青少年在自然环境中使用真实的物品进行整体的、有意义的任务时，他们表现出更好的运动控制能力。作业治疗师使用运动学习策略，通过让儿童参与有意义的活动来促进运动，这些活动包括解决问题、练习、心理练习及考虑所提供的任务类型、物品、反馈和方向。

（2）当代的运动控制干预支持一种动态系统方法，即运动源于人的因素、任务特征和环境系统的交互作用。动态系统理论的原理包括：

- 系统间的相互作用对运动的自适应控制至关重要。
- 运动表现是系统间相互适应和灵活作用的结果。
- 当运动模式缺乏足够的适应性来适应任务需求和环境约束时，就会出现功能障碍。
- 因为任务特征影响运动需求，治疗师需修改、调整任务要求和启示来帮助儿童获得成功。

（3）研究证据支持动态系统方法，通过考虑儿童移动的多个系统来干预运动控制。使用以作业为基础的实践模式可以构建作业治疗师对动态系统方法的使用。允许儿童在自然环境中使用真实物体进行有意义的整体活动的干预措施可以促进运动能力。

（4）儿童、任务和环境因素之间的相互作用影响运动。儿童因素包括认知、肌肉骨骼、神经运动、感知和社会情绪影响。任务特征考虑任务的性质、物体属性、目标和规则。环境系统包括物理、社会、文化、虚拟和个人环境。

（5）运动学习策略（如学习转换、反馈、练习、排序和适应任务、示范或演示及心理预演）是促进运动习得和运动控制的技术。运动学习策略帮助从业人员决定如何和何时提供回馈，以及如何促进技能的泛化（学习转换）。实践信息有助于确定在学习的每个阶段提供哪种类型的实践。鼓励从业人员使用循证运动学习策略以提高儿童的作业表现。

（6）当代的治疗方法显示出显著的科学严谨性，并使用运动控制和运动学习原则，这为循证干预提供了依据，如CIMT和双侧徒手强化治疗。

第 17 章

认知干预

Cognitive Interventions

Angela Mandich, Jessie Wilson, Kaitlyn Carmichael

问题导引

1. 哪些理论为认知方法提供了基础？
2. 什么是认知和元认知？
3. 认知干预的概念、原则和关键特征是什么？
4. 在作业治疗中如何应用认知策略？
5. 作业表现认知导向法（CO-OP）的7个特征是什么？简要描述每个特征及其在儿科临床实践中的应用。
6. 近期文献如何论证了儿科作业表现认知导向法的应用？
7. 如何在临床实例中说明作业表现认知导向法的关键特征？

关键词

作业表现认知导向（CO-OP）	动态表现分析（DPA）	框架式结构
认知策略	整体策略	自我指导
概念图	指导发现学习	近端发育区（ZPD）
特定领域策略（DSS）	元认知	
发现式学习	基于表现的方法	

认知干预在教育和心理学专业有着历史性的开端，并已在临床儿科有多年应用。最近，儿童作业治疗师已开始认识到认知方法在支持儿童实现各种作业表现目标方面的有效性。这些干预方法通常被称为基于表现的方法，在作业治疗文献中也被称为"自上而下"方法。基于表现方法的重点是帮助儿童识别、发展和利用认知策略来进行日常生活活动。目前，在儿科作业治疗实践中使用了2种主要的认知方法：试图改变有错误的认知过程或迟缓的认知过程的认知方法，如认知行为疗法（CBT）；以及专注于提高作业表现的认知方法，如日常作业表现认知导向法（CO-OP）。

本章将重点探讨作业表现的认知方法。通过本章，我们将：

- 解释认知及认知策略在支持作业表现中的作用。
- 定义认知干预的常用术语和主要特征。

- 简要总结认知方法的历史及认知方法是如何随时间推移而演变的。
- 讨论指导认知干预使用的理论观点。
- 总结当前支持对儿童群体使用认知方法的研究证据。

认知干预的重点是形成策略完成选定任务。表17.1描述了认知文献中使用的常用术语，并提出了关键概念的概述。

一、认知方法理论基础

（一）维果茨基

认知干预的理论基础扎根于发展和教育心理学领域。苏联心理学家维果茨基（L.S. Vygotsky, 1896—1932）在认知心理学和教育心理学领域做出了许多重要贡献。维果茨基认为，认知发展是通过概念和关系的逐渐内化而发生的。他指出，幼童在

表17.1　认知干预的常用定义

	定　义	作业治疗中的应用
认知方法	认知是儿童获取和使用信息以适应环境需求的能力	指导认知技能的认知方法侧重于和儿童合作,使儿童能够确定并认识认知过程和策略,并使用这些策略完成有意义的日常活动
陈述性知识	陈述性知识是关于事物的知识;通常是能被人明确知晓的知识,并且可以有意识地引起学习者的注意	陈述性知识包括有关技能的规则和事实,通常在学习的初始阶段使用。它保存在个人的工作记忆中,并能通过演练和语言表达转化为程序性知识
程序性知识	程序性知识是关于如何完成任务的隐性知识	程序性知识通常是通过重复活动获得的,并通过提高任务表现来观察
元认知	元认知是指个人关于其认知过程、认知产物或与之相关的任何事物的知识。儿童通过元认知可以概括和改变认知技能,以满足不断变化的情境需求。元认知由2个部分组成:元认知的认识和自我调节	当一项任务相对于儿童的技能水平而言过于困难时,将采用元认知策略,要求儿童选择适当的认知策略、监测和评估其应用。在作业治疗的认知方法实施期间,元认知是一种通过干预过程直接影响并提高的技能
元认知的认识	元认知的认识包括一个人对学习和执行新任务所采用的认知过程的认识	这是个人停止学习并反思自己如何学习的能力;凭借记忆术、训练、图像(或本章稍后将讨论的各种其他认知策略)才能够保留新信息
自我调节	自我调节是个体对自己的思维过程、情绪状态、动机和行为模式的影响。这是选择、监测和评估认知策略有效性的过程	为了展示自我调节能力,遇到问题的人会暂停并选择各种不同策略,然后采用该策略并评估表现结果。自我调节的能力引发了技能转移和泛化
认知策略	策略是比完成一项任务的自然结果更高级的认知过程。策略既是有意识地运用,又可受学习者的控制。以目标为导向的策略用于帮助个人完成任务或实现目标 认知策略可以定义为"帮助人学习、解决问题和执行任务的精神活动计划"。认知策略的使用可以从效率、速度、准确性和连贯性方面改善个人学习、解决问题和任务表现的能力	认知策略支持技能的获得或再获得。帮助个人调节及管理学习和表现方面的挑战,在实现更高水平的任务表现中发挥关键作用。策略包括个体运用"怎么做"的知识在困难的或应对有挑战的情境中学习新技能并解决问题。应对日常压力、学习如何乘坐公交车去往社区中的新地点、决定晚餐做一份不同的饭菜等活动都包含使用策略,因此,策略是日常学习和表现的典型组成部分

解决困难的任务时会使用外显对话的方式(大声讨论)。相比之下,年龄稍大的儿童在行动之前先会在内心思考解决方案。当大龄儿童和幼童解决问题对话(内部对话和外部对话)时,维果茨基得出的结论是他们是相似的,并且他推断,随着发育的进行,儿童逐渐内化思维过程。维果茨基还认为,学习是融入社会和文化环境中的。他强调了成人与儿童在学习过程中进行合作对话的必要性,并将这些交流机会视为发展儿童内部对话的一种方式。根据维果茨基的观点,学习过程的一个重要组成部分涉及儿童参与,并且儿童在学习和发展过程中的主动参与可以使其取得成功。这一观点支持在儿科人群中使用认知干预。维果茨基认为学习过程是一种"循环反应",在这种反应中,行动和动机相互影响,并有助于儿童学习和发展。

近端发育区(ZPD)是儿童通过与能力更强的人进行社交互动而获取的一系列技能。儿童的发展技能属于"技能的区域或范围,其技能的不同取决于活动所伴随的社交互动,而非特定的技能水平"。因此,儿童成长的每个阶段都具有不同的社交互动方式。在治疗实践中,为了促进儿童的技能发展,成人有目的的、分级的反馈概念常被称为框架。

(二)鲁利亚

亚历山大·鲁利亚(Alexander Luria, 1902—1977)是一名发育心理学家,他与维果茨基紧密合作,探索文化历史心理学。鲁利亚认为,儿童的发育不能简单地通过自然的先天过程来解释,发育是许多因素之间复杂而动态的关系,包括儿童的社会和文化环境。鲁利亚描绘了个人如何探索问题和学习新概念,并确定了个人解决问题过程中的5个阶段。这5个阶段包括:① 发现问题;② 调查问题;③ 选择替代策略;④ 尝试解决问题;⑤ 比较解决方案的结果。

根据鲁利亚的观点,儿童在学习新技能时会使用外部语言过程,随着儿童在练习新活动的过程中,外部语言逐渐淡化消失。鲁利亚假设,语言系统是在儿童与成人的社交过程中形成的,并且是对人类思维过程进行系统组织的有力手段。

(三)梅琴鲍姆

梅琴鲍姆(Meichenbaum & Goodman, 1971; Meichenbaum, 1977)进一步强调了语言和成人指导在推动认知策略发展中的重要性。他假设内部语言可以调节人的行为,因而建议儿童可以按照自我指导的步骤来协助行为调节。解决问题的途径包括儿童确定目标、形成计划、制定计划,然后评估其成功与否。这些步骤经由能力更强的成年人模仿后,让儿童大声地用语言表达出来。通过成人指导和功能练习及演练,目标、计划、执行、检查等步骤将在儿童执行任务时被内化并得到逐步巩固。梅琴鲍姆还利用框架结构来帮助概括新形成的认知策略。

(四)班杜拉

班杜拉(1982年)认为,儿童进行某项活动的经历会极大地影响其自我认知。通过元认知能力的发展,儿童学会评估自己的任务表现,并反思自己的长处和短处。当根据已确定的困难领域制定新目标时,儿童们开始感到自主权增加。培养增加自主权可以提高目标的完成度,增强表现并激发设定新的有意义目标的内在动力。

与维果茨基和布鲁纳一样,班杜拉认为,每位儿童都是认知发展的主要动力,儿童的学习能力很强,并且这些内在能力是通过与他人互动形成的。因此,儿童参与学习过程及与社交伙伴互动是让儿童成功学习的关键。学习是通过经验结果发生的,而信息是通过个人价值观和信念来解释的。认知和教育心理学领域的贡献在于揭示了发现式学习的基本要素,让大家认识到,当允许儿童反思在自选作业活动时表现的自身参与性,他们会展现出最佳的学习能力。

二、认知策略

(一)框架式结构

框架式结构强调成年人和儿童之间的沟通,促发儿童的内在对话,这反过来有助于指导他们获取新技能的自主能力。在认知方法中,将动作技能习得从外显过程发展为内隐过程的转变表明儿童越理解任务需求,使用问题解决策略及应对失败的能力就越强。通过构建框架式结构,治疗师调整作业活动,使儿童的能力水平与任务要求相匹配。儿童正在学习如何打棒球是从外显转换为内隐策略的一个临床示例。最开始,儿童可以大声说出练习期间成功接触棒球所需的步骤。自我指导的例子有"我要紧盯着球""球来就挥杆"和"我要再等等",这是一种特定领域的策略,随着时间的推移逐渐转变为内在的(内隐)策略或成为默认的知识。因此,儿童不再需要外显地表达打棒球的步骤及过程,而是用内隐的内部对话、图像或其他认知策略来最大限度地提升任务表现。

(二)发现式学习

发现式学习是一种以教育为基础的认知方法,该方法主张儿童通过借鉴过去的经验并直接与任务和环境互动来构建自己的知识。发现式学习类似于任务探索;然而通过治疗师额外的框架式结构指导,它可以更准确地描述为引导发现。在引导发现学习中,治疗师承担着督促者的角色(能力更强的人)。治疗师不提供直接指导,而是让患儿通过为其量身定制的任务和环境总结出自己的答案。当儿童完成任务时,治疗师向儿童提问,让儿童有机会通过制定和优先考虑自己的策略来开展活动,与此同时,治疗师会减少提供的支持或指导。通过这种方法,他们可以阐明与任务相关的重要组成部分和概念。当儿童进行引导发现学习时,他们将控制自己的表现,而治疗师会减少提供的支持/指导。通过能力和成功经验的增加,引导发现学习将个人的学习能力从外显转化为内隐,并且"儿童现在体验的成功和失败,不是作为奖励或惩罚,而是作为一种信息"。引导发现学习为儿童提供了提问和进一步检验或研究总结观点的机会。通过将儿童的学习动机从外部控制转换为内部控制,引导发现有助于提高学习者的自我效能水平。

(三)工具性强化

工具性强化项目所基于的观点是通过有意义的

媒介干预来改变个人的认知表现。当成人选择并组织与儿童学习水平相一致的环境刺激时，儿童的学习被优化。当成人作为媒介帮助儿童从生活经验中总结意义时，儿童得到学习。Feurestein 和 Haywood（1987 年）为成人形成了媒介技术，帮助儿童理解自己的生活经历。这些技术包括程序性提问、联系、比较/描述、示范、挑战和详细反馈。这些媒介技术提供了一种方法，通过该方法，儿童可以学会将新获得的认知策略融入日常生活中。治疗师可以使用媒介学习来提高儿童将所学的新内容扩展到日常生活中的能力。

三、使用认知方法的基本原理

研究继续强调使用有效的认知方法作为各类残疾儿童的作业治疗干预。本节提供了使用认知方法的基本原理，并重点介绍了目前支持将其用于作业治疗实践的证据。

（一）动机

研究表明，个人参与的作业活动是以选择和个人动机为基础的。一个人选择参与的作业活动在确定其任务方面起到了作用，并直接影响自我认同和自我发展。动机在其中起着很大的作用，被认为会影响学习、坚持和参与治疗课程的意愿。干预目标需要反映儿童认为重要的、希望改善的作业活动。这些要素与以患儿为中心的价值观和信念产生共鸣，并印证了梅琴鲍姆的观点，即强调儿童在治疗过程中积极合作的重要性。

患有疾病和（或）残疾的儿童往往会受限于参与的作业活动。环境、身体和制度障碍阻碍了充分参与各类作业活动。参与日常作业活动可以给生活带来意义、提供成就感，这是健康的决定性因素，并在生活中建立节律。当一个人无法参加所选择的作业活动时，可能导致自尊心或自我效能下降、独立感减少及整体动机缺失。认知干预及成人指导侧重儿童总结观点、维持儿童的内在控制和提高儿童的自我效能。为个人提供选择和控制权，这让儿童有自我决定感和强化感。

（二）泛化与转移

泛化是指个体将在康复治疗中学到的知识应用到不同环境和活动中的能力。内在因素和外在因素都会影响泛化的技能。外部（对学习者而言）因素包括环境、任务及活动的学习标准。直接影响泛化的内部因素是学习者的元认知、处理策略及学习者的特性。多元情境方法可以促进泛化技能。通过成年人反馈构建的框架式结构可以帮助儿童将新形成的技能泛化并转移到不同的环境和任务中。治疗干预的方法侧重通过以下方式泛化并转移技能。

- 保持患儿的动机：确保儿童将策略应用于不同的任务。儿童是治疗过程中的合作者；促进动机并帮助儿童将技能转移到其自然环境和日常活动中。
- 与情境相关的实践：让儿童接触许多不同的转移经历，使他们能了解各种情况/任务之间的共性。在任务、环境和自身之间找到共同点，帮助儿童在各种环境和任务中泛化其认知策略。
- 直接接触任务：让儿童直接参与他希望改善的任务或作业活动。

作业治疗师使用动态表现分析（DPA）来解决表现问题并确定可能的解决方案。通过动态表现分析，儿童可以对任务和环境要求有更深入的了解，并探索解决表现问题的方法。最终，儿童会通过框架式结构将分析表现的过程内化，这使儿童能够持续地"检查"自己的作业表现。然后，儿童可以掌握新具备的技能，并将其转移到其他任务和解决问题表现的环境中。

（三）终身发展

个人随时间推移而参与的作业可以定义为他们的作业轨迹。个人的作业轨迹本质上是各有差异的，并且会因不同的人生转变而改变。生活转变的一些例子包括在学校就读于不同年级、离开家接受高等教育或找一份工作。随着儿童的成长、发展和成熟，他们会经历不同的任务/活动，而这可能会成为他们成功完成作业活动的障碍。运用认知方法指导治疗干预，从而认识到儿童在不同环境和活动中独立应用认知策略的重要性。

当儿童在生命中经历衔接阶段及当作业活动改变时，他们采用的认知策略也随之发生变化。认知策略的属性和使用中的易变性和灵活性使它们可以让儿童终身运用。

四、认知干预

已有大量文献描述了许多不同的认知干预，然而他们享有相似的使用人群。Bouffard和Wall提出了一个五步解决问题的框架来指导学习运动技能，其确定的步骤包括：

- 辨别问题。
- 代表问题。
- 制定计划。
- 执行计划。
- 评估进度。

Henderson和Sugde还提出了一种运动技能习得方法，称为认知运动疗法。这种方法以三步信息处理框架为核心。第一步是运动计划，要求儿童理解任务及其要求，并确定任务是否可以实现。为此，儿童通过包括视觉和运动觉的感知觉过程获得信息，然后将信息转入计划中。下一步是运动执行，这涉及儿童制定运动计划，并且取决于人、任务和环境间的相互作用。最后一步是运动评估，儿童会监测实现所期望的运动表现方面的进展。认知运动疗法对发育性运动协调障碍（DCD）儿童的功能技能有明显的改善作用。

在上述认知方法中强调的原则上进行扩展，形成了作业表现认知导向法。这种方法运用了基于学习的技能习得和作业表现观点，是本章的讨论重点。

五、日常作业表现认知导向法（CO-OP）

作业表现认知导向法被描述为"以患儿为中心、基于表现的问题解决方法，可通过使用策略和指导性发现的过程来获取技能"。

作业表现认知导向法强调个人和环境因素之间的相互作用，促进儿童成功参与日常活动。在循证框架内形成的作业表现认知导向法利用行为和认知心理学、健康、人体运动科学和作业疗法来实现其目标。请参阅案例17.1，其中说明了作业表现认知导向法的使用方法。

（一）主要目标

日常作业表现认知导向法分为4个阶段：① 技能习得阶段；② 认知策略运用阶段；③ 泛化阶段；④ 学习转移阶段，侧重于认知的表现支持。作业表现认知导向法的主要目标是提高儿童的作业表现。

在常用的作业表现认知导向项目中，儿童选择3种作业或活动进行10余次的干预课程学习。这些作

案例17.1　工作效率

Matty是一名9岁的男孩，他在学校接受作业治疗评估，以解决其书写技能方面的困难。Matty表现出的困难点是页面边缘位置处理不佳和单词间距问题，这两个问题严重影响了他书面作业的整体可读性和总体学习表现。学校作业治疗师对其进行了8次作业治疗干预。在此期间，作业治疗师与他一起练习书写技能，使用作业表现认知导向法和"目标、计划、执行、检查"框架。在此框架内，Matty能够确定自己书写技能的问题，并形成了书写问题的解决方案。在作业治疗师的口头指导下，他能发现有时字母并未排成一行，而有时所有单词又都挤在一起。随后，治疗师指导Matty确定可以用于协助解决这一问题的具体策略，包括使用带有突出显示边缘的纸张作为书写的视觉提示、单词之间以一指宽作为间距及在课桌上固定"书写清单"提醒字母的位置和间距。运用这些策略，Matty在课堂上改善了特定的书写技能。

作业表现认知导向法的应用：目标和障碍点

目　标	障　碍　点
提高书写质量	• 字母组成差 • 单词间距过近 • 很难保证把字母写在正确的位置（横线上）

作业表现认知导向法的应用：运用策略

特定策略领域	具体策略/计划	策　略　联　系
任务说明/调整	• 完成字母书写 • 把字写大一点	• 在桌面上固定一份书面检查表，提醒所制定的重要策略
补充任务内容	• "每个单词之间应该有一指宽的间距"	• 教妹妹怎么写字：扮演教师角色 • 制作暑假剪贴簿
注意事项	• "你的字母应该写在什么位置"	• 教学生、教师和家长着重标记纸的边缘，让其书写时能注意到

业是由儿童与父母共同选择的，包括书写、溜旱冰、尝试系鞋带或剪纸等。通过干预，认知策略可用于解决表现问题并促进作业的技能发展。作业表现认知导向法的第2个目标是教儿童如何使用这些策略来达成自己的目标。在整个干预过程中，儿童学习解决问题的策略，使他们能发现并确定可以支持自

已表现的策略。作业表现认知导向法的第三个目标是促进作业在其他环境中的泛化，包括家庭和学校。一旦儿童获得了完成确定作业活动所需的技能，治疗的重点就会转换为促进治疗环境以外的学习泛化。因此，作业表现认知导向法的最终目标是将学习成果转移到其他作业活动中。由于在作业表现认知导向干预过程中只涉及解决3个作业活动，因此重要的是，儿童要学会用技能和策略去适应他们在日常生活中将要面临的其他新活动。

（二）受益人群

最初，作业表现认知导向法应用于发育性运动协调障碍（DCD）儿童，并且已被证明是对该群体有效的干预措施。最近，作业表现认知导向法已用于患有高功能孤独症谱系障碍（ASD）、脑外伤（TBI）、注意力缺陷多动障碍（ADHD）、脑瘫（CP）及精细和粗大运动技能迟滞的儿童。这项研究继续支持将作业表现认知导向法用于这类人群，并证明在儿科中运用时显现出积极的作业表现结果。最新的文献中还强调了，在DCD和ASD儿童及青少年中以小组形式实施作业表现认知导向法的有效性。研究笔记17.1、17.2和17.3重点介绍了3篇文章，探讨了ASD、TBI和CP患儿如何使用作业表现认知导向法。

尽管要成功实施作业表现认知导向法需要一定程度的认知功能，但认知干预通常可以根据患儿和特定人群进行调整。为了成功使用作业表现认知导

研究笔记17.1　孤独症谱系障碍儿童认知干预的应用

Phelan, S., Steinke, L., Mandich, A. (2009). Exploring a cognitive intervention for children with pervasive developmental disorder. Canadian Journal of Occupational Therapy, 76(1), 23–28.

摘要

目的：本研究调查了广泛性发育障碍［PDD，目前更多使用孤独症谱系障碍（ASD）］儿童对作业表现认知导向法（CO-OP）的使用。作业表现认知导向法强调解决问题的策略，并指导发现针对特定儿童和特定任务的策略。

方法：与父母和儿童合作，共同制定3个目标。父母对儿童表现观点的前后测评采用加拿大作业表现量表（COPM）来确定。采用临床观察、视频分析和表现质量评定量表（PQRS）进行重复测量。

结果：观察到COPM的表现和满意度评分有所提高，此结果与PQRS得分的提高呈平行趋势。

实践意义：自我报告和PQRS结果为作业表现认知导向法在孤独症儿童中应用的有效性提供了初步证据，支持作业表现认知导向法的使用并建议进一步研究。

作业治疗实践意义

● 与孤独症儿童一起进行作业时，必须尽可能将他们的特殊兴趣纳入治疗课程，以增加动机和学习机会。
● 家长在干预过程中的观察和与儿童的互动影响了儿童的参与度和表现水平。
● 在本研究中，使用其他策略增加干预过程的结构能使儿童受益。这些策略包括在语言上和视觉上总结的课程时间表。

研究笔记17.2　后天性脑损伤（ABI）儿童认知干预的应用

Missiuna, C. et al. (2010). Exploring the use of cognitive intervention for children with acquired brain injury. Physical and Occupational Therapy in Pediatrics, 30(3), 205–219.

摘要

介绍：患有后天性脑损伤（ABI）的儿童经常会出现认知、运动和心理方面的缺陷，影响他们参与日常活动。

目的：探讨日常作业表现认知导向法在ABI患儿中的应用。

方法：从之前的研究中确定患有学习和自我照顾困难的ABI儿童。6名年龄为6～15岁的儿童与1名作业治疗师完成10周的干预治疗。儿童和父母对患儿日常生活中的困难表现及对其表现的满意程度进行评分。任务表现也通过视频分析进行了客观评估。

结果：患儿完成所选任务的能力显著提高，并在4个月后维持表现水平。但是，他们很难运用延伸的问题解决策略并自己发现认知策略。

作业治疗实践意义

● 患有ABI的儿童能够使用作业表现认知导向法确定并维持实现儿童所选目标的动机。
● 认知策略的使用和保留在不同ABI儿童中存有差异。患有ABI的儿童确实使用了更多针对特定任务的认知策略，并且在将"目标、计划、执行、检查"策略转移到其他任务时遇到了更多困难。
● 总体而言，作业表现认知导向法对ABI患儿是有效的，可促进儿童所选目标的技能发展。针对ABI群体的治疗，可能需要对作业表现认知导向法进行一些调整，包括增加父母/照顾者的参与。

研究笔记 17.3　脑瘫（CP）儿童认知干预的应用

Cameron, D., Craig, T., Edwards, B., Missuina, C., Schwellnus, H., Polatajko, H.J. (2017). Cognitive orientation to daily occupational performance (CO-OP): a new approach for children with cerebral palsy. Physical and Occupational Therapy in Pediatrics, 37(2), 183-198.

摘要

目的：为随机对照试验，旨在探讨作业表现认知导向法对脑瘫儿童治疗的可行性和效果。

方法：纳入18名7～12岁的儿童[作业表现认知导向组9名儿童，现行常规疗法（CUPA）9名儿童]。每位参与者接受了10次1小时的作业治疗干预。结果测评包括加拿大作业表现量表（COPM）和表现质量评定量表（PQRS）。

结果：作业表现认知导向组中所有儿童都能够学习策略并实现他们选择的目标，从而证明了该方法的可行性。2种方法都促进了技能的习得和维持。

作业治疗实践意义
- 本文是第一篇关于作业表现认知导向法治疗儿童脑瘫的研究，证明作业表现认知导向法用于7～12岁脑瘫儿童是可行的。
- 作业表现认知导向法的疗效被证实至少与CUPA一致，并且某些效应大小表明作业表现认知导向法在泛化和转移方面更具优势。
- 这项研究为自上而下、以患儿为中心、以目标为指导和应用特定任务方法的人群提供了重要的支持。

向法，有研究强调了治疗过程中父母支持和包容的重要性，以及儿童理解认知框架和应用认知策略的能力。

日常作业表现认知导向法是一种以语言为媒介的元认知框架；但是对于明确表达解决问题过程有困难的儿童（语言障碍），或者对于那些以不同的方式解决问题的儿童（视觉学习者），是否能有效利用作业表现认知导向法来让他们表达其认知策略的选择、应用和评估？

越来越多的研究正在探索使用概念图作为实施作业表现认知导向法问题解决过程的视觉辅助方法。概念图是一种图形工具，它作为一种可视化工具来组织和表达知识。不依赖语言表达技能交流解决问题的个人，可以使用概念图为各能力水平的儿童/青少年提供更多机会从而成功地参与作业表现认知导向法的干预。图17.1说明了在实践中如何将概念图用于作业表现认知导向模式中。案例17.2详述了关于在作业治疗实践中使用概念图的相关内容。

（三）干预目标

作业表现认知导向法已被用于解决儿童在自理、生产力和休闲领域的各种作业活动。将目标设定作为以患儿为中心的实践的一部分，详见研究笔记17.4。作业表现认知导向法的一个关键特征是通过完成加拿大作业表现评估量表（COPM）、儿童活动卡片分类（Pediatric Activity Card Sort, PACS）或其他以作业为主要目标设定的工具来确定患者所选的目标。最初，作业表现认知导向法的重点是针对

案例 17.2　日常作业表现认知导向法与概念图

Peter是一名16岁的孤独症谱系障碍患儿，就读于普通学校。当父亲因工作晚归时，Peter觉得计划和准备晚餐有困难，这会让他感到沮丧。Peter向他的作业治疗师表示希望能够自己计划和准备饭菜，这样他明年上大学时就不必总是吃外卖了。当治疗师要求Peter描述这项任务遇到的挑战时，Peter很难说清楚哪里存在困难，他注重温度和烹饪时间等细节，且难以同时准备多道菜肴（如汤和烤奶酪）。作业治疗师首先制定了一个Peter烹饪准备的概念图（图17.1）。

运动表现目标，在儿童看来，这些目标对实现家庭、学校和社区环境中的日常生活能力很重要。这些目标包括了自我照顾等类别的作业活动，如刷牙和尝试系鞋带。其他儿童可能会选择为完成与学习效率相关的目标而努力。这些目标包括用手写字、在户外休息时间穿上衣服（雪地裤、夹克）及参加体育课。最后，在休闲活动领域，当帮助儿童在踢足球、骑自行车和玩手球等各种体育运动和（或）活动中获得能力时，作业表现认知导向法已被用作一种成功的干预方法。除了运动目标外，作业表现认知导向法还用于解决组织和社会的技能目标，如为上学做准备、处理校内人际冲突及完成家庭作业。

（四）关键特征

作业表现认知导向法有效性的基础是儿童和治疗师充分参与干预条款中规定的方法。作业表现认知导向法由7个关键因素组成，称为关键特征。图17.2详细阐述了这些概念。

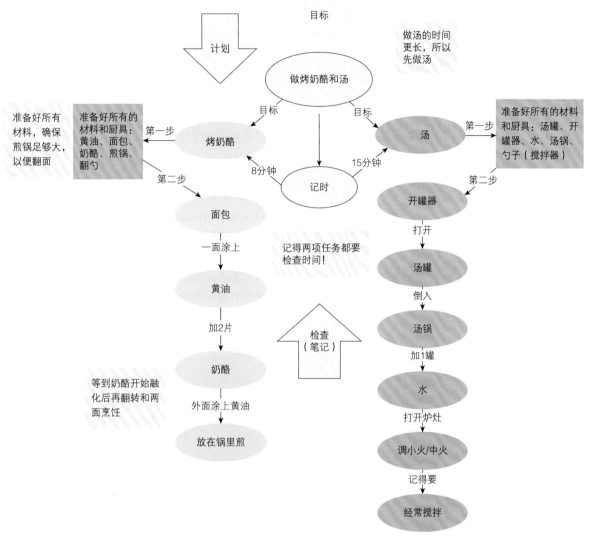

图 17.1　作业治疗师为 Peter 烹饪准备制作的概念图

📑 研究笔记 17.4　实践中设定目标

Ziviani, J., Polatajko, H., Rodger, S. (2015). Embedding goal setting in practice: the CO-OP approach//Poulsen, A.A., Ziviani, J., M. Cuskelly (Eds.). Goal setting and motivation in therapy: engaging children and parents (pp.80-88). Philadephia: Jessica Kingsley Publishers.

　　本文为帮助儿童及家长共同制定有意义的、以作业为基础目标的复杂过程提供了优良的资源。Ziviani、Polatajko 和 Rodger（2015 年）撰写了本章节，描述了设定目标和动机与其应用的作业表现认知导向法之间的重要联系。作者描述了目标设定作为重要的动机驱动因素，是如何融入干预方法中的，并强调了自我决定理论（SDT）的要素（自主性、关联性和能力）在作业表现认知导向法的许多关键特征中如何体现。

　　在儿童所选的发展目标中、在治疗师作为教练/引导者帮助儿童确定实现所选目标的过程中，以及在检查和调整计划的重复过程中，都非常强调自主性。

　　在儿童与治疗师建立良好的治疗关系时，他们之间建立了联系。这种联系的独特性支持儿童能够积极地为自己的作业表现问题选择解决方案、测试他们的计划并支持他们走向独立的道路。

　　能力是通过提高儿童实现目标和提高他们的感知技能水平来表现的。此外，通过动态表现分析和引导发现的过程，儿童能够使用这些元认知策略，继续通过治疗环境之外有挑战性的作业活动来解决问题。

　　最后，作者提供了有关如何促进儿童及其家庭设定有意义的目标的实际案例。这些实用的叙述有助于证明治疗师如何通过肯定性询问和引导性发现来协商家庭目标的设定。

第一个关键特征是目标识别。患儿的目标是建立在与儿童及家庭合作的基础上,侧重于儿童所想、所需的作业活动或被寄予希望的活动。儿童积极参与设定目标的过程,以确保其活动动机。在作业表现认知导向法中,儿童的态度是治疗过程不可或缺的一部分。因而必须让儿童主动参与目标设定。

第二个关键特征是动态表现分析(dynamic performance analysis, DPA)。动态表现分析表明行为是人、环境和作业活动之间相互作用的结果。治疗师分析儿童的任务表现并记录问题或障碍。在此过程中,治疗师侧重关注儿童的能力和技能、行动和任务及环境需求与支持间的平衡。作业表现认知导向法的重点在于行为及纠正行为问题和障碍,而非基本技能组成。一旦治疗师确定了第一个行为障碍点,就会使用认知策略来弥补能力和技能熟练度之间的差距。关于动态表现分析的文本及视频资料请参阅 Evolve 网站。

第三个关键特征是支持技能习得、泛化和转换的认知策略。如前一节所述,认知策略是超出任务本身固有的认知操作。在作业表现认知导向法中,儿童使用认知策略解决问题行为并监测结果。换言之,这类策略促进了元认知,即人对自己想法的思考。作业表现认知导向法使用了 2 种类型的策略:整体策略和特定领域策略。整体策略旨在在各种不同的背景下长期使用。作业表现认知导向法中使用的整体或"目标、计划、执行、检查"(GPDC)策略是

由 Camp、Blom、Herbert 和 Van Doorwick 制定的,并由梅琴鲍姆应用。

目标:我想做什么?

计划:我该怎么做?

执行:做任务!

检查:计划效果如何? 需要修改计划吗?

在日常作业表现认知导向法中,指导儿童使用有助记忆的 GPDC 方法帮助解决作业表现问题。在第一次治疗过程中,治疗师向儿童介绍 GPDC 策略,并直接教其使用方法。为了确保儿童理解整体策略,要求儿童使用新架构让治疗师完成一项活动。图 17.3 是使用 GPDC 概念图的说明。指导整体策略常会用到木偶概念图。整体策略将每个干预环节列为框架。起初由治疗师引导使用 GPDC 策略。当儿童学习策略后,逐渐开始尝试使用该策略。通过在作业活动中与自我的外部对话过程,这些步骤变为内部对话并且最终转化为内隐;因此语言指导了行为。

用于日常作业表现认知导向法的第 2 种策略是特定领域策略(domain specific strategy, DSS)。特定领域策略特定于一项任务或任务的一部分。作业表现认知导向法中可以使用的特定领域认知策略见表 17.2。所有特定领域策略都融合在口头指导中。目的是引导儿童从早期依赖治疗师的口头指导到通过独立使用自我对话解决认知问题的策略。因此随着干预的进行,治疗师会鼓励儿童通过顺序进行自我对话。语言化确保了使用与其他方法不同的认知机

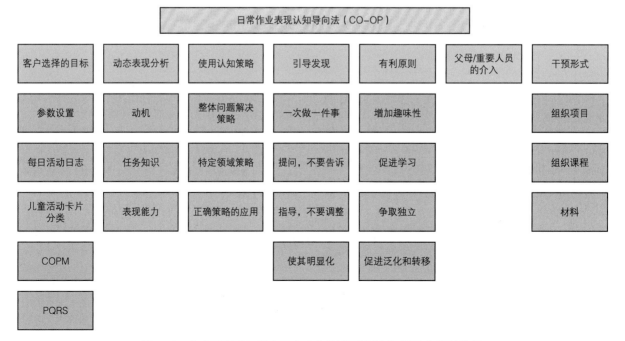

图 17.2   作业表现认知导向法由 7 个关键要素组成,被称为关键特征

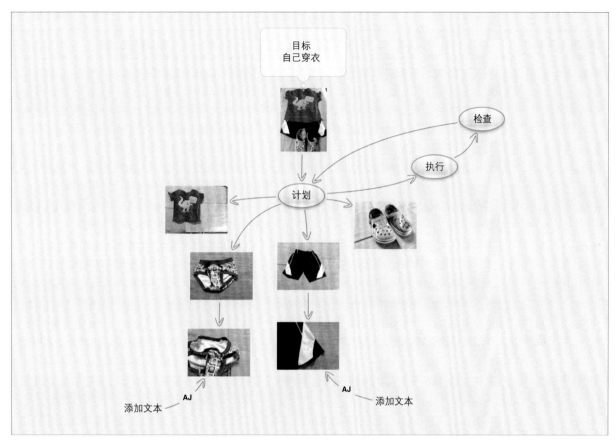

图17.3　"目标、计划、执行、检查"概念图图解

表17.2　特定领域认知策略的定义与描述		
1）外部感觉与环境策略		
特定领域策略	**定 义 与 描 述**	**临 床 实 例**
个人将周围环境的感觉线索或提示提供给自身,帮助引导技能习得	触觉、视觉、听觉和(或)运动觉的提示	图片、振动(来自蜂鸣器或其他外部设备)、警报声、其他能吸引学习者注意力并引导他们完成任务步骤的方式,或者提示他们记忆或先前学习的运动模式
2）精神或自我表达策略		
特定领域策略	**定 义 与 描 述**	**临 床 实 例**
自我训练	鼓励积极的自我对话、基于优势的思考有助于增加毅力和(或)控制并调节学习者的情绪	"我能做到!" "保持冷静和专心……" "再试几次我就能做到!"
自我指导	为患者提供指导,帮助其完成新的和(或)困难的任务,暗示并提醒自己为完成活动做准备	完成活动的各个步骤时进行自我对话;解决问题过程中大声地说出;自我对话
自我询问	自己确认并提出疑问,或想象与活动或任务表现相关的关键问题	在"脑海"中记录活动的关键衔接点,确定并询问自己在每个任务中遇到困难的具体方面
想象	代表物品、动作、经验或事件的心理图像	创造对患者有直接意义的图像、符号或表示形式。也可以是想象材质、声音、气味和运动的感觉

续　表

特定领域策略	定　义　与　描　述	临　床　实　例
联系	将之前的知识与有关任务的相关信息联系起来	联系可以来自之前的经验、对物理相似性的认识和对类别的了解
背诵式记忆	让患儿背诵有意义的单词或短语,有助于指导一系列活动或改善对信息的回忆	背诵式记忆的一些运动模式可能包括"运球、运球、投篮"(篮球),或"笔向下、笔向上、笔向下"(书写"X")
细化	增加新信息并将其与以前的知识联系起来	包括附加图像、符号、动作、图像、单词或句子的扩展和添加。也可包括语言和心理过程
记忆术	联系图片、单词、短语或图像来提示动作或增强记忆力	系鞋带时用"兔子耳朵"来记忆。在书写和双手进行剪、切活动时,找"助手"帮忙
练习	在视觉上或精神上重复信息,有助于留存相关任务/作业活动的重要信息	大声地重复关键词/动作,创建任务过程内化的视觉图像,并以重复的方式直观地进行任务
重新构建	涉及精神过程和语言过程及学习者对先前任务、经验或情境的回想,指导在新环境中的表现	学习者通过想象、回忆和(或)口头表达来重建经验、活动或情境
预期	通过想象或口头描述可能的结果、困难领域或学习者可能遇到的场景为新的活动做准备	患儿上学前应该对吵闹的噪声、拥挤的人群、视觉干扰有所准备,并且当他们感到不知所措时能让他们在可能的"安全地点"整理思绪
知识	确认、承认并反思个人对指定任务的了解程度	观察个人完成任务、进行评估或访谈,以此发现学习者对任务顺序和要求的了解程度
衔接	将书面说明和指示转换为不同的媒介满足个体化的学习需求	创建解释书面信息的视觉图像/时间表,将指导分为各个小步骤

3) 任务修改和规范策略

特定领域策略	定　义　与　描　述	临　床　实　例
用手指指	对正在进行的事有相同的注意力,但仅限于用手指直接指向相关的任务,以此增加任务的时间感或重新调整学习者的注意力	当一个人正在阅读(书籍、任务指导等)时,要求学习者指出每个单词,减慢他们获取新信息的速度并确保他们不会跳过单词
简化任务	将任务的各部分简化或分解成更便于处理的部分	在书写时,学习者将其姓名、日期和标题写在页面顶部,然后由教师抄下作业剩余部分
清单	创建和(或)使用清单来帮助指导任务表现和(或)提示动作	清单的内容可以包括音频、视频或书面步骤。例如,由电话留下的书面清单/手稿,指导学习者在接听电话时完成适当的社交步骤
任务说明	参与活动前讨论任务的细节、组成部分或相关特性	这些规范应突出需要特别注意、计划或考虑的领域。例如,在儿童挂书包或午餐袋的地方放一个"X"的标记
注意力	确定完成任务时需要注意确定具体相关的提示或特征	示例包括"你要在什么地方写字母?"(书写)
节奏策略	辅助任务时间的活动	示例包括哼唱歌曲、休息、大声或自言自语地数数、用脚打拍子
减少刺激	在指定时间内移除或减少刺激量	覆盖或移除部分任务刺激(如在阅读一页内容时将空白纸覆盖在其余内容上隐藏内容,以便阅读者一次只注意一行。)
组织	重建并重组任务或步骤,以便将它们以更符合逻辑或更有意义的方式组合在一起	通常称为分类或关联。重新整理一份杂务清单,使所有需要在早上完成的工作都列在一起,而所有需要在晚上完成的工作也都列在一起

制；该策略引起了儿童的注意，让儿童理解了策略的作用；当治疗师不在时儿童可以独立地使用策略。一旦儿童和治疗师确定了应用策略，治疗师就会在干预期间加强策略的使用。例如，作业治疗师运用凸起的边缘和手指间距作为策略让儿童独立完成作业（图17.4A、B）。

作业表现认知导向法的第4个关键特征是引导发现。在引导发现过程中帮助学习者确定要解决的问题，并非直接提供解决方案，而是应用提示、指导、反馈或示范来确定解决方案。在作业表现认知导向法中，引导发现的过程与策略使用的过程密切相关。与动态表现分析过程结合使用，主要用于确定儿童何时会"被难倒"，并在目标、计划、执行、检查的解决问题流程中阐明计划。引导儿童发现计划并增加特定领域策略的可能性，让他成功地把计划归功于自己，提高自我效能。如果儿童在进行作业活动时被难住了，治疗师可以通过提问让儿童发现计划、制定计划并评估计划，观察计划可否执行。因此，引导发现既支持技能获取，也支持策略应用。

引导发现有4个主要要素：① 一次做一件事；② 提问，不要告诉！③ 指导，不要调整；④ 使其明显化。

一次做一件事。当儿童难以进行一项作业活动时，通常会出现几个行为问题。由于作业表现认知导向法是融入学习中的，并且是学习技能而非形成技能，因此维持干预并让患儿一次只专注于做一件事是非常重要的。

提问，不要告诉。当儿童自己发现行为问题的解决方法时，让儿童尽可能记住解决方法并经常使用，而不是告诉患儿解决方法。通过引导提问，教育儿童批判性地思考、分析和评估解决方法。提问有助于儿童专注于行为的相关方面，并有助于策略识别。

指导，不要调整。作业表现认知导向法最重要的组成部分是调整任务或环境支持，以获取作业行为和技能。许多治疗师会直观地调整各种因素，包括身体姿势、椅子位置或设备来确保成功。通常，在治疗过程中及治疗师在场的情况下这些调整常是成功的，但是儿童可能并不知道这些辅助策略，所以他们发现治疗师不在场时可能就很难取得成功。在作业表现认知导向干预措施中，治疗师需要引导儿童发现可以改善作业表现的个人、任务或环境方面的调整，从而让这些调整引起儿童的注意。

使其明显化。通常情况下，儿童不容易从观察中学习，且有可能难以识别任务的重要组成部分。因此，当与儿童一起使用作业表现认知导向法时，治疗师应使儿童需要参与的作业活动更"明显化"。同样，策略使用和结果之间的关系也更明显。

作业表现认知导向法的第5个关键特征为在整个干预过程中使用的四项有利原则。这4项有利原则包括：① 增加活动趣味性；② 促进学习；③ 争取独立；④ 促进泛化和转移。这些有利原则对于儿童参与治疗相当重要。

在整个作业表现认知导向法治疗过程中，父母或照顾者的参与必不可少。父母或照顾者的主要作用是支持儿童学习作业活动和策略，并促进在家庭、学校和其他环境中泛化及转移。研究笔记17.5对7岁以下儿童进行认知干预。

作业表现认知导向计划包括10个干预阶段。在作业表现认知导向法的第一阶段，儿童在干预期

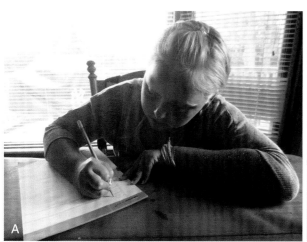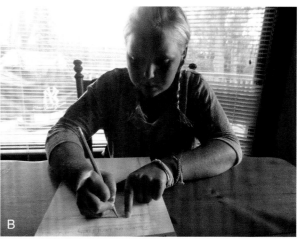

图17.4　作业治疗师运用凸起的边缘和手指间距作为儿童独立完成任务的策略

研究笔记17.5　对7岁以下儿童使用认知干预

Taylor, S., Fayed, N., Mandich, A. (2007). CO-OP intervention for young children with developmental coordination disorder. OTJR: Occupation, Participation and Health, 27(4), 124-130.

摘要

　　患有发育性运动协调障碍（DCD）的儿童在完成精细和粗大运动的任务时会遇到困难，影响他们的作业表现。研究发现，日常作业表现认知导向法（CO-OP）是提高7～12岁DCD患儿日常作业技能的有效方法。这种单一病例设计的目的是确定对5～7岁儿童使用CO-OP方法的有效性。4名儿童在治疗过程中选择了3个不同的目标。随访儿童和家长的加拿大作业表现量表（COPM）评估证明了CO-OP方法的有效性，支持对年幼儿童使用CO-OP，并建议进一步研究幼儿使用CO-OP。

作业治疗实践意义

* CO-OP已被证明是一种有效的治疗方法，可用于5岁以下的儿童。
* 对于年幼儿童，使用CO-OP时必须进行略微调整。儿童年龄越小，则每一阶段的治疗就需要更多改变以维持注意力，并且不同治疗阶段之间的重复也很重要。减少年幼儿童的学习时长并增加学习次数对该年龄段儿童是有益的。
* 所有儿童均表示他们对所选任务的感知表现得到了改善，治疗师及父母对其任务表现的评分也有所提高。
* 5～7岁的DCD患儿表现出有能力利用元认知策略来改善对他们有意义的任务。此外，幼儿可以通过计划、检查和监测等技能训练来改变自己的认知过程。

间确定要解决的三个目标，然后治疗师确定儿童所选目标表现的基准。随后，治疗师将目标、计划、执行、检查策略教给儿童，将其应用于儿童的三个目标。之后使用目标、计划、执行、检查策略确定特定领域策略。治疗结束后，治疗师再次评估儿童的表现。详见案例17.3针对自理活动干预的描述。图17.5 A～G阐述了刷牙的过程。

（五）使用的评估

　　在作业表现认知导向法的干预措施中，作业治疗师可以使用各种评估工具，确保选择有意义的目标、监测习得的技能并证明作业表现得到改善。下文所讨论的评估工具在作业表现认知导向法相关文献中得到了有效支持，并将讨论这些工具在证明干预方法结果方面的可用性。有关标准化评估的更多信息请参阅附录。

　　日常活动日志是一种用于记录儿童一天中重要活动的评估工具。在作业表现认知导向法中，要求患儿完成日常活动日志，如有必要可在父母/重要人员的帮助下完成，并思考这具有代表性的一天。使用日常活动日志评估为治疗师提供了患儿的日常信息，这可用于开始设定目标的过程。

　　儿童活动卡片分类（PACS）是使用图片进行评估的工具，用于确定儿童的作业参与程度。当与幼儿患者一起设定以患儿为中心的目标时，评估的可视性非常实用，这与作业表现认知导向法的关键特征一致。在目标设定过程中，儿童活动卡片分类可用于补充日常活动日志。

　　在作业表现认知导向法中，使用加拿大作业表现量表（COPM）来确定患者选择的、作为干预重点的3个目标。治疗师利用从日常活动日志和儿童活动卡片分类（ACS/PACS）中获得的信息进行COPM访谈，并帮助指导提问，以确保所设目标是有意义的。在干预之前和之后都要进行COPM评估，以衡量儿童对所选目标相关的感知表现和满意度。

　　表现质量评定量表（PQRS）是以观察为主的评估量表，用于衡量表现及其改变。这项评估可以客观地评价干预前后儿童的作业表现质量。

　　其他在进行作业表现认知导向法后常用于确定变化的评估，包括儿童标准运动协调能力评估测试（MABC-2）、Bruininks-Oseretsky运动能力测试（BOTMP）和标准化书写评估。此外，Vineland适应行为量表（VABS）和社交技能评定量表（SSRS）已被用于评估与社交、组织和日常生活活动目标相关的结果。关于解决休闲娱乐的干预措施详见案例17.4。图17.6A、B展现了休闲活动。

六、使用认知方法的证据

　　自2001年首次提出作业表现认知导向法以来，已有许多研究探讨了其在儿科和成人中的使用情况。Scamell、Bates、Houldin和Polatako最近完成了一篇综述，总结了使用作业表现认知导向法文献的范围和特征/特点，并讨论了该领域文献的现状（研究笔记17.6）。表17.3列出了目前支持在儿科作业治疗中应用作业表现认知导向法的研究和证据。

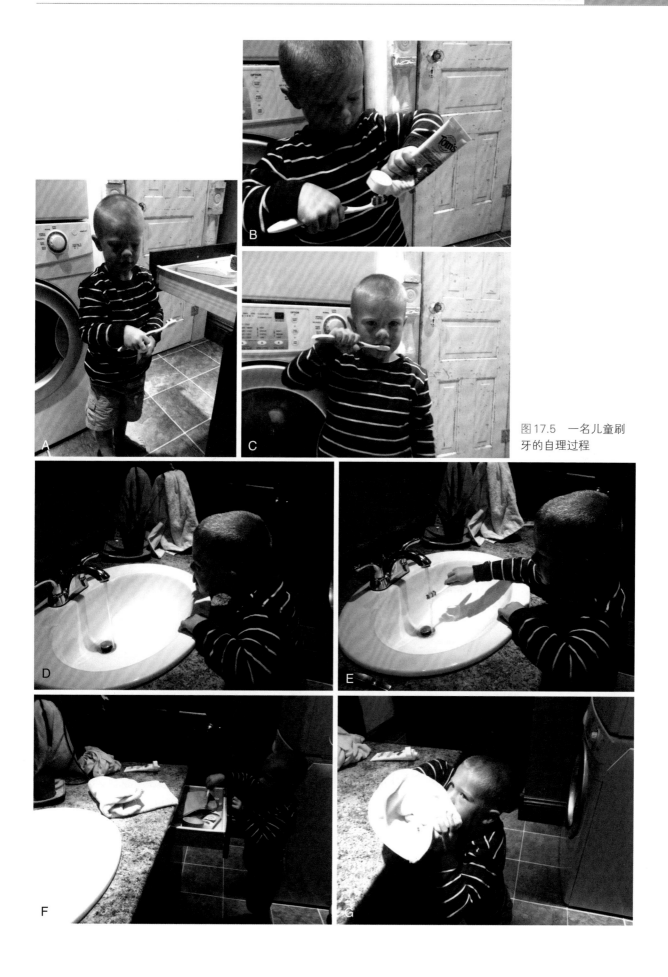

图 17.5 一名儿童刷牙的自理过程

案例 17.3 自理活动

Sarah 是一名 10 岁的女孩, 建议她接受作业治疗来评估精细运动技能。Sarah 很难完成各种自理活动, 如系鞋带、扣纽扣和拉拉链。Sarah 的精细运动技能评估显示她的手部操作技能和双侧运动协调技能方面存在障碍。而这些领域的障碍也影响了她在各个领域的独立能力。Sarah 接受作业治疗师 12 次的个人治疗指导, 使用作业表现认知导向法支持技能习得。在第一次治疗中, 治疗师介绍了 "目标、计划、执行、检查" 框架, 并将其应用于 Sarah 已经成功完成的活动。这样, Sarah

就了解了如何应用 "目标、计划、执行、检查" 策略。作业治疗师与 Sarah 的父母合作, 解释了这一策略, 并讨论如何将其融入 Sarah 的日常活动中。然后, 治疗师使用动态表现分析 (DPA) 更好地了解 Sarah 的动机、对任务的理解和当前的作业表现。治疗师、Sarah 及其父母确定了各种特定领域的策略来帮助她习得技能。通过确定正确的身体/手部姿势、感觉运动并使用口头指令和自我指导, Sarah 在 12 次治疗中掌握了她选择的 3 种技能。

作业表现认知导向法的应用: 目标和障碍点

目　标	障　碍　点
系鞋带	• 她不知道怎么把鞋带绕一个圈
	• 她很难控制手上的鞋带 (不能握住一根鞋带, 另一根绕圈, 也不能同时握住 2 根鞋带一起绕圈)
	• 她不会打最后的结
扣纽扣	• 一手拿住纽扣, 另一个手按住衣服
	• 将纽扣准确地对准衣扣洞
	• 将纽扣穿过衣扣洞
拉拉链	• 一手抓住拉链, 另一手则抓住拉链另一侧
	• 将拉链末端推进拉链头里 (手抓住拉链以防拉链分开)

作业表现认知导向法的应用: 目标和策略运用

特定领域策略	具体策略/计划	策略联系
关注做的事	• 做一个 X 的标记	• 系球鞋的鞋带和滑冰鞋的鞋带
	• 将鞋带圈贴到鞋子上	
记忆术	• 做一个 "兔子耳朵"	• 给她的娃娃系鞋带、在学校系室内运动鞋的鞋带
运动感觉	• "感觉纽扣的边缘, 抓住它并把它从洞中穿过去"	• 给她的娃娃穿衣服系扣子、早上起来帮弟弟穿衣服
	• "把拉链拉起来, 感觉到拉链的底部已经卡在拉链头里了"	• 去露营时, 把睡袋整理好收起来
背诵式记忆	• "第一个洞对第一个纽扣……第二个洞对第二个纽扣……第三个洞对第三个纽扣"	• 给她的娃娃穿衣服、扣扣子, 早上起来帮弟弟穿衣服
身体姿势	• "用拇指和示指捏住两指间的拉链头"	• 扣纽扣 (捏住扣子以便更有效的操作)

案例 17.4 休闲与游戏

Sam 是一名 7 岁的男孩, 诊断为发育性运动协调障碍。针对制定的一个目标, 他接受个人作业治疗服务, 即学会骑他的新自行车。通过完成加拿大作业表现评估量表 (COPM), 作业治疗师与 Sam 及其家人意识到, Sam 想要学会该技能来完成活动的动机十分强烈。治疗师将日常作业认知导向法 (CO-OP) 作为 Sam 12 次治疗的框架, 将骑自行车的任务组成为对他而言 "恰到

好处的挑战"。作业治疗师应用口头指导示范了骑自行车的活动, 确保 Sam 能拥有尝试准确完成任务所必需的全部信息 (语言、视觉和身体信息)。治疗师运用身体姿势和感觉运动等特定领域认知策略, 帮助 Sam 在运动学习过程中找到方向。确保 Sam 在治疗过程中维持动机积极合作, 并提高了他的技能习得能力和保持能力。治疗师还给 Sam 布置了 "功课", 让他利用

在治疗期间学到的认知策略在家练习骑自行车的技能。家庭计划也鼓励Sam的家人参与学习过程，这有助于他技能的保持、泛化和转移。在成功完成骑车的每个"步骤"（通过任务分析确定）之后，Sam能够在可控的环境中完成骑车任务。Sam的下一步计划是在开放的环境中（在家门前的街道上）练习他的新技能，学习如何使用认知策略来处理环境障碍（如路牌、路沿、交通等）。

作业表现认知导向法的应用：目标和障碍点

目 标	障 碍 点
骑自行车	• 从停止位出发（保持自行车平衡并开始踩脚踏板） • 踩踏板时调整自行车方向 • 记得向后踩踏板来停下自行车

CO-OP方法的应用：策略运用

特殊领域策略	具体策略/计划	策 略 联 系
身体姿势	• 让双脚动起来	• 跑步、打排球或打羽毛球
感觉运动	• "在转向时感受身体向一侧倾斜" • "在开始踩踏板时感受向前的力量（活动）"	• 增强身体意识和姿势，改善所有运动技能的任务表现
关注做的事	• "注意看向自己要转向的地方……要骑到什么地方去？"	• 溜旱冰、玩滑板
背诵式记忆	• "停下脚步"	• 骑车时停下来 • 玩轮滑时停下
任务说明/调整	• 使用辅助轮，直至有信心平衡和控制自行车为止	• 当在学习新技能时，理解设备或人员的支持有助于获得对任务表现的信心

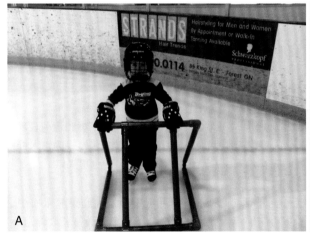
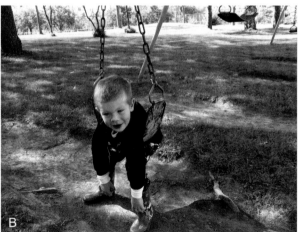

图17.6 休闲活动

研究笔记17.6 日常作业表现认知导向（CO-OP）：范围综述

Scamell, E.M., Bates, S.V., Houldin, A., Polatako, H.J. (2016). The Cognitive Orientation to daily Occupational Performance (CO-OP): a scoping review. Canadian Journal of Occupational Therapy, 83(4), 216–225.

摘要

目的：这篇综述测评了成人和儿童使用作业表现认知导向法现有文献的范围和特征/特点。

方法：在10个在线数据库中搜索讨论作业表现认知导向法的文章，并使用Arksey和O'Malley概述的范围界定审查方法，根据确定的研究特征对文章进行分类。

结果：共纳入94篇文献，其中27篇研究文章探讨了作业表现认知导向法在8类不同人群中的应用和调整。

在所有已确定的研究文章中，作业表现认知导向法被认为是有用的，并报告了其在表现目标方面的积极成果。在许多情况下，文章建议对作业表现认知导向法进行调整以确保其能够满足人群的特定需求。

　　研究意义：作业表现认知导向法已在许多人群中得到应用，且有足够的证据进行系统性回顾审查，以检测文献的预期有效性和真实有效性。

作业治疗实践意义

- 作业表现认知导向法自发展以来得到了广泛应用，可以满足各种后天残疾和（或）发育性残疾的成人及儿童的各类需求。

- 作业表现认知导向法可以为作业治疗师提供干预方法，该干预方法由规程手册指导并已在临床相关研究中进行了有效性测试。

- 正在调整当前作业表现认知导向法条款的研究人员和作业治疗师必须确保这些条款是以可靠的证据为基础，确保循证实践。

- 作业治疗师在临床实践中使用这种方法时，应遵循当前公布的作业表现认知导向方案。

- 由于当前证据的局限性，作业治疗师在使用已公布的作业表现认知导向法时应谨慎。

表 17.3　循证研究：检验作业表现认知导向模式的证据				
作者/年份	研究目的	样本	干预/评估	结果
Cameron, D., Craig, T., Edwards, B., Missiuna, C., Schwellnus, H., Polatajko, H.J. (2017).	确定作业表现认知导向法是否适用于脑瘫儿童；并通过与脑瘫儿童的常规作业治疗方法相比确定其疗效	18名7~12岁的脑瘫儿童（9人一组）；先导性随机对照研究	在家中为期10周的干预治疗；采用加拿大作业表现量表（COPM）；表现质量分级表（PORS）进行评估	所有CO-OP组的儿童样本均能学会策略并实现目标，证明了CO-OP用于脑瘫儿童群体的可行性随访发现2种治疗方法均能提高技能习得并维持疗效（在疗效方面，CO-OP对技能的转移和维持更具优势）
Chan, D. (2007).	调查CO-OP的疗效，并且治疗后改善了发育性协调障碍儿童的运动、认知和功能表现	6名8~10岁的发育性协调障碍儿童；单组试验研究设计	为期7周的CO-OP干预治疗，实现患儿/家长所选的目标；在干预前后采用BOTMP、AMPS和COPM等评估	治疗后，在运动计划、运动过程和日常生活的活动表现上产生了明显的组间差异
Gharebaghy, S., Rassafiani, M., Cameron, D. (2015).	研究为期12周的CO-OP干预对6名注意力缺陷多动障碍患儿的影响	6名7~12岁注意力缺陷多动障碍患儿；单列试验设计	为期12周应用CO-OP干预的治疗；采用COPM、目标成就量表、BOTMP进行评估	干预后，目标和运动表现方面均有提高，为该人群使用CO-OP提供了支持
Hahn-Markowitz, J., Manor, I., Maeir, A. (2011).	研究认知功能干预对帮助注意力缺陷多动障碍患儿达成作业目标、提高执行功能和提升自我效能方面的有效性	14名7~8岁确诊为注意力缺陷多动障碍的患儿	10次针对父母/儿童的认知功能干预治疗；采用执行功能行为评定量表；COPM进行评估	干预后的结果显示有中到大程度地显著改善，且随访发现大多数疗效得以维持
Miller, L.T., Polatajko, H., Missiuna, C., Mandich, A., Macnab, J. (2001).	对比CO-OP方法和CTA方法对发育性协调障碍患儿的疗效	20名平均年龄为9.05岁的患儿（10名为治疗组），诊断为发育性协调障碍的儿童	10次CO-OP干预治疗或10次CTA干预治疗；在干预前、后使用COPM、VABS、BOTMP、PQRS进行评估	2种干预方法均能提高COPM的表现和满意度分值；CO-OP组的提高更明显；在PQRS和VABS的运动项中的得分与CTA组相似，而在BOTMP则反之

续　表

作者/年份	研究目的	样　本	干预/评估	结　果
Missiuna, C., DeMatteo, C., Hanna, S., Mandich, A., Law, M., Mahoney, W., Scott, L. (2010).	探究CO-OP在后天性脑损伤儿童中的使用	6名6～15岁患儿	10周的CO-OP干预治疗；采用COPM和PQRS进行评估	患儿在其选定的任务中表现出能力显著提高；在4个月的后续随访中，患儿的表现改善继续保持；但将整体解决问题策略应用于独立处理任务上仍有困难
Phelan, S., Steinke, L., Mandich, A. (2009).	调查CO-OP法对广泛性发育障碍患儿的干预疗效	2名年龄分别为9岁和10岁的广泛性发育障碍男童；案例研究；重复测量设计	10次CO-OP治疗；由家长设定3个作业目标并参与；干预前后进行COPM和PQRS评估	2名患儿的COPM表现及满意度得分均提高；在3个目标中，PQRS结果提高相等
Rodger S, Ireland S., Vun, M. (2008).	探讨CO-OP的效用和潜力，帮助孤独症患儿掌握社交和组织目标	2名年龄分别为10岁和12岁的孤独症男童；个案研究	10次CO-OP干预治疗；使用COPM和PQRS进行评估	2名儿童的社交和组织能力都得到了提高，且将学习的技能泛化并转移到家庭和学校环境中
Rodger, S., Springfield, E., Polatajko, H.J. (2007).	确定CO-OP对2名阿斯伯格综合征患儿日常生活的影响	2名阿斯伯格综合征男童，年龄分别为9岁和11岁；个案研究	在为期2个月的CO-OP干预期间，数据均来自儿童母亲保存的详细日记；主题分析	患儿能自发使用整体解决问题框架来协助习得新的运动技能，克服组织和社交情感上的困难；个案的技能得到泛化和转移
Taylor, S., Fayed, N., Mandich, A. (2007).	确定使用CO-OP方法对5～7岁儿童的疗效	4名5～7岁的发育性协调障碍患儿；单独案例设计	10次CO-OP干预治疗，解决儿童/家长选定的目标；干预前后对儿童或其父母进行COPM评估	随访中的COPM得分和表现观察得分证明CO-OP方法在该人群中是有效的
Thorton, A., Licari, M., Reid, S., Armstrong, J., Fallows, R., Elliot, C. (2016).	确定为期10周的小组CO-OP干预措施对国际功能、残疾和健康分类框架中的损伤、活动和参与水平（ICF）的改善结果	20名8～10岁的男童	10次的CO-OP干预治疗（10名参与者）；10名对照组参与者进行常规活动课程；与损伤（MABC-2运动测试）、活动（书写速度测试）、参与（COPM和GAS）相关的准试验、前/后测评	在CO-OP治疗小组中实施针对实现个体化目标的策略，表明在小组环境中使用CO-OP时可以促进ICF各个领域的改善
Ward, A., Rodger, S. (2004).	调查CO-OP在5～7岁儿童中的实用性，并描述幼儿使用的特定领域策略的类型	2名发育性协调障碍患儿，年龄分别为5岁和7岁；个案研究	10次CO-OP干预治疗，每周2次，解决儿童选定的目标；干预前后采取视觉-动作统合发展测验（Beery VMI）、COPM、VABS等评估	调查发现年幼儿童能够使用整体（目标、计划、执行、检查）框架来改善任务表现，使用特定领域的策略制定计划并参与检查策略

总结：
总体而言，这些研究结果为使用CO-OP改善5～15岁患有发育性协调障碍（DCD）、孤独症谱系障碍（ASD）、注意力缺陷多动障碍（ADHD）、脑瘫（CP）及其他精细和粗大运动迟滞的儿童在个人或研究小组中的表现提供了证据。目前正在进行CO-OP在其他儿童群体和不同年龄段中使用情况的研究。迄今为止的证据表明，CO-OP可以有效地帮助有各种表现问题的儿童学习使用认知策略来学会他们所选择的技能，并将这些技能泛化并转移到其他表现领域。CO-OP：作业表现认知导向法；CP：脑瘫；PQRS：表现质量分级表；DCD：发育性协调障碍；BOTMP：Bruininks-Oseretsky运动能力测试；AMPS：运动过程技能评估；COPM：加拿大作业表现量表；ADHD：注意力缺陷多动障碍；VABS：Vineland适应行为量表；ABI：后天性脑损伤（获得性脑损伤）；PDD：广泛性发育障碍；AS：阿斯伯格综合征；ICF：《国际功能、残疾和健康分类》框架；MABC：儿童标准运动协调能力评估测试；VMI：视觉-动作统合发展测验。

总结

认知干预是作业治疗师常用的干预手段。越来越多的研究证据表明,认知干预有效地促进了儿童的作业表现。此外,认知策略可用于指导新技能的习得,并促进这些技能的泛化和转移。

总结要点

- 认知方法侧重于发展策略来完成选定的任务。认知干预的理论基础扎根于发展和教育心理学领域,其中包括维果茨基、鲁利亚、梅琴鲍姆和班杜拉的理论。
- 认知指通过思想、经验和感官获得和理解知识的过程(*http://en.wikipedia.org/wiki/Cognition*),它是指理解、发现、创造、综合、解决问题和感知。元认知是指个人对自身认知的认识。
- 大量文献描述了各种不同的认知干预措施;但是它们有相似的目标人群。Bouffard 和 Wall 提出了五步问题解决框架,指导运动技能的习得。这些步骤包括:
  - 辨别问题
  - 陈述问题
  - 制定计划
  - 执行计划
  - 评估进度

  认知方法的核心是儿童了解任务及其要求,并确定任务是否可以完成。使用认知方法的作业治疗师帮助儿童创造和理解需求(运动、感觉、认知)并理解对成功的期望。认知干预的重点是致力于实现儿童及其家庭确定的目标,从而增强动机、维持技能、泛化和转移。

- 认知策略是指导学习的内隐心理过程。当任务相对于儿童技能水平过于困难时,将采用元认知策略,要求儿童选择适当的认知策略、监测和评估其应用。一旦策略变得自动化且能有效地使用时,便无须有意识地思考和监测策略。
- CO-OP 的 7 个关键特征包括:
  1)确定目标:作业治疗师与儿童及家长共同制定有意义的目标。儿童的态度是关键,他们应积极参与制定目标。
  2)动态表现分析(DPA):作业治疗师分析儿童的能力、技能和行为,以及任务和环境的需求与支持。

  3)使用认知策略:指导儿童整体和特定领域策略,用于解决表现问题并监测结果。CO-OP 使用了目标、计划、执行、检查(GPDC)策略。
  4)引导发现:作业治疗师帮助儿童确定要解决的问题并制定解决方案。作业治疗师会提供提示、指导、反馈或示范,让儿童意识到自己的问题并自行解决。
  5)有利原则:在干预过程中使用四项有利原则来保持儿童的参与,包括增加活动趣味性、促进学习、争取独立完成、促进泛化和转移。
  6)父母或照顾者的参与:父母或照顾者的参与在整个 CO-OP 治疗过程中至关重要。他们的主要作用是支持儿童学习作业和策略,并促进泛化和转移到家庭、学校及其他环境中。
  7)干预形式:CO-OP 计划包括 10 次干预治疗,包含确定目标、学习策略、实施策略和测评结果。

- 表 17.3 列出了目前在儿科实践中使用 CO-OP 方法的研究和证据。由 Scamell、Bates、Houldin 和 Polatako 完成的一篇综述,其审查了使用 CO-OP 方法的现有文献范围和特征/特点,并讨论了该领域文献的现状(研究笔记 17.6)。从该综述中收集到的对作业治疗实践的影响包括:
  - CO-OP 方法可以提供作业治疗师干预方法,该干预方法由条款手册指导并已在临床研究中进行了有效性测试。
  - 正在修改 CO-OP 条款的研究人员和作业治疗师必须确保这些条款以有效的证据为基础,确保循证实践。
  - 作业治疗师在临床实践中使用这种方法时,应遵循当前公布的 CO-OP 条款。
  - 由于目前证据的局限性,作业治疗师应谨慎使用已公布的 CO-OP 条款之外的方法。
- 本篇中的案例说明了 CO-OP 的关键功能,具体为:
  - 框架式结构是有目的的、以成人的反馈来分级,用于促进儿童的技能发展。它是整体性的问题解决结构,能通过日常活动进行学习,并帮助儿童将具备的新技能与不同的环境和活动联系起来。
  - 引导性发现是有目的的框架式任务探索。治疗师承担着督促者的角色,允许儿童通过针对其制定的个体化任务和环境得出自己的答案(策略)。

- 作业治疗师使用动态表现分析,持续分析儿童的任务表现,记录表现问题和(或)技能障碍。DPA的重点是患儿的能力、技能和行动之间的匹配度,以及任务和环境需求与支持的配合度。
- CO-OP是通过以家庭为中心和以患儿为中心的框架来应用的,该框架侧重于解决问题的表现方法,该方法可通过使用策略和引导发现的过程来实现技能习得。
- CO-OP方法使用目标、计划、执行、检查的整体认知策略及个别相关领域的特定认知策略。通过使用引导性发现和实施有利原则,强调儿童使用认知策略发展、解决表现问题并监测结果。

- 所有案例都说明了CO-OP在作业治疗实践中的应用。

案例17.1:让儿童参与目标设定过程并分析其表现(障碍点)。使用策略和计划。使用引导性发现学习。

案例17.2:将概念图作为一种工具,让儿童参与确定步骤、挑战行为和优势行为及目标。

案例17.3:特定领域策略和干预结果。动态表现分析和框架式结构。

案例17.4:特定领域策略和干预结果。包括父母、家庭及情境(环境)的作用。侧重于学习的泛化和转移。

第18章

移动
Mobility

Sandy Hanebrink, Lauren Rosen, Lisa Rotelli, Andrina Sabet

问题导引

1. 移动如何影响儿童的作业表现?
2. 移动设备评估中哪些因素是重要的?
3. 作业治疗移动能力评估包括哪些内容?
4. 作业治疗干预移动的动态过程意味着什么?
5. 特定移动设备和相关部件的优点/缺点是什么?

关键词

辅助技术	折叠式轮椅	康复工程与辅助
辅助技术专业	硬式轮椅	北美康复工程和辅助技术协会
生物力学	功能性移动	（RESNA）
共同创造	目标达成量表（GAS）	座椅移动专家
社区移动	习得性无助	站立
波形配件系统	移动	自上而下方法
人类行为生态学	功能目标	世界卫生组织康复模式
涉身认知	平面系统	轮式移动
光纤开关	邻近系统	

一、作业表现的移动

移动是一个人在教育、自我照顾、工作和娱乐等作业中全面发展和发挥作用的基础,也是生活质量的关键。功能性移动的定义是从一个位置或地方移动到另一个位置或地方[如床的移动、轮椅移动和转移(轮椅、床、汽车、浴缸或淋浴、厕所或椅子)]、进行功能性移动和转移物品。社区性移动的定义是在社区内使用公共或私人交通工具(如驾驶汽车或乘坐公共汽车、出租车或其他公共交通工具)。本章讨论了移动设备作为移动的方式,重点是座椅和移动设备的提供。

二、作业治疗理论、参考框架和实践模式

作业治疗师运用经典发育理论(顺序及里程碑)和动态系统理论(多系统的相互作用产生运动),了

解儿童获得新的运动能力的准备情况。关于模式和参考框架的描述请参阅第2章,有关动态系统理论、动作控制和运动学习的更多信息请参阅第16章。作业治疗师在试图帮助儿童学习新的运动能力时,要考虑并评估任务、作业、人员和环境等各个方面。作业治疗师通过使用以作业活动为中心的实践模式进行评估和干预,如人类作业模型(MOHO)、人类行为生态学(EHP)、人-环境-作业-参与(PEOP)及加拿大作业表现和参与模式(CMOP-E)。

在解决儿童的功能性移动需求时,作业治疗师可以使用生物力学方法来检查活动度、力量和耐力,尤其是与姿势相关的内容。作业治疗师在解决移动问题时应考虑儿童的作业需求和各类因素。他们可以使用发展理论来考虑哪些类型的作业活动和任务适用于促进移动。

作业治疗师使用人类作业模式,此模式强调应

用合适的移动设备适应儿童的兴趣、价值观和自我信念(意志),日常习惯和日常安排(习惯),以及在环境(如文化、设施、社会、身体)中的表现能力(包括儿童的技能、能力和主观经验),提出移动的建议并设计治疗干预措施。

人类行为生态学研究了人、任务、环境和背景,并考虑文化和社会影响如何相互作用。作业治疗师的工作是利用任务和适应性技术来建立或恢复移动能力,以提高能力和预防不良习惯及累积的压力伤害。他们考虑文化信仰、价值观和实践。例如,如果儿童所在的家庭信奉犹太教,并且需要一台电动轮椅移动,那么他可能也需要一台可以推着走的手动轮椅,这样在安息日他们就可以推着Amigo牌的安息日专用车去参加犹太教的法定活动。如果没有考虑到这一点,家长可能会拒绝使用电动轮椅,从而限制了儿童的参与和发展。

在人-环境-作业-参与模式下,移动是通过以患者为中心的活动实现的,重点是所涉及的环境和儿童的活动。如果儿童的主要目标是和邻居孩童一起玩,那么他可能需要不同的轮胎、电动附加装置或电动轮椅。然而,当儿童的主要目标是参加轮椅体育活动时,就会需要超轻量的刚架式轮椅或其他专为运动设计的轮椅。在选择支持这些设备类型的筹资方式和可用项目时必须进行探讨,以最好地满足儿童所期望的作业活动。在推荐移动设备时,各个方面都必不可少。在考虑所有事情时,"最好的装备"往往不是"正确的装备"。例如,有了电动轮椅,儿童可能会更加独立。但是,如果家中没有货车或其他工具运送儿童的电动轮椅、家在没有电梯的二楼,或者门口不能停放电动轮椅,那么带有附加电动装置的手动轮椅可能会更好地满足儿童和照顾者的需求。作业治疗师可能会推荐这种选择,以满足儿童在家中、学校和社区内的移动需求。通常,某个单一的移动设备并不能解决问题。作业治疗师考虑许多因素,以确保有效的结果,并让儿童有最好的机会最大限度地发展和实现所期望的作业活动。作业治疗师考虑的是儿童本人、支持、环境和儿童及家长期望的作业活动。作业治疗师首先要了解标准的发育,以及不同的诊断和状况如何影响移动能力,从而有效地为每个儿童推荐最佳的移动解决方案。

三、移动是复杂的,并非仅限于身体技能

在正常发育中,移动通常按粗大运动里程碑来分类(见第4章)。婴儿按照预期的顺序学习翻身、爬行、站立和行走。当幼儿获得移动的经验时,他们不仅能移动得更远、更快,而且还能发展更复杂的技能,如跑或跳。照顾者最初可能会帮助儿童,如帮助婴儿站立或在早期行走时牵着幼儿的手。随着时间的推移,婴幼儿因为每天不断重复而掌握了这些技能。随着身体对技能的掌握,照顾者的角色从身体转变为环境,因为他们提供了必要的约束以保证安全。图18.1A~F阐明了粗大运动技能的发展。

单纯身体移动的观点是最常用的;然而,根据动态系统理论,移动高于独立的分类方法。从这个角度来看,移动和运动是与世界互动的方式。整体运动源自身体和社会互动的综合经验。涉身认知定义了这种关系,引用运动作为驱动认知和语言及之后运动发展相互作用的催化剂。关于涉身认知的例子见案例18.1。

在游戏过程中,很容易识别组合在一起的许多分离技能。例如,在案例18.1中,最初的起始事件是向前移动至球的距离,由于儿童可以随着球的移动而连续移动,所以事件被延续下来。没有独立的移动能力,随之发生接踵而来的互动。这些之后的互动是运动、语言和意识的复杂结合。向球移动涉及空间映射的认知任务,为物理运动之外的远近概念奠定了基础。挑选想要的球还包括伸手和抓握等精细运动和粗大运动的结合。这一身体互动让幼儿学习了物品的属性,提供了物品的尺寸、硬度和质地等方面的信息。在未来,这种触觉输入将有助于塑造后续手球互动的运动规划和执行。当3岁的弟弟融入此活动时,社交部分提供了共同注意的机会,随着球的移动,儿童会同时注意球和哥哥的位置。当儿童参照球和对方的声音时丰富了语言技能。

> **案例18.1**
>
> 一名具备爬行能力的8个月婴儿,穿过房间移向感兴趣的球。碰了球一下,让球滚起来,然后顺着它的路线向前移动,他几次抓到了球并成功地捡起来。从中他体验了球的质感和物理属性,同时调整了自身的抓握。接着他可能会把球扔出去,哥哥会把它捡回来并带着一连串笑声把它滚回来。两人进行了一次短暂的互动游戏,除了拿球时有身体参与外,还进行了声音的交流。运动和动机在这一系列的相互作用中起着不可或缺的作用。这些类型的互动活动在不同的环境和变化中重复,贯穿婴儿的一整天,并促进了儿童的全面发展。

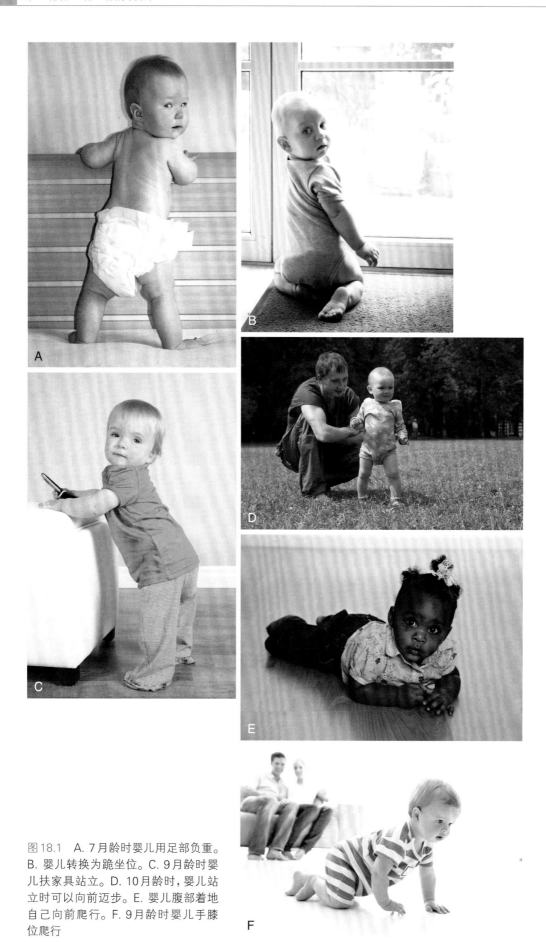

图18.1　A. 7月龄时婴儿用足部负重。B. 婴儿转换为跪坐位。C. 9月龄时婴儿扶家具站立。D. 10月龄时，婴儿站立时可以向前迈步。E. 婴儿腹部着地自己向前爬行。F. 9月龄时婴儿手膝位爬行

当婴幼儿高度重复这些动作时,这些初始运动提供了一系列丰富的经验,促进发展。婴儿在这个过程中的角色是高度活跃的,因为独立运动允许婴儿共同创造。共同创造是婴儿参与指导其经验的能力。婴儿的经验导致自我认同的偏好,然后指导未来互动的发展,这是显而易见的。

除了这些真实的案例,文献还强调了移动在发育各个方面的特殊作用。语言研究发现,父母与独立运动儿童的说话方式不同。独立运动培养了认知发展,因为婴儿从多个方向接近和接触物品时能更好地理解物体。

(一)移动性是终身活动

运动的整体作用并不随着功能性步行的实现而结束。移动仍然是社会互动和参与环境的驱动力,除了掌握基本的移动技能,还可以在家庭和社区内走动。儿童们可以骑自行车、弹跳棒、溜冰鞋和滑板,也可以参加各种运动和户外活动。在很多情况下,这些运动经验涉及社交组成。因此,移动对人们在婴儿期、儿童期和成年期的发展和参与有决定性影响。

(二)移动受限是重要的临床问题

残疾儿童可能有导致运动落后的障碍。通常,运动落后的持续时间或严重程度是未知的。传统上,在医学和社会模式中,普遍存在着一种"等待和观望"的态度,这错过了早期的发育里程。然而,运动落后或停滞对幼儿与其环境互动的数量和方式有长远影响。这种参与改变影响了建立认知和语言的机会,以及精细运动和粗大运动的技能。

不能移动也改变了社会互动。当儿童独立移动时,他们可以用运动来启动或终止与兄弟姐妹、父母或同伴的互动。例如,他们可以走向某人与他一起玩耍,和他们在一起,然后在互动结束后离开。而没有移动能力,学步儿童必须等待同伴来找他们,等待同伴和他们一起互动。成年照顾者的出现弥补了移动能力,改变了同伴之间的游戏动态。随着学龄前儿童年龄的增长,这种社交差异变得越来越大。

此外,缺乏独立移动能力为习得性无助奠定了基础。习得性无助是指一个人的行为不能产生预期的结果,也不能控制事件。因此,习得性无助的儿童没有动机去探索和参与新行为,他们等待有人为他们做事。他们不参与新的活动和体验。辅助技术可以帮助儿童更好地控制事件。例如,当儿童使用适合的开关打开玩具时,他开始认为自己可以影响环境。移动能力迟滞的后果不仅仅是运动技能受限。因此,治疗师应优先考虑并尽早解决移动需求。

(三)亟须改善移动受限

为了最大限度地减少各种经历的缺乏或数量受限对发展的影响,婴儿需要获得辅助技术来进行自主运动。第19章提供了辅助技术的信息。另一种选择是依靠护理人员来构建互动环境或提供身体运动帮助。当依赖他人是唯一的方式时,就会有挑战。首先,不可能像正常儿童活动的移动速率和方式来代偿参与。此外,照顾者的存在作为一种移动机制,改变了儿童可能自己展示的自我导向和选择。

(四)辅助技术是自主运动和移动的创新领域

辅助技术的使用有助于弥补行动迟缓造成的差距。文献中有2种模式采用了宽视角的康复原则。世界卫生组织康复模式是一种可视化的治疗计划方法。这个概念超越了身体障碍,扩大了个体的诊断范围(图18.2)。这要求作业治疗师严格监测残疾儿童如何在环境中参与。这种方法侧重参与,而非仅局限于身体层面(如目标肌力、关节活动度、协调性)。

第二种方法是由CanChild小组创建的,重点是将参与作为辅助技术的结果。这种方法将移动干预的重点放在涉及家庭、朋友、健康、功能和兴趣的参与中。

辅助技术形式多样,可简单地划分为低级技术和高级技术(见第19章)。低级技术干预是一般成本低且复杂度低的干预。它们包括简单的移动辅助设备,如助行器、拐杖和手杖,并是直接让患者移动的产品,如ZipZap椅(图18.3)。DIY解决方案也属于这一类。由Cole Galloway博士发起的"Go Baby Go"运动包括特制改装的电动骑行玩具,这为各类

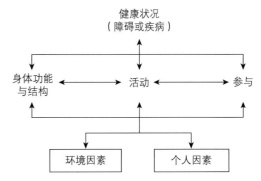

图18.2　以世界卫生组织为基础的CanChild运动发展

身体障碍儿童提供了活动机会(图18.4)。另一个DIY项目是Bumbo轮椅,家庭可以利用Bumbo椅作为座椅来制作一个小型的手动轮椅(图18.5)。这些是为短期使用而设计的轻量级常用解决方案。

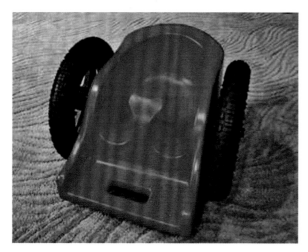

图18.3　ZipZap座椅

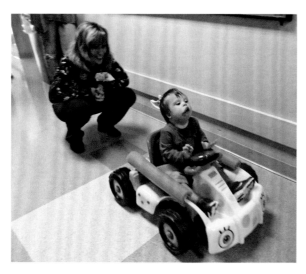

图18.4　Go Baby Go运动

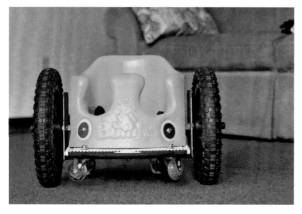

图18.5　Bumbo座椅

另一方面,高科技干预解决更具体的定制需求,而且往往更加复杂和昂贵。此类型的干预通常需要健康保险资金资助,并需要长期干预。移动技术包括电动轮椅和超轻型手动轮椅。这些高科技解决方案通常更耐用、更坚固,可以延长使用寿命,但由于尺寸和重量的增加,可能需要更便利的交通和无障碍环境。

低级技术和高级技术解决方案结合的明显优势是,它可进行更多样的运动体验。发展的一个标志是在丰富的环境中进行多样化的、频繁的各种互动。不同的设备提供了一系列的互动。例如,儿童电动轮椅经久耐用,电池蓄电能力长。这可能是儿童日常移动的主要系统。然而,如果这名和朋友一起去公园,朋友家可能没有轮椅货车来运送儿童的轮椅。然而,他们可能更需要有足够的空间来安放一辆改装的、有足够电池供两人使用的电动车,这样朋友们可以在公园里互相追逐玩将近2小时。另一个示例是在教室里使用助行器的高功能儿童,因为她在教室活动中便于接近同学。然而,在操场上,同样的助行器不能使她追随同学的步伐,当她试图在不平坦的路面行走时很容易疲劳。在这里,一个不同的设备,一个操纵杆控制的电动轮椅,为她提供了和在教室里一样的独立性。

最后对于一名3岁的儿童来说,超轻型手动轮椅是一种有效的移动方式,但在使用时她不能去地板上捡玩具。用Bumbo式轮椅有机会短时间玩耍和移动,增加了她在常用轮椅上的体验。

(五)需要时间学习移动

针对Adolph婴儿行动能力的研究表明,在1小时内,学步儿童步行了2 368步,跌倒17次。这些统计数据是新移动学习者需要牢记的重要基准。通常,父母和临床医生都希望儿童能很快掌握这种移动设备的使用。重要的是,要记住,功能性行走或爬行的建立可能需要几个月。在这段时间内,不仅有剂量(练习时间)和重复率高,而且在整个过程中失败率或跌倒率也很高。频繁使用该设备和不断"摔倒"的机会为学习运动奠定了基础。

(六)环境因素

儿童使用设备的运动经验可以增加在现实世界中的社交互动和身体互动。既安全又能让儿童自主活动的环境为设备的成功使用奠定了基础。必须丰富移动体验的环境。正常婴儿有运动动机,因为运动给他们提供了互动。在空旷的大空间里进行"训练"有时会很有趣,但并不总是提供运动和目的之间的关系。儿童可以利用移动设备参与各种体验而熟练使用。作业治疗师为儿童创造新颖、有趣的机会,让他们学会自我指导的运动。

四、移动评估

专业团队人员共同评估儿童的移动需求。该团队通过评估、观察和访谈评估儿童的身体、社会和背景需求。团队、儿童和家庭一起决定移动选择。这是一个持续的过程,当团队、儿童和家长进行沟通使儿童能够参与日常作业活动时效果最佳。案例18.2展示了评估过程。

(一)评估团队

选择最合适的摆位和移动设备需要经过专门培训的治疗团队与学校团队、医生、儿童、家长或照顾者,以及为儿童提供设备的辅助技术专业人员密切合作。辅助技术专业人员通过北美康复工程和辅助技术协会(RESNA)认证。为辅助技术设备提供建议的作业治疗师和物理治疗师通常会需要辅助技术专业人员认证。治疗师或提供者也可以通过北美康复工程和辅助技术协会座椅移动专家(SMS)的高级认证,该认证认可并识别在座椅和移动领域具有高级知识和经验的康复专业人员。

作业治疗师和移动团队的其他人员应确保儿童和家长熟练座椅和移动设备特定的训练。如果作业治疗师没有必备的经验,他们需要寻求其他治疗师的帮助。由于作业治疗师有对儿童和环境影响的知识和理解,所以他们成为团队的一员非常重要。根据地区和诊所的不同,物理治疗师和作业治疗师共同评估座椅和移动设备。在座椅和摆位的评估中,两位治疗师和辅助技术专业人员均参与评估和决策过程,因为他们提供了不同的技术和观点。治疗师的临床判断对确保儿童使用推荐的设备达到所需的功能和目标至关重要。作业治疗师和物理治疗师一起工作确保儿童和其家庭能有效地使用并管理推荐的设备以达到个人目标。

(二)移动评估

一般儿童评估侧重于达到发育里程碑。作业治疗师认识到这种评估的局限性,因为潜在障碍(如运动控制缺陷)不能充分阐明残疾儿童功能障碍的程

案例18.2

Becky是一名12岁女孩,患有肌张力障碍型脑瘫。她提出5岁时配备的控制杆电动轮椅因长大而不再适合。家人决定再买一辆手动轮椅,尽管练习了几个小时,Becky除了在外面转几圈外,其他时候都不能使用。Becky需要完全辅助才能自理,她不能完成轮椅的进出、转移。她上学并接受学校的治疗服务。她通过直视说话者的手与低级技术系统交流,其中右手有一个选项,而左手为另一个不同选项。她还使用安装在面前座椅上的语音输出开关。Becky有严重的脊柱后凸畸形,需要完全辅助才能维持正常的躯干直立。

与Becky和家长讨论功能性参与移动设备的选择。家长仍对电动移动设备持开放态度,但前提是它要发挥作用。团队决定和Becky一起尝试其他途径。尽管她比座椅高,但座椅是试用品,所以她可以把它带回家,定期练习。

母亲起初不愿意Becky尝试应用头部配件,因为她经常被头枕或任何接触头部的东西激怒。正因如此,加之她有使用手动开关进行交流的经验,所以触发开关被安装在托盘上。选择触发开关,是因为维持开启不需要压力,只需要手的位置进行主动活动。尝试将开关放置于各种位置,结果都一样。Becky可以接触到开关,但每当座椅开始移动时,上肢就会出现屈肌协同模式,手就会远离开关。将这个设备带回家,是为了观察和家人在熟悉的环境中是否会对她本能的反应造成不同影响。不幸的是,事实并非如此。团队再次会晤,讨论了头部配件的选择。母亲虽然不愿意,但还是同意了尝试。

Becky在第一次治疗中就能始终用头接触到后部的开关。对她来说维持这种状态仍然是有挑战的,但最初10秒远比她用手完成的多。在6周训练后,Becky使用头部配件控制3个开关有所进步,这使她能够向前、向左、向右移动,并且能在家中短距离使用轮椅。包括Becky和家长在内的团队认为电动座椅可以满足他功能性移动的目标。

在试验期间,研究人员探索了不同的姿势支持选项。Becky的后凸畸形很严重,右侧有明显的侧屈。她的运动平面虽然越来越小,无法有效地将躯干力线和头部对准电源。右侧的全面性接触支持让她既取得成功又最舒适。为了复制这一点,建议使用定制模具系统。一旦团队建议定制电动轮椅和座椅模具的意见达成一致,保险就能获得批准。

度和形式。在传统的发育里程碑测试中,移动时与独立生活最相关的任务尚未明确定义。最重要的是考虑每个儿童都有独特的需求和目标,团队在选择适合儿童的移动设备类型之前会考虑几个因素。这些因素包括但不限于以下内容。

- 使用设备的目的和目标。
- 预期使用的环境。
- 儿童的身体和心理能力及限制。
- 设备在不同环境中的优缺点。
- 为舒适性和控制性而进行调整。
- 与干预目标一致。
- 家长管理设备的能力。

作业治疗师采用自上而下的评估过程，重点关注儿童及家长需要或想要做什么、通常参与作业或任务的情境及可能经历的限制。作业治疗师仅在需要阐明作业表现或表现任务的可能来源时，评估潜在的表现力。作业治疗师侧重于儿童的整体运动模式和与表现情境相关的转移技能。这根据儿童目前和期望的活动水平及基本的日常生活活动、工具性日常生活活动、教育、游戏、社会参与和工作的参与程度来评估儿童的功能能力。

作业治疗实践模式为观察儿童在日常生活和移动中的表现提供了总体框架。关于这些模式和方法的描述见第 2 章。此类模式为半结构化访谈提供了框架，以确定儿童在家庭、环境和各种情境中的优势及劣势。实践模式允许作业治疗师为作业治疗干预的评估采集数据，满足儿童和家长在移动能力方面的需求，同时注重让儿童积极参与有意义的事情。

目标达成量表（GAS）可用于建立和测量儿童目标和成果的结果或进展（见第 8 章）。《北美康复工程和辅助技术协会轮椅服务提供指南》也可用于指导确保在儿童和照顾者的投入和参与下提供最佳建议。

作业治疗师测试座位和移动技术干预的结果，以及整体服务提供结构和过程的有效性。作业治疗师可以使用工具（如疼痛量表、满意度调查、生活质量测试）来测量移动设备的有效性。他们也可以决定根据表现测量来测评结果（如在固定时间内缩短距离、拍击 / 推进频率、推进速度、产生的峰值力、推进效率和精确度）。前后拍照或视频也可能说明座椅或移动干预的必要性或有效性。

（三）评估过程

移动需求的评估始于转诊的原因和期望的结果。回顾过去的策略和结果，并考虑儿童的目标和期望。回顾过去和现在的技术及环境，以确定问题及确定当前和预期用途的环境。

作业治疗师通过观察儿童使用其现有的座椅和移动系统来记录姿势及功能运动，开始初步评估。

对儿童及家庭的简短回顾，可进一步了解舒适性、设备满意度及影响功能的因素。

在观察和初步访谈建立了儿童和家庭的目标及需求后，作业治疗师根据身体结构和目前功能建立功能及摆位需求的基线。作业治疗师把评估和干预的重点放在如何促进摆位及移动上，这样儿童就可以参与自己和家长感到有意义的事情。在确定合适的设备之前，作业治疗师需要进行基础评估。框18.1是基础评估时所包含的项目。

基础评估后，作业治疗师评估活动、目标及环境。框18.2是关于移动环境评估的内容。

框18.1　基础评估

1. 髋、膝、踝和上肢的主动、被动关节活动度及对坐姿的影响（如腘绳肌紧张）。
2. 骨盆姿势，包括仰卧和坐位下的骨盆倾斜、骨盆旋转伴倾斜，以及它们在各个方向是否灵活。
3. 脊柱姿势，包括仰卧位和坐姿的脊柱侧凸、脊柱后凸或脊柱前凸的具体情况，以及它们在各个方向是否灵活。
4. 坐姿包括躯干控制和头部控制。
5. 痉挛及其对姿势的影响。
6. 皮肤完整性，包括所有当前或以前的压力损伤和感觉迟钝。
7. 设备供应商对患者进行测评（见 Evolve 网站的附表）。

框18.2　移动环境的评估

1. 能够进入 / 退出日常使用的环境。
2. 在当前 / 预期环境中的运动能力。
3. 能够接触和（或）接近所有必要的物品、家具和表面，以便进行日常活动。
4. 能够转移到轮椅上 / 从轮椅上转移。
5. 能够使用个人或公共交通工具。

作业治疗师在制订决策时使用儿童支持网络的知识。家庭、社会支持和照顾者通常在使用、交通、维护和资金方面提供帮助。此外，儿童和照顾者对残疾和辅助技术的看法、对变化的接受程度及管理设备的能力是使用或放弃设备的关键。

五、座位和移动干预

针对座位和活动能力的作业治疗干预侧重于寻找合适的活动设备，尽可能地提高性能，并教会儿童如何使用设备来参与重要且有意义的事。干预是动态的,涉及儿童、家庭和治疗师之间的沟通。它可能包括尝试新的设备、评估结果及尝试新的东西。

(一)摆位的基本原理

像所有的治疗干预一样,最重要的原则是每个儿童都是独立的。确保只提供儿童需要的支持,不要超过功能最大化的要求。

摆位对于成功使用任何移动设备至关重要,因为姿势和任务表现是相互关联的。当个人被安置在移动设备中时,无论是站立位或坐位,都会对生理因素产生影响,包括视觉和运动表现、姿势控制、运动范围、肌张力、耐力、舒适性、呼吸和消化功能。作业治疗师评估这些因素如何影响作业表现。例如,姿势控制可能会影响手功能,不良的姿势可能会影响社会参与,不能移动可能会影响儿童的探索和自我效能感。

骨盆是最重要的姿势控制区域。如果骨盆位置不正确,轮椅和座椅支持将无法正常运作。在保持适当支撑的同时,骨盆必须能够前后旋转,以便儿童能够伸手、到达桌旁并完成活动。重要的是稳定近端以便于活动远端。当进行功能活动时,骨盆也会移动,因此儿童就可以移动去拿东西。儿童必须能转移重心来参与功能性运动。

最佳座椅为儿童的骨盆和脊柱提供了稳定性,这时可以进行一系列运动来完成功能性任务。座椅不是静止的。当儿童参与希望的活动时,他们会采取多种姿势,包括坐、站、移动和旋转。因此,在设计移动设备和摆位选择时,儿童不应该被绑带和安全带束缚,而应该支持并提供选项。

作业治疗师考虑个体运动的生物力学力量,以确定是什么导致了不良姿势和功能受限。残疾儿童可能会由于异常的肌肉使用、骨盆姿势、躯干力量差或紧张而发生脊柱侧凸。每天 24 小时使用胸腰骶矫形器(TLSO)并不能预防儿童神经肌肉性脊柱侧凸的发生或进展。因此,重要的并不是提供支持预防脊柱侧凸的发展。相反,提供支持是为了改善力线、呼吸或消化功能。

髋关节脱位是残疾儿童的另一个常见问题。预防脱位的唯一成功摆位是 24 小时固定并使儿童的髋关节处于外展位。使用内收马鞍本身并不能预防髋关节脱位。

(二)辅助评估的模拟

因为姿势和功能是动态过程,对每个儿童来说都是不一样的,所以很难准确预测干预是否成功。因此,在可能的情况下,建议在评估过程中对设备进行模拟或试验。案例 18.3 阐述了在制订移动决策前测试设备的重要性。儿童和设备接触的机会为移动团队提供了有价值的信息。了解构成移动系统组件的属性和功能有助于作业治疗干预。

座垫和靠垫 座垫和靠垫既可预制,也可定制。对大多数儿童来说,预制设备满足了其需求。严重畸形的儿童需要定制设备。作业治疗师在决定为儿童提供正确的支持时,会考虑姿势和功能、皮肤完整性及预防压力伤害。以下介绍了移动设备中使用的支撑表面的一般类别,侧重于皮肤完整性。

长期轮椅使用者通常会发生压力损伤。压力损伤是指由压力或压力和剪切力组合引起对皮肤和皮

案例 18.3

Jake 是一名 16 岁的痉挛型双瘫脑瘫患儿。他使用助行器辅助步行(GMFCS Ⅲ 级),并使用超轻的手动轮椅出行。他是一名初中生。学校下课很早,但他经常很晚到家,因为他在轮椅上的移动速度很慢。在家中,Jake 因为速度较慢需要少量辅助完成自理。他可以独立进行体位转换。在社区中,他在不平整的地面上无法独立步行,无法穿过人行道,他的速度只能进行娱乐活动,其他均无效。移动治疗团队见了 Jake 和他父母,为他的新轮椅完成了评估。

面谈完成,目标是改善 Jake 的独立性,尤其是社区移动能力,以及找到一个能让他参与完整课程的移动系统。Jake 未来的计划是上大学,所以这个系统需要在高中和大学里都能使用。完成基础评估,对骨盆后倾角、后凸姿势和腘绳肌短缩范围的减小具有重要意义。Jake 下肢障碍比上肢更严重,当他移动上肢推动轮椅时,下肢随着股四头肌的收缩而伸展。

Jake 试用了一辆电动轮椅和一辆超轻型手动轮椅,用这 2 种轮椅进行短距离的功能性移动时,只有电动轮椅能达到他有效地在社区移动的目的。然而,Jake 的父母不同意使用电动轮椅,他们没有能力购买汽车来转运轮椅。他们担心如果全程使用电动轮椅,他将无法和雪橇曲棍球队一起旅行。

Jake 随后在诊所的超轻型手动轮椅上试用了一种电动辅助系统;尝试失败了。新任务的运动规划问题是显而易见的,他不能安全地控制系统。研究团队意识到 Jake 的问题是运动计划,而不是缺乏理解。于是决定进行更长周期的试用,制造商安排了试用设备进行周末试验。经过一段时间的试验,Jake 掌握了其系统的控制,他能够在社区中有效地使用,安全地在设定的路线上行驶,父母也能够用他们的车来运输轮椅。

下组织的局部损伤,通常位于骨突处。损伤可能发生在任何承重面,常见于臀部。如果处理不当,压力损伤会导致败血症和骨髓炎等危及生命的疾病。最好的保护措施是安装适合尺寸的设备,并告诉儿童和家长减压的重要性及操作方法。

(1)座垫:用于轮椅的座垫,有上千种不同材质制作而成。因为涉及维护和管理,当选择座垫时需要考虑儿童的需求和家庭动态。有些座垫可能需要经常护理,而有些则便于使用。在提出建议时,改进和维护可能会导致压力性损伤,这需要考虑。

由于医疗状况和营养状况会具有压力损伤的风险,因此在选择适当的座垫时需要一份完整的病史。治疗师也需询问感觉。如果儿童臀部感觉减退,那么最有可能需要的是压力缓冲垫。如果儿童感觉良好,压力问题的风险就会降低。

治疗师询问家长儿童的压力损伤病史。对于目前使用轮椅的患儿而言,了解压力缓冲技术非常重要。常见的方法有使用减压垫或在椅子上撑起,坐位时侧倾或前倾,同时使用手动或电动倾斜,或转换到站立位。治疗师需要询问儿童和(或)家长如何减压,以及多久进行一次。

儿童的减压技术决定了座垫的选择。即使是最好的座垫,如果他们没有在正确的时间正确使用减压技术,儿童也会发生压力损伤。

1)泡沫:泡沫垫从基本款到复杂款均有,适用于很多儿童。基本款泡沫座垫可用于感觉良好的儿童,他们经常在轮椅上活动。有些座垫更厚,并结合了多层不同类型的泡沫。通常较软的泡沫位于最靠近儿童的位置,下面是更致密的泡沫。较软的泡沫有助于让座垫感觉舒适,而较密的泡沫降低了损伤风险。这种类型的座垫适合于感觉减退的儿童,此类儿童移动频率较低,但没有压力损伤史(图18.6)。

2)凝胶:大多数凝胶或液体座垫由泡沫和凝胶构成。凝胶或液体最靠近皮肤,缓解表面受压,而泡沫为座垫提供硬度。一般来说,凝胶和液体能很好地贴合骨突处,在适当维持时提供良好的压力分布。凝胶和液体是比泡沫更凉的座面,所以减少了湿气和出汗问题。感觉减退且不经常活动的儿童可以使用凝胶垫。这些座垫也可以很好地适用于儿童侧向转移,因为它们提供了坚实的转移表面。

凝胶和液体座垫必须定期检查,因为它们含有一种会移动的物质,随着时间的推移,凝胶或液体会从压力增加的区域转移,从而使坐在较硬表面的儿童有受压损伤的风险。凝胶座垫不推荐给能推动轮椅的儿童,因为座垫往往很重,会使前进更困难。重量较轻的减压座垫更适合能自我前行的儿童(图18.7)。

3)气垫:气垫在适当充气时提供良好的压力分布。气垫有多个相互连接的气囊,当儿童坐在气垫上时,气垫可以均匀地分布压力。气垫适用于有压力损伤史的儿童,以及因感觉障碍或改变位置的能力下降而有压力损伤风险的儿童。

设置和适当维护气垫需要时间。如果座垫里的空气太少,儿童就会接触底部;如果空气太多,人不能与坐垫匹配。这2种情况都可能造成压力性损伤(图18.8)。

4)蜂窝状座垫:蜂窝状座垫具有多层蜂窝材料,使骨突部位贴合入垫中,同时支撑周围的解剖结构。因此,此类座垫能有效地分配压力。座垫的重量不到1.3千克,因此不会给整个轮椅增加太多重量,这使其成为使用手动轮椅儿童的最佳选择。这也可以很好地适用于儿童侧向转移,因为在转移时提供了较硬的表面。

蜂窝状座垫通风良好。蜂窝单元中的小孔使空气流通,水分蒸发,使皮肤保持凉爽干燥。能抗真菌和细菌,并且垫子自然除味,所以对有失禁儿童很有

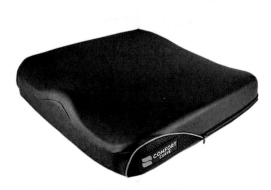

图18.6　泡沫座垫

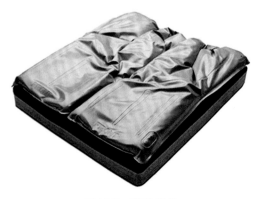

图18.7　凝胶座垫

效。蜂窝状座垫和其垫套都可机洗,便于清洁。在减压垫中,这款座垫的维护需求最少(图18.9)。

5)模塑座垫/定制模具座垫:当儿童有骨盆倾斜或其他畸形、不能用上述任何垫子时,定制模具座垫为他们提供适当的支持。定制模具座垫经常用于塑形背部。

此款座垫的优点是可定制。如果有特别容易破损的部位,可以在这些区域放置凝胶、蜂窝或气囊,改善压力释放。

定制模具系统是为有固定挛缩和骨盆、脊柱不对称(如脊柱侧凸)的儿童定制的。有2种主要的制造技术。座椅专家使用座椅模拟器,采集适应下肢、骨盆和脊柱不对称位置的最佳坐姿模型。改造模型经电子扫描后传送给制造商制作座垫。座垫也可以使用泡沫内置技术定制成型,将液体泡沫倒入塑料袋中,塑料袋放置在儿童身体周围,一旦塑形成功,就可提供一个成型的座垫,然后进行修饰微调。这种技术更难制造,因为当泡沫形成时,儿童必须保持在适当的位置。如果儿童移动,泡沫模具的质量会受到负面影响。适当使用泡沫的好处是系统准备好就可使用,通常是当天即可,而不需要额外的制造时间(图18.10)。

(2)靠垫支持:各类靠垫可以为每一位儿童提供必要的支持。

1)背垫:对于驱动手动轮椅的儿童来说,背垫是一种选择。这些靠垫很轻,支撑力很小。它们适用于坐姿平衡和躯干控制良好的儿童。也适用于手动轮椅或基本的电动轮椅。

2)实心靠垫:实心靠背有平面和波形2种。平面靠背是平坦的,常因肩胛骨接触靠背导致压力损伤。考虑到波状外形设备的发展,而且孩子的背确实不是平坦的,因此平面靠背不适合大多数孩子,只有在孩子不能使用波状外形靠背时使用。

实心波形靠垫提供广泛的支撑。可以根据儿童身高和姿势的需求调整不同的高度。较高的背部设计便于连接摆位后支撑,如躯干侧方支撑、头枕和胸带。

选择实心靠垫的第一步是根据儿童的需求确定靠垫的高度。靠背不应该高于儿童的背部,并且肩部应该是可动的,以便辅助呼吸。为了让儿童前进,背部应该低于肩胛骨,使其能充分运动,这样不会减弱行进能力(图18.11和18.12)。

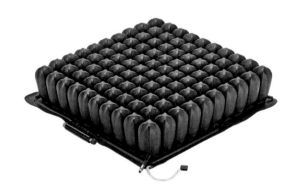

图 18.8　气垫

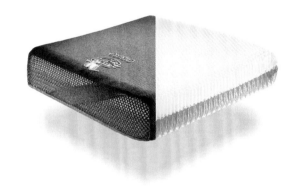

图 18.9　蜂窝状座垫

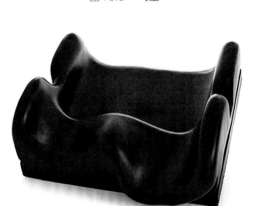

图 18.10　定制座垫

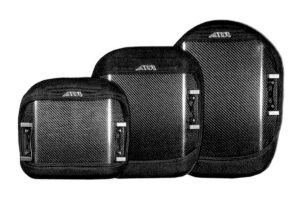

图 18.11　轮椅靠垫

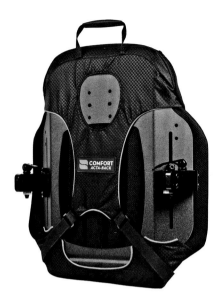

图18.12   轮椅后背支持

3）定制模具靠垫：骨盆倾斜、脊柱侧凸或其他畸形儿童可更获益于定制模具靠垫。定制模具靠垫通过与儿童背部的相等压力为儿童提供适当的支撑（避免压力损伤）。

（三）矫形器或背带

使用矫形器来支撑四肢，可以促进坐和站的最佳姿势。踝足矫形器最常用于调整足部和踝部力线，有助于降低肌张力或支持无力的肢体。对于使用踝足矫形器的儿童，当使用助行器移动时，足踝运动的铰链矫形器能提供比静态设计更多的功能。胸腰骶矫形器或束形衣可能是脊柱侧凸患者用于坐位支撑的另一种选择（但不作为脊柱侧凸的预防性干预）。

（四）功能摆位

Kangas提出使用"防护"背心可以使伸肌和不对称运动增加的幼儿受益。背心是用塑料泡沫制成的，其强度不足以完全支撑儿童，但允许儿童进行一些活动。穿戴背心是为了降低儿童在转移过程中手接触身体或座椅上的座垫所产生的接触点的敏感度，这可能会刺激身体的伸肌反应。儿童在活动中穿背心有助于感官处理，并获得更大的姿势稳定性。

患有肌肉疾病或脑瘫等肌张力的儿童有特殊的需求。移动设备在空间中倾斜的功能和可调节的座椅靠背角度可以为高张力儿童提供更好的保持直立坐姿的能力。

肌肉紧张且痉挛加剧的儿童，双下肢内收且髋

部和脊柱伸展，他们的摆位通常更难。作业治疗师确定能为功能提供最大自主运动的摆位。例如，作业治疗师确定所需的髋关节和膝关节屈曲或伸展、髋关节外展及不对称位置，这些都影响肌张力和肢体运动的控制。降低伸肌程度和频率的关键因素是确定哪些因素导致了这些运动。随着张力的增加，儿童可能会更加不对称。头枕对头部或颈部的压力可能会刺激伸肌紧张。与斜躺或倾斜时相比，张力过高的儿童在直立状态下表现出更好的姿势控制。对于其他用力伸展同时身体一侧向前旋转的儿童，当儿童双下肢向前对称放置时，由此产生的骨盆倾斜可能会对软组织造成压力。这些儿童通常更喜欢一侧下肢外展（基本离开座垫）、另一侧下肢向前。这通常会降低儿童伸展时臀部伸展和上身旋转的强度及频率（图18.13）。

作业治疗师仔细评估摆位对儿童的影响，允许儿童自愿参与活动。并非每位儿童都会获得解答。

（五）附加摆位设备

轮椅上可以添加各种部件以提高功能稳定性。个体化评估决定了何时需要额外的支撑及需要稳定性的方向。例如，儿童可能倾向于向前和向上移动骨盆。这通常通过摆位绑带实现，该绑带与座椅成45°角或更靠近大腿处。摆位绑带种类繁多，包括在

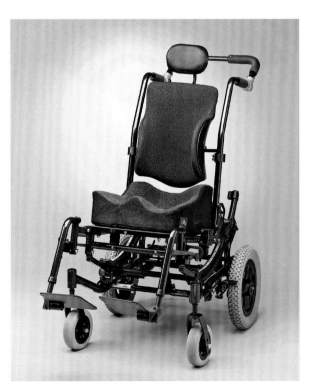

图18.13   支持运动的定制座椅

骨盆周围45°和大腿顶部提供支持的标准两点连接带和四点连接带。此外，骨盆可能会横向移动，儿童可能无法独立地从这种方向的改变中恢复过来。设置在座垫上与骨盆接触的侧面波形臀部座垫有助于保持对称的体位。

其他组件，如踏板、折叠托盘、扶手、臂槽和头枕，可以为骨盆和躯干提供额外的支撑。头部的适当支撑和骨盆的支撑同样重要。完全支撑整个头部的头枕可能会限制儿童的视觉和听觉功能。在头部枕下区域提供支撑的低位波形头枕可进行更大范围的头部运动，以适应视觉、听觉，并利用头部周围的开关使用沟通和移动设备。

作业治疗师需经常重新评估儿童的摆位，特别是座椅移动设备，以适应姿势、发育和生理的变化。一旦儿童接受了座椅移动系统，治疗师每4～6个月重新评估其适应性及功能。

（六）手动轮椅

手动轮椅分为2类：依赖型和独立移动设备。在这2种类别中有不同类型的设备。为儿童选择正确的设备对于优化功能和独立性非常重要。

1. 依赖型移动设备 依赖型移动设备包括轮椅和婴儿车，为家庭和儿童提供不同的优势。最重要的目标是关注儿童的摆位水平和支持需求。一般家庭可能会想要不太复杂的轮椅，以方便他们转移设备。虽然交通工具很重要，但首先应该解决儿童的姿势和支持需求。一旦这些问题得到解决，转移问题就得到处理。

医用婴儿车：有不同类型的医用婴儿车。对于有些幼龄儿童，主要提供重要的姿势支持。对于大龄儿童（更类似于伞状婴儿车），通常用于一般发育的幼儿。

为早期干预人群设计的椅子小巧、美观，并提供姿势支持（图18.14和18.15）。大多数都可手动倾斜，如果需要可以"倾斜"。这不是为患有肌张力高、明显骨质疏松或压力损伤的儿童设计的。这些椅子是平坦的，使用泡沫垫和支撑物，所以不能为情况复杂的儿童定制。他们有能力使用摆位支撑，如侧向支撑、臀部引导、骨盆支撑、胸部支撑和特殊的头部支撑。

为大龄儿童设计的婴儿车通常被再次设计成有较大倾斜空间的辅助轮椅设备，或者用于在社区中移动需要辅助的儿童（图18.16和18.17）。一些儿童能够在家中进行功能性步行，但父母需要在社区中使用移动设备。这些设备类似于伞状婴儿车，但由更坚固的材料制成，可承受大龄儿童的重量。这些设备大都不能倾斜，并且不能适应骨骼畸形或压力损伤，这就是它们通常不被用作主要装置的原因。

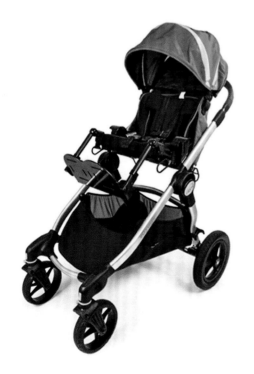

图18.14 医用婴儿车

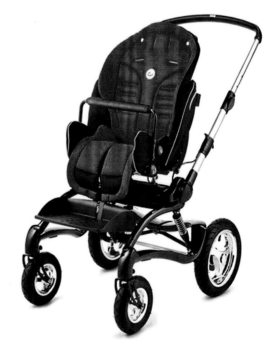

图18.15 医用婴儿车

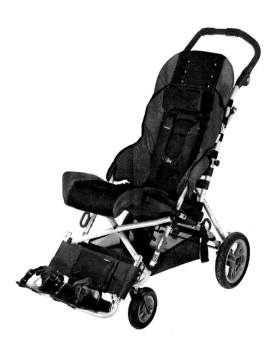

图 18.16   幼儿推车

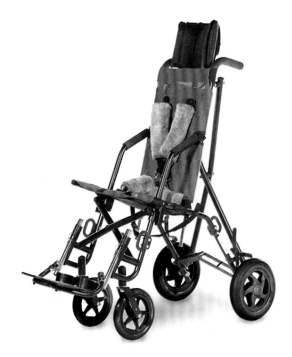

图 18.17   幼儿推车

一些资金不资助早期干预类型之外的医疗婴儿车,因为依赖移动设备的大多数儿童,所需要的支持比此类型的设备更多。在一些州,支付者不资助二手轮椅或不能在家里使用的设备。作业治疗师与设备供应商合作,根据具体情况确定设备是否可用。

2. 倾斜式轮椅　大多数 3 岁以上需要独立移动设备的儿童需要倾斜式轮椅。大多数轮椅可倾斜 45°～55°。重要的是要指导家长了解每小时充分倾斜轮椅减压的重要性及方法,以防形成压力损伤。这种倾斜也使儿童在转移过程中坐于轮椅上时更容易摆位,因为绑带和支架都是固定的,同时重力有助于将身体维持在正确的位置。此外,可进行全天的体位变化帮助躯干和头部控制。有些残疾儿童全天以 15°～20° 的倾斜度休息(图 18.18)。

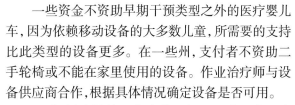

图 18.18   倾斜式轮椅

倾斜式轮椅可以接受儿童需要的各种姿势的支撑。所有特殊的座垫、背垫、头枕都是为轮椅设计的,可定制以满足每位儿童的需求。根据当前的姿势、功能、张力和其他影响姿势的因素,为儿童选择座垫、靠背、头部支撑和其他支撑。随着时间的推移,调整座椅能满足儿童的需求。

3. 独立移动轮椅　第一个儿童手动轮椅生产于 20 世纪 80 年代。是成人又重又难推的标准轮椅的缩小版。有了更好的材料和更多关于推行的知识,儿童轮椅已经有所改进,它们的重量更轻,专为儿童设计,以便他们能和同龄人游戏和互动。幼儿

的工作是和他们的朋友、兄弟姐妹、家人和(或)宠物一起跑来跑去地玩耍、探索世界(图 18.19 和 18.20)。残疾儿童需要参与这些相同的活动。给儿童一部轮椅,让他们能够活动,可以提高他们和同龄人一起玩耍的能力。

移动轮椅分为 2 类:折叠式轮椅和刚架式轮椅。折叠式轮椅下面有 1 个十字结构,可以将轮椅对折以便运输(图 18.21)。刚架式轮椅是刚结构框架,靠背可以折叠起来运输(图 18.22)。照顾者可能会为儿童选择折叠式轮椅,因为他们认为折叠式轮椅更容易放入车内。折叠式轮椅可能需要额外的部件,能最佳地满足儿童的需求。这些额外的部件可能会使

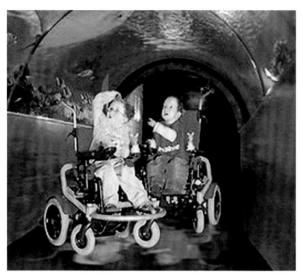

图18.19　坐在轮椅上的儿童在水族馆游玩

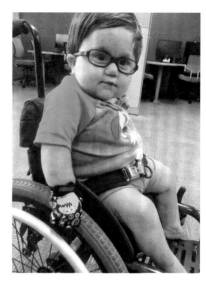

图18.20　儿童坐在儿童轮椅上，与家人一起在宠物动物园玩耍

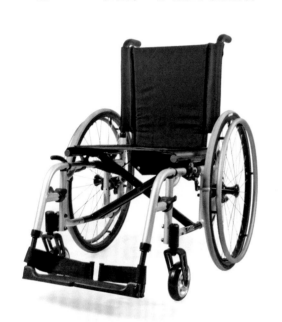

图18.21　折叠式轮椅

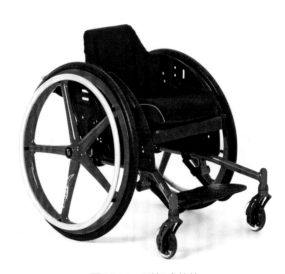

图18.22　刚架式轮椅

椅子变得更重，让儿童更难推动。这些外部结构会影响轮椅的重量和儿童推行的难易度。

轮椅的以下方面影响儿童的摆位、移动和功能表现。

4. 轮椅美学　儿童轮椅的一个重要讨论领域是美学。当儿童们对自己感觉良好时，他们会更愿意社交、更愿意参与、功能更佳、更有效率。轮椅是他们整体外观的一部分，应该尽可能被弱化。当适当调整轮椅优化功能时，轮椅便被忽略了，并且儿童与其他人互动时不会关注他们的轮椅。儿童轮椅有明亮的颜色、不同风格的轮子和其他定制物品，使设备更个性化。在选择和设计轮椅时，美学和选择是着重考虑的心理社会因素。

5. 轮椅重量　制造商生产了儿童超轻型铝制刚架式轮椅，其可调性和功能与成人超轻型轮椅相似（图18.23和18.24）。此类轮椅的重量为5.4～7.2 kg，相比之下，以前的医用儿童轮椅重量至少为11.3 kg。

对成人轮椅的研究表明，较重和较大的轮椅会增加受伤风险，并限制了全天的整体功能。对于体重为9～13千克的儿童来说，和儿童体重差不多的轮椅会造成推行问题。大且不可调节的轮椅很难推行，这会导致活动水平、功能、参与度降低和体重增加。

大龄儿童能成功地操作由钛和碳纤维等较轻材料制成的手动轮椅（图18.25和18.26）。此类轮椅可以减少震动（即对儿童震颤的补偿），并且可以改善在不平路面上移动的舒适性。

6. 轮椅尺寸　当设计儿童座椅系统时，必须考虑未来的成长。治疗师确保系统可以进行一些调整，但不要太大（要求儿童坐在不匹配的轮椅上直到他能够适应）。需经常的评估儿童的生长，特别是座位的宽度是否太大。残疾儿童的成长速度通常不如同龄儿童快。从2～8岁开始，他们往往比同龄人矮5%～10%，且这种差异随着年龄的增长而增加。

残疾儿童的身高比宽度长得更快。虽然治疗师会根据儿童的生长情况为他们定制适合5年使用的轮椅，但必须考虑到儿童每天必须使用。因此不建议订购座位宽度超过7.6～12.7 cm的轮椅。如果座椅宽度大于必要的宽度，则很难接触到扶手，可能将上肢置于潜在有害的位置。这意味着5年中，儿童必须更多地外展肩关节以避免肩肘腕的损伤（图18.27）。此外，对儿童来说，更困难的是必须伸手推动轮椅，这限制了他们的移动、娱乐、功能和独立性。

7. 轮椅设置　所有轮椅设置都需要确定13个以上的测量值和具体特征。每个特征都需要根据儿童的功能、位置和需求单独选择。

治疗师需要密切关注测量结果，确保儿童收到的轮椅符合其需求，并能促进功能。良好的车轮位置可以提高车轮的协调性、减少推进所需的力量、降低上肢受伤的风险。当轮子放置后部位置时，上肢必须过度伸展，这样会造成潜在的损伤。

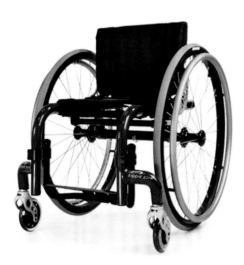

图18.23　超轻型轮椅

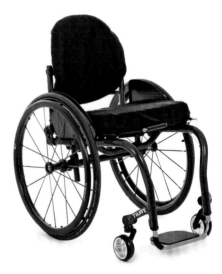

图18.24　超轻型轮椅

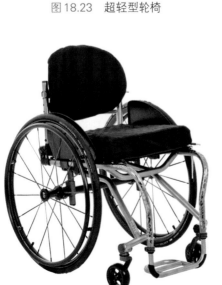

图18.25　钛质轮椅

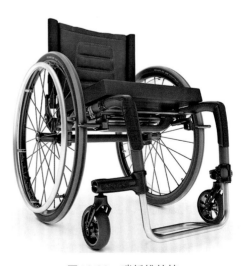

图18.26　碳纤维轮椅

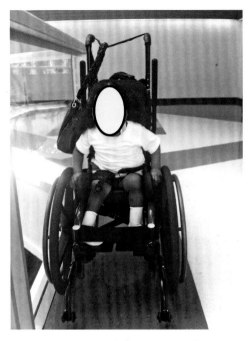

图18.27　正确合适儿童的轮椅

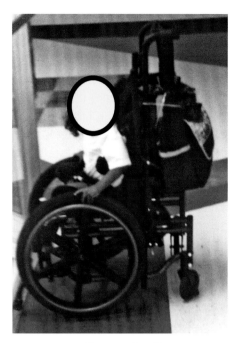

图18.28　调整重心平衡维持安全的轮椅

重心是指系统各点被集中以便维持平衡。对于轮椅来说，重心可以通过轮子的位置来调整。更靠后的重心提供了更多的稳定性，从而降低轮椅向后倾斜的风险。由于幼童更易不小心滑倒，治疗师倾向将车轮后移。然而，这限制了儿童推动轮椅的能力。

一些新型的刚性儿童轮椅允许孩子最好地推动轮椅，当重心前移时还能保持稳定。使用者报告在轮椅上适当的重心会更舒适且更易使用。有了适当调整的防斜管，可以减少儿童向后倾倒的危险，这样可以有效地推进。

（七）自我推行摆位设备

很多儿童轮椅都装有便于更好地平衡或定位的摆位装置（图18.28）。应注意订购最轻巧的设备，满足儿童的需要。研究表明，轮椅摆位设备不能预防畸形。

过多的摆位设备会引发问题，因为它增加了轮椅的重量，使其更难推动。附加的摆位设备（如侧方支持）也可能会影响儿童上肢推行的能力。

根据儿童的需求，每一部轮椅都应该有所不同。案例18.4描述了儿童移动设备的需求。

（八）行进训练

轮椅训练提高了前行能力和安全性。然而，当一名2岁的儿童开始推轮椅时，他们还没有准备好操纵轮椅、在路边或上下楼梯操纵轮椅。随着儿童年龄的增长，他们需要学习这些技能，以便没有残疾人通道时也能顺利前行。作业治疗师认识到正确的时间，并教儿童们这些技能，以便他们可以充分发挥在轮椅上的潜力。

（九）电动轮椅移动

电动轮椅的移动包括动力辅助装置和动力移动装置。为儿童选择正确的设备对于最大限度地发挥功能和独立性非常重要。

1. 动力辅助装置　动力辅助装置为使用者提供了更好的应用和独立性。动力辅助车轮在每个轮子上都有内置发动机或在后部有驱动车轮的发动机。这项技术使轮椅增加了9 kg以上的质量，对轮椅本身和驱动轮椅前行都增加了难度。对于有些使用者来说需要协调上肢来直行，这非常困难。安装在轮椅上的车轮可以拆卸。但是这个过程非常耗时，而且轮椅的部件很重（图18.29）。

后部连接了一个电动发动机，可以加装在手动刚架或框架式轮椅上。它由蓝牙或手动开关激活，以满足电力辅助移动的需求。此设备给轮椅增加了5.9 kg的质量。当不使用时，设备不易引人注意，也不限制移动（图18.30）。电动发动机也可以加到轮椅上，如可倾斜的轮椅。蓝牙开关包含一个移动应用程序，这让使用者能够追踪距离和设备，帮助促进健康的运动并预防伤害，同时为使用者和治疗师提供定制设备以实现最佳使用。

📄 案例 18.4

Mateo 是一名 2 岁的脑瘫男孩（混合型四肢瘫），伴有皮质视觉障碍。GMFCS Ⅳ级。Mateo 不具备言语功能。Mateo 不能在无支撑下维持坐位。他存在痉挛运动，也不能准确地伸手抓握物品。他不能移动但可以负重。

使用有支撑的免持式助行器站立和尝试迈步。不能用手推轮椅。当要求他用手推时，他会用尽所有的力量，无法放松按压的开关。他需要一部移动设备来提供探索的移动能力，并为形成和证明兴趣及意图提供机会。

他还需要一部辅助沟通设备。

设备试用

Mateo 进行移动独立性评估。评估的首要考虑因素是他缺乏独立运动的经验。座位支撑对 Mateo 的成功至关重要。如果没有支撑地坐位，躯干会塌陷，下肢和上肢会伸展。

应用传统的操纵杆控制对他来说太难了。由于缺乏精细运动控制，他会把操纵杆推到活动范围的末端，并无法松开。由于操纵杆有 360° 的方向控制，他努力把操纵杆往所希望的方向推。

在评估期间，使用了邻近的开关，因为他不能一直成功地打开机械开关。每当用力过猛，导致非对称性紧张性颈反射出现，这会使他无法松开开关。

Mateo 接受了头部配件设备评估，并配备了近距离传感器，没有外力的情况下他头部的位置变化可以让轮椅移动。选择了一个不通电的传感器系统使他能够单独操控轮椅的方向，并移动到其他位置。这个策略说明他需要获得独立运动的经验。通过能够分离方向并将其安置于他可以使用的任何体位，Mateo 能够成功地体验移动，同时还在学习如何管理自己的身体。

电动轮椅需要有可扩展的电子设备来支持替代的驱动控制，如带有近距离传感器的头部控制配件。另外，他需要一个输出模块。这可以让 Mateo 使用驱动轮椅相同的开关来控制沟通设备。这非常重要，这样他就可以在交流和驱动轮椅之间自由选择。

显示器和所有其他控制装置都将安装在轮椅后部。这样 Mateo 就可以在不受影响的情况下，直接接近某项活动并参与其中。他的座垫仍用平的，没有因为评估而改变形状。由此团队成员可以了解他的控制能力。如果他被固定在某一体位上，则会被过度束缚或深陷其中。过度控制儿童使作业治疗师看不到儿童自己是如何控制身体的。

Mateo 在教室里接受了评估。团队指导 Mateo 用一系列简单的步骤，这样他就可以处理一个动作（碰触操控垫，向正确的方向移动），并最终发展成更复杂的动作。他能够容易地把头向右侧移动，所以作业治疗师只从右转开始。因此需排除其他 2 个开关 / 方向，所以轮椅只能右转。这使 Mateo 能够在安全的地方探索环境，而不必担心障碍会影响他。Mateo 成功地使轮椅移动并停下。接下来，作业治疗师和 Mateo 在走廊里散步。排除右侧的开关，将前进方向插入右侧垫中，使他能够利用新获得的经验和技能成功地实现这一目标。

Mateo 来到大厅的墙附近。他可以停下来欣赏墙上的艺术品。Mateo 在十字路口停了下来。作业治疗师问他是否有兴趣去走廊看看。他表示有，于是治疗师接通了左边的开关，让他可以左转去走廊探索。

完成一步步的步骤使 Mateo 成功地在学校里四处移动。

总而言之，Mateo 对提出的任务理解清晰。他成功地移动轮椅，并按自己的意愿移动。如果再加上一些对他来说有意义和相关的活动，我们有理由相信 Mateo 会成为一名成功的驾驶者。他专注于这项任务，并掌握了成功必要的所有技能。

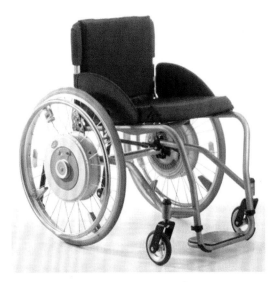

图 18.29　Emotion 电动辅助轮椅

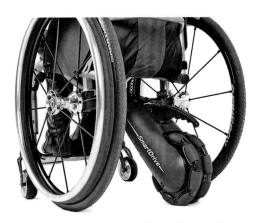

图 18.30　SmartDrive 电动辅助轮椅（申请许可中）

2. 动力移动装置 儿童可能需要动力移动装置才能独立或更充分地参与活动,如与朋友在公园玩耍或参加在社区绿地举办的节日活动。在这种情况下,应用动力移动装置可独立地参与,而不需要别人来推轮椅。

电动附加装置:儿童的手动轮椅可以购买附加装置转换为电动轮椅。该装置包括安装在车轮内的2个发动机,用于驱动车轮:一个电子控制设备和一个操纵杆或安装在轮椅前面的附加装置(可包含操纵杆或拨动式杠杆)。这些附加功能适用于刚架式和折叠式手动轮椅。手动轮椅仍可折叠。附加的电动控制设备不像标准电动轮椅那样复杂或可调。这使得一些运动反应障碍的儿童更难准确地操控轮椅。对于在户外和崎岖地形上使用轮椅的儿童和青少年,也并不推荐使用附加装置,因为它们的设计无法承受电动车轮应负载的力。

3. 电动轮椅 电动轮椅是一种电池驱动的电动装置,使用者通过一系列控制装置来驱动,如操纵杆、气动控制、经典头部控制装置、非经典头部控制装置、近距开关(即当使用者靠近时能打开的开关)或多个推动开关。如果儿童不能像一般人行走、疲劳的速度和效率那样控制前行轮椅、不能在功能上跟上其同龄人、没有经验或功能移动的手段,那么作业治疗师和移动团队应该考虑推荐电动轮椅。电动轮椅的优点包括速度快、操纵方便、移动时消耗的能量少,尤其是在长距离移动的情况下。一些使用电动轮椅的儿童也有手动轮椅,以便在不能用电动轮椅的环境中或在电动轮椅维修时使用。

(十)电动移动设备干预

为了确定哪种电动移动设备适合儿童,作业治疗师和团队中的其他治疗师、教师、儿童和照顾者必须确定使用电动移动设备的目标(框18.3)。治疗团队如果期望运动表现有所变化,必须考虑儿童将如何使用或驱动电动轮椅,以及哪种电动轮椅提供了儿童现在需要和将来可能需要的控制方法。作业治疗师开始评估儿童驱动电动轮椅的能力,通过评估儿童的姿势,确定如何优化运动功能,从而有效、准确地控制系统。在电动移动设备评估期间,可能需要使用评估座位系统或对儿童自己的座位系统进行临时调整。在尝试操作电动轮椅之前,儿童必须感到安全、舒适和稳定,特别是骨盆、躯干和头部等部位。

选择控制装置 电动轮椅上有一个标准的操纵杆,这对于使用者可能不是最准确或最有效的使

框18.3 选择移动设备的指导问题

- 目标是提供功能独立的家庭、学校和社区移动性,还是提供过渡性移动体验的目标,让儿童有新的机会学习如何在环境中移动、探索和互动?
- 在考虑设备将使用的各种环境时,电动设备重要的可操作特征是什么(如在教室或家中有限空间的室内、在户外崎岖的地形上或在操场上)?
- 在学校、家庭和社区,轮椅台板的高度必须符合什么要求?
- 是否有必要让儿童坐在轮椅上达到不同的高度?是否考虑电动升降座椅?
- 儿童是否具备在空间中倾斜的能力?
- 儿童如何上下轮椅转移?
- 移动设备将如何运输?是否需要拆卸才能装进车辆的后备厢?
- 如果轮椅要用货车运送,儿童上车时,头部的空间是否足够?轮椅能否固定在货车上运输?
- 环境中是否需要通过坡道进入门廊或通过斜坡进入车辆?
- 儿童是否需要控制环境选择,包括电动轮椅电子设备中的操纵杆或替代接入方法,用无线接入替代电子设备,如语言生成设备或计算机?

用方法。使用者通过将操纵杆连接到可移动支架的适配装置上,用手、脚、前臂、下颌甚至后脑勺控制操纵杆。有些儿童可能会发现很难准确地使用位于扶手前端常用位置的操纵杆。如果把操纵杆放在扶手内、中间或其他位置,他们能更好地控制运动。微型操纵杆或连接操纵杆比标准操纵杆小,这都是必要的。小号操纵杆更容易被放置在正中位或下颌处。在使用操纵杆时,另一个可以帮助提高控制或效率的特征是在肘部、前臂或手腕下给予支撑(如宽大的扶手或凹槽)。治疗师还可以使用适当的硬件定位操纵杆,与另一个控制定位装置连接,加强控制使用。治疗师评估儿童的摆位需求、操纵杆的放置、操纵杆的类型、操纵杆旋钮的类型和开关的预期位置,以便独立使用或避免使用者不必要的碰触。作业治疗干预活动让儿童练习使用设备、解决问题并通过实践增加熟练程度。

操纵杆旋钮有各种不同类型、形状和大小,以适应不同手和腕的位置(图18.31)。最常见的是圆形、T形和U形。发现上肢力量较弱的儿童使用U形操纵杆更合适,这样手就能在掌心和两侧得到支撑。选择最合适的操纵杆类型及其位置直接影响儿童准确、有效地驱动电动轮椅的能力。

对于身体不能操控操纵杆的儿童，可以使用其他控制接口或使用方法。作业治疗师考虑替代的控制接口或使用方法，如开关操作，特别是对于没有移动经验或功能控制受限的人，如脑瘫儿童。开关可以设置在头、手、肘部、膝或足部，儿童可以接触开关并打开。可调节的安装支架有助于在多个位置定位开关。

在选择开关前，作业治疗师首先要确定支持使用开关所需的座椅，然后确定儿童能够主动使用的最有效动作以利用最小的活动范围和最少的能量消耗。儿童可能有使用开关来操作改良的电动玩具或单开关的电脑游戏的经验，这需要快速松开开关来激活。儿童可能会使用相同的开关操控电动轮椅，但大多数儿童将使用一种操作方法，要求他们在操控电动轮椅期间保持接触和启动开关，并在停止时及时关闭开关（图 18.32）。因此，近距传感器可以作为移动的首选方法（图 18.33）。

如果儿童能点头说"是"和"不是"，那么他们就有能力用同样的动作来启动放在背部和头部两侧的开关。头部开关传感配件由一个嵌入头枕检测头部动作的近距开关操控轮椅。如果使用枕下颈托来增加稳定性，使用者能更好地控制头部配件。近距离开关不是通过接触开关来操作的，而是通过靠近或接近开关来操作的（图 18.34）。开关也可以安装在手或脚附近，通过移动上肢或下肢来使用。光纤开关可以嵌入托盘中，这样儿童可以在每个开关上方挥动手臂来操作轮椅或其他电子设备（图 18.35 和18.36）。光纤开关是为体力较弱的人设计的，如脊髓性肌萎缩症患者。

开关可以通过轮椅电子设备在瞬时或锁定模式下使用。瞬时开关需要使用者保持对开关的接触来激活。儿童需要能够在开关上保持足够长的接触时间，以便将轮椅移动到想要的方向。锁定模式可由使用者按一次开关来开启，而不是保持在"开"的位置。相反方向开启开关将关闭锁定功能。为了安全起见，在开启锁定模式时，任何轮椅都应该安装一个安全停止开关。如果由于某种原因，儿童或青少年不能开启停止开关，照顾者可以停止轮椅。如果儿童只能操作 1 个或 2 个开关，作业治疗师需要考虑扫视方法，要求儿童通过扫视屏幕上的菜单进行移动。然而，由于任务的复杂性，扫视方法需要更多的注意力和视觉及认知功能。

脊髓损伤患者经常使用的操作法是呼吸法，使用者通过类似吸管的装置将放在嘴里轻轻吸气或呼

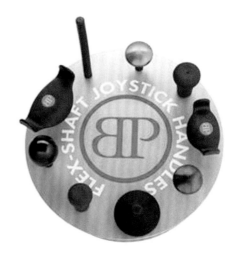

图 18.31　可选择的操纵杆

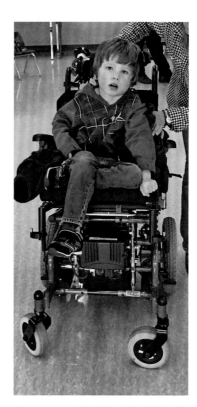

图 18.32　开始时使用简单的开关

气来启动设备。这种方法需要口腔运动控制和在口腔内建立压力的能力。它还需要开启锁定功能，这样儿童就不用一直在吸管里吹气了。

一旦作业治疗师确定了首选的运动反应，儿童就可以使用电动移动设备上的开关。运动控制的质量和准确性直接取决于儿童的身体姿势及姿势稳定性、灵活性、肌张力和能量消耗的影响程度。因此，对电动轮椅运动控制的评估必须同时包括座椅评估，确定儿童的运动控制如何受到身体位置的影响。

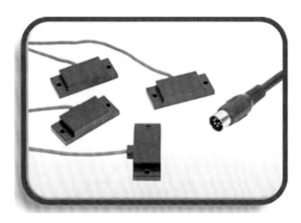

图18.33　近距传感器

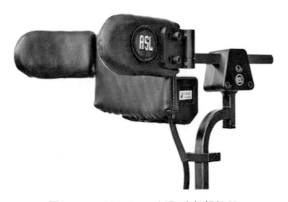

图18.34　ASL Atom 近距头部操控器

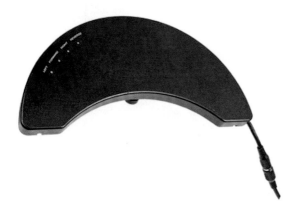

图18.35　安装传感器的空心托盘

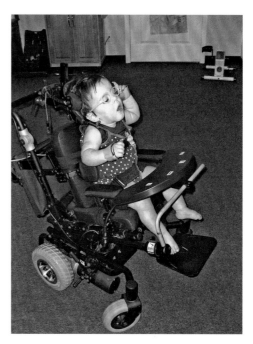

图18.36　坐在轮椅上的小女孩在托盘上使用近距传感器

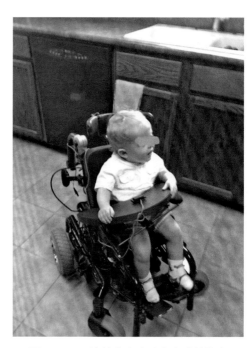

图18.37　2岁的儿童在儿童电动轮椅内

（十一）评估驾驶能力

各项因素可以支持或影响儿童或青少年驾驶电动轮椅的能力。作业治疗师会考虑轮椅、电子设备和接口（如开关）是否正常工作。治疗师了解移动设备的工作原理，因此他可以教儿童如何使用该系统和必要的解决方案。控件的类型和位置应定期重新评估（图18.37）。治疗师评估儿童在轮椅上的位置，

确定儿童的姿势是否影响运动控制。作业治疗师还需强化视知觉技能、听力、处理能力和反应时间，因为这些因素可能影响驾驶表现。治疗师为儿童提供活动，这样儿童就会有动机参与自主运动。

儿童需要通过练习和训练来学习如何使用电动轮椅，因为它需要前庭觉输入、运动规划、视觉感知和速度反应。让儿童们在安全的环境中进行有趣和

成功的活动,可以减少他们对电动移动设备的依赖。

作业治疗师通过让儿童参与促进探索、解决问题和学习活动来确定电动轮椅的适用性。他们给轮椅设定了安全可控的运行速度(避免惊吓到儿童)。通常在大空间内开始干预,为移动和探索提供机会(图18.38)。

评估一个人使用电动移动设备最常用的方法是在评估期间让他试用该设备。Durable品牌的医疗设备供应商和制造商经常将电动轮椅借给临床治疗单位进行短期评估。不幸的是,这些设备不是专门为儿童设计的,要求治疗师在建议中必须考虑调整内容。评估过程中使用的设备应处于最佳工作状态。作业治疗师通过试用设备来评估,以了解驱动设备所需的力量和运动,为患者选择最佳速度并设置其他调整,如儿童进行评估之前控制灵敏度。

在提出建议之前,租用或借用电动轮椅可能对儿童和家庭有益。这为儿童和家人提供了学习如何操作、维护和运输轮椅的时间。儿童和家庭可能会在使用后有反馈或问题,这可能会影响团队的建议。

(十二) 电动轮椅类型

电动轮椅有几种类型,并因电子设备、控制系统和驱动轮的位置而有所不同。驱动轮的位置影响操作性、稳定性、牵引力和性能(如速度、效率、越过障碍和过斜坡)。操控性取决于轮椅的转弯半径。

1. 后轮驱动型轮椅　驱动轮在轮椅的后部。脚轮在轮椅底座的前方。这些配置有利于使用者在农村地区与户外崎岖的地面驱动。前置脚轮会因为使用者腿长踩在脚踏板时而受到干扰,这需要他们低于90°。转弯半径更大,所以在狭窄区域的可操作性可能具有难度。在后轮驱动型轮椅中,操作者必须通过门口,并在通过门口中间时开始转弯,以确保所有轮子安全(图18.39)。

2. 中轮驱动型轮椅　驱动轮在轮椅中部;这需要轮椅在电动轮椅底部上安装第2套脚轮,2个在前,2个在后,以便稳定。中轮驱动型轮椅的转弯半径最小,因为轮椅是围绕中心轮转动的;由此得出的结论是在转弯时,如果轮椅的前部适合,那么后部也会合适。这使它便于在类似走廊或浴室等小空间内操作。要从走廊进入门口,必须穿过门框,然后在驱动轮略微超过门框后转弯(图18.40)。

3. 前轮驱动型轮椅　前轮驱动型轮椅的驱动轮在轮椅底部的前方(图18.41)。脚轮在框架的后方,这样的好处是在移动时使用者可以接触到柜台

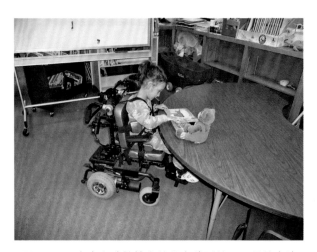

图18.38　坐在电动轮椅上的儿童移到放置玩具的桌边

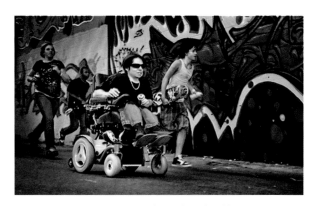

图18.39　后轮驱动电动轮椅

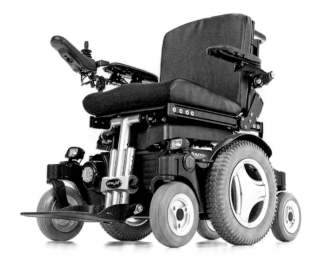

图18.40　中轮驱动电动轮椅

或其他物品。唯一的限制是脚踏板。此类轮椅很结实,在各类地形上工作良好。因为脚轮在轮椅底部后方,所以儿童需要留出空间来转动轮椅后部。为了从走道转到客厅,儿童可以从门框处开始转弯以确保安全。

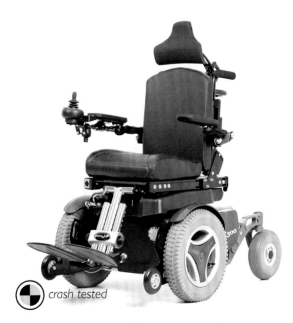

图 18.41　前轮驱动型电动轮椅

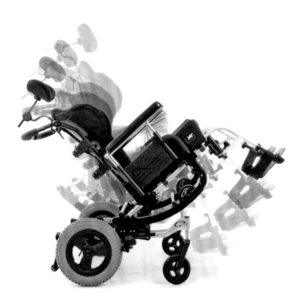

图 18.42　多功能电动轮椅

　　作业治疗师在推荐选择轮椅时要考虑驱动轮的位置。他们必须评估儿童的需求和环境，同时也要考虑照顾者如何管理设备。治疗师与移动团队合作，提出使儿童能够独立的建议。

　　例如，可以使儿童自己进入卧室或浴室或进入浴室后转移到厕所。

　　根据儿童的医疗需要，可以定制座椅和增加呼吸机等其他医疗设备。电动轮椅的制造商有多家，每家制造商都有各种电动移动设备、不同位置的驱动车轮、座椅和电动座椅，最常见的是倾斜式、斜躺式和升降式。图 18.42 所示为儿童多功能电动轮椅，为儿童提供了多种选择。有些提供了站立，将座位移到地板上，甚至横向倾斜（图 18.43、18.44、18.45 和 18.46）。建议取决于儿童的医疗需求，比如转移，呼吸系统，视野定向，循环和皮肤完整性。

　　运动障碍儿童也可能有沟通障碍。在这种情况下，治疗团队考虑辅助沟通设备以及儿童将如何使用。框 18.4 提供的问题可能会指导辅助沟通设备和移动设备的决策。

　　作业治疗师和移动团队了解电子导航系统很重要，因为这对选择合适的轮椅系统直至提供另一部轮椅非常重要（图 18.47）。

　　轮椅制造商提供了几款只适用于操纵杆操控的型号选择。这些不可添加的电子产品，不能修改增加额外的座椅功能、辅助沟通系统或替代驱动器控制。包括微处理器的模型称为可扩展电子产品。电

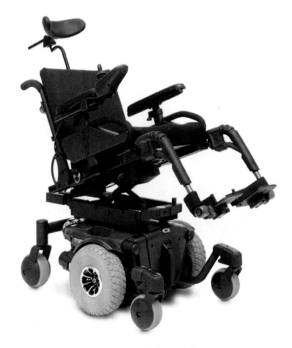

图 18.43　电动倾斜功能

动轮椅有可扩展的电子设备，可以改变和编程添加特性和功能。当建议使用电动轮椅时，作业治疗师会考虑儿童当下的需求，以及儿童未来 5 年的需求。例如，随着儿童经验的增加，脑瘫儿童使用的需求将会增长和改变。儿童具备更好的运动控制，需要不同的方法来控制设备，如使用计算机、环境控制或辅助沟通设备。相反，肌力有限和功能衰退的儿童可能需要不同的控制和可扩展的电子设备。

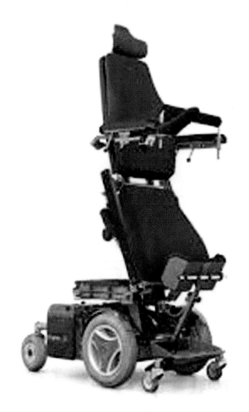

图 18.44　电动站立功能

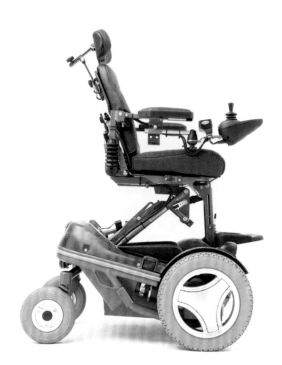

图 18.46　电动升降座椅功能

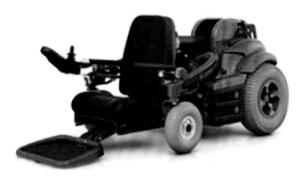

图 18.45　电动触地功能

框 18.4　辅助沟通设备和移动的相关问题

通过驱动控制电动轮椅,是否可使用辅助沟通设备?
使用者是否也在学校、工作环境或家庭中使用计算机,
如果是,他们需要什么样的调整?
他们将如何控制鼠标功能或使用键盘?
他们会整合环境和移动设备控制吗?
除了通过轮椅控制的驾驶和应用辅助沟通设备或其他设
备交流等方式驱动轮椅外,使用者还应用其他内容吗?
儿童能使用辅助沟通设备并驱动吗?
辅助沟通设备将如何安装在轮椅上?
额外的设备会影响移动吗?
辅助沟通设备能使儿童在驱动轮椅时进行交流吗?

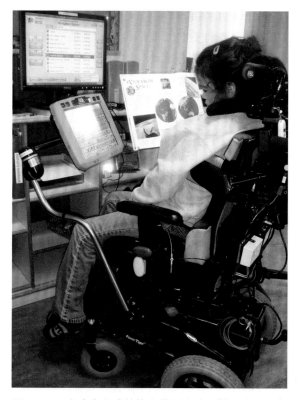

图 18.47　女孩在电动轮椅上使用电脑和辅助沟通设备

4. 选择驱动控制 当探索使用可能的电动移动设备的能力时,作业治疗师会评估儿童的移动能力和经验水平。了解使用者是否具有独立的移动能力非常重要,因为经验会影响儿童的综合水平及对移动能力的理解。作业治疗师必须了解各种移动系统的功能,以便将儿童的需求与轮椅的功能相匹配。电动轮椅是使用操纵杆的设计。操纵杆适用于有移动经验但肌力弱或关节活动度受限的人。操纵杆的作用是控制速度和方向。这使儿童很难控制其力度或向准确的方向推动。因此对于肌张力高或肌力极差的儿童,操纵杆控制效果不佳。操纵杆可以有不同的特点,如轻触、重触和耐用。对于那些无法使用标准操纵杆控制的儿童来说,这些替代方法可能是有效的。

替代驱动控制可以添加到电动轮椅上,如近距开关或光纤开关,为儿童提供移动控制。例如,近距开关可以安装在头后和左右两侧。当儿童头部靠近右边开关时轮椅向右转,当儿童靠近左边开关时轮椅向左移动;如果儿童头部向后(靠近开关),轮椅就会向前移动。在本示例中,儿童启动另一个开关来反转或后退。驱动开关能让运动控制困难的儿童移动。儿童通过头部靠近开关来移动轮椅。这样儿童就不必担心准确的压力或方向。当训练儿童们使用开关时,治疗师一次只开一个开关。儿童控制一个方向,治疗师控制另一个方向。

轮椅的速度和性能是通过电子程序设定的。轮椅可以根据扭矩、减震、移动操纵杆所需的力量、速度、加速度及在斜坡和不平地面上的直线运动进行调整。追踪定位对在农村长距离驱动轮椅的儿童有用。速度为每小时6.4~12 km(4~7.5英里),一次充电的行驶距离为32~40 km(20~25英里),具体取决于充电的状态、电池质量及其他耗电设备。

电动轮椅可提供多种功能以增加儿童的功能和独立性。需要氧气支持依赖技术的儿童可能需要在轮椅上连接便携式呼吸机。安装在轮椅后部的辅助操纵杆可由需要驱动电动轮椅的照顾者使用,以确保准确性,如在狭窄的斜坡上移动,或当儿童需要帮助时(如累了或在新环境中)。许多制造商在轮椅或操纵杆上提供USB接口和蓝牙连接。这些特征便于插入移动设备、交流设备、环境控制单系统并为使用计算机、交流及控制使用者的环境提供机会。

电动轮椅在运输时通常不能折叠。在车辆中运输使用者和轮椅时,必须使用升降机改装的无障碍货车。如果可以把儿童转移到汽车座椅上,就可以在汽车的后部连接篷拖车挂,用来转运电动轮椅。电动轮椅可以通过校车或其他公共交通工具运输。

5. 移动滑板 移动滑板为电动移动设备的另一种选择。使用滑板的儿童或青少年通常有良好的坐位平衡,需要极少的摆位调整,能理解并实际操作控制手柄。滑板车需要更多的空间,因此限制了日常生活活动能力。

6. 电动移动设备培训 训练儿童使用电动轮椅首先要帮助他进行感兴趣的活动。作业治疗师经常会从使用开关开始,在熟悉的环境中让儿童感到舒适,并有动力去探索周围的环境。儿童可以体验移动和停下来学习电动轮椅是如何移动的,以及在安全、熟悉的地方感觉如何。学习驱动电动轮椅需要练习。每天在自然环境中练习的儿童比每周在临床环境中接受1次训练的儿童更容易掌握电动轮椅的操控。

在培训时,作业治疗师保持简短的口头指示(一次1~3个单词),并限制身体提示,以促进解决问题,不让儿童混淆。如果儿童试图向一个物体移动,治疗师应该表述希望的结果,如"靠近点",而不是给予具体指令,如"操纵杆向左"或"按下红色开关,回来"。反馈也应该是积极的,如"那堵墙真的很近了。我很担心所以让你停了下来。我们回去再试一次吧。"

计算机程序也可用于模拟电动移动设备的训练。虽然这些系统不能复制前庭运动的反应或自我启动运动的实践,但它们需要认知理解和视觉感知。

(十三)影响成功使用移动设备的因素

移动设备的成功使用取决于儿童对设备的适应程度,需要分析设备的特征、物理环境和社会环境、儿童因素和性能技巧。电动移动设备的准备需要空间关系并且解决问题。作业治疗师利用分级活动,通过让儿童在自然环境中进行有意义的重复练习,教他们使用电动轮椅。这种实践建立了神经通路,并促进了大脑的可塑性(图18.48)。

团队确定了儿童使用该设备最准确和最有效的方法。作业治疗师评估儿童的位置和使用方法。训练儿童使用电动移动设备需要反复尝试。作业治疗师使用治疗性推理来确定如何最好地满足儿童移动的需求。在决定如何组织干预时,要仔细分析儿童的潜在因素(即患者因素)和表现技能。治疗师还要考虑情境(环境、时间、个人、文化)、儿童和家庭目标及设备。

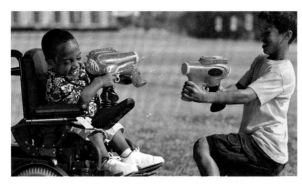

图 18.48　坐在电动轮椅上的小男孩有动机在自然的环境中玩耍

作业治疗师在推荐设备时考虑儿童将来可能经历的变化，包括预期的和意外的。例如，治疗师确定是否可以随着儿童获得新技能、成长或身体变化而调整系统。例如，患有进行性残疾的儿童可能在订购轮椅时能够操作操纵杆，但由于功能状态发生变化，不能再使用操纵杆，因此需要其他电动选择。在最初购买时订购的设备（而不是以后对设备进行改造）可能比较经济。

作业治疗师可能还需要确定语音生成设备在儿童轮椅上的安装位置和方式。安装支架的选择取决于轮椅框架的管道尺寸和安装支架的位置。治疗师仔细确定语音生成设备的安装位置，以确保轮椅稳定且儿童能够通过门口。安装交流设备时，后轮定位太靠前可能会导致轮椅倾斜。

（十四）移动系统转运

轮椅移动系统的制造商不建议在机动车上将轮椅作为座位。然而，有些家庭可以让儿童坐在固定于机动车或校车的轮椅上外出。现在制造商提供了儿童坐在轮椅上安全转运轮椅的选择，因为这是自愿参与的，美国国家标准协会/北美康复工程和辅助技术协会标准称为 WC-19。轮椅符合 WC-19 标准，如果它们有 4 个可用的和可识别的点将轮椅、座椅、框架和其他部件固定在车上，另外设计这些部件是为了更好地安装腰部绑带和肩部绑带的部件。该标准要求轮椅在 48 km/h 和 20 g 的碰撞条件下进行动态碰撞测试，这与用于测试儿童安全的标准相同。

作业治疗师建议使用符合 WC-19 标准的轮椅，并指导患者和家属使用机动车辆运输轮椅的安全方法。一些特殊的座椅系统可以用于其他制造商的轮椅底座。美国国家标准协会/北美康复工程和辅助技术协会 WC-20 标准适用于机动车的座椅装置。

一项标准要求所有坐轮椅的学生必须面向前方。侧坐的轮椅在碰撞中更容易变形和塌陷，肩部绑带也没有作用。学校作业治疗师必须与运输人员合作，教育他们坐轮椅时面向前方姿势的重要性，以及如何正确使用绑带。腰部绑带必须位于骨盆和肩带之间，肩带位于锁骨中部和胸骨之间与髋部的骨盆带相连。任何设备，如加强型交流设备或计算机和折叠桌板，必须分别拆卸和固定。

尽管有这些标准，但根据设备制造商的规定，大多数儿童使用的设备在车辆运输过程中并不安全。对座垫或靠垫进行碰撞测试，必须在与轮椅完全相同情况下进行测试。由于碰撞测试的费用极高（每次需 2 万～4 万美元），因此大多数轮椅上的设备并没有完全安装上。在公共汽车上，当儿童没有医疗需求时，感觉把头枕放在椅子上是"安全的"，其实这不安全。作业治疗师根据医疗需求开具轮椅处方，并限制会给儿童和家庭带来虚假安全感的附加摆位设备。

（十五）站立架

不能独立站立的残疾儿童可能会出现骨质疏松、关节挛缩和其他医疗问题。任何不能独站的人都可以从使用站立架中受益。

被动活动度的减小是残疾儿童的常见问题。使用生物力学方法的作业治疗干预涉及关节活动度、肌力、疼痛和耐力。静态拉伸并不能有效减轻各类残疾儿童的挛缩、提高生活质量和缓解疼痛。站立可以延缓挛缩，改善下肢被动运动。对于缺乏站立肌力的人来说，站立架可以使他们处于良好的体位，从而牵伸下肢和躯干肌肉。这种牵伸可以帮助维持和改善下肢的关节活动度。

站立可减轻脑瘫儿童痉挛。它也能减轻脊髓损伤患者的痉挛。痉挛的缓解有助于维持和改善关节活动度，通过减少痉挛的影响来改善功能。

正常儿童的站立年龄为 8～10 月龄。站立有助于髋臼发育。鼓励脑瘫儿童或其他残疾儿童站立并让他们尽早站立，这一点很重要。站立较晚并有明显痉挛的儿童在成长过程中髋关节半脱位的风险加大。站立可以增加髋臼的深度，有助于降低半脱位的风险。另外，关节外展站立可以起到保护和防止半脱位的效果。

不能独立站立的儿童和青少年患骨质疏松的风险增加。站立可以增加骨密度。失去移动能力的杜氏肌营养不良男孩的骨密度缺失得到稳定。动态负重比静态站立更能减少骨密度的缺失，但静态站立仍然是有益的。当站立位振动时候，和单纯的静态站立相比，其优点更突出。

不能站立的儿童压力性损伤的风险增加。每天至少站立30分钟的儿童比不站立的儿童发生压力性损伤要少。严重的压力性损伤会导致大量的活动缺失。

站立架的使用对人的心理健康有益。据报道，当人们在户外活动时，生活质量得到了提高。通过与同伴进行面对面的交谈增强了自尊，并随着时间的推移患抑郁症的风险降低。

站立可以改善儿童的运动功能。站立有助于膀胱排空，降低了尿路感染的风险。站立可以改善循环、胃肠道控制和呼吸功能。

禁忌证/预防措施 开始站立训练的主要禁忌证是所有不能负重的情况，如未愈合骨折或严重的骨质疏松症。患有明显的髋膝关节屈曲或踝关节跖屈挛缩的儿童可能无法在站立架上正确定位和支持站立。如果下肢肌肉拉伸太多或髋膝踝承受压力太大，就不推荐使用站立架。心血管系统或呼吸系统受损的儿童使用站立架时需要密切监测循环和功能，以预防严重并发症（如血压、心率、反射障碍）。

（十六）站立架类型

有4种主要的站立架类型：俯卧式、仰卧式、多体位式和坐站式。在这些类型中，也分为动态站立架和静态站立架。此外，还有安装在轮椅上的站立系统。

1. 仰卧式、俯卧式和坐站式 仰卧式站立架适用于头部控制能力差、体质弱的儿童和青少年，以及做过气管切开术的人（图18.49和18.50）。在所有类型的站立架中，仰卧时压力最小，因为大部分重量通过背部承受的，而不是下肢承重。这种站立架对家庭来说易于使用，因为儿童仰卧躺在站立架上。儿童的姿势越垂直下肢承重就越大。

俯卧式站立架适用于反应灵敏、能够互动、头部控制良好的儿童（图18.51～18.54）。如果照顾者密切监督儿童，这可以改善头部控制。俯卧式站立架可以促进重心的转移，因为儿童在站立时身体向前倾。俯卧式站立架的一个问题是，它很难将儿童定位，因为儿童必须以站立姿势置于站立架内。对于独自一人的父母来说，这是有困难的，他们必须在调整和收紧背带时将儿童摆放于正确的位置。

对于可以从俯卧式站立架中受益的儿童，但大量时间内仍有头部控制，这类儿童需要使用多功能站立架（图18.55）。此类站立架可使儿童仰卧，当需要头部控制时，向后转到俯卧位。新的型号无需移动定位设备就能做到这一点，这便于家庭使用。

对于使用俯卧式站姿的儿童来说，坐站式站立架效果最好（图18.56）。这种站立架可使儿童从坐

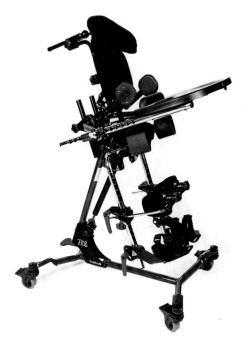

图18.49 仰卧站立架

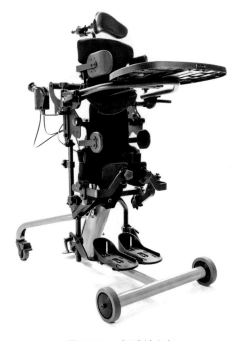

图18.50 仰卧站立架

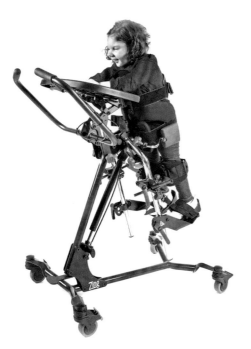

图 18.51　简易俯卧站立架

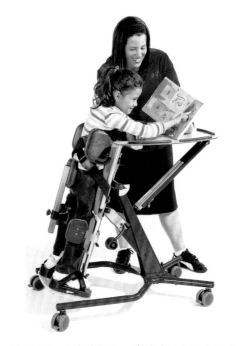

图 18.52　儿童在 Rifton 俯卧式站立架上看书

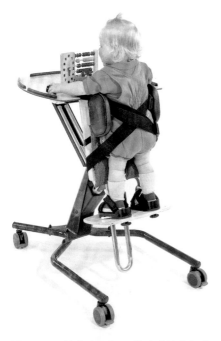

图 18.53　幼儿在 Rifton 俯卧式站立架上

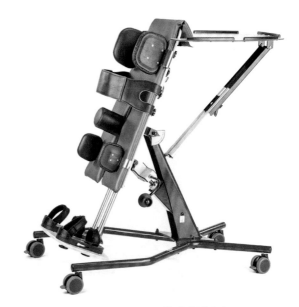

图 18.54　Rifton 俯卧式站立架

位开始,这是易于固定的姿势。这种站立架的另一个优点是,其中一些设计可以使用坐位休息。它可以调节高度和托盘深度,这样就能较好地用于2个体位。

2. 动态、静态或移动　静态站立架是最常用的站立架类型。儿童或青少年总能得到充分支撑,下肢肌肉基本上处于不活动状态。虽然大多数站立架

由照顾者从一个房间移到另一个房间,但人在站立架上时则不能移动。

动态站立架提供并鼓励运动(图 18.57)。儿童下肢可以负重也可不负重,也可屈曲和伸展关节。一般,这种运动是通过像椭圆教练机那样抓住上肢手柄来完成的。通常称为概念车。

移动的站立架让人以站立的姿势在环境中移动

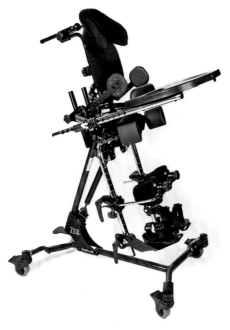

图18.55 多体位站立架

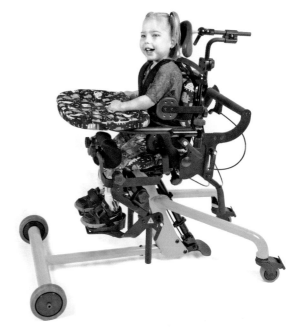

图18.56 坐站式站立架

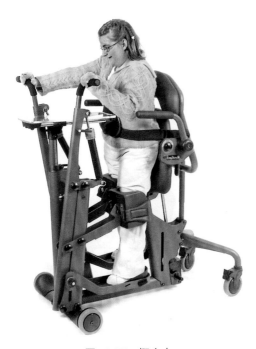

图18.57 概念车

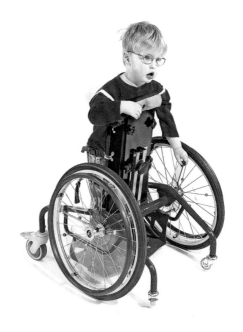

图18.58 Rabbit前轮支持轮椅式站立架

（图18.58和18.59）。它们可以在教室和家中使用。可以在各种平面良好运用，但不能用于操场或草地上。

3. 轮椅式站立架　有些电动轮椅适用于综合应用了站立架的大龄儿童。这些系统的优点是，人们不需要从轮椅上下来就可以使用此设备，所以更常用。它还可以辅助儿童完成日常生活活动，并可以增加其全天的独立性。同时也有手动轮椅与站立的功能（图18.60）。

（十七）站立项目

有证据表明，儿童应该每周至少站立5天，每天至少站立60分钟，以改善骨密度、管理挛缩、缓解痉挛和降低下尿路感染风险。站立对每个人都是有益

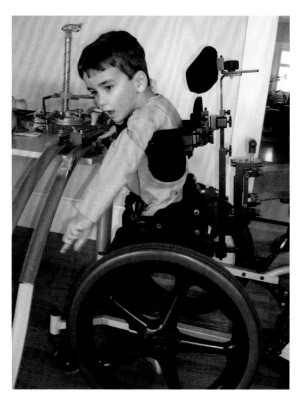

图 18.59   后轮支持式轮椅站立架

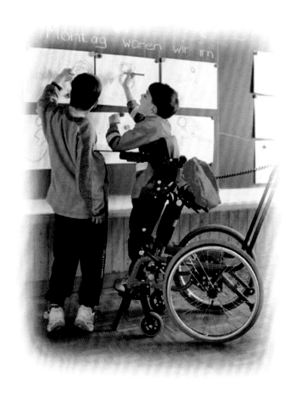

图 18.60   有站立功能的手动轮椅

的,应该鼓励每一个不能独立站立的人。各类产品可帮助儿童或青少年垂直站立。

(十八) 助行器

有能力抓住并拉起至站立位并保持抓握手柄且用上肢控制方向的儿童,可以使用手持式助行器。这些助行器的设计既可用于儿童前方(前置式助行器),也可用于后方(后置式助行器)(图 18.61 和 18.62A)。患有轻中度脑瘫或较低水平脊柱裂的儿童最常使用后置式助行器(图 18.62B)。助行器有 2 轮的,也有 4 轮的,并可能有不同大小的车轮。脚轮越小,在户外和不平坦的地面上使用就越困难。后置式助行器具备一个特征,当助行器向后推时后轮就会锁住。这一功能使儿童在休息期间可以站或靠着助行器或坐在上面。然而,这一特征使操纵助行器更加困难,因为儿童在后退和转弯时需要反向推动助行器,而在没有抬起助行器避免后轮锁住时,就无法反向移动助行器。脚轮是固定的而不是转动的,这就只能向前移动,所以使用者必须抬起助行器才能转向。旋转脚轮使儿童不需要提起助行器就能转动,但这个功能需要儿童更多的姿势控制来引导助行器。手持式助行器的优点是便于携带。缺点是有些使用者不能空出手来操作任务。

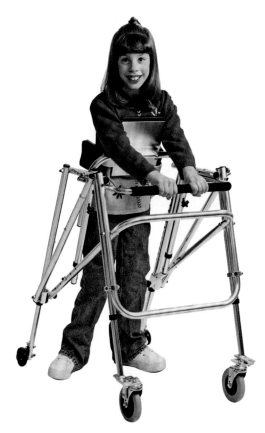

图 18.61   前置式助行器

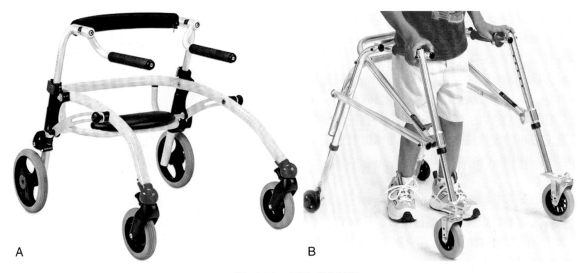

A   B

图 18.62　后置式助行器

步态训练器是为下肢有移动能力，但需要在骨盆、胸部、上肢末端和头部给予支持的儿童设计的（图 18.63）。步态训练器使儿童负重并进行直立运动，但不能训练儿童行走。治疗师们要仔细地与父母和儿童讨论此设备的用途。在某些情况下，可有资金支付站立架或步态训练器，因为这两者都提供垂直负重的训练。

治疗师根据儿童的身体功能和环境决定步态训练器的类型和支持特征。选择适当的功能和调整，以提供最佳体位，从而增强设备的使用性。例如，由于痉挛导致下肢内收或剪刀腿的儿童，当坐在较宽和较长的软垫座椅上时，可以更有效地推行步态训练器，因为这样可以减少内收，并在行走时保持下肢力线。可调节的后倾角度是用略微向后的体位将儿童置于训练器中，也可以帮助力量弱的儿童维持躯干垂直和头部直立。痉挛型脑瘫儿童可能需要略微向前倾斜的体位，同时正确定位骨盆（在直立位或向前倾斜的体位），有助于将脚放在骨盆和躯干后面，

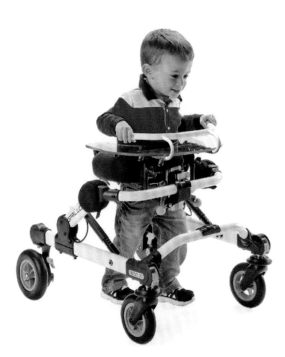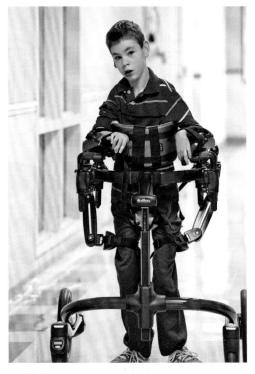

图 18.63　步态训练器

从而使儿童更容易开始向前运动。然而,如果儿童的头部控制能力有限,向前倾斜也很难使儿童保持头部直立。

步态训练器为儿童提供了垂直、双手解放探索环境的机会。步态训练器通常具有较大的转弯半径,这可能会限制其在室内的实用性。步态训练器配备的在儿童面前最小的硬件使儿童的上肢能够接触到人和物,为儿童提供进入和探索环境的机会。

（十九）新兴技术

机器人辅助行走的外骨骼已出现。休斯敦大学的一名工程师获得资助,研发了一种儿童外骨骼,旨在帮助脊髓损伤和其他活动障碍的儿童行走。研究人员正尝试研发一种功能性设备,伴随儿童成长(图18.64)。

蓝牙设备、移动接入和环境控制单元　蓝牙技术已被运用到操纵杆中,用于使用计算机和控制其他技术。这创造了独立参与环境、交流和发展社交技能的机会。蓝牙技术也可用于移动接入,通过USB接口,像Tecla这样的交换接口设备,以及像HouseMate这样的多方面环境控制单元来实现(图18.65)。

轮椅制造商直接与新兴技术合作,通过电子控制单元或遥控门锁控制器,或直接操纵杆端口集成和插件兼容性。技术不断发展,允许同时访问个人

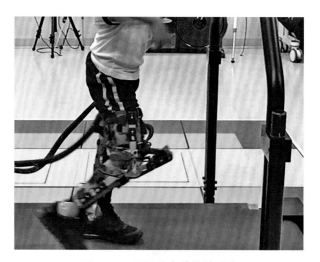

图18.64　NIH儿童外骨骼系统

计算机、安卓和iOS,以及多个设备等所有平台。亚马逊的Echo、谷歌主页和苹果主页套件等零售技术及越来越多的环境控制模块,包括床控制器和开门器,都可以通过内置和附加技术或简单地通过儿童的手机来访问,让儿童更独立,更能像同龄人一样发展技能。作业治疗师应随时了解其他可用功能,确保为患者提供最大限度的参与。

（二十）运动和娱乐移动技术

运动和娱乐设备可以在移动性、发展、社交技能、目标设定及整体健康和健身方面发挥重要作用。

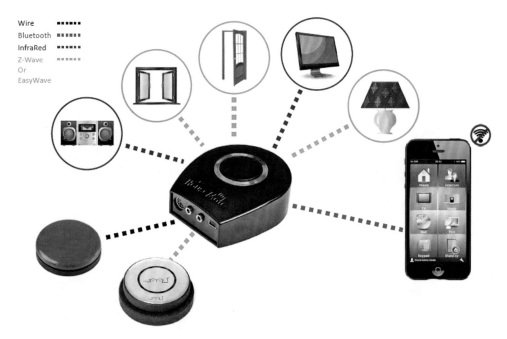

图18.65　家庭设备环境控制

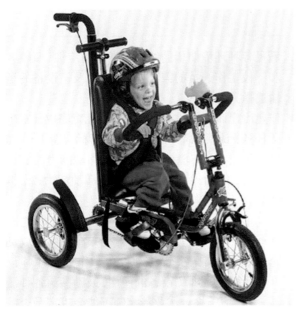

图 18.66　改造的三轮车

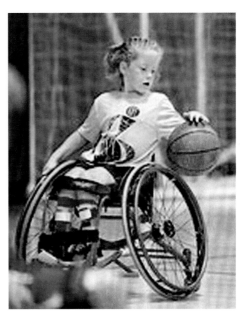

图 18.69　篮球运动轮椅

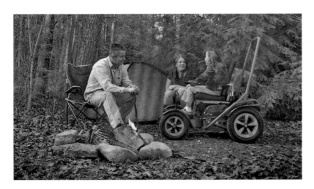

图 18.67　户外使用的 Permobil 设备

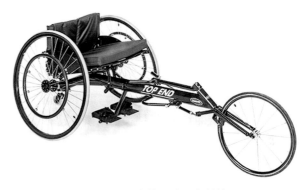

图 18.70　竞技用的比赛轮椅

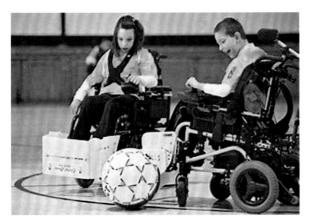

图 18.68　电动轮椅上的足球

儿童的主要任务是玩耍。经过改造和特别设计的运动和娱乐设备可以帮助儿童参与游戏活动。有三轮车、平卧自行车、手推车、手摇自行车和脚踏自行车、赛车椅、同伴慢跑者、网球轮椅、篮球轮椅、全地形轮椅、沙滩轮椅、单人滑雪板、坐式滑雪板等（图 18.66～18.70），使残疾儿童参加体育和娱乐活动。帮助确定和推荐改良的和特殊的设备，是达到儿童目标的关键。更多的信息可以通过美国残疾人运动会、残障运动员基金会、安斯利天使和残疾人体育协会等查询。

总结

独立能力在认知、语言和社会发展中扮演着重要角色。当移动功能发育严重迟缓或受限时，情绪、认知和心理社会发展都会受到影响。移动设备为幼儿提供功能性或过渡性移动能力。让残疾儿童有更多机会和同龄人一起参与活动。作业治疗师评估儿童的摆位、座椅和移动需求。他们利用对设备属性和特征的了解及对儿童在各种环境中能力的理解来推荐移动技术。作业治疗是评估和干预之间的动态过程。干预包括在各种环境中练习使用设备，让儿童和家庭参与解决问题，并随着儿童的成长和发展调整并修改系统。作业治疗师负责确保身体和认知残疾的儿童在尽可能早的年龄就获得移动的机会，促进参与和提高生活质量。

总结要点

自我移动的能力使身体残疾的幼儿，包括认知功能障碍的幼儿，有机会进入和探索环境，对视觉空间、感觉运动、社交、情感和认知发展做出重要贡献。移动能力使儿童参与期望的作业活动，并与同龄人和家人一起参与活动。

- 在评估座椅和移动设备时，必须考虑几个因素，包括使用该装置的目的或目标、使用该装置的环境、满足各种环境期望的结果特性和适应性、照顾者和学校工作人员的需求及关注，以及该设备的运输选择。

- 作业治疗评估移动能力包括观察儿童完成日常生活任务；访谈儿童和父母，确定目标、愿望，并提供情境信息；环境评估，以确定移动能力的支持和障碍；全面评估，以确定身体活动能力；模拟评估。

- 移动能力的作业治疗干预是在评估和干预之间移动的动态过程。例如，作业治疗师和团队成员完成评估，团队决定移动设备。作业治疗师设计干预措施来训练设备的使用，鼓励参与各种活动，并评估结果。作业治疗师可能会决定是否需要一台新设备，或者是否需要对当前系统进行调整。

- 作业治疗师使用移动设备的知识来选择移动设备和相关部件。例如，折叠式轮椅提供躯干支撑，易于运输，但它们不提供肌张力异常儿童需要的定制座椅。座垫和靠垫等附加功能增加了折叠椅的重量，可能会使儿童的位置更好，但对家庭或照顾者来说可能更难管理。刚架式轮椅提供了更多的支撑，但对儿童来说可能很难操控。

第 19 章

辅助技术

Assistive Technology

Judith Weenink Schoonover, Jane O'Brien

问题导引

1. 辅助设备及其服务的目的是什么？
2. 辅助技术（AT）如何提高儿童作业活动？
3. 法律授权对辅助技术服务有何影响？
4. 辅助技术服务的治疗推理过程涉及哪些步骤？
5. 哪些框架指导辅助技术的决策？
6. 哪些因素影响辅助技术的服务和结果？
7. 团队如何合作提供辅助技术服务？
8. 什么是无科技和高科技解决方案之间相互的延续和联系？

关键词

辅助通讯	功能性读写	自主性理论
辅助技术	跨学科合作实践	自我效能
辅助技术服务	输入	语音合成
辅助沟通	文字调整	推理性治疗
自主	习得性无助	衔接计划
认知调节	非电子通讯辅助设备	真实物体图标（TOBI）
能力	输出	独立交流
计算机交流系统	摆位和人体工程学	通用设计
数字化语音	关系	通用学习设计
日常生活电子辅助设备	自我倡导	
电子通讯辅助设备	自主性	

　　"不是每个孩子都有同样的天赋、能力或动机，但是孩子们有同等的权利去挖掘他们的天赋、能力和动机。"

——John F. Kennedy

　　根据2004版《美国辅助技术法》，辅助技术（assistive technology, AT）定义为用于增加、维持或提高残疾人功能能力的所有物品、设备或产品系统，包括市场上可购买的、现成的、改良的或定制的物品。除了设备之外，辅助技术亦指帮助个人在不同环境中进行有意义活动的结构变化。世界卫生组织对辅助技术的影响描述如下。

　　辅助技术使人们能健康、高效、独立、有尊严地生活，并参与教育、劳动和公民生活。辅助技术减少了对正规保健和支持服务、长期治疗和照顾者服务的需求。没有辅助技术，人们常常被排除、孤立并陷入贫困，增加了疾病和残疾对个人、家庭及社会的影响。

　　本章概述了辅助技术在促进发展和使儿童及青少年能够参与所期望的作业活动的重要性。作者总结了与提供辅助技术服务相关的治疗推理过程,并提出了几个指导决策框架。作业治疗干预包括设备采购、资金、实施计划、制定目标、衡量结果、制订后续衔接计划及确保优质服务等相关因素。本章强调辅助技术在促进获取、摆位和人体工程学及支持生活技能方面的重要性。笔者根据通用设计和通用学习设计描述了辅助技术的具体类型,以及如何使用辅助技术在学习环境中提高各种技能。几个案例说明了这些概念。Evolve网站提供了帮助读者应用作业治疗实践概念的资源。

一、辅助技术介绍

辅助技术是含义较广的一个专业词汇,包括从低级技术到高级技术的设备。低级技术设备(如纸笔交流板和组合式泡沫手柄)价格低廉、制造简单且容易获得。高级技术设备(如轮椅、加强型交流设备和专用计算机软件和相关设备)通常价格昂贵、制作难度大,需要更长时间才能获得。中等技术设备介于两者之间,可能由手工制作或市场上购买的物品组成。

作业治疗师使用辅助技术(也称为适应性设备)如取物器、纽扣钩和握笔器促进儿童和青少年的功能独立。当前技术在日常生活中的扩展已经改变了儿童接收、互动和应用信息的方式。明智地选择辅助技术为儿童提供了创造性的解决方案,这为他们提供了更高的独立性和更多参与家庭、学校、劳动、社区和社会的机会(案例19.1)。

辅助技术可以使儿童释放潜能,优化整个生命周期和不同环境中的表现,让儿童和年轻人承担或重新获得有价值的人生。选择"适合工作的工具",

---

> **📄 案例19.1 Sari**
>
> Sari是一名8个月心脏手术恢复期婴儿。她耐力差,上肢力量有限。作业治疗师向Sari的父母演示了如何用楔形垫将她安置在半卧位。这使Sari可以向前伸展上肢更容易拿到物品。Sari拿不住普通的拨浪鼓,因为这对她而言太重了。作业治疗师采用了轻型拨浪鼓,这样Sari可以握住并摇晃。当她父母看到她开始参与正常儿童的游戏时,他们受到了鼓舞。这些简单的调整让Sari能参与游戏(童年的作业活动)并开始培养心脏手术后所需的耐力及肌力。这是作业治疗干预中使用辅助技术(摆位设备、轻型拨浪鼓)的一个案例。

弥补了儿童想参与的活动和能参与有意义的、延续生命的活动之间的差距。辅助技术可以满足各种需求,并且可以成为教育、适应和(或)康复过程的一部分。

辅助技术服务是指直接帮助残疾人选择、获取或使用辅助技术设备的服务。辅助技术服务是综合性的,包括:① 评估辅助技术的需求和技能;② 获取辅助技术;③ 选择、设计、维修和制造辅助技术;④ 与其他疗法共同服务;⑤ 培训残疾患者和服务人员有效地使用技术。在案例19.1中,作业治疗师评估辅助技术干预的需要、获得辅助技术,并培训Sari的父母如何使用辅助技术,以便Sari能参与正常儿童的作业活动。

《美国残疾人教育法》将辅助技术设备和服务视为提供免费适当公共教育的一种手段。2004年版《美国残疾人教育法》要求个别化教育计划(IEP)和个别化家庭服务计划(IFSP)团队在制订计划期间,至少每年考虑1次儿童对辅助技术设备及服务的需求。

作业治疗师在许多环境中为儿童和青少年提供评估及干预(表19.1)。提供辅助技术评估和干预最常见的实践环境之一是公立学校。根据美国国家教育统计中心公布的最新统计数据(2017年),估计有660万或13%的3~21岁儿童和青年接受特殊教育服务。儿童如有必要在最少受限环境中接受免费适当的公共教育,则可以提供辅助技术设备和服务。至少每年对所有在《美国残疾人教育法》指导下接受服务的儿童进行1次辅助技术需求的考虑。当学生的项目需要辅助技术时,学区有义务确保儿童可以使用辅助技术。

辅助技术设备及服务可以帮助学生提高、增加或保持功能性技能的表现(如自理、移动或交流)、上课(如多媒体演示、书籍或磁带),让他们成为更有效率的学习者(如握笔器和凸起的横格纸可改善书写清晰度)或弥补他们缺失的技能(如单词预测软件辅助拼写或减少键盘敲击)。表19.2为支持数学有困难的儿童的辅助技术示例。

二、辅助技术对儿童生长发育的影响

辅助技术可以帮助残疾儿童学习有价值的社交技能等生活技能(如分享和轮流等待)、交流技能、精细和粗大运动技能、自信心和独立能力。随着儿童的成长,可以利用技术提高日常生活活动和工具性

表19.1	在各类实践环境中为儿童和青少年提供辅助技术服务
实践环境	辅助技术（AT）服务
医院或医疗中心	主要任务是评估，通常在门诊基础上提供一系列评估（就诊1～2次）；可能需要住院2～3周 直接转介或推荐给机构或第三方 儿童随访和训练的机会有限；与家长和教师协商的机会有限 可提供直接治疗，特别是3岁以下儿童或后天残疾的儿童（如脊髓损伤）
社区中心	根据法律制定，由教育部或其他机构为残疾人提供资金 经常有辅助技术租借库提供短期租借设备的方式 团队在诊断、获取设备资源、辅助技术类型和使用适应性方法等方面有着丰富的经验 还涉及宣传、消费者意愿和重点小组 随访治疗有限，对儿童、家庭和教育团队的指导培训较少
公立学校	大多数儿童在学校接受服务 使用辅助技术解决相关日常问题，儿童在自然环境中使用辅助技术得到支持 学校团队可以方便地接触儿童并理解教育课程，但缺乏复杂辅助技术系统的专业知识或经验
家庭和社区环境	可直接治疗，特别是3岁以下儿童 为儿童和家长提供直接培训 使用辅助技术解决相关问题，儿童在自然环境中使用辅助技术得到支持 可以提供其他训练环境，如学校或工作 与他人协商的机会有限

表19.2	支持数学的辅助技术	
辅助技术	支持描述	
数字线/标尺	为正确书写数字和基本计算提供可视化支持	
触摸数学	将操作与数学记忆联系起来的多传感器教学方法	
放大或隐藏的数学工作表	减少视觉上的混乱并提供额外的工作表空间来展示内容	
图形或网格纸	支持对齐问题	
替代反应法	数字图章、绘制图形、时钟和数字线的图章	
手控计算器	为正确或按顺序写入数字以及计算提供可视化支持	
发音计算器	通过语音合成发声数据和计算结果	
特殊功能计算器	同时显示数字、函数、整个公式和结果的选项	
屏幕计算器	语音合成和显示调整功能，包括按键和数字的大小及颜色	
专用计算器	真实的钞票和硬币，用来数钱或教授不同硬币的面值	

日常生活活动的独立性、完成学校作业、改善就业和职业技能、参与社交机会、玩游戏或参与休闲活动。辅助技术的使用可以为儿童创造新的探索、互动和在环境中发挥作用的机会。尽早引进适当的技术系统可以使残疾儿童能够参与重要的学习，否则他们可能无法完成。

儿童可以使用辅助技术培养能力（如获得交流），这有助于他们培养成就感、与他人相处的能力和独立能力。自主性理论认为，自主性、相关性和能力会影响一个人的动机。作业治疗师通过与儿童和家长合作做出选择及决定、设定目标并解决问题，从而促进自主性。他们通过治疗互动促进相互关系（见第5章）。作业治疗师通过设置"恰好"的挑战确保儿童和家长成功地实现目标，从而提高儿童及家长的能力。

自主性是指对自己的行为和生活质量做出自己的选择及决定。自主性包括自我效能（相信自己的能力和对成功的期望）和自我倡导（表达意见和维护自己的能力）。自我效能包括个人相信某一行为是否会导致特定的后果（能够确定自己的目标是否现实）。自我倡导是指交流能力，为自己做决定和表达自己权利的能力，特别是当这些权利受到侵犯或削弱时。

辅助技术设备通过为儿童提供独立成功的机会，帮助他们发展和实践自主性的行为。例如，儿童可以用有手柄的勺子独立进食；他们可以用平板电脑完成家庭作业，也可以通过按下开关启动玩具。成功地做自己想做的事情（如自己吃饭）会给儿童带来成就感并赋予他们力量。自主性对于成功地从高中过渡到大学、就业或有保障的生活很重要。

残疾儿童可能会感觉到他们对环境中的结果几乎没有控制力，这可能会导致学习上的无助感。例如，用右手捡东西有困难的儿童可能会完全停止使用右手，并依赖成年人完成需要同时使用双手的活动。其他儿童在没有帮助的情况下可能会让家长喂他们吃饭。习得性无助是一种继发性残疾，儿童表现出较低的自主性，导致互动和日常活动的意愿较低。

他们可能表现出缺乏主动性或好奇心、不服从、抵抗或无法应对周围的情况。早期应用可以让儿童独立完成日常活动、解决问题并学会控制环境，从而产生积极的自主性和自我效能。

三、辅助技术的推理过程

作业治疗师使用治疗推理来评估儿童的辅助技术需求。作业治疗师首先通过作业治疗概况收集儿童的期望、需求、愿望、角色和兴趣等数据。作业治疗师使用所选的以作业为中心的实践模式（见第2章）中的问题完成作业概况，观察儿童参与各种活动，并与父母及儿童面谈确定儿童的目标。框19.1列出了一些引导性问题，帮助治疗师评估儿童的辅

框19.1 评估儿童辅助技术（AT）的引导性问题

运动

- 孩子是怎么移动的？坐着？还是躺着？
- 孩子的哪些运动是主动的？哪些是无意识的？
- 孩子哪些身体部位可以准确可靠地在自主控制下运动？
- 孩子是否能够保持长时间的站立姿势？
- 孩子可以容易地操控辅助技术设备吗？
- 孩子是否有足够的关节活动范围、手指灵活度、肌力和耐力？
- 孩子的整体耐力和肌力是多少？
- 孩子在日常技能方面的独立性如何？

感知觉

- 孩子能用双手拿东西吗？还是只能用单手？
- 孩子能感觉不同形状？能感觉不同物品吗？
- 孩子能根据要求选出物品（玩具）吗？他能凭感觉辨别物品吗？
- 孩子能注意到显示器上的视觉反馈吗？
- 孩子能对听觉方向做出反应吗？反馈的信息是什么样的？
- 孩子在视觉和运动技能方面的优势和劣势是什么？
- 孩子能追视物品吗？（扫视）
- 孩子容易被视觉刺激干扰注意力吗？

认知与沟通

- 孩子知道因果关系吗？
- 孩子能观察物品吗？
- 孩子的认知水平如何？
- 孩子的注意力广度如何？
- 孩子接受和语言表达的能力及潜力如何？
- 孩子面对面交流和书写交流的需求是什么？
- 孩子可以遵循多步指令顺序吗？一步呢？

社会心理

- 孩子喜欢做什么？孩子喜欢哪些运动？
- 孩子如何表达自己的所想、所需？
- 孩子希望用辅助技术吗？当为他提供辅助技术时是否表现出积极性并有开心的反应？
- 辅助技术设备或系统是不是能让孩子做到他们不能做的事？
- 孩子和家长如何看待辅助技术设备？他们足够投入这一过程吗？
- 与戴着设备的孩子互动的人是否对此表示赞同？他们能理解这如何使用吗？
- 对孩子来说，成功（运动和认知）是否充满挑战？
- 孩子成功了吗？他们对自己的成功感到高兴吗？

情境

- 孩子在哪里使用辅助技术设备？
- 如何将辅助技术设备或接口定位在最佳使用位置？
- 教室或家庭环境是否允许安全、方便地获取指导资料和使用辅助技术设备？
- 设备是否是便携式的？它能在各种环境中使用吗？
- 是否考虑过在各种环境下孩子和家庭的输入？
- 该设备将在哪里使用（家里、学校、社区）？谁来帮助孩子（必要时）？
- 孩子在不同的情境中使用辅助技术时会得到哪些支持？限制成功的障碍是什么？
- 孩子以前有使用辅助技术的经验吗？
- 和孩子一起工作的人（家长和专业人员）是否愿意并积极地使用辅助技术？
- 孩子的短期目标和长期目标是什么？辅助技术设备如何支持这些目标的实现？

助技术需求。个人因素包括技能、能力、优势、不足以及儿童的动机和兴趣。作业治疗师完成对儿童神经肌肉骨骼系统的评估,确定儿童的运动能力并评估儿童遵循指导、解决问题和寻求帮助的认知能力。

作业治疗师观察学生的自然环境,包括家庭、学校(如教室、操场、餐厅、浴室、课外区域)和社区环境(如工作环境或其他相关地点)。作业治疗师根据儿童的运动能力和需要检查特定活动所需的环境需求。例如,患有孤独症谱系障碍(ASD)的儿童可以在平板电脑上完成精细运动任务,但需要调整环境,这样就不会被外界的声音或触碰所干扰或打扰。在另一个案例中,作业治疗师可能需要考虑活动的社会性质,确定辅助技术是否可以帮助儿童在繁忙的社会环境中成功应对。此外,儿童的喜好、兴趣和动机及社会、精神、文化和家庭因素(包括经济)都被视为可能与辅助技术干预结果相关。框19.2描述了与这些因素相关的辅助技术服务考虑因素。

作业治疗师要考虑影响儿童参与特定活动的因素,包括儿童参与活动的频率和时间。在评估过程中,作业治疗师记录当前儿童的技术及其效率。评估过程中可能使用的正式评估工具的说明见附录。

作业治疗师应用作业概况和作业分析的信息,假设哪些能力会干扰儿童参与期望的作业活动(如学习、游戏、社会参与和自理)。治疗师综合收集的信息,利用治疗推理和问题解决来确定儿童是否会受益于辅助技术。作业治疗师和团队成员讨论可以选择的方法,并探索可提供的最佳建议。

团队评估辅助技术设备是否能显著提高儿童的参与程度,是否会和儿童一起"成长",以及稍简便的设备是否能满足相同的需求。根据设备使用的具体场合或环境,儿童可能还需要一系列工具。例如使用动态屏幕语音输入设备的儿童在浴缸里可能需要使用替代方法(如有保护膜的沟通板)。团队决定家庭是否接受这套系统并值得购买,以此提高儿童的独立性。团队向儿童和家庭提供关于投资和使用辅助技术的真实、客观的信息。通常作业治疗师会安排试用期来使用不同类型的设备,确定最适合儿童和家庭的辅助技术。试用期可避免购买昂贵的、不适合的设备。

对可选设备进行完整描述之后,家庭和团队会最终决定购买哪种辅助技术,以及如何让其融入儿童的日常生活。框19.3列出了由消费者制定的标准,团队将此用于评估辅助技术设备。团队制定目标和目的,以衡量辅助技术在提高儿童参与日常活

框19.2　影响提供辅助技术(AT)的因素

因素	辅助技术服务注意事项说明
社交	• 与儿童互动的人 • 设置儿童频率 • 沟通技巧与需求 • 表达情感的方式 • 社会支持的资源 • 肢体语言
精神	• 对发生的事情感觉可控 • 对因果关系的理解 • 常用的或有选择的应对策略 • 对身体内部运作的看法 • 对卫生和健康的看法 • 在家庭、社区和社会中的目标感
文化	• 独立性的重要程度 • 关于卫生和健康的价值观 • 利用时间 • 个人空间感 • 财务价值观 • 外表的重要性 • 在家庭、社会中的角色 • 遵循传统(家庭、文化、历史) • 可接受他人援助的程度 • 健康观念
家庭	• 家庭成员承担的责任 • 工作和娱乐的平衡 • 成员(直系亲属、旁系亲属、亲戚) • 家庭构成和适合儿童的地方 • 家庭动态 • 支持和资源 • 在家中的地位

动能力方面的有效性。目标示例见框19.4。

一旦获得了辅助技术,作业治疗师就会培训儿童、家长及其他团队成员如何正确使用。包括强调技术的目的和特点,并根据需要进行调整,以确保合适。作业治疗师强调辅助技术将如何帮助儿童及它为什么很重要。一项关于孤独症儿童使用辅助技术的照顾者研究显示,照顾者对什么是辅助技术存在误解,并且在理解辅助技术的功能方面很少得到早期干预人员的支持。

辅助技术服务包括指导照顾者如何在自然活动场景中使用辅助技术设备。在计划、实施和后续阶段进行有效的培训,包括确定策略和技术,让儿童使用辅助技术并受益于此(研究笔记19.1)。从应用辅助技术开

框 19.3   从使用者的角度考虑辅助技术（AT）设备的评估标准

1. 功能性。该设备在多大程度上改善了使用者的生活环境，增强了功能性能力和独立性。
2. 负担。在购买、维护和设备维修方面没有经济负担。
3. 可靠性。在一段合理的时间内，设备在其性能和精度方面的可靠性、一致性和可预测性。
4. 便携性。设备的大小和质量对使用者在不同位置下移动、携带、重新安放和操作的影响。
5. 耐用性。设备长时间连续运行的程度。
6. 安全性。使用者认为设备能提供的身体控制程度，并且确保它不会被偷走和破坏。
7. 安全。该设备如何保护使用者、护理人员和家庭成员免受潜在的损伤、身体伤害或感染。
8. 易学。易于装配、配件少、耗时少且便于掌握使用。
9. 舒适度和接受度。使用者在使用设备时的身体舒适度怎样，并且在使用过程中没有疼痛或不适感；使用者在私人场合或公共场合使用时，对设备的审美和内心舒适度。
10. 保养和维修。设备易于保养和维修的程度（由使用者、当地修理厂或供应商提供）。
11. 可操作性。设备易于使用、适应性和灵活性强、易于控制和展示的程度。

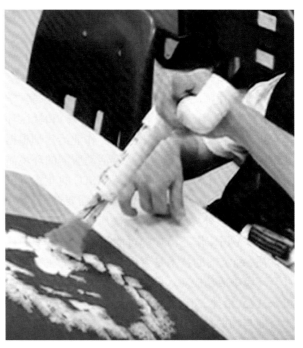

图 19.1   治疗师制作的在美术课上使用的简单抓握辅助装置

始，团队就要帮助儿童理解并乐意应用。目标是让儿童尽可能为自己的技术承担更多的责任。

即使辅助技术设备直观且易于理解，额外的培训也有助于教师、相关服务人员、辅助专业人员、管理员、家长和（或）其他照顾者确定何时何地使用该技术以及提高使用率和实用性。培训包括演示、模拟和练习。

随着作业治疗师让儿童成功地应用辅助技术来做他们想做的事，儿童们更愿意参与，并且更有成就感，从而加强了主动性和辅助技术的使用（图 19.1）。要在儿童和辅助技术之间找到合适的契合点，需要有技巧的解决问题，并注意儿童和家长的暗示。增加成功和建立积极的经验基础可以增强儿童的能力。Burkhart 提出了以下儿童和青年参与的建议：① 创建激励活动；② 建立积极参与的机会；③ 使用多种方式提供信息和材料；④ 在自然环境中使用真实的学习场景。作业治疗师鼓励儿童在干预过程中做出选择、解决问题和提出主张。

框 19.4   辅助技术（AT）目标和干预示例

长期目标	儿童使用辅助技术完成日常作业活动（如交流、进食、移动）。	儿童使用辅助技术安全地乘坐公共交通工具。
短期目标	• 儿童用有手柄的餐具自己吃午饭。 • 儿童每天使用电动轮椅和同伴换 2 次教室，在走廊里自己活动。	• 儿童使用 app 安全地乘坐公交车从学校到社区体育馆 2 次。 • 儿童可以在 iPad 上找到一条前往目的地的公交车路线。
干预	发展操作键盘、抓住合适的银环或在轮椅上推动操纵杆向前移动的运动技能。	作业治疗师可以提供一个 app，以确保年轻人在必要时能够得到指导或帮助。儿童使用 iPad 来寻找公交车路线并选择目的地（增强动机并提供控制感）。干预开始时和作业治疗师一起使用 app，最终儿童在社区中独立使用（如果有需要可以随时拨打电话）。

研究笔记19.1

Dunst C J, Trivette C M, Meter D, Hamby D W. (2011). Influences of contrasting types of training on practitioners' and parents' use of assistive technology and adaptations with infants, toddlers and preschoolers with disabilities. Practical Evaluation Reports, 3(1), 1−35.

概述

　　作者研究了不同类型的父母和专业人员对儿童和青少年(出生至105个月)使用辅助技术的培训效果。对35项研究进行了分析(包括839名成人参与者和1 100名儿童),以确定将成人学习实践应用于辅助技术教学是否能为儿童、家长和从业者带来更积极的结果。成人学习实践包括介绍(如参与者需求、描述、目标设定)、示范(如演示、角色扮演、多媒体演示)、练习(如使用辅助技术、参与者实践、小组讨论)、评估(如联合评估、评估优缺点、培训人员反馈)、反思(如日志、自我评估)和掌握(如自我评估、泛化)。作者对每项研究进行编码以确定涵盖的成人学习实践。

　　结果表明,成人学习者和儿童在使用辅助技术设备进行描述、解释和演示时获得了更大的益处;学习者使用辅助技术设备进行输入和直接实践;在真实生活中应用给培训人员反馈和策略;学习者对自己的知识和技能进行基于标准的自我评估。作者发现,让儿童像参加训练课程一样,在训练过程中使用更多有效的方法可以获得更好的效果。

作业治疗实践意义

- 治疗师应该让该儿童和家长参与辅助技术学习过程的所有阶段,包括介绍、示范、练习、评估、反思和自我评价。更积极参与辅助技术培训过程的儿童和家庭获得了更好的结果。
- 儿童和青少年受益于参与辅助技术培训过程的所有方面。
- 辅助技术培训包括成人学习实践时更有效,如协作学习、共同参与具有实际应用的活动、学习者输入、指导性实践和反馈及基于标准知识的自我评估。

　　由于许多辅助技术系统的复杂性,特别是高科技产品,作业治疗师要坚持随访并调整系统程序,确保成功使用系统。程序步骤是动态变化的。例如可以在完成辅助技术评估和采购特定设备之前进行干预,以解决使用辅助技术的先决技能条件。一旦选择并购买了某个系统,评估、监测和决策将贯穿整个干预过程。

四、辅助技术评估

　　辅助技术评估是:① 与教育和(或)治疗计划相关的连续过程的一部分;② 由团队在儿童进行作业活动的自然环境中进行;③ 利用潜在的辅助技术设备进行试验;④ 所有团队成员都参与有意义的后续工作。表19.3概述了辅助技术特有的评估工具。

　　用已经开发的各种评估和决策工具来指导辅助技术评估并提供服务。每种工具都提供了一个框架,用于评估儿童的需求、制定策略和实施干预。采用以作业为中心的实践模式(见第2章),确保评估过程的系统性和完整性。在人−环境−作业参与模式的基础上,制定了4个框架来具体解决辅助技术决策和治疗推理:人类活动辅助技术(HAAT)模式、学生−环境−任务工具(SETT框架)、结合人与科技(MPT)的评估模式及Wisconsin辅助技术计划评估包。这几个框架都强调了作业活动方法评估辅助技术和服务,并评估儿童、作业和环境。

(一) 人类活动辅助技术

　　人类活动辅助技术模式(图19.2)是一个动态的、互动的模式,其中3个因素(人、活动和辅助技术)构成了一个整体,并置于参与的环境中。参与主要包括4个领域:物理环境包括自然环境、建筑环境和物理界限;社会环境是指与他人的关系和互动;文化环境包括儿童及家庭的信仰、价值观和习俗;制度环境包括更宽泛的社交和文化环境,可提供立法和道德行为框架。人的组成部分包括人的身体、认知和情感因素。活动大致分为日常生活、工作、娱乐和休闲。辅助技术是指作为外部启用程序提供的设备和(或)服务。作业治疗师要考虑如何让辅助技术影响儿童参与期望的活动。例如,作业治疗师评估体位支持、控制系统,以及儿童成功所需要的信息。辅助技术的目标是让儿童更充分地参与日常生活。

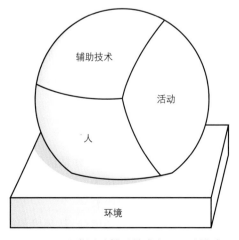

图19.2　人类活动辅助技术(HAAT)模式

表19.3　辅助技术（AT）的评估	
评　　估	**说　　明**
评估学生对辅助技术的需求：Wisconsin辅助技术计划（WATI）学区团队资源手册，2017年更新；http://www.wait.org/	提供了全面地基于过程的系统评估方法。一整套计划包括WATI评估表和思考指南、学生信息指南、环境观察指南、决策制定指南、辅助技术清单和试用指南
Georgia辅助技术项目（GPAT）http://www.gpat.org/	GPAT已经按照属性（如书写支持）编制了辅助技术设备清单和与辅助技术法律授权相关的资源，考虑了残疾学生的辅助技术，记录辅助技术的需求、实施和整合，以及辅助技术的有效性评价
结合人与科技模式（MPT）的评估工具 http://www.matchingpersonandtechnology.com/mptdesc.html	每个工具都是成对的：一个是为技术提供者设计的（咨询人员、作业治疗师、教师、雇主、培训人员等），另一个是为技术使用者设计的 技术使用调查（SOTU）有助于发现使人感到舒适的技术或能够成功使用的技术，因此新的技术可以围绕现有的舒适性或可用性来开展 辅助技术设备素质评估（ATD PA）帮助人们选择辅助技术 教育技术倾向评估（ET PA）帮助学生使用辅助技术实现教育目标
辅助技术功能评价 http://www.nprinc.com/the-functional-evaluation-of-assistive- technology-feat/	辅助技术团队的不同成员完成了5个量表，以便对需求进行生态评估：情境匹配量表、优势和局限性量表、技术经验清单、技术特性量表和个体化技术评估量表

使用HAAT模式的作业治疗师会考虑儿童的个人因素（人），以及儿童想参与的活动，如游戏或学习（活动），并寻找能让儿童在自然环境（如学校、社区）中成功参与这些活动的辅助技术。期望结果是在儿童期望的环境（如社区操场）中参与活动。

（二）学生环境任务工具

学生环境任务工具（SETT）框架是专门为学校环境定制的，代表学生、环境、任务的工具。该框架的创建是为了使教育团队能够开发出促进协作、交流、分享知识和观点、灵活性的良好决策，从而建立特定环境下以学生为中心和以任务为中心的系统，支持学生全天参与课程和课外活动。学生环境任务工具包括一系列旨在指导讨论、评估和干预的问题。根据学生的需求，团队可以选择使用部分或全部问题。表19.4列举了学生环境任务工具的问题。一旦对学生环境任务工具的组成进行检查，团队就可以确定工具和策略来满足儿童确定的需求。

（三）结合人与科技模式

结合人与科技模式（MPT）评估流程旨在使每个人匹配到最合适的辅助技术。这一过程考虑3个因素：环境、使用者个性和技术。

环境是指使用技术的环境（自然环境和社会心理环境）。例如，如果儿童在热闹的教室或安静的家中使用平板电脑，技术类型可能会有所不同。作业治疗师考虑技术和儿童个人因素之间的契合度，包括个性、气质和喜好，这样儿童就可以成功地使用技术。例如，一名儿童虽然能较好地使用改良餐具，但是他可能希望在学校里"与同龄人一样"用普通的餐具吃饭。作业治疗师还要考虑技术的特点和功能，确保儿童和技术之间的最佳匹配度。了解技术特征（如放大字体、易于加速）可以让作业治疗师更好地将技术与儿童进行匹配，并随着时间的推移取得更好的使用效果。

（四）Wisconsin辅助技术计划评估包

Wisconsin辅助技术计划评估包（WATI）旨在提供培训和具体战略，建立学区提供辅助技术服务的能力。这次培训的成果之一是Wisconsin辅助技术计划评估包，也称为ASN辅助技术（评估辅助技术的需求），最近一次更新是在2009年。ASN辅助技术的第一章介绍了评估模式和建议程序。后续章节详细介绍了在考虑一系列辅助技术支持的过程中辅助技术和陪同团队的具体类别。Wisconsin辅助技术计划评估包团队（2017）更新了评估和思考表，包括：

- 记录学生的感觉、运动、认知能力及需要的小组表格。
- 环境因素清单。
- 分析儿童困难任务的格式。

表19.4	学生环境任务工具框架问题
内容	问　题
学生	学生需要做什么？ 学生的特殊需求和当前的能力是什么？
环境	教学和体能安排是什么？ 有什么特别的问题吗？ 环境中现有哪些材料和设备？ 学生和与其一起的工作人员每天都能得到什么支持？ 环境中人们的态度和期望会如何影响学生的表现？
任务	在学生的自然环境中发生了哪些活动使他们能够在掌握已确定的目标方面取得进步？ 其他人在干什么？ 活动的关键要素是什么？ 如何调整活动以适应学生的特殊需要？
工具	对于有这些需求和有在此类环境中完成任务能力的学生来说，应考虑无技术的辅助技术、低级技术辅助技术和高级技术辅助技术中的哪一种？ 可以采用什么策略来提高学生的表现？ 学生如何在已经习惯使用工具的环境中尝试所建议的工具系统？

团队可以使用这些表格来确定技术干预和需求、各类解决方案、确定优先顺序和制定干预计划。所有Wisconsin辅助技术计划评估包材料都可以免费下载。更多信息请参见Evolve网站。

五、作业治疗干预与辅助技术

与辅助技术团队一起工作的作业治疗师使用治疗推理来采购设备、实施计划，并测量进度和结果。以下各节描述了这些步骤。

（一）设备采购和资金

与辅助技术合作的作业治疗师经常参与帮助采购合适的设备。他们可以提供申请资金的文件。资金有各种来源，包括医疗补助金、政府拨款、私人保险、非营利机构（如脑瘫联合会）、私人基金会、学校和个人支付。在美国有的州，可通过发育缺陷部门、卫生部或社会服务部获得购买辅助技术设备的资金。该州的职业康复机构也可在学生进入高中和衔接就业时，为他们提供设备资助。此外，该团队还可以考虑其他资金来源，如社区服务组织、设备贷款计划、二手和回收设备及技术援助计划。作业治疗师可以寻求创造性的资金选择或再利用项目（如国家辅助技术设备再利用协调和技术援助中心，网址：http://www.passitoncenter.org/）。

学校的辅助技术资金常出现独有的问题。学校是最后可求助的支付者，但它最终负责儿童在学校环境中学习需要的辅助技术设备。当公共或私人保险被确定为医疗必需时，儿童可用其获取辅助技术设备和服务。这些资金的使用必须是父母自愿并经其书面同意的。学校也可以与社区服务组织或协会（如肌营养不良协会）合作购买辅助技术设备。如果使用父母的资金或保险购买辅助技术设备，则该设备属于儿童和家庭。但是如果学校购买了该设备，就归学校所有。

要求作业治疗师出具证明支持辅助技术设备的资金。有效证明文件是评估团队收集的评估数据，并强调了资助机构的发言权和优先事项，明确表明了此设备加强儿童参与作业活动的必要性。出具给健康保险机构的书面文件要强调医疗需求，而给教育相关资金来源的书面文件则强调儿童获得和参与教育规划的能力。向职业机构提出的要求必须涉及就业潜力和工作技能。文件中的其他关键要素包括儿童、器械、评估程序（包括所有试验的结果）和环境使用信息，儿童将如何受益于设备，若不提供设备则使用的替代品或潜在后果，支持图片或测量，以及有关设备成本和其他的考虑信息。

（二）实施

一旦得到辅助技术系统，团队就应把系统组装起来，测试系统并开始培训。一些公司提供代表帮助处理进程，而另一些公司则提供系统附带的视频。技术支持可以通过帮助平台、讨论板和优酷视频获得。团队提供指导并帮助儿童和家长将该设备融入他们的日常生活。作业治疗师与团队合作解决问题，使设备发挥作用，造福儿童和家庭。

辅助技术实施计划包括对责任人、使用条件、使用频率和使用期限的说明。该计划考虑使用辅助技术完成的任务和情境。例如，如果学生需要语音输出交流系统，则该系统应在一天中随时可用（如在午餐或休息时进行社交活动、在指导时提问或回答问题、在独立工作时提出需求和期望、在家中与家人互动）。

在家庭和专业人员努力将设备的使用融入儿童的日常活动中时，必须在儿童所在的自然环境（如学

研究笔记 19.2

Cooper-Duffy K, Eaker K. (2017). Effective team practices: interprofessional contributions to communication issues with a parent's perspective. American Journal of Speech-Language Pathology, 26, 181–192.

概述

在评估、选择和培训时,需要各类专业人员、儿童和家长的意见。然而,家长往往觉得他们不属于这一过程,专业人员并非始终清楚如何最好地与家长合作。本文描述了如何建立有效的团队,利用跨专业的协作实践来帮助重度残疾儿童及其家长。作者将过程描述为目标设定、角色和责任、有效和高效的过程、沟通和人际关系、协作解决问题和评估。作者用一个案例来阐述这个过程。

作业治疗实践意义

与团队合作需要理解自己的角色,并与成员进行合作、交流和明确沟通,以实现对儿童及其家长更好的结果。以下提示可有助于建立有效的团队。

- 目标设定:团队成员应该达成一致的目标。团队应该用通俗易懂的语言书写目标,并在制订目标过程中纳入家庭成员。将家庭作为团队一员来设定目标,向他们解释你觉得他们想要什么和需要什么,询问他们想要什么(结果),给他们时间去处理、倾听,并与他们分享而最终完成目标设定。
- 角色和职责:尊重所有团队成员的专业知识(包括家长),并根据需要进行商议。确定团队中每个人的角色。
  - 讨论家长的任务,承认他们是儿童的发言人。鼓励家人分享信息,不要评判他们。

- 有效和高效的过程:团队计划并实施实现目标的步骤。与团队一起制定时间表和计划,让每个人投入并理解流程,同时必须确定所需的资源和时间,讨论如何管理会议及随访。
  - 通过提问让家人参加会议(如我们希望在会议中完成什么?)。
  - 如果可能的话,提前提供信息。将家长意见列入议程,并确认这些意见的重要性。
  - 通过用通俗易懂的语言向家人解释,帮助他们了解会议内容,让他们感到是其中一员。
- 沟通和人际关系:团队成员必须意识到口头、书面或非口头的互动。尊重他人的沟通方式、资源和专业知识。清晰地交流,使用简单的语言(避免使用专业术语),认真倾听要求、需求、目标和输入。让家庭成员明白并与团队一起做出决定,鼓励团队成员和家庭成员提出不同意见、提出问题、并告诉其他人他们的想法。确认家庭可能所处的压力状态。在家庭和学校(或诊所)之间建立良好的沟通。支持家长并对儿童的兴趣和个性感兴趣。
- 合作解决问题:定义问题、积极讨论、确定结果、制订计划及评估结果都涉及合作解决问题。团队成员需要开放性地制订创造性的解决方案。团队成员有效倾听他人意见,并尊重提出建议的过程。家长提供了重要的意见,因此必须鼓励家长参与解决问题的过程。为各种想法创造一个友好的环境,并积极听取所有人的意见,这一点很重要。
- 评估:评估包括收集、分析、解释和交流结果。团队讨论了研究结果并一起解释数据。家长可在家中和各类环境中收集数据。

校、家庭、社区)中花时间进行培训和练习。框19.4提供了一些与特定目标相关的干预示例。当辅助技术被纳入个别化教育项目时,一些学区制定了描述结果的目标(如儿童用5句或更多句子组成一段话,4次中成功3次),并调整列出辅助技术(如单词预测、语音听写)。在这种情况下,目标说明了学生将要做什么,调整说明了学生为达到目标所需的条件。

定期审查该计划有助于避免推荐的辅助技术设备和服务中断。可在Evolve网站上访问用于记录实施计划的表单示例。

团队协作 辅助技术的成功实施需要目标一致且团结有效的团队。团队的投入对于辅助技术的决策至关重要,因为设备是跨环境使用的,并且可以实现跨专业领域的多个功能目标(研究笔记19.2)。在

专业人员之间分享信息和合作有助于制订干预计划,并有可能改变儿童参与日常生活活动的方式。跨专业合作与高质量的治疗有关。

儿童、家长、教师、言语病理学家及物理治疗师与作业治疗师之间的合作使团队能够确定匹配辅助技术与儿童的优势和需求。专业人员和家长之间的合作为评估、学习和审查辅助技术的使用提供了支持性环境,从而产生了更好的结果。

团队具体成员因儿童的设备类型、相关人员的专业知识和环境而异。例如在临床环境中,团队可能包括儿童和家长、作业治疗师、物理治疗师、言语病理学家、医生、护士、康复工程师和社会工作者。在以学校为基础的实践中,团队包括儿童和家长、作业治疗师、物理治疗师、言语病理学家、教育者、管理者和心理学家。框19.5列出了在学校提供服务的

框 19.5 学校辅助技术（AT）团队的任务与职责
1. 根据《美国残疾人教育法》的规定，将辅助技术设备和服务视为个别化教育计划过程中不可或缺的一部分。 2. 熟悉支持学生需求的各类辅助技术和工具。 3. 评估每个学生对设备和服务的需求，支持教育表现和参与课程及课外活动。 4. 寻求其他教育专业人员的额外资源和帮助，如个别化教育团队成员。 5. 在考虑辅助技术需求时，收集和分析关于学生和其教育环境、目标和任务的数据。学生在核心学习领域、社会技能和行为、沟通、独立生活和组织能力方面的表现，以及任务和环境特征的需求都需要在辅助技术评估过程中被考虑到。 6. 从低级技术到高级技术的范围中考虑辅助技术，利用现有的资源，购买新的设备，或两者兼而有之。 7. 规划使用辅助技术的物理空间，建立支持辅助技术使用的日程，并在所有适当的环境中支持辅助技术的一致性使用。 8. 在个别化教育计划中交流和记录辅助技术的过程，包括所做决定的理由和支持设备及服务的科学证据。支持性证据可能包括辅助技术评估、设备试用、在有无辅助技术的情况下学生的成绩、基于学生的喜好和教师的观察。

框 19.6 辅助技术（AT）目标样本和相关结果评估	
目 标	结 果 评 估
使用计划应用程序提醒儿童每周5天、连续2周完成家庭作业。	每天记录完成情况（由教师和家长签字）。
儿童将使用辅助沟通（AAC）设备在5分钟的自由游戏时间内自发地和同伴对话。	治疗师在早上和下午观察前20分钟的自由游戏，并记录儿童开始对话所需的时间（必要时可以给予提示）。
儿童每天在学校午餐时会独立打开餐盒（方便使用的）。	治疗师或午餐助手经观察儿童每天是否可以自己打开餐盒（调整以便使用）。记录对儿童有困难的类型，以便治疗师可以调整或适应。
儿童将在30分钟的游戏时间里，使用改装的移动车探索游戏环境10分钟（Go-Baby-Go游戏）。	治疗师将在30分钟的游戏时间内观察儿童，记录在车中寻找隐藏物品的时间。

个别化教育团队成员（包括作业治疗师）的角色和责任。

辅助技术专业人员通常具有康复专业背景，如作业治疗、物理治疗、语言病理学或工程学。

在某些情况下，作业治疗助理和辅助人员提供辅助技术服务。一旦作业治疗师计划并制定了项目，助理在培训儿童和其他人使用系统方面尤其有帮助。在提供服务时作业治疗师确定哪些活动适合委托给助理，哪些活动需要治疗师的培训和技能。每位团队成员的参与都鼓励将技能泛化到各类环境和情境中。当鼓励团队成员合作并为他们提供沟通时间时，辅助技术的有效性也会提高。

（三）评估进展和成果

评估辅助技术服务的结果，确保支持儿童从事和参与有目的的活动。作业治疗师作为辅助技术团队的一员，选择适当的结果评估确定设备和服务是否具有预期效果很重要。

采集数据对于评估辅助技术是否能使儿童更充分的参与日常活动的结果至关重要。团队决定如何采集数据。数据采集应该简单明了，这样团队成员

（包括家庭成员）才易于理解和收集数据。评估结果取决于儿童如何使用技术。目标样本和相关结果评估见框19.6。例如，在设计开关的数据中，要考虑使用身体哪部位按开关、在给出提示之前允许等待多长的时间、需要的提示类型（如视觉提示、语言提示或手把手提示）以及特定任务的成功判定标准（如单开关开启、用电子设备激活或停用、按住开关一段时间）。相关数据结果信息见第6章。

随着时间的推移，收集的数据可以支持继续使用辅助技术设备，也可以证明后续评估的必要性。通常数据是根据设定的目标和目的采集的，并且取决于设备使用的服务环境。衡量因素包括儿童表现或功能水平的变化、参与程度、设备使用频率、使用者的总体满意度、目标实现率、生活质量和成本分析。许多评估（附录）都可用于衡量儿童使用辅助技术的进展情况。表19.5列举了用于辅助技术结果测评的具体评估。

（四）随访计划

当儿童和家长对辅助技术系统有了基本的了解并可以独立使用之后，儿童就可以出院而不用直接服务了。常规干预的出院包括一项随访计划。随访可以通过多种方式进行，从打电话到长期门诊或简

表19.5 辅助技术（AT）结果评估	
具体辅助技术工具	**说　　明**
结合人与科技模式（MPT）	测量人与科技之间匹配度的一系列工具；http://matchingpersonandtechnology.com/
结合辅助技术的儿童增强沟通简化评估（MATCH-ACES）	MATCH-ACES是循证的评估过程，它有助于团队在考虑学生教育需求、能力、环境背景、设备特点和结果的情况下，有效地评估和实施辅助技术，以便学生和技术有效匹配。这种以学生为中心的评估确定了学生的需求、喜好、技术匹配和结果有效性
上肢技能质量评定量表（QUEST）	这是一种结构化和标准化的测量方法，可使人对辅助技术的满意度分级，并将其列为重要内容；http://www.midss.org/contene/quebec-user-evaluation-satisfaction-assistive-technology-quest
学生技术支持清单（SIFTS）	SIFTS是一个基于网络的调查工具，由Ohio孤独症和罕见病中心（OCALI）网站主办，个别化教育团队成员可以从中选择最能代表其学生优势和需求的描述、定位辅助技术支持的目标任务及任务将在辅助技术的选定区域内发生的环境。虽然SIFTS主要针对学校团队，但由于专业术语的使用较少并且调查的重点是大多数人便于识别的可观察功能表现结果，所有家长、学生、使用者和其他人也可以使用。http://sifts.ocali.org/

单回复和分析采集数据。随访计划的类型和发生时间取决于系统的复杂性和儿童、家长与其他为儿童服务的专业人员的技能。有效的服务提供包括预设的随访计划表（如每6个月1次）。通过有计划的随访可以预防服务中的问题和延误。

（五）质量保证

除了评估个人成果外，团队还进行质量保证研究以评估他们提供的服务。辅助技术质量指标（QIAT）和辅助技术服务学校概况是在学校环境中用于支持辅助技术服务开发和提供的评估表。使用这些指标作为指导方针，支持儿童、家庭、教室和系统的成果。

（六）衔接计划

儿童从学龄前过渡到小学、高中及成年早期。残疾儿童可能需要帮助衔接，并获得技术以参与新的环境。如果体位摆放、教学方法和有关专业技术的信息没有从一个阶段传递到下一个阶段，关键信息和能力都可能会缺失。衔接计划解决了使用者的辅助技术需求，包括团队成员的角色和培训需求、后续的辅助技术使用步骤和衔接后的随访。

除了确保辅助技术设备和支持服务能够在衔接期间陪伴学生外，服务人员还协助患儿及家长成为辅助技术忠实的使用者。目标是让儿童能独立地使用和管理辅助技术需求，以便他们成年后获得较好的独立能力。儿童和青少年在选择的辅助技术设备

领域（如交流、书写）、如何使用和护理设备、何时使用设备及使用设备的社会影响和责任方面发展技能（案例19.2）。

根据《美国残疾人教育法》，儿童和青少年在开始或结束公办学校教育时必须有衔接计划。如果残疾学生需要辅助技术来完成一项或多项功能性技能，使用辅助技术必须被纳入衔接计划中。衔接计划包括设备和服务所需的说明，并说明机构的责任和联系方式。因此衔接计划需要来自不同教室、项目、建筑或机构的人员共同工作以确保连续性。衔接团队确定所涉及的各个机构以及负责提供所需辅助技术的服务人员。框19.7列出了有效衔接计划的职责。了解衔接文档和材料，请参见Evolve网站。

六、辅助技术的重要用途

辅助技术设备在为残疾儿童和青少年提供各类环境、舒适的体位摆放及支持生活技能方面发挥着重要作用。作业治疗师使用治疗推理来制订最佳解决方案，为儿童和青少年服务。

（一）通道

提供学校、家庭和社区建筑通道可能需要辅助技术设备和服务。对建筑物、房间和其他设施的改造包括注意门和走廊的宽度、照明开关的位置和类型以及楼梯。路沿、坡道、栏杆和开门器可使残疾儿

案例 19.2　Margy

Margy 是一名 17 岁有认知障碍和注意力缺陷多动障碍（ADHD）的女孩。在她最后一次个别化衔接计划中，她的家人表达希望 Margy 能在家庭地毯清洁行业找到一份工作。Margy 喜欢和人打招呼，其他人喜欢她活泼开朗的个性，所以她的父母希望她能和前台接待员一起工作。她父亲觉得她应该更有责任感，而不是简单地问候顾客。教师表示挑战包括准时上课、专注于任务以及整理自己和材料。此外，Margy 紧张时很难沟通，这会影响她的理解力。经过进一步讨论，团队一致认为 Margy 可以成功地担任接待员（在辅助技术的支持和监督下），并努力制订实现这一目标的计划。

辅助技术建议和环境改造

Margy 的辅助技术干预可能涉及一系列低级技术到高级技术的工具，这取决于她的兴趣、动机、优势和挑战。

- 为了解决准时问题，Margy 和支持人员使用提醒电话（最严格的方案，因为它涉及另一个人）、打印或画一张时间表、闹钟和（或）可穿戴技术（震动手表、健身手环）。
- 关注的工具包括社交情景故事、可视时间表、可视化计时器和可穿戴技术。
- 支持组织选项包括分解任务步骤管理增量的可视进度表、检查表、物理空间标签、将项目物品放在其所属的位置的照片和颜色编码，以及视频演示。
- 社交脚本、视频演示或语音输出设备（限制性最大）可以实现更好的沟通。

使用带有应用程序的平板电脑或智能手机解决时间管理问题。沟通可能是解决 Margy 难题的唯一方法。社交脚本可以通过视频或幻灯片的形式展示；提醒和提示可以编辑到设备中，并且由于设备本身被广泛应用，因此可能 Margy 更容易被社会接受。但重要的是，要考虑 Margy 是否可以实际操作设备（打开、定位或找准程序或应用程序、设置提醒或提示），以及她是否希望使用选定的功能。

框 19.7　辅助技术（AT）使用者有效衔接计划的职责

- 解决学生的辅助技术需求，包括团队成员的任务和培训需求、使用辅助技术的顺序步骤及衔接后的随访。
- 增加学生使用辅助技术，在衔接计划中参与适龄和与年龄相符的活动。
- 认识与使用辅助技术有关的宣传，这对计划获得成功至关重要。
- 识别接收环境中的辅助技术要求。
- 按照个体化的时间表进行。
- 解决特定的设备、培训和资金问题，例如辅助技术、使用说明和支持文件的购置及转让。

童安全地在建筑物内外通行。技术可包括用图片、文本和盲文标记关键区域。身形大小不一的儿童和青少年或使用轮椅的患儿可能需要调节才能进入洗手间、茶水间或电梯。

作业治疗师接受培训，以确定减少或消除障碍和促进安全的方法。作业治疗师可以安排资源或改变环境，使残疾儿童和青少年能够参与环境中的活动。例如，座椅和操场的改造可以提高移动的安全性，并有助于参与娱乐活动。作业治疗师可以参与调整棒球场、水上运动和滑雪，使残疾儿童和青少年可以参与。改造公交车出入口和安全座椅有助于学校和社区之间的交通往返，促进与学校有关的活动，包括实地考察、体育活动和娱乐活动（见第 18 章）。

学校和诊所也制定了指导方针，确保教育和服务的统一性，因为它们不断更新和扩展，指导、联系和强化学生参与有意义的活动。当包括残疾儿童在内的所有儿童都能平等地获得技术时，就可以避免为个别儿童而进行代价高昂的改造。

（二）体位摆放和人体工程学

体位摆放包括让儿童舒适的、可以发挥功能和工作的身体定位，儿童在环境中的位置，以及与儿童相关的支撑位置。座椅、体位摆放和移动装置通常是成功使用辅助技术的基础，它们可用于改善身体稳定性，提供近端躯干和头部支撑，并可探索环境（见第 18 章）。人体工程学是指设计和安排事物，使人们与之进行有效和安全地互动。对于儿童和青少年来说，这可能意味着要解决儿童的位置问题，以便他们能有效地进行手至嘴的进食，或安全地使用通信设备，不会对肌肉和关节造成额外的压力。美国儿童花几个小时在各种电子屏幕前（如计算机、平板电脑、电话、电视机），使他们面临更多腕、颈和背部问题的风险。如果儿童或那些他们行为的倡导者在早期就学会了如何调整工作站，在以后的生活中他们也会做出类似的调整。这些习惯和技能最早可以在学龄前建立。框 19.8 概述了在家或学校进行人体工程学改变的简单解决方案。

框19.8　人体工程学：家庭和学校预算解决方案/提示

- 对现有设备进行评估，确定其是否可以进行调节。如果有可调节设备，确保所有使用者都了解对它的需求及怎样调节它。通过向学生提供所需的工具和材料，培训他们并给他们对自己的工作站进行修改的权利。
- 认识到计算机显示器的照明、强光和接近对使用者视力产生的负面影响。计算机显示器应在视线水平或略低于此，约为60厘米处。提供视线水平的文件夹，减少抄写时的眼部疲劳。
- 良好的人体工程学习惯最好在示范时学习。包括端坐位时髋膝关节屈曲90°，肘部屈曲，双脚平放地上，手腕处于中立位，头部轻微前屈。儿童和青少年应该经常休息，从坐位转变为行走和伸展。
- 一种尺寸并不适合所有人，应该提供多种座椅和搁脚板让使用者选择。
- 千万不要使用键盘底部的"支具"，因为这会让键盘倾斜（键盘向操作者倾斜）。此体位让使用者腕背屈触摸键盘，而不是保持中立位。如果有目的地需要使用倾斜平面，可以将键盘放在活页夹上，以便支撑使用者的手腕。
- 获取或制作搁脚凳。调查你的学校或当地高中，是否可以将搁脚凳作为他们木工课程的一部分。
- 根据需要对设备进行调整，以保证适当的工作面高度或椅子尺寸。
- 如果够不到鼠标桌板，请确保鼠标靠近使用者身体的一侧。这对上臂尽可能保持放松和中立位姿势很有必要。在某些情况下可以使用折叠桌板。
- 通过让学校维修人员、木工班、组织或服务俱乐部参与，降低成本。有些作业治疗程序为儿童和青少年制作了适应性设备。
- 可以从许多知名网站上免费下载牵伸项目（即牵伸颈部、脊柱、肩部）。如果无法对工作站进行维修，请确保所有学生都接受了适当的休息宣教，并得到牵伸运动。

体位摆放在本质上不应该是静态的。正确的座椅和定位设备可使儿童和周围环境互动并执行有意义的任务。儿童应该能够进入并在环境中互动。由于普通家具可能不能调节适应每个人的舒适度，从改造的低级技术到特意购买的定制座椅及定位设备让使用人员可以在中立位放松的体位下工作，在考虑节约能源和最大限度地提高生产力的同时保护健康并降低损伤风险（图19.3A、B）。

（三）应用辅助技术支持生活技能

作业治疗师为残疾儿童服务，他们使用一系列辅助技术提高生活技能，如沟通、移动、自理、游戏和休闲、学习和工作等。有许多进食（如组合餐具、斜口杯、吸盘碗）、穿衣（即纽扣钩、取物器、改良服装）、洗澡（即浴椅、带肥皂的搓澡手套、淋浴椅）和如厕（即便盆座椅、尿布、拉拉裤）的改良工具。有一系列工具可用于乐器、艺术活动或体育和娱乐互动，鼓励参与、社交参与、整体幸福感和自我表达（即尼龙搭扣棒球手套、经改装的滑雪板、滑冰健步器、改良画笔、倾斜画架）。一些改造可以从日常材料中获取，而更复杂的改造可以通过购买获得以帮助观察、理解、抓住和操作材料（图19.4A～C）。以下各节描述了各种低科技和高科技的辅助技术解决方案，这些解决方案可以提高儿童参与日常活动的能力。

七、辅助技术的特殊类型

辅助技术可以帮助儿童和青年参与他们期望的作业活动。作者描述了开关的特征（操作玩具、电器和计算机），并且介绍了替代和辅助交流系统、计算机、平板电脑、手持设备和电话及日常生活所需的电子辅助设备。第18章介绍了移动设备的相关信息。

（一）操作玩具和电器开关

低科技可能是辅助技术系统的最初选择，如使用简单的开关和因果玩具/电器或应用软件。开关是可选的"按钮"，儿童通过某种反馈方式来使用。作业治疗师使用这些设备帮助儿童学习因果关系，这是之后辅助技术系统的基础技能。对于一些严重残疾的儿童来说，提供感官输入的简单设备（如风扇、振动器、音乐、灯光）可以激励他们。这些设备可以连接到电子辅助日常生活设备（EADL），然后使用开关打开和关闭。电子辅助日常生活设备可以运行电子操作玩具或电器，并具有让儿童控制使用开关的功能（如使用计时器，这样儿童必须每30秒开启1次开关）。

通常低级技术的解决方案是控制简单的开关。通常触摸开关需要按下和放开（图19.5A）。但是对于儿童来说，这种类型的开关可能没有激励作用，或者儿童可能没有打开开关所需的身体功能。图19.5B展示了帮助学生学习因果关系的开关示例。有些儿童可能没有按压或推动开关的身体功能，他们可以需要通过轻触就能打开的开关（图19.6A）。开关可以安装在便于调整的位置，这样能改善学生

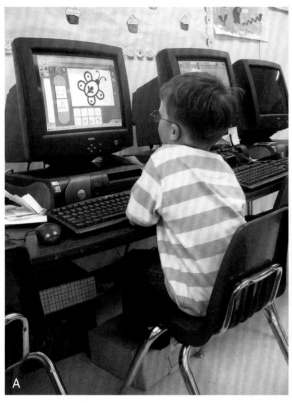

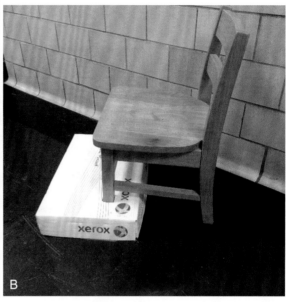

图19.3 A. 一种尺寸并不适合所有人。重点是调整学习环境促进健康和生产性活动；B. 可以使用环境中的可用物品或者通过购买特定的定位设备进行调整

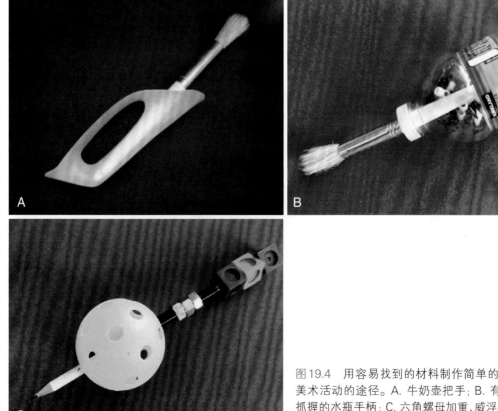

图19.4 用容易找到的材料制作简单的美术工具，提供美术活动的途径。A. 牛奶壶把手；B. 有"声响"的容易抓握的水瓶手柄；C. 六角螺母加重、威浮球握持和末端有小玩具的铅笔

的使用情况（图19.6B）。虽然此类开关需要的控制运动程度最小，但它对认知的要求比图中的开关大。对于认知能力较低的学生来说，无接触开关可能过于抽象。

使用低科技工具、开关和简单的因果活动，使儿童能够在家中和课堂上参与各种学习活动。图

19.7A展示了通过开关玩具参与水上游戏活动的选择，图19.7B展示了参与园艺活动的选择，图19.7C展示了与同伴玩游戏的选择。开关可以完成部分参与，其间学生可以使用开关完成任务的某一步骤。例如，图19.7B中，学生按下开关打开Waterpik；然后另一个学生使用Waterpik浇花。

（二）计算机和平板电脑的使用开关

许多用于低级技术解决方案的开关（图19.5和19.6）也可用于计算机、照相机或平板电脑。一旦选择好所用的开关，将其与设备连接，使用者就可以控制玩具、计算机或交流设备上的多个装置。定位开关和设备可能需要将每个物品放置在最佳位置以便使用。更复杂的开关系统使用间接选择，例如扫描需要几个步骤。

当决定使用开关驱动系统时，团队需同时考虑运动和认知需求。例如，9个月大的儿童能够准确地按下开关，但不具备理解扫描概念的认知技能。开关的位置（如头部开关与用手敲击的开关）可能改变认知要求并影响儿童的准确性。单（或双）开关可用于运行系统，如扫描。其他选择包括眼睛（凝视）控制和语音识别，以此操作计算机或交流设备。

（三）辅助沟通

交流的目的是表达所想和所需、与他人交流和分享信息、参与社交礼仪。框19.9描述了应给予所有人基本交流的权利。残疾儿童可能会遇到与接受和表达语言有关的一系列困难。辅助沟通（AAC）是不需要言语的交流。辅助沟通系统组合使用了所有儿童可用的交流方法。包括了言语、发声、手势和交际行为。辅助沟通的总体目标是将消息传递给另

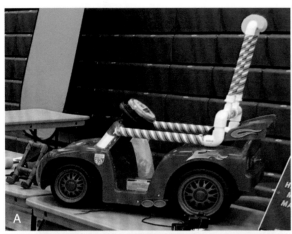

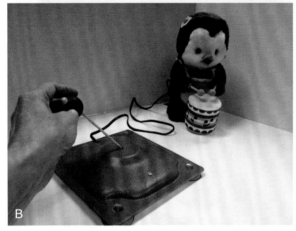

图 19.5　A. 用于开启改装的电池驱动汽车的触摸开关；B. 通过拉动彩色球开启的开关

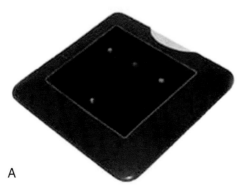

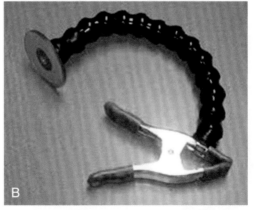

图 19.6　A. 感光平板开关，通过简单的触摸开启开关；B. 有多种或可调节的安装方式，以便开关定位、易于儿童使用

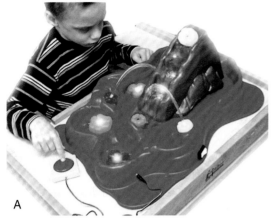

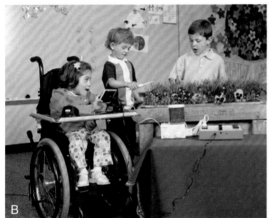

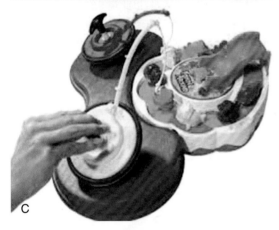

图 19.7　A. 儿童用开关玩戏水玩具；B. 儿童用开关和同龄人一起参与园艺活动；C. 儿童用开关打开 "菜园昆虫" 玩具

一个人。有复杂交流需求的儿童和青少年如果不能成功获得辅助沟通服务，就有虐待、犯罪、失业和社交受限等风险。

　　辅助沟通支持语言并出现了读写技能的发展，加强了在教育环境中的应用，促进了友谊并支持与家庭成员和社区人员的互动。尽管很多家长担心辅助沟通会干扰言语的发展，但发现辅助沟通其实增强了言语的发展。因为沟通影响到整个家庭，因此

<table>
<tr><td colspan="2">框 19.9　　交流权利法案</td></tr>
</table>

1. 社交互动、保持社会亲密度和建立人际关系的权利
2. 请求所需物品、动作、事件和人员的权利
3. 拒绝或撤销不想要的物品、行为、事件或选择的权利
4. 表达个人喜好和感受的权利
5. 做出有意义的选择的权利
6. 发表评论和分享意见的权利
7. 要求和提供信息的权利，包括有关日常和环境变化的信息
8. 了解自己生活中人和事的权利
9. 获得改善交流的干预和支持的权利
10. 承认和回应沟通行为的权利，即使无法达到预期的结果
11. 有权使用功能性辅助沟通（AAC）和其他辅助技术（AT）服务和设备
12. 有权获得环境情境、互动和促进与他人充分沟通的参与机会，包括同龄人
13. 受到有尊严的待遇和尊重、礼貌对待的权利
14. 直接告知的权利，而第三人在场时，不可以说起或者谈论
15. 享有清晰、有意义、在文化和语言上适当沟通的权利

经允许引自 Brady, N. C. et al. (2016). Communication services and supports for individuals with severe disabilities: Guidelines for assessment and intervention. American Journal on Intellectual and Developmental Disabilities, 121(2), 121–138.

需要以家庭为中心的方法来确保辅助沟通是儿童和家庭日常经验的一部分。框 19.10 提供了促进与儿童沟通的策略，可与辅助沟通结合使用，也可单独使用。

　　辅助沟通系统的安排设计和组成与儿童的愿望、喜好、能力、技能和环境相匹配。使用辅助沟通的人员有 3 类：没有可靠表达方式的急需沟通者；有表达但仅限于特定语境的环境依赖型沟通者，因为可能只能被熟悉的人员理解或可能没有足够的词汇；可以就任何话题与任何人沟通的独立沟通者。使用辅助沟通的儿童常被认为是应答者，而通常情况下，正常同龄人始终充当沟通的发起者。这些分类为识别和建立辅助沟通系统及促进交流的策略奠定了基础。

　　团队成员分享了不同的专业知识：儿童和家长了解儿童日常沟通的需求和日程安排；教师了解读写能力和教学；语言病理学家是语言发展方面的专

框 19.10　促进交流互动的策略

1. 建立促进互动的环境。
   - 创造舒适的对儿童友善的环境。
   - 限制注意力分散。
2. 照顾儿童,发展治疗关系。
   - 和儿童坐在同一视线水平。
   - 眼神交流。
   - 对儿童及其活动表现出兴趣。
3. 提供有意义的交流机会。
   - 与儿童建立融洽的关系。
   - 了解儿童的兴趣。
   - 让儿童参加有趣的活动。
4. 对儿童有能够实现的期望。
   - 介绍自己,让儿童知道互动的目的。
   - 允许儿童提问。
   - 保持简单的指令并留出让儿童处理的时间。
5. 提供适当的语言输入。
   - 以儿童的语气说话,注意儿童的年龄和兴趣。
   - 在说话前要引起儿童的注意。
   - 指令简洁。
   - 允许儿童回应。
6. 避免回答是或否的问题以及"测试性"问题。
   - 提问开放式问题。
   - 跟随儿童引导。
   - 让谈话更顺畅。
   - 回答儿童的意见和问题。
7. 调整互动节奏。给学生时间交流、等待。
   - 留出时间让儿童做出反应。
   - 仔细听儿童的回答并表示你听到了。
8. 跟随儿童的脚步。回应儿童的交流尝试。
9. 为儿童的交流方式提供模式。根据需要指导儿童。
   - 用微笑或大笑来表达快乐;倾听时看着儿童;点头让儿童知道你在倾听或表示理解。
   - 耐心地让儿童重复答案,或者在事情不清楚的时候可进行另一种反应方式。
   - 使用手势或面部表情使交流更明确。
10. 在必要时给予提示。记得将提示逐渐变成暗示。享受交流。
    - 问一些简单的开放式问题。
    - 根据需要提供带有图片或实物的提示。
    - 为儿童提供选择(如列表),但会随着时间而减少。
    - 给儿童提供表达感情的机会(即使儿童只指自己感觉如何的图片)。给儿童处理感情的时间。
11. 让家长尽早参与评估和干预课程。
    - 要求家长向你展示他们如何沟通并吸引儿童。
    - 从家庭风格中寻找线索,看看什么是有效的。
    - 让家长尝试新事物。
    - 让家长充当指导人员,以此获得成功。
    - 当遇到困难时,介入并支持家长和儿童。
    - 在整个课程中与家长和儿童合作。
    - 解决家庭和儿童的问题。
    - 询问策略或技术是如何运作的,并听取反馈。
    - 诚实对待家长和儿童。
    - 随访并寻找资源。
- 你可能想看看家长是如何与儿童沟通的,了解儿童如何交流的提示。
- 如果你不明白就说出来,要非常有耐心。
- 让儿童做决定。
- 与家长合作。

家;作业治疗师和物理治疗师提供与摆位及使用辅助沟通系统相关的服务。因此,在评估、设计及实施辅助沟通支持时,必须使用团队合作的方法。

　　1. 辅助沟通设备的类型　儿童可以使用辅助和非辅助交流及低级技术和高级技术结合的设备。非辅助性或基于身体的交流无需技术,它由发声、姿势、面部表情、手语、手势、眼神和(或)指点组成。所有的人都会使用一些混合的非辅助交流方式。例如,残疾儿童在功能技能允许的情况下,经常使用手势、面部表情和肢体语言。

　　辅助交流系统可以包括非电子或电子交流辅助设备,并且要求儿童使用符号系统。非电子辅助设备通常是低级技术,包括交流板或书本、图片系统、纸和铅笔。图片系统在学龄前儿童、严重残疾儿童和孤独症儿童中的应用逐渐增多(图19.8)。

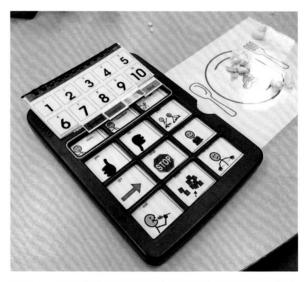

图 19.8　使用静态屏幕语音输出设备的低科技螺旋绑定交流板示例

图片交换交流系统（PECS）是一种辅助沟通的形式，可用于有各种沟通、认知或肢体障碍的人，包括学龄前儿童、青少年和只有语言很少或没有语言能力的成年人。视觉表现，如物品、照片、实物图片、线条图、文字等，可用于增进理解、交流和社会联系，并可根据使用环境和情境采取多种形式。视觉支持可以设计成帮助学生使用文字、物品、照片、计算机生成的图片符号、剪贴画或其他视觉的组合来进行自我表达。视觉支持也可以在阅读和书写中使用，可以帮助残疾学生更独立地完成任务。

对于难以理解二维视觉再现系统的人，如照片、图画和图形，可以使用真实物体图标（TOBI），用图画、图片或照片剪出所示物品真实的形状或轮廓（图19.9），也被称为有形符号。有形符号可以是二维和三维的教具，可以是物品、部分物品或相关物品，它可以向使用者传递有意义的信息或代表使用者的交流目的。例如，一小段链条图片可表示摆动的时间，或者由管道清洁器形成的圆圈表示"晨间分享时间"（图19.10）。

电子交流辅助设备通常是高科技产品，包括语音生成设备（SGD）、对话框、手机或智能手机、平板电脑和计算机。语音生成设备可能会产生数字化或合成语音输出。数字化语音记录一个人的真实声音，但它需要大量的存储空间，并且仅限于记录和存储内容。合成语音是以电子方式生成的，但具有文本转化为语音的功能。合成语音的理解程度可能因系统类型而有所不同。

不同类型的简易辅助交流设备是常用的（图19.11A）。该设备可用于交流，包括每次使用者按下开关（图19.11B）时激活记录消息。图19.11C展示了另一个简单的便携式辅助交流设备；它可以像手表一样穿戴，具有几个预先录制的信息。这些信息易于更改，符号可以用来提醒使用者。例如，购物时使用符号可以让使用者记住物品（图19.11D）。如图19.10E中所示的设备，适用于最终可以使用更多高科技辅助交流的儿童。

高科技电子交流辅助设备常以计算机或专用系统为基础。计算机交流系统使用特定软件和其他调整，但也可以进行其他功能，如环境控制。此系统可以安装在轮椅上，也可以是便携式的。专用系统主要作为电子交流辅助设备运行（图19.12），具有专门为交流功能设计的硬件和软件功能。这些系统有各种尺寸和质量，并提供听觉、视觉或打印输出。电子交流设备的编程采用了个性化的覆盖层。这些覆盖

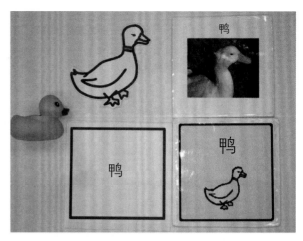

图19.9　从左起顺时针方向的多种表示方式：实物、真实物体图标、照片、图片符号和单词

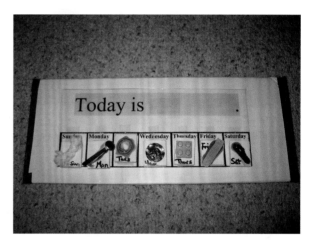

图19.10　触觉符号交流板示例

可以为儿童提供至少2个最多可达128个或更多的选择。

近年来，从触摸屏手机到平板电脑设备等相对便宜的移动技术，已经成为传统昂贵的语音生成设备的热门替代品。移动应用程序提供了许多词汇构建和文本转化语音的功能，有些功能可以进行"即时"编程。移动技术可能更小、更便携、工作更快，并且外观更容易被社会接受。然而定制和学习可能存有困难。移动技术可能应用时间不长，也不能为培训提供足够的支持。治疗师必须考虑儿童如何使用设备，特别是打开设备，在程序或屏幕之间搜索，并选择图标。由于移动设备的普及，许多人意识到移动设备是一种可用的交流系统。然而治疗师必须谨慎，不是让患者适应设备而是应该决定挖掘适合个人的设备。

2. 选择辅助沟通系统　在设计高科技辅助沟通系统时，首要考虑的因素是儿童对符号的理解。

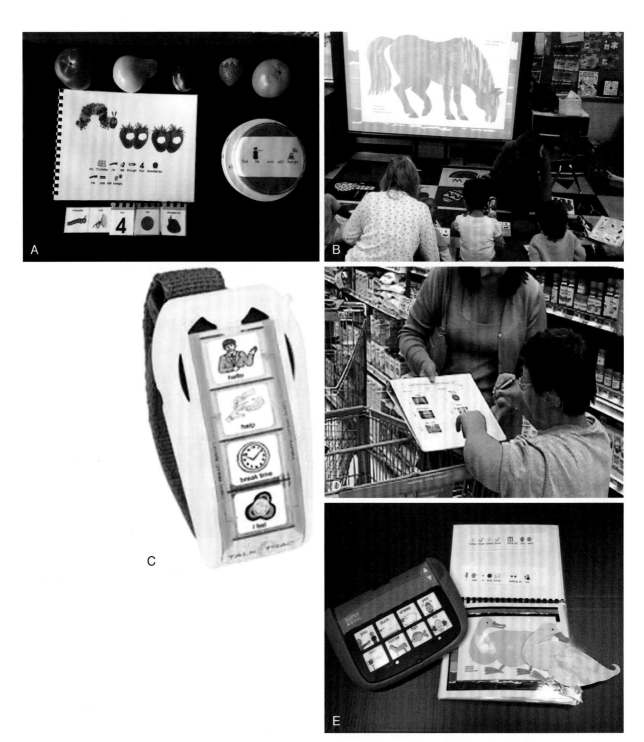

图 19.11 辅助沟通设备。A. BIGMack 沟通设备，与改良图书一起使用；B. 使用连续的交流支持参与故事时间；C. Talk Trac 沟通设备；D. 购物时使用符号来帮助使用者记忆；E. Supertalker 复述故事

儿童对功能物品的接受理解、视觉匹配、拼写和与单词识别相关的识字技能都是决定符号系统的必要认知技能。符号系统的示例包括实物、照片、记号和传统拼写法（使用字母和单词）。

控制接口或访问设备的方式包括使用键盘（如单、双或多个开关排列）和操纵杆、鼠标或其他替代

性定点设备。可直接通过定点、触摸或间接方法选择，如听觉或视觉扫描、定向扫描或使用编码。为了比文本输入交流更快，可使用编码（或符号）系统，该系统使用有序的多意义图标来检索单词、短语或句子。许多交流系统都带有信息预测程序。一些更先进的系统可以学习使用者的交流"风格"，并开始更

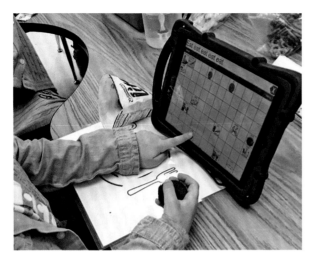

图 19.12　专用动态显示辅助沟通设备的示例

准确地预测交流内容。

　　除了输入法外，辅助交流设备还使用 2 种视觉显示类型（屏幕）。动态交流显示提供大量的图形（有些是电子动画）和文本选择。显示根据使用者的选择而变化。通常通过触摸屏访问。动态显示如图 19.12 所示，其有助于记忆困难的儿童，但它们需要高度的视觉注意力、持续的决策和对物品长久的掌握。第 2 种类型是视景显示，根据背景嵌入图形提供"热点"，提供更有意义和个性化的交互显示。

　　当获得设备，设备的编程和对儿童及所有交流人员的培训对成功使用设备至关重要。团队、儿童和家长合作确定词汇，包括对话信息（问候、信息分享和请求）、核心词汇（用于识字或不识字的儿童、鼓励语言和认知发展）和边缘词汇（儿童特有的活动、喜好、家庭、环境、爱好的表达方式）。词汇需求因语境、交流方式和个人特点而异。必须教他们具体的交流功能，如请求、拒绝/抗议，吸引注意力；鼓励问候、告别和其他社交礼仪，评论，有亲密的社交，询问信息和确认/拒绝，通过以上内容优化交流能力。关于交流能力的定义见框 19.11。Light 和 McNaughton 确定儿童必须同时发展操作能力（知道如何使用技术）和策划能力（知道何时使用技术）。

（四）计算机、平板电脑、手持设备和电话

　　在学校、家庭和工作环境中，使用个人计算机、平板电脑、手持设备和电话越来越普遍。这些是灵活的、有激励性的且有力的教学工具，有助于个体化教学和学习。有/没有专门软件的计算机提供了多种交流、游戏、探索、自我表达、与环境互动、学习因果、更独立地完成学校和工作任务的手段。大多数儿童在入学时都接触过计算机系统、平板电脑或电话。在家里数字设备可以用于娱乐、休闲、通信、工作和学习。与他人的社交联系可以通过电子邮件、即时消息和社交网站完成。例如，一些残疾青少年可能会从使用计算机和互联网建立的社交网络及友谊中获得积极结果。

　　数字设备可以激励儿童学习和掌握大量技能（案例 19.3）。它们是主流技术的一部分，提供了一些他人无法模拟、体验的经历，消除了看起来"与众不同"的社会特征。数字设备可使儿童进行学习所需的练习并重复。可通过定制获取多种软件程序、输入设备和输出设备满足个人需求。幼儿可以应用遵循其发育和功能需要的进展系统。先成功的使用简单系统之后再使用更复杂的系统。表 19.6 概述了儿童使用计算机的益处。

　　在学校里，儿童常在其学习中使用文字处理程序、互联网、电子邮件和虚拟教室。软件程序、网站和应用程序涵盖了大多数学习主题及娱乐和竞争性活动。数字多媒体设备可以支持学习规则、轮流交谈和社交技能。数字软件、应用程序和网站包括虚拟操作和练习等功能；创造性书写软件具有录音功能、有声音、图形和动画；键盘软件可指导打字。软件和网站设计人员继续增加功能，扩大他们的产品和网站使用范围。

　　数字设备和软件可以通过游戏、屏幕阅读器和在线书籍帮助儿童发展识字能力或增强技能。"虚拟现实情境"可以访问和探索原本无法进入的环境。多媒体模拟可以为社交情境、学习任务、职前培训和驾驶培训提供准备。对于无法识别传统印刷品的儿童，将同龄人使用的相同文本进行修改后再阅

案例19.3　Jeremy

　　Jeremy是一名2岁的唐氏综合征男孩。他的家人希望给他提供一切发展认知技能的机会。他们计划让他长大后进入普通学校学习。最近一次会议报告,平板电脑技术是支持唐氏综合征儿童学习和教育表现的工具。他们便咨询了早期干预团队推荐适合Jeremy使用的平板电脑和应用程序。

- 你能为2岁的Jeremy推荐一款平板电脑吗?你会用什么标准来决定推荐哪些应用程序呢?

辅助技术(AT)的建议

　　使用学生-环境-任务工具框架来指导团队确定哪些技术最适合Jeremy。他们评估了Jeremy的认知、运动、感知和感觉能力来培养他了解自身优势和不足。

　　团队询问他是否需要平板电脑来支持学习和教育,或者可以提高其作业表现。尽管平板电脑技术可以提供多感官体验,适用于所有儿童,但重要的是要根据个体化需求来匹配合适的平板电脑并选择应用程序。选择一款"有益于唐氏综合征儿童"的应用程序可能不是最好的方法。

　　由于Jeremy的父母向团队寻求有关使用平板电脑的信息,他们可能更愿意使用平板电脑和其他推荐的应用程序。根据Jeremy的需求、兴趣和能力,还可以使用其他的工具和策略,或将其替代平板电脑。在使用平板电脑期间和其他适合发展体验之间找到平衡,这对Jeremy的整体健康和幸福感很重要。团队决定在一次尝试性的干预过程中首先引入一些应用程序来改善Jeremy的沟通和对图片的认识。这将在团队建议家长购买平板电脑之前更好地确定Jeremy的学习需求。

读,可以减少环境中依赖他人的读写。Evolve网站上列出了可以帮助作业治疗师找到合适应用程序的资源。

　　在完成艺术品或书面作业时,面临挑战的儿童由于运动、情感或注意力方面的缺陷,可以完成外观整齐、统一的数字艺术品或书面作业。完成更准确、更清晰或更有吸引力的作品可能会增强他们的自信心和自我表达能力,减少挫败感。与所有工具一样,儿童必须了解其特点并接受应用和维护方面的培训,才能充分获益。

　　在家中、学校、诊所和工作环境中可以使用各种类型的设备(如Mac、Chromebooks、平板电脑、电话或个人笔记本)。在建议购买软件程序或使用改装设备前,必须对系统的内存和技术进行评估,确保

表19.6　计算机对幼儿的益处

益　处	示　例
让儿童受控制	使用以儿童为导向的软件 使儿童按照自己的节奏前进 可供运动控制受限的儿童使用 用双开关浏览简单的认知界面
让儿童具有认知能力	使用双开关软件,每个开关都有不同的功能 提供试错学习 为儿童的努力提供符合逻辑的结果 使用图案和惊喜 提供熟悉的物品和任务的体验 可进行主动学习与被动学习
提供选择机会	维持注意:增加控制和认知参与的机会 进一步加深对结果的认识 提供无错误的学习环境
提供语言环境	提供描述儿童行为的语音输出反馈 提供简单但实用的语言 提供声音播放的机会 提供可预测的重复和周期性奖励来配合行动 将物品和玩具的三维体验和二维屏幕联系起来
提供共同关注和分享互动的机会	给成人和儿童互动的机会 鼓励指出、展示和分享快乐 为儿童提供领导机会,成人跟随和支持 为儿童间的互动提供机会
促进交流互动	让儿童表达想法 为儿童提供与其他人交流的语音输出和视觉信息
提供一致的多种感觉反馈和重复语言及认知概念	虚拟操作物品发展认知技能 为儿童提供即时反馈 使儿童根据需要控制重复量 强化具备的读写能力 在游戏环境中强化具备的数学技能或序列、数字和模式(非成人指导)
确保认知简单	分步提出概念 通过成功帮助儿童维持注意力 帮助儿童远离"猜测模式"或"试图取悦模式",这可能会导致不准确或混乱的结果

其与程序的兼容性。许多软件程序都兼容笔记本和Mac操作系统。例如2种软件都可以使用替代键盘，则无需进行重新配置。作业治疗师应具备操作公办学校计算机主机系统、解决系统问题、使用电信系统建立网络、操作一般应用程序、应用教师实用工具和进行计算机教学的能力。

iPad为许多儿童和青少年提供了轻巧、便携、多功能和社会可接受的解决方案。电池续用时间相对较长、价格实惠、可以连接互联网、可以拍照和播放多媒体，并支持应用程序满足学习和社交的需求。触摸屏可让低龄学生或没有使用普通计算机、键盘或鼠标能力的学生使用。

iPad具有内置的辅助功能，可支持视觉、听觉、运动技能、学习和不同的读写能力。这些功能包括辅助触摸、开关控制、触摸调节、支持第三方键盘和Siri语音助手。辅助功能设置用户可放大默认字体或将iPad置于缩放模式查看屏幕，使用语音转换为文本的功能及查看字幕或说明。辅助触摸设置可通过屏幕上显示的菜单系统创建自定义手势和进行正常手势。蓝牙扩充了添加外部设备的可能，如使用键盘、开关和操纵杆。有关iPad、平板电脑和计算机的资源，请参见Evolve网站。

（五）输入

输入是指数据进入设备的方式。例如键盘、开关和扫描系统都视为输入。作业治疗师在确定计算机方位和设备的系统时应用"最少变化"原则。这意味着作业治疗师考虑最少修改或改变系统让儿童成功。例如，如果儿童可以使用经过一些修改的标准键盘和工作站，则首选放大键盘上的字母（图19.13）。

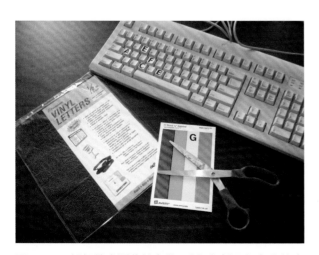

图19.13 低级技术调整键盘的示例，包括用颜色和放大的字母来调整按键

表19.7和19.8描述了使儿童能更好地使用工作站和计算机的解决方案。

（六）输出系统和信息处理

输出是使用数字设备时产生的产品或结果。它包括在屏幕上显示或打印的书面结果、语音或信息。一些打印机提供盲文输出，一些软件程序提供语音输出。一些程序读取文本，而另一些程序提供计算机所有功能的输出。语音输出系统可以支持有学习障碍、认知迟缓、孤独症和视觉障碍的学生学习和探索。

如果使用者无法以有意义和功能性的方式成功地处理和使用设备接收信息，他将放弃系统。例如有视觉感知障碍的儿童可能会发现在屏幕上接收到的视觉信息令人分心或难以承受。缺乏图形基础技能的儿童可能难以处理凌乱复杂的图形。作业治疗师提供干预，教患者如何使用设备。干预包括使用辅助技术的运动、处理文件和社交方面。

（七）软件和应用程序

治疗师必须谨慎地做出决定，找到符合儿童兴趣和技能的程序和应用程序。随着应用程序数量的增加，残疾儿童可以使用每个人都能使用的程序。软件或应用程序可能要求使用者对视觉、听觉或触觉刺激做出特定的、不同的反应。程序和操作系统可以根据声音、触觉灵敏度、视觉显示和反应时间进行调整。使用者必须有短暂的兴趣和动机参与活动。包括公共区域软件、在线活动和应用程序在内的计算机活动和程序可用于教授基本技能，如物品恒久性、持续关注、因果关系、辨别、匹配和定向能力。作业治疗师决定如何定制视频和音频，满足学生的个体化需求。

各种各样的软件、在线活动和应用程序可用于促进儿童在生活角色中的功能独立性。在AOTA网站上（OT应用程序和技术博客http://otswithapps.com）发布了全面的应用程序列表，用于更新应用程序和移动设备相关信息。请参阅Evolve网站获取更多资源。

（八）日常生活电子辅助设备

日常生活电子辅助设备（EADL）也称环境控制单元（ECU），儿童可以使用一个或多个电子设备进行互动和操作，如电视机、收音机、CD播放机、灯、电话或风扇，使用语音激活、开关控制、计算机接口

表 19.7　使用工作站解决问题

问　题	可 能 解 决 方 案
按 1 个或多个键有困难	改变桌子或椅子的高度
	改变键盘位置
	改变按键灵敏度或主动延迟接受
	使用键盘锁
	使用带有较大按键的外接键盘
	使用触控笔、鼠标杆或头杆
	改变键盘上字母的大小
容易打出多个字符而不是 1 个字符	改变桌子或椅子的高度
	改变键盘位置
	改变按键敏感度或主动延迟接受
	停用自动重复
同时按住多个键有困难	使用黏滞键功能或实用程序
	使用机械键盘锁
只能使用一侧上肢	教学生使用标准键盘的单手打字技术
	使用和弦键盘
	重新设置键盘以使用单手
	使用屏幕键盘和鼠标输入
使用常规鼠标有困难	使用轨迹球
	使用轨迹板
	创建鼠标轨迹模板
	使用操作系统的 MouseKeys 特性
输入缓慢或低效	增加键盘输入练习，使肌肉运动模式更加自动化
	为标准模式设置模板
	对重复的单词和短语使用宏指令和缩写联想
	使用文字预测软件程序
流口水	使用键盘盖（皮肤安全）
	使用其他的防水键盘
难以看到屏幕或突出显示	确保显示器没有对着窗户或拉下百叶窗
	使用防眩光过滤器
	通过关闭顶灯减少眩光
	改变字体大小
	改变字体（有下划线的字体更适合阅读；没有下划线的字体更适合字母识别）
	改变字体属性（粗细）
	更改背景或文本颜色以获得更高的对比度
	将屏幕设置为单色
	使用大屏幕或降低屏幕分辨率
	使用屏幕放大镜（硬件或软件）
阅读文本困难	确保显示器没有对着窗户或拉下百叶窗
	使用防眩光过滤器
	通过关闭顶灯减少眩光
	改变字体大小
	改变字体（有下划线的字体更适合阅读，没有下划线的字体更适合字母识别）
	改变字体属性（粗细）
	更改背景或文本的颜色以获得更大的对比度

续　表

问　　题	可 能 解 决 方 案
阅读文本困难	将屏幕设置为单色 使用大屏幕或降低屏幕分辨率 使用屏幕放大镜(硬件或软件) 使用语音输出工具(屏幕阅读器)
容易被声音分散注意力	关闭应用程序中的声音功能 从系统控制面板调低音量
听觉反馈困难	使用听力保护器或消音护耳器 增大音量(可以使用耳机) 使用外放音响
在键盘上找到正确的按键有困难	使用贴纸或扩大按键字母来突出正确按键 增加键盘盖的大小或对比度 对"标志性"的按键使用颜色编码 使用儿童按键键盘(适合小年龄的儿童) 屏蔽不适用的按键
屏幕、键盘和桌面上的信息切换有困难	使用文档夹将打印页面挂在显示器旁 改变键盘位置 改变显示器位置 使用触摸屏或屏幕键盘
无法记忆键盘的功能	开发键盘快捷键的"备忘录",以便随时使用 开发键盘辅助记忆符号来帮助记忆键盘的功能
动机减弱	重新检查学生的目标,确保学生参与了目标制定的过程 尝试不同的软件程序来实现目标 更改计算机使用的目的 更改使用方法 减少使用计算机的时间 根据学生的技能(高或低)调整活动

表19.8　使用访问计算机的解决方案

输入	符合人体工程学的键盘 禁用自动重复功能 适应性键盘(颜色编码、扩大字母、键盘盖) 直接(外接)和间接(字母扫描、开关)选择
备用键盘	膜:需要较少的压力来激活和使用定制覆盖层 微型:更小更轻;专为力量和运动范围减小的使用者设计 和弦:设计最少的手指移动;需要多次同时按键来打出字母和短语 屏幕键盘:提供可使用鼠标、触摸、轨迹球、操纵杆和眼睛凝视键盘的图像
鼠标模拟器	模拟鼠标移动和选择的设备,包括箭头按键、触摸板、轨迹球、头部指示、交互式白板、触摸窗口和屏幕
语音识别	计算机或平板电脑可识别语音并将其转换为文本或指令
内置的辅助功能	这些功能支持与计算机进行轻松的视觉、听觉和移动互动(可通过Microsoft或Apple网站下载)
其他输入	给儿童使用其他类型的输入系统,包括凝视控制系统、盲文、无接触开关和舌触键盘。一旦使用者开启按键,就会向连接到计算机的接口盒发送信号

或X～10单元（发射器和接收器）的适配,使用现有的电子书写互动兼容产品。日常生活电子辅助设备解决了主要需求和长期目标。系统应易于组装、学习、使用和维护。日常生活电子辅助设备可以融合入计算机系统、平板电脑、智能手机或独立系统中。有些系统只有一个单独的控制接口（打开或关闭电子设备,如一盏灯、风扇或电视）,另一些系统则能够连续控制（更大或更小控制操作的装置）。降低和提高电视机音量并调暗灯光就是连续控制的示例。图19.14A和B所示为近年来儿童使用的常见日常生活电子辅助设备装置。近年来,辅助技术用户和倡导者找到了使用主流"智能设备"的方法,例如,Amazon Echo作为语音控制的个人助手来回答问题、播放音乐、阅读、查看日程安排、控制智能家庭设备等。

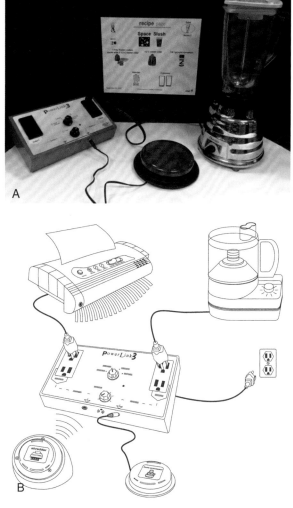

图19.14　A. 为烹饪活动设置的可视化配方、电源、开关和搅拌机；B. 使用动力连杆设置日常生活电子辅助设备的示意图

八、改变教育格局：面向21世纪每位学生的规划

辅助技术和学生独特的学习风格决定了每位学生教育最好的框架。团队对儿童进行评估,给他们创造学习环境和支持,使所有学生都能达到目标。

（一）通用设计与通用学习设计

Ron Mace 是一个有远见的人,他用"通用设计"（UD）一词描述了不论年龄、能力或生活地位如何,所有产品和建造的环境都能使每个人在最大程度上感到愉悦和可用的概念。他在无障碍设计方面的工作有助于通过禁止歧视残疾人的国家立法,如1988年版《美国公平住房法修正案》和1990年版《美国残疾人法》。框19.12概述了通用设计原则。

对于通用设计中心来说,通用设计的目的是让尽可能多的人使用产品、交流和构建环境,简化每个人的生活,而不需要额外的成本。通用设计是一种积极主动的方法,它消除了许多障碍,但并不能取代个体化辅助技术的需求。虽然在家和教室中的普通家具、玩具和教学材料可满足许多人的需求,但对其他人来说可能需要更容易抓握、控制、操作、可视、理解或用其他方式使用的物品。

通用学习设计（UDL）在《美国高等教育法》中定义为：

以研究为基础的课程设计架构,包括目标、方法、材料和评估,使所有人都能获得知识、技能和学习热情。通用学习设计为活动课程提供了灵活性（以信息的方式呈现,学生反应或展示知识,以及学生参与的方式）,减少了障碍,提供适当的支持和挑战,并为所有学生保持高水平的成功标准,包括残疾学生。

通用学习设计是教育改革的架构,重点是提供课程和材料,以支持学校中有不同需求的学生。通用学习设计原则假设具有各种技能和需求的学生都将成为学习的参与者,并且目标、课程、教学材料和评估需要通过备选方案、选修课和改编教材来主动预测和解决各种问题。学校管理者强调制定和实施通用学习设计课程,使所有儿童都有平等的机会学习和展示所学知识。通用学习设计提倡使用不止一种方式来表示内容（学到了"什么"）,计划和执行学习活动（"怎样"学习）,实现并保持学习者的参与（"为什么"学习）。包括发展和改善所有儿童在内的学习环境。

框 19.12　通用设计原则

原则一：

平等地使用

此设计对不同能力的人来说都是有用的和有市场的。

原则二：

灵活地使用

此设计适应了广泛的个人喜好和能力。

原则三：

简单易懂地使用

无论使用者的经验、知识、语言技能或当前的专注程度如何，使用的设计都很容易理解。

原则四：

感知信息

无论环境条件或使用者的感官能力如何，设计都能有效地向使用者传达必要的信息。

原则五：

错误容忍

该设计将意外或非预期行为的危害和不利后果降至最低。

原则六：

低体能

该设计能有效、舒适地使用，且疲劳程度最低。

原则七：

接近和使用的尺寸及空间

无论使用者的身材、姿势或活动性如何，都为接近、到达、操作和使用提供了适当的尺寸及空间。

通用学习设计框架包括 3 个原则：

（1）学生需要多种参与方式来挖掘他们的兴趣、提供适当的挑战并增加动机（如选择内容和工具、调整难度水平、选择奖励、选择学习环境）。

（2）教师提供多种表现方式，让学习者以各种方式获取信息和知识（如更多示例、突出关键特征、使用多媒体和载体、使用背景语境）。

（3）教育包括多种行为方式，为学习者提供展示其所知道的选择（如灵活的技能表现模式、在支持下实践的机会、持续的相关反馈、展示技能的灵活机会）。

辅助技术是通用学习设计课程的一个重要组成部分。通过专业评估和对环境、人和作业参与需求之间关系的理解，就职于学校的作业治疗师实践通用学习设计原则（案例 19.4）。他们提供干预措施，使学生能够在注意力、动机和自我调节方面保持"恰到好

处"的挑战；提供多种方式来表达他们希望学生学习或做什么，适应感知上的差异并让学生"展示他们所知道的"，以及评估干预的有效性。在通用学习设计环境中使用辅助技术可以减少障碍并促进参与。

辅助技术服务是基于个人的需求，而通用学习设计则强调教育环境的变化，在这种变化中教学设计满足了不同的学习风格和需求。学生可以要求以沟通设备、视觉辅助设备、移动支持、软件和经过改造的玩具和工具个性化地选择辅助技术设备，有意义地参与到学习者的角色中，或者可以在提供通用学习设计的情况下更好地发挥功能。作业治疗师经常与教师、儿童及家长合作，从而更好地满足学生在课堂上的学习需求。

（二）教育科技

融入我们生活的科技带来了活力和不断变化的工具，改变了儿童和青少年学习、工作、游戏和社交的方式。科技在教育者提供信息的方式及学生的反应方面也发挥着重要作用。它能使学生获取信息或完成任务。这对于有学习和（或）身体差异的儿童和青少年来说可能很有必要。在这种情况下，科技被认为是具有辅助性的。

学校使用多种教学技术。例如研发文字声音转换的识字软件、用于练习和实践数学的数学软件、能使儿童更好地反应的键盘软件和用于强化科学和社会研究概念的内容区软件。学生作业可包括使用文字处理器复制或完成书面作业，或使用互联网和电子邮件进行研究。技术固有的灵活性为差异化和框架式教学提供了机会，符合通用学习设计等教育倡议，可提高所有学生的学习和成绩。例如，使用技术的图形管理器为非读者和读者提供了文本、图像和（或）图形及录音概念的可视化表示。教育工作者可以嵌入录制的指导和具体细节，进一步增强图形和支持学生学习。

通用设计原则已扩展到计算机技术。大多数计算机和平板电脑操作系统上都提供了嵌入式访问功能，包括文本语音转换（计算机、平板电脑和手持式设备大声朗读文本的能力）、语音文本转换或语音识别（语音到文本的转换）、放大屏幕、单词预测和屏幕键盘。这些"现成"工具让使用者根据自己的喜好或个人需求定制自己的设备，并可使残疾儿童更多地接触数字世界。例如，从通用学习设计的角度看，数字文本消除了拿书和转移书籍及翻页的障碍，为身体有缺陷的学生提供了灵活性。数字文本可以改

Linnea，一名患有脊髓性肌萎缩的三年级学生。根据需要，在相关服务部门的支持下，她被附近学校录取。最近她向父母和治疗师抱怨说，写字时手很累，写的字看起来很"脏"。她的教师也注意到，Linnea性格暴躁且上课时注意力不集中。Linnea和她的家人及治疗师曾讨论过使用计算机进行书面交流，但Linnea和她的家人不愿意尝试，因为她不想"看起来与众不同"。Linnea从幼儿园起就有使用计算机的经验。他们班每周3次去计算机室，她在二年级学习了基本的键盘操作技能。教室里有2台台式计算机、2台彩色电子书和4台平板电脑，学生们可以用来学习、练习和进行特殊项目。

- 在Linnea的课堂环境中，你将如何使用通用学习设计（UDL）方法来满足书面语言要求？
- 你会对Linnea上高中有不同的结论吗？你会考虑哪些环境因素？

辅助技术（AT）建议

Linnea的情况要求作业治疗师作为教育团队的一员进行合作，提出几个与Linnea进行试验的解决方案，包括：

- 在课堂上使用当前技术进行示范和指导所有班级，以便所有学生熟悉台式计算机、彩色电子书和平板电脑作为完成书面作业的选择。作业治疗师和教室创建了旋转系统，以便在语言艺术过程中始终使用工具，这样Linnea就可以使用工具，而不会"看起来不一样"。
- 探索单词预测软件，减少击键，减少疲劳，并支持拼写。
- 确定书面语言表达的替代方案以传达信息，如摄影、幻灯片演示、录音或艺术。

虽然语音输入（语音识别）是一种潜在的替代方法，但重要的是要评估Linnea的语音音量和清晰度、组织和表达思想的能力、对标点符号的理解能力以及确定和编辑口述文件的能力。

如果Linnea是高中生，语音打字可能会更为常见，许多学生会使用个人设备，包括在校期间使用手机听写课文、记录作业等，她对"看起来与众不同"的担心会减轻。Linnea组织和表达思想的能力、对标点符号的理解以及确定和编辑口述文件的能力也会比其他三年级学生更熟练，从而这一过程更容易。

环境因素可能包括Linnea是否需要离开教室才能成功地使用语音听写。根据所使用的设备，语音听写的准确性可能会受到教室内环境噪声或其他声音的影响。

变字体、增加字体大小、改变字符和字距，并为需要视觉调节的学生提供颜色对比。对于听力良好的学生来说，使用文字语音转换功能可以适应较差的视觉理解或流畅性。无论是否有语音支持的电子词典和网络摘要工具都可以用来增强理解力。使用可调的使用者设置和备用键盘减少了障碍，并对儿童参与有着积极影响。了解患者无障碍需求的作业治疗师可以提倡购买无障碍教学软件。框19.13概述了评估使用教学时需要考虑的重点。获取更多资源请参阅Evolve网站。

残疾学生有时候需要有助益的技术，有时需要非残疾学生使用的技术，如计算器和文字处理器。残疾学生可以使用计算器或文字处理器，或在修改后用它们参与数学或书写活动。这种需要重新定义常见的课堂工具，因为这在个别化教育计划中可能是一项必需的服务；因此重要的是，要考虑该工具对学生学习和参与的重要性。

框19.13 评估使用教学软件中应考虑的关键特性

文档是否描述了使用的特征，例如键盘使用功能和特征、更改大小和字体等显示设置的选项、取消动画或闪烁的选项，以及有关如何为软件程序的视频内容打开字幕的信息？

文件是否以电子文本形式提供，以便可以轻松地转换为盲文或音频格式，并且使用屏幕阅读器或屏幕放大程序的使用者可以轻松地阅读？

所有的指令和功能都可以从键盘上获得吗？键盘指令或快捷键为浏览菜单和对话及进行选择提供了一种简化方法。这些特征对于看不到屏幕上的光标或鼠标或控制困难的人非常重要。

如果信息是用颜色传达的，它也用文字传达吗？

使用者是否可以选择诸如大小、颜色、字体和对比度等特征，帮助那些有视觉或感知困难的人？

如果软件使用动画，如闪烁、旋转或移动显示，当为了支持注意力不集中或视觉上难以接受的使用者而关闭动画时，使用者是否可以接收到所有的信息？

用音乐、旁白或音调等声音传达的信息是否也以另一种方式传达？

如果一个软件使用视频来传递重要的信息，那么这些信息是否有其他格式，如文本或音频版本？如果软件程序需要定时反应，是否可以调整或禁用反应时间以满足使用者的需求？

软件程序是否允许并支持使用辅助技术，如屏幕阅读软件、屏幕放大软件、语音识别软件、单词预测软件、替代键盘或计算机鼠标，以及对读写困难人群有益的软件？

作业治疗师应了解计算机和平板电脑操作系统和网络软件的使用特征；了解教学工具的属性，如投影仪、交互式白板、数码相机和平板电脑；以及使用互联网和程序、软件或应用程序与其他电子设备进行连接的功能。以下是解决识字（阅读、写作、数学）和认知需求的技术示例。

（三）读写技能

读写技能是以包括阅读、书写和拼写作为交流形式的过程。阅读是从书面文本中建构意义的过程，而书写则是构成有意义文本的过程。

2004 年版《美国残疾人教育法》和 2001 年版《美国有教无类法案》的主要目标是提高学生成绩并为残疾学生提供通识教育课程。然而提供入学机会并不能保证更多的参与，特别是对于有读写困难的儿童。公共教育机构必须确保与残疾人的交流"与其他人的交流一样有效"，这是在《美国残疾人法》第二章中由美国联邦民权办公室（OCR）规定的。在这种情况下，"交流"是指信息的传递，包括（但不限于）口头陈述、书籍的印刷本和互联网资源。

努力学习阅读和书写的儿童受益于他人的支持，这类人员能准确地评估儿童的强项和弱项并能有效选择和应用工具及策略。辅助技术可以帮助残疾儿童通过学习注意到单词和提高他们听故事的兴趣来获得语言技能。辅助技术可以增加儿童参与社交活动的机会。功能性识字是指使用阅读、书写和拼写技能（可能使用识字工具）在家庭、学校、社区和工作环境中完成日常任务。各种软件、文本阅读器、应用程序和电子书可以帮助儿童提高识字能力。与支持读写能力有效技术相关的一个基本要素是互动质量，它可使儿童在操纵媒体时融入内容中，就像父母给儿童阅读一样，并通过翻页、看图片和提问让他们参与到书中。技术可以根据儿童的兴趣定制。对所有儿童来说，尽早开始识字很重要。有关更多信息的参考资料，请参阅 Evolve 网站。

（四）阅读技能

最容易出现阅读困难的儿童是伴有语言技能、语音意识、字母知识及对阅读基本目的和机制熟悉程度较低的儿童。阅读应强调文字和声音的搭配，以帮助儿童发展理解力。对于肢体、视觉、交流或认知迟缓的儿童，传统书籍可能会限制他们与书籍互动和获取知识的能力。为儿童改造书籍有助于提高识字率。改造包括使书籍更易于使用（翻页或拿着）、文字更易于阅读（简化、改变）和记忆。最初的故事或主题被保留，但可能包含修改过的语言、清晰的视觉表示和可管理的页面布局，以增加参与的可能性。改造后的书籍可以是道具的或纸质的，也可以使用软件程序或应用程序以电子方式创建。改造后的书籍可以独立使用，也可以与辅助技术一起使用，包括低级技术的自制开关设备、语音输出交流辅助设备、盲文或大型印刷材料、手语或改造道具。有关如何创建、发布和共享免费电子书的更多信息，请参阅 Evolve 网站。

《美国著作权法》允许在仅为了使残疾人能够阅读此书的情况下以另一种格式创作和使用。当使用改造本时，需要一份原著的副本。书籍可以通过以下方式进行调整，以提供对文本的使用：

- 用翻页器（泡沫、防风雨条、海绵、大回形针、衣夹）在页面之间留出空间。
- 使用书夹来稳定（食谱书夹、持卡人、亚克力展示架、画架），或重制以便能够通过技术收听或观看。

印刷困难的解决办法包括：

- 改变字体大小和颜色、放大比率、对比度、音频输出、触觉显示、图标强化文本、框架信息和使用多媒体（图 19.15）。
- 改变字符、单词、文本行和留白之间的间距可能会影响读者的能力，使其更容易查看和领会印刷内容。电子书将听、说、读、写结合在一起，提供了包含相关图片、声音和视频的多感官方法，吸引了不同的学习风格。

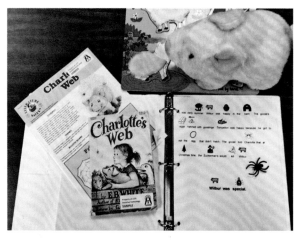

图 19.15　有道具和图片符号支持的改造书籍示例

阅读能力对于许多日常生活活动及参与家庭、学校、工作和社区活动至关重要。阅读有助于游戏和休闲、学习和了解世界知识，交流和社会意识，遵循指导和时间表准备，购物和准备膳食以及与工作相关的任务。Edyburn提出了构建电子文本的过程，通过减少文本的数量，以及以图片或符号的形式添加额外的视觉提示，满足儿童的各种阅读和认知需求。他用认知重新调节来描述"改变信息认知困难的过程"。了解有关认知重新调节的资源，请参阅Evolve网站。

印刷材料可以通过嵌入式支持进行设计或转换，确保所有学习者都可以使用常见的软件功能访问信息，如评估可读性级别、摘要工具、录音和以新颖的方式自动更正。可以通过插入图形、照片和视频来帮助理解。也可以教学生改变数字文本的数量、认知挑战和外观。其他针对阅读障碍的设备包括使用可以购买到的谈话相册、特定阅读软件、应用程序、电子书、录音、屏幕阅读器和多媒体。

尽管教育趋势正在改变，越来越多的学区正在使用电子教科书，但许多主要用于中小学教学的资源和文本都是以印刷品为基础的。一些学生可能难以阅读印刷材料，例如视力低下或失明的学生，或有躯体问题、不能拿书或翻页的学生。

《美国康复法》第504条、《美国残疾人法》及2004年版《美国残疾人教育法》要求为残疾学生提供公平使用所有教学材料的机会。无障碍教育材料是指印刷版和电子版的学习材料和技术，设计或提高其在最广泛学习者中使用的可变性，而不考虑形式（如印刷、数字、图形、音频或视频）。有关提供无障碍教育材料的更多信息，请访问无障碍教育材料国家中心网站（http://aem.cast.org./）。

作业治疗师作为跨专业团队的一员，帮助阅读印刷材料有困难的残疾学生确定学习机会。作业治疗师会建议以其他形式提供阅读材料。作业治疗师根据运动、认知、语言处理和感觉强弱能力的评估，协助选择适当的技术（界面输入、处理、输出、属性）、指导、培训、调整和（或）修改来获取教育材料。有关资源请参见Evolve网站。

（五）书写技能

书写需要运动、感觉和认知能力。运动能力包括抓握、协调和保持姿势。感觉能力包括触觉、本体感觉和操纵铅笔所需的意识。认知能力包括能够识别语言和词汇，产生想法，组织想法，表达想法，以及

使用正确的语法、标点符号和拼写。书写是一个认知过程，包括书写前准备/集思广益、起草/撰写和组织最初的想法、编辑和出版最终版本。在学校实践中，书写是转介给作业治疗的最常见原因；因此作业治疗师经常在没有技术或低级辅助技术和设备的情况下提高书写能力。有关书写干预的更多信息见第15章。简单调整可以在需要身体辅助和独立工作之间产生不同，例如可以很舒服地拿着写起来顺滑的笔，或者调整纸张来提示对齐字母。使用简便的工具可能意味着借用或改造课堂上已有的工具（图19.16）。

对于有运动障碍的人，作业治疗师可以推荐书写产品的替代品，例如使用键盘和鼠标、便携式文字处理器或笔记本电脑。作业治疗师不应限制替代书写的键盘操作教学，而应限制计算机操作系统的功能，以提高儿童书写、组织和与他人联系的能力。

许多标准功能可以帮助有书写困难的儿童，例如大小和彩色字体、边距和行距选项、拼写和语法检查、大纲和突出显示、使用表格组织信息、使用自动文本和缩写扩展、融入多媒体的代表思想。概念图软件可使使用者应用图片和（或）文本的组合以图形方式对信息进行概念化。这有助于计划、组织和酝酿，并提供入门模板。

其他软件产品和应用程序可让儿童完成带有视觉和（或）听觉反馈的书面作业。单词预选和单词补全可以减少所需的关键笔画数，提高整体速度。在儿童输入一个单词的前几个字母后，程序预测整个单词并为儿童提供选择列表以便查阅和选择（图19.17）。许多单词预测程序都包括自定义的字典，建议选择其他单词以提高儿童书写的质量。这些功能为具有良好单词识别能力的儿童提供拼写支持。拼

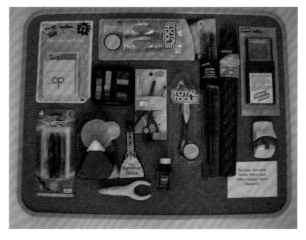

图19.16 现成通用的低级技术工具示例

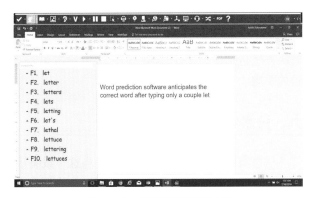

图 19.17 单词预测软件示例

写检查程序是很有用的编辑工具,特别是融入文字处理项目时。传统或电子字典或同义词表可以帮助患有单词检索障碍的儿童。

除了视觉支持外,有的儿童还受益于听觉反馈。文本语音转化将打印数字文本转换为合成语音,可用于多种软件应用程序、免费互联网下载及Windows和Mac操作系统。综合文本语音屏幕阅读器支持酝酿和编辑,并帮助儿童在听个别字母、单词或句子时发现错误。大多数文本语音应用程序的特征突出提供音频和视频支持的功能。当与许多应用程序中可用的数字语音输出配对时,有印刷字体障碍的使用者还可以查看网页、电子邮件、电子书或打印文档的内容。可以控制"语音"的年龄和性别、阅读速度、动态突出显示以及字体和背景的颜色,从而满足个人需求或喜好。文字处理应用程序通常包括语音记录功能,以支持书写过程。儿童可以通过录音记录自己的想法,也可以在文本文档中记录教育者的指导或教学提示。

有些儿童需要语音文本转换(或语音识别)选项,这让他们可以转换成书面文本的思想和指令。使用者必须有适当的呼吸支持和口腔机制。这个过程产生了多感官书面语言体验。语音质量、音高、音量和清晰度直接影响文本生成的质量,使用者的站立和体位也影响着文本质量。

Windows和Mac操作系统、彩色电子书、平板电脑和智能手机都有语音识别功能。通常使用这种技术时需要培训。虽然可获得的选择普遍适用于大多数学生,但有些会要求使用更具体的语音输入软件,如完全控制整个计算机或对使用者进行专项培训的语音识别等附加特征。作为一种低成本的替代方法,语音输入可以通过口述给另一个人,或在各种操作系统及应用程序中使用记录功能来实现。这使可理解语言的个体能表达自己,即使因注意力、运动或

认知等原因,书写仍有困难。

(六)数学技能

数学是正常学校课程的一部分,是一种功能性生活技能。数学概念包括分类、识别属性(颜色、形状、大小、图案)、计数、排序、绘图以及理解和操作数字。理想情况下,儿童们有很多机会使用和操作具体的物品来计算、排序、比较和组合,以强化相同/不同和大于/小于/等于的概念。额外的支持(如夹子、防滑材料)、使用计算器(图19.18)或"虚拟操作"等手动操作的替代方法使所有人积极参与数学探索。

有关分数、乘法和除法的概念可以用动画和声音来说明。应用程序可以让学生拍摄数学方面有疑问的照片,并在需要时看他们用虚拟或图表的方式解决问题。对于记得完成数学问题步骤困难的学生,这种支持可以用来加强教学。

个别化教育计划小组考虑儿童是否能够有效地参与数学教学,并在不使用辅助工具/设备的情况下完成数学课程要求。如若不能,团队将确定哪些工具将最有效地减少接受课程的障碍。有关数学支持的说明,请参阅表19.2。

(七)认知技能

辅助技术可以帮助儿童和青少年克服与认知技能相关的挑战,如专注力、记忆力、组织能力和任务完成能力。使用一些工具提高学生有意义地参与课堂、家庭和社区活动的能力,如可视化时间表、日常步骤/任务步骤、使用期望行为列表。时间表和清单可以是纸质版或电子版。对于文盲而言,概念性

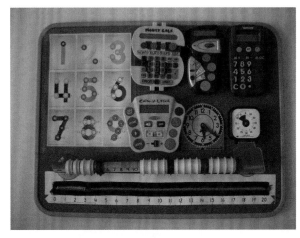

图 19.18 无技术、低技术的数学支持示例,包括触摸数字、数轴和计数器、硬币计算器、加大按钮计算器、计时器和标准Judy Clock数学操作器

的图画和插图可以用作视觉提醒。数字化私人提醒器可以帮助儿童制定时间表，如可设定闹钟的手表。智能技术允许使用者设置提醒、日历、分解任务管理增量或提醒使用者进行深呼吸和放松训练。这些特点使儿童和青年能够在不依赖他人提醒的情况下参与日常生活。数字记录器通过为作业和非作业活动提供支持自我指导的电子任务管理，帮助组织和自我调节。基于计算设备的平板电脑及其相关应用程序为有认知障碍的儿童及青年提供了学习、交流、休闲、就业、衔接支持，并以社会接受的形式获取重要信息，从而改善他们的生活。

个人数字助理、个人袖珍计算机、带提醒功能的手表和移动设备（包括带提醒功能的手机）可帮助认知障碍儿童。个人数字辅助器和其他移动设备具备触摸屏，能使用户输入、保存和检索信息。这些设备提供了便携式解决方案，用于追踪任务、约会、提醒和联系信息，并提供首选的提示或访问，还可以包括麦克风、前置摄像头和后置摄像头以及触摸屏功能。图片和视频可用于提供社交提示、循序渐进的指导等。个人日历和每日计划可用于管理时间和完成任务。全球定位系统接收器可以帮助儿童和青年在社区内独立导航。多功能移动设备平台可整合多种工具。

应用程序、软件和免费互联网网站可以帮助组织日常和每月活动。在线教程和应用程序可以提供重复多次的培训。考虑到移动设备的局限性很重要，包括独立使用移动设备所需的技能，以及损坏、故障或遗失造成中断使用的可能性。

并非所有的认知支持都是高科技的。构建环境也可以提高表现。例如，设备上的防护罩或色码有助于关注和排序，在工作区域使用卡座可以减少视觉干扰，以及耳麦可以防止声音干扰。其他简单的解决方案包括便携式计时器、闹钟、社交脚本和带闹钟的手表。

九、技术中止或放弃

尽管有许多技术上的保证，但是当这个设备不能实现其潜能、自由和独立的保证时，1/3 或更多的人会停止使用他们的辅助设备。放弃的主要原因是没有考虑使用者的喜好、想法和愿望。放弃通常意味着使用者和设备之间不匹配。Cruz 等（2016 年）发现由于相信设备的优点、审美、需要更可靠的设备、不接受残疾、产品质量低、使用者的环境支持不足、建筑障碍、不适当的指导和购置培训设备而不使用辅助技术设备。

以下障碍限制了在学校中的使用：

- 缺乏工作人员的培训和支持。
- 工作人员态度消极。
- 评估和计划过程不充分。
- 资金不足。
- 采购和管理设备有困难。
- 时间限制。

当服务人员了解为何停止使用技术时，他们会更好地更新、修改和改进为儿童和家庭成员提供的服务，从而更加一致地使用技术，提高儿童参与日常活动的能力。作业治疗师使用治疗推理巧妙地匹配技术与儿童及家庭，确保持续使用。

总结

辅助技术和服务帮助残疾儿童和青年参与日常活动和学习。作业治疗师是辅助技术团队中不可或缺的一员，决定技术和儿童需求之间的适当匹配。找到正确的技术和服务对于确保使用技术设备并使儿童获得成功至关重要。作业治疗师使用治疗推理来考虑多种因素和作业表现的动态性。

- 辅助技术帮助儿童和青年从事他们认为有意义的事情。技术使儿童发展技能、自主性、自我效能和能力。技术可以使儿童独立地参与游戏、日常生活活动、工具性日常生活活动、教育和工作。
- 残疾儿童和青年可利用辅助技术和服务参加学

习、社会和社区活动。儿童早期使用辅助技术的优势是利用辅助技术发展并终身获益。辅助技术使儿童积极地参与他们的作业活动，促进了学习、参与和自我效能感。

- 几项法律对为儿童和青年提供服务产生影响。2004 年版《美国辅助技术法》和 2004 年版《美国残疾人教育法》要求专业人员为儿童提供和考虑辅助技术服务。1990 年版《美国残疾人法》规定，残疾人可以进入建筑场所和公共场所。
- 作业治疗师使用实践模式（如人类作业模式、人-环境-作业模式和作业适应模式）构建和指导治疗推理。实践模式提供理论、结构和研究,组织人类作业的复杂概念。治疗性推理包括使用实践模式收集数据和创建作业概况,构思可能会干扰儿童作业表现的因素,创建计划使儿童能够参与日常生活并衡量结果。治疗师考虑儿童、作业和环境的影响,确定干预策略和技术(如辅助技术)。

- 已经制定了一些框架评估辅助技术的需求、选择和结果。这些决策工具包括人类活动辅助技术模式(HAAT)、学生-环境-任务工具(SETT)、结合人与科技(MPT)和 Wisconsin 辅助技术计划评估包。此类框架提供了评估工具测评辅助技术的需求、选择和结果。

- 影响服务决策和结果的因素很多。作业治疗师会考虑儿童、家庭、文化、儿童所处的环境以及儿童希望从事的作业活动。分析儿童的强项、能力和不足,并与适合性技术相结合。团队考虑技术的恒久性、尺寸、使用者喜好、维护需求及设备使用的环境。团队考虑该技术如何帮助儿童更充分地参与学校、游戏、家庭和社区活动。

- 团队成员通过分享专业知识和互相倾听来合作,儿童和家长要了解如何才能最好地让儿童参与日常活动。选择辅助技术涉及许多因素和团队成员提供(包括儿童和家长)的信息,这对于设备的持续使用和成功使用至关重要。

- 辅助技术范围从没有技术(如取物器、组合把手、改装工具、尼龙搭扣)到高科技(如计算机系统、辅助沟通设备、电动轮椅、环境控制装置)。

第20章

感觉统合
Sensory Integration

Linda Diane Parham, Zoe Mailloux

问题导引

1. 在Ayres感觉统合（ASI）理论中强调了哪些感觉系统？为什么认为它们重要？
2. 感觉经验如何支持大脑功能？什么情况下最能影响神经可塑性的改变？
3. 感觉反应、知觉、双侧前庭功能和实践活动的关键问题是什么？如何影响儿童行为？
4. 评估感觉统合的主要方法和具体工具是什么？
5. 使用ASI精准干预作业疗法的关键要素是什么？这种干预的预期结果是什么？
6. 如何证明ASI干预是否有效？证据是否有力？从哪里找到证据？

关键词

适应性反应	神经可塑性	感觉统合
Ayres感觉统合（ASI）	知觉	感觉反应
协调障碍	实践活动	感觉注册
思维能力	感觉辨别	感觉寻求
精准干预	感觉高反应性	特殊感觉技术
运动计划	感觉低反应性	

一、感觉统合简介

在作业疗法中，"感觉统合"一词不仅是指感觉信息神经组织活动，还包括具体评估和干预策略的一系列理论参考框架。该词的2种含义都源于作业治疗师和心理学家A. Jean Ayres的工作，她卓越的临床观察力和早期研究使儿童作业疗法的实践发生了革命性变化。本书许多章节中，感觉统合概念的出现证明了这些概念在一定程度上影响了儿童作业治疗师的思维。

随着Ayres对感觉统合概念的发展，她使用了"最适挑战""适应性反应""实践活动"等术语，来表达对儿童作业活动的关注。Ayres创造了一些专有词汇，又从其他领域借用了一部分专业词汇，赋予了它们新的含义。例如，Ayres使用"感觉统合"一词不仅表示神经学家通常所说的大脑中复杂的突触连接，还指发挥功能时的神经过程。因此，她对"感觉统合"的定义是"感觉组织的使用"。其中"使用"一词是Ayres的标志，因为它将感觉统合与作业活动联系在了一起。

作业治疗师称之为感觉统合的实践方法，现由Franklin B. Baker/A. Jean Ayres Baker Trust注册为Ayres感觉统合（ayres sensory integration, ASI）。根据商标文件，Ayres提出的ASI包括理论、评估方法、感觉统合模式和实践活动及干预的概念、原则和技术。与商标文件一致，本章在讨论Ayres提出的理论、知识体系和临床方法时使用缩写ASI。鉴于Ayres既是科学家又是临床医生，ASI理论的基础是儿童功能表现和神经科学的作业疗法。

（一）基于神经生物学的概念

Ayres认为脑功能是人类行为的一个关键因素。她对大脑功能的推断有助于深入了解儿童在这个世界的发展、学习和互动的方式。然而，作为一名作业治疗师,她关心的是大脑功能如何影响儿童成功参与作业活动。因此她阐述了对人类日常生活实际问题的神经生物学见解。

　　感觉在发育和大脑功能中的作用　感觉输入对优化大脑功能是必要的。大脑是不断接收感觉信息的器官,如果没有这些信息大脑就会失灵。20世纪50年代和60年代进行的感觉剥夺实验证明,如果没有足够的感觉输入,大脑就会产生幻觉,并扭曲传入的感觉刺激。如果在发育的关键期没有足够的感觉体验,神经和大脑的反馈就会出现异常,从而影响行为和限制功能。当婴幼儿时期缺乏各种感觉体验,包括养育者的照顾、感觉运动探索的机会,往往会在认知、社交和情感功能方面出现长期的严重障碍。然而,过多的刺激或痛苦的刺激也会对大脑发育造成负面影响。被动和主动的感觉输入都会影响大脑。而且为了对儿童的发育、学习和行为产生最佳效果,儿童必须对感觉输入做出积极反馈并对环境做出反应。进行各种感觉体验的主动运动,会产生身体和运动学习的"感觉控制"。

(二) 感觉统合与适应性反应

　　儿童不能对感觉产生被动反馈,而是根据主动活动进行最佳反馈。这涉及大脑的感觉统合过程。有效的感觉统合会使儿童在环境中成功地、有目标地组织行动,这称为适应性反应。当成功应对挑战后,就会产生适应性反应。这种适应性反应可能是由于大脑有效地传入感觉信息,从而为行动提供基础(图20.1)。适应性反应是推动发展的强大动力。

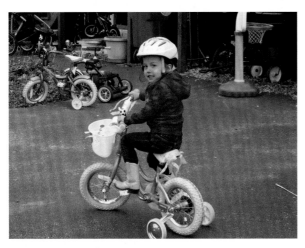

图20.1　适应性反应有助于儿童掌握骑自行车等技能。Amelia的神经系统必须充分整合前庭、本体感觉和视觉信息才能成功地骑行自行车

Ayres认为,当儿童做出的适应性反应比以前已具备的反应都要复杂时,他的大脑功能达到了更高的状态,其感觉统合的能力会得到进一步增强。因此感觉统合促进了适应性反应,而适应性反应又反过来推进更有效的感觉统合(框20.1)。

　　适应性反应来自儿童本身,儿童是活动的主体,而不是被动的接受者。虽然可以设置一个情境来激发儿童的适应性反应,但是不能使儿童被动产生适应性反应。通常发育中的儿童和大多数残疾儿童都有通过适应性反应发展感觉统合的动力。Ayres称这种动力为"内驱力",并推测它主要由大脑边缘系统产生,这是一种对动机和记忆都至关重要的神经结构网络。Ayres设计了治疗活动和环境,以激发儿童的内驱力,并以此促进感觉统合发展和儿童的作业能力。

　　1. 神经可塑性与环境丰富性　Ayres认为产生适应性反应时,神经突触和通路会发生变化,这是基于对大脑神经可塑性的理解和鉴别。可塑性是大脑适应性变化、改造和重组的能力,其结果是更好地适应新环境。神经可塑性是一种通过细胞和分子神经活动,在结构和功能上形成神经回路发展经验的能力。有趣和新颖的环境,如研究机构提供的丰富环境,能导致树突分支、突触连接、突触效率和脑组织大小显著增加。这些变化在年轻人中最为显著,它可能是大脑发育的一个主要机制,但在整个生命周期中都会发生变化。丰富动物和人类环境的关键要素包括积极参与新颖、有意义及具有认知和运动组成的挑战性活动,也包括社会刺激。因此,大脑的可塑性使适应性反应在神经元水平上提高感觉统合的功能成为可能。

　　2. 中枢神经系统(CNS)组织　Ayres在神经系统科学领域的博士后研究中提出假设,即感觉统

框20.1　适应性反应

　　Ayres用学习骑自行车的例子来说明适应性反应。儿童必须整合感觉,特别是前庭和本体感觉才能学会如何在自行车上保持平衡。前庭、本体感觉和视觉感知必须准确、快速反馈,在儿童跌倒时迅速整合以防止跌倒。经过多次跌倒之后,儿童最终有效地整合感觉信息,在自行车上适当地转移重心以保持平衡。这种适应性反应及随后的反应使儿童能够有效地在骑自行车时保持平衡。儿童的神经系统整合了多感官信息以产生精细、动态的平衡,使儿童更擅长骑自行车。

合的关键部位处于大脑发育中比新皮质更古老、更原始的部分。例如，大部分初级中枢神经系统在脑干处理前庭信息，在丘脑处理躯体感觉。Ayres 理论的一个基本观点是，大脑的原始部分在信息被传递到大脑皮质之前会对其进行整合和过滤，因此脑干和丘脑等结构效率的提高可以增强高阶功能。Ayres 还认为，中枢神经系统中较原始的部分在大脑高级中枢成熟之前就已经发育成熟。她认为在研究儿童时强调近端的、以身体为中心的感觉系统（即前庭、触觉和本体感觉系统），因为大脑的原始部分和复杂的处理中心相互联系，并为更复杂的发育奠定了基础。这些系统很早就成熟了，且位于下中枢神经系统中心（尤其是脑干、小脑和丘脑）。Ayres 认为姿势控制、平衡和触觉感知等原始功能的进步，为智力、学习能力、自我调节行为和复杂的运动技能等高阶功能（如运动所需的技能）提供了感觉、运动基础。因此她认为，在发育过程中，以身体为中心的原始功能是构建复杂认知和社交技能的基础。这一观点为她提出的治疗方法奠定了基础，即增强与近端感觉相关的基础功能对促进更高级别的皮质功能有积极影响。在许多方面，Ayres 提出的大脑整体运作方式的观点领先于她的时代。

现在关于大脑发育和成熟的研究验证了 Ayres 的许多观点。研究表明，皮质下灰质网络的成熟早于皮质灰质网络，感觉运动区的成熟早于大脑高级指令相关区域。髓鞘形成也以模式发生，感觉区在运动区之前髓鞘化、投射区在联合区之前髓鞘化、后区在前区之前髓鞘化。虽然大脑的大部分结构甚至功能在发育早期就已经形成（2 岁时），但在整个儿童期到成年期，大脑系统已经发生了有据可查的变化。现在许多研究表明，这些系统以顺序、层次和协调的方式发展，感觉运动、视觉和听觉系统最先发展。

（三）感觉统合发展和儿童作业

Ayres 在儿童发育方面做出的最突出的贡献之一是她致力于儿童早期感觉运动的作用，对近端感觉（前庭觉、触觉和本体感觉）有独到的见解。从感觉统合的观点出发，强调这些感觉是由于它们在儿童早期与世界的互动中起着重要的作用。远端视觉和听觉也很重要，并且随着儿童的发育成熟逐渐占主导地位。但 Ayres 认为，以身体为中心的感觉是构建复杂作业活动的基础。此外，当 Ayres 进行她的研究工作时，几乎没有有关前庭、触觉和本体感觉的儿童发育的文献。

Ayres 认为生命的第 1 个 10 年是感觉统合迅速发展的时期。她的这一结论不仅来自多年对儿童的观察，也来自她收集的有关感觉统合测试常模研究。大多数儿童到 7 岁或 8 岁时，他们在感觉统合能力标准测试中的得分几乎与成年人一致。

从感觉统合的观点来看，随着大脑处理感觉信息的发展、复杂程度的增加，儿童形成适应性反应，并对感觉活动做出最快的反应和互动。感觉统合促进适应性反应的产生，适应性反应又反过来促进觉统合的发展及作业活动和社会参与的出现。发育中的儿童从婴儿期开始在感觉过程中增加有意义的活动。儿童逐渐学会将注意力转移到他认为有趣和重要的事情上，而忽略与当前需求和兴趣无关的事情。最后儿童能够延长组织游戏活动的时间和控制情绪。

内驱力引导儿童在环境中活动，这种环境为他们的新本领提供了"最适"挑战，并与他们的性格和兴趣一致。这些挑战并不会复杂到难以承受或导致失败，也不会简单到乏味或无趣。最适挑战是指需要努力，但可以完成且令人满意。因为通过挑战活动后，成功的适应性反应会产生掌控感和自我能力感。

大多数儿童不需要成人指导或教学就能掌握生长的基本技能，如操作物品、坐、走和爬。儿童几乎不需要一步一步地学习日常作业活动，如在游乐设施上玩耍、自己穿衣吃饭、绘画和用积木搭建。这些似乎是瞬间发生的。它们是神经系统活跃的产物，神经系统处理感觉信息及寻求更高的挑战，所有这些都是在充满社会文化期望和有意义的世界背景下形成的。有关感觉运动功能发育的完整描述见第 4 章。

二、感觉统合的问题

每个儿童发展感觉统合的方式各不相同，感觉统合功能的差异给一些儿童带来了日常生活的障碍。当感觉统合的某些方面失调时，因为没有进行自动或准确的感觉处理过程，儿童会在日常生活中遇到困难。这可能会对儿童造成压力，如在早晨上学前穿好衣服、跳绳或者以正常的方式吃午餐。儿童可能会意识到这些困难，并在其他孩子轻松完成这些事情时，因经常失败而感到沮丧。许多有感觉统合问题的儿童倾向回避或拒绝这些活动，当被迫要求执行时会以拒绝或发脾气作为回应。如果这成为一种长期的行为模式,儿童可能会错过与同龄人一起玩游戏等重要的经历,这对于培养胜任感、掌握许多有用的技能和发展灵活的社会策略至关重要。因为这会限制儿童希望和需要充分参与作业活动的能力。

感觉统合的问题可以单独发生,也可以与其他疾病同时发生。虽然 Ayres 最初提出的这种疗法是针对学习障碍儿童的,但她和许多其他专业从业者都使用这种干预方法结合其他作业疗法的干预框架来治疗患有孤独症或脆性 X 综合征等疾病的儿童。

(一)感觉统合问题的类型

"感觉统合问题""感觉统合失调"和"感觉处理障碍"这 3 个术语并不是指一种特定类型的失调,而是指在发育过程中出现的一组异常模式(不是由于创伤性脑损伤),并认为体现了涉及感觉和运动系统的神经处理差异。

感觉统合性差异涉及中枢神经系统,而非外周感觉功能,因此具有正常的感受功能。研究支持中枢神经系统在感觉统合中的作用。因此假如当讨论涉及前庭系统的感觉统合问题时,通常认为是位于前庭核及其连接而不是前庭感受器(即半规管、椭圆囊或球囊)。

多年来,人们对感觉统合的问题产生了分歧,就如何分类问题没有达成共识。一种模式描述了感觉统合问题的 2 个主要类型:感觉调节差和实践活动差。另一种认为感觉处理失调包括 3 种问题类型:感觉调节障碍、感觉性运动障碍和感觉辨别障碍。其他研究主要集中在感觉反应性上,认为感觉反应性是一个统一体,一端是低反应性,另一端是高反应性。最后象限模型认为,在典型发育个体中神经具有产生类气质反应模式的潜在作用。

在过去数十年,Ayres 进行了研究来发展她的理论、评估和干预方法。Ayres 开发了标准化测试进行视觉、触觉和运动感知觉及中央前庭处理、运动规划和其他感觉运动能力测试。她统计分析测试数据和进行行为观察,以鉴别不同模式的感觉统合功能和难度。Ayres 和其他人在不同儿童样本的多项研究中发现了相似的模式。许多研究证明这些模式是可泛化的,并且与儿童日常生活能力相关。表 20.1 和表 20.2 列出了这些研究和其他感觉统合模式的相关研究。基于这些研究,本章讨论了感觉统合差异的四大类别:

(1)感觉反应性。

(2)感觉辨别和知觉。

(3)双侧前庭功能。

(4)实践活动。

这些感觉统合的问题经常伴随感觉寻求行为。对于存在某些感觉统合问题的儿童来说,感觉寻求可能源于多种适应目的,因此治疗师必须综合感觉统合(sensory integration, SI)功能的评估数据及其他因素,如气质和儿童的日常生活,仔细分析这种行为的根源。

(二)感觉反应性问题

在本章中,感觉反应性问题等同于感觉调控性问题。调控性是指中枢神经系统对自身活动的调节。感觉调控性是指产生与传入感觉刺激相匹配的反应能力,而不是反应不足或反应过度。根据《精神疾病诊断与统计手册》第 5 版,感觉反应性一词被作为孤独症谱系障碍诊断标准的一部分。感觉反应性、感觉调控性、感觉反应度及类似的术语经常被交替使用。为了与研究这类问题的专业人员的常用术语保持一致,我们在本章中使用感觉反应性一词。

感觉反应性在作业疗法领域内和领域外都得到了广泛研究。对儿童感觉特征的研究多以问卷形式由成人完成,这种问卷很有价值,但依赖于家长和教师。感觉问卷更倾向高反应性(一种对普通刺激有强烈反应的反应性问题),因为儿童这种行为容易被关注到,且相对容易进行可信地评估。因此许多专业人员在听到感觉处理或感觉统合时,通常会想到感觉反应性问题,特别是过度反应。通过父母问卷调查得到数据,普通人群 4~6 岁儿童中大约 5% 有感觉反应性问题。目前尚未对发育障碍的儿童进行大规模的流行病学研究,但从小规模流行患病率推断,这类人群的反应性问题发病率相对较高。在孤独症儿童中可能超过 80%。

对患有孤独症和注意力缺陷障碍等疾病的儿童进行感觉反应性模式及其临床意义的研究,是作业疗法和其他专业的重点研究领域。许多儿童在同一感觉系统内表现出低反应性和高反应性的行为特征。此外,感觉输入的脑电活动和自主反应的研究,将进一步探索浅表感觉反应性问题的生理测量和行为模式之间的关系。

虽然关于感觉反应性还有很多需要学习,但感觉统合专家对不同类型感觉反应性的困难行为都达成了共识。了解关于感觉反应性问题类型的定义、描述和举例,请参阅表 20.1。

表20.1 感觉反应性问题

问题类型	描　述	观　察	对参与的影响
感觉登记受限	• 通常不会注意或"登记"相关的环境刺激	• 对触觉、痛觉、运动觉、味觉、嗅觉、视觉或声音无意识 • 对已有的刺激无意识 • 通常包含一个以上感觉系统 • 可能会忽视身体损伤 • 有自残风险	• 缺乏对人、物体或感觉的认识,参与可能严重受限
触觉防御	• 对一般触觉反应过度 • 厌恶轻触刺激,特别是在身体敏感部位,如脸、腹部、上肢和下肢的掌面 • 自我输入通常比被动输入更易接受 • 不能在缺失视觉干预的同时输入触觉刺激	• 对轻触产生刺激和不适反应,如服装的材质、食物的口感、裸露皮肤上的草或沙、在皮肤上涂胶水或油漆、擦身而过的路人、梳头或刷牙 • 对负面刺激的情绪反应通常包括焦虑、注意力不集中、坐立不安、愤怒、发脾气、攻击性、恐惧和沮丧 • 大多数人对深触觉感到舒适,当施加深压力时使人感到放松和平静	• 通常在生活自理活动,如穿衣、沐浴、梳洗和进食中参与受限 • 通常在教室和游戏活动中参与受限,如手指画、沙水游戏和手工 • 回避或对互动活动感到不安,如在其他孩子旁边玩耍或排队 • 常被误解为拒绝、苛求或攻击性行为
[a]重力不安全感	• 对前庭感觉包括线性运动的高度反应性,特别是重力的引力和空间垂直运动	• 在正常的全身运动中感到过度恐惧 • 在空间中缓慢而小心地移动 • 避免或拒绝使用楼梯、自动扶梯、电梯、阶梯、梯子、可移动的游乐场设备及不平坦或不了解的地面 • 对头部位置和运动的变化不适,尤其是向后或向上的空间移动 • 恐高,即使是离地面很低的地方 • 拒绝足部离地 • 避免在不同平面倾斜头部(尤其是向后)	• 参与需要身体运动的社会活动严重受限 • 转移严重受限或很困难,如拒绝使用楼梯或自动扶梯,在乘小轿车、上下公交车或地铁时感到焦虑 • 与同龄人一起参与游戏和运动时严重受限,例如在不平坦的地面上行走或跑步、骑自行车、滑冰、轮滑、滑板、滑雪和徒步行走 • 对环境探索可能受限
听觉/视觉/嗅觉/味觉防御	• 对声音、光线、气味、味道反应过度	• 对响声、强光、浓烈的气味或味道、过度刺激感到难受或不适	• 受限或无法参加如生日派对、社区集市和节日等活动 • 由于视觉、声音、气味等原因,在教室和自助餐厅感到不适 • 用餐时可能对食物气味和味道受限,特别是对不熟悉的食物

[a] 注:重力不安全感和姿势不安全感(类似的情况)有所不同。姿势不安全感是由于姿势稳定性或运动控制受限而导致对全身运动的恐惧。儿童对姿势不安全感的恐惧源于后天,是运动限制的现实情况,而不是感觉反应性本身的问题。

1. 感觉登记问题和低反应性 要处理感觉信息,首先必须在中枢神经系统内登记。当中枢神经系统正常工作时,它知道何时"关注"刺激、何时"忽略"刺激。正常情况下,这个过程是自动且有效的。例如,学生在听课时可能会忽略教室外的交通噪声,而将注意力集中在老师所说的内容上。这时学生登记的是听课声音的刺激,而不是交通噪声的刺激。感觉登记的过程对于进行活动至关重要,这样人们

就可以关注到,使他们能够实现预期目标的刺激。同时如果这个过程运作良好,就可以避免处理无关的感觉信息。

当儿童没有注意或对某些刺激或没有做出反应时,首先考虑潜在问题是感知还是认知困难,而不是缺乏感觉登记。例如,有触觉感知问题的儿童可能会在手上感到触觉刺激,但在立体觉(触觉感知的一种形式)方面有很大的困难,以至于她无法主动操

纵物品。她无法表现物品在手中移动时所产生的复杂、变化、三维的触觉感知,因此她还没有学会通过操纵物品来获取触觉信息并以此作为运动的指导。对于新晋治疗师来说,这名儿童似乎没有注意到刺激,认为这是低反应性,而实际上儿童可能已经感受到刺激,但无法为准确感知物体提供复杂的三维触觉信息。在本例中,儿童缺乏主动物品操作是由于触觉感知或认知限制,而不是低反应性(即感觉登记问题)引起的。

由于没有注意到关键信息,感觉登记问题会干扰儿童对某项活动或情境赋予意义的能力。因此这名儿童甚至会缺乏大多数儿童都能掌握的作业内驱力(如缺乏参与游戏活动或技能练习动机的儿童)。特别是如果与社会活动和信息相关的听觉和视觉刺激没有被登记,符号游戏和语言发育可能会受到阻碍。因此这对儿童发育有长期深远的影响。

2. 感觉的高反应性　在感觉调节连接体的另一端是与高反应性相关的问题,如果涉及多个感觉系统的高反应性障碍,有时称为高反应性或感觉防御性。它可能是对所有类型感觉输入的一般反应,也可能是对一个或几个感觉系统的特殊反应。高反应性儿童无法忍受一般感觉输入,并对此反应强烈,常伴有焦虑和交感神经系统兴奋。据估计,高反应性的患病率为17%~21%。触觉和听觉高反应性的情况不同,伴有遗传因素。当然社会人口因素(如贫困、少数民族、低出生体重)和有害环境也可能增加高反应性的患病率。

焦虑在感觉高反应性的儿童中很常见。文献报道,注意力缺陷障碍儿童、孤独症儿童及患有强迫症的儿童和成人同时存在感觉高反应性和焦虑的概率异常之高。焦虑和感觉高反应性都是对刺激的过度兴奋状态,这可能是因为神经生理学异常,如杏仁核活动异常。这3种理论合理阐释了感觉高反应性与焦虑之间的关系:① 焦虑导致感觉高反应性;② 感觉高反应性引起焦虑;③ 这2种情况通过一个共同的危险因素相互联系,如杏仁核异常。通过了解这些情况的潜在因果关系,为制订适当的干预措施提供证据,因此对这一问题的持续研究势在必行。

(三)感觉辨别与感知问题

感觉辨别和感知是感觉刺激进行精细化组织和识别的过程。辨别是指大脑区分不同感觉刺激的能力,如2个点同时接触皮肤。感知是大脑赋予感觉信息价值的过程,就像是一个人面部的复杂视觉刺激

被整合并理解为一种特定的面部情感表达。某些类型的感觉统合失调涉及感觉信息的低效性或组织不准确(如难以区分一种刺激与另一种刺激或难以感知刺激之间的空间或时间关系)。例如,一例有触觉感知问题的儿童在没有视觉提示的情况下,可能无法仅通过触觉来区分正方形和六边形。

一些有感知问题的儿童没有感觉反应性困难。然而反应性问题常常与感知问题共存。有理由认为这两类问题相关联,因为有登记问题的儿童可能是由于缺乏感觉信息的相互作用过程而导致感知技能有限。感觉高反应性儿童可能会尽量避免某些感觉体验。防御反应会使人忽略刺激物的详细特征,从而影响感知。

任何感觉系统都可能会出现辨别或感知问题。除了本体感觉很难用标准化方法来测量外,最好都采用标准化测试来检测。许多领域的专业人员,如临床心理学、特殊教育学和语言病理学都要进行评估感知问题训练,他们的重点通常是视觉和听觉系统。大多数视觉和听觉感知的临床评估工具侧重识字相关的感知功能,如二维图形或字母的视觉辨别和音位的听觉辨别。相比之下,作业治疗师在一些不太为人所知的感知领域,如触觉、本体感觉和前庭处理功能等方面具备专业知识。感觉感知问题的描述和观察见表20.2。

(四)双侧前庭问题

涉及相同临床症状和测试数据的前庭处理运动结果的术语包括姿势和双侧整合障碍、双侧前庭整合(vestibular-bilateral integration, VBI)障碍、双侧整合和排序模式(bilateral integration and sequencing, BIS)及双侧前庭整合和排序模式(vestibular-bilateral integration and sequencing, VBIS)。本章中术语"双侧前庭问题"指头部和躯干控制、前庭视觉功能、平衡和双侧协调困难。研究表明这种模式会引起感觉反应性的问题。

无效的平衡和平衡反应及不良的双侧协调可能会影响执行活动的能力,如骑自行车、轮滑、滑雪和类似跳房子的游戏等。此外双侧协调困难可能会使活动特别具有挑战性,如使用剪刀、扣衬衫纽扣或跳跃运动等。双侧运动困难有时与身体中线的功能发育迟缓有关,如惯用手、自发的过身体中线的活动和左右辨别。

双侧前庭问题的儿童几乎没有其他感觉统合困难的迹象。双侧前庭困难往往被家长和教师忽视。

表20.2 感觉感知的问题			
问题类型	描 述	观 察	对参与的影响
触觉感知	难以准确、有效地描述触觉刺激的位置、强度、三维特征或运动方向	很难精确定位与物品接触过的位置 由于视觉精细运动协调受到影响，难以用立体觉操作物体 可能与视觉感知和运动规划问题一起出现	运用手和手指精确运动的游戏活动受到影响，如搭建建筑玩具或玩弹珠 运用手和手指精确运动的课堂和自我护理活动具有难度，如用铅笔写字、使用勺子、扣纽扣或搭扣
本体觉感知	很难描述身体的姿势及肌肉和关节的位置及运动	显得笨手笨脚 依靠视觉运动的指导或认知策略，在活动中使用过大或过小的力量，如写作、拍手、行进或键盘 可能寻求过多的本体感觉输入，例如用力推、拉、扔或跳 破坏玩具、撞到别人、错误判断个人空间	参与具有一定难度，儿童需要通过视觉引导进行补偿以完成精细运动任务 难以融入学校或与同龄人的游戏，因为他们会被误认为是故意捣乱 参加运动和体育活动时可能受到阻碍
ª视觉感知	尽管有足够的视觉敏锐度，但很难描述视觉刺激的特征，如形状、大小、方向和图形背景的关系	视觉感知、视觉空间、视觉结构和（或）视觉运动任务困难 可能影响运动功能，如抓握、平衡和移动	参与游戏活动可能受限，如拼图、搭积木和手工 参与学校的学术活动可能会受到影响，如书法、艺术活动、需要建构的项目
ᵇ听觉感知	难以辨别和描述声音，但听力没有受损	很难定位声音来源 难以遵循指令 难以理解对话 当有背景声音时，很难将注意力集中在声音或文字上	由于与同伴交流困难，参与社交游戏可能会受影响 参与体育、游戏、音乐或舞蹈活动可能会因无法快速、准确地反应听觉提示的时空特征而受到影响 在家里和学校里参加活动可能会因为难以理解听觉暗示和口语指令而受到影响

注：ª 视觉感知问题普遍存在于感觉统合困难的儿童中，尤其伴随触觉不良或运用障碍时。感觉统合干预方法仅适用于有视觉感知问题和其他感觉统合困难指征的儿童。当不存在其他感觉统合问题时，作业治疗师可以给儿童选用其他的作业方法，如视觉感知训练、运用补偿策略或特定活动的技能训练。

ᵇ 听觉感知问题一般不是独立的感觉统合状态，听觉感知和语言发展困难往往与感觉统合困难并存。如果怀疑存在听觉感知问题，则需要语言病理学家进行临床评估。

当这些儿童被转诊至医生评估时，转诊的原因通常为笨拙或不协调、团队运动困难、做功课时不能保持坐姿及注意力集中困难。双侧前庭整合问题的描述和观察见表20.3。

（五）运用问题

运用是概念化、计划和执行非习惯性活动行为的能力。运用的问题通常是指运用障碍或运动计划问题。当"运用障碍"一词用于儿童时，它通常是指在儿童早期出现以运动计划为特征的一种状态，不能被医学诊断、发育障碍或环境限制所解释。

Ayres研究发现了触觉感知与运用之间的一致性。她假设触觉感知有助于发展准确和精确的身体规划，这是计划新动作所必需的。Ayres提出，运用问题可能表现为不同的形式，它并不都是感觉统合的本质。她提出了"躯体运用"一词表示了实践领域，它是感觉统合的起源和躯体感觉处理的基础。同时她引用"躯体运用障碍"一词，指运用不良及触觉和本体感觉处理受损的感觉统合不足。根据定义，躯体运用障碍包括触觉感知不良伴运动计划不良的表现。Ayres发现了这种感觉统合障碍的模式，并被其他人接受（表20.1和20.2）。

躯体运用障碍儿童通常显得笨手笨脚。执行新

问题类型	描　述	观　察	对参与的影响
双侧前庭统合问题	前庭感觉信息（与头部和身体的空间运动有关）的处理效率低下，需要姿势及眼部控制、双侧协调、中线整合、最佳的肌张力以准备运动和平衡	不平稳或紊乱的眼球追踪运动 平衡功能差 俯卧时难以保持伸肌姿势 经常无精打采或难以保持几分钟的直立坐姿 动作略显松散 双侧协调差 在身体中线移动时姿势控制困难 经常绊倒或跌倒 犹豫或避免目标物越过身体 向前或向侧方伸手抓握一个物品时感到犹豫或困难	由于平衡差而难以参加体育、舞蹈或游戏活动 社会参与受到连带影响 抬头看黑板，然后再看工作表时，找不到工作表，影响学习成绩 参与久坐的活动受限 参与身体两侧协调的活动时困难，如骑自行车或系鞋带
运用不良	难以想出一种新的移动方式 难以计划和执行新的动作顺序来实现目标	难以学习新的动作技能 缺乏使用物品或玩具的新方法 难以学习自己穿衣 难以搞清楚如何穿上一种新型服装 关注他人行为，而不是发起一项新活动 行动的时机或排序不佳 操作物品、画画或搭建方面有困难	体育运动参与受限 参与以新方式移动的游戏受限 参与建构活动受限，如用连接积木拼搭玩具房子 难以培养独立自我照顾能力，如穿衣或沐浴 难以参与需要新方法移动或操纵物品的艺术活动，如舞蹈、音乐或绘画 由于难以参与他人的某项活动或与他人协调互动而导致社会参与受限

表20.3　双侧整合和排序及实践的问题

的运动活动非常困难，常常会导致挫败感。从一个体位到另一个体位的转换，或运动任务中涉及活动的排序和计时存在巨大的挑战。这些儿童通常很难将他们的身体与空间环境中的自然物品相联系。他们常难以准确地模仿别人的行为。运动的精确度可能较差，导致无意地撞倒玩具或放置材料和物体效率不高。很多儿童口头运用有困难，这可能会影响进食技能或言语清晰度。

Ayres 在许多研究中也证明了视觉感知和视觉指导运用的关系。她用"视觉运用"一词描述这种关系，并用"视觉运用障碍"来描述匹配困难的功能区域。由 Ayres 引导及后续研究中，证实视觉运用障碍有时会伴随躯体发育障碍。

有些患有运用障碍的儿童存在概念化的问题（即在得到不熟悉的玩具或物品时，他们很难在新的情境下产生想法或构想游戏的可能性）。当被要求简单地玩耍时，如果没有明确的指导，这些儿童可能不会主动进行任何活动，或者他们可能会进行习惯性的、有限的或缺乏目标的活动。典型的反应可

包括漫无目的地游荡；执行简单的重复动作，如来回拍打或推动物品；在没有明确计划的情况下任意堆放物品；或者对于功能更成熟的儿童来说，关注他人活动，然后模仿他们，而不是独立进行一项新的活动。语言和社会环境在思维发展中起着重要作用。

对于患有运用障碍的儿童来说，大多数儿童易于达到的技能对他们却是巨大挑战（如穿毛衣、自己用餐具吃饭、书写字母、跳绳、完成拼图）。只有在儿童有强烈动机再结合远超平常儿童需要的大量练习才能掌握这些技能。参加体育运动通常会感到尴尬和挫败，完成学校作业也是一个问题。躯体运用障碍和自己意识到缺陷的儿童往往会避免困难的挑战性运动，并可能试图指挥或支配他人来避免这种情况。运用问题的描述和观察请参阅表20.3。

（六）感觉寻求行为

一些儿童会寻求强烈的感觉刺激。例如，与大多数儿童相比，他可能过度跳跃、频繁地发出声音，

更频繁、更强烈地摆动或旋转身体。在过去,感觉寻求被认为是一种调控(即反应性)障碍。然而随着新观点的兴起,越来越清楚地认识到,感觉寻求行为的发生有多种原因,例如:① 产生额外的感觉输入,补偿一个或多个感觉系统的辨别或感知不足;② 调节一般的觉醒水平;③ 调节其他感觉系统的过度反应性或低反应性。感觉寻求也可能是多方面调控干扰的一部分,或者表示运用受限,从而导致采用更复杂的方式进行更少的互动。最后,感觉寻求可能只是一种气质的表现,而且与感觉统合问题无关。感觉寻求行为可能对某些感觉统合困难有适应功能。然而在未来的研究中,每一个提议都应该被验证。

感觉寻求行为可以提供更多的感觉输入,以补偿一个或多个系统的感觉不足。例如,一些儿童用肌肉抗阻、深触压刺激或强烈的关节压迫和牵引(如跺脚而不是走路、用力跳跃、故意摔倒或撞到物品和人、推大物体,或者用极大的力量推和扔物品)等形式来寻求强烈的本体觉输入。在这种情况下,作业治疗师作出假设如果没有强烈的本体觉刺激,儿童就不知道身体部位的姿势。例如,当评估数据显示儿童有触觉和本体觉障碍时,表现出身体意识差并频繁跳跃和用极大的力量投掷,感觉寻求行为可解释为获得额外触觉压力和本体感觉的策略,以补偿这些感觉系统的低效处理过程。这些力量性动作可以被视作为本体感觉寻求行为,有助于在活动过程中为身体姿势的动态变化提供增强反馈。

同样,有些触觉不良的儿童也被发现有过度触摸物和人的行为。这种触觉寻求行为可能是一种补偿触觉信息不足的方法,通过在中枢神经系统增加触觉在运用物体和社会交往中增强对触觉的理解。前庭感觉寻求可能也有类似的功能。例如,在治疗环境中,前庭感觉处理困难的儿童通过在悬吊设备上摆动或旋转寻求大量的强烈刺激,但不会常发生头晕或表现出大多数同龄人预期的自主反应。这种强烈的前庭觉寻求行为有助于增强前庭觉输入的强度,以充分激活反应的适应性功能,如在运动过程中保持头部和躯干的稳定性。

感觉寻求也可以起到调节觉醒水平的作用。例如,强烈的前庭觉寻求可能有助于提高处于低觉醒状态的神经系统觉醒水平。前庭刺激通常具有觉醒效应,包括头部位置的快速变化或空间运动,因此感觉寻求可能起到适应性作用。也就是说,觉醒水平

基线较低的儿童可能有前庭寻求行为,这有助于他们达到最佳的觉醒水平。

感觉寻求的另一个潜在原因是有助于控制或抑制其他感觉系统的高反应性。寻求强烈本体感觉输入的儿童有时会同时表现出触觉防御或重力不安全。动物研究和临床经验表明,本体觉和深压觉对轻触感和前庭感觉有抑制作用,这些儿童可能寻求更多的本体感觉输入,有助于调节儿童感受的触觉和运动觉。

运用困难的儿童可能会出现感觉寻求行为。那些难以进行构思、模仿、排序、计时和多步骤计划的儿童往往会以非常简单、重复方式使用游戏设备,因为他们缺乏构思和计划新颖复杂活动的能力。这些儿童通常会频繁地做一些熟悉的动作,如摇摆、跳跃、投掷、击打或泼洒。当这些行为发生在一名运用差的儿童时,要考虑有限的游戏技能,这可能是儿童唯一可用的运动策略。

感觉寻求的儿童在社交场合的行为可能有破坏性或不恰当。安全问题常常是最重要的,这些儿童也经常被贴上有社交或行为问题的标签。作业治疗师服务这些儿童的挑战是确定策略,通过这些策略,他们可以获得所需的高水平刺激,而这不是对他们自身或他人具有破坏性的、不适当的或危险的刺激。

最后,作业治疗师应该考虑到所有年龄段的人群(包括儿童)对某些感觉体验都有本能的个人倾向。虽然有些儿童天生喜欢快速骑行和一定高度的视觉刺激,但也有一些儿童喜欢慢动作,而且并没有在快速运动或通过一定高度时得到乐趣。如果没有其他感觉统合困难的指征,那么感觉寻求行为可能是一种气质的表现,而不是感觉统合问题的表现,所以采用感觉统合的方法进行干预是不恰当的。然而,如果需要为自我照顾、游戏、学习或工作技能进行作业治疗,那么在日常活动中应考虑到儿童对感觉寻求的需要,以确保儿童对强烈感觉的偏好并以安全和社会可接受的方式得到满足。

三、感觉统合及其对参与的影响

研究表明,感觉统合困难可能会限制儿童作为家庭、班级或社区成员参与他们想要或需要从事的作业活动。多年来的一系列研究证实了不同诊断儿童中感觉统合与作业表现之间的关系。

感觉统合困难会影响游戏、休闲和社会参与,日常生活活动和工具性日常生活活动能力,休息和睡

眠,教育和工作,以及社交能力和执行功能。感觉处理问题可能是使亲子关系紧张的重要原因。

其他人,尤其是父母积极应对儿童感觉统合方面的挑战,可能会对儿童的发展和自我形象产生重大影响。父母提供的一手资料生动地说明了抚养有明显感觉问题的儿童所面临的挑战。感觉统合困难既可以是"无形的"(即它们的存在或起源可能不明显,特别是对于没有医学或精神发育诊断的儿童),也可以是波动的(即它们的表现可随时间和情况不同而发生变化)。这些特征常常使父母、老师、邻居,甚至陌生人觉得儿童有能力表现得更好或更协调,却故意不这样做。因此儿童可能会因不受自我控制的行为而受到不适当的惩罚或回应,从而导致长期消极感。此外感觉统合问题由于时间、事件和环境的变化,变得难以预测哪些情况会给特殊儿童带来问题、严重程度如何、何时发生。这类疾病患儿的父母和老师经常对儿童不可预测的行为感到挫败和难以理解。

感觉统合困难会对技能发展产生负面影响,儿童可能会避免参与需要练习和具有挑战性的日常作业活动。这些儿童由于触觉防御而避免手指绘画,或者由于运用差而很少尝试攀爬,他们错过的不仅是这些特别的经历,还有锻炼潜在功能的机会,如触觉辨别、手部力量和灵巧性、肩关节稳定性、平衡功能、手眼协调、双侧协调、定位和动作计划。随着时间的推移,如果儿童错过了大量这样的经历,他们的感觉运动技能会和同龄人发生差距。

此外,对发展交流和社交技能很重要的感觉运动游戏可能会受限。因此,由于缺乏充分参与促进和发展感觉、运动、认知和社交技能的儿童作业活动,有感觉统合问题的儿童可能缺乏与同龄人玩耍的成功经验。在日常生活中的恐惧、焦虑或不适,也可能反过来影响儿童成长内驱力的表达。因此,参与经验缺乏和参与动力减少可能会直接影响感觉统合障碍。运用困难和感觉反应性问题会对童年到成年时期的活动及生活方式选择产生严重影响。

随着时间的推移,感觉统合问题也会减弱自尊和自信。感觉统合障碍的患者自述了这种负循环是如何产生影响的。有感觉统合问题的儿童常感到完成普通任务不易,因此他们会很自然地有挫败感。长期的挫败感,再加上害怕和委屈,会对儿童的自我效能感产生负面影响。儿童反而感到无助。由于儿童不太可能去尝试具有挑战性的活动,导致其活动进一步受限。

这些参与会对儿童生活造成重大影响。在某些情况下,轻微的感觉统合困难会因自我效能感的丧失和社交关系的局限性而放大,最终导致生活满意度显著下降。

这种负循环并非不可避免。儿童的适应和应对挑战的能力会对他们的作业活动产生长期影响。适应能力强的家庭和儿童会自己找到成功的策略。然而对大部分人来说,通过专业人员的干预可以使儿童的生活轨迹朝着积极的方向改变。作业治疗师如何通过评估、干预和其他支持方法是本章的下一个主题。

四、感觉统合功能评估

必要时,感觉统合功能评估需要对作业表现进行综合评估。作业治疗师的评估首先会全面了解儿童活动和家庭,侧重家庭对儿童的优势及不足的关注和希望。作业治疗师需要各种各样的工具来帮助辨别感觉统合方面的问题是否与儿童的生活状况有关,了解这些困难的性质和范围,考虑这些困难如何用儿童的天赋和优势来补偿,并决定是否需要干预。

这类评估需要多方面的方法,要了解儿童与家庭和环境相关情况下表现出的问题。作业治疗师进行感觉统合方面的评估工具包括访谈和问卷调查、正式和非正式的观察、标准化测试及对家用和适合家庭服务与资源的考虑。相关特定方法及其用途的信息及可能使用的特定工具的信息见表20.3。

对感觉功能的具体评估可以通过多种方式进行,但无论如何,在开始任何干预之前,全面评估至关重要。美国作业治疗协会与名为"明智选择"的项目合作,建议从业人员在进行感觉功能具体评估后,对有明确感觉统合/处理方面困难的儿童进行感觉干预。干预措施必须与评估结果直接相关。

分析结果并提出建议

收集访谈、问卷、非正式和正式观察及标准化测试数据后,作业治疗师必须整合和分析结果以得出有意义的结论,并为每名儿童提供适当的建议。结论和建议的框架首要考虑家庭和其他专业人员(如教师)、儿童和家庭作业活动及影响作业参与的环境背景。进行叙述或讲故事的策略可能有助于达成儿童和家庭的综合理解,从而将计划的重点放在对他们来说最有意义和最重要的问题上,并且想象一下未来几年可能发生的变化。作业治疗师根据研究、培训和经验得出结论及建议。

作业治疗师有一个称为"数据驱动决策"（data driven decision making, DDDM）的方法，用感觉统合方法进行干预研究的有效性检查，描述评估结果和干预计划的操作步骤。DDDM过程包括仔细确认儿童的强项及介入后的参与挑战，然后进行综合评估（包括评估关键的感觉统合功能和问题）。其次的评估结果包括是否存在感觉统合问题，如果存在，如何帮助儿童进行作业活动。治疗师权衡评估数据，确定是否存在某一特定类型的感觉统合问题。在详细分析评估结果后提出假设，即感觉统合问题是否可能影响儿童的日常功能，如果可能，会出现什么样的困难。例如，儿童可能在课堂活动中坐立不安，在书桌前难以挺直身子，在远距离抄写时找不到位置。如果在访谈、观察、问卷调查和标准化评估中显示有双侧前庭整合问题（如旋转后眼球震颤、伸肌肌张力差、无效姿势和眼部控制、平衡和双侧协调测试得分低），治疗师会猜测这名儿童在课堂内的困扰可能与双侧前庭障碍有关。这种类型的分析需要掌握复杂感觉统合功能与模式的高级知识和技能，并用常用语言解释这些功能如何影响儿童在家里、学校和社区的日常活动。

正如之前的举例说明，没有经过高阶训练，可能很难理解感觉统合功能和日常作业活动之间的关系。在作业治疗的任何方面，将评估结果与家庭或转诊处提出的问题及最初关注的问题联系起来，这是至关重要的。运用感觉统合框架时，治疗师通常会发现需要采取一些额外的方法，使这种联系变得易懂且有意义。例如，被父母认为具有破坏性和冲动性的儿童，在评估时可能发现有触觉防御的体征。父母可能不能理解触觉输入反应困难与儿童行为之间的关系。评估的治疗师要阐述触觉防御的概念及描述触觉防御与儿童行为问题之间的关系。将评估结果与儿童和家庭的日常生活及作业活动联系起来并提出干预建议。

除了收集儿童相关信息外，作业治疗评估还要考虑儿童和家庭可获得的服务及资源。在提出建议之前，需要仔细考虑评估的目的和结果，以了解儿童目前正在接受的服务类型、他对这些服务的反应以及儿童可以获得哪些服务、方案和资源。例如在没有ASI作业治疗干预的地区，需要推荐儿童适合此类服务项目的地方。了解家庭期望值和价值观、照顾者的关注点、儿童的兴趣和才能以及资金、交通和时间等资源，对确定最利于儿童和家庭的服务类型非常关键。这些相关问题和感觉统合因素一样重要，而且在提出建议时，很多时候显得更为重要。

如果评估结果建议进行作业治疗干预，通常要确定干预方法，估计儿童进行作业治疗的时间和预期结果。通过制定具体目标进一步明确预期结果。记录和说明治疗目标也让作业治疗师进一步阐明已确定的感觉统合问题与现有状况和期望功能结果之间的关系。制定详细的治疗目标有利于确定治疗环境。例如学校环境可能要求制定针对个别化教育的目标计划，而医院环境可能需要与健康相关。

在DDDM过程中，除了常规治疗目标外，还要制定针对ASI近端和远端具体的干预措施。近端针对评估潜在的感觉统合问题的变化（如眼控、平衡、双侧协调、触觉防御），而远端针对测量评估儿童参与或作业行为的变化。一些研究将目标达成量表（Goal Attainment Scale, GAS）用作远端结果测量。研究表明GAS对检测日常行为中的功能变化非常灵敏，而标准化测试方法却无法检测。例如提高儿童在课堂上"静坐"的能力，笔直地坐在课桌旁，或者能够在阅读时保持位置，可通过GAS制定目标为儿童和家庭提供高度个体化。无论确定何种目标和结果措施，它们都以和家庭文化相关的方式确立，并考虑每名儿童的需求、愿望、才能和兴趣。

五、儿童感觉统合问题的干预

根据儿童优势和感觉统合活动要求制定作业治疗计划，同样需要在治疗过程中进行细致的分析。作业治疗干预的目的是通过参与作业活动支持健康和参与生活。当带着感觉统合目标给儿童进行作业治疗时，干预决策是基于对感觉统合问题影响儿童及其家庭参与的独特方式的理解。因此需要对儿童的感觉统合特征进行全面的临床评估，为干预决策提供依据。在家庭、学校和社会环境中，干预是根据儿童想要和需要从事的作业活动进行规划和评估的。为了确保干预使儿童朝着实现目标的方向发展，在整个干预期间进行持续性监测很重要。如果可以，需要责任作业治疗师与父母、教师和其他重要人员进行多次沟通，包括儿童。

结合对干预有效性现有研究证据的了解，进行评估是否有助于明确干预目标，如果是的话，哪种方法对儿童和家庭最有利。无论干预是以何种形式进行的，有关感觉统合性质的理论推理，以及循证实践研究的知识,都应为感觉统合困难儿童提供帮助。为感觉统合问题儿童进行干预的治疗师需要接受进一步的培训、指导和不断的认证来提高他们的专业技能。

如介绍所述,本章重点介绍了 Ayres 的感觉统合框架。下一节重点描述 ASI 的方法,因为它是对感觉统合困难的儿童最适当和最有力的循证干预。在讨论了 ASI 干预后,还根据《儿童和青少年感觉统合及感觉处理障碍的作业治疗实践指南》回顾了感觉统合困难儿童其他类型的干预措施。其他类型的干预包括特定感觉技术、改变感觉环境、认知干预、基于作业的干预及家长或教师的教育和指导。

(一) Ayres 感觉统合干预

"ASI 干预"一词是指 Ayres 提出的专门为感觉统合问题的儿童开发的个别化作业治疗实践方法。在这项干预中,作业治疗师为提高儿童的感觉统合能力提出了个体化的挑战性活动。最终帮助儿童在家庭、游戏、学校或社区的日常活动中获得自信和信心(案例 20.1)。

📄 案例 20.1　Karen

病史

Karen 是妊娠糖尿病后出生的足月儿。Karen 在 40 周时引产出生,分娩时间延长,并在分娩过程中右锁骨骨折。Karen 在正常年龄范围内达到了早期运动和语言发展的里程碑。但是她被描述为母乳喂养困难、易发怒、易受惊的婴儿,只有摇摆才能使她平静下来。Karen 在学步期时参加了一个家长协助儿童发育项目,并且在 4 岁时她获得了学前特殊教育的资格。她没有任何特殊的医学或教育诊断。

转诊原因

Karen 的母亲向神经科医生叙述了对 Karen 的精细和粗大运动技能的担忧,在 Karen 4 岁的时候,医生转诊她去接受作业治疗评估。当被问为 Karen 做评估的原因时,她母亲写道:"到现在我都一直非常耐心地等待她出现正常发育(如用手习惯、精细运动)。学校的心理学家认为这种情况会持续发生,我也明白有些时候确实不太对劲。Karen 失望的情绪和不自信促使我去寻找答案。我希望她是一个'正常的孩子',但我也发现她从婴儿期开始就确实有一些异常的行为和举动。"

评估程序

感觉统合与运用能力测试(sensory integration and praxis tests, SIPT)是一项阶段性测试。要在临床治疗和家庭环境里对 Karen 进行观察。此外,Karen 的母亲接受了访谈,并完成了一份发育和感觉发展史,提供了 Karen 早期和现在的感觉运动、语言、认知、社交和自我照顾的详细内容。

评估结果

在 SIPT 的 17 个测试中,Karen 有 7 个测试显示她的得分低于平均年龄水平。这个报告是由测试软件通过计算机评分生成的。得分用标准差统计测量,它提示儿童的分数与同龄儿童的平均分之间存在的差异。儿童的得分在基准线上越接近 0,说明儿童在这项测试中的表现越接近正常值。Karen 的分数用实心方块描绘,由计

算机生成的图形上的黑线组成。分数低于水平轴 1 标准差,则认为她可能有功能障碍。

Karen 在视觉-运动测试(视觉空间能力)中的得分很低,在测试中她很难将几个图形拼装到拼图板上。她的母亲说,Karen 在 18 个月的时候就知道拼图,但是学习形状较困难。但根据描述,她对道路、标志和人脸有着很强的视觉记忆。这些发现表明她在物体的空间定向上有困难,但是视觉记忆能力相对较强。

Karen 有几项得分较低,并在本体感觉和前庭处理的测试中存在困难。手指辨别的低分表明手部触觉反馈效率低下。在扣扣子和使用餐具等活动中,也证实了她操作技能差。在母亲的描述中还提示她有触觉防御的表现。她在运动觉方面得分较低,难以恰当地使用铅笔,很难保持穿衣的体位,这些都是本体感觉反馈的问题。Karen 在 SIPT 评估中旋转后眼球震颤试验得分最低(2.2 标准差)。此项得分及站立和行走平衡的平均分,表现出她在穿衣和操场活动中的功能平衡不良、身体倾斜不能越过身体中线、在剪切等活动中的双手协调能力差,并且她从不感到头晕,这些表明她可能存在前庭处理问题。

Karen 在运用能力测试中,口头方面的能力超出了平均水平。然而对她来说,依赖躯体感觉的运动计划测试(口语运用和姿势运用)要更困难。Karen 不会骑自行车、荡秋千和跳绳。她很难给自己穿衣服,甚至让别人给她穿衣服也有极大的困难。她很难使用餐具吃东西,而且经常被食物和饮料呛到。写字对 Karen 来说尤其困难,她缺乏手的偏侧性、抓握差及过体中线不良,这些都影响了她参与绘画或书写。

Karen 是一名受到成人和年轻同伴喜爱的社交型儿童。然而她的母亲很担心,认为她无法"了解同伴的暗示和不成文的规则",而且"肯定会我行我素"。她注意到 Karen 有情绪低落的倾向,她认为这些也打击了 Karen 参与到同伴中去的意愿。

总之评估结果提示 Karen 在视觉、触觉、本体感觉、前庭感觉信息等方面存在感觉处理问题。这些困难与躯

体运用障碍、平衡差和双侧统合、特定运动和精细运动技能困难及社会化的新问题有关。Karen的优势包括适龄的认知和语言技能、良好地进行口头指令的运动计划能力及特别支持和关心她的家庭。

建议

基于评估结果和对Karen进行个别化教育计划小组面谈,在评估后不久,Karen被建议用感觉统合的方法进行个体化的作业治疗以增强感觉和运动处理功能。由于她严重的感觉统合问题并需要针对性的方法,建议她在ASI干预设备下进行治疗。

作业治疗计划

在个别化作业治疗的前6个月采用ASI方法,包括个体化的为增强视觉、触觉、本体感觉和前庭感觉处理功能而精心选择的治疗活动。作为干预计划的一部分,

Karen的作业治疗师为她提供了运用、双侧协调和平衡的分级式挑战活动。

经过6个月的治疗,Karen的触觉防御降低、食物呛咳倾向减少、骑三轮车的能力增强及计划新的或特别活动的能力提高。虽然这些对Karen来说是重大的收获,但她依然在感觉处理、一般运动计划能力以及适龄的精细和粗大运动技能等许多方面表现出极大困难。如果她继续使用ASI方法进行作业治疗,希望到下一学年开始(大约6个月后)时她会在基础感觉和运动功能上得到改善,进行一些具体的技能训练也会更合适。到那时可能会在学校进行治疗,并为她的老师介绍咨询项目。父母已经开始了家庭计划,支持她获得直接服务。Karen的年龄段和最初对治疗的积极反应最适合运用感觉统合方法,并且她的远期疗效很好。

对Ayres感觉统合方法的信度要求是在计划和实施干预之前对核心感觉统合功能进行全面评估。表20.4中所列的措施通常用于明确儿童是否有感觉统合问题,如果有,则确定这些障碍的性质和程度。

ASI干预是在个体基础上实施的,因为治疗师必须根据儿童对特定活动或感觉体验的兴趣或反应随时调整治疗活动。这要求作业治疗师持续关注儿童,同时注意环境中引发适应性反应的活动。特别重要的是,一些活动的潜在治疗价值和儿童参与活动的动机之间微妙的相互作用。因此作业治疗师的治疗计划需要根据儿童的行为而改变。作业治疗师与儿童建立关系,培养儿童积极探索环境和掌握环境带来挑战的内驱力。由于在治疗过程中不断给予儿童高度的关注,可以在治疗活动中建立精细的复杂性梯度,同时优先考虑到儿童的兴趣,让儿童体验成功并增强"我能做到"的感觉。

作业治疗师的工作是创造一个能提高儿童适应性反应的环境。为此作业治疗师尊重儿童的需求和兴趣,同时安排机会帮助儿童成功地迎接挑战。如通过秋千上的摆动活动发展儿童更有效地矫正平衡反应。作业治疗师可以让儿童摆动一会儿以适应前庭感觉。一旦儿童适应后,作业治疗师就会介入,通过摇晃秋千刺激其期望的反应。然而如果儿童表现出焦虑或恐惧,作业治疗师需要快速干预以帮助儿童找到安全感。例如,作业治疗师可能会在秋千上设置一个内置管道,为稳定儿童的下半身提供基础,以增加安全感,儿童的上半身可以自由做出所需的矫正反应。因此治疗活动产生于作业治疗师和儿童之间的互动。只有在作业治疗师和儿童之间

进行一对一地互动,才能完全实现这种个别化治疗(图20.2)。

使用ASI干预的作业治疗利用了儿童在干预期间的内在驱动力。鼓励儿童进行自我指导,如果儿童积极参与,治疗获益会实现最大化。这不同于儿童在没有成人指导下的自由玩耍。最佳治疗是在作业治疗师进行结构化指导和儿童自由选择之间取得平衡。利用儿童的兴趣和想象力往往是鼓励他们不断努力或长时间坚持挑战性活动的关键。然而由于有感觉统合问题的儿童并不总是表现出对诱导活动的内在驱动力,因此可能需要修改活动,并找到吸引儿童进行互动的方法。当面对孤独症儿童或其他内在驱动力受限的儿童时,作业治疗师可能需要频繁地发起活动,并指导儿童如何进行。作业治疗师偶尔可能会在特定活动的背景下使用更具"指导性"

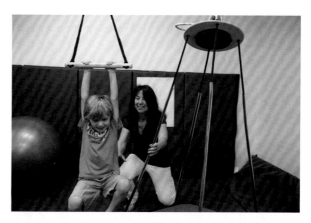

图20.2 个别化的Ayres感觉整合(ASI)干预要求治疗师时刻密切关注儿童,确保治疗活动针对儿童不断变化的需求和兴趣进行个体化的调整

表20.4	感觉统合功能的综合评估方法	
方　法	**专用工具**	**目　的**
标准化评估	感觉统合与运用能力测试（SIPT） 艾尔斯感觉统合评估（EASI）	一套含17项测试，包括触觉、前庭觉、本体觉和视觉感知、运用、平衡、双侧协调、视觉运动协调和感知等各项标准分数。标准数据收集于20世纪80年代，以美国4岁0个月至8岁11个月的儿童为目标样本 EASI评估是当前正在研发的一套20项测试，包括触觉、前庭觉、本体感觉和视觉感知、听觉定位、视觉、姿势和双侧运动整合、运用及感觉反应性的标准评分。计划到2020年完成标准数据，收集100个国家年龄为3岁0个月至12岁11个月的儿童为代表性样本
问卷调查	感觉矢量表（sensory profile） 感觉信息处理测试（SPM） 感觉信息加工处理量表（SPSI）	为感觉反应性提供标准化得分；从父母和教师方面收集信息，评估他们对儿童感觉反应相关行为的观点。SPM还包括运用（计划和构思）和社会参与的部分
面谈	不适用	确定需要进一步评估的感觉功能；确定主要关注点，明确感觉统合功能是否有助于解释儿童面临的一些挑战；可能发现儿童在排除感觉统合问题上的一些其他解释；有助于父母和儿童明确目标
结构性临床 观察	艾尔斯"临床观察" 运动与姿势技巧的临床性观察—— 第2版（clinical observation of motor and postural skills—second edition, COMPS） 本体觉的综合性观察 （comprehensive observations of proprioception, COP）	Ayres在标准化测试中进行了定性观察，她提出的许多观察仍在继续使用。常用的观察包括过身体中线、平衡反应、肌张力、俯卧伸展、仰卧屈曲、对指试验、手指定位。EASI将Ayres开发的大多数原始临床观察作为标准化测试项目纳入EASI测试中 这些观察与Ayres所使用的原始观察相似，也提供了关于双侧整合、前庭处理、本体感觉处理和运用的信息。这一工具正在标准化的研发中
非结构性的 临床观察和 自然观察	不适用 治疗师在临床上及在熟悉的自然环境对儿童的非正式观察，如在教室、操场或家里对儿童的非正式观察	有助于发现儿童如何应对新奇或不可预测的情况，以及阐明儿童的困难和能力是如何影响儿童参与日常作业活动的

的方法，向儿童展示挑战性的活动不仅可能实现目标，而且也能享受其中。当作业治疗师指导儿童进行干预时，也总是寻找机会增加儿童对活动的积极参与和控制，包括帮助儿童进行新的活动。

同时要强调积极参与，与只接受被动刺激相比，主动参与活动时大脑的反应不同，学习更有效。因此在ASI干预中，作业治疗师会尽最大努力让儿童积极参与。例如感觉统合理论认为，儿童主动拉秋千或绳子使秋千旋转，比被动地荡秋千时能经历更多的统合作用。

最大限度地积极参与常发生于适当复杂程度的治疗活动中，儿童不仅感到舒适且安全，而且还需要一定努力的挑战。治疗过程通常从儿童感到舒适和有能力的活动开始，逐渐进行更多挑战。例如，对

于有重力不安全感的儿童，治疗通常从靠近地面的活动开始，并在治疗师密切的身体支持下帮助儿童找到安全感。渐渐地经过几周的治疗，治疗师逐渐去除身体支持，介入更高水平的表面和远离地面的活动。引入"最适"挑战水平，同时考虑儿童的安全感，让其有一定程度的控制，这是儿童最大程度积极参与治疗的关键（图20.3）。

有时，作业治疗师会发起并提供感觉体验，帮助儿童准备今后可能进行的更复杂或更具挑战性的活动。例如，孤独症儿童在接受作业治疗师以直线或旋转方式移动秋千的被动前庭刺激后，可能会表现出对运动活动的意识和兴趣提高。提高运动乐趣意识也可能意味着儿童对环境有了更多的认识。有时候治疗师发起的感觉体验也有助于积极参与某项活

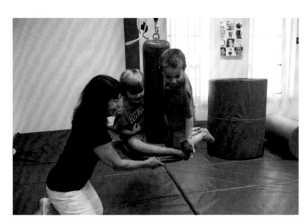

图20.3　经典的感觉统合治疗强调儿童的主动参与和自我指导,而不是被动地输入前庭感觉

动。另一个示例是谨慎介入触觉活动以减少触觉防御,并提高儿童与物品和人频繁的触觉刺激及活动中的舒适度。总的来说,治疗师指导或诱导的感觉体验是感觉统合治疗计划的有限组成部分,只是促进更积极参与的一方面。

ASI干预的另一个重要方面是发生的环境,包括提供专业的治疗设备。为ASI设计包含大型活动区域和一系列专用设备的治疗室。悬挂式设备的使用是这种处理方法的一个特点。悬挂式设备提供了很多机会参与和挑战前庭系统。此外,设备和材料可提供多种躯体感觉活动,包括触觉、振动和本体感觉的输入。使用垫子和大枕头比较安全。总的来说,这种特殊的环境为儿童提供了安全、有趣的环境,让他们探索自己的能力。同时,设备和环境为作业治疗师提供了用于创造吸引儿童的感官体验,并温和地引导儿童进行感知挑战、动态姿势控制和动作计划(图20.4)。为ASI创建丰富环境的基本特征包括多种感觉体验,新奇的环境,以及积极参与具有挑战性的认知、感觉和运动任务。

使用前庭和触觉刺激作为治疗手段需要注意几点。这些有用的方法可以对生理状态产生深远的影响。例如,前庭系统通常是直线运动形式,一般在儿童治疗的早期介入,因为它被认为对其他感觉系统有组织作用。然而如果使用时没有仔细观测儿童的反应,就会对儿童造成干扰和破坏的影响。前庭系统激活可产生强烈的自主反应,表现为发热和反胃。它直接影响觉醒水平,并且如果控制不严可能会产生过度活跃、注意力分散或无精打采、昏昏欲睡的状态。由于ASI干预强调儿童的主动参与,所以很少在儿童身上被动施加前庭刺激。无论何时使用前庭刺激,作业治疗师都会不断监测儿童的反应,并随时

根据儿童的状态快速调整活动。例如,儿童坐在秋千上旋转,当表现出轻微的自主活动时,作业治疗师可能会通过降低摆动的强度,引导儿童进行缓慢的直线摆动,或者让儿童拉秋千来增加本体感觉的输入。后一种策略(增加本体感觉输入)源自动物研究,表明本体感觉输入对前庭活跃有抑制作用。因此,了解前庭刺激的作用及与其他感觉系统的作用在这种治疗方法中至关重要。

同样的,ASI期间的触觉刺激是通过对感觉系统的了解,以及它如何与觉醒过程和其他感觉系统相互作用来实现的。被动的触觉刺激不常用。对有触觉防御的儿童施加触觉刺激可能导致敏感的状态,即儿童会变得更加防御,而不是习惯这种感觉。触觉刺激通常作用在儿童进行主动活动时所接触的材料和表面,而不是使用被动的触觉刺激,例如接触不同形状和纹理的物品或接触不同材质的表面。

总结ASI干预的主要特点,治疗活动既不是预先确定的,也不是简单的自由活动。治疗流程包括作业治疗师和儿童之间的合作,治疗师鼓励和支持儿童,使儿童向治疗目标前进。这些都在安全且有挑战性的特定环境中进行。为了确定儿童能否从ASI干预中受益,必须进行全面的作业治疗评估,包括进行感觉统合的深入评估。评估结果用于确定ASI是否适合该儿童。如果是,则根据评估结果制订

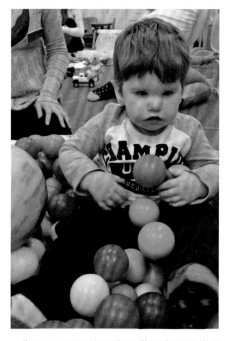

图20.4　进行ASI干预的环境提供了多种感觉体验。沉浸在球池中对感觉调节提出了挑战

治疗计划。由于感觉统合方面的问题通常在生命早期就被发现，并且会影响许多发育阶段的作业活动表现，ASI干预需要在整个儿童时期适当地或间歇性地进行。

由于ASI的专业性和复杂性，该方法需要进行作业治疗的专业培训。进行ASI指导前，要先学习如何在临床上运用感觉统合原则。自学本领域实践相关的专业和学术资源对于提高专业能力也很重要。此外在高级培训之后，强烈建议进行个人学习以及与同行讨论，并加强临床专业知识和探索该领域的新证据。

虽然ASI干预通常在专业治疗中心进行，但许多概念也可以用于其他环境。基于学校的作业治疗师已经找到了将ASI的中心原则融入教育环境的方法，包括在教室、治疗室和操场使用专业设备，帮助儿童组织和准备学习。成功的治疗项目有助于家庭理解和使用感觉统合概念，通过开展家庭活动和寻找社区资源来支持和促进儿童获得成功，并在治疗过程中进行强化训练。

1. ASI干预的预期结果　作业治疗旨在通过从事有意义和重要的作业或活动来改善儿童的健康和生活质量。为了让有感觉统合问题的儿童达到这个目的，作业治疗师一般会先进行直接的ASI干预来改善感觉统合功能。由于幼儿和发育中的大脑具有神经可塑性，感觉统合理论认为通过个别化训练，会提高儿童的感觉统合功能，促进探索和挑战活动。除了解决潜在的感觉统合问题外，作业治疗师还经常帮助儿童发展特殊技能和策略，将影响儿童的问题弱化，帮助儿童应对当前的日常需求。最后与家长和教师协商，以便进行直接干预，并有计划地修改活动、日常生活和环境，这些都是儿童干预计划的重要组成部分。直接干预、特定技能培训和咨询一般都要经谨慎考虑后再与治疗计划相结合，以满足儿童和家庭的特殊需求。

明确儿童的作业活动干预目标，如饮食、游戏、休息、工作和自理，希望在这些作业活动中会有积极的变化。例如，有严重感觉反应性困难的幼儿，他会表现出受到了过度刺激，从而导致很难入睡和保持睡眠状态。睡眠剥夺会加重儿童的过度性反应和行为问题，也会干扰其他家庭成员的作业表现。进行干预是为了让儿童在更可控的睡眠状态中获得更充足的睡眠。也包括让儿童适应一些不可控的感觉，如家里的声音、室温变化或床单和毯子的质地，让其能每周3天、每次小睡至少1小时。干预可能包括直接补偿以减少感觉防御，家长指导策略——如安静的活动、安排好休息时间的活动日程，以及午睡环境（如变暗灯光、降低噪声、用有节奏的声音或"白噪声"屏蔽）。预期结果汇总于表20.5。

2. ASI干预的有效性证据　最近一项对ASI干预的系统评价发现了强有力的证据，证明ASI干预能有效改善感觉统合困难儿童的参与。与之前的一些综述不同，本次其重点明确了纳入和排除标准，以确保在每项分析研究中提供适当的ASI干预。在ASI干预的有效性研究中，常见问题是针对儿童发育、学习和挑战性活动干预措施的方法学上的局限性。例如，在ASI有效性研究中存在的共同问题是，儿童可能在还没有确诊他们是否存在感觉统合问题时就接受了干预。另一个共同问题是，研究中的干预方式可能被称为感觉统合，但实际上并没有真正符合ASI的定义特征。这种局限类型称为保真度问题。在干预研究中，保真度是指研究中对干预方式这种关键要素的真实程度。

为了给研究人员提供确保ASI干预的系统方法，开发了一种可靠有效的保真工具，即ASI干预的保真测量（框20.2）。表20.6列出了ASI干预的保真测量或类似的保真测量工具，为群体的设计研究提供证据，以证明研究中提出的干预是以参考ASI原则的方式进行的。

干预试验中的一个重要问题是在完成一段时间的ASI干预后维持长期效果。Wilson和Kaplan有一项令人兴奋的发现，即接受感觉统合干预的学习困难的儿童可以获得其他干预方法无法达到的长期效果。尽管这项研究是在ASI干预的保真测量开发之前发表的，但对感觉统合研究中保真度的系统评价发现，它包括了Parham等确定的ASI的大部分保真度要素。尽管在最初的研究中，2个干预组之间的结果并没有发现显著差异（ASI和对照组都取得了显著的进步），但在2年后的随访中发现，只有接受ASI治疗的儿童保持了他们在干预后的效果。维持干预效果是一个与干预成本效益相关的关键问题。还需要更多研究来衡量ASI的长期结果。

虽然随机临床试验是有效性研究的金标准，但用其他研究方法检查干预结果也有助于理解感觉统合干预的效果。在使用单一受试者的设计研究中，儿童作为自己的控制者，在干预前（基线阶段）和干预期间被反复监测。这种方法的优点是行为结果可以高度个性化，并随着时间的推移进行跟踪，以了解每位儿童对干预的反应。例如，Linderman和Stewart

表20.5　使用感觉统合方法进行作业治疗的预期结果

预期结果	说　　明	举　　例
增加适应性反应的频率或持续时间	增加适应性反应的持续时间和频率是感觉统合的一个重要目标,因为功能行为和技能是通过简单的适应性反应发展起来的Ayres感觉统合(ASI)干预方法重点关注儿童获得更高水平的适应性反应	如果儿童在一项活动中不能坚持几秒钟以上,他就会从一项活动转移到另一项活动,从而始终没有机会充分处理这种感觉及发展有目的的行动。对儿童来说,理想的结果可能就是长时间参与一项简单的活动,如荡秋千
发展更复杂的适应性反应	更复杂的适应性反应可能需要时间和顺序及各种感觉功能的整合 儿童对环境的判断能力提高、考虑能做什么、为达到目标需要进行哪些具体活动	儿童在荡秋千时松开抓握,并在适当的时候跳下来落在垫子上
改善粗大和精细运动技能	具有一致和更复杂适应性反应的儿童表现出感觉统合能力的改善。此外儿童会更有自信地迎接新的挑战。最终能发展更好的运动功能	例如前庭处理问题的儿童,进行个体化ASI干预后对操场活动和运动表现出更大的能力和兴趣,即使在治疗期间没有进行过这些活动。运动技能可能是最早反映ASI测量方法可变的复杂技能之一,这可能是因为广泛的运动活动是这种干预方法所固有的
提高认知、语言和学习成绩	虽然认知、语言和学习技能通常不是ASI的具体目标,但在一些涉及ASI干预的有效性研究中发现了这些领域的进步。ASI治疗方法的应用被认为在这些领域产生广泛的变化,其次是增强感觉反应性、感知、姿势控制或运用	感觉反应能力的提高可能会促进更好地处理语言和学习任务;这样才能改善这些方面的功能前庭处理障碍的儿童可以改善其姿势控制和平衡,更好地集中精力学习,而不会经常因难以维持坐姿平衡或从黑板上抄写时无法定位而分心
增强自信和自尊	鼓励成功的、自我导向体验的治疗结果使儿童得到了自我肯定。Ayres断言,增强适应性反应可以让儿童体验到以前无法感受到的乐趣,从而促进自我实现 对这些活动的掌握将促进个人控制感,进而提高冒险和尝试新事物的意愿	重力不安全感的儿童可能不仅会对攀岩和运动活动产生恐惧感,而且在参与同伴游戏时也会感到失败和沮丧。在这种情况下,这些方面的改善将提高他对自身的自信和舒适度,并普遍伴随着自我效能感和价值感的提升
加强作业参与和社会参与	当儿童发展了一般感觉统合能力和提高动作计划的策略时,可以看到有关自我照顾、处理日常事务和更熟练地组织等方面的能力	干预有助于对触摸或运动过度敏感的儿童对感觉作出更恰当的反应。最终使儿童融入并参与到日常的作业活动中,如在早晨为上学做准备、在学校食堂与他人同桌、在课堂上举止得体、在操场上与朋友们玩耍时更加安全和自信
改善家庭生活	有感觉统合问题的儿童在干预过程中体验积极的变化时,他们的生活及其家庭成员的生活会得到改善。基于ASI原则的干预可能产生的作用之一是,父母对儿童的行为有了更好的理解,并开始制订策略,更合理的组织家庭日常活动。因此感觉统合干预的一个重要结果可包括改变父母对儿童的理解,产生新的应对策略和减缓父母压力。Cohn研究父母的观点发现,感觉统合方法的一个重要结果是父母会以积极的方式"重新构建"他们对儿童的观点和期望	例如,重新定义在手臂上缠绕橡皮筋的怪异行为,认为儿童是在获得深压觉输入,使自己平静。与其将这种行为视作是应该被消除的不良病理学迹象,不如探索其他方法,为儿童提供他所需的深层压力体验

框 20.2　使用 Ayres 感觉统合（ASI）干预作业治疗的保真度要素

ASI 干预是根据儿童的反应和选择，结合作业治疗师的临床推理，通过逐步调整来实施的。这里列出的保真度要素描述了治疗的过程，即治疗师在整个 ASI 治疗过程中的责任事项。实际上这些要素同时发生并相互作用。此外适当实施 ASI 需要融入结构性要素。包括指定的治疗师资格和培训、空间和设备要求、安全监控措施、评估和记录流程。

1. 确保人身安全：治疗室的物理空间布置和材料，以及作业治疗师的行为，要确保儿童的人身安全。

2. 提供感觉活动：作业治疗师使用治疗设备、材料和活动，为儿童提供丰富的感官活动，特别是涉及以身体为中心的感觉体验（触觉、本体感觉和前庭）的活动。

3. 进行感觉调节和保持调节状态：作业治疗师调整感官条件和活动挑战，让儿童处于最佳觉醒状态，并提高参与能力。

4. 挑战性姿势、眼部、口腔和（或）双侧运动控制：利用相关的评估数据，作业治疗师介入、支持或调整活动，以进行挑战性运动控制活动。

5. 挑战性运用活动和行为组织：使用所需领域的评估数据，作业治疗师介入、支持或调整活动，训练儿童挑战性的运动计划、思维能力、计划和从事组织活动的能力。

6. 参与选择活动：作业治疗师努力与儿童分享选择、调整或改变活动的控制权；最终目标是由作业治疗师和儿童共同选择活动。

7. 定制活动以进行最适挑战：为了确保儿童的最佳参与，作业治疗师定制活动使他们处于最适挑战水平，通过适当增加或减少任务的复杂程度，使该活动对于儿童来说既不太困难也不太容易。

8. 确保活动成功：作业治疗师努力提供挑战性活动，让儿童获得成功体验。

9. 支持儿童游戏的内在动机：ASI 方法优先考虑儿童的内在游戏动机，所以作业治疗师会设置支持游戏的环境，以便让儿童充分参与干预活动。

10. 与儿童建立治疗联盟：在 ASI 中，儿童和作业治疗师之间牢固的积极关系至关重要；因此作业治疗师与儿童建立人际关系，形成治疗联盟，在相互愉快的伙伴关系中共同工作。

测试了 2 名有普遍性发育障碍的学龄前儿童的 ASI 的 3 种行为结果。都在儿童家中进行观察，并针对每名儿童的功能问题进行了调整（如儿童对拥抱的反应以及在用餐时间相互交流）。结果显示，在 6 项测试结果中有 5 项在基线和干预阶段之间有显著改善。这些结果是令人兴奋的，但由于参与人数少，而且缺乏保真度测量，这些结果应该被认为是不确定的。

在当前研究的基础上关于最适合进行 ASI 干预的儿童特征问题作进一步研究，并预期结果类型。例如，对于不同类型或不同严重程度或伴有发育或医学诊断的儿童，期望不同的干预结果是合理的；然而自 Ayres 的开创性研究以来，这些因素没有得到系统的解决。解决这一问题的研究可以帮助专业人员预测谁将对个体化 ASI 干预做出最佳反应，谁更适合用其他干预方法。将个体化 ASI 干预与其他干预系统结合的有效性还需要开展进一步研究，如特定的感觉技术、在家或教室中的感觉环境改变、认知干预、家长指导或教育。最后，维持长期效果，特别是那些与社会参与有关的结果，是今后研究中需要解决的一个重要问题。

3. ASI 干预的测量结果　因为每名感觉统合问题的儿童都是独一无二的，ASI 方法的预期结果是个性化和多样化的。通常针对观察到的儿童特定行为制订目标。这些目标包含对行为的特定描述，包括行为的背景和测量行为的客观方法，例如，计时儿童能维持多长时间的活动，或在规定次数的尝试后执行活动的成功率。单学科研究提供了一些针对儿童特定行为测量结果的较好案例。

此外，结果有时使用标准化测试来衡量。事实上除了与父母和老师共同的关注点有关外，感觉整合与运用能力测试（SIPT）（如图案复制、站立和行走平衡及大多数的运用能力测试）都是测量变化的好方法，因为它们具有较强的重测信度。然而标准化测试往往不能解决关键的作业问题。使用时必须注意选择儿童预期变化类型的灵敏测试。有时原始得分的变化比标准分的变化更能提供信息，因为原始得分的变化是衡量儿童在初始评估时技能提高的直接指标。将儿童的表现与标准数据进行比较可能无法检测到实际表现的变化。

GAS 可以替代标准化测试，它解决了 ASI 独特的个体化性质和预期结果。GAS 可以确定与个人及其家庭相关目标的优先顺序，并使用标准度量来量化结果，从而比较不同类型目标的实现情况（见第 8 章）。有证据表明，这种方法有助于获取 ASI 干预项目的结果。

表20.6　用团体比较和保真度来验证使用感觉统合方法干预作业治疗的有效性研究

作者/年份	目 的	研究设计和试验对象	干预结果	结果和限制	结 论
Iwanaga, Honda, Nakane, Tanaka, Toeda 和 Tanaka (2013)	研究ASI对高功能ASD儿童的有效性	3级——两组队列研究。实验对象：20名ASD患儿（IQ>70），年龄2～6岁。如果未被纳入标准治疗组（GT）(N=12)，儿童接受ASI个别训练(GT)(N=8)。人组儿童的性别与年龄相似	干预：所有人组儿童接受8～10个月的干预，每周1节课。GT关注儿童的社交技能。包括对所有的ASI目的社交度测量因素。保真度测量ASI个素。测量：干预前后的JMAP测评	ASI组治疗后获得JMAP总分和4项子得分。GT组仅在总分上有所提高。在总分和3个子量表得分的变化中发现组间差异。ASI组受益更多。结果可能因非盲评分有所偏移	高功能ASD儿童可能受益于ASI在运动、非言语认知和复杂的感知运动功能
Miller, Coll 和 Schoen (2007)	判断ASI是否比安慰剂疗法或无治疗更有效	2级——小样本的随机对照试验。实验对象：24个SMD儿童。孤独症小组(N=7)，安慰剂小组(N=10)，无治疗组(N=7)。入组儿童在性别、种族、父母教育和年龄上均相同。每组儿童的平均年龄为6岁	干预：进行10周，每周两次的个别化ASI治疗。安慰剂组儿童在活动中1:1进行桌面游戏。进行结构化的保真度评估。测量：Leiter父母等级量表、SSP、VABS、CBC、GAS、经皮电反应	ASI组在GAS和Leiter量表上的得分显著高于其他组。在ASI组中发现了较高的GAS效应量。家长参与ASI课程可能会产生结果偏移	有感觉调节问题的儿童可能从ASI中受益，由于ASI、GAS的结果可能对增益特别敏感
Pfeiffer, Koening, Kinnealey, Sheppard 和 Henderson (2011)	建立随机对照试验模式，确定合适的结果方法，并检查ASI对ASD儿童的有效性	2级——小样本的随机对照试验。实验对象：ASD患儿，32名男孩与5名女孩，年龄6～12岁（平均8.8岁）参加治疗性活动项目；21例ASD患儿与16例PDD-NOS患儿。SPM总分≥60分。20例接受了ASI治疗，17例接受OT个别化精细运动干预	干预：在6周时间内进行18天每次45分钟的个体化课程。FM组将ASI和保真度测量用于监控和私人为干预。测量：SPM、SRS、QNST-II、GAS、VABS-II。对所有评估人员使用盲法	在家长和教师对GAS目标的评定上，SI组的得分高于FM组。SPM和QNST-II评分没有差异。样本异质性和短期干预可能效果有限	ASD儿童进行ASI短期强化（每周3次，持续6周）比精细运动干预更有效的达到GAS目标。SPM和QNST可能对短期ASI效果不敏感
Schaff 等 (2014)	评估ASI对孤独症儿童的有效性	2级——小样本的随机对照试验。实验对象：将32个儿童随机人组，ASI(N=17)+一般照顾，一般照顾小组(N=15)。所有人都被诊断为孤独症，年龄4～7岁，IQ>65，并且评估可能存在感觉统合问题。人组儿童在性别、种族、父母教育、年龄，孤独症严重程度、认知和非学习相关服务上相似	干预：个体化ASI课程1小时，每周3次，持续10周，由经过认证的作业治疗师进行。对ASI保真度测量用于监控和私人为干预。测量：主要测量是GAS的测量。由独立的评估人员用标准化问题为家长设定目标。其次是测量PEDI、PDDBI和VABS-II。对所有评估人员使用盲法	ASI组在照顾者辅助自理和照顾者辅助社会功能的GAS和PEDI得分上显著高于对照组	患有ASD合并SI问题、轻度或无智力残疾的儿童可以受益于ASI。包括在自我护理和社会活动中日常生活功能的提高以及减少对照顾者的依赖

注：证据等级采用AACPDM (2008)定量组设计方法或单一受试者研究方法评定。

ASD：孤独症谱系障碍；ASI：艾尔斯感觉统合；CBC：儿童行为检查表；GAS：目标达成量表；JMAP：日本版Miller学龄前评估；OT：作业治疗；PDDBI：普遍发展障碍得行为量表；PDDNOS：待分类的广泛性发育障碍；PEDI：儿童残疾评定表；QNST-II：快速神经疾病筛查试验；RCT：随机对照试验（第2版）；SMD：感觉调节障碍；SPM：感觉加工测量；SRS：社会反应量表；SSP：简易感觉量表；VABS：Vineland适应性行为量表（VABS-II 2版）。

（二）感觉统合问题儿童的其他干预方法

除了ASI干预外，作业治疗师还可以通过其他干预措施来帮助感觉统合困难儿童。例如，教育家长或老师了解儿童的感觉特征，以及如何干预儿童的行为，这是儿童干预方法的重要组成部分。这样可以引导家长和教师在如何调整活动、日常生活和环境方面开创新的想法，让儿童参与活动。通常ASI干预、特定技能培训、家长/老师教育或指导都要经过慎重考虑后纳入满足儿童和家庭特殊需求的治疗计划中。

下文还讨论了其他几种干预措施。这些干预措施旨在帮助有感觉统合困难的儿童，但它们在许多重要方面与ASI的干预并不相同。讨论从个人技能培训和小组活动计划开始。随后讨论作业治疗师可能提供的其他类型的干预措施，使用AOTA《儿童和青少年感觉统合及感觉处理障碍的实践指南》中的类别，以帮助需要进行感觉统合挑战性活动的儿童。这些类别包括：特殊感觉技术、感觉环境改造、父母或教师的教育和指导、认知干预及基础性作业干预。

（三）个体技能训练

虽然ASI干预的重点是改善基础的神经功能，允许各项能力和技能的发展，治疗师通常还额外提供干预，帮助儿童及时发展特定技能。例如，本体感觉反馈差的儿童可能需要进行课堂书写练习。个体ASI干预的应用旨在帮助儿童发展更好的身体意识，最终不仅有助于书写，也有助于抓、扔、切、扣和许多其他依赖本体感觉的技能。然而由于每天的课堂压力来自书写要求，作业治疗师可能会对书写进行额外的具体干预，以帮助儿童发展更好的书写技能。当进行特定技能发展干预时，作业治疗师会发现使用ASI干预会更容易获得成功（框20.3）。作业治疗

师可以通过鼓励儿童的自我引导和积极参与，建立儿童的内驱力，如让儿童写与个人兴趣和经历相关的单词、句子或段落。

提供ASI干预的作业治疗师通常还会进行个训课程，专门用于特定的技能培训，这是由儿童的当前问题及其与家庭的目标所决定。目标技能通常包括精细运动技能、穿衣技能、口腔感觉运动和摄食技能、社交技能以及参与同龄人流行的游戏和活动技能（如抓子游戏、骑自行车）。预期结果是针对目标技能的。本书中的其他章节讨论了发展这种技能的作业治疗干预。

1. 团体作业治疗干预　团体活动计划可与个体ASI治疗一起进行，或在进行个体ASI治疗一段时间后提供。这些团体可能包括关注社交技能、沟通、视觉运动或精细运动技能、粗大运动技能和活动及自我调节的小组。团体活动是一个理想的干预方式，比在个别化治疗中获得更多的自信和进行更具挑战性的社会活动。

在某些情况下，外部因素如有限的资金、工作人员的效率或组织政策使儿童需要在团体环境中进行治疗。如果小组干预是唯一的选择，那么作业治疗师主要根据患者的需要提出具体干预措施，而不是让外部因素决定小组干预类型，这一点很重要。

进行团体课的作业治疗师不能保持与个训过程中对个体反应同等水平的警惕性。因此ASI干预的一些高度个性化应用不能在团体课中使用，治疗师也不能在治疗过程中时刻根据个别儿童的需求提供精准的指导。然而ASI原则强调要尽可能多地融入团体形式中。

为了将感觉统合原理应用于团体项目，作业治疗师应足够熟悉感觉统合理论，了解各种感觉和运动活动的预防措施及一般效果。团体活动与培训内容包括如何在团体课中保持儿童的注意力，理解不同的技能和兴趣水平及如何处理行为问题，建议作业治疗师在团体活动中应用感觉统合原理。

与个别化治疗相比，团体项目往往对儿童提出更高的要求，原因有很多，包括个别化活动机会有限、其他儿童不可控的行为以及治疗师直接帮助机会减少。同时，团体项目的限制是对儿童个体来说团体活动中的挑战性可能太大，会导致挫折和失败。进行团体活动的治疗师需要警惕这种潜在的不良影响，并尽可能避免。

另一方面，可以通过观察团体活动中的儿童来了解感觉统合问题干扰社会参与的一些方式

框20.3　Ayres感觉统合干预的基本假设

1. 感觉输入可系统地用于激发适应性反应。
2. 在做出适应性反应之前，必须输入有意义的感觉登记。
3. 适应性反应有助于感觉统合的发展。
4. 更好地组织适应性反应可以增强儿童一般的行为组织。
5. 更成熟和复杂的行为模式是从简单行为的整合中产生的。
6. 儿童活动的内在动力越大，其改善神经组织的潜力就越大。

（图20.5）。有些问题只在团体活动中出现，而在个别化治疗中可能不会出现。例如，触觉防御在个体治疗的安全环境中可能不明显，但当在团队活动中其他人以不可预知的方式与这名儿童擦身而过时，触觉防御可能变得明显。观察团体活动如何动态影响儿童，让治疗师了解教室、操场、公园或课后活动的哪些方面可能会构成威胁或挑战（案例20.2）。

重要的是要区分什么可以在团体活动中进行而不是单独治疗。由于团体项目不允许同等强度、个别化地进行，他们通常也不希望达到相同的结果。团体干预的目标通常要解决团体干预的特定目标，

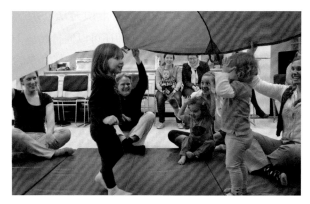

图20.5　团体项目为患有严重感觉统合障碍的儿童提供了发展应对技能的机会，帮助他们参与同龄人的社交活动

案例20.2　Drew

病史

Drew在7岁时被诊断为孤独症。他的认知功能达到其年龄水平。母亲的母语为韩语，父亲的母语为英语。他们在家既会说韩语，也会说英语。所有Drew的早期发育里程碑除了语言习得外都在正常范围内。他在2岁前不会说话，在他3岁时家长非常担忧他语言发育迟缓。Drew在3岁时参加了一个英语学前班，之后又参加了一个韩语学前班。由于攻击性行为，他第2次被学前班劝退。当他4岁时，Drew进入了一所私立特殊教育学校，在那里他进行了言语治疗并参与了语言强化游戏小组。当Drew到上幼儿园的年龄时，他参加了一个公共特殊教育项目。

转诊理由

在Drew快到8岁时，医生最初将他转诊到一家私立作业治疗机构进行评估。医生认为Drew存在感觉统合失调，并且认为Drew会受益于作业治疗。Drew的母亲认为，Drew的主要问题是他社交能力差、玩游戏和玩具的能力受限，并且他很容易受挫。

评估程序

尽管在最初的作业治疗评估中进行了感觉统合与运用能力测验（sensory integration and praxis test, SIPT），但Drew没有按照指导或完成足够的测试以获得可信的得分。因此他的作业治疗评估是基于治疗师对感觉统合理论知识和全面的感觉统合评估程序为指导的。评估程序包括父母访谈、父母填写发育史和感觉问卷，以及在临床治疗环境中对Drew进行结构化和非结构化的观察。在评估时没有访谈Drew的老师。而是根据他母亲在课堂上对Drew的观察，提供了他在学校的表现情况。

评估结果

Drew在感觉统合的几个方面都表现出了能力低下。在评估过程中，很明显发现触觉输入和反应不一致。例如，Drew对一些触觉刺激完全没有反应，如在他颈部吹气或在没有视觉支持时用棉球轻触他的脚。然而当治疗师试图接触他时，他激动地避开了。母亲说他对食物和衣服的某些质地表现出极度的回避，他也不喜欢被触摸。在学校里他不喜欢和其他孩子在一起，有时还会掐或推那些接近他的同学。Drew也很容易受到外界视觉和听觉的过度刺激。他母亲说在家里发出噪声时他经常会捂住耳朵，在学校里他有时无法分辨声音的方向。他会仔细观察拿起的物品，似乎是通过视觉来完成任务的。他对动作的反应是缓慢的，并随着速度的增加感到恐惧。他母亲说他在公园进行攀爬活动时经常显得害怕。

通过观察，Drew的平衡功能很差，与他的平衡反应不一致。他也很难在不同的设备上控制自己的体位，这表明他的身体意识很差。在评估过程中，他似乎在寻求触摸压力刺激，包括对身体全身的按压刺激。他在家里和学校会进行大量的跳跃活动，这种类型的本体感觉活动对Drew有镇静作用。

在运用活动方面，Drew能模仿姿势并遵循口头指示完成动作，但他很难自己发起活动或尝试一些他不熟悉的事情。他也很难进行计时和顺序活动。据母亲说他不喜欢参加体育活动或户外活动，并且在投掷、接球和踢球方面都有困难。Drew可以完成拼图、串珠、书写名字；但在双侧活动如剪切和粘贴方面有困难。

在社交方面，Drew的眼神交流很差，而且他会经常重复以前的话语。母亲说他想和同龄人一起玩，但很难交到朋友。Drew可以独立进行所有的自理活动，除了系鞋带和扣纽扣。

根据对Drew母亲的访谈和问卷调查，以及在专业治疗环境中对Drew的观察，治疗师的评估报告总结为Drew的行为表明其感觉反应异常，包括对触觉、前庭、视觉和听觉刺激的某些方面表现高反应性。认为在触觉和本体感觉信息的感知也受到影响，因为有迹象表明他的触觉意识差、位置感的使用效率低。他还存在平衡功能、

双侧协调、思维、计时和运用活动顺序方面的困难。这些困难妨碍了Drew有目的地玩玩具、参加适龄游戏和运动的能力。这些感觉统合问题，加上他的语言落后，很可能严重影响了他的社交技能和交友能力，他逐渐变得沮丧，这也是他父母主要关心的问题。

建议

建议采用个别化作业治疗，以提高Drew的感觉统合功能及精细和粗大运动技能。社交问题是Drew家庭关心的主要问题，它影响Drew在学校的表现，进行评估的治疗师还建议Drew参加课后团体小组作业治疗活动以促进社交技能的发展。

作业治疗计划

在具备ASI治疗设备的环境中，Drew接受了为期1年的个别化和团体作业治疗。个别化治疗包括ASI干预以及专注于特定技能发展的干预策略。在整个治疗过程中，Drew在感觉统合功能方面进步明显。特别是他不再表现出触觉防御和对运动活动的恐惧，他在精细和粗大的运动活动中的表现说明他的触觉和身体姿势意识得到了改善。新活动的运动计划能力提高，但对Drew仍有些担心。但是他在熟悉的运动任务中进步很大，如抛接球、书写和使用剪刀。通过团体小组作业治疗计划，Drew的社交技能有了进一步提高，在成人监护下能够主动参与互动活动、分享物品、进行合作游戏。

在今年的个别化和团体作业治疗之后，提供了一项

针对学校咨询与个别化治疗相结合的方法。老师通过咨询调整Drew的课堂活动和日常生活，以帮助Drew取得进步。这一阶段对Drew作业治疗计划的重点是帮助他在学校环境中运用他改善的感觉、运动和社交技能。用ASI方法进行干预的第1年，Drew对感觉信息有适当的容忍度和反应性，并且因为他在个别化治疗过程中许多课堂活动技能得到了发展，所以他在学校需要的专注力和活动能力方面也大大提高了。到学年末，Drew的作业治疗师建议停止作业治疗，因为她相信老师会继续为他提供相关帮助。

然而，当个别化教育计划团队开会讨论Drew转入新学校的问题时，他们非常担心Drew可能会在新环境中退步，并出现许多新的习惯和期望。IEP团队要求继续作业治疗以确保Drew顺利转学，并制定计划继续帮助他提高社交能力。

秋季开学时，作业治疗师筹备了一项当地高校的"大伙伴"项目。2名高年级学生为Drew提供秋季学期休学期间的部分社会服务。为了帮助Drew与新的同龄人相处，作业治疗师对高年级学生进行社会化课程培训。Drew似乎很尊敬高年级学生，对"大伙伴"项目反应很好。

在新学校的秋季学期结束时，Drew能与同龄人合作游戏、独立互动、适当交流。虽然作业治疗师有时还会与Drew的老师进行非正式的交流，但他的作业治疗干预在这个时候正式停止了。如果需要，可以选择进一步协商或直接干预，但不需要进一步的干预治疗。

例如发展特定的社会或运动技能。社会参与目标是最重要和最有用的团体干预的结果。

2. **特定的感觉技术**　特定的感觉技术是指一种不属于ASI干预的方法，因为其涉及独立的感觉刺激，而不涉及ASI干预的其他要素，例如挑战儿童的运用和组织能力、与儿童合作选择活动、进行适当挑战性的活动或者激发儿童游戏的内在动机。在AOTA《儿童和青少年感觉统合及感觉处理障碍实践指南》中，"特定的感觉技术"一词是指以预定的方式，通常按照规定的时间、程序或顺序控制并传递特殊类型感觉刺激的干预措施。特定的感觉技术通常由作业治疗师或老师、助手、家长在作业治疗师的指导下应用。大多数感觉技术由1个特定的感觉系统或由2个感觉系统联合组成。一般来说，感觉技术包括被动应用感觉刺激，尽管在某些情况下，儿童可能会自我管理感觉输入。

特定的感觉技术有时会用一整天来建立感觉餐。感觉餐是一种干预计划，包括提供个别化的感觉体验和全天活动，以促进儿童进行感觉统合挑战性活动时达到最佳功能。治疗性感觉餐旨在为特定

儿童提供适当强度的感觉活动的最佳组合。

（1）躯体感觉技术：躯体感觉技术涉及触觉、本体感觉或触觉和本体感觉联合输入的控制应用。例如按摩、皮肤擦刷、使用器械或特殊服装对身体施加压力，或让儿童穿上重力背心。

目前，在最有力研究支持下的特定感觉技术是包括按摩方案在内的体感干预。2项随机对照试验（RCT）验证了Tiffany Field研发的一个简单按摩方案的效果，该方案可由任何受过培训的健康专业人员进行。这2项研究结果都表明这种干预可以提高孤独症儿童的触觉反应性和减少问题行为，可能与按摩改善睡眠有关。最近气功按摩（源自中医）的随机对照试验也发现，由受过这种特殊干预培训的作业治疗师对孤独症儿童进行气功按摩也有积极作用。这项干预旨在改善孤独症儿童的感觉处理、自我生理调节和睡眠。孤独症儿童的行为经过受训作业治疗师或由作业治疗师培训和指导过的父母进行为期5个月的气功按摩后显著改善。

在Wilbarger方案（也称为深压力本体感觉技术）中，成人通过感觉刷以特定方向和顺序用抚摸动

作刷擦上下肢，每2小时按压特定关节来提供触摸压力刺激。Wilbarger方案的预期结果包括改善感觉调节和自我调节及注意力、学习和行为的总体改善。然而关于Wilbarger方案有效性的研究仅限少数个案研究，且尚未发现接受这种干预对儿童有什么改善。因此目前不建议将Wilberger方案作为是有研究支持的作业治疗干预措施。

有些躯体感觉技术包括使用特殊压力装置在全身自我施加深压觉。深压力感觉技术具有短期的镇静作用，它可能有助于减少感觉防御、焦虑或快速提高觉醒。虽然研究有限，但最初的研究结果表明这些技术可能有助于一些焦虑或易兴奋的个体。Temple Grandin拥抱机器能让儿童或成人自我管理身体侧面的深部触觉压力输入，同时控制触觉压力输入的强度和持续时间。对孤独症谱系障碍儿童使用Grandin的拥抱机6周后进行的一项小样本的随机对照试验评估发现，使用该机器能降低受试者通过皮肤电反应测量到的自感焦虑和觉醒/反应性。一项类似装置的实验研究表明，这种装置可以在身体周围提供自我管理的深层压力，具有镇静作用，减少主观焦虑，增加感知放松。

另一种提供深压觉输入的方法是让儿童按照规定的时间表或在从事特定活动时穿上重力背心。儿童在穿着重力背心走动时输入了触觉和本体感觉。使用重力背心来提高对活动和课堂行为的注意力可能是最多的感觉技术研究。然而大多数关于重力背心对孤独症儿童影响的研究采用了单学科研究设计，也没有报告对行为的预期改善。相比之下，至少有2项随机对照试验研究了重力背心对多动症儿童的影响，这2项研究都发现，这些儿童对任务的注意力显著提高。在这些随机对照试验中，穿着前重力背心的重量是儿童体重的10%。这些研究结果表明，穿着重力背心可能会对不同的诊断组产生不同的影响，这是值得进一步研究的一个重要问题。对于多动症儿童来说，试穿重力背心，仔细记录疗效，可能有助于辨别这项技术是否对个别儿童有用。然而对于孤独症儿童，目前一般不建议穿重力背心，因为研究一致发现，这种干预措施似乎对这类儿童无益。

（2）前庭技术：前庭技术的特点是利用刺激内耳前庭受体（即半规管和耳石器官）的活动。具体地说，涉及身体在空间的旋转运动（如坐在旋转椅上旋转）、身体在空间的线性运动（如轻轻地来回或左右摆动）或这些类型运动的组合。这些干预通常包括本体感觉和视觉感觉输入。至于其他感觉技术，单独使用前庭技术与ASI干预不同，因为它们缺乏必要的ASI保真度要素，例如在活动中与儿童合作，使活动个性化达到最恰当的挑战性，以激发儿童内在的玩耍动机。

宇航员训练计划包括结合应用旋转前庭刺激与声音刺激，通过有规律的活动进行挑战性的姿势控制和双侧协调活动加强本体感觉输入。宇航员训练计划的预期结果与Wilbarger擦刷技术相似，即改善了感觉调节和自我调节，并在注意力、学习和行为方面普遍提高。目前还没有对航天员训练计划的有效性进行重新研究，因此尚不推荐此法。

摆动是一种主要涉及前庭线性输入的感觉技术。它被认为会根据速度和可预测性对儿童的觉醒水平产生不同的影响。缓慢、一致的线性摆动因抑制觉醒而产生镇静作用，相反快速摆动因其速度变化不可预测而被认为提高了觉醒水平和注意力。目前关于摆动对儿童觉醒和注意力的有效性研究非常有限，也没有定论，因此目前不建议将其作为独立的干预措施。

另一种是使用动态座椅进行前庭输入，提供更细微的前庭和躯体感觉刺激，以提高课堂注意力。这种输入通常是让儿童坐在治疗球上，而不是传统的椅子上，或者让儿童坐在放置于充气圆盘垫子的传统椅子上。在一些针对孤独症谱系或注意力缺陷障碍儿童的个案研究中，记录了在课堂上坐在"治疗球椅"（也称为稳定球）上的积极短期疗效，表现为有助于座位上相关的行为、对任务的注意力和学习任务的效率，但并非全部儿童。Bagatell等进行的一项研究数据表明，在考虑到儿童个体感觉统合特征的情况下，有选择地使用治疗球可能是最有效的。在他们对孤独症儿童的研究中，对球椅做出最佳反应的是表现出强烈前庭前感觉寻求的儿童。也许这一策略对这类儿童是有效的，因为治疗球通过前庭和本体感觉产生比传统的教室椅子更多的感觉输入，从而比传统的教室座椅更能提高警觉性和注意力。相反，在本研究中，使用治疗球对姿势稳定性差的儿童没有帮助。这可能是因为对儿童来说，坐在球椅上反而导致了压力和分心，这种干预方式是对姿势控制的额外挑战。这些发现强调了为特定儿童选择感觉技术之前对感觉统合进行彻底评估的重要性，然后仔细监测结果，以确保儿童的反应朝着预期目标前进。关于使用治疗垫（坐在放置充气盘的儿童座椅上）的研究并没有像治疗球一样有效，但它们可以在一些教室使用以替代治疗球。

（3）听觉技术：听觉技术通常被称为听觉程序、听力程序、基于声音的干预或声音治疗。这涉及听觉刺激的复杂应用，特别是通过耳机或其他设备听音乐。通常进行何种听觉刺激并不依赖戴耳机时儿童的行为反应，而是根据儿童感觉困难的表现方式来选择。这些干预措施通常需要几个月的多个疗程，随着时间的推移，会呈现特定的过滤音乐序列。一般来说，除了简单的聆听，不会引导或提示儿童对刺激做出任何反应。听觉技术最初是由医生将其作为个别化治疗而开发的，作业治疗师和其他专业人员在ASI干预治疗期间，或在参与其他干预治疗时开发了可单独使用的版本。以声音为基础的干预措施针对多种情况，包括感觉反应、自我调节、注意力、改善语言和适应性功能。这些干预措施已在个案研究、小组比较研究和随机对照试验中进行了测试，不同诊断的儿童结果不一致。对听觉统合训练的有效性研究进行了一次大规模的系统评价，结果表示这些干预措施可能并没有效果。

3. 特定感觉技术的有效性证据 特定的感觉技术不同于ASI干预，有多种干预措施，因此缺乏对ASI的批判性，如在活动选择、挑战性运用活动和行为组织方面与儿童合作，随时调整活动，为儿童提供适当的挑战性活动，激发儿童内在的活动动机。设计良好的有效性研究目前还不能用于大多数感觉技术。

尽管这方面的研究非常有限，但在特定感觉技术的系统评价中得出结论，即在作业治疗师的监督下，融入家庭日常生活中的气功按摩对孤独症的学龄前儿童有效，因为有3项精心设计的随机对照试验报告了这一干预的积极结果。有限的证据（随机对照试验方法的局限性）支持使用重力背心来提高ADHD儿童的课堂参与度。然而已经发表的关于ASD儿童使用重力背心有效性的个案研究并未报告这类儿童的改善。因此，目前重力背心不是治疗孤独症儿童的首选。然而由于它们价格低廉且不存在任何已知的不良反应，治疗师会考虑对ASD和ADHD儿童使用一段时间的重力背心，并仔细监测每名儿童的疗效，以确定儿童是否受益于这种感觉技术。如果疗效不明显，则应停止使用重力背心。作业治疗师使用的其他感觉技术目前缺乏足够的研究，因此我们尚不推荐。

（四）感觉环境的改造和支持

进行感觉统合挑战性活动困难的儿童和青少年通常会受益于感觉环境改造与直接干预相结合。目的是帮助处理和管理在教室、操场、食堂、礼堂或博物馆等环境中的感觉输入，如声音、光线、与他人的身体接触、环境气味及视觉干扰等。这对于感觉高反应性的儿童尤其重要，因为他们经常受到其他人可能没有注意到的感觉环境特征的强烈影响。

环境的改变通过减少痛苦和焦虑对儿童功能做出重要贡献，因为它有助于提高注意力、行为以及最终成功参与学术和社会活动的能力。例如，Kinnealey等对4例感觉高反应性的男性青少年（其中3例是孤独症患者）进行了一项小型研究，以检验课堂声音和灯光改造是否会提高他们对课堂的注意力和感知。干预措施包括用卤素灯代替荧光灯并安装吸音墙、降低房间内的分贝水平。结果表明，在改造的教室内，所有的学生都增加了对学习活动的关注。并在日记上学生们表达了对环境变化的舒适感和愉悦感。

最近的一项随机对照试验测试了在接受常规牙科清洁时，改造牙科诊所的听觉和视觉环境，并用重力背包为ASD儿童和普通儿童（对照组）提供深部触觉压力。结果包括报告中疼痛强度和感觉不适有显著改善，并增加了对牙齿清洁的参与度。对孤独症儿童进行干预后通过皮肤电反应的变化来测量压力和焦虑，显示对其疗效显著。这些发现表明减少生理压力有助于提高参与度。

感觉环境调整的有效性证据 调整感觉环境有效性才刚刚开始研究。尽管非常有限，但迄今为止的成果令人鼓舞。一项精心设计的随机对照试验提供了适度的证据，支持在牙科环境中使用感觉适应性来帮助孤独症儿童参与常规牙科护理。需要在不同环境中进行更多此类研究，确定最成功和最有效的感觉环境改造类型，促进儿童参与感觉统合挑战性活动。

（五）认知干预

认知干预的重点是教会儿童使用特定策略或程序，使儿童获得成功的经验或参与。这些干预措施不同于ASI干预措施，因为它们不包括ASI中必要的保真度要素，例如，选择合作性活动、进行姿势控制或双侧协调的挑战性活动、激发儿童的内在游戏动机。

认知干预的示例之一是由作业治疗师Williams和Shellenberger研发的自我调节的警醒度程序（项目）。该项目运用感觉统合的概念，教导儿童如何进行自我管理觉醒水平,以便更好地参与活动。警醒度程序以个人或小组、课堂或在线形式进行,帮助儿童学习感受自己的警觉性和觉醒水平在一天中的变化。利用这种意识,参与者随后学习在各种环境中观测自己的警醒水平,并辨别出用来改善警醒度水平以实现更优化功能的感觉体验。这种方法在学校中似乎特别有用,并且可以作为个体化 ASI 的辅助方法。Barnes 和她的同事在一项关于作业治疗师为公办学校的情绪障碍儿童提供的服务类型的调查中发现,近47%的受访者表示单独或集体使用了警醒度项目。另一项研究表明,在教室里实施8周警醒度干预后,对情绪障碍儿童产生了积极作用。精心设计的随机对照试验为警醒度程序有效性提供了最有力证据,结果显示患有胎儿酒精谱系障碍(fetal alcohol spectrum disorder, FASD;一种表现为自我调节困难的状态,包括对挑战性活动感觉反应困难)的儿童运用警醒度程序适应照顾者,与对照组相比,在执行和情绪功能方面有显著提高。此外在6个月的随访期内,行为和情绪调节方面持续保持进步。

另一种认知干预是"社交故事",用个案研究对3名诊断为孤独症和感觉反应性困难的学龄前儿童进行评估。在社交故事中,为每名儿童设计个性化的故事书,描述儿童为了达到个人目标而练习认知策略的情况。研究人员报告说,在研究的干预和维持阶段,3名参与者完成期望活动的能力都显著增加。

- 认知干预有效性的证据　一项随机对照试验显示,警醒度程序对改善FASD儿童的行为和参与有一定疗效,这些儿童大多存在严重的自我调节困难,包括对挑战性活动做出感觉反应。这种干预教导儿童选择个体化感觉技巧的认知策略,这些技巧可以在制定策略时(当觉醒水平不是最佳时)进行自我管理,以达到自我调节的最佳状态。这项干预措施不仅对患有FASD的儿童有效,可能对其他自我调节困难的儿童也有效,但还需要研究证实。社交故事也是一种有效的干预措施,尽管有关这方面的研究和其他针对感觉统合困难儿童认知干预措施的研究非常有限。研究支持日常作业表现认知导向法模式(cognitive orientation to daily occupational performance, CO-OP)的认知干预,这是改善发育性运动协调障碍儿童运动表现的有效干预措施,但迄今为止没有一项研究论证了参与者是否可以参与挑战性的感觉统合活动。在CO-OP对感觉统合运用障碍儿童有效性的研究中,将有助于确定这一特定

人群是否能从此类干预中获益。

(六)基于作业的干预

以作业为基础的干预使用日常活动或休闲活动作为治疗手段。如包括参加水疗或游泳课、音乐活动、舞蹈活动、艺术活动、家务劳动、膳食准备、照顾宠物、园艺或庭院工作、童子军小组活动和露营。

最近一项以休闲活动为重点的系统性研究发现,骑马和瑜伽这2种以作业为基础的干预措施能改善儿童和青少年在感觉统合或感觉处理方面的困难。具体而言,一项随机对照试验表明,为期12周的马术课能有效改善孤独症儿童的社交和感觉功能,而一项针对孤独症儿童的预试验研究报告显示,在经过4、6和8周,2次间隔6周的治疗性马术课程训练后,孤独症儿童的社交互动和感觉处理有所改善,孤独症的症状有所减轻。瑜伽研究也采用预试验设计,但参与者是有心理健康需求的青少年。研究中,青少年在5个月的时间内至少参加2次50分钟的瑜伽课程。研究结果提示,参加瑜伽能显著改善心率和自我缓解情绪,表明可以减少焦虑。

一项随机对照试验研究将ASD儿童为期8周的校内运动治疗与标准学校常规治疗进行比较,治疗组行为改善。另一项为期4个月的研究对孤独症学生的晨间瑜伽练习前后进行研究,与在学校里参加标准晨练的孤独症学生相比,不良行为显著减少。在这些研究中,人们担心测试人员是否会采用盲法,测试结果是否会有失偏移,结果也表明有必要对这些干预措施进行进一步评估。

- 基于作业干预的有效证据　目前针对感觉统合困难的儿童和青少年鼓励介入作业干预措施,但范围有限。此外这些干预措施相当多样,因此可以根据不同的干预措施预测不同的结果。目前关于马术的研究表明,对于有感觉障碍的孤独症儿童参加挑战性活动,骑马有利于他们的感觉和社会参与,但对于其他类型的感觉统合情况,如姿势和双侧协调困难或运用障碍的儿童,马术是否有效还没有得到验证。有疗效证据表明,瑜伽对青少年的心理健康和参加具有挑战性的感觉活动是有效的,但由于研究设计有限,这只是暂时的观点。许多其他基于作业的干预措施可能对参与感觉统合挑战性活动困难的儿童和青少年有效,但目前还没有研究证明其有效性。这是一个非常需要作业治疗的研究领域,可以为参与感觉统合挑战性活动困难的儿童提供最佳服务。

（七）父母或老师的教育与指导

自开展感觉统合障碍儿童的作业治疗项目以来，父母或老师的教育、指导或咨询一直是作业治疗的一个重要方面。这些干预措施通常侧重于指导家长或老师改变环境、调整日常生活、重新设计对儿童行为具有挑战性的活动，或将感觉干预或活动融入家庭或教室，以促进发展感觉统合挑战性的活动。

感觉统合障碍是复杂的问题，通常被误认为只是行为、心理或情绪上的问题。帮助家庭成员、老师和其他专业人员了解感觉统合的本质是帮助儿童的有力手段。当在日常生活中重新认识儿童在感觉方面的行为时，往往会对儿童有新的理解。Cermak 将这一过程称为"开导"。当父母理解儿童令人困惑和沮丧的行为后表示宽慰，并可能意识到他们自己不适当的育养方式会造成这些问题。这些观念有助于制定一些全天使用的简单策略，帮助儿童感觉更舒适、更充分地参与日常活动。老师也可能会用另一种方式看待儿童的行为，特别是当这种新观念与课堂策略相结合时，可以促进儿童做出更有效的反应。儿童也会从理解自己的感觉特征中获益。由于感觉统合的个体差异可能是终身的，因此有感觉处理差异的儿童必须学会构建其日常生活方式，处理在工作、游戏活动和环境等方面的感觉，尽可能使生活舒适和获得成功。

通过对儿童监护人员进行教育、指导和咨询，治疗师提供关键信息，实施具体策略，积极影响儿童在各种环境中的生活。会诊形式的间接干预是进行教育和指导的一种重要方式，对于感觉统合挑战性活动有需求的儿童，应将其纳入综合性作业治疗计划。而何时提供个体化ASI干预，应与家长和（或）老师协商。

在大多数情况下，咨询过程的第一步应该是帮助照顾者和老师更好地理解一般的感觉统合，以及如何将感觉统合概念应用于特殊儿童。可以通过与家长或教师的个别会谈、家长/教师会议、小组体验会议、讲座和小组讨论、专业服务人员和正在进行的教育计划来实现（图20.6）。帮助与儿童共同生活的成人理解自身感觉统合过程常是一种有效的方式，使新的感觉统合概念变得有意义。Williams 和 Shellenberger在警醒度程序中使用了这种策略。在对儿童实施该计划之前，要先对计划实施人员进行自我意识培养以及洞察自身感觉特征和偏好的培训计划。

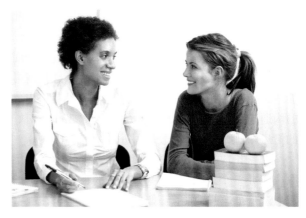

图20.6　学校咨询包括作业治疗师和教师共同解决问题

任何咨询项目最重要的组成部分都是为识别、预防和应对因儿童感觉统合问题所引起的日常生活中的具体挑战性活动提供指导。建议开展一些具体的活动帮助儿童为进行挑战性任务做好准备。例如一名触觉防御的儿童，如果在活动前对皮肤施加深压的触觉压力，可能会更快适应手指画或沙盘游戏等活动。提供可以与涂料或沙子一起使用的工具来调整活动，让儿童从不愉快的感觉中"休息"一下。家庭计划包括在安全的地方，如浴缸中逐步介入触觉，帮助减少负面反应。治疗师也可以通过建议个体化方法帮助儿童完成困难的任务来促进在活动中取得成功。例如当运用障碍儿童通过语言指导时会更成功地完成一项新的任务，而另一些儿童则对视觉提示有最佳反应，还有一些儿童需要身体运动辅助。确定哪种方法或组合方法最有可能帮助儿童在成人辅助下取得成功。

使用"感觉餐"概念的咨询包括与家长或教师合作，在关键时刻融入个体化的感觉体验，帮助儿童在适当的时间保持警觉或平静。例如，"感觉餐"可能包括儿童在放学前进行体育活动以提高觉醒水平，在课堂上嚼口香糖维持持续的注意力，以及在回家后进行深压保持平静。"感觉餐"制度的发展需要对实施者进行持续的教育和指导。Hall 和 Case-Smith进行了一项试验前和试验后研究，其中10名有中度感觉反应和视觉运动问题的幼儿接受了将"感觉餐"和基于声音的干预相结合的方法，这种方法是为每位儿童个别定制的，并由父母在家中提供不间断的作业治疗监测。结果表明提高了感觉反应性和视觉运动技能。

在进行个体化的ASI干预诊断时需要取得相应的治疗师资格。作业治疗师应该精通感觉统合概念，以便用简单、准确且有意义的术语解释它们。此外治疗师需充分了解儿童的感觉统合困难,并以此来预测儿童对各种活动和情况可能的反应。因此作业治疗师需要在提出任何建议之前对儿童进行全面评估,以确定最有效的感觉干预措施,并考虑任何可能适用的预防措施。此外,作业治疗师必须具备出色的沟通技巧,并尊重所涉及的人和环境。Bundy 对好的治疗计划所涉及的沟通过程进行了有效的描述。

对家长或教师的咨询、辅导和教育的预期结果取决于儿童个人问题、家庭或学校的目标及咨询的重点。例如,使老师了解如何最好地让儿童在教室里保持坐位(如坐在治疗球椅上与坚固的木椅上,或是教室前面靠近老师的桌子与教室的后面)更利于儿童集中注意力听课。期望的结果可以通过任务时间和坐位时间的延长、课堂上干扰行为的减少或学业成绩的提高来衡量。

作业治疗师在对儿童进行个体化诊断时,要关注儿童在家庭、学校或社区环境中的感觉特质,以此提高儿童在生活、工作和游戏中的活动能力。作业治疗师应积极以感觉统合理论为指导,改善所有儿童的活动环境。例如,利用一些不同复杂程度和不同形式的感觉运动挑战性活动的设备和材料,改造操场或花园,发展所有儿童运用和游戏的能力。由于学校是儿童参与的主要环境,因此改造学校环境就显得尤为重要。根据校内不同环境对灯光、声音或者感觉刺激的类型及数量进行改造。此外加强关键性日常感觉活动有利于提高儿童的课堂表现。有研究表明,儿童通常在一天体育活动的休息时间能更好地处理要求很高的学习任务,并有助于提高他们对挑战性认知活动的持续关注能力。进行晨间日常的感觉运动活动有助于儿童做好上学前的思想准备,在固定的课间休息期间儿童可以进行一些体育活动并为恢复精神重返课堂做好准备。

家长或教师教育指导的有效证据:最近一项对家长或教师的教育指导干预措施有效性的系统评价有 4 项研究发现,通过评估工具验证了治疗中的儿童存在感觉统合或处理困难。这 4 项研究中,干预实施者是父母,干预受试者是确诊的 ASD 儿童或 ASD 高危人群。这些干预研究均报告了积极的结果,但作业治疗师仅在其中 2 项研究中提供了家长教育或指导。这 2 项研究中的干预措施包括实施气功按摩的家长培训(在本章前面关于特定感觉技术的章节中进行了描述)和在日常生活中提高家长能力及儿童参与的家长培训。有相关证据表明父母通过培训实施气功按摩的有效性,采用随机对照试验进行这项干预研究。对日常环境或活动变化的研究结果很有限,但现有的证据始终是积极的。一项在家庭环境融入父母指导的有效性研究中,Dunn 等对情境干预做出评估,由治疗师定期进行家访,就孤独症儿童的活动环境、家庭日常生活和感觉处理特征等相关问题向家长提供指导,所有这些儿童都表现出非典型的感觉处理。GAS 和其他工具的数据结果表明,在 10 次干预后,父母具有胜任感,而儿童表现为日常生活参与能力提高。这项研究有趣且令人鼓舞,但由于研究设计上的缺陷(干预前后只随访了 1 个干预组),目前的研究结果是暂时性的。

(八)建立在感觉统合理论和实践基础上的新兴干预措施

感觉统合是儿科作业治疗活动中一个迷人的、动态的、复杂的领域。除本章讨论的干预措施外,感觉统合理论的新思潮正在涌现,例如作业治疗师、心理学家和其他专业人员(如:艺术治疗师)互相合作,将感觉统合知识和技术融入儿童及有创伤经历青少年的心理治疗干预措施中。其他感觉统合方面新方法的应用目的是促进社区活动和儿童自身的幸福感,例如通过操场活动和日常学校生活,有助于所有儿童情感、身体、智力和社交的发展。这些针对感觉统合困难儿童已经确定的干预措施,很重要的是还要辨别哪些干预措施是有用的、如何起作用,以及对谁有作用。

总结

自 50 多年前,感觉统合作为作业治疗的一个专业领域以来,在理论形成、评估和干预实践的研究中发挥了重要作用。儿童所面临的不同模式的感觉统合挑战以有效证据为基础有着悠久的历史。尽管需要更多的研究来辨别哪些儿童是 ASI 干预的最佳人选,但现有研究强而有力地表明,此项干预在儿童日常生活中的疗效是显著的。建立在感觉统合理论基础上的非传统和新兴干预措施也影响了当今的儿童作业治疗实践。

总结要点

- 感觉统合是指大脑中一组复杂的神经活动过程,

包括在有目的的活动中积极进行感觉信息整合。"感觉统合"一词也泛指作业治疗中的一种特殊治疗方法，即ASI。感觉统合理论认为触觉、本体感觉和前庭感觉系统对儿童早期发育产生影响。

- 感觉统合理论认为，通过整合和使用感觉信息，儿童主动参与和应对挑战，会导致神经和行为的变化，从而影响进一步的发展和作业参与。ASI的作业治疗提供个别化治疗，作业治疗师鼓励儿童积极参与，与儿童合作选择活动，在确保成功和安全的同时，让儿童在一个特殊设计的临床环境中进行挑战性的感觉和运动活动。

- 长期的定量研究为儿童时期出现的几种感觉统合问题模式（即感觉反应性、感知与辨别、双侧前庭和运用困难）的存在提供了证据，这些感觉统合问题对儿童作业活动产生了不同的影响。ASI干预的结果包括获得更持久或复杂的适应性反应、提高精细或粗大运动技能、提高语言或社交技能、增强自信和自尊、更好地参与家庭和学校的作业活动以及改善家庭生活。这些结果通过特定行为、标准化测试和个性化目标的设定如GAS进行评估。

- 感觉统合的临床评估是全面的，包括病史、访谈和问卷调查、自然环境和结构化观察及标准化测试。对这些不同来源的数据进行整合，判断是否存在可识别的感觉统合困难模式，如果有则应采取何种适当活动来帮助儿童和家庭。

- ASI干预的保真度测量可用于ASI干预中，以确保干预合理进行、合格的作业治疗师资质及治疗环境符合要求。当评估结果表明存在广泛学习困难和挑战性活动困难的感觉统合问题时，ASI干预可能是合适的。ASI治疗师通过适当的前庭、触觉和本体感觉挑战性活动，促进儿童的适应性反应。儿童是主动参与者，在整个游戏过程中都有选择权。

- ASI干预有效性的最佳方法是使用包括保真度测试在内的严格的研究设计，并提供积极的有效性证据，尤其是在使用GAS的情况下。与ASI干预结合使用或替代ASI干预的措施包括特定技能培训、团体技能训练、特定感觉技术、感觉环境改造、认知干预、作业干预、教师或家长教育指导。不同干预措施的结果各不相同，但越来越多的证据为治疗师决策和建议提供了有价值的信息。

第21章

行为疗法
Behavioral Approaches

Renee Watling

问题导引

1. 为什么会发生挑战性行为？
2. 前因后果是什么？它们与行为如何关联？
3. 减少挑战性行为的原则和方法是什么？
4. 如何用积极的行为干预和支持及功能性行为分析来处理挑战性行为？
5. 当处理儿童的挑战性行为时，作业治疗师如何与其他专业人员有效合作？
6. 如何用行为疗法来加强期望的功能性行为？

关键词

A－B－C关系	功能性行为评估（FBA）	象征性物品
前因干预	功能性沟通训练（FCT）	情境事件
行为理论	关键反应训练	自我治疗
合作	正向行为干预支持（PBIS）	计时器
结果干预	正强化	代币法
关联方法	不服从	视觉提示日程表
环境改造	强化	

一、引言

随着儿童和青少年挑战性行为频率的增加，作业治疗行为疗法的应用也在增长。为了有效地运用行为疗法并与其他团队成员合作解决儿童的挑战性行为，作业治疗师必须理解行为理论，包括行为的影响因素，以及推荐的干预目标和预期结果。本章介绍了这些概念，并提供了如何在儿童和青少年作业治疗中运用行为疗法的细节。作者在本章中提供了大量的案例，阐明如何在作业治疗中将这些概念应用于儿童和青少年。

二、理解"行为"一词

专业术语"行为"是指一个人做了什么，包括外显的、可观察的行为，如移动、说话或玩游戏，以及隐藏的、不可观察的行为，如思考问题、体验情感或感到困惑。作业治疗包括外显和内隐的行为，重点是注重影响作业参与的所有行为。儿童参与的日常生活经历，为学习、成长、发育和有效的作业活动创造了基础。当挑战性行为影响儿童参与日常生活时，作业治疗师会确定并干预影响行为及参与模式的变量。图21.1展示了儿童可能存在的一系列影响日常生活活动参与的行为。

行为的恰当与否通常根据社会标准或期望来判断，符合社会期望的是积极的，不符合社会标准、有问题、有挑战性或让周围人受到威胁及伤害的行为则是消极的。例如，在公办学校当教师布置作业时，认为学生离开教室去操场的行为是不合适且不能接受的；但在课间休息，同样的行为则是适当且可取的。沿着地毯缝将车排成一排或去哪里都带着创可贴不愿把它拿下，尽管这些行为不具有破坏性或对他人没有伤害，但却影响了儿童的作业参与且不符合社会规范，这些行为被认为是挑战性行为。

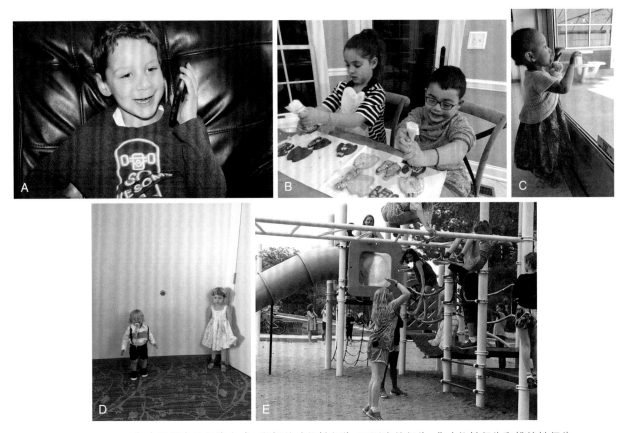

图21.1　A～E包含了所有的行为方式：积极的功能性行为、不适当的行为、非功能性行为和挑战性行为

挑战性行为被定义为不被社会接受、可能造成身体伤害、扰乱或破坏日常生活、影响教育或生存环境的行为。所有儿童在童年成长过程中的各个年龄段中，会偶尔表现出不恰当的或具有挑战性的行为，但这些行为通常不会受到关注。但是，当这些行为阻碍了儿童参与日常生活活动的能力、影响了其他人的参与或使儿童或他人有损伤风险时，一定要引起注视。案例21.1为挑战性行为的示例。

随着挑战性行为和问题行为的不断发生，越来越多的人期待作业治疗师了解并且有能力解决儿童的这些行为。教育和心理学领域已经有了很多关于挑战性行为及促进行为改变的策略。因此作业治疗师可以利用这些信息提供干预治疗来预防和减少挑战性行为，以及减少挑战性行为对儿童作业表现的负面影响。

随着其有效性在孤独症谱系障碍（ASD）儿童和其他疾病儿童中得到证实，行为疗法越来越普及。Robust对这些方法进行的调查研究提供了大量的资料，作业治疗师可以运用这些研究结果，帮助理解挑战性行为发生的原因、如何预防挑战性行为以及如何在儿童表现出挑战性行为时进行干预。表21.1是关于行为干预的调查证据。

（一）挑战性行为

在儿童早期的研究项目中，证据表明至少10%～15%的儿童明显有轻中度的临床行为问题，同时在如孤独症等疾病中挑战性行为的发生率为35.8%～94.3%。不服从（也就是不按成人要求去做）是家长向儿科医生陈述的最大的问题之一。有趣的是，不服从虽然会让成人失望，但其本身不是一种有害行为，但当成人的指令不被遵从时，有时会让儿童处在危险中，例如在安全问题上。

挑战性行为和问题行为会有各种表现形式。被动行为，如不服从、退缩、回避、疏忽或缺少回应和没有明显的破坏性，但仍然会影响作业表现和参与。主动行为，如直接拒绝参与、反对、侵犯他人或破坏财产、自残等，不仅会阻碍作业表现和参与，也会影响或伤害自己及他人。图21.2为攻击性行为的示例。挑战性行为的被动和主动形式都很难处理，需要照顾者和服务人员的注意及干预。表21.2列举了部分有或没有诊断的儿童挑战性行为的发生率。

案例21.1 Samuel 和 Trevon

Samuel是一个两岁半的男孩,他和爸爸、妈妈及6岁的哥哥一起生活。Samuel喜欢待在家里玩他的玩具或看电影。他自己会一直玩很长时间。一天会花好几个小时来回开他的汽车和卡车,也会趴在一旁看车轮转动。如果哥哥玩了他的车,他就会不受控制地尖叫直到把车还给他。Samuel最爱的另一项活动是玩球。他会把装着球的筐拉到台阶的顶部,再把球弹到墙上,然后球滚下台阶,滚到家里各个地方。如果有人捡起其中一个球或者尝试和Samuel一起玩球,他就会乱踢、喊叫、发脾气,然后发出刺耳地尖叫。

Samuel的哥哥Trevon是个6岁的男孩。他每周去幼儿园5天,在幼儿园他遵守课堂纪律,参与老师指导的活动以及和同学一起玩耍。在家Trevon可以独自玩长达30分钟。他喜欢的活动有涂色和玩恐龙玩具。他最爱的颜色是蓝色,他的水彩画中包含了各种色调。他最爱的恐龙是霸王龙,并可以说出很多关于恐龙的常识。当家里来客人的时候,Trevon会不停地跟客人说关于霸王龙的事。他的眼神交流是无意识且短暂的。当周围有声音或有东西移动时,他很容易被吸引过去并停止手中的事情。当有人经过Trevon时,他会很快地说"Hi",然后盯着对方的肩膀开始背诵关于霸王龙的事。

Samuel很挑食,大约只吃10种不同种类的食物。因为他对某些味道和材质的偏爱使他饮食受限,他不能容忍吃谷蛋白。他妈妈会很细心地准备不含麸质的食物,这样他才会吃。他虽然可以很好地使用勺子和叉子,但更喜欢用手抓食物吃。他拒绝所有的水果、蔬菜和奶制品。他妈妈很担忧他的营养。他的刻板行为严重影响了家人的日常生活。在哥哥的上学日,他表现很好。当哥哥上学后,妈妈会陪他去熟悉的地方,带上他最爱的玩具和零食。如果妈妈试图将两件事放在一次外出中,Samuel就会生气地拒绝甚至下车。在周末或节假日的时候,日程安排常常是不连续的并且有更多的人在家,Samuel的行为就会更古怪。

Samuel和Trevon都被诊断为发育障碍。

(二)行为理论的贡献

几十年来关于动物和人类对外部刺激反应的研究为行为理论的发展做出了贡献,尤其是对于操作性条件反射的理解。当人类对外界提示做出回应以及从这些行为影响中汲取经验时,通过个体与环境的互动而形成这些描述行为的概念。这类刺激-反应的关系,是指个体受到外界刺激时会引起行为上的反应,这为习得行为奠定基础。在这个过程中,有些行为会引起令人高兴的或积极的结果,有些行为会引起令人不愉快的或消极的结果。令人感到高兴

的行为被强化且很可能再次发生,而引起不愉快的行为被弱化且很少再次发生。经典行为主义描述了观察行为和环境变量间的关系,这些变量之间的关系称之为A-B-C关系。关于行为的专业术语和定义见表21.3。

A-B-C关系由组成行为学习过程的变量来表示。A代表行为的前因。前因是指先于行为发生的刺激,能引起行为的发生。确认行为的前因有助于解释什么导致了行为。前因可以发生在行为之前,作为行为的触发因素,前因和行为可以从时间和空间上进行区分。就像人的行为是极具个体化的,引起行为的前因也是高度个体化的。一些常见的前因是前后关联的,包括特定的人、房间、视觉刺激物或声音。其他常见前因有认知、运动、沟通或社交表现需求等。

B代表行为本身。包括3种主要的特征:行为的外观或形式,包括观察行为的细节;行为发生的频率;行为发生的持续时间。当进行客观和全面的行为描述时,这些特征都应包括在内。

C代表行为的后果。后果是行为发生后的事件,是对行为起到强化或维持的事件。多数情况下后果紧接着行为发生,例如当儿童用"请"这个词时,就把他想要的玩具给他。后果会影响行为之后发生的可能性。常见的后果包括眼神交流、注意力、言语互动、身体参与、移动位置或按要求去做、接受期待的目标或者参与到期待的事情中。

情境事件是那些不会马上引起行为发生的事件,但如果其他刺激物同时存在的话,情境事件就为行为的发生奠定基础。情境事件的作用就像动力泵,一旦发生更可能引发挑战性行为。换言之,情境事件是导致一系列行为发生的组成部分。例如,情境事件有:

- 睡过头。
- 生病。
- 早餐时溢出牛奶。
- 打断预期计划。
- 在一天刚开始时发生冲突。
- 对即将到来的事感到焦虑。

了解容易使个体产生压力或提高觉醒的情境事件,有助于作业治疗师认识到更容易导致问题行为发生的情况,通过前瞻性地改变策略来抵消情境事件的不良因素,从而降低挑战性行为发生的可能性。

作业治疗师赞同这个概念,即感觉处理和感觉统合是影响行为发生的因素。因为根据感觉处理和感觉统合的神经生理学机制,感觉刺激对觉醒度有

表21.1　与行为干预疗法相关的循证综述调查因素

作者和日期	研究类型和目的	#研究方法,采集的数据样本(参与者的数量、年龄和诊断)	综述中包含的干预	研究结果
Carr (2016)	2015年10月之前的系统性综述文献回顾孤独症患者用自我管理的干预方法减少挑战性行为的有效性	N=12单一课题设计研究 样本:27名参与者; 年龄:4~18岁 诊断:孤独症、Asperger综合征、广泛性发育障碍	个别化的自我监控训练(5项研究)、遵从指令故事(1项研究)、可视化自我监视(1项研究)、视频+同伴(1项研究)、分辨训练(2项研究)、同伴训练(1项研究)、图片提示(1项研究)	个别化的自我监控训练、遵从指引的故事、可视化自我监视均证实对直接减少挑战性行为很有效;视频+同伴、分辨训练、同伴训练、图片提示等干预方法,证实对间接减少挑战性行为是有效的
Lipschultz & Wilder (2017)	PsychINFO的文献综述(1970—2016)回顾前因后果的证据,为不服从行为提供干预方法和建议	N=42文献 样本:共234名参与者; 年龄:2~44岁(239名参与者为2~13岁) 诊断:发育迟缓、注意力缺陷多动障碍、孤独症、唐氏综合征、X染色体脆性综合征、未诊断的精神发育迟滞	改良的指导方法(10项研究)、预先告知(3项研究)、对努力操控的积极回应(2项研究)、提供高频率的指令序列(6项研究)、前兆行为(5项研究)、引导性服从(4项研究)、不同形式的强化(4项研究)、消退(1项研究)、暂停(1项研究)、训斥(1项研究)	伴有眼神交流的直接陈述、高概率指令序列、教导前兆行为、引导顺从、不同强化、逃避消失、暂停和训斥对服从指令有积极影响;预先告知的效果不持续;对努力操控的积极回应对改善依从性是无效的
Martinez, Werch, & Conroy (2016)	文献综述 调查与总结孤独症儿童挑战性行为的学校干预的单一案例设计研究	N=26研究 样本:共44名儿童; 年龄:3~8岁 诊断:孤独症谱系障碍	以前因为基础(4项研究)、以功能为基础(6项研究)、强化(3项研究)、指导(11项研究)、综合方法(2项研究)	所有分类的干预方法对最后结果缺乏有力证据。证据支持以前因为基础的干预、以功能为基础的干预、强化、指导性干预的疗效。综合方法干预的相关证据不足
Matson, Kozlowski, Worley, Shoemaker, Sipes, & Horovitz (2011)	文献综述 根据功能性行为分析确定挑战性行为的原因	N=173实验性研究 样本:未描述参与者特征		报道的作用按发生率高低分为注意力(88项研究)、逃避(72项研究)、触觉(41项研究)、单独(27项研究)、多种功能(66项研究)。最常见的多种功能的报道是注意力+逃避、注意力+触觉
Matson, Shoemaker, Sipes, Horovitzm Worley, & Kozlowski (2011)	文献综述 通过功能性行为评估手段找出最常用的干预方法	N=173实验性研究 样本:未描述参与者特征	已报道干预方法的频率统计	即时强化是最常报道的干预方法,接着是其他不同的强化,强化+消退,功能性沟通训练,另外34种其他干预方法也报道过1~2次

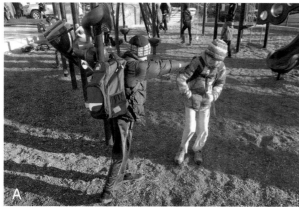

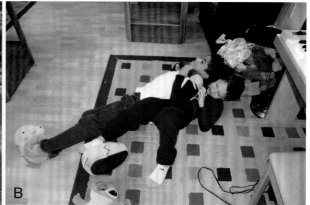

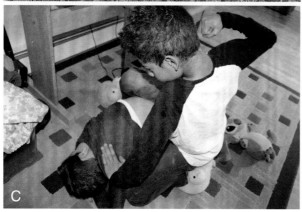

图21.2　挑战性行为包括对儿童或他人有危害的攻击性行为

直接影响,反过来又会影响行为。在行为领域,它们之间相互作用的关系就像情境事件一样。对于感觉处理和感觉统合有挑战的儿童来说,感觉体验可以引起感觉反应过度或增加觉醒度,这都为挑战性行为的发生提供了机会。关于更多感觉处理和感觉统合的内容见第20章。有关作用于情境事件的内外因素见框21.1。

表21.2　在诊断或未诊断的儿童中,行为问题的备选类型和频率

诊　断	行为类型	已公布的行为频率
发育障碍	身体攻击	51%
	不服从	34%
	破坏财物	33%
	自残	24%
	独自出走	19%
	尖叫	16%
孤独症谱系障碍	攻击他人	38%～50%
	大喊大叫	42%～44%
	破坏财物	27%～43%
	自虐	27%～36%
	独自出走	49%
没有诊断	常见的挑战性行为	11%
	伤害自己或他人	55%
	烦躁、抓狂、容易沮丧	54%
	喊叫、尖叫	52%
	不礼貌、挑衅	46%
	不服从	50%

表21.3　行为相关的专业术语和定义

行为的组成	描　述
情境事件	激发行为发生的物理、社会、生理因素及增加个体行为发生的事件
前因	发生在行为之前,引起行为的刺激物
后果	伴随和强化行为的刺激物
形态	行为发生时,所观察到的行为细节
发生率	行为的发生率
强度	行为发生的力度和程度
持续时间	行为发生的时间跨度
强化	使未来目标行为更易出现的反应

框21.1　情境事件功能的内外因素
内在因素 　　情绪状态：焦虑、不开心、不满足 　　疲倦 　　饥饿 　　疾病 　　无效沟通 　　疼痛 　　不良的情绪管理 　　不良的自我管理 　　不良的感觉处理 **外在因素** 　　外在感觉输入，例如闪光灯 　　日程表的改变 　　任务要求高于技能水平 　　不熟悉的人 　　不熟悉的地点

表21.4　行为功能及举例	
行为功能	举例说明如何发挥每种行为的功能
注意力	口头表扬、微笑、眼神交流、正面评价、开玩笑、加入儿童正在做的事情中
孤独/缺乏社交	以上描述注意力缺失的示例；允许躲在书房、帐篷或其他隐蔽的地方；减少问题、提示参与或指导工作
逃避	取消任务或表现需求、让人离开、把某学生带离该环境
实质性奖励	需要零食、代币、喜爱的活动、贴纸、奖品
感觉	视觉、听觉、触觉或前庭觉的感觉输入

（三）行为的目的

在许多情况中，但并非每天如此，不恰当的行为或有挑战性的行为被周围人认为是麻烦的和令人生气的。遇到过坐在餐馆里邻桌有个尖叫的儿童，或者在电影院里后面坐着一个在打电话的人吗？这些行为虽然对旁观者不存在真正的威胁，但通常被认为是有问题的。为了最大程度地理解和改变行为，首先必须确定行为的根本目的。例如，儿童是因为面临太多选择而感到困惑，还是因为受环境刺激而遭受打击，正在经历痛苦或是没有必要的语言技能也不会使用其他方法来表达想法？

可能很难解释特定的挑战性行为的目的。大多数挑战性行为是被动的，表现出这种行为的人通常不能意识到行为动机或目的。对行为前因后果的变量进行分析，确认哪个变量与行为相关，哪个变量可以加强或者维持行为。功能性行为分析（FBA）是做出决策的过程，这部分内容将会在后面描述。

几十年的行为研究已经确认了挑战性行为的4个基本目的：注意力、孤独/缺乏社交、逃避及实质性奖励。表21.4举例说明不同行为对儿童的目的产生作用。注意力的作用有效体现在该行为导致某人受到了他人的关注或者与他人产生互动，例如学生在课堂上积极表现而得到了老师的注意。

行为使人孤独或缺乏社交，这体现在行为使某人失去他人的关注，包括失去表现的提示。关于孤独/缺乏社交功能的示例为一名儿童因不想在学校被老师叫到，所以在课堂上一直畏畏缩缩地躲避。行为逃避是儿童远离不希望的物品、事件或需求的行为反应，例如当儿童表现出自虐行为的时候，就会将他书桌上的任务单拿掉。最后当儿童获得他期盼的物品或事情时，行为具有实质性奖励的功能，例如当儿童不断抱怨，然后被允许继续玩iPad。

一些行为学家明确了行为的另一个作用，即通过自我刺激或固定的行为获得感觉输入，如摇晃身体、弹手指/脚趾或捂住耳朵，这些经常被认为是自我强化的方法。行为可能只产生单一作用，也可能发挥多种作用。最常见的作用是吸引注意力、逃避或实质性奖励。

（四）功能性行为评估

功能性行为评估（FBA）是用于确定A-B-C关系中变量的系统性过程，分析并确定哪种变量维持行为。一旦确定维持行为的变量就可以用于指导干预。功能性行为评估过程包括5个步骤：

（1）团队建立和目标设定。

（2）行为的功能性评估。

（3）形成假设。

（4）制订全面的支持计划。

（5）计划执行与结果监测，包括根据需要改进计划。

功能性行为评估的第一步，由个人组成的团队汇合在一起明确哪些是挑战性行为。理想情况下，团队包括父母或照顾者，他们是了解儿童的人，也是干预过程中的合作伙伴，在意见达成一致的基础上与其他专业人员一起服务于儿童。当作业治疗师对这些儿童或青少年有所了解并有直接针对目标行为的经验时，他们也应该成为功能性行为评估过程的一员。团队合作确定儿童期望的结果，以此作为解决该行为的基础。

第二步是挑战性行为的全面功能性评估。尽可能了解完整的描述行为、发生背景、维持行为和行为作用的前因后果。这一步的目标是理解行为的目的，以及最可能和最不可能发生行为的时间及地点。系统采集数据可以通过采访与儿童有直接接触并了解儿童的人以及对行为有经验的人，观察儿童在何时何地最可能发生该行为，回顾已有的行为，记录并收集情境变化的信息，如健康或其他环境及活动日程的变化。图21.3展示了为了更好地理解儿童的行为，一位成人在自然环境中观察儿童以此作为干预计划的一部分。

第三步是提出行为的假设，包括陈述行为的前因、后果和作用。假设的内容来自第二步采集的信息。

第四步是制定全面的行为支持计划（BSP），概述要实施的干预措施。行为支持计划本身有4个要素：

（1）行为的功能性评估包括对行为作用做出假设。

（2）使用具体的个体化干预策略。

（3）全天使用策略。

（4）有证据表明该计划符合接受资助的儿童和资助者的价值观及资源。

第五步是实施计划、采集数据结果并评估计划效果。如果儿童没有按第一步所确定的目标进展，则修改计划并再次采集数据。案例21.2提供和说明了行为支持计划的过程。

三、基于行为理论的干预

使用行为干预方法有2个主要目的：建立期待的行为或减少挑战性行为。这2个目的都由作业治疗师和其他的专业人员实现。通过期望行为替代不良行为，制定期待行为最常使用的前期干预方法。如儿童使用自残行为来获得成人的注意，那么对于没有自残行为的儿童，如果进入教室或加入谈话给予大人的注意也能起到相同的作用。

也可以使用基于结果的干预措施。由于这些方法发生在儿童的行为之后，因此基于结果的干预方法最好用于回应期待行为而不是回应挑战性行为，不然会在无意中强化挑战性行为。

（一）前期干预

对于减少挑战性行为和增加期望行为，首先会进行前期干预，因为相较其他方法，其有明显的优势。通过调整和去除引起挑战性行为的环境，挑战性行为可能在发生之前得到抑制，从而可以使个人将更多的时间花在功能性作业行为上。此外，前期干预已经被证明效果立竿见影，并且可以改善整体环境，为所有人建立积极、有序和激励性的环境。如图21.4所示，可以教导同伴将前期干预融入期望的行为中。

前期干预的方法可以由一个人完成，也可以是在更广的环境下完成，如在教室或学校。个体化前期干预方法应被用于制定功能性行为评估，旨在确

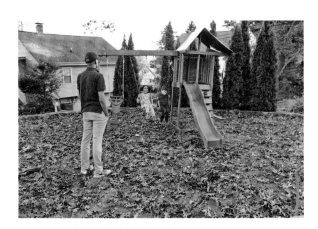

图21.3　通过收集直接观察的数据和采访对该行为熟悉的家人是确定挑战性行为功能的最佳方法。这个成人在自然环境中直接观察兄妹间的互动方式

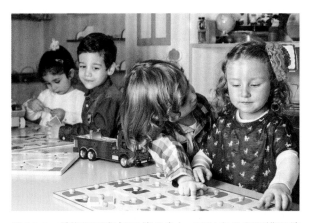

图21.4　前期干预包括同伴的参与，可以在儿童犯错误前通过简单的手势给予提示

📄 案例21.2 Jessie

7岁的Jessie因为不受控的攻击性行为,包括朝老师吼叫、拒绝完成学校作业、推翻桌子以及扔学习用品等,二年级有留级风险。这些行为在秋季时逐渐出现,然后在11月初因为打了老师而达到高峰。对其立即进行功能性行为评估。教师、行为学家、校长、家长以及作业治疗师一起确认所涉及的行为和理想的干预结果。行为学家收集计划数据并观察Jessie在教室、操场和自助餐厅的行为。

在老师的要求下,作业治疗师观察了Jessie十月份时的书写内容。她注意到,在那时Jessie会熟练地使用三指抓握书写,正确书写字母,具备书写所需的上肢正确的末端位置和支持姿势。当抄写或者写名字等个人信息时,Jessie毫不费力,但当要求其写有创意性的内容时,他会表现出焦虑的情绪。作业治疗师记录了"他看起来无法产生想法或写下话题,他会变得满脸通红,玩着笔并说他的作业是'愚蠢'的"。

在功能性行为评估中,行为学家注意到焦虑情绪的表现经常先于Jessie行为的暴发,在创造性的作文课中,攻击性行为的暴发会使一天中之后的时间变得更糟糕。Jessie也会在进行合作活动时表现出焦虑情绪。当分配小组任务时,Jessie会在他自己的桌上玩材料而不会参与到小组中,直到老师给予指导。他不会参与小组讨论或小组活动,但他仍然坐在小组旁边。如果小伙伴要求或者老师指定他参与,Jessie会很烦躁地左顾右盼,经常会给

出不做的借口。如果被迫参与活动,他会口头拒绝,语气会越来越强,声音会越来越大,有时会猛推桌子或椅子。

在观察阶段后,功能性行为评估团队会重新开会。行为学家陈述了他的发现,作业治疗师表示他观察到Jessie看起来很难随意思考,尤其是在他面对压力时。团队假设攻击性行为是因为他能力不足,难以解决焦虑情绪的结果,并且对于Jessie来说,书写和社交环境都是产生焦虑的过程。然后功能性行为评估团队共同制订计划以便更好地将书写、社会需求与Jessie的能力相匹配,在写作过程中提供支持,并提供干预措施以培养和支持Jessie参与团体学习活动的社交技能。

除了老师调整作业外,作业治疗师还建议改善课堂环境,减少焦虑产生的条件,增加应对支持。她还制订了一项计划,旨在帮助Jessie培养和提升自我管理能力、身体图式、精细运动的协调性及社交技能。使用一些班级策略,包括在学校的特定时刻,全班保持端坐位,规划管理熄灯时间和低语的时间,设置学生单独使用的"舒适的角落"。作业治疗师会和Jessie、老师及学校的咨询顾问一起确认2位可以和Jessie建立社交的同学。同时培训学生、老师及学校的咨询顾问,内容涉及团队合作的指导、表扬、轮流及合作。采集Jessie后续行为的数据。Jessie攻击性行为的发生率和强度变化几乎是立竿见影,3周就完成了项目内容,Jessie的不当行为得到弱化,偶尔有言语上的暴发但没有人身攻击。

定并减少或消除挑战性行为的诱发因素,使其逐渐减少。广义的前期干预方法涉及环境条件的实施,通过减少常见的压力源,提供积极且有支持的环境,促进积极的行为。表21.5举例说明环境和个人的前期干预方法。有2种前期干预方法在当前的实践中常被使用,分别是功能性沟通训练和关键反应训练。

1. 功能性沟通训练　功能性沟通训练(FCT)涉及教学沟通方面的具体策略,使个体获得与通常通过挑战性或不希望的行为相同的结果。例如,学生为了逃避做数学作业故意喊叫并在地上撒泼打滚,可以指导这名学生通过另一种沟通方式来表达不愿完成这项任务。像这类情况,应对策略很重要,即要尊重儿童沟通的行为方式,并帮助儿童达到学习数学的教学目标。教导儿童运用的沟通方法应该是适合他的强项,而且不管什么情境下他都能够运用。对于儿童来说,这可能包括图卡、句型条、手势或是一些语音输出设备。见第19章关于辅助技术。功能性沟通训练弱化了无效沟通造成的影响,

使儿童可以用积极的方式应对周围环境,减少挑战性行为,同时建立自信心和获得认同感。

2. 关键反应训练　关键反应训练的概念如同功能性沟通训练,因为专家们认识到一些行为是日常生活获得成功的基础。关键性行为在许多情况下有积极影响,能使儿童融入学习或社交参与环境。例如,儿童学会了怎样寻求帮助、何时需要帮助或者在什么情况下表述自己所期望的事情。教会儿童这些行为,他们就不再为了达到期望的结果而选择挑战性行为。Mohammadzaheri等发现在先前主导的活动任务中,关键反应训练结合儿童喜爱的物品和环境,可以减少与沟通行为有关的破坏性行为。关键性行为包括动机、初衷及对线索的反应。关键性行为要在压力小的环境下进行,使儿童在需要运用这项技能前先获得这项技能。通过轻松的环境,儿童可以在无压力的情况下学习。

3. 具体的环境改造　有些前期干预策略把环境改造作为干预的主要部分。所有方法都旨在通过改变环境预防挑战性行为的发生,去除引起挑战性

行为发生的条件。环境改造可能尤其有助于活动之间的过渡，在这期间发生挑战性行为很常见。稍后描述的视觉提示日程表、计时器以及象征性物品都可能是帮助成功过渡有用的方法。其他大范围的环境改造也可以为日常活动的成功表现提供支持。儿童的功能性行为评估结果、优势以及喜好应该都是个性化的。

表21.5　减少问题行为发生的常见前期环境和个人因素的干预方法

前期环境因素	前期个人因素
适用于所有人的明确规则和预期	将任务与个体发育和认知水平相匹配，确保最大可能的成功
制定预期安排表，缓解儿童对活动顺序的焦虑	挖掘儿童的优势来完成任务
通过预测和已知的信息来支持过渡	为符合儿童独特特征的过渡提供个性化支持
保持一致的环境安排和特征	提供个性化环境改造，消除引起儿童挑战性行为的特定性因素
对于恰当的参与小组或全班行为予以一致的表扬和肯定	经常给予表扬或对特定任务进行表扬，减少儿童对于预期表现的压力
将小组的兴趣和小组活动结合起来	根据儿童的兴趣爱好定制学习任务或治疗性活动
指导性地分配任务，即将简单的任务穿插在挑战性任务中	允许儿童根据自己的兴趣做出任务选择
提供多种机会和线索，对需求表现做出回应	提供多种选择的机会
组织规律的体育锻炼和运动机会	规律地提供儿童喜爱的体育锻炼及需要的框架
提供频繁和规律的团队关注	全天持续关注儿童，不随任务的变化而改变
最小化每日计划中的等待时间和非结构化时间	在等待中提供目标参与的材料
合理安排座位，维持对老师的注意力	将儿童安排在可以支持他个人感觉需求和学习方式的位置及方向
弱化干扰和激怒的感觉特征	消除环境中已知的所有感觉特征，当儿童感觉过度刺激时，提供一个没有刺激的空间

（1）视觉提示日程表：视觉提示日程表是帮助成功过渡常用的有效方法。在有些情况下尤其有用，如当一天或一周的计划表很相似的时候，或者针对不能忍受改变的儿童，在计划表中标出变化。可以将图片或是文字卡片添加到日程表上，以呈现活动的顺序或者将要发生的事情。儿童可以按照视觉提示日程表上呈现的顺序进行。他是否可以独立使用日程表取决于自己的能力，当完成了一项活动或者计划表显示要转换活动的时候，可以查阅视觉提示日程表。有些视觉提示日程表只显示了活动顺序而没有显示时间安排。有些视觉提示日程表以时间为基础，显示星期几、几点以及将要进行的活动。许多视觉提示日程表会使用可移除的卡片，如果计划有变，可以便于修改计划。一些日程表会贴在海报上并挂在墙上；有些则会被装订在活页夹或笔记本中，这便于将一项设定内容转换到另一项。儿童在日程表中所使用的起支持作用的日程表的形式及数量都要根据个人能力决定。

（2）计时器：计时器是一种可提供事件发生信号的物品。因为计时器一旦设定就可独立于成人而运作，所以成人任意调整的情况减少了，从而消除了压力源并减少了挑战性行为引发的焦虑问题。为了使用计时器操作，作业治疗师会向儿童展示并告知他们将要发生的事情（如"这个计时器会发出哔哔声。当你听到哔哔声时，就应该清理积木并回到餐桌旁吃点心了"）。专业人员要训练儿童如何关掉计时器。当计时器发出信号后，专业人员要提醒儿童计时器发出哔哔声了，帮助儿童关掉计时器，并提示儿童声音代表的含义（案例21.3）。

一旦能正确使用计时器，就可以将它应用到各类情境中。儿童可以自己学习操作计时器来自我监测时间以及遵从时间的限制。闹钟也可以和计时器一样使用，提示一天中特定时间发生的事情，如去公交车站、上床睡觉或者到赴约时间了。

（3）象征性物品：象征性物品是另一种常用的支持过渡的方法。应用这种方法，组装具体的物品以清晰地呈现儿童一天中各种各样的活动或事件。当儿童需要过渡到一项新的活动时，为儿童展示或给予象征性物品，并给他简单的口头指导。例如，作业治疗师拿着儿童的蜡笔说"该画画了"。儿童可能就会拿着蜡笔，带着它到指定活动的地方。象征性物品的使用灵活多变，可以和其他的日常活动过渡策略、视觉提示日程表及计时器相配合，以最佳的方式支持儿童获得成功。

案例21.3 Meg

Meg是个4岁的孤独症女孩。她喜欢玩字母积木和玩具钢琴。Meg很难从她的游戏过渡到一个不同的活动中。当强行让她转换时，Meg会表现出2种可预见的反应：一种是完全不回应，就像她没有听到指令一样；另一种是通过尖叫、跺脚表示她完全拒绝。有时，这种行为会暴发到极点，包括打人、踢人、在地上撒泼打滚及扔玩具。

Meg和发育障碍儿童一起上学前班。他们一起玩不同的游戏、转圈圈、吃零食及出去玩，所以一天中会发生很多次活动间的转换。Meg的行为转换困难经常会影响到整个班级。

作业治疗师每周会和Meg在一起，利用计时器提示她何时结束一项活动。在3天内，当计时器响起时，Meg一直会有反应。当听到这个声音，她不再继续活动并且会关掉计时器。有时候她会重新回到活动中再玩，但当老师或者作业治疗师提醒她时，她就可以过渡到新的活动中。到干预的第9天，Meg会意识到计时器的声音，不再继续她的活动，并且会翻看为她设计的视觉提示日程表，决定她接下来要做什么。然后她会用计时器记录目前的持续时间，从而过渡到计划表安排的活动中。

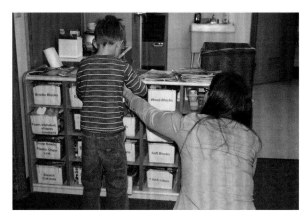

图21.5 一级干预有益于所有学生，如将物品放在易于拿取和清晰标记的盒子里

预小组、课堂管理体系等方法如一起学习以获取团体特权或奖励，或用登入/退出系统的方法记录成人的陪伴，并且学生到学校后就得到当日的目标，然后到一天中结束时，审查目标并退出系统。

三级干预方法服务于情绪更紧张和问题行为更多的个别学生，减少这些不良行为以提高他们的生活质量。这一层面的方法包括功能性评估过程，由此产生的干预计划和结果测量、全面计划、处理个人因素的策略，以及为了有效减少挑战性行为而教授的替代性行为。关于寻求正向行为干预支持资源，包括干预观点，可以通过 *https://www.pbisworld. comm* 和 *https://www.pbis.org* 查找。

（二）结果干预

结果干预旨在通过处理儿童行为发生后的状况或刺激来影响行为。结果干预方法包括3种主要的方法：惩罚、消除和强化。惩罚是指儿童在表现了挑战性行为之后会被厌恶。这种厌恶结果可能会导致令人不愉快或消极的刺激，或者得不到令人高兴的、喜欢的刺激。当强化行为的变量不再出现，导致行为逐渐消退时，就会发生消除。一项与结果干预方法相关的重要研究是，不让儿童有机会做他们想做的事情或者不给他想要的东西，直到儿童完成了指定的任务，如果家长或其他人为了约束儿童的行为而频繁地使用这种惩罚性的措施，这些方法可能不再有效。给予奖励可能是更有效的方法，满足儿童心中所想比惩罚的效果更为持久。因此作业治疗师提倡运用符合儿童期望的强化行为干预方法。

4. 正向行为干预支持 正向行为干预支持（PBIS；最初称为积极行为支持，PBS）是一种管理个人和团队行为的方法，包括整合应用前因干预行为分析。主要方法包括环境改造，去除或减少行为产生的诱因。作为一种非结果干预的方法，20世纪80年代提出积极行为支持，用来解决会影响功能并且降低生活质量的问题行为。2004年确定的正向行为干预支持重申了《美国残疾人教育法》修订案，作为一种循证预防项目，专门针对自我学习或向他人学习障碍的儿童。正向行为干预支持已经构建了的实践标准框架。

正向行为干预支持框架包括了3级支持。一级支持是针对全校所有学生，如社交和情感学习或者预防校园霸凌的项目。一级干预支持用于预防发生新的挑战性行为。该方法包括建立可以维持学习的环境，合理安排活动环境来提升参与度和提升积极行为，提供沟通和社交技能的指导以维持更多的社交互动和参与。图21.5展示了一级干预策略促进课堂上的积极行为。

二级干预方法旨在减少当前挑战性行为的发生。这些干预方法针对存在严重行为问题的学生，他们可能需要更集中管理的方法，例如社交技能干

1. 强化 强化是一种基于结果的行为干预方法，可以增强期望行为、弱化不希望的行为。强化可

以采用不同的形式,这取决于目标行为和预期的结果。正强化和负强化都旨在强化行为,但会通过不同的机制进行。正强化方法是增加令人高兴或期待的事情来增加行为发生的可能性,例如当儿童用有礼貌的态度提出要求时给他喜欢的物品。负强化方法是去除令人不高兴的事情来增加期望的行为,例如当儿童吃了两口食物后允许他离开餐桌。

因为每种行为结果都会有反馈,每种行为都可能用某种方式强化。不同的强化方法都旨在用强化的方式加强期待的行为,同时又消除不愉快的或具有挑战性的行为。不同的强化方法提供了不同的行为奖励结果,这会替代儿童的挑战性行为。强化方法会涉及3种不同类型的行为应用:与目标行为相矛盾称为矛盾的差异性强化(DRI),有选择性地替代目标行为称为选择性差异强化(DRA),或是与目标行为不相关的,但本质上是积极的,称为其他不同强化干预(DRO)。例如,如果儿童举手并且说要休息,而不是出现干扰或攻击性行为,那么这种要求应该给予表扬和休息从而得到满足。不断强化期望行为,同时消除挑战性行为的强化,这使儿童具备一系列的期望行为及功能性行为。如图21.6所示,成人可以通过聆听并做出回应进行正强化。

非关联性强化是一种前因干预方法,有助于减少挑战性行为。治疗师会以固定的时间间隔对儿童进行强化,而不是对儿童某一特定的行为进行强化。

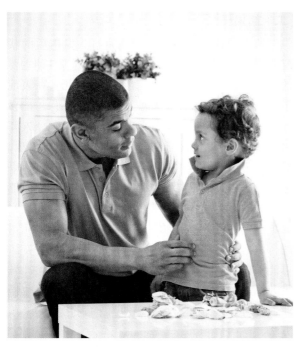

图21.6   成人的关注是有力的强化剂,可以用于策略性的强化,期待儿童发生的行为

所使用的强化方法应该与目标的挑战性行为相匹配。通过用这种方式提供强化,只要儿童不表现出挑战性行为就可以达到预期结果。例如,如果一个学生经常在老师上课的时候说不恰当的话,老师的注意是强化行为的结果,因此老师可能会在上课期间定时高度关注这种行为,这样学生就不会在课堂上随意讲话。

强化对行为改变的影响力已有50多年的经验,其中确定了实施的几个关键点,例如时间、方法、频率及强化的形式。然而作业治疗师一般不会进行这些技术培训。由于正强化会增加行为的发生,因此治疗师必须意识到不能无形中强化不良行为,如允许儿童逃避指令来回避不良行为。通过正确使用强化方法提高其有效性可以增加期待行为,减少挑战性行为,从而维持患者在治疗活动中的参与。

2. 关联方法   关联方法是一组对特定结果做出积极回应结果的干预方法(也被称为因果关系;例如,如果儿童做了X,那么就会出现Y的结果),这种方法被用于引发期望的行为。许多儿童拒绝参与他们不喜欢的任务。拒绝的形式包括但不仅限于退缩、拒绝、回避以及攻击,这会限制作业参与并减少学习的机会。用奖励或游戏币等关联方法有助于诱发儿童参与他们不喜欢的活动。关联方法是基于儿童做了或听从了指定的任务或规则,才会允许他们做期待的事情。例如在干预期间,允许喜欢吹泡泡的儿童玩泡泡的前提是儿童完成了教师指定的任务——例如书写。在所有儿童的日常生活中都会用到关联方法,例如只有儿童穿上外套,才会允许他去户外玩;或者儿童只有吃完晚饭,才可以吃零食。如果没有得到想要的东西或进行活动,儿童和青少年可能要更加积极并且服从完成强制性的任务。一旦完成指定的任务,立即让儿童得到想要的东西或活动这很重要。例如,如果儿童帮忙做家务,家长就允许儿童看电视。但是如果做的家务太难或者耗时太长,他们就可能失去对奖励(电视节目)的兴趣。在决定给予指定性任务和奖励时,作业治疗师要进行临床判断。

作业治疗师要策略性地使用这些关联方法管理挑战性行为。例如,当儿童想忽略指令要求或表现出不希望的行为时,使用关联方法可能更复杂。重要的是治疗师要避免儿童在这些过程中陷入内心纠结。相反,治疗师要实事求是,坚持适当的关联方法,除非儿童完成了要求的任务,否则就没有机会参与期望的事情或活动。

● 代币制：代币制是指儿童因期望的行为获取代币，然后用代币作为流通物获得想要的活动、物品或机会。这套系统一定是以儿童为对象，用来教育儿童的。应该指定获得代币的特定行为，以及每种行为价值的代币数量。例如，儿童不变换方向坐满 3 分钟获得 1 枚代币，或者是自发与其他儿童分享了工艺品而获得 2 枚代币。除此之外，儿童可以用代币来获取特权或者物品，并且在建立代币制时就应该定义好如何花每 1 枚代币。例如，代币可以交换玩 2 分钟喜欢的玩具、得到一块糖果或交换玩 2 分钟电脑游戏的时间。本质上，在采用代币制时，会抑制儿童的某些权益直到他有足够的代币购买。

代币制的复杂程度可以依据儿童的发育和认知水平来调整。简单的体系只包括获得代币和购买奖励，而更复杂的体系可能会在儿童表现出不期望的行为时，扣罚一些代币（案例 21.4）。在这类体系中，儿童表现出期望的行为时会获得一种颜色的代币，表现出不良行为时会获得另一种颜色的代币。代表期待行为的代币可以购买有价值的东西，代表不良行为的代币则会减弱购买的价值性。例如，儿童因为独坐 2 分钟而获得 1 枚绿色代币，但每次他离开椅子就会获得 1 枚红色代币。在 10 分钟结束时，儿童获得了 4 枚绿色代币和 2 枚红色代币。1 枚红色的代币抵消 1 枚绿色的代币，那么这段时间，儿童就剩下了 2 枚代币。见 Elove 网站关于儿童行为方法的资源。

（三）行为方法和作业治疗整体方法

从专业的整体考虑和患者的角度看来，作业治

案例 21.4　Stephen

Stephen 是一名三年级的 10 岁男孩。他的老师说 Stephen 很难集中注意力于任务上，很难听从指令并且完成任务。他不断地玩自己的衣服，并且不能长时间坐在椅子上。常因为不尊重老师并且态度不好而被送去校长办公室。他常常皱着眉，不和其他人打招呼，也不参与社交互动。他的言论是消极负面的，会贬低他人，这经常造成班内同学间的冲突。他得到称赞或表扬时，常会用不合常规或不守诺言的方式歪曲这些言论。最近的一项心理评估得出了对立违抗障碍的诊断。班主任请求作业治疗师进行评估，解决 Stephen 书写方面的障碍来完成他的作业，并且老师想要得到特殊行为方面的支持以帮助管理 Stephen 的行为。

作业治疗师评估后确认他本身的手部肌肉功能差，在视觉、听觉、触觉的感觉处理方面存在障碍，因此他的行为和手部精细活动会受影响。作业治疗师建议前期进行精细运动技能训练，以及对 Stephen 的教室进行环境改造，解决他对刺眼的灯光、周围的噪声和不经意碰触的敏感性。

行为学家在教室、图书馆、健身房和操场对 Stephen 进行观察。她表示 Stephen 的行为似乎与老师的关注有关，并推荐了行为干预计划，包含非关联性强化、各类强化及如果没有学生争吵，就让全班有额外休息的关联计划。行为学家为老师提供了行为计划的合适材料和数据收集清单。

老师同意行为学家的建议，并立马开始执行行为计划。但她不想改变教室环境，因为她不想特殊对待 Stephen，害怕这会让他的状况更糟糕。作业治疗师向老师和行为学家解释了感觉处理及行为之间的关系，包括不良的感觉处理方式会成为挑战性行为情境事件的诱因。通过沟通，行为学家理解了作业治疗师对于环境改造的建议，并同意把它添加到行为计划中。

Stephen 的课桌从教室的中心移到了老师讲台旁边，这减少了不经意碰触的可能性，让他更好地看到教室里的其他人，这样当有人靠近他时他就会知道。Stephen 可以在上课的时候戴太阳镜，这样可以减少头部上方刺眼的光线，而且会戴上耳机杜绝周围的声音。作业治疗师会和老师合作开展活动计划，将全班的常规运动和体育活动与个人活动结合起来，以满足 Stephen 对于增加本体感觉输入的需要。除此以外，作业治疗师开展了针对学校职工的培训，指导他们对于不良感觉处理和无效行为管理之间的关系处理，处理重要感觉需求的第一步是帮助儿童更有效地管理回应他人的行为，也有必要为减少儿童焦虑而有目的地教授表现技能。

除了处理 Stephen 的感觉需要，作业治疗师建议与老师、学校职工和其他学生进行恰当的互动，建立预期行为约定。这份约定会让 Stephen 接受认可的奖励和不良行为的后果。行为学家同意此建议并且团队合作制定了一份全员接受的约定。

Stephen 行为约定主要采用代币制，这与期望 Stephen 表现出的特定积极行为有关。每有 1 次期望的行为就获得 1 枚绿色代币，每有 1 次不良的行为就获得 1 枚红色代币。约定也具体描述了与约定条款不符的对应后果。与他人进行适当的互动并且在特定时间内进行适当的课堂任务练习，就能获得绿色代币。当发生不恰当的同伴间或与成人的社交互动、不完成任务、咒骂及不听从老师指令时，就会给 Stephen 红色代币。在每天放学的时候结算和交换代币，给予选择学校奖励箱、选择自由玩 5 分钟一系列特定的活动、选择如和校长一起吃冰激凌的特殊活动。

疗使用的行为方法似乎有所冲突。除了外在因素和观察到的行为，作业治疗师会考虑内在因素，如生理觉醒度、感觉处理模式、性格、意志力及情绪状态。对于考虑将行为疗法融入作业活动的专业人员，一定要用合适的临床推理技能考虑影响儿童作业活动的所有内外因素，并且选择已证实有效的行为干预方法。

除此之外，作业治疗师要强调作业参与是一种实现临床目的的方法。具有挑战性行为的儿童由于他们的行为而限制了参与，从而限制学习和技能的发展。因此作业治疗师应着重提高患者的技能，促进作业参与和个人期望的表现。这种方法和关键性行为的概念一致，因为新技能可以给予儿童灵活应对各种情况的能力（框21.2）。之后当儿童建立了新技能并且达到实际的预期表现效果时，他们会具备维持积极行为的自信心。

将儿童的强项和兴趣爱好融入作业治疗干预的活动，这符合个人意义上的专业价值。因为进行的活动符合儿童的强项和兴趣爱好，增加了儿童参与活动的兴趣和积极性，所以这种有个人价值的活动内容改善了儿童期待的行为，又有助于预防问题行为。从而大力促进学习及提高运用新行为的有效性，减少逃避和不服从的行为。为患者提供喜欢的活动，也会使儿童自己进行调整并且消除挑战性行为，如攻击行为。图21.7展示了儿童和老师一起参与喜欢的活动。

随着对人类发育和社会心理的深入了解，作业治疗师了解所有儿童都会表现出的一系列行为，包括功能性的、社会可接受的行为和阻碍功能发展的挑战性行为。因此当专业人员通过干预解决挑战性行为时，目标结果可以将行为降到可控水平，这样儿

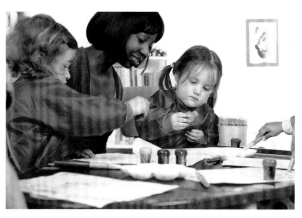

图21.7　将儿童的兴趣爱好结合治疗活动可以增加积极性，减少焦虑，并弱化挑战性行为

童就能感受到生活质量提升和享受功能性行为所带来的作业参与，而不是完全消除这种行为。但是如果这种行为对儿童或其他人的安全存在威胁时，干预目标旨在将这种行为降低到最低水平。

另外，作业治疗师强调了自我疗法，这是从业人员在解决挑战性行为时经常用到的另一种方法。自我疗法的使用详见第5章。通过治疗关系，从业人员表达对儿童的非一致性的认可，表明了不管儿童的行为表现怎样，都要接受并尊重儿童。相信儿童有能力进行成功的沟通，可以提升自尊心和自我价值感。通过作业治疗干预，作业治疗师表达了要尊重儿童的选择权。作业治疗师会依从儿童的引导，同时让儿童尽可能挑战自己的能力，最终实现目标。这种治疗要求作业治疗师在临床上合理使用自我疗法。灵活多变的干预计划不但能解决儿童的需要，也调动了儿童的兴趣和积极性，避免了儿童不服从治疗师的矛盾问题。

框21.2　缓解情境事件影响的个体化策略		
指导新技能/关键性行为	个人预期	解决躯体需要
建立友谊的技能	依据发育水平和能力调整预期值	确保持续充足的睡眠
自我照顾和负责	使用清晰、明确的指令	提供良好的营养
指导功能性交流，表达想要、需要和不要	儿童具体要做什么	考虑疾病或痛苦的可能性
框架式问题解决技能	重新指导儿童希望的行为或任务	调整环境或任务，解决感觉需要
指导社交技能：等待、分享、轮流、合作	结合儿童的兴趣和优势	确保足够的练习
指导情绪技能：情绪理解和表达、共情、自我冷静、自我管理、解决问题	了解并回应儿童的情绪表达	
指导自我管理空闲时间的策略	确保儿童有机会接近并使用个体化视觉支持	

治疗师使用治疗师与患者相互作用的策略来支持儿童,不管他经历了什么挑战,都要和儿童沟通,相信儿童的能力,实现他所期望的行为。自我疗法的有效运用会使治疗师和患者之间产生合作关系,这是强有力的鼓舞方法。这些经历有助于预防因绝望或自卑而引发的不良行为。

(四)与其他专业人员合作以管理行为

由于挑战性行为的普遍性,儿童干预团队的所有专业人员都会遇到并且需要解决存在的挑战性行为。所有成员应该实行一致的行为干预方法为儿童提供最大支持。有目的的、积极的合作是实现这一目标的最好方法。

团队成员之间的合作是关键性的,需要成员共同努力。专业人员对于合作的了解和准备可能不同,个别从业人员的个人观点也可能不同。以下策略已被确认是支持团队成员间干预的有效合作方法。

- 尊重同伴的知识和贡献,建立密切关系。
- 当意见不同时互相尊重。
- 通过了解其他专业人员,寻找共同点。
- 通过了解和阐明自己的执业范围使他人知道自己的价值。
- 尽职尽责、团结一致、努力建立和其他专业人员的信任。
- 通过了解和阐明干预方法的相关证据来获取

信任。
- 确认并重视每位团队成员的贡献,认识每位专业人员的任务。
- 采用积极的方式解决发生的冲突。

当实践领域交叉时,有目的地寻求有效的合作非常重要。这种情况经常发生在作业治疗和其他为挑战性行为儿童服务的应用行为分析师中。行为分析学家会用行为分析法改善有社会意义的行为。他们分析表现出来的一切行为,包括适应性行为、自我照顾、工作、社交参与、教育活动参与及总体幸福感。这些具有社会意义的行为直接和作业治疗领域相重合,作业治疗包含了解决个人、环境和基于作业活动的各种因素,提升或使儿童参与到一天中的各种环境、活动和情景。进一步说,行为分析技术既包括个人干预又包括系统干预,常与作业治疗师使用的基于作业活动的方法、参考框架、自我疗法和临床推理进行对比,以解决儿童内在的健康状况、整体健康、表现、参与和患者的生活质量。

由于实践范围的交叉和干预方法的对比会导致计划和服务中团队成员有不同意见。这会带来一些问题,因为证据显示一致的干预计划和团队成员间的有效合作可以为患者提供积极的结果支持。因此,从业人员一定要努力追求并提升合作能力,确保为儿童提供最佳实践方法和实现利益最大化(关于Elove网站作业治疗师用于了解和实施行为方法的额外资源信息见表21.1)。

总结

行为理论的贡献在于确认并解释引起和维持儿童挑战性行为的各种因素。作业治疗师可以整合这些概念,包括任务分析方面的专业知识和技能、人的行为以及作业参与,有效地分析问题行为、制订行为干预计划以及实施行为管理策略。作业治疗师可以采用各种策略,和照顾者及其他服务人员一起合作提供全面的行为干预。作业治疗师从整体作业治疗角度理解患者的行为,使他们成为在家庭、学校和社区环境中制定及实施积极行为支持项目的关键人员。

总结要点

许多挑战性行为是被动的,表现出这种行为的人通常他们自己不清楚行为的动机和目的。通过分

析行为的前因后果,可以决定哪些是强化因素,哪些是维持这些行为的相关因素,这就是行为分析的目的。几十年的行为研究已经确定了4个挑战性行为的基本目的:注意力、孤独/缺乏社交、逃避和实质奖励。功能性行为评估提供了影响儿童行为的具体原因和变量。作业治疗师可以通过观察儿童个人的行为以及作业表现与环境之间的关系,参与这项过程。

前因是先于行为发生、引发或触发行为发生的刺激。确认行为的前因有助于解释是什么导致了行为。常见的前因有环境,包括人、房间、视觉刺激或声音。其他常见的前因有认知、运动、沟通或社会需求。结果是指发生在行为之后并导致行为增加或维持行为的因素。结果会影响在之后行为发生的可能性。一般的结果包括眼神交流、注意力、言语互动、

身体参与、离开某个情景或逃避指令要求、得到期待的物品或者有机会做想做的事。

根据行为理论,人的行为是通过人与环境的互动形成的,人对外界的提示做出反应并从行为影响中学习。儿童会学到哪些行为让他们感到高兴或积极,哪些行为会让他们感到不高兴或消极。减少挑战性行为的原则和方法包括:

- 结果让儿童感到高兴的行为会被强化,会再次发生,而结果使他们不高兴的行为会被弱化并且很少再发生。
- 标记出潜在的行为因素是减少挑战性行为的方法。
- 环境调整可能会去除前因,从而导致更少的挑战性行为。
- 合适行为的正强化可以支持发展期望的行为。
- 教授新技能、调整环境支持积极的行为及有目的的管理行为结果可以改善儿童的行为能力。
- 只有在参与或者完成指定的活动后,儿童才有机会进行喜欢的活动、得到喜欢的物品、接触喜欢的人或事情,这种关联方法有助于建立和培养新技能。

正向行为干预支持是一种管理个人和团队行为的方法,旨在通过前期干预的方法,融合应用行为分析的原则。主要策略包括调整环境、去除或减少触发行为。正向行为干预框架包括3级支持干预。一级支持干预是针对全校所有学生的策略。二级支持干预是针对存在行为风险的学生。三级支持干预是减少严重问题行为的个体化干预措施。

功能性评估是系统化过程,用来确认A-B-C关系中的变量,使他们可以分析并确定什么是触发并维持目标的行为。当作业治疗师对儿童或青少年有所了解并且对于目标行为有直接经验的时候,应该成为功能性行为评估过程中的一员。作业治疗师可以观察他们的行为及分析围绕儿童个人的作业表现和背景因素之间的关系。除了外在因素外,作业治疗师要考虑内在因素,如生理觉醒度、感觉处理模式、性格、意志力和情绪状态。感觉处理和感觉统合作为影响行为的因素,作业治疗师对其的理解基于对感觉处理和感觉统合的神经生理学机制,其对觉醒度有直接影响,而觉醒度也会反过来影响行为。在行为术语中,这种相互作用的关系就像情境事件一样。解决儿童的感觉需求可能是预防挑战性行为的关键部分。

行为方法让作业治疗师和团队成员能够理解儿童的行为,因此团队可以坚持促进积极的行为。理解挑战性行为发生的原因,可以帮助成年人避开引起挑战性行为的不悦刺激或事件,并且会帮助儿童了解更多关于表达沟通需要的有效方法。积极行为为儿童每天的作业活动提供了支持,包括在学校、家庭、同伴间及在社区活动中的有效参与。

第5部分
Section V

儿科作业治疗服务
Pediatric Occupational
Therapy Services

第22章

新生儿重症监护室
Neonatal Intensive Care Unit

Rosemarie Bigsby

问题导引

1. 在新生儿重症监护室中,婴儿、父母和照顾者的作业角色是什么?
2. 新生儿重症监护室患儿的潜在危险因素和保护措施分别是什么?
3. 在新生儿重症监护室的治疗期间,有哪些保护性的干预措施可以用来减少或避免照顾者的压力?
4. 在新生儿重症监护室中评估一个婴儿,必须考虑哪些关键因素?
5. Brazelton的6种神经行为状态是什么?如何通过管理婴儿的觉醒状态来影响婴儿的作业活动?
6. 成功的治疗性摆位的三大目的是什么?
7. 确定3个有助于在NICU中成功母乳喂养的因素。
8. 新生儿安全舒适的喂养方式的特征是什么?
9. 在NICU中,患儿父母的支持性作业表现及干预特点是什么?

关键词

作业活动	动态系统理论	新生儿个体化发育护理评估方案(NIDCAP)
预期指导	袋鼠式护理方法(皮肤接触)	
作业实习	新生儿综合发展护理(IDC)模式	风险与保护
生物行为同步性	新生儿治疗师	交互式理论
以家庭为中心的发展性综合护理(DFCIC)	神经发育理论	协作发展理论
	觉醒状态的管理	

一、广义的新生儿重症监护室

新家庭成员的诞生对于家庭来说是一个重要的时刻,通常伴随着足月妊娠、正常分娩及怀抱着一名健康的儿童、喂养和享受着新生儿带来的快乐。然而,在分娩中,大约有10%的婴儿可能在短期内患有危及生命的并发症,或者被要求进行持续的特殊关注。这些婴儿将要在新生儿重症监护室(NICU)中度过他们的第一天,在高科技的医疗环境中,婴儿的生存不依赖母亲的照顾,而是接受复杂的医疗干预。当父母视为宝贝的新生儿处于生理上疼痛而他们必须被迫将孩子交给陌生人来照顾时,想象一下他们所经历的恐惧、焦虑和完全无助的痛苦。许多婴儿仅因为早产需要待在NICU,如果没有医疗支持就无法存活。尽管在妊娠 23～26 周出生的婴儿接受治疗后有存活的可能,但是由于早产,还会有超过 50% 的婴儿会有明显的发育障碍。NICU 里的患儿有的是在紧急情况下出生的,有的是早产,有的是足月分娩的。其他患儿可能是在产前确定并发症后分娩的,也可能是产妇长时间待在产前病房中分娩的。NICU 中大多数患儿的父母被迫接受他们的孩子不会像预期的那样或者可以在几天之内将孩子带回家。此外这些家长可能无法为他们的新生儿做本来家长应该做的,例如,整天、整周甚至几个月可以抱着婴儿并给他们喂食。取而代之的是,这些父母的孩子是在极其专业化的医疗团队的环境围绕中开始自己的生活。这个专业化的医疗环境是陌生的、巨大的,充满了提供和维持生命体征和治疗的设备、声音。无论婴儿的情况是预知的还是意外发生的,NICU 新生儿的家庭都面临着危机,他们需要放弃对一个健康的新生儿的期望,以及需要接受在短期内儿童可能会出现病危的现实,或者儿童可能会成为一个终身残疾或发育障碍的人。这就是广义上的 NICU 护理。尽管不同地区的 NICU 所呈现的物理环境和所创造的照顾文化差异很大,但是不管怎样 NICU 护理很可能成为患儿、家庭成员及所有照顾人员的共同生活经历。

本章的目的是概述 NICU 的作业治疗实践,并为想要获得所需技能和知识的治疗师提供资源,从而使他们可以在复杂的、高风险环境中工作。充分了解婴儿、家庭成员、NICU 工作人员及社区支持的作业角色是儿童作业治疗框架应用于 NICU 的表现。不同 NICU 的环境、NICU 中的患儿类型、产前、临产时的最新进展及对新生儿护理的简要介绍,从而为提供发展性的支持性的护理创造背景。这个框架阐述了神经系统保护、发育性护理支持实践的理论,包括神经发育系统、喂养评估及相关干预措施的范例。提高婴儿父母/照顾者之间的协作关系是一个反复要强调的主题。

二、新生儿重症监护室环境中婴儿和照顾者的作业角色

当作业治疗师关注儿童、青少年和成人的作业表现时,他们习惯以作业活动为基础的框架来指导工作,但新生儿作业活动的定义是什么? Vergara 和 Bigsby 改编了 Coster 对 NICU 儿童作业活动的定义,即无论在家庭环境或 NICU 环境中,期待婴儿参与适当的活动和任务。正在发育中的婴儿通过对这些活动的积极探索,可以获得作业活动的基础和未来发展的技能。在日常护理、互动和常规活动的过程中,在这些作业活动中婴儿进行学习是有可能的。相比之下,学习新的作业技能需要特定教授和实践。婴儿最初参与作业活动时,是在照顾者的帮助下。随着婴儿/儿童不断练习这些活动,这些活动技能会融入儿童的能力储备中。喂养技能和通过婴儿自身行为获得的沟通需求就是技能提升的例子,这些技能通常需要照顾者给予一定辅助及强化才能获得能力。照顾者的角色就是关注婴儿的行为,接受和回应婴儿作为一个初学者的所有表现,他们通过提供机会和环境使婴儿能够提高自我调节能力,使婴儿不断去表现、探索和实践。父母/家庭和 NICU 直接照顾婴儿的工作人员都可以发挥这种护理作用。

婴儿和照顾者的角色可能会受到内部和外部因素的影响。例如,婴儿对唤醒状态的不成熟调节、医疗条件受损、生理不稳定和(或)婴儿耐力是为父母/照顾者提供养育照护能力带来挑战的内在因素。NICU 环境下的婴儿不容易被理解,他们的照顾者可能需要帮助识别婴儿的行为交流,包括压力或疲劳的迹象,以及准备进食或参与社会互动。内部因素如日常健康和幸福或压力、担忧和疲劳因素,也会影响照顾者的角色表现。外部因素不仅包括 NICU 的环境和关怀文化,照顾者在履行其作业职责时是否感受到 NICU 习俗和护理标准的支持,父母是否被鼓励参与轮换,不仅作为倾听者,而且作为贡献者? 在婴儿护理中,他们在床边受欢迎吗?

作业治疗师在 NICU 中的一个重要角色是观察和评估婴儿的感觉反应和神经行为表现,并帮助确定婴儿对 NICU 护理感觉方面的阈值,包括摆位、处理、互动和喂养。医生和护士与作业治疗师分享观察结果,并共同构建护理计划,该计划包括确定婴儿的优势和偏好,以及需要修改的缺陷和外部影响,以促进婴儿和家长的进步。这些观察和对护理的修改需要成为婴儿日常护理程序的一部分,以适应婴儿不断变化的医疗和发展状态。预测婴儿和发展的下一阶段对这一发展支持过程至关重要。作业治疗师的首要目标是为父母和工作人员提供最佳的环境和支持,他们作为婴儿的主要照顾者,因此他们反过来可以支持婴儿持续的作业活动表现。

NICU 中的跨学科发育支持性护理:这是谁的工作?

美国儿科学会指出,重症监护室里的每一位新

生儿都有相应的治疗人员，以满足婴儿的发育需要。然而，没有为这些专门在NICU中为婴儿做治疗的特定类别的治疗师提供额外的指导，也没有相关检验基准。许多NICU治疗师提供作业治疗、物理治疗和（或）言语/语言治疗服务，这些服务模式差异很大，有的提供1~2个领域的服务，有的提供3个全部的服务领域。所使用的治疗服务的护理标准也因NICU而异，有些NICU需要物理治疗师/从业者的医嘱，以便治疗师进行治疗干预，有些NICU则提供3种所有治疗服务的长期医嘱，作为常规护理标准。在这个多学科模式中，通常通过咨询物理治疗师来解决摆位、矫形或神经运动相关的状况，还包括神经发育；而语言病理学家可能负责喂养和吞咽问题。作业治疗师在这个治疗团队中的角色可能主要集中在NICU中婴儿的体验上，包括调整护理婴儿的环境，从而优化能量，使婴儿积极参与到与年龄相匹配的活动和互动中（如口部运动功能和进食）。进食和吞咽对于作业治疗师而言，是一个特定的专业领域，但对于NICU治疗团队而言，这是作业治疗师和言语病理学家的共同领域，或仅仅是言语学家的职责，取决于从业人员的准备和经验。尽管这3个领域的治疗师可能在NICU中并肩工作，但这类治疗模式的成本可能会高得令人望而却步。此外，还应考虑到在这3个领域中让家庭参与婴儿护理对脆弱婴儿的影响。因此在某些NICU中使用这种跨学科的方法，即干预团队识别出婴儿需要某一特定的护理，从患儿、家庭或从其他治疗学科中输入1或2名治疗师组成最有利的团队。

三大权威的国家组织，也就是美国作业治疗协会（AOTA）、美国物理治疗协会（APTA）、美国言语听力协会（ASHA）各自出版了一份学科论文，概述了NICU护理的实践范围、必要知识和标准。这些论文可以从相关组织网站上获得。美国各州许可法的具体差异决定了实践的范围，3种疗法的传统实践范围也存在地区差异。作业治疗师需要注意到自己在NICU环境中能利用的作业治疗模式是什么。

与物理治疗和言语治疗相比，要求作业治疗师在精神病学、物理医学和康复学方面具有一定的基础，以利于采用更全面、整体、基于作业活动的方法来支持婴儿及其家庭的作业表现。然而，需要强调的是，不管是作业治疗师、物理治疗师还是言语治疗师都应具有高等教育背景和工作经验，为支持NICU的婴儿及其家庭的治疗干预做好准备。治疗师不仅需要评估婴儿的神经行为、姿势、喂养、感觉反应及觉醒状态的调节情况，还要了解父母与照顾者是否相互适应，婴儿、父母、照顾者三位一体的心理社会需求。

在NICU工作的治疗师采取全面的治疗方法是有优势的，每个NICU都为他们的治疗人员制定了自己的工作名称及工作描述。"新生儿治疗师"这一名称用于区分受过针对性高级专业培训的NICU中有经验的治疗师，以及教育和经验仅限于传统儿科治疗和康复方法的治疗师。NICU特有的教育通常是通过高级正规教育、继续教育研讨会、自学和经验指导相结合获得的。为了认证此专业，成立了美国新生儿治疗国家认证委员会（Neonatal Therapy National Certification Board, NTNCB），为获得认证的新生儿治疗师（CNT）提供认证资格。建立由认证新生儿治疗师（作业治疗师、物理治疗师和语言病理学家）组成的团体，一起合作为NICU中的高危婴儿及其家庭提供安全、有效和循证的服务。这种认证标准的最低要求包括拥有在NICU作为执业医师数年的指导经验、获得针对NICU的继续教育及通过相关考试。在某些情况下，新生儿治疗师可能被称为"新生儿发育专家"。新生儿发育专家是一个更广泛的名称，除了治疗师之外，还包括其他学科的从业者，例如，婴儿的护理人员或儿童教育专家，他们通常受过发育支持性护理的高级培训，拥有丰富经验和专业知识。

新生儿治疗服务已经发展成为一种更加详细的指导性方法，这种方法对于许多治疗师来说可能并不直观，因为他们的培训和经验来自传统的操作性康复模式。与传统模式相反，发展全面的支持性家庭综合护理强调父母和家庭在婴儿生活中的主要作用，以及护理人员作为24小时护理者的重要作用。NICU中的婴儿如果存在影响发育的危险因素（如极度早产、产前药物接触、遗传综合征等）或存在危害神经发育的病理因素（如中枢神经系统异常）和非典型表现（如张力异常、进食困难、导致发育迟滞的慢性疾病等），这些问题可以通过NICU中传统干预措施得到改善。尽管这些都是NICU治疗师需要解决的问题，但婴儿在NICU期间，最初的干预措施应该是与家庭和NICU护理人员进行协商和合作，同时给予父母心理支持以获得最佳的治疗效果。

总之，每一位新生儿作业治疗师都被期待能够成为直接提供患儿护理、家庭和医疗团队的协作咨询工作，家庭成员的支持和教育，系统地调整和促进NICU的环境，以及提供促进婴儿神经发育的护理实践，并支持家庭成为护理团队的合作者。为了保护易受伤害的婴儿及家庭并优化他们的疗效，NICU 需要有经验的从业者，他们具有高水平的实践表、优秀的批判性思维技能、高度的情境意识及能够参与到包含家庭在内的跨学科团队中。NICU 的作业治疗师必须充分运用有关影响婴儿和家庭功能的医疗心理社会因素的知识。NICU 中的患儿需要持续的监测，婴儿在没有预警的情况下突然发病，这种情况并不罕见。NICU 的作业治疗师必须运用高水平的评估技能，包括对生理不稳定迹象的警觉，还必须随时准备修改或放弃护理计划。因此根据 AOTA 的论文《NICU 的知识和技能》，不建议初级从业人员或认证作业治疗助理直接在 NICU 工作，并且应该选择性地提供 NICU 的实习以获得工作经验，并且实习只能在高级督导下进行。经验丰富的儿科作业治疗师对此充满热情，致力于获得必要的知识和技能，他们发现 NICU 是作业治疗领域最有挑战的实践环境之一。

Evolve 网站列出了治疗师在 NICU 环境下工作所需的知识和技能，包括管理和解释各种神经行为和喂养评估工具的培训，以及可能纳入 NICU 治疗师实践的干预措施。

三、不断改进的新生儿重症监护病房护理环境

NICU 护理环境是复杂的，它包括了医疗和护理环境，同时提供了可供家庭参与和咨询的地方。不同 NICU 环境的护理水平、物理环境、所处位置（如区域化）和医疗报销情况有所不同。

（一）护理等级

NICU 的环境设置是根据连续护理的"级别"确定的。Ⅰ 级护理是为健康新生儿提供支持，他们可能需要额外的评估和干预，例如，治疗低血糖或高胆红素血症，他们主要与母亲同住。进入 NICU 意味着需要更多的护理，婴儿在专业人员 24 小时观察下接受一系列支持性护理。一些婴儿只需要在 Ⅱ 级护理下进行几天评估和治疗，那里的工作人员对他们进行密切观察，持续监测心率（HR）、呼吸频率（RR）和血氧饱和度（O_2 饱和度）、基础呼吸支持，如鼻管吸氧（NC）和静脉注射（IV）药物治疗等。在这种护理水平下，允许父母 24 小时陪伴在婴儿床边，婴儿常常能被父母抱着和喂养。Ⅲ 级 NICU 护理提供更密集的服务，包括更高级的呼吸支持：高流量鼻腔插管（HFNC）、持续气道正压通气（CPAP）、无创正压通气

（NiPPV）或使用常规呼吸机进行气管插管，有时会用到高频振动通风口。Ⅲ 级 NICU 患儿的生存通常依赖重度的呼吸支持、通过静脉或动脉导管和经皮静脉中心导管（PICC）给药及肠外喂养。手术干预也可由 Ⅲ 级 NICU 或附近的手术科室提供，NICU 的工作人员必须为复杂的外科手术提供术前准备和术后护理，包括动脉导管未闭结扎、胃肠道手术和膈疝修补术。Ⅳ 级 NICU 护理的婴儿情况更加复杂，接受抢救生命性的干预措施，如体外膜肺氧合（ECMO，即心肺旁路）和复杂心肺手术。当这些干预措施完成后，婴儿会返回到 Ⅲ 级 NICU 进行持续的新生儿重症监护。尽管已经根据提供不同程度的护理能力对 NICU 进行了统一分类，不同中心和地区 NICU 的物理环境和护理文化差异仍然很大。

（二）物理环境

传统意义上，NICU 的物理环境是为了保护娇弱的患儿，方便医务人员观察并接触婴儿。在开放式病房里，重症程度相似的新生儿被分为一组，父母和家庭成员只能有限地接触婴儿。目前在许多 NICU，父母可以 24 小时不间断进入，鼓励他们和婴儿进行皮肤接触，积极为婴儿的护理做出贡献，包括参与查房等。然而 NICU 的物理环境设置和护理文化仍然存在很大的差异。

NICU 的床位可从少于 10 张到 100 张或更多，不同 NICU 的物理环境不同，婴儿、家庭成员、照顾者及其他人员的住宿条件变化也很大。传统开放式的庇护型 NICU 至今仍然存在，某些情况下会作为专有的护理环境，有时也会作为单人家庭房。这种"混合型"NICU 的优点是能够将水平相似的患儿分在一起，便于观察和工作人员工作。在混合型环境中，重症婴儿通常被放入开放式隔间接受更高强度的护理，随着护理水平的降低，可能会过渡到单一的家庭房间，以允许更多的家庭人员进入和参与，帮助这些家庭在婴儿准备出院时可以更好地照顾婴儿。

由于以下原因，NICU 越来越多地提供专门的单人家庭房间：① 需要最高强度护理的婴儿可以立即住进单人家庭房，以防止接触其他患儿和家人，减少 NICU 住院期间感染的发生率；② 易受外界因素影响的婴儿，包括易受过度光照、噪声及温度变化影响的儿童，可以住在根据其个人需要随时调整环境的房间；③ 可以保护父母的隐私，父母可以体验 NICU 护理的各个方面，包括欢乐和悲伤的体验，并且医疗团队在与婴儿的家庭成员互动时，讨论内容以及他们

的个人健康信息可以得到保护；④ 可以进行皮肤接触、床边哺乳和母乳喂养，提高亲子互动的频率和整体质量；⑤ 家庭成员可以将家中的物品带进病房，使婴儿床上空间个性化，创造更舒适的环境与家庭氛围（图22.1）。家长参与婴儿护理，在单人间环境中提供母乳的机会增加，已被证明至少在最初18～24个月会对婴儿产生积极影响。这些都是NICU单人家庭房间的显著优点，不过缺点也可能同时存在。

当家庭成员不能长时间陪伴在床边、不能参与婴儿护理、不能提供额外的社会互动时，单人家庭病房可能会对婴儿的发育进程造成潜在的风险和影响，因为它可能将人与人之间互动的时间限制在婴儿的护理时间内。在NICU环境中，没有家人在床边陪伴的单人病房中的婴儿，与在开放式婴儿房中护理的婴儿相比，其大脑中参与语言发育的区域发育不良，语言区域得分较低。因此在NICU中，父母在床边参与护理是婴儿发育过程中的一个关键因素。为了应对这一潜在影响，许多NICU提供了志愿者拥抱计划。志愿者在婴儿床边接受了专门训练，当父母不在的时候，他们可以和儿童进行温柔地交谈、阅读书籍及拥抱儿童。单人房的另一个潜在缺点是，可能会对某些家庭造成隔离。设有单人家庭客房的NICU通过提供舒适的家庭休息室来解决这一限制，在这里，父母可以非正式地与其他父母见面，并参加预定的活动和教育计划。这些活动有助于将不同家庭聚在一起，进行父母与父母之间的互动和同伴支持，这已被证明对父母的幸福感有积极的影响。自然采光、季节性装饰、舒适的座位、供兄弟姐妹玩耍/阅读的区域、微波炉和冰箱，提供健康的零食和饮料，包括膳食在内的项目为家庭营造了一种诱人的气氛。电视显示器上有一个不断变化的幻灯片演示，展示了NICU中已出院的婴儿在NICU护理的各个阶段，以及他们在NICU出院之后的发展照片，帮助家长对自己孩子的NICU体验有一个前瞻性的了解。每月的活动日程放在每个宝宝的房间里，可以让父母围绕这些活动日程来安排他们繁忙的时间。这种做法有助于吸引父母离开家庭病房，偶尔从宝宝的床边离开而获得休息，平衡他们在NICU里的体验，同时也鼓励他们与宝宝独处。

NICU的最新发展扩大了家庭病房，医生准备在这里为母亲和婴儿提供产后护理和新生儿护理。这种模式最初由Scandinavia引入，现在由美国统计局领导下启动，这也被称为"结对护理"，父母可以在婴儿出生后立即与婴儿同住，并且同时进行。这种

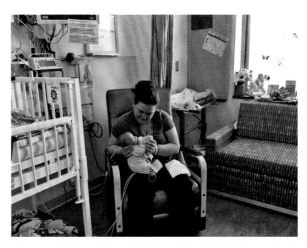

图22.1 这个24周大的婴儿在整个NICU期间一直住在单独家庭房间里。家长把物品从家里带来，使她的房间个性化

模式的优点是消除了父母和婴儿的分离焦虑，并为有益的循证护理提供了更早期的保护，例如，即使需要大量呼吸支持的婴儿，也需要肌肤接触和用口鼻摩擦乳房。

目前出版的NICU设计标准是由委员会协商一致制定的，该委员会包括来自新生儿学、社会工作、心理学和治疗学领域的技师及临床专家。其目的是确保足够的空间和设施：①支持最佳的婴儿护理；②调整家庭在支持婴儿中的重要作用；③以最好的护理质量满足NICU工作人员的需求。

（三）区域化

从历史上看，美国各地医院在提供NICU护理服务时没有考虑其他区域的NICU数量，也没有考虑这些病房的位置距离，这就导致了NICU的医院设置集中于人口稠密地区，在偏远地区以及农村地区的人们很难得到相应服务。由于新生儿的转运十分困难，也由于NICU的护理服务日益复杂，再加上有经验的工作人员的流失，美国及许多其他的国家开始了NICU的区域化设置，指定区域的围产中心会提供Ⅲ、Ⅳ级NICU服务，需要高级母婴护理服务的孕妇会被送到这些中心分娩，他们的孩子在这可以立即得到相应的NICU服务。区域围产中心的NICU通常会与边远地区的Ⅰ、Ⅱ级NICU合作，使婴儿在Ⅲ级或Ⅳ级NICU接受重症监护服务后可以送回当地医院，接受较近的住院治疗服务，这是一种可以节约成本和效益的方法。这种方法可以让父母有更多的时间接触儿童，也能帮助父母学习护理技能，加强他们和婴儿之间的联系。

（四）保险报销趋势

目前的医疗保健环境决定了 NICU 的设定不仅需要以循证为基础，根据医疗保险报销的要求，NICU 还需要核算成本效益。保险报销指南的当前趋势包括如果父母在 NICU 服务结束后需要立即重新住院治疗，医疗机构会受到相应的处罚；对于保险公司单次住院费用的限制；实施"基于价值"的项目，其中价值被定义为与护理费用的关系。这些保险趋势的变化导致了人们比以往任何时候都更加注意成本的控制和在 NICU 的住院时间，这些限制给包括治疗师在内的 NICU 工作人员施加了越来越大的压力，迫使他们只提供必要的、基于循证的服务，要求他们及时提供正确的干预措施以确保患者及其家庭获得最佳的利益效果。

四、新生儿重症监护室患儿

在 NICU 接受护理服务的婴儿有一系列医疗和发育问题，NICU 中的最大代表群体是早产儿，除此以外，有问题的足月儿也可以在这里接受护理。以下部分描述了 NICU 中需要护理的婴儿情况，讨论了 NICU 中婴儿的康复情况，叙述了婴儿病情的影响因素。

（一）早产和早产并发症

早产儿是 NICU 中最常见的最有代表性的群体，婴儿在 NICU 中的病程变化因婴儿病情的严重程度不同而变化，同时受母亲的健康状况、胎龄（GA）、出生时体重（BW）及胎儿生长发育情况的影响。宫内生长受限（IUGR）的婴儿，最常见的致病原因是胎盘功能不全，其体重往往低于 GA 标准的 10%，腹围低于生长标准的 2.5%，而足月分娩的婴儿体重为 2 500 g。生长受限可以进一步描述为对称或不对称。最初胎儿的生长方式可能是不对称的，其长度和重量与头围的比值逐渐缩小。如果婴儿在子宫内继续生长不良，可能会对称地受到限制，这样对发育的危害更大。

BW 可能是影响存活和预后的重要因素，因为它与胎儿的生长速度密切相关。为了确定体重指数的范围和类别，出生于美国体重为 2 500～5 000 g 的足月儿的体重是适当的，其平均体重为 3 500 g。低出生体重（LBW）的婴儿为 1 500～2 500 g。极低出生体重（VLBW）的婴儿为 1 000～1500 g，超低出生体重（ELBW）的婴儿出生时小于 1 000 g。而出生时小于 750 g 的婴儿有时被称为难以置信的低出生体重（ILBW）或微型早产儿。

适合胎龄（AGA）指出生时体重在标准生长图中 10%～90% 的婴儿。出生体重低于 10% 的小于胎龄儿（SGA）定义为胎龄过小，出生体重高于 90% 的大于胎龄儿（LGA）定义为胎龄过大。这个分类适用于早产儿与足月儿。例如 29 周出生的早产男婴平均体重约为 1 290 g。对于该胎龄（GA），出生时体重为 10%～90% 的婴儿仍然被视为适合胎龄儿（AGA）。如果同一名 29 周大的婴儿出生时体重为 731 g（GA 的第 3 个百分位数），则视为胎龄过小（SGA）。同样出生于 35 周龄，体重第 10 百分位为 2 641 g 的低体重儿也被认为是适合胎龄（AGA）。如果同一名 35 周大的早产儿出生时体重为 3 512 g，高于第 90 个百分位数，他将被视为胎龄过大（LGA）。

在早产儿中，尽管 NICU 中早产 LBW 婴儿视力水平较低，住院时间较短，他们的数量在 NICU 中是最多的。LBW 早产儿，特别是 VLBW 和 ELBW 婴儿出生后肺发育不成熟，需要立即给予正压支持。通常的手段是通过高频震荡通气治疗、传统机械通气治疗、无创正压通气治疗、持续气道正压给药以维持生命的呼吸支持。由于需要这种方式维持呼吸，这些婴儿的心肺功能可能会出现问题，他们可能需要长时间待在 NICU 中治疗康复。最开始的新生儿呼吸窘迫综合征（respiratory distress syndrome, RDS）可以得到缓解，但是在 ELBW 婴儿身上可能会转化成一种慢性病，导致这个结果的部分原因是长期使用呼吸机加压，呼吸支持会对肺部造成一定的创伤。幸运的是，经过适当治疗，包括给予适当的营养支持，随着时间的推移，肺功能会逐渐发育成熟。有些婴儿虽然足月出生但仍需要呼吸支持。对于需要氧气治疗至少 28 天并且在 36 周校正胎龄后仍需要氧气支持的婴儿，最常见的问题是支气管肺发育不良或慢性肺部疾病。患有慢性肺部疾病的婴儿常常有呼吸与吞咽功能异常，接受母乳喂养和奶瓶喂养的能力受限，可能会因体重低下而无法完成正常发育。这些婴儿需要在 NICU 住院期间和出院后密切监测其发育进展和发育支持，以确保最佳实现发育里程碑。

尽管维持婴儿生命是必需的，但早产儿长期补充氧气有可能会破坏视网膜成熟，在胎龄 31 周或更早时出生的早产儿需要通过以下方法对视网膜发育进行常规系列评估，专门从事视网膜发育的儿童眼科医生确定视网膜的血管发育是否处于最佳情况，或者是否患有早产儿视网膜病变。在这种情况下，视网膜血管病变生长快速，延伸到眼睛的玻璃体中，最终导致潜在的视网膜脱离和失明。目前，激光治疗和玻璃体内注射抗凝药物可减慢或阻止疾病发展,直到眼睛完全血管化。这些婴儿需要持续的眼科随访,有些婴儿可能会出现包括失明在内不同程度的视力障碍。

LBW 早产儿也有高度神经系统受累风险,如早产儿颅内出血(脑室内出血,并且有可能进入大脑),尤其是在他进入 NICU 的最初 48 小时内。这种情况可能会发展为脑室扩张和出血后脑积水,这又需要神经外科干预,如一系列脑室穿刺和放置脑室腹膜引流管。脑室内出血增加了缺血性疾病、脑室旁白质软化症的可能性,这 2 种情况都破坏了神经元通路(白质道)的发育,因此增加了婴儿出现包括脑瘫在内的发育迟缓和运动障碍的可能性。

此外,早产儿作为发育个体,面临学习障碍的风险,包括语言和认知障碍、特定的学习障碍、执行功能问题及诸如注意力不集中等行为问题。

坏死性小肠结肠炎(NEC)是一种潜在的可能危及生命的极端早产的并发症,从可疑 NEC 到临床诊断 NEC 再到腹部穿孔,其严重程度不同,需要紧急手术和坏死结肠切除术。另一种可能造成手术复杂的情况在于,这些婴儿可能患有短肠综合征,这严重影响了他们的食物耐受性以及经口喂养的进食能力。

早产对婴儿的生理和神经行为功能造成影响。不成熟的器官和中枢神经系统功能表现在婴儿的自主、感觉、运动和行为反应中,在考虑 NICU 婴儿的舒适性、安全性和发育情况时,必须考虑所有这些因素。表 22.1 总结了胎龄对早产儿神经行为发育的影响。

表 22.1　按胎龄划分的早产儿神经行为发育	
神经行为系统	**行　为　发　育**
≤30 周胎龄的婴儿	
自主行为	可能出现周期性呼吸暂停和心动过缓 在刺激下经常出现脸色变化 眼皮薄 一旦不再闭眼,眼睑就无法达到或保持保护性闭合
运动	出现反射性微笑和惊吓反射 肌肉张力较低。四肢无力伸展,主要为平躺姿势 不受控制的自发运动,如常见肢体抽搐和震颤 四肢的活动性运动是不稳定的,而且是大范围的运动 婴儿需要吸痰来控制口腔分泌物
状态	浅睡眠状态占主导地位,快速眼动(REM)和频繁地活动舌部和张口的状态尚未明确定义;昏睡或清醒的觉醒时间很短
注意/互动	眼睛张开,无目的、无焦点地凝视 听觉敏感;可能偏爱母亲的声音 容易受到环境和照顾刺激的压力
自我调节	自我调节的努力是不成熟和无效的
>30～33 周胎龄的婴儿	
自主活动	可能表现为周期性呼吸。出现呼吸暂停和心动过缓收缩 虹膜出现反射能力 能闭上眼皮,但眼皮仍然很薄
运动	肌张力改善和更明显的屈曲,运动张力下肢比上肢更好 运动活动变得更平稳,但惊吓和震颤仍然常见 头控明显改善
状态	以主动睡眠为主,但安静睡眠增加 觉醒时间增加 随着睡眠唤醒调控的出现,状态分界更加明显 可观察到进食准备引起的觉醒 吸吮和吞咽协调改善

续 表

神经行为系统	行 为 发 育
注意/互动	增添柔和的声音；偏爱人声 可能会在视觉上短暂地（努力地）专注于特定的刺激 对社交方式的容忍度有限
自我调节	仍然经常受到环境和照顾的刺激 努力自我调节（如抓握、脚支撑、手至口），增加了各种疗效
34～36周胎龄的婴儿	
自主活动	一般来说心率、呼吸频率和血氧饱和度更稳定
运动	肌肉张力、活动水平和运动控制继续改善 头部可以向前向后运动 震颤减弱 通常能吃奶或奶瓶；呼吸与吞咽协调
状态	安静睡眠增加，呼吸更规律，随机活动减少 睡眠和清醒状态之间过渡平稳 婴儿通常在刺激下醒来，尽管觉醒的持续时间和质量可能是可变的 对不适、疼痛或饥饿有更明确的反应
注意/互动	对听觉刺激的行为反应更一致 视觉定向（聚焦/短暂追踪）存在，但婴儿可能过度反应，或过度用力 提高社会注意力和反应能力 一次只能忍受一种感觉或社交刺激
自我调节	自我安慰与自我调节的努力和成功得到改善
37～40周胎龄的婴儿	
运动	出现四肢屈肌张力 观察到各种各样的动作 运动越来越顺畅和受控 经母乳或奶瓶喂养可以调整呼吸和吞咽
状态	睡眠觉醒状态转换明确，平稳过渡 随着相等的积极睡眠时间增加，安静的睡眠变多 睡眠觉醒周期比足月出生的婴儿短，成熟的睡眠觉醒少 哭声更接近足月儿
注意/互动	对听觉刺激的行为反应越来越一致；喜欢人声 在安静的觉醒期间，主动"看"的行为会增加 显现出婴儿偏好的视觉刺激（通常是人脸），并能追视物体；最佳视觉焦点是20～25 cm 更多的社交互动
自我调节	自我调节能力更加有组织性，也更容易成功

（二）NICU中足月儿和早产儿的医疗及发育情况

无论NICU患儿出生时是否患有遗传性贫血，他们都会出现多种医疗状况，从轻度心肺窘迫需要密切监测到排除脓毒症及新生儿戒断综合征（NAS）等疾病，再到紧急治疗极危重疾病如急性呼吸衰竭等。呼吸衰竭可能与许多严重的危及生命的新生儿疾病有关，如胎粪吸入综合征、新生儿持续性肺动脉高压（PPHN）、先天性膈疝或先天性心脏病；这些疾病在足月新生儿中出现的频率更高，婴儿可能需要更长时间的气管插管、高频振荡通气、吸入一氧化氮甚至ECMO。呼吸衰竭可能与气道损害有关。气道损害的婴儿在出生后需要立即进行NICU干预，干预级别从轻度到重度不等，包括下颌后缩（缩颌）和相关的舌咽下垂（舌后缩阻塞气道）。有时可以通过调整体位来治疗下颌后缩，例如，让婴儿保持俯卧或侧卧的姿势以防止舌头更频繁地收缩，这些婴儿需要打通口内气道给氧或严重情况下需要进行气管插管，以及插管后进行外科颌骨牵张来增强空气交换。气道畅通后，这些婴儿就可以使用本章后面介绍的适应性奶瓶系统和技术进行喂养。其他需要立即做出反应以维持气道功能的先天性疾病包括 II、III 或 IV 型喉部疾患，即声带后方的杓状突之间有裂口，即使声带闭合的时候分泌物也会直接吸入气管。气管软化症（气道塌陷）病情严重性从轻微到危及生命，这些婴儿还可能需要使用数控支架进行插管或紧急气管切开术的气道辅助。食管闭锁是指食管发育不全，不能正常延伸到胃的情况。气管食管瘘是食管扩张形成的一个小袋，这个小袋会充满分泌物，然后穿透溢出到气管。气管食管瘘可能与食管闭锁有关，也可能独立存在。在这 2 种情况下，婴儿自身的分泌物对他们的气管功能构成直接威胁，他们无法经口进食。这些婴儿需要持续的重复吸痰和外科干预，以恢复气道功能，并逐渐恢复经口进食，以此确保提供营养。

宫内或分娩时发生的缺氧缺血性脑病可能导致婴儿出生时出现神经系统症状和体征，包括严重的呼吸窘迫、非典型姿势性癫痫发作、自主神经不稳定和周围神经失调。这些婴儿在足月或接近足月出生时，如果其神经学评估达到一定标准，可能需要接受低温治疗以减少长期的神经发育后遗症。对于这些婴儿，NICU 疗程是不一定的，这些婴儿在康复期间需要密切观察，并进行持续的神经系统和功能评估，在整个 NICU 住院期间以及过渡到基于社区的发展服务（如早期干预）期间要注意行为、运动和喂养的状况。

几种与胎儿发育中断有关的新生儿疾病严重程度有所不同。先天性膈疝（CDH）是一种严重疾病，需要立即给予相关的支持和矫正手术才能生存。横膈膜上有个开口，腹腔脏器通过疝口嵌入胸腔，并占用胸腔的空间，导致肺无法正常扩张。脏器重新复位后，肺部需要一段时间恢复，因此婴儿在这段时间里还需要辅助通气。腹腔脏器也需要一定时间适应，才能开始有效执行其功能。这些婴儿经常伴有严重的胃食管反流，并且对喂养的耐受性差。由于喂养的耐受性问题，他们需要逐步进行母乳喂养和奶瓶喂养。在没有合并症的情况下，唇裂和腭裂的婴儿通常不需要 NICU 干预，只需要新生儿作业治疗师或言语治疗师指导父母采用适当的方法对这类儿

童进行喂养。父母可以求助于整形外科，将手术推迟到婴儿数月大时进行。婴儿脐带囊破裂和胃痉挛是胃肠系统发育不良的常见原因，有些婴儿出生时腹部脏器会位于腹部外，这 2 种情况都需要进行一系列的儿科手术干预。成功关闭腹腔后，根据病情的严重程度，有些婴儿可能很难喂养，这将会带来母乳喂养和奶瓶喂养方面的问题。

神经管发育异常的范围从先天性导水管狭窄和（或）脑积水到脊髓脊膜膨出，如果有脑室扩张和颅内压增高等相关状况可能需要分流。一部分婴儿可能无法接受神经外科手术，需要定期进行神经发育评估，拟定相应的干预措施，根据发育情况的变化，不断优化他们的干预方案。

最后，接受 NICU 护理服务的儿童，有些可能患有遗传病，这影响了他们参与作业活动的能力，如喂养和与人互动，这都将对他们的后期发育发展产生消极影响。例如，患有 21 三体综合征（唐氏综合征）、小胖威利综合征及强直性肌营养不良的婴儿，他们的肌张力明显低于正常婴儿，这在他们的轴向（体位）肌肉组织中表现得尤为明显。因此，他们需要持续的干预和建议，针对其运动能力制定针对性的干预计划，提高屈曲和伸展之间的平衡，促进姿势对称，提高整体发展。先天性多发关节挛缩症是一种先天性疾病，伴有主被动活动受限、严重的挛缩与肌肉群发育不良。就关节受限而言，这些婴儿情况的严重性是广泛的，不过有些婴儿可能对按摩与柔和的被动活动有反应（见 Evolve 网站了解 Logan 的故事和视频）。通常情况下，婴儿的肢体挛缩是固定的，他们需要不断的矫形外科干预与适应性设备，他们需要调整游戏及工作的环境以便行动。有些婴儿因为母亲羊水过少（羊水不足）引起的挛缩，这限制了他们在子宫内活动。有些婴儿出生时可能存在主被动运动受限，有些婴儿在母亲子宫内的位置不正，这导致了儿童出现先天性斜颈、马蹄足、手腕和肘关节受限，这些限制并不固定，通常这类儿童对中等柔和的按摩刺激和温和牵伸反应良好，有的时候需要用到矫形器。值得注意的是，有些儿童会伴有病因不明的异常肌张力增加或降低，这些儿童对干预的反应良好，可以改善其姿势及张力。

上述部分并不全面，这部分旨在提供大致的范围和复杂状况，新生儿作业治疗师在 NICU 中可能会遇到的此类状况。关于 NICU 的情况及其可能的治疗过程的简要描述，请参阅《牛津新生儿学手册》。对于不断更新的相关研究，建议在美国国立卫生研

究院的国家生物技术信息中心网站上进行主题搜索。针对这些情况,相应的治疗方法正在不断地变化改良,因此当婴儿在 NICU 接受治疗服务时,医疗人员应始终查阅最新的文献。

(三) NICU 幸存儿的预后

近年来,NICU 的婴儿总体存活率和神经发育情况有所改善,这可能与胎龄、出生体重、用药情况、人的意识及转介是否及时(包括院内分娩和院外分娩)有关。考虑到出生时的胎龄,孕 22～23 周(即在子宫中的时间)出生的婴儿存活率非常低,而 23～24 周出生的极早产婴儿的存活率保持稳定;不幸的是,虽然有 25～26 周出生的婴儿存活率改善的报道,但是出生于 27～31 周的婴儿存活率却没有显著改善。存活率和神经发育情况会随着怀孕周数的增加而改善,因此常规产前护理对结果至关重要。最近一项来自 10 个研究网关于早产儿存活率的报告显示,虽然国际上报告了最低胎龄(即 24 周存活率为 35%～84%),但是存活率仍存在很大差异,产妇在 29 周生产的婴儿存活率为 92%～98%。神经发育情况包括认知、语言和行为评分与胎龄及出生体重高度相关,受早产胎龄影响,约 50% 的 23～26 周出生的婴儿表现出 1 个或多个残疾区域,6% 的婴儿患有严重残疾。与健康足月儿相比,孕晚期早产儿(出生于 34～36 周胎龄)、早期足月儿(出生于 37～38 周胎龄)甚至 39～40 周胎龄的足月儿(需要 NICU 护理的)仍有较高的发育迟缓风险。与其他婴儿相比,胎儿呼吸窘迫的发生率更高,并且十分脆弱,可能出现体温过低、低血糖、其他内分泌紊乱问题、难以用母乳喂养或奶瓶喂养、出生 12 个月内时有发育迟缓的风险,他们的死亡风险比出生于 39～41 周胎龄的婴儿更高。因此 AAP 和美国妇产科学会不建议在 39 周前进行无医学指征的选择性分娩,除非母亲患有潜在的医疗风险。

如前所述,足月出生的 NICU 患儿在神经发育方面受到的潜在影响各有不同。NICU 的患儿最初都很娇弱,他们都存在各自特定的发育风险因素,这些因素与他们的诊断、疾病的严重程度和治疗过程中出现的并发症有关。例如,缺氧缺血性脑病的严重程度与儿童的运动、语言、认知和行为结果密切相关。然而近几十年的科学研究表明,从 NICU 开始进行早期发展干预逐步向社区早期干预服务过渡,可以对神经发育结果产生积极影响,婴幼儿的认知功能、探索能力和解决问题的能力、接受性和表达性语言及运动表现都会有很大提高。

最近的研究强调了父母参与的重要性,如父母接受心理社会资源支持、父母在床边参与照顾、父母解决问题的能力以及父母参与确定治疗目标等。研究表明,这些因素为治疗计划实现最佳效度提供了强大的支持。因此,作业治疗师可以通过支持父母参与婴儿护理的角色表现,在 NICU 护理和早期干预计划中起到重要作用。

(四) 不利因素和有利因素: 对婴儿结果的影响

如何理解婴儿在 NICU 的护理内容,即关注和处理婴儿发育过程中所遭遇的各种各样的不利因素,因此风险与有利因素就是 NICU 从业人员应该重视的核心模式。早产或疾病是婴儿最初遇到的风险因素,随着出生时胎龄较小、胎儿生长受限增加,投入的医疗关注度也会相应增加,婴儿所经历的风险也会随之增加,婴儿的每个内部危险因素都会给 NICU 护理及父母带来很大的外部压力。专业人员将家庭经济贫困或父母精神疾病因素等风险条件添加至这些风险中,获得婴儿和家庭的累积风险水平。同时,在儿童的发育过程中,已经证实有些保护性因素可以平衡这些风险,从而获得更有利的神经发育结果。

已讨论过父母参与照料属于有利因素。父母的意愿及父母对婴儿情感行为交流的敏感性是另一个有利因素。考虑到这些因素都有利于婴儿/家庭的病情发展,尤其是对婴儿有利的外界因素,因此值得特别关注。例如婴儿出现脑室内出血和脑室周围白质软化症后,会增加儿童发育迟缓的风险,因此婴儿需要密切监测和早期强化干预,尽可能减少神经后遗症。但是在所有相关因素中,还有其他支持因素应该得到关注,包括父母心理、医疗福利、社会支持、父母对儿童情况的敏感性,应为家庭提供预期指导,以支持婴儿的发展。为家长提供帮助以及一些干预措施的实践,例如,如何识别和回应婴儿的行为并促进家长与婴儿间交流、日常参与婴儿的护理,包括早期的皮肤接触和母乳喂养,都可以促进婴儿潜能的发展。图 22.2 展示了如何通过发展性家庭综合护理和新生儿随访提供神经保护和心理社会支持,将危险因素转化为有利因素。

五、新生儿重症监护室发展性家庭综合护理的基础

近半个世纪,随着神经科学和婴儿行为发育研究的深入,NICU 发展支持性护理理论也在不断发

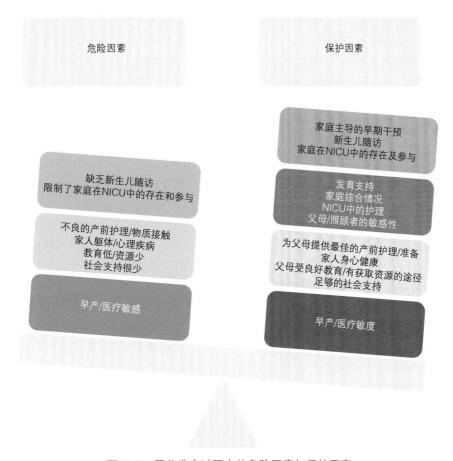

图22.2 婴儿发育过程中的危险因素与保护因素

展。这些年来,研究人员明确了影响婴儿疾病预后的所有因素之间复杂的关系和相互作用,提出了早期干预的框架理论。

(一)NICU护理的理论基础

在NICU环境中工作的作业治疗师受益于当前干预方法的理论知识,结合系统理论(包括发育协作理论和动态系统理论)、发育支持性护理理论的神经学原理,结合婴儿的能力,包括干预方法和干预策略的几种模式,从而将这些干预方法的理论和基本原理应用到多名婴儿。

系统的发育理论:发育协作理论是一种持久性的情境理论,它认为系统内的每个组成部分(婴儿、照顾者和环境)都相互影响,这不仅仅是一种单向的交互作用。作为影响婴儿/家庭病情预后的一种双向协作理论,该理论符合动力系统理论的广义框架,在这个框架中,个体的内在特征与外部因素(即环境中的供给、感觉体验和活动适应时间)发生交互作用,共同推动婴儿的生长发育。

认识到内在因素和外在因素在发育过程中的相

互作用是神经发展理论的基础,这个理论是专门针对NICU护理的系统理论,它描述了在NICU治疗期间,患儿或早产儿特有的生理、行为及各阶段进展。这些阶段是指婴儿在生理稳定性或行为能力具备或不具备的情况下,在NICU内接受相应的护理和治疗。最初的阶段,"转向"是指婴儿由于医疗状况或其自身发育不成熟,很容易受到常规护理和治疗方面的压力,对于这个阶段的婴儿,治疗主要集中在维持其生理稳定性上,他们缺乏最基本的反应能力,哪怕是追视其照顾者。例如,一个需要大量呼吸支持的27周早产儿听到母亲声音时可能无法睁开眼睛,甚至在觉醒状态时看起来也像是睡着了。在此期间,他缺乏反应可以被认为是保护性的,因为当他感觉到周围的刺激是巨大的或是无组织的时候,会阻碍他与照顾者之间的互动。在这个阶段,婴儿会受益于有限的问题处理能力,很少变换位置,减少无关的运动。如果被抱起来,这些婴儿也会得益于父母与他们的皮肤接触,这个阶段为婴儿提供有组织的、持续性的触摸与中性的、温暖柔和的、有节奏的听觉输入和一定量的视觉刺激。

随着 NICU 婴儿在医学意义上变得更加稳定成熟，他们开始表现出"出现"的迹象。例如，婴儿在昏昏欲睡的状态中可能会短暂睁开眼睛，同时注视照顾者或其周围环境。这一阶段的婴儿表现出一种新的能力，能够忍受持续的触摸和缓慢的姿势变化，而保持生理稳定性。婴儿特有的一些行为交流可能更容易"被读懂"，动作和面部表情更加一致。随着婴儿不断成熟和机能成长，婴儿的问题处理能力和交流互动能力也随之提高，他们可以开始积极参与和学习不同的作业活动。最终，婴儿会进入与人互动的阶段，婴儿不仅表现出对每一个动作和社会性交流的耐心，而且开始对自己的动作及社会性互动表现出感兴趣。以 27 周的婴儿为例，进入互动阶段意味着儿童可以积极参与社会互动，通过微笑、发声和模仿等动作，与照顾者相互配合并"给予反馈"。当神经发育损害的婴儿达到这个阶段时，照顾者与婴儿的互动经验都会增强。

神经发育理论为 NICU 的作业治疗师提供了实用框架，指导家庭顺利度过最初在 NICU 的生活。如果要对这段生活进行详尽地描述，就是在护理过程以及与婴儿互动过程的日益熟悉的自然过程，这直接关系着婴儿的成长和治疗的稳定性，作业治疗师告知了父母及照顾者婴儿可能面对的挑战，以及未来可能需要新的合作伙伴，这种床边治疗师照护者模式被称为预期指导。

如上所述，预期指导认识到婴儿在 NICU 环境中的能力和弱点，是 NICU 发展支持的重要组成部分，内容包括了神经保护、发育支持及家庭统合（以下简称发育性护理）。这种方式代表了 NICU 护理的理念与框架，发育性护理的目标是改善 NICU 中婴儿的神经发育结果。NICU 护理的物理环境因素和具体的护理实践结果都已证实了各因素对婴儿发育结果的影响，毫无疑问，每种因素都可以有助于提高 NICU 患儿的生活质量。NICU 护理有 2 个主要原则：① 提供针对婴儿个体感觉阈值的护理，而不是提供不必要的压力保护，增强婴儿独特的生理及行为组织能力；② 整合幼儿的家庭，全面进行关怀，起到家庭在婴儿生命中的支持作用。这 2 个原则都建立在交互式理论的基础上。

交互式理论是另一种特定于 NICU 护理的动力系统理论。与神经发育理论相似，Als 对交互式理论的描述也始于早产儿，他认为提供高科技的、有创的 NICU 护理的需求与早产儿生理和神经上受限的能力不匹配。然而，在交互式理论中，婴儿的自我调节能力表现为一种更复杂的中枢神经系统和自主神经系统相互作用的模式，是婴儿自主神经、状态、运动、注意/互动和自我调节系统之间相互作用的结果。由于 NICU 患儿可能同时受到外部损伤、生理问题和护理压力的影响，因此可以认为，交互式理论可以适用于 NICU 患儿，不管其出生时胎龄如何。在 NICU 的发育性护理中应用互动式理论的重要性在于：① 在 NICU 护理背景下密切观察患儿，评估其自我调节能力；② 与照顾者合作，不断调整护理内容，了解患儿的耐受性及护理内容。对交互式理论的研究表明，当这一情境方法被用作 NICU 护理的模式时，结合环境因素进行护理内容的修改及适量的父母参与可以取得积极的效果。

（二）发育支持性护理的神经学基础

由于神经通路不成熟，婴儿对感觉体验的耐受阈值存在显著差异，尤其是极早产婴儿。尽管他们通常对感觉刺激非常敏感，但由于他们的神经还不够成熟，无法产生易于被照顾者识别的器官反应，这使得他们容易感到疼痛不适，也可能因为过度的感觉输入而受到不良影响。这些不良体验，尤其是慢性的不良体验，会导致肾上腺素和皮质醇分泌过多，并且随着时间的推移可能会对大脑发育产生负面影响。这些发现本身就很重要，考虑到最近在早产儿大脑发育方面的发现，他们已经达到了非常重要的水平。例如，2016 年 Bouissy-Kobar 等使用 MRI 比较早产儿和健康胎儿在妊娠晚期（26～40 周）的情况。与健康的胎儿发育相比，脑发育不良的程度与早产情况有关（无论是否存在显著的临床危险因素），这进一步验证了 2005 年 Laptook 等的发现。研究人员指出，在妊娠晚期，髓鞘和突触形成（从神经元向外分支并形成新的神经元连接）都以很快的速度发生。在这段时间里，大脑体积增大了 4 倍，皮质的表面积急剧扩大，相应的脑回和脑沟数量也增加。因此，在早产儿的 NICU 护理时，由于他们的神经系统极为脆弱，存在重要的相关发育风险，工作人员应尽一切努力减少不必要的疼痛和压力，增加婴儿积极的体验。

（三）婴儿能力与 NICU 护理

婴儿保持安静觉醒的能力、从一种觉醒状态平稳过渡到另一种状态的能力及在感到痛苦后自我安抚的能力，对婴儿参与作业活动至关重要。例如一名婴儿睡得很好，自己醒来（或温和地唤醒后），长时间保持安静的觉醒状态,这有助于与照顾者互动。这种状态下,婴儿能够参与感觉探索的作业活动和主动进食学习的作业活动。因此觉醒状态的这些转变,从睡眠到觉醒再回到睡眠,这是婴儿神经行为成熟和参与活动的可靠表现。

觉醒状态的调节——婴儿的首次交流:T. Berry Brazelton 最先认识到婴儿觉醒状态的调节与他的互动适应能力有关,这有助于婴儿的发育。新生儿行为评估量表(NBAS)不仅可以证明健康足月新生儿的能力范围及个体敏感性,还可以在评估过程中与婴儿的照顾者共同分享这些观察结果。Brazelton 的目标是提高父母的观察能力,引导他们发现新生儿的能力和弱点,从而建立婴儿/照顾者早期依恋关系。

认识觉醒状态对婴儿的姿势、语调、动作质量及对视觉和听觉刺激的定向能力的影响,Brazelton 对婴儿觉醒状态的初步评估含有这些项目的评分:状态1(深度睡眠);状态2(浅睡眠);状态3(过渡状态/瞌睡);状态4(安静觉醒);状态5(活跃觉醒或烦躁);状态6(哭泣);并指定特定的项目应对不同的觉醒状态。自从 NBAS 问世以来,所有与新生儿有关的评估工具都将觉醒状态作为参考内容基础。Brazelton 区分了婴儿达到觉醒状态应具备的能力和婴儿觉醒状态的质量,例如,婴儿要达到安静和完全觉醒状态应具备的能力,以及要保持这种状态多长时间才能从中受益。婴儿如果能在长时间内保持安静的觉醒状态,关注照顾者的面部表情和声音,或者可以用母乳或奶瓶进食,即表明他具有相应的新生儿神经行为组织能力,这是婴儿参与作业活动的基础。相反,一名不能被唤醒、过度易怒或者容易从睡眠状态迅速过渡到哭泣状态的婴儿,如果没有暂时安静觉醒的能力,可能反映出他不成熟甚至有病理学上的缺陷。

在 NICU 中,觉醒状态的调节也与婴儿的疾病状况有关。新生儿高胆红素血症、低血糖、仍受母体镇静剂影响的婴儿、缺氧脑损伤的婴儿以及某些先天性疾病影响心肺或神经发育的婴儿都可能出现低觉醒状态,因此他们可能不可以将自己的需求传递给照顾者(获得作业活动的人)或是尝试自己的新技能(学习新的作业活动)。在子宫内接触母亲处方药或非处方药的婴儿在出生后数小时至数天内可能出现新生儿戒断综合征(NAS;戒断症状)。这些婴儿通常表现出不同程度的觉醒状态,具体取决于特定药物接触史,这些婴儿可能需要药物(如吗啡、美沙酮、苯巴比妥、可乐定)和非药物干预(抚慰策略、适应性喂养技术、按摩)帮助他们达到必要的觉醒和睡眠状态,以实现最佳的生长发育。

觉醒状态的调节通常随着对宫外环境的适应、自身成长和整体健康的改善而改善。觉醒和睡眠状态的平稳过渡需要婴儿对各种感觉输入做出适当的调节和反应。该调节能力受到内在因素(如疼痛、压力、不成熟、疾病、宫内药物接触)和外在因素(如光线、噪声、护理活动)的影响。生理和行为反应性(称为气质)的个体差异也可能是婴儿觉醒状态的一个变量;有些婴儿天生就更活跃,需求更多,而另一些婴儿则更为放松。婴儿可能会表现出维持在一种觉醒状态(无论是一种特定的睡眠状态还是觉醒水平和觉醒质量),或逐渐过渡到一种新的觉醒状态(如通过缓慢觉醒来参与互动)。另一方面,有压力的刺激可能促进兴奋状态提升(有时称为"上升")到易怒状态,被 Brazelton 称为"兴奋高峰"。也有观点认为,有压力的刺激可能产生抑制效果,即使婴儿"下降"到更昏昏欲睡的状态,有效地"消除"持续的互动。这些行为反应可能代表婴儿的适应性程度及保护性反应,他们的照顾者可能没有意识到婴儿对刺激的特定阈值的行为表现。Brazelton 提出,这些适应性反应可以通过发育支持性护理来增强。

(四)发育支持护理模式

有一些发育支持性护理模式被用于 NICU。首先,新生儿个体化发展护理和评估计划(NIDCAP)需要认证和高级培训。新生儿综合发展护理模式(IDC)是一种不需要认证的补充模式,可由专门从事 NICU 的经验丰富的团队实施。

1. NIDCAP 模式　AIs 的交互式理论为新生儿护理提供了一个综合模式:NIDCAP。早产儿的行为评估和 NIDCAP 观察都受到 Brazelton 的 NBAS 的强烈影响,适用于个体化的婴儿评估,以确定高危婴儿的脆弱性以及护理和互动的耐受性。在护理前、护理中和护理后对婴儿进行系统观察,并评估5个独立但相互依存的子系统:自主性、运动、状态、注意/互动和自我调节的成熟度,同时关注婴儿对护理及护理环境等各方面的行为表现和生理反应。通过这些反应,婴儿传递其耐受度和偏好。当这类评估由父母和其他直接照顾者共同参与时,就可以在护理实践过程中进行计划与修改,从而减少婴儿的压力,增强婴儿的生理和行为组织能力。反复观察使照顾者能对婴儿的压力/回避或接近性的特定信号敏感，并认识到婴儿试图组织自己的行为。有了这些知识，父母或照顾者就可以更好地调整婴儿的护理内容和环境，改善婴儿的感觉，帮助他变得平静有组织，保存生长发育所需的能量。

目前关于 NIDCAP 有效性的研究，一些是随机的，一些是描述性的，研究表明住院时间缩短、发育结果改善与亲子互动呈正相关。与 NIDCAP 模式一致的潜在结构需要额外的支持，例如，2011 年 Smith 等的研究表明压力对发育中的神经系统产生负面影响，2010 年 Milgrom 等证实了以下这些婴儿的大脑生长和神经发育结果得到改善：① 由 NIDCAP 培训过的工作人员照顾；② 其父母接受了相关培训，父母对有压力交流行为和互动能力的儿童进行反馈。

实施 NIDCAP 模式需要对多名员工进行为期 2 年的培训和认证，这代表了受训人员和医院在费用和时间上的重要保证。NIDCAP 国际联合会（NFI）组织的网站描述了这一过程，并列举了全球培训中心。

2. 新生儿综合发展护理模式　新生儿综合发展护理（IDC）模式是对 NIDCAP 的补充方法，无需进行认证过程。该模式最初由 Coughlin 等于 2009 年提出。作为"发展护理模式的延伸"，已经扩展到 7 个核心措施，每个措施都有干预指南，旨在为 NICU 提供神经保护、发展支持和以家庭为中心的护理。这些方法可以应用于所有 NICU 患者和家庭在持续发育障碍中的护理。IDC 模式中描述的 7 项核心措施包括：

（1）治疗环境。

（2）与家人合作。

（3）摆位与处理。

（4）保障睡眠。

（5）尽量减少压力和疼痛。

（6）保护皮肤。

（7）优化营养。

IDC 模式在图 22.3 中被描述为如莲花一样的重叠花瓣，展示了发育护理的综合性。2016 年，Altimier 和 Phillips 为每个核心措施（表 22.2）提供了具体的目标和相应的干预措施，供 NICU 工作人员实施，同时提出了将这些核心措施有效融入现有的 NICU 方法理论体系中。将这种护理模式融入 NICU 体系中，需要广泛的规划、行政支持、全面的员工培训及相关的疗效改进。在 IDC 框架下，行政部门和工作人员应具备的核心措施：① 与美国医院评审联合委员会对于医院服务 / 环境的建议措施一致；② 可衡量疗效；③ 有助于疗效的改善。

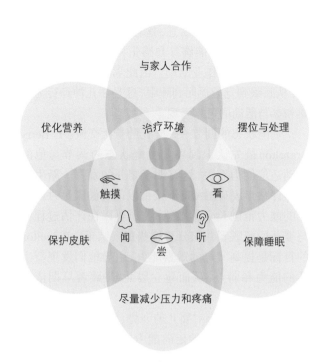

图 22.3　新生儿综合发展护理（IDC）模式

六、脑发育中的神经保护与新生儿重症监护的护理环境

在 NICU 干预中的神经保护措施主要应用于婴儿的感觉发育、避免不必要的婴儿应激和婴儿家庭心理健康。正常婴儿的感觉发育有以下特征：① 与母亲的接触不受限制；② 提供包容和支持的灵活边界；③ 在没有重力的情况下，主动运动抵抗宫内羊水阻力；④ 适当地暴露于光和声音等外部刺激。婴儿感觉系统的发育与其在子宫内发育顺序一致，发育顺序为：触觉 / 本体感觉、前庭觉、化学、听觉和视觉。尽管所有的感觉系统早在孕 20 周时就能感知刺激，但直到胎儿 30 周时，中枢神经系统发育才具备可以处理这种输入或组织保护性反应的能力。视觉系统是最后一个发育的，胎儿在母亲怀孕的最后 3 个月对光刺激有反应，有一定的聚焦能力，甚至可以在水平和垂直平面上进行追踪，但在母亲怀孕的最后 4～6 周之前，胎儿都尚未充分准备好处理复杂图形的视觉刺激。

出生后，新生儿需要过渡到宫外环境、呼吸空气、调节体温、抗重力运动、激活胃肠（GI）功能、适应强光和噪声并忍受频繁的睡眠中断，所有这些都是侵入性的、不舒服的医疗干预。无论是足月还是早产，这些情况都有可能造成新生儿和生存所需的高科技环境之间不良的"适应"。

表 22.2	神经保护干预措施的临床应用发展，涉及以家庭为中心的神经保护发展护理的 7 项核心措施

核心措施 #1：治疗环境

标准：关于治疗环境的政策/程序/指南，包括物理空间和隐私以及对婴儿感觉系统的保护，在婴儿住院期间一直遵守

婴儿特征	目 标	神经保护性干预
婴儿自主、感觉、运动和状态调节系统的稳定性	维持环境，通过尽量减少人为的宫外 NICU 环境对发育中婴儿大脑的影响来提高治疗效果	**常用：** ● 教育、训练和指导父母创造保护早产儿感觉系统发育的治疗环境的重要性。强调父母在治疗环境中的中心作用 **皮肤接触：** ● 促进早期、频繁和长期的皮肤接触（SSC） ● 鼓励父母与婴儿零分离 ● 提供舒适安全的躺椅或成人床，用于早期、频繁和长期的皮肤接触 **空间：** ● 为婴儿和家庭维持安全私人的环境，每例患者至少有 11 平方米 ● 为家庭提供有组织、整齐的空间，以支持舒适的私人护理 ● 当计划重新修订时，提倡使用单人家庭病房（SFR），并推荐使用最新的 NICU 设计推荐标准（*http://www3.nd.edu/~nicudes*） **触觉：** ● 为婴儿提供温度适宜的环境，包括以下因素： 　促进早期、频繁和长期的皮肤接触 　如果是 ELBW 婴儿，在出生后的前 2 周提供湿度 　在婴儿能够保持自身温度之前，在保温箱或皮肤接触中提供护理 **前庭觉：** ● 轻轻缓慢地改变婴儿的姿势，不要突然移动 ● 避免将婴儿转移到不同的床位以适应人员配置模式 **嗅觉：** ● 保持无香味或无香味空间 ● 尽量减少接触有害气味 ● 尽可能通过乳房垫或软布让婴儿接触母亲的气息 **味觉：** ● 用双手靠近面部放置婴儿 ● 根据协议提供浓缩乳或母乳经口护理 ● 提供积极的经口喂养体验，如"优化营养"一节所述 **听觉：** ● 在照顾婴儿的互动过程中，用持续平静、放松的环境和柔和的声音支持婴儿 ● 注意自己的声音和 NICU 产生的其他声音 ● 监测声音等级，使平均音量保持在 45 分贝 ● 尽快使警报静音，避免不必要的警报 ● 尽快安慰哭闹的婴儿 ● 让婴儿听母亲/父亲的声音 **视觉：** ● 提供最高 60 英尺烛光（1 英尺烛光=10.764 勒克斯）的可调光亮度 ● 如果需要顶灯照管，请在照管过程中轻轻保护婴儿的眼睛 ● 注意构建婴儿的视野，以支持适当的警觉、觉醒、过渡到睡眠，或安静、休息、睡眠 ● 怀孕 37 周前尽量减少有意的视觉刺激

婴儿特征	目　标	神经保护性干预
		整体治疗环境： ● 考虑婴儿在护理过程中面临的所有光源、声音、运动、气味和味觉，并消除所有不适当或不必要的刺激源 ● 为每个婴儿制定并实施个体化的发展护理计划 ● 就如何创造和维持与感官接触和体验有关的治疗环境向家长提供指导 ● 在调整 NICU 环境时，提倡最佳的家庭支持空间和资源

核心措施 #2：与家庭合作

标准 1：与家庭合作的政策 / 程序 / 指南，包括无限制的访问，以确保 24 小时信息和对其婴儿的访问，并在整个 NICU 内遵守

标准 2：有具体的任务说明，涉及与家庭的合作关系

标准 3：NICU 的工作人员有能力在婴儿护理技能方面教育、训练和指导父母，并向 NICU 家庭提供心理社会支持

婴儿特征	目　标	神经保护性干预
婴儿对父母干预的反应	● 以家庭为中心的护理从出生起就得到支持，或者在预计 NICU 入住后（如有可能，在产前）立即得到支持 ● 父母不被视为探访者，但应被视为护理团队中同等重要的成员，支持和鼓励零分离（24 小时/天） ● 鼓励父母作为婴儿主要的和最重要的照顾者，将他们作为 NICU 护理团队中完全参与的重要治疗伙伴 ● 婴儿将与父母建立情感联系和安全的依恋 ● 在出生前、出生中、出生后不久或之后失去 NICU 儿童的父母将得到所有护理点的支持	● 促进早期、频繁和长期的皮肤接触 ● 鼓励父母与婴儿零分离 ● 教育、训练和指导父母成为婴儿护理的积极参与者，以支持婴儿的发展目标 ● 以热情、尊重和欢迎的方式支持家庭 ● 认识到家庭处于悲伤和失落的阶段，并根据需要提供个体化和适当的资源 ● 积极倾听家人的感受和担忧（包括口头和非口头） ● 让父母成为 NICU 的正式参与者 ● 鼓励家庭个性化布置婴儿床，使 NICU 环境更像家庭 ● 鼓励参与医疗查房和护理交接 ● 以保密的语气与家人分享信息 ● 在 NICU 期间遵守健康保险可携带性和责任法案（HIPPA）和安全问题 ● 为家长提供书面和电子病历的完整访问和输入 ● 接纳 NICU 的家庭，并设法使他们的安慰能够持久 ● 包括并支持父母希望的兄弟姐妹和大家庭参与 ● 以一种通俗的、适当和可理解的方式传达婴儿的医疗、护理和发展需求，避免使用缩略词和医学术语 ● 对父母进行有关婴儿依恋、语言发展、发育和安全问题及婴儿行为暗示的教育（适合其婴儿的胎龄） ● 支持母乳表达和母乳喂养 ● 为 NICU 的婴儿家长提供社交人际关系网机会 ● 为有类似 NICU 经历的父母提供点对点支持 ● 鼓励和给予父母权力，当他们对自己的能力有信心时，可以在回家时继续照顾儿童 ● 向父母和其他家庭成员提供有关产后抑郁症和 PTST 的悲伤和风险/症状的预期指导，认识到他们可能以不同的方式处理 NICU 经历 ● 为所有家庭成员提供心理社会支持，包括祖父母和婴儿的兄弟姐妹 ● 提供与以家庭为中心的护理原则有关的员工教育，以及如何发挥父母的护理作用

核心措施#3：摆位和处理 标准：在婴儿的整个住院期间,都遵循摆位及处理的政策/程序/指南,包括教育、训练和指导父母如何摆位和处理婴儿		
婴儿特征	目　标	神经保护性干预
• 在处理摆位过程中保持自主稳定性 • 在有或无支撑的情况下保持张力和屈曲姿势的能力	• 在整个位置变化和处理活动期间以及在休息和睡眠期间,将保持自主稳定性 • 家长将接受教育,训练和指导如何摆位并处理他们的休息和睡眠 • 在NICU的整个住院期间,通过将婴儿保持在中线、屈曲的身体和舒适的体位,可以消除或减少可预防的体位畸形	• 促进早期、频繁和长期的皮肤接触 • 教育、训练和指导父母如何正确摆位、调控和处理儿童的姿势 • 为婴儿提供所需的摆位支持以保持最佳的张力和姿势,并保持安宁的睡眠或放松舒适的清醒状态 • 定期使用经过认证的可靠摆位评估工具[即婴儿摆位评估工具(IPAT)],以确保适当的摆位并进行鼓励 • 使用适当的摆位辅助设备和边界,始终保持中线、屈曲、抑制和舒适的位置 • 提供适当的腹部支撑,以确保肩关节/髋关节屈曲 • 洗澡和称重时提供襁褓 • 避免在婴儿无法使用自我安慰能力的情况下对其进行俯卧操作 • 在每次护理互动过程中,预测、优先考虑和支持婴儿的个体化需求,以尽量减少干扰正常发育的压力源 • 与婴儿接触,以婴儿的行为来指导护理。而不是给婴儿进行强加护理 • 评估婴儿睡眠觉醒周期,以评估适当的摆位和护理时机 • 小心地重新摆位婴儿,至少每4小时1次 • 在摆位和安抚活动中提供手把手支持 • 促进手至口/面部接触 • 提供护理活动时 　• 在接近婴儿之前收集所有用品,以防在开始着手护理后出现无人看管或无支撑 　• 在有潜在压力的情况下(包括洗澡和称重),寻求另一个人支持婴儿护理 　• 在有条件和愿意的情况下,让父母参与提供支持 　• 照顾者看到自己与婴儿合作,以便与婴儿执行照顾程序,而不是单向的 　• 婴儿在发育成熟时,将获得与发育相适应的刺激/游戏(如手机、秋千等)
核心措施#4：保障睡眠 标准1：有关于保护睡眠的政策/程序/指南,并在婴儿住院期间遵守 标准2：在出院前,有一项关于睡眠恢复的政策/程序/指南		
婴儿特征	目　标	神经保护性干预
• 婴儿睡眠觉醒状态、周期和过渡 • 婴儿睡眠觉醒状态	• 婴儿睡眠觉醒状态将在开始所有护理活动之前进行评估 • 长时间不间断睡眠将得到保护 • 婴儿在发育适当时将重新进入睡眠状态	• 促进早期、频繁和长期的皮肤接触 • 教育、训练和指导父母睡眠觉醒状态及如何保护婴儿睡眠,认识到睡眠对康复、生长和大脑发育的重要性 • 利用有效、可靠的量表评估睡眠觉醒状态以促进睡眠 • 识别和保护睡眠周期,特别是快速动眼睡眠 • 营造安静的环境,保证睡眠不受干扰 • 避免强光、噪声和不必要的干扰活动造成睡眠中断 • 通过在护理时间上提供灵活性来保护安静的睡眠状态 • 与婴儿接触,以婴儿的行为表现来指导护理 • 根据婴儿睡眠觉醒状态对护理进行分组,使所有护理活动个体化

婴儿特征	目 标	神经保护性干预
		注意不要给婴儿过多的压力,同时有太多的集中护理 • 如有必要唤醒熟睡的婴儿,用轻柔的声音/耳语接近,然后轻轻抚摸 • 在离开床边之前,支持平稳过渡到宁静的睡眠 • 保护婴儿的眼睛不受直射光的照射,并保持周围光线略暗 • 使用保温箱盖保护婴儿免受直射 • 当发育适宜时,提供一些每日的光照,最好包括较短的波长,以捕捉昼夜节律 • 尽可能避免使用大剂量的镇静剂和抑制药物。这些药物可以抑制细胞的内源性放电,从而干扰视觉发育、REM 和 NREM 睡眠周期,从而影响大脑发育 • 提供适合婴儿年龄和成熟度的发育护理,包括支持性的姿势,以促进安静的睡眠 • 确保婴儿在进食前能保持正常的睡眠模式,并在 NICU 中建立行为示范 • 为恢复睡眠的婴儿提供腹部活动时间/经常玩耍的时间 • 训练、教育和指导父母重新入睡的重要性和基本原理

核心措施#5: 减少压力和疼痛
标准: 有关于疼痛评估和管理的政策/程序/指南,并在婴儿住院期间遵守

婴儿特征	目 标	神经保护性干预
表明压力或自我调节的行为暗示	• 促进自我调节和组织神经发育 • 减轻 NICU 的过度压力和疼痛	• 促进早期、频繁和长期的皮肤接触 • 教育、训练和指导父母有关压力和痛苦的婴儿线索,以及如何在压力或痛苦的过程中为婴儿提供非药物支持 • 提供个体化护理,以预见、优先考虑和支持婴儿的需求,将压力和痛苦降至最低 • 利用有效、可靠的疼痛评估工具评估药物支持的需求 • 定期评估临床所需的治疗频率和程序,并尽可能减少过度的压力/痛苦的程序 • 提供非药理支持(母乳喂养、皮肤接触、蔗糖、奶嘴)之前/与所有低侵入性干预 • (尽可能)提供中线、屈曲和所有摆位的控制,以提高舒适度 • 提供治疗性摆位辅助,以保持支持性摆位 • 指导家长如何与 NICU 工作人员合作,最大限度地减轻婴儿的压力和痛苦 • 如果父母愿意参与,请他们在治疗疼痛中帮助支持儿童 • 为父母保留育儿活动(喂养、尿布等)

核心措施#6: 保护皮肤
标准: 有关于皮肤护理的政策/程序/指南,在婴儿整个住院期间都要遵守

婴儿特征	目 标	神经保护性干预
婴儿皮肤的成长和完整	• 减少极低出生体重儿经皮失水 • 保持婴儿从出生到出院的皮肤完整性 • 提供促进婴儿发育的身体按摩	• 促进早期、频繁和长期的皮肤接触 • 教育、训练和指导父母进行皮肤护理、襁褓沐浴和提供促进婴儿发育的按摩 • 在入院时使用可证实的可靠皮肤评估工具,并按照医院协议进行常规检查

婴儿特征	目　标	神经保护性干预
		<ul><li>在出生后的第1个1～2周内为ELBW婴儿提供湿度（婴儿皮肤接触时提供50%的湿度）</li><li>使用凝胶产品和其他摆位辅助工具提供适当的定位支持，以防止皮肤破裂</li><li>检查鼻尖的位置以防止鼻中隔破裂</li><li>尽量减少黏合剂的使用，去除黏合剂时要小心，以防止表皮剥离</li><li>避免肥皂和日常使用的润肤剂</li><li>仅用水为1 000 g的婴儿洗澡</li><li>使用中性沐浴露为1 000 g的婴儿洗澡</li><li>洗澡时，在床上或浴缸里用头顶加热器（以防止体温过低的风险）包着浴巾洗澡（以减轻压力和促进放松）</li><li>提供不超过72～96小时的沐浴</li><li>父母应尽可能优先给自己的婴儿洗澡</li><li>为父母提供如何保护婴儿皮肤及其多种功能的指导，包括其作为神经传感信息到大脑的作用</li><li>教父母如何给婴儿进行促进其发育的按摩，以促进放松、亲密和依恋</li></ul>

核心措施#7：优化营养
标准1：在婴儿的整个住院期间，遵循政策/程序/指导方针，优化使用基于线索/婴儿驱动的母乳或奶瓶喂养（包括婴儿意愿、喂养质量和护理技术）
标准2：存在皮肤接触（袋鼠护理）的政策/程序/指南，并在婴儿的整个住院期间遵守

婴儿特征	目　标	神经保护性干预
<ul><li>喂养和处理婴儿的生理稳定性</li><li>进食意愿提示</li><li>母乳或奶瓶喂养期间的协调吮吸/吞咽/呼吸（SSB）</li><li>保持营养摄入和支持生长的耐力</li></ul>	<ul><li>喂食是安全的、功能的、营养的、适合发育的</li><li>优化营养将通过个体化的所有喂养护理实践得到加强</li><li>通过确保喂养对婴儿是一种积极的体验，可以防止口腔厌恶</li><li>如果婴儿的母亲正在给婴儿喂奶，那么婴儿将在母乳中进行第1次口服喂养</li><li>母亲哺乳的婴儿在出院前有能力进行母乳喂养</li></ul>	<ul><li>促进早期、频繁和长期的皮肤接触</li><li>教育、训练和指导家长积极的口腔刺激、婴儿喂养暗示和喂养技巧</li><li>如果有兴趣，让婴儿舔、吻和闻乳头，在皮肤接触早期促进积极的口腔/嗅觉刺激</li><li>尽量减少口腔周围的负面刺激（黏合剂，吸痰等）</li><li>使用留置管而不是间歇管</li><li>在母乳喂养期间，在母亲的吸乳中促进非营养吸吮（NNS）</li><li>抱住婴儿，在母亲不在时，灌胃饮食使用具有适当尺寸安抚奶嘴的非营养吸吮</li><li>提供母乳的味道和气味，如果有的话，用母乳喂养</li><li>利用经过验证的可靠的喂养准备和婴儿驱动的喂养工具，让父母参与对喂养准备和喂养质量的评估</li><li>确保每1次喂食体验都是积极、愉快和养育的体验</li><li>教育家长母乳对大多数婴儿，特别是极低出生体重婴儿来说具有医学上的重要性</li><li>支持和鼓励母乳分泌</li><li>如果没有母乳或母乳是禁忌的，尽可能为ELBW提供捐赠的人乳</li><li>确保第1次经口喂养是母乳喂养婴儿的母亲已经泵出母乳</li><li>在出院前支持和鼓励合格的母乳喂养</li><li>奶瓶喂养时，促进侧卧位靠近父母/照顾者</li><li>指导家长如何为婴儿提供支持性的口腔喂养体验，包括摆位和速度</li></ul>

小组活动与合作
标准 1：由护理人员组成的跨学科团队协同工作，支持婴儿和家庭的医疗、发展和心理社会需求
标准 2：医院领导有助于员工接受与以家庭为中心的神经保护性发展护理原则和实践相关的教育和培训，包括如何教育、训练和指导父母在 NICU 住院期间照顾婴儿
标准 3：存在并遵循关于团队成员的角色和职责及其协作的政策/程序/指南

婴儿特征	目 标	神经保护性干预
婴儿和家庭是每个团队成员计划、决策和护理的核心	• 为每个婴儿和家庭提供个性化的适合发展的环境 • 每位家长都被视为护理团队的积极成员 • 所有工作人员都具备照顾婴儿、指导父母和家庭所需的知识和技能 • 所有工作人员都得到自我护理的支持，以防止倦怠和同情疲劳	• 通过教育、训练和指导父母在 NICU 养育他们的孩子，支持父母成为主要的照顾者 • 支持父母成为护理团队的积极成员 • 让父母参与所有医疗决策 • 为家庭护理提供尽可能多的空间和舒适度，保持图表和设备井然有序，避免杂乱 • 在医疗查房或变更期间与同事沟通时，始终分享有关婴儿行为能力、脆弱性、阈值和父母参与的信息 • 在对另一名团队成员（或家长）照看的婴儿进行手术、护理或检查之前，讨论该团队成员在时间安排上达成一致的需求 • 在照顾婴儿时尊重和支持其他个人和学科的角色通过指导关系相互支持 • 积极主动地协助同事在可能的治疗过程中为婴儿提供支持 • 确保所有婴儿和家庭得到团队成员的支持、尊严和尊重，并在发现差异时建设性地面对团队成员 • 对所有学科的工作人员进行以家庭为中心神经保护性发展护理原则和实践的教育和培训 • 教育全体人员如何改善和扩大以家庭为中心的 NICU 发展 • 教育全体人员了解自身文化实践的差异和价值 • 对全体人员进行积极的倾听技巧和其他与悲伤中的父母沟通的最佳方法的教育 • 教育全体人员了解 NICU 父母和员工的悲伤阶段、产后抑郁症和创伤后应激障碍的风险 • 教育和支持全体人员自我护理的要素，以主动预防和尽量减少疲惫和疲劳 • 计划定期肯定和赞赏 NICU 的工作人员和他们为婴儿及家庭所做的工作

有活力的环境（与照顾者之间的互动）和无活力的物理环境（NICU 的物理和感觉特性，包括所用床的类型、温度、湿度、气味、光线和声音水平）结合在一起，形成了婴儿对 NICU 的感觉体验。在 NICU 中过多或过长时间的暴露会对高度敏感的婴儿脆弱的中枢神经系统造成压力，并可能导致其生理水平不稳定，如呼吸暂停和氧饱和度降低、心动过缓、皮质醇和肾上腺素水平持续升高，这都可能与大脑发育的持续负面影响有关。压力是 NICU 护理的一个不可避免的特征。然而，当给婴儿提供积极的触摸（温柔、持续接触、在培育护理的背景下

给予）、舒缓的遏制（如皮肤贴皮肤抱持的袋鼠护理）、摆位与四肢屈曲靠近身体、手拭/促进吮吸、非营养吸吮（NNS；在奶嘴上加甜度与母亲分泌的母乳或蔗糖）或这些干预的组合。避免压力源可以通过改变 NICU 环境的特点来降低或消退（如提供单独房间的护理和（或）针对无论是工作人员还是设备发出的过多噪声来源，安装可调照明，循环照明以优化睡眠和觉醒时间，以及建立昼夜节律）。

在许多 NICU 中，基于感觉的干预被纳入护理中。然而，为了在发育结果方面取得广泛的改善，并

优化长期效果,特别是对于极低出生体重和极低出生体重的婴儿,NICU 的从业者也需要考虑这些婴儿及他们感官体验的特定方面之间的个体差异:①感觉刺激的类型和感官暴露的数量;②实施这些干预方法的条件;③关于促进干预婴儿胎龄和能力的干预时机。Feldman、Rosenthal 和 Eidelman 通过 20 年对皮肤接触的纵向研究,列举了这些原则如何在发育过程中起作用的例子。

他们进行了一项极低出生体重的早产儿的随机对照试验,在出生时的 GA、BW、病情严重程度、性别、社会经济状况及人口统计学方面进行了匹配,筛选分类出每一组 73 位婴儿。受到干预的小组至少要在 NICU 中超过 2 周,进行至少 1 小时的皮肤贴皮肤的直接接触[如袋鼠式护理(KC)]。结束后,发现接受 KC 治疗的小组会有更好的睡眠管理,压力(皮质醇)水平下降,自主调节[迷走神经紧张,也称为呼吸性窦性心律不齐(RSA)]增强,母子间的互动也会增强。在研究的前 10 年期间,接受 KC 治疗组的儿童会继续表现出迷走神经的兴奋和亲子间的互动增强,并且营造出更好的家庭环境[家庭环境观察评估量表(HOME)],会在语言、认知、运动及其他方面拥有更好的表现。到了 20 岁,KC 组的年轻人功能磁共振成像显示出其拥有更多的多巴胺活化中心、在压力性互动中有更低的皮质醇水平,以及在具有挑战性的社会状况中要比标准照顾组更能够适应。Feldman 和他的同事们认为这些持续性的效果不仅取决于肌肤间接触的特殊感官体验,也取决于给予皮肤接触的时机和条件。他们提出了一种称为生物行为同步性的系统模式,其包括以下几种概念。

1)特异性:针对与预期改进相关的特定过程(这代表了感官暴露的类型、数量和条件因素)。在接受 KC 情况下,研究发现花费 1 小时或更多时间与妈妈进行皮肤贴皮肤直接接触,随着时间的推移,生理组织和行为控制方面将得到改善。

2)敏感期:在关键期,即使一点点的感觉输入都可能产生重大的影响(这代表时机的选择很重要)。例如,在母婴接触促进婴儿产生依恋的关键时期可以增加母亲与婴儿皮肤贴皮肤的直接接触,如何确定合适的时间也是另一个重要方面。

3)促进个体稳定的成分组合(即当建立发展其他功能以提高自身稳定性的时候,可以引入的干预手段)。例如,迷走神经的紧张是一种内在功能:自主神经系统的生理性评估可以反映婴儿与呼吸频率相关的心率调节能力,这种能力也被认为与婴儿行为调节能力相关,也会被描述为婴儿的气质性格。

呼吸性窦性心律不齐和性格都是在妊娠晚期形成的,并被证实在早期的发育过程中逐步趋于稳定。发展"预期"的神经系统,例如感觉输入及可以识别和处理的外界刺激,在这种特定的时刻,通过引入被认为可以作用于婴儿的感觉输入(持续性的接触、包裹、适宜的温度、节奏性的呼吸、母亲的心跳),生物之间的相互作用和行为发育过程可以得到优化。

Feldman 对皮肤接触的研究只是一个例子,说明当考虑生物性行为和感觉/环境因素时,对儿童的发展有长期的益处。

通过基于感觉的个体化护理实践来促进神经发育结果:尽管 Feldman 和同事们给出了一个有说服力的例子,说明早期的感觉体验如何对婴儿的发育产生深远的积极影响,但有理由担心 NICU 中感觉刺激对早产儿仍可能在发育的感觉系统产生瞬时和长期的消极影响。当引入感觉体验的时候,建议新生儿作业治疗师谨慎行事。尤其是对于年幼的早产儿来说,早期的感觉体验,无论是结合了触觉、运动、嗅觉、听觉还是视觉系统,都可能会变得无法控制,也可能会造成行为和生理上的痛苦。另一方面,依据婴儿个体的承受能力仔细地对这些体验进行分级的时候,这些体验可以为积极的社会互动和社会依赖性奠定坚实的基础。当神经保护护理措施到位时强调自然感觉输入,例如,皮肤贴皮肤的接触以及面对面的互动,感觉体验输入可能是最安全又是最有条理的神经系统方法。

1. 保障睡眠 Ednick 等早期发表的一篇关于出生后第 1 年睡眠产生神经保护作用的论文,是迄今为止最全面的综述,强调了睡眠/觉醒两状态的结构特征,这些信息对新生儿的治疗师是有用的。例如,睡眠虽然是一种休息状态,但其特征是"紧张的大脑活动",并被认为是正常大脑发育成熟的重要相关因素。睡眠觉醒组织的变化贯穿人的一生,然而,这些变化中最迅速的成熟发生在生命的第 1 年。在早产儿中,睡眠在 30～32 周前是没有差别的,当睡眠可被识别分类时,睡眠被分为主动或轻睡眠[AS;快速眼动(REM)]、安静或深睡眠[QS;非快速眼动(NREM)]和不确定的睡眠(IS)(结合 AS 和 QS 的因素)。正常的足月新生儿平均每天睡 16～17 小时。AS 占总睡眠时间的百分比从典型新生儿的 50% 下降到 6 个月矫正月龄的 30%。正常的视觉、听觉、触觉和大脑边缘系统的发育都需要主动的睡眠(REM);因此这也为早期的记忆和认知功能提供了支持。最近的证据表明，安静睡眠的特征是兴奋和抑制信号之间的平衡增加，以及蛋白质合成增加，这提示了QS在脑生长和神经元可塑性方面发挥着独特的作用。此外，Winkler等已经证实了1 500克及以下体重早产儿的主动睡眠和安静睡眠百分比的变化与体重增加和体重指数（BMI）之间的关系。Weisman等提出，早产儿睡眠状态的转变可以预测认知、神经行为及情绪发展的结果。但还需要进一步的研究，这些记录婴儿睡眠的数据都会作为支持神经保护性NICU护理的关键组成部分。

2. 环境保护　尽可能避免压力。当考虑对NICU中脆弱的婴儿进行任何实际动手的操作干预时，常依从的原则是"越少即越好"。NICU护理尽管是有必要进行的，但经常会造成干扰或者会受到嫌弃，并且可能会造成婴儿的生理状况不稳定（如心率的增加、氧饱和度降低、血压和脑血流量波动）、运动的压力、能量的消耗和躁动。预防压力的方法包括延长每次护理之间休息时间的集中护理；增强呼吸功能、改善姿势力线和整体舒适度的摆位；最佳温度调节。

虽然应该根据婴儿的个体状态、睡眠状况和持续的医疗状况在理想状态下决定照护时间和顺序，但在NICU中固定的日常治疗安排（如监测生命体征、换尿布和进食）是常见的，特别是对于生理功能尚未发育成熟的婴儿。根据照顾时间协调各学科间的护理工作（被称为集中护理）可以减少睡眠干扰、让父母和护理人员更容易在床边参与护理和照顾婴儿（图22.4）。集中护理可能需要仔细考虑婴儿的耐受性。为了减少可避免的压力，有必要限制护理的某些内容。发育支持性护理的基本目标是促进正常发育，同时保持婴儿状态的稳定性，并为恢复和生长

积累体能。为此，应避免一切不必要的护理操作。

在整个治疗期间连续观察婴儿的行为和生理反应，这让照顾者可以根据发育规律改变日常安排，包括：① 预防冷应激反应；② 保护柔嫩的皮肤；③ 规范支持性触摸和护理操作；④ 避免刺激的光线和声音；⑤ 促进自律行为，如非营养性吸吮、手至脸和中线、双脚合拢活动。

3. 保护柔嫩的皮肤和预防冷应激反应　新生婴儿尤其是早产儿的皮肤是非常柔嫩的，稍有不慎会增加表皮剥离的风险，甚至是撕裂和水肿的可能。因此，将压力、摩擦力和剪切力降至最低的胶带、尿布、被褥及置于合适的摆位将有助于保护皮肤的完整性。在对婴儿进行操作时也必须极其小心，避免阻断静脉注射导管和中心静脉导管的功能。当NICU发生静脉注射浸润或其他严重的皮肤损伤时，可能需要咨询整形外科来确定预防感染和促进恢复的最佳过程。一旦愈合后，这些伤口可能会遗留凸起的增生性瘢痕，这会影响婴儿的活动范围和灵活性。这类瘢痕可以由作业治疗师治疗，通过轻柔的按摩减少潜在的粘连并提高灵活性，然后覆盖一层轻薄的硅树脂瘢痕绷带，以此软化瘢痕并预防进一步增生。

新生儿在转换到子宫外环境中或在NICU期间易受冷应激反应的影响。早产儿特别容易因中枢神经系统未成熟、肺功能障碍和皮下脂肪减少等原因失去热量。新生儿用于代谢热量的一种特殊棕色脂肪直到妊娠后3个月才产生。婴儿可能会因为对流（周围空气消耗热能）、传导（身体接触较冷的物品表面）、辐射（与婴儿没有直接接触的较冷物品的热量消耗，如保温箱壁）和蒸发（以液体形式从呼吸道和皮肤转换为水汽消耗热能）等原因失去热量。照顾者应在所有常规护理、评估和干预过程中注意婴儿潜在的冷应激反应，因为体温过低会增加婴儿代谢和中枢神经系统的负担，并且可能会影响婴儿的护理和营养支持。例如，如果一名婴儿体温过低，那么营养喂养可能需要一直持续到体温恢复，因为这时不仅消化过程会减慢而且敏感的肠道可能会发生局部缺血变化。为了使腋下体温维持在小范围内（36.5～37.5 ℃），应将体温调节能力差的婴儿置于恒温箱或保温箱中。

婴儿在被褥中或在治疗性摆位下的体位摆放需要考虑辅助用品对婴儿体温的影响。例如，为了预防传导性热损耗，使用前应预热摆位的辅助物品。此外，布帘和液体床垫常会保存热量，这可能是婴儿

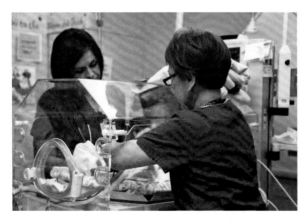

图22.4　护士和呼吸治疗师互相配合护理时间以积累婴儿的体能并预防压力

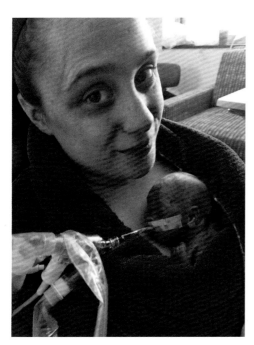

图22.5　Lily和妈妈维持皮肤贴皮肤的抱持（袋鼠妈妈式护理）

的护理计划所需要的，也可能并不需要。为所有新生儿包括呼吸稳定的早产儿，提供最佳的热量护理环境可以通过皮肤贴皮肤的方式（袋鼠妈妈式护理）抱婴儿，即除了尿布外不穿衣物，俯卧趴在父母裸露的胸前（图22.5）。

　　4. 提供有益接触和操作规定　皮肤贴皮肤接触在大多数母婴室和NICU中都有，因为如前所述，这对新生儿有显著的益处。大量的研究表明皮肤贴皮肤式抱持可以达到以下目的：① 组织调节触觉、听觉、化学（嗅觉）和前庭觉（胸部运动）等各系统在子宫外最自然的环境中进行感觉整合；② 增强母婴内分泌系统的调节，如催产素、皮质醇和肾上腺素的调节，这能培养婴儿与父母间的关系、增加母乳量并促进婴儿中枢神经系统的发育；③ 增加了婴儿对抱持和社交互动的耐受性，这是成功母乳和奶瓶喂养的重要组成部分。

　　Cochrane回顾了16项随机对照试验，包括2 518名在NICU接受袋鼠妈妈式治疗的婴儿，结果显示他们的死亡率、院内感染和败血症、低体温症比例都有所下降，他们的住院时间也有所缩短。另外还发现袋鼠妈妈式护理可以促进婴儿生长、母乳喂养和增强母婴依恋关系。皮肤贴皮肤式护理被推荐给所有新生儿，研究证明即使应用在新生儿监护室中最虚弱的早产儿中也是安全、有效的，包括使用呼吸设备或极低出生体重的早产儿。应该由父母和包括护士

在内的医疗团队制定在新生儿监护室中是否实行安全的袋鼠妈妈式治疗，从认识到提供袋鼠妈妈式治疗，应考虑在婴儿稳定可承受的护理环境中进行，以确保父母和婴儿都有较好的体验。

　　理想情况下，NICU应该在婴儿床边提供一个温暖、安静的空间，有一把可以充分倾斜的舒适躺椅，让婴儿能够趴在父母胸口休息不会滑动。婴儿身上盖着一条暖和的毯子，而后婴儿借着母亲的体温逐渐变得温暖起来。不需要为袋鼠妈妈式治疗设计专用毯，但需要帮助父母确保婴儿不会滑出位置。如果婴儿需要任何形式的呼吸支持或进行静脉输液，建议由2人来转移婴儿。转移前，需要给婴儿进行的准备工作包括脱下尿布以外的衣服，整理好输液管，并将婴儿置于与床垫平行的仰卧位，父母可以身体前倾站立并将婴儿抱到胸前。随后在工作人员处理所有设备时父母坐下。这种方式需要对婴儿进行的处理最少，在整个转移过程中使婴儿更加稳定，并逐步建立父母独立地重新安置婴儿，并最终将婴儿从恒温箱或隔离装置中转移出来的能力和信心。根据袋鼠式护理的定义，只要婴儿状态稳定且婴儿和父母双方都感到舒适，就可以进行至少1小时的袋鼠式护理。婴儿被抱在怀里几个小时是很正常的，因此，应鼓励父母在安置好婴儿前先处理好自己的生理卫生和营养需求，为袋鼠式护理做好准备。为父母提供一个小镜子以实时观察婴儿的脸部状态，更能够使父母安心，增加舒适度。总之，保持皮肤贴皮肤抱持的好处众所周知，但是在其他人体接触可能带来压力甚至痛苦的环境中，袋鼠式护理作为一种积极的养育接触，在NICU的护理中尤为重要。

　　在处理和操作过程中对婴儿的物理支持（为方便安置包裹婴儿）、父母的抱持，尤其是皮肤贴皮肤的抱持（袋鼠妈妈式护理）以及对婴儿进行的按摩等方式，都被用在NICU中，以此来建立有时会造成婴儿不适的接触和积极（养育式）接触之间的平衡。方便式包裹（婴儿头部和脚的屈曲及持续接触，也称为"手提式襁褓"）会造成婴儿的不舒适，同时为婴儿提供支持，可以减少因疼痛和压力而产生的行为和生理表现。事实证明，方便式包裹结合部分毛毯包裹在俯卧和侧卧位时是有效的，最好由父母来抱持，以帮助婴儿忍受不舒服的过程，或者单纯地帮助婴儿控制自己的行为，以及帮助婴儿自我缓解。

　　如果在婴儿无支持的情况下进行这些常规操作，给他们称重和洗澡可能会令他们感到不适。此时建议采用襁褓称重法（先称毯子的重量，然后包裹

婴儿,将用毯子包裹的婴儿一起称重)来保持婴儿的动作状态和婴儿的体温。海绵擦洗仅限于必要区域使用,以保护娇嫩的皮肤和避免寒冷造成不适。一旦婴儿成长到适宜的体型和体重,并且婴儿身上不再有脐带或任何未愈合的手术部位,建议用温水浸泡沐浴代替海绵擦洗。褴褓浴是浸浴推荐的技术,因为它可提供额外的保暖性并且易于控制。将被包裹的婴儿从脚到肩膀逐渐浸入热水中,给婴儿一点时间适应,然后再开始洗,从"干净的地方"开始过渡到"脏的地方"。首先单独用一盆清水洗脸,接着婴儿身体的各个部位接连解除包裹、清洗并重新用湿布包裹好,比用海绵擦洗或传统浴盆洗澡能更好地保持婴儿的体温,且没有生理上的困扰。沐浴的温暖与湿毛毯的包裹相结合可以舒缓身心,婴儿通常在整个洗澡过程中可以保持安静和警醒,行为困扰变少。褴褓浴可能会为婴儿和父母带来更愉快的沐浴体验(图22.6)。

对NICU中身体状况足够稳定的婴儿在按摩过程中进行额外的触摸、轻柔的运动,扩大他的运动范围,这会产生更大的益处。如果可能的话,应由父母来给婴儿按摩,以增强婴儿和父母之间的联系。如有必要可在封闭的隔离装置中进行,但最好是在婴儿半仰卧状态下,躺在父母抬高的膝盖,以促使婴儿与照顾者面对面交流。婴儿按摩对某些婴儿来说可能会造成生理上的压力,导致行为上的紊乱,通常不会为校正年龄为31周以内的早产婴儿进行按摩,即使身体状况稳定的婴儿也是如此。推拿的时机应与医疗团队共同确定,具体取决于婴儿的医学稳定性和早产的程度,即生理和行为准备的表现。婴儿按摩是为了抚育和抚慰婴儿,只有在最合适的照顾者(理想情况下是父母)对婴儿的反应进行细致的

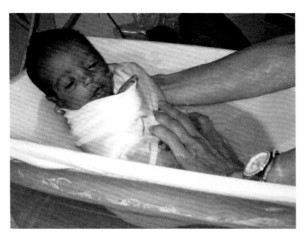

图22.6　褴褓浴可节省热量和能量

监控并根据婴儿的耐受性进行敏感适当的调整和调节时,婴儿按摩才能起到安抚作用。当提供适当的技术时(中等压力),按摩在婴儿的行为交流和耐受方面与多种生理、神经、行为和神经肌肉所产生的益处相关,特别是对于早产儿,最常被报道的好处是改善睡眠和增加体重。父母是否愿意接受指导来提供这类发展支持也是一个重要的考虑因素。父母报告说,在学习婴儿按摩后,婴儿的压力减轻了、依恋感增强了、自尊心增强了、父母的角色认同感也提高了。许多按摩研究都有方法上的局限性,因此常建议采用一种谨慎的、个体化的方法来引入按摩。

5. 避免光线和声音的干扰　NICU的照明水平对所有居住在NICU的人都有影响。工作人员和父母需要调节不同的光照水平来调节个体的生物节律(如觉醒度和警醒度、情绪、温度、激素水平、睡眠周期),以及执行诸如表格上的任务、婴儿评估和教学等任务。婴儿床周围的照明需要考虑得更多。足月出生前,婴儿的视觉系统发育在功能和结构上都不完整,因此早产儿受到宫外环境生存的挑战。尽管最年幼和患病最严重的婴儿往往被置于更明亮的照明环境中照顾,但他们最容易受到较强光线刺激的伤害。在妊娠24~26周前,眼睑一直保持闭合状态,这表明早产儿的眼睛在发育的这个阶段还没有准备好处理明亮的光线和接收复杂的视觉输入。因为眼睑薄而半透明,它们不能充分阻挡光线,而虹膜在妊娠30周后才明显收缩,进一步增加了对强光的敏感性。尚无证据证明早期进行光照会造成直接的伤害,例如,它不会增加早产儿视网膜病变的发生率。然而较强光线刺激的NICU照明肯定会诱发早产儿或足月患病儿的应激反应,这表现为HR和RR增加、氧饱和度降低、睡眠中断。NICU的照明以连续光线刺激为基础,因此无论是昏暗还是明亮的灯光都不是最佳选择。相反床边的照明应该是可调节的,使护理人员能够调整它以诱发婴儿一系列的觉醒状态,包括不间断的睡眠。应设计好用于记录表格和进行药物准备过程的照明和聚焦任务照明,远离并避免刺激婴儿的眼睛。可调光的自然光源可能有利于NICU的工作人员和家庭成员,同时也为婴儿提供日夜循环照明的机会。在一些研究中,新生儿护理中的循环照明与睡眠改善和体重增加有关。然而最近的Cochrane综述表明,在采用循环照明作为NICU的护理标准之前需要进行进一步研究。

NICU环境的声音包括人的声音和人类产生的噪声,以及各种设备产生的声音,包括旨在保护娇嫩

新生儿的保温箱所发出的声音。众所周知这些声音会在长时间内达到过量的水平,此外还会出现间歇性、脉冲性的声音,如刺耳的呼吸机警报。这些高频声音与胎儿在子宫中所听到的声音明显不同。此外,NICU 中基本上不存在婴儿通常在子宫内会听到的声音,这就形成了一种"听觉缺口":缺乏促进听觉系统发育所需经历的声音类型。NICU 的高噪声水平可能会对工作人员和家庭成员以及婴儿产生负面影响,从而增加紧张环境中的压力水平。NICU 设备大幅度提升了在 NICU 中所有人的基线噪声水平。恒温箱、呼吸设备和输送药物和食物的泵的加热和加湿功能都会产生连续的低频声音。除了这些声音之外,还有警报和婴儿周围人员活动所产生的间歇性噪声,人们可以体会到将环境声级维持在建议的最大 40~50 分贝的难度。

NICU 的工作人员可能并不能完全认识到为婴儿早期听觉发育提供适当支持环境的必要性。使用开放式保温箱的婴儿特别容易受到噪声伤害。当端口被关闭,或者当发动机被放置在保温箱内部或顶部时,婴儿会听到更强烈的声音。工作人员可以用毯子盖住保温箱,用电线杆连接所有的泵和马达,并快速关闭通风机、监视器和设备泵的警报,从而降低这些噪声水平。单人病房设计可以有效减少相邻床边设备和警报器产生的外来噪声,但即使在单人病房,婴儿仍然暴露在由自己设备和照顾者形成的过高的噪声中。

照顾者产生的噪声同样具有重要的影响,这一点必须长期强调。可以培训清洁人员减少倒垃圾和触碰尖锐容器所发出的噪声。在开放式 NICU,婴儿床应远离交通最繁忙的区域,并免受电话铃声和前台及工作人员谈话的影响。单人房可以提供最好的保护,避免其他床边、换班和轮班期间发生大声交谈影响。为了提醒员工保持低音量,许多 NICU 会使用监视器,当音量达到一定水平时监视器会发出警告。

Konkani 等已经证明,从长期来看降低工作人员产生噪声水平的行为计划并不一定有效。工作人员往往习惯于一种声级和声级指标,导致随着时间的推移,环境噪声水平又会回到以前。因此为了减少对 NICU 声音剂量,为改善环境噪声产生真正的影响,需要结合环境、行为和系统采取方案。例如,当建筑特征(单人间、改善周围环境的声学特性)与工程变化(低噪声呼吸设备、制冷和管道)相结合时可以降低环境噪声,从而产生"图书馆效应",这更有利于降低医务人员、家人和来访者的噪声水平。系

统方法包括调整护理计划和护理标准,以实现低噪声环境。父母和医务人员在护理时间和床边活动调整方面的协作可以促进婴儿的睡眠和休息。作为发展式护理标准的一部分,可以为员工和家长举办有关如何创造一个促进婴儿最佳听觉发展环境的培训(即不仅减少不必要和不适当的噪声,同时增加婴儿安静时的警醒时间,提高婴儿的认知能力和语言能力,这些都可以通过对婴儿轻声说话、唱歌和为婴儿阅读来实现)。

有一些研究指出,音乐对早产儿的行为和生理调节及疼痛调节有积极的影响,然而迄今为止,这些研究大多有方法上的局限性,这削弱了这一论断的说服力。任何涉及声音的干预措施都必须考虑婴儿的觉醒状态和生理稳定性、与婴儿进行其他需求之间的时间关系、对婴儿睡眠的潜在(或增强)干扰,以及对旁边其他婴儿的影响。轻柔的音乐(歌声)是早产儿的最佳选择。由于声音在封闭的隔离室内会增强,因此床边播放音乐仅限应用于开放式婴儿床内的婴儿。不建议给婴儿戴上耳机,因为这样会使婴儿失去保护自己避开讨厌、过度或干扰性声音的能力(如用上肢捂住耳朵)。在适当的护理环境下,音乐应该间歇播放,而不是连续播放(如在婴儿接受护理或进入睡眠状态时播放轻柔的音乐,同时帮助婴儿进入睡眠状态)。护理人员有必要观察婴儿对音乐的反应,音乐的输入应该根据婴儿所表现出来的交流行为进行调整。例如,当婴儿处于安静的觉醒或昏昏欲睡状态时,播放音乐后只要婴儿没有痛苦和退缩迹象的反应,就表示音乐可能适合于这类婴儿。一旦婴儿入睡,就建议关掉音乐以防止它变成"白噪声"。

6. 支持性处理　NICU 中护理人员对高危婴儿敏感性处理的指导方针包括在每次护理时,调整婴儿的觉醒状态时间和改变刺激婴儿产生行为交流的阈值。建议护理人员最初开始准备接触和移动婴儿时有一个"暂停时间"(如:在婴儿受到任何干扰之前,给护理人员对婴儿进行两分钟的观察和护理准备工作)。在护理工作开始之前,这种开始前的暂停可以帮助护理人员将注意力完全集中在婴儿身上,帮助护理人员准备好护理婴儿所需的空间和时间。这时护理人员可能会注意到婴儿当前的觉醒状态、生理系统调节和姿势摆放,并在触碰婴儿前通过轻声说话让婴儿有准备适应接下来的触摸和动作的过程。建议护理人员在抱起或为婴儿寻找合适位置的过程中,用空手或工具支持婴儿屈曲的四肢,以维持婴儿运动、行为表现和良好的睡眠。

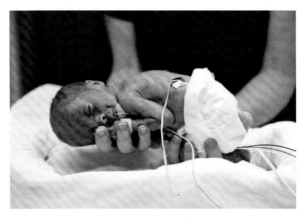

图 22.7   以俯卧姿势抱起婴儿,可借助重力帮助婴儿屈曲上下肢保持舒适

在轻柔的触摸动作下,婴儿可能会从昏昏欲睡的状态转变到安静或主动的警醒状态,此时婴儿会给予别人准备互动和(或)喂食的信号,并需要别人帮助他们进行动作转换,如NNS、手至脸和中线及脚支撑。在整个护理和处理过程中,护理人员应仔细观察婴儿是否有应激行为表现,如厌恶凝视、做鬼脸、转过头、拱起、受到惊吓、伸展上下肢、伸展手指(张开)、打哈欠及应激的生理迹象,如HR增加、面色苍白或氧饱和度低。当出现上述任何迹象时,护理人员应该将其视为婴儿表现的反面交流,应停止进行任何干预措施,暂停双手,保持与婴儿的接触(空闲的手),寻找发现任何可能由于婴儿的姿势和呼吸设备造成的痛苦,用一个屈曲、包裹的姿势将婴儿抱入怀中,并尽可能为婴儿提供NNS以获得婴儿最佳的表现(图22.7)。

7. 家庭综合护理   尽早将家庭纳入护理计划的重要性在案例22.1得到了证明。

七、婴儿评估

为了获得可以用来评估婴儿行为表现和生理功能的必要技能,同时为了对婴儿的运动转换能力有更清晰的认识,工作人员和家长需要积累长期的指导经验。安全性是作业治疗师评估和干预NICU的首要考虑因素。NICU的作业治疗师必须始终关注婴儿医学上和发育上的缺陷,始终遵守感染控制原则,避免对团队和家长提出的特定问题进行不必要的处理和对婴儿康复的特定阶段评估受限,并明确告知婴儿的护理计划。最重要的是,NICU的作业治疗师应该得到团队中,包括家庭所有人的认可,作为一个值得信任的专业人员,他应该采取谨慎的态度

对待与婴儿的所有互动。当评估婴儿时,推荐以下策略。

1)对婴儿神经行为发育的持续性评估是个体化、支持护理工作进行的基础。NICU还可能需要的其他类型的评估,包括对感觉反应或主被动活动范围以及哺乳和育养能力的局限性的评估。任何评估必须慎重进行,作业治疗师应当根据婴儿的医疗稳定状态和日常沟通交流的阈值处理进行互动交流。

2)认识到护士可以保护支持婴儿。作业治疗师可以向护士描述你希望通过评估获得的信息、对婴儿和家庭的潜在益处、需要与婴儿进行互动交流并分析婴儿互动的方式和次数,以及互动需要的时间。获得护士当天对婴儿稳定情况的意见,并与护士一起计划完成评估的最佳时间,围绕婴儿的喂养和护理方式以及父母在婴儿床边陪护的时间安排来调整评估时间表。在理想的情况下,评估应该定时进行,这样父母(们)就能在场与一起参与评估。

3)在开始评估前考虑先观察婴儿在最初未受干扰时的状态,然后在护理前观察,接着是护理期间观察,以便能够评估婴儿对护理的接受程度,并了解婴儿在清醒状态下是如何自我适应护理活动的,以及婴儿这一独特的行为和生理性反应在较大压力或良好调节时的表现。这是可以用来帮助父母更好地解读婴儿行为模式的绝佳机会,还可以帮助父母获得只有他们和初级护士才能够发现的婴儿对外界照顾和互动交流的接受程度方面的知识。

4)所需的大部分信息可以通过与护士和家长的联合临床观察获得。这些信息可以用来衡量所有实际操作评估程序的价值,及其对婴儿潜在压力的影响。始终确保婴儿足够稳定,能够从这些信息中获益,准备在需要时修改或放弃评估,以适应婴儿的刺激阈值。与其他专业人员的协作可以减少需要处理的项目,减少不必要的重复。

5)实施结构化观察,如NIDCAP和新生儿标准评估工具,需要专门培训和(或)认证,以确保遵守特定的管理方案以及结果解释的可靠性。这些工具的示例有早产儿行为评估(APIB)和NNNS。这2个标准化工具都是以NBAS为基础的。NNNS用于评估足月儿和早产儿,并添加了校正年龄2个月婴儿之间细微差异的项目,包括用于评估早产、非典型中枢神经系统发育相关的脆弱性的压力/控制量表和(或)NAS。觉醒状态对方向、姿势、张力和反射的影响得到认可,只有当婴儿处于适当的状态时才会给药,并预测到4.5岁时神经发育结果。

Lily, 因胎儿严重窘迫、胎儿腹水, 于27周胎龄行急诊剖宫产, Lily出生时需要气管插管和高频振荡通气支持。为了支持她发育不良的肺功能, 她在NICU里待了38天。每次医疗小组试图拔管, 但都失败了, 父母的担心(他们都是注册护士)与日俱增。Lily的护士团队聚集在这个年轻的家庭病房里, 安排护士24小时不间断地护理, 给她的父母提供心理咨询支持, 鼓励Lily的母亲在母乳分泌减少的情况下坚持给她提供母乳, 并让她和孩子保持几小时的皮肤贴皮肤抱持。

Lily的父母都参与协助护理, 用特殊的拭子提供母乳。当护士和呼吸康复治疗师们重新给Lily进行气管插管时, 他们用手搂着她, 拥抱着她。他们轻声地为她阅读、说话、唱歌并向其他工作人员表示了他们的担心。Lily的母亲表达了她的恐惧和她日益加深的焦虑。Lily进步缓慢, 但进展稳定, 护士们也强调了父母对这些进步的贡献, 在校正胎龄37周时, 她的通气环境得到了改善, 她的头颅超声检查显示正常, 但她仍然依赖大量的呼吸支持。父母担心她最终需要做气管造口术。

Lily的护士们仍然满怀希望, 但对她母亲的焦虑很担心。他们要求作业治疗咨询师评估Lily的神经行为, 并重点关注她的优点。她的作业治疗师花了很长时间与Lily母亲及1名初级护士一起交谈, 回顾她的护理计划, 观察Lily在护理之前、期间和之后的情况, 倾听他们的关注, 共同确定Lily的许多优点。Lily最初一直处于浅睡眠中, 她经过昏昏欲睡到安静的觉醒, 现在能够再转换到平稳的觉醒状态。她主动移动四肢的全范围, 姿势对称, 四肢屈曲, 良好的回弹能力, 在腘窝适当位置用围巾辅助支撑坐姿的情况下, 她可以很好地尝试右转头部。在腹侧悬吊时张力适当, 如果是俯卧位, 她有适当的反射反应, 如俯卧爬行(不伴头部转向或抬起)及手掌的、足底的巴宾斯基征。进一步的神经行为评估(如视觉和听觉方向)被推迟为保存能量。建议在护理程序中使用非优势手, 并在隔离区中休息时用布围住, 以帮助她保持舒适的屈曲姿势。当Lily从围住的布条中"挣脱"时, 她回到伸展姿势(图22.8A), 但随着时间的推移, 她从这些干预中获益。

作业治疗师建议母亲与Lily一起恢复袋鼠妈妈式抱持以增加她的奶量, 并增强Lily的神经行为组织能力。作业治疗师向母亲展示了如何将Lily举到胸前以保持皮肤接触, 当护士帮Lily配管的时候, Lily的母亲看到她在从一个人的状态到妈妈胸口的转移过程中保持安静和冷静, 她很高兴能扮演更积极的角色。当Lily和母亲平静下来后, 她们对着镜子一起微笑, 母亲抱着Lily, 看着她的小脸, 然后Lily心满意足地安静下来并睡着了。治疗师称赞母亲和莉莉在一起很安静, 母亲抱着让这个敏感的宝宝感觉很舒服。通过临床NICU网神经行为评估(NNNS)结果再次确认, 她在发育的早期阶段所做的一切都是意料之中的, Lily的母亲能够从她现在的角色中放松下来, 用她的温暖、抚触、声音和脸为Lily提供最佳的感官环境。

在另一次床边探访时, 作业治疗师回顾了支持Lily侧卧的各种选择; 以便在她躺在隔离带里, 吮吸奶嘴时, 她能舒服地看着父亲对她说话和读书。Lily也开始被母亲的乳房所吸引, 同时把皮肤贴在皮肤上, 用鼻子和嘴巴舔(她的护士称之为"舔"和"学"), Lily急切地抓住乳房, 但似乎在吮吸几下后嘴就松开了。在一个乳头护板的帮助下, 她的支撑能力增强了, 她开始从乳房吸取乳汁, 并且吞咽得很好。在接受了1周的母乳喂养后, Lily吸到了她的第一瓶奶水。在仰卧位, 作业治疗师站在一旁评估是否需要外力吸奶器的帮助。她是奶瓶喂养的明星, 当母亲不在不能母乳喂养时, 她可以用奶瓶服用规定的奶量且进展稳定。最后她是在NC支持下进行奶瓶喂养(见Evolve网站获取视频"Lily奶瓶喂养")。

Lily表现出灵敏的嗅觉功能, 在与母亲皮肤接触时能够明确乳房的位置, 现在她对新鲜母乳表现出了强烈的偏爱; 她完全拒绝任何冷冻过的牛奶, 即使营养学家向专业团队保证它的营养和新鲜母乳一样好。Lily赢得了这场战斗; 所有的奶瓶喂养都用新鲜牛奶; 然而, 她母亲的母乳开始减少, 剩下的大部分是冷冻牛奶。最终, Lily需要过渡到配方奶粉, 因为她仍然拒绝配方奶粉和冷冻母乳的组合。

Lily逐步脱离侵入性较低的呼吸支持, 用力吸吮奶嘴, 并在39周时介入婴儿按摩, 她很喜欢按摩。她很高兴护理人员用双手滑过她小小的四肢, 然后把她拉到一个完全放松的状态, 并把她面对面地放在他们的腿上。她的整体姿势和情绪进展得很好。她姿势是对称的, 主动屈曲和流畅有质量的运动, 清晰明锐的警醒度, 社会反应与微笑良好(图22.8B), 视觉能够跟踪环境中的物体转向声源, 发育完全符合她的校正年龄, 并在校正胎龄43周时她出院回家, 与NC保持喂养支持。Lily的家人充分参与新生儿随访和早期干预。她的发育技能给治疗团队留下了深刻的印象。在9个月大的时候, 她正拉着身子站了起来, 她对社会的俏皮反应清楚地表明了她对父母的依恋(图22.8C)。

NICU的作业治疗师面临的挑战是评估婴儿和环境中的内外部因素, 积极支持家庭参与婴儿护理并给予技术指导, 协助团队改善NICU护理的感官特征, 增强婴儿的耐受性, 提高护理实践和环境之间的契合度。在这种契合度得以实现的情况下, 婴儿和护理人员都将能够履行其发展上的适当角色, 使患儿的潜力发展得到最优的结果。

总之, 提供最佳的NICU护理环境和最先进的支持性护理实践需要一个全面的关于NICU护理对患儿感官特征影响的知识库, 并需要进行仔细持续的研究以及对现有研究的谨慎解释。有经验的临床医生的评论以及他们的实践推荐对于复杂的临床非常有价值。例如Cochrane系统评价、NICU研究网(NRN)试验和评论和佛蒙特牛津网(VON)为潜在更好的实践(PBPs)建议, NICU作业治疗师应坚持这些建议, 当采用这些建议时确保实践符合当前的证据和专家意见。

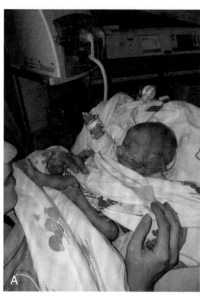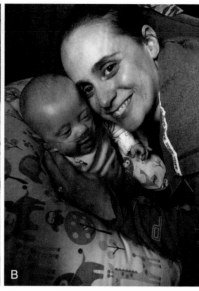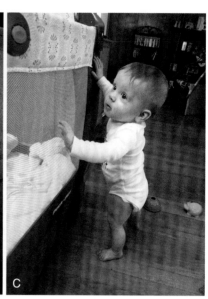

图22.8　A. Lily移出了限制的界限,变得缺乏组织性;B. Lily和妈妈一起在笑;C. Lily在支持站立位下探索世界

6）建议进行一系列的评估,因为它们调整了NICU患者的动态特点。经常持续性的观察将比单一的评估提供更多的信息。

7）新生儿的评估,特别是那些有严重疾病和(或)早产的新生儿是复杂的,需要多年的经验和训练作为准备。NICU患儿在姿势、张力、动作、行为表现等方面都会发生巨大的变化,随着病情的发展和恢复,缺乏经验的从业者常常把不成熟或疾病迹象误认为是病理学上的表现。例如,极度早产婴儿的典型症状是肌张力低和运动质量差,随着年龄的增长,肌肉张力逐渐增加,呈头尾方向,因此下肢张力比上肢更加强直较常见。上躯干和颈部的情况要少一些。早产儿也比足月儿有更多的抽搐、震颤和惊吓,随着接近足月,这些症状也会消失。除了校正年龄外,唤醒状态和医疗状态也会影响肌肉张力。因此,患有急性病婴儿的肌肉张力和运动质量无法准确评估。疾病会影响能量和运动反应,药物可能会产生额外的神经运动副作用。为了获得婴儿神经行为表现的最准确的观点,通常需要对评估时间进行调整。

8）多年来在NICU的指导经验以及对婴儿进展的纵向随访,对于在解释早期临床发现时形成良好的临床判断至关重要。

觉醒状态的常规评估和记录——扩大NICU生命体征的定义:在评估婴儿生理、行为和作业表现方面时,婴儿觉醒的评估和记录可被视为额外的“生命体征”,与记录心率、呼吸频率、血氧饱和度、血压和疼痛评分一样,对医疗团队来说这些是重要信息。

觉醒状态为这些观察提供了背景。例如,与易激惹和无法抚慰的婴儿相同的生理参数相比,处于休息状态的婴儿的心率和呼吸频率增加是一个值得关注的问题。研究小组对婴儿无法进食的关注,随着记录的觉醒状态的增加,有了新的含义。在进食时没有唤起的婴儿与警觉的婴儿表现出不同的安静状态,给予进食的准备提示,但呼吸频率高于70次/分钟,不能安全地组织吮吸和吞咽。

婴儿驱动喂养量表(表22.3)修订版是一个评分工具的例子,该工具反映了婴儿喂养进度的背景,由Ludwig和Waitzman研发,包括唤醒和行为准备以及参与奶瓶和母乳喂养的要素。尽管服用量的增加通常是NICU团队的重点,在记录婴儿调节觉醒状态和维持觉醒状态作为婴儿电子病历一部分的能力时,可以将这一进展带入更大的背景中。当研究小组在查房期间定期审查这些数据以及生长曲线时,在其他实验室结果的背景下,他们会意识到婴儿恢复的某些方面可能需要额外的注意。当婴儿是适当胎龄的母乳和奶瓶喂养。研究小组需要研究血液学或内分泌对觉醒的影响。

同样记录有关婴儿姿势的额外细节可以为评估婴儿对呼吸支持的反应提供有价值的信息。当婴儿仰卧、头部完全向一侧旋转、四肢伸展时,婴儿可能对抗重力以扩张肺部,如果插管,气管导管可能不在支持呼吸的最佳位置。婴儿摆位评估工具(IPAT)是一个可以添加到电子记录中,以便对婴儿进行常规位置评分,从而可以与其他生命体征检查相联系中的一种评分工具。NICU的作业治疗师通常能够

表22.3　意大利婴儿驱动喂养量表修订版

PMA					
32周	33周	34周	35周	36周	37周
1	2	3	4	5	6

喂食期间消耗的牛奶量
100%的量：分数=3　　　　体积的一半以上　　　　　　小于50%的体积
　　　　　　　　　　　　但不是全部：分数=2　　　　分数=1

经口喂养准备

分数	项目
5	睡意矇眬、护理前警觉或烦躁、寻找、手至口、主动吸吮奶嘴、肌肉张力好
4	昏昏欲睡，在处理过程中保持警觉，需采用一些方法或采取奶嘴，适当的肌肉张力
3	小心谨慎地保持警觉，没有饥饿迹象，肌肉张力不变
2	在护理期间睡觉，没有饥饿迹象，肌肉张力不变
1	护理期间氧气需求增加，整个护理期间有生理参数变化

奶瓶的吸吮质量

分数	项目
5	有效且有力的吸吮。喂食开始时的吸吮、吞咽和呼吸协调，但随着喂食的进展出现疲劳症状
4	有规律的吸吮，但在喂食开始时就难以与吞咽协调。乳汁流失，受益于外部速度
3	吸吮无力，进食时经常需要停顿
2	无条理：吮吸、吞咽和呼吸之间缺乏协调。生理参数有变化
1	吸吮功能障碍

母乳的吸吮质量

分数	项目
4	良好的闭合唇部，最初闭合有力且协调，但8～15分钟出现喂食进展主动吸吮疲劳迹象
3	保持良好闭合唇部有困难，主动吸吮15分钟
2	合唇无力/不一致，需要经常重新合唇。可考虑非营养性母乳喂养
1	无法锁定不协调的吸吮和呼吸。生理参数的变化

与护士和家长合作，在合作情况下对婴儿进行觉醒评估，也可以通过正在收集和记录的数据类型进行分析，并将这些数据添加到婴儿的电子记录中，为婴儿护理做出有价值的贡献。临床护士每次能够记录这些信息，其他团队成员，包括作业治疗师，就可以在日常查房过程中轻松地获取这些信息。这些信息就成为了团队共享的婴儿护理心理模式中有价值的一部分。

八、新生儿重症监护室的具体治疗干预

在NICU工作的作业治疗师除了要满足婴儿的感觉刺激需求、协助护理人员对婴儿进行治疗和有益抚触以抚慰婴儿并帮助他们进行自我调节外，还需要处理姿势异常治疗和神经运动发育、母乳喂养和奶瓶喂养及喂养干预等方面的问题。

（一）治疗性摆位与神经运动发育

足月健康的新生儿具有良好的屈肌张力，并能够在重力作用下主动地移动四肢。在仰卧位休息时，足月新生儿具有对称的屈曲体位，只有每个肢体的一部分与支撑面接触。相比之下，早产儿或重症新生儿在仰卧状态下的自然休息姿势通常是伸展的、不对称的，头完全转向一侧，四肢外展、外旋，完全与床面接触。这种姿势反映了婴儿四肢的低张力状态，可能与不成熟或不典型的神经运动控制、重力影响、原始反射和能量消耗相关。早产儿的头颈部可能呈细长形，帮助将头部转向侧面。呼吸支持管

等设备的重量使这种情况变得严重，护理人员应避免婴儿头部完全转向一侧，以减少对气管导管的牵引，从而避免意外拔管，防止对脆弱的口腔、咽部和喉部结构造成压力。头部完全转动也可能会使婴儿头骨变平，呈长头细长状。

有人推测认为，全脑旋转也可能通过影响脑血流量和颅内压而导致低出生体重儿脑室出血，这一推测到目前为止尚未得到充分的证据支持。随着婴儿身体处于长时间不对称的状态，其伸肌没有得到利用，非典型的运动模式如身体拱起、肩带内收和四肢外旋可能会变成婴儿主要的运动模式，导致婴儿的运动功能受损。因此姿势异常治疗是NICU护理的重要组成部分，从而优化舒适度、增加安全性、防止畸形，如头膨大（头部伸长）和斜头畸形（颅骨某一处变平），并促进姿势对称、保持姿势张力的平衡（图22.9）。

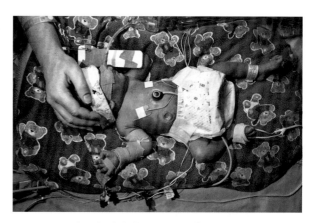

图22.9　早产儿低张姿势。如果不进行治疗性训练，上肢呈W型、下肢呈蛙型，头部位置呈不对称状态可能会导致身体畸形

婴儿仰卧的最佳体位是头部位于或接近中线（在解剖中立位的45°范围内）。四肢在略微屈曲的位置，四肢接近中线呈内收状态（图22.10）。胎龄小的婴儿正在接受呼吸窘迫的治疗，并在NICU持续监测，他们的姿势一整天都在变化，俯卧、侧卧、仰卧以寻找最佳姿势并保护皮肤。俯卧时，上肢应该屈曲放置在婴儿身体两侧，肩部略圆，没有过度的颈部或背部伸展，下肢应处于收缩、屈曲的位置，脚踝放在背侧的支撑物上，以达到中线对齐的目的（没有过度外翻或内翻；图22.11）。研究证明俯卧位可以改善婴儿的氧合作用，有关唾液皮质醇的研究表明，俯卧睡姿的早产儿的四肢压力降低，睡眠质量得到改善。俯卧位和左侧卧位也可用于胃食管反流婴儿。

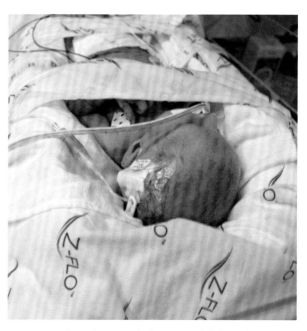

图22.10　术后的婴儿固定在三维浮动定位器中，以帮助找到最佳的支撑姿势

侧卧位是相对于头部和躯干的对称位置，如果向婴儿提供背侧和腹侧的力量支撑，同时将婴儿头部、颈部和躯干对齐，此时侧卧位可能对婴儿来说是有利的。为了减少压力，增强呼吸，建议采用俯卧和侧卧的姿势。商用的摆位辅具，如用于保持头部中立位的支架、布袋、可弯曲支架、俯卧定位器和浮动定位器可以用来协助NICU工作人员更容易地帮助患儿摆位。婴儿即将出院时，在婴儿床内，所有这些辅助措施应该停止，同时婴儿应该具有能够停止使用呼吸支持设备的能力。NICU应该出版相应的安全睡眠指南，以便家长在家中照顾儿童。

治疗人员可能会对那些表现出身体结构或神经肌肉运动受限并能够坚持接受治疗的儿童进行一些温和的被动运动活动。先天性斜颈或是四肢轻微

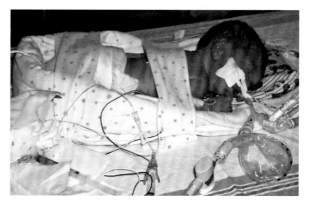

图22.11　市场上可购买的大百味设备，如为婴儿提供安全界限概念的偎依

痉挛的婴儿可能适合使用温和被动活动治疗。需要注意的是，为了达到最佳效果，在尝试温和被动运动活动前，应将儿童以屈曲的姿势舒适地放置于支撑面，使其头部保持中立，儿童的身体保持温暖，让儿童吸吮奶嘴保持非营养性吸吮状态，并对儿童进行温和按摩来做准备。这些准备工作给予了儿童温和持续的拉伸，避免引起婴儿的不适或产生不必要的压力。在NICU的婴儿可以利用这些技巧改善轻微畸形，避免进行矫形外科的干预，如石膏矫正或外科手术等。

NICU的治疗师必须仔细评估婴儿的障碍情况，包括对患侧肢体进行X线片检查，并在适当的时候进行矫形咨询。只有在特定情况下，治疗师才能进行被动运动活动，如由于儿童在子宫内的位置不正确引起婴儿四肢姿势异常时，被动运动不能作为常规干预手段进行干预，因为被动运动有可能诱发儿童的应激反应，影响其能量代谢、生理调节与行为表现。NICU也很少需要夹板和治疗胶带。由于NICU优先保护儿童皮肤的完整性，鼓励婴儿进行有组织的积极运动，因此在大多数情况下，应避免使用夹板和胶带，采用温和的按摩和轻柔的拉伸运动。

（二）母乳喂养和奶瓶喂养

母乳喂养可以为每个新生儿提供最佳的营养。初乳和母乳含有可以促进婴儿胃肠黏膜成熟与抗炎作用的激素、生长因子和生物活性因子，以保护婴儿免受感染。因此在过去的10年里，母乳被认为是婴儿的第一种药物。足月新生儿天生就具有喝母乳的本能与动机。与母亲的胸部皮肤接触时，他们可以在没有帮助的情况下靠在母亲怀中，自行寻找并主动吸吮乳房。然而由于NICU婴儿的生理情况不稳定、神经发育不成熟，母亲通常必须等待很长一段时间才能对早产儿或危重症婴儿进行母乳喂养。在此期间，母亲们会接受有关母乳喂养的培训，并鼓励尽早开始吸奶，以建立婴儿对于母乳的适应感。照顾者给婴儿进行奶瓶喂养之前，建议先与NICU婴儿频繁地进行皮肤贴皮肤的抱持、帮助他们用鼻子接触吸吮过的乳房。即使进食目标是母乳喂养与奶瓶喂养混合的婴儿，他们也应该有第一次营养性经口母乳喂养的体验。

与母亲乳房相比，奶瓶奶嘴有一个更稳定、更明确的形状，能给予上腭压力，触发婴儿的反射性吸吮能力和吞咽能力。35周之前进行奶瓶喂养的婴儿或是吞咽组织不成熟和功能障碍的婴儿，可能会反射性地吸吮/吞咽而不停止呼吸，这增加了氧饱和度和心率下降的概率。在使用奶瓶之前，应该使用母乳进行营养性口服喂养试验，使婴儿能够以较慢、更舒适的速度练习协调吞咽和呼吸频率，增加母乳喂养成功的可能性。

哺乳咨询是NICU为母亲和婴儿提供的一项基本母婴服务，用来评估和协助建立母乳供应，与小组合作确定介入母乳的时间和过程，确保成功的母乳喂养。当母亲使用奶嘴罩时，可以帮助一些婴儿更有效地锁住奶嘴，奶嘴罩提供了一个更大、更清晰的形状，可能更容易被吸吮能力不成熟的婴儿咬合。哺乳咨询顾问可以评估母亲是否需要奶嘴罩。母乳喂养的婴儿会受益于NICU及家庭过渡期的哺乳咨询服务。

如上所述，定期记录婴儿的清醒状态、母乳喂养准备情况以及婴儿参与母乳喂养的质量，有助于团队规划母乳喂养的进展。新生儿作业治疗师经常与母亲及哺乳顾问合作，评估婴儿的口腔运动功能，为使用奶瓶做好准备或是提高使用奶瓶的效率，优化婴儿从用母乳直接喂养到用奶瓶进行母乳喂养的过渡过程。母乳喂养医学会网站提供了相关有用的信息。

对大多数NICU婴儿来说，最后的出院要求是可以通过吸吮乳头实现母乳喂养或组合母乳喂养，以此帮助婴儿获得充分营养。目前的医疗环境下，医院越来越注重降低护理成本，婴儿在开放的婴儿床上自我调节体温后，休息时就不会再出现呼吸暂停或心动过缓的情况，NICU小组（或家长）便会开始鼓励照顾者让婴儿通过奶嘴喝奶。这一趋势导致了婴儿学会自我调节吞咽和呼吸频率前，照顾者就会开始尝试用奶瓶进行喂养。早产儿可能在早期就需要更为积极的喂食，不过即使如此，其生理状况也可能出现一定的问题，导致延迟出院。最近的一项研究评估了早期和晚期加入奶瓶喂养的情况，该研究表明等待婴儿出现需要奶瓶喂养的迹象（延迟开始）与婴儿对奶嘴较短的停留时间相关。因此，不管NICU的患者是未发育成熟的早产儿还是足月出生的婴儿，都应通过给予练习吸吮的机会让婴儿锻炼进食能力。

经口喂养是一个复杂的多因素过程。与NICU护理的其他方面一样，经口喂养可以通过系统模式来概念化，包括解剖学、神经、反射、感觉、运动和生理成分的整合。框22.1列出了婴儿安全舒适地进食所需的条件。

在妊娠早期,如 32～33 周胎龄时胎儿会出现反射性、持续性的吸吮和吞咽;然而,早产儿通常在吸吮之前不会先进行 1 次呼吸,也不会暂停他们吸吮/吞咽的节奏,直至 34 周的校正年龄,此时白质已经足够成熟可支持这一功能。因此,32～33 周时介入奶瓶吸吮的早产儿可能会有节奏地吸吮和吞咽,但也可能会发生与喂养相关的氧饱和度降低状况,因为他们不会停下来呼吸。他们也可能出现阻塞性心动过缓,因为他们没有足够的时间吞咽而导致其心

率降低。患有 CLD/BPD 的婴儿,最大的挑战是协调呼吸功能和吞咽功能,因为他们可能会由于肺部疾病出现额外的心律失常呼吸问题。强迫这些婴儿完成全部足量的运动可能会导致其更频繁地发生心动过缓/去饱和事件,导致呼吸衰竭、能量消耗和负性喂养体验,最终导致日后厌食。如果婴儿生理情况不稳定,这对父母来说也是非常有压力的,如果他们喂养婴儿时出现了这样的问题,他们也会产生负面情绪。

有许多策略可以用来帮助婴儿做好喂养之前的准备工作(具备基础能力,只是简单的无法协调,或是缺乏耐力)。仰卧位喂养可以帮助婴儿以一种可控的速度进食,必须确保奶嘴部分完整,可以给婴儿提供一个较小的奶嘴进食(图 22.12)。侧卧位时,液体不会马上进入婴儿的咽腔,这和婴儿呈半卧位或半直立位的状态一样。取而代之的是,液体进入口腔的时间到进入咽部的时间会有略微的延迟,这让婴儿能够尽可能地控制自己,并让多余的液体从嘴边溢出。

降低奶嘴流速是另一项策略,可以改良成更适合使用的奶嘴。使用流速较慢的奶嘴也可以让婴儿练习在压力下进行吮吸,而不会由于液体压力导致吮吸失控无法完成。如果婴儿还没有完全准备好吸吮母乳或使用奶瓶来吞咽液体,但在护理时(如觅食与张口)又给予护理人员准备好的提示,那么他们通常需要参与非营养性吮吸活动。

1. 非营养性吸吮　新生儿被描述为"专门用鼻子呼吸的呼吸者",新生儿能在奶嘴、乳房或奶瓶充盈口腔时继续进行鼻内间歇性呼吸。非营养性吸吮,可以用拳头或者奶嘴刺激觅食反射,通过将奶嘴或戴手套的手指伸入腭部来诱发。由于不需要对吸吮的液体进行储存管理,NICU 的大多数婴儿,甚至是需要呼吸支持的婴儿,都可以通过 NNS 练习有节

框 22.1　安全舒适地喂养所需的条件	
条 件	对进食的影响
1. 解剖结构的完整性和口腔/咽部能力	足够进行空气交换的气道口腔/咽部结构(嘴唇,舌头等完整)、完整性和功能
2. 调节觉醒状态	足够的觉醒状态为:对乳头的反射性吞咽/吸吮反应积极参与吮吸和吞咽持续积极参与进食
3. 反射和主动吞咽能力	休息时清除口腔分泌物主动吞服液体
4. 气管保护	呕吐反射和咳嗽反射会厌和声带功能
5. 适当的呼吸频率	呼吸频率不超过 60～70 次/分钟在整个喂奶过程中为了协调呼吸功能和吞咽功能,增加了一层防护防止窒息和(或)吸气
6. 口部运动和姿势张力	支持喂养的口部运动能力和呼吸能力过高或过低的张力会影响口腔运动能力及食管和膈肌功能
7. 定位耐力和处理能力	耐受性喂养感觉和生理方面的能力:神经系统不成熟,中枢神经系统不成熟、新生儿戒断综合征可能会干扰规律进食
8. 适当的吮吸时间、吞咽时间和呼吸时间	在喂食的口腔和咽部阶段成功的管理液体
9. 耐力	充足的休息有足够的能量和肺活量以保证喂养的质量和效率
10. 动机	喂食时间和管喂食量控制,浓缩到一段时间后会让婴儿产生饥饿感

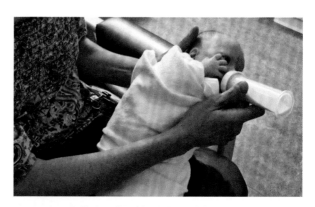

图 22.12　以抬高一侧的侧卧姿势进食,协助儿童协调自己的呼吸功能和吞咽功能

奏的吸吮来获得舒适感。

NNS 允许婴儿开始练习协调呼吸功能和吞咽功能，管理口腔分泌物，并将其作为营养性吸吮和吞咽的准备工作。鼓励婴儿在管饲期间进行 NNS 练习，促进食管和胃中消化酶的产生，并开始建立吮吸、吞咽与饱腹感之间的联系。Foster 等在 2016 年进行的一项 meta 分析显示，NNS 在辅助婴儿从灌乳到乳头喂养的过渡及减少过渡时间方面都有积极影响。疼痛评分的降低与婴儿吸吮浸在 24% 蔗糖溶液中的奶嘴时的表现有关。

2. 营养性吸吮　营养性吸吮是由婴儿必须吞咽液体产生的刺激方式。健康成熟婴儿的进食模式是这样进行的，先是呼吸，再是 1 次或 2 次吮吸，进而吞咽呼气，随后再次呼吸。通过结合挤压和抽吸（负压）的方式，将乳汁从乳头中吸吮出来。吸力的产生是由于婴儿：① 通过降低下颌来扩大口腔；② 通过紧压乳头周围的皮肤和提升软腭关闭鼻咽来防止空气进入而产生了抽吸作用。婴儿能够自主吸吮产生吸力是奶瓶喂养必不可少的条件，对母乳喂养而言也是极为重要的要求。

进行母乳喂养时，婴儿必须能够产生足够的初始口腔负压，不仅能锁紧乳房，将乳腺组织吸入口腔内进行挤压，而且还能够承受负压，从而在挤压时保持紧锁。在奶瓶喂养时，婴儿可以抬高自己的舌部，将奶嘴压在牙龈和腭部之间产生压力。嘴唇、舌头及上颌共同为奶瓶喂养创造了基础稳定条件，与此

同时，舌头会轻微吸吮，贴近奶嘴的形状，并进行蠕动，从而将液体从奶嘴中带离。口腔对乳房乳汁的吸吮带离作用很微妙，因为在吸吮时大部分的口腔空间都是由乳房填充的。在奶瓶喂养和母乳喂养中，乳汁被吸吮出之后，舌部会略微收缩将液体带入口腔，进行吞咽。

神经系统受累的婴儿可能表现出下颌、嘴唇和舌部不正常的有限运动，所有这些都可能影响液体的流入和吞咽。患有张力减退症的婴儿可能很难将嘴唇紧贴在乳头周围，舌头的形状也有可能是扁平、宽阔的，他们很难将舌头拔成杯状并产生剥离动作。肌张力高的婴儿也可能会因为舌部的抬高和收缩而很难拔成杯状或产生剥离动作。在这 2 种情况下，婴儿都不能有效从乳头中吸取乳汁并吞咽液体，这会导致滴奶等无法完全吞咽的情况发生。唇腭裂过硬或过软的婴儿均无法持续地产生吸吮压力，因此无法从乳房或奶瓶中吸取乳汁。他们需要一个有单向阀的特殊瓶子，允许婴儿通过简单地压缩奶嘴（图 22.13A）吸入液体，或者需要照顾者有节奏地挤压奶嘴中的乳汁来提供帮助的辅具（图 22.13B）。这些奶瓶辅具也可能有助于吸吮力量有限的婴儿（如心脏受累的婴儿），或由于解剖结构问题（如下颌后缩）而难以使乳头与舌部贴合产生足够吸吮压力的婴儿。

使用奶嘴前，婴儿通常会接受数周的 NICU 护理。在此期间，婴儿可能有机会进行大量的 NNS 练习，他们可能会有很好地吸吮奶嘴的能力，但在进行

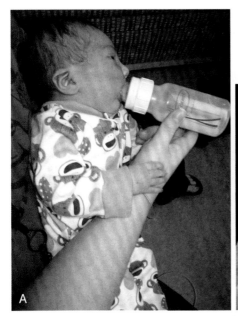
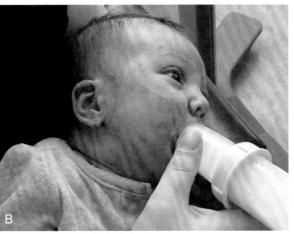

图 22.13　A. 患有腭裂和后颌畸形的婴儿，在医生 Brown 采用特殊喂养辅具的辅助下进行侧卧主动摄食。B. 使用哈伯曼喂养辅具进行被动辅助喂养

营养性喂养时，他们通常要从一种不成熟的过渡吸吮方式开始练习，这种吸吮方式通常是连续不断地吸吮后再不停地呼吸。他们需要这种间歇性的停顿来提醒自己"要呼吸"，这也被称为"外部起搏"。护理人员通过倾斜奶瓶来停止奶水流出，而不一定要将奶嘴从婴儿口中移开让他进行吸气，随后再倾斜奶瓶重新开始吮吸。在 32 周胎龄的健康早产儿身上观察到，这种过渡模式不如成熟的吸吮模式有效，而且随着时间的推移婴儿会感到疲劳，尤其是呼吸系统受累的婴儿。

早产及患病的婴儿经常表现出生理状态不成熟及神经发育不成熟，呼吸障碍、吸吮紊乱和耐力不足，这可能会阻碍喂养的进展，影响之后达到全量喂养。早产儿在吞咽过程中受到吞咽时的下压压力，难以协调咽部肌肉及食管上括约肌。这种不成熟的吞咽可能会引起婴儿产生低效的刺耳呼吸音，也有可能导致婴儿发生疲劳和窒息。

进食结构不成熟的婴儿可能会出现缺氧（难以在吸吮和吞咽之间进行呼吸、保持氧饱和度）、疲劳或二氧化碳（CO_2）潴留（进食期间空气交换不良，吸吮/吞咽/呼吸结束时没有足够的呼气时间）或者其他的不适情况。对于患有慢性肺部疾病的婴儿来说，母乳喂养是对能量消耗和肺活量的挑战，喂养时补充空气流量会有轻微改善，吸入的补充氧浓度分数也需要实时改变。只有与专业的婴儿医疗团队进行合作才能应对这一改变。

由于各种原因，婴儿在进食时可能会感到不适；进行轻微的姿势调整、打饱嗝、增加或减少刺激（如轻声说话、在婴儿表现出过度兴奋时不说话）有时是有帮助的。有胃肠道不适的婴儿，包括胃胀气或胃食管反流的婴儿，可在喂养期间和喂养后采用左侧卧位的姿势，以保证食管下括约肌不受胃内液体回流的影响。

如果婴儿有不正确的进食方式，如咬合下颌或舌部过度收缩或突出，可能需要其他的干预措施进行干预。准备喂食的时候，照顾者可以对婴儿进行一些放松性的面部按摩活动，或者在喂食前对婴儿进行几分钟的 NNS 练习。这些婴儿也可能对温和的面部按摩有反应，因为这样可以增加其吸吮压力或下颌打开闭合的能力，增加他们进食的稳定性。本章不再详述 NICU 喂养评估中遇到的具体干预措施和注意事项。有经验的 NICU 作业治疗师可以为希望学习如何在 NICU 中进行喂养及干预的治疗师给予指导、教育和支持。

婴儿的安全是 NICU 治疗师最关注的问题。治疗师了解喂养的复杂性，并在承担 NICU 高危婴儿喂养评估责任之前开展广泛的指导培训，这对于确保婴儿的安全与舒适非常重要。相应的喂养评估资源用于开始学习喂养评估足月儿及早产儿。2008 年 Delaney 和 Arvedson 对 1 岁内的婴儿喂养吞咽发育评估进行了研究。而 Palmer 的新生儿口腔运动评估量表（neonatal oral motor assessment scale, NOMAS）提供了评估口腔运动功能的基础，以此确定婴儿的唇舌及下颌运动功能是否正常。

作业治疗师如果希望学习与婴儿喂养相关的行为和生理调节的综合评估，可以使用 Thoyre 和 Shaker 在 2005 年开发的早期婴儿喂养评估及 Philbin 和 Ross 在 2011 年开发的体弱婴幼儿经口喂养支持法（supporting oral feeding in fragile infants, SOFFI）进行辅助指导。无论采用何种方法，作业治疗师都要评估喂养前的准备情况及喂养期间保持婴儿生理稳定性和参与质量的能力。当这些婴儿的基础状况退步时，应该停止喂养，因为这些情况下的喂养可能导致能量过度消耗，导致婴儿出现误吸或心动过缓的情况。

（三）发育性支持喂养干预

发育性支持喂养，目前被称为"婴儿驱动技术"或"基于线索的共同调节喂养"，重点关注婴儿的行为和生理准备情况及进食能力的发展情况，观察整个喂养过程中婴儿是否出现疲劳或痛苦，并提供照顾者的支持。这种方法强调的是婴儿参与喂养的质量，而不是喂养及喂养消耗的数量，有助于改善生理稳定性，减少行为困扰，增加与父母和照顾者的喂养互动，以实现更成功的家庭过渡。目标始终是确保婴儿的安全和舒适，并为婴儿和照顾者创造愉快的喂养环境。

许多早产儿开始是以母乳喂养、辅以奶瓶喂养的形式进食的，直到他们成长为可以通过母乳完成全部喂养活动。即使是全母乳喂养，LBW 婴儿也需要额外的营养辅助成长，指导家长每天进行几次奶瓶喂养，根据特定配方在母乳中添加配方奶粉，以满足生长所需的营养。如果一些并发症阻碍了婴儿从母乳/奶瓶中获取营养，那么他们可能需要用胃造口管喂养或是使用其他方式补充营养，以满足全部营养需求。任何情况下，NICU 团队的目标都是为家庭提供他们需要的技能，以便为婴儿创造舒适和安全的环境，满足其营养需求。

九、在新生儿重症监护室内与家庭合作

在NICU中与家庭进行合作的概念承认了家庭对婴儿的健康和幸福感具有最大的影响。因此NICU父母应作为合作伙伴参与到婴儿从入院到出院的所有护理计划中。在专业人员和家庭之间建立有效的伙伴关系是有益的，可以缩短儿童的住院时间，促进婴儿的神经发育结果，以及提高父母和工作人员的满意度。

父母应尽量多地花费时间在婴儿床边陪护，即使是在手术过程中的婴儿，父母也应该是护理团队的正式一员参与讨论，研究证明这能有效增进父母对NICU工作人员的信任。工作人员应该鼓励父母就他们所理解的内容以及想知道的内容提出问题，相应地，工作人员的回复必须诚实、一致、易懂。有时家长的问题会比他们在查房或床边能问的要多，他们可能可以从定期多学科小组会议中受益，这就需要留出足够长的时间让家长能私下讨论他们的问题。有时团队中需要有一个确定的成员向其他家庭成员传递重要的医疗信息（如测试结果和新的诊断内容），这样可以避免相互矛盾或接收到不准确的信息。为了确保家庭成员都理解了婴儿的情况，应该让有经验的医学翻译进行医学信息交流。大多数医院会利用专业的语言口译员通过电话进行工作，使得工作人员能够传达一些日常信息，如与父母沟通护理计划等。最重要的是，所有的NICU工作人员，无论种族或背景如何，都要以非语言或口头的方式，交流他们对平等服务的理解，以便那些热衷于参与婴儿护理工作的父母可以帮助婴儿达到最佳发育成果。在参与婴儿护理的努力中受到欢迎、鼓励和支持的父母更有可能为他们婴儿的发展提供最佳的护理和社会心理支持，不仅是在NICU期间，而且在婴儿的整个发育发展过程中。

通过为父母提供足够的照顾技能来扩展他们的专业知识，在需要的地方帮助他们，并肯定他们的成功，从而建立父母的信心，并定义他们作为儿童专家的角色。邀请父母使用一些来自家庭物品（包括家庭照片）个体化布置婴儿的床位，并鼓励将兄弟姐妹和其他家庭成员参与到护理活动中，增加了父母在NICU环境中的舒适感，并帮助他们感觉为家庭过渡做好了更多准备。

十、反思性实践

反思性实践指的是有意识地单独或和同龄人回顾作业治疗师与患者及其家庭以及其他工作人员的专业互动，以考虑是否尽可能有效或是否可以用不同的方法取得更好的结果的过程。NICU中风险因素的增加导致同样高的情绪强度，不仅在家庭中，而且在员工中。NICU工作人员倾向回顾其护理的工具性、实用性方面，但并不总是意识到去检查与婴儿、家庭和其他工作人员互动质量的重要性，学会在床边简单的"在场"，特别是当婴儿和（或）父母有困难的时候，对所有NICU治疗师都很重要。

作业治疗师关心的问题类型可能会给家庭带来压力，如喂养问题。每个父母都希望能够喂养他们的婴儿，当婴儿反应不好时可能会有负罪感和挫败感无意间转移到工作人员身上。NICU治疗师需要适应微妙外显的紧张、恐惧和沮丧的迹象，找到缓解这些情绪的方法，并引导家庭建设性地、有意义地参与婴儿护理。

与其他工作人员一起思考治疗师在某个情况下的方法，以及他们如何能更有效、总是很有价值并为未来与患者和家庭的互动以及所有相关同事提供可能有帮助的见解。在NICU工作是令人兴奋的、有回报的，最重要的是令人谦卑的。NICU真正由它的小患者统治，他们向所有护理人员提出挑战，并以谦卑的态度接受日常课程。对知识和反馈保持开放态度的新生儿作业治疗师将创造一个实践环境，为个人成长创造丰富的机会，最终带来最大的成功。

总结

NICU是一个复杂的环境，在评估和感兴趣时，它要求应用程序采用与复杂系统相同的方法。对于娇嫩的NICU患儿及其压力大的家庭，作业治疗师需要对医疗问题有专业的知识（如条件、程序、设备）、神经发育组织以及需要NICU护理的一系列婴儿的能力和脆弱性。他们与家庭和团队合作解决。

总结要点

- 新生儿重症监护病房的婴儿可以参加需要积极探索或学习性活动的获得性作业活动（那些需要特殊培训和教学的活动）。喂养和交流需要是婴儿可能需要帮助的作业活动的例子。照顾者的角色是关注婴儿的行为交流、接受和回应婴儿试图表

现的行为，并通过提供一个提高自我调节能力和提供探索和实践机会的环境来培养婴儿的表现。

- 内部风险（如早产、健康状况、自我调节）是新生儿重症监护病房对婴儿和父母施加的外部压力的原因。外部风险包括不利条件，如贫困、父母精神疾病、缺乏资源或环境匮乏。婴儿的能力（如自我调节能力）、父母的参与和照顾者的支持是有利因素。

- 作业治疗师可以促进父母参与护理，以保护婴儿。通过向家庭提供临床指导来增强父母的幸福感，支持儿童的发展、教育家庭成员了解婴儿的需求，并为父母提供机会练习识别和应对婴儿的行为，促进与婴儿交流。让父母每天参与婴儿的护理，包括早期的皮肤接触和母乳喂养，增加了婴儿发育方面更积极结果的可能性。

- 评估新生儿重症监护室婴儿时必须考虑的关键因素包括：
  - 始终尊重婴儿的医疗和发育弱点，这需要NICU的照顾。
  - 进行婴儿神经行为发育的持续评估，作为个体化发育支持性护理的基础。
  - 承认护理角色在保护婴儿方面的作用。
  - 观察未受干扰的婴儿，然后在常规护理期间进行观察，了解婴儿在应激或良好调节时的觉醒状态、调节的个体模式及该婴儿所显示的独特行为和心理信号。
  - 作为一名团队成员，限制任何实际操作的评估，以减轻婴儿的压力。
  - 按要求接受培训，以操作某些评估。
  - 调整评估时间以获得关于婴儿的准确的全面观点。
  - 通过经验丰富的作业治疗师的指导获得经验。
  - 反思自己的治疗推理、自我运用、评估和干预计划。

- Brazelton发现了6种觉醒的神经行为状态：① 深度睡眠；② 浅睡眠；③ 过渡状态/困倦；④ 安静觉醒；⑤ 活跃觉醒或烦躁；⑥ 哭泣。处于安静警觉阶段的婴儿最容易进行活动（如喂养或玩耍）。处于哭泣或深度睡眠阶段的婴儿不能学习新技能。

- NICU护理中的治疗摆位的3个目的包括：① 优化舒适和安全；② 防止畸形；③ 促进姿势对称性和姿势的平衡。

- NICU成功母乳喂养的3个因素包括觉醒状态、母乳喂养准备就绪及婴儿参与母乳喂养的质量。

- 准备好舒适和安全喂养的婴儿在开始喂养前表现出准备就绪、生理稳定、能够参与喂养（运动）。婴儿处于平静、警觉的状态，能够保持吸吮奶瓶。他们的摆位使他们能够有效地吞咽。

- 在专业人员和家庭之间建立有效的伙伴关系已经证明是有益的，包括缩短住院时间、提高婴儿的神经发育结果、提高父母的满意度、在任何需要的地方帮助他们并承认他们的成功建立了父母的信心，帮助他们确定自己作为专家对待儿童的角色。

第23章

早期干预服务
Early Intervention Services

Christine T. Myers, Jana Cason

问题导引

1. 什么是早期干预?
2. 美国法律和法规如何为早期作业治疗干预服务提供框架?
3. 早期干预的最佳实践方法是什么?
4. 作业治疗师如何与家长及其他专业人员合作,提供适合发展的以家庭为中心的服务?
5. 哪些作业治疗和服务模式支持自然环境中的早期干预?
6. 作业治疗师采用哪些策略来促进儿童的表现和参与?

关键词

指导模式	个别化家庭服务计划(IFSP)	主要服务人员
咨询模式	自然环境	合作服务
早期干预	《美国残疾人教育法》C部分	远程医疗
以家庭为中心的干预	(IDEA)	

一、早期干预的定义和目的

早期干预一词对不同专业人员有不同的含义。在本章中,"早期"是指儿童从出生到3岁间的发展关键期。干预是指促进儿童作为家庭成员的发展和支持家长照顾其子女的项目和服务。早期干预指的是针对出生至3岁,具有已知高危因素、发育迟缓、环境或生物学风险儿童的服务。早期干预方案有几个目的,包括促进残疾婴儿和幼儿的发育、最大限度地减少发育迟缓的可能性、认识儿童出生后前3年内重要的脑功能发展。《美国残疾人教育法》C部分规定的早期干预的另一个目标是提高家长满足婴儿和幼儿特殊需要的能力。以家庭为中心的照顾是基于以下原则,即婴儿依赖父母和其他家庭成员照顾其日常生活,满足其身体及情感的需求。同时,有特殊健康需求婴儿的家庭,会在情感上、社会上和经济上受到影响。以家庭为中心的照料体现了这样一种理念,即早期干预服务的有效性取决于家庭的参与情况。

(一)早期干预相关法律

1986年,对《美国残疾儿童教育法》的修正,确立了美国各州制定以家庭为中心的残疾婴儿协调发展系统的激励措施。这些激励措施在1990年时得到强化,当时《美国残疾儿童教育法》被进一步修订并更名为《美国残疾人教育法》。通过《美国残疾人教育法》C部分,各州必须为所有发育迟缓的婴儿和幼儿提供全面服务。分别于1997年和2004年再次修订了《美国残疾人教育法》;最新版本为2004版的《美国残疾人教育法》P.L 108-446。

《美国残疾人教育法》C部分要求各州必须维护和实施针对残疾婴幼儿及其家庭的全面、协调、多学科、跨部门机构间的早期干预服务。C部分规定了各州建立早期干预服务和系统必须遵循的政策和法规。2011版的C部分是最新规定。有的州继续修订与早期干预相关的具体州立政策。表23.1总结了C部分之间的差异,其中定义了儿童出生至3岁的早期干预服务,B部分定义了3~21岁符合条件学生的学校课程(参见第24章)。C部分是法定项目(明确个人享有服务的权利），B部分定义了法律规定的指定服务和项目。2016年，超过350 000名儿童接受了C部分服务。

在接受早期干预服务的45天内，家长和服务人员需要参与制定个别化家庭服务计划（IFSP）。制定个别化家庭服务计划的过程包括：制定针对儿童和家庭的目标并确定将帮助家庭实现这些目标的服务人员。一旦整个制定过程结束，个别化家庭服务计划就是一份为儿童和家庭提供早期干预服务指导的文件。《美国残疾人教育法》C部分特别指出必须在婴儿或幼儿的自然环境中提供服务，即对于普通的同龄婴儿或幼儿来说是自然的或常规的环境，同时也包括家庭或社区环境。

在完成初步评估之后制定个别化家庭服务计划，在此基础上确定早期干预资格并需要制定提供服务的计划。个别化家庭服务计划定义了儿童接受服务的环境，如果不能在自然环境中提供服务则提供理由说明。个别化家庭服务计划还规定了服务人员、服务频率、强度和持续时间以及资金来源。在有的州，远程医疗让服务人员能够实际参与个别化家庭服务计划进程，从而支持由于距离问题或服务人员短缺而无法服务时进行合作。有关个别化家庭服务计划的更多信息将在本章后续部分提到。

为了确保向家长和儿童提供高质量的早期干预服务，特殊教育项目办公室收集各州关于儿童和家庭结果的早期干预数据。各州必须报告使用个别化家庭服务计划的婴幼儿在以下方面的改善：

（1）积极的社交情感技能（包括社交关系）。

（2）获得和使用知识及技能［包括早期语言和沟通（和早期识字）］。

（3）使用适当的行为来满足他们的需要（包括移动能力和自我照顾能力）。

各州还必须记录参与C部分在早期干预服务中有以下改善的家长百分比：

- 家长了解其权利。
- 家长具备有效沟通孩子需求的能力。
- 家长具备帮助儿童发展和学习的能力。

美国2017—2018年的数据显示，66%～76%出生至3岁的儿童在三种儿童结局中表现出高于预期的增长。2015—2016年，90%～92%的家长表示，早期干预服务已帮助他们在结束早期干预服务时达到上述家庭标准。

（二）早期干预的重要性和结果

早期干预的重要性得到了广泛认可。大脑发育的研究表明早期发育可以显著改变儿童的终身健康和学习潜能。神经可塑性在生命的前3年最强，虽然在随后的几年中也不会消失，但神经可塑性会随着时间的推移而减弱。积极的早期经历可以塑造和强化大脑、社会情感和身体健康，这些会影响认知和沟通的发展。早期干预不仅有可能影响儿童的发育和健康，而且这些服务还可能减少照顾者的压力，从而增加家长照顾其子女和支持患儿需求的可能性。早

表23.1　按年龄组分列的教育项目对比			
参　数	年龄（岁）		
	0～2	3～5	6～21
法律	《美国残疾人教育法》C部分	《美国残疾人教育法》B部分	《美国残疾人教育法》B部分
项目	早期干预	特殊教育	特殊教育
类型	法定权利	法律指定	法律指定
申请资格	不区分类别	区分类别	区分类别
提供的服务	十六项基本服务，包括作业治疗、物理治疗、语言治疗和特殊指导 跨学科和跨专业评估 个别化家庭服务计划 以家庭为中心的 合作服务 自然环境	只为特殊教育提供的相关服务 跨学科和具体专业评估 个别化教育计划 理论上以家庭为中心，实践中以儿童为中心 建议推荐合作服务，但并非是法律指定的 以家庭、机构、或学校为基础	只为特殊教育提供的相关服务 与教育相关的具体专业评估 个别化教育计划 以儿童为本，重视课程标准 建议推荐合作服务，但并非是法律指定的 以学校为基础

期干预服务也减少了儿童衔接到学校时对特殊教育的需求。

（三）早期干预系统内的作业治疗服务

《美国残疾人教育法》C 部分认为作业治疗是为符合接受早期干预服务资格的婴幼儿提供的"主要服务"。作为一项基本服务，作业治疗可以是儿童接受的唯一服务，也可以是其他早期干预服务之外的服务。根据其法律定义，作业治疗包括满足与儿童适应性发展（自我照顾）相关的功能需求的服务；适应性行为和游戏，包括社交互动；感官、运动和姿势发展。服务包括适应环境、选择设计并制作辅助器具及矫形器，以促进获得功能性技能。参与《美国残疾人教育法》C 部分服务的儿童和家长的作业治疗结果包括改善发育表现、增加活动参与以及提高生活质量。日常生活活动、休息和睡眠、游戏及社会参与是《美国残疾人教育法》C 部分服务中提到的主要作业领域。

传统意义而言，作业治疗师以医学为导向提供早期干预服务。也就是说，作业治疗是在诊所或中心提供的，治疗过程通常是作业治疗师与儿童一对一进行的，或者与同样接受早期干预服务的同龄人在小组中进行。1997 版《美国残疾人教育法》调整为要求在自然环境中提供服务，大约 96% 的早期干预服务在家庭或其他社区环境中进行。因此，作业治疗师开发了适合家庭及其他社区环境的服务模式和策略。治疗干预被融入家庭日常安排中（即：表现模式）。作业治疗师作为在自然环境中提供早期干预服务的一员，辅导和接受团队成员的咨询以支持作业治疗干预，采用尊重文化差异、以家庭为中心的方法。以下各节定义了指导早期干预服务的概念，举例说明了作业治疗师如何应用早期干预实践。

二、早期干预的最佳方法

早期干预的最佳方法包括与家长和其他专业人员合作，以最好地满足儿童和家长的需要。作业治疗干预旨在解决儿童和家庭的目标，使儿童能够参与重要且有意义的事情。作业治疗师对儿童进行评估，确定他们是否符合接受服务的资格并制定目标和结果。治疗师与照顾者和专业人员紧密合作，形成个别化家庭服务计划，其中包括测评进展的目标和物品。他们在儿童 2 岁时参与衔接计划，遵循可完

成任务的准则。重要的是，作业治疗师在儿童的自然环境中进行早期干预工作。

（一）与家长合作

早期干预系统认识到家长可以而且往往是睿智的服务对象，是其子女取得明显进步的推动者。同时指出家长需要资源来支持和抚养残疾儿童。早期干预团队帮助每个家庭确定其特有的资源、优先事项和关注点并确定目标，使家长能支持儿童融入成为家庭一员。

以家庭为中心这一术语包含几层意义：家长受到尊重；重视家庭的优势而非不足；家长对儿童所接受的服务拥有控制权和选择权；家长和服务人员共同努力确保提供最佳的早期干预服务。在以家庭为中心的模式下，作业治疗师与儿童的主要照顾者合作制定目标。使用家庭系统的观点，作业治疗师要认识家庭在不同系统中的影响和相互关系，例如大家庭、邻里和早期干预计划。通过充分地考虑家庭及其子系统，作业治疗师可以与父母沟通，了解他们的关注点并确定他们对儿童功能恢复的优先顺序。有关与家长合作的更多信息，请参见框 23.1 和第 3 章。

家长是早期干预服务的参与者和受惠者。家庭参与的性质和程度因家庭需要、价值观、生活方式和早期干预计划本身的不同而不同（图 23.1）。家庭参与程度可能会随着影响家庭运作和应对外部或内部因素变化而波动。有些案例是对儿童残疾、父母一方或双方的工作状况、家中的新生婴儿和家庭支持网改变的接受度，如祖父母、朋友和教会组织等家庭支持网。

每个家庭接受的早期干预服务是各不相同的，注意到家庭之间的个体差异是最重要的事项。多种因素可以影响家庭参与，残疾儿童的家长可能处于

框 23.1　早期干预中以家庭为中心的特征
1. 家庭受到尊重，重视家庭的长处。
2. 家长参与儿童的目标设定和干预计划。
3. 家长选择儿童接受的服务类型。
4. 家长和服务人员作为合作伙伴共同制定策略并实施照顾。
5. 强调家长有能力支持特殊需求儿童的成长和发展。

经允许引自 Bruder, M.B. (2010). Early childhood intervention: a promise to children and families for their future. Exceptional Children, 76, 339-355.

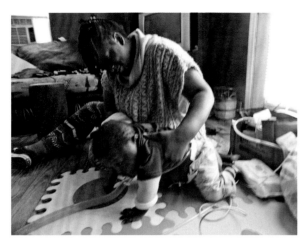

图23.1　一位母亲和她的孩子玩游戏以促进孩子负重爬行和游戏的能力

重压之下希望在任何时候都尽力做到最好。例如，无家可归或失业的父母可能不关心儿童的作业治疗。另一位家长可能认为某些技能或目标比作业治疗师设定的目标更重要。正如第3章所解释的，应尊重家庭优先事项并且服务必须遵循家庭所表达出的优先顺序。

　　为了在以家庭为中心的模式下提供适当干预，作业治疗师必须意识到并尊重基于文化信仰和价值观的差异。提供家庭干预服务的作业治疗师对于风俗习惯、饮食习惯和育养儿童的方式等不同文化要有深入的了解。家长对残疾及其原因的理解和观点、对医疗系统的看法以及医学信息来源，这都影响着他们对早期干预的态度。基于个人文化背景，家长可能认为作业治疗师是一名帮手或有影响的人，作业治疗师应了解家庭的文化价值观和信仰如何影响他们参与早期干预计划（参见框23.2）。尽管提供者承认需要考虑个人的文化价值观，但研究表明早期干预的提供者并不能始终如一地在制定个别化家庭服务计划中考虑到文化多样性（如：家庭收入、住址）。鉴于个别化家庭服务计划在指导项目实施中的重要性，这一发现表明提供早期干预的服务人员需要确保除与儿童发展相关的优先事项外，还包括所有家庭确定的优先事项。

　　作业治疗师提供干预和建议的领域，与养育子女的价值观和信念，以及对儿童的文化观念密切相关。在不同的文化中，照顾进食、如厕和洗澡的方式可能各不相同。在提出改变建议之前，作业治疗师会考虑家庭的价值观和文化信仰。作为文化价值观的一部分，作业治疗师考虑家庭仪式和家庭生活中有意义的方面如庆祝活动，支持建立家庭关

框23.2　培养文化能力的问题

1. 我对这个家庭健康方面的文化和理念了解多少？
   这代表了文化健康实践和理念的基本常识。不应该对为什么存在这些做法形成结论或判断。
2. 家人是否认同这些信仰？
   患儿可能隶属于某个特定的文化群体，作业治疗师必须调查健康文化理念与患儿的健康理念是否相似。
3. 这些理念将如何影响所提供服务的干预和结果？
   作业治疗师必须在干预计划中承认并回应文化理念和实践的影响。设计与文化理念相冲突的计划，不仅会对以患者为中心的服务产生反作用，而且不尊重家庭的理念体系。如果一个家庭，为了尊重作业治疗师的权威，采取了与文化相冲突的干预措施，家长可能面临得不到支持和不能与他们的文化群体联系的风险。
4. 干预计划如何支持文化认可的作业活动、任务以及促进家长参与作业活动的责任？
   作业治疗师必须从文化角度考虑重要的作业活动。晚餐可能对一个家庭来说是包含有强烈文化标志的具体行为，但对另一个家庭而言可能认为晚餐仅仅是吃饭，没有特定的仪式。

经允许引自 Pendleton, H. M., & Schultz-Krohn, W. (2013). Application of the occupational therapy practice framework to physical dysfunction. In W. Schultz-Krohn & H. M. Pendleton (Eds.), Pedretti's occupational therapy: practice skills for physical dysfunction (7th ed., pp. 29–4). St. Louis, MO: Mosby.

系和作业活动联系的家庭传统（如：说晚安、买新校鞋）。

　　以家庭为中心的本质是建立持续的家庭关系。当参与人员表现出有效的倾听、同情和同理心时，人际关系就得到了培养。作业治疗师谨慎地交流他们对儿童作业活动的关注，对家庭的看法持开放态度。有特殊需求儿童的家庭极其重视专业人员提供的清晰、完整的信息；表现出对儿童和家庭的尊重；提供情感支持；提供有专业有技巧的干预。参与协作干预过程的残疾儿童家长比未参与该过程的家长更有信心、参与度更高。

（二）与专业人员合作

　　早期干预计划的成功很大程度上取决于专业人员合作团队所制定、实施、协调并整合的干预计划。团队合作至关重要，因为儿童发展的需求和照顾家庭两者间的关联是复杂的，需要专业团队的技能和资源。从事婴幼儿工作的作业治疗师具备儿童作业

活动的专业知识及针对特殊需求幼儿的一般常识。干预重点是家庭中的儿童而非儿童一人，干预是通过所有相关专业人员的合作进行的。

虽然作业治疗师可以参与各类服务提供模式，但在许多州使用的是跨学科模式，即由一名团队成员提供主要服务，其他团队成员作为服务顾问。在早期干预中作为主要服务提供者，这名专业人员有时被称为主要干预者，支持并提供一般由其他专业人员执行的作业功能。作业治疗师是合作团队的指导者，可从其他专业所使用的策略和方法中受益。通过紧密合作（即：面对面会议、合作和非正式的交流），团队成员建立了相互信任和尊重的关系，从而减少了对特定治疗方法的潜在所有权。由于团队成员之间联系有限、合作时间有限，这可能导致团队成员间互相支持存在一定困难。后续篇幅和第3章中所描述的指导，是早期干预咨询的一种形式，能让团队成员强化由其他团队成员设计的干预策略。

远程医疗可以被应用于指导中，这是一种新兴的作业治疗服务提供模式，在早期干预服务中得到了越来越多的应用。远程医疗是利用电信和信息技术提供治疗服务，期间治疗师和家长处于不同的地理位置。远程医疗的使用可以在治疗师短缺的地方增加服务提供，促进早期干预提供者和家长之间的咨询、合作及辅导。

在家庭和其他社区环境中单独提供干预时，参与协作活动和团队合作的机会可能具有挑战性。重要的是团队成员需要安排会议来计划和沟通，使用电子邮件、电子文件共享服务（例如，云计算技术）等交流系统，定期安排会议保持联系。

（三）评估和干预计划

早期干预评估由一系列步骤组成，是持续协作的收集分析过程，主要收集有关婴儿和家庭的信息以便于确定具体需求并制定个别化家庭服务计划目标。在婴儿或幼儿符合C部分服务资格期间，评估、治疗项目和持续的再次评估相结合是问题解决过程。

评估婴幼儿的两个主要目的是：① 确定是否符合早期干预项目的资格；② 制定目标和预期结果，指导早期干预服务。

1. 确定资格　有些婴幼儿在出生时或出生后不久就被确诊，比如脑性瘫痪、唐氏综合征或脊柱裂儿童，直接获得早期干预服务的资格。没有具体诊断但怀疑有发育迟缓的婴幼儿则有权得到及时全面的评估（在45天内完成），评估必须包括多学科团队的参与。作业治疗师经常是评估团队的成员。评价过程中以家庭为中心的方法包括：① 尊重家庭；② 评价应是个性化的、灵活性、能反映家庭文化和喜好的；③ 强调儿童和家庭的优点，而不是侧重于不足的方面；④ 家长的专业知识是有价值的，他们应该作为合作伙伴参与所有决策。在确定评估的时间和地点以及由谁在场时，应尽可能满足家庭的需求和愿望。家庭参与是评估过程的核心，家庭的优势和关注点会被记录下来。

初次评估时，团队向家长介绍了早期干预系统以及诸如以家庭为中心和自然环境等概念（图23.2）。半结构化的访谈，例如日常安排访谈（routines-based interview, RBI）可用于收集关于自然环境和家庭干预优先事项等信息。日常安排访谈包括六个步骤：① 开始陈述（介绍访谈过程并询问家庭的主要关注点）；② 讨论儿童和家庭的日常安排；③ 了解儿童的日常生活以及儿童参与这些日常生活的情况；④ 家长对日常生活的满意度；⑤ 家长关注点和优先事项；⑥ 书写结果（详见之后的"书写目标和目的"）。团队可以询问家长关于他们社区活动、家庭支持和社区参与的障碍点。

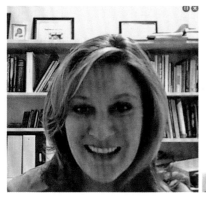 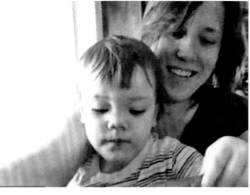

图23.2　作业治疗师使用远程技术指导父母在儿童自然的环境中实施家庭康复治疗技术

了解家庭的优先事项和背景,治疗团队对婴儿的认知、交流、运动、社会情感和适应性(自我照顾)发展进行标准化评估。游戏通常是评估的背景或组成部分,允许团队成员确定儿童如何整合相关技能,他如何以玩乐的形式与社会和物理环境互动。治疗师可以通过观察儿童与照顾者、兄弟姐妹或同龄人游戏来进行非正式的评估。例如第二版《跨学科游戏评估》(Transdisciplinary Play-Based Assessment, 2nd edition, TPBA-2)是常用的游戏评估,通过团队和家庭来促进、观察儿童的游戏技能。更多相关评估信息请参见本书附录。

通常由早期干预团队实施的标准参照评估,包括基于课程的评估,提供了儿童完成该年龄范围的某一技能的信息。标准参照测验可能比常模参照测验应用更多,因为接受早期干预服务的儿童可能不遵循典型的("正常")发展顺序,不能对标准化方案做出反馈。早期干预常用的标准参照和常模参照评估请参阅附录。此外,支持使用标准参照测试的证据基础、文化和语言的差异都可能导致评估结果有效性的问题。《夏威夷早期学习量表》(Hawaii Early Learning Profile, HELP)和《婴幼儿评估、评价和课程计划系统》(第二版)(Assessment, Evaluation, and Programming System for Infants and Children, 2nd edition AEPS)是广泛使用的、发展性的、基于课程的评估。团队选择的评估可能因各州地域不同而异,可能由负责实施《残疾人教育法》C部分服务的各州机构规定政策。由于标准化测试提供的是在某一时间和情况下、从特定的角度并使用特定的工具观察儿童能力和行为的样本,C部分规定将了解临床意见作为评估的基本方面。医生的了解临床意见充分利用了定性和定量信息,帮助形成难以衡量的当前发展状态和早期干预潜在需求的决定。例如,作业治疗师对患儿异常肌张力的判断或决定早产儿在进食时的口腔敏感性。

了解临床意见是多学科小组确定早期干预资格的最终步骤。除了标准化评估的结果之外,团队通过多种渠道获得信息,例如查阅病史记录和发展史、家庭访谈、观察儿童和家庭,以及其他专业人员(如:社会工作者、医务人员)提供的信息。下列建议表明婴幼儿评估期间综合以家庭为中心的方法、标准化评估和其他信息来源的重要性:

- 作业治疗师应该以综合发展模式作为评估的基础。家长和专业人员必须观察儿童在不同情况下的功能范围,确定如何最好地帮助儿童,而不是简单地报告评估分值。
- 评估涉及信息的多个来源和多个组成部分。父母和专业人员有助于完善儿童的整体情况。
- 了解正常儿童的发展进程对解释婴幼儿发展差异至关重要。
- 评估应强调儿童的功能能力,如出席、参与、互动、有意识地互动、组织行为模式、象征性地理解他所处的环境和具备解决问题的能力。
- 评估过程应确定儿童目前的能力、长处以及需要取得预期发展成果的领域。
- 作业治疗师不应该在评估过程中把幼儿与父母或照顾者分开来为难他们。父母的陪伴会支持儿童并开启父母与专业人员的协作,可以观察亲子互动。
- 儿童不熟悉的作业治疗师应该在开始评估前进行一段时间的观察。当父母只能扮演观察者的角色时,由陌生治疗师进行评估是另一种挑战。
- 评估仅限于容易测试的领域,如某些运动或认知技能,不应被认为是完整的。
- 作业治疗师不应该把正式或标准化的测试作为婴幼儿评估的决定性因素。大多数正式测试针对的是正常发育儿童而不是有特殊需求的儿童。

此外,许多幼儿难以参加或达到正式测试的基本要求。正式评估不是观察幼儿功能能力的最佳手段。用于干预计划的评估应该仅将结构化测试作为综合方法的一部分(参见图23.3和图23.4)。

一旦团队确定了儿童有资格获得早期干预服务,进一步评估确定哪些干预策略和服务对儿童及家庭最有价值,这对于作业治疗师和家庭来说非常重要。在这点上评估成了全面的决策过程,确定社会情绪、认知、适应、运动和沟通问题;制定目标;确定早期干预项目计划。

2. 制订个别化家庭服务计划　个别化家庭服务计划是家庭服务的地图,告知每个将与儿童和家庭一起工作的专业人员,将提供哪些服务、在哪里服务以及由谁来提供这些服务。个别化家庭服务计划的制定是在服务合作者召开会议期间进行的,参加会议的有家属和至少一名评估团队成员。这是专业人员和家长分享信息的过程,以协助家长就他们认为有利于自己和儿童的服务类型做出决定。作业治

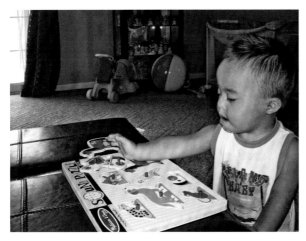

图23.3　作业治疗师可以通过观察患儿完成拼图的情况来判断知觉运动和运动计划能力

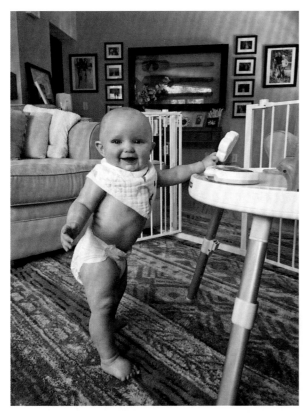

图23.4　重要的评估数据是通过结构化观察儿童在日常环境中游戏的情况而收集的

疗干预和其他早期干预服务,是基于个别性化家庭服务计划中确定的关注点和预期结果而开展的。服务合作者的任务是协助家庭获得信息和资源,配合个别化家庭服务计划的发展和实施。家长希望邀请的其他服务人员或相关人员也可参加讨论会议。

　　在个别化家庭服务计划会议期间,包括家长等团队成员讨论了多学科评估的结果。每位早期干预

人员描述了他们的评估,对儿童和家长的服务需求进行了总结概括。在讨论过程中家长提供反馈,与服务人员一起制定功能性结果的目标,确定由哪位团队成员提供服务。关于制定个别化家庭服务计划目标和结果的更多信息将在下一节介绍。

　　个别化家庭服务计划因各州地域不同而异,被涵盖在早期干预项目中。尽管形式不同,但每一份都必须包含《美国残疾人教育法》条例规定的具体信息。框23.3列出了《美国残疾人教育法》中提出的所需部分。个别化家庭服务计划的模板可以在Evolve网站上查阅。个别化家庭服务计划是动态的计划。为了确保能满足儿童和家庭不断变化的需求,如果有必要,每6个月或按需要对其进行审核。在这次会议期间,讨论的结果得到验证,家长可以选择做出改变,包括儿童接受的服务类型。

　　3. 书写目标和目的　第8章描述了儿童作业治疗中的目标书写。从以家庭为中心的角度书写早期干预结果,确定与日常家庭安排相关的儿童作业表现。框23.4列出了需要与家长讨论的问题。结果是家长希望改变儿童发展的任何方面或与儿童相关的家庭生活的声明。它反映了家庭对干预的优先顺序、希望和关注点等,概括而言就是整个团队着手干预的各方面。在制定结果前,早期干预团队会收集家长和儿童在自然环境中消磨时间的信息(如:使用日常安排访谈)、在家里或在社区的信息(如:儿童保育中心、操场、图书馆)。团队还应当协助家长确定在这类环境中会做或希望做的活动,例如一个家庭在餐桌上吃早餐,希望儿童加入早餐日程,作为早晨的一项日程安排。一旦确定了日程安排、活动和建议等策略,就可以总结结果。高质量个别化家庭服务计划结果标准包括以下内容:

- 结果陈述对儿童和家庭生活而言是有必要的,是具有功能的。
- 该声明反映了现实生活中更符合实际的环境(如:不是测试项目)。
- 该声明的措辞不含术语,清晰而简单。
- 结果不限于治疗方法(如:并不特定于作业治疗、物理治疗、言语治疗或其他治疗方法)。
- 语句中避免使用被动词(如:容忍、接受、改进、维持)。
- 措辞强调积极性。

　　"Lily会和她的家人一起去钓鱼,她会拿着自己的钓鱼竿"以及"Marcus会使用助行器在后院玩

框23.3　个别化家庭服务计划的必要组成部分

个别化家庭服务计划应以书面形式提出，并应包括以下内容：

1. 基于客观标准的婴儿或儿童的运动、认知、交流、社会情感和适应性发展的现有水平的说明。
2. 关于家庭资源、优先事项以及与促进婴儿或儿童发展相关事项的说明。
3. 制定关于婴儿或儿童和家庭希望实现的主要目标，确定完成结果进展程度的标准、程序和时间安排，是否有必要对目标或服务进行修改或调整的说明。
4. 为满足婴儿或儿童及其家庭的特殊需要而提供的具体早期干预服务的说明，包括服务频率、强度和方法。
5. 关于适当提供早期干预服务的自然环境的说明，包括如果不在自然环境中提供服务，请说明理由。
6. 预计开始服务的日期和参加服务周期。
7. 从与婴儿或家庭需求最直接相关的作业中确定服务协调人员，负责执行计划并与其他机构和人员进行协调。
8. 为支持残疾儿童衔接到学前班或其他适当服务中而采用的步骤。

框23.4　当在自然环境中提供干预时与家长讨论日常安排和活动

1. 问开放式问题，比如："通常在一天里或一周中，你和你的孩子都做些什么事情？"及"请描述下你的孩子如何参与这些活动。"
2. 问有优势和有兴趣的问题，比如："什么活动进行得很顺利？"，"你们喜欢一起做什么？"和"你希望你们能一起做什么？"
3. 询问家长已发现的具有挑战性的活动，比如："对你来说，一天中最难熬的时刻或活动是什么？"以及"在这些具有挑战性的活动中，你的孩子会如何表现及与他人互动？"
4. 通过提示和观察来鼓励家长描述儿童在各种日常事务和活动中的参与、独立和社会互动。

经允许引自 Workgroup on Principles and Practices in Natural Environments, OSEP TA Community of Practice: Part C Settings. (2008, February). Agreed upon practices for providing early intervention services in natural environments. Retrieved from http://www.ectacenter.org/pdfs/topics/families/AgreedUponPractices_FinalDraft2_01_08.pdf.

要"，这是满足这些标准的结果说明示例。其他结果说明是以家长为中心并且可能包括学习策略，以支持儿童或帮助有特殊需求儿童的父母。例如，以家庭为中心的目标是一个可衡量的结果，它涉及到在结束早期干预项目之前寻求有特殊需求儿童的托儿所或了解社区资源等适当的服务。表23.2提供了团队的目标示例和功能结果，其中作业治疗师是主要服务人员。

在结果形成之后，下一步是描述现在正在进行的干预并且当结果实现之后会发生什么。列出策略是为了解决个人结果和所需资源。所有相关的团队成员都应包括在内。例如，如果结果是"在家庭进餐中自己吃小点心"，那么目前的问题可能是"无法握住食物送入口中、不能坐在餐桌旁、吃饭时哭泣除非父母喂他"。当儿童能够独立地坐在餐桌旁拿起食物并吃一小块时，团队会发现有所进步。为了实现

表23.2　个别化家庭服务计划的目标和功能性结果举例

家庭关注点	目　　标	功　能　性　结　果
喂养和进食	晚饭时Gracie会和家人一起吃饭	每周至少有4个晚上的晚餐时间，当有人给Gracie喂食物（如：苹果酱、布丁等）时，Gracie至少从勺子上吃5口柔软的食物，此目标达成
移动能力	Gracie能够从一个房间转移到另一个房间	在一星期中有4天早晨，当她姐妹们在吃早餐准备上学时，Gracie进入厨房，此目标达成
沟通	Gracie能够让她的家人知道她想要什么/需要什么	Gracie每天至少用两种沟通使用方式（可能是声音、标志/手势等等），她的家人知道每一种含义时，此目标达成
儿童照管	Sandy和Joe会找一个他们觉得合适的儿童保育员照顾Gracie，这样他们就可以上班，也可以补充睡眠了	当Sandy和Joe恢复日常工作时间安排并且在工作日晚上有充足睡眠时，此目标达成

注：经允许引自 Nebraska Individualized Family Service Plan (IFSP) Draft. http://www.ifspweb.org/pdf/sample-IFSP-with-PSP-service-delivery-WM.pdf

此结果,提出了几种策略。这些策略通常与特定学科的实践领域相联系。例如,物理治疗师负责制定策略提高婴儿坐姿的稳定性、言语治疗师负责沟通、作业治疗师负责儿童多拿一些食物并送入口中。

侧重于参与社区活动的结果可能对家庭和幼儿有特别意义。在家庭以外参与活动,比如当地的餐馆、教堂或图书馆,这可能是照顾者的主要关注点。策略包括可以帮助家长管理转移的辅助技术或辅具(如:改装的婴儿车)、舒适性(如:便携式设备)或行为(如:推荐工具箱或平板电脑活动)。表23.3展示了工作表示例,用于帮助家长和其他团队成员决定如何将想法和策略整合入社区环境的日常安排中。

4. 衔接计划　当儿童两岁时,早期干预团队开始为儿童从早期干预项目衔接到学前教育(C部分服务转换为B部分服务)制定计划。残疾儿童及其家长的衔接过程往往伴随着压力,因为涉及许多因素,例如环境的改变(如:在家接受早期干预服务然后转变为在学前班)、服务人员的变化(如:儿童和家长可能与早期干预专业人员建立了紧密联系,但在衔接后将从学校教职人员处获得服务)以及早期干预项目和学校之间的价值观的差异(如:早期干预以家庭为中心而学校干预以儿童为中心)。当衔接计划实施良好并在整个过程中为家长和儿童提供支持时父母的压力可能会减少。

作业治疗师在衔接计划中有着重要的任务,因为他们的专业背景可以了解不同的环境如何影响参与,这是作业治疗干预的独特部分。在衔接进程中,可以使用个别化家庭服务计划中的结果和策略来指导家长。例如,家长可以让儿童参与游戏小组,帮助他们提前适应学前班的社交。作业治疗师在衔接阶段支持家长和儿童的活动包括准备好进入幼儿园后照顾者的变化和日常安排的变化、指导护理人员如何为幼儿园中有特殊技能需求的儿童服务、在衔接前参观幼儿园教室并评估环境改造的需求。作业治疗师还可以通过确保儿童的辅具已经被送到新环境并为新环境的团队成员提供儿童和照顾者进行自我照顾的视频记录,以此支持平稳的衔接。

5. 作业治疗服务费用　一般来说,各州决定作业治疗师如何得到服务报酬。在有些州,作业治疗师就职于监督早期干预计划的州立机构;有的作业治疗师是自由职业者或就职于私人机构。普遍现象是,作业治疗师按照与儿童、家长或其他照顾者直接面对面接触的时间来计费。需要注意的是,"面对

表23.3　工作表:促进Tunisha参加图书馆故事时间的策略计划

Tunisha 摆位的方式	
当其他儿童	**Tunisha 可以**
坐在地板上	坐在她的地板式座椅中 坐在你两腿之间 靠在豆袋椅上 俯卧
坐在餐桌旁	坐在靠近桌边的椅子上,髋关节以绑带固定 坐在她靠近桌边的婴儿车里
站起来	坐在她的婴儿车里 站在你前面,你固定她的髋部(用双手) 站在桌子前面,你站在她的后面,你的腿在她腿的中间(把腿分开)
帮助 Tunisha 操作物品或材料	
当活动需要物品时	**Tunisha 可以**
故事书贴、乐队乐器、其他物品	把大的物品放在她的手里(如:不用故事书贴,而是把Tunisha的小道具钉在纸巾筒上) 物品可以放在她的手或手臂上,这样她就不必抓握(如:系在她手腕上的铃铛、木偶) 用魔术贴手套拿东西
马克笔、蜡笔、画笔	用魔术贴手套握住 使用粗蜡笔(顶部有把手) 用手指画代替 与成人或其他儿童一起画时,帮助她抓住物品并移动手臂

注:经允许引自 Campbell, P. (2004). Participation-based services: Promoting children's participation in natural settings. Young Exceptional Children, 8(1), 20–29.

面"可以被解释为直接或通过视频会议技术(如:远程医疗)发生的实时互动。花在团队会议、与团队成员或家长通电话以及其他间接活动上的时间可能会计费,也可能不会计费。

因为各州对早期干预项目的资助是最后手段,在家长支付早期干预服务费用的情况下,作业治疗师常通过其他政府项目(如:医疗补助)或私人保险获得酬劳。通常家长需要支付的工资数量是根据家庭收入的浮动比例确定的。尽管从事早期干预工作的作业治疗师必须在整个社区奔波以便在自然环境中提供服务,但很少涉及提供交通费用。远程医疗

📄 案例 23.1　Jeremy

背景

　　Jeremy 的儿童神经科医生建议他在 18 个月时接受一次跨学科评估，因为他患有线粒体脑病引起的运动迟缓。早期干预团队由作业治疗师、物理治疗师、言语治疗师和儿童早期干预专家组成。在这评估模式中，Jeremy 与其父母在整个评估过程中与一名专业人员互动，其他专业人员观察并偶尔直接为 Jeremy 做某项技能测试。父母都参与了评估。虽然 Jeremy 在 6 个月时就接受了作业治疗和物理治疗，但他的父母表示希望他能和正常发育的儿童一起学习，要求将治疗方法融入其早期儿童课堂中。

评估

　　团队选择使用第二版《巴特尔发展量表》(Battelle Developmental Inventory, 2nd edition, BDI-2) 和《夏威夷早期学习概况》。后者是通过观察、直接操作测试项目以及与家长面谈完成。团队修改了部分内容，更适用于 Jeremy 受限的肢体功能。重要的是，治疗师让他参与游戏活动，通过解读他的互动和动作表现来评估其功能状况。

　　总体而言，Jeremy 的肌张力低下且身体耐力差。坐位下需要支持，只能支持站立位时的部分体重。他既不会滚也不会爬。头部控制差，坐位支持下呈折叠样，俯卧位时头部无直立反射。当他处于适当的坐位时，可以较好地用左手玩玩具但不会用右手，当作业治疗师试图评估被动关节活动度时他会抗拒。Jeremy 很警觉、对事物也很有兴趣，但不愿离开母亲的怀抱。他会说五个词：妈妈、爸爸、宝宝奶瓶、狗狗和"妈"的相关发音。

干预

　　Jeremy 开始参加包容性的游戏小组，每周两个上午。他在咨询的基础上接受了作业治疗、物理治疗和言语治疗，在游戏小组中接受了直接的特殊指导。团队成员一致认为 Jeremy 的目标包括改善与同龄人的社交互动、自理能力、操作能力和移动能力。小组为他安排了改装的座椅和餐具并调整了小组活动，使他能尽可能独立主动地参与。优先事项、目标和相关干预措施参见框 23.6。

个别化家庭服务计划回顾

　　6 个月后，服务协调者、干预团队和家庭成员开会回顾 Jeremy 的个别化家庭服务计划目标，根据需要对其进行更新及修改。家人和团队都很高兴 Jeremy 有所进步，认为这得益于干预项目。Jeremy 在小团体中获得了信心，培养了良好的社交和沟通技巧，不再像之前那样容易疲劳。Jeremy 的服务协调者安排他参加当地一家托儿中心的特别补助项目。他进入了两岁儿童的班级，每周上几小时课，得到了一名受过培训、负责帮助特殊需求的儿童融入正常托儿所的辅导员的支持。虽然这名辅导员还要帮助其他儿童，并不经常在 Jeremy 的班级里，但是只要他需要帮助或者老师有问题或担心的时候，她总是能够帮助他。几个月后，Jeremy 开始每周参加两次该项目；同时，他继续在家和中心接受咨询性的治疗服务。

年度再次评估

　　在加入早期干预计划一年后，干预团队重新为 Jeremy 做了评估，为制定新的个别化家庭服务计划做准备。他们并没有在正式的测试中进行评估，而是在参与各种活动的几周时间里进行。除了《巴特尔发展量表》，Jeremy 的团队还再测了《夏威夷早期学习概况》。

　　再次评估结果显示，他是一名快乐的、会说话的两岁儿童。尽管 Jeremy 的体能有所增强，但是他需要婴儿车式的轮椅并且要有特制的适用于座椅的衬垫。这个可移动座椅也可以放在地板上，这样当他在地板上玩时，他可以和同龄人保持在同一水平面。他在游戏技巧方面有所提高并增加了与同龄人的自主互动；例如，他可以在几乎没有提示的情况下轮流分享玩具。

　　Jeremy 继续参加托儿所的课程，不再需要辅导员的支持。作业治疗师和物理治疗师继续提供实地咨询服务。通过解决问题的方法及家庭成员、托儿所职员和治疗师紧密合作，Jeremy 在班上表现得很好。支持他参与的策略包括提供到操场的轮椅通道（他们一直带着他）、指导他拿起和拿走的方法、让他能够坐婴儿车到各个房间便于教师有时间照顾其他活跃的 2 岁儿童。

总结

　　Jeremy 就是在融入游戏小组和普通托儿所的综合性项目中受益的案例。该项目需要家长、早期干预人员和社区资源紧密协作。他的父母期待着 3 岁的毕业典礼，将普通课程增加至每周 3 天。他们已经参观了附近的学校，计划在 5 岁时让他上普通幼儿园，在那里接受治疗。Jeremy 有与年龄相匹配的认知能力，有了适当的支持和技术，他可以充分参与学校和社区活动。

技术提供的早期干预服务可以通过医疗补助、私人保险或《残疾人教育法》C 部分基金来报销。远程医疗提供的医疗补助和私人保险报销因各州地域不同而异。当为远程医疗服务收费时，可能要求提供者使用单独的收费代码来辨别使用的技术类型（如：同步技术）。作业治疗师与行政人员和服务协调者共同努力使这些问题透明化，更好地解决问题并优化受到资金限制的资源系统。

（四）在自然环境中工作

为了使儿童继续成为家庭不可分割的一部分，使家庭成为邻里和社区内不可分割的一部分，服务应以社区为基础并在家庭方便到达的地点提供服务。家庭应该选择最适合优先事项、生活方式和有同龄正常儿童的自然环境。案例有游戏小组、母亲晨出计划、托儿所、操场或公园（图23.5）。此外，个别化家庭服务计划的结果应该支持在自然环境中提供服务，其结果参见直接与家庭的日常安排和环境相关。

在自然环境中采取的干预措施包括使用在家中可以找到的玩具和物品，这些玩具和物品将始终提供给家人或其他照顾者。依赖于临床设备的作业治疗师，无论是家访还是在治疗中心使用，可能会选择对他们而言最舒适的设备和玩具，但这对家长可能是不便或无法使用的。秋千、治疗球或符合儿童的桌椅等专业设备是临床治疗项目弥补感觉或运动障碍的最佳选择，但无法提供给家长、托儿所的看护人员或应用于其他作业治疗师不在场的环境中。如果早期干预在临床环境中提供，那么对于作业治疗师而言，为家长和其他照顾者提供学习及实践治疗策略和干预的机会，以促进泛化到自然环境中，也同样重要。

广义人生观不止关注儿童和家长身体健康，还关注儿童和家庭的社会及情感需求。特殊儿童理事会幼儿部门（Division of Early Childhood of the Council for Exceptional Children, DEC）和美国幼儿教育协会（National Association for the Education of Young Children, NAEYC）支持融入自然环境的理念，声明如下：

早期儿童融入体现了支持每位婴幼儿及其家长权利的价值、政策和实践，无论其能力如何，都可作为家庭、社区和社会的一员参加各类活动和各种环境。残疾儿童、普通儿童和家长的融入性体验的预期结果包括归属感和成员感、积极的社会关系和友谊、发展和学习最终能充分发挥潜能（参见图23.6）。

三、作业治疗早期干预实践

作业治疗师促进儿童发展、独立并掌握生理、认知和心理社会功能。他们指导并支持家长和照顾者，实施干预策略并推荐治疗技术提高儿童的功能能力和发展表现。作业治疗师还为残疾儿童提供机会，让他们与正常发育的以同龄人一起参与到自然的学习环境中。

研究笔记23.1

Kingsley. K., & Mailloux. Z. (2013) Evidence for the effectiveness of different service delivery models in early intervention services. American Journal of Occupational Therapy. 67.431-436.

摘要

本研究进行系统性回顾解答该问题：在针对幼儿及其家庭的作业治疗服务中，不同的服务提供模式及方法的有效证据是什么？十八项研究符合入选标准；大多数是 Ⅰ 级研究（如：系统综述、荟萃分析、随机对照试验）。研究结果表明，家庭和儿童的早期干预成果可以通过育儿项目获得，特别是通过治疗师引导和反馈的项目。改善儿童沟通、游戏和行为结果的培训项目受到家长的重视。需要进行更多研究以确定提供最佳的早期干预服务所需的环境、剂量、时间和持续周期。

实践意义

- 以家庭为中心的积极结果与早期干预的建议相匹配。当作业治疗师为幼儿及家长服务时，应该使用以家庭为中心的方法，如父母培训干预。这些对照顾者是有价值的，也是早期干预的基础。
- 虽然在自然环境中提供服务是最常使用的，但研究结果并未表明这对早期干预是最有利的。作业治疗师应与家长合作，根据家庭目标和资源确定早期干预的环境（如：家庭、社区）。

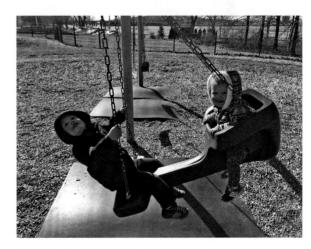

图23.5 作业治疗师鼓励儿童在操场上参加感觉运动活动

（一）自然环境中的作业治疗

如果家长希望并且对儿童有益时，作业治疗师会在更多的自然环境中提供服务，包括祖父母或亲戚的家中及社区的其他环境中。通过在自然环境中提供早期干预服务，他们利用了儿童和家庭日常作

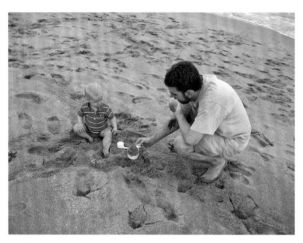

图23.6   家长参与在自然的环境中支持儿童

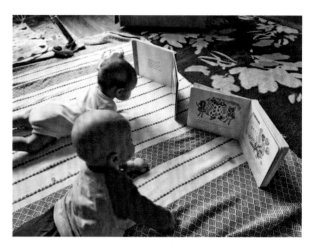

图23.8   支持学习的包容性环境

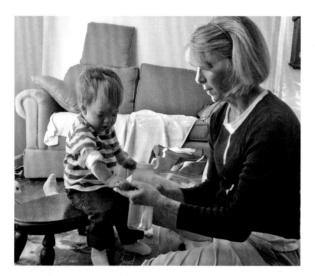

图23.7   作业治疗师在家中使用物品设法解决儿童的精细运动目标

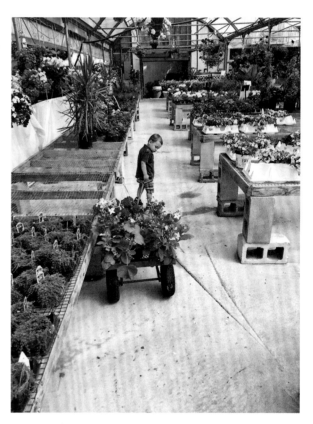

图23.9   参与以社区为基础的家庭活动可以促进技能发展

业活动的真实环境。例如参与母亲晨出计划、母婴游戏小组、在公园里抚摸小狗和在健身房玩耍等。作业治疗师在社区内的游泳池提供服务,咨询游泳教练并与图书馆员合作为残疾儿童创建故事时间。参与人员常推荐增加儿童在穿衣和洗澡能力方面的参与度。在自然环境中的学习机会是更有效的,当活动是有趣的并为儿童提供了探索、实践和掌握能力的环境时,这更能满足幼儿的发展需求。

自然干预策略利用了偶然的学习机会,包括儿童的日常活动、与成人和朋友互动(参见图23.7)、跟随儿童的引导和使用自然的结果。现实生活环境中的干预策略能够促使儿童获得功能性运动、社交和沟通技能(参见图23.8)。当在自然环境中学习技能时,这些技能更有可能被泛化到其他活动和环境中(参见图23.9和图23.10)。在自然环境中提供作业治疗的两个主要优点是儿童往往在家庭等熟悉环境中感到更加舒适并且指导照顾者在儿童和家庭的日常生活中利用自然的学习机会是切实可行的(参见图23.11)。在自然环境的干预需要作业治疗师制定具有创意的策略,能够使该策略得到照顾者的认可及支持。

在家中观察家庭和儿童让作业治疗师更符合现实的制定目标,可以基于可利用的资源、解决不同家庭环境的问题以及制定个别化方案满足家庭的兴趣

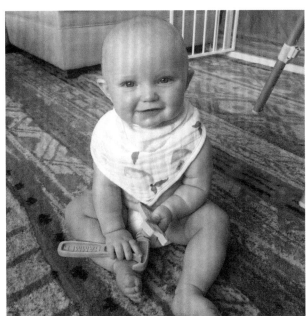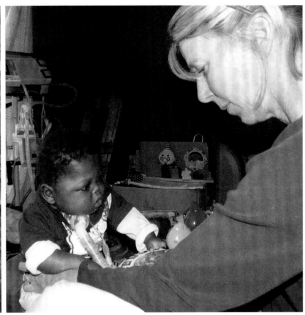

图23.10　通过使用自己家里的玩具，婴儿可以与家人一起练习提高目标技能

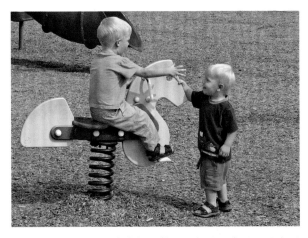

图23.11　在自然环境中与同龄人一起玩耍有助于儿童泛化新学习的技能

和需要。干预讨论不仅可以包括父母，也可以包括祖父母、托儿所教师和兄弟姐妹，每个人都可以促进婴儿的发展和活动参与。

从治疗师、家长和管理机构（特别是各州和地方机构）的角度来看，在自然环境中提供治疗遇到了一些困难，研究结果表明作业治疗师和其他早期干预提供者并不常常在自然环境中实施以家庭为中心的训练。为了在自然环境中有效地提供服务，作业治疗师必须具有创造性和灵活性，充分利用儿童游戏活动中的教育时机。例如，作业治疗师计划使用托儿所的操场进行感觉运动活动，利用里面的活动桌练习精细运动技能，但却发现是雨天儿童不能出门。

当到达教室时看到儿童正在进行雨天的装扮活动时，他需要立即利用装扮活动作为干预背景，设计穿上目标儿童所选的服装的游戏场景。

1. 以家庭为中心的干预　在以家庭为中心的干预中，指导作业治疗师基于家庭优先事项并尊重不同家庭成员选择参与干预的程度。作业治疗师增加干预疗效的一个重要方法是使该计划与家庭生活方式及时间概念相关。因此，作业治疗师会选择并推荐活动以改善行为及技能，儿童可以将这些技能泛化到家中、学校和社区的日常生活中。

在与父母讨论家庭项目时，常常需要考虑到家长的需求和支持。一位母亲表示："有时即使是可以接受的治疗量也会感觉太多——儿童需要时间成长，或者你需要时间去陪伴家人。在这些时候说'不'是可以的，因为只是暂时的。你的直觉会告诉你什么时候说'不'。"作业治疗师通过倾听他们的心声并告诉家长关于育养技巧的积极反馈来支持家庭干预，因为在残疾儿童的家庭中，日常生活需要花费大量的时间和精力，所以使日常生活更简单且便于融入日常安排的建议是最成功的。例如，作业治疗师提出关于摆位和操作的建议，以此提高进食效率并让儿童适应浴椅，减缓洗澡的负担。父母可以结合干预策略，提高洗澡时的协调性或关节活动度，或者当父母在做饭时哥哥姐姐可以鼓励婴儿伸手拿玩具。家长指导是聆听与教学的组合并且鼓励家长主动参与。

2. 家长指导　指导是以家庭为中心的方法，汲取了成人学习风格的优势。自然环境为作业治疗师提供了机会，指导照顾者获得信心并承担起照顾儿童日常的责任。作业治疗师也指导其他专业人员实施他们自己制定的干预策略。指导的重点是指导者（早期干预人员）和学习者（照顾者），前者是"具有专业知识和技能，可以分享成长和发展、具体干预策略并提高残疾儿童的表现"，而后者是"对儿童能力、挑战及特定情况下的表现……日常安排和环境、生活方式、家庭文化……对患儿和照顾者的预期目标有初步了解"。指导者通过 Rush 和同事描述的过程来支持照顾者和儿童完成目标。图 23.12 解释了这个过程：

- 起始：指导者或学习者确定需求并制定一致的计划，其中包括指导目的和具体学习者的结果。
- 观察：指导者可以使用四种可行的观察方式：① 学习者在治疗师观察时，展示现有的挑战或练习新技能；② 在学习者观察时，指导者示范技术、策略或技能；③ 学习者在进行活动的同时，自觉地思考该如何支持儿童的学习；④ 治疗师和学习者观察环境的各个方面，确定他们可以怎样改变环境。
- 行动：这包括在指导者和学习者接触以外的时间进行的活动，例如学习者练习新的技能或策略，或参与可能与指导者讨论的环境。
- 反思：指导者通过提问和反思性倾听、提供反馈并共同解决问题方法，帮助学习者理解如

何分析实践和行为。然后指导者回顾讨论或观察学习者来评估学习者的理解程度。学习者的优势、能力和掌握程度已被承认。

- 评估：指导者对学习者和自身进行评估，了解训练过程的有效性。不是每次指导者和学习者进行讨论时都要对学习者进行评估；但如果需要改变、如果指导者正在辅助学习者完成确定的结果、如果指导需要继续，那么治疗师应该自我评估。
- 延续：总结指导课程的结果，为下次课程之前和期间将发生的事情制定计划。
- 解决方案：指导者和学习者都认为已经达到了目标。学习者的能力和信心增加，支持儿童在自然环境中的学习机会。

在早期干预团队成员为儿童和家长主要提供者的服务提供模式中，指导是有帮助的（案例 23.2）。在这种模式中，其他团队成员在咨询的基础上为家长提供指导，也为主要服务者提供指导。在任何团队治疗过程中，都需要团队成员运用良好的沟通技巧以及相互信任和尊重来指导。沟通与合作机会对于成功指导是至关重要的，因此需要早期干预方案和机构的支持，以增加讨论时间和共同治疗时间。团队成员必须明白指导不是线性过程，而是用于强化所需解决方案的反馈过程。

作业治疗师通过将对儿童具有挑战性、适合发展的活动融入日常生活和家庭确定的活动环境中，与儿童照顾者共同制订计划和执行干预过程。通过这种方式，指导可以改善儿童和父母的完成结果。例如，作业治疗师教导父母改善婴儿的抓握能力，因为这涉及玩喜欢的玩具或用手进食。在确定了表现迟缓的区域后，例如进食和参与就餐，作业治疗师与照顾者共同找出儿童在进食期间参与的自然学习机会。为了促进泛化自我进食的表现，作业治疗师和照顾者应用在自然环境中吃点心的活动让儿童能够集中注意力、有足够的时间和使用适当的（容易吃）方式进食。所选择的进食活动包括对儿童各领域（包括感觉、运动、认知和社交领域）"恰到好处"的挑战。

大多数发展技能和游戏作业是在社交互动的背景下学习的，包括与另一名儿童或成人的相互给予、眼神交流、表扬和成功尝试。将治疗策略融入日常安排（参见图 23.13），这需要照顾者改变行为。照顾者除了与作业治疗师一起学习治疗策略并接受反馈

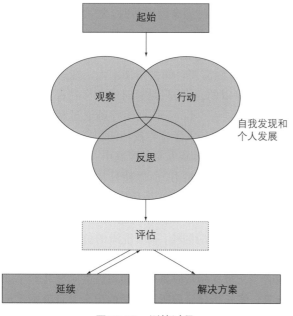

图 23.12　训练过程

背景

Alana是一名两岁3个月大的儿童，被诊断为发育迟缓。她因为运动、自我照顾和适应以及社会情感方面发育迟缓而接受早期干预服务。最初的评估结果表明Alana的发育迟缓可能与感觉处理问题有关，有寻求过多感觉刺激的症状。作业治疗师Karen是Alana的主要服务者。Alana的母亲Carmen，要求在家里进行干预服务，因此Karen每周进行一次家访。在进行个别化家庭服务计划期间，家人发现Alana难以入睡。他们希望早期干预团队解决这一问题。

干预

在第一次家访时，Carmen提到Alana晚上难以入睡，Karen猜测Alana晚上很难平静入睡可能与她患有感觉处理障碍有关。Karen邀请Carmen加入治疗团队，询问她是否愿意一起探索帮助Alana解决睡眠问题的方法。Carmen热情地答应了。

Karen要求Carmen叙述下她和丈夫Ramon为了帮助Alana入睡已经做过的尝试。Carmen说他们一般给Alana洗澡，让她看一会视频，然后在睡前抱她进房间安静一会儿。但是最近将婴儿床换成儿童床后，Alana拒绝上床睡觉。反而她会把玩具拿出来，跳上床垫并在房间里跑来跑去，随着夜幕降临她反而变得更兴奋。最终几小时后，Alana才会累倒在床上睡着。Carmen认为睡眠问题导致她和Ramon之间的关系变得紧张，因为他们都睡眠不足，很容易对彼此感到失望。

Karen告诉Carmen，她怀疑Alana的感觉处理能力与她难以入睡有关。她向Carmen提供了两个建议性策略，可以在下次课程前进行感觉输入训练：① 给Alana更多机会进行融合运动的游戏，例如爬行和匍匐前进；② 洗澡时使用有纹理的沐浴手套。Karen认为，观察Alana的睡前日常活动是有益的，所以她安排下一次课程时间为晚上。当她到Alana家后，她向Carmen了解在实施基于感觉的建议后发生了什么。Carmen 回想了过去几天的情况，反馈说很难给Alana更多的时间玩耍，因为家人从托儿所接她回家的时间已经很晚了。Carmen认为带纹理的沐浴手套有助于安抚Alana洗澡时的情绪，但Alana还是要很长时间才能入睡。

在观察她的入睡日程时，Karen注意到可以提高支持Alana感觉需求和行为的一些日常安排，这些感觉需求不一定是基于感觉的，但更有可能是幼儿期的正常发育造成的，比如Alana拒绝上床睡觉。到达后，Karen跟着Carmen和Alana进了卧室，Carmen打开了视频。当播放一段动作很少的卡通视频时，Alana在房间里转来转去。Karen问Carmen是否有唱歌跳舞的视频。Carmen换了段视频，很快Alana就和视频中的角色一起开始跳舞了。Karen解释说，舞蹈可以提供运动和肌肉活动，有助于满足Alana的感觉需求。看完视频后，她发现Alana很享受沐浴并寻求感觉刺激，比如在手臂和腿上涂肥皂。Karen为Carmen示范如何使用浴球给Alana提供深压觉，刺激上肢、下肢和背部，以及如何使用毛巾像用沐浴球一样帮她擦干。

洗完澡后，他们去了Alana的房间。Carmen关上百叶窗并拉上黑窗帘这样让房间变得昏暗。虽然Alana进入房间时很平静，但随着房间变得越来越暗、越来越静，她开始活跃起来。Karen问Carmen有没有多余的夜灯，Carmen拿出了一盏放在Alana房间的角落。Karen打开Alana的小收音机，收听轻柔的古典音乐。Karen解释说，Alana可能需要额外的视觉和听觉输入以帮助她保持平静。在床上看完书后，Carmen告诉Alana该睡觉了。Alana开始抗议，但Karen很快建议他们在睡觉前玩"云朵游戏"。她拿起Alana的枕头，Alana俯卧着，枕头放在Alana的背上。Karen稍用力地按着枕头并告诉Alana，"云朵带你进入梦乡"。Karen和Carmen交换了位置，鼓励Carmen继续给Alana增加深压直到Alana表现出想要睡觉。

他们离开房间后，Carmen把Ramon叫进厨房，这样他们就可以和Karen谈话了。他们都很高兴，因为Alana睡着了，而且当使用Karen建议的策略时，事情变得简单多了。Carmen和Ramon计划在下次课程前使用这些技术并评估其疗效。

随访

一周后，Karen来到Alana家并问候了Ramon。他告诉Karen，Alana在入睡方面一直有进步，甚至要求上床睡觉这样她就可以玩"云朵游戏"。Karen、Carmen和Ramon认为不需要对Alana的睡眠做进一步的干预，因此结束了针对这一特殊需求的指导治疗关系。

外，还可以受益于模式和强化行为的继续指导。

3. 使用远程医疗促进指导模式　远程医疗服务提供模式让作业治疗师在以家庭为中心的架构内提供指导。例如，一名作业治疗师使用远程医疗技术指导照顾者辅助儿童获得使用勺子独立进食能力的策略。作业治疗师可以使用带有视频软件的平板电脑观察儿童用餐时的体位并协助儿童使用勺子、指导照顾者治疗技巧（如：积极的辅助、反向推理或姿势支持）、观察照顾者实施治疗。作业治疗师可以提供反馈、讨论照顾者的关注点并为技能发展提供问题解决策略（参见图23.14）。研究建议在早期干预服务中使用远程医疗可促进家长参与、支持儿童与家庭的结果并产生高质量的家庭满意度。表23.1是关于远程医疗和儿童相关研究的进展网站。

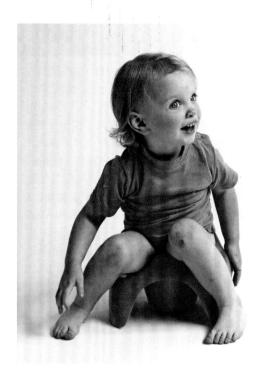

图 23.13　改良座椅可以促进如厕的独立性

远程医疗也支持专家、远程提供者和家长之间的合作，以进行跨学科评估、护理协作及团队间的咨询。跨学科专家团队（如：医生和康复专业人员）通过远程医疗技术与家长及当地提供者合作进行评估，这被认为与面对面评估同样有效，据报告参与者（家长和提供者）的满意度较高。

此外，由于远程医疗服务提供模式减少了前往专科诊所的交通费用，所以节约了大量成本；通过与服务提供者一起评估并讨论建议，家庭自主权得到强化；共同提高了专业技能。确定谁将受益于远程医疗服务的因素包括儿童病症的复杂程度；儿童的背景和自然环境；家庭对技术的喜好和获取途径（参见框23.5）；所提供干预的性质和复杂性；实践的要求（即：早期干预项目）；作业治疗师的知识面、技能和能力。

（二）作业治疗干预

婴幼儿作业治疗干预的主要结果是游戏，包括物品和社交游戏；社交参与包括亲子互动、同伴互动和小组互动；饮食和睡眠等自我照顾类游戏。每个领域的干预原则和策略在本小节有所描述。婴幼儿循证干预实例参见表23.4和框23.6。

游戏是幼儿作业治疗的基本要素，被定义为一种干预手段（促进发展的策略）和目标（作业活动结果）。因此，作业治疗干预改善游戏结果，以游戏作为治疗背景来促进技能的发展。

1. 以游戏作为干预结果　游戏是最重要的儿童作业活动（详见第11章）。游戏的变化是开放式的、自创的、无限制的。游戏本质上是探索性的、象征性的、创造性的或者竞争性的（参见第4章关于幼儿假装游戏技能的发展进程）。

学习如何玩游戏可以作为干预目标，尤其是对于影响多个表现领域的严重残疾儿童。由于长期住院、接触医疗技术或身体功能受损等原因限制了患儿的游戏机会，所以需要治疗残疾的儿童可能无法发展游戏技能。有孤独症风险的幼儿可能表现出刻板的游戏行为，缺乏重要的社交和假装游戏。患有运动障碍的儿童可能物品操作能力受限或移动能力受限，不能充分参与感觉运动类游戏。其他儿童可能因认知受限或社交困难而在游戏中存在一定障碍。为了使儿童开始游戏并提高参与游戏的能力，作业治疗师在与儿童的互动中示范游戏的乐趣。不管是捉迷藏游戏，还是推倒一面假墙或在沙子里挖宝等游戏，这些活动应该是享受的、有乐趣的。第11章描述了促进游戏作业活动的干预。

2. 游戏是学习特定技能的方式　儿童参与游戏活动可以掌握发展技能并学习新技能。技能是参与其他作业活动的基础，例如操作物品、解决问题和完成任务的能力，都可以在游戏中培养和练习。作业治疗师和照顾者创造了鼓励特定技能发展的游戏

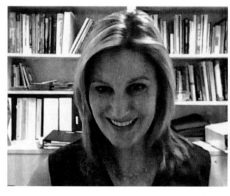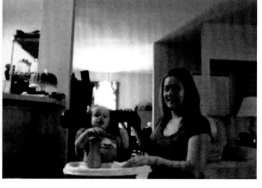

图23.14　作业治疗师使用远程医疗技术指导儿童照顾者使用反向推理技术，促进儿童自我进食的独立性

框23.5　早期干预中的远程医疗模式

远程治疗师与以下人员合作：
- 在儿童自然环境中的患儿和家长。
- 在儿童自然环境中的患儿、家长以及儿童个别化家庭服务计划团队中的其他人员。
- 儿童和家长（或儿童个别化家庭服务计划团队中的其他人员）在儿童当地社区的远程医疗会议。
- 与家人住在一起或者离得很远的口译人员，可以通过视频会议技术与家人联系。
- 个别化家庭服务计划团队远程参加团队会议。

技术选择
- 在自然环境中使用现有的技术（如：计算机、平板电脑，智能手机）。
- 将设备借给家庭使用，形成远程医疗服务提供模式。
- 提供者将技术引入儿童的自然环境中，支持远程提供者的咨询和协作。
- 利用儿童社区中现有可用的技术公共设施（如：各州远程医疗网点、公共卫生部门设施以及社区的视频会议设备点）。
- 社区中的远程医疗网点并不是自然环境；然而，专业人员和特定学科服务人员通过远程医疗提供的建议在当地社区中应用是不可行的，可由家长和服务人员在儿童的自然环境中应用。
- 当非自然环境提供给儿童当地社区无法提供的特定学科的提供者，所有的早期干预服务都应在儿童自然的环境中进行，服务应符合特殊教育项目办公室（Office of Special Education Programs, OSEP）的要求，即大多数服务都在儿童所处的自然环境中进行。

益处
- 改善服务方式，否则由于服务人员不足而难以得到服务。
- 促进以家庭为中心的服务，儿童家长和其他个别化家庭服务计划团队成员接受咨询、指导并通过远程医疗技术在儿童的自然环境中提供远程支持。
- 通过与具有特定学科知识和专长的远程服务人员进行咨询及合作，提高当地服务人员的知识和技能。
- 如果课程是通过安全的平台记录并存档的，此记录可作为家庭和个别化家庭服务计划团队成员的资源，以此查看和实施干预策略并促使将整合的策略纳入日常生活中。
- 支持更有效地使用口译人员，因为降低出行可以减少预计费用。

框23.6　Jeremy 及其家庭的目标和干预示例

照顾者的优先事项	目　标	干　预　措　施
与同龄人的社交互动	儿童目标：Jeremy 在很少提示下可以与同龄人以轮流使用和分享玩具的方式互动。	• 辅助照顾者获得改良座位的轮椅（婴儿车式）并配有在地板上应用和可移动的座位。 • 培训托儿所工作人员应用改良座椅提供合适的坐姿。 • 培训托儿所工作人员正确摆放玩具，在游戏和小组活动期间最大限度地让患儿参与并进行社交互动。 • 示范。 • 口头和身体提示。
自我帮助技能	儿童目标：就餐时 Jeremy 会自己用勺子进食，很少洒出。	• 改良勺子以促进左手抓握。 • 提供手把手辅助（随着技能的提高应减少支持）。 • 提供容易进食的稠厚食物（如：麦片、布丁）。
操作物品	儿童目标：Jeremy 会独立使用开关启动玩具、会玩需要双手操作的简单玩具（如：撞击或挤压在一起、固定容器将积木放入其中等）。	• 协助照顾者获得改良座位的轮椅（婴儿车类型），配有在地板上应用和可移动的座位。 • 协助照顾者获得有开关的玩具。 • 提供示范和手把手辅助，鼓励使用右手辅助（如：拿玩具、容器等）。 • 鼓励使用需要双手操作的玩具（敲、互推等）。
移动	家庭目标：照顾者获得一部改良座椅（婴儿车类型）的轮椅，配有在地板上应用和可移动的座位，以便让Jeremy在家里、社区和在托儿所使用。	• 协助照顾者获得改良座椅（婴儿车类型）的轮椅，配有在地板上应用和可移动的座位。 • 培训托儿所工作人员应用改良座椅提供合适的坐姿。

场景。干预活动使用的物品和材料通常来自自然环境(参见图 23.15),而不是作业治疗师带到家中的物品(如:治疗球)。作业治疗师可以向照顾者展示如何用塑料容器和木勺等日常物品来构建游戏和玩具,发展特定的上肢运动,促进有序的假装玩烹饪游戏或音乐游戏和(或)改善共同注意。例如,偏瘫型脑瘫幼儿使用患侧上肢玩填充动物玩具,当伸手去玩具箱拿玩具时可以稳定躯干。这项活动支持以运动为基础的作业治疗目标,让儿童将患侧上肢融合在游戏中,通过重复练习来逐步调整(如:幼儿把动物玩具放回玩具箱内前给它们一个拥抱);以患儿自己的玩具作为游戏的开始,这是一个学习机会。

作业治疗师还可以与家长合作,帮助参加早期干预的儿童参与社区游戏小组。通过示范、调整环境和指导照顾者,作业治疗师增加了儿童兴趣,帮助家长从在家里玩转换到在社区玩。当儿童患有运动迟缓时,作业治疗师与照顾者一起确定如何将各种适龄玩具、游戏、感觉运动体验和其他策略融入儿童的日常生活中,以弥补运动技能的缺陷。例如,喜欢徒步旅行的家长可能会鼓励儿童捡起旅途中的落叶放进小包,这项活动强化了抓握和松手的技能。婴儿照护中心的照顾者可以和婴儿玩躲猫猫,鼓励婴儿伸手抓握。

3. 让儿童参与游戏 为了让婴幼儿充分参与游戏,成为技能发展的结果或干预,治疗师提供以下活动:① 激发和吸引儿童;② 鼓励和促进新技能的发展;③ 强化学习更高水平的技能;④ 促进游戏技能转换到各种活动中。

(1)激发和吸引:作业治疗师使用各种方法来激发儿童的兴趣和参与游戏的动机。激发兴趣的关键是舒适的环境,有促进儿童的自我调节的感觉元素。对于某些婴儿来说,自我调节可能需要改变环境来降低警觉性,比如调暗灯光、关掉电视或使用其他喜欢的感觉输入,比如随着音乐有节奏的摇摆。提供婴儿喜欢的感觉输入类型和水平,有助于其自我调节和具备最佳的警醒度。具备最佳警醒度的婴儿是警觉和专注的,可以参与活动。

让儿童参与并保持兴趣的另一个方法是使用儿童喜欢的物品或活动。照顾者可以帮助确定喜欢的玩具、材料和物品。游戏活动也需要适合儿童发展,也就是说,符合儿童发展的游戏水平。让儿童有动机或让儿童有兴趣的游戏活动的特点包括具有互动组成的玩具。已知喜欢的玩具(如:火车常是孤独症儿童喜欢的)和已知对个人有意义、能激发内

在动机的活动应该包括在内。游戏活动的意义应由父母确定,也可以从儿童的参与程度中观察到。喜欢的游戏环境可以创造和促进残疾儿童与作业治疗师或照顾者之间有意义的社交互动。当儿童参与有意义的游戏活动时,作业治疗师可以引入多变的游戏方式,或引出挑战儿童新技能的更高水平的游戏活动。

(2)练习新发展的技能:因为游戏活动很有趣,所以很容易重复和改变。儿童可能会长时间被游戏所吸引,他们通过这样的练习可以掌握技能。作业治疗师设计活动把它作为目标,练习并扩展具体的技能,如在毯子上建造火车轨道、填满沙桶或用培乐多彩泥制作许多蛇。非结构化的游戏活动可以容易地进行调整或分级,促进儿童更高水平的反应(如:儿童可以排列积木或堆积木,也可以创造设计并建造房屋和桥梁)。符合照顾者日常生活的游戏活动更有可能得到重复;通过这种方式,游戏技巧被整合入儿童和家庭的日常生活中。

(3)强化更高水平的技能:当儿童玩游戏时,作业治疗师提供了适当的强化(几乎普遍都是积极的)。因为游戏常是内在强化,所以表扬和口头鼓励(外在强化)的需求较少。通常,作业治疗师对儿童游戏的兴趣和观察是强化;积极的影响和乐趣也会强化儿童的行为。游戏中同伴互动可以提供示范,自然地强化儿童的结果。作业治疗师仔细策划内在强化的活动,比如爬上并跳在枕头上、走在路边或沙盒的边缘、和朋友们一起玩游戏(参见图 23.16)。此外,作业治疗师在临床上解释了强化的时机(有时延迟的反馈会导致持续的儿童表现),是否使用特定反馈或常用反馈(通常儿童更能从特定反馈中获益)和何时淡化反馈(当儿童更加独立时,作业治疗师或照顾者可以减少反馈)。游戏活动尤其是与同伴的社交游戏,本质上是有益的,由于游戏的趣味性可以强化发展新技能。

(4)促进游戏技能泛化:当发展新技能时,作业治疗师的目的是让儿童可以将行为泛化到各种游戏活动和环境中。因为游戏常被融入幼儿的日常生活中,作业治疗师指导照顾者如何使用各种玩具或游戏活动来支持儿童泛化新习得的技能。作业治疗师与家长共同确定游戏发生的自然环境或照顾者和儿童会消磨时间的环境,如后院、儿童的卧室或社区游乐场。儿童保育员也可得到支持,学习提高儿童游戏能力和支持泛化新技能的策略和方法。

4. 改良游戏:辅具的任务 当儿童有严重残疾

案例23.3　Amelia

背景

Amelia是一名24个月的儿童,因为担心其粗大运动和精细运动及进食能力的发展,怀疑可能存在感觉处理问题,所以儿科医生建议介入早期干预项目。Amelia哭起来就非常糟糕。Amelia的母亲称其的问题领域包括不合作行为、"极度崩溃"、生气烦躁、与厌恶食物质地相关的进食问题、恐惧和平衡能力差。虽然她6个月时就能独坐,但到8个月时她才能伸手抓握物品。她9个月时可从仰卧位转换至俯卧位,11个月时开始爬行。

评估

使用室内运动评估模式确定Amelia的服务资格、当前发展水平并促进干预计划。评估团队由一名物理治疗师和发展干预人员组成。作业治疗师的参与是必不可少的;然而,Amelia生活在农村,没有早期干预的作业治疗师。有作业治疗师的最近的医院或门诊康复诊所离她家有50分钟的车程。

远程医疗

最近Amelia居住地的早期干预项目开始使用远程医疗作为服务提供模式,这可以使生活在农村和服务不足地区的儿童获得服务。Amelia的母亲同意使用视频会议来增加她的早期干预服务。物理治疗师带了配有视频会议安全软件的平板电脑到她家里,使作业治疗师能够虚拟地参与室内运动评估。

在评估过程中,Amelia非常愉快。她不喜欢被触碰或抱着。在室内运动评估中由物理治疗师进行评估,教育专家(有时被称为发展干预者)则担任观察员的角色。在短暂的忽视后,Amelia与评估人员进行了十分谨慎的互动。她的母亲留在评估室内参加了评估过程。作业治疗师通过视频会议与其母亲进行了面谈,了解了她的感觉运动史。Amelia的母亲称她很难接受碰触,一碰到她就会被推开。有时当抱着她时,她会变得紧张并拱起背。据Amelia的母亲说当抱着她时,她很容易发怒并且不愿意让人给她洗头或洗脸。Amelia讨厌噪声,比如吸尘器和吹风机发出的声音。虽然她对声音的反感有所改善,但她仍害怕有噪声的玩具。在听觉和视觉刺激下Amelia会变得焦虑,如去购物中心。Amelia喜欢荡秋千和其他的运动活动。

在室内运动评估期间,早期干预团队进行了标准参照的五个领域的测评,作业治疗师通过视频会议观察Amelia。作业治疗师指出,当被触摸时Amelia对碰触略微表现出防御反应。作业治疗师要求主测人员(物理治疗师)在Amelia的脚上放一只手套并在她手上贴一块胶带。当Amelia把手套从脚上拿下来时她变得很烦躁,当在她的手背上贴胶带时,她哭了。她似乎无法计划需要移除手套或胶带的动作。虽然她看上去有视觉注意,但视觉追踪是延迟且不一致的。在主测人员的指导下,当母亲将Amelia抱起上下移动或做环转时,她非常享受前庭觉的输入。她还喜欢上下颠倒的姿势。通过视频会议,她母亲和作业治疗师一起完成了婴儿/幼儿感觉评估,Amelia的感觉反应使她处于感觉敏感和感觉障碍之中。

总结及解释

室内运动评估证实了儿科医生对Amelia粗大运动和精细运动、进食及感觉处理的担忧,确立了她具备早期干预服务的资格。根据作业治疗师的观察,Amelia在婴幼儿感觉评估和标准参照评估的运动及适应性子测试的得分,作业治疗师认为Amelia在接收和调节感觉信息方面存在明显的困难。这在她对触摸和听觉刺激的易怒和不耐受中表现得尤为明显。适应性运动功能不足和厌恶食物材质而导致喂养困难似乎与她的敏感有关。Amelia的触觉敏感可能是她精细运动迟缓的原因。Amelia的短期目标是:使用感觉策略帮助她准备活动,Amelia将可以完成以下内容:① 食用各种质感的食物数量增加;② 触摸的耐受度改善,如当被抱持或触摸时的反应有所改善;③ 游戏技巧改善,她能够进行10分钟的社交游戏互动。优先领域、目标和相关干预详见框23.7。

框23.7　Amelia及其家人的目标及干预示例

照顾者的优先事项	目　标	干　预　措　施
增加食量和各种食材。	Amelia会吃四种新的食物,能接受各种不同口感的食物。	• 鼓励玩食物(用食物画"手指画"、用脆饼干棍在果冻或布丁上戳洞)。 • 从喜欢的食材开始并可做略微调整(如:在酸奶中加入格兰诺拉麦片)。 • 应用替代品牌保持一致性(如:酸奶、水果粒)。 • 不断提供尝试新食物的机会。 • 鼓励Amelia帮忙准备食物,特别是"各种"食物。

续

照顾者的优先事项	目　标	干 预 措 施
提高对触摸的耐受度（当抱起或碰触时不会哭泣或感到不安）。	Amelia 的触觉耐受度有所改善，当抱起或触摸时能保持平静。	<ul><li>作业治疗师提供"感觉餐"（全天个别化的感觉输入）。</li><li>"沉重的工作"活动（背着重的背包、书籍；需要推/拉的活动），以提供平静。</li><li>脱敏活动（玩大米、沙子、豆子）。</li><li>避免"轻触"；提供深压/肯定的触摸。</li><li>在身体上和面部（在可接受的情况下）趣味性的使用振动（电动牙刷的振动末端、按摩器）。</li></ul>
提高游戏技能。	Amelia 主动和同伴一起玩耍，包括在少量提示下轮流游戏和分享玩具。	<ul><li>沙子和水的游戏（提供社交机会并增加感官探索的机会，促进对各种食材的耐受度）。</li><li>适合发展的游戏，包括轮流和社交互动。</li><li>示范并使用言语和身体提示。</li></ul>

干预

　　治疗团队建议 Amelia 每周进行作业治疗，这成为了她个别化家庭服务计划的一部分。由于 Amelia 的居住地缺乏作业治疗师，她和家长无法获得作业治疗，于是借给了他们一部改良的视频会议电脑和他人不能使用的互联网卡来促进远程作业治疗服务。作业治疗师提供了日常生活中由父母实施的感觉策略和建议。通过这项技术，物理治疗师或教育专家能共同探访这个家庭。作业治疗师与 Amelia 的父母和服务人员以跨学科实践模式合作，在 Amelia 自然的环境中实施策略和建议。

　　作业治疗师建议以游戏活动为基础，将前庭觉、本体觉和触觉输入融合其中（在可接受的情况下）。干预包括指导 Amelia 的父母和其他服务人员结合感官策略，如爬行活动、沙子和水的游戏，以及鼓励在中线位使用双手的活动，促进双手操作及使用。作业治疗师为 Amelia 的母亲提供了阅读材料和视频，帮助她理解感觉过程是如何影响行为的。

　　Amelia 对这种干预方法反应良好，开始显示出更有效的感觉处理和调节感觉输入的能力。几个星期内，当母亲抱起 Amelia 时她会贴着母亲，在有听觉刺激时她变得不那么烦躁、更放松了。经过 3 个月的治疗，Amelia 的母亲称她们之间的拥抱有所增加并且进食也有了明显的改善。她尝试了很多种食材，很少有厌恶的表现；进食时间减短；不再需要用电视机来转移注意力让她吃东西。Amelia 开始与她的姐姐互动，开始探索环境。游戏能力和双手的使用有所增加，这从复杂的独立游戏中得到体现，包括充满想象力的玩洋娃娃、建设性的玩拼图和积木。在社区中和在家与姐姐玩时，Amelia 与同龄人的社交互动有所改善。

影响

　　使用远程医疗服务提供模式，Amelia 家获得了作业治疗服务，否则就会因为居住地区医务人员不足而无法获得这些服务。视频会议促进了早期干预人员和家长之间的咨询、合作及辅导，确保 Amelia 的个别化家庭服务计划团队能够获得作业治疗的专业观点和建议，使结果得到改善。

或发育迟缓时，作业治疗师和家长可以提供改良的座椅、改良的站立架、改良的玩具或改变环境使儿童能够玩游戏。电动移动设备对 18 个月以下的儿童也是有益的，可以提高游戏发展水平、在游戏中与玩具/物品的互动和游戏质量。图 23.17 展示了帮助幼儿在环境中移动并探索的摩托车。对于姿势稳定差和肢体运动受限的儿童（如：脊肌萎缩症患儿），需要支持性座椅以促进儿童在游戏活动中使用手眼。更多移动设备信息详见第 18 章。

　　改良的座椅［如：Rifton 幼儿座椅（Rifton Equipment, Rifton, NY）］包括了头部、躯干、上肢和足部的支持，这样儿童可以稳定躯干、头部位于中线并增加对肢体运动的控制，同时也包括市场上可以购买到的座椅，如加高座椅（参见图 23.18）。俯卧位站立架可促进儿童的力线和姿势的稳定，使用手眼进行游戏活动。辅助站立位可能是儿童更喜欢的体位，因为这时可以与同伴进行游戏互动。对于上肢和手部运动极少的幼儿，作业治疗师会建议使用带有改装开关的电动玩具或简单触摸的平板电脑上的游戏。许多需要简单运动操作的游戏都可在平板电脑或电脑上找到。儿童在有支持的座位下或侧卧位下可以使用平板电脑和电动玩具。如果使用得当，技术和媒介可以促进残疾儿童与其同龄人和照顾者之间的社交互动。

表23.4 婴幼儿循证作业治疗干预示例

目　　标	发育问题	循证干预	作业治疗师指导和家庭参与
社交游戏	2岁的唐氏综合征患儿	与发展技能水平更高的儿童一起游戏可以提高患儿的表现 电脑或平板电脑游戏可以激发与同龄人的社交互动	作业治疗师帮助父母为他们的女儿建立游戏小组，包含其他邻居的孩子 作业治疗师帮助家长选择电脑游戏，鼓励儿童轮流玩和社交互动
感觉运动游戏	6个月的脑性瘫痪患儿	开关操作玩具增加了婴儿在游戏中的参与	家长可以在当地改装玩具库得到开关操作玩具 作业治疗师可将开关操作玩具借给家长使用
照顾者与婴儿互动	12个月伴有感觉处理问题的婴儿，有孤独症谱系障碍风险	对婴儿提示的敏感反应增加了婴儿的反应 模仿婴儿的行为可以增加婴儿启动社交手势和反应	作业治疗师指导父母如何读懂婴儿的非语言提示，模仿婴儿的行为并对婴儿的交流尝试做出积极的回应
同伴互动	28个月的脑性瘫痪儿童	木偶和道具服等社交玩具可以促进幼儿的社交互动。儿童主导的游戏比成人主导的游戏更能促进积极的社交互动	家长可以鼓励儿童使用常用的玩具与同龄人进行社交互动，如洋娃娃、木偶、道具服和需要分享的玩具
进食	8个月的早产儿，口部肌张力低、下颚稳定性差	婴儿在垂直85°的座位下进食，用毛巾卷置于两侧支持头部中线位。使用支撑下颌的扁平乳胶勺改善婴儿的舌、唇和下颌运动进行有效的吞咽食物	母亲使用改良的婴儿座椅喂养儿童。作业治疗师指导母亲下颌支持技术。作业治疗师为家长提供了一把扁平的小勺子，提高患儿的吞咽能力
睡眠	自我调节障碍的2岁患儿	限定夜晚的声音和光线；建立能强化安静行为，而不是强化活跃行为的晚间活动。当小心观测时加重毯子是有帮助的	家长制定有助于儿童保持安静的晚间活动，营造低警觉性的环境并为儿童提供低警觉性相关的喜欢的感官环境（如：深压、白噪声、黑暗）

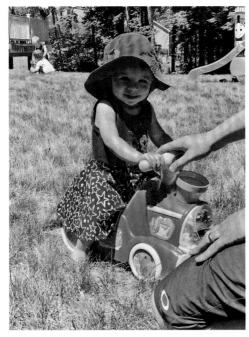

图23.15　使用幼儿自己的玩具，当练习知觉运动技能时，作业治疗师创造了社交机会以促进共同注意

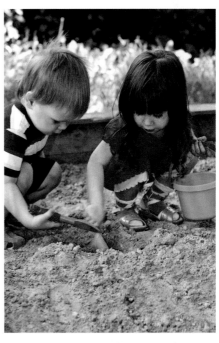

图23.16　沙盒游戏为儿童提供了练习感觉运动功能和社交游戏技能的机会

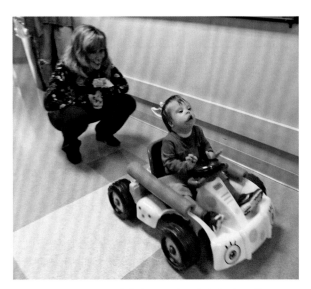

图23.17　电动汽车可让幼儿自行探索环境

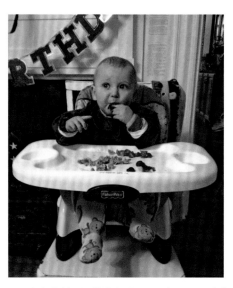

图23.18　改良座椅,提供市场上可以购买到的高位座椅,促进进食时良好的姿势力线

调整玩具和材料使他们更容易获得且更容易由儿童操作。作业治疗师或照顾者可能会在洋娃娃的衣服上放置钩子和环扣代替小按钮、使用加大的手柄或特制抓握器让儿童可以抓住玩具或者建议使用托盘稳定玩具。有开关的玩具可以通过按钮或按压开关来打开,这需要一个简单的手部运动。在为儿童选择辅具时,需要家长和作业治疗师合作,因为设备可能很昂贵并且需要适用于家庭环境,而且需要技术指导才能达到最好的使用效果。作业治疗师也可以帮助家长自制一些经济的改装设备,比如改装洗衣篮可以让儿童坐在地板上或浴缸里、在木板书上增加橡胶塞辅助翻页或使用游泳浮棒作为持卡器。更多辅具信息详见第19章。

5. 社交互动和参与　积极的社交互动是学习和发展人际关系的基础,这表明在生命的最初几年里培养社交情感的重要性。当儿童在新生儿监护室渡过了生命中的第一个星期时,或有严重的医学和发展问题影响了认知、交流和(或)自我调节时,儿童的社交情感能力可能会有迟滞。照顾患有感觉处理障碍的婴幼儿对照顾者来说可能是具有挑战的,尤其是有触觉或听觉过敏的婴幼儿,这是人类交流的主要感觉。患有孤独症谱系障碍的幼儿在社交技能方面有迟缓,包括交流迟缓、刻板行为或重复行为以及难以理解和回应的非言语交流。当儿童有认知迟缓时,社交能力也会迟滞。环境也会限制社会情感的发展;例如患有精神障碍社会支持受限的照顾者,其有限的育养能力可能对幼儿的社会情感发展产生不利影响,特别是在忽视或虐待儿童的情况下。作

业治疗师提供干预,支持儿童在家庭中的社交情感发展。

(1)亲子互动:社交技能是婴儿发展的首要技能之一;婴儿在出生后的前几个星期会表现出目光凝视并依偎在照顾者身旁,到6～8周时会表现出微笑的社交模仿。婴儿社交互动的第一个目的是沟通不适、饥饿以及快乐。感觉处理障碍的婴儿或有孤独症谱系障碍风险的婴儿表现这些首要的社交技能时会出现延迟。例如,当被抱起或拥抱时他可能会哭、睡的时间很短、吃得很少且很少笑。这些行为对照顾者来说很难处理,可能会带来压力并且对亲子互动会产生负面影响。

作业治疗师通过观察亲子互动、倾听照顾者关注的问题、指导照顾者了解提示、反馈敏感问题并支持婴儿的沟通,以促进照顾者与婴儿的互动。对于脑性瘫痪且肌张力低下的患儿,作业治疗师可能会示范抱持,增加婴儿的舒适性和互动能力(如:在喂养时将婴儿抱的更直立些)。作业治疗师可以教照顾者按摩或触摸干预,这可以安抚婴儿并减少触觉敏感,促进最佳的警醒度。新生儿的触摸干预可以有效地促进亲密关系和社交情感发展,尽管还需要对低风险婴儿和照顾者进行更多的研究。

照顾者可能希望通过干预提高交流技巧并加强他们与儿童的关系,特别是当儿童交流技能迟滞或表现出与孤独症相似的行为时。作业治疗师经常使用基于关系的干预来指导父母。在这些干预中,作业治疗师指导和鼓励照顾者对儿童的提示更敏感,对儿童的交流有更多反馈。强调非语言互动和模仿

儿童的动作。

示范和指导是关键的策略,可以提高照顾者的敏感性和对婴儿的反馈。基于关系的干预在母亲的反馈和儿童的自我调节、社交能力和适应性行为方面显示出积极的成效。对于寄养的婴儿和他们的照顾者,基于关系的干预证明婴儿的自我调节和照顾者的敏感性得到改善,而早产幼儿的父母表现出亲子互动改善及儿童行为问题减少。孤独症幼儿的父母从基于关系的指导干预中受益,这改善了幼儿的沟通和社交技能。

当婴儿蹒跚学步时,大多数亲子互动发生在共同活动中,需要幼儿和照顾者共同参与活动。在有目的的游戏中,照顾者与儿童互动。共同注意、维持互动和社交可能在发育迟缓或残疾的幼儿中受限或缺失,尤其是诊断为孤独症的幼儿,应该在早期干预中作为优先考虑目标。作业治疗师通过设计支持共同参与的环境、选择感兴趣的活动、为照顾者和儿童示范、以积极的影响和强化支持儿童的参与,从而促进共同关注。对声音或触觉过度敏感的儿童,要谨慎选择安静的环境和刺激少的活动。在社交互动中,作业治疗师会选择特定的暗示、提示和强化来鼓励儿童,而不是压制儿童。

(2)同伴互动干预:当幼儿3岁时,他们对同龄人更感兴趣。作业治疗师在托儿所、学前班和其他自然环境中促进同龄人的社会互动和社交游戏机会。这些干预措施在自然的游戏环境中使用特定的策略来提高社交能力。例如,作业治疗师在自然的社交中选择有吸引力的和喜欢的活动(如:轮流游戏或分享物品的艺术活动)和由更高社交技能水平的同伴示范。已证明计算机和平板电脑游戏可以增加幼儿的参与度,已经被用于双人或小组儿童中;然而,在孤独症儿童中使用平板电脑泛化社交能力的结果与该表述并不一致。互动或社交玩具,如木偶、道具服、玩偶、卡车和家务玩具,这些可以促进认知迟缓儿童的社交互动,特别是当他们与具有较高认知水平的儿童在一起时。

在这些游戏小组中,作业治疗师通过设计需要分享、模仿和社交互动的活动来示范和强化社交互动技能。通常年幼的儿童需要辅助进行社交活动,如提示或暗示,或维持活动的注意力,或以恰当的社交行为结束活动。作业治疗师充分参与到儿童的社会互动中,及时给予提示和强化。作业治疗师指导照顾者采取最有效地策略来支持儿童的社交参与。

6. 适应性行为:进食和睡眠 进食和睡眠是基本的日常活动,常是作业治疗干预的重点。这些适应性行为是婴幼儿主要的作业活动,与健康、发展和成长密切相关。进食和睡眠也是照顾者最关心的问题,在这些方面有困难的婴儿会给照顾者带来极大的压力和较高的关注。当婴儿难以进食或入睡时,作业治疗师和家长常采用优先干预,改善这类功能问题。

(1)喂养和进食问题:进食问题在残疾儿童中是常见的,可能与口部感觉运动问题、口部结构异常、呼吸、自我进食发育迟缓、发育停滞和挑食有关。例如,脑瘫儿童可能存在吸吮、下颌稳定或吞咽及呼吸协调方面的问题。早产儿可能存在口部敏感或肌张力低下,与之相关的有吞咽呼吸协调问题。有的婴儿可能会出现调节障碍或易怒,这影响了进食和喂养过程中的亲子互动。患有多种疾病的儿童或脑瘫患儿在出生后的前几年有明显的进食问题。有健康问题的婴儿可能没有足够的口部运动能力,无法经口部喂养,只能选择先通过鼻胃管、然后再通过胃导管获得营养。这些婴儿缺少必要的口部运动和口部感觉体验以发展进食能力。

(2)改善进食机制的干预:第10章详细描述了作业治疗中进食的干预措施。Howe 和 Wang 在关于进食作业治疗干预的系统性回顾报告中表示,姿势、口部支持和速度对婴儿的进食表现有积极影响。

作业治疗师与家长共同确定哪些策略是最可接受的,在家庭日常生活中能成功促进儿童的自我进食能力。通过在自然环境中提供早期干预服务,作业治疗师可以在用餐期间参与并指导照顾者,提供适合的环境和调整建议,以支持成功进食。例如,作业治疗师会建议适合儿童的高位座椅以增加对躯干的额外支持,或者建议购买合适的设备。当推荐改良的餐椅时,作业治疗师应考虑家庭的资源和优先事项;确定哪些座椅设备可以随着儿童的成长继续使用,或者具备多种用途。作业治疗师推荐的适应性设备或支持,当儿童发展自我进食能力时,这类设备应便于在家中使用。

(3)喂养过程中的亲子互动:考虑到在进食过程中亲子互动的重要性,作业治疗师也指导父母在喂养过程中改善沟通和互动的方法与策略。喂养进食困难的儿童对照顾者来说是具有挑战的,也是有压力的。除了喂养儿童的能力外,照顾者还担心儿童的健康成长。通过观察喂养过程中的亲子互动,作业治疗师可以建议如何抱持婴儿、喂食的速度、了解婴儿的暗示、对非语言的提示做出反应并保持婴儿的参与度。通过使用指导技术,作业治疗师可以观察喂养过程中的互动情况，与照顾者一起思考喂养过程中的互动关系，确定提高婴儿成功进食的目标和策略。考虑到婴儿在进食过程中需要高水平的支持、喂养互动的频率以及不良饮食对成长和健康的影响，作业治疗师也为照顾者提供情感支持。喂养困难幼儿的父母称，与儿童互动的压力水平更高并且满意度更低。加强母婴喂养互动干预的研究表明，婴儿的进食能力和母婴互动有所改善。

（4）睡眠和休息：解决早期生活中的睡眠问题是早期作业治疗干预的重要组成部分。研究表明，婴儿期的睡眠问题可以预测 5 岁时的情绪行为问题。许多有感觉处理问题、自我调节困难或孤独症谱系障碍的婴幼儿都有睡眠问题。有感觉处理障碍的婴儿或有孤独症谱系障碍风险的婴儿通常伴有睡眠模式紊乱，其特征是难以入睡或在夜间醒来。40%～80% 的孤独症谱系障碍儿童有睡眠问题，这会影响整个家庭的睡眠。当照顾者和儿童经历慢性疲劳时，家庭功能和生活质量会受到负面影响。作业治疗师为家长解决问题，确定如何改变日常生活或睡眠环境可以帮助儿童调节他们的睡眠模式。

促进睡眠的干预措施一般包括行为和感觉策略。作业治疗师和家长通过讨论夜间的安排、解决问题的经验、儿童在上床前和晚上的行为顺序来制定策略改善睡眠模式。他们制订了改善儿童独立入睡的计划，奖励夜间的安静行为，防止影响整个家庭的睡眠。

过敏和感觉调节障碍可能是导致睡眠问题的原因。有感觉调节障碍的孤独症患儿似乎比没有感觉调节障碍患儿更难入睡。此外，警醒度高、在处理感官刺激方面存在困难的患儿，因其难以降低警醒度而很难入睡。当婴幼儿存在感觉调节问题和睡眠障碍时，作业治疗师和照顾者可以使用感觉策略让儿童平静或在睡前限制感觉刺激。可以尝试各种感觉策略（如：摇摆、音乐、黑暗、风扇、白噪声），确定哪种更适用于家庭日常生活和夜间模式（参见案例23.3）。一般来说，应将感觉策略和行为策略相结合，在应用这些策略时应是一致的。作业治疗师鼓励培养良好的睡眠习惯，帮助家庭确定和维持有利于健康休息和睡眠的日常模式。因为良好的睡眠模式不仅影响儿童的成长发育，也影响着家庭的精神健康和生活质量，睡眠规律应被作业治疗师和家长列为的首要任务。

总结

从事早期干预工作的作业治疗师有权与家长及其他专业人员在家中或日间护理中心密切合作，促进婴幼儿的发展并参与自我照顾（如：进食、穿衣、洗澡、卫生、如厕）、游戏、教育和社交（即：游戏）。早期干预的重点是儿童和家长想要解决的问题，以改善儿童在家庭、学校和社区活动中的参与度。

总结要点

- 早期干预项目服务于出生至 3 岁、有明确高危因素、发育迟缓或发育迟缓高危因素的儿童。早期干预项目的主要目标是提高家长帮助婴幼儿发展和学习的能力。
- 根据《美国残疾人教育法》C 部分作业治疗是一项主要服务，满足儿童与适应性发展相关的功能需求；适应性行为和游戏，包括社交互动；感觉、运动和姿势发展等方面的功能需求。在早期干预中，作业治疗服务由个别化家庭服务计划指导，该计划确定了儿童目前的表现水平；家庭资源、优先事项和关注点；说明主要预期成果；必要的服务；提供服务的自然环境。该团队对儿童从早期干预

到早期儿童计划的衔接进行了详细规划；需要儿童和家长的支持，以促进平稳衔接。
- 作业治疗师在自然环境中提供早期干预服务，他们是跨专业团队的成员，指导和咨询团队成员，使用以家庭为中心的方法并尊重文化差异。
- 以家庭为中心的干预强调家庭的力量；家长可以控制并选择干预；家长和服务人员共同确定提供最佳的早期干预服务。
- 作业治疗师在自然环境中提供干预以加强自我照顾和适应性行为，包括使用具体干预措施改善喂养、进食和睡眠。自然的干预策略利用附带的学习机会；遵循儿童的主导；利用自然结果来促进儿童获得功能性运动、社交和沟通技巧。
- 指导，包括作业治疗师通过远程医疗指导照顾者，是一种以家庭为中心的教学方法，包括作业治疗师对照顾者的观察和照顾者对指导、实践、反馈和评估的观察。游戏，包括适应性游戏，是作业治疗干预的主要背景和结果。作业治疗师通过培养积极的亲子互动、运用亲子关系的干预、促进社交游戏环境中的同伴互动，改善幼儿的社交参与。

第24章

学校作业治疗
School-Based Occupational Therapy

Susan M. Cahill, Susan Bazyk

问题导引

1. 什么是普通学生和残疾学生的主要立法指南和规范教育？
2. 《美国残疾人教育法》《美国康复法》第504节、《美国中小学教育法》(Elementary and Secondary Education Act, ESEA)对作业治疗师在学校中的角色有何影响？
3. 在过去30年，《美国残疾人教育法》主要有过哪些修订？
4. 在最少限制环境中(least restrictive environment, LRE)什么是《美国残疾人教育法》B部分——免费适当的公办教育(free appropriate public education, FAPE)的主要规定？
5. 作业治疗师如何根据《美国残疾人教育法》B部分提供服务，包括转介、评估、个别化教育计划(individualized education program, IEP)和干预？
6. 在课堂以及学校环境中，作业治疗如何帮助普通学生和残疾学生进行融合？
7. 间接作业治疗服务和直接作业治疗服务有哪些？
8. 作业治疗师如何根据2004年的《美国残疾人教育法》和《美国中小学教育法》提供服务？
9. 作业治疗师如何在多层次的公共健康模式下促进校内心理健康？

关键词

训练	与健康相关的生活质量	相关服务
合作教学	《美国残疾人教育法》	干预反应
早期干预服务	个别化教育计划	学校心理健康
教育模式	综合性治疗服务	学校衔接
《美国每个学生都成功法案》	最少限制环境	《美国康复法》第504节
免费适当	多层次支持系统	

教育系统让学生为成年后的工作和社会生活做准备。近年来，美国教育改革的重点是通过强化学校职责来实现此目标。更高的学习要求、与时俱进的全球社会技术发展的压力及强调减小幼儿园至高中教育与大学和就业期间的差距，以上几点导致了教育格局的变化。当今幼儿园至高中的学生除了要有技术头脑和消化信息的能力外，还需要能熟练解决问题、有良好的人际交往能力及心理能力。

当前在学校就职的作业治疗师有得天独厚的机会帮助普通学生和残障学生最大限度地优化学生时期的表现及参与度，将其贯穿于整个教育环境中。

本章所述的内容为作业治疗师在此类变化的环境中既满足传统需求又符合学校实际，扩大他们的职责领域的信息及知识。

一、美国政府立法和各州所提倡的学校实践

政府的政策是根据健康和教育实践趋势而形成的，这直接影响了为儿童提供的服务。20世纪30年代，政府确立了与教育和福利相关的儿童权益。然而，直到1975年才引入《美国残障儿童教育法》，该法案专门列出了残疾儿童的需求。对于正在寻求同

等待遇或让儿童有机会充分参与到日常活动中的家长团体而言，这项立法得到了他们的支持。《美国残障儿童教育法》提出的背景是预计有100多万名残障儿童被学校拒收，甚至许多学校已形成了拒收残障儿童的惯例。虽然早期阶段，作业治疗师与儿童的接触主要在医学领域而非教育领域，但随着《美国残障儿童教育法案》的出炉，作业治疗师也很快介入了教学领域。图24.1记录了影响学校实践的重要立法、政策变化和实践发展的时间表。后续内容将更详细地介绍现代的法律，如《美国残疾人教育法》《美国中小学教育法》《美国残疾人法》第504节及以上法律对作业治疗发生的主要转变的影响。

（一）《美国残疾人教育法》

直到21世纪初，大多数儿童在学校接受的作业治疗服务都是根据《美国残疾人教育法》规定实施的，即现行的《美国残障儿童教育法》。最近的《美国残疾人教育法》于2004年重新颁布，有时亦被称为《美国残疾人教育促进法》。为了保持最初的立法目的，《美国残疾人教育法》要求各州和公共教育机构在最少限制环境中为残障儿童提供免费适当的公办教育。这项立法根据的保障措施也保护了父母及儿童特殊

需求的合理权益，这些程序规定了教育队伍必须遵守的政策和流程。《美国残疾人教育法》B部分规定，如果教育团队觉得学生需要这类项目并能从公办教育中获益，个别化教育项目必须被纳入特殊教育和所有3~21岁学生的相关项目中。《美国残疾人教育法》主张有特殊需求的儿童应得到免费适当的教育和最少限制环境的双重保障。1975年通过了指导残疾儿童教育的另外六项保障；除了之后几次修订外，这些内容仍沿用至今（参见框24.1）。

根据《美国残疾人教育法》B部分，作业治疗被认为是相关服务。相关服务被定义为"帮助残障儿童受益于特殊教育的发育、矫正和其他支持性项目……"。法律规定学校应提供儿童所需的个别化教育服务，因此作业治疗师是教育团队中的关键一员。

1. 资格 如果学生有残疾并符合《美国残疾人教育法》中残疾类别的一种或多种残疾，那么他就具有《美国残疾人教育法》中接受特殊教育的资格。残疾类别包括智力残疾、听力残疾（包含聋）、语言或言语障碍、视力残疾（包含盲）、严重的情绪障碍、骨科损伤、孤独症、脑外伤、其他健康问题、特殊学习障碍、失聪失明或多重残疾。残疾儿童可能是指3~9岁儿童，这由国家教育机构和地方教育机构按照规定酌情

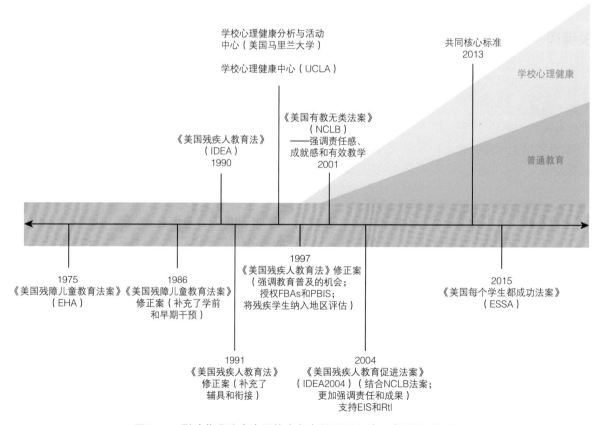

图24.1 影响作业治疗在学校内角色的重要立法和发展的时间表

1. 免费适当的公共教育。每位符合条件的儿童都有权利接受免费适当的教育(由公共基金资助)。
2. 最少限制环境。残疾儿童和健康的同伴们一起接受教育是最合适的。只有当儿童残疾的严重程度较重,受到辅助和服务也不能在普通班级中达到令人满意的效果时,才安排特殊课程、单独授课或将残疾儿童从普通教育环境中分化出来。
3. 合适的评估。所有的残疾儿童都必须进行合适的评估,以确定其是否符合资格、与教育项目是否匹配并监测其个人表现。
4. 个别化教育项目。为每位残疾儿童制定、编写和(按需)修改年度计划。
5. 家长和学生参与决策。父母及家人必须有机会参与子女在学校和家庭的教育。
6. 流程方面的保障。流程方面的保障可以确保儿童及其父母的权利受到保护,向残疾学生及其父母提供决策所需的信息。此外,必须建立解决家长和学校教职员之间分歧的流程和机制。

Formerly EHA (P.L. 94-142)

决定,具体包括国家定义的发育迟缓和通过适当的诊断工具及程序评估的以下一个或多个领域:躯体发育、认知发育、交流发育、社交及情感发育、适应性发展发育迟缓而需要特殊教育和相关服务的儿童。

2. 免费适当的公办教育　免费适当的公办教育是指特殊教育和相关项目必须做到以下几点:① 符合美国国家教育部(SEA)标准;② 公费资助;③ 接受社会监督和指导;④ 包含各年龄段所需的教育(学前、小学和中学);⑤ 参照儿童的个别化教育计划提供。免费是指除了向所有学生收取常规杂费外,家长不需额外承担与这些服务相关的任何费用。适当并不是一个客观定量的词,指的是儿童能得到充分满足其个人需求的教育支持和服务,但并非指儿童能得到最先进或最新的教育方法或使用最先进的技术和辅具来匹配他们的需求。个别化教育项目记录了儿童的教育需求,也记录了特殊教育团队提供的个性化的支持和服务,这可以让学生在学校的教育和活动参与中受益。个别化教育项目是基于特殊教育团队的贡献通过全面的多学科评估形成的,其中也包括作业治疗师的参与。

3. 最少限制环境　最少限制环境是希望残疾学生在接受教育时(包括所有的学习和相关服务),能最大程度减少残疾对教育的影响。最少限制环境并不能让所有的学生于在校期间都能接受平常的教

学。所以这意味着个别化教育计划团队优先考虑的是能满足大部分学生的普通教学需求,其次才考虑更多的环境受限因素。最少限制环境可应用于所有有特殊需求学生,无论这些学生残疾的类别如何。即使有额外的支持和服务,仅当儿童的残疾程度仍影响其进步时,才将儿童从普通教育中分离出来。《美国残疾人教育法》指出:"只有当儿童残疾的严重程度较重,不能在普通班级中使用辅具且达到令人满意的效果时才将儿童分离出来。"所有环境设置的决定都应根据儿童特有的教育需求、个别化教育计划的记录而定,且应每年进行审查。环境设置的决策不应只局限于可用的空间或资源。

根据儿童的个人教育需求,学生可在各种环境中获得支持和服务。以最少限制环境举例,儿童在实习学校(即:家庭学校)普通教育的班级中接受咨询服务、住宿和改造。如果儿童不能受益于个别化教育项目当前水平的最少限制环境,他们可以在指定的教室或特定的教学楼内接受服务。如果这些环境中减少受限的设施不充分,儿童可在全日制治疗学校、家中、医院或住院部接受治疗。大多数残疾儿童每天至少有一部分时间与他们的同伴一起接受普通教育。然而,一些严重残疾的儿童可能并不包括在内。当出现类似情况时,由儿童的个别化教育团队记录儿童教育需求的障碍并清楚说明为什么其他更具包容性的环境不能满足这些需求。团队不应让儿童完全脱离普通教育,至少应将专业课程(如:音乐课、运动课、艺术课)或非学术类的活动(如:午餐、课间休息)作为最基础的选项。

4. 《美国残疾人教育法》的变迁　虽然在最少限制环境中针对残疾儿童的免费适当的公办教育目标没有改变,但《美国残疾人教育法》的每一项都促使人们对教育服务进行反思和重新评价,而这对特殊教育和相关服务又带来了重要的改变。

1986年,修正案通过为美国各州0~5岁的残疾儿童提供学前和早期干预项目。为了与现代的表述匹配,该法于1990年更名为《美国残疾人教育法》。该修正案增加了额外的项目(辅助技术及设备和衔接计划)。1997年的修订非常重要,进一步强调了在普通学生教育的课程中为残疾儿童提供相关服务。因此,提供的服务已逐渐从原本的劝退转变为将作业治疗融合于学生的课堂和其他学校相关环境中(如:餐厅、操场、洗手间)。这一转变要求作业治疗师对教育标准有所了解,以便能更好解释学生的残疾如何影响教育环境的功能和课程的获取。1997年

的《美国残疾人教育法》修订版更侧重于学生的成果,要求将残疾学生纳入各州和各地的评估范围内。

《美国残疾人教育法》于2004年更名为《美国残疾人教育促进法》。2004版《美国残疾人教育法》的目标为增加教育对成果的关注、通过早期干预预防问题、提高学生成绩、改善学生的功能和提高高校就学率。

(二)《美国康复法》第504节和《美国残障法案》

根据《美国残疾人教育法》,不具备接受特殊教育资格的儿童可根据1973年的《美国康复法》第504节获取服务。1973年《美国康复法》第504节和1990年《美国残障法案》第2章补充了《美国残疾人教育法》,确保公办学校同等对待残疾儿童。第504节要求接受联邦政府资金的学校需向符合条件的残疾学生提供接受教育的机会。《美国残障法案》确保了该教育项目能切实实施于残疾人,同时还包含了提供特定的住宿。《美国康复法》第504节和《美国残障法案》将"残疾"定义为所有"严重限制一项或多项主要生活活动的身体或精神残疾,有此类残疾既往史或被诊断为此类残疾"的学生。例如严重限制主要生活活动的疾病有精神疾病、特殊的学习障碍、注意力缺陷多动障碍(attention deficit hyperactivity disorder, ADHD)、幼年型类风湿性关节炎、癌症、糖尿病和听力损伤等。主要的生活活动包括自我照料、教育和学习、完成手工、看、听、说、工作、行走和呼吸等。由于这一定义比《美国残疾人教育法》对残疾的定义更宽泛,不符合《美国残疾人教育法》纳入标准的学生可能会符合《美国康复法》第504节的纳入标准并得到学习机会。"根据《美国康复法》第504节,作业治疗可独立介入或结合其他教育服务介入,可直接服务于学生或支持教师一起指导学生。"学生申请第504节服务的资格记录于每个美国国家教育部和地方教育机构制定的指导方针中。虽然,根据《美国康复法》学校教职人员不需要为学生制定个别化教育计划,但治疗团队至少应制订书面计划,说明完成目标所需的各级目标、服务和设施。关于第504计划的示例请参阅网站。

(三)《美国中小学教育法》和2015年的《美国每个学生都成功法案》

作为"向贫困宣战"的一部分,1965年的《美国中小学教育法》旨在确保所有儿童都有在学校接受良好教育的平等权利。该法被认为是教育改革的关键部分,适用于各州所有的公办学校。2002年,美国国会修订了《美国中小学教育法》并做了重大改变,重新更名为《美国有教无类法案》。

《美国有教无类法案》被认为是一项普通的教育法,强调对学区的教育成果采用问责制。根据这部法律,各州通过为所有学生设定高标准的成绩要求来努力缩小成绩差距,尤其是那些因贫困或残疾而处于不利局面的学生。《美国有教无类法案》包括要求教师具备高级资质、监督充分的年度进步(adequate yearly progress, AYP)并通过豁免制允许学生转离较差的学校或得到辅导服务等规定。2015年,美国国会公布,以《美国每个学生都成功法案》取代《美国有教无类法案》。《美国每个学生都成功法案》仍强调问责制,但它允许各地教育机构建立各自的问责目标和监测系统,与《美国有教无类法案》的要求相比,不依赖标准化评估作为单一的表现或改善的衡量标准。《美国每个学生都成功法案》将作业治疗师定义为"专业教学支持人员"(specialized instructional support personnel, SISP)(参见框24.2)。作为专业教学支持人员,作业治疗师应与其他专业人员协商提高学生的学习成绩、参与支持学校系统(即:支持多系统记录学习和心理健康的需求)、提供专业发展的训练。

框24.2 专业教学支持人员

2015年的《美国每个学生都成功法案》将专业教学支持人员确定为:① 学校辅导员、学校社会工作者和学校心理学家;② 其他合格的专业人员,如学校护士、语言病理学家和学校图书管理员,共同参与提供评估、诊断、咨询、教育、治疗和其他必要的服务(包括相关服务,因为该词在《美国残疾人教育法》第602节中被定义为满足学生需求的综合项目的一部分)。

(四)共同核心标准:国家倡导计划

《美国每个学生都成功法案》要求所有学校采用学习标准。美国42个州、四个地区和哥伦比亚特区自愿采用共同核心标准(Common Core Standards, CCS)指导所有学生的教育成果,其中包括残疾学生。共同核心标准是由各州州长和教育部委员所制定的。美国州长协会(National Governors Association, NGA)和州教育官员理事会(Council of Chief State School Officers, CCSSO)这两个专业组织领导了共同核心标准的发展进程。共同核心标准是在那时期各州标准的基础上起草的,研究学生升入高等教育需要知道做什么准备。此外，其他高效率国家采用的学习标准也对共同核心标准的发展产生了影响。美国的教师、父母和学校管理人员就共同核心标准的内容和结构提出了各自的意见。因此，共同核心标准是一套针对幼儿园至 12 岁儿童数学及英语语言艺术/文学，有明确目标和预期的标准。此类标准的重点是通过发展更高水平的思维技能促进大学就学率和就业率。

共同核心标准被教师用作教学指南，但并没有规定具体的教学方法或形式。共同核心标准对所有学生都寄予很高的期望。虽然这些标准也用于指导残疾学生的教育，但它不能取代个别化教育计划。因为有明显认知及发育需求的学生可能需要大量的支持和帮助来获取和运用知识及技能。残疾学生可以通过使用循证的个性化教学方法、学习原则的通用设计（universal design for learning, UDL）应用、辅助技术的介入和使用常用设备来匹配共同核心标准严格的要求。在各区，鼓励作业治疗师使用这类标准及其他标准，例如核心的社会情感学习能力作为全校的支持系统、可衡量的个别化教育目标和教育相关干预计划的指导。

（五）私立学校和联邦立法

《美国残疾人教育法》《美国每个学生都成功法案》和《美国残疾人法》规范了美国公办学校普通教育和特殊教育的许多方面。公办学校的经费一般来源于税收及各州和联邦基金的资助。公办学校必须遵守各项立法的相关规定以维持资金来源。如果公办学校不能遵守，则资金将被扣留。大多数在学校就职的作业治疗师都在公办学校，但也有一些作业治疗师就职于私立学校。

在私立学校就读的学生不享受政府的资金，也不能保证能获得免费适当的公办教育。然而，公办学区必须按政府经费的比例为就读于私立学校的学生提供服务。分配比例是在学区代表与该区教育儿童的私立学校代表协商后确定的，根据符合条件的儿童数量计算。对符合条件的儿童按需求排序，按比例分配资金。按比分配指所有符合服务资格的私立学校儿童可能不能享受服务，或者可能不能享受在公办学校应享有的所有服务。享受服务的儿童可能必须往返于公办学校才能获得服务，如作业治疗。如果一所私立学校得到任何政府资助，包括按比分配的服务，他们也必须遵守《美国残疾人法》的规定，特别是与无差异原则相关的方面。

此类政府法律和各州倡议的结合为理解作业治疗师在学校工作的任务变化提供了基础。《美国残疾人教育法》和《美国每个学生都成功法案》的重新颁布而引发的变化对扩大作业治疗为所有就学儿童服务的作用提供了机会。在之后的章节中，提出了作业治疗在为残疾儿童和普通儿童服务的教育模式中的作用，随后讨论了在学校心理健康中的新角色。

二、儿童和青少年学校内的作业治疗

（一）教育模式和作业治疗

学校作业治疗服务准则是由教育模式指导的，而非传统的临床模式。教育模式的所有目标、相关服务和支持都聚焦于儿童在学生角色中的参与、表现和功能上。学生的主要目标是接受教育。教育已被美国作业治疗协会（American Occupational Therapy Association, AOTA）定义为重要的表现领域之一；它是指"在学习环境中学习与参与所需的活动"。教育范畴的作业治疗包括学术类（如：数学、阅读、书写）、非学术类（如：体育、乐队、啦啦队、俱乐部）以及就业前准备和就业。因此，在解决学生的教育问题时常需要关注更广的作业表现领域，包括游戏、娱乐、社会参与、日常生活活动（activities of daily living, ADL）和工作，以帮助儿童能胜任其学生的角色。

作业治疗必须与教育、发育或功能相关，这有助于发展和改善儿童的学习和学校表现的能力。《美国残疾人教育法》将作业治疗定义为：① 改善、发展或恢复因疾病、损伤或失能而致的功能受损或缺失；② 当功能受损或缺失时，提高独立完成活动所需的能力；③ 通过早期干预预防原发及继发的损伤或功能缺失。作业治疗可以促进自我照顾（如：进食、穿衣）、摆位（如：在教室中保持良好的坐位）、感觉运动处理、精细运动、社会心理和生活技能训练。

学生的表现以参与教育活动和课外活动、行为和慢性病状况的自我管理以及学习为特征。学习或学术表现是一个复杂的多因素过程，包括展示知识、注意指令、使用学习环境和教学物品，并能与同学合作。学习表现不佳可能会与辍学风险增加和糟糕的教育结果相关；因此作业治疗师应经常关注患者情况，如作为学业表现基础的执行功能。如果干预与学生的参与和表现相一致，那么在学校中记录患者因素或独立的技能是可行的，如与自我管理相关的技能。网站内的案例说明了如何处理患者因素和技能，以支持学生的参与和表现。

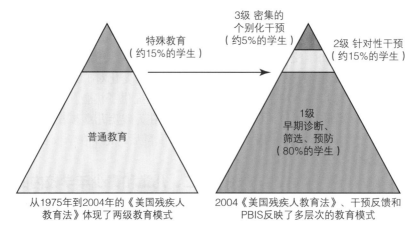

特殊教育
（约15%的学生）

3级 密集的
个别化干预
（约5%的学生）

2级 针对性干预
（约15%的学生）

1级
早期诊断、
筛选、预防
（80%的学生）

普通教育

从1975年到2004年的《美国残疾人
教育法》体现了两级教育模式

2004《美国残疾人教育法》、干预反馈和
PBIS反映了多层次的教育模式

图24.2 各级教育模式

（二）作业治疗师与作业治疗助理的协作

服务必须由具备资格的作业治疗师提供，或在具备资格的作业治疗师的指导或监督下由服务人员提供。作业治疗师和已注册的作业治疗助理可以合作提供教育模式下的服务。作业治疗师负责监督作业治疗助理，监管提供服务的所有方面。作业治疗助理可协助筛查或评估过程（如：完成标准化评估工具和观察）、协助制定目标和干预计划、提供直接干预、监测进度和提供病史。作业治疗助理在学校中提供的具体服务可根据各州政策而有所不同。

（三）作业治疗服务的转变

1997年《美国残疾人教育法》修订版结束了长期以来特殊教育和普通教育被视为服务于不同人群的独立项目的观点。1997版的《美国残疾人教育法》进一步强调让残疾学生接受普通教育，尽可能在课堂和课外活动中加入特殊教育和相关内容。2004版《美国残疾人教育法》和《美国每个学生都成功法案》进一步确定了普通教育和特殊教育的融合，这使作业治疗师等学校工作人员有更多机会扩大其在学校中的作用，尤其是在促进健康和预防方面。此外，由于《美国残疾人教育法》的重新修订，学校实践已取得进展，更全面地纳入两类新学生：① 普通教育中没有残疾诊断的学生；② 年满18周岁，接受衔接服务的残疾学生。

作业治疗服务的转变在一定程度上可归因于《美国每个学生都成功法案》强调提供全校支持系统，采用多层级的服务提供模式（图24.2）。在采用多层级服务提供模式之前，儿童经历了挫折和失败，才具备接受特殊教育和相关服务的资格。相反，多

层级支持模式是积极而非被动的，使用循证干预，通过提供早期鉴别和干预服务来满足所有学生的需求（图24.3展现了作业治疗师为一小组学生提供阶段性学习支持）。

以下内容描述了作业治疗师在普通教育和特殊教育中的介入过程。

（四）普通教育中的作业治疗

自2004年《美国残疾人教育法》通过以来，作业治疗师可为接受普通教育的儿童提供全面的早期干

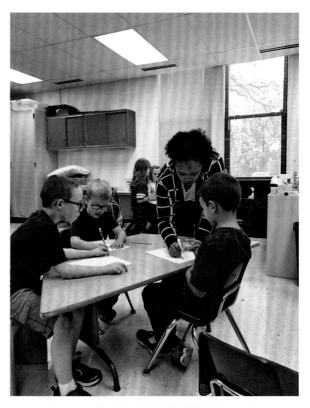

图24.3 作业治疗师提供阶段性学习支持

预服务（early intervening services, EIS）。综合性早期干预服务指帮助在普通教育中学习、不符合特殊教育资格但在学校中又需要额外的学习和行为支持的学生。学校可将15%的特殊教育资金用于早期干预服务，包括"科学的学习指导和行为干预，如科学的识字教学，在适当情况下指导使用适应性软件和工具性软件；提供教育和行为评估、服务及支持"。若某学区的特殊教育招收了过高比例的少数民族学生，则要求将该学区15%的资金用于早期干预服务。相关服务作为早期干预服务被涵盖在2004版的《美国残疾人教育法》中。此外，在《美国每个学生都成功法案》的指引下，作业治疗师可以作为专门的教学支持人员并参与学校支持系统。

各学区提供早期干预服务的一种方式是通过干预反馈（response to Intervention, RTI）的过程。干预反馈是采用进度监测数据来决定学生需要成功完成某些学习任务时获得的支持或服务的等级。许多学区已经将干预反馈纳入了多层级支持系统（multi-tiered systems of support, MTSS）。多层级支持系统的总目标是预防和早期干预：尽早发现并解决学生的问题，减少更多服务的需求。典型的多层级支持系统的实践方式包括下列内容：① 有科学依据的高质量普通教育指导；② 持续监测学生的行为表现；③ 学习及行为的普查；④ 根据学生的干预反馈，逐渐加强多层级教学。使用多层级支持系统的各州和各地区都采用了干预反馈架构，有的已经采用问题解决团队来分析和解释进度监测所得数据，决定何时特殊学生可从强化教学中受益。解决问题团队一般会确定学生困难点的原因、制定系统性监测学生进步的干预措施。该团队也会确定何时调整学生的级别，进行更有针对性的服务。通过干预可能会存在学生没有进步、倒退或与同学间的差距进一步扩大等情况。框24.3描述了许多学校问题解决团队所用的常规程序。大多数多层级支持系统由三个层级组成：第一层级（常用指导或主要指导）；第二层级（针对性干预）；第三层级（强化干预）。在这个三层级的模式中，第一层在学校或班级范围内为学生提供高质量的教学、行为和社会支持。全班筛查用于评估学习和行为表现是否与学生的年龄和年级相符。循证的第一层级干预的示例包括设置书写课程、使用特定识字策略进行全班教学以及全校的性格发展计划。对于有困难的学生群体，解决问题的团队，有时亦指学生支持团队（student support team, SST）可以实施第二层级的干预措施以满足特定的

需求。在该层级，干预和支持可以包括小组干预或强化指导，如辅导。第二层级干预的示例包括使用多种感觉策略，让一小组学生学习拼写单词、在规定的时间内处理不成熟的书写状况或把瑜伽融入日常生活来提高注意力和自我管理能力。

多层级支持系统为校内作业治疗师提供了特有的机会来充分整合治疗服务，满足所有学生的需求并指导教师和其他人员的实践。然而有的学校和地区尚未将作业治疗师和其他专业的教学支持人员纳入多层级支持系统中。此外，各州法律确定了作业治疗师在多层级支持系统各级的参与程度，有的地区在解释法律许可情况时非常严谨。其原因之一是第二层级和第三层级的服务与作业治疗师一般在学校提供的服务相类似，因为其重点常是提供直接的干预或咨询以满足个别学生或一小部分学生的需求。然而，第一层级的服务为作业治疗师提供了改变该层级疗效的机会（框24.4）。许多作业治疗师介入第一层级的活动，例如为教师和其他教职人员提供服务，但并不知晓这些属于多层级支持系统的范畴。

框24.3　干预反应过程

1. 鉴别和确定问题（即：目标学生和其同龄人之间的差异）。
2. 分析问题，假设差异的可能原因。
3. 建立以学生为中心的执行目标。
4. 建立干预计划和监测进度系统。
5. 执行计划并监测进度。
6. 使用表现数据评估进度。

经允许引自 Illinois State Board of Education. (2008). The Illinois State Response to Intervention (RTI) Plan, January 1, 2008. Retrieved from https://www.isbe.net/Documents/rti_state_plan.pdf.

框24.4　作业治疗第一层级支持的示例

建议学区采用循证的书写课程。
确定书写、社交情绪技能和现有主观幸福感的常用筛选方法。
建议改变物理环境，促进所有学生的参与性和成就感。
为教师提供专业的发育培训，诸如如何了解学生感觉需求，以优化学习和参与。

经允许引自 Mallioux, Z. et al. (2007). Goal attainment scaling as a measure of meaningful outcomes for children with sensory integration; disorders. American Journal of Occupational Therapy, 61, 254−259; and McLaren, C., & Rodger, S. (2003). Goal attainment scaling: Clinical implications for paediatric occupational therapy practice. Australian Occupational Therapy Journal, 50, 216−224.

有的学校和地区认为多层级支持系统和特殊教育是分开的。另外的学校和地区也可能会使用多层级支持系统的进度监测数据来确定学生是否能从特殊教育的支持和服务中受益。使用多层级支持系统的进度监测数据并不仅限于家长要求对特殊教育服务进行评估的权利。

（五）特殊教育的作业治疗

尽管现在的教育和政府政策方面开始关注，但学校的作业治疗师仍把大部分时间花在为有特殊需求的学生提供服务上。作业治疗师与教育团队的其他成员合作进行转介、评估、干预和处理结果。考虑到这些重要的结果，指导特殊教育的关键问题应该是"作为一名学生，在为将来的角色做准备时，孩子现在需要什么或想做什么？"特殊教育过程如图24.4所示。本节描述转介、评估和干预的作业治疗过程。

1. 转介　各学区或地方教育机构都用儿童查找系统定位、识别和评估所有残疾儿童和需要特殊教育的儿童。疑似残疾的儿童可通过各种来源转介，包括父母、教师或其他人员。如果团队认为作业治疗师提供的信息将有助于评估过程，则可能在初次接诊时会要求作业治疗师进行评估。这表明对学校管理人员和其他团队成员而言，准确理解作业治疗实践的领域和范围是非常重要的，即作业治疗师记录了与学生学习和非学业期望相关的教育、ADL、游戏、休闲、工作和社会参与等功能领域。如果团队成员狭隘地理解作业治疗实践的范围（如：作业治疗师只解决书写问题或提供感觉策略），那么作业治疗在该团队中的作用也仅是片面的。向校长、教师、学校心理学家、社会工作者和其他人员介绍作业治疗在特殊教育和普通教育中的作用，确保学生可受益于作业治疗服务。有的地区和学校使用筛查量表来确定从作业治疗服务中获益的学生。通常这类筛查量表是由地方制定，包含了该地区作业治疗师提出的意见。可列入筛查量表的内容包括：难以遵守课堂指示或安排、难以管理物品、难以书面交流、难以参与社交、难以处理校内的自我照顾（如：体育课的变化、在校内上厕所）和难以自我管理。家长或教师亦可以提出其他情况。

2. 评定　"评估是指根据 §§ 300.304-300.311 所使用的程序，确定儿童是否有残疾以及儿童需要的特殊教育和相关服务的性质和程度"。在获得父母同意后，多学科团队一起完成评估以确定儿童是否有资格接受特殊教育，如果符合资格，则确定教育

为学龄前至12年级学生提供早期干预服务

筛查或儿童查找系统确定在普通教育中可能需要干预和支持的学生。进度监测决定是否有明显的进步或是否需转介评估，以确定是否需要特殊教育。

↓

转介

开展儿童查找项目是为了让国家能了解、定位和评估所有可能需要特殊教育和相关服务的儿童。来源于家长、学校教职人员或其他人员的任何信息都可进行转介。审查早期干预结果也是转介程序的一部分。

↓

评定

对儿童疑似残疾的所有相关领域进行评定。评定结果可用于确定儿童是否有接受特殊教育和相关服务的资格。

↓

资格

根据评估结果，符合资质的专业人士和家长根据《美国残疾人教育法》确定儿童是否为"残疾儿童"，是否有资格接受特殊教育和相关服务。

↓

个别化教育计划

确定儿童有资格接受特殊教育和相关服务后30天内，个别化教育团队（需要时也可包括父母及学生）必须制定出个别化教育计划。经父母认可后，儿童将尽快获得服务。

↓

服务

学校应确保儿童的个别化教育按计划执行。教师和服务人员有责任履行个别化教育中列出的职责，包括调整、修改和支持。

↓

年度评估/再评估

个别化教育每年至少由个别化教育团队审核一次，如果由家长或学校审核，则评审次数应更多。至少每三年，儿童必须重新接受评估，以确定是否仍符合《美国残疾人教育法》所定义的"残疾儿童"，确定该儿童的教育需求是什么。

图24.4　特殊教育的过程。经允许引自 Office of Special Education and Rehabilitative Services, U.S. Department of Education. [2000]. a guide to the individualized education program, pp. 5-7. Retrieved from http://www2.ed.gov/parents/needs/speced/iepguide/iepguide.pdf

和相关服务需求。即使儿童有明确的残疾(如：脑瘫、唐氏综合征)并在过去接受过治疗(如：早期干预项目)，也需要接受这类多学科评估。

《美国残疾人教育法》和作业治疗实践框架(Occupational Therapy Practice Framework, OTPF)统一了评定和评估的概念。评定是指收集和解释学生优势和教育需求信息的过程。评估是指用于获取特定功能领域数据的测试或措施。《美国残疾人教育法》规定学校工作人员应对所有疑似残疾的学生进行评估确定转介或审核资格。此外，应使用各种评估工具(参见本书附录)或评估策略来获取该学生在学习、功能和发育等方面的信息。除国家政策的特殊规定外，评定必须在父母最初同意的60天内完成。

评定策略："作业治疗评定可以帮助个别化教育团队判断学生参与学校环境的能力，确定残疾是否影响学生参与学校活动和日常活动"。作业治疗评定的重点是评定疑似与残疾学生相关的教育方面的作业表现领域(如：教育、社会参与、ADL、游戏、休闲活动和工作)的优势和劣势(参见表24.1)。通过了解学生的教育史、兴趣、价值观和需求，在评估初期获取其作业概况。学生可能会被问到以下问题：

- 你喜欢学校里的什么？
- 哪类事对你来说比较好？
- 你会面临何种困难？
- 你希望看到什么变化？

作业治疗师也可以在平常的课堂上及课余时间(如：午餐，休息)观察学生(图24.5作业治疗师观察在走廊上的学生)。这类观察有助于作业治疗师了解学生的兴趣和爱好。观察也有助于作业治疗师获取儿童社会参与、习惯和日常安排等重要信息。作业治疗师也可以向教师了解学生上课所需的能力。询问家长，确定他们认为儿童事情的优先顺序。从作业概况中获取的信息有助于作业治疗师对学生的障碍点有初步概念，这有助于指导评估过程的其余部分。美国作业治疗师协会提供了免费的下载模板用于构建作业治疗框架。

除观察和面谈外，其他有用的评估策略包括获取既往信息的文件或病例以及建档的教育史。评估过程包括学生的参与和表现技能、教育背景及有助于解决问题的特殊教育和活动等动态关系的测评。公办学校作业治疗师常用的评估工具请参阅本书附录。例如，为了充分了解学生在考试期间的书写交流障碍，作业治疗师可以在考试中观察学生、与同在考场中的其他同学进行对比并与教师探讨课程需求。

学校环境的评估包括教室、餐厅、操场、盥洗室、体育馆和其他空间等。对于使用轮椅和步行器的学生，这类评估的重点是无障碍性。有感觉处理障碍的学生，评估的重点是环境中感觉刺激的程度和类型。教室常是高度刺激的环境，对有感官处理问题的学生来说，教室可能会变得杂乱无章、让人应接不暇。有社交和情感需求的学生，评估重点可能是学生在学校参与的意愿、社交环境和课堂安排等方面。

为分析教育和(或)活动需求，必须充分理解预期的行为(由教师和课程定义)。当教师希望书写页面整洁、整齐且字迹工整时，书写差的学生就很难达到教师的标准。有些教师对破坏性行为有高度的容忍度，能让学生在教室内自由的行走。允许活动能力强且有感觉寻求行为的学生在教室中活动，比限制在座位上更能取得成功。学生的目标和服务常基于学生的表现和教师在课堂的期望间的差异，而不是参考学生年龄标准所确定的表现迟缓。另外，作业治疗师需要考虑共同核心标准和所在州的特殊教育及学习标准，这些标准可以从各州教育部的网站获取。

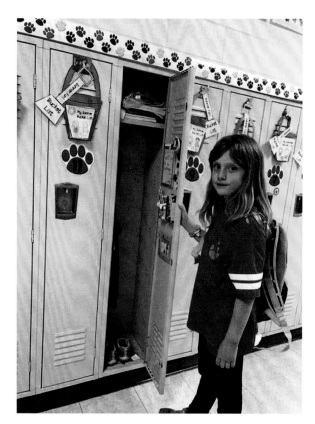

图24.5　作业治疗师观察在走廊上的学生

表24.1 在评估和干预期间处理与学校相关的作业表现

作业领域	参与学校相关的作业表现示例	作业治疗干预举例	学校相关结果
教育	融入并参与课堂活动 组织能力 关注教学 精细运动和手功能 书面沟通和书写	使用高或低科技的辅助适应技术；调整学生的位置，尽可能让其能有效地书写帮助管理书本和笔记本、课桌、安排家庭作业和整理书包 使学生能运用自我调节活动来培养参与能力；提供提高工作完成度的策略提供课堂用品和活动以促进精细运动的发育和手内操作的能力 就书写课程的选择咨询课程编制委员会；以小组或个别辅导形式提供直接服务，协助学生书写文字；提供整改以完成书面沟通，包括使用技术	在学习环境中达到预期的目的，包括学习(如：阅读、数学)、课余活动(如：休息、午餐、与同伴的关系)、就业前及就业活动(如：专业教育和技术教育)
社交参与	能良好地与教师、其他校内人员和同学互动 具备适应环境需求的能力	在小组干预期间促进与同学的良好互动；参加午餐和休息时间的社交互动，培养友谊 提供应对考试焦虑的策略；调整程序以降低学校期望的压力	在学校时能与同学、老师和其他学校人员在课堂、课外活动和准备工作中建立适当的社交关系
游戏和休闲	课间与同学一起玩 能参与班级游戏 有课外兴趣爱好(如：体育、艺术、舞蹈)	调整游戏环境为无障碍化(如：操场)；与学校管理部门协商，确保休息是以游戏为主；协助学生探索课余爱好；与家长协商，促进放学后参与娱乐活动；休闲辅导	确定和加入与年龄相符的玩具、游戏和娱乐活动参与有意义的艺术、音乐、体育和课外活动；在休息时了解和接近同学
工作	就业前教育	提倡将职业性活动融入学生的日常生活中(如：把所用物品放回原处、清洁工作区域)；让残疾学生参与学校的工作(如：清理午餐桌)；开发团队项目培养工作能力	培养学校毕业后在社会上工作或志愿服务所需的兴趣、习惯和工作能力
日常生活活动(基本和工具性)	穿脱衣物(穿脱外套，在健身房穿脱衣物) 吃午餐和(或)点心 如厕(二便管理) 基本卫生和仪容整洁 使用通信设备 慢性病的自我管理(如：糖尿病、哮喘) 在课堂上准备餐点 使用电脑 购物 洗衣服	使用反馈法提供直接干预，指导穿衣或自我进食 教授轮椅到厕所正确的转移方法 调整日常活动安排，包括自我管理的护理任务 提供小组活动，促进独立生活的技能，如购物、烹饪和清洁	在学校有基本的自我照顾能力(如：进食、如厕、管理鞋子和外套)；在社区内使用公共交通出行；制定健康的日程安排；制定最实用的家庭日程安排(如：清洁、购物、做饭、安全和应急程序、预算)

注：经允许引自 Swinth, Y., Chandler, B., Hanft, B., Jackson, L., & Shepherd, J. (2003). Personnel issues in school-based occupational therapy: Supply and demand, preparation, certification and licensure (COPSSE document no. IB-1). Gainesville, FL: University of Florida, Center on Personnel Studies in Special Education; and Kentucky Department of Education. (2006). Resource manual for educationally related occupational therapy and physical therapy in Kentucky public schools. Frankfort, KY: Kentucky Department of Education.

3. 个别化教育项目 个别化教育计划代表着正式的计划过程和最终的法律文件,它提供了服务和项目,使学生能够参加学校活动并得到"适当教育"。个别化教育计划过程回顾请参阅表24.2。根据《美国残疾人教育法》,个别化教育计划对每位残疾儿童都备有书面记录,概述了学生的教育需求和功能需求,以及满足这类需求所给予的支持和服务。它是根据《美国残疾人教育法》的指导方针制定、审查和修订的。

个别化教育计划至少应包括家长、一名儿童教师、一名儿童特教老师、被授权代表公办机构做决定的公办机构代表、能解释评估结果指导意义的人员(可能为其他成员之一),需要时也可加入有经验或有与儿童相关的特殊专业知识的其他人员(如:相关服务人员),必要时也可包括残疾儿童。虽然相关服务人员常被认为是"随机"的团队成员,但如果作业治疗师被正式定为个别化教育团队的一员或如果会议上讨论作业治疗,那么作业治疗师出席小组会议是恰当且可取的。

作业治疗评估数据为个别化教育计划小组提供了"儿童融入普通教育课程并取得进步的信息,或学龄前儿童参与适当活动的信息"。如果团队认为儿童具备接受特殊教育资格则启动个别化教育计划;个别化教育计划小组需要制定特殊教育计划,确定是否需要相关服务。确定作业治疗服务需求不应仅基于评估数据,更应由学生的教育计划和年度目标主导。自作业治疗被认为是相关服务以来,个别化教育计划小组根据学生的教育需求和作业治疗师的建议来决定是否应该为学生提供作业治疗服务。

(1)协作计划:个别化教育计划的形成是一项艰巨的任务,因为随着《美国残疾人教育法》的修正,个别化教育计划团队成员也在不断变化。作业治疗师需要具备一定的能力以便与家长及其他专业人员一起有效工作。虽然个别化教育计划团队与其他类型的团队有相似之处,但其也有一些独特的特性需要各位团队成员考虑。个别化教育计划团队在

表24.2 个别化教育计划的发展过程

步 骤	描 述
儿童需求的愿景 1. 确定当前的学习能力和功能表现 2. 描述学生的残疾如何影响其在普通教育中的参与能力	全面评定和单项评定的解释(full and individual evaluation, FIE) 考虑残疾如何影响融入和参与学习和功能性活动 确定学生的优势和需求 与父母、学生和团队成员讨论儿童的优先事项
衡量目标 制定可衡量且可实现的年度目标(学习和功能方面)	年度目标 所有团队成员都致力于目标制定 目标可能与国家课程内容标准相关 衡量年度目标进度的计划 相关服务的目标必须是"与教育相关的" 应用各类评估为残疾儿童制定不同成就标准,说明基准或短期目标
特殊教育和相关服务 确定特殊教育、相关服务、补充辅助和服务、整改和支持	表示学生达到个别化教育目标所需的服务 团队确定所有需要的服务 满足学习、功能和课外需求的服务 切实可行的同伴评议研究的服务 预测开始服务的日期、服务频度、地点和服务持续时间
整改清单 需在各州和各地区评估中测评学习成绩和功能行为 安排障碍最少的环境	说明为什么儿童不能定期进行评估,为什么儿童适合所选的专项评估 和残疾学生的同龄人一样教育他们,尽可能使其适宜 首先考虑普通教育环境 每年调整环境安排 必须提供一系列的服务选择
衔接计划 与年龄相符的衔接评估,涉及训练、教育、就业和独立生活	开始于16周岁 确定协助儿童达到目标所需的衔接服务,可包括就业培训、就业支持、独立生活、工作经验、社区参与、为考大学规划合适的高中课程

以下方面不同于其他团队：

1）团队成员间有必要的法律框架关系。政府、各州和当地的法律及政策详细说明了参与者及其任务，尤其是对学校而言，因为学校对残疾学生的教育负有法律责任。

2）团队成员间必须共同承担责任，确保学生能成功实现其目标。

该过程是"以结果为导向"的，指的是重点并非为每个人在过程中是否愉悦，而是学生的教育项目是否成功。指导制定个别化教育计划的协作规划过程涉及许多方面，而这些也是《美国残疾人教育法》规定的常见需求。

第一步包括解释儿童最近的评估，考虑儿童在各州或各地区评估中的表现，与家长、同学和教育团队成员讨论确定学生的优势和需求。这些信息被记录在个别化教育计划中，作为当前的学习情况和功能水平情况，还应包含学生的残疾如何影响其在普通教育中参与的描述。表24.3列举了与教育相关的表现水平和需求的示例。

下一步为制定可衡量的年度目标，使学生能融入普通教育并取得进步。年度目标是学生必须在一年内达到的可测量和可实现的要求。各州正在将年度目标与共同核心标准或各地的课程标准挂钩。这确保了年度目标与美国国家教育部为所有学生而设的学习目标相匹配。2004版《美国残疾人教育法》取消了在个别化教育计划中制定短期目标（基准）的要求，除残疾儿童外，需要根据不同的成就标准进行不同的评估。因此至少需要有一份测评进度的计划，说明儿童如何完成个别化教育的目标以及何时会出具定期进度报告（如：使用季度报告及提供报告卡单）。出具进度报告的频度至少与非残疾学生家长收到进度报告的频度相同，通常为每季度一次。当作业治疗师是支持学生目标的服务人员之一时，他们需要测评年度目标及其进展。一般而言，个别化教育计划团队成员间会共享学生的评估数据，为学生继续融入普通教育而努力。

（2）教育模式的目标：目标制定是在个别化教育计划会议上由全体成员一起完成的协作过程，包括家长，有时也包括学生。许多地区的目标制定是网络项目促使的，这使个别化教育计划形成了分享网站。其中一些在线程序包括了提供目标行为、情况、标准和时间架构示例的下拉菜单。虽然这些项目能节约时间，但许多作业治疗师认为下拉菜单提供的选项太局限。庆幸的是，许多个别化教育计划项目都提供了覆盖下拉菜单并输入原始目标的选项。

所有团队成员必须充分了解课程、预期行为和各州教育标准。目标和目标行为需要记录学习成绩和功能表现，例如参加体育活动、论文撰写、独立午餐、课间和朋友玩耍以及参加课外活动。虽然作业治疗师了解对校内参与产生负面影响的个别行为的限制因素，但不应该向个别化教育计划小组建议其为独立的临床目标。例如，个别化教育计划小组发现一名二年级的学生在完成共同核心数学标准方面并未取得进步。作业治疗师之前已发现该生的视觉感知和视觉运动技能对学习成绩有负面影响。个别化教育计划小组可能会同意为学生制定与CCS 2.MD.C.7 相匹配的年度目标，具体为学生将"在上下午，用模拟时钟和数字时钟说出并写出最接近的五分钟的时间"（http://www.corestandards.org/Math/Content/2/MD/）。团队可以制定基准来实现年度目标。具体年度目标如下：

- 学生从模拟时钟上说出并写出最接近5分钟的时间（时间框架：一年内或第四季度末；条件：手表、挂钟、画在工作表上的模拟时钟；标准：10题正确率达100%）。

其他基准包括：

- 学生从模拟时钟上说出并写出最接近一小时的时间（时间框架：第一季度末；条件：手表、挂钟、画在工作表上的模拟时钟；标准：10题正确率达100%）。
- 学生从模拟时钟上说出并写出最接近半小时的时间（时间框架：第二季度末；条件：手表、挂钟、画在工作表上的模拟时钟；标准：10题正确率达100%）。
- 学生从模拟时钟上说出并写出最接近15分钟的时间（时间框架：第三季度末；条件：手表、挂钟、画在工作表上的模拟时钟；标准：10题正确率达100%）。

有时，作业治疗师会认为某项技能是儿童的首要任务。然而，当整体观察这个儿童时，整个团队可能并不同意此观点。当发生这种情况时，个别化教育计划团队成员可能需要协商为儿童确定优先事项，如此才能为学生制定恰当的目标。如何制定目标在第8章中已详细描述，相关资料可在网站上查阅。

（3）项目计划：一旦个别化教育计划的目标制定完成，则团队也确定了学校所提供的特殊教育、相

表24.3 表现水平和教育需求	
表现水平	**教育需求**
独立正确地书写字母	增加书写速度和间距,使书写文字和句子易于辨认
对意外的触碰极其敏感;排队或穿过走廊时会推其他学生	能与同学靠近的策略和支持方法;提前离开等调整策略,以避开拥挤的走廊
读书时保持聚焦固定	调整和指导阅读内容,不跳行或重复阅读
杂乱的课桌和桌面;不能找到课本和作业本	学习使用组织系统
喜欢课间休息,但在操场上玩5分钟就累了	增加休息频率及相关策略,向教职人员了解和交流疲劳的情况
有足够的实际工作经验;个人卫生与工作环境要求不符	意识和训练,增加独立性和自我照顾能力
午餐时间独自坐着	建立友谊的策略;社会技能训练

注:经允许引自 Knippenberg, C., & Hanft, B. (2004). The key to educational relevance: Occupation throughout the school day. School System Special Interest Section Quarterly, 11 (4), 1-4.

关服务、补充辅助和服务、调整和支持。这涉及学生完成年度目标的进度、融入普通教育课程和在学校中参与课余及课外活动。个别化教育团队确定是否需要相关服务以"帮助残疾儿童受益于特殊教育"。

如果作业治疗师为学生提供服务,必须在个别化教育计划中特别注明并确定开展服务的预计日期、频度、地点和服务周期。作业治疗服务类的文档应确保向学生提供适当的服务方式:直接服务(给儿童)和间接服务(儿童受益)。基于学生的特定需求,在第一周可能需要提供直接服务,而在第二周为教师提供使学生受益的间接咨询可能更有效。此外,建议灵活地记录时间和频度(如:2小时/月或1小时/级),而不是定期每周记录。建议服务周期一般为书面记录的开始至结束的时间段,服务地点也应已确定(如:食堂、教室、操场、走道)。

一旦个别化教育计划团队确定了儿童在特殊教育方面的需求,团队就应该确定在何处提供服务。每年制定计划的基础是个别化教育计划团队确定儿童完成了个别化教育计划目标。根据《美国残疾人教育法》所定义的最少限制环境,残疾儿童能最大限度地与同龄儿童一起接受教育。这意味着教学必须

在一系列可行的环境中进行,从普通教室到特殊教室、住宅设施和家庭项目。只有在"残疾严重程度较重,学生不能在常规的教室中通过辅助和服务接受满意教学"的情况下,才会将其转移至单独的教室。基于学生的个别化教育目标,团队应考虑是否应在常规教室提供辅助和服务以便让儿童得到合适的教育,并且是否会妨碍他的学习和(或)其他学生的学习。如果儿童不能在普通班级的副课和课外活动中充分融入其他同学时,团队应在个别化教育计划中做出为什么儿童不能参与此类活动的书面解释。

(4)衔接计划:最后,一旦儿童年满16岁或个别化教育计划团队在此之前确定了适合的服务,个别化教育计划中必须罗列一份书面的衔接计划。建议14岁及以下的学生参与衔接活动,即使他们尚未正式列入衔接计划中。衔接是开始计划学生完成学业及毕业后生活的过程。该计划是根据与年龄相符的衔接评估而制定的,涉及培训、教育、就业以及适当情况下独立生活的技能等方面。衔接计划应包括所需服务的说明,应密切联系学生的课余生活目标和高中学习计划。帮助儿童完成以上目标所需的衔接服务(包括学习课程)可包括就业培训、就业援助、独立生活、工作经验、社区参与和为大学规划适当的高中课程。当学生满16岁时,个别化教育计划中还包括了支持其衔接的各部门责任声明。衔接服务和衔接计划的详细内容请参阅第25章。

文献表明,作业治疗师并没有完全参与制定衔接计划,尽管他们有此能力。原因之一可能是教职人员对作业治疗师的服务领域及其对衔接计划的潜在能力信心不足。一旦教师了解作业治疗的领域,作业治疗师将受益于教育管理者和当地学校董事会成员在这方面的潜在贡献。作业治疗师可以通过评估来确定学生的运动和处理困难并为学生提供与高等教育、就业规划和社区生活相关的功能能力,通过以上服务加入衔接计划小组。作业治疗师可以参与这一过程,为学生提供与就业规划和社区生活相关的功能能力。

4. **年度回顾和再评估** 学生的个别化教育计划必须由教育团队每年至少审查一次,如果父母或教学人员要求时应审查多次。结果是通过学生完成个别化教育计划的目标来测量的,包括参与各州和各地的评估。长期目标是让残疾学生高中毕业后能顺利工作、进入高等学校就学及独立生活。

如果教育团队认为不需要相关服务学生就能从个别化教育计划中受益,则可以在年度评审时终止

提供相关服务。当学生具备所需能力并在学校使用时，则作业治疗师可以建议停止提供服务。若尝试了很多方法、耗费了许多时间，服务仍不能达到个别化教育计划的目标时，则可能需要终止服务。当决定终止服务时，作业治疗师应准备好此建议的支持数据。儿童每3年都应被再次评估决定其是否符合《美国残疾人教育法》所定义的"残疾儿童"，重新确定儿童的教育需求。

（六）基于数据的决策

由于教育和政府政策趋势的因素，基于数据的决策在学校实践中变得日益重要。在特殊教育和普通教育中提供服务的作业治疗师需要了解如何监测学生的进步，客观的评价干预是否能有效地支持学生取得预设的结果。进度监测所采集的数据可用于评价服务的强度、频度和类型等变化（如：从第一层级的服务转换到第二层级或第三层级，或提供特殊教育服务）。进度监测可用于确定特定的干预策略或整改是否能有效地支持学生达到个别化教育的目标。详见第9章关于基于数据决策的内容。

三、作业治疗服务

学校作业治疗工作的本质是复杂的，因为提供服务的对象（谁）、提供服务的地点（哪里）、提供服务的类型和方式（是什么和如何提供）以及服务的时间（什么时候）都有很大的差异。影响作业治疗服务提供的另一个因素是考虑不同的干预方法，以达到促进健康、预防残疾、恢复功能、调整或修改任务及维持功能。一般校内作业治疗的任务是促进功能和适应任务或环境，以促进残疾儿童接受特殊教育。但是，修订版《美国残疾人教育法》为作业治疗促进所有儿童健康和预防疾病创造了新的机会。此外，世界卫生组织（World Health Organization，WHO）提出的健康促进学校（health promoting school, HPS）模式提供了全面健康促进的组织架构，创设了支持所有学生身心健康的学校环境。包含促进和预防服务模式在内的转变扩大了作业治疗师"所服务人群"的领域，因其涵盖了所有在普通教育和特殊教育中的儿童及青少年。

为满足普通教育及特殊教育中学生作业活动需求提供各类服务，作业治疗师必须融入学校环境，在这类环境中了解其复杂性和成功所需的个人人际往来能力。例如，作业治疗师需要有良好的组织能力和时间管理能力，以制定和安排他的工作时间、考虑学校环境的多样性和特定工作服务需求的类型。作业治疗师必须尽可能高效满足其工作的复杂需求。为残疾儿童和普通儿童提供团体干预或课堂嵌入式合作教学模式，例如，有机会为各类学生群体提供促进、预防和恢复性干预策略的服务。

（一）服务人群：作业治疗师为谁服务

普通教育   在普通教育的体系中，作业治疗师可以为普通的儿童和青少年及可能在学习和（或）功能方面有迟滞的儿童提供服务。随着服务提供的多层次体系的发展，作业治疗师规划、表达和提倡自己在每一层级的作用是非常重要的。例如，作业治疗师可以辅助教育团队指导学生，让他们的服务能满足学生在普通教育中的学习、健康、发育、功能和行为等需求。作业治疗师如何在学校推广健康的生活方式和预防肥胖的示例，请参阅框24.5。

在第一层级（学校服务），作业治疗师可以协助普通教育团队帮助学生融入并参与课程，密切关注其实践的功能领域：教育、社会参与、游戏和娱乐、ADL、工具性日常生活活动和工作能力。例如，作业治疗师参与普查书写能力，了解哪些学生在这方面有困难，但主要取决于国家是否允许进行普查。随后，可以为在职教师提供多种感觉书写教学策略的在职培训，可加入课程委员会协助制定恰当的书写课程。为了培养学生的参与度和积极性，作业治疗师可以加入积极行为干预支持（Positive Behavioral Interventions and Supports, PBIS）委员会或社会情感学习（Social and Emotional Learning, SEL）领导小组。如此，治疗师可以真正实施这类全校范围的方法，有机会帮助教师实施旨在帮助学生调节课堂注意力（如：警觉项目）。此外，作业治疗师可以参与学校的学生行为管理团队，了解该领域的问题并从作业治疗的角度提供策略。

第二阶段（高危人群的针对性干预），作业治疗师会为那些在行为管理上有障碍或与同学社交互动有障碍的学生在午餐或休息时间提供小组干预。第三阶段是对第二阶段干预效果不佳的群体应用更个性化的干预。在此阶段，学生会接受如RTI等的部分服务或介入特殊教育。

随着作业治疗在普通教育中作用的扩大，作业治疗师可能被质疑怎么有时间提供预防和早期干预服务。一般，作业治疗师的工作预期是基于个别化教育计划部分的接受直接服务儿童的病例数，不考

框24.5   侧重于促进健康和预防肥胖的作业治疗服务：倡导以学校为基础的健康生活方式

项目设立

倡导以学校为基础的健康生活方式包含了多层级项目，旨在做到以下几点：① 促进参与健康的作业活动；② 支持意志力的发展；③ 建立肥胖和肥胖高危儿童的健康行为模式。相关服务人员和学校校长注意到，由于担心儿童超重问题，越来越多的人推荐作业治疗和物理治疗，因此确认了该项目的必要性。学校工作人员注意到的问题包括上课时疲劳和注意力不集中以及不能参与体育课。他们越来越关注这些问题，因为知道这些是肥胖儿童经常遇到的医疗问题的明显症状。在这类患儿群中常见的医疗问题包括糖尿病、睡眠呼吸暂停、高胆固醇和高血压；此外，许多肥胖儿童也会面临社交孤立和被羞辱。

在推出倡导健康生活方式之前，该校领导已将自动售货机搬出学校并要求家长只在生日时送健康的零食。此外，一名物理治疗师还开设了每周一次的开放式健身课程，让学生在上课前参加体育活动。之后，当地企业了解了这项计划，向学校捐赠了计步器和其他设备，为参与该计划的儿童提供奖励。

1. 项目第一阶段的活动包括每周开放健身房、全校健身行走以及不同教室之间的烹饪比赛。此外，还专门设置了倡议的公示栏，其内容每星期或每两星期调整一次。

2. 第二层的活动包括如何养成新的促进健康行为习惯的训练。例如，这一阶段的学生学习如何使用计步器记录步数、如何测量和记录个人体质指数（body mass indexes, BMIs）以及如何控制进食和记录活动日志。

3. 第三层次的活动由作业治疗的学生设计，以人类作业模式为指导。这一层的活动以小组课为中心，重点是建立能力和提高学生参加体育活动的自我效能。

项目评估

虽然整个学校都参与了该项目，但仍应选择一间教室进行项目评估来提供信息。17名五年级学生参与了拍照活动，该活动被融入科学课程中。这项活动是基于王氏影像发声法研发的。学生们拿到一次性相机后被要求拍下利于或不利于他们保持健康生活方式的照片。照片被冲洗出来后，学生们整理照片并根据典型的影像发声提示参与了两次讨论。要求学生们对自己的照片进行反思，回答以下问题：

你看到了什么？

到底发生了什么？

这与我们的生活有怎样的关系？

为什么会出现这种情况？

我们能做些什么呢？

参与这项任务的学生能辨别哪些能或哪些不能促进健康的生活方式。此外，他们还设定了自己想要改变的不健康习惯的目标。

该项目说明了一种方式，即作业治疗师可在学校中促进儿童健康生活方式的发展。

经允许引自 Cahill, S. & Suarez-Balcazar, Y. (2009). Promoting children's nutrition and fitness in the urban context. American Journal of Occupational Therapy, 63, 113–116; and Cahill, S., & Suarez-Balcazar, Y. (2012). Using Photovoice to identify factors that influence children's health. Internet Journal of Applied Health Sciences and Practice, 10, 1–6.

虑满足学生需求所需的时间或治疗师在全校范围内的职责。这种模式常忽略了基本的间接服务量，包括协作咨询、团队会议和服务教育。相反，工作量包括所有为学生提供的直接服务和间接服务，使用工作量这一概念有助于使工作模式概念化，优化效率和影响。作业治疗师必须高效的组织其工作，在最少限制环境中服务学生、与教师和其他教学人员合作、参加会议、监督和培训作业治疗辅助人员、计划干预措施并采集数据。使用时间表详细记录工作量有助于各州管理委员会了解作业治疗服务的范围，鼓励他们采用工作量及病例系统来记录提供的服务。

（二）服务范围：作业治疗师提供什么

对各类服务对象的干预是一系列服务选择的直接结果。一般，学校服务是在独立的治疗环境中直接提供给儿童，类似于临床治疗。这种类型的服务包含了最基本的服务对象：学生。然而，《美国残疾人教育法》并不强制要求某一种服务模式且允许提供各类服务，包括学生的直接服务（直接服务）、有利于儿童的服务（间接服务）、一起服务于儿童的教师和其他人员的支持和调整项目（参见图24.6）。讨论如何提供作业治疗是基于儿童的需求、教育项目（学

有利于儿童的间接作业治疗服务	直接作业治疗服务
学校人员的时间计划	个人或小组
在职教育课程	共同教学
参加全校委员会	培训
与教师、其他工作人员和家长协商	融入作业治疗项目
为残疾学生和家庭进行宣传	
规划创新服务和新项目	

图 24.6 作业治疗服务提供的范围

习和非学习方面）和期望的结果。作业治疗师提供服务的方式包括单独辅导儿童、与教师商讨学生情况、在教室中一起引导小组、为学校工作人员提供在职教育、设置课程或在校级领导团队中工作。

1. 直接服务 有各种提供直接服务的方式，包括一对一形式（作业治疗师单独辅导学生）、小组方式（午餐小组）、大组方式（在教室内、在休息期间）；可以在学校的各类环境中进行（如：独立的治疗室、特殊教育资源教室、普通教室、餐厅、操场、体育教育等）。在最初评估行为水平期间或培养技能的最初阶段，在独立的环境中提供个性化的直接服务是有效的。以小组形式提供服务的优点是小组内的互动让学生有机会训练和培养社交技能。此外，在最少限制环境中，作业治疗师可以将有或没有残疾的学生融合在同个干预小组中，主要针对有迟滞可能但不符合接受特殊教育资格的学生。例如，作业治疗师可以和特教老师一起带队，详见框24.6（参见图24.7）。

2. 有利于儿童的间接服务或提供项目支持 间接服务要求治疗师直接与其他人员合作，包括普通教育者和特殊教育者、父母及辅助专业人员。例如，作业治疗师可以与任课教师一起协商帮助残疾学生调整教学内容和学习方法，或与教师密切沟通了解需求。评估、干预和总结等的记录是一项重要的服务内容，应该被列入作业治疗师的每周日程中。针对学校工作人员（如：教师、行政人员、助教）或父母的在职教育课程可以帮助提供特殊行为领域的信息，如精细运动发育和书写、感官处理、功能摆位、心理健康和幸福感。校委会（如：积极行为的干预支持，预防欺凌）服务的耗时也是一项重要的间接服务，让作业治疗师有机会分享专业内容，成为校内有助益的成员。规划融合干预的时间是一项重要的间接服务，但总被认为并不是作业治疗师工作的重要组成部分。然而，作业治疗在幼儿园课程的整合服务的研究结果发现50%的间接服务被用于规划整合服务。

除了为儿童确定最有效的服务范围外，作业治疗师还应根据学生在治疗过程中的反应和特殊需求，以灵活的方式提供服务。例如，作业治疗师可选

框24.6 "Brownie Busters"：为多重残疾儿童服务的作业工作小组

项目发展

Brownie Busters项目的目标为：① 为残疾学生升入小学提供社区内的功能性课程；② 提供对小学生有意义的任务，同时教他们将来在家庭和社区中就业及独立生活所需的技能；③ 鼓励学校团队成员间的合作，包括教师、助教、作业治疗师和父母。

组织为期6周的Brownie Busters工作小组是以多重残疾儿童工作技能发展的文献为基础的，这些文献表明：① 在早期就应做好就业所需准备；② 强调有兴趣地参与教育或工作环境中有意义的活动；③ 对中度智力障碍学生应强调功能性技能和纵向比较。中西部一所大型市立学校工作的作业治疗师策划并进行了为期六周，每周一个半小时的小组活动。任课教师、助教和一名家长志愿者作为该群体的服务人员。

Brownie Busters工作小组的总目标是让学生制作并向该校教师、学生和全体学校人员售卖自制布朗尼蛋糕。该小组旨在促进独立生活和工作所需的技能发展，包括以下内容：计划工作任务、功能性阅读（阅读标签和食谱）、在社区行走时的安全问题、购物、简单烹饪（辨识食材并测量、倒入、搅拌食物）、使用烤箱、食品安全问题和销售产品。

参与者

该小组由八名9～12岁患多重残疾的小学生组成，

包括轻度至重度的智力残疾和语言发育迟缓。这些学生的诊断为脑瘫、唐氏综合征和孤独症。

小组会议

小组会议包括每周讨论基本的工作、去杂货店购物、做布朗尼的准备工作、将它们放在罐子里、装饰罐子和出售。每次会议还包括清洁。

定性研究结果

采用定性的研究方法，从儿童角度探讨参与小组活动的意义。在第2～6周，作业治疗师与八名小组成员进行面谈，了解小组对个人的意义。观察参与者的结果为第二种数据采集方式，由观察小组每周汇总。在对面谈人员和参与者进行观察的定性分析基础上，凸显了三个基本要素：购物、特殊食材、做每件事。当被问及谈到作业治疗小组时他们会想到什么或最喜欢什么，所有的参与者都谈到了步行去附近的杂货店购物、配置所需的食材、制作布朗尼罐子需完成的任务。通过积极参与购物过程，学生直观地学习了如何找到布朗尼蛋糕所需的烘焙原料。学生开始完成购物者的角色，通过使用购物清单寻找烘焙所需的原料。学生还通过操作、测量和品尝学习每种特殊食材的特性。最后，学生表示做每件事都非常开心，开始像工人一样工作：负责工作、分享、展示食材、使用卫生技术处理食品、准备售卖的罐子。研究结果支持作业实践对培养行而达之的重要性。

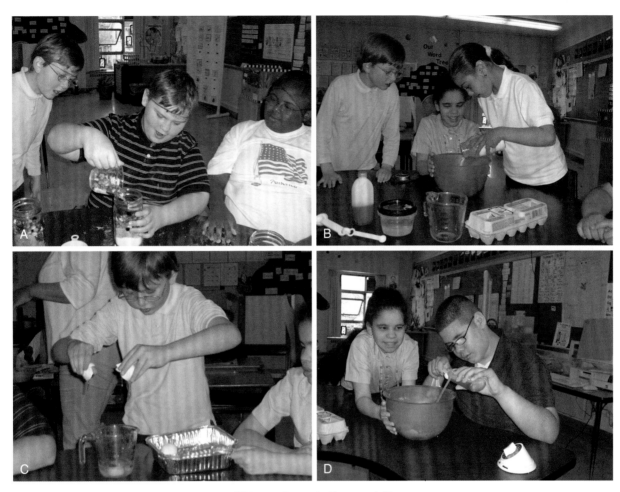

图 24.7 Brownie Busters 小组

择直接为儿童服务数周,教学生如何实施自我调节的警报程序,随后与教师或助教商议确保在课堂上泛化策略。

(三)综合性服务:在何处提供

综合性服务包括儿童在自然环境中(如:在教室内、在操场上、餐厅、上下校车时)接受作业治疗,强调不干涉性方法和共同目标。这些服务让作业治疗师有了接触学生的机会,他们面对的不仅仅是患者,更是要尽最大努力去帮助的具有心理健康危险因素的学生。虽然综合性治疗有时被简单的认作为"课堂上的治疗",但其实非常复杂,需要团队合作并结合教育、咨询各位团队成员并有技巧地将服务融合于自然环境中等。《美国残疾人教育法》并未指明所提供服务的类别,但它明确指出在最少限制环境中提供的所有相关服务都是为了培养学生融入普通教育课程。简而言之,法律要求尽可能将作业治疗纳入普通教育中。此外必须牢记"残疾学生上学并不是为了接受相关治疗,他们接受治疗是为了能融

入学校"。相关治疗必须与教育有关,这不同于门诊或医院的治疗。作业治疗师向学校教职人员和家长解释其间的差异是非常重要的。由于作业治疗有助于达成学习目标(如:书写、读写)和非学术性功能目标(如:管理学习物品、使用洗手间、课间休息时玩游戏、午餐时和朋友交谈),治疗环境可以为各种自然环境,包括教室、操场、餐厅、洗手间和走廊。

在综合性环境提供治疗的另一原因为运动控制研究理论,表明在自然环境中参与有意义的作业活动对获得新的技能或改变运动最有效。在自然环境中进行有意义的活动需要儿童和青少年解决问题并适应必然的变化,这有助于加强学习。此外,在日常生活的自然环境中提供干预更有可能得到持续的应用,从而发生功能性变化。因此,在固定治疗室内设定好的活动和设备的治疗并非是学校治疗的最佳方式。前者所述的治疗方式可能只适合于学习任务的初期阶段,即与班内其他学生比较,该生的能力水平远低于任务所需,或干预不适合在普通教室中进行时(如:使用秋千等设备治疗)。"虽然治疗师会安排

学生短时间离开教室进行探索或学习新的技能，但离开教室的时间被最小化"。McWilliam提出单独治疗不如综合性治疗有效。

1. 益处 各方面都能受益于综合性服务。通过在自然的环境中工作，作业治疗师学习设置课程、预设学习和行为结果、教师的喜好和每个班级特有的文化等。在教室和其他学校环境中（如：艺术教室、音乐教室、餐厅）观察学生并与学生互动，让作业治疗师能充分分析儿童的能力、对活动的期望、身体和社会环境间的关系。当任务的环境需求大于学生的能力时，治疗师和教师必须调整环境或任务以便让学生能成功地参与。综合性治疗应确保治疗师的关注点与学生在教室和其他学校环境中的预期表现高度一致。

治疗师待在教室中也有利于教职人员，他们可以实时准确地观察作业治疗干预模式。通过综合性服务，教师、助教、管理人员和其他相关服务人员都有了了解作业治疗师范围内实践和技能的机会。结合教师的教学、协作规划计划和融入直接干预，为作业治疗师提供了自然的方式，可以了解特定领域的内容和所需的策略，以提高教师专业以外的特定领域的功能。

当作业治疗师未加入时，残疾学生可因教师实施治疗策略能力的提高而获益。在幼儿园课程中充分融入作业治疗研究精细运动和读写能力的结果显示，残疾儿童和普通儿童在精细运动和读写能力方面都取得了显著进步。在这所学校，校长对结果表示欣喜，称"她从治疗中得到了极大的收获"。在提供综合性治疗时，作业治疗师需要测评残疾学生和普通学生的结果，并与管理人员、父母和教师共享评估数据、交流治疗的益处。图24.8展示了作业治疗师将感觉运动活动整合于课堂活动中，促进自我调节学习注意力。

2. 挑战 虽然综合性服务的优势已被证明，但成功的实施应用仍需时间和努力。几项调查和研究结果表明提供综合性服务最大的挑战是作业治疗师、教师和其他相关学校人员共同商讨和计划融合性服务。虽然在走廊或午餐时间与教师进行非正式的协作是有益的，但定期召开正式会议也是必不可少的。

3. 转换为综合性服务模式的策略 用于促进提供综合性作业治疗服务的策略包括以下内容：

（1）获得学校行政的支持，让教师和作业治疗师从教学和治疗安排中脱离出来。

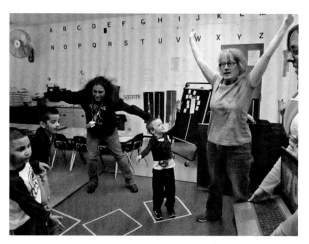

图24.8 作业治疗师融合运动和（或）感觉策略帮助学生调节上课的警醒度

Bazyk和同事发现，当提供综合性服务时，与教师和其他人员合作的直接干预的时间比为2：1。随着作业治疗从单独治疗转变为融合性服务，因综合性治疗的复杂性，作业治疗师需要将列计划的时间算入治疗中。

（2）根据具体的服务和环境，划分时间与学校相关人员合作制定计划。

例如，当将感觉运动策略整合到学前课程中时，与教师和助教合作是非常重要的。在餐厅整合服务涉及与午餐主管协作。定期召开会议，由教师和治疗师进行汇报。

（3）同心协力合作。与教师、助教和其他相关人员（如：父母、导师、物理治疗师、学校心理学家、语言治疗师、校长、餐厅负责人、校车司机）建立良好的关系。

由于综合性作业治疗要求与不同相关人员密切合作，因此有效的合作至关重要。共同合作建立相互信任、尊重和有效交流的共同目标，平等合作的各方都为相同的目标而努力。建议考虑形成一个演练小组（community of practice, CoP）以提高集体工作效率和影响。演练小组是致力于共同目标、定期交流、轮流领导并合作工作且互相影响的一群人。

（4）了解特有的班级文化或学校环境、课程和预期表现。

作业治疗师需要了解学校的政策、课程和教师的课堂内容，以制定与教育相关的方法来提供服务。非正式的观察物理环境和社交环境（如：教室布局、师生互动）。与教师讨论作业治疗实践领域的问题和特定需求（如：与社会参与、注意力、书写等相关的问题）。当在教室中与学生一起时，作业治疗师需要清楚的了解课程的期望值。这包括课堂规则、日常安排、普通教学的动态以及特殊教育的调整等内容。每位任课教师都有各自的教学风格和课堂管理方式。有的教师可接受课堂干预，而有的并不接受甚至认为这是干扰。

（5）提供符合现有课堂结构和文化的干预措施。例如，重视儿童主动学习的教师和实践学习中心的教师能积极响应作业治疗师的活动建议，将活动融入学习中。重视教师主导课程的老师可能更喜欢与作业治疗师一起进行团队教学活动。

（6）通过利用非正式的机会分享信息（如：走廊上的谈话、单页信息摘要）并进行正式的在职教育，提供作业治疗任务的内容和全面实践范围的信息。

重点描述作业治疗除在书写和感觉运动外的学生功能领域中还有何作用，如社交参与、游戏、休闲活动和工作。解释作业治疗师在一系列行为领域中的专业能力，包括躯体和运动、心理健康和幸福感、感觉处理、认知和行为能力。

（7）了解教师对综合性服务的选择。

对常规教学课程有一定知晓度，如果可能不应扰乱儿童和班级的时间表。教师可能希望作业治疗师在某一特定时间或某一天到教室中来。在制定干预前应与教师协商好这些细节，设法在安排好的时间内为儿童提供特定目标领域的治疗。例如，书写干预可以被整合入学生的语言艺术时间，打字能力可以被整合入学生的电脑或语言艺术课程中（参见框24.7）。

框24.7　从分离治疗到提供综合性服务：学区如何转变

我工作的中西部郊区学区名列前茅、成绩优异，以学习成绩优秀著称，97%的毕业生就读的是四年制大学。接受特殊教育的学生占学生总数的16%。尽管现在综合性服务被认为是学校最佳的实践模式，但该区的相关服务并没有脱离之前的分离治疗模式。影响转换为综合性服务的因素包括：① 缺乏提供综合性治疗服务的知识；② 学校工作人员和家长认为分离治疗是最有效的；③ 缺乏改变现状的计划时间。虽然有的作业治疗师曾尝试在区内个别学校推行综合性服务模式，但由于没有能力制订统一的计划，因此很难发生重大改变。

2011年秋，在本地大学的外聘作业治疗顾问的协助下，学区内的作业治疗师及物理治疗师共同致力于将服务模式转变为综合模式。在开始提供转变服务提供的过程之前，我们与学生人事主管交流了该项工作的必要性并获得了支持。这是至关重要的第一步，因为她的支持贯穿了整个必须过程的各个阶段（如：准许上课时间的会面）。以下是提供服务转变策略的简要时间表和描述。

起始

了解综合性服务的内容：内容、原因、方式和地点（2011年12月）。

作业治疗师、物理治疗师和学生人事主管进行了首次长达2小时的会谈，期间作业治疗顾问概述了法律要求和支持综合性服务的证据。会议中讨论了转变服务的需求、障碍点及优势。会议中讨论了完成服务的时间研究并以此获取基线，随后会面商谈开始计划策略。

完成服务的时间研究（2012年2月）。

来自作业治疗师和物理治疗师的两组数据：直接服务的类型（个人或小组）和服务的地点（治疗室外或融入资源教室中、普通教室、其他地点）。其他地点包含了学校中的任何自然环境，包括操场、餐厅、过道、更衣室、洗手间或校车。时间研究结果表明大多数服务都是在独立环境中以分离治疗的形式进行（75.5%）。治疗是综合性的，资源室占总时的10.1%、普通教室占总时9.7%、其他地点占总时4.7%。以个人形式接受直接服务占总时的75.3%，小组形式占总时的24.7%。显然最初的数据支持在区内提供相关服务的方式上进行改变的需求。

为转变做准备

探索综合性服务的机会并邀请有意愿的相关人员（2012年2～6月）。

在本学年的后续阶段，治疗师们组织头脑风暴，计划如何实施转变。治疗师开始确定并与相关人员（管理员、教师、员工和家长）商讨，该群体将支持和推进更具协作性的综合性模式。转变已开始萌芽、"推进"服务的小型试验已实施，成功的经验得到分享。2012年春开始的头脑风暴、计划和小型试验的结果使该地区承诺在2012—2013学年进行全区性的转变。

通过发展社区实践动员支持行动

通过发展社区实践让相关人员参与（2012年8月）。

由于提供的服务转变为综合性模式，这会影响教职人员和家长，所以形成了相关人员的社区实践，这可以参与和协助转变过程。社区实践是一群致力于共同目标的人为了集体能力和影响力而定期互动。代表所有校区的各组相关人员被纳入社区实践部分，包括学生主管（我们的直接领导）、两名区域负责人、两名普通教师、数名特教老师、一名校内心理教师、两名特殊儿童的父母、当地家长辅导员、一名言语治疗师和三名辅助专业人员。

在第一次会议上，通过公开讨论提出了法律要求（最少限制环境）和支持综合性服务的证据。对综合性相关服务的支持是非常积极的。讨论了如何发生变化的想法并确定了社区实践成员的任务。

共同领导和协同工作。

在实施的第一年，举行了四次社区实践会议。首先关注转换服务的是父母和部分教职人员，他们可能认为综合性治疗不如或"差于"个体独立治疗，对这类转变的应用提出质疑。随后，确定地区和社区内优先的教育及交流信息以便获得"购买"。总而言之，社区实践也确定了有策略地交流综合性服务的成功事例。

实施转变（2012年9月至2013年6月）

2012学年初，各地治疗师开始在个别化教育小组内讨论及实施服务的转变。学年开始之即，治疗师就能更有效地安排综合性项目。治疗师选择团队，与他们建立密切的合作关系，相信团队成员也愿意接受更具协作性、综合性的方法。开始转变的方法因地点而异，受学生年龄及个人需求的影响。2012—2013学年各地区目标是将综合性服务由24.5%提高至不少于40%。

对大多数治疗师而言最大的挑战是争取时间与教师和其他学校工作人员建立合作关系。治疗师就职于多个团队，需要多次计划。最终治疗师需要具备一种新技能，即从传统的临床模式到更具协作性的合作教学模式的角色转变。

在个别地点治疗师与教师合作，为第1、2、3层级提供服务。最终的结果是极其积极的，因为治疗师慢慢融入了教室和其他自然环境（如：艺术教室、音乐室、体育馆）。应用综合协作方法且学生成长的消息在教师、管理人员和家长中扩散，结果使更多地方产生了应用这种策略的兴趣。

庆祝成果（2013年6月）

最初的研究在学年结束时重复进行。服务的转变令人印象深刻。综合性服务从24.5%（2011年）上升至60.2%（2013年），其中17.2%的服务在普通教室中进行、31.6%在资源教室进行、11.6%在其他自然环境中进行。治疗室的单独服务明显减少，从75%下降至40%。直接服务的类型也转换为提供更多的小组服务（由原来的24.7%增加至44%），而减少单独服务（由原来的75%降至55.8%）。

我们认为以下因素促成了项目的成功：治疗师反思实践和接受改变的能力；行政上的支持；社区实践的形成促进的集体学习和影响；与密切联系的教育团队成员一起转变。前一学年的成功强化了下一学年继续致力于综合性治疗的兴趣和义务。后续目标是研发相关的服务网站，将其作为一个地区和社区的资源，使用综合性模式阐述学校治疗并提供学前至毕业的实施案例。

4. 综合性直接服务的非正式策略　直接服务可以被整合入学校的日常安排中并以多种方式强化参与，具体包括以下内容：① 调整物理环境或社交环境；② 调整活动或任务；③ 调整教学或成人-学生互动。

将学校环境调整至与通用学习设计的教育倡议相符，其重点为通过调整环境来改善课堂表现。为调整物理环境，作业治疗师可以帮助教师调整物品来实施干预（如：握笔器、斜板、培养精细运动能力的游戏），或辅助整改环境让学生参与（如：创建感官角、获取支持性座椅、设计俯卧式的站立架）。为让涉及的人员能实施该策略，当儿童在日常生活中尝试活动时作业治疗师进行示范和训练。定期交流以调整内容并监督实施活动的方式。间接干预和直接干预相结合的综合性服务示例详见表24.4。

5. 综合性直接服务的正式策略　学校作业治疗师根据不同的理论参考框架（如：感觉统合、运动学习、行为学、生物力学）实施各种干预方法。根据2004版的《美国残疾人教育法》，要求学校"确保专业人员具有技能和知识，以改善残疾儿童的学习成绩和功能表现，包括在最大程度上科学的使用教学实践的基础"。作业治疗与新兴研究证据相结合的正式策略包括合作教学模式、作业表现训练和提供专项设计的项目。

（1）合作教学：虽然合作教学最初是普通教育者和特殊教育者为在综合的课程中分担教学而设计的一种教学策略，但作业治疗师也将其作为综合性治疗的一种正式方式。Cook和Friend将合作教学定义为"两位或两位以上专业人员在同一环境中多样化地或融合性地为一群学生提供实质性教学"。一般，合作教学包括共同设计、计划、实施和评估学习情况。作业治疗师除与教师合作外，还可根据课程需要，选择与其他学校相关工作人员合作教学，如指导顾问、健康教育人员或语言治疗师。作业治疗师的时间安排为合作教学，而非单独课程。需作业治疗师干预的学生与其同学一起在课上接受服务，因此作业治疗师可以于某一时间在最少限制环境中为多名学生提供服务。

Cook和Friend定义了五种不同的合作教学模式：① 教学辅助分工（作业治疗师教学，教师辅助，或反之）；② 段落式教学（教师将教学内容分成两部分，一次将一半内容教授给半个班级的学生，然后交换学生再教）；③ 平行教学（教师计划一个教学单元，各自教全班一半的学生，缩减了学生和教师之间的比例）；④ 选择教学（一人教小部分需要特殊照顾的学生，另一人教剩下的大部分学生）；⑤ 团队教学

表24.4　综合性服务中间接干预策略的示例	
干预策略	示　　例
重新构建教师的观点	解释在脊柱裂儿童中观察到的知觉问题的功能后果 明确孤独症儿童对触觉和听觉刺激的过度反应,解释这如何影响活动的行为、社会互动和参与 认为儿童不能安静地坐着与其警醒水平低和增强感官输入的需求有关
提高学生的技能	建议学生使用复写纸来监测应用铅笔时所施加的力 建议学生使用宽的横线纸练习书写字母,从字母的顶部开始书写 建议当学生在餐厅学习端餐盘时,教师在旁监护辅助
适当的任务	建议学生开始使用键盘打字 介绍穿夹克衫的补偿性方法(如:使用拉链) 在如厕训练时教授单手技巧 建议学生在嘈杂的环境中(如:餐厅、学校集会)使用带较响声音的耳机
恰当的环境	在教室的角落营造一个安静的区域,让学生可以离开各种刺激的环境 建议去除学生面前墙壁上多余的视觉刺激 指导餐厅和休息室负责人如何有效地促进积极行为,愉快地融入午餐和休息中
适当的日常安排	建议学生每天有三次主动锻炼的机会 建议让焦虑的学生有额外的时间来完成书面作业 建议学生在接受作业治疗后介入语言治疗,以便其在治疗期间能集中注意力

(两名教师同时授课,在讨论中轮流引导)。

虽然合作教学需要更多的时间和精力,但其优点也更突出。合作教学的优点包括:结合两名教师的专业知识扩展了教学内容;师生比例提高强化了教学内容;提高了有特殊需求但尚未接受单独治疗的学生教育的连续性。不仅残疾学生能从干预中获益,课堂上的普通学生也可以从多学科教学中受益。例如,任课教师和作业治疗师可以共同计划书写课程。又如作业治疗师也可和指导顾问共同教授调节能力,这是由作业治疗师 Leah Kuypers 设计的认知行为和社会思想课程,教儿童如何调节自己的情绪以改善参与、社会互动和情感幸福。

Case-Smith 和同事进行了一组 36 名一年级学生前后测试的设计,研究了为期 12 周的精细运动和书写课程合作教学的可行性和有效性。该项目采用了段落式教学和团体教学相结合的模式,通过提高书写的易辨认性、速度和流畅性,使有不同学习需求的学生受益。在最后的访谈中,教师和作业治疗师总结为学生得到了更多个性化的指导,而他们本身从合作教学中收获了教学技能。具体而言,作业治疗师学会了课程和行为管理方法,而教师学会了书写策略。

(2)作业表现训练:作业表现训练(occupational performance coaching, OPC)最初是由 Fiona Graham 设计开发的,旨在帮助父母促进儿童的作业表现。

作业表现训练包括三个主要组成部分:情感支持、信息传递和结构化过程。虽然最初应用于残疾儿童的父母,但当与教师和其他教学人员一起工作时也可作为指导的基本要素。

例如,在特定环境中(如:教室、餐厅)为明确有人际交往障碍的儿童提供情感支持。当与餐厅主管一起负责"舒适的餐厅"这一项目时,作业治疗师知晓他们的问题和需求就非常重要。主管表示他所面临的最大的一个问题是如何处理一大群儿童在餐厅中一起吃饭时所发出的噪声。作业治疗师可以帮助处理其对噪声的反应和感受,用积极的手段来处理噪声而不是强制规定学生在沉默中进餐。

信息传递对了解个人对问题的看法和(或)对作业表现的期望非常重要。同样在餐厅项目中,通过一场对噪声水平的讨论可以了解餐厅负责人对噪声的感官偏好和耐受度。有的餐厅主管并不介意餐厅内嘈杂的环境,他们喜欢看到孩子们愉快的互相交谈,玩得很开心。而有的人则很难忍受这样嘈杂的环境。

作业表现训练的最后一个组成部分为明确列举的一些步骤,包括设定目标、尝试选择、计划活动、执行计划、检查行为和泛化能力。作业治疗师最终的目标是在双重目标的指导下改善儿童在学校中的作业表现,辅助学校教职人员能成功地参与并从中得到乐趣。在餐厅项目中,使用了初期培训、融合性活动和后续指导,为残疾儿童和普通儿童创建了一个舒适的就餐环境。

（3）正式的作业治疗融合性项目：随着对综合性服务接受度的增加及推崇最喜欢的服务的形式,越来越多的作业治疗师设计了创造性课程,将其融入各类学校环境中(如：教室、餐厅、休息室),旨在帮助儿童能成功地参与、享受学习、和同学互动、进食并在休息时玩耍。表24.5提供了这些项目的摘要。对作业治疗师而言,研究整合项目的可行性和疗效是非常重要的。

四、校内心理健康：作业治疗的新任务

（一）校园心理健康运动

虽然儿童和青少年心理健康服务以往在医院和社区精神卫生中心提供,1975年的《残障儿童教育法》是美国政府第一次倡议要求学校应满足情感障碍学生的心理健康需求,这对原本提供此类服务责任界限不清的状态起到了关键的作用。因《美国残疾人教育法》仅涉及学习能力受影响的残疾儿童,所以仅小部分需要心理健康服务的儿童在学校得到了干预。尽管如此,大多数接受精神卫生服务的儿童

表24.5 为融入课堂和其他学校环境而设计的作业治疗示例		
项 目	**描 述**	**其他信息和资源**
"启动书写"项目	这是一项针对一年级学生融入教室、以活动为基础的综合性项目,由一名受过培训的作业治疗师和擅长书写及书面表达的教师共同授课。其目标是帮助一年级学生能清楚流畅的书写 合作类型：共同教学 学习周期：为期12周,每星期两次,每次45分钟 课程包括了示范书写字母及练习书写字母；以基本技能(视觉运动整合、精细运动能力和认知能力)为重点的小组活动；成人的示范、监督和反馈；提供同伴的支持和评估	网站：http://www.write-start-handwriting.org
"区域管理"项目	本课程提供系统的认知行为方法,教儿童们了解自己的情绪和感觉需求并进行自我调节、控制情绪及冲动、管理感官需求、提高解决问题的能力。"区域管理"项目综合了社会思维概念和视觉支持,帮助儿童识别情绪、理解行为如何影响他人,学习可用于提高学习接受度的工具 四项区域如下： ● 红色区域：高度警觉和强烈的情绪导致失控 ● 黄色区域：警惕性稍减、情绪较高,在一定程度内可控制,但会有压力、焦虑、迷糊或紧张等状况 ● 绿色区域：警觉性平稳,表现为快乐、满足、专注和愿意学习 ● 蓝色区域：低警觉性,感到悲伤、疾病、无聊或疲劳 学生学习调节情绪和感官需求的策略,满足环境的需求,在学习和社交上取得成功	网站：http://www.zonesofregulation.com
"免下车菜单"：放松、减压、注意力和力量	就像开车穿过餐厅、不用花很多时间就能购买到食物,这类免下车菜单的出现让学生们从事了有意义的活动,而这只需要耗费很少的课堂时间 合作类型：向教师咨询教育的相关项目,如何及何时将其融入于课堂中 学习周期：每项活动需3~5分钟的课堂时间,帮助学生管理压力并放松或积极参与活动 项目内容：每个项目都有一张包含10项活动的巨大彩色的海报；一张作者对项目概述的DVD；一本阐述活动目的、如何准备活动、如何开展活动和调整建议的引导员手册 ● 放松活动使用视觉化和冥想,带来平静与安宁 ● 减压活动包括了用积极的运动来缓解压力 ● 力量活动可帮助因肌肉无力而难以完成精细运动任务的学生 ● 注意力活动可以帮助难以集中注意力的学生,让其保持安静以便学习	网站：http://www.therapro.com/Drive-Thru-Menus-Attention-and-Strength-C307797.aspx http://www.therapro.com/Drive-Thru-Menus-Relaxation-and-Stress-Busters-C307798.aspx

续　表

项　目	描　　述	其他信息和资源
"自我调节警觉性的预警"项目	预警项目最初是为8～12岁注意力缺陷及学习困难的儿童研发的,但也被用于伴或不伴残疾的学龄前儿童至成人 该项目的目的是教他人(儿童和青少年,学校工作人员及家长)如何理解自身独特的感官处理,帮助他们使用感官策略保持最佳的警觉状态,以成功学习生活 用引擎做比喻教儿童和成人如何在一天中自我调节警觉水平,以参与他们所想和他们所需的活动。这里谈到了三种"汽车引擎"级别: ● 高:感觉亢奋 ● 低:感觉无精打采 ● 恰当:能够专注于当前的任务水平 改变"引擎速度"和警觉性的五个策略包括:把东西放进嘴里、移动、触摸、看和听 儿童分析他们的"引擎速度"在一天中如何变化,学习如何使用感官策略来调节他们的警觉性,以保持良好的感觉和功能,并顺利地完成当前的任务	网站:http://www.alertprogram.com 产品包括指引、介绍手册、游戏(提示音)和歌曲(预警项目CD)

注:经允许引自Case-Smith, J., Holland, T., & Bishop, B. (2011). Effectiveness of an integration handwriting program for first grade students: A pilot study. American Journal of Occupational Therapy, 65, 670-678. Case-Smith, J., Holland, T., Lane, A., et al. (2012). Effect of a co-teaching handwriting program for first graders: One group pretest-posttest design. American Journal of Occupational Therapy, 66, 396-405. Kutash, K., Duchnowski, A. J., & Lynn, N. (2006). School-based mental health: An empirical guide for decision-makers. Tampa, FL: Research and Training Center for Children's Mental Health, University of South Florida. Kuypers, L. (2011). The zones of regulation: A curriculum designed to foster self-regulation and emotional control. San Jose, CA: Social Thinking. Williams, M. S., & Shellenberger, S. (1996). "How does your engine run?" A leader's guide to the Alert Program for self-regulation. Albuquerque, NM: TherapyWorks. Weaver, L. L., & Darragh, A. R. (2015). Systematic review of yoga interventions for anxiety reduction among children and adolescents. American Journal of Occupational Therapy, 69 (6), 6906180070p1-6906180070p9; and from Bowen-Irish, T. (2012). Drive-Thru Menus: Exercises for attention and strength. Retrieved from http://www.therapro.com/Drive-Thru-Menus-Attention-and-Strength-C307797.aspx; and Bowen-Irish, T. (2012). Drive-Thru Menus: Relaxation and stress busters. Retrieved from http://www.therapro.com/Drive-Thru-Menus-Relaxation-and-Stress-Busters-C307798.aspx; and Bertrand, J. (2009). Interventions for children with fetal alcohol spectrum disorders (FASDs): Overview of findings for five innovative research projects. Research in Developmental Disabilities, 30, 986-1006.

都在学校学习,这让学校成为"实际意义上的国家儿童精神卫生系统"。

"当心理健康目标包含了有效的学校教育,而有效的学校教育目标也涵盖了学生的健康功能时,这将促进教育和心理健康的共同发展"。在过去20年里,由于美国青少年中普遍存在心理健康问题并且在学校可以接触到更多此类青少年,因此展开了一场发展和扩大校园心理健康(school mental health, SMH)服务的全国运动。这项运动也归功于美国政府的重要措施,如总统"新自由"心理健康委员会,其确定了护理的分化和差距并着重推荐联邦政府、各州及各地儿童服务机构在教育系统中记录青少年的心理健康需求。委员会"强调建立以循证为手段、以恢复为重点、以患儿和家庭为导向的精神卫生系统"。学校应在儿童心理健康方面起到积极的作用,因为目前普遍认为,学习的主要障碍是缺乏必要的社交情感技能,并非缺乏必要的认知技能。约每五名儿童和青少年中就有一名可能被诊断为情感或行为障碍,最常见的有焦虑、抑郁、行为障碍、学习障碍和注意力缺陷多动障碍。据统计50%伴发终身心理健康问题的青少年在15岁前出现首发症状。情绪障碍和行为障碍会对学生成功参与校内的一系列活动产生负面影响,包括课堂表现和午餐及休息时的社交参与。因此,对有精神或行为问题的青少年进行普查以及开展早期干预以延缓或消除精神疾病发作是十分重要的。建议对主观幸福感和早期疑似症状进行筛查。

作业治疗师必须意识到残疾儿童在心理发育和(或)行为发育方面出现问题的风险有所增加。每三名发育障碍儿童中就有一名同时被诊断伴有心理健康问题。另外也报道了特殊发育障碍伴发心理健康问题的案例。例如,焦虑、抑郁、双相情感障碍、强迫症和注意力缺陷多动障碍的发病率在孤独症谱系障碍儿童中有所增加,其中90%～95%患有一种或多种精神疾病共病。

1. 校园心理健康　校园心理健康管理方案是一种方法架构,通过强调促进、预防、积极的青少年发展和学校范围内的方法(http://csmh.umaryland.edu/Resources/Foundations-of-School-Mental-Health/),扩展了处理心理健康问题的传统方法。校园心理健康架构增加了精神卫生人员、相关服务人员、教师、学校管理人员及家长之间的跨学科合作，满足了所有学生的精神卫生需求。由于美国政府的支持，1995年建立了两个国家技术援助中心——加州大学洛杉矶分校校园心理健康中心和马里兰大学学校心理健康分析与行为中心，致力于促进校园心理健康。

2. 心理健康的延续　通常，专业术语"心理健康"被解释为治疗精神疾病的服务，因为长期以来强调的是对疾病状态的治疗。然而有证据表明，"没有精神类疾病并不意味着心理健康，缺乏心理健康（或心理健康不佳）也并不意味着有精神类疾病"。Keyes提倡采用双延续模式，将精神健康归入与精神疾病不同的延续部分。作业治疗师必须意识到这一区别并帮助学校教职人员、学生和家长了解心理健康的情绪、行为表现、功能指标及与心理疾病相关的症状，这非常重要。

心理健康被定义为"心理功能发挥的最佳状态，具备生产性活动、良好的人际关系并且有适应变化和应对困境的能力"。心理健康不只是表现出良好的行为，它亦包括良好的情绪和日常功能。术语"心理疾病"和"心理障碍"一般指可诊断的精神疾病，这些疾病严重影响了个人的功能，如双相情感障碍、精神分裂症和痴呆。术语"心理健康问题"常指较轻微的精神疾病，如焦虑和抑郁，这些问题可能并不严重、持续的时间也较短，但如果不关注也可能会演变为严重的问题。

3. 为何要关注心理健康和幸福感？　心理健康且快乐的人具备良好的日常功能、健康的行为并感到健康。心理健康较佳且幸福的儿童及青少年在校期间学习和休闲时的功能状态都更好。

4. 应用自然资源　整合心理健康包括利用学校的自然资源，以此为促进残疾学生和其他学生的心理健康提供有效的支持。虽然心理健康领域一直被视为精神卫生人员所负责的范畴，当心理健康问题影响个人的日常生活时，他们会提供服务，但现在人们认识到处理精神卫生问题非常复杂，不能仅由少数专业人员来处理，还应以促进和预防的方式更加有效的解决。校园心理健康领域的领导者一直呼吁转变模式，让所有学校人员做更好的准备（如：教师、管理者、相关服务人员、特殊教育者），以满足所有学生的心理健康需求。教师和其他一线人员，包括作业治疗师，在学习、个人、社交和情感方面对儿童的发育起着至关重要的作用。"将心理健康工作纳入学校日常工作的重要部分是明确和支持当地人员和校内资源，使其成为变革的推动者"。作业治疗师是重要的变革者，将精神卫生工作纳入了学校的日常工作。

（二）校园心理健康的多层公共卫生模式

未能为儿童和青少年提供足够的心理健康服务已被视为一项重要的公共卫生问题，因此心理健康领域的领导者提出了提供服务的公共卫生模式以满足所有儿童和青少年的需求。公共卫生模式应用于所有儿童的促进、预防、早期干预和综合性服务方面，支持从个人缺陷驱动的干预模型向全校范围的优势模型的系统性转变。类似于干预反馈，解决学生的心理健康需求可以在促进心理健康（第1层级）、预防（第2层级）和强化个体干预（第3层级）的三层框架内计划（参见图24.9）。最近的作业治疗刊物和循证的综述已经将精神卫生的公共卫生方法应用于儿童和青少年的作业治疗实践中。

在学校层面（第1层级），服务面向整个学生群体，包括大多数没有表现出行为或心理健康问题的学生。在这一层级，重点是促进良好的心理健康并预防心理健康问题。促进良好的心理健康的策略包括以下内容：① 创造所有学生都喜欢的物理环境和社交环境及活动（如：感觉良好的环境、照顾成人、适当的活动）；② 将策略和活动融合，帮助学生和青少年解决困难（如：瑜伽、深呼吸）。针对性干预（第2层级）面对的是有心理健康或行为问题的学生（如：残疾学生、肥胖或超重的学生、贫困学生）。该层级的学生一般不需要特殊的教育和（或）心理健康服务，其中也可能包括轻度精神障碍、注意力缺陷多动障碍和家庭生活压力大的学生。在第1、2层级中，对主观幸福感和心理健康问题进行筛查是至关重要的。2004年修订的《美国残疾人教育法》指出，因为心理健康状况不良而有行为问题或学习困难的普通教育学生即使不需要特殊教育服务，也可以为其提供早期干预服务。对一些有轻度精神障碍的学生，根据第504节

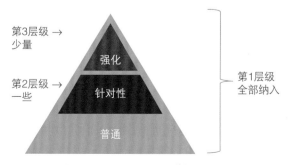

图24.9　作业治疗中校园心理健康的公共卫生方法

提供调整以加强学校的功能。当针对性的干预措施不能满足学生的需求时,强化干预(第3层级)开始介入处理明显影响或阻碍学习的行为或心理健康问题。所有学校人员都可在具备心理健康干预基础的专业人员(如:作业治疗师、学校心理治疗师、学校护士、辅导员)的指导下,将三级干预融入学校日常生活中。

(三) 作业治疗的任务

作业治疗在各个实践领域对处理心理健康问题都有着丰富的经验,也积极呼吁所有教职人员共同处理儿童心理健康问题,所以作业治疗师在校园心理健康中的作用显而易见。作业治疗师具有专业的知识和技能以应对个人心理和精神健康的需求,因此能为三个层级的促进、预防和干预做出贡献。持续的作业治疗早期干预服务主要针对社会、情感和心理健康的促进、预防行为问题并通过筛选早期发现。

1. 作业服务　虽然对许多针对促进心理健康的方法都需要了解和应用,但所有治疗都强调了在各种环境中使用有意义的作业活动来促使健康促进活动(如:教育、游戏、休闲、工作、社会参与、ADL 和 IADL、睡眠和休息)的参与。图24.10和图24.11展现了学生在学校参与教育活动的情况。例如,最近一篇循证文献综述表明:活动干预有助于改善儿童与同伴的互动、以任务为导向的行为和遵守社会规范。在学校中,作业服务被融合于自然环境中,包括餐厅(如:午餐小组)、休息室(如:游戏俱乐部)、艺术和运动教育室。加强对课外活动的重视,为作业治疗师帮助儿童和青少年在课余时间发展和参与有组织的娱乐兴趣活动敞开了方便之门。如果被问及作业治疗师为心理健康提供的服务与其他心理健康提供者(如:学校顾问、社会工作者、学校心理学家)有何区别时,应着重强调前者在促进心理社会技能和情感健康方面使用了有意义的活动。阐明作业疗法在心理健康中的独特作用是很重要的,这确保所有学校教职人员和家长都知道如何有助于解决残疾学生和普通学生的心理健康需求和(或)每天在自然环境中的心理健康问题(如:教室、餐厅、艺术教室、音乐教室、休息室)。

在三级公共卫生模式中,作业治疗师可以提供一系列服务,旨在促进心理健康、预防、普查、早期鉴别和干预。干预策略应纳入学生的课程表、学校日常安排和课余活动中(如:午餐、休息、课外活动)。表24.6列出了校园心理健康公共卫生模式各层级的作业治疗活动示例。这些活动应尽可能根据研究证据进行设计。

2. 心理健康促进、预防和干预的主要方法　除了传统的作业治疗干预方法(如:感觉处理),其他公共卫生、心理学和教育学领域所形成的方法也可被作业治疗师所采用,如心理健康素养;青少年正向成长;社会情感学习;冥想、瑜伽和放松疗法及积极行为支持。每种方法详见表24.7,附相关文献。

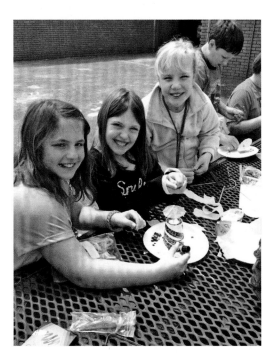

图24.10　作业治疗师与课间指导教师一起帮助学生参与有趣的活动

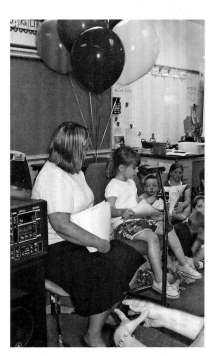

图24.11　作业治疗师与学生一起提高他们在教育活动中的参与度

表24.6　校园心理健康应用方法

方　法	描　　述	支　持　证　据	作业治疗应用
心理健康素养	心理健康素养是一个新的研究领域，指为所有儿童和青少年提供心理健康的工作，这是整体健康的重要组成部分。它包括许多组成部分，如学习有关心理健康的知识，拥有和保持心理健康的策略，认识到何时对疾病发生以及在哪里可以得到帮助，对轻度障碍得有效的自助策略，如何支持其他面临心理健康危机的人员 青少年心理健康急救培训课程教导成年人如何为表现出心理健康问题的青少年提供支持，直到其获得专业帮助。随机对照试验比较了参加心理健康急救课程的参与者与等待中的对照者，发现他们在任知识、自助行为和态度方面有所改善	Jorm, A. (2012). Mental health literacy: Empowering the community to act for better mental health. American Psychologist, 67, 231–243. Kelly, C.M., Mithen, J.M., Fischer, J., A., Kitchener, B.A., Jorm, A.J., Lowe, A., & Scanlan, C. (2011). Youth mental health first aid: A description of the program and an initial evaluation. International Journal of Mental Health Systems, 5(4), 1–9. Pinto-Foltz, M, Logsdon, C., & Myers, J.A. (2011). Feasibility, acceptability, and initial efficacy of a knowledge-contact program to reduce mental illness stigma and improve mental health literacy in adolescents, 72, 2011–2019.	寻找机会提高对心理健康的认识，教授学生和工作人员有关心理健康和幸福感以及心理健康问题的知识 加强与心理健康相关的态度和行为，如参与愉快的作业活动，锻炼，积极的思考和控制压力 每年五月举办儿童心理健康日活动 (http://www.samhsa.gov/children/) 与健康教育工作者，教师和学校护士合作，将心理健康素养相关的教育活动融入学校生活中
青少年正向发展和参与结构化的休闲活动	青少年正向发展强调建设和改善的价值，使青少年在整个生命周期健康成长和发育。Larson强调发展主动性是青少年正向发展的核心。参与结构化的休闲活动（如：体育、艺术、有组织的俱乐部）是这类发展重要的组成部分 作业实践在促进儿童心理健康方面的一项重要内容是关注课余时间参与结构化休闲活动的发展。课外参与可以作为个别化教育计划的参与目标。高度结构化的休闲活动与有规律的参与时间表，强调在复杂性和挑战性方面的技能发展，需要持续积极关注的行为和提供反馈性的规定等相关。相关研究表明，取得更大的进步，参与结构化的休闲活动与减少犯罪，提高自我效能和自我控制等积极的结果之间存在正相关	Larson, R.W. (2000). Toward a psychology of positive youth development. American Psychologist, 55, 170–183. Daykin, N., Orme, J., Evans, D., Salmon, D., McEachran, M., & Brain, S. (2008). The impact of participation in performing arts on adolescent health and behavior: a systematic review of the literature. Journal of Health Psychology, 13, 251–264. McNeil, D. A., Wilson, B. N., Siever, J. E., Ronca, M., & Mah, J. K. (2009). Conneting children to recreational activities: Results of cluster randomized trial. American Journal of Health Promotion, 23, 376–387.	鼓励学生探索和参与校外兴趣课（艺术、音乐、体育、俱乐部活动等）。帮助所有学生参与至少一个有意义的爱好和兴趣 为学生确定一系列的课外活动选项，包括利用学校和社区资源 提供辅导帮助有残疾及心理健康问题的学生成功参与有组织的兴趣活动。辅导可以包括调整参与活动的方式，根据儿童/青少年的个人需求，向培训人员和成年人领导者授权促进成功参与的策略

续　表

方　法	描　　述	支　持　证　据	作业治疗应用
社会与情感学习（SEL）网站：www.casel.org	1994年，社会情感学习形成概念框架，主要关注SEL儿童的情感需求并分步骤解决这些需求。SEL被定义为"学习并管理情绪、建立良好的关系成对他人的关心、做出负责任的决定，做出挑战性情况等技能的过程。"为提高SEL而形成的项目帮助儿童认识自己的情绪，考虑自身的感受和一个人应该如何行动。通过深思熟虑的决策来规范自身行为。作为该领域的领导者，美国社会情感学习学术联合会（CASEL）致力于研究高质量的、循证的SEL项目，促使高中教育作为学业教育外的必要组成部分。在CASEL的领导下，伊利诺伊州制订了学校社会情感学习标准，成为美国的典范	Carter, E. W., & Hughes, C. (2005). Increasing social interaction among adolescents with intellectual disabilities and their general education peers: Effective interventions. Research and Practice for Persons with Severe Disabilities, 30, 179–193 Durlak, J. A., Weissberg, R. P., Dymnicki, A. B., Taylor, R. D., & Schellinger, K. B. (2011). The impact of enhancing students' social and emotional learning: A meta-analysis of school-based universal interventions. Child Development, 82, 405–432. Payton, J., Weissberg, R. P., Durlak, J. A., Dymnicki, A. B., Taylor, R. D., Schellinger, K. B., & Pachan, M. (2008). The positive impact of social and emotional learning for kindergarten to eighteen-grade students: Findings from three scientific reviews. Chicago, IL: Collaborative for Academic, Social, and Emotional Learning.	调查学校是否采用SEL课程。如果是，应该参与到学校的实施中来 每天倾听学生的感受。简单地问"你今天过得怎么样？"或"你感觉如何？"这可以传达出儿童情感生活的兴趣 帮助学生发展有关情感的词汇，用词汇来表达情感。培养识别和回应他人情绪的能力。参与伊利诺伊州SEL的学习标准，确定与年龄相符的SEL期望和干预支持 将SEL目标和活动融入所有干预中
积极的行为干预支持（PBIS）网站：www.pbis.org	积极的行为支持旨在在问题加重前主动调整并教授适当的替代方案来预防问题行为 PBIS是一个实践架构，旨在通过以下方式提高所有学生的学习和社交行为：① 使用数据报告知以循证为基础的行为实践在选择、实施、过程监测方面的决策；② 组织资源和系统，确保实施的保真度 通过这种方法认识到可能许多相关因素会影响学生的行为，包括儿童本身的因素。基于第三级预防模式，全校积极行为干预和支持系统保障了所有学生持续的需求。在《美国残疾人教育法》基础下接受服务的学生，PBIS是提供给影响儿童学习行为的人员或其他学生的	Bradshaw, C. P., Koth, C. W., Thornton, L. A., & Leaf, P. J. (2009). Altering school climate through school-wide positive behavioral interventions and supports: Findings from a group-randomized effectiveness trial. Prevention Science, 10(2), 100–115. Bradshaw, C. P., Mitchell, M. M., & Leaf, P. J. (2010). Examining the effects of schoolwide positive behavioral interventions and supports on student outcomes: Results from a randomized controlled effectiveness trial in elementary schools. Journal of Positive Behavioral interventions, 161–179.	确定学校是否采用了PBIS作为行为框架。如果是，尽可能参与并与全校的PBIS委员会合作 帮助创建促进积极行为的环境 与所有学校人员合作，协商一致的交流方式预期目标。在课堂及非课堂环境中强化积极的行为

续 表

方 法	描 述	支 持 证 据	作业治疗应用
正念、瑜伽和放松疗法	发现正念、瑜伽和放松疗法在在学校中能改善应对能力和减缓焦虑感。通过指导学生如何有目的、不带评判地"活在当下",这些练习能帮助学生"脱离"。正念有助于平静和心理清思绪,以便集中注意力 学习如何应对压力和日常问题是所有儿童和青少年的一项重要生活技能。因环境不同(如:参加考试、去嘈杂的环境、完成一项困难的任务等等),所有儿童和青少年都经受着不同程度的压力。压力和焦虑会对学生的学习(睡眠、进食和社交)产生负面影响	Rempel, K. D. (2012). Mindfulness for children and youth: A review of the literature with an argument for school-based implementation. Canadian Journal of Counseling and Psychotherapy, 46(3), 201–220. Wall, R. B. (2005). Tai chi and mindfulness-based stress reduction in a Boston public middle school. Journal of Pediatric Health Care, 19(4), 230–237 Zoogman, S, Goldberg, S. B., Hoyt. W. T., & Miller, L (2014). Mindfulness interventions with youth: A meta-analysis. Mindfulness, 6(2), 290–302. https://doi.org/10.1007/s12671-013-0260-4	考虑在衔接阶段或测试前在全班和(或)全校融入正念策略。这些活动可短至1~2分钟,也可以长至5~10分钟。重要的平静策略包括:深呼吸,瑜伽、短时间冥想、感觉策略,创造艺术活动和在绿色中放松 深呼吸:让学生做3~5次腹式深呼吸 瑜伽:让学生停下来摆一个瑜伽姿势。推荐课程:瑜伽4个教室卡片组和训练计划。(www.yoga4classroom.org)

表 24.7 校园心理健康公共卫生模式下作业治疗提供的一些活动

层 级	学 生 群 体	建议的干预策略
第 3 层级:对明确有心理健康问题的学生提供强化干预 • 减少与心理健康问题相关的症状 • 促进心理健康和幸福感	心理健康问题和疾病: • 焦虑症 • 抑郁 • 双相情感障碍 • 精神分裂症和其他思维障碍 • 孤独症谱系障碍 • 强迫症 • 创伤后应激障碍 • 严重情绪障碍	分析学生特有的感官需求、制定干预策略、促进学生在各种学校环境(如:教室、餐厅)中的感官处理和成功参与 明确调整或强化学校日常安排的方法,降低压力并减少可能发生的问题行为 通过调整特殊教育或第504节,为有严重情绪障碍的学生提供个人或团体干预,加强他们对教育、社会参与、游戏及休闲活动和日常生活活动的参与 根据学生的特殊行为或心理健康需求,协助教师调整课堂目标 与学校心理健康人员合作,确保需要强化干预的学生得到系统性照顾 协助实施功能行为评估,制定实施行为干预计划

续　表

层　级	学 生 群 体	建议的干预策略
第 2 层级：对出现心理健康问题的高危学生进行选择性或针对性对性干预 • 提供环境和支持以改善参与度 • 促进积极的心理健康和幸福感	因境遇压力而导致的儿童心理健康问题： • 残疾（如：注意力缺陷多动障碍、孤独症谱系障碍、躯体残疾） • 超重、肥胖 • 贫困 • 霸凌	通过向有需要的学生提供正式及/或非正式的精神心理健康功能筛查（如：优势与困难问卷），协助早期发现心理健康问题 • 在精神疾病发作时识别其早期体征和症状，采取干预和修复措施防止急性性疾病 • 在学校所有活动中，包括休息和午餐时间，评估与同学的社交参与能力 • 分析学校任务中的感觉、社交和认知和认知相应的措施，推荐相应的措施，支持学生参与 • 为因经度心理疾病或社交心理问题而表现出行为或学习困难的学生提供早期干预服务或第 504 节的调整 • 与教师协商调整学习要求和学习日程，支持学生发展特定的社会情感技能 • 为父母提供如何适应家庭日程或活动调整高危儿童的心理健康，特别是高危儿童的心理健康 • 发展和开展团体项目，促进与同伴互动的早期识别症状及适当调整方式 • 提供在职心理教育，指导教师了解心理疾病的早期症状，提供在职培训 • 为学校人员、包括心理健康服务人员，了解作业治疗在促进心理健康和干预心理健康问题方面的特殊作用
第 1 层级：全校普及 • 促进积极的心理健康 • 培养心理健康知识	所有伴发心理健康问题的残疾或非残疾学生	• 寻找机会教授学生心理健康的知识，是什么，如何去发展 • 调整活动和（或）环境，促进全能愉快地的参与（如：午餐、课间休息、上课），体验积极的情绪有助于心理健康 • 心理健康预防：非正式的观察儿童的行为可以发现他们是否可能出现心理健康问题或社交情绪发展受限。教育团队应着重关注 • 积极的行为干预和支持：在各种环境中：教室、走廊、餐厅、操场和卫生间内（如：建立明确的规则，营造积极的课堂环境），协助教师和其他学校人员制定和实施全校的 PBIS 项目 • 为教师和员工提供以下在职培训： • 感觉处理：在适应学生感觉变化需求的基础上如何调整课堂上的实践活动，提高融入性和行为规范（如：警觉项目、警觉区域） • 社交情感学习（SEL）：如何将 SEL 活动融入课程和活动中（如：识别情感，思考情感如何影响行为，采用的视角） • 心理教育：指导教师认识心理疾病的早期症状和积极主动的预防策略 • 提供建议，促进在学校中成功发挥自己的作用，包括课堂衔接，管理课桌和储物柜等工作区域，制定时间管理策略 • 向教师了解满足课堂需求并在需要时进行调整。确保能满足课堂需求并有效的学习方式 • 明确作业治疗了解实践范畴，包括社交参与、社交情感功能和心理健康（各个层级）

注：经允许引自 Bazyk, S. (Ed.). (2011). Mental health promotion, prevention, and intervention for children and youth: A guiding framework for occupational therapy. Bethesda, MD: American Occupational Therapy Association; Bazyk, S., Schefkind, S., Brandenburger-Shasby, S., Olson, L., Richman, J., & Gross, M. (2008). FAQ on school-based occupational therapy practitioners. Bethesda, MD: American Occupational Therapy Association; and Jorm, A. (2012). Mental health literacy: Empowering the community to take action for better mental health. American Psychologist, 67, 231–243.

（四）实践应用：每时每刻项目

虽然所有初级作业治疗师都已准备好服务于精神疾病患者的心理健康需求，但从业人员很难知晓如何在学校中应用这些知识。作业治疗师需要采用架构和语言来描述与心理健康相关的专业任务，这对确保学校团队成员认可其工作是至关重要的。为了将公共卫生方法应用于精神卫生实践，由作业治疗师和学校从业人员设计的全天促进心理健康的每时每刻项目，得到了俄亥俄州教育部特殊儿童办公室的资助（2012—2015年）。每时每刻项目是一项由作业治疗师领导的、多管齐下的心理健康促进行动，以公共卫生方法指导心理健康，重点是帮助所有儿童和青少年具备良好的心态，以便成功应对学校、家庭和社区中的任务。该项目倡导创造有参与性且愉快的环境；全天融入心理健康促进、预防和干预策略；纳入残疾学生和有心理健康问题的学生；将自然环境中的服务与治疗室的单项服务相整合；与学校和社区的所有相关人员合作。

三大目标 每时每刻项目的主要目标是开发、实施和评估以活动为基础模式的项目（舒适餐厅项目、耳目一新的课间休息项目、休闲主题项目、平静时刻卡项目、建立联系共同学习项目），以及反映作业治疗全部实践领域（参见框24.8）的融合性策略。利用愉快的活动来促进积极的情绪和心理健康，为所有的示范项目和融合性策略提供了基础。第二个主要目标是培养作业治疗师的能力，以此逐步满足儿童和青少年的心理健康需求（参见框24.9）。第三个主要目标为宣传所有的每时每刻示范项目、融合性策略和研究结果。为在学校专业人员、社区人员和家长之间促进知识的传播和实施，每时每刻项目的材料可从www.everymomentcounts.org.网站上免费下载。

框24.8 每时每刻示范项目

整合教学日及课余的，以活动为基础的示范性项目已经制定、实施和被评估。对于已研发的所有项目，作业治疗师的目标是培养儿童/青少年、学校人员和家长的能力，促进全天在环境中有意义且愉快地参与，从而改善心理健康状况。项目描述、实施指导和材料免费下载都可从每时每刻项目网站上获取（http://www.everymomentcounts.org）。下面简要介绍下每个项目。

- 舒适餐厅项目：这个为期6周、每周1天的项目是与午餐时间融合进行的，目的是营造良好的就餐环境，让所有学生都能享受午餐并与朋友进行互动。项目的最终目标是为餐厅员工和学生提供必要的知识、技能和资源，以此营造舒适的就餐环境。每周的主题有如何交朋友、如何在就餐时交谈、如何尊重和包容他人、如何吃健康的食物等。在一项综合研究结果中发现，测试前后低分和中等得分学生的参与度和享受度的评级在初始阶段就有显著改善。此外，自助餐厅主管在知识和技能的认识上也有显著改善，会根据评估前后的评分监督并鼓励健康饮食。项目由Demirjian、Horvath和Bazyk研发。
- 耳目一新的课间休息项目：这个为期6周、每周1天的项目被融合于休息时间，目的是营造良好的课间体验，让所有学生都能享受课间活动并交朋友。项目目标是为课间辅导员和学生提供必要的知识、技能及资源，营造良好的课间环境。每周的主题可为如何交朋友、如何积极参与游戏、如何尊重和包容他人及如何进行团队互动等。项目由Mohler、Kerns和Bazyk研发。
- 休闲主题项目：休闲主题项目的重点是帮助所有儿童和青少年探索、选择并参加课外休闲活动，培养愉快和健康的爱好及兴趣。作业治疗师休闲辅导的过程可用于儿童/青少年和家庭等个体，亦可在小组环境中使用，指导青少年和家长了解参与愉快的爱好和兴趣的益处、探索和参与休闲活动、倡导参与综合性学校的包容性休闲活动和社区主办的课外活动。
- 平静时刻卡项目：平静时刻卡项目是为了提高作业治疗师和学校工作人员的能力而设的（如：教师、助教），以识别学生在17种典型情境下的压力和焦虑症状（如：考试、完成书面作业），结合循证策略（认知行为、正念和感觉），帮助减少压力，提高幸福感，以改善学生在学校的功能。项目由Kolic、Deininger和Young研发。
- 建立联系共同学习项目：这是由作业治疗师和教师共同教授的同伴调解干预项目，鼓励学生参与学习活动，营造积极、有爱、尊重他人的社会情感课堂环境。这些干预借鉴了所选的儿童文献、共同学习活动和自我调节策略。项目由Kirschenbaum研发。

框24.9　循证实践：培养作业治疗师处理儿童心理健康问题的能力

为了拉近新知识和具体操作之间的差距，俄亥俄州（2012—2015年）开展并实施了为期6个月的能力建设过程，以促进知识转化（KT），并且在参与社区实践（CoP）中作业治疗师实施了心理健康的公共卫生方法。采用定量（测试前后的调查）和定性（书面反映的现象分析）相结合的方式设计了一组（$n=117$）研究，用于探讨参与能力建设过程的意义和结果，包括阅读、讨论（面对面和在线方式）、实践反思和社区建设。结果发现，测试前后与心理健康公共卫生方法相关的知识、信念和行动的得分有显著的统计学意义（$P<0.02$）。从定性数据中获取反映建设能力进程的意义和影响的四个主要主题为：① 能力建设的过程应既有意义又令人愉快；② 心理健康的新知识应重新定义"精神卫生"一词，应将促进和预防涵盖在内；③ 此次经历唤起了参与者对作业治疗身份的强烈情感，重新将他们与"作业治疗根源"联系起来；④ 实践中发生了变化。这赋予了从业者更大的信心去积极倡导并以各种方式解决心理健康问题。

含义：作业治疗师应创造扩展新知识的机会，并在实践中战略性地反思和应用新知识，以便在日常实践中倡导和实施实践变化，从而体现作业治疗解决儿童心理健康方面的作用。

经允许引自Bazyk, S., Demirjian, L., LaGuardia, T., Thompson-Repas, K., Conway, C., & Michaud, P. (2015). Building capacity of occupational therapy practitioners to address the mental health needs of children and youth: Mixed methods study of knowledge translation. American Journal of Occupational Therapy, 69, 6906180060p1–6906180060p10.

总结

作业治疗师必须有技巧地将对儿童作业治疗作用的理解与不断改变的对学校环境的理解相结合。过去的十年中，因2004版《美国残疾人教育法》和《美国中小学教育法》的共同作用，特殊教育和普通教育逐渐结合，为作业治疗师提供了充分发挥其作用的机会，特别是在促进、预防和早期干预方面。作业治疗师的重任为在自然环境中提供综合性服务、与学校教职人员和家长有效合作、由个案模式转换为群体模式、制订促进和预防策略并在普通教育中发挥积极的作用。通过接受这些变化并在新的工作方式中形成专业知识和技能，作业治疗师可以帮助所有的儿童和青少年成功地参与并享受学校生活。

总结要点

- 《美国残疾人教育法》和《美国每个学生都成功法案》指导和规范了残疾学生及普通学生的教育。
- 《美国残疾人教育法》提供了免费适当的公共教育、在最少限制环境中学习、早期干预服务以及在自然的教育环境中整合治疗。《美国康复法》第504节允许单独提供作业治疗或与其他教育内容相结合一起直接服务学生，或作为项目支持提供给为学生服务的教师。1965版的《美国中小学教育法》是为了确保所有儿童都有平等就学并接受良好教育的机会。《美国中小学教育法》被修订为《美国每个学生都成功法案》（2015）。在《美国每个学生都成功法案》的指引下，作业治疗师可以作为专项教学支持人员参与全校范围的支持系统。

- 1997版的《美国残疾人教育法》更重视残疾学生参与普通教育，尽可能在课堂及课外活动中融入特殊教育及相关服务。2004版的《美国残疾人教育法》扩展了校内作业治疗的任务，尤其是在健康促进和预防方面。由于《美国残疾人教育法》重新修订，学校服务更全面地纳入两类新的学生群体：① 接受普通教育的正常学生；② 年满18周岁接受衔接服务的残疾学生。

- 根据《美国残疾人教育法》B部分，作业治疗被认为是一种帮助残疾儿童接受特殊教育的相关服务。根据法律规定，学区必须为儿童提供所需的个别化教育计划服务，因此作业治疗师是教育团队中的关键成员。《美国残疾人教育法》要求各州和各公办教育机构在最少限制环境中为残疾儿童提供免费适当的教育。这项立法还根据一套程序性保障措施，保障有特殊需要的家长和儿童享有某些权利，这些程序性保障措施规定教育团队需要遵守法律的政策和程序。

- 作业治疗师在最少限制环境中为学生提供服务，支持他们受教育的目标和参与度。他们会反馈教师和家长的问题，因为这些孩子可能很难融入学校。他们进行评估并与教育团队、儿童和家长一起设计干预计划，以解决问题。

- 综合性作业治疗服务提供了在多层级模式下工作的机会，它除了为残疾学生提供干预外，也提供了涉及身心健康的促进预防工作。在学校层面(第1层级),服务面向整个学生群体,包括大多数没有表现出行为或心理健康问题的学生。在这一层级,重点是促进积极的心理健康和预防心理健康问题。针对性干预(第2层级)是针对高危学生的心理健康或行为问题(如:残疾学生、肥胖或超重学生、贫困学生)。这一层级的学生通常被认为不需要特殊教育和(或)心理健康服务,包括患有轻度精神障碍、注意力缺陷多动障碍和家庭生活压力大的儿童。当针对性干预不能满足学生需求时,就会制定强化干预(第3层级),旨在解决具有高度破坏性或妨碍学习的行为或心理健康问题。

- 为学生提供间接的作业治疗服务的示例包括:与学校工作人员一起规划时间;在职教育课程;参与全校领导团队;与教师、其他教职人员及家长协商;对残疾学生和家长进行宣教;规划创新服务和新项目。提供直接作业治疗服务的示例包括:个人或团体干预课程,共同教学,指导或将作业治疗融入课堂经验中。

- 作业治疗的最佳实践包括在自然的学校环境中提供服务,包括教室、休息室、餐厅和放学后的各类环境。学校作业治疗师以个人和小组形式为学生提供直接服务,干预的重点是如何帮助儿童参与学习环境。治疗师与教师交流,就学生的需求和干预措施提供教育。

- 作业治疗师可以使用心理健康促进(第1层级)、预防(第2层级)和个体强化干预(第3层级)的三层架构来满足学生的心理健康需求。阐明作业治疗在心理健康方面的独特作用,确保所有学校工作人员和家长了解作业治疗如何帮助解决残疾学生和普通学生的心理健康需求和(或)全天在自然环境中的心理健康问题(如:教室、自助餐厅、艺术教室、音乐室和休息室)。在三级公共卫生模式中,作业治疗师可提供一系列服务,以促进心理健康、预防、筛查、早期鉴别和干预。干预策略应融入学生的课程表、学校日常活动和非学习类活动中(如:午餐、休息、课外活动)。

第25章

转介服务
Transition Services

Dennis Cleary, Andrew Persch

问题导引

1. 衔接计划如何才能有效执行?
2. 什么预示着成功衔接到成人期了?
3. 在制定衔接计划时,作业治疗师需要考虑到哪些因素?
4. 作业治疗师是如何支持儿童个性一致的?

关键词

循环方法	《美国残疾人教育法》	衔接团队
跨学科团队合作	高等教育	自主性
州立共同核心标准	就业前衔接服务	《美国劳动力创新与机遇法案》
条件推理	SEARCH项目	(Workforce Innovation and
个性化就业	生活质量指标	Opportunities Act, WIOA)
社交能力	合理性调整	就业康复服务
就业第一	衔接服务	

一、过渡到青少年时期

当临近高中毕业时,青少年及其父母会考虑各种选择并决定学生下一阶段的生活应该做什么,包括上大学、获取有偿的工作、进行志愿服务、建立家庭和参与有意义的作业活动及养成健康的生活方式。但当青少年伴有残疾时,从学校到成人生活的衔接更为复杂,需要及时规划和各种支持以及服务,这些支持和服务在高中期间开始并应延续到高中毕业后。幸运的是,美国法律制定了提供各类支持和服务的规定。

《美国残疾人教育法》

《美国残疾人教育法》规定残疾人在21岁前应得到免费适当的公办教育。《美国残疾人教育法》是美国政府最尽责的一部法律,确保了残疾儿童和青少年获得公费资助并包括了从校园至成人生活衔接服务的个别化教育。《美国残疾人教育法》的基础是遵循美国国会陈述并撰写入法律的核心理念。

残疾是人类发展史上自然的组成部分,它绝不会弱化个人参与社会或为社会做贡献的权利。提高残疾儿童的教育水平是国家的基本政策,这保证了残疾人有平等的机会、能充分参与、有独立生活并自给自足的经济基础。

从1977年开始修订《美国残疾人教育法》起,所有学生在普通教育背景下参与其中成为了此次修订的焦点。具体而言,是希望接受专项指导(特殊教育)的残疾儿童能融入同龄普通儿童的常规课程中并取得进步。这就意味着对于残疾儿童及普通儿童来说,普通课程的标准提供了学习成绩和目标行为(参见第24章)。

得到专项支持后,许多残疾学生可以并且能够达到所有学生期望的普通教育标准。对于其他残疾学生而言,向普通教育标准稳步发展是他们的目标。侧重于学生在普通教育中参与的《美国残疾人教育法》明显提高了美国残疾儿童和青少年的教育标准。

随着向单一的普通教育体系转变,特殊教育者和作业治疗师等也同样调整了任务及活动,以便在各类普通教育与衔接环境中更好地帮助学生及教师。

虽然自《残疾儿童教育法》颁布以来,法律法规确保所有儿童都能获得免费适当的公办教育机会,但经过多年研究直到1990年才由美国教育部特殊教育办公室提出政府授权的从学校到成人生活的衔接服务。这项研究表明残疾青年的教育成果不尽如人意。特殊教育和相关服务的大量公费投入与目标并不相符,即培养有能力的、适应能力良好的、自给自足的成人较少。接受过特殊教育服务的残疾青年仍具有失业率高或无固定职业、依赖程度高和社交孤立等特点。这些不良的结果致使法律进行了调整,以改善残疾学生向成人生活的转变。

《美国残疾人教育法》将衔接服务定义为残疾儿童活动的一系列变更:

(1)是以结果为导向的过程,侧重于改善残疾儿童的学习成绩和功能表现,从而促进儿童从学校到毕业后的活动,包括中学教育、就业教育、综合性就业(包括支持性就业)、继续教育和成人教育、成人服务、独立生活或社会参与。

(2)是以儿童自身需求为基础的,考虑儿童的优势、喜好和兴趣。

(3)包括了指导、相关服务、社交经验、就业发展和其他毕业后成人生活的目标,在恰当的时候,提供日常生活技能和功能性就业评估。

《美国残疾人教育法》最新修订版规定在残疾儿童16岁或16岁之前根据其需求,可以开始介入相关衔接计划。获得相关衔接计划和服务的学生,将在18岁与健康同学一起毕业或完成高中学业。其他残疾儿童可以继续接受学校资助的教育和衔接服务直至21岁。由于政府要求的特殊教育和衔接服务在高中毕业后结束,有的学生会选择延缓毕业,这样他们才可获取特殊教育和衔接服务。衔接团队根据学生个人需求和目标确定是否可高中毕业(22岁之前)。

1. 跨学科团队合作　衔接团队包括各专业成员,也常包括各机构成员(如:学校职员、社区员工、医疗保健人员和工人)。衔接团队有时亦被称为个别化衔接团队,通常负责制定学生的个别化教育项目(IEP)和后续的衔接服务。无论团队名称是什么,所有团队成员都有义务帮助学生取得高中毕业后的良好成绩。

学生是其衔接团队中最重要的核心成员,各类学校和社区专业人员会参与衔接计划。适当时,学生的父母或监护人可以作为重要的参与者加入衔接团队。常陪伴学生的父母或其他家庭成员在整个成年过渡期提供了必要的支持。相反,衔接团队的专业人员只参与学生衔接期的一个阶段。由此考虑,在过渡阶段衔接团队的专业人员需要支持家庭成员,这一方式得到了有效认证。

获得衔接服务的学生必须符合《美国残疾人教育法》认证的一种或多种类别的残疾标准:智力残疾;听力残疾,包括聋;言语或语言障碍;视觉障碍(包括盲);严重的情感障碍;骨科障碍;孤独症;创伤性脑损伤;其他健康障碍或者特殊学习障碍。此外,接受专项指导(特殊教育)的残疾学生符合接受作业治疗等相关服务的资格。

在《美国残疾人教育法》框架下工作的作业治疗师必须理解法律的主要目的及关键规定。在美国教育部网站上可查询《美国残疾人教育法》的全文及各类解释条文,这也是在校的作业治疗师必备的阅读材料。

2.《美国残疾人教育法》基础上作业治疗对衔接的助益　当衔接团队确定作业治疗可以帮助学生获得、参与以及从他们的特殊教育和衔接服务中受益时,作业疗法可以被作为衔接服务的一部分(参见案例25.1)。无论学生残疾类型如何,作业治疗师根据学生在教育和相关衔接活动及情境中的参与表现来确定或预测问题。这些情境可能包括高中课堂、各种校内环境、公共交通系统、普通的社区、家、实习地点、社区工作地点以及更多其他地点。图25.1展示的是一名上大学的学生在大学游泳会工作。

就职于学校的作业治疗师应了解残疾儿童和青少年曾经的教育表现及参与需求、机会和挑战。重要的是,他们使用条件推理在一定程度上了解了学

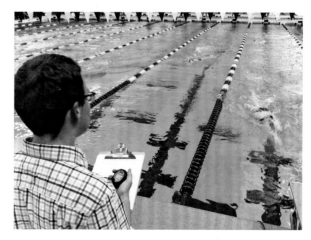

图25.1　在训练中为大学生游泳运动员计时

案例25.1　作业治疗对于唐氏综合征少女出生至青春期的作用

Carrie出生时被诊断患有唐氏综合征，这是一种会改变发育过程并导致儿童认知障碍的遗传病。Carrie在确诊后立刻介入了作业治疗。作业治疗师会指导唐氏综合征患者及其家长，帮助他们在人生中发挥自身最大潜能。婴儿时期，作业治疗师帮助Carrie和她父母解决因肌张力低下和反射亢进而引起的进食问题。随着Carrie长大，作业治疗师会使用摆位及调整技能让她变得更为独立。当她三岁左右时，Carrie通过学前班参加了早期干预计划。作业治疗侧重于掌握独立的运动技巧和解决躯体问题（肌张力低下、关节韧带松弛）、感觉问题（视听觉障碍）以及会影响到Carrie游戏、自我照顾（进食、穿衣、洗澡、如厕）和接受教育的认知发育障碍问题。

当Carrie进入幼儿园和小学时，她便开始得益于校内作业治疗和门诊作业治疗服务。她的作业治疗师解决了其自我照顾的技能，例如拉上夹克衫的拉链和系鞋带。校内作业治疗帮助Carrie以各种方式参与学校的重要活动。例如，她具备了使用剪刀和书写工具的精细运动能力及粗大运动能力，可以做出一个艺术作品。通过校内的作业治疗，Carrie也提高了完成多步课堂要求内容、和朋友们一起玩耍、通过书写及键盘进行沟通的能力。Carrie 12岁时结束了作业治疗服务，因为她已掌握了很多曾经对她而言很难学会的技能。

当Carrie步入高中后，学习独立生活的技能和为将来做打算变得越来越重要。由于《美国残疾人教育法》要求提供个人所需适当的衔接服务，Carrie再次接受了作业治疗服务。再评估侧重于Carrie所需的技能和能力，帮助她成为一个健康、独立和有作为的成年人。Carrie和作业治疗师一起讨论制定了长期目标。Carrie希望她能住在自己的公寓里，有一份工作并有几只小动物和几个孩子。作业治疗师和她一起制定了相应的计划。对于作业治疗师而言，这项计划还应包括将Carrie和她家人一起纳入成年残疾人的支持项目中。

作业治疗有助于帮助Carrie学习必要的自我决策技能来自己做决定，在日常生活中变得更为独立。Carrie和治疗师共同确定帮助她独立生活的辅助技术。例如，她的作业治疗师指导她如何使用智能手机、如何与自己的朋友及家人进行交流、如何设置提醒功能以及如何独自在社区中时使用导航功能。Carrie衔接计划的主要方面包括发现了她的就业兴趣、发展了持续的就业技能并利用这些支持在社区成功就业。Carrie参加了SEARCH项目，该项目结合了她的就业能力和独立生活技能，为她提供了在现实生活中工作的机会。由此，Carrie在当地一家宠物医院获得了兽医技师的工作。因为在接受作业治疗服务期间Carrie学会了独立生活技巧，所以她最终搬到了自己的公寓里，在经济上也能养活自己。作业治疗服务贯穿了她的整个生命周期，尤其是Carrie生命中的衔接阶段，这让她成为一个健康有用的成年人。

生的残疾将会如何影响其转换到高中毕业后的活动和任务，包括高等专科教育或就业教育、就业和社区生活。作业治疗师以乐观积极的、面对未来的学生观，结合以学生为中心、团队合作、达到表现和参与目标的服务保证，让自己成为学生衔接团队中有价值的一员。例如，作业治疗师可以分析学生的实习地点，与学生的职业训练师一起建议，促进学生成功完成工作。

职业适合性评估是由作业治疗师提出研发的一种评估工具，用于促进选择工作、培训及适应工作过程。学生和职业训练师不断地将学生的工作表现告知作业治疗师，以此监测建议修改的效果并最终测量干预结果。重要的是，作业治疗的结果与《美国残疾人教育法》的目标完全匹配，也由衔接团队确定了学生在工作和社会中的参与目标。在与教师、职业训练师、雇主和其他人员合作中，以衔接为主的作业治疗师的角色一直在发生演变，他们希望帮助学生完成高校的学业、职业培训、就业和（或）社区生活等结果。当作业治疗融入衔接服务时，可以对年轻人的生活产生真正的不同影响，包括高中毕业后就业、社区生活、继续教育或培训、自给自足的经济基础和社会关系等目标和梦想。作业治疗师提供干预方法支持学生获得新的技能、在新环境和新活动中的转换技能以及适应相关环境和活动，从而提高学生的行为能力和参与度并预防新的行为问题。

但是与14岁以下的残疾学生相比，仅有少部分14岁以上的学生获得了作业治疗服务。在儿童生活中作业治疗的正常进度是在出生和早期干预阶段进行强化干预，逐渐减少强度和频率直至大多数学生在中学时不再接受作业治疗。作业治疗师是公办学校中的典型代表，报告显示他们与适龄衔接学生一起工作的比例相对较低。通常衔接服务是由特殊教育工作者和专业人员一起提供的（参见案例25.1）。

二、影响转介服务的其他法律、政策和趋势

除了《美国残疾人教育法》之外，各类法律和政策也影响着衔接服务，例如《美国州立共同核心标

准》(CCSS)、《美国康复法》第504节、《美国劳动力创新与机遇法案》和《美国残疾人法》。该政策领导了以家庭和以社区为基础的规划项目(如:就业第一项目、SEARCH项目和考虑就读大学项目)。

研究笔记25.1

Trainor, A. A, Morningstar, M. E., & Murray, A. (2016). Characteristics of transition planning and services for students with high-incidence disabilities. Learning Disabilities Quarterly, 39(2), 113–124.

摘要

目的:

探索高发残疾青少年衔接计划的特点和质量(如:学习障碍、情绪障碍及注意缺陷多动障碍)。

方法:

研究人员采用美国纵向过渡研究2(the second National Longitudinal Transition Study, NLTS2)数据的二次分析,探讨了高发残疾青少年的衔接计划的特点和质量。NLTS2数据包括11 000名青少年及残疾青年的结果。数据来源于2 400名被诊断为患有学习障碍、情绪障碍或其他健康障碍的受试者,注意缺陷多动障碍患儿父母的评估报告或使用药物治疗注意缺陷多动障碍的报告。

结果:

总而言之,高发残疾学生配有衔接计划,主要受益人员参加了计划会议。大多数学生(70%)根据衔接计划目标得到了指导。学生的目标大多是有竞争性的就业、就读大学和接受专科就业培训。患有情绪障碍(44%)和注意力缺陷多动障碍(29%)的学生会有具体的社交目标。

学生在衔接计划会议中的参与程度各不相同。超过一半的学生参与了一部分,不到四分之一的学生起到了主要作用。职业康复顾问出席的会议不到20%,相关服务人员的出勤率占会议的13%。家长参加衔接会议(89%),但只有48%的家长表示他们与老师见面确定了高校教育目标。大多数家长非常满意制定的个别化教育计划,但仅有三分之一的家长希望参与制定计划。

据报道,为了使学生达到毕业后的目标,职业培训和高等教育是必要的。

作业治疗实践意义

作业治疗师通过让学生参与解决问题、反思问题、训练技能和增加宣教帮助高发残疾学生提前做好毕业后的准备。个人的自主性和自我决策取决于自主程度。患有学习障碍的儿童上大学必须要有相应的服务和适当的调整。作业治疗师帮助学生培养技能并学习时间管理和在学校及职场中的必备能力。独立生活可能需要学生学习了解公交系统并构建资源网。参与干预计划会议的作业治疗师可以提供有价值的干预策略。

(一)《美国州立共同核心标准》

《美国州立共同核心标准》是关于英语语言艺术(English-language Arts, ELA)和数学的国家课程指南,它规定了美国学生在每一个年级结束之前应该掌握的知识和技能,从而使学生为将来的大学和就业做准备。共同核心标准的制定是源于高中毕业生增加,而这批学生尚未准备好接受严格的大学课程或未充分准备好开始工作。《美国州立共同核心标准》已经被41个州审批通过,它是美国第一个国家课程指南。

美国国家州长协会制定了《美国州立共同核心标准》来提高学习标准,从而使美国的学生与其他国家的学生保持竞争力。使用国家层面的同一个标准而不是50个不同的州立标准的优点是各州对高中生的期望是相同的。因此,如果一名学生从南达科他州搬到俄亥俄州,学习的标准是不会变的。各州和各学区仍可免费编写各自的课程以匹配共同核心标准的要求。

共同核心标准的重点是确定21世纪学生需要掌握的技能,强调了在现实世界中应用能力的期望。虽然学习数学知识对于学生来说是很重要的,但在日常生活中运用这些数学知识的能力才是最重要的。共同核心标准的目标是帮助学生为未来就业做好准备,实施技能的重点详细列于框25.1。美国商界领导和教育专家在共同核心标准的发展过程中给予了大量投入,确保高中生为未来的工作需求做好充分准备。

强调现实世界的期望和为大学/职业生涯所做的准备应与为残疾学生提供高质量、综合、实用的衔接服务相匹配。作业治疗师应尽力帮助学生做好就读大学或进入职业生涯的准备。大部分作业治疗师就职于公办学校,仅16%的校内治疗师称会服务于青春期学生或衔接年龄段的学生。作业治疗师在成功就业的必要领域提供了专业知识:任务分析和匹配个人能力、作业活动及环境间的需求。图25.2展

框25.1 州立共同核心标准的预期成果

符合州立共同核心标准的学生将:

- 展现独立性
- 拥有丰富的知识广度
- 响应周围群众、任务、目的和纪律等各类需求
- 理解和批评
- 价值体现
- 使用各类技术和数字媒体策略及技能
- 理解其他观念和文化

来源:美国州长协会,2013

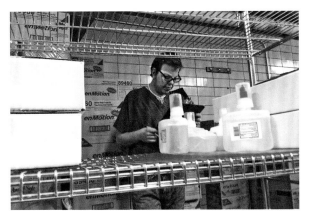

图25.2 实习生在大学实验室检查库存

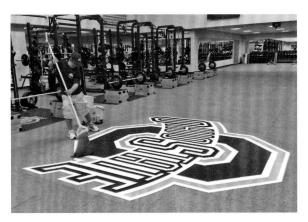

图25.3 实习生在足球队的举重训练室拖地

示了一名在大学实验室工作的年轻人,他在遵守规章制度、整理及分类方面具有高超的技能。

(二)《美国康复法》第504节

在《美国康复法》第504节的基础上,衔接服务可以包括合理的调整。《美国康复法》第504节于1973年设定,它是第一部通过各类项目和机构接受美国政府资助、禁止歧视残疾人的民法。《美国康复法》第504节将残疾人定义为"有生理或心理障碍,被严重限制了一项或多项主要生活活动的人"。部分法律禁止在就业、建筑和项目可行性、学校(学前至中学教育)和高校教育(大专、大学、社区大学、就业项目)等方面歧视残疾人。

残疾但不符合个别化教育计划的学生通过《美国康复法》第504节有权得到合理的调整。在确定需求和提供资源以明确适当的调整内容方面,作业治疗师是专家。合理的调整是指雇主(或教育机构)必须采取合理的措施来适应残疾人。例如在工作或学习区域安装扶手、配置相应的辅助技术来支持工作或学习表现、确保在线可以登入访问的界面、增加入口或提供具体工作的相关培训。"合理"一词有些含糊,在法律中用于描述当需要调整或要求调整时,保障雇主免受不必要的困难。法律承认对某些雇主而言,为残疾雇员提供所需的资源可能超出了其能力范围。但事实上,大部分调整费用都较低,有一名积极可靠的残疾员工更有利。

预防残疾歧视是《美国残疾人康复法》和《美国康复法》第504节的核心,该法建立了美国全国性的国家职业康复服务网,使潜在残疾员工能够成功进入劳动力市场。职业康复服务得到政府和各州的资金支持,为残疾人提供必要的就业和独立生活支持。有资格获得职业康复服务的个人会由职业康复顾问提供服务,职业康复顾问是校内衔接团队的一员。期待职业康复顾问与学校工作人员合作,为学生将来的相关工作教育/培训、就业安排和独立生活制定计划。职业康复服务可以为符合条件的人提供就业培训、就业安排、就业指导、高等教育和独立生活所需的资金支持。在所有情况下,职业康复服务都是以结果为导向的,以社区就业和提高自给自足为最终目标。校内作业治疗师与代表残疾青年的职业康复顾问密切合作,优化了个人与现有工作或高等教育机会间的匹配情况,推荐所需的调整并处理社区和独立生活的需求。图25.3展现了一名在大学举重训练室拖地的实习生。

(三)《美国残疾人法》

1990年的《美国残疾人法》(ADA)(2008年修订)与《美国康复法》第504节一样是一部民法,侧重于无障碍和无歧视。与《美国康复法》第504节不同的是,《美国残疾人法》保护美国政府资助以外的项目和服务。《美国残疾人法》涉及公办学校、私立学校、商业机构和公共建筑的准入及歧视问题。该法也为新建筑和公共设施制定了明确的无障碍标准。为衔接年龄段青年服务的作业治疗师要充分了解《美国残疾人法》的标准与规则,这样他们才能帮助雇主和公共环境去除障碍,为年轻的残疾人提供合理的调整。图25.4展示了正在递送邮件的实习生。作业治疗师用更大的箱子代替了邮箱,贴上了更大的标签,帮助学生在视觉组织上适应邮件分类任务。

(四)《美国劳动力创新与机遇法案》

2014年(2016年实施)的《美国劳动力创新与机遇法案》(The Workforce Innovation and Opportunity Act, WIOA)改变了高中衔接计划的制定方式,更好

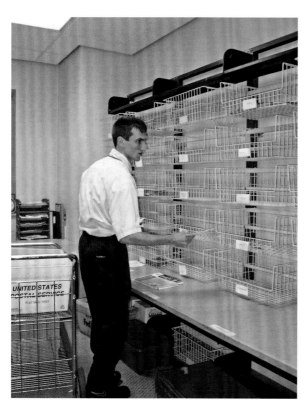

图 25.4　实习生将邮件放入有明确标记的箱子里

地为残疾学生高中毕业后的生活做准备。《美国劳动力创新与机遇法案》要求各州职业康复机构成员与学生、家长及学区合作，鼓励社区就业并将其作为高中毕业后理想的结果。

这一重大变化影响到了学生、家长以及学校和各州职业康复机构提供衔接服务的方式。以前，许多学生衔接计划的目的是让他们在高中毕业后可以进入庇护工厂或工作坊工作。各州职业康复部门通常为残疾发展部门提供服务并且认为大多数残疾人是无法就业的。《美国劳动力创新与机遇法案》将这视为非法，要求职业康复机构在残疾学生就读高中时为其提供社区就业服务。现在职业康复部门被要求融入学校系统、参加就业规划会议并且会为学生发现自己的就业兴趣和培养就业技能提供资金。

《美国劳动力创新与机遇法案》要求各州至少花费 15% 的美国政府职业教育基金为残疾学生（14～21 岁）或残疾青年（14～24 岁）提供就业前衔接服务（preemployment transition services, pre-ETS）所需的康复基金。这里的学生是指在学校接受免费适当教育直至 22 岁的人群。这里的青年是指有高中毕业文凭或证书的人群。

就业前衔接服务的资金提供了额外的可用经费，用于支付该年龄段的作业治疗服务。作业治疗师有资格提供就业前衔接服务。就业前衔接服务包括：

- 咨询寻找工作。
- 工作的学习经验。
- 接受高等教育。
- 工作环境准备培训（强调社交技能和在家及社区独立生活）。
- 自我宣传教育。

就业前衔接服务的五种类型都属于作业治疗实践领域。此外，作业治疗师在提供社会技能发展、独立生活技能培训和学习自我宣传方面有着悠久的历史。《美国劳动力创新与机遇法案》为作业治疗师在社区提供服务制造了机会。

《美国劳动力创新与机遇法案》要求尽早提供职业康复资金，因为证据表明 18 岁以前就有劳动报酬的残疾学生在一生中更有机会有固定的带薪工作。其目标是让残疾人在年轻时得到就业机会。职业康复服务可以提供资金，为潜在雇主降低风险并帮助残疾人制作工作简历。有几种模式可以支付为学生的早期工作经验就业前衔接服务的费用。通常，各州机构会与就业公司签订合同提供职业康复服务，如帮助残疾人找寻他们想做的工作类型（发现）、职业发展（找到个人感兴趣的工作）以及社区内的工作培训。

（五）家庭和社区服务的最终规则

家庭与社区服务的最终规则（Home and Community Based Services Final Settings Rule, HCBS）进一步强调了对社区服务的重视，确定了医疗补助资金如何在日间用于支持残疾人。医疗补助是美国政府/各州的合作伙伴，为低收入人群支付医疗费用。医疗补助计划自成立以来，一直为智力障碍和发育障碍人群提供家庭和社区服务费用。从 2022 年起，医疗补助计划将不再支付隔离环境（如：庇护工厂）中提供的服务。

家庭与社区服务的最终规则具有双重意图。首先，最重要的是，残疾人有权参与并充分融入当地社区。第二个目的是提高对残疾人生活、工作、娱乐和参与方式及地点的期望。如果希望残疾人能参与社区生活和工作，学校就需要让残疾人做好社区参与的准备。过去美国司法部发现，学区并没有提供高质量的衔接服务，相反对衔接服务的期望和成效都很低。司法部因低质量的衔接计划以残疾学生的名义起诉了各州和学区,打赢了官司为这类学生争取了利益。

　　家庭与社区服务最终规则的改变并非没有争议。有的家长和残疾人反对这种在社区中就业和娱乐的变革。20世纪70年代,残疾人家属开办了庇护工厂和日间隔离项目,为残疾人工作、交友和学习新技能提供了安全的场所。人们担心残疾人在社区中获得较少监护并且许多需要大量支持才能在社区中工作和参与的残疾人会得不到必要的支持。

　　1. 就业第一　"就业第一"是一项美国全国性的运动,旨在促进社区就业而不是将庇护工场作为残疾人就业的首选。为了实现这一目标,就业第一项目的支持者希望调整政府资金结构、服务系统和政策,以便提供社区就业选择并将税收优先用于支持社区就业。促进社区就业而非庇护工场就业政策的改变包括政府用于社区就业服务的资金和购买与个人相关的医疗补助。购买服务让获得美国政府残疾或健康保险福利的残疾人在不损害政府健康保险的情况下工作。残疾人及家长有权选择对他们最有利并鼓励社区就业的就业决定。

　　鉴于残疾青年有各种就业选择(参见框25.2),"就业第一"项目会利用实习机会让青年积极参与社区就业。

　　2. SEARCH项目　SEARCH项目是为期一年的社区就业衔接计划,结合了现场实习、工作指导和就业技能课程。当学生具备工作技能和完成课堂就业技能课程后,他们每周无偿实习工作20小时。通常学生在公办教育的最后一学年中,完成三次为期三个月的实习。图25.5是一名参与SEARCH项目在餐厅工作的学生。在SEARCH项目临近结束时,学生学习制作简历、学习使用公共交通工具或开车并学习以面试和获取有偿工作为目标的求职方法。

　　辛辛那提儿童医院在大约25年前设立了第一个SEARCH项目,目前SEARCH项目在美国、欧洲和中东建立了近500个点。SEARCH项目通常是与

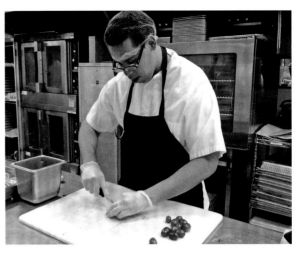

图25.5　正在宿舍自助餐厅切西红柿做沙拉的实习生

学区和各州职业康复机构之间构建合作关系。许多SEARCH项目设立于医疗机构,强调寻找适合个人独特才能的工作。

　　研究证据表明实习经历可以改善就业率。实习可以选择适合个人的技能,也可以选择给予个人学习或培养新技能的机会。工作指导是向雇主学习工作内容并指导学生如何完成工作。随着学生能力的增长,工作指导可以逐渐减少直至学生能独立完成工作。图25.6是一名正在独立为足球训练基地清洗玻璃窗的实习生。90%的SEARCH项目设定的目标是在项目最后能就业并且每年有几个项目最后至少能达到90%的目标。图25.7是一名工作于大学图书馆的SEARCH项目的毕业生。

　　3. 考虑就读大学　考虑就读大学项目"是一个美国全国性的组织,致力于发展、扩大和改善为智障人员提供包容性高等教育选择"。该组织希望让智障者上大学的原因与其他人上大学的原因是一样的,包括决定职业、交友和建立关系以及提高可能的收入,这样就可以找到"更好的工作"。残疾学生从学龄前就应与正常同龄人一起上学并且考虑就读大学项目不同意高中之后就应该停止包容的观点。考虑就读大学项目为智障人士提供接受高等教育的机会,目前这一项目在美国266家不同学院和大学开展。

　　每个项目都是不同的,但是每个项目都为学生提供了融入普通校园生活的途径。学生报名参加课程、参与校内体育和文化活动、使用校内的体育及娱乐设施并住在宿舍。他们可以得到所有学生都能获得的支持,例如在校时间内,由校内残疾服务办公室或课程指导教师提供服务。有些学生可能需要额外

框25.2　残疾年轻人的就业选择

- 就业前实习
- 支持性就业
- 个性化就业
- 自主就业
- 日间项目或庇护工场
- 社区康复项目
- 竞争性就业和商业模式

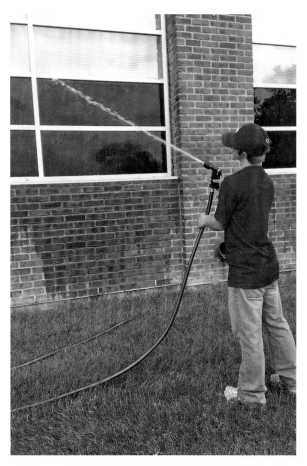

图 25.6　在为大学足球训练基地清洗玻璃窗的实习生

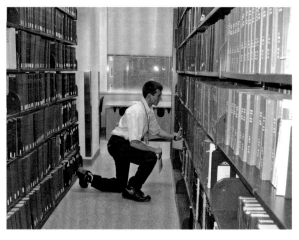

图 25.7　正在整理图书馆期刊的实习生

支持,比如在考虑就读大学项目中得到学习辅导员的帮助或得到特制的学习桌。有些项目会提供额外的生活技能培训与职业技能培训以增加学习项目。项目周期为 1 年至 4 年不等,有的学生可以获得学位或证书。有些"考虑就读大学"项目由各州职业康复机构或发育残疾基金会拨款。没有公费资金时,学生及家长可能需要支付学费、住宿费和伙食费。

三、无缝转介:一致的结果

《美国劳动力创新与机遇法案》《美国州立共同核心标准》、SEARCH 项目和"考虑上大学"项目有两个目标,即提升对残疾人的期望和改善残疾人的长期成效。为了取得更好的效果,教育系统、残疾人发展机构和职业康复机构必须共同努力,衔接计划必须整合入学生的整个就学阶段。设计从高中到高等教育及就业的无缝衔接让青年人达到成功就业的目标。

无缝衔接的一个问题与辅助技术相关。在各州,购买的学生在高中时使用的技术要求在学生毕业时将技术收回。如果这项技术能让衔接阶段的学生受益,那么学生获得这项技术可能是有意义的。作业治疗师可以将职业康复视为就业辅助技术较佳的资金来源,因为该设备最终可归学生所有。由此可见,学校与职业康复机构在购买所需技术时应合作并及时沟通,以此改善就业成效。

从高中衔接至高等教育或就业的过程必须是平稳协调的,学生必须为成年阶段做好充分准备。

学生获得高中文凭后美国政府的教育和相关服务就会终止,青年将会被转入一个不像公立学校那样拥有相同财政资源和专业人员的系统。循环是社区、学校和个别化教育计划团队跨部门团队合作的多层级模式。这种模式有利于沟通,成员可以通过社区资源促进成功的衔接结果(参见研究笔记 25.2)。

(一)衔接统计与结果

越来越多的证据表明,衔接服务可以改善残疾人的就业情况和生活满意度。中等到强有力的研究表明,这会产生积极的高等教育成果,为当地学校增加信心,同时满足了《美国残疾人教育法》衔接规定的意图和书面意义。教育工作者和相关服务专业人员在衔接阶段共同合作,利用这些研究和政策资源开展实施帮助年轻人过渡到成人生活目标的服务。

2014—2015 年,美国特殊教育项目办公室称,在《美国残疾人教育法》B 部分的引导下,共为 660 万残疾学生提供了服务。14～21 岁的残疾学生中,有 395 000 名学生正就读最后一学年。综上所述,这些数据显示,大约 1/3 符合《美国残疾人教育法》B 部分服务条例的儿童可被视为衔接年龄段。也就是年龄为 14～16 岁(依据当地情况)或以上的学生并具有可测量的高等教育目标和衔接服务的个别化教育计划。这些数据还显示,约有 10% 的残疾青年会在某一年从公办学校退学。2014—2015 年的数据显

研究笔记 25.2

Povenmire-Kirk, T. et al. (2015). Implementing CIRCLES: A new model for interagency collaboration in transition planning. Journal of Vocational Rehabilitation, 42, 51–65.

摘要

目的:

建立循环模式是为了在衔接计划中更有效地进行跨部门合作。这项研究的目的在于确定第一年实施新模式的衔接计划会取得的成就及遇到的挑战。

方法:

作者组织各团队核心成员确定优势和困难。提供的循环模式包括社区团队、学校团队以及个别化教育团队。学生参与了全部研究过程。三十名参与者(每组 10 人,共三组)参加了重点小组。主要人员应用扎实的理论确定了主题,研究人员对主题进行编码并将它们根据内容进行分组。

结果:

研究主题分为两类: ① 问题和障碍; ② 实施循环模式的成功之处。问题和障碍包括: 机构和学校人员对所提供服务的认识;学生和家长准备以学生为主导的衔接计划(让教师参与);会议前提供机构所需的学生信息;跟进解决交通障碍、日程安排及实施等实际问题。成功包括: 机构和学校团队的紧密协作;交流改善服务;通过让学生和家长主导会议增强他们的能力并帮助改变学生的生活。

作业治疗实践意义

调查结果表明,有家长、学校人员和社区机构参与的、以学生为主的衔接计划会议正在为残疾儿童及残疾青少年带来改变,帮助其提高能力。参与者们互相学习,衔接计划变得越来越完善并且越来越能满足青少年的需求。虽然日常安排会有困难,但所有成员都觉得有必要涵盖该内容。作业治疗师是衔接团队的重要一员,他们帮助儿童表达自我。鼓励儿童参与作业治疗活动可以帮助儿童和青少年探索兴趣并选择未来的方向,培养积极的自我意识。

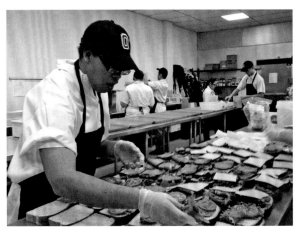

图 25.8 为大学活动准备三明治的实习生

殊教育工作者及相关服务人员可能会认为高等教育或竞争性就业是成功衔接的标志。相反,职业康复工作人员(即: 就业顾问、工作发展人员、工作指导)更倾向于强调从竞争性就业中获得了什么,将其作为成功衔接至成年的基本指标。国家发展残疾委员会的代表主要关注衔接阶段个人的生活安排、健康、安全和福利。父母和家长可能会将健康和幸福作为儿童衔接中关注的最重要指标。因此,可能需要学生、家长和专业人员一起在衔接过程中确定一致的衔接目标。青年常在工作中成长,具有学习性的、具体的、重复的工作步骤和工作环境为他们提供了与同龄人互动的机会(参见图 25.8)。

了解这些差异的作业治疗师可以帮助学生及家长为复杂的衔接过程做准备并顺利度过衔接阶段。表 25.1 总结了衔接计划过程中各专业不同人员的不同观点,有时这些观点是冲突的。

(二)高等教育成果

对大多数青少年及家长而言,进入高等教育机构学习并最终实现竞争性就业仍然是中学教育的主要目标。在衔接结果方面,高等教育泛指三种类型的机构: ① 两年制专科或社区专科; ② 职业、商业或技术学校; ③ 四年制本科。了解残疾青年在这些机构中的学习成果对学生、家长和专业人员都是重要的,对衔接计划和转换过程也非常重要。

高中毕业后,残疾青年接受高等教育的比例明显低于普通青少年。2012 年的美国纵向过渡研究 2 对 13 000 多名从高中至成年接受特殊教育的高中生进行了抽样调查,确定了教育、就业和社交方面的成果。

美国纵向过渡研究 2 显示,55% 的残疾青年在高中毕业后 6 年内接受了高等教育(相比之下,普通

示,残疾儿童高中毕业率为 70.2%(高于 2010—2011 年的 63.6%)。

当残疾学生退学时他们发生了什么? 他们要去哪里? 他们会做什么? 可提供哪些服务? 数据显示,青少年在中学毕业后衔接到成人阶段所经历的结果差异较大,这取决于结果是否被认为是可接受的。

从高中到高等教育衔接的生活常因为不同人员(如: 学生、教师、家长及社区组织)的不同观点而变得复杂,有时不同人员之间还具有竞争性。例如,特

青年在高中毕业后数年内接受高等教育的机会是62%）。根据残疾类别，残疾青年接受高等教育的比例也各不相同（参见表25.2）。高等教育就读率最低的是智力残疾（28.7%）、多重残疾（32.8%）和孤独症谱系障碍（43.9%）。

此外，美国纵向过渡研究2的结果表明残疾青年：

- 与四年制体系相比，更可能就读的是两年制的教学体系。
- 可能会被欺凌，较少参与学校和社交活动。
- 与同龄人相比，社会经济方面可能更困难。
- 男青年和黑人青年在个别化教育计划中占有更大比例。
- 与其他年轻人相比很少独立参与活动，但具有很强的自我决策意识。
- 需要更长的录取周期。
- 进入高校后，可能没有及时意识到自己的残疾。
- 可能需要帮助请求调整。

（三）高等教育就业结果

与高等教育一样，就业仍是青年衔接成年期的一个关键目标。就业之所以重要的原因有很多。工人从工作报酬中得到了社会经济利益，而这保证了其健康和生活质量。美国纵向过渡研究2的部分访谈表明，残疾青年在外就业的比例为60%。相比之下，近期调查的普通青年比例为66%。和高等教育一样，就业青年的数量因残疾的类别不同而异（参见表25.2）。在外就业率最低的人群为聋哑（30.1%）、骨科障碍（35%）、孤独症谱系障碍（37.2%）和智力障碍（38.8%）。一般来说，残疾青年工作时间更短、收入更低。他们也常常会很快辞职，常少于12个月。

（四）社会参与度和包容性

就业和教育不仅仅是参与衔接计划的个别化教育计划团队考虑的结果。例如一个青少年可能会认为获得独立生活的技能是最重要的事项。根据美国纵向过渡研究2：

- 19%的残疾青年参与教育和就业以外的社区活动。
- 59%的残疾青年在高中毕业后8年内开始独立生活。
- 59%的残疾青年有支票和储蓄账户。

表25.1   个别化教育计划中各学科衔接团队及其成果方向

组 织	组织人员	成功方向/衔接目标
学区	个别化教育项目团队 社区成员	学业 大专教育和（或）大专毕业就业
职业康复	职业康复顾问 社区康复提供人员	就业
发育障碍委员会	个案管理人员	健康、幸福和社区生活
家庭	父母 照顾者 学生	健康、生活质量、独立生活技能、教育、就业

表25.2   残疾青年（21～29岁）的高等教育结果

残疾类别	接受高等教育比例	NLTS2面谈时的就业比例
学习障碍	66.8	67.3
语言/言语障碍	66.9	63.9
智力残疾	28.7	38.8
情感障碍	53.0	49.6
听力障碍	74.7	57.2
视力障碍	71.0	43.8
骨科障碍	62.0	35.0
其他健康障碍	65.7	64.4
孤独症	43.9	37.2
脑损伤	61.0	51.6
多重残疾	32.8	39.2
聋哑	56.8	30.1

注：经允许引自 NLTS2 (2011) tables 2 & 19;* Data represent percentage.

- 77%的残疾青年每周与朋友组织户外活动。
- 78%的残疾青年有驾驶执照。
- 许多残疾青年称经历过打架或与执法部门冲突等负面经历。

对许多残疾人而言，参与有意义的成人活动仍然是很困难的，如教育、就业及社区生活。对大部分青年而言，认识这些结果是调整的第一步。在衔接环境（即：学校、社区）中工作的作业治疗师通过使用循证的训练帮助残疾青年准备高中毕业后的生活，最终改善重要的结果。

四、转介服务循证训练

针对公民权利和平等教育机会的美国政府教育政策法规调动了学习阶段至成人生活阶段衔接的积极性。政府政策（即:《美国残疾人教育法》）规定了各州和地方教育机构期望的预期教育成果及相应流程,确保所有儿童都能获得免费适当的教育。然而,政策并没有具体说明哪些研究支持的训练最有可能产生预期的成果。

使用循证的衔接训练是《美国残疾人教育法》所期望的,即服务必须是基于"可行范围内的同行评审研究"。像特殊教育一样,作业治疗专业致力于循证的实践原则和持续严谨的研究,从而为个人、团体和组织带来有效的服务及最佳结果。表25.3列出了作业治疗师用于衔接计划的评估方法。更多评估详见附录。

近年来,学者和从业人员一致认为,多种循证的实践方法提高了年轻人中学毕业后成功生活的可能性。虽然有些方式比其他方法更容易实施,但在年轻人衔接阶段时,所有可以考虑的方法都可使用。作业治疗师和衔接团队推荐的衔接方法包括:

1）早期有偿工作经历

表25.3　作业治疗师用于强调自我决策的衔接评估表

评估量表	描述	网址
AIR 自我决策量表	AIR 自我决策量表:① 描述学生自我决策能力的概况;② 确定优势领域及需要改进的领域;③ 确定纳入学生个别化教育计划的具体教学目标。本量表的评估对象包括学生、家长及教师。整个量表包括24个李克特量表问题和3道简答题	http://www.ou.edu/content/education/centers-and-partnerships/zarrow/self-determination-assessment-tools/air-self-determination-assessment.html
ARC 自我决策量表	ARC 自我决策量表被用于:① 评估残疾青年自我决策能力的优势和劣势;② 促进学生参与教学计划和教学过程,将自我决策能力作为一种教育成果;③ 发展自我决策的目标和目的;④ 从研究目的出发评估学生的自我决策能力。在学生完成评估后,ARC 量表会得出自我决策力的总分及自主性、自我调节、心理能力和自我实现四个分测验的得分。该量表共有70个评估项目(包括李克特量表、多选题和简答题),残疾人根据个人需求在帮助下完成	http://www.thearc.org/publications/
加拿大作业表现量表（Canadian Occupational Performance Measure, COPM）	COPM是以患者为中心的评估工具,帮助患者确定并优化限制或影响其日常生活表现的每日问题。COPM是结构化访谈问卷,了解患者对自身表现和自我决策活动满意度的观点。它可以在测试前/测试后使用,测评患者随着时间变化其作业表现是否改变	http://www.thecopm.ca/
生活技能清单（Life Skills Inventory, LSI）	生活技能清单是确定个人所需的生活技能,让人更加健康、更有生产力,为提高这些技能提供了大量建议。该评估包括了沟通技巧、压力管理技巧、愤怒管理技巧、资金管理技巧、时间管理技巧和职业技能。评估时间可以自己设定,但是通常应在20分钟内完成。生活技能清单适用于从高中到成人的各类人群	https://transitioncoalition.org/blog/assessment-review/life-skills-inventory-independent-living-skills-assessment-tool/
支持程度量表（Supports Intensity Scale, SIS）,成人版	SIS量表测试了患者在个人生活、工作和社交活动中所需的支持程度,以此确定患者所需的支持类型与支持强度,进行具体描述。SIS量表是以人为本的计划过程的一部分,帮助所有人确定了各自的喜好、技能及生活目标。SIS量表包括了200项李克特测试项目,应由了解患者需求的支持团队完成	http://aaidd.Org/sis#.Wdlm-GhSxPY

评估量表	描 述	网 址
衔接评估和目标推进（Transition Assessment and Goal Generator, TAGG）	TAGG量表是基于网络的针对残疾高中生、残疾青年、家长及专业人员的衔接评估计划而制定的。TAGG量表评估了高中毕业后就业或继续接受教育的相关行为。TAGG量表提供了标准的图表框架，描述了患者当前的表现水平，提出个别化教育计划的年度衔接目标。TAGG量表被证明是有效可靠的	https://tagg.ou.edu/tagg/
职业适合性评估（Vocational Fit Assessment, VFA）	职业适合性评估是特殊教育和职业康复专业人员使用的评估工具，通过对比法评估患者的工作能力和工作需求，以此实现个性化就业。职业适合性评估员工版（VFA-W）评估了工作人员的能力。职业适合性评估工作版（VFA-J）评估了工作需求，结合NLTS2、美国标准职业分类与系统职业分析的数据改编了11个测试项目的问卷。使用对比法计算，VFA-W和VFA-J的共同运用确定了优点和缺点，确定可能对口工作的干预领域	http://www.vocfit.com/
Waisman日常生活活动能力量表	W-ADL量表是一项有17个评估项的量表，用于确定个人当前在各种自理活动中的独立水平。应由患儿的父母或监护人填写	http://www.waisman.wisc.edu/family/WADL/
作业自评量表（Occupational Self-Assessment, OSA）版本2.2, 2006	OSA量表是以患者为中心的测评工具，反映了每个患者特有的价值观和需求。OSA自评和计划帮助患者确定了改变的先后顺序并决定了作业治疗的目标。各类日常活动包括了学习承担责任、管理财务、休闲活动和为患者提供机会确定参与重要且有意义的作业活动。OSA旨在了解患者对自身作业能力适应程度的感知。为患者提供日常作业活动清单，评估他们参与此项作业活动的能力水平与此项活动的价值	https://www.moho.uic.edu/productDetails aspx?aid=2 作者：Kathi Baron, Gary Kielhofner, Anitalyenger, Victoria Goldhammer, and Julie Wolensk
意志力问卷（The Volitional Questionnaire, VQ）	VQ量表通过系统捕捉个人对环境的反应和在环境中的行为，提供了个人内在动机的情况及如何在环境中影响意志力的信息。VQ量表为作业治疗师提供了个人的内在动机概况以及环境对个人参与有意义的作业活动的影响。VQ量表是通过观察评估意志力的有效评估工具，与患者的口语表达能力和认知能力无关。此外，由于观察可以在自然事件和治疗课程等任意情境中进行，因此不必在特定的或标准化的环境下观察患者。该量表可以与再激发过程（单独出售）一起用于作业治疗的评估和干预。虽然本版本与前一版在使用项目和评分方面相同，但根据意志力的连续性现在的项目更便于解释，更易于结合再激发过程手册并用	https://www.moho.uic.edu/productDetails.aspx?aid=8 作者：Carmen Gloria de las Heras. Rebecca Geist, Gary Kielhofner, and Yanling Li
工人角色访谈（Worker Role Interview, WRI）版本10.0, 2005	WRI量表旨在解决需要重返工作岗位员工的心理社会问题与环境问题。为了确保患者能恢复工作状态，WRI量表收集了其他工作/身体能力评估的信息，对患者及其需求有了一个全方位的了解。WRI量表是半结构化的访谈问卷，旨在为受伤、长期残疾、缺少工作经验的患者提供一个初步的心理/环境康复评估。新版WRI分为三种访谈形式：针对近期受伤/残疾的患者；针对慢性残疾的患者；结合了WRI和OCAIRS的访谈。该访谈量表是由英国的临床医生设计的	https://www.moho.uic.edu/productDetails. aspx?aid=11 作者：Brent Braveman, Mick Robson, Craig Velozo, Gary Kielhofner. Gail Fisher, Kirsty Forsyth, and Jennifer Kerschbaum

2）学生参与衔接计划

3）重视学生的社交能力

4）发展学生的生活技能

5）使用辅助技术

6）跨学科合作和跨部门工作

（一）早期有偿工作经历

工作是人类最基本的作业活动之一。个人身份、自我价值、健康、社会经济地位（socioeconomic status, SES）和生活质量与个人独立工作获得报酬的能力密切相关。除了功能和经济意义外，通过工作，人与世界互动并体验各种经历，这也提供了社会认知结构的意义。从事有意义的工作能够形成社交网络和自我效能、提供归属感和安全感并且有助于改善整体健康和生活质量。

工作对各种技能和能力水平的人来说都是重要的，不幸的是，残疾人的就业率明显低于普通人群。2017年，残疾人就业率仅为18.7%，而普通人就业率为66%。失业或无业的影响是巨大的。据统计，27%的残疾人生活在贫困线以下，而普通人为11%。由此可见，残疾人就业的可能更小、贫穷的可能性更大。因此，有工作的残疾人不太可能会生活贫困，就业是残疾人实现社会经济独立的重要途径。

就业也与健康和生活质量密切相关。众所周知，就业情况（即：就业/失业）会影响普通人群和残疾人的健康。这些研究表明，就业的人往往比失业的人更健康。对于残疾人来说尤其如此。由于残疾人的就业率低于普通人，他们可能比普通人更容易受到疾病的影响。就业情况也会影响生活质量。换言之，就业人群的生活质量往往高于失业人群。

学生在高中毕业前从事有偿工作与毕业后就业有着密切关系，之前的经历可能会存有优势。即使对打算接受高等教育的学生来说，就业也被视为一项关键的生活技能，应注重此能力的培养直至完成所有学业。

尽管接受过高等教育的学生可以采用各种策略获得有偿工作，残疾学生可能缺少使用传统求职策略的技能。对于这些学生而言，支持就业提供了重要的循证选择。在支持就业中，年轻人和成年人接受在职培训，由工作指导提供持续支持，来获得和维持在社区企业或社区组织的就业。

当残疾人难以通过支持就业项目找到或维持工作时，衔接团队可以考虑个性化就业。个性化就业是可选择的方法之一，"是个性化就业的过程，即求职者或雇员与雇主之间的关系满足两者的需求"。在这种模式下，就业专家与患者（即：残疾人）和社区中潜在的雇主合作，使求职者的个人优势和需求与企业需求相匹配。通常，这需要沟通并重新安排组合工作任务，这是为残疾人定制的工作。

让残疾青年获得有意义的、与他们能力相匹配的社区工作，是衔接团队最重要的目标之一。年轻人可以申请职业康复类的资源，以确保可以顺利就业；这些资源既可以支持学生的求职和安置过程，也可以资助他们在大学、社区学院或职业培训项目中接受高等教育。如果不是以就业为目标而学习技能的，那么职业康复机构通常不会提供资助。

衔接阶段的文献回顾证明了高等教育毕业后与成功就业经验相关的工作行为和工作经验。参与勤工俭学项目、职业教育课程、工作实习及工作指导的经历都可以增加高中毕业后获得全职工作的可能性。给予学生机会锻炼自我管理技能，如工作效率、秩序性及整洁度，他们在工作中更能取得成功。学习和表达对工作的渴望、积极的寻找工作并在高中时就获得工作的学生，他们在衔接阶段后更可能进入高等教育学府和（或）就业率更高。通过确定高等教育的目标和针对此目标的服务，与衔接团队合作的作业治疗师可以辅助增加积极的成果（参见案例25.2）。

（二）学生参与衔接计划

《美国残疾人教育法》要求从16岁开始（在某些州为14岁），学生的个别化教育计划应确定可衡量的衔接服务目标及所需服务。衔接目标应以相当年龄的评估结果为基础，与教育、就业和社区生活领域内的高等教育优先事项所关联。尽管《美国残疾人教育法》要求设定高等教育目标时残疾青年应参与个别化教育计划会议，但实际上残疾学生的参与度仍非常有限。虽然近一半的残疾学生在近期个别化教育计划会议上提供了一些意见，但只有10%~20%的学生在会议上担任主导角色。有限的参与情况令人担忧，因为学生在个别化教育计划会议上和衔接计划过程中自我决定的能力与高等教育后的结果密切相关。

过去20年，专业人员、研究人员和其他关键人员制定了提升自我决策能力的干预技术，旨在改善学生在个别化教育计划会议和衔接计划过程中的参与能力。拥有自我决策能力的学生有以下几个特征：①表现出自我意识和自我支持能力；②做出选

案例25.2 高功能孤独症青少年：支持独立的技术

Sara是一名患有高功能孤独症的17岁少女，她计划高中毕业后就读四年制的大学。她的学习成绩优异；但当她的日常安排受到影响时她的表现就会受到严重影响。对于Sara来说，去不同的教室上课十分困难。她会忘记上课时间、会被学校吵闹的铃声吓到，而这都是课程变化的提示和信号。由于铃声的干扰，Sara会感觉还没有准备好上下一节课，压力也会影响她书写日常安排、管理自己的物品和在全是学生的过道内戴上耳机的能力。当Sara的日常安排被打乱后，她在下一节课的表现就会受到负面影响。为了帮助Sara应对不同课堂之间的转换，她的作业治疗师在其智能手机上下载了提醒软件，与其智能手表同步。这款软件会根据作业治疗师为Sara制定的时间表，通过手表震动提示并发送信息。这些信息使Sara能够有序及时地在不同课程间转换并提高了她的学习成绩。

Sara放学后会在当地的动物收容所做志愿者，这是她和同学们必须完成的服务项目之一。Sara在智能手机上下载了公交应用程序了解下一班车的预计到达时间，尽量减少在寒风中等待的时间。Sara还在智能手机上列了清单，提醒自己在动物收容所的任务。对Sara最有挑战的任务是在动物收容所接电话。收容所管理员告诉她必须有礼貌地接电话、回答咨询者的常见问题并将他们转接到相关人员处。Sara意识到通过完成这项富有挑战性的任务，她提高了自己与客人互动技巧，而这对大多数工作都是十分重要。Sara、作业治疗师和动物收容所的负责人共同制定了她需要完成的任务清单。Sara将负责人接电话的过程录了下来并模拟了最常见的接电话场景。Sara发现在接电话前看相关录像能让她感到安心。Sara和作业治疗师进行视频对话，确保她在工作中是开心的。她更喜欢视频对话因为她可以向作业治疗师展示这周收容所新收养的狗。在动物收容所，Sara最喜欢的工作是训练新收养的小狗在牵引绳的牵引下外出散步，因为她知道具备这样技能的小狗更有可能被收养。她很喜欢在收容所照顾小狗并给小狗拍照传到收容所的网页上。虽然收容所的有些任务是具有挑战的，但Sara的工作积极性很高。她通过在公共场合和电话中进行交流持续训练自己的能力，她明白自己在收容所的工作对找到收养家庭的小狗是重要的。

择和决定；③出现问题时解决问题；④实现自我肯定的目标。帮助儿童衔接至成人期的作业治疗师通过现有的循证评估工具和课程帮助儿童学习这些重要的技能。

通过使用包含提高学生在个别化教育计划会议和高等教育中做选择的自我指导能力的评估工具，

可优化衔接计划的信息评估。表25.3列举了作业治疗师推荐的用于提高学生和团队对优势、劣势、目标和需求意识的自我决策量表。作业治疗师使用这些评估工具在衔接计划过程中提供了精确的数据支持。同时，使用这些工具也有助于学生增强对个人优势、需求、目标和优先事项的自我意识。

自我决策技能的评估只是促进学生参与衔接计划过程的一部分。图25.9是衔接计划问卷的示例。很多情况下，残疾人需要直接指导使其更明确自身的优势和需求并倡导服务。因该目的，提出了数个正式循证的课程。框25.3提出了衔接课程的样本。作业治疗师可以将对促进学生参与衔接计划过程的兴趣融入现有的实践资源中。

（三）重视学生的社交能力

要成功从高中衔接到高等教育或就业阶段，学生必须了解和适应新的社会环境。职场中的社交规则和大学的环境是不同于高中的。对于许多青年而言这样的衔接可能是困难的，对于社交能力不足的残疾人更是严峻的挑战。

社交能力是指个人在工作地点、学校、家庭或公共场合与他人处理人际关系的有效性。社交能力的本质是有主观性的，常因事件发生的背景不同而发生变化。例如摇滚音乐会上有"社交能力"的个人在外表和行为上不同于歌剧演出中有"社交能力"的个人。有社交能力的人可以适应不同活动需要的礼仪和规则、改变自己的着装方式、和他人进行互动并对音乐做出回应，以符合社交事件的规范。这些期望高度依赖于活动发生的文化环境并为个人在每种情况下的行为创建反馈环。

学生了解环境要求后，必须要有足够的社交沟通技能并处理环境所需的人际需求。这类社交需求对于很少有社交机会进行学习、练习和发展社交能力的残疾学生而言是非常复杂并难以完成的。

作业治疗师通过改善患者的社交技能来支持患者提升社交能力。干预的重点是至关重要的，因为有证据表明与社交技能差的学生相比，社交技能高的残疾学生更有可能就业。社交技能可以通过直接指导、同伴意识、参与和调整以及积极融洽和鼓励氛围等方式提高。

作业治疗师提供直接干预帮助青年学习社交技能。例如使用增强型通信设备、平板电脑或智能手机训练来提升交流能力，使用社交故事参与小组活动帮助学生应对新情况以及指导学生自我监测与他

美 好 未 来

个人衔接咨询

患者名字：	日期：

美好未来服务清单

以下是美好未来服务的一些示例，请思考每一个测试项目并检查适用于你的项目。然后通过比较高、中、低级决定接受项目的先后顺序。

工作 我想要……	低 极	中 级	高 级
了解我感兴趣的工作技能			
制作简历			
申请工作			
社区机构志愿者			
了解就业的工作习惯和工作态度			
练习求职面试的语言技巧			
根据我的兴趣、目标和能力尝试不同的职业			
从工作网站或志愿者网站上获得指导支持			
找个顾问和我的雇主一起合作			
开创我自己的事业			
了解工作环境的调整和(或)工作任务的调整			
其他(请注明)：			
教育 我想要……	低 级	中 级	高 级
安排我的学习或工作			
选择学习课程和(或)机构			
培养就读大学所需的学习习惯			
遵循时间表或日程安排			
增加电脑、电子邮件或其他技术技能			
使用互联网查找信息			
使用计划表或日历来保持条序			
更好地协调我的教育服务/调整			
在学校找同行导师			
设定从学校毕业或就读学校的衔接计划			
其他(请注明)：			
生活技能 我想要……	低 级	中 级	高 级
创建日常生活日程表			
独立生活			
改善自我照顾或个人卫生			
使用银行账户			
照顾家庭(家务、小型器具维修等)			
自己洗衣服			

图 25.9　为设定优化目标提供的服务清单

管理自用药物			
支付自己的账单			
自己煮饭			
预算经费			
使用公共交通工具			
学习驾驶			
计划一周的餐食			
照顾儿童、养宠物或照顾他人等工作			
了解辅助技术			
改善家庭环境以更好地满足需求			
其他 (请注明):			
社会/休闲 我想要……	低　级	中　级	高　级
找有共同兴趣的朋友一起出去玩			
在休息时进行有趣的活动			
了解感兴趣的当地社交/休闲团体、项目或俱乐部			
策划假期			
约会			
发展我的支持网络			
其他 (请注明):			
公民权利 我想要……	低　级	中　级	高　级
投票			
了解我的基本权益 (与残疾、工作、就学、个人相关的内容)			
更好地融入社区			
制定如果被警察拦下应怎么办的计划			
其他 (请注明):			
个人 我想要……	低　级	中　级	高　级
选择烹饪更健康的食物			
节能			
对性行为做出明智的选择			
安排锻炼计划			
为自己设定目标			
找医生照顾我的健康需求			
找律师协助制定长期计划或监护计划			
找辅导员帮助解决我的心理健康需求			
了解如何在不同情况下 (工作、学校、个人) 介绍自己的残疾情况			
探索在精神和 (或) 宗教方面表达的途径			
其他 (请注明):			

美好未来服务清单　http://b-futures.com/　Debora A. Davidson, Ph.D., OTR/L

图25.9　续

框25.3　衔接课程

《这究竟是谁的未来》第二版
- 目的：
- 设计课程旨在促进学生在衔接计划中的参与。
- Wehmeyer, M., Lawrence, M., Garner, N., Soukup, J., &Palmer, S. (2004). Whose future is it anyway? A student-directed transition planning process (2nd ed.). Lawrence. KS: Beach Center on Disability, KUCDD.

选择制定者自我决策的衔接课程
- 目的：
- 正式指导在学校和成人生活中取得成功所必需的自我决策能力。
- Martin, J. E. & Marshall, L. H. (1995). ChoiceMaker: a comprehensive self-determination transition program. Intervention in School and Clinic, 30(3), 147–156.

线上资源：
- http://www.ou.edu/education/centers-and-partnerships/zarrow/transition-education-materials/choicemaker-curriculum

人互动的情况。同龄人可以有效地增强其社交参与能力。例如向同龄人提供关于学生的残疾、兴趣及个人喜好等相关信息，有助于增加普通儿童与残疾儿童间的互动。经过培训的同龄人可以增加残疾青年的社交参与度。在某些情况下，同龄人比成人能更有效地帮助学生塑造正确行为，尤其是当其他的干预手段不起作用时同龄人的正向压力会对学生产生影响。同伴指导可以在课堂上、工作中或现实中为学生提供自然支持。

残疾人和普通人之间互动和友谊的增加有利于减轻歧视与偏见。美国大多数州的州立法机关都修改了法律，将"精神发育迟滞"改为"智力障碍"，这源于一位高中生的努力。这项运动起始于2007年巴拉丁的弗雷姆高中，当时 Soeren Palumbo 出于对她智力障碍妹妹的尊重，在一次演讲中恳请他的高中同学不要使用"迟滞"一词。这项始于伊利诺伊州高中的运动，现已成为反对歧视智力障碍人士的国际力量。许多国家和学校将每年3月的第一个星期三规定为全国的"停止散播流言"日。

孤独症自我宣传组织（Autistic Self Advocacy Network, ASAN）是一个非营利机构，为孤独症患者推广政策和资源让其参与其中。他们的座右铭是"没有我们的同意，不要做关于我们的决定"。该组织确保让孤独症患者有意义的参与制定政策、进行

自我宣传、包容和尊重所有人。

还可以改善并创建物理环境和社交环境，增加残疾学生的社交参与。例如，学校、工作或社交事件应该发生在可行的环境中。班级活动、课堂活动和课外活动应该被整合，以便残疾学生能和正常同龄人交往，而不是被限制在隔离的环境中。校外社交活动是"好伙伴"项目的重点，这是隶属于特奥会的附属项目，即将残疾人和正常同龄人两两配对来培养他们的友谊。增加社交参与提供了额外的机会来实践和强化重要的社交技能，以此促进就业和社交参与。

学校和工作环境的氛围应该是开放多变的，应正确认识文化间的差异。教师、治疗师、辅助人员、工作指导和其他人可以鼓励残疾学生与同龄人或工作伙伴之间的互动。将残疾学生纳入学校、工作及社会生活的方方面面，有助于提升他们对自我的期望，也有助于创造一个求同存异的环境。许多机构和雇主将"包容"及"多样性"作为他们的准则之一。提倡包容这一准则的机构制定了相关的条例和文化标准，即欢迎所有的人，不论性别、种族、年龄、宗教、性取向、曾经的地位或国籍。患有身体障碍、认知障碍或精神疾病的个人也必须为了个人、组织和社会的利益成为多样化组成的一员，就如缤纷绚丽的彩虹一般。

（四）生活技能的发展

在残疾学生进入高中后，教育人员、治疗师协同家长和学生，必须根据他们期望的学生衔接后的成果制定相应课程。对于大多数专业人员，这一计划导致了传统的学业课程和功能性生活技能间的选择。生活技能课程替代了传统学业课程，这用于促进学生形成发展出成人生活中取得成功所需的必备技能，例如：

- 日常生活活动（如：洗漱、洗澡）。
- 社区移动和交通（如：查找正确路线、驾驶）。
- 工作技能（如：注意力、耐力）。
- 社交技能（如：轮流行动、引导对话）。
- 自我决策（如：意识、宣传、解决问题）。
- 功能性书写和计算（如：书写工作申请、开支票）。
- 独立生活（如：预算、家务）。

根据经验，此类课程与中重度残疾学生的关系最为密切。在过去几年，许多学习功能性课程的学

生是离开同学单独接受教育的。这样的做法与在自然情境中教育所有学生的政府政策是相反的,这也让人们对功能性课程产生了反对声音。由此可以看出,是否将功能性生活技能课程作为有效课程的选择可能因地区、城市和各州情况而异。

功能性课程是许多衔接阶段青年的重要选择。对于今后目标是就业而非教育的学生尤其如此。工作于衔接阶段的作业治疗师可以通过以下信息帮助团队制定课程:

- 所有的学生,无论残疾与否,必须学习并掌握独立生活的技能。
- 功能性生活技能课程是残疾学生衔接阶段的合理选择。
- 对于某些学生而言,功能性课程可能比学业课程更合适。
- 生活技能课程可以帮助学生制定交通计划,满足他们就业和在社区中充分参与。
- 作业治疗师具有生活技能干预方面的专业知识,包括在日常生活活动中改善独立性和对功能性课程有帮助的辅助技术。

(五)辅助技术的使用

辅助技术可能可以帮助残疾学生顺利衔接至成年期。青少年和青年是使用该项技术的拥护者,他们可以称得上是"数码原住民",他们在科技中成长并接受了相关技术的培训。第 19 章描述了作业治疗师如何使用辅助技术来提高参与度。轮椅、加强型通信设备、环境控制和适应性设备都可以提高人们在生活中的导航能力和参与能力(移动相关的信息详见第 18 章)。虽然这类支持项目能显著提高独立性,但也会让其看上去更像残疾人,而不是正常的同龄人。新技术和新平台让学生在不离开同学的基础上使用这些辅助技术。框 25.4 提出了一些指导性问题,这有助于用户制定有关移动训练的决定。

学习设计通用设备和无障碍概念使商业上可用的技术对支持处于衔接阶段的学生也可行。智能手机、平板电脑和电脑具有让用户提高效率和工作效果等易于使用的特性。个人可以根据自身需求添加其他的应用程序(applications, apps)或项目程序来定制设备。

学生从可以选择的选项中挑选智能手机和平板电脑。操作系统、设备大小和技术能力都影响着设备功能。框 25.5 简要概述了治疗师在为智能手机

框25.4 社区移动的评估和训练

残疾人就业率和社区参与度低的主要因素是缺乏交通工具。作业治疗师辅助残疾青年制定个人专属的交通计划。使用交通工具的类型也是极其个性化的,这主要取决于青年的视觉、认知、身体功能、在农村或城市的位置以及个人与家长是否认为所用的公共交通工具是舒适的。

咨询问题包括:
- 学生是否可以通过固定的交通工具从家到工作地点?
- 学生是否需要某种形式一对一的交通工具,如辅助运输车服务?
- 学生是否能自己开车?
- 学生居住地是否可以步行去工作、商店及娱乐场所等地方?
- 学生居住地的公共交通是否受限,或没有公共交通?

与大多数衔接领域一样,这是青少年和青年获得免费适当的公办教育及资源的关键时期,而这些教育和资源在他们高中毕业后就比较少了。当仍需要适当监督以确保安全并选择能最佳独立的交通方式时,他们可以锻炼自己的交通技能。从发育上来看,他们的同龄人也开始自己使用交通工具,而不是依靠家人将他们送至目的地。

作业治疗师在社区提供衔接服务,支持学生使用交通工具。例如,如果一名学生要去社区工作或实习,作业治疗师会帮助他们使用交通工具到达目的地。

设法乘坐公共交通时咨询的问题包括:
- 学生是否能利用公共交通工具规划行程?他们有安全的步行能力吗?
- 学生能够找到公交车站和适合的公交车吗?
- 学生可以自己付车费、管好自己的交通卡或找零钱吗?
- 学生可以在公交车上和他人交流吗?
- 学生知道什么时候需要停车或什么时候需要下车(下公交车和地铁)吗?
- 学生可以自己找到从车站到目的地的路吗?

这些都是可以进行评估和训练的技巧。许多当地的交通机构都有专员负责评估交通技巧、确定他们最佳的出行方式并提供专业化的培训帮助学生发展交通能力。越早进行相关的培训,学生和家长在应用公共交通时会越熟练。

或平板电脑提出技术建议时需要考虑的问题。与其他的辅助技术相比,平板电脑和智能手机的优势是残疾学生和正常同龄学生都可以使用相同的辅助技术,因此这些辅助设备更具有包容性。这类设备可以促进学生在学习、就业和社区参与等方面的成功。

例如残疾大学生和普通大学生都可以在智能手机和平板电脑上使用以下程序提高自己的学习成绩：

　　（1）帮助寻找大学教室的地图类应用程序。

　　（2）录制讲座的音频或视频并可转化为文字的应用程序。

　　（3）设置有音频提示的日历，帮助维持课程安排或提示小组会议。

　　（4）提供完成安排认知提示的提醒应用程序。

　　（5）将语音转换为文本的应用程序，可转录作业或安排。

　　（6）将文本转换为语音的应用程序，指定阅读区域可以用播放器。

　　（7）具体课程应用程序，用与教授所提出的不同方式理解学习内容。

　　这些设备也有利于支持学生衔接入竞争就业。企业越来越依赖信息技术并采取了"无纸化"工作方式。在过去，教师或工作指导人员可能会拍摄工作任务，将其装订成三环纸活页夹，以便展示如何执行具体工作。有了智能手机和平板电脑后，上面有照片或视频清单，帮助支持学生就业的平板电脑和手机代替了笨重的活页夹。这类技术如何支持就业的其他示例包括：

　　（1）远程工作指导。工作指导可以通过与员工进行视频电话查看其工作进展情况，学生可以远程展现自己的工作质量。

　　（2）远程健康咨询。作业治疗师可以通过视频电话（依据各州许可要求）评估任务，帮助学生和工作指导人员进行调整以完成任务。

　　（3）视频模拟应用程序可以帮助学生，当他们由一项任务转变至另一项任务时。

　　（4）制定情绪支持应用程序，当学生在感受压力时能集中精力并冷静下来。

（六）跨学科合作与团队合作

　　以跨学科合作团队为基础，以结果为导向、以学生为中心的计划和服务是高质量的衔接服务的中心。对于衔接年龄段的学生，团队合作是通过个别化教育计划或衔接团队完成的。当残疾学生从高中毕业后，所有个别化教育计划和服务都必须围绕学生高等教育的目标和活动进行。

　　当非学校机构加入有学生、家长、教师和相关服务人员的衔接团队时，跨学科团队就成为团队合作。当美国国会在商讨《美国残疾人教育法》时，并没有打算让学校独立负责学生的衔接过程和结果。1990年，多机构间的联系成为《美国残疾人教育法》的一部分，这表明了希望地方教育机构、成人项目或社区项目共同分担责任的期望。建立机构间的联系虽然是有挑战的，但对即将结束接受公办教育的残疾学生来说也是有极大益处的。

　　完成公办教育项目或毕业后，基于《美国残疾人教育法》的学校教育、职业教育和其他服务等学生权益被终止。替代领导机构（学校系统），例如各州职业康复机构、各州精神卫生和残疾发展部门、各州脑损伤项目和高等教育或培训项目等这类服务机构，都要义务为有需求的人提供服务。这些机构有义务帮助那些不再有获得学校衔接特殊教育服务或相关服务资格的个人确定他们可以在哪里获得所需的后续服务，证明他们符合获得这些服务的资格。

　　衔接团队制定的个别化教育计划应明确说明机构间的责任和联系。如果就读高中期间未能启动和正式建立这些联系,可能会导致学生失去获得重要服务的机会,在接受服务时要应对延迟的情况以及因为这类延迟和错失机会而丧失的技能和动机。机构间强有力联系的重要性怎么强调也不过分。

对于衔接年龄段的学生,合作是团队间有效的运作方式,他们可以共同致力于实现衔接目标,达成在高等教育、社区生活、娱乐及就业方面的规划。团队合作需要具有共同目标,对学生的结果负有共同责任。一个有效的衔接团队不仅仅是个人努力的总和,而应是每个人各自发挥不同的作用。在个别化衔接服务计划中合作应该是明确的并应记录在学生的个别化教育计划中,同时考虑到代表学校和社区利益的跨学科团队成员的多样性是至关重要。

团队鼓励儿童和家长参与讨论或活动,以确定潜在的衔接结果。例如学生和团队可以讨论学生的未来,包括与他人一起生活在公寓或家中、学生选择使用社区服务(如:交通、购物、银行)和便利设施(如:参加健身俱乐部、参加公共音乐会)、就业(全职、兼职或其他志愿工作)、高等教育(职业培训或就读大学)及人际关系。毫无疑问,这些是大多数人残疾人或普通人为自己和所爱的人而设的目标。

当积极规划学生的未来时,团队也开始考虑让希望变为现实的、学生所期望的长期需求的资源和支持。例如,严重残疾的青年可能需要工作指导提供长期工作支持,工作指导可提供在职培训以及维持就业所需的其他支持。再例如高功能孤独症患者在学年开始前在就读的大学可以要求社交和学习支持或相关调整。

这类计划通常被定义为以人为中心,涉及了一群很了解学生、共同积极参与讨论学生未来的专业人员。从讨论中总结出对学生特有的优势和兴趣的综合性理解、有效的支持和调整以及能被整合入学生衔接服务的潜在资源及机会。以小组为导向的合作计划过程已被证实是一种学生评估及衔接计划的有效方法。

五、性征

性征是指受生物、情感、社会和文化因素影响的态度和感觉。美国作业治疗协会将性活动[参与能致使性满足和(或)满足关系或生殖需要的活动]列为一种日常生活活动。性征有助于个人的性别认同、角色认同、亲密关系和社会情感间联系,这对生活质量是非常重要的。儿童和青少年从拥抱、亲吻或牵手开始通过表达自我向他人展示自己的感受。了解界限可以使儿童适当地表达自我。父母和成人应向幼儿解释"碰触界限"帮助他们定义适合的社交行为。儿童依据不同的家庭习惯、文化信仰和实践操作学习社交行为。学校会教导一些常用的性教育内容(与生物学相关)。提供避孕、安全性行为和禁欲信息项目的各州,其青少年怀孕率要低于仅提供禁欲教育的州。

性征始于儿童早期并贯穿整个生命周期,受到成人对其的支持程度和行为反应的影响。与普通儿童相比,残疾儿童和青少年遭受强迫性互动的比率更高。但是,智力障碍儿童的父母比其他父母更不可能相信他们的孩子在18岁之前会自愿或非自愿发生性行为。成人可能会认为残疾儿童是无性意识的,或者提出这个话题会增加儿童的性欲。发育障碍的青少年可能会从成人那里得到类似信息,即性行为是被禁止的、是危险的也是不适当的。Krantz及其同事发现,成人认为由于认知功能的影响,性教育不适用于发育障碍的儿童。事实上性教育可以为残疾儿童提供信息,培养独立能力及预防侵犯。

Krantz及其同事对高中教育人员进行了调查,了解如何对发育障碍的青少年进行性教育和教授他们理解约会。他们表明了三个主旨:① 性对于每位学生而言都是独特的;② 教师和父母不知道该怎么做;③ 作业治疗师对性教育有潜在的作用。作业治疗在性教育中的潜在作用包括与团队成员合作、实施积极的处理办法并进行安全等主题教育(即:自愿发生性行为、了解身体意识和身体界限、理解侵犯)和恰当的公众行为。

非典型或有问题的性行为包括在公共场合手淫、拍打生殖器、让成人或其他儿童进行性刺激、将物体插入肛门生殖器区域以及了解成人性行为等。性问题可以通过行为疗法或认知行为疗法进行干预。

作业治疗在支持性征认同中的任务

作业治疗师可以通过了解"性"在患者生活中的作用并支持儿童的性征认同来解决与性征相关的作业问题。Sakellariou和Algado建议作业治疗师承认性的存在及它对患者的重要性,将解决问题的技术应用于患者关注的特定问题。作业治疗师与团队成员、家长和社区人员合作,就界限、公共空间和私人空间、隐私问题、性别认同和性取向等相关的问题对儿童进行教育和培训。作业治疗师帮助儿童做决定并参与作业活动的选择。重要的是,作业治疗师的任务是可以帮助儿童和青少年表达自己的性观念,注意并不是教授他们性行为。作业治疗师、家长及团队成员进行密切合作,帮助儿童和家长树立正确的价值观和信念,同时根据儿童的理解水平调整教育方式。

作业治疗课程涉及的主题包括:

- 阅读社交提示。
- 如何表达亲密。
- 约会行为。
- 公众行为与私密行为。
- 帮助儿童让照顾者了解他们的感受(空间、隐私、尊重)。
- 界限和身体。
- 帮助儿童和青少年发展自我认同活动(优势、挑战、独特性、性征、性取向)。
- 发展有利于友情和关系的社交技能。
- 社会可接受的行为(基于家庭文化)。

- 性教育。
- 资源。
- 触摸。
- 与性有关的词语和概念。
- 自我宣传。

作业治疗师与家长及儿童密切合作,制定干预计划以实现儿童的目标。性征包括社会关系、公众行为与私密行为、亲密关系和角色期望。在安全的环境中从儿童的角度探讨这些话题,可以让儿童自然地表达自己的性知识。例如,幼儿可能会玩男女角色扮演。根据家庭文化让儿童表达这类知识和(或)阐述任务可以支持儿童的角色。有的儿童可能不清楚自我界限,需要学习如何尊重社会上其他人的身体接触界限。重要的是,作业治疗师可以帮助儿童及青少年自我表达,这有利于保护他们免受虐待或侵犯。性对生活质量和满意度十分重要,从事儿童及青年工作的作业治疗师会处理各种问题,帮助儿童和青年更好地了解性。

总结

以学校为基础的跨学科团队与社区机构相互协调,共同提供一系列基本服务,帮助残疾人达到接受高等教育的目标。作业治疗师要理解工作对培养个人生产力、自尊及自我决策能力的重要性,为支持高质量生活的社交关系及联系创造机会。作业治疗师可辅助儿童和青少年工作、上学、独立生活及社交参与,包括将性征作为个人认同和任务的一部分。作业治疗师有具体的工具清单和训练,以支持处于衔接阶段的个人,同时他们有特殊的专业知识和所需工具,帮助年轻人和青少年成功的生活并成功转换。

当前的教育和政治对残疾学生的高等教育目标提出了更高的期望。所有残疾人的目标是完全融入高等教育学习环境、就业环境并充分参与生活。作业治疗师可帮助青少年成功衔接转型至成年人。

总结要点

- 与儿童和家长在内的团队成员一起制定有效的衔接计划,以便服务不会出现断层。衔接计划应有明确的目标和内容:

  (1)早期有偿的工作经验。
  (2)学生参与衔接计划。
  (3)强调社交能力。
  (4)发展生活技能。
  (5)技术的使用。
  (6)跨学科合作团队。
- 成功衔接过渡为成人取决于是否接受高等教育和(或)就业。也包括社区参与、独立生活、生活满意度、友谊和亲密关系以及根据个人定义的总体生活质量。
- 作业治疗师在制定衔接计划时应考虑多种因素。他们通过社会、身体和认知因素来评估儿童的优势和劣势。这决定了儿童和家长的目标、兴趣、动机和期望得到的结果。
- 作业治疗师通过了解儿童的发育水平、家庭文化习惯、使用儿童易接受的语言、提供技能培训、促进活动等方式支持儿童和青少年的性征认同,教育儿童和家长在进行日常生活活动时应有的性别认同。

第26章

医院康复与儿科康复

Hospital and Pediatric Rehabilitation Services

Brian J. Dudgeon

问题导引

1. 儿童医院的特性及作业治疗师在这类环境中的功能是什么？
2. 一般在医院和门诊康复科中，哪些类型的儿童被治疗？
3. 医院中用于儿童的作业治疗干预措施是什么？
4. 作业治疗师如何与各学科间团队的其他人员建立协作关系？
5. 什么是家长参与康复和过渡到家庭的重要性？

关键词

急性期治疗
急性期康复
美国医学协会诊疗专用码
　（Current Procedural
　　Terminology, CPT）
美国医疗保险和医疗补助中心
　（Centers or Medicare and
　　Medicaid Services, CMMS）
儿童生活专家
儿童保护服务
儿童医院
康复机构认证委员会（Commission
　on Accreditation of
　Rehabilitation Facilities, CARF）
补偿技术
重症医学科
依赖性
普通急诊
综合医院
指导学习

医疗通用程序编码系统
　（Healthcare Common Procedure
　　Coding System, HCPCS）
健康维护组织（Health
　Maintenance Organizations,
　HMOs）
重症监护室
加强型日间护理
相互依赖
跨学科
相互信任
卫生保健组织认证联合会
　（Joint Commission on
　Accreditation of Healthcare
　Organizations, JCAHO）
习得性无助
新生儿重症监护室
职业安全与健康管理局
　（Occupational Safety and
　Health Administration, OSHA）

门诊服务
保守疗法
儿童重症监护室
儿童康复
物理因子疗法
优先医疗保健服务组织
　（Preferred Provider
　Organizations, PPOs）
一级预防
渐进性训练
预期支付选择
康复方法
居住区
二级预防
特护病房
外科重症监护病房
三级预防
创伤中心

　　儿童由于各类疾病和干预原因在医院接受治疗。虽然呼吸和胃肠道疾病是住院治疗最常见的原因，但包含作业治疗在内的康复服务通常都是提供给医疗、神经、肌肉障碍和精神健康障碍患者的。

对需要住院治疗的儿童来说，儿童安全问题和住院对儿童生活的影响等问题常会发生。纵观过往，医务人员和家长都不希望儿童住院，因为与家庭和家人的分离会产生潜在的不良心理反应。但是，由于需要详细持续的医疗监测、专业的设备、诊断及治疗的环境等，这些因素导致了许多疾病住院治疗的必然性。

除了急性病外，美国和其他发达国家的儿童患慢性病和各类障碍的比例也有所增加。美国25%的儿童和青少年患有慢性疾病。最常见的疾病有哮喘、糖尿病、肥胖、高血压、精神疾病和注意力缺陷多动障碍。美国印第安儿童和非裔美国儿童患糖尿病和哮喘的比例更高。少数族裔更容易患有肥胖、高血压和精神类疾病且很少接受治疗；同时非裔美国儿童更易患注意力缺陷多动障碍，但白人儿童的治疗率是黑人儿童的1.5倍。总而言之，各种族/少数族裔的儿童经历了原可避免的健康差异。

自19世纪末以来，由于儿童特有的特殊护理需求，医院成立了护理专科负责儿童的健康问题。美国第一家儿童医院成立于19世纪50年代的费城，其他儿童医院也紧随其后成立。至今已有200余家儿童医院。这些社区和地区的工作常常牵头各类项目，此类项目不仅解决了健康问题，而且解决了儿童特殊教育的需求。尽管目前的医院几乎只提供医疗服务，但教育需求在儿童生活中仍然是最主要的，毫无疑问基于学校的服务往往是儿童住院经历的一部分。除了满足教育需求，儿童医院还努力创造特殊的环境，以满足儿童及家庭的需求。如具有艺术性的、彩色的环境特征和友善、温暖、有吸引力的空间，可以提供游戏环境并让几个家庭聚集在一起交流。志愿者协助、服务儿童及家庭并为其募集费用，以支付医疗费或补贴儿童的护理费。儿童生活专家也是这类机构所特有的，他们关注儿童的情感和发展需求。通过提供游戏、儿童发育和适应疾病及残疾等信息，帮助家庭应对医院中的处境，从而减轻住院压力。

不断发展的卫生保健系统的需求、儿童不同的医疗条件、家庭动态和医院环境都影响着作业治疗的实施。本章描述了医院中为儿科患者提供的作业治疗服务。阐述了不同的服务模式，解释了医院作业治疗师的职责及功能。

过去需要住院治疗的儿童经常会长期滞留于医院，在医院进行社交、接受教育和作业培训。目前，医院的项目侧重于急性疾病和为残疾儿童及青少年提供不常发生但极其复杂问题的专业服务。医院项目不断发展更新，某种程度上是因为发现了新的健康威胁。医院项目现已扩展到了社区，为社区提供了更多资源，强调在照顾有医疗和康复需求的儿童时与家长的合作关系。

一、儿童医院的特征

医院服务包括为患有疾病或受伤的患者提供门诊和住院服务，预防或减少未来医疗需求的健康项目。为儿童患者服务的医院分为以下三种：综合性医院，创伤中心和儿童医院。详见表26.1关于每种分类的概述。综合性医院主要为社区居民提供所需服务。在特定的当地人群中，这类医院可以收治各类患者，通常包括婴儿至年老的所有年龄段病人。在综合性医院工作的作业治疗师可以服务于儿童和成人患者。有分娩专科的医院通常会开设包括作业治疗在内的新生儿重症监护服务（详见第22章）。有的综合性医院也会设置特需门诊，为有需要的儿童服务；然而有更多复杂需求的儿童常被转介至儿童医院。

创伤中心是医疗认证组织，治疗人群为患有严重危及生命的急性损伤或疾病的患者。被转至设立于大城市创伤中心的患者可能为患有广泛的肌肉骨骼、神经、皮肤和脏器损伤，需要多个学科的专家会诊。与综合性医院相比，在创伤中心工作的作业治疗师服务于各种损伤或疾病的重症患者。此类中心通常设有烧伤科和其他特殊的创伤科或项目，以进行挽救生命和维持生命的评估及治疗，预防可避免的并发症（如：使用夹板、姿势摆位、评估进餐时的口部运动）。当儿童状况稳定后就可采用其他类型的干预措施，如日常生活活动能力（ADL）训练和与年龄相符的参与及游戏。在创伤中心儿童给家庭成员带来的压力可能会加剧，因为可能其他家庭成员也在接受治疗或家长离家距离较远。当儿童在此类机构中时，作业治疗师应擅于观察家长承受的压力。一旦患儿病情稳定并得到了所需的治疗后，他们可能会去特定的医院接受后续治疗或被转介到儿童医院，或离家更近的综合性医院。

儿童医院是为婴幼儿、儿童和青少年提供全面的住院及门诊服务的专科医院。就职于此类医院的作业治疗师会接触到各类疾病和罕见病儿童，因此治疗方案或预期结果的可用信息有限。

（一）地域（位置）服务

与综合性医院相比，儿童医院作为专业医疗机构，其服务的地域更广。这可能导致儿童在离家很远的地方住院，增加了与家人、同龄人和熟悉环境的分离感。家和医院间的距离会影响家长探望儿童及与照顾儿童人员联系的能力。通常只有一名家长能来照顾儿童。这会给家庭带来心理、社会、情感、经济上的挑战和压力。

服务地域的范围和人口规模意味着医院服务对象之间存在更大的文化差异和社会经济差异。接触不同的患者要求医疗团队更要加注意患者及家庭的文化信仰和训练方法。大多数儿童医院延伸区域的治疗服务常需要医务人员与该地区更多的实施人员及服务项目对接。距离会让医院作业治疗师和社区治疗师就儿童干预项目的沟通产生难度。除去距离因素，医院作业治疗师和社区治疗师会通过评估社区资源、门诊资源及学校项目，协商儿童回归家庭。

（二）儿童医院的使命

儿童医院的工作范畴通常包括儿童健康的宣教、开展前沿儿科研究以改善临床结果、创建和实施以家庭为中心及以社区护理为基础的模式。以上特定项目的任务影响着这些机构的日常运营，就如何开展临床护理提供指导。促进儿童健康常见于当地的联合项目，在这些项目中，儿童医院的工作人员为公办学校和社区其他人员提供关于儿童健康和安全问题的教育。在美国，儿童医院倡导促进公共卫生的政策和项目、覆盖儿童卫生保健的卫生保健改革和研究预防及处理儿童健康状况。

（三）系统性研究和医疗结果

儿童医院的研究任务及研究工作作为临床的一部分，可以是宽泛的也可是具体的，通常由从业者或倡导者所确定的特定兴趣或需求出发。专业性研究可以是医院研究人员单独的研究；或是属于大学的地方性研究；或是地区、国家或国际宣传及研究项目的一部分。

儿童医院进行的主要研究类型有两种，包括降低护理风险以减少护理不当而引发的医源性疾病；探究在特定的临床服务中，实践最佳化且循证的有效疗法。美国国立儿童医院与相关机构学会认为安全是一个主要问题，医院会增加感染的风险，也会因为其他各类医疗行为构成风险。例如，儿童医院工作人员意识到感染常是通过手部接触传播的。细菌就这样由一名患儿传染给另一名，或由医务人员传染给他人。有效的手部消毒习惯很难养成，大多数医院都尽力通过提醒和监督、提供多样化的消毒机会、强制执行和互相监督来建立该习惯。其他与身体隔离相关的安全措施有使用面具、口罩和隔离衣，恰当处理这些污染物。传染病风险管理部门常通过反复培训来预防潜在风险，制定方案来预防新型及持续发展的疾病。

作业治疗师参与临床服务以及结果的评估。例如，参与评估ADLs和工具性日常生活功能、出院后的安置、与健康相关的生活质量和幸福感等，这些都是用于记录康复结果的常用测评方式。作业治疗师通过研究来描述医疗及功能效果、与临床决策相关的评估工具的有效性以及某种治疗方法或技术的有效性。过去的数十年，在循证决策过程中，研究结果和使用研究结果的方法越来越受到重视。

在儿童康复中，大多数研究成果用于此类机构的常规诊断。例如，Dumas及其同事报道，脑外伤（traumatic brain injury, TBI）患儿在儿童医院住院部接受康复治疗后，其功能得到了改善。最大的进步是在移动能力方面，各年龄组在社交和自我照顾能力方面亦有进步。Bedell也发现TBI患儿以及其他获得性脑损伤的患儿经过治疗后得出了相似的结论，但也发现社交功能会继续受到严重损害。中度和重度脑损伤的学龄儿童表现出持续广泛的认知、语言、学习、行为以及功能障碍。尽管这类损伤儿童的病情是明确的，但治疗服务可能有限、推荐的干预的依从性可能不佳，这使相关结果难以预测。

由于从业人员的多样性以及在试验过程中中止或停止特殊儿童服务而引发的伦理问题，康复效果的实验研究难以开展。随机临床试验可能是困难的，有人提出了替代性研究策略，例如强调人文因素是治疗过程的一部分、患者对过程和结果的看法等。在12项医院儿童康复项目服务和结果回顾中，报道了814名纳入案例，证明某项治疗服务的强度与患者的结果具有相关性。这些结果显示作业治疗在提高ADL方面最明显，物理治疗在提高移动能力方面更明显，言语治疗使交流以及认知功能得到改善。

（四）以家庭为中心和儿童为中心的护理

以家庭为中心的住院儿童护理是大多数儿童医院的特点，这引发了新的认识和护理需求。为了实施以家庭为中心的护理，家长被定义为医疗团队的一员，被鼓励积极参与制定相关治疗。就职于以家庭为中心模式医院的作业治疗师，需要清晰地向家长阐述评估结果，了解家长对儿童干预结果顺序的考量，形成一致的干预计划。随着评估工作完成和建立团队会议制度，家长在护理决策中起着不可或缺的作用。

表 26.1　康复策略

受限类型	障碍点	调 整 方 式
关节活动度受限	触摸到身体各个部位和周围环境中的物品 手部运动受限,使得抓握和处理物品的能力下降 粗大运动,如在床上移动和身体重心高低变化	加长手柄和有一定角度的手柄(如:长柄勺或叉、长柄浴刷、穿衣棒或鞋拔)加长连接或有伸缩的装置,如取物器 将物品固定在地板、墙面或桌子上,将身体的某部分与物品相接触(如:用来脱鞋的鞋拔、用来放袜子的地板摩擦垫、挂于墙上用来穿脱裤子的挂钩或者安装于浴室的洗澡海绵) 如厕后使用清洁用具取代伸手,或有开关的手动或电动喂食器将食物送入口中 应用加长的或各种类型的手柄减少对抓握的要求,如T型手柄。用万能袖带或C型手柄代替抓握功能。摩擦表面可以提供更稳定的抓握。当前臂旋转受限时,弯柄勺或有角度的餐具可以辅助将食物送入口中 升高或降低平面将其固定于所需的高度。降低床的高度方便轮椅转移或提高床的高度方便从站到坐。升高的椅子、带有安全扶手的如厕座椅和沐浴椅降低了转移时体位高度变化
体力及耐力下降	减少重力的影响 运动的有效性和减少能耗是必要的 限制保持静态姿势的需求和长时间维持的需要	用重量较轻的物品、在水平面上运动、减少摩擦,如果可能的话使用身体力学杠杆原理和重力辅助运动 可以达到简化工作目标的电子设备 可能需要加长手柄;然而所需的手柄可能增加了重量和力量,应用杠杆原理的难度有所增加 通过床的位置、调整座位和使用扶手和桌面来维持姿势和肢体近端的位置 在Dycem板或钉板上安装设备或带有摩擦的稳定装置和使用较扩大的轻量物品 通过用万能袖套或C形袖套来限制所需的抓握并持续握持。在衣服上使用钩环,使用尼龙搭扣、拉链、放大的纽扣或有弹性/可拉伸的鞋带来调整紧固水龙头、门和电器上的减重手柄
	根据代谢当量或直接监测观察心肺疾病的ADL受限情况	通过改变表面高度和使用滑板或液压升降机等设备来辅助移动 安排和调整工作节奏,简化工作并在工作中休息,以应对心肺功能的限制
协调障碍	操作能力受限	考虑需要移动的范围、物品的重量和阻力、任务中操作物品时的身体体位 在完成肢体运动时近端需稳定。当进行上肢和手部运动时,躯干和头部的稳定性可以改善技能性运动 当进行手部操作时,通过将肘和前臂置于桌子上同时使用手腕和手指操作物品来稳定肢体近端 建议使用防滑垫或防滑杯持有操作物品的摩擦面和容器 增加重量可能会抑制代偿动作和颤抖。选择较重的物品或增加物品的重量。通过在关节上添加辅助设备,如摩擦袖套或弹力式进食器,在手臂上增加重量或阻力进行运动 将设备安装在稳定的表面上,再让身体接触这些设备
单手技巧	代替另一侧上肢的功能 改善手部应用技能 适应需要双手运动的任务	许多任务可用单手操作完成 如果所用侧并非利手或优势手,则形成熟练的运动模式可能需要较长的时间 由于感知和认知障碍,学习使用单手操作较困难 针对偏瘫,各类穿衣顺序已制定,具体为先穿患侧且避免使用异常姿势 通过使用设备或粗糙的表面,辅助或代偿受损肢体的稳定功能 使用专门设计的工具或方法(如:摇臂刀或切肉叉来辅助切割;用纽扣挂钩辅助扣纽扣;用特殊的系鞋带技术来辅助系鞋带;设计单手键盘并训练使用)

续　表

受限类型	障碍点	调整方式
感知和认知障碍（伴或不伴运动障碍）	视觉提示及空间定位不良导致错误行为 由于记忆或任务的注意力困难而导致顺序错误	用更多的感觉、知觉或认知技能代替受损的技能（如：如果触觉或视觉受损，可以在偏瘫侧上肢旁使用铃铛来吸引注意力） 使用提示系统设计日常安排，在训练中重复 采用工作简化原则，使用改良的设备和辅助设备作为替代策略 依靠记忆和口头背诵日程安排，或遵从录音指示、书面指示、图片及照片提示来训练儿童 视觉受损的儿童可能需要触觉反馈提示学习 使用颜色有对比的服饰、质地或色彩提示的物品 利用镜面反馈儿童的行为表现
视觉障碍	失明或严重视觉障碍需要用其他感官和认知技能来代替视觉功能	固定的环境和物品是必要的 物品上的触觉特征，如凸起的字母和通过标准技术的辅助来表示更多瞬时概念，如用模拟时钟表示时间 对一些事物建立声音反馈，来辅助定位或找寻 移动专业人员指导使用各类技术，如长手杖或导盲犬引导移动、指导轮椅技术、借用引导员手臂行走

注：经允许引自 Occupational therapists use several strategies for specific types of dysfunctions to modify or adapt activities for children with functional limitations. In addition to these suggestions, activities of daily living (ADL) and instrumental activities of daily living (IADL) adaptations have been described (see Chapters 12 and 13) along with the uses of mobility devices and assistive technology (AT) that should be reviewed (see Chapters 18 and 19).

作业治疗师熟悉儿童各年龄段的发育、理解目的性活动及参与的重要性，可以帮助儿童在陌生的医院环境中控制感觉。作业治疗任务师还可以帮助医疗团队的其他成员理解所关注的发育问题。向照顾者，家庭成员和其他人提出策略性建议来支持儿童的发展，帮助儿童更好地应对住院就医经历。

（五）认证和监管机构

儿童康复倡导者和服务人员都需得到认证。例如，美国医疗保险和医疗补助服务中心（Centers for Medicare and Medicaid Services, CMS）需按组织要求和支付"医疗康复"费用的指定要求提供服务。为了满足 CMS 的康复指导方针，规定了特定项目的重点、专用空间和人员、出入院程序、服务频度、目标设定和目标进展监督等制度。大多数康复项目也寻求团体的认证，如卫生保健组织认证联合会和康复机构认证委员会，以及政府机构认证，如美国职业安全与健康管理局的认证，为医院的运营建立标准。这些准则可包括社区服务的综合规划及持续的质量改进程序。每隔几年，JCAHO 和 CARF 的认证标准和程序都会调整基本要求的侧重点和说明。一般而言，在首次评审后，每 3 年会安排一次再审或回访，项目可能会有定期的中期审查并总结总体表现。

此外，还要求工作人员接受相关的安全教育（如：接触患者的血液、其他体液或有害物质的风险），注意疑似虐待行为。重要的是，作业治疗师必须向医院指定的人员汇报疑似虐待行为，在需要的情况下联络社区人员支援服务，如执法人员或儿童保护机构（Child Protective Services, CPS）。必须在每个机构内就汇报程序进行具体培训，将其提供给作业治疗师和其他从业人员。

儿童医院常隶属于类似机构，提供完善信息和设备、实现共同目标并启动项目的机会。医院作为医疗系统的一部分，由独立的管理机构指导，共享一些资源和专业人员。提供一系列医疗选择，包括急性和亚急性康复、在线门诊项目及家庭健康护理。

（六）报销服务

住院通常由私人保险公司、各州医疗项目或特定项目补助和美国医疗保险提供资金。在医院和医疗康复机构、家庭卫生保健及少数门诊服务中，作业治疗一般可以得到补助。医疗保险指南在美国各州普遍适用。但是各州的医疗保险规定和地方保险公司根据作业治疗服务及用品或所需辅助设备的资金而制定了不同的规定。必须审查地方法规，告知家长服务项目及预计费用，以保证家长有付款能力。

虽然免费或自负医疗费都是允许的,但各地及国家层面仍在为确保报销而努力。

在儿童医院的住院周期长短不一,从几天到几周甚至几个月不等。与其他医院一样,第三方支付机构和其他监管机构也在尽可能控制费用,期望缩短住院时间并尽快地将病人转至费用较少的专业护理机构、家庭护理机构、门诊或学校服务项目等。医疗环境的改变也会带来问题,家庭会对应享有的权利和对服务的期望出现困惑。在每个医疗机构中,需要清楚阐明为结果而制定的目标及时间计划。详见框 26.1 医院目标的示例。熟悉资助规则和条例的病案管理者与家长和服务团队合作,协调医疗服务,为家长在各医疗机构之间的衔接做好准备。

框26.1　目标示例

儿童连续五个早晨在床边用双手洗脸。
儿童用合适的勺子和碗自己吃麦片。
儿童按要求用右上肢抓取物品。
连续 3 天早上,儿童在适当辅助下自己穿衣服。

医疗费用是为儿童服务的医院所面临的一个令人关注的问题。近年来,健康维护组织和优先医疗保健服务组织数量剧增,现在许多家庭都参加了以上和其他医疗管理计划。为更好地预估和控制费用,美国医疗保险创建了预付功能,这对医疗补助具有极大的影响。该系统基于美国医学协会诊疗专用码,使用了医疗通用程序编码系统收费,给予确诊人群预先确定的补助比例。支付方在审批病人住院治疗时应考虑到这些规定。作业治疗师提供治疗时应注意付费限制,应清楚地告知家属制定的治疗计划和预计及实际提供的治疗。

二、儿童和青少年在医院中的作业治疗服务

医院的作业治疗团队和其他康复团队有所不同。本章主要介绍三类服务:急性期医疗、康复和门诊治疗。本章后面介绍的示例将更详细地介绍此三类服务。简而言之,急性期医疗服务是指直接由医疗服务机构或医疗单位提供治疗(如:重症监护室和神经外科、肿瘤科或癌症治疗、普外科、整形外科、心肺科和儿童医院的移植科)。通常认为,儿童急性期医疗服务包括治疗师的评估、干预紧急需求和协助儿童转换到其他机构或出院回家。儿童康复科通常位于医院某特定位置,可能会包括卧室和浴室等

特殊设施,这样便于儿童使用电梯、移动设备和其他需要的医疗设备来进行有效的独立训练。空间一般都应足够,可以应对单独化训练、团体训练、社会化小组训练等不同形式。门诊服务包括提供儿童和家庭后续需求的定期特需门诊服务,以及个别儿童在社区卫星诊所或学校项目内接受的服务。

(一)医院作业治疗的侧重点

儿童医院的作业治疗师最基本的关注点是 ADL 和其他与独立生活、教育及社会参与相关的工具性任务。作业治疗师使用以活动为中心的实践模式和许多参考架构(详见第 2 章)来了解儿童的功能,建立干预顺序并指导儿童、家长及当地医务人员制定目标。

在大多数医院治疗中,作业治疗师遵循治疗的先后顺序,即首先为预防疾病、创伤或残疾相关的问题;其次为恢复自理能力;最后是恢复丧失的技能和功能。作业治疗师运用临床推理策略制定干预计划来解决儿童的障碍点。就职于医院的作业治疗师结合多种参考架构设计干预,包括生物力学、康复、神经发育、运动控制和运动学习。图 26.1 列举了作业治疗改善动态坐位平衡能力的示例。作业治疗师可以应用认知行为方法、行为疗法和(或)社交学习

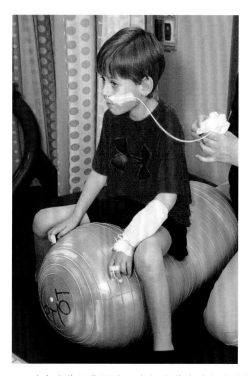

图 26.1　动态坐位平衡是坐于充气的花生球上来改善核心躯干反应、骨盆和足部负重,结合头部视觉定位训练,模拟在家或在学校活动中的任务需求

方法设计干预措施以改善心理健康需求。详见第2章介绍的各参考架构相关原则。

1. 评估 几乎在所有情况下，医院的作业治疗服务都是遵循医生的医嘱而介入的。通常，根据法律或指南的要求，作业治疗师对初次接诊的病例或医嘱要有反馈，然后根据需要与医生沟通，增加具体的评估和干预项目。详见研究笔记26.1。

查阅就诊记录并与其他医疗人员讨论可以作为初步评估的基础。通常，作业治疗师的评估从临床访谈和观察开始，然后进行体格检查并使用标准化测试进行直接观察。一旦作业治疗师假设了障碍点并开始实施干预计划，可以多次应用临床检查和标准化测试作为能力改善的客观衡量标准。为了明确诊断，作业治疗师会根据分值的正常范围来判断儿童的行为；但如果是基于评估的目的，作业治疗师常会根据儿童之前的表现来判断再评估的得分情况。选择某项测试工具应该考虑其信度、敏感性、根据所测儿童的年龄和诊断来看是适度的。

作业治疗师可以设计制定ADL和IADL的评定量表或其他评估某项活动及测评个人技能水平分级方法的评定工具。功能独立性评估（Functional Independence Measure, FIM）及其儿童版，称之为Wee-FIM Ⅱ，可用于6个月至7岁的儿童。其中包括了交流和社交认知在内的18项特定ADL任务，根据儿童需求和他人辅助程度对依赖程度进行分级。儿童生活功能量表电脑版（Pediatric Evaluation of Disability Inventory-Computer Adapted Test, PEDI-CAT）是用于年龄为7个月至21岁的儿童及青少年，测评内容为ADL、移动、社交功能和职责转变等能力的评估工具。可以应用大量的评估工具来评价技能表现。详见本书末附录A的综合性评估量表参考。

2. 制定干预目标 所有干预计划的一项重要环节是作业治疗师对所制定的目标和设定的预期结果的关注度。在制定目标时，与家属的沟通交流必不可少，同时目标也必须与环境及正在应用的特定治疗技术相符。

目标阐述的是儿童将要完成的具体任务、完成情况和所需辅助的类型及频度（参见第8章和第9章）。作业治疗师会设定短期目标作为长期目标的基础。作业治疗师可以设定具体的行为作为目标，这些行为应与有意义的功能结果相关（如：学校桌面活动及书写所需的手眼协调和操作技能）。

研究笔记26.1

Bennett, T. D., Niedzweicki, C. M., Korgenski, E. K., & Bratton, S. L. (2013). Initiation of physical, occupational, and speech therapy in children with traumatic brain injury. Archives of Physical Medicine and Rehabilitation, 94, 1268-1276.

摘要

目的：
确定脑外伤住院儿童物理治疗或作业治疗评估与言语或吞咽治疗评估的相关因素。描述住院期间最初的治疗评估一般在何时进行、量化治疗评估期间各医院间的所有变化。

方法：
回顾性研究了参与儿童健康信息系统数据库（2001—2011）的儿童医院的检测数据。作者检测了入住重症监护室并存活出院的脑外伤（N=21.399）儿童的数据。主要观察指标为物理治疗（PT）或作业治疗（OT）评估和言语或吞咽治疗功能评估。计算倾向指数比较预期与观察到的评估比例。

结果：
大约8 748名（41%）脑外伤患儿接受了PT或OT评估，5 490名（26%）接受了言语或吞咽评估。住院周期中位数为5天；23%的患者小于1岁，约25%因跌倒受伤，25%因交通事故受伤。第一次评估的中位时间为5天（PT或OT），言语和吞咽评估为7天。35%的患儿接受OT或PT治疗；26%的患儿接受言语或吞咽评估。各家医院间存在明显差异。

作业治疗意义
大龄儿童的损伤或交通事故受伤与摔倒相比，肢体骨折和严重的头部损伤或全身严重程度更容易被评估。然而，作者发现头部损伤的简明损伤评分（Abbreviated Injury Scale, AIS）为4~5分的儿童尚未接受评估。
脑外伤患儿需要接受综合性治疗，包括OT、PT和言语治疗。就职于医院的作业治疗师可倡导和指导负责脑外伤儿童作业治疗的其他人员，指出早期评估干预的重要性。

功能性目标包括规范的技能及预期的独立水平或参与度。独立水平指的是他人的辅助程度、环境的适应性和辅助设备的使用等程度变化。对于终身残疾的青少年，ADL的目标可能为如何训练及管理患儿自理程度，以实现独立的自我管理。大多数ADL量表中，独立水平是指将身体和认知辅助的量作为任务的一部分（如：适度辅助=50%+由他人提供的部分任务/整个任务/任务泛化所需辅助的时间）。框26.2描述了辅助分级。

当患儿回归家庭时，家庭成员间相互依赖的关系可能是需要考虑的重要因素之一。考虑到西方文化中依赖性具有负面含义，所以表达家庭成员间分享需求的术语可以用相互依靠。建议使用这类语言侧重于共同分担家庭责任。即使一般都将行为能力作为重点，但部分参与或完全参与也可作为结果设定目标，虽然这类正式测试的精准度可能不高。

3. 干预　大多数在医院急诊室接受过作业治疗的患儿，其作业治疗周期都相对较短，因为这类服务要求作业治疗师提供高效的服务。相对较短的干预周期需要作业治疗师根据儿童可能的住院时间制定最符合实际的优先目标。因此，需要简化评估过程、确定目标的先后顺序并在入院初次评估时制定出院计划。

预防继发性残疾和恢复：一级预防是一个专业用语，用于表示减少每个人发生意外事故、暴力事件或疾病的可能性。二级预防和三级预防指为预防高危人群中发生的问题而采取的具体干预措施、医疗系统的治疗和环境改造。住院儿童常有伴发多种继发性残疾的风险。预防措施包括安全的体位和正确的运动、防止吞咽时误吸、提供定位、减少在陌生环境中的压力和预防自伤的适当措施。作业治疗师必须有风险意识，避免让儿童参与有伤害性的活动或可能影响恢复的持续性行为。固定、肌张力异常和其他神经肌肉异常伴发的并发症常需要注意保持正常的关节活动范围、肌力和整体健康水平（图26.2）。

作业治疗师一般通过使用旨在帮助患儿维持或恢复正常的关节活动范围，鼓励其在日常生活中参与的生物力学参考架构（详见第2章）来处理神经肌肉和肌肉骨骼的并发症。通过使用具体的处理技术，作业治疗师和物理治疗师进行缓慢牵伸和关节活动等日常训练。作业治疗师通过结合使用这些技术、专业的摆位及使用夹板来改善现存的受限情况。作业治疗师可以根据不同的目的应用矫形器，包括维持体位（如：手休息位矫形器）、增加活动范围（如：脱离式矫形器、动态弹簧矫形器或石膏矫正）或促进功能性（如：腕背伸矫形器或肌腱固定矫正）。详见第27章。

作业治疗师以融合于游戏的活动和训练提高运动及力量。肌肉骨骼和下运动神经元损伤的儿童及青少年，适合用渐进式训练（参见图26.2）及活动日程。框26.3列举了以渐进式训练为干预活动的示

框26.2　辅助分级

康复医学集中数据库（1998, 2001）. WeeFim临床系统指南（5.01 版）. Buffalo: www.udsmr.org

级别	辅助程度	描述
7	无须辅助	完全独立（及时、安全）
6	无须辅助	辅助下独立（设施）
5	他人不同程度辅助	监护
4	他人不同程度辅助	少量辅助（75%及以上自理）
3	他人不同程度辅助	中等辅助（50%及以上自理）
2	完全依赖他人	大量辅助（25%至49%自理）
1	完全依赖他人	完全辅助（0%至24%自理）

框26.3　渐进式抗阻训练：儿童组示例

目标	基本原理	活动
儿童举起一个10斤重的背包。	患儿上肢力量差，不能背起书包，也不能背着书包上下学。	• Simon认为要促进关节活动范围的主动和被动运动。 • 保持静止姿势的极限运动（计时游戏）。 • 增加重量的等速运动（玩重的玩具、给玩具或四肢增加重量）。 • 增加儿童做某个动作的时间（持续时间）或重复的次数（频率）。

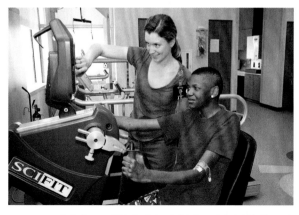

图26.2　治疗师通过渐进式力量监测及重复训练的运动设备指导强化双上肢能力

例。脑损伤导致的上运动神经元障碍患儿,其肌张力和自主运动控制训练主要为应用各种感觉运动技术,以促进姿势稳定、平衡、视觉运动技能和精细运动能力(详见第16、24、31、32章)。

关注伤口愈合情况及保护感觉不良的皮肤对初期计划和后续干预也是必不可少的,这可以满足儿童和家长的目标及教育需求。包括作业治疗师在内的整个医疗团队都应关注皮肤护理、监测儿童的皮肤状况并实施具体的措施,以此预防压疮。卧位、坐位和使用矫形器的受压区需要仔细定时检查皮肤状况。儿童可能需要数天才能适应新调整的体位和所用的矫形器。儿童皮肤的耐受性影响着卧位改变情况、增加坐位时间和改变穿戴矫形器的时间。

患儿在脑损伤后常伴有感知觉、认知和行为障碍,其他诊断疾病也会伴有类似障碍(详见第31章)。随着预防的加强,确保活动和操作物品安全的项目是至关重要的。应经常调整环境以确保儿童的安全。作业治疗师实施各种方法帮助儿童改善体位问题和记忆障碍,起初可能必须控制环境和限定活动。家庭合影或其他家中熟悉的物品都可以用来营造有激励性的、更舒适的环境。当儿童对其周围环境更警觉、意识更强时,作业治疗师可以使用教育方法并结合行为干预。作业治疗师要告知患儿治疗的顺序、张贴顺序并强调须严格遵守。治疗师可以使用日程计划和备忘录来减缓压力。让家人了解儿童的感知觉和认知障碍,同时创建项目帮助确保患儿的体位、安全和舒适性都是非常重要的。

4. 恢复和重建作业表现 作业治疗的次级目标是在简单可完成的任务中恢复可用的技能和独立能力。作业治疗师建议儿童自己完成任务并建议他人如何支持儿童的ADL能力和参与度来强化其自理能力。培养良好的独立性和参与度对防止儿童或青少年形成依赖性行为或习得性无助是重要的。习得性无助是指儿童或青少年停止参与痛苦或厌恶的活动的一种状态。儿童变得依赖他人而试图非充分参与。护士的工作效率需求常导致儿童被动地接受护理。治疗师应尽力提供儿童自己完成活动所需的充足时间。强调尽早给予儿童机会,让其选择所接受服务的类型或活动,这类活动可以帮助患儿在技能恢复或新能力中重拾信心并渴望充分参与。

当作业治疗师开始考虑ADL、行为和参与的目标时,就需确定患儿需要学习什么、如何引导学习、如何将训练更好地融入临床医疗环境中。通过在儿

童或青少年的日常生活中安排治疗策略提供有意义的重复训练,使儿童或青少年能够更快地恢复活动表现。通常作业治疗师建议日常活动结构化并使用辅助器具或其他措施来完成活动,同时指导患儿及其他照顾人员共同解决问题,以确定最有效的活动方式。

在指导学习时,作业治疗师会使用辅助教学方式,如视觉支持、视觉模仿、触摸提示或给予指令。例如作业治疗师会示范需要学习的任务并让儿童模仿。作业治疗师也会用口头指令或手势提示来辅助教学(图26.3和图26.4)。学习某些任务时可使用预设的方案或学习材料。

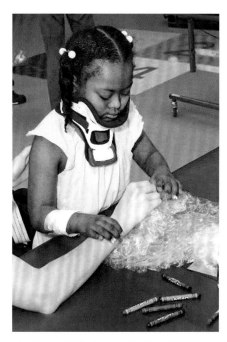

图26.3 视觉运动技能是通过操作各种材料和质地的物品,来促进感知辨别、耐受性和熟练度

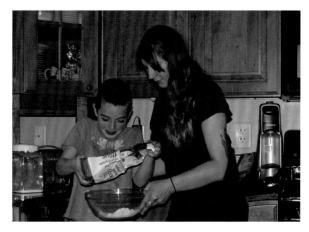

图26.4 在儿童进行改良的IADL烹饪任务以改善次序感和双上肢功能时,作业治疗师给予提示和行为反馈

作业治疗通过使用生物力学、感觉运动、知觉认知训练及结合各种恢复功能的康复方法促进缺失的技能和功能恢复。作业治疗师帮助儿童或青少年训练经选择的、有一定难度的活动，期望这些活动能泛化到作业行为领域和参与中。生物力学和感觉运动的方法包括使用治疗性活动和训练、使用夹板和摆位、应用促发运动及使用生物力学设备，如功能性电刺激。也可使用其他物理因子疗法，如表浅的热疗或冷疗；但深层热疗常应避免使用，如超声，因可能会损伤儿童骨骺（软骨板）区域。相关物理因子治疗内容详见第27章。

5. 适应日常生活活动能力　康复治疗与生物力学和感觉运动技术相比，旨在解决潜在的行为技能和因素。在康复治疗中，作业治疗师指导患者使用残存技能的补偿技术来重建作业行为。作业治疗师指导患者使用日程安排、辅助设备及整改环境来促进优化操作技能、移动、认知和交流能力。表26.1介绍了应用于调整ADL能力的基本原则。通常应用的是关节保护原则和任务简化原则；在无障碍环境中使用熟悉的设施，这样使行为更具功能性。详见框26.4所描述的关节保护和任务简化原则。调整日程旨在降低复杂性、确保安全性，在出现错误时将并发症减到最少。

ADL和IADL的调整方法可包括使用不同的策略和设备（参见表26.1）。患者对辅助设备的依赖性可能是暂时的，也可能是长期的。早期使用设备可

框26.4　关节保护策略

- 重视疼痛
- 均衡活动及休息
- 避免进行不能停止的活动
- 尽可能用大关节及强壮的关节进行活动
- 避免长时间保持某个姿势
- 在正确的力线下保持或使用关节
- 保持适当的体重
- 使用正确的姿势
- 挺直行走
- 身体平躺，伸直膝关节和髋关节
- 保持良好的坐姿
- 手部的特殊注意事项
- 避免紧握
- 避免手指关节背面受压
- 尽可能使用双手
- 避免重复的手部活动
- 避免拇指尖受压

以在恢复期增加安全性或发挥即时作用。当患儿需要不断适应现存的障碍时，也常常可使用长久性设备。当选择设备时，治疗师常选择他们所熟悉的、现成的可调节设备，或指导家长购买更符合儿童特殊需求的功能性设备，如加粗手柄的器具、有颜色对照的衣物、有特定的视觉/听觉/触觉特征的玩具（参见第19章辅助设备的详细介绍）。

当作业治疗师使用补偿性策略提高儿童的技能、适应功能性活动和整改环境时，患儿的预后可得到优化。例如，作业治疗师可以帮助患儿建立一套日程安排，以便儿童能使用语言、视觉或听觉反馈来指导自己的行为。如果儿童记不住日程，治疗师可以准备书写提示、图片提示和有具体指令的录音带辅助。常用的方法有整体任务指导和正序或反序的训练。治疗师可以通过几个时段进行训练，这充分利用了这些任务在日常生活中的时间（如：在早晨和晚上或在游泳前后训练穿脱衣物）。随着训练的进展，治疗师逐步减少个人或教学辅助的提示，因为安全有效的行为仅需少量支持。通常，在儿童出院后团队和家庭计划会逐渐减少辅助和辅具。作业治疗师指导家长或全体人员学习关于促进儿童参与日常活动的策略，包括在学校内的策略。

为了帮助儿童将医疗机构中所习得的能力泛化到家中，作业治疗师需要家访并与儿童和家长共同研究和配合计划，规划设备需求、住所及转换到家中时所需的家庭改造。如果可能的话，可以实行日间或周末之家儿童收纳。家长居家时间的反馈对优化目标、设备和家庭教育需求是重要的。

（二）作业治疗病史

在医院中，病史是作业治疗服务的一项重要组成部分。结合作业治疗评估报告、干预计划、病程记录和出院小结与医生、其他医疗团队成员、患儿和家长及保险公司交流作业治疗干预内容（详见第8章和第9章）。病史的格式和频度是医院及作业治疗科根据相关政策制定的。相关指示文件由机构提供给各家医院，例如卫生保健组织认证联合会和康复机构认证委员会。报销机构，如医疗补助计划或私人保险公司，也要求作业治疗师提供病史。

作业治疗的评估报告、干预计划、进程说明和出院总结可以通过纸质方式或在线的医疗记录提供给其他医务人员。作业治疗干预的病史也可提供给社区医生或其他机构人员，复印件应存档于就诊记录中。不论格式如何，治疗病史必须符合认证机构和

报销机构所定的标准。

（三）作业治疗范畴

儿童因不同疾病入院接受治疗，当病情稳定或明显改善时，他们可以转诊至其他医疗科室。作业治疗可在入院时、住院期间或出院时介入。作业治疗师根据医嘱执行治疗，必要时会要求介入更多的儿童护理或建议介入其他治疗。

儿童可能会因为急性损伤或疾病入院。治疗师进行首次评估并为患儿及照顾者提供指导、家庭康复内容或后续的门诊服务。作业治疗师也可辅助诊断，对需要全面评估的特定儿童进行评价，然后将其转介到门诊治疗。当儿童需要更广更全面的治疗干预作为康复服务时，治疗师会评估儿童的功能水平、制定干预计划并让家长参与制定目标及实施过程。

单纯的损伤（如：手部损伤）或单次疾病发作的患儿住院周期短，其治疗过程一般可预计。有些因急性疾病或损伤入院的儿童可能需要延长康复时间，这主要取决于损伤的严重程度和伴发的并发症（详见第 31 章）。例如，脑外伤和脊髓损伤这两种疾病是需要早期治疗和长期康复的。这类病人在患病或损伤的急性期因可能伴发的并发症，其住院周期常不相同，这类病人在接受康复服务前其身体状况应相对稳定。

慢性病儿童或青少年可能因疾病的急性发作或并发症而定期住院。患有糖尿病、癌症或心脏病的儿童也属于此类。当儿童因诊断或调整用药住院时，其住院周期较短，作业治疗师更侧重于评估和制定干预计划，将患儿转介或交由社区工作人员。

（四）基于医院服务的组织

医院中大多数患者的治疗都是急性期治疗。急性期治疗是指在疾病或损伤的最初阶段、症状最严重时，所提供的短期治疗。疾病和损伤的严重程度与为满足疾病需求而设的急性期治疗水平相匹配。作业治疗师在这阶段为儿童提供服务时必须考虑疾病或损伤的长期影响，同时需处理患者最迫切的需求。在这阶段，家长可能要承受更大的压力，因此可能会要求重复一些内容或需要更多的时间来消化评估结果。详见研究笔记 26.2。

需要持续监测和高频率接受治疗的危重患儿和常需要专业设备来维持或监测重要功能的患儿，被收入重症监护室（intensive care units, ICU）和心内科重症监护室（critical care units, CCU）。医院可

研究笔记 26.2

Holditch-Davis, D., et al. (2015). Patterns of psychological distress in mothers of preterm infants. Infant Behavior & Development, 41, 154–163.

摘要

目的：

明确早产儿母亲在婴儿住院期间的心理压力并研究心理压力对婴儿出生后一年内母亲认知的影响。

方法：

设计为纵向重复测定。早产儿（出生体重低于 1 750 g）母亲（N=232）完成了抑郁、焦虑、创伤后应激症状和关于婴儿外貌及母亲在第 2、6、12 个月时成为家长的压力等问卷的调查。作者采集了关于婴儿状况的医疗信息（如，新生儿阿氏评分、孕龄、病史）。另外还同时采集了社会人口中母亲的数据和对儿童的感受。

结果：

母亲的平均年龄为 27 岁（SD=6.1），其中大部分为黑人（69%），首次生育的母亲（55%），其妊娠周期为 27.2 周，婴儿平均出生体重为 1 006.2 g。婴儿使用呼吸设备平均为 16.7 天（SD=26.7）。母亲心理压力（抑郁、焦虑、创伤后应激、婴儿外貌、为人父母责任的压力）的所有测试都具有显著相关性。作者将母亲的状态分为无压力、中等压力、高度压力、极其抑郁和焦虑和极度痛苦。极其抑郁和焦虑组及极度痛苦组母亲的孩子患病程度最严重，其自身受教育程度也最高。母亲在出院 1 年后仍会有极度痛苦和极其抑郁和焦虑的症状。

作业治疗意义

早产婴儿的母亲可能会有持续心理问题。作业治疗师应该支持有孩子的母亲以辅助干预。这些母亲可能受益于社会支持（支持小组）和各类资源。作业治疗师经常与早产婴儿的母亲进行沟通，提供支持和资源，使家长能平衡儿童和家庭的生活质量。

设有各级别的重症监护室，每一级别都是为对应的患儿群体或特定的目的而设立的。可包括新生儿重症监护室（neonatal intensive care units, NICU）、为稍大儿童服务的儿童重症监护室（pediatric intensive care units, PICU）和术后重症监护室（postsurgical intensive care units, SICU）。在 ICU 中为患儿提供治疗的医务人员需接受专业培训，使其能够快速有效的工作，满足在这随时会有突发状况的环境中生命体征不稳定的患儿的需求（详见第 22、31 章）。

因疾病或损伤入院，但不需 ICU 内 24 小时监护、高科技设备监测和特殊护理的儿童，可收入内科或

外科急症室。内科和外科也有特定的接诊群。例如，需要神经外科治疗的患儿可由某个科室接诊，而需要骨科相关治疗的患儿可由另一个科室接诊。在这些科室内儿童也可以按年龄划分。将年龄相近的儿童安排在一起，可以促进该年龄段的发育护理，环境的设计也能与儿童和青少年的年龄兴趣相匹配。

患有传染病的儿童可能需要各种隔离诊断。这种情况下，这类患儿常被安排在特护病房。以下三种情况需要患儿在特护病房接受治疗：① 急性烧伤；② 传染性疾病；③ 骨髓移植。

通常，慢性病患儿会因病情恶化、专项治疗或并发症而入院。糖尿病、哮喘、囊性纤维化和癌症常是儿童需要定期住院治疗的慢性病示例。进行性疾病的患儿在疾病发展过程中也会出现急性症状。例如，一位被诊断为杜氏肌营养不良的青少年可能会发生呼吸和口腔运动能力的减弱，随后因吸入性肺炎而收治入院。

（五）医院的跨专业团队

在医院中，患儿和家长可以得到各科专业人员的指导，接受所需的治疗服务。医院团队通常由接受过儿科培训，同时具有在神经学、骨科或发育学等其他领域实践培训经历的医生所领导。医疗团队的一个重要特征是动态化。因为健康医学的原则是取决于患者的需求，所以医疗团队是不断变化的。例如，一名患有进食障碍的儿童，其身高体重未增长则医疗团队可能会设有医生、护士、作业治疗师、营养师和社会工作者。而一名因交通事故造成多处损伤而入院的儿童，其医疗团队可能会有数名医生、护士、作业治疗师、物理治疗师、言语治疗师、营养师、呼吸治疗师和社会工作者。因此，医疗团队在儿童住院期间是变化的。例如，因肺炎收治入院的患儿最初可能由肺科医生、社会工作者和护士诊治；当怀疑有误吸时，作业治疗师及言语治疗师可能会介入；当最终确诊为是胃食管反流时胃肠科医生可能会介入治疗。

作为医院内多个医疗团队的成员，作业治疗师与各类健康相关领域的专业人员沟通合作。作业治疗师可能需要向其他团队成员解释自身任务，了解不同团队成员在为儿童提供治疗时是如何互补的。就职于医院的作业治疗师在综合性医院的各个科室中定义本职任务和参与不同医疗领域的医疗团队时所面对的挑战日益复杂。

1. 各专业团队互动　医院或医疗机构内的跨学科（亦指跨专业）治疗是常见的，受大多数监管机制管理。成功的合作常依赖于医疗团队积极且有创造性的共同负责案例。医疗团队在住院期间及出院时的关键决策期与家属交流，确保家属和当地医疗人员能有效沟通并明确阐述医疗需求。此外，医疗团队每周进行总结，回顾每位儿童的进展情况并讨论是否需更改针对每个问题而设的治疗计划。

作业治疗师对健康、功能和参与的整体关注是必要的，通过多学科团队成员之间的协作得到了扩展。作业治疗师和作业治疗助理之间的合作可以扩展服务的范围和时效性。经常对新策略进行再次评估和测试的需求要求干预必须是动态的，能共享干预措施。团队协作在医疗系统中很普遍。例如，作业治疗师和物理治疗师共同制定促进儿童粗大运动和精细运动能力的干预措施，一起制定摆位、转移、使用轮椅座椅和功能性移动方面的干预（图26.5）。作业治疗师与言语治疗师合作，针对进食吞咽和强化沟通能力进行评估并制定干预计划。护士和作业治疗师在训练自理能力方面会有交集，如梳洗、穿衣、洗澡、特殊的如厕方式及皮肤护理的指导。作业治疗师可以与娱乐治疗师和儿童生活专家合作，通过活动和社区互动提供适应性游戏和社交机会。

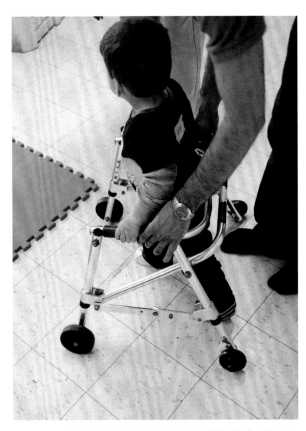

图26.5　功能性移动，通常会使用步行辅助设备，这使在选择活动和在各类环境中完成活动更加自如

儿童治疗的主要目标是提高其在教育中的参与度和表现。儿童医院常配有与作业治疗师及其他团队成员合作的教职人员，这些教育工作者和发育专家将解决儿童返校后所需的技能和特殊需求。心理学专家和神经心理专业的医务人员也会为学校课程提供建议，可能与作业治疗师合作，在患儿回到学校后为其调整学习策略。社会工作者经常需解决儿童及家长调整和处理方面的问题。当所有团队成员在指导家长承担起照顾者的新身份时，应及时了解存在的问题并提供帮助。建议在家庭文化、既定角色和新的照顾责任间寻求可行的平衡。

2. 家长　作业治疗师必须认识到家长经常要面对负面事件，或至少是严重影响他们生活的意外状况。儿童和青少年面临着适应重要功能和身体变化的挑战，这一过程可能会因为他们自身的认知或行为障碍而进一步复杂化。教育可以提供有益的视角。认识到家长仅有很短的时间学习如何照顾新患残疾的患儿，康复团队成员首先要了解和关注的是理解家长的日常优先安排和学习偏好。几乎在所有情况下，住院和明显的残疾改变了家长的日常生活，导致忧虑、悲伤和经济困难，而这需要转变关系。每个家长都有不同的日常安排，而这些不同直接影响着处理方式的有效性。关系良好、可塑性强的家长表现为友爱、开放交流、平衡家庭需求并具备积极处理问题的能力。应对能力较差的家长可能需要更多的支持和帮助，确定各类资源能满足当前所需并能处理他们在家中照顾患儿时所面临的问题。在这两种情况下，家长的需求在康复过程中往往是变化的，需要不断维持合作关系，为儿童获取最佳的疗效。

三、急性期治疗科室

（一）重症监护室

在ICU内，由于疾病或损伤的严重性且需要不断监测儿童的生理状况，儿童常常在床边接受评估和治疗。重症监护室的作业治疗干预以支持儿童的医疗优先事项和目标为主。作业治疗师必须了解儿童的诊断和可行的预防措施、医疗程序的意义、使用支持或监测生命体征的设备和某些禁忌的活动或体位。作业治疗师监测并了解儿童生命体征、呼吸功能、外观和症状变化的即时改变反应。

停留ICU期间往往会长期卧床或卧床不动，因为在这期间会使用医疗技术和设备或为了儿童的安全和护理需要使用约束措施。儿童在ICU的平均时间可能仅数天；但如果疾病或损伤严重也会延长住院周期。长期不动的潜在问题包括挛缩、整体耐力下降和心肺功能损伤。作业治疗师通过使用活动分级和强调儿童参与以维持肌力和提高功能的方式提供治疗服务，以预防这些继发性障碍。有时虽然作业治疗师的目标可能是提高儿童的参与性、独立能力和耐力，但护士和家长认为患儿需要休息。讨论作业治疗师目的的基础为对医疗预防措施的考量，以最终达到团队所希望的结果。建立日常安排也可以帮助患儿适应和促进定期参与，包括建立在重症监护室时的常规治疗时间等。家庭成员和其他照顾者也可以参与干预，如日常的关节活动度练习。这让家长有机会在住院期间更多地参与照顾患儿。

作业治疗干预常包括指导摆位和使用矫形器，以保持关节活动范围并防止畸形。佩戴或使用矫形器的计划应与家长和其他照顾者一起商讨制定，以保证依从性。同时，也应该告知照顾者所有可能的不良影响，如矫形器的受压区域，以便根据实际所需调整干预方案。

重症监护室的环境造成的感觉缺失和压力也会增加儿童治疗情况和恢复的难度。在ICU环境里没有隐私、不能移动且一直有光线和声音，这让儿童经历了异常的感官体验。此外，ICU中基本没有昼夜周期。长期以来ICU心理报告显示在这种环境中儿童的心理状况会发生改变。作业治疗干预可以为儿童建立日常生活程序并提供有目的的活动来促进认知、社会心理和运动功能，从而减少或去除定向障碍或感觉剥夺的影响。积极的社会互动和娱乐活动有助于缓解压力并促进ICU内的幼儿参与活动。详见案例26.1描述的重症监护室内的干预。

（二）普通急诊科

普通急诊一般由医疗专业机构设置。不同年龄、不同病情及治疗的患儿可以在同一急诊室治疗。同样，需要不同手术的儿童也可一起被收入普外科急诊，接受术前和术后治疗。以这种方式来定义科室可以让医生和医疗团队的其他成员更有效地安排病人的治疗时间和设备。

在急诊室，儿童的状况一般较稳定，很少依赖维持生命的设备作为必备的医疗用具。减少医疗监测后，患者可以接受更多的作业治疗师等康复专业人员的指导，专业人员可以在床边或医院门诊提供治疗。作业治疗师会接诊各种急症儿童，所以他们需要熟悉每个科室的治疗程序、不同科室收治的儿童

案例26.1　重症监护室内儿童的干预措施

现状

Michael是一名6岁的男孩，因坏死性筋膜炎伴脓毒症入ICU治疗。最初在社区的综合性医院确诊，该院离这地区的儿童医院约2小时路程。初步检查发现，Michael感觉减退、手指及脚趾的血液循环较差。他曾因高烧（40.3℃）而昏迷不醒，由救护直升机送至儿童医院，途中开始出现器官衰竭，包括心脏骤停等症状。由母亲同机送其入院，其父因飞机空间限制而只能驱车前往。

背景

Michael在住院前，为正常发育的男童。他与父母住在户籍所在地，就读当地小学一年级，成绩一般。他为自己参加了当地的美国原住民舞蹈团而感到自豪，从3岁起就和剧团一起参加全国性演出。

Michael曾在家附近的公园与朋友一起玩耍时从树上跌落，被树枝严重刮伤。因为出血不多，所以并没有马上回家。回家后，母亲发现伤口区域发红伴略微发热，她用肥皂水清洗了伤口并贴上了创可贴。第二天，Michael开始低烧并伴全身不适。一天后，他的难受程度加重，手臂不能让人碰触，用药及家庭治疗后发烧仍持续加剧，被送去家庭医生处看病。这时，Michael已经出现嗜睡，时清醒时昏迷，伴有高烧。随后，由于病情恶化迅速，由救护直升机送往当地儿童医院。

医疗和作业治疗干预

到儿童医院后，Michael需要呼吸机维持呼吸，身体情况继续恶化。监测显示葡萄球菌败血症伴血管内凝血障碍，被收入重症监护室。前48小时，Michael的情况进

一步恶化，出现了器官衰竭，需要不间断的医疗干预，如透析、呼吸支持以及坏死手指的外科干预，包括切除几个脚趾和手指。

出于预防的目的，其治疗早期就介入了作业治疗，将受损及尚未受影响的关节和软组织摆位并维持关节活动范围。作业治疗师为其足部和手部制作了矫形器。除了更换衣物外，要求他一直穿戴。同时指导父母训练关节活动度，以维持其活动范围并参与他的治疗。

虽然Michael的病情最初不断恶化，导致他一侧下肢膝关节以下截肢、另一侧踝关节以下截肢、手部手指截肢只剩余两根手指，但他的家人仍希望他顺利渡过这场毁灭性的疾病。家长要求当地首屈一指的专家提供帮助并使用地方医学来提高西医技术。专家被准入重症监护室探望Michael，对可接受使用的程序制定了明确的指导方针。

在此期间，作业治疗师继续关注摆位和关节活动范围。作业治疗师与护理人员共同确定Michael及他所用医疗设备的摆放位置，以便他母亲能将他移入床边的椅子。随着身体状况的稳定，Michael去除了呼吸机并开始进行力量训练和耐力活动。作业治疗师通过应用适应性设备提高其独立能力，开始帮助Michael恢复个人ADL。医院为Michael提供了一辆合适的轮椅、便于使用上肢的手套，以便他可以在医院科室内推动轮椅移动。随着力量和功能的不断提高，他从重症监护室转入儿童康复科，在此处通过配备假肢和学习适应性技术及其他补偿策略强化其在家及学校中个人自理的能力，有障碍的功能性行为继续得到改善。

类型并为护士和其他医务人员提供服务。案例26.2描述了发育迟滞的干预措施。

特需门诊　儿童医院也经常设置特需门诊，为诊断和治疗提供医疗和支持服务。这类特需门诊有骨科、心肺治疗、肿瘤学或其他医院特定科室，如烧伤。

（三）肿瘤和骨髓移植科

肿瘤科是专业程度极高的急诊科室，其中可包括骨髓移植。在这类科室接受治疗的儿童包括诊断为各类癌症、免疫缺陷疾病、血友病和再生障碍性贫血的儿童。这些科室和治疗可以紧密结合和共享医疗资源，包括工作人员，或安置在医院中的不同区域。

肿瘤科的医务人员为新确诊为癌症并正在进行化疗的儿童提供治疗，这类儿童正在接受需要密切监护的化疗过程，其治疗可能伴有并发症（如：中性

粒细胞减少的发热），或接受了大剂量辐射及肿瘤切除术后的并发症。为这类患儿提供服务的作业治疗师会接触处于不同诊断和治疗过程的患儿及家长。由于这些科室内的儿童和青少年的疾病进展缓慢，作业治疗师有时间与儿童及家长进行沟通。在整个治疗过程中儿童可能会反复出入院，作业治疗师会在住院部、门诊或其他形式的医疗服务中接触到患儿。儿童参与治疗的能力可能在一天或一周内发生很大变化。在儿童精力状态最佳时提供干预，结合其他医学治疗可提高疗效。

骨髓移植科与肿瘤科有一定的相似之处，以强化治疗和附加有副作用的药物治疗挽救生命。骨髓移植是挽救危及儿童生命疾病的医疗方案的一部分，包含的疾病有白血病、再生障碍性贫血、免疫缺陷综合征和肿瘤。考虑到治疗的并发症，作业治疗师必须了解儿童在移植过程中所处的阶段，必须严格遵守必要的预防措施要求。

案例26.2　发育迟滞的干预措施

背景

　　发育迟滞（failure to thrive, FTT）是一种儿童疾病的诊断名称，常为婴幼儿停滞生长或增加体重。FTT定义为有明确诱因引发的器质性发育迟滞，或没有明确诱因引起的非器质性发育迟滞。患有FTT的儿童通常需要住院治疗并接受急症治疗处理并发症，包括免疫缺陷、虚弱和行为障碍及营养不良导致的发育迟缓。

　　器质性发育迟滞可归因于生理障碍，而非器质性发育迟滞主要（并不完全）与心理社会因素相关。非器质性发育迟滞的相关变量包括儿童早期的亲子互动障碍和依恋关系障碍、婴儿不同的气质和行为、母亲社交局限和家庭经济困难。

　　发育迟滞复杂的病因需要强调提供医疗、营养、发育和心理社会干预治疗方法的协调性。作为医疗团队成员，作业治疗师可以帮助诊断并干预发育迟滞的儿童。全面的作业治疗评估为医疗团队提供了婴儿发育状况、进食表现、婴儿与照顾者互动时的游戏和进食及婴儿与陌生人间的互动等情况。Stewart和Meyer还强调婴儿评估的重点是与照顾者间互动的问题，而较大儿童的评估侧重于在进餐时的行为表现和影响进食的不同环境因素和神经运动障碍。

　　发育迟滞儿童的作业治疗干预目标可包括确保有效的口部运动和进食技能以促进儿童发育。通过帮助父母理解婴儿或儿童的行为并鼓励家长积极参与发育相当的游戏等策略，强化有效的亲子互动。有效的亲子互动也鼓励父母预设与儿童功能水平一致的行为期望。出院后仍需接受门诊治疗以巩固住院期间制定的目标并培养有效的进食行为。

现状

　　Kevin，一名3个月7天的男婴，父母因他行为反应迟钝及担心癫痫发作而送其入急诊。初步诊断包括：排除虐待、严重的非器质性发育迟滞和癫痫等其他问题。Kevin的双膝以上及右侧臀部都有瘀伤。他患有尿布疹、左髋关节及四肢肌肉萎缩。其口部进食功能较差，随后即入院观察并监测。住院治疗的第三天，Kevin的主治医生为其介入作业治疗干预口部进食技能。

既往史

　　在Kevin的父母带他到医院就诊前，曾有儿童保护服务机构的工作人员上门家访。在他入院后，父母就离开了且在他入住儿童医院的一周内都未去探望。他的姨妈偶尔会来看他，表示愿意收养他。

　　Kevin足月出生，体重2 608克。出生48小时后就离院回家了。2个月时，他因发育迟滞、上呼吸道感染和中耳炎住院。出院时父母接受了家庭健康护理指导、转诊儿童保护服务机构并有儿科医生随访。Kevin的父母从未按照预约安排进行后续治疗及随访直至送其入院就诊。

医疗和作业治疗干预

　　pH值显示患有严重的胃食管反流。经上消化道检查后排除解剖异常。粪便样本分析结果发现吸收不良、还原性物质、脂肪酸增加及兰伯氏贾第虫，这些均会降低其营养吸收水平、增加体液流失。因此导致Kevin体重严重不足及嗜睡。反流的治疗方法为楔形板的体位摆放及进食稠厚的食物。

　　通过临床观察口腔运动、进食和发育技能等作业治疗方法评估Kevin的情况。他的口腔结构及感觉正常，口腔功能可进行安全的口部进食。他吸吮的力量较弱，但呼吸的协调性较好。由于下颌和脸颊得到支撑，其吞咽和协调性有所改善。Kevin的发展技能有迟滞，他的控制能力较差且易激惹。

　　作业治疗师认为，Kevin吞咽弱、进食差及易激惹是由于虚弱、营养不良和最近插管所致，而非神经系统的缺陷所致。作业治疗师制定了进食期间床边计划的具体促进技术，包括下颌和脸颊的支持、舌前部的刺激、舌部卷曲、减少口周刺激、垂直位及良肢位等进食体位，以及口部进食在30分钟内完成和关闭鼻胃管喂养的连续泵。

　　在实施了医务人员的作业治疗建议后，Kevin口部摄入量在之后的3天内快速增加，作业治疗师每天观察一次其进食了解进展。迫切的进食问题得到解决后，作业治疗的重点侧重在运动发育方面，以便增强自我平静能力、视觉追踪和社会互动能力。

　　Kevin在出院前接受了门诊作业治疗和早期干预服务。儿童保护机构接管了Kevin的监护权，出院后他被送到一户寄养家庭，体重增加了1 088克（儿科医生每周随访检查体重）。作业治疗师为养父母提供了家庭治疗计划，包括摆位、喂养及促进Kevin发育的游戏活动。

---

　　1. 肿瘤治疗　在癌症治疗的初期阶段，儿童要接受一系列检查，以确定癌症的类型、分期，包括确定癌症是否已转移。患儿通常需接受永久的线放置以接受长期化疗。在疗程初期通常因化疗而住院，这对有的患儿来说可能会非常紧张。开始化疗时需要住院观察疗效或是否伴并发症。因治疗期间经常

需减少患儿的口服药量，所以需要仔细监测营养和水合作用。

　　随着治疗的进展，儿童出院并在门诊进行化疗期间的监测。如果患儿没有不良反应或所用药物副作用不明显，患儿可以在门诊接受化疗。接受化疗的患儿常有感染风险，易患传染性疾病；因此常需采

取预防措施，尤其如果患有中性粒细胞减少症时会影响其抗病功能。中性粒细胞减少症是化疗期间住院的常见原因，这也意味着该患儿在整个治疗中可能会多次住院。

负责患儿治疗的作业治疗师应了解肿瘤的类型，对化疗的药物及并发症、放射疗效和采用的手术方案有一定程度的了解。所有人员都应严格遵守感染控制流程。作业治疗师可根据患儿需求，通过增加肌力、关节活动度、耐力训练和恢复患儿的ADL能力、进食及游戏活动，重点预防继发的并发症。常因治疗及家长对正常日常生活的了解和对生活期望等原因，儿童及家长会与医疗人员建立密切联系。对许多儿童来说，癌症的存活率并不低，但也会伴有后续问题，如创伤后应激障碍，这些问题在停止治疗数年后仍需注意。

2. 保守疗法 有时对儿童及家长而言，治愈并不是唯一选项，治疗的重点也可转变为保守治疗。为临终的儿童及其家长服务的作业治疗师必须尊重家庭文化及其悲痛的心情。作业治疗师可以指导儿童学习节能技术，使其能继续游戏并与家长互动。当患儿的状态逐渐变差、呼吸困难或疼痛时姿势摆位变得尤为重要，作业治疗师可以帮助家长解决问题，即在最舒适的情况下选择离患儿最近的位置。同样重要的是，作业治疗师应尊重家长和患儿要求结束治疗或延续治疗的意愿。有些家长会希望停止治疗，选择缩小支持的因子；而另一些家长则在整个治疗过程中与作业治疗师密切联系，希望继续介入。作业治疗师需要了解自己对临终问题的支持情况、信仰和感受以便帮助患儿和家长度过困难期，在这期间与家长沟通是非常必要的，但保守治疗方法可能是有限的。

3. 移植程序、并发症及干预措施 骨髓移植过程包括化疗、放疗或在移植前同时进行这两项治疗。随后在移植前的化疗和放疗中，静脉注射来自合适供体或病人的骨髓。处于疾病治疗过程且没有侵入骨髓的患儿可以接受干细胞移植。在缓解期时，化疗初期涉及采集干细胞。虽然骨髓移植和干细胞移植都需要高强度的化疗和放疗，但干细胞移植的个体排异率较低且移植物抗宿主病（graft versus host disease, GVHD）并发症较少。移植前高强度的化疗或放疗及潜在疾病会导致患儿严重的免疫抑制，使他们伴发危及生命的感染，直到输入新骨髓，重建患儿有效的免疫功能和造血功能。持续的长期影响也是骨髓移植的并发症之一。移植物抗宿主病、神经

内分泌功能异常、继发性恶性肿瘤和缺血性坏死是儿科患者常见的并发症。在发生移植物抗宿主病的并发症时，牵伸、肢体负重和耐力训练可以改善儿童的功能。

由于这些儿童的免疫系统有明显的损害，所以需要仔细规划设计医院的环境以有效地减少感染风险。保护骨髓移植患儿的常见策略包括房间隔离和在清洁或无菌环境中的通风洁净病房。此外，进入该区域的人员会受到限制。患有流感或病毒感染的所有人员都不能进入这类重症患儿的病房。

作业治疗师的干预包括移植前对儿童发育和功能能力的评估、确定疾病可能造成的限制或问题。移植后，作业治疗师的目标是：① 促进适龄的游戏、日常生活和社会参与；② 提高应对和互动能力；③ 制定社区随访计划。案例26.3描述了儿童从初诊、化疗到经历移植过程和移植后的干预示例。

四、康复服务

康复服务的分级为亚急性、急性、门诊或持续性医疗服务。亚急性康复服务通常在专业护理机构（skilled nursing facilities, SNF）或其他长期护理机构内。这类项目是为身体过于虚弱或依赖药物而无法在家中照顾，但尚未能接受急性康复的儿童和青少年设计的。这些机构还涉及治疗的后续阶段，包括保守治疗或延长住院。首次入院后，患有中重度脑损伤、多处外伤或其他系统性疾病的儿童和青少年可通过亚急性康复服务进入专业护理机构。在这类机构中，他们可以接受日常治疗，以防止伴发并发症并朝着更独立的功能目标努力。这类跨学科治疗可能最终会归入急性康复计划中或出院后转入以家庭或社区为基础的医疗服务系统。

医院住院部和服务单位定义了急性康复。最常见的是儿童医院的康复专科。另一种形式是大型康复医院的儿科病房和治疗服务。15岁及以上的青少年可以去普通的成人康复科接受治疗。儿童和青少年在医院内的其他急性或过渡性医疗服务、其他地段医院或亚急性康复机构接受急性期康复治疗。总而言之，儿童康复的准入和住院周期主要取决于儿童或青少年的功能和所需服务等级。

急性康复的本质是提供广泛的服务，包括作业治疗。各项治疗的综合应用及强化是为了达到所制定的目标。这些项目的特点是满足以下三种类型的需求：

案例26.3   癌症患儿的干预措施

现状

Danielle，一名21月龄的女孩，最初因站立及坐位平衡能力下降而于家附近的综合性医院就诊，随后被送往离家约644公里的一家儿童三级医疗中心。初步检查和影像学检查示其脊髓患有神经母细胞瘤。Danielle立即被安排入儿童肿瘤科，置入外周中心静脉导管（peripherally inserted central catheter, PICC）并开始化疗。最初Danielle是与父母一起来就医的，即使他们在确诊前才刚离异。

背景

在确诊前，Danielle为一名21月龄的正常发育女童，父母称其较为害羞内向。她和母亲一起住，父亲在她确诊前一个月刚搬走。她父母都在学习英语，是南美移民。他们居住在一个小镇上，社区里有很多朋友愿意帮助他们。在怀Danielle时，父母为了"过简单的生活"而从大城市搬到了这。得知诊断结果后，其母亲透露她的祖父一年前因胶质母细胞瘤过世。

医疗和作业治疗干预：肿瘤治疗阶段

Danielle在诊断后立即介入了作业治疗。她在应对不断增加的噪声和护理人员数量时出现了最初的并发症，功能性行为也随之减少。儿童生活专家也为她提供了适合发育的应对策略，如创造平静的环境和游戏，帮助其缓解情绪。Danielle不能独坐，整体力量偏弱。

Danielle开始接受化疗，目的为缩小肿瘤并防止扩散。肿瘤处于不能切除的位置。治疗初期，干细胞移植是治疗其疾病最好的方法。因此，医疗计划是缩小肿瘤缓解疾病，获取干细胞后准备移植。她接受了针对其肿瘤的化疗方案，其家人也知悉了所有的并发症、副作用和可能的结果。

初次评估时，作业治疗师测评了Danielle的行为能力和肌力。完成了家庭访谈，了解她之前的技能水平、作业活动和兴趣爱好。父母和护士一起制定了日常计划表，包含了Danielle的治疗时间。为了减少噪声，她被移到房间的角落；当拉上帘子后家人间可以有单独相处的私人时间。护理人员的照片，包括治疗师、初级护士和医生，已提供给Danielle及其父母作为参考。

通过在线病例和小组查房，所有医疗团队成员间保持着持续的沟通；另外在Danielle的床边设有护理记录，记录着具体治疗内容和问题，以便家长和医务人员进一步沟通。另外每周都会举行病例讨论，期间所有医疗团队成员及家长讨论和协商现有的干预措施。

作业治疗干预包括适龄的游戏活动以促进强化和持续的运动技能发育。鼓励自己进食并给予适当支持。作业治疗师指导家长和护士正确摆位的策略，以增加Danielle的功能及参与能力。Danielle并不经常参加病例讨论，因为药物治疗及中性粒细胞减少加重了全身无力及嗜睡。在特别严重时，治疗仅限轻柔的关节活动范围训练，有时甚至会取消当天的治疗。

包括化疗在内的医疗干预取得进展时，Danielle的功能得到了提高。她的作业治疗干预计划随着力量和独立性的增加而不断修整。因化疗反应，Danielle的食欲下降。实施干预策略以帮助其维持口腔运动技能及优化自我进食。

Danielle最后被转介到门诊治疗，继续接受肿瘤治疗和作业治疗。由于行为困难、家长要求和专业训练的禁忌，暂停了物理治疗。同时与作业治疗师配合每隔一段时间进行行走和下肢训练。她的父母分工轮流安排时间照看患儿。

当移植方案开始实施，Danielle被安排入院。她接受了加强的放疗和化疗，以去除目前的骨髓并接受干细胞移植。最初，Danielle的力量和运动发育能力显著下降。伴发了严重的并发症，包括皮肤破损和口腔溃疡，这使她很难参与日常活动。Danielle还伴发了预计之外的危及生命的肺部并发症，这需要呼吸机维持功能并必须在重症监护室监测2周。

在整个治疗过程中，家人承担着巨大的压力，Danielle的母亲要求其外祖母前来帮忙。同时，按家长需求请翻译人员译出必要的治疗内容。Danielle最终完成了移植，相关的并发症也减少了。

移植后，Danielle恢复了游戏能力和行走等日常生活技能。她被转介到门诊继续接受作业治疗干预，改善肌力弱和运动能力迟滞的问题。当移植90天评估移植是成功的时，就出院回家了。她继续在所属社区接受作业治疗干预以促进功能发展。

（1）组织并实施有计划的方法，管理创伤后或急性病儿童的恢复和康复。

（2）慢性病儿童出现并发症后重设治疗方案。

（3）为特定的治疗方案和程序提供专业的医疗或手术程序。

患突发性疾病或损伤的儿童及青少年是急性康复入院治疗中最常见的。表26.2列举了正常儿童因意外、暴力或突发疾病而损伤的常见问题。获得性损伤或疾病对儿童的健康亦有极大危害。损伤是1岁以上儿童死亡和致残的主要原因。闭合性头部损伤、颅骨骨折和穿透性脑损伤等脑外伤是儿童和青少年因交通事故、跌倒、娱乐活动和暴力受伤而需持续关注的问题。案例26.4描述了脑外伤儿童的康复治疗。脊髓损伤和多发性损伤儿童也需要急性康复治疗。环境危害、意外和虐待也影响着经历了烧伤、溺水、吸二手烟、一氧化碳中毒或药物过量的儿童。

案例26.4 脑外伤儿童的干预

现状

Devon，一名6岁男孩，因头部意外中弹造成严重的脑外伤。意外发生后，他立即被送往当地一级创伤中心进行左颅脑减压手术，以清除脑实质内和硬膜下血肿。病情稳定后介入各项常规治疗，13天后Devon被转到当地儿童医院接受康复治疗。此时，他不能按简单的指令活动、不能移动右侧身体、不能独坐、不能行走也不能说话。

背景

未发生意外前，Devon及其父母和8岁的哥哥一起居住。哥哥Daniel刚读完三年级，Devon即将在今年秋天上一年级。发生枪伤意外前，他们兄弟俩都在朋友家并在其家中发现了枪支。不知为何枪走火了，Devon被射中了头部。除了孩子们以外没有人目击这件意外。在他住院期间，他的家人都很悲伤，父母也一直陪在他身边。母亲说Devon是一个开朗可爱的孩子，知道附近每一位邻居的名字。他喜欢玩汽车、骑自行车和打游戏。

医疗和作业治疗干预

除医疗团队成员和康复护士介入外，Devon还接受了作业治疗、物理治疗、语言治疗、娱乐治疗、医院中的学校干预和康复心理学等方面的服务。Devon的家人得到了社会工作者和康复治疗协调员的帮助。

作业治疗师对Devon进行了初次评估并与其家人讨论了治疗计划。因Devon的右上肢无任何运动意识，作业治疗师制定了每日的关节活动度训练以维持全关节活动范围并且制作了腕手矫形器让Devon在晚上和卧床休息时佩戴。当Devon能接受这项训练时，治疗师指导父母进行关节活动度训练。但是当Devon开始发声时，他的语言让人无法理解；父母担心他无法沟通基本需求。作业治疗师和语言治疗师共同合作，让Devon学会在害怕、疼痛、需要如厕和饥饿时用左手指认图片进行交流。

对Devon的家人而言，在他没接受治疗期间维持其安全也是非常重要的。作业治疗师教Devon如何在适当的辅助和帮助下安全地完成日常生活活动，如先在床上辅助坐位下穿衣然后进步到坐在床边穿衣。Devon学习如何用正常的左上肢作为新利手来穿着宽松不需要固定配件的衣服，同时使用单手操作技术和辅具调整任务，例如鞋子的鞋带调整为弹性鞋带、衣服拉链为环状拉环。Devon学会了如何使用勺子和叉子用左手吃饭和写名字。他和家人一起练习这些技能，在医院的教室和娱乐治疗中也练习这些新技能。治疗师每天安排两次与Devon进行一对一治疗，计划上午为日常生活活动能力训练、下午为治疗活动。除ADL训练、定向记忆训练外，治疗师也鼓励他选择活动以促进使用左上肢，在计划步骤、遵循计划和在熟悉或新的任务中维持参与度时给予认知训练。作业治疗师指导Devon进行日常关节活动度训练及全身牵伸以维持正常范围并促进躯干对称性和肢体的应用。

Devon用左侧非利手完成活动仍存在困难，左手的动作笨拙且常失败。作业治疗师提示并鼓励他双手并用，左手辅助右手。这一策略改善了其日常生活活动能力的表现，2周后作业治疗师停用了纽扣辅助器和摇臂刀等辅助器具。因其语言障碍、字迹模糊、速度慢，用右手或左手书写尚不能完成学校作业。治疗师建议使用电脑键盘并辅助书写活动，促进运动能力和强化功能。

出院后，父母担忧其就学问题。他们担心Devon如何才能适应学校生活。具体而言，他们希望Devon能在平常的教室中上课、和他的朋友一起吃午饭并且能自己去上厕所。作业治疗师向学校提供了标准化精细运动测评、视知觉测试和视觉运动评估的结果并给予学校相关建议，让学校了解Devon需要何种帮助。治疗师建议调整书写环境、餐厅和厕所等环境。Devon在家人的陪伴下回到家中且尚在康复中，门诊治疗师侧重于感觉运动能力而校内治疗师则侧重于课堂参与和学习表现的能力。

除了已知的危害，儿童也会遭受中枢神经系统（central nervous system, CNS）的感染；他们可能患有脑血管意外或其他神经系统疾病，如横贯性脊髓炎或格林巴利综合征。癌症及治疗可能会导致儿童和青少年出现需要急性康复的问题。所有这类疾病的特征都是按一定规律发展的，直到严重的健康问题导致重度功能丧失、残障后长期康复以及因残疾而导致的慢性并发症。对这些儿童及家长来说，康复的目的是优化恢复、预防并发症并组织应用初期和长期管理方法，以优化家庭和社区生活的功能。

患有先天性疾病或慢性病的儿童也可能需要介入急性康复。许多患有遗传性疾病或其他先天性疾病的患儿或患有慢性病的儿童常伴有发育迟缓或非典型的功能发展模式。这类儿童还会有伴发并发症的危险，这些并发症可能会导致功能逐渐减退或严重丧失。呼吸系统并发症、骨折和脱位、皮肤破损或其他系统的并发症可能与功能减退相关。患有脑瘫、脊柱裂或其他先天性疾病的儿童也属于这一高危人群。同样，先天性肢体缺如或先天多发性关节挛缩症可能需要重建手术后必需的急症康复。成骨不全儿童在受伤后会出现功能下降，而幼儿关节炎和多系统疾病的儿童可能会发生功能快速减退。对这类儿童而言，康复的目标是预防功能障碍进一步加重并促进重建与发病前相似的功能。

需要急症康复的第三大儿童群体为因特殊医疗、外科或技术治疗而入院的儿童。对于脑瘫儿童

表26.2 突发疾病	
突发类型	举　例
意外损伤	脑外伤（如：闭合性脑损伤）
	颅骨骨折或穿通性脑损伤
	烧伤及吸入烟雾
	多重创伤
	溺水
	脊髓损伤
暴力	多重创伤
	脑外伤（如：枪伤）
	烧伤、铁烧伤、熨烫伤和烫伤
疾病	中枢神经系统感染（如：脑炎和脑膜炎）
	横贯性脊髓炎
	格林-巴利综合征
	癌症
	器官移植

来说，介入医学干预，如选择性脊神经切除术、注射巴氯芬或其他神经外科技术降低痉挛等，都可能需要入院接受急症康复服务。肺部伴严重并发症或依赖呼吸机的儿童可入院接受急症康复，帮助家长学习如何进行医疗护理和使用医疗设备；这类治疗的长期效果可能是较佳的。越来越多的儿童进行了器官移植，这可能需要专业的护理指导并在长期的疾病过程后缓慢恢复健康。这些干预常需要作业治疗师遵循专业的评估和治疗程序，以优化功能结果。

从康复机构转介到社区

为促进儿童出院后能继续得到康复治疗，治疗团队和家长制定了一套全面的过渡计划。例如，患脑损伤的儿童从医疗中心出院后常需要介入特殊教育服务，由于社会行为方面的障碍，重返学校可能会特别困难。团队和家庭活动及沟通的重点是思考出院后如何尽快从康复机构过渡到学校和社区。衔接内容包括了学校教师和康复团队成员所参与的机构间的小组会议。理想情况下，至少在康复机构、学校各召集一次跨机构会议。通过在不同地点召集会议，团队成员可以更真实地了解儿童周围的环境。当会议在康复团队主要负责方召开时，虽然不一定是全部成员，但大多数负责儿童康复治疗的团队成员都应参与。

在了解学校情况时，医院的作业治疗师与学校的作业治疗师分享注意事项、优先事项和干预方法（即：哪些有效、哪些无效）等信息。儿童的康复团队

帮助解决学校环境实用性的调整和教室及课程是否需要改良等问题。参观儿童的教室可以帮助确定该环境所需的调整。在了解这些情况时，康复团队可以向患儿的同班同学了解其残疾状况、康复情况及同学们所希望的改变。当患儿回到之前的班级中学习时，医院治疗师（在得到家长许可并注意保护患儿隐私的情况下）可以提供关于损伤的讲座，这样同学们对患儿的行为和性格可以有预期准备，或对严重烧伤患儿的外貌有心理准备。此外在出院前，应让儿童再实地观察其学校和其他重要的环境，以确定需要做什么调整。

康复团队常在儿童出院后的前几个月监测其进展情况。儿童在回学校学习后仍可继续门诊治疗。家庭成员在过渡期间应保持一致的态度，他们支持儿童最终回归到家庭中。为了支持这一目标，团队成员提供给家长关于其社区内特殊教育的信息、作为获得特殊教育患儿家长的权益、其他社区支持项目和可用资源等综合性信息。

五、门诊服务

儿童康复另一个主要组成部分是专业的门诊治疗和提供后续治疗的诊所。通常作为儿童医院或康复医院的一部分，组织跨学科门诊为有健康风险和残疾的慢性病儿童提供监测和干预。作业治疗师常在入院后对儿童和家长进行随访和后续观察，但其中很多儿童并未住院。在诊所工作的作业治疗师常关注儿童或青少年的健康状况和发育情况，强调在家中、学校和社区内的功能及参与能力。

表26.3列举了包括作业治疗在内的门诊服务项目。这些项目根据需要安排为每周、每月、每季度或每年一次。有时，这类项目在医院以外的环境进行，如学校。就职于专科医院的作业治疗师会接触到罕见病及其临床治疗，可以将这些经验作为新信息和新想法传送给其他家长及治疗师。例如，学校的作业治疗师对患有骨关节疾病、臂丛神经损伤和肢体缺陷的儿童或各类肌营养不良的儿童缺乏治疗经验，而医院的作业治疗师对这类疾病有丰富的临床经验。建议初级治疗师进行专业的研究和总结，这对有意愿成为儿童康复作业治疗师而言是非常重要的一步，特别是在与地段或社区治疗师合作时，他们对诊断和使用的治疗方法经验有限。

门诊服务是医院治疗的重要组成部分，可在医院、医院网络中心或作为基于医院跨学科诊所（如：

表26.3 作业治疗师提供的门诊服务的内容	
患者示例	临床诊断或服务
先天性疾病	脊柱裂
神经肌肉疾病	脑瘫
发育障碍	唐氏综合征
	胎儿酒精综合征
风湿病	幼儿型类风湿关节炎
	系统性红斑狼疮
青少年疾病	反射性交感神经营养不良
颅面畸形	唇腭裂
骨科疾病	手外伤
	先天性肢体缺如
康复	脑外伤
	脊髓损伤
	限制性运动疗法
肌肉萎缩	杜氏肌营养不良
	脊肌萎缩症
肢体缺如	先天性缺肢
	创伤性截肢
囊性纤维化疾病	囊性纤维化
辅助技术	座位和摆位
	轮椅操控
	辅助交流
	电脑信息技术
	环境控制
	合适的驾驶控制

风湿病诊所、神经发育瘫痪诊所、特殊喂养诊所）的一部分提供治疗。门诊作业治疗一般具有以下三种目的：① 作为诊断评估的一部分；② 出院后提供必要的干预和辅助技术；③ 为不需要住院的残疾患儿或其他状况的患儿提供作业治疗干预。

门诊医疗服务作为跨学科临床医疗专业的一部分常有某个侧重点（如：喂养门诊、行为障碍门诊，参见案例26.5）。专科诊所的作业治疗通常有限，因为儿童一般每年只去一两次。在某些情况下，作业治疗师作为顾问进行评估并为临床医生或家长提出建议。在另外的情况下，作业治疗师是决策团队的一员，可以参与儿童的评估、给予干预或设备建议、提供矫形器和适应性设备。

在辅具门诊，作业治疗师评估儿童是否能受益于使用的辅具和交流系统、使用的计算机和信息技术、治疗性座椅、电动移动设备或其他能与环境互动和控制的技术（详见第18、19章）。这些专业的程序和辅具设备的特征预先已设计，经短期的试配后形成辅具处方。最后应加强家庭培训并在社区中过渡，这常需要与当地适配人员在使用辅具的环境中合作。

住院或强化日间治疗项目是儿科康复门诊的另一种形式。这类延伸医疗项目的重点是协助重返社会和参与活动。模拟环境或现实环境是技能训练的培训场所，这让社区参与和有效的行为更能朝向独立生活、教育和工作的目标。

案例26.5 脊柱裂专科门诊作业治疗

Stacie，一名8岁女孩，患腰椎中段骨髓增生综合征。现在她配置了踝足矫形器（ankle foot orthotics, AFOs），在长距离行走时需要使用前臂拐杖。虽然目前在学校及家中都具备移动能力，但将来她可能需要轮椅才能进行移动。她的协调能力较差，书写的质量和速度低于预期年龄。Stacie在其就读的三年级教室内使用电脑完成一部分学校作业。

Stacie在家中穿衣时需帮助固定整理衣物，但其他早晨和晚上的日常生活活动都能独立完成。因患有神经性肠病和膀胱疾病，她目前正在接受清洁的间歇性导尿（clean intermittent catheterization, CIC）和每日肠道检查（bowel program, BP）。她母亲一般会帮助她导尿并尝试让她自己完成导尿。在学校，有护士会协助她每天两次进行导尿。她的排便较规律，一般为在家时的早晨或晚上。定时项目为饮食和使用栓剂。偶尔也会有排便不畅的情况，这时她会使用拉拉裤应对。

虽然Stacie的活动和参与被作为学校治疗的一部分记录在案并在她的个别化教育计划中体现，但专科随访另有两个主要目的。其一是能仔细监测她的运动技能发展和状态。脊柱裂儿童在早期常需要使用神经外科的引流装置来减少脑积水。这类引流装置可能有不通畅的情况，家人及医务人员都应时刻警惕引流不畅的情况。协调能力和视觉感知能力的退化可能是迹象之一。专科诊所的作业治疗师常会进行标准化的手功能评估以确定今后行为表现的情况。在这类诊所中，作业治疗用杰布森泰勒手功能测试来评定握力、对指和协调性，该测试适用于儿童、青少年和成人，男女均可。也可使用发育性视知觉测试。在与她最近的一次面谈中，Stacie的得分结果与前一年相同，大多数任务的得分比平均值低1.5标准差。按年龄和性别水平，其握力和对指的力量在40%左右。

另一个目的是促进儿童独立完成ADL和IADL的技能。患脊柱裂儿童的能力发展时间和模式不同，常需要特殊的建议和使用改良的设备及方法。例如，临床专业人员可以就管理矫形器和其他设备、培养使用轮椅的能力、促进膀胱和肠道护理的独立性等提供建议。Stacie能自理大部分个人护理并参与一些家务。作业治疗师建议她和家人在前一晚选好上学要穿的衣服，建议添置不需固定件或拉链和纽扣的衣物。临床随访建议健康监测、健康促进并且当她上中学时其独立性和参与度能有所提高。

总结

为就医的儿童提供作业治疗服务是一项专业性工作，也是一项具有挑战的工作。医院作业治疗师必须全面了解医疗系统的特点；包括法律和认证要求在内的影响就医的因素和趋势；住院儿童及其家庭的特殊需求。为了满足健康和功能性目标，作业治疗师也必须了解其他专业人员治疗儿童的作用。就职于医院的作业治疗师常在多变的、快节奏的环境中评估和干预各年龄段及不同诊断的儿童。随着医院不断扩展健康医疗系统的服务范围，医院的作业治疗师将有机会延伸其专业领域、应用不同的服务提供模式并形成新的职业角色。

总结要点

- 儿科患者就诊的医院一般分为三类：综合性医院、创伤中心和儿童医院。综合性医院努力满足所在社区的需求。鉴于特定的当地人口，各类患者都可以在这类医院得到诊治，包括了从婴儿到老年的整个生命跨度。创伤中心是有组织和认证的医院，主要治疗严重危及生命的损伤或疾病，通常位于大城市。于创伤中心就诊的患者可为广泛的肌肉骨骼、神经系统、皮肤和内部器官损伤，需要多名专业人员共同诊治。儿童医院是专门为婴幼儿、儿童和青少年提供各种住院和门诊服务的机构。就职于医院的作业治疗师最初的工作重点是挽救生命和维持程序，预防可避免的并发症（如：夹板、摆位和评估进食的口部运动等问题）。当患儿在这类机构中稳定后，可以实施其他类型的干预，如 ADL 训练和与年龄相符的参与及游戏。

- 虽然呼吸和胃肠道问题是医疗护理最常见的因素，但包括作业治疗在内的康复服务更普遍提供给患有医学、神经、肌肉骨骼疾病和精神类疾病的儿童。最常见的慢性疾病和障碍包括哮喘、糖尿病、肥胖、高血压、精神疾病和 ADHD。

- 医院内儿童使用的作业治疗干预包括最初关注于挽救生命和维持技术，预防可避免的并发症（如：夹板、摆位和评估进食的口部运动等问题）。当儿童情况稳定后，可以实施其他类型的干预措施，如 ADL 训练和与年龄相符的参与和游戏。门诊工作

的治疗师更关注儿童或青少年的健康状况和发育情况，强调功能进步及在家庭、学校和社区活动中参与。作业治疗师的目标包括：① 促进与年龄相符的游戏、日常生活和社会参与；② 提高处理能力和互动技能；③ 制定社区随访计划。

- 医院或医疗系统内的跨学科（也称为跨专业）治疗是常见的，由大多数监管机制强制实施。这种合作的成功常取决于团队集中精力和创造力共同为一项任务努力。治疗小组在入院时、住院时和出院时的关键决策期举行家庭会议，确保与家长和当地医疗人员沟通和阐述治疗建议。此外，治疗小组每周核查监测每位儿童的进展情况并讨论治疗计划中针对每个问题的相关改动。作业治疗师的整体关注点与健康、功能和参与相关，通过多学科团队合作关系而变得更丰富。作业治疗师与作业治疗助理之间的合作关系可以扩大服务的范围和时效性。需要经常再次评价和尝试新的动态策略并共享干预。当团队成员相互沟通、相互尊重、共同承担责任并相互信任时，团队协作才能发挥最佳效果。

- 家长被定义为医疗团队的一员，鼓励他们积极参与治疗决策。就职于倡导以家庭为中心医疗模式医院的作业治疗师通过清晰地描述与家长沟通评估结果、征询家长对儿童干预事项先后的干预意见并形成双方同意的干预计划。当完成评估并建立团队会议制度后，家长在治疗决策中起着不可或缺的作用。

为了促进儿童从儿童医院出院后治疗的连续性，团队成员和家长制定了全面的衔接计划。衔接活动包括学校和康复团队成员参加的机构间小组会议。理想情况下，至少在康复机构和学校内各有一次跨机构会议。家庭将是儿童衔接到家中的一部分。

致谢

我要感谢 Seattle Children's Hospital（Seattle, Washington）的儿童和家庭愿意分享他们的经历。我还要感谢 Children's of Alabama in Birmingham 的同事们对本章提供的建议和帮助。

第27章

儿童手功能治疗
Pediatric Hand Therapy

Jenny Marie Dorich, Karen Harpster

问题导引

1. 专业从事儿童手功能治疗的作业治疗师如何将作业治疗参考框架应用于评估和干预？
2. 作业治疗师在儿童手功能治疗中使用的评估和评价如何指导干预计划？
3. 儿童手功能治疗师常处理的诊断和相关损伤是什么？
4. 作业治疗师对上肢功能障碍儿童实施哪些干预措施？
5. 儿童手功能治疗的作业治疗师如何应用干预措施达到预期的临床效果？
6. 专门从事手功能治疗的作业治疗师如何衡量儿童和青少年的干预效果？

关键词

活动调整	节能技术	物理因子治疗
先天性异常	关节保护策略	感觉再训练
冷冻疗法	关节紧张度	系列石膏
脱敏疗法	肌内效贴布	静态渐进式矫形器
动态矫形器	镜像疗法	肌腱紧张度

美国手部治疗师协会（American Society of Hand Therapists, ASHT）将手功能治疗的范围定义为"上肢康复的艺术和科学，包括手、腕、肘和肩带"。手功能治疗是儿童作业治疗师的专业实践领域。专职于手功能治疗的作业治疗师具备了上肢发育的知识以及手部治疗师的专业技能。治疗师是多学科治疗团队中不可或缺的一员，包括手外科医生、护士、医助和石膏技师。在某些情况下，社会工作者、心理学家或其他医疗人员也可以是治疗团队的成员。团队成员间紧密合作，协调并提供治疗，最大限度地发挥儿童的上肢功能及参与日常活动。

专职于儿童手功能治疗的作业治疗师为儿童和青少年的三大类疾病提供服务：

1）先天性异常的手或上肢。

2）潜在疾病引起的上肢功能障碍（如：脑性瘫痪或类风湿性关节炎）。

3）上肢或手部损伤。

在设计和实施本章所述的干预计划时，每种类型的上肢情况需要考虑不同的因素。在接下来的各小节中，将解释评估工具和方法、常见诊断以及针对这些诊断进行综合性干预时的注意事项。同时也提出了框架概念、原则和干预措施，举例说明干预措施的应用。

一、评估

根据《国际功能、残疾和健康分类》（International Classification of Functioning, Disability, and Health, ICF）以及作业治疗实践框架（Occupational Therapy Practice Framework, OTPF）指导治疗师评估上肢功能。ICF定义并分类了身体功能和结构、活动和参与，同时考虑了情境因素，包括个人因素和环境因素。作业治疗师选择正式和非正式的方式来评估ICF的三个类目。作业治疗实践框架是由美国作业治疗师协会撰写，总结了作业治疗实践的主要概念，为从业人员提供了基于作业活动、以患者为中心的展望。以作业治疗实践框架为指导，作业治疗师根据患者的需求和目标进行上肢功能评估。作业治疗实践框架进一步建议，治疗师应该在基本参考框架或理论模型指导下进行更精准的评估。

手功能治疗师用于指导评估和制定治疗计划的参考框架、模式和概念原则，包括发育、运动控制/运动学习、康复和生物力学。本书的第 2 章解释了儿童手功能治疗师使用的这些参考框架。

作业治疗师在了解这些参考标准的情况下进行综合评估，从而确定手部具体问题是如何影响儿童和家庭的日常生活。评估包括面谈、回顾性图表、正式和非正式的评估。根据手部疾病的原因、类型和急慢性程度的不同，评估也会有所不同。

作业治疗师通过与儿童/照顾者访谈、回顾性图表和临床筛查获得背景资料。背景资料包括：

- 关于转介作业治疗原因的完整病史和与转介相关的既往病史。
- 儿童整体健康状况的信息。
- 发育史。
- 关于目前与儿童合作的其他医疗团队的信息及这些团队的治疗计划。
- 对儿童治疗计划有直接影响的家庭问题和优先事项。

了解家庭和儿童状况对指导作业治疗师的干预计划至关重要。家长和儿童告知作业治疗师有关儿童功能的具体问题，以及儿童的上肢损伤如何影响儿童的日常习惯和生活角色。家庭资源和家庭结构等因素可能会影响干预计划。例如，一个家庭可能无法像转诊医生建议的那样频繁地预约治疗，或者儿童的家庭成员可能无法为他的家庭项目活动提供实际帮助。当作业治疗师在评估过程中了解到这些不确定的因素时，他们制定的干预计划在儿童生活中才会切实可行。

家长处理儿童手部疾病的能力可能会影响治疗计划。例如，家长可能会出现抑郁、焦虑或内疚感，尤其是臂丛神经损伤和先天性手部异常。在这种情况下，作业治疗师可能需要协调其他学科支持家长。在创伤案例中，了解创伤背景可以帮助治疗师快速掌握与创伤相关的心理社会因素。例如，伤害可能是因自残而导致的，也可能是在事故中失去亲人。

通过与照顾者和儿童的访谈，收集儿童角色及作业活动的相关信息。具体而言，作业治疗师询问游戏、学习、工作、志愿者活动、爱好和兴趣，以此作为干预的背景。例如，从事竞技体育或音乐的儿童往往对四肢的要求更高，要求通过作业治疗师的伤后指导来恢复到先前的活动水平。

（一）初期筛查和评估

每种手部疾病都有影响干预计划的特定因素。这些因素会影响干预的时机、治疗的强度、在特定时间点积极参与儿童治疗的治疗团队成员，以及作业治疗师、儿童/家庭和治疗团队之间所需的沟通水平。对于所有类型的上肢损伤，治疗师必须全面评估儿童的整体健康状况，此外，还必须评估患者转介治疗的特定损伤。作业治疗师也会检查既往的上肢手术或损伤，因为这也可能影响当前治疗的预期结果。例如，有腕关节融合术既往史的儿童，其腕关节活动度的改善不能达到预期的治疗结果，而且还是腕关节活动度训练的禁忌证。以下是初期评估的具体组成部分，作业治疗师应考虑针对每一类手部疾病的具体情况。

1. 手部或上肢先天性异常   手部先天性异常是有的儿童时期综合征的共同特征，如 VACTERL 综合征，即联合出现椎体缺损、肛门闭锁、心脏缺陷、气管食管瘘、肾脏异常和四肢异常的一种疾病，以及 Fanconi 贫血。当儿童因先天性上肢异常而接受作业治疗评估和干预时，作业治疗师应筛查儿童的整体健康状况。当儿童先天性手部异常是其中一项健康问题时，儿童整体健康状况就会影响与儿童手部损伤相关的治疗和（或）外科干预的时机。与其他健康儿童和手部损伤儿童相比，先天性手部异常的儿童在精细运动、双侧协调和（或）功能性活动方面更易发生迟缓。因此，建议进行早期发育里程碑和精细运动功能筛查，以便作业治疗师可以确定是否需要进行额外的治疗（如物理疗法）。

2. 影响上肢的潜在疾病   正如手部先天性异常一样，影响上肢的全身系统疾病的患儿（如脑性瘫痪），在达到早期发育里程碑方面出现延迟很普遍。作业治疗师需要对上肢受累的患儿进行全面的粗大和精细运动检查，以确定是否需要转诊进行发育治疗。

3. 急性损伤（手指骨折或腕关节疼痛）   对于急性损伤的儿童，作业治疗师会检查损伤的性质，因为某些类型的创伤更容易形成继发感染，如咬伤。作业治疗师可能是第一个发现感染早期迹象的人员，这种情况下，需要咨询医生转诊以协助治疗。此外，创伤性损伤患儿可能已经住院治疗并对损伤进行了前期治疗。可以从完整的病史中了解之前接受过的治疗及治疗结果。

（二）临床评估

在实施综合评估时，作业治疗师会查看儿童的医疗记录，在适当的时候与照顾者及儿童面谈，以指导评估过程中的策略和优先事项。以下内容描述了儿童手部治疗中作业治疗评估的组成部分。

1. 疼痛　许多接受手部治疗的儿童都有疼痛。作业治疗师对疼痛进行初期评估，在治疗过程中继续随访疼痛情况。治疗师根据儿童的疼痛程度制定干预计划。此外，对疼痛作进一步评估有助于帮助治疗师达到预期目标。例如，如果手指骨折后进行作业治疗的儿童在完成主动关节活动度训练时有明显的疼痛，作业治疗师可以等到疼痛缓解后再进行被动关节活动度训练或强化训练。

为了评估儿童的疼痛部位，作业治疗师要求儿童指出疼痛区域。作业治疗师与儿童面谈以进一步评估疼痛。提问能帮助衡量疼痛是弥漫性的还是局限性的，从而了解疼痛发生的频率和强度。为了确定疼痛的性质，作业治疗师要求儿童描述他疼痛情况（如：锐痛、钝痛、隐痛、烧灼痛、刺痛或伤口痛）。这些信息可以帮助作业治疗师确定适当的干预措施，以及向转诊医生说明相关临床问题。此外，可以通过儿童的反应作出正确的诊断。例如，当使用上肢时，肌腱炎通常表现为锐痛或刺痛；一般而言，关节疼痛是关节炎的典型症状。作业治疗师还会询问儿童疼痛发生的频率及时间。例如，儿童会在进行一

些特定活动或在一天中的某些时段感到疼痛。通过了解具体的疼痛表现有助于作业治疗师制定干预方案。疼痛强度可以使用表27.1中列出的各种自我评定量表进行量化。通过量化儿童的疼痛有助于制定有效的治疗方案来缓解疼痛。作业治疗师可以使用适合儿童年龄和认知的疼痛量表。

作业治疗师也会问患者或家属一些问题，确定哪些方法有助于控制疼痛。作业治疗师需要掌握有关儿童疼痛各个方面的知识来制定最合适的干预措施，减少并缓解儿童的疼痛，使其重新参与对他有意义的活动。

2. 压痛　当儿童主诉疼痛时，作业治疗师会用特定的压痛手法进行检查。临床医生手法检查时，在上肢的特定位置儿童主诉疼痛，那么这个儿童就有压痛。各种用于评估上肢特殊压痛模式的测试，可以确定潜在的结构问题，如韧带撕裂或腱鞘炎。桡骨茎突狭窄性腱鞘炎的Finklestein测试是一种广泛使用的压痛评估方法。上肢特殊测试的信度较低；因此，应与其他临床检查结果相结合。临床医生也会判断儿童描述的症状、强度和关节活动度等评估，以得到最准确的临床表现。

3. 皮肤　作业治疗师在评估、治疗前和治疗后对皮肤进行视觉检查。通过皮肤的外观判断哪些治疗干预可能是必要的，了解儿童对特定干预措施的耐受情况。

如果儿童进行了手术或在外伤恢复期，他很可能会有正在愈合的伤口或瘢痕，这就需要创面的治疗性干预或瘢痕管理。儿童皮肤颜色的变化可能反

表27.1　疼痛量表		
疼痛量表	**年龄范围**	**描　　述**
面部疼痛量表修订版	4～16岁	治疗师用一张画有面部表情的卡片描述疼痛。儿童选择代表他疼痛的卡片。有六个面部表情，每个代表0、2、4、6、8、10中的一个数字
Oucher量表	3～12岁	由两个为儿童制定的疼痛等级量表组成 ① 幼儿量表由6张面部表情的照片组成，用以表示疼痛程度。如果儿童无法从1到10数到100、如果儿童无法识别两个数字哪一个大，或者如果儿童更喜欢用图卡尺，则应该使用图卡尺 ② 大龄儿童量表由0到100的数字组成。如果儿童可以从1到10数到100，可以辨别两个数字哪一个更大，则应使用数字刻度。根据文化背景，有五种版本的Oucher量表
视觉模拟量表	7岁至成人	儿童或青少年使用面部视觉表情特征评估疼痛程度
数字分级法	6岁至成人	儿童或年轻人对疼痛的评分范围为0到10分，其中0表示无疼痛，10表示最严重的疼痛

映了循环不良,表明需要改变或停止干预。此外,在进行诸如肌效贴或制作矫形器等干预措施时,作业治疗师应定期检测皮肤的完整性。如果发现皮肤完整性受损,儿童可能需要进行不同的干预或调整矫形器设计。作业治疗师应监测感觉过度疼痛或对营养变化过敏的儿童,因为复杂区域疼痛综合征可能需要转诊咨询医生。

皮肤评估是以主观方式说明的。当发现皮肤的完整性受损时,以下情况适用:

(1)颜色:红色、白色、蓝色、斑驳(即:斑点)或瘀伤。

(2)性质:湿润或干燥。

(3)温度:冷或热。

(4)质地:粗硬起茧、浸软(即:湿润,柔软,分离),或撕裂(即:切割)。

作业治疗师也可以说明皮肤是否有皮疹或擦伤。

当儿童皮肤有伤口或瘢痕时,作业治疗师每次治疗过程中都要进行评估,以确定治疗伤口和瘢痕的干预措施是否有效。伤口的评估包括伤口位置、大小、颜色、愈合阶段和渗出物(即:引流)的标记。治疗师密切观察伤口是否有感染迹象[超过伤口愈合的炎症阶段,伤口处出现红肿和(或)化脓(即:含有脓液)],在发现可能有感染时通知服务人员转诊。

当评估瘢痕时,作业治疗师会描述瘢痕是凸起的还是平坦的,描述大小、厚度、位置、柔韧性和颜色。当瘢痕看起来肥厚时(凸出或超出最初伤口的边界),则需要正式评估,作业治疗师可以使用改良版温哥华瘢痕量表(Modified Vancouver Scar Scale, MVSS)来测量四个主要的瘢痕特征(色素沉着、血管形成、柔韧性和厚度)的变化。

4. 水肿 水肿最常见于关节或组织炎症,如关节炎或肌腱炎,以及外伤或上肢术后管理。作业治疗师可使用专业术语记录水肿,包括:

(1)数量:微量、少量、中等量、大量。

(2)性质:肿壮(即:肿胀和坚硬)、凹陷(即:在对皮肤施加压力并松开后压痕持续存在的肿胀)。

(3)位置:水肿覆盖区的解剖学描述。

当出现以下情况时,则建议对水肿进行更正式的检查:① 如果水肿的程度限制了儿童的关节活动度或功能;② 重点为控制水肿的治疗干预能使儿童获益。水肿的位置决定了所选的测量工具。当水肿只累及一个或几个关节时,圆周测量是最合适的。覆盖手背的水肿最好用8字形法测量。在8字形测量法中,作业治疗师用卷尺包在手掌和手背上,缠绕形成8字形,如图27.1所示。当水肿更为弥漫(即手和(或)远端上肢的多个关节)时,可使用容积计进

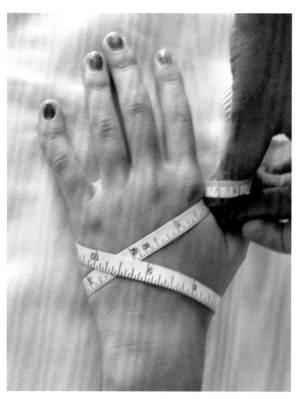

图27.1   测量手背水肿的8字形法

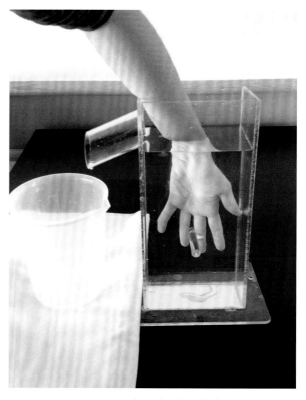

图27.2   用容量计评估手部水肿

行最精确的测量(图27.2)。

5. 感觉 作业治疗师评估感觉以确定需要治疗干预的异常感觉模式。当确诊或疑似周围神经损伤时,或处于严重血管变化的情况下,感觉评估非常重要。儿童的感觉信息可通过家庭访谈、临床观察、皮肤皱褶实验和其他标准化评估获得。

(1)患者与家属面谈:作业治疗师询问儿童及家长有关感觉方面的模式、性质和表现。不同的模式表示特定的临床情况。例如,如果儿童主诉腕关节疼痛,其疼痛模式为主要发生在拇指、示(食)指和中指的夜间疼痛,在打字或弹钢琴时亦会发生,作业治疗师可怀疑正中神经受压(即腕管综合征)。

(2)临床观察:作业治疗师还要观察儿童在进行功能性任务时是如何使用上肢和手。作业治疗师注意到,食指和中指主动活动度正常的儿童,在进行精细运动时没有使用食指,而是用无名指进行钳状抓握。在这种情况下,食指的感觉障碍可能会导致倾向于此模式。对于无法解释自己症状的幼儿,作业治疗师应观察手功能的使用情况以及评估感觉功能。

(3)皮肤皱褶实验:皮肤皱褶实验是将儿童的手放入温水中30分钟。当儿童有周围神经损伤时,与健侧手相比,其指尖皱纹缺失或减少。当感觉障碍改善时,典型的皱褶又会出现。当儿童不能描述

感觉症状时,这是一种非常有效的儿童感觉评估的方式。

(4)正式评估工具:两点辨别测试用于评估辨别性触觉损伤的程度。治疗师可以使用标准化的两点辨别工具——两点鉴别诊断器来评估(图27.3)。作业治疗师也可以使用 Semmes Weinstein 尼龙单丝检测(Semmes-Weinstein monofilaments, SWMs)来辨别触觉。Semmes Weinstein 尼龙单丝检测(图27.4)用于量化异常感觉辨别水平和损伤模式。要使用 Semmes Weinstein 尼龙单丝检测进行两点辨别或感觉评估,儿童必须能够准确地表示他感觉到的信息。当使用测试盘触碰指间时,患儿陈述是否感觉到一个或两个点。在使用 Semmes Weinstein 尼龙单丝检测时,儿童必须指出他是否感觉到单丝,以及他感觉到的单丝的位置。当实施这两种评估时,儿童必须在治疗环境中感到足够放松,因为在进行测试时需要闭上眼睛。评估时,儿童手掌朝上,测试人员用测试工具交替触碰指尖。两点辨别与执行某些精细运动任务所需的感觉功能高度相关。经过一段时间以后,用 Semmes Weinstein 尼龙单丝检测重新评估可以记录感觉的恢复过程。对于有感觉障碍的儿童,Semmes Weinstein 尼龙单丝检测解释量表是为了明确具体的损伤水平并制定干

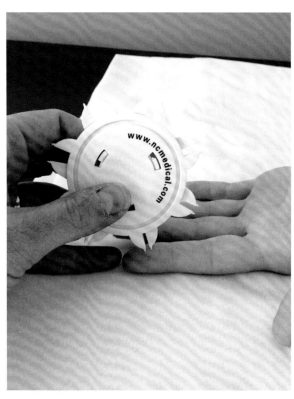

图27.3 用测试盘进行手部两点辨别觉的评估

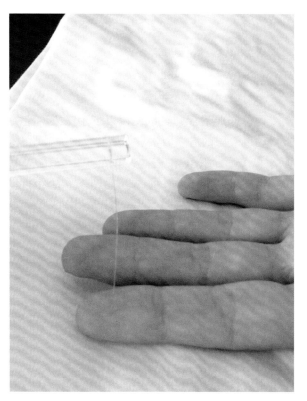

图27.4 使用Semmes-Weinstein尼龙单丝检测评估手部感觉

预计划。患有神经损伤的儿童很适合使用此评估工具。

6. 肌张力　患有神经系统疾病的儿童的患侧上肢会出现肌张力异常。所有患者都应通过上肢功能和感觉来评估肌张力。作业治疗师对儿童的肌张力进行记录并描述。一般而言，张力是指正常肌张力、肌张力减少（或低）（张力降低）或肌张力高（张力增高）。例如，患有痉挛性四肢瘫的儿童，其核心肌肉的肌张力可能较低，肘部屈肌、旋前肌、手腕和手指屈肌的肌张力可能较高。对于脑瘫儿童，作业治疗师可以使用高肌张力评估工具（Hypertonia Assessment Tool, HAT）对上肢的高张力进行分型。HAT可以让治疗师了解儿童肌张力的增加是由于痉挛、肌张力障碍、僵硬，还是儿童是否有混合性张力的问题。

7. 关节活动度　手功能治疗师完成对上肢主动关节活动度（active range of motion, AROM）的总体评估，包括肩部、肘部、前臂、腕和手指。如果主动活动范围受限，治疗师要进行受限范围的角度测量。当病变只累及儿童的一侧上肢，检测上肢的角度测量值可以作为儿童关节活动度的目标，制定治疗计划目标。如果没有被动活动度（passive range of motion, PROM）评估的禁忌证（如新鲜骨折），而且儿童可以耐受被动牵伸，作业治疗师也会对主动关节活动度受限的儿童进行关节被动活动度评估。作业治疗师会记录儿童在关节活动度评估中主诉的疼痛位置及强度。这对关节炎或其他以疼痛为主要症状的疾病特别实用。

关节僵硬、肌腱紧张或瘢痕粘连可引起关节活动受限。作业治疗师可以使用以下手法来确定关节活动度受限的潜在因素。如果儿童的关节僵硬，那么关节在运动平面的主动关节活动度和被动关节活动度测量值相近。例如，近端指间关节（proximal interphalangeal, PIP）僵硬的儿童，其PIP的主动屈曲活动度为40°，同一部位PIP的被动屈曲活动度为40°～45°。当儿童肌腱紧张时，靠近被测关节处的关节AROM和PROM很大程度上取决于靠近被测关节的近端关节位置。肌腱紧张可能会发生在手内肌或手外肌或两者兼有。肌腱紧张的示例为使PIP和远端指间关节（distal interphalangeal, DIP）屈曲的手外肌屈肌肌腱紧张，当腕关节伸展角度增加时，PIP和DIP的主动伸展关节活动度亦随之减少。

当瘢痕附着在软组织上，如屈肌腱，损伤或手术儿童的关节活动度可能会受限。当瘢痕粘连限制关节活动度时，儿童此关节的主动关节活动度会明显受限，而被动关节活动度则接近正常。作业治疗师需要全面了解关节活动度受限的生物力学原因，以此来制定适当的干预计划。

当儿童被动关节活动度正常，但主动关节活动度受限，他可能是因为肌肉无力。例如，儿童被动旋后活动范围充分，但主动旋后只有30°。在这种情况下，主被动关节活动度之间的差异可以反映肌肉群的无力（在本示例中，旋后肌和（或）二头肌无力）或拮抗肌（在本示例中，旋前肌）的高张力，这是主动关节活动度受限的根本原因。

8. 肌力　上肢损伤通常以肌力受限为特征。手部肌力通常使用Jamar握力计和指捏力计进行评估。手和上肢特定肌肉群的肌力也可以通过徒手肌力测试进行评估。

对于单侧上肢损伤的儿童，可以与健侧上肢对比肌力，以确定损伤是否导致功能障碍。3岁及3岁以上儿童握力和捏力的年龄标准数据（参见表27.2～表27.5），有助于进一步确定损伤的程度。建议作业治疗师连续三次测试每一项的握力和特定的捏力，这样可以观察儿童的耐力。平均三次测评结果得出分值。

重要的是，损伤或手术中恢复的儿童在开始之前必须进行肌力评估，因为在恢复早期，肌力训练可能是禁忌的。幼儿可能不明白肌力评估的工具和方法，因此给他们展示工具，先让他们知道如何使用工具进行评估，这有助于确保他们尽最大努力完成测试。建议治疗师首先评估健侧，以便在测试期间尽量减少对患侧的保护。

如果儿童的发育、认知或身体无法进行综合的肌力评估，那么在功能性任务中观察他们的运动模式可以有助于确定损伤是否由肌力不足引起。儿童可能会采取代偿模式，例如将近端上肢支撑在支架上使力量最大化。如果发现主动关节活动度在减重状态下的角度比在抗重力状态下的角度大，则可能存在肌力不足。

（三）标准化评估工具

作业治疗师可以在整个干预过程中使用标准化评估工具、患者报告结果测量方法和个体化表现测试。自我报告和（或）个体表现测试常用于干预开始时指导治疗计划［上肢功能评定表（Disabilities of the Arm, Shoulder, and Hand, DASH）、快速上肢功能评定表、加拿大作业表现量表（Canadian Occupational

表27.2　不同年龄、手功能和性别的握力平均值及标准差					
年龄（岁）	左右手	男		女	
		千克	磅	千克	磅
6	右侧	9.6 ± 2.7	21.2 ± 5.9	8.0 ± 2.0	17.6 ± 4.3
	左侧	8.8 ± 2.2	19.4 ± 4.9	7.3 ± 2.1	16.2 ± 4.7
7	右侧	11.7 ± 3.0	25.8 ± 6.6	10.8 ± 2.9	23.7 ± 6.5
	左侧	10.8 ± 3.0	23.9 ± 6.6	9.8 ± 2.9	21.7 ± 6.3
8	右侧	13.9 ± 2.8	30.6 ± 6.1	12.7 ± 2.9	27.9 ± 6.4
	左侧	12.9 ± 2.4	28.4 ± 5.2	11.4 ± 2.5	25.1 ± 5.6
9	右侧	15.2 ± 3.7	33.6 ± 8.1	17.0 ± 3.3	37.6 ± 7.3
	左侧	14.0 ± 3.1	30.9 ± 6.8	13.5 ± 3.2	29.7 ± 7.1
10	右侧	17.4 ± 4.1	38.3 ± 9.1	16.7 ± 4.4	36.8 ± 9.8
	左侧	15.8 ± 3.3	34.9 ± 7.3	15.2 ± 4.6	33.5 ± 10.2
11	右侧	20.9 ± 4.4	46.1 ± 9.6	20.5 ± 4.4	45.3 ± 9.8
	左侧	19.3 ± 4.3	42.5 ± 9.4	18.9 ± 4.3	41.7 ± 9.4
12	右侧	23.5 ± 4.4	51.9 ± 9.8	22.0 ± 5.0	48.6 ± 11.0
	左侧	21.2 ± 4.0	46.7 ± 8.8	19.6 ± 4.3	43.2 ± 9.5
13	右侧	27.1 ± 7.0	59.7 ± 15.5	23.5 ± 4.9	51.9 ± 10.8
	左侧	24.4 ± 6.5	53.9 ± 14.4	20.8 ± 4.9	45.8 ± 10.7
14	右侧	34.2 ± 8.1	75.5 ± 17.8	26.4 ± 5.6	58.1 ± 12.3
	左侧	31.7 ± 8.1	69.9 ± 17.8	24.2 ± 5.5	53.4 ± 12.1
15	右侧	33.5 ± 9.3	73.9 ± 20.5	27.2 ± 5.7	60.0 ± 12.5
	左侧	30.9 ± 8.2	68.2 ± 18.0	24.9 ± 4.9	54.9 ± 10.9
16	右侧	39.8 ± 8.6	87.8 ± 18.9	29.8 ± 5.7	65.6 ± 12.5
	左侧	37.5 ± 8.1	82.6 ± 17.9	27.2 ± 5.2	60.0 ± 11.5
17	右侧	42.9 ± 8.3	94.6 ± 18.4	27.8 ± 5.7	61.3 ± 12.5
	左侧	42.9 ± 8.5	89.7 ± 18.8	24.6 ± 5.6	54.3 ± 12.3
18	右侧	43.1 ± 8.3	95.0 ± 18.4	28.2 ± 5.9	62.1 ± 12.9
	左侧	39.9 ± 7.3	87.9 ± 16.2	26.4 ± 6.0	58.1 ± 13.2
19	右侧	45.5 ± 8.8	100.2 ± 19.4	29.3 ± 6.2	64.6 ± 13.6
	左侧	41.9 ± 9.3	92.4 ± 20.4	26.5 ± 5.0	58.4 ± 11.0

注：数据来源 McQuiddy et al (2015).

表27.3　不同年龄、手功能和性别的指尖捏力平均值及标准差					
年龄（岁）	左右手	男		女	
		千克	磅	千克	磅
6	右侧	2.7 ± 0.7	5.9 ± 1.6	5.9 ± 1.6	5.4 ± 1.7
	左侧	2.6 ± 0.8	5.7 ± 1.7	5.7 ± 1.7	5.3 ± 1.8

年龄（岁）	左右手	男		女	
		千克	磅	千克	磅
7	右侧	3.0 ± 0.8	6.7 ± 1.8	6.7 ± 1.8	6.3 ± 1.6
	左侧	3.0 ± 1.0	6.6 ± 2.1	6.6 ± 2.1	5.6 ± 1.6
8	右侧	3.3 ± 0.8	7.2 ± 1.7	7.2 ± 1.7	6.5 ± 1.8
	左侧	3.1 ± 0.7	6.9 ± 1.6	6.9 ± 1.6	5.7 ± 1.6
9	右侧	3.6 ± 1.0	7.9 ± 2.1	7.9 ± 2.1	7.7 ± 1.8
	左侧	3.4 ± 0.9	7.6 ± 2.0	7.6 ± 2.0	7.3 ± 1.7
10	右侧	4.2 ± 1.0	9.3 ± 2.3	9.3 ± 2.3	8.3 ± 2.0
	左侧	3.9 ± 1.0	8.6 ± 2.2	8.6 ± 2.2	7.8 ± 2.0
11	右侧	4.0 ± 1.0	8.9 ± 2.3	8.9 ± 2.3	8.4 ± 2.4
	左侧	3.9 ± 1.0	8.5 ± 2.1	8.5 ± 2.1	8.1 ± 2.1
12	右侧	4.1 ± 0.9	9.1 ± 1.9	9.1 ± 1.9	8.9 ± 2.3
	左侧	3.8 ± 0.9	8.4 ± 2.0	8.4 ± 2.0	8.2 ± 2.3
13	右侧	5.0 ± 1.3	11.1 ± 2.8	11.1 ± 2.8	9.6 ± 2.3
	左侧	4.9 ± 1.2	10.7 ± 2.6	10.7 ± 2.6	8.8 ± 2.4
14	右侧	5.6 ± 1.4	12.3 ± 3.1	12.3 ± 3.1	10.2 ± 2.3
	左侧	5.3 ± 1.3	11.7 ± 2.9	11.7 ± 2.9	9.6 ± 2.4
15	右侧	5.4 ± 1.5	11.8 ± 3.3	11.8 ± 3.3	9.8 ± 2.4
	左侧	5.2 ± 1.5	11.5 ± 3.3	11.5 ± 3.3	9.3 ± 2.3
16	右侧	6.3 ± 1.6	13.9 ± 3.6	13.9 ± 3.6	10.3 ± 2.5
	左侧	5.8 ± 1.4	12.7 ± 3.1	12.7 ± 3.1	9.6 ± 2.2
17	右侧	6.5 ± 1.8	14.4 ± 3.9	14.4 ± 3.9	10.8 ± 3.1
	左侧	6.0 ± 1.7	13.3 ± 3.7	13.3 ± 3.7	9.8 ± 3.0
18	右侧	6.2 ± 1.6	13.7 ± 3.5	13.7 ± 3.5	10.1 ± 2.2
	左侧	5.9 ± 1.7	13.1 ± 3.7	13.1 ± 3.7	9.4 ± 1.9
19	右侧	6.5 ± 1.7	14.3 ± 3.8	14.3 ± 3.8	10.6 ± 2.2
	左侧	6.1 ± 1.7	13.5 ± 3.7	13.5 ± 3.7	9.5 ± 2.1

注：数据来源：McQuiddy et al (2015).

表27.4 不同年龄、手功能和性别的侧捏力量平均值和标准差

年龄（岁）	左右手	男		女	
		千克	磅	千克	磅
6	右侧	4.3 ± 0.9	9.4 ± 1.9	3.9 ± 0.9	8.6 ± 1.9
	左侧	4.3 ± 0.8	9.5 ± 1.7	3.9 ± 0.9	8.5 ± 2.0
7	右侧	4.9 ± 1.0	10.9 ± 2.2	4.5 ± 0.9	10.0 ± 2.0
	左侧	4.6 ± 0.9	10.2 ± 2.0	4.2 ± 0.9	9.3 ± 1.9

续　表

年龄（岁）	左右手	男		女	
		千克	磅	千克	磅
8	右侧	5.4 ± 1.0	12.0 ± 2.3	4.9 ± 1.1	10.9 ± 2.4
	左侧	5.2 ± 0.9	11.5 ± 2.0	4.6 ± 1.0	10.2 ± 2.1
9	右侧	5.4 ± 1.3	12.0 ± 2.8	5.3 ± 0.9	11.7 ± 2.0
	左侧	5.1 ± 1.2	11.2 ± 2.7	5.0 ± 1.0	11.0 ± 2.1
10	右侧	6.1 ± 1.0	13.4 ± 2.2	5.6 ± 1.1	12.4 ± 2.4
	左侧	5.6 ± 1.0	12.4 ± 2.2	5.3 ± 1.0	11.6 ± 2.3
11	右侧	6.6 ± 1.0	14.6 ± 2.1	6.4 ± 1.0	14.2 ± 2.3
	左侧	6.4 ± 1.0	14.2 ± 2.3	6.1 ± 1.1	13.4 ± 2.5
12	右侧	6.8 ± 1.0	15.1 ± 2.2	6.4 ± 1.1	14.0 ± 2.4
	左侧	6.7 ± 1.0	14.7 ± 2.1	5.9 ± 1.0	13.0 ± 2.2
13	右侧	7.9 ± 1.5	17.4 ± 3.3	6.8 ± 1.2	14.9 ± 2.6
	左侧	7.5 ± 1.5	16.5 ± 3.3	6.3 ± 1.2	13.8 ± 2.6
14	右侧	9.0 ± 1.8	19.8 ± 3.9	7.7 ± 1.4	16.9 ± 3.0
	左侧	8.6 ± 1.8	18.9 ± 3.0	7.1 ± 1.1	15.6 ± 2.5
15	右侧	8.8 ± 2.0	19.4 ± 4.3	8.0 ± 1.2	17.7 ± 2.7
	左侧	8.3 ± 1.8	18.3 ± 3.9	7.4 ± 1.2	16.4 ± 2.7
16	右侧	9.8 ± 1.9	21.5 ± 4.2	7.8 ± 1.2	17.1 ± 2.6
	左侧	9.3 ± 1.7	20.5 ± 3.8	7.3 ± 1.0	16.2 ± 2.2
17	右侧	10.3 ± 1.8	22.8 ± 3.9	7.7 ± 1.6	16.9 ± 3.5
	左侧	9.8 ± 1.9	21.6 ± 4.1	7.0 ± 1.5	15.5 ± 3.3
18	右侧	10.3 ± 1.7	22.6 ± 3.7	7.5 ± 1.4	16.6 ± 3.1
	左侧	9.8 ± 1.6	21.5 ± 3.5	6.9 ± 1.2	15.2 ± 2.7
19	右侧	10.3 ± 1.8	22.6 ± 4.0	7.7 ± 1.1	17.0 ± 2.5
	左侧	9.9 ± 1.7	21.9 ± 3.8	7.1 ± 0/9	15.6 ± 1.9

注：数据来源：McQuiddy et al (2015).

表27.5　不同年龄、手功能和性别的手掌捏力平均值和标准差

年龄（岁）	左右手	男		女	
		千克	磅	千克	磅
6	右侧	3.5 ± 0.9	7.8 ± 1.8	3.2 ± 0.8	7.0 ± 1.8
	左侧	3.4 ± 0.7	7.6 ± 1.6	2.9 ± 0.8	6.5 ± 1.7
7	右侧	3.7 ± 0.8	8.2 ± 1.7	3.5 ± 0.8	7.7 ± 1.8
	左侧	3.5 ± 0.8	7.7 ± 1.7	3.2 ± 0.7	7.1 ± 1.6
8	右侧	4.2 ± 0.8	9.3 ± 1.7	3.9 ± 0.9	8.7 ± 1.9
	左侧	4.1 ± 0.6	9.1 ± 1.4	3.6 ± 0.9	8.0 ± 1.9

续　表

年龄(岁)	左右手	男		女	
		千克	磅	千克	磅
9	右侧	4.5 ± 1.1	10.0 ± 2.5	4.7 ± 1.0	10.3 ± 2.1
	左侧	4.3 ± 1.0	9.5 ± 2.3	4.3 ± 1.0	9.5 ± 2.2
10	右侧	5.2 ± 1.0	11.5 ± 2.2	4.9 ± 1.0	10.8 ± 2.2
	左侧	4.8 ± 0.9	10.5 ± 1.9	4.5 ± 1.0	9.9 ± 2.2
11	右侧	5.4 ± 1.0	12.0 ± 2.2	5.5 ± 1.1	12.2 ± 2.4
	左侧	5.2 ± 0.8	11.5 ± 1.8	5.1 ± 0.9	11.2 ± 1.9
12	右侧	6.0 ± 1.2	13.2 ± 2.7	5.6 ± 1.2	12.4 ± 2.6
	左侧	5.8 ± 1.1	12.7 ± 2.5	5.2 ± 1.2	11.5 ± 2.3
13	右侧	6.8 ± 1.4	14.9 ± 3.0	5.9 ± 1.2	13.1 ± 2.6
	左侧	6.5 ± 1.4	14.4 ± 3.1	5.5 ± 1.2	12.1 ± 2.6
14	右侧	7.3 ± 1.5	16.2 ± 3.2	6.5 ± 1.2	14.3 ± 2.6
	左侧	6.9 ± 1.7	15.3 ± 3.8	5.9 ± 1.1	13.0 ± 2.4
15	右侧	7.7 ± 2.0	16.9 ± 4.3	6.6 ± 1.0	14.5 ± 2.2
	左侧	7.1 ± 1.7	15.7 ± 3.8	6.3 ± 1.1	13.9 ± 2.4
16	右侧	8.1 ± 1.7	17.9 ± 3.7	6.8 ± 0.9	14.9 ± 2.0
	左侧	7.7 ± 1.5	16.9 ± 3.2	6.1 ± 0.8	13.5 ± 1.8
17	右侧	8.8 ± 1.9	19.3 ± 4.1	6.6 ± 1.2	14.6 ± 2.7
	左侧	8.1 ± 1.7	17.9 ± 3.7	6.0 ± 1.2	13.3 ± 2.7
18	右侧	8.7 ± 1.4	19.2 ± 3.1	6.5 ± 1.4	14.3 ± 3.1
	左侧	8.1 ± 1.5	17.9 ± 3.3	6.0 ± 1.2	13.3 ± 2.7
19	右侧	9.1 ± 1.8	20.1 ± 3.9	6.6 ± 1.1	14.5 ± 2.4
	左侧	8.5 ± 1.9	18.7 ± 4.2	6.1 ± 1.0	13.5 ± 2.3

注：数据来源：McQuiddy et al (2015)。

Performance Measure, COPM)、小儿疗效数据收集量表(Pediatric Outcomes Data Collection Instruments, PODCI)、儿童生存质量量表(Pediatric Quality of Life Inventory, PedsQL)等见附录A]。此外，标准化评估可用于手术患者(如脊髓损伤或脑性瘫痪患者)，以确定手术是否是实现儿童和家庭改善功能目标的良好选择。评估的示例包括箱子和木块测试、Jebsen-Taylor手功能测试、九孔插板测试和功能性敏捷测试套件(见附录A)。在干预前后也可以使用标准化评估来检查干预疗效。

（四）非结构化临床观察

当儿童参与适龄且有意义的活动时，对他们进行非结构化观察，能使作业治疗师了解儿童如何有效地使用患侧上肢。这对于服务于不能表述功能技能及受限情况的幼儿或有患侧上肢忽略的儿童的作业治疗师而言特别有帮助。作业治疗师观察儿童如何自发地在游戏和功能性任务中使用患侧上肢，以确定技能是否与年龄相符。对于婴幼儿，在评估粗大运动(如通过上肢负重进行体位转换)的同时，评估儿童在功能性移动时使用上肢的情况，这是有帮助的。

作业治疗师可以观察儿童的体位和如何使用患侧上肢，以此了解患侧上肢的实际功能。作业治疗师观察儿童患侧上肢的外观、儿童如何握住患侧上肢以及儿童如何自发地使用患侧上肢进行游戏或自理活动。诸如患侧上肢没有健侧上肢清洗的干净(如：健侧指甲已修剪，患侧指甲较长)或将患侧上肢保持在肩内收内旋、肘屈曲且手置于躯干两侧的保护体位下,这些观察都表明儿童保护患侧上肢,减少了使用。

对于有先天性上肢异常和其他影响上肢功能疾病的儿童,如脑性瘫痪或脊髓损伤,评估所用抓握方式的类型和效率是有助益的。作业治疗师记录儿童是否会使用捏握、球形抓握、大量抓握或任何适合的抓握模式,如剪刀式抓握(即手指内收抓握)(图27.5)。作业治疗师会评估儿童的侧捏和(或)手掌捏力,以确定其完成需要捏握任务的能力。当儿童拇指功能明显受限时,他们会使用适当的剪刀式抓握。作业治疗师确定儿童使用哪根手指进行剪刀式抓握,记录抓握模式的效率。例如,先天性拇指缺失儿童可以用食指和中指进行剪刀式抓握。这种使用手部桡侧活动的偏好需要灵活的精细运动,这表明儿童很适合进行食指矫形术(即食指移到拇指位置)。相反,有些儿童不能从食指转移至拇指的矫形术中获取较大功能,他们更偏好尺侧抓取模式,用无名指和小指进行剪刀式抓握。作业治疗师专门对儿童是否能进行充分的指尖抓握和球形抓握给予评估。拇指功能受限的儿童,球形抓取模式可能缺失或受限,难以进行需要拇指主动外展的活动,例如用手拿球。作业治疗师评估儿童用患侧手进行功能性抓握的总体能力,以及哪些因素可能限制了功能性行为。

对于有上肢功能损伤或影响上肢功能和手功能病史的儿童,作业治疗师会与儿童和家庭成员交谈,确定儿童原先的上肢功能水平。当儿童参与游戏或自理任务时,作业治疗师可以观察儿童如何使用患肢。儿童可以用各种方式适应活动内容来克服他们的局限性。例如,儿童可能已经使用非优势手进行书写、自理和游戏,表示虽未达到功能的基础水平,但功能受限很小。这为作业治疗师提供了与基础水平比

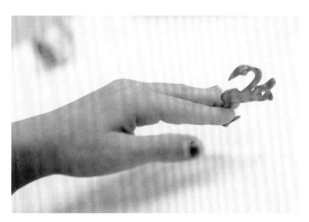

图27.5　儿童使用示指和中指的剪刀式抓握进行精细运动的示例

较的患侧上肢当前的功能水平,指导了长期目标。

进展性评估　进展性评估是每个治疗过程的组成部分。如果儿童存在持续的关节活动度或肌力受限,治疗师应评估每次治疗的进展情况。此外,治疗师在每次治疗中都会简略地评估手部功能和抓握模式。患者报告结果和目标设定的评估应在前一两次治疗内完成,定期通过干预的持续时间来评估目标进度。

二、干预原则和策略

作业治疗师在治疗上肢障碍儿童时,根据障碍的根本原因、儿童的认知、儿童及家长的目标以及作业治疗师上肢障碍的评估,使用各种参考框架、理论模式和干预措施的组合(参考框架和实践模式详见第2章)。为了确定哪种干预最合适,作业治疗师完成任务分析,观察儿童的表现模式,确定他的强项和弱项,观察儿童执行任务的环境。然后,作业治疗师可以确定哪种干预措施能在治疗结束时达到最佳独立水平。如果伴有疼痛(这在大多数创伤或术后病例中较常见),作业治疗师的干预以尽量减少疼痛为主,从而使儿童能够获得足够的舒适度以参与治疗活动,改善上肢功能。在各类疾病中,作业治疗师经常使用恢复至最佳关节活动度的干预措施。一旦关节活动度达到最大,肌力训练或精细运动技能训练等干预措施可改善手功能。如前所述,作业治疗师在为儿童规划干预方案时考虑了很多因素。以理论为指导,关注儿童本身、对他有意义的活动以及完成任务的环境。案例27.1阐述了使用生物力学、运动控制和运动学习以及人-环境-作业(Person-Environment-Occupation, PEO)模式的作业治疗干预。

案例27.1对一名7岁男孩的评估显示:

- 右侧上肢的肌张力增加导致关节活动度减小,包括手部。
- 右上肢肌力下降,包括手部。
- 右上肢感觉减退。
- 手功能分级系统(Manual Ability Classification System, MACS):Ⅲ级。

作业治疗师和儿童及其母亲讨论了他的治疗目标。儿童表示他希望能够独立穿衣,包括如厕后拉起裤子、参加篮球活动、在学校端盘子、在学校无须帮助下切食物。手功能治疗师使用生物力学参考框架,与医生沟通后考虑能否选择肉毒素注射降低

案例27.1　婴儿关节挛缩的手部治疗

通过阅读C.P.的案例,回答下列问题:

1. 掌握正常发育知识对指导先天性骨科疾病婴儿上肢关节活动受限的干预计划如何重要?

2. 哪些临床参数和家庭特征影响干预计划的进度?

3. 如何将干预措施调整为以患者为中心?

C.P.是一名2周龄大的男婴,伴有关节挛缩,为改善上肢活动度受限而介入作业治疗。他双侧被动关节活动度表现如下:

	左侧(°)	右侧(°)
肩关节屈曲	0~60	0~70
外展	0~60	0~60
肩关节外旋	0~30	0~40
肘关节屈曲	0~75	0~75
前臂旋后	−90~−20	−90~−20
腕关节伸展	−90~−50	−90~−40

临床观察: C.P.的姿势为双上肢充分伸展置于体侧伴腕关节屈曲及前臂旋前。拇指呈外展20°,手指放松伸展,不像正常新生儿一样握成拳头。上肢的主动活动很小,主要是诱发握持反射时,肩内收和手指屈曲受限。因为不能主动屈曲肘关节,而且肩关节主动前屈受限,父母表示担心如果把患儿置于侧卧位或俯卧位时,会对患儿的关节造成疼痛或伤害。

解释结果: 由于C.P.的主动关节活动度受限,存在肘关节伸肌及腕关节屈肌挛缩的风险。加之,若没有在运动平面最大限度地牵伸被动关节活动度,他可能会出现肩关节屈曲和外旋受限。主动运动受限也限制了手部的感觉探索,影响了精细运动的发展,如手至口的运动和握持反射时的触觉输入。此外,为父母提供诸如最大限度地激发C.P.的潜能、关节挛缩的特点和它如何影响儿童的生活质量以及摆位策略等治疗任务的教育,促进C.P.形成精细运动和粗大运动技能。

干预计划: 为父母提供上肢被动关节活动度的家庭训练项目,包括肩关节屈曲、外展外旋,肘关节屈曲、旋后,腕关节伸展,手指集团性屈曲和伸展及拇指外展。治疗师指导父母摆位和护理,促进正常发育,在穿衣、喂食、洗澡和玩耍中也要如此做。在两周后的随访中,C.P.双侧肩关节屈曲和外展的上肢最大被动关节活动度有了明显的改善,左侧和右侧的被动肘关节屈曲范围分别增加到0°~85°和0°~95°。双侧腕关节被动伸展增加到−20°。因为被动腕关节伸展仍小于中立位,所以为他的右上肢制作了休息位的手部矫形器,以便在睡觉时佩戴。

3周后7周大时复诊,显示双侧被动腕关节伸展改善至−5°。因为双侧被动伸展改善相同,他的家人决定暂停

使用夜间矫形器,继续做牵伸运动。治疗师为他们提供了一些有趣的活动来促进伸手和运动。

C.P.继续每月的预约治疗以更新家庭训练计划,包括关节活动度、精细运动发育和双侧上肢协调等。作业治疗师在后续的随访中评估了粗大运动功能,确保C.P.跟上发育里程碑。

到3月龄时,除了右侧外旋受限于45°外,他所有平面上的双侧肩关节被动关节活动度都在正常范围内。前臂能充分被动旋转。右侧肘关节被动屈曲为80°,左侧为90°,无肘关节主动屈曲运动。左侧腕关节被动伸展改善至中立位,右侧为+5°。仰卧位时,手能够过中线,双手主动伸展够物,粗大运动发育里程碑也达标。家长对他的进步感到满意,继续选择每月进行一次治疗和关节活动度训练,而不是通过上肢矫形器解决腕关节伸展和肘关节屈曲受限的被动运动。他们一致认为家庭计划符合他们的日常生活和习惯。

到6月龄时,C.P.维持于先前的上肢被动关节活动度。从3月龄至今,肘关节被动屈曲没有任何改善,维持于右侧−80°,左侧−90°。被动腕关节伸展持续改善,现在为左侧+15°,右侧+25°。母亲表示他只用双手的拇指和食指抓东西,当他用手的时候无名指和中指会保持屈曲模式。双手手外肌的指浅屈肌很紧张,导致了手指处于屈曲位。为解决指浅屈肌紧张的问题,制作了夜间佩戴的休息位手部矫形器,将双侧手腕置于中立伸展位,各指关节处于充分展位。此外,由于儿童仍然缺乏肘关节主动屈曲运动,指导家长进行促进肘关节被动屈曲的摆位,以利于手口游戏。

在8月龄时,C.P.能独坐,用他的手玩玩具,这样他可以伸展手臂(因为肘关节主动屈曲活动仍受限)。他仍存在指浅屈肌的紧张,腕关节被动伸展方面没有进一步改善。母亲说他不喜欢佩戴夜间休息位手部矫形器。治疗师向母亲展示了如何在桌子或长凳上放置C.P.,这样他就可以被动地屈曲肘关节,让手碰到嘴,进行自我喂食和口部游戏。为了避免影响夜间睡眠,矫形器的佩戴时间调整为白天的午睡时间。预约的频率改为隔月一次。

随访: 在C.P.10月龄时,通过摆位出现了自己手碰嘴的动作,在游戏和喂养时使用被动肘关节屈曲。他每天午睡时都佩戴休息位手部矫形器,指关节充分被动伸展。肘关节被动屈曲角度左侧提高到100°,右侧到90°。

1岁时到手外科复诊,不需要手术改善肘关节被动运动。双侧肘关节被动屈曲大于90°。就他的年龄而言,他达到了粗大运动功能水平。由于双上肢没有主动的肘关节屈曲运动,所以他难以独立地拿水杯喝水和用餐具进食。他隔月预约一次作业治疗,监测并调整矫形器,促进生长并调整参与的活动,提高自主进食的独立性。

右侧肱二头肌、腕屈肌和旋后肌的肌张力。医生同意了肉毒素注射的建议。一旦肉毒素注射产生疗效,治疗师使用运动控制和运动学习方法来实施强制性运动疗法(constraint-induced movement therapy,CIMT)或手-臂双侧强化训练(hand-arm bimanual intensive therapy,HABIT)/双手治疗(详见第 16 章)。

作业治疗师以 PEO 模式作为标准,指导以患者为中心、以作业为基础的实践。当作业治疗师仔细考虑儿童的治疗目标后需谨记,当儿童试图拉起裤子、打篮球和切食物时很少自发地使用右手/手臂。他端盘子时,有时会尝试使用右侧上肢,但常常不成功。因此,治疗师更倾向于从强制性运动疗法开始,然后转向手-臂双侧强化训练。治疗师进行强制性运动疗法治疗分离上肢运动,通过反复练习有意义的游戏活动来增加儿童上肢的关节活动度、肌力和感觉。此外,手指和手的运动协调性也有所改善。在使用强制运动时,一旦儿童应用右侧上肢,治疗师将进行无强制的双手主动活动。治疗师营造能使儿童获得成功的活动和环境。鼓励儿童在各种活动中使用双手解决问题。以理论为指导,作业治疗师形成以患者为中心的目标,实施以作业为基础的治疗策略,使其达到最大的功能独立性。

以下各节将讨论儿童手功能治疗实践中使用的常见干预措施。

(一)疼痛治疗

疼痛治疗对于儿童急性上肢损伤或关节炎的恢复通常是必不可少的。疼痛治疗是帮助儿童朝着功能目标前进的第一步。如果儿童在治疗干预过程中感到疼痛没有缓解,作业治疗师会咨询转诊医生或建议家长去看疼痛专家。

作业治疗师评估儿童的疼痛,制定最适当的干预措施来尽量减少或消除疼痛。随着特定活动而发生或增加的疼痛可以通过调整活动改善。与严重的上肢或手部炎症相关的疼痛可通过水肿治疗和矫形器或休息期缓解,直至炎症消退。本章稍后将介绍矫形器和水肿管理技术的应用。

对于术后或上肢创伤的儿童来说,疼痛是恢复过程中的必然经历,会随时间而逐渐减轻。对于上肢创伤的患者,作业治疗师循序渐进地进行治疗活动是缓解疼痛最有效的方法之一。例如,疼痛治疗可以简单到作业治疗师对渐进性牵伸和力量训练的程度进行分级,确保儿童仅感觉到略微不适。术后或上肢创伤患者的瘢痕可能导致运动疼痛。瘢痕管理策略和使用静态渐进矫形器可以改善组织弹性,从而减少瘢痕区域的疼痛。

各种物理因子治疗可用于疼痛管理。大多数手功能治疗患儿不需要治疗方法来控制疼痛。然而,当疼痛成为活动参与的主要限制因素时,物理因子治疗(physical agent modalities,PAM)可以作为疼痛管理的有效工具。

1. 物理因子治疗 物理因子治疗利用物理特性,如温度、声音或电,达到特定的治疗效果。与成人相比,物理因子治疗在儿童手功能治疗中应用较少;然而,当使用时,最常用的是浅表因子治疗和电疗法。超声波是一种依靠声波转换产生深层热能的物理疗法,不建议用于骨骼发育未成熟的儿童,因为可能会损害骨骼的生长板。

(1)浅表因子治疗:浅表因子治疗包括热疗法和冷冻疗法(即应用冷的治疗)。表 27.4 概述了浅表因子治疗。

- 热量通常用于增加组织延展性或缓解疼痛。热量也有助于暂时降低肌肉痉挛。在使用热疗法之前,作业治疗师应检查禁忌证。未经治疗的感染或急性水肿、血管或神经重建后、新移植的皮肤上、感觉障碍或恶性肿瘤区域等不应使用热疗。另外,当热疗区域有创口时,禁止使用氟疗法和石蜡。

- 当出现急性炎症时,冷冻疗法最常用于缓解疼痛和组织炎症。接受冷冻治疗的禁忌证包括雷诺病患者、开放性伤口、急性血管或神经重建、感觉障碍儿童。然而,在治疗开始时通常使用热疗激活组织以进行治疗干预,冷冻疗法会导致组织收缩,患者在应用该方法后会出现僵硬。因此,冷冻疗法通常在治疗后应用,以减轻或减少组织炎症和疼痛。

(2)电刺激物理因子治疗:儿童使用的电刺激物理因子治疗包括神经肌肉电刺激(neuromuscular electrical stimulation,NMES)和经皮神经电刺激(transcutaneous electrical nerve stimulation,TENS)。

神经肌肉电刺激最常用于儿童手部治疗,以提高特定肌群的募集。在这种情况下,可以通过肌群控制关节增加主动关节活动度,这改善了肌肉募集,促进肌肉通过更大的运动弧收缩关节。

应用神经肌肉电刺激增加主动关节活动度的常见情况包括各种程度的神经损伤(脊髓、臂丛神经损伤或外周神经损伤),以及中枢神经系统损伤导致上肢肌张力和运动模式异常（如脑性瘫痪或创伤性脑损伤［traumatic brain injury, TBI］）。当儿童神经受损时，神经再生的速度时每月2.5厘米。所以，损伤部位远端失神经支配的肌肉会出现明显萎缩。当受伤的神经开始再生时，作业治疗师应该观察相关肌肉或肌肉群的运动轨迹。一旦观察到运动功能恢复的迹象，神经肌肉电刺激可以帮助加强萎缩的肌肉。当脑瘫或创伤性脑损伤儿童伴有上肢运动障碍时，神经肌肉电刺激可以改善特定肌肉群的肌肉募集。脑瘫和上肢偏瘫儿童常见的运动障碍是腕关节和手指屈肌肌肉痉挛导致的姿势问题（如患侧上肢腕关节屈曲抓握的较弱抓握模式）。神经肌肉电刺激可用于加强较弱的腕伸肌，提高腕关节主动伸展，改善抓握能力。最近的一项研究发现，与单纯强制性运动疗法或传统的作业疗法相比，强制性运动疗法结合神经肌肉电刺激的应用在改善脑瘫患儿的协调性和肌肉募集方面更为有效。

神经肌肉电刺激也可能有助于对特定肌肉群的再训练。有时在受伤后，儿童会出现肌肉群失衡，导致上肢代偿性的运动模式。常见的示例有腕关节受伤的儿童，制动后腕伸肌明显无力。腕关节伸展常见的代偿模式是使用指总伸肌伸展腕关节；也就是说，儿童在伸展腕关节时过度伸展掌指关节（metacarpophalangeal, MCP）的肌肉群。为了减少手指伸肌的代偿模式而进行腕关节主动伸展运动，让儿童把手指做握拳动作并伸展手腕，将神经肌肉电刺激应用于手腕伸肌（图27.6）。

神经肌肉电刺激也可用于肌腱转移后的肌肉再训练。肌腱转移可以恢复或改善脑瘫或神经损伤导致永久性运动丧失儿童的肌肉主动运动功能。例如，腕伸肌无力的儿童可能会通过转移腕屈肌来提高腕关节伸展的功能。一旦转移术后愈合并准备肌力训练，神经肌肉电刺激可以加强腕屈肌训练，达到作为伸肌的功能。

神经肌肉电刺激也被用来治疗疼痛。在儿童手功能治疗中，大多数儿童的疼痛在愈合时会消失；然而，也有些儿童由于疼痛加剧而无法进行治疗计划或使用患侧上肢。当疼痛成为儿童的主要问题时，神经肌肉电刺激可用于疼痛区域。疼痛控制的效果来自神经肌肉电刺激的电流，当儿童应用神经肌肉电刺激设备时，抑制了脊髓中的疼痛纤维。

2. 矫形器　作业治疗师制作上肢矫形器（以前称为夹板）保护或使关节处于休息位，促进疼痛缓解，改善功能或防止畸形。矫形器可以是预制的或定制的，款式多样。

（1）矫形器的目的：上肢矫形器在儿童手功能治疗中有各种用途。矫形器可在急性愈合期保护手或上肢，使关节制动并提供支持以减轻疼痛，固定关节以改善功能，增加关节活动度或预防上肢畸形。当矫形器用于保护时（图27.7），常在受伤或上肢手术后使用。针对这一目的，有各式各样的矫形设计，矫形的具体类型和设计取决于损伤或手术的类型以及需要制动的特定动作。

用于止痛的矫形器通常在治疗急性疼痛和（或）炎症时使用。患有上肢肌腱炎（如De Quervain腱

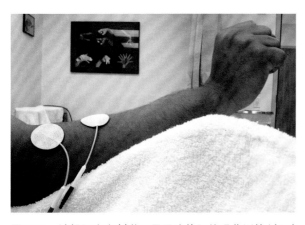

图27.6　神经肌肉电刺激可用于腕伸肌的强化训练（相对于指伸肌群）来伸展腕关节。儿童保持握拳动作，防止指伸肌群伸展

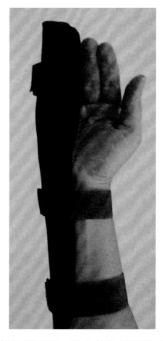

图27.7　尺侧矫形器是一种保护性矫形器的示例。用于保护尺侧两指骨折的指骨或掌骨

鞘炎）或在上肢或手部有关节炎症状的儿童,可受益于矫形器固定受影响的结构（如关节/肌腱）,使其保持休息,直到急性炎症开始消退,这有助于减轻疼痛。

矫形器可以用于改善儿童关节稳定性或关节活动性。适合改善关节活动性的矫形器类型和设计取决于儿童的具体限制。例如,明显关节松弛导致拇指关节不稳的儿童可通过第一腕掌关节和拇指掌指关节矫形器得到保护。矫形器的稳定性让儿童将其他手指靠在拇指上,改善钳状抓握和桡侧抓握（图27.8）。此外,患有先天性疾病、创伤后或全身性疾病的儿童可能存在与神经和（或）肌肉损伤有关的关节活动受限。在关节活动受限的情况下使用矫形器可以帮助预防畸形。在这种情况下,矫形器用于将关节摆位在运动受限或缺失的平面上。例如,远端桡神经麻痹的儿童,在神经再生之前,没有腕关节运动或掌指关节伸展,也没有拇指桡侧外展运动。桡神经麻痹矫形器可以支持腕关节伸展,为手指提供动态支持,保持手指伸展,而手处于休息位,在手指主动屈曲活动后将其带回伸展状态。在这种情况下,矫形器改善了患手主动抓握和松手的功能,在主动运动功能恢复前预防屈曲挛缩。

关节挛缩或肌腱紧张时,矫形器可以改善关节活动度并矫正畸形。静态渐进式矫形器和动态矫形器都可以改善关节活动度。这两种矫形器在下列内容中讨论。

（2）矫形器的类型:适用于儿童手部最常用的矫形器类型包括软质矫形器、静态矫形器（防止固定关节运动的矫形器）、静态渐进式矫形器（为增加关节活动而不断调整的矫形器）,以及带有可移动部件的动态矫形器,这些部件对特定关节施加力使关节活动。以下是儿童手功能治疗中使用的矫形器类型:

- 作业治疗师用氯丁橡胶或其他软质材料制作软质矫形器。软质矫形器可以用来固定上肢,预防挛缩,特别是早产儿或不会使用上肢的幼儿。软质矫形器为关节提供支持,减少了疼痛或改善了关节的功能位。另外,可以从供应商处订购各种有或无刚性支撑的预制软质矫形器。
- 静态矫形器可以防止受伤关节运动。例如,手腕和拇指矫形器可以固定拇指的掌指关节、第一腕掌骨和腕关节。
- 静态渐进式矫形器是静态矫形器的一种,通

过连续调整矫形器的位置来改变关节角度。当关节软组织末端感觉紧张导致活动受限时（即在关节活动范围内进行被动运动时感到轻中度阻力）,可使用静态渐进式矫形器。示例展示的是静态渐进式肘关节伸展矫形器（图27.9）。当儿童不能进行肘关节完全伸

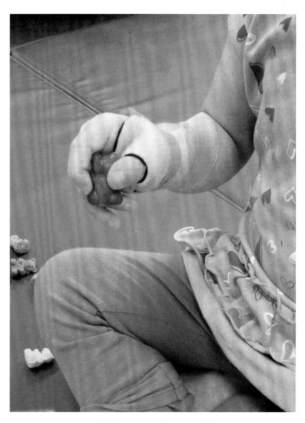

图27.8　McKie矫形器是一款为拇指掌指关节提供稳定性,改善精细运动功能的矫形器

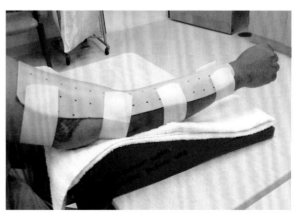

图27.9　当儿童肘关节伸展受限时,可以使用静态肘关节伸展矫形器改善关节活动范围。矫形器被固定于儿童伸展的终末端,睡觉时也需佩戴。在后续的随访中,重新调整矫形器以增加伸展活动度,逐渐牵拉增加儿童肘关节的主动伸展角度

展时,可以使用肘关节矫形器来增加肘关节伸展的活动度。儿童通常在睡觉时佩戴矫形器,而在清醒时能够进行主动关节活动和功能性使用患侧上肢。手功能治疗师定期调整矫形器,随着时间的推移逐渐增加肘关节伸展角度。任何类型的定制矫形器都可以连续调整以改变固定的角度,预制静态渐进式矫形器也可以使用。

- 动态矫形器包括向关节施加动力的组件。动态矫形器通常辅助儿童进行有缺失的或非常弱的运动。例如,当儿童桡神经麻痹时,可以通过矫形器帮助掌指关节伸展。此外,对于继发关节紧张所致主动运动受限的关节,动态矫形器还可施加轻微持续的作用力增加关节活动(图27.10)。动态矫形器可以由作业治疗师制作,也可以进行预制。

(二)石膏

作业治疗师通过石膏达到特定的治疗目标。通常当儿童出现关节紧张时,可以使用系列石膏增加关节活动度和组织延展性,以改善儿童患侧上肢的

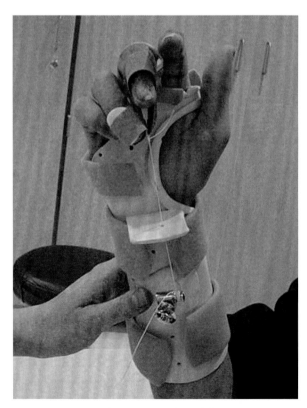

图27.10　增加近端指间关节屈曲的动态矫形器示例。儿童佩戴矫形器时,可以通过转动刻度盘逐渐增加近端指间关节屈伸角度

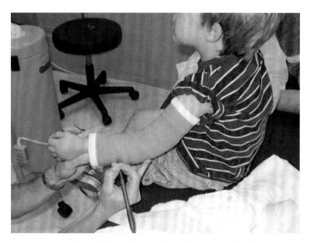

图27.11　伸展肘关节的连续性石膏。每次就诊使用新的石膏来增加伸展幅度

关节活动度。系列石膏(图27.11)类似于静态渐进式矫形器,采用连续的制作,每一次的石膏可增加受累关节的角度,以获得所需的运动弧。系列石膏要持续使用,直到儿童进入下一阶段目标。石膏模具可以做成两片式,当儿童需要脱卸一段时间时,可以把它拿下来。为了减少运动受限儿童的肌肉痉挛,在肉毒素注射或苯酚注射后使用系列石膏增加运动能力已成惯例。臂丛神经麻痹患儿的系列石膏详见表27.9。

石膏也用于儿童强制性运动疗法。固定石膏应用于受影响较少的上肢,要求儿童在操作功能性任务时使用受累上肢和手。强制性运动疗法最常应用于脑瘫或臂丛神经麻痹等疾病导致的偏瘫儿童,减少受累上肢和手的自发使用。作业治疗师通过不同的方案佩戴固定石膏,包括可移动和不可移动的石膏。有关强制性运动疗法的更多信息,请参阅第16章。

(三)肌内效贴布

肌内效贴布可用于促进或抑制特定肌肉或肌群,减少疼痛、改善关节活动度、促进肌肉激活和(或)放松特定肌肉。这是一款弹性防水胶带,最初用于运动治疗,近期已应用于儿童手功能治疗实践。贴布材质不含乳胶,设计有利于皮肤透气。肌内效贴布能增强淋巴引流,改善血液循环,减少炎症。肌内效贴布还可以改善关节的生物力学;例如应用于肩部时,可以在肩部使用多块肌内效贴布,在有的部位抑制特定肌肉,而另一部位则激活薄弱肌肉。利用肌内效贴布治疗撞击综合征患者肩痛有效性的研究表明,与未使用的患者相比,在肩关节使用肌内效

贴布能更迅速地缓解疼痛且更快的恢复功能。

作业治疗师可以使用肌内效贴布改善肩部运动，特别适用于关节紊乱、偏瘫或肩部疼痛的儿童。在脑瘫或脊髓损伤等神经肌肉疾病的儿童中，通过使用肌内效贴布能改善姿势控制和上肢功能，加强关节稳定和关节力线。也可以用于提高和促进较弱肌肉群的肌力（参见图27.12和研究笔记27.1）。儿童可以3～5天更换肌内效贴布，可以指导家长如何使用肌内效贴布。肌内效贴布可以根据需要进行裁剪并用各种方式使用。作业治疗师根据功能性目标用特定模式裁剪和使用肌内效贴布。皮肤刺激和肌肉酸痛等贴布不良反应的报道很少发生（＜5%）。作业治疗师可以在儿童的皮肤上贴一小条试片，确定其是否对肌内效贴布有不良的皮肤反应。有关如何裁剪和应用肌内效贴布实现所需特定结果的资源，请参阅Evolve网站。治疗师可以获得肌内效贴布认证资质。

（四）儿童与家庭教育：改造活动、保护关节和节能

作业治疗师常会使用儿童活动改造、关节保护策略和节能技术，对他们进行宣教。这些策略通常用于由于功能受限、关节活动度缺陷、肌力损伤或上肢精细功能损伤而导致疼痛的儿童。

1. 活动改造　活动改造是对活动或工具进行调整，以提高儿童独立执行活动或使用工具的能力。作业治疗师进行任务分析，确定对任务作最合适的活动改造。活动改造示例包括改造的运动设备或器械、适应性书写用具、辅助技术和适应性设备（如纽扣钩或适合儿童大小的穿袜子辅具）。

2. 关节保护策略　关节保护策略是用于减少任务期间关节承受的压力或肌肉组操作任务的工作量所引起的疼痛的技术。作业治疗师解释了关节保护策略的目的和重要性，和儿童及家长面谈，确定哪些活动会引发关节疼痛。作业治疗师回顾儿童的一天和症状模式，帮助确定最有益的技术。作业治疗师经常演示策略，然后让儿童和（或）家长在诊所环境中执行策略，确保正确应用。

3. 节能技术　由于疲劳限制了功能的儿童，例

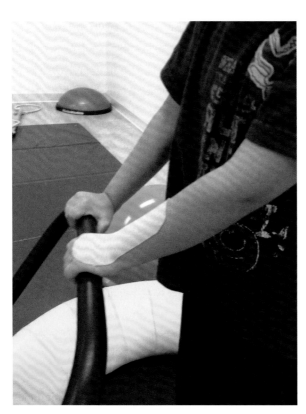

图27.12　图中的儿童为偏瘫性脑性瘫痪伴腕伸肌无力。应用肌内效贴布促进腕伸肌活动

研究笔记27.1　上肢肌内效贴布

Shamsoddin, A. et al (2016). The impact of kinesio taping technique on children with cerebral palsy. *Iranian Journal of Neurology*, 15(4), 219–227.

近期脑瘫儿童使用肌内效贴的系统性回顾中，Shamsoddini和同事研究发现肌内效贴布可以对精细运动和粗大运动功能产生积极的影响。该篇综述包括14篇全文研究：8篇涉及手和上肢，6篇涉及下肢，5篇涉及躯干和脊柱。该篇综述主要侧重于手和上肢的研究。上肢研究的样本量从1到45名儿童不等。有两个随机对照试验，三个实验/准实验，两个预备试验和一个病例分析。儿童年龄为3岁到18岁不等。每项研究的结果衡量标准不同，所以难以进行比较。

作者监测研究结果，以确定在康复计划中结合其他技术使用肌内效贴布是否有效。研究表明上肢使用肌内效贴布是有效的。

- 将上肢摆放于功能位，包括肩、腕、手掌和拇指。
- 减少痉挛。
- 前臂旋后。
- 提高手腕和手指的关节活动度。

作者发现，上肢使用肌内效贴后，其运动功能、时间、速度和运动平稳性、主动关节活动度、灵巧性和抓握及松手能力都得到了改善。在涉及上肢和手的研究中，使用肌内效贴布的目的包括：① 将腕、手掌、拇指和肩关节摆于功能位；② 减少痉挛；③ 前臂旋后；④ 促进腕和手指的主动关节活动度。作者研究说明，肌内效贴布不会对负重或保护性伸展产生影响。

如患有系统性疾病的儿童，如幼儿特发性关节炎或杜氏肌营养不良，而使用节能策略对他们是有益的。作业治疗师与儿童和家长的访谈有助于确定儿童的活动需求。作业治疗师还会观察儿童是如何进行特定活动的，确定哪些活动是困难的或导致疲劳的。然后，作业治疗师采用节能策略对家长和儿童进行宣教，帮助他们制定应用策略的计划。

（五）伤口护理

儿童手功能治疗师为术后或外伤性上肢损伤后的患儿服务时，必须了解伤口护理。通常，护士和医疗团队成员在儿童早期康复过程中进行伤口护理；然而，当手术缝合完毕，有的儿童就立即开始治疗了。因此，作业治疗师应了解转诊医生所期望的缝针和伤口护理策略，提供有关伤口护理的家庭教育。

如果真皮层受到严重创伤，伤口会通过肉芽组织愈合，如上肢或手因剪切伤而擦伤，愈合时间通常会持续数周，持续到康复阶段；因此，作业治疗师在提供伤口护理方面是不可缺少的一员。同样，当儿童进行皮肤移植时，愈合需要更长的时间。作业治疗师会监测伤口和移植物的健康及愈合，需要参与进行直接的伤口护理，如换药或清除松散的焦痂。皮肤移植的预防措施包括避免对新移植的皮肤施加过大的剪切力（这可能是由控制水肿的服饰或矫形器引起的）和避免压迫以免损害移植区的血流。

（六）瘢痕管理

几乎所有上肢或手部伤口愈合的儿童都得益于瘢痕管理技术。瘢痕会限制关节活动度，导致疼痛，影响外部美观。一旦术后康复方案允许儿童在瘢痕影响的关节内进行关节活动度练习，应用关节活动度练习可以恢复关节的活动能力。由于瘢痕导致的关节主动活动度受限、缺乏柔韧性、增生、伤口扩张或者外部美观问题可以进行瘢痕管理。

对瘢痕施加压力是改善瘢痕组织伸展性和美容效果的有效方法。作业治疗师可以使用各种瘢痕垫和压缩材料。通常情况下，对于小而略微隆起的瘢痕，使用软质材料，如套在矫形器、胶带或压缩包装下的氯丁橡胶足以促进愈合。对于范围更大或柔韧性降低的瘢痕，可以使用多种特殊产品（图27.13）。作业治疗师可使用切割凝胶瘢痕垫覆盖瘢痕区域，或使用弹性产品与矫正或压缩包结合制成定制模具，以提供足够的压力。通常，这些干预措施是在儿童睡眠时实施，这样就可以在白天自由使用上肢。

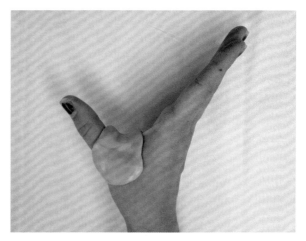

图27.13　弹性瘢痕垫示例，儿童在睡觉时穿戴可以改善瘢痕柔韧性

在上肢烧伤或植皮的情况下，使用定制尺寸的压力衣是最佳瘢痕管理所必需的。

（七）水肿控制

当儿童术后或上肢受伤后肿胀，作业治疗师使用水肿控制策略。体位摆放和主动关节运动是常见的水肿控制策略。水肿常见的摆位策略是保持上肢和手放在心脏上方。幼儿家长经常反映说，由于幼儿比较好动，抵触长时间坐着，这一点很难在幼儿身上实施。作业治疗师也会教儿童和（或）家庭成员主动关节活动训练，以减少水肿。幼儿在一天中几次以较高的姿势玩耍时，能较好地进行主动抓握和松手活动。指导大龄儿童避免长时间充分伸展肘关节，直到水肿开始消退，在医生准许后进行常规的关节主动活动训练。

当中重度水肿或摆位和主动关节活动无效时，作业治疗师可以使用压迫性包绕和逆向按摩来控制水肿。从远端向近端包绕手指的Coban弹力绷带（参见图27.14）或压缩指套（大龄儿童有尺码可供选择），能有效缓解手指水肿。压缩袖套也可提供分级尺寸，可戴在腕关节或近端上肢以控制水肿。淋巴引流（manual edema mobilization, MEM）技术（即激活淋巴引流的特定按摩模式）也可用于持续性水肿的案例。

当肿胀与关节炎症有关或儿童病情严重且进行主动关节活动度训练的能力有限时，矫形器可用于水肿控制。与系统性疾病相关的水肿，如幼儿特发性关节炎和系统性红斑狼疮（systemic lupus erythematosus, SLE），可能会随着药物的使用而改善，不必要使用矫形器。对于腱鞘炎患儿，沿着腱鞘

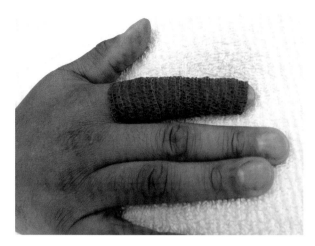

图 27.14　Coban 弹力绷带包绕手指，缓解手指水肿的示例

的局部炎症，通过使用矫形器可以使肌腱群休息从而缓解炎症。身体虚弱且有上肢水肿的儿童（如：医院重症监护室内从感染性休克和手部血管损伤中恢复的儿童）可以通过矫形器来缓解水肿。

（八）脱敏与感觉再训练

对于周围损伤或创伤后感觉障碍的儿童，脱敏和感觉再训练是作业治疗师使用的两种干预措施。作业治疗师使用脱敏策略减少触摸对儿童带来的疼痛，帮助他们在日常功能活动中使用患侧上肢。损伤后，尤其是神经损伤时，会发生对触摸的超敏反应。这可能是自发发生的，或在轻微损伤后发生，如腕关节扭伤或拉伤。当触摸过敏儿童暴露于温度、质地和（或）触摸压力（通常以触摸的形式）变化的环境中时，可能会感到疼痛。

利用行为参照框架，暴露触觉和质感的分级，儿童就会对感觉输入的敏感区域逐渐脱敏。使用游戏活动增加了儿童对脱敏活动的耐受性，特别在幼儿中（图 27.15）。针对较少受游戏性活动激励的儿童，特定的行为强化策略也可改善家庭脱敏活动的依从性。参考框架的详细探讨见第 2 章。

当儿童在神经损伤后感觉恢复时，可以使用感觉再训练。作业治疗师将上肢暴露在各种感官活动中，以提高感觉辨别能力。当儿童的 Semmes-Weinstein 尼龙单丝检测达到 6.65 或以上时，就应该开始进行感觉再训练。治疗师通过触摸不同物品的暴露等级，提高儿童对不同物品的区分能力。例如，感觉再训练可以在儿童闭眼时，用手的感觉障碍部位去感受三种不同的东西，然后睁开眼睛，指出他们感觉到的是三个物品中的哪一个。当表现进步时，去除患

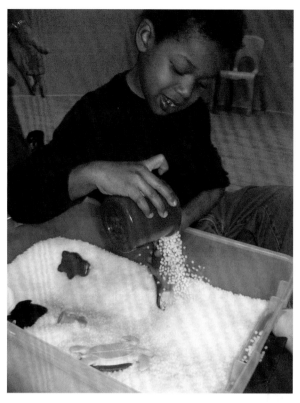

图 27.15　有超敏反应的儿童可以在感官媒介中进行放松训练，寻找隐藏在其中的玩具，使肢体脱敏

儿视觉输入，逐渐尝试使用受累肢体寻找隐藏在感觉媒介中的这三样物品。

（九）关节活动度训练

儿童手功能治疗师经常使用主动关节活动度、主动辅助关节活动度（active-assistive range of motion, AAROM）和被动关节活动度练习。当儿童受伤或上肢手术后，为这些儿童进行治疗的作业治疗师必须熟悉特定术后方案，渐进性地进行关节活动度训练。损伤或修复的结构决定了哪种运动形式对组织修复的压力最小。例如，常用的儿童屈肌腱修复术包括在早期康复阶段避免主动关节活动度训练，同时进行被动屈指练习，以维持关节活动度。上肢骨折的治疗从主动关节活动度训练开始，当转诊的临床医生认为骨折愈合到可以承受更大的力量时，才能进展被动关节活动度训练。

当患者表现出近端指间关节和（或）远端指间关节屈曲和（或）伸展困难时，区块练习（图 27.16）是有用的。这种类型的练习使更多的力传递到近端指间关节和远端指间关节上，使关节获得更大的主动牵伸。当转诊医生认为儿童的被动关节活动度无障碍时，可以使用静态渐进式牵伸（图 27.17）。为了

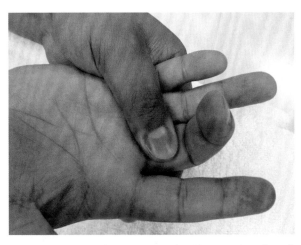

图 27.16 采用近端指间关节区块训练,当儿童屈曲近端指间关节时,治疗师固定掌指关节处于中立位伸展

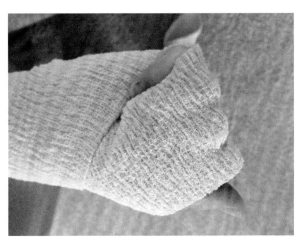

图 27.17 屈曲包绕是一种静态渐进式训练,Coban 绷带把手指缠绕成略微屈曲牵伸状态。当儿童适应后再用另一卷胶带,将手指轻轻地牵伸到更大的屈曲状态

改善关节或肌腱紧张儿童的关节活动度,静态渐进式训练通常是最有效的。

在确定改善关节活动度运动时,要考虑儿童的发育阶段和个性。幼童依靠家庭成员进行主动辅助运动范围或被动关节活动训练。例如,需要进行肩关节屈曲和肘关节伸展训练的儿童可以在画架上进行手指绘画。喷水的软质玩具和从感觉媒介中进行手指抓握可用于促进主动抓握和释放。指导学龄儿童进行一系列特定的练习,可以通过视觉和(或)书面指导进行,或者可以在游戏、休闲、自理和日常生活中加强运动。

(十)强化训练

作业治疗师将强化训练项目从易到难进行分级。对于最容易的肌力训练,儿童可以先从无阻力

的等长运动开始,然后向有阻力的等长运动渐进。等张练习也可以在没有阻力的情况下进行,然后逐渐过渡到负重或抗阻的形式。对于幼童,治疗师可以使用不同重量的玩具。作业治疗师在进行儿童肌力训练之前,必须确保没有任何肌力训练的禁忌证。例如,风湿性关节炎活动期的儿童,在炎症消除之前不能进行肌力训练。同样,术后或上肢损伤恢复期的儿童,也要在完全愈合后才能让上肢和手部进行负重。

以游戏为基础的活动或涉及保持持续姿势的练习可能是幼儿进行强化训练最有效的方法。例如,10月龄的婴儿,因分娩性臂丛神经麻痹进行康复,可以通过伸手将球扔进高于肩关节的容器中,或者通过四足动物游戏的活动来强化他肩部肌肉。拼接玩具、尼龙搭扣玩具或黏土可以用来加强捏和抓握能力。

(十一)降低肌张力

当儿童受累上肢出现张力过大(即肌张力过高)时,作业治疗师的干预计划可能包括减少肌肉张力/痉挛。减少肌肉痉挛有助于儿童控制上肢的运动。让受累上肢和手进行负重可以缓解肌肉痉挛。神经肌肉电刺激也可用于减少特定肌群的痉挛;然而,痉挛缓解仅在神经肌肉电刺激结合矫形器应用时可见。此外,在肉毒素注射后使用夜间休息位手部矫形器已证明可以缓解肌肉痉挛。

(十二)精细运动技能与双手协调

在先天性异常或手外伤的重建手术后,作业治疗师专注于优化功能性抓握模式。当儿童由于神经损伤或慢性进行性疾病而导致精细运动损伤时,作业治疗师会使用支持性矫形器、调整活动和应用辅助设备来最大限度地减少精细运动损伤。如果神经功能恢复,那么治疗可能会进展到精细运动技能训练。

当儿童偏瘫导致双手协调能力有限时,作业治疗师可以使用强制性运动疗法、手-臂双侧徒手强化训练和基于感觉的活动来提高患儿对受累上肢的认识及应用。有关强制性运动疗法和手-臂双侧徒手强化训练的更多信息,请参见第16章。双手技能训练活动也能有效地发挥最大化的功能。

(十三)镜像治疗

镜像治疗(mirror therapy, MT)是由 Ramachandran

首次提出的一种新型治疗干预方法,旨在减轻截肢患者的幻肢疼痛。从那时起,据报道镜像治疗能有效地缓解复杂区域疼痛综合征患者的疼痛并恢复功能。镜像疗法也可以改善脑血管意外后偏瘫成人患者的运动和感觉功能。Gyga 等发现,偏瘫儿童在使用镜像治疗进行为期 3 周的日常双手训练后,手部力量和功能性关节活动度得到了改善,在不使用镜像进行为期 3 周的日常双手训练后,捏力得到了改善。镜像治疗可改善偏瘫患儿的运动控制和功能。

三、特殊疾病的干预

本节介绍了儿童手功能治疗师治疗的常见疾病,以及每种诊断类型的干预策略。手功能治疗师可在诊所内与手外科医生、护士或医助一起为以下诊断的儿童提供干预措施,尤其是当儿童处于术后或急性损伤的恢复期时。对于慢性病患儿,如脑性瘫痪或 Ehlers-Danlos 综合征,作业治疗师更希望在诊所内进行干预治疗,与物理治疗协调以确保能满足患者的治疗目标需求。

(一) 先天性上肢异常

虽然手或上肢的先天性异常只发生于 0.2% 的新生儿中,这类儿童通常会转介给儿童手功能治疗师。上肢发育从妊娠第 4 周开始,到第 8 周完成,因此大部分先天性上肢和手部缺陷都发生在胎儿发育的此阶段。此外,子宫创伤,如血管损伤或羊膜带问题,也可导致先天性上肢障碍,通常发生在产前发育的第三阶段。

关于先天性上肢异常的最佳分类方法存在争议。先天性异常存在广泛差异,从发育不足(如,脚趾畸形:多小趾或脚趾缺如)到发育过度(如,巨指:手指发育过度)。先天性异常的分类对作业治疗的干预方法影响很小甚至没有影响。作业治疗干预侧重于解决儿童的功能目标,有助于团队评估儿童的整体功能和心理健康,因为这与先天性异常有关。作业治疗师为手和上肢先天性异常的儿童提供保守治疗和术后康复。保守治疗的干预重点是防止进一步畸形和使功能最大化,包括矫形器制作、活动改造、精细运动和上肢协调性技能训练、肌内效贴布及辅助设备训练。参见案例 27.1,关节炎儿童的保守治疗。

只有 10% 的先天性上肢异常需要手术。很多手术儿童会参加术后的作业治疗。术后干预包括以下

内容:用于固定姿势和进行保护的矫形器、伤口管理和早期康复阶段的瘢痕管理。随着儿童的恢复,作业治疗师专注于改善关节活动度、协调性、精细运动技能和肌力。在某些情况下,术后还会进行活动改造和适应性策略来优化功能。

(二) 由潜在疾病引起的上肢损伤

儿童上肢损伤可由多种潜在疾病引起,包括神经系统疾病(如:脑性瘫痪)、神经退行性疾病[如:脊髓性肌萎缩(spinal muscular atrophy, SMA)]、风湿性疾病(如:系统性红斑狼疮)和结缔组织疾病[即:Ehlers Danlos 综合征(Ehlers Danlos syndrome, EDS)]。以下各节介绍了每种疾病干预的注意事项、目标、策略和进展。

1. 脑性瘫痪和创伤性脑损伤　脑性瘫痪或创伤性脑损伤患儿常因中枢神经系统损害而伴有上肢障碍。这些儿童的一侧或双侧上肢出现张力过高(或,较少出现张力过低)。为了使这些患者达到最佳手功能或预防畸形,保守治疗可能适用于各种治疗干预措施。治疗的目标因儿童的损伤程度而异。对于有能力使用患侧上肢操作物品的儿童[手功能分级系统简化版(Mini-Manual Ability Classification System, Mini-MACS)或手功能分级系统(Manual Ability Classification System, MACS)Ⅰ~Ⅲ级],干预策略旨在提高功能表现。框 27.1 说明了 Mini-MACS 和 MACS 的分级。干预策略可包括神经肌肉再训练、系列石膏、提供矫形器、强制性

框 27.1	手功能分级系统和手功能分级系统简化版
一级	能成功地操作物品。最多只在手的操作速度和准确性上表现出能力受限。
二级	能操作大多数物品,但在质量和(或)速度方面有所限制。避免进行某些任务或使用替代方法完成。
三级	操作物品有困难。需要帮助准备和(或)调整活动。
四级	在调整情况下,可以操作特定的简易物品。需要持续的辅助。
五级	不能操作物品,进行简单活动的能力严重受限。完全需要辅助。

MACS(年龄:4~18岁)来自 http://www.macs.nu/files/MACS.identification_chart_eng.pdf

Mini-MACS(年龄:1~4岁)来自 http://www.macs.nu/files/Mini-MACS.English_2016.pdf

案例 27.2　青少年偏瘫型脑性瘫痪的抓握受限

阅读本案例,回答以下问题:

1. 哪些评估工具用于指导患者的治疗计划?
2. 干预进展如何,哪些临床参数指导进展?
3. 使用什么参考架构?

B.V. 是一名 15 岁的脑瘫少年,右侧偏瘫。他具备移动能力,MACS 分级为 Ⅱ 级。为了最大限度地发挥右上肢的功能,他参加了各种作业治疗干预课程。他能意识到右上肢,试图用它主动辅助双手活动;然而,他抓握困难,很想改善他右上肢的日常活动功能。加拿大作业表现量表(Canadian Occupational Performance Measure, COPM)的具体目标是:

	表现	满意度
问题 #1:在左腋下涂香体露	1	1
问题 #2:用右手握自行车把手	2	2
问题 #3:右腕伸直	3	3
问题 #4:用右手洗澡	1	1
问题 #5:切肉	2	2

加拿大作业表现量表评分

	初始得分		初始得分
表现得分之和	9	满意度得分之和	9
问题数量	5	问题数量	5
表现总分 =得分之和/ #问题	1.8	满意度总分 =得分之和/ #问题	1.8

手功能治疗师(作业治疗师)评估了他的功能,注意到右腕关节的主动伸展受限影响了抓握能力。此外,右腕关节主动伸展受限导致了他难以执行加拿大作业表现量表具体目标的功能性任务。

手外科医生认为 B.V. 可受益于从肌腱转移术,可以加强他腕关节主动伸展和功能性抓握。B.V. 通过手术将尺侧腕伸肌转移到桡侧腕伸肌上,松解尺侧腕屈肌,以增强腕关节伸展功能。

术后两周 B.V. 开始术后手部治疗。为了起到保护作用,用腕关节伸展 15° 的矫形器固定姿势,指导不佩戴矫形器时进行腕关节主被动关节活动度伸展练习,每天三次。治疗师教他瘢痕管理技术。每两周进行一次治疗。以下时间点表示了他的作业治疗干预计划:

术后 2 周	术后 4 周	术后 6 周	术后 8 周
腕关节伸展主动/被动关节活动度训练;瘢痕管理;持续佩戴腕关节矫形器(仅限家庭活动时摘下)	腕关节屈曲伸展主动关节活动度训练,抓握和释放;进行轻松的日常生活活动时不使用矫形器;夜间和外出时继续使用矫形器	腕关节伸展主动关节活动度训练;抓握软面团增强握力;为达到 COPM 目标而进行的功能性活动	腕关节伸展主动关节活动度训练;抓握训练;腕关节伸展时负重 0.45 kg;为达到 COPM 目标而进行的功能性活动;转换为仅在夜间使用矫形器

术前,B.V. 可以主动伸展右腕关节 15°。不能保持腕关节伸展,在所有功能活动中会处于腕关节屈曲状态。术后两周的第一次预约治疗中,可以主动伸展腕关节到 30°。B.V. 每隔一周进行一次作业治疗干预,直到术后 3 个月就诊频率降至每月一次。他在家中完成每天两次的关节活动度训练和肌力训练。术后 3 个月,他可以将右腕关节伸展到 45°,右手握力达到 8.6 kg。COPM 目标进展如下:

	表现	满意度
问题 #1:在左腋下涂香体露	6	6
问题 #2:用右手握自行车把手	7	10
问题 #3:右腕伸直	8	7
问题 #4:用右手洗澡	8	8
问题 #5:切肉	5	6

COPM 评分

	再次评估得分		再次评估得分
表现得分之和	34	满意度得分之和	37
问题数量	5	问题数量	5
表现总分 =得分之和/ #问题	6.8	满意度总分 =得分之和/ #问题	7.4

总的来说,表现总分比术前提高了 5.0 分,满意度总分提高了 5.6 分。他表示在进行双手活动时右手使用的更多,他可以和朋友一起骑自行车。

运动疗法和(或)双手训练,其重点是提高患侧上肢和手的感觉意识及自主应用。对不能使用上肢操作物品的儿童(Mini-MACS 和 MACS 分级 Ⅳ～Ⅴ级),其干预目标主要为预防畸形和修改或调整任务。

例如,当脑瘫儿童发生肌肉挛缩性改变时,有时与生长相关,这可能会引起继发性骨科损伤,包括关节挛缩和限制功能能力的肌肉失衡。外科手术,如肌腱转移、关节融合、肌腱松解和肌腱延长(表27.5),有时是为了改善功能或矫正挛缩。作业治疗师在适合康复干预的时候,使用具体的术后康复方案对患者进行康复干预。参见案例 27.2,肌腱转移术脑瘫儿童的治疗进展。

脊髓损伤:脊髓损伤节段在 C5～C8、T1 的儿童会有上肢和手功能受限。当脊髓损伤是不完全性时,随着神经再生,儿童可能在损伤后几年内恢复上肢功能。在早期康复阶段,作业治疗师常会制作矫形器来防止畸形并促进功能。当儿童的恢复达到一个阶段时,为了最大限度地提高手功能,儿童可能需要下一步的外科手术。外科手术,一般是神经移植、肌腱转移或关节融合,通常用于恢复肘关节主动伸展,肌腱固定抓握和侧捏。

脊髓损伤的具体术后康复方案用于指导与康复相关的干预时机。与早期康复期的脑性瘫痪和创伤性脑损伤者一样,作业治疗师也可以制作矫形器进行摆位并改善关节活动度,教育患儿和家长如何处理瘢痕愈合。干预包括关节活动度训练、功能性技能训练和适合于外科干预的肌力训练。

2. 神经退行性疾病　患有退行性神经肌肉疾病的儿童,如杜氏肌营养不良(duchenne muscular dystrophy, DMD)或脊髓性肌萎缩症(spinal muscular atrophy, SMA),通常在移动能力和上肢功能开始加重时才接受治疗。作业治疗师使用矫形器保持关节活动度,进行牵伸训练和姿势控制的家庭指导,以最大限度地发挥功能,提高舒适度和控制关节畸形。此外,需要进行活动改造和使用辅助设备以提高功能独立性。

3. 风湿性疾病　儿童风湿性疾病包括多种自身免疫性疾病,可影响上肢关节和软组织。青少年特发性关节炎(Juvenile idiopathic arthritis, JIA)、系统性红斑狼疮和硬皮病是较常见的诊断。儿童风湿性疾病的干预策略是根据疾病过程的阶段和功能损害程度制定的。对关节活动期炎症(如:关节疼痛和肿胀)的儿童,其干预目标主要是限制关节损伤、通过主动关节活动训练保持活动性、控制疼痛和增

强功能。

针对没有关节活动性炎症和已控制疾病进程儿童的治疗,包括有牵伸活动受限的关节和为参与独立活动优化手功能的肌力训练。由于风湿性疾病的发病过程表现为间歇性发作,作业治疗师与医疗团队密切合作,了解儿童的健康状况并指导干预计划。在疾病的各个阶段,家庭教育对于活动改造、关节保护和节能技术仍然重要(参见框 27.2)。

框 27.2　节能策略

1. 提前计划,减少能量消耗。
2. 计划一天中的休息或休息时间。在你感到疲劳之前先休息一下。
3. 决定哪些任务更重要,给自己充分的时间去完成。
4. 在一天中交替完成简单和困难的任务。

---

4. Ehlers Danlos 综合征　Ehlers Danlos 综合征(Ehlers Danlos Syndrome, EDS)是以胶原缺乏为特征的遗传性疾病,可导致软组织弹性增加和关节整体活动过度。EDS 患儿有关节疼痛和疲劳。EDS 儿童常伴发合并症,如睡眠困难、头痛、胃肠动力障碍和体位直立性心动过速综合征(postural orthostatic tachycardia syndrome, POTS),需要协调的治疗团队来处理多种医疗问题。诊断儿童患有 EDS 可能需要几年的时间。因此,手功能治疗师可能是第一个对 EDS 的诊断表示确定或提出质疑的人。

无论是转诊给手功能治疗师的确诊病例还是作业治疗师怀疑的病例,对 EDS 儿童的干预策略是相同的。因为关节活动度增加,有向末端关节过度伸展的趋势,他们的关节更容易受到微创,表现为关节痛(即关节疼痛),有时出现局部关节肿胀。EDS 患儿更容易因持续重复使用上肢而感到疼痛,例如书写或演奏乐器。

作业治疗师进行活动调整和关节保护策略来减少关节劳损和疼痛。EDS 患儿可能已经改变了本体感觉的感受模式,通过加强本体感觉的训练(图27.18),学习关节末端的感觉,防止关节过度伸展。这些儿童使用书写工具时,其抓取通常使用过大的力量,对手指和拇指关节施加压力。加强手腕和手部肌肉力量及适应性书写策略(图 27.19)可以提高书写的成功率。当儿童继续表现出关节不稳定时,他们可能还会需要外部支持,如矫形器(图 27.20)或肌内效贴布,对容易拉伤的关节提供关节支持和限制关节位置。

（三）上肢损伤

上肢获得性损伤是一个或多个上肢解剖结构损伤的结果。分娩性臂丛神经麻痹是婴幼儿常见的创伤类型。幼儿和大龄儿童可能会有一个或多个上肢结构的损伤，如骨骼、神经或其他软组织结构的损伤。

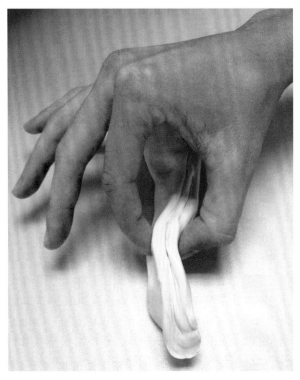

图27.18　作业治疗师使用本体觉再训练进行练习的示例。儿童正在学习测量拿着书写工具时施加压力的量，通过进行对指捏治疗，保持关节屈曲与过度伸展的关系，施加的力在训练泥中产生相应的小凹痕

1. 分娩性臂丛神经麻痹　分娩性臂丛神经麻痹通常是由分娩时的肩部牵引伤（肩部难产）引起的。在美国，分娩性臂丛神经麻痹的发病率为0.38/1 000～3/1 000。最轻微的损伤形式是神经性劳损和神经纤维拉伤。由于神经损伤，不经过手术治疗通常要2～3个月才能痊愈。当损伤涉及轴突（轴突损伤）时，神经以1毫米/天的速度再生。当损伤的本质是轴索损伤时，恢复可能是不完全的，可能需要手术以尽可能恢复受累肢体的功能。当创伤导致轴突细胞体撕脱（神经损伤）时，神经不能再生，需要手术来恢复神经功能。尚无无创诊断试验确定分娩性臂丛神经麻痹婴儿的神经损伤类型，因此临床医生要密切观察运动恢复情况以确定手术重建的需要。

分娩性臂丛神经麻痹有多种表现形式。当整个臂丛损伤时，儿童的整个上肢都会松弛。这大约有20%的患儿会发生。然而，最常见的表现是Erb麻痹，约占38%～73%。Erb麻痹时C5/C6神经根受损，因此手功能良好，肩关节功能受限。Erb麻痹时患者上肢的典型姿势是上肢维持在肩关节内旋、肘关节伸展、前臂旋前和腕关节屈曲。

对于分娩性臂丛神经麻痹的儿童，在最初几个月里保持关节活动度和防止畸形的治疗是必要的。作业治疗师进行有关姿势控制的家庭宣教，通过了解正常发育里程碑促进儿童的进步，对患者受累上肢进行感觉刺激，以增强感觉并预防患肢忽略（即避免使用上肢的习惯）。大约有66%的分娩性臂丛神

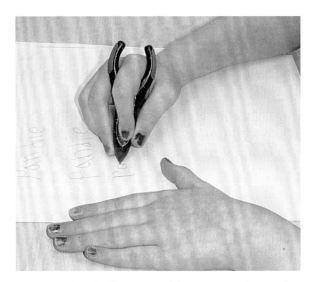

图27.19　扭写铅笔是一种适应性书写工具，它可以减少书写时指间关节的张力

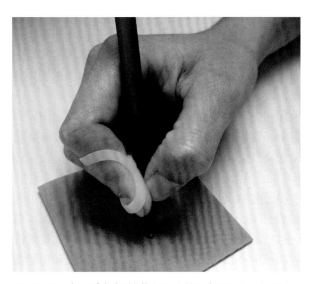

图27.20　在远端指间关节（DIP）放置椭圆形-8矫形器，防止书写时因示指指间关节过度伸展（常见于EDS）而引起的DIP关节疼痛

经麻痹患儿，他们的上肢完全恢复需要 12 个月，在此期间需要治疗。在最初几个月内，应密切观察儿童的功能恢复情况，因为恢复情况表明是否需要进行早期手术（在 4～6 个月时）。

为了使分娩性臂丛神经麻痹患儿更好地康复和提高功能，可以进行多种手术。儿童的康复模式决定了哪种手术最合适。对于臂丛神经根远端肌肉功能没有恢复的儿童来说，在 3～4 月龄进行神经移植手术是常见的。对于恢复不完全的儿童，可能需要进行肌腱转移、肌肉松解、旋转截骨术和（或）肌肉转移等手术，以提高上肢功能。这些手术可以在儿童的一生中持续好几年，每次术后的作业治疗能使他们获益，以促进康复和最大限度地提高功能。

2. 上肢骨折　骨折可以发生在上肢的任何骨骼或多个骨骼中。桡骨远端骨折是儿童最常见的骨折类型。儿童比成人更容易发生前臂骨干骨折，通常会造成桡骨和尺骨骨折。骨干骨折愈合的时间比骨骺骨折要长，如桡骨远端骨折，更容易再损伤。因此，前臂骨折通常比桡骨远端骨折需要更长的石膏固定时间。腕骨骨折在儿童中很少见；在腕骨骨折中，舟骨是最常见的骨折部位。掌骨骨折更常见于 8 岁以上的儿童，通常是打架或运动损伤造成的。在手指中，第三指骨骨折最常见，无须治疗且愈合良好。手指其他部位的骨折，尤其是关节间骨折（即：关节区），可能更加需要治疗，需要更长时间才能恢复。肘关节骨折，比上肢其他部位的骨折更严重，可能因神经损伤而导致相关神经麻痹。如果肘关节需要固定 2～3 周，儿童可能会出现关节僵硬，需要治疗才能恢复活动能力。患有相关神经麻痹的儿童需要作业治疗的干预来解决与麻痹相关的缺陷。一般来说，肱骨干骨折愈合良好，无须治疗，除非涉及桡神经麻痹。

总体而言，大多数患有上肢骨折的儿童不需要治疗。当骨折引起其他创伤，如神经麻痹，那么在儿童移除石膏之前就要开始进行治疗。治疗目标包括改善手功能和预防畸形。如果儿童在骨折后有过敏和（或）超敏反应（即用棉球擦皮肤或皮肤上吹风等不产生伤害的刺激产生疼痛），则应及早进行治疗以预防复杂区域疼痛综合征（complex regional pain syndrome, CRPS）。更严重的是需要通过手术固定的骨折和关节间骨折，可能更加需要进行治疗恢复关节运动。对于骨折后避免使用上肢或受伤手指的儿童，需要通过治疗恢复患侧上肢的最佳功能。

儿童要佩戴石膏或矫形器直到骨折愈合。对于有复杂骨折或神经损伤的儿童，拆除石膏后应立即进行主动关节活动度训练。当临床医生表示骨折已经完全愈合，康复训练可进阶到包括被动关节活动度训练和轻度的肌力训练。如果儿童存在持续僵硬，作业治疗师可以使用静态渐进式或动态矫形器来改善关节活动能力。

3. 肌腱和韧带损伤　手和上肢的肌腱损伤可能是由撕裂伤、嵌入物导致肌腱断裂或者是复杂的上肢创伤（如挤压伤）造成的。大多数肌腱损伤需要进行手术修复，需要一段时间的固定治疗才能开始康复训练。但槌状指例外，它是末梢伸肌腱的损伤。如果治疗及时，通过佩戴一段时间的矫形器进行固定，槌状指一般会愈合。作业治疗师会遵循具体的康复方案指导肌腱损伤的干预。

上肢的每一个关节都由韧带连接骨骼形成关节。这些韧带对提供关节稳定至关重要。儿童韧带损伤可能发生在手、腕关节或肘关节，通常是由运动损伤或跌倒所致。当韧带受损时，关节通常会疼痛、水肿、关节活动受限，并且导致关节不稳定，这取决于韧带撕裂的程度。如果是轻微的韧带撕裂，仅一小部分韧带撕裂，那就需要进行一段时间的保守治疗。如果是严重的损伤，大部分韧带撕裂或完全断裂，就需要手术修复后再行固定。需要手术修复的韧带损伤比保守治疗的韧带损伤更需要通过治疗来恢复功能。当儿童感到持续性疼痛、关节僵硬和（或）功能受限时，应进行作业治疗。

4. 神经损伤　原发性神经损伤是指神经的直接损伤所引起，如腕关节撕裂伤、正中神经断裂或臂丛牵引伤。解剖部位的神经压迫也可导致原发性神经损伤的症状。腕管综合征在儿童中很少见，它是指正中神经通过腕部韧带时受到压迫。尺神经和桡神经也有可能发生解剖部位的神经压迫。

继发性神经损伤是由上肢损伤引起的。例如，桡神经环绕肱骨干，可能因肱骨干骨折而受伤。同样，骨筋膜综合征是上肢筋膜极度肿胀的情况。如果骨筋膜综合征在其最急性的状况下未进行手术治疗，肿胀造成的压迫可导致神经压迫甚至神经坏死。当上肢发生周围神经损伤时，就会出现一些特定的运动和感觉损伤模式。表 27.8 概述了在上肢周围神经损伤康复过程中，运动损伤的类型和可能使用的矫形器类型。

上肢神经损伤也可以由全身系统性疾病引起。一些系统性自身免疫性疾病，如系统性红斑狼疮，可能出现相关的神经系统病变。上肢和手部神经损伤

表27.6 浅表因子治疗

方 式	治疗形式	说 明	临床应用
温热疗法	热疗	通过在上肢特定部位使用热敷包和多层毛巾来传递热量	可与关节的持续牵伸配合使用,以延伸组织;可在家中进行
石蜡浴	热疗	把儿童的手浸在热石蜡里进行加热	适用于腕关节和上肢远端;常用于关节炎的疼痛
氟疗法	热疗	类似于涡流浴的干热介质。用与沙子质地相似的玉米棒将氟疗机填满;机器将这些填充物吹到肢体周围以传递热量	儿童可在氟治疗期间进行主动关节活动度训练;是脱敏的有效工具
冰袋	冷冻疗法	把冰袋放在上肢的某个特定部位,传递冷的感觉	可以在家里进行
冰按摩	冷冻疗法	用一块冰以连续的方式运动(按摩)直接敷在上肢的特定部位	对肌腱炎特别有效

注:经允许引自 Skirven, T. M., Osterman, A. L., Fedorczyk, J., & Amadio, P. C. (2011). Rehabilitation of the hand and upper extremity. 2-vol set e-book: Expert Consult. St. Louis, MO: Mosby, 1495–1499.

表27.7 上肢神经肌肉损伤儿童的上肢手术

手术类型	手术说明	案 例	手术目标
肌腱转移手术	肌肉的起点位置不变,肌肉切开处被改变	Green 肌腱转移(尺侧腕屈肌向桡侧腕伸肌或腕短伸肌移位)	改善特定平面上的主动运动。Green 肌腱转移目标是改善腕关节主动伸展的能力
关节融合术	通过跨关节的骨固定术将关节两侧的骨融合	腕关节融合术 第一腕掌关节融合术	为稳定关节以改善功能或为改善或保持皮肤完整性(如:第一腕掌关节融合术的目标在于可完成拇指外展)
肌腱切断术	肌腱从切开处松解	尺侧腕屈肌松解术	松解作用于特定肌腱,解除限定关节功能的强牵拉力
肌腱延长术	通过手术延长肌腱长度,减少肌腱的紧张度	屈肌腱延长	改善关节主动运动,例如,将指长屈肌的屈肌腱延长,可以改善患者手指主动伸展,提高主动抓握能力

表27.8 上肢神经损伤典型表现及推荐矫形器

受累神经	运动损伤模式	推荐矫形器
桡神经	缺失或减弱:前臂旋后、腕关节伸展、腕掌后伸和拇指桡侧外展	拇指人字形矫形器或腕上矫形器;Benik 桡神经矫形器;Robinson-InRigger 矫形器(仅成人尺寸)
正中神经(高位病变)	缺失或减弱:旋前、腕屈、示指和中指近端指间关节和远端指间关节的屈曲、拇指外展对掌、拇指屈曲	拇指外展矫形器
正中神经(低位病变)	缺失或减弱:拇指外展和对掌	手掌外展矫形器或对掌矫形器
尺神经	缺失或无力的手内肌导致环指和小指的爪形姿势	用于小指、环指的抗爪型矫形器(注:如果是正中神经损伤的儿童,爪形手出现在示指、中指、环指、小指,抗爪形矫形器应包括四个手指)

表 27.9　证据表：上肢挛缩的系列石膏

作者	病例数	目的	评估方法	干预方法	过程	结果
Duijnisveld, Steenbeek, & Nelissen (2016)	新生儿臂丛神经瘫 (neonatal brachial plexus palsy, NBPP) 患儿 (n=41)	评价肘关节屈曲挛缩的系列石膏是否能改善 NBPP 患儿的肘关节伸展	被动关节活动度，医学研究委员会 0~5 岁量表，患者满意度调查表	系列石膏	用系列石膏每周 1 次或儿次，直到屈曲挛缩为 10°或更少。干预最多 8 周	在 NBPP 儿童中运用肘关节屈曲挛缩的系列石膏，以改善肘关节被动伸展功能。通常可观察到肘关节屈曲挛缩的暂时缓解和肘关节屈曲挛缩的再现
Hill (1994)	患者年龄在 8~48 岁，单侧或双侧上肢高张力或挛缩，影响功能，损伤不超过 2 年 (n=15)	比较在腕关节或肘关节两处同时使用石膏与利用传统技术改善被动关节活动度，持续性牵伸和矫形方面的干预效果	关节活动度，观察患者在各种功能性任务中的表现，引起牵伸反射的关节角度，观察快速轮替运动	第一组在石膏固定后进行常规干预 第二组先接受传统的个人治疗，然后进行石膏固定	每组接受 1 个月的干预 (石膏和传统方法)；石膏固定 5~7 天，然后拆除	结果显示用系列石膏能增加患者的关节活动度。在一定情况下，能缓解肌张力。这些变化并不能帮助更大的功能进步。这项研究结果支持使用系列石膏缓解挛缩
HO, Roy, Stephens, & Clarke (2010)	2~16 岁分娩性臂丛神经麻痹患者 (n=19)	对肘关节屈曲挛缩的臂丛神经麻痹患儿使用系列石膏和矫形器进行疗效评价	被动关节活动度	系列石膏和矫形器	治疗 2 周至 4 年，2 个月。每周重复 1 次使用石膏，直至患儿稳定，或挛缩缓解了 30°	从初期到末期的被动关节活动度提高。被动关节活动度的减少在不顺应期是明显的。在这一群体中使用系列石膏和佩戴矫形器对肘关节挛缩是有效的
Ugurlu & Ozdogan (2016)	类风湿关节炎 (rheumatoid arthritis, RA) 患者 (n=13) 和幼儿特发性关节炎 (JIA) 患者 (n=5)	回顾性评价 RA 或 JIA 患者使用系列石膏治疗近端指间关节屈曲挛缩的效果	关节活动度	系列石膏，训练计划，静态掌侧指矫形器，家庭训练计划	每 2~3 天重复一次系列石膏，直到近端指甲关节达到最大伸展稳定水平。1 次/周随访，1 个月	RA 患者伸展角度平均增加 27.5°。本研究支持用石膏治疗 JIA/RA 患者的关节挛缩

也可能是由于药物对神经的毒副作用引起的。这可能是由于患有全身性疾病的儿童需要进行化疗，或者服用其他强效药物的结果。

患有上肢神经损伤的儿童，在神经损伤部位的远端，沿着神经的走向，在神经支配区域将丧失运动功能和感觉。作业治疗师通过进行关节活动度训练和佩戴矫形器来维持关节活动，直至主动关节活动度开始恢复。神经损伤的儿童通常会在患侧上肢对触觉感到疼痛和过敏。这些情况，作业治疗师可以采用本章前面提到的脱敏技术。作业治疗师也可以在上肢神经损伤的康复治疗中使用感觉再训练策略、神经肌肉电刺激和肌力训练。

5. 复杂区域疼痛综合征 复杂区域疼痛综合征的特征是疼痛，特别是痛觉超敏和痛觉过敏（如异常的疼痛敏感性，即个体对一般的疼痛刺激评估为较高级别的疼痛）。肢体会有水肿和营养变化，如皮肤颜色的变化、指甲生长和外观的变化。在疾病进展期，骨密度会降低。复杂区域疼痛综合征分为 I 型和 II 型；I 型没有相关的神经损伤，II 型会伴随神经损伤。

患有复杂区域疼痛综合征的儿童通常会避免使用患肢。早期治疗被认为是疾病管理的重要方面。传统的干预策略包括负重、脱敏、主动关节活动度训练和疼痛管理策略。最近，治疗师发现镜像疗法和分级运动成像对这些患者也有效。用医学、心理和治疗性护理的综合方法是康复最有效的方法。

总结

本章描述了专职于儿童手功能治疗的作业治疗师针对上肢疾病常用的具体原则、策略和方法。

总结要点

- 专职于手功能治疗的作业治疗师使用基于发展、运动技能获得、康复和生物力学参考框架的概念和原则来指导评估、制定干预计划和进行干预。在使用参考框架评估和设计基于作业的干预措施时，会考虑儿童的兴趣、角色、习惯、目标和环境。

- 专职于手功能治疗的作业治疗师从病史回顾、儿童/家长访谈以及正式和非正式评估中采集信息，进行干预指导。治疗师利用治疗推理、研究证据以及评估获得的数据来制定干预计划。

- 接受作业治疗干预的常见情况包括：① 手或上肢的先天性异常；② 潜在的神经或系统性疾病引起的上肢损伤；③ 上肢或手部的损伤。儿童的上肢损伤可由多种潜在疾病引起，包括神经系统疾病（如：脑性瘫痪）、神经退行性疾病（如：脊髓型肌萎缩）、风湿性疾病（如：系统性红斑狼疮）和结缔组织疾病。儿童可能有复杂区域疼痛综合征、骨折和先天性异常（如：关节挛缩），需要手部矫形器。

- 作业治疗师为患有上肢疾病的儿童实施多种干预策略。这些包括物理因子治疗、制作矫形器、石膏、肌内效贴布、镜像疗法和活动改造。作业治疗师也会进行伤口护理、水肿控制、瘢痕管理和疼痛管理。干预过程可包括促进感觉再训练、关节活动度、肌力训练、控制和协调能力训练等活动。

- 在选择干预措施时，作业治疗师会考虑儿童的发育阶段、儿童/家庭目标、治疗师通过临床评估得到的结果以及手部损伤的类别。治疗师还会考虑评估方法和评估得到的数据、参考框架的原则和概念，以及研究证据来设计有意义的干预手段。儿童手部治疗需要与外科医生、医生、护士、其他治疗师、潜在的社会工作者以及家庭成员密切协作。

- 从事儿童和青少年手功能治疗的作业治疗师通过检查儿童在设定目标和评估结果方面的进步来衡量干预的结果。治疗师也需要通过非正式和正式的评估方法来衡量进展。

精神健康障碍
Mental Health Conditions

Karen Ratcliff, Patricia Fingerhut, Jane O'Brien

问题导引

1. 儿童精神健康障碍的特征是什么？
2. 精神健康如何影响儿童参与理想的作业活动？
3. 儿童的精神健康问题如何影响家庭？
4. 用于解决执行功能、情绪调节、行为以及社交和情绪学习的精神健康方法的指导原则是什么？
5. 解决儿童和青少年精神健康问题的具体策略有哪些实际案例？

关键词

不良童年经历	抑郁	自我决定
焦虑	情绪调节	自我效能
依恋	情绪失调	自尊心
注意力	"每时每刻都很重要"	感觉餐
行为映射	执行功能	社交故事
身体图示	精神健康障碍	基于优势的方法
照顾者负担	元认知	药物滥用
灾难化	正念疗法	调节区
强迫性	自我概念	

一、儿童精神健康障碍介绍

许多儿童遇到智力、行为和（或）精神健康方面的挑战，这影响了他们童年阶段参与作业活动的能力。作业治疗师通过促进积极的人际关系发展，参与自我肯定的休闲活动以及发展技能促进成功参与，从而改善儿童及青少年的健康和幸福感。作业治疗师还营造了有利于健康、幸福感和能力发展的环境。

精神健康障碍的定义是"严重偏离预期的认知、社交和情感发展"。儿童精神健康障碍可能会影响其有意义的作业活动，如游戏、社会参与、学习、自我照顾和工具性日常生活活动（IADL）。患有这些障碍的儿童可能难以应对家庭或学校中不可预测的情况。儿童期的精神健康问题可能会限制儿童参与发展个人满意度和自我效能感的活动。例如一名难以遵守规则的儿童［如品行障碍（conduct disorder, CD）］可能会错过社交活动（如在外过夜、生日聚会、与朋友出去玩）。父母可能会因为让儿童离开他们自由活动，却不知道其他成年人是否会"理解"他们孩子的行为而感到紧张。儿童期的精神健康问题会对社会产生重大影响，因为儿童需要接受特殊教育，父母可能失去工作、医疗费用的增加，还可能导致犯罪行为、无家可归以及药物滥用问题。因此无论实践环境如何，管理儿童时期的精神健康障碍是作业治疗干预的一个重要方面。

儿童时期的精神健康疾病相当普遍，并且其数量还在不断上升。荟萃分析发现，全世界有13.4%的儿童和青少年患有儿童时期的精神健康障碍。世界卫生组织估计，到2020年与精神健康相关问题的儿童人数将增加50%以上。据报道，美国每5名儿童中就有1名患有或曾患有精神相关疾病。在美国全国高中学生的调查中，有29.9%的学生在调查前的12个月内曾感到过悲伤或绝望，而17.7%的学生曾认真考虑过自杀。

儿童的精神健康状况问题可能会在儿童发育的任何阶段中发生。有些状况出现在幼儿期（如注意力缺陷多动障碍），而另一些状况出现在青春期（如精神分裂症）。在终身持续的精神疾病案例中，14岁前发病的有50%，24岁前发病的有75%，这表明精神疾病是长期的。这些疾病引起的发育障碍加剧了衰弱的症状。

虽然在不同种族或民族中，有严重情感或行为障碍的儿童的百分比较为相近，但家庭社会经济地位低下的儿童出现精神健康问题的可能性是其他儿童的2～3倍。4～17岁的男孩比女孩在精神健康方面有更多的问题。

男孩常被诊断为注意力缺陷多动障碍、行为或行动问题、孤独症谱系障碍，妥瑞氏综合征和烟瘾，而女孩则更有可能患抑郁症和酗酒。男孩比女孩死于自杀的可能性更高。

精神健康障碍的原因很复杂。与精神健康障碍相关的外遗传因素包括个体易感因素、环境触发因素和压力反应。家族史显示出精神疾病有遗传因素，例如，抑郁症父母生育的儿童患抑郁症的可能性要比常人高3～4倍。社会因素也可能使儿童和青少年处于精神健康疾病的风险中，包括遭受长期恶劣环境（如欺凌、虐待）、家庭不和、滥用药物和慢性病等健康问题的风险。

许多专业人员为患有精神疾病的儿童和青少年的治疗及关怀做出了贡献。心理学家、精神科医生、社会工作者、儿童医疗专家、护士、护工、医生、药剂师、职业康复顾问和教师就精神健康需求与儿童和家庭互动。作业治疗师可以通过作业活动促进儿童心理及精神健康，从而积极影响儿童和青少年的生活轨迹和发展成果。

二、儿童和青少年的精神健康状况

《精神疾病诊断与统计手册》第5版（Diagnostic and statistical manual of mental disorders, 5th ed., DSM-V）提供了整个生命周期中精神健康障碍疾病、症状和特征的完整列表。作业治疗师不会诊断儿童疾病，但是他们可以向团队提供观察意见以确定诊断结果。了解特定疾病的常见症状也有助于指导评估和干预计划。以下是所选疾病的概述。

（一）神经发育障碍

儿童的神经发育性精神健康障碍可能在出生时就已发生，影响儿童的认知、身体和社会发展。儿童期和青少年期最常见的精神障碍分为以下几类：焦虑症、应激相关障碍、情绪障碍、强迫症和破坏性行为障碍（如注意力缺陷多动障碍、品行障碍和对立违抗性障碍）。针对患有DSM-V所概述的各种诊断的儿童，作业治疗师处理精神健康问题的常见情况描述如下。

1. 智力障碍 智力障碍（intellectual disabilities, ID）是指智力功能的缺陷，例如执行功能、解决问题、学习和抽象思维等的缺陷。有智力障碍的儿童在日常生活活动（ADL）、社会参与和个人独立方面的适应技能均存在缺陷。

智力障碍的严重程度分为轻度、中度、重度和极重度。

- 轻度智力障碍的儿童通常在学习概念方面有困难，对社会细微差别的认识有限，并且很难完成复杂的工具性日常生活活动。但是他们通常在基本日常生活活动方面是能够独立的，也能从事不强调概念性技能的相关就业。
- 中度智力障碍的儿童通常能掌握基本的学习技能，建立有意义的人际关系，独立完成日常生活活动，参与支持型就业。他们在抽象概念化、社交意识以及工具性日常生活活动上存有困难。

- 重度智力障碍的儿童语言受限，难以理解事物概念，在所有日常生活活动上都需要支持。
- 极重度智力障碍的儿童常伴有感觉和躯体功能障碍，更加限制了他们在概念、社交或实践领域的表现。

2. 孤独症谱系障碍　孤独症谱系障碍（ASD）的特征是患者的社交沟通和互动受到损害，包括儿童早期发生的刻板重复行为、兴趣狭隘或活动受限，导致社交和作业参与有严重障碍。有关描述孤独症以及作业治疗在评估和干预中的作用的更多信息，请参见第30章。

3. 注意力缺陷多动障碍　注意力缺陷多动障碍（ADHD）的特征是注意力低下、多动和冲动，在学校、家庭和社区环境中都具有此类表现。注意力缺乏、多动和冲动可能会导致儿童和青少年在社交场合遇到困难。

美国全国8.8%的人口患有注意力缺陷多动障碍。其症状会导致执行功能、情绪功能、情绪调节以及适应认知、情绪和行为需求受损。注意力缺陷多动障碍与其他精神疾病伴发的概率很高，包括对立违抗性障碍、品行障碍、焦虑、抑郁、双相情感障碍（bipolar disorder, BD）、药物滥用和学习问题。

注意力缺陷多动障碍的发生与多巴胺受体减少有关，这导致注意力所涉及的大脑区域的活化降低。前额叶和前扣带回皮层的失活导致认知过程受损。注意力缺陷多动障碍患儿还表现出额叶、颞叶和顶叶皮质以及胼胝体、海马旁回、基底神经节和小脑等典型控制的差异。

因此，患有注意力缺陷多动障碍的儿童可能在粗大运动技能、精细运动技能、书写、日常生活活动的表现、感觉处理、行为反应和社交互动方面都遇到困难。

4. 特定学习障碍　学习障碍的定义是学习技能障碍，这些障碍会影响患儿的作业表现或日常生活活动，并且是其他诊断无法解释的，如智力障碍。儿童可能在阅读（阅读障碍）、书面表达和（或）数学（阅读困难）方面存在学习障碍。学习障碍分为轻度、中度或重度，估计有5%～15%的学龄儿童患有某种形式的学习障碍。

5. 抽动症　图雷特综合征是最常见的抽动症，发病率为0.3%～0.8%。图雷特综合征的特征是突发、快速、重复、非节律性的运动和发声。如果仅存在运动型或发声型抽动，这种情况被称为持续性运动或发声抽动障碍。图雷特综合征的症状通常在患病的4～6年发展，在10～12年加重，随后症状减轻，但很少消失。图雷特综合征的抽搐症状是非主观控制的；然而儿童经常在抽搐发生前出现躯体感觉，这使他们能够暂时缓解抽搐。抽动症在焦虑、兴奋或疲劳状态下表现得更加频繁和明显，在患者专注任务或放松时症状减轻。

图雷特综合征的具体病因尚未明确，但有证据表明遗传成分占主要因素。患儿经常伴有其他行为和学习问题，包括：注意力缺陷多动障碍（64%）；情绪愤怒失控史（38%）；强迫症（27%）；特定的学习障碍（25%）；睡眠问题（25%）；社会技能问题（21%）；情绪障碍（19%）和焦虑症（17%）。

（二）情绪障碍：抑郁症、双相情感障碍

儿童和青少年重度抑郁症的特征是持续性悲伤情绪、绝望情绪以及对活动失去兴趣。虽然这些症状可能出现在任何年龄，但青春期后的发病率更高。2015年青少年重度抑郁发作的患病率为12.5%，比2005年的9%有所提升。

当儿童同时出现抑郁发作和轻度狂躁或躁狂发作时，他们被诊断为双相情感障碍。

抑郁症的症状包括悲伤、易怒、对以前喜欢的活动失去乐趣、睡眠量的改变、疲劳或嗜睡、绝望感、无价值感、不适当的罪恶感、回避朋友和（或）上学、优柔寡断、沉迷于死亡或自杀念头。2010年自杀是12～17岁青少年死亡的第二大原因。

躁狂症的症状包括剧烈的人格变化、易激动、易怒、自信心膨胀、极度精力充沛、浮夸或妄想思维、冲动行为、睡眠需求减少、思维急躁和注意力分散。躁狂症也可能伴有幻觉或妄想的精神病发作。

破坏性情绪失调障碍的特征是经常反复出现言语上、身体上的愤怒，伴有持续刺激，并且比对立违抗性障碍所表现的更为严重。破坏性情绪失调障碍与6岁以下儿童无关，只有在10岁之前首次出现时才能被诊断。

（三）焦虑症

焦虑症是最常见的儿童精神健康问题，约有20%的儿童患有焦虑症。焦虑症的特征是持续过度的担忧或恐惧，导致社交、学习或作业功能受损。焦虑症在男孩和女孩之间的发病率均等。然而在青春期，女孩患有焦虑症的可能性是男孩的2～3倍。

焦虑症分为：分离焦虑；选择性缄默症；特定

恐惧症；社交焦虑；惊恐障碍；广场恐惧症或因其他医疗状况而引起的焦虑。

- 分离焦虑在儿童中表现为社交退缩、悲伤、与父母或照顾者分离时无法专心或玩耍，限制了他们在学校或日托机构的参与度。
- 选择性缄默症指儿童在特定的场合一直不说话，例如学校，但在其他场合却能说话，通常在家里。有选择性缄默症的儿童"沉默寡言"，不进行口头交流；然而他们可能会使用手势和表情。
- 特定恐惧症（即恐惧症）是由某件特定物品或某种特殊情况所触发，导致儿童表现出过度恐惧或焦虑的病症。
- 社交焦虑是对社交场合的恐惧，是最常见的恐惧症之一。
- 患有惊恐障碍的儿童处于恐惧状态下，会产生恐慌发作。焦虑和恐惧是与战斗或逃跑反应有关的自主神经系统（autonomic nervous system, ANS）反应，当这些 ANS 在几分钟内频繁地达到高峰，对强烈的不适做出反应时，就被认为是惊恐发作。发作期间儿童可能表现为心跳加速、出汗、颤抖、呼吸急促、胸痛、恶心、头晕、刺痛或麻木，表现出不真实感，或害怕"发疯"或死亡。
- 广场恐惧症是指害怕身处各种空间，例如封闭空间、开放空间、人群、公共交通，甚至只要不在自己的家中就会引发恐惧。

值得注意的是，所有儿童在新的或有困难的情况下都会表现出焦虑，只有当反应持续、普遍且干扰参与时，焦虑才会成为一种障碍。

（四）强迫症

强迫症（Obsessive-compulsive disorders, OCD）表现为思维和行为的紊乱，而非恐惧（与焦虑症一样）。患有强迫症的儿童和青少年会坚持和重复影响他们参与理想作业活动的行为或想法。强迫是反复出现的、持续的想法或图像，它们是不需要的或使人衰弱的，儿童最常见的困扰是：

1）担心其他儿童咳嗽和打喷嚏等"不洁恐惧症"行为。

2）不可思议的想法，例如，"如果我按一定的顺序触摸一切，坏事不会发生"。

3）假设最坏的情况会造成灾难性的后果，例如

认为父母迟到 5 分钟来接他们，是因为父母在一场车祸中丧生。

4）谨慎或宗教强迫症，儿童担心自己冒犯了上帝或没有正确地祈祷。通常与儿童的宗教教育无关，但纯粹是强迫症的表现。

5）不断地思考如果我做了什么坏事，例如刺伤他人会怎么样。

强迫是一种儿童感觉被迫去执行的重复行为，这也是没有必要或使人衰弱的。强迫行为表现为仪式化的行为，例如洗手、锁门和重新锁门、按一定的顺序触摸物品或与"不可思议的想法"相关的行为。强迫行为通常始于 6～9 岁，儿童们一遍又一遍地做一个任务，例如将玩具排成一排，直到"感觉正确"为止。这种行为随后发展为不可思议的想法。强迫症需要与抽动症分开。与强迫症相关的一些特定的疾病包括囤积、拔头发（拔毛症）和剥皮肤（抠皮）。

患有强迫症儿童的行为经常与其他诊断相混淆，例如注意力缺陷多动障碍、学习问题或对立违抗性障碍。强迫思想和强迫行为会占用儿童太多时间，以至于他们无法专心处理当前的任务。儿童们可能会全神贯注完美地完成一项任务，以至于无法及时或根本无法完成任务。此外由于担心弄脏自己，可能会导致儿童拒绝坐在地板上或拿起某些物品。

（五）品行障碍：对立违抗性障碍

对立违抗性障碍（oppositional defiant disorder, ODD）的特征是儿童的不服从、敌对和违抗行为。有对立违抗性障碍的儿童常常好争论、经常发脾气、不合作、拒绝服从大人的要求，这影响了他们在家庭和在学校的活动。它经常发展为品行障碍。对立违抗性障碍和品行障碍与不良后果有关，例如，犯罪、失业、抑郁、焦虑和其他精神疾病，但品行障碍是更为严重的越轨行为，侵犯他人权利或违反社会规范，侵犯人、动物、破坏财产、盗窃或欺诈。对立违抗性障碍更适合被认定为情绪调节障碍，而非行为问题。

患有对立违抗性障碍/品行障碍的个体在杏仁核、脑岛、右侧纹状体、左侧内/上额叶、左侧楔前叶表现出差异，这些大脑领域与情绪处理、错误监控、解决问题和自我控制相关。

（六）精神分裂症和其他精神病性疾病

精神分裂症和其他精神病性疾病的特征是妄想、幻觉、思维混乱、运动行为紊乱或异常（如：紧张症）或不良症状，例如，情绪表达或运动减少。妄想

包括非事实基础上公认的信念和印象。幻觉是指看、听、尝或感觉不存在的事物。这些诊断在18岁以下的儿童中并不常见。当幼儿出现妄想或幻觉时，他们可能表现为愤怒、注意力不集中，或者由于无法描述他们经常经历的恐怖经历而难以入睡。

精神分裂症具有重要的遗传成分，与大脑结构和功能异常有关。该疾病的特征是前额叶皮层异常和与其他皮层区域的颞叶连接异常，以及侧脑室增大。据推测与精神分裂症相关的大脑异常与神经发育的不同阶段相关，包括产前、围产期和青春期后。一旦症状出现，就不会出现进一步的神经心理恶化。

（七）创伤

创伤性疾病的特征是个人的身体或情感暴露于有威胁的压力事件、一系列事件或环境中，对身体、情感和精神健康产生持久的影响。这些障碍包括反应性依恋、去抑制型社会参与、创伤后应激障碍（posttraumatic stress disorder, PTSD）、急性应激和适应障碍。青少年在成年之前经历创伤事件的发生率在14%～80%。

创伤最严重的结果之一是对发育中的脑功能的影响。研究表明，包括海马、杏仁核、前额叶皮层、枕叶皮层和下纵束在内的大脑结构具有一个对时间敏感的发育时期。发生在敏感时期的创伤对发育的影响比不同时期的创伤更为显著。研究表明，车祸等单次创伤对发育中的大脑产生的影响稍小，导致社交过程、执行功能和精神病理学发展的长期变化更少。

创伤经历对大脑发育的长期影响包括执行功能的改变、社交过程、抑制问题、恐惧反应、依恋障碍、创伤后应激障碍、精神病理学的后续发展、慢性压力和药物滥用问题。Teicher 和 Samson 发现，经历过创伤的人和健康对照组在情绪调节、注意力和社会认知的控制上存在差异。具体来说，在前额叶、四肢-丘脑-小脑的功能连接方面存在差异。

遭受创伤的儿童出现情绪调节、注意力、睡眠、依恋和执行功能方面的差异，将影响所有功能领域，可能对新认识的人和不安全的人感到担忧和不信任。为这类儿童服务时，要在干预过程中营造安全感以促进儿童的情绪调节，这是一个很重要的考虑因素。

1. 创伤后应激障碍 据估计12%的患病儿童和19%的受外伤儿童患有创伤后应激障碍。创伤后应激障碍儿童在依恋、情感识别和标记、情绪意识、恐惧、焦虑、觉醒和调节方面存在困难。这些困难导致了学习、社交、身体和情感问题。创伤后应激障碍儿

童表现出焦虑和恐惧，这是他们主要的反应模式。与创伤一样，确保环境和相互作用的不正当的安全感，努力制定情绪调节策略是重要的长期治疗的结果。

2. 依恋障碍 人们需要社交。依恋是与他人联系以满足需求的过程。在婴儿期，婴儿通过哭泣来交流以满足他们的需求。当成年人不断满足婴儿的需求时，这些互动就会被编码，婴儿会知道照顾者满足了他们的需求。这些编码模式成为人们与他人互动、调节情绪和展示反思功能的方式，这使得人们能够表现出同理心。未形成安全依恋的儿童有罹患精神疾病的风险，例如反应性依恋障碍和去抑制社交障碍、焦虑症和进食障碍。

患有依恋障碍的儿童表现出高度焦虑行为，难以与人沟通，比如学校的同学或同事。促进与照顾者情感依恋的作业治疗干预可改善长期结果。例如，寄宿机构中的儿童与照护人员形成的依恋关系，看似与未寄宿儿童类似。

3. 童年不良经历 童年不良经历（adverse childhood experiences, ACES）是儿童生活中的创伤经历，对儿童成年后的生活产生负面影响。根据《精神疾病诊断与统计手册》第5版，不良童年经历并不被视为一种疾病，但研究表明，有不良童年经历的儿童在社会情绪发展和情绪调节方面会产生长期负面的影响，甚至在婴儿期和学步初期就有发生。有童年不良经历的儿童可能会发展为注意力缺陷多动障碍、长期行为问题和旷课。他们表现出长期的负面结果，包括慢性疾病、高中辍学、失业、生活在贫困水平以下、抑郁症、使用精神类药物、中重度酗酒、滥用药物和企图自杀。童年时期发生的经历影响着成年期，需要早期干预以解决儿童的心理健康和心理社会健康。

研究表明，创伤经历会改变幼童正在发育的神经通路。恐惧反应和杏仁核的激活占主导地位，形成了对环境中的刺激过度警惕和过度反应的系统，导致了对威胁刺激的偏见。发现在个体中自我调节过程的减少与创伤增加有关。杏仁核、海马体和内侧前额叶皮层情绪处理脑回路的变化导致恐惧条件反射、记忆缺陷以及恐惧消退模式的激活减少，从而导致各类环境参与能力受损。缺乏安全感会影响注意力系统，导致过度警惕、焦虑以及产生对人和事的负面偏见。在日常工作中的适应性参与，如与同龄人的社交互动、满足学校环境的要求，以及参与社区活动都受到恐惧、不良情绪处理和自我调节能力下降的负面影响。由于与不良童年经历相关的长期负面结果，作业治疗师询问儿童和家庭状况。问题示

例详见框28.1。

（八）饮食失调

饮食失调约占人口的10%，是青少年中第三大常见疾病，仅次于肥胖和哮喘。饮食失调常与其他精神障碍并存。例如，回避型/限制型进食障碍与焦虑症和其他疾病有很高的共病率。有回避型/限制型进食障碍的儿童可能在儿童时期就挑食，有胃肠道症状。其他饮食失调如厌食症和贪食症，有抑郁、焦虑、强迫症、创伤后应激障碍、人格障碍、药物滥用和自伤行为的精神上的共病。

饮食失调的危险因素包括生物、心理和社会文化的影响。遗传和神经生物学因素，如5-羟色胺和多巴胺之间的相互作用，认知灵活性差，缺乏抑制性控制以及环境影响和发育变化可能导致进食障碍。

饮食失调的儿童和青少年表现出：

- 身体图式扭曲。
- 自卑。
- 情绪调节差。
- 压力管理不善。
- 认知缺乏灵活性。
- 弱中央统合。

有关术语和示例的定义请参见框28.2。饮食失调会导致学习困难、社交和人际关系问题，药物滥用障碍，在严重或未经治疗的情况下，还会导致死亡的医疗问题。饮食失调的症状包括：过分关注体重、不

框28.1　儿童不良经历调查表

心理虐待	父母或其他成年人在家中是否： ● 经常或频繁咒骂、侮辱或使您失望？ ● 经常或频繁以使您担心自己受到身体伤害的方式做事？
身体虐待	父母或其他成年人在家中是否： ● 经常或频繁地按、抓、推或捆耳光？ ● 经常或频繁地殴打您，在你身上留下外伤伤口？
性虐待	成年人或大您5岁以上的人是否曾经： ● 以性方式接触或抚摸您？ ● 以性方式让您触摸他们的身体？ ● 尝试与您进行口交、肛交或性交？ ● 实际上与您进行过口交、肛交或性交？
药物滥用	您是否： ● 与嗜酒者或酗酒者同住？ ● 与吸毒者同住？
精神疾病	● 家庭中是否有抑郁或患精神疾病的成员？ ● 家庭中是否有自杀倾向的成员？
暴力对待	您家中是否有人： ● 有时、经常或常常推、抓、捆耳光或扔东西？ ● 有时、经常或常常踢、咬、用拳头打或用重物击打？ ● 是否曾反复打了至少几分钟？ ● 是否受到刀或枪的威胁或伤害？
家庭犯罪行为	● 是否有家庭成员入狱？

框28.2　关于饮食失调术语的定义

术　语	定　义	案　例
身体图式扭曲	一个人对自己身体的感知。	儿童对自己身体外观的看法与他实际外观不同（通常为负面的）："我很胖。""我的鼻子太大了。""我很丑。"
自卑	个人对自身的挑战和成功能力的评价，自尊心低的儿童可能会自卑。	儿童会只看到自己的负面特征，很难看到自己的长处："我什么事都做不好。""我不是一个好学生。"
情绪调节差	难以控制自己的情绪和对情况的反应。	儿童可能会不按顺序脱口而出的反应，扔东西，哭或发脾气。有些儿童可能会忽视或退出活动。
压力管理不善	无法控制自己对期望或压力的反应。	儿童可能会放弃任务、不开始任务或完成任务。由于感觉不堪重负，难以组织作业。对日常活动感到悲伤、流泪或焦虑。
认知缺乏灵活性	无法考虑问题或活动的各种解决方案。	儿童不能想出多种解决方案，只能看到一种方法。儿童很难解决问题，思维僵化。
弱中央统合	无法看到"全局"。	儿童看不到他的行为如何影响他人。儿童只能从一个角度看事物。

吃饭、在别人面前吃得很少、不参加社交活动、过度锻炼、因催吐而在指关节上长老茧、偷偷进食或进食过量。

（九）药物滥用

药物滥用障碍包括十种药物和因参与激活大脑中的奖励系统而导致的沉迷赌博。请参阅框28.3以获得完整的列表以及特定药物的流行情况。药物滥用障碍的特征是大脑回路的改变和与药物相关的病理行为。在12～17岁的青少年中，有8%符合药物滥用问题的标准。

框28.3　12～17岁青少年滥用药物的患病率	
药物滥用	患病率
酒精	4.6%
咖啡因	未报告
大麻	3.6%
苯环利定	0.3%
其他致幻剂	0.5%
吸入剂	0.4%
阿片类药物	0.1%
镇静剂	0.3%
兴奋剂	0.2%
烟草	未报告

有药物滥用障碍的儿童和青少年在家庭、学校和社区内的作业参与方面表现出局限性。他们经常逃学，人际交往困难，有更高的精神疾病风险。同时他们有睡眠问题、学习成绩下降、外表和卫生习惯改变，以及情绪的变化。滥用药物会导致损伤、疾病和残疾。40%～80%的脊髓损伤和36%～51%的颅脑损伤都与药物使用有关。

易受药物滥用影响的危险因素包括抑制减弱、前额脑区底部变小、负责奖赏回路的脑区体积变小、额叶激活减少、酒精刺激时增活更大以及家族药物滥用史。在家庭、学校和社区层面，参与课外团队运动和家长监督，以及家庭时间可以防止药物滥用障碍。

三、精神健康障碍儿童的作业表现

有精神健康问题的儿童在日常作业中会遇到很多困难，如日常生活活动、工具性日常生活活动、教育、社会参与、游戏和休闲、睡眠和工作。精神疾病导致减少参与休闲娱乐活动、体育活动以及学校活动。由于在日常作业中缺乏成功，儿童可能在早期发展出较低的自我效能感（相信自己的技能和能力），导致较低的自尊、自信心低下、生活满意度整体降低以及较差的生活质量。有精神健康问题的儿童通常会表现出较差的应对技能、解决问题的能力和判断力，这些都会影响他们的作业表现。

（一）日常生活活动和工具性日常生活活动

自理活动需要运动、感觉、知觉和认知能力。它们还需要儿童们有动机、兴趣和参与的意愿以及社会意识。日常生活活动和工具性日常生活活动中涉及患者因素的任务分析包括意识、定位、气质、个性、能量驱动、执行功能、注意力、记忆力、感知觉、思维、顺序和时间、情绪调节以及自我意识。有关ADL和IADL的描述和作业治疗干预，请参阅第12章和第13章。

患有多动症的儿童通常学习穿衣、如厕和梳洗任务比较慢，这些都是由于注意指令和专注于练习方面的缺陷导致的。这些障碍在智力障碍儿童中更为明显，因为他们的执行功能较差。情绪低落或轻度躁狂会影响儿童保持仪容整洁的想法。情绪障碍经常导致饮食模式的改变。幻觉和妄想或焦虑等精神症状会显著干扰日常生活和卫生。

Lenoir等研究了患有早发性精神分裂症的青少年和年轻人的社交和独立功能，这项为期5年的纵向研究调查了参与者在社区（而非医院或庇护所）生活的时间，以及他们需要家人提供的帮助。参与者在社区居住的时间为70%；52%的参与者独居或与伴侣同住，34%与父母同住，其余的参与者则住在其他地方，如机构或无家可归。69%的参与者表示他们在日常活动中获得了帮助，例如，家务；44%的人在预约时获得了帮助；34%的人在服药依从性方面获得了帮助。这项研究强调了患有精神健康障碍的年轻人维持独立生活的困难。

（二）教育

学龄儿童每天大部分时间都在教育环境中度过。教育环境是作业治疗师提供干预以促进学生角色的理想场所。关于以学校为基础的实践请参阅第24章。在教育环境中，患有精神健康障碍的儿童可根据《美国残疾人教育法》获得情绪困扰（emotionally disturbed, ED）服务。教育系统中的情绪困扰分类与医疗系统中的精神健康障碍重叠。接受特殊教育情绪困扰服务学生的家长经常认为他们的儿童患有多动症、焦虑症、抑郁症、强迫症、对立违抗性障碍、躁郁症和妥瑞氏症。大约18%的6～16岁特殊教育残疾儿童也被诊断为情绪困扰。在统计学上，有贫困、单亲家庭、男性或非裔美国人等危险因素的儿童在普通人群中被贴上情绪困扰儿童标签的比例更高。

情绪困扰儿童的学习成绩明显受专注不足、听从指示不佳和思想不集中的显著影响。有关情绪困扰的定义请参阅框28.4。父母表示有情绪困扰的儿童在学校的成功经历比其他任何一组有或没有残疾的学生更少。患有焦虑症或情绪困扰的儿童可能会避免引起别人对自己的注意，最终在课堂以外的活动中被孤立（如：课间休息、走廊交谈、餐厅）。研究报告显示在小学阶段焦虑程度较高的儿童更有可能完不成高中学业。

（三）社会参与

成功地与他人互动是一种共享的经验，需要阅读社交线索、情绪调节和冲动控制，以及在任务或游戏中的坚持。图28.1显示儿童共同游戏。患有精神健康障碍的儿童可能难以与他人互动，导致他们回避社交场合或被他人忽视。社会耻辱感或同龄人、亲人及其他人对儿童的贬低和歧视降低了健康发展所需的关键的社会支持。社会支持是儿童精神健康问题的重要中间因素。与其他残疾儿童相比，患有精神健康障碍的儿童更容易受到同龄人和成年人的歧视及社会排斥。

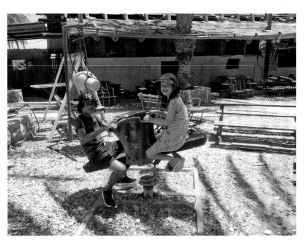

图28.1　当在操场上一起玩时，儿童阅读对方的提示

对精神健康障碍儿童的态度进行了系统的回顾，将疾病的污名化归咎于儿童、儿童的行为和社交距离、儿童的危险意识以及对儿童疾病的不熟悉。感知自我耻辱感可能是儿童自尊心下降的一个重要因素，而自尊心是成功参与社会活动的一项基本素质。

社会参与开始于幼儿期，儿童建立共同注意力、手势和言语交流（参见第14章）。这可能是孤独症患儿的一个重要缺陷（详见第30章）。社会参与对多动症儿童来说也很困难。同样学习障碍儿童可能会对他们所要掌握任务的反复失败感到困惑，这会对自尊产生负面影响。患有焦虑症的儿童可能以回避社交场合来控制不适症状，害怕使自己尴尬或预防焦虑发作。在社交场合中，他们可能会显得急躁易怒和难以接近。

患有抑郁症的儿童和青少年可能会脱离社交活动。抑郁症的标志特征是对以前喜欢的活动失去兴趣、感觉不足、精力不足和悲伤，所有这些都会显著影响儿童的社交参与动机以及接近其他儿童的可能性。躁狂症经常导致冒险或攻击性行为，因儿童行为不可预测而使儿童与同龄人隔离。

随着儿童进入青春期和成年早期，社会参与变得越来越重要。与幻觉和妄想的精神病症状相关的行为将儿童与同龄人和其他重要的社会关系相隔离。身体或言语的抽搐所带来的歧视会对妥瑞氏症儿童的社交产生不良影响。抽动症患者描述了因其有抽动症状而不同于同龄人的感觉，他们使用社交回避来处理抽动症状，认为他们的抽动症会导致其他社会心理问题。

社会参与生活质量和满意度的提高有关。包括交流、遵守社会规则、理解和回应他人的暗示、跟随

框28.4　情绪困扰的定义

《美国残疾人教育法》对情绪困扰的定义如下：

"情绪困扰是指在一段较长时间内表现出以下一种或多种特征，对儿童的教育表现产生显著负面影响的一种状态：

 a. 学习能力无法用智力、感觉或健康因素来解释。

 b. 无法与同伴和教师建立或维持令人满意的人际关系。

 c. 在正常情况下，出现不适当的行为或感觉。

 d. 不快乐或抑郁的情绪常见。

 e. 与个人或学校问题相关的身体症状或恐惧倾向。

 情绪困扰包括精神分裂症。该术语不适用于因社交失调儿童，除非根据《美国残疾人教育法》确定他们有情绪困扰。"

他人的指导、协商和表达情感。当精神健康状况干扰社会参与的某一方面时,儿童就会遇到困难。

(四)游戏

对儿童来说游戏既是休闲也是学习和发展的媒介(参见第11章)。游戏帮助儿童发展运动、社交、知觉、执行和感官技能。通过游戏中的同伴互动,儿童们学会了沟通、建立关系、解决冲突、遵守社会规范、练习自我表达、认知发展和调节情绪,这些对精神健康至关重要。注意力和意志力的缺陷以及社交机会的丧失限制了游戏项目和随后技能的发展。

在具有各种精神健康状况的个体中,可能会发现游戏表现受到干扰。孤独症患儿表现出许多非典型的游戏技巧,包括对物品的非功能性使用、自我刺激行为以及社交退缩。孤独症患儿在玩某项游戏和衔接中表现出社交提示和灵活性方面的困难,这可能会疏远同伴,更加限制儿童的游戏机会(参见第30章)。

多动症患儿在游戏任务上很难坚持足够长的时间,以有效地利用它来发展认知和知觉。注意力和行为症状也可以使多动症儿童远离同龄人的社交接触。有些儿童在5岁之前就表现出反社会行为(可能会被诊断为对立违抗性障碍或品行障碍),这影响社交游戏和同伴互动。

(五)参与娱乐和休闲

参与娱乐和休闲活动与生活质量、幸福感以及积极的身心健康有关。对于儿童和青少年来说,参加娱乐和休闲活动可以减少抑郁并促进精神健康。

一项系统性综述发现,参加体育运动(尤其是团队运动)可以改善精神和社会健康。图28.2A和B是参加田径运动会和舞蹈比赛的青少年。有精神健康障碍的患儿较少参与娱乐和休闲活动。促进人们参与娱乐和休闲活动,尤其是体育活动,对社会、精神和身体健康都有重要益处,尤其是考虑到社会中普遍存在的缺乏活动和肥胖问题。

(六)睡眠

睡眠对于最佳功能、健康和康复是必要的。虽然许多儿童经历间歇性睡眠困难,但持续性睡眠障碍会导致长期的学业成绩、旷课、冲动控制、冒险行为、受伤和社会功能问题,以及包括心血管、免疫和体重问题在内的身体健康问题。患有多动症、孤独症、抑郁症和焦虑症等精神疾病的儿童常伴有睡眠问题。

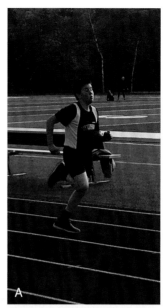

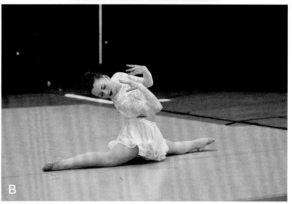

图28.2　参与体育运动的青少年,如田径(图A)和舞蹈(图B),身体、社会和精神健康更好

据报道焦虑症儿童的睡眠问题患病率高达75%～80%。焦虑症患儿的忧虑会导致入睡和保持睡眠困难,从而导致日间疲劳,进一步加剧他们在接受教育和社会参与、社会活动方面的困难。睡眠问题会加剧行为和精神健康症状。睡眠在儿童发育中的重要性将在第12章中进一步讨论。

(七)工作与志愿者服务

儿童和青少年可以在家中做家务以及参与社区志愿者活动,这就产生了工作活动。例如,幼儿可以帮助"整理他的玩具"。他们可能在学校当志愿者,或者在停车场工作,为俱乐部募捐。儿童在工作和志愿活动中参与社会活动。他们学习解决问题、谈判、工作行为和礼仪以及遵守规则。他们可能不得不与他人互动,或执行新的任务。患有精神健康障碍的儿童和青少年可能需要帮助以了解工作和志愿活动的作用及规则。作业治疗师可以提供调整或技术方面的建议。儿童可能会从不同的情景角色扮演、行为图表、参与社交故事解决工作中的问题、学习工作或志愿者活动所必需的技能中受益。志愿服务和工作活动对儿童或青少年的生活质量至关重要。

四、照顾者的压力和父母/家庭的支持

照顾有精神健康问题的儿童对所有家庭成员都有重大影响。照顾者负担或照顾者压力被定义为照顾残疾儿童的需求、责任、困难和负面的精神后果。父母比其他照顾者承受更大的情绪压力，由于美国女性承担了更多的照顾责任，她们表示照顾者的压力更大。儿童的攻击性和对抗性行为是最大的压力预测指标。然而，与照顾者压力相关的其他问题包括内疚、担忧、抑郁和愤怒的内部情绪，以及参与的外部障碍，如财务、就业困难和有限的社会及社区机会。在一项针对超过18 000名照顾者的研究中，有很大比例的儿童照顾者患有精神健康疾病（不包括孤独症），调查显示保险覆盖率不足（21%），服务使用困难（36%），缺乏与提供者的共同决策（31%）和经济负担重（36%）。对于那些孤独症儿童的照顾者，比例甚至更高。

家庭功能差会影响儿童的情绪和行为发育，从而导致精神健康障碍。受儿童行为影响的亲子互动又会反过来对儿童的行为和发育产生负面影响。然而，促进养育的家庭支持和干预可以积极地影响儿童的发展及结果。家庭教育项目、以家庭为中心的治疗以及亲子干预促进家庭功能及儿童和家庭的生活质量。

有大量研究致力于了解儿童和家庭精神健康服务的参与方式以及与这些方式相关的结果。参与干预计划是关键。然而，参加这类计划对一些家庭而言可能是困难的，而让儿童参加这类计划可能是保留参与的一个重要因素。参加的家庭还包括较高的家庭收入和父母受教育程度、子女年龄较小、亲子关系较差的家庭。因此，其他家庭干预模式包括单次治疗，即家长从精神健康服务人员处寻求首次危机干预，之后的治疗根据家长需求决定，灵活地提供并解决家长在寻求服务时遇到的一些障碍。在制定和提供干预措施时必须考虑家庭喜好，在有选择机会时，不同的家庭可能会选择不同的服务。自20世纪80年代以来，医疗团队协调和整合了针对精神健康障碍儿童及其家庭的个性化、文化性和社区性服务。

同样的，出于多种原因，家庭参与儿童的教育可能会很困难。与其他类型的残疾儿童或普通儿童家庭相比，患有情感或行为障碍儿童的家庭不太可能参与其子女的教育。虽然情绪失常儿童的父母特别有可能参加教师会议并帮助布置家庭作业，但他们不太可能参加学校的社交活动。

家长表示社区参与存在各种障碍和支持。障碍包括缺乏信息和参与社区活动的机会，儿童的感官和行为问题以及缺乏家人、朋友和公众对儿童的接纳。这些支持包括家庭和朋友的社会支持、父母支持小组以及专业服务。父母参与的另一个重大障碍是难以找到适当的托儿所。托儿服务提供者经常缺乏足够的培训来管理患有精神健康障碍的儿童。

家庭干预在改善儿童或家庭成果方面显示出好坏参半的结果。例如，一些研究表明干预父母可以减轻父母抑郁、焦虑和无助感的症状；而其他人发现辅导计划可能会改善家庭结果，例如儿童的行为、养育压力、父母的社会支持感以及亲子关系质量的感知。照顾精神病患者的人员可以通过各种干预措施得到帮助，以提高他们提供照顾的能力。家庭冲突或凝聚力的变化可能更难观察，并且一些研究发现父母干预的有效性微乎其微，甚至没有证据。

五、作业治疗评估：过程

作业治疗师为有精神健康问题的儿童选择以作业为中心的实践模式来构建评估过程。整体模式即人类作业模式（model of human occupation, MOHO）、人-环境-作业-参与模式（person-environment-occupation-participation, PEOP）、加拿大作业表现及参与模式（Canadian model of occupational performance and engagement, CMOP-E）和人类表现生态模式（ecology of human performance, EHP）关注于以作业为中心结构，整体评估患者。每个模式都提供了语言和评定，以便作业治疗师组织评估。有关这些以作业为中心的模式的描述请参见第2章。

作业治疗师根据模式提出问题、采集数据并进行观察。例如，使用PEOP模式的作业治疗师可以使用各种评估工具来了解人、环境、作业和参与情况。而使用MOHO的作业治疗师用其评估意志、习惯、表现能力和环境（详见附录）。

作业治疗师使用半结构化访谈，作业表现观察和标准化评估来采集评估过程中的数据。评估儿童参与作业活动的相关信息。作业治疗师评估患者因

素、表现技能、表现模式和环境（包括物理环境和社会环境）。自上而下的评估方法确定了谁是患者以及他的干预目标是什么，评估环境和参与有价值的作业活动，以确立干预的目标和方向。

（一）评估领域

作业治疗师通过观察儿童的情感、认知和感知能力，评估儿童在各种作业活动（如：游戏、ADL、IADL、社会参与、教育、工作）中的表现。作业治疗师通过检测患者因素来检查作业表现的障碍和耐受性。了解与精神健康相关的患者因素请参见框 28.5。尽早解决精神健康问题可以使儿童形成积极的应对

> **框 28.5　评估精神健康障碍儿童时应考虑的患者因素**
>
> **特定的精神功能**
> - 执行功能是指形成概念、解决问题、展现洞察力和对知识做出判断的能力。
> - 注意力是指儿童专注于一项任务的时间长度。它也可以被称为专注力。
> - 知觉是指一个人如何感知或解释感觉刺激。例如儿童可以通过感知辨认上下颠倒的物品。
> - 思维包括控制和内容、对现实和错觉的意识以及逻辑和连贯思维。
> - 对复杂的运动进行排序需要调节速度、反应、质量和运动产生的时间。
> - 情绪功能包括情绪的调节和范围、情绪的适当性。例如儿童是否表现出喜悦的情绪？
> - 自我和时间体验包括一个人在环境中的认同感和自我的意识。这可以指儿童的身体姿势或他们在环境中对自己的感知。
>
> **整体精神功能**
> - 意识是一种觉醒状态，使儿童能够参与各种作业活动。例如儿童是准备参与，还是睡了，或是昏昏欲睡？
> - 对人、地点、时间、自身和他人的定位对于儿童成功地参与日常活动是很重要的。
> - 气质和性格是指儿童的反应状态和方式。自我控制（儿童如何处理反应）、自我表达（儿童如何表达反应）、自信心（对行为的承诺）、动机和控制冲动都被认为是气质的一部分。性格类型可能包括外向型、内向型、完美型和开放型。
> - 精力和驱动力包括儿童的活动水平、参与动机以及食欲、渴望和控制冲动的各个方面。
> - 睡眠影响精神健康，心理健康也会影响睡眠和睡眠过程。

策略，从而获得增强生活满意度的自我效能感、自我概念、自尊和自我决定的经验。

1. 自我效能　自我效能的定义是一个人对自己能力的信念，相信自己有能力去做自己想做的事情。自我效能感强的儿童认为自己可以做任何事情，愿意尝试新事物，而自我效能感差的儿童认为自己不会成功，常常不愿意尝试新事物，在遇到困难时往往会放弃。如图 28.3 所示，一名儿童正在尝试绘画。

作业治疗师关注儿童的自我效能感（相信他的能力），设置"最适"的挑战难度，使儿童能够成功并形成积极的自我效能感。Kielhofner 提出，意志（由一个人的价值观、兴趣和个人因果关系所组成）会影响儿童的作业同一性，提供取得成就的动力。个人因果关系包括儿童的能力（执行能力）和自我效能感（相信他将在该作业中有效）。儿童或青少年对自己能力的看法以及对成功或失败的期望受他人（如：同龄人、父母、教师）反馈的影响。此外，儿童的期望可能会改变他对某些活动的动机、兴趣和喜好。

2. 自我概念　自我概念（也称为自我认同、自我视角）是一个人对自己的信念和能力是否符合情境标准或要求的评估。自我概念是指一个人基于过去或现在的表现或他人的反馈来看待自己。例如一名儿童可能会说，"我是一名坏学生"，这是基于别人的反馈和课堂上遇到的困难而定义的。

自我概念是学习成绩的预测因子，与儿童对未来的看法有关。自我概念还包括儿童对自己身体的评估或信念。身体图式包括儿童对自己身体的感知。Dion 等发现 57% 的 9～14 岁儿童对自己的身体不满意。身体图式与自尊心和自我概念相关。身体

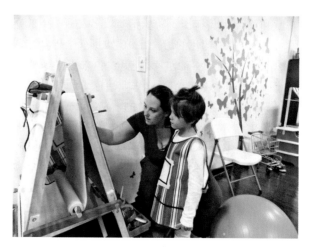

图 28.3　绘画使儿童创造出引以为傲的作品，提升了自我效能

图式形成于儿童早期。自我概念不同于自尊心,自尊心是对自己的评价和判断(如:"我在学校表现不好,我感觉很糟糕。")。

3. 自尊心　自尊心是指一个人对自己的看法。这是一个人对自己的优势和挑战的判断。通常情况下,儿童会根据与他人的关系来评价自己的自尊心(如:我感觉很糟糕,我不能像朋友们一样擅长踢足球)。自尊心强与积极的幸福感相关,而自尊心弱与生理和心理健康问题相关。儿童在挑战自我并取得成功的同时也培养了自尊心。作业治疗师提供机会并调整活动,因此儿童就会成功并形成积极的自尊心。他们为儿童或青少年提供了内化情感(而非提供外部奖励)的机会,以便儿童发展评估其表现的能力。例如治疗师会使用认知行为疗法,询问儿童表现的问题,而不是向儿童提供所有的答案。让儿童进行自我反省,加强积极的内在对话以提升自尊。

4. 自我决定　自我决定理论强调内部动机是儿童参与作业活动的关键。当儿童选择动作(如:伸手拿一个玩具)并取得成功经验时,他们会形成效能感和能力感,这将继续激励他们参与更多的动作。Kielhofner称这种意志为内在成就所需要的。Kielhofner认为人们愿意重复他们成功的事情。自我决定与自我效能不同,因为它要求儿童有内在动机去完成动作并取得成功。一名儿童可能在完成他人要求的行动时有积极的自我效能,但自我决定(内在动机)能力较低。作业治疗师尽力促进自我决定,使儿童和青少年能够从事对他们有意义的作业。

(二)评估方法

1. 访谈　作业治疗师利用访谈的过程来获取儿童和家长对其经历看法的信息。各类评估(参见附录)使用半结构化的访谈方式(如儿童作业自我评估、学校环境访谈、工作者角色会谈)来更好地理解儿童或家庭所感知的情况。作业治疗干预的优势疗法强调儿童和家长对其能力的看法。Kielhofner强调理解生命体经验的重要性,每个人的身体经验都不同。因此它要求作业治疗师与儿童和家长交流,讨论儿童的能力和挑战,尤其是这如何影响了儿童及家庭的日常生活。

一名优秀的作业治疗师会认真地倾听儿童和家长的看法、目标及观点,从而制定有意义的以患者为中心的计划。良好访谈的基础是信任。为了让儿童和家长真心分享其感受,必须让他们感到安全。作业治疗师提供安全、安静、无干扰的访谈环境。介绍访谈过程、目的和结构,为被访者做好访谈准备且让他们感到舒适。作业治疗师使用通俗易懂的语言(避免过于专业的术语)来与儿童或家人沟通。在不做判断的情况下倾听被访者的回答也很重要。作业治疗师提前准备他们会问的问题类型。访谈采用灵活的形式,就像对话一样。提出试探性的问题可以帮助儿童更清楚地表达自己的感受。其他可能增加访谈内容的技巧包括重新组织和释义。作业治疗师应进行眼神交流,表明他们在倾听并回答问题。重要的是他们应该体会当下时刻,而不是催促被访者。

精神健康实践中经常用反馈让儿童有时间回顾自己的进步。作业治疗师可以利用面谈的时间,从儿童和家长处获得反馈。对于年幼儿童,作业治疗师可能会在面谈时决定与儿童一起游戏。

2. 评估工具　作业治疗师使用评估工具评估患有精神健康障碍的儿童(参见附录)。其中一些测量方法评估了包括社会交往和情绪状态在内的整体功能发展[如早期发展诊断量表修订版;年龄与进程问卷:社会情绪版(Ages & Stages Questionnaire: Social Emotional Version, ASQ-SE)]。

其他评估(参见附录)旨在衡量特定诊断或作业的问题,如抑郁[如儿童抑郁量表(Child Depression Inventory, CDI)]、执行功能[如执行功能行为评定量表(Behavior Rating Inventory of Executive Function, BRIEF)]、社会情绪处理[如婴幼儿社会性和情绪性评价量表(Infant-Toddler Social and Emotional Assessment, ITSEA)]、行为(如儿童行为量表)、气质(气质和非典型行为量表)、父母互动[如情绪功能行为量表(Functional Emotional Assessment Scale, FEAS)]、感觉处理(如感觉处理能力剖析量表)或家庭影响[如父母的生活参与(Life Participation for Parents, LPP)]。许多评估是由父母、儿童、照顾者/教师通过访谈或检查表/调查表完成的。

六、基于优势的作业治疗干预以解决精神健康

作业治疗师通过基于优势的公共卫生方法为患有精神健康障碍的儿童提供干预。他们的目标是促进、预防或补救个人、家庭、团体或人群。

为精神健康障碍儿童提供的作业治疗服务采用三级方法,向以下人群提供服务:① 全部人或所有

"每时每刻都很重要"是一项促进学校所有儿童积极精神健康的计划。该计划为教师和学校人员在教室、午餐、课间休息和课后活动中提供策略。该计划采用一种基于优势的方法，强调一天中的每一刻都很重要，使儿童参与学校活动。活动旨在针对学校和个人（确定为精神健康障碍的患儿或高危人群）。例如，"每时每刻都很重要"通过处理所有儿童（在课堂上）的团体行为和期望解决了学校餐厅的问题，改造环境使其更适合儿童和青少年，以及处理可能需要其他改造的个别学生，来解决学校餐厅的问题。

人；② 针对性或选择性服务；③ 密集型服务。参阅框28.6有关促进学生精神健康的学校项目。

- 第一层级是学校系统或社区提供的团体项目，旨在培养有意义的休闲活动，促进社会关系，筛查儿童的精神健康问题，提供预防计划以促进社交和情感学习并防止欺凌等不良行为。
- 第二层级服务是针对特定的群体，如有风险的青少年，提供预防或补偿服务以处理学习不佳、遭遇刑事司法系统、贫困、霸凌、损失、肥胖或社会参与困难。这些服务也主要由社区、学校或门诊提供。
- 第三层级服务是针对有精神健康需求的儿童个人或儿童群体的一对一或团体服务。项目可以在社区、学校或住所中进行。

环境

作业治疗师在医院急诊、居家环境、学校、门诊诊所或住家在内的各种环境中为精神健康障碍儿童服务。患有精神健康障碍的儿童经常被纳入儿童福利和青少年司法系统，因此作业治疗师也可能在这些环境中提供干预。在儿童福利体系中，有精神健康障碍的儿童明显多于一般人群。患有精神健康障碍的儿童居家照顾比例高于治疗性看护。

1. 社区　精神疾病患儿的作业治疗干预大多发生在社区、门诊或家庭治疗中。服务可以在社区精神卫生中心、社区治疗团队、精神俱乐部、课外项目或家中提供。

作业治疗师通过制定计划，为儿童和青少年提供参与结构化活动的机会以促进作业活动，提供促进健康和幸福感的干预。当青少年与同龄人不受监控、不约束时间地在一起时，滥用药物和不良行为就

会增加。社区项目如为弱势青少年提供健康零食、时间和家庭作业辅导的课外项目以及结构化活动，可促进儿童的精神健康和幸福感。教育社区成员和（或）提供社会互动、作业机会和体育活动的干预措施为促进精神健康创造了积极的渠道。

2. 学校系统　公办学校系统为精神疾病患儿的作业治疗干预提供了另一个重要的环境。作业治疗师在学校环境中提供的心理社会干预的回顾性研究支持针对教育过程（即促进、预防和集中干预）中所有层次的精神健康干预。74%的作业治疗师表示，他们从教师或其他学校工作人员那里转介收取有行为或心理需求的学生。

作业治疗师作为学校系统提供干预的多学科团队的一员，重点在于提高儿童或青少年在学生角色中的参与度。干预措施可以支持行为计划、提供感觉策略、创建适当的感觉餐、处理情绪调节、促进社交互动、发展社交技能、预防欺凌、促进学校至工作间的衔接和培养幸福感。这些干预措施可以通过与教师、家长和其他学校人员的协商以及在常规或特殊教育班级中对儿童的直接干预来实施。对影响学生社交和情绪学习的基于学校的干预措施的综合分析表明，与对照组相比，接受项目的学生在幼儿园到高中期间的社交和情绪技能、态度、行为和学习成绩都有显著提高。学校系统作业治疗的更多信息请参见第24章。

3. 住宅/居住设施　精神健康障碍儿童可以在急性精神病院、少年管教所、住院治疗中心和集体宿舍接受服务。住院治疗或在住院部接受服务的儿童通常有严重复杂的精神健康问题。这些环境费用较高，仅在排除了限制较小的选项时才会使用。大多数住院治疗提供24小时的护理和结构化的环境，由多学科团队提供以家庭和儿童为中心的干预措施。作业治疗可能是多学科团队的服务之一；然而校外精神健康作业治疗服务仅占作业治疗工作的2.4%。住院治疗中的作业治疗服务包括对儿童的发育需求、日常活动的管理以及社会和社区参与策略等直接干预或家长咨询。

住院和社区环境中作业治疗服务的发展与隔离限制的积极替代方案有关（Positive Alternatives to Restraint and Seclusion, PARS）。实施一些策略以改善治疗环境和促进自愿的、以人为本的、以适应为基础的治疗，包括休闲娱乐、活动和自我表达的机会。作业治疗主要涉及感觉舒适的治疗室和舒适的推车等，这些感官调节项目帮助儿童调节情绪。

七、基于优势的作业治疗干预以改善精神健康

在仔细分析了从访谈、评估和观察中获得的信息后，作业治疗师制定了干预计划，使儿童能够更充分地参与他们所期望的作业活动。作业治疗师使用以作业为中心的实践模式和所选参考框架的原则，创建针对精神健康问题的干预，这些参考框架包括认知行为、行为、感觉处理、发展（技能培训）或补偿（环境改造）方法。一般来说，精神健康的作业治疗干预解决：① 执行功能；② 情绪调节；③ 行为；④ 技能培训。提供了各种策略和示例以加强在实践中使用概念。请参阅第2章了解所选参考架构的原则、策略和在实践中的应用。表28.1提供了作业治疗师如何使用选定的参考架构来处理儿童精神健康问题的示例。

（一）执行功能

精神健康障碍儿童表现出执行功能（认知过程）和情绪调节（情感过程）受损，干扰了目标导向的行动，从而影响作业表现（参见图28.4）。

执行功能是使儿童和青少年为实现目标而调整其行为的基本过程。执行功能包括以下过程：注意力（专注）、抑制、工作记忆（非语言和语言）、情感和行动（参见图28.5）。

执行功能在婴儿期发展，在5岁左右明显增加，在青春期显著发展，在成年早期达到成熟。

注意力是指儿童或青少年专注并保持在一个主题上的能力。注意力可能会受到新的环境、活动和人的影响。环境改变和感觉刺激（如警笛声）可能会打断注意力。内部思维和干扰可能会影响对细节或重点的注意力。

在5～12个月大时开始出现抑制。抑制是指停止行为或反应，例如儿童在难过时不哭。到12个月

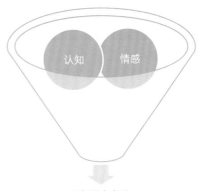

图28.4　认知（执行功能）和情感（情绪调节）过程有助于目标导向行为

时，婴儿可以抑制某些行为并转变为不同的反应。儿童会抑制一些行为，如不会在课堂上脱口而出地说话，在课间休息时停止愚蠢的行为，以及不把东西扔进教室。为了练习抑制，可以玩如红灯、绿灯、Simon说和定格游戏。抑制伴随着非语言工作记忆而产生。

非语言工作记忆是指保存信息并在以后使用的能力。客体永久性是非语言工作记忆的一个例子。婴儿看到覆盖的玩具，知道玩具还在；婴儿会打开盖子拿回玩具。非语言工作记忆使儿童记住过去的事情并保留，这称为事后认识和事先考虑。有了这种能力，儿童可以根据之前行为的积极或消极行为结果做出决定或推迟决定。

情绪是指一个人对事件的感觉和反应。当儿童将语言与其感觉联系在一起时，他们开始理解情感。识别一个人的情绪对于理解如何应对情况非常重要。例如一名生气的儿童开始懂得如何处理这种行为，而不是打或推其他儿童。

随着语言的发展，儿童开始更有效地控制他们的世界，这种语言发展成内化语言，最初由儿童大声说出，后来成为指导自我管理/情绪调节、解决问题、

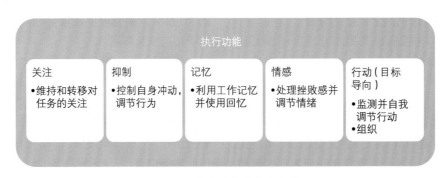

图28.5　执行功能的组成部分

表28.1　使用参考架构处理儿童精神健康问题的示例

人类作业模式

　　一个动态参考架构,也是一个实践模式,用于检验个人的意志、习惯、表现能力和环境之间的相互作用,以设计基于作业的干预。了解这些组成部分之间的关系,能让治疗师对患者进行干预,促进患者有意义的作业参与。

原则

a. 人的作业行为、思想和情感常常是产生于意志、习惯、表现能力和环境背景的动态相互作用中的。

b. 意志、习惯、表现能力和(或)环境的任何方面发生变化,都会导致人的思想、感觉和行为的变化。

c. 人们通过所做的事情以及对所做的事情的想法和感受来维持并改变自己的意志、习惯和表现能力。

d. 只要不断地在支持的环境中重复根本的思想、感觉和行为,就能维持意志、习惯和表现能力的模式。

e. 要改变这样的模式,需要人产生新的思想、感觉和行为,最大限度地在支持环境中重复这些要素,以此结合成为新的组织模式。

技巧与策略

- 验证
- 识别
- 提供反馈
- 建议
- 谈判
- 结构化
- 辅导
- 鼓励
- 提供身体支持

实践应用

　　作业治疗师使用人类作业模式评估儿童的意志(包括价值观、兴趣、动机、对自身能力的信念)、习惯(日常习惯、日程、任务及和任务相关的期望)、表现能力(儿童的生活经验与视角)以及环境(家庭、学校、社区、政治、社会),用来了解儿童的优势和面对的挑战。作业治疗师利用以优势为基础的角度进行干预,以提高儿童的自我效能、兴趣和作业表现动机。儿童通过参与他可以实现并对他有意义的事情,从而获得自信、掌握并形成作业同一性,这强化了日常习惯、日程和任务的。

　　例如,正读7年级、患有焦虑障碍的12岁男孩Andre。

	优　势	挑　战
意　志	骑自行车、和兄弟踢足球	他不喜欢上学;不参加学校活动;对上学没兴趣
习　惯	擅长数学和科学;能配合老师,保持安静	睡懒觉,自己穿衣有困难,忘记作业;书写存在障碍
表现能力	想要交朋友并在学校表现得更好	他没有朋友且缺乏特长
环　境	老师和父母对他投入关注和帮助;为他提供各类资源	在学校曾受到他人欺负

作业治疗评估

　　Andre显示出很低的自我效能(对自身技能掌握的信心),直接导致了在学校的焦虑情绪和糟糕的表现。Andre的焦虑症状使他自我孤立、不交朋友,而这更加剧了他的焦虑。作业治疗将关注点放在为Andre创造在各种活动中取得成功的机会(目的是形成他额外的兴趣爱好,让他认同自身的优势)。

作业治疗干预

　　作业治疗师将通过提供障碍课程来验证他的技能,使他能成功并挑战。完成后,治疗师将要求他确定哪些方法可以很好地促进内部反馈以实现积极的自我效能感。作业治疗师将安排干预课程,以挑战Andre在建立自信(意志)和作业同一性方面的信念。他们首先在小组中(可能是骑自行车或踢足球)学习社交技巧,然后教师在课余时间促进这些活动来加强这类技巧。同时采用平静技术,尽管Andre有些焦虑,但仍将学习如何完成任务。干预的重点是让Andre充分参与学校和社交作业活动。

　　MOHO提供了基于优势的综合方法可服务于患有精神健康障碍的儿童。

发展

　　确定儿童参与的运动（粗大、精细、口腔）、社交、情感和认知技能水平，针对儿童进行干预以帮助其发展。此方法可用于确定从何处开始着手技能训练。

原则

a. 发展是随着时间进行的，涉及多个领域。

b. 由于疾病、外伤或出生状况，典型的技能发展顺序将被中断。

c. 个人身体、社会、情感或创伤事件可能会影响发展差异。

d. 作业治疗可以帮助填补发展差距的空白。

e. 在儿童可以掌握技能的过程中，反复进行发展技能的练习可提供促进大脑可塑性和学习能力掌握的经历。

f. 发展参考框架在略高于儿童功能发展顺序和水平上促进技能实践。

技术与策略

- 练习活动的步骤
- 提供最适挑战
- 支持儿童的成功
- 在各种环境中重复技能

实践应用

　　Kevin是一个6岁的男孩，在学校玩游戏有困难。他会干扰其他儿童做游戏，大部分课余时间都是独自一人。作业治疗师评估了Kevin的游戏技能，确定了他最喜欢参与的平行游戏。作业治疗师制定了干预方案，以解决他的游戏技能。活动进展遵循平行的、联想的、合作的和有规则的游戏发展顺序。治疗师通过先与一位成人（治疗师）玩简单的游戏，然后是他的兄弟、朋友，最后是学校的朋友来调整挑战。治疗师使用学龄儿童感兴趣的活动。例如，他们玩简单的球类游戏（接球），然后发展为篮球游戏。他们做了简单的手工（如用橡皮筋和冰棒棍做东西），Kevin分享用品并提问。后来Kevin与同伴进行了相同的活动。

　　干预的目的是提高Kevin在学校与他人一起游戏（社交参与）的能力。考虑到Kevin当前的表现，了解社交参与技能的发展进程可以使治疗师提出正确的挑战，以提升Kevin对自己技能和能力的信念。治疗师鼓励Kevin通过情景（顺序）来思考，想象其他儿童可能的感受（心理理论）并进行反思。调整所有干预活动，因此对于他来说这些活动略有挑战性，但并非不可能实现。当治疗师观察到Kevin受挫时，她进行了仔细的调整以促进其成功。

认知行为治疗

　　认知行为治疗（cognitive behavioral therapy, CBT）监测了思维、情绪和行为，鼓励儿童和青少年讨论困难情况并找出解决方案。认知行为治疗假设一个人对事件的感知会影响情绪和行为。认知行为治疗教导儿童修正会导致触发情绪的自主思想的错误核心信念。

原则

- 认知行为治疗的目标是使个人能够控制自己的问题并以健康的适应性方式管理生活。
- 个人和环境都很重要。
- 需要保持良好的医患关系。
- 强调合作和主动参与。
- 以目标为导向，以问题为中心。
- 强调当下。
- 有时间限制。
- 教会患者识别、评估并应对其功能失调的想法和信念。
- 使用各种技术改变思维和行为。

技巧与策略

- 自我对话是一种策略，要求儿童专注于积极思考或指导如何完成任务。积极自我对话对于患有焦虑症和孤独症谱系障碍的儿童有效。
- 心理意象是指想象如何完成一项任务并在执行任务之前经历任务的动作。对于担心意外的儿童和青少年来说，此策略可以帮助他们做好心理准备。
- 制定短期目标可使儿童们专注于特定的目标，以实现下一个小目标。这样重点就从阻碍表现的消极方面转移到了可达成目标的小步骤上。

续 表

- 重新评估可以使儿童将困难的经历重新塑造为更积极的方面或观点,从而减少杏仁核对这种情况的反应。
- 演练就像心理意象,只是个人经历了这个过程。这类似于角色扮演的社会技能干预,但在应用上比社会情景更广泛。
- 具体策略包括:苏格拉底式提问(激发自我意识);帮助重构认知的家庭作业;自我监测(关于日常思想);行为实验(体验、观察、反思、计划);以及系统性脱敏(将放松与暴露于压力下的事物配对)。

实践应用

　　作业治疗师使用认知行为治疗使儿童和青少年能够解决问题,通过行为进行交谈,制定长期的策略来管理其情绪和反应,从而使他们能够参与作业活动。例如,作业治疗师可能会让儿童参与游戏活动,而不是告诉儿童如何表现,问儿童他们感觉如何。接下来他们将讨论改善行为的方法和可能的解决方案。作业治疗师可能会对儿童的解决方案提出质疑。作业治疗师为儿童建立积极的谈话模式,为儿童重新定义事物。利用家庭作业,儿童可以记录他在家里或学校感到无助的时候,这样他们就可以讨论和发展技能。作业治疗师可能会给儿童布置作业,让他们完成一些活动(可能会对儿童造成压力),培养促进作业参与的习惯和常规。在作业治疗干预中掌握了一些技能之后,可能会要求儿童使用某些技能(如:放松或感觉策略)来完成任务。认知行为治疗的目标是让儿童解决问题,进行积极的自我交谈并参与理想的作业活动。

　　例如7岁的Bruce有时在学校会变得非常烦躁,把作业扔在地上,向同学大吼大叫,冲出教室。他父母称在家中他也如此,会摔东西并打人,兄弟姐妹们有时会害怕他发作而远离他。Bruce患有情绪调节障碍,这影响了他进行日常作业活动的能力。

　　作业治疗师利用认知行为治疗方法帮助Bruce进行所需的作业活动。治疗师与Bruce一同演示各种情境,一起讨论结果。治疗师给他布置家庭作业并对其活动表现打分,从而给予成就感,让他开始改变自己的行为以获得其他人的积极回应。治疗师使用积极的对话、问题和策略来促进放松、改善行为和反应。

正向行为干预支持

　　正向行为干预支持(Positive Behavioral Intervention and Supports, PBIS)是一种发展正向行为创造良好学习氛围的方法。加强正向行为可以减少纪律问题、提高效率、安全和学习能力。

原则

- 正向行为干预支持侧重于指导学生的正向行为并改变环境,比起负面行为将更好地发挥其积极作用。
- 正向行为干预支持所用的是学校范围内预防问题行为的三级预防办法:
- 一级预防(全校学生的课堂和校内策略)。
- 二级预防提供给高危学生。
- 三级预防针对有严重行为问题并需要个别化关注的学生。

技巧与策略

- 采用正向策略。
- 加强正向行为。
- 建立积极的环境。
- 反馈不当行为。
- 教授技巧。

实践应用

　　作业治疗师运用正向行为干预支持法,侧重于为儿童创造积极的环境。一级干预措施包括为所有儿童建立以健康体育活动和营养为目标的课后计划,设计安静的自助餐厅(如:"每时每刻都很重要"),或在班级中提供感觉或精细运动设备。二级预防针对存在危险行为的学龄儿童。作业治疗师对社会参与有困难或课堂行为有问题的学生进行干预。学生在经历失去亲人或创伤事件后存在高危因素,需要作业治疗服务来适应和发展应对技能。三级预防针对需要个别化关注的学生。在这种情况下,作业治疗师完成全面评估并制定个别化计划。该计划包括测评儿童的优势和挑战,为儿童设定积极的目标。作业治疗师通过与教师、父母和其他成员合作来解决环境影响。

　　教师会议中的商谈表示学生在学校里感觉是"被欺负的"。教师表示在过道听到了许多负面的抱怨,有的儿童编造了不出去休息的理由。

　　作业治疗师、两名教师和两名家长建议实施校内策略来改善文化和制止欺凌行为。他们决定在各个层面进行干预,涉及了许多不同的项目。例如主要干预措施包括在课间区域外增加友谊长椅,这样儿童可以在没有人陪他们玩的时候坐下来。他们决定让一名高中生参加课间的趣味游戏,以促进团队合作。他们会形成每个班内积极行为和团队合作的模块。让儿童参与积极的活动(如:送花给朋友)。这些是主要的预防措施示例。

自我监测、自学和元认知的内在自我对话。转化为新行为序列的记忆能力造就了解决问题和灵活的行为,以此处理新的情况和发展创造性思维,这反过来导致了行为。

作业治疗师会研究执行功能的基础技能,如计划和组织、时间管理、工作记忆、元认知、反应抑制、情绪控制、持续注意、任务启动、目标导向的持久性和灵活性。

- 计划和组织是实现目标所必需的,要求有能力抑制不支持实现目标的行为;需要预先考虑确定实现目标需要什么,在出现问题时灵活地改变以支持朝着实现目标的持续行动。
- 时间管理包括对时间的认识,理解需要多长时间完成任务以及对过去或未来时间的理解。
- 工作记忆包括了解"规则"和预期行为及事件的顺序。
- 元认知是个人用来评价思想、计划、感觉和行为的内在思维。它允许思考个人应该如何解决问题。评估过去的知识和学习以确定问题的解决方案。大声说出思考过程是一种让儿童参与使用元认知的策略。作业治疗师演示思考过程,分析其他人在游戏过程中可能在想什么。
- 反应抑制是指能够停止不适后该情况的反应。例如,儿童们知道尽管他们很沮丧也不能通过发脾气来达到自己的目的,他们必须抑制这种反应并"使用自己的语言"。
- 情绪控制与反应抑制有关。它是指控制一个人的感觉和思想,使它们可以在特定的环境中发挥作用。例如,儿童在学校里学习与同龄人协商,这样他们会感到被倾听,而非期望事事都能如愿以偿。虽然儿童一开始可能会失望,但他知道他有朋友,可以等着轮到自己。
- 完成日常工作需要持续的注意力。例如,儿童坚持完成午餐任务。他们需要持续的注意力来穿衣、洗澡和参与学校活动。找到儿童喜欢的活动可以帮助儿童保持对任务的注意力。作业治疗师可以安排活动时间让儿童练习保持注意力。电子游戏可以增强注意力。
- 一旦确定了行动过程,个体将开始这一过程并坚持完成任务。这需要持续的关注和动机直至完成任务。

- 灵活性是指一个人解决问题和开展活动的方法。灵活性强的儿童可以适应环境变化(如:代课老师)或额外的期望(如:写一句话而不只是单词)。作业治疗师通过游戏和趣味性活动帮助儿童灵活地解决问题。儿童在愉快的、不加评价的空间中灵活性更高。

图 28.6 说明了涉及执行功能的游戏。烹饪小组是改善执行功能的有效方法(图 28.7)。儿童们必须整理他们的材料、解决问题、按顺序完成任务、测量并共同努力做出可食用的食品。一起搭乐高积木需要儿童运用执行功能。通过提供示范或指导来调整小组对话(参见图 28.8)。框 28.7 提供了有关执行功能目标的示例。改善执行功能的干预方法包括 Situation-Options-Consequence-Choices-Strategies-Simulation(SOCCSS)、认知导向日常作业表现(Cognitive Orientation to daily Occupational Performance, CO-OP)、超能力项目和环境改造。

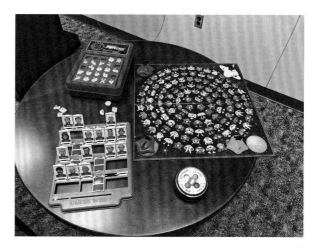

图 28.6   各类执行功能游戏

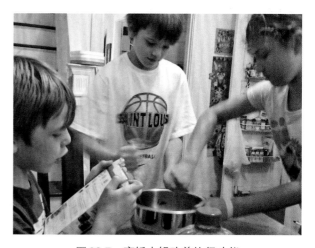

图 28.7   烹饪小组改善执行功能

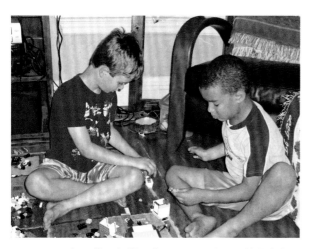

图 28.8　与同伴一起搭乐高需要执行功能和社交参与

1. SOCCSS　由 Jan Roosa 设计的 SOCCSS（情境、选项、结果、选择、策略、模拟）是一种问题解决策略，它帮助儿童参与决策过程以此解决问题，确定可能的解决方案和结果并帮助做出最佳决策，明确执行决定的策略并模拟执行选择。SOCCSS 使用

认知行为疗法让儿童通过行为进行思考。儿童们通过社会环境改变行为和参与解决问题的技能。该策略不仅适用于解决社交情况，而且还可用于促进执行功能和广泛领域内更高问题解决技能。图 28.9 提供了一个完整的 SOCCSS 工作表示例。

2. 认知导向日常作业表现　针对运动障碍儿童提出了日常作业表现的认知导向法，该方法也可用于改善儿童的执行功能。CO-OP 模式是一种以患者为中心的认知行为疗法，要求儿童确定目标、制定策略以实现目标、实施策略并对其表现进行反思。目标、计划、执行、检查格式指导儿童如何解决问题是有用的。CO-OP 方法让儿童参与整个过程的所有步骤并让儿童使用这些工具进行自我识别和处理出现的问题。治疗过程中实施 CO-OP 方法的更多详细内容请参阅第 17 章。

3. 超能力项目　超能力项目是一门社会思维课程，旨在解决许多精神健康障碍儿童难以解决的执行功能困难和认知思维。该课程基于认知行为理

SOCCSS 情境、选项、结果、选择、策略、模拟		
情景 谁：Jeremy 和 Sam 何事：Jeremy 排队饮水时在 Sam 前面插队 何时：休息后 为何：当 Sam 排到时，他在看其他同学		
选项	**结果**	**选择**
推开或打 Jeremy	我会惹麻烦	
	Jeremy 还手更重	
告诉 Jeremy 该轮到我了，如果 Jeremy 不听，就报告老师	Jeremy 可能会听，或者由老师来告诉他不要插队	X（Sam 的选择）
什么都不做	Jeremy 下次还会插队	
给 Jeremy 起不好的外号	Jeremy 会打我，或者给我也起外号	
	我会惹麻烦	
策略 　　下次再发生这种情况时，Sam 要告诉 Jeremy 现在应该轮到自己接水，让 Jeremy 不要插队。要是 Jeremy 不听，Sam 可以告诉老师。		
模拟 　　Sam 和他的朋友或同学一起扮演角色模拟情景，直到 Sam 有信心能处理好和 Jeremy 的相处。		

图 28.9　SOCCSS 工作表

框28.7	执行功能目标的示例
注意	儿童在5天内有3天维持15分钟注意力完成早晨自由书写的任务。 儿童将保持20分钟注意力完成早晨穿衣去学校。
抑制	在4/5课堂讨论中,学生在课堂讨论时应避免脱口而出。 儿童100%在同伴互动中保持自我控制(表现出冷静的行为和善意的评论)。
持久性	儿童每天完成4/5的作业。 4/5的机会让儿童坚持完成数学作业。
问题解决	在4/5的场景中,儿童在两次提示内陈述2种不同的解决方案。 在4/5的机会中,儿童会表述一个积极的想法。 提供一种社交场景,儿童能明确另一个儿童的观点。

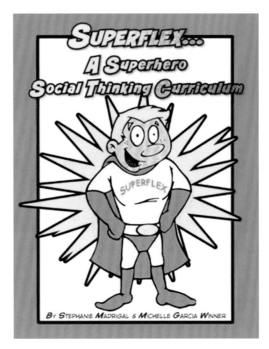

图28.10　超能力项目课程

论,提供了影响社交互动和适应性行为的思考方法。课程针对有焦虑症、思维僵化、注意力不集中、反应过度、吝啬、脾气暴躁的儿童,通过提供策略来克服不良思维和行为方式。儿童用超级英雄人物来学习表达自己。参见图28.10所示的项目工作表。

(二)环境改造

作业治疗使儿童在他们认为有意义的作业中获得成功。通过适应或改变环境,儿童可以体验到成功,重复这些行为(如社交决策理论、MOHO、PEOP和CMOP-E所建议的)。由于环境在内化过程(情绪调节和执行功能)的发展和形成中起着重要作用,有执行功能缺陷的儿童可受益于环境的支持或改造。环境提供积极或消极的交互作用形成并改变了儿童发展及与他人互动的轨迹。环境改造的示例参见表28.2。

环境支持和改造与作业治疗干预一起提供时是最有效的,强化了支持并使儿童参与活动,体验支持和改造的成功经验。例如,仅给儿童视觉组织器是不够的。相反,作业治疗师让儿童参与活动,引导儿童使用视觉组织器并讨论其益处。作业治疗师征求儿童对策略有效性的意见和反馈,将这些反馈整合入后续改造中。

例如,教师为有组织问题的儿童提供了日程计划(基于一个她认为儿童会喜欢的主题)。虽然他很

喜欢日程计划的图片和主题,但尽管经常受到鼓励,他还是没有使用。作业治疗师发现儿童深受计划本复杂页面的影响。经过几次尝试后,儿童喜欢用附有纸夹的笔记板(类似于作业治疗师使用的)和白纸,他可以在上面写下当天的家庭作业,然后相应地划掉。这成为了儿童们进入高中并最终进入大学的组织方法。

一些儿童可能需要适应空间或改变以支持改善空间的感官方面。作业治疗师为儿童创造安全舒适的空间,让他们参与日常作业活动。作业治疗师评

表28.2　针对执行功能缺陷的环境改造
• 将任务分成小块,这样儿童可以更容易完成
• 提供清单以组织儿童的工作和期望
• 视觉组织器可以提示儿童去完成工作、家务与任务(甚至是相关步骤)
• 计时器可以提醒儿童日程安排,这样他们就可以参与日常活动
• 让儿童坐在教室里,以减少干扰,这有助于儿童专注于学习
• 组织环境,为儿童提供支持(限制干扰,提供舒适的座椅,充足的照明和可用资源)
• 提供清晰和明确的行为预期(描述不遵守预期行为的后果),让儿童理解任务并产生更好的结果
• 创建专门为儿童设计的组织系统(如根据儿童的兴趣设定主题)和能力

估噪声水平、光线、气味和空间。空间应非杂乱，提供可选择的座椅，允许儿童安全地移动和探索。

提供有日程安排的环境使儿童能够理解如何进行互动及具体行为。支持结构化和日常安排的环境有助于儿童的组织能力。例如在学校系统中，有组织困难的儿童受益于有适当的系统来提交家庭作业或早晨的日程安排，为一天生活准备好用品和材料。

（三）情绪调节

情绪调节是儿童或青少年以符合环境要求和目标的方式控制自己有意识和无意识情绪的能力。例如，当儿童和他的朋友玩一个很喜欢的游戏但输了之后，他必须控制自己的情绪，避免发脾气，这样他的朋友以后才会想和他一起玩。

情绪调节包括边缘系统和执行功能系统的协调。随着儿童的成长和发展，他们形成情绪调节策略使自己能够控制情绪反应，以满足环境要求。儿童在处理来自其内部和外部环境的信息方面存有差异。有些儿童对感觉输入反应过度，很难过滤外来刺激。他们也可能对输入的反应更敏感。反应迟钝的儿童不接受输入或处理输入很慢。他们反应的时间比预期更长或根本无反应。例如，反应迟钝的儿童可能对指示反应较迟钝，或者无法快速理解他人的提示。儿童对感官输入、性情和对照顾者的依从性的不同反应可能导致情绪和行为问题。

情绪调节对儿童的长期情绪健康和幸福至关重要。当婴儿哭着表达饥饿、不适和寻求关注时，照顾者会回应以满足这些需求，从而产生与婴儿的依恋关系。当照顾者继续对婴儿的需求做出反应时，这种关系变得强烈，并在记忆系统中建立神经通路。这些内在的依恋工作模式成为儿童和成年人在世界上进行互动、了解自己和他人、调节情感的方式。

当婴儿和儿童没有一致的反应来满足他们对食物、住所和照顾的生理需求或对爱和关注的情感需求时，他们就无法形成依恋关系。依恋程度低的儿童在处理面部表情时表现出更多的焦虑和困难。与有较强依恋关系的儿童相比，他们经常将情感理解为敌对或危险的。他们很难理解和解读情绪。作业治疗干预旨在理解情绪，解读他人的情绪，使用策略来管理情绪调节和减少焦虑以支持作业表现。

精神疾病患儿处理情绪会有困难。他们在边缘区域和前额叶皮层之间的神经活动表现出差异。这导致环境输入的情感反应过度或过低。行为反应例如发脾气、攻击、沉默或自残行为。目标导向行为取决于儿童调节负面情绪和促进正面情绪的能力。

规范情绪反应需要对情绪的识别、标记情绪的能力以及维持积极情绪的能力。这些技能的困难导致情绪意识差、难以理解情绪、难以理解他人的情绪以及在面对逆境时难以管理情绪。

作业治疗师可以开展活动来识别情绪、标记情绪以及理解他人的情绪。标记情绪给了儿童描述他们感受的语言，对儿童识别情绪是有用的。图 28.11 列举了儿童可以描述的情绪。作业治疗师可以让儿童通过角色扮演或使用视频剪辑来识别图片中的情绪。作业治疗师和儿童可以一起讨论情绪的意义。这是一种认知行为疗法。案例 28.1 提供了作业治疗师如何在实践中使用认知行为策略的示例。作业治疗师也可以通过行为方法来调节情绪，这种方法旨在奖励积极的行为。也可以通过观察环境和进行改造来调整情绪，使儿童获得更多的成功经验。例如，让儿童在吵闹的教室里戴上耳机以屏蔽噪声，这有助于儿童的作业表现。作业治疗师可以使用以作业活动为中心的实践模式来指导儿童策略，这样他们就可以通过监测自己的情绪调节需求来继续参与作业活动。例如教儿童呼吸技巧，这可以融入日常习惯和日常活动中，支持儿童的参与。

害怕	无聊
焦虑/担心	恶心
小心谨慎	尴尬
惊恐	罪恶感
极度恐惧	满怀希望
不确定	漠不关心
生气	无辜
愤怒	嫉妒
极度愤怒	局促不安
沮丧	震惊
恼怒	害羞
自信	傲慢
勇敢	郁闷
乐观	失望
困惑	悲伤
好奇	委屈
感兴趣	孤独
觉得好笑	难过
欣喜若狂	伤心
热情	满意
激动	宽慰
快乐	可笑
骄傲	

图 28.11　情绪列表

1. 情绪调节策略　情绪调节策略是儿童可以用来平静对压力的反应的机制。例如，深呼吸是一种可以迅速改变觉醒的情绪策略。利用呼吸调节觉醒使中脑对觉醒产生即时反应。快速、浅呼吸与压力和自主神经系统的回避压力、争辩、恐惧反应相关，而缓慢、深呼吸则促进交感神经系统。对于处于恐惧、争辩、回避模式的神经系统来说，呼吸在短期内是有效的。呼吸是调节情绪的重要策略，是情绪和思维的通道。其他情绪调节策略可改变情绪状态和前额叶参与。

作业治疗师可以改善儿童的情绪调节以促进作业表现。有效调节觉醒的干预措施有自我对话、心理意象、制定目标、重新评估和排演。有关情绪处理的目标请参阅框28.8。识别目标通常是第一步。然而，目标应该表明儿童如何使用或实施学习到的策略。

利用儿童的动机系统和促进监管对于有效干预以解决相关的精神健康障碍至关重要。例如，有情绪调节问题的儿童经常受益于可调整的觉醒水平和模式来支持表现的方法。图28.12A展示了需要感觉休息以继续计划活动的儿童。儿童放松下后使自己平静下来，以便能集中精力进行下一个活动。对一些儿童来说，头朝下坐能使他们平静。如图28.12B所示，儿童也可能受益于前庭觉运动，以提供参与活动的觉醒度。

框28.9列出了制定干预来调整儿童的觉醒水平时需要考虑的一些原则。

2. 建立自我效能　作业治疗师开展"最适挑战"的活动以建立儿童的自信心和自我效能感。鼓励儿童尝试新事物、使用同伴模式、提供选择是提高自我效能的策略。帮助儿童制定解决问题的策略或计划，然后执行计划，可以建立自我效能。当儿童们解决问题并完成困难的任务后，他们开始觉得自己可以做其他的事情。因此，认知行为疗法可以促进自我效能。关键是让儿童主导整个过程并做出选择（这是作业治疗实践的核心）。当儿童在治疗中更加成功且能够更好地应对挑战时，通常会发现更好的行为反应

框28.8　解决情绪识别和调节的作业治疗目标示例

情绪识别

长期目标：儿童会给自己的情绪贴上标签，解释参与学校活动的感受。

- 讲故事时，儿童会正确地标记出 3/5 的情绪（开心、悲伤、沮丧、快乐、焦虑……）。
- 在 8/10 的机会中，儿童能正确辨识影片中人物的情绪。
- 在 8/10 的机会中，儿童能正确地描述她对一个情景的情绪（如假设你错过了公交车，你会有什么感觉？）。
- 在 8/10 的情境中，儿童能正确地识别出另一个人的感受。
- 在 8/10 的情境中，儿童能辨别情绪（如焦虑和愤怒）。

情绪调节目标

长期目标：儿童制定策略管理自己的情绪以参与学校活动。

- 在 3/5 的机会中，当儿童面对早晨日常安排改变时，他会使用积极的自我对话来管理他的情绪。
- 儿童将识别出导致行为过度反应的诱因。
- 当儿童情绪不佳时，他会使用情绪调节策略（如：呼吸）来维持在学校和家里的行为。
- 儿童将使用三种策略中的某一种来完成家庭作业。
- 儿童将根据需要使用感觉策略来积极参与全天的课堂活动。

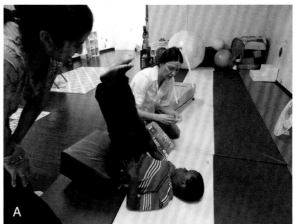

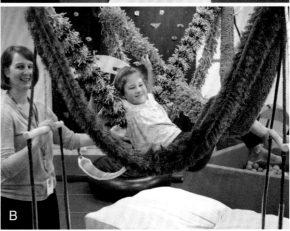

图28.12　A. 在作业治疗过程中，儿童通过倒立调节他的觉醒水平，从而获得"感觉休息"。B. 在作业治疗过程中，儿童享受前庭觉运动（和触觉输入），调节她的觉醒水平

案例 28.1　Levi 的认知行为策略应用

Levi 今年 11 岁，被诊断为孤独症。他很想在学校里交朋友，但之前与同伴交往时遇到了很多困难。他和作业治疗师一直在努力加强课堂上与同伴互动和交流的能力。他的作业治疗课程侧重于情绪调节策略、积极的自我对话以及社交互动的演练。为了更好地了解在他身上发生的事情，作业治疗师进行了课堂观察。作业治疗师指出 Levi 在游戏或比赛输掉后不能很好地处理结果。遭受失败的 Levi 经常对他的朋友说难听的话或大发脾气。这导致他的同学们不想让他再加入他们的游戏了。治疗师选择使用认知行为疗法来解决该问题。Levi 的治疗包括：

苏格拉底式提问：作业治疗师询问 Levi 为何他的朋友们不愿与他一起玩，他与他们一起玩时表现如何，以及为什么他认为他们可能不想和他一起玩。

制定目标：Levi 和作业治疗师一起建立目标，即如果 Levi 输掉比赛，他还是能够与朋友继续玩游戏，而不是发脾气。

自我调节：当 Levi 觉得自己对游戏感到不安时，进行深呼吸训练。

自我对话：治疗师教了他一些简单的用语，当他因失败而感到难过时，可以用来帮助自己平静下来，包括"我可以的"；"我不可能每次都赢"；"即使我输了，我表现得也不错"。

心理意象：Levi 在脑海中进行失败场景的想象练习，深呼吸并告诉自己没关系，玩游戏不会每次都赢。

排演：Levi 和作业治疗师一起做了游戏，在这个游戏中他并不是每次都能成功，所以他可以在整个游戏中练习策略来控制自己的情绪。

利用上述技巧，Levi 能够开始与他的同伴在教室里玩游戏，并且朋友增加了。

框 28.9　处理觉醒水平方法的原则

- 儿童对感觉输入的反应不同，这影响了儿童的觉醒水平和行为。了解儿童的优势和不足为帮助儿童管理情绪提供了重要的信息。
- 如果儿童能控制刺激，他们就更容易忍受感觉输入。让儿童自己控制输入和他们的反应可以促进学习。
- 与教师、父母和儿童一起鼓励和增强儿童的优势。这有助于儿童以独特的方式看待自己，从而建立起自我效能感。
- 儿童哭泣时学不会东西。如果儿童哭闹，应停止干预。
- 治疗关系促进了治疗师与儿童之间的信任，支持儿童更多地挑战自我。
- 在不同的时间里，儿童对同一刺激物可能会有不同的反应。感觉刺激对神经系统有相加效应。
- 环境变化会影响儿童的觉醒水平。
- 其他人（如教师、父母、儿童）的行为会影响儿童的觉醒水平。对与儿童互动的人进行教育是必要的。
- 积极的经历促进日常活动的参与，影响生活满意度的情绪和自我效能感。

以优势为基础的方法有助于儿童们实现目标、积极参与并体验积极的同伴互动。表现出积极的自我概念和积极的身体图式的儿童不太可能患饮食失调症。有负面身体意象的儿童更有可能出现饮食性疾病、抑郁症、缺乏体育活动以及选择不健康的食物。

专家小组以指导方针的形式提供了父母如何预防身体不满和饮食问题的信息。建议包括：

- 接受他们的孩子。
- 评论外貌以外的积极品质。
- 教他们欣赏特有的优势。
- 强调人们不应该被他们的体型和外观所定义。

作业治疗师可以让儿童们参与一些活动，让他们发展自己的长处和自我概念。让儿童和青少年获得成功使他们能够形成积极的自我概念并接受自身的长处和不足。家庭成员可以支持儿童和青少年的长处，以促使儿童的思维过程和行为发生变化。

4. 特定的感觉技术　情绪调节困难的儿童可能表现为烦躁或易怒、睡眠模式不稳定、进食困难。他们可能难以平静，这使得父母与儿童之间的依恋变得困难。Gouze 等发现学龄前儿童的感觉调节功能障碍和精神疾病的发生率超过 50%。Bron 等发现有调节障碍的儿童在儿童期中期和青春期出现情绪及行为问题的概率更高。

和自豪感的转变。具有积极自我效能感的儿童在成年后会有更好的结果；自尊心较弱的儿童有较多的精神健康问题、犯罪活动和较低的社会经济地位。

同伴关系、应对机制和积极内化能力对于积极的自我效能感是必不可少的。针对社会关系的作业治疗干预包括角色扮演、参与社会活动以及讨论或实践友谊行为。这可能涉及特定的行为（如情绪调节），例如当朋友让您心烦时该怎么做。提供应对变化或新情况的策略可能包括写日记、深呼吸或暂停并制定计划的策略。积极思想内化可能包括诸如在日记本上记录事件、感恩笔记，或者给幼童一些积极表达自我的文字或图片。

3. 建立自我概念和身体图式　作业治疗师提倡能激发儿童的独特优势并提升自我概念的作业。

作业治疗师与父母或照顾者合作,提供特定的感觉技术,促进儿童适当的觉醒水平。这样,这种方法可以被认为是一种补偿或修改方法。这些技术帮助儿童调节他们的觉醒以保持适当的状态,以便能够在他们的环境中发挥最佳的功能。它们以特定的感觉系统为目标,以提高自我调节能力,可用于任何环境。案例28.2描述了处理与感觉过程相关的儿童行为的干预示例。对儿童的观察和对儿童照顾者的访谈提供了数据,为有关支持参与的策略提供信息。

利用平静感觉的输入并提供一致的日常活动和结构可以帮助一个正在努力达到"适当的觉醒度"的婴儿,加强父母和儿童的纽带。低觉醒的儿童需要更多的感觉输入来满足他们的阈值。父母可以和儿童一起玩运动游戏、唱歌、在操场上玩耍以及提供有趣的互动机会。

此外,在家中结合感觉餐形式的策略可以改善参与家庭和社区的行为及情绪调节。最终,儿童们可能会学会自己使用这些策略。具体的感官餐活动示例包括:

- 坐在治疗球上写家庭作业。
- 坐上餐桌前先跳蹦床。
- 睡前洗热水澡。
- 穿上暖和的睡衣准备睡觉。

通过结合特定的感觉活动来帮助儿童管理他的行为和情绪,儿童可能会专注于家庭作业、与家人坐在一起吃饭、更易快速入睡。感觉餐的建议详见框28.10。

(1)调节区:调节区根据四个与情感和感觉相关的觉醒水平区域(即蓝色、绿色、黄色、红色),教儿童情绪调节策略。图28.13A提供了觉醒水平的概述。该计划首先教儿童:① 与特定的区域相关的特定情绪;② 识别觉醒水平(区域)的感觉;③ 识别他们的感受,确定情绪所属的区域;④ 确定他们情

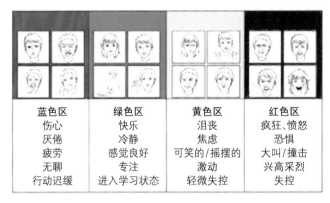

A

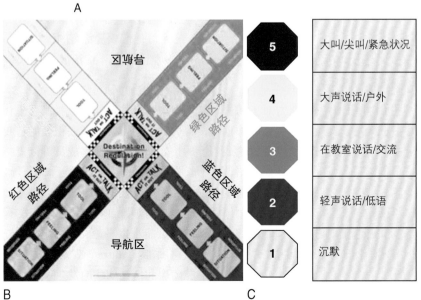

B   C

图28.13 A. 调节区概述;B. 调节区游戏;C. 调节区应用示例

案例28.2　Jordan

概述

Jordan是一名9岁的男孩,被诊断为躁郁症和注意力缺陷多动障碍,在课堂上接受了行为障碍的作业治疗和咨询。由于他的行为障碍,目前他在自我包容的班级里。他的教师表示他有攻击性行为,拒绝做作业。他的母亲表示说Jordan在听大人的要求、与朋友交往、刷牙、换衣服或穿新衣服、洗澡等方面都有困难。Jordan在协调和书写方面也有困难。母亲说她有抑郁史。

观察

在与作业治疗师进行初次评估时,Jordan按照指示行事,尽管他很冷漠也不参与对话。他完成了Bruininks Oseretsky动作熟练度测试(第二版)、临床观察和视知觉发展测试(第二版)。感觉处理测量由家长完成。然而,他拒绝在评估结束时完成书写示例。他把纸揉成一团,把纸和笔扔向治疗师,说他不会这么做。和他协商后,他抄写了字母表和一句句子。他排序字母有困难,无法组织字母来造句并写在纸上。

评估结果

Bruininks Oseretsky动作熟练度测试(粗体代表低于预期年龄)

精细动作整合	**8**
手部敏捷度	12
上肢协调	16
双侧协调	**4**
平衡	**6**

视知觉发展测试第2版

综合视觉感知	88
运动视觉感知	98
视觉运动整合	**78**

感觉处理测量

视觉	有些问题
触觉	**明确的功能障碍**
本体感觉	**明确的功能障碍**
听觉	**明确的功能障碍**
前庭觉	**明确的功能障碍**
运用	**明确的功能障碍**
社会参与	**明确的功能障碍**

评估

对于Jordan能够成功完成的活动,他遵循成人的口头指令并在一对一的情况下合作45分钟。Jordan在面对一项对他来说很困难的任务时表现出了不良的情绪调节能力。他表现出较差的应对行为(如扔东西),这将导致他被赶出教室。Jordan在字母排序和组织书写作业时遇到了困难。

Jordan在处理感觉信息(触觉、运动觉、听觉、味觉/嗅觉)方面有困难,这可能会影响他在课堂上处理信息的能力。他在双侧技巧和平衡能力以及视觉运动整合的复杂任务方面表现出困难。这些发现表明他的行为困难可能部分是由于感觉处理和执行功能的困难。

计划

Jordan将从作业治疗中受益,以提高他在课堂上的表现能力。具体而言,治疗的重点是提高他对学习任务(如书写)的自我效能,以及他识别和控制自己的情绪状态的能力,这样他就能在课堂上专心听讲。他处理感觉信息的困难可能会影响他的日常生活活动(尤其是梳洗和卫生)。作业治疗的目标包括改善刷牙、卫生、仪容整洁和课堂行为。

作业治疗干预

作业治疗师与Jordan建立融洽关系后,开展有趣的活动来提高自我效能。由于Jordan在感觉处理方面表现出困难,所以他的训练从本体觉活动开始,让Jordan获得成功并给他安全感。动物行走、军队爬行以及在轨道里爬行等活动增强了他对肌肉和关节的意识。作业治疗师将触觉活动作为鼓励刷牙的目标。通过认知行为疗法,作业治疗师帮助Jordan确定他的目标并解决他如何实现这些目标。他们一起强调了积极的自我对话,参与了重新评估。

Jordan在参与各种感觉活动方面取得了进展,没有表现出痛苦的迹象并开始标记他的情绪,作业治疗师使用行为分类图来识别不良卫生习惯的策略和后果。他们一起制定了方案。Jordan从他母亲、老师和同学那里得到了正强化,他也注意到这让他感觉好多了。

为了解决他在学校的行为,作业治疗师采取了几种方法。首先她与老师一起做了一些课堂上改造(如戴上耳机、提供可摆动的座椅、允许Jordan时不时地站起来活动)。治疗师对他的书写进行了处理,对他提出了挑战,这样他就能感受到成就感而不会被压力压垮。他们还通过角色扮演处理教室里的困难情况来解决他对挫折的耐受度。与此同时,治疗师与家长和老师合作,解释Jordan的行为,制定适合所有人的策略。当他们做出有益于Jordan的改变时,作业治疗师进行了正强化(促进自我效能)。

结果

随着Jordan在治疗和家中的成功,他在学校的行为也发生了改变。他开始完成作业,没有表现出攻击性。他在只有行为支持的情况下被安排回到常规的教室。他通过自发地表扬自己表现出积极的自我效能。当他穿着新衣服、与同龄人交往并用语言表达自己的感受时,他对自己表现出了新的信心。

框 28.10	感觉餐策略	
感觉系统	描述	策略
本体觉	有的儿童可受益于额外的本体觉输入而得以准备工作或专注于某项任务。本体感觉输入能使其平静。儿童可以完成短期活动(如俯卧撑)或长时间的活动(如在小区里跑步)。所有的活动都是针对儿童的,应符合儿童的日常活动。	• 推小车走路、动物行走、开合跳。 • 玩耍时推或拉重物(如:雪橇,手推车)。 • 在蹦床上跳跃。 • 爬梯子。 • 椅子俯卧撑。 • 摇摆座椅、球座或把阻力带放在座椅的底部。 • 加重衬垫。
触觉	儿童对触觉输入的反应不同。有时轻触比深压更让儿童反感。儿童可能会对物品感到烦躁,对触摸或触觉(如衣服)表现出厌恶的反应。	• 压力球挤压。 • 加大的握笔器。 • 带凸起线条的纸。 • 允许儿童使用画笔代替手指画。 • 避免使用胶水。 • 让儿童坐在能看到其他人的地方。 • 允许儿童进行频繁的本体觉休息。 • 在触碰儿童之前要经过他们允许。 • 宽松、舒适且没有标签的衣服。
听觉	噪声可能会影响儿童的注意力或完成任务的能力。对于儿童来说,某些特定噪声可能比其他声音更令人分心。	• 用耳机减轻外部声音,帮助儿童提高注意力。 • 某些儿童通过听音乐来集中注意力。 • 避免音调过高。 • 直视、直面儿童说话(有眼神交流),确保儿童听到你的声音。 • 留出让儿童回应的时间。 • 保持言语指示的简洁(1~3个字)。
味觉/嗅觉	异味可能会使某些儿童反感。了解儿童的喜好有助于制定策略。	• 避免使用香水或喷雾器。 • 尽量不使用强力化学清洁剂(或者在儿童不在家时使用)。 • 不要强迫儿童吃他们不想吃的东西,让儿童能选择自己喜欢的食物。 • 用不同的方法做类似的食物(如加不同味道果酱的三明治)。 • 让儿童自己制作零食或食物。 • 嚼起来嘎吱嘎吱响、耐嚼的食物可能会提高觉醒度。
运动觉	有些儿童可能会寻求运动觉输入,而另一些孩子则更担心运动。应根据儿童的实际需要提供感觉餐。	• 允许儿童四处走动,经常休息(如传递纸张、在房间里走动)。 • 鼓励儿童在运动间隙安排自己的时间。 • 允许伸展或运动休息。 • 鼓励课间活动(没有规则但能让儿童动起来的游戏对所有人来说都很有趣)。 • 利用课间休息让所有儿童参与其中。
视觉	儿童容易受视觉刺激而分心。可能需要注意视觉刺激的策略。	• 保持家中或儿童卧室的整洁。 • 使用和背景色不重色的物品。 • 将重要的告示放在同一位置,放大字体,减少干扰。 • 鼓励儿童在校时把东西总放在同一地方。 • 提供工具帮助儿童组织视觉信息(视觉计时器、时间表和图形组织器)。
情绪调节	有些儿童可能会受益于包括上述感觉策略在内的自我平静策略。	• 嚼口香糖。 • 水袋。 • 不停的动。 • 耳机。 • 加重背心。

绪的触发点；⑤ 使用策略调节情绪,使其保持在最佳的功能区域,做出支持目标的良好选择。该项目包括通过工作表、游戏和应用程序教授过程的每个步骤的活动。参见图 28.13B 和 C 所示的支持调节区的游戏和材料。

维持适当的觉醒水平和情境的调节策略包括能够标记情绪和重新评估。调节区指导识别情绪和重新评价行为的过程,因此儿童做出适当的反应。Wyman 等人发现教授有行为和社交困难儿童如何使用情感温度计监测他们的情绪,以及指导维持控制的技能对改变行为有显著的积极影响。图 28.14 提供了儿童使用情感温度计描述各种行为的情绪的示例。

（2）"你的引擎如何运转?":"你的引擎如何运转?"这一警示程序使用汽车引擎的类比来指导调节(参见图 28.15)。指导儿童:

- 确定用于调节的语言。
- 确定他人及自己的"引擎"速度。
- 基于他们的感觉系统确定感觉运动方法来改变引擎水平。
- 确定他们的喜好。
- 选择并使用策略调节自己的觉醒水平。

儿童解决问题并独立地调节他们的觉醒水平,这样他们就能成功地参与作业。

警示程序有效应用于向教师以及在不同环境和不同患者群体中有自我调节困难的儿童传授自我调节策略。Barnes 等人在学校环境中对 12 名 9～11 岁被诊断为情绪障碍的儿童使用了警示程序,发现使用警示程序的儿童表现出更好的行为反应。

（3）正念:正念是将一个人的意识带入当下的练习。正念专注于提高注意力、专注技巧和活在当下。因此,正念可以帮助儿童和青少年平静而专注地应对事件。正念使用高阶认知过程减少了低阶应激反应,从而创建了用于组织注意力和情绪调节的神经过程。正念帮助儿童和青少年控制其压力反应、行为(包括内在的和外在的),提高学习成绩。

适合幼儿的正念活动包括集中注意力至发光罐子或瓶子上的闪光,指导腹式呼吸和其他呼吸技巧,使用渐进式放松技巧,以及集中注意力至身体的某些部位。为幼儿服务的作业治疗师会缩短活动时间,用教具来集中注意力,激发想象力,鼓励分享和谈论这些经历。相关正念活动描述请参阅框 28.11。

（4）瑜伽:瑜伽包括建立需要力量、灵活性和敏捷的姿势,同时使用呼吸和冥想集中注意力和平静。在身体上提高了核心力量、平衡、灵活性、耐力和身体力线。瑜伽还可以有效地减缓压力和焦虑、改善睡眠、放松并集中注意力。参见图 28.16 所示的在作业治疗中儿童参与瑜伽训练。

压力情况等级	级别	什么时候有这样的感觉
飓风	10	因为和老师发生争执而错过课间休息时间
龙卷风	9	
闪电	8	
冰雹	7	当另一个学生说自己很奇怪
雷雨	6	
大风	5	发现自己是班上唯一没有被邀请参加班上另一个同学生日聚会的人
雨天	4	
多云	3	上体育课
晴朗	2	
微风	1	玩一个自己最喜欢的电脑游戏

图 28.14 使用情感温度计来标记和描述一个人感觉和行为的示例

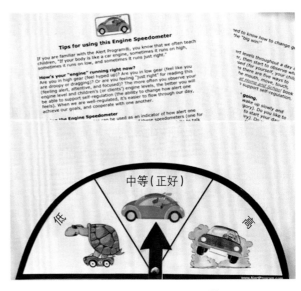

图 28.15 你的引擎如何运转?

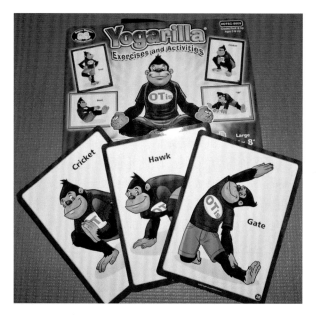

图 28.17　瑜伽猩猩为儿童提供了学习姿势的示例 https://www.bing.com/images/search?q=yogarilla&id=3EEB44C1D2F9C77DF789ACF43CE74FC2E87D4EBB&FORM=IQFRBA

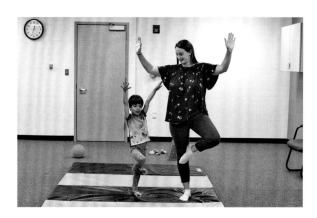

图 28.16　作业治疗师使用瑜伽与儿童一起解决正念、焦虑、压力、注意力、运动计划以及解决学校和家庭问题

　　瑜伽干预组的青少年表现出比研究对照组更强的保护性或可塑性。7 年级、11 年级和 12 年级的 121 名学生完成了 11 周的常规体育课（$n=47$）或瑜伽课（$n=74$）。瑜伽组在控制愤怒和缓解疲劳/惯性方面表现得更好。对照组的抗压能力下降，而瑜伽组保持不变。研究结果表明瑜伽对青少年有益。

　　有许多适合儿童和青少年的应用程序可以提供瑜伽姿势的图片。对于心理健康障碍儿童和青少年，瑜伽是一种治疗干预手段，提供了缓解压力、改善情绪调节和改善运动协调的方法。有许多针对儿童的项目，如图 28.17 所示。

（四）行为方式

　　有精神健康问题的儿童经常表现出困难的行为和行为模式。例如他们可能很难注意到卫生和修饰。他们可能会影响他人并在学校发作。他们可能害怕新情况。作业治疗师常使用行为方法为儿童及家长提供干预。正向行为干预支持和认知行为疗法用于有精神健康障碍儿童和青少年，对行为产生积极的改变。每种方法的原理和策略详见表 28.1。

　　正强化　行为干预是通过促进积极的行为以及建立新的习惯或日常来解决困难的行为。正强化通过抑制负控制区域和激活注意力控制来改变神经回路，从而产生积极的行为反应。奖励会增加积极行为。有用的行为支持包括贴纸图，先/后系统和对任务行为的奖励。

　　作业治疗师不希望外部激励因素成为完成行为的唯一原因，尽管它们可以与其他干预措施结合使用，促使行为朝着更积极的方向发展。内在动机对自尊、动机、自我效能、自我概念和生活满意度有重要影响。儿童通过正强化表现更好，这可能包括正面的表扬、同伴的支持和奖励。当儿童得到正强化时，他们会重复同样的行为并最终形成做出相应行为的内在欲望。儿童可以在参与活动的过程中学习行为，在这些活动中他们必须协商、计划和控制自己的行为。图 28.18A 显示了一群孩子在一起烹饪作为作业治疗部分内容。治疗师和儿童随后使用图 28.18B 所示的行为工作表讨论他们的表现。Baltruschat 等发现明确的激励和正强化在提高执行功能技能方面是

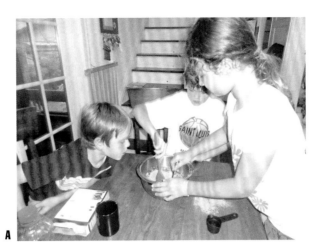

姓名	目　标	课时 1	课时 2	课时 3	课时 4	课时 5
Joshua	1. 确定压力水平并选择工具进行调整	☆☆	☆☆	☆☆	☆☆☆	☆☆
	2. 使用适当的语音音量	☆	☆☆☆	☆☆	☆☆☆	☆☆
	3. 和集体在一起	☆☆☆	☆☆☆	☆☆☆	☆☆☆☆	☆☆☆
	4. 在成人第一次提出要求后,按照指示去做	☆☆☆☆	☆☆☆	☆☆☆	☆☆☆	☆☆☆☆
	5. 有礼貌地参加活动	☆☆☆	☆☆☆☆	☆☆☆	☆☆☆☆	☆☆☆
Sarah	1. 确定压力水平并选择工具进行调整	☆☆☆	☆☆☆	☆☆☆	☆☆	☆☆☆
	2. 三思而行,注意安全	☆☆☆	☆☆☆	☆☆☆	☆☆☆	☆☆☆
	3. 行为友好	☆☆☆	☆☆☆	☆☆☆☆	☆☆☆☆	☆☆☆
	4. 在厌烦的事物面前保持冷静	☆☆	☆☆☆	☆	☆☆☆	☆☆☆
	5. 有需要时寻求帮助	☆☆☆☆	☆☆☆☆☆	☆☆☆	☆☆☆☆	☆☆☆

图 28.18　A. 儿童一起在烹饪小组学习执行功能和社交技能。B. 作业治疗师使用行为工作表（如以上样本）来强化儿童在小组活动中的行为

有效的,在去除这些激励后得以保留。

（1）行为表:行为表可用于解决儿童的难题,比如增加可接受的食物、尝试新的食物、完成家庭作业或完成家务。行为表(参见图 28.18B)可以由作业治疗师和儿童共同创建并设置为每周的家庭作业。作业治疗师设定期望让儿童挑战,同时允许儿童成功。当儿童不断地展示技能时,治疗师就会改变期望。作业治疗师与儿童一起回顾图表。如果儿童符合既定的标准,他可以选择一个奖品,这可以起到激励作用。为了避免与父母之间的权力争执,当儿童

在一周内完成任务时,父母会给儿童一个贴纸,但不会唠叨或与儿童争执。当应用行为表时,指导父母无论儿童是否完成了相应的行为都不要出现情绪反应,而是应该要么在表格上贴贴纸,要么不贴。

（2）行为地图:作为社交思维课程的一部分,行为地图为儿童提供了一个系统来理解他们的行为以及他们在社会世界中行为的后果。框 28.12 概述了所涉及的步骤。首先指导儿童某种情况下的预期行为和未预期行为,以帮助他们理解应该如何表现。这使得患有精神健康障碍的儿童能够了解对情况的

潜在期望。作业治疗师明确地设定期望，以便儿童能学会让他们的行为符合期望。例如，作业治疗师和儿童可能会在和妈妈一起去杂货店时产生这种期望（参见框28.13、图28.19）。

行为地图也是一种分解行为并理解行为后果的方法。精神健康障碍儿童可能很难将他们行动后果与行为相联系。当儿童难以将行动与后果联系起来

框28.12　行为地图的步骤

行为地图的步骤包括确定：
- 行为（儿童所做的事）
- 这会让他人有什么感受
- 对方根据对这些行为的感受会做出何种反应，以及儿童得到他人回应后会有何种感受

框28.13　行为地图示例

和妈妈一起去杂货店时

她希望我：
- 待在购物车附近
- 管好我的手（不要乱碰东西）
- 轻声说话（不要大声喧哗）

不希望的是：
- 从妈妈身边跑开
- 离开购物车
- 乱动商店里的商品
- 拿起东西
- 将东西放入购物车
- 大声尖叫

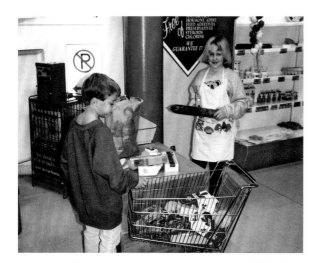

图28.19　作业治疗师在治疗过程中让儿童参与模拟杂货店购物以定义预期的行为、角色扮演和发展技能，以便儿童可以和妈妈一起每周去购物

时，他们通常会觉得自己被人欺负了，或者觉得大人不喜欢他们。

例如，John是一名一年级学生，当老师提问时他会脱口说出答案。老师无视他并叫了另一名学生。John因为老师无视他而生气。当问他为什么不高兴时，John说老师不喜欢他。John不明白老师是因为他的捣乱行为而无视他。框28.14展示了John的行为地图练习。

框28.15提供了另一个行为地图示例。

（3）日常时间表：日常时间表用于帮助儿童了解他们的一天的结构，从而调节他们的行为。精神健康障碍儿童表存在时间概念的困难。视觉日常时间表提供了外部组织来提高其理解。图28.20展示了一名儿童的日常时间表。Knight、Sartini与Spriggs在一项关于视觉时间表应用研究的评估中发现，视觉时间表对于孤独症患儿是有效的。指导父母和照顾者使用视觉时间表，在治疗期间加以应用。在计划儿童的课程时，可以创建时间表来提高儿童的组织性，帮助他们了解治疗期间将发生什么，促进目标导向行为的发展。

（五）技能训练

作业治疗师可以提供干预来指导儿童某些技能，让他们完成他们希望的作业活动。精神健康障碍儿童在参与期望的作业活动中获益，可能机会或积极的经历有限。作业治疗师分析作业中涉及的步骤和患儿因素，使用有关儿童或青少年的信息（优势和不足）来确定哪些技能需要发展。让儿童和青少年参与对他们有意义的事情，可以让他们发展自我效能，从而促进积极的自尊心，提高生活满意度（参见研究笔记28.1和研究笔记28.2）。

例如，技能训练可能包括指导儿童积极地与同伴互动，包括语言、身体姿势和开场白。探索娱乐兴趣能给儿童和青少年成功的机会。一些青少年可能需要学习如何完成工具性日常生活活动，如管理财务、杂货店购物、照顾宠物以及准备工作。儿童和青少年需要技能训练来控制焦虑（如正念或呼吸技巧）、管理情绪或使用积极的自我对话来发展积极的自我效能。

技能训练包括让儿童或青少年反思自己当前的表现，描述（为儿童或青少年提供输入）期望的行为。作业治疗师提供特定技能的指导。儿童或青少年练习特定的技能并获得反馈。通过表现视频提供反馈，以便儿童或青少年能够看到自己的进步。在各

框 28.14　John 的行为地图			
我做了什么?	**这让对方感觉如何?**	**对方对此反应如何?**	**这让我有什么感受?**
我在课堂上脱口而出答案	很生气,因为我没有遵守规定,扰乱了课堂纪律	无视我,没有叫我回答问题	我很伤心,Jones 老师不喜欢我

框 28.15　Jill 的行为地图			
Jill 邀请 Abby 过来玩。当他们在玩耍时,Jill 制定了所有的规则,不让 Abby 对游戏的玩法有发言权,也没有玩得很高兴。这周之后几天,Jill 又邀请 Abby 过来玩,但她不想过来。Jill 因为 Abby 不来玩而烦恼。			
我做了什么?	**这让对方感觉如何?**	**对方对此反应如何?**	**这让我有什么感受?**
我很专横,让 Abby 必须按照我自己的方式玩游戏	Abby 感到不高兴,生气了,因为我们没能按照她的想法玩	她以后不会再过来玩了	我很难过,Abby 不想和我一起玩了

早晨日程安排

 穿衣服

 整理床铺和房间

 吃早饭

梳头

 刷牙

 穿鞋

 拿书包、午餐等

愉快的一天　　© getSNAZZY.com

图 28.20　帮助儿童整理情绪和一天活动的日常时间表,以便他们理解期望行为

种场景中的角色扮演和重复可以强化技能。正强化和承认儿童或青少年的长处有助于鼓励参与,有助于其建立自尊心和自信。一旦儿童练习这些技能,他们就会参与其中,必须自然运用这些技能的活动。

同伴示范　儿童和青少年可以通过观察同伴来强化和鼓励积极的行为。从青少年衔接到成年的过程中,可能受益于经历过同样过程的同龄人的意见。

作业治疗师会认真地让同伴支持对方。青少年重视同伴群体,因此同伴可以提供重要的示范。

(六)团体干预

作业治疗师常对精神健康障碍儿童进行团体干预。例如,包含学校的针对欺凌的作业治疗干预项目包括教育、学校的规定以及欺凌行为的后果、课堂课程和个人培训。有效的欺凌干预针对学校、家庭、同伴群体和个人层面,改变了欺凌行为。在个人层面,干预针对的是社交技能、自尊心和肥胖等潜在问题。

团体干预提供了同伴支持、社交学习和解决各种精神健康问题的机会。在提供团体干预时,作业治疗师确保儿童的个别化目标也会在小组会议中得到解决,并且所有儿童都将受益。案例 28.3 展示了支持每个成员个人目标的团体干预。作业治疗师通过考虑以下因素来创建治疗团体:

- 该团体包括有相似需求或目标的儿童。
- 活动的发展水平允许所有人参与、受到挑战和互相支持。
- 儿童的注意广度与团体的长度和内容相适应。
- 儿童有相似的认知水平,这样他们可以遵循相同的方向。
- 时间表和时间限制符合团体中儿童的需求。
- 该团体将解决儿童的个人目标。

研究笔记28.1

Masselink, M., Van Roekel, W., & Ohldehinkel, A. J. (2018). Self-esteem in early adolescence as predictor of depressive symptoms in late adolescence and early adulthood: the mediating role of motivational and social factors. Journal of Youth/Adolescence, 47, 932–946.

概述

虽然研究表明，缺乏自尊会增加青少年出现抑郁症状的风险，但尚不清楚这是否会导致成年后的抑郁。自尊影响认同形成和社会关系。旨在提高自尊心的短期干预已被发现无效。干预可能需要针对受自尊影响的更广泛因素。这项研究尝试检测影响自尊的因素。

目的：探讨青少年早期的自尊是否预示着青少年晚期和成年早期的抑郁症状。研究影响自尊的因素。

方法：作者采纳了2 228名儿童（51%为女孩），分为四组：青春期早期（平均11岁）、青春期中期（平均14岁）、青春期晚期（平均16岁）和成年早期（平均22岁）。儿童自我知觉量表（Self-Perception Profile for Children, SPCC）用于测评自尊。采用行为抑制量表（Behavioral Inhibition Scale, BIS）和行为激活量表（Behavioral Activation Scale, BAS）测量产生动机和逃避动机。使用青少年自我报告（Youth Self-Report, YSR）和DSM-IV指南评估抑郁症状。用儿童行为量表评估社交问题。社会交往通过每周与朋友相处的小时数来衡量的。感知社交支持作为历史事件日历的一部分进行测量。从2011年初到2013年末，对儿童进行了四次评估。

结果

青少年早期的自尊预测了青春期晚期和成年早期的抑郁症状。低自尊是一个脆弱的因素，但不一定使青少年在成年后容易出现症状。逃避动机直接预测抑郁症状、更多的社交问题和更少的社会接触。产生动机预示着更多的社交接触。作者发现社交接触与抑郁症状之间存在正相关。逃避动机和社交问题、自尊及之后的抑郁症状相关。这表明与低自尊相关的高逃避动机可能导致期望避免伤害，但也会错过可能的奖励。

作业治疗实践意义

作业治疗师可以在干预中针对逃避动机和社交问题来培养青少年的自尊心。逃避动机是指避免负面结果的愿望。例如，焦虑症儿童可能会避免与同龄人进行社交互动。作业治疗师可以帮助儿童面对那些他们正在避免的事件或事情，这样他们可能会感到有力量，这可能会增强他们的自尊心。作业治疗师了解影响自尊的更广泛的环境，致力于使青少年做出选择，形成自我认同，参与他们感兴趣和有激励意义的活动。

研究笔记28.2

Stadlemann, S. et al. (2017). Self-esteem of 8–14-year-old children with psychiatric disorders: disorder- and gender-specific effects. Child Psychiatry Human Development, 48, 40–52.

概述

自尊意味着人们对自己的感觉，是一个人对自己价值的评价。总体自尊是指一个人的整体评价。特定自尊是指一个人对他在特定领域的表现的感受，例如学习能力、社会接受度、运动能力和外表。研究特定自尊可以让人从多维的角度看待自尊。

目的：确定在青春期前期和早期（8～14岁），精神障碍儿童和健康对照儿童的总体及特定自尊测量是否存在差异。确定当前患病和过去患病现在缓解的儿童，其自尊是否受损。

方法：来自德国的577名儿童参加了这项研究。家长完成了几份问卷，包括德文版《长处和困难问卷》（German Version of Strengths and Difficulties Questionnaire, SDQ）、《儿童自我知觉量表》和文化智力测试。目前有140名儿童被确诊；84例出现了2种疾病，44例显示3～5种疾病，其中注意力缺陷多动障碍最为普遍。

结果

年龄与学习能力显著相关（$r=-0.15, P<0.001$）、运动能力（$r=-0.20, P<0.001$）、外貌（$r=-0.31, P<0.001$）和总体自尊（$r=-0.26, P<0.001$）显著相关。社会接受度与年龄无关。男孩在运动能力、外貌和总体自尊方面得分更高。目前有精神病诊断的儿童、过去有精神病诊断的儿童和健康对照组儿童的自尊平均得分存在差异（Wilks-Lamda = 0.88, $P<0.001$）。对照组儿童在学习能力、社交能力和总体自尊方面的得分明显高于过去和现在的确诊儿童。对于运动能力和外观，只有对照组和有目前诊断的实验组存在差异。

抑郁症、焦虑症和注意力缺陷多动障碍儿童的自尊水平明显较低。

作业治疗实践意义

目前精神障碍儿童的自尊心低于对照组。与对照组相比，曾经有精神障碍的儿童，其学习能力、社会接受度和总体自尊较低。被诊断为抑郁症、焦虑症以及注意力缺陷多动障碍的青春期前期儿童有低自尊的风险，而低自尊反过来又影响生活满意度和作业活动参与。当儿童不再被诊断为这种疾病后，低自尊的影响仍在继续。

作业治疗师提供干预使儿童对自己的能力（自我效能感）和自信心产生一种信念，这种信念反映在一个人的自尊中。通过挑战儿童并让他们成功，作业治疗师促进自尊。重要的是，儿童必须把这个任务视为挑战，因此治疗师应让儿童去解决问题并朝着结果努力。当儿童掌握了一项挑战时，自尊心就会得到培养。诸如儿童职能自我评估（Child Occupational Self-Assessment, COSA，参见附录）等为作业治疗师提供了一种工具，以解决儿童对其能力的信念。COSA还提供了与儿童讨论这些主题的方法。

案例28.3　Nikki

Nikki是一名15岁的女孩，住在一个临时的寄养家庭。作业治疗师为一群少女服务，促进自我效能并探索健康的生活选择。Nikki参加了第一次课程，内容是制作一幅女孩们可以随身携带的油画。该团体的目标是完成一项活动、做出选择并且在做出一件可以装饰自己房间的画的同时培养成就感。

Nikki冲动地用海绵把各种各样的颜色涂在画布上，既没有组织也没有设计。她不喜欢她所做的成品，低头坐着，看起来对结果不满意。她说她不喜欢她的画，想把它扔掉。作业治疗师问她有什么不同的做法，Nikki说："没什么，很愚蠢。"治疗师又问了Nikki几个关于Nikki喜欢做什么类型的事情以及什么颜色对她有吸引力的问题。然后作业治疗师走开并关注其他人。她又很快就回来了，请Nikki描述一下她将如何创作下一幅画。Nikki和治疗师一起讨论了各种选择。作业治疗师证实了Nikki的想法，鼓励她慢慢来。

Nikki勤奋而认真地研究她的新画。完成后，她笑着说她希望把它挂在她的新房间里。其他女孩通过评论色彩的巧妙运用来强化她的作品。他们问她为什么选择这些颜色和设计。

正是通过这样的经历，青少年以一种培养积极的自我概念的方式发展了目标导向行为的技能。Nikki改变了她对任务的看法，留下了积极的记忆和成品来提醒自己的成功。

总结

精神健康障碍影响儿童日常生活活动、工具性日常生活活动、社交、游戏、休闲、教育、睡眠和工作的参与。焦虑、抑郁、认知缺陷和思维障碍的症状会扭曲儿童的现实，导致行为和认知问题。患有精神健康障碍的儿童和青少年可能在执行功能、行为、社交技能和情绪调节方面存在缺陷。作业治疗师为社区、学校、家庭或居住环境中的人群、团体或个人提供干预。儿童是家庭的一部分，因此所有的干预都包括家长。作业治疗师运用认知行为疗法、行为疗法、自我决定理论、感觉调节和技能训练等原则制定干预计划。

总结要点

- 儿童和青少年最常见的精神障碍可分为以下几类：焦虑症，压力相关障碍，情绪障碍，强迫症和破坏性行为障碍（如注意缺陷多动障碍、品行障碍和对立违抗性障碍）。患有精神健康障碍的儿童在执行功能、情绪调节、行为和社交技能方面存在障碍。他们会经历智力、行为和精神健康方面的挑战，这些挑战会影响他们参与作业活动的能力。

- 患有精神健康障碍的儿童在参与期望的作业方面存在困难，因为他们可能无法解决问题、管理时间、保持专注、管理情绪、应对变化、遵守规则或期望、与他人互动、表达自我或理解环境。儿童可能会表现出与他人隔离的行为（如尖叫或殴打自己）。他们可能缺乏抑制性控制。较差的自我效能、自我概念、自尊心和自我决定能力可能会影响日常作业活动的参与，因为儿童会感到无法参与并失去参与动机。

- 照顾有精神健康问题的儿童对所有家庭成员都有重大影响。照顾者负担或照顾者压力被定义为照顾残疾儿童的需求、责任、困难和负面的精神后果。与照顾者压力相关的其他问题包括内疚、忧虑、抑郁和愤怒的内在情绪，以及参与的外在障碍，如财务、就业困难以及有限的社会和社区机会。受儿童行为影响的亲子互动会反过来对儿童的行为和发育产生负面影响。这些问题影响到整个家庭。

- 作业治疗师利用以作业为中心的实践模式和选定的参考框架，包括认知行为、行为、感觉处理、发展（技能培训）或补偿（环境改造）等方法的原则，制定针对精神健康问题的干预措施。以作业为中心的实践模型提出，人、作业和环境之间的动态交互影响作业的参与。作业治疗师设计对儿童有挑战的活动，让他们重复那些有助于他们日常生活的活动。各参考框架的描述和指导原则详见表28.1。

- 作业治疗师可以使用各种策略来解决儿童和青少年的精神健康问题。例如，已经制定了一些项目来解决精神健康问题，例如：
  - "每时每刻都很重要" 为解决与情绪调节、欺凌和自我效能相关的学校问题提供了纲领性指南。

- SOCCSS策略使儿童参与决策过程。
- 认知导向日常作业表现。
- 超能量项目。
- 环境改造或补偿。
- 调节区。
- 警示程序。
- 正念。
- 瑜伽。
- 正向行为干预和支持。
- 技能训练（运用作业分析概念）。

第29章

神经运动障碍：脑性瘫痪
Neuromotor Conditions: Cerebral Palsy

Teressa Garcia Reidy, Patty C. Coker-Bolt, Erin Naber

问题导引

1. 不同类型的脑瘫（分型及躯体分类）有什么临床特征？
2. 与脑瘫相关的原发性和继发性损伤是如何导致功能障碍的？
3. 当前的运动控制理论如何应用于脑瘫儿童的干预？
4. 受损的肌张力如何影响脑瘫儿童的日常活动和参与？
5. 脑瘫儿童的综合服务中使用的治疗方法有哪些？

关键词

适应性反应	功能性电刺激	运动控制
肉毒素治疗	游戏技术	四肢瘫
补充和替代医学	偏瘫	康复机器人
绩效贴	物理因子疗法	

一、介绍

脑性瘫痪（cerebral palsy, CP，简称脑瘫）是一组永久性运动和姿势发育障碍的总称，由发育中的胎儿或未成熟婴儿大脑中的非进行性损伤而导致活动受限。脑性瘫痪的运动障碍常因癫痫和继发性肌肉骨骼问题引起感觉、知觉、认知、交流和行为障碍。大脑多个区域中的某一区域的损伤可能导致瘫痪、痉挛、异常的运动控制或姿势。虽然脑损伤被认为是静止的，但运动障碍的模式会随着时间的推移而改变，常影响儿童所有日常作业活动的发展。

脑损伤可能会导致全身或部分肌肉活动受损。脑瘫常影响中枢神经系统的感觉、知觉和运动发育。因此在日常环境互动中，儿童难以整合大脑所需的信息进行正确的计划和指导躯干及四肢的运用。肌肉以不协调、低效率的方式被激活，无法协调、有效地运动。

（一）脑性瘫痪的患病率及病因

脑瘫是儿童持续性运动功能障碍的最普遍原因，患病率为1.4‰～2.1‰。根据美国疾病控制与预防中心的数据，每年出生于美国的婴儿中约有10 000名被诊断为脑瘫。脑瘫中的男女比例约为1.5∶1，非西班牙裔、非裔美国儿童和中低收入家庭儿童的发病率更高。在美国大约每323名儿童中就有1名患有脑瘫。

脑性瘫痪可能是多种因素相互作用的结果，许多情况下并不能确定由哪个原因导致。产前母体感染、早产、低出生体重和多胎妊娠都与脑性瘫痪有关。产前因素可能包括基因异常或母亲健康因素，如压力、营养不良、接触有害药物以及妊娠高血压。母亲的某些妊娠状况如糖尿病，可能会对发育中的婴儿造成围产期风险；早产和低出生体重明显增加了婴儿的患病率。最初的脑损伤可能发生在产前、围产期或产后，但证据表明70%～80%发生于产前。导致脑瘫的神经系统损伤可发生在出生前、出生时或1岁以内，而此时正是感觉和运动系统的髓鞘化以及中枢神经系统结构的快速发育期。

与早产相关的医学问题可能直接或间接损害了发育中的中枢神经系统感觉运动区域。特别是呼吸系统疾病可导致早产儿发生低氧血症,这将剥夺脑细胞生存和发挥功能所需的氧气。常见产后发生脑瘫的病因包括发育中的中枢神经系统严重受损的疾病,如由脑缺氧引起的缺血缺氧性脑病。产后原因还包括感染或接触环境中的毒素。框29.1列举了与脑瘫相关的危险因素。

(二)诊断

脑瘫由专业医务人员(如全科医师、儿科医师、儿童神经科医师)诊断。案例29.1描述了一名儿童的诊断和分型流程。诊断脑性瘫痪的最佳方法包括综合各类评估,如:

- 相关危险因素病史。
- 神经系统检查。
- 标准化运动评估。
- 矫正月龄小于4月龄的婴儿使用的全身运动质量评估(GM)(评估自发运动的质量)。
- 6~12月龄幼儿的发育评估(相关运动意愿的父母调查问卷)。
- 神经影像学检查。
- 排除进行性疾病等其他诊断。

框29.1　脑性瘫痪发展相关危险因素

产前
- 基因疾病
- 母亲健康状况(如长期压力、营养不良)
- 致畸因子(如药物、接触化学物品、辐射)
- 胎盘破坏(胎盘不能为发育中的胎儿提供氧气和营养)
- 缺乏影响子宫内胎儿生长的生长因子(如激素、胰岛素)
- 母婴RH血型不合

围产期
- 产前状况(如妊娠糖尿病引发的毒血症)
- 与早产相关的医疗问题[如心血管系统和呼吸系统受损、脑室内出血(IVH)、脑室周围白质软化(PVL)]
- 多胞胎
- 低出生体重

产后
- 刚出生后不久出现严重和未经治疗的黄疸
- 感染(如脑膜炎、脑炎、绒毛膜羊膜炎)
- 哺乳期酒精或药物中毒
- 缺血缺氧性脑病(HIE):分娩过程中长时间缺氧
- 出生时或出生后不久的创伤

(三)社会经济负担和家庭经济负担

自20世纪50年代以来,尽管产前和围产期护理在过去40年中有了显著的改善,但脑性瘫痪的患病率仍维持不变。脑瘫的社会经济负担是极大的,估计总支出至少高达11.5亿美元。平均每名儿童一生花费超过90万美元,高于抚养一名儿童的正常成本。这些费用可能是由于多种因素造成的,比如家属和专业人员尝试管理儿童整个生命中发生的继发性损伤。许多损伤需要特殊的药物和专业治疗,或者需要由骨科、神经科或胃肠科医生提供专门的医疗护理。例如,许多痉挛型脑瘫患儿的某块肌肉会出现挛缩,这可能会限制关节活动度和移动上下肢的能力。有些外科手术可以延长肌肉改善关节活动度和整体功能。有的儿童可能需要对上肢和下肢挛缩的肌肉进行外科手术,让他们更方便地运动并参与日常活动。特殊情况产生的额外费用有时可由保险公司支付,但有时可能需要家长寻求其他资金(即社区支助)或自费。

(四)儿童脑性瘫痪的常见症状

为脑瘫儿童服务的作业治疗师提供各种干预措施,让他们能够参与期望的作业活动。脑性瘫痪儿

案例29.1　评估和分型:Ben

Ben是一名9月龄的婴儿,由于发育迟缓而转介到作业治疗。他的母亲担心他"不能像哥哥在这个年龄时那样活动"。最近9月龄时他学会了独坐,但由于左侧肢体"太硬"而难以翻身。作业治疗师对他进行了全面的评估,包括对身体结构和功能以及发育技能的正式和非正式评估。她使用了Peabody发育运动量表2(PDMS-2)的"抓握"和"视觉运动整合"子量表和Alberta婴儿运动量表(AIMS)。在每项评估中,Ben与同龄人相比得分均低于平均水平。他不能用左上肢伸手抓握,也不能双手伸向中线玩耍。他不能用双手拿吸管杯,母亲反映由于Ben的左侧肢体太僵硬,所以很难穿衣裤。作业治疗师在游戏中对Ben的运动能力进行临床观察时,注意到当从坐位、翻身或伸手取物等体位转换时,左侧上、下肢的运动能力受限。他的左上肢没有向前或侧方的保护性伸展反应。治疗师还注意到他的双眼不一致,左眼似乎向侧面偏移。

评估后,作业治疗师将她的评估结果与相关儿童神经科医生进行了讨论。神经科医师要求进行磁共振检查,确定可能存在的中枢神经系统损伤。磁共振结果表明,Ben患有影响右侧初级运动皮质和内囊的病变,神经科医师确诊为痉挛型左侧偏瘫。

童伴有肌张力异常，这种异常在不同人群中表现不同，但都会干扰运动和作业活动表现。异常的肌张力会影响姿势、姿势控制及运动和手功能与上肢功能。继发性损伤会随着时间而发展并影响儿童在日常活动中的表现。脑瘫儿童可能会有认知、语言、感觉功能、喂食、进食和吞咽等障碍。

　　1. 姿势、姿势控制和运动　为了理解脑瘫儿童出现的功能性运动问题，作业治疗师必须熟悉正常的身体控制和进行熟练运动的方式。"姿势"一词描述了身体各部分相对于其他部位和环境的对线方式。在活动过程中，形成大量姿势并轻松改变姿势的能力取决于自主和不随意运动的整合，称为姿势机制。姿势机制包括以下几个策略：

- 肌肉和姿势张力。
- 出现直立、平衡和保护性伸展反应。
- 早期原始反射运动模式的发展整合。
- 有意义的、自主的抗重力运动。
- 在功能活动表现中结合运动模式的能力。

　　直立反应和平衡反应可以使个体在动态稳定下保持直立姿势。当头部不能与身体对线时，直立反应会使头部与身体重新对线。当身体重心移动超出支撑面时，个体将应用静态平衡或平衡反应。平衡反应是个人转换为不同姿势时躯干、颈部和四肢的协调反应。当直立反应和平衡反应不足以恢复直立姿势时，个体会使用保护性伸展反应（即身体会自动向外伸展伸手撑住身体或防止摔倒）。保护性反应需要迅速伸展肢体（即上肢或下肢）的运动能力。

　　（1）异常运动模式：由于肌肉激活模式受损，脑瘫儿童在卧位、坐位和站立位时难以维持和保持稳定的姿势。姿势对线和稳定性差是由中枢神经系统控制某些肌肉群的共同激活和交互神经支配能力下降所导致。肌肉的共同激活或主动肌和拮抗肌肌群的同时收缩，提供了关节周围的稳定性和身体姿势的稳定性。当兴奋性输入提示主动肌收缩，同时抑制性输入提示拮抗肌保持静止时，就发生了肌肉群中的交互神经支配。交互神经支配产生了躯干和四肢的运动。脑瘫儿童在尝试克服这些运动障碍以实现在环境中的功能时，可能会出现异常的运动代偿和身体姿势。随着时间的推移，运动代偿和异常运动模式会阻碍不断发展的运动技能。不同于正常感觉运动系统儿童可以自由地移动和探索世界，脑瘫儿童可能会依赖于原始反射和自主反射的运动模式，将其作为主要移动方式。框29.2列举了脑瘫儿

框29.2　脑性瘫痪儿童感觉运动问题

1. 肌张力异常
   - 肌张力增高：肌肉静息状态下张力增加
   - 痉挛：依赖于速度的肌肉张力增加（发生在主动或被动运动中）
   - 张力减退：肌肉静息状态下张力下降
   - 张力波动：肌张力在高低之间不断变化
2. 持续存在不典型的异常原始反射
3. 不典型的直立反应、平衡反应和保护性反应
4. 感觉处理能力差
   - 减少对前庭觉、视觉和本体觉信息的处理
   - 受限的身体意识和身体图示
5. 关节活动过度或关节僵硬
   - 四肢稳定性下降、跨关节的协同收缩减弱
   - 关节活动减少
6. 肌无力和肌肉协同作用差
7. 影响适应性功能的运动和正常运动能力发展的延迟

童所经历的感觉运动问题。

　　肌张力是肌肉抗拒被牵拉的力量；也可以被定义为肌肉的静息紧张度。作业治疗师被动牵伸肌肉从缩短到拉长的状态，感受肌肉对牵伸所产生的阻力时可以测试肌张力。在运动过程中，儿童进行一系列运动的能力依赖于肌肉的张力（硬度）和弹性。肌肉必须有足够的张力，以平稳协调的运动来抵抗重力。情绪和精神状态包括警觉性、疲劳和兴奋程度等也会影响肌张力。正常的肌张力是连续不断发展的，人群之间会存在一些差异。肌肉的收缩性和弹性对于运动过程中伸展和收缩做出即时的一致反应是必需的，如共同激活作用。肌张力可使肌肉轻松适应在功能性活动期间不断变化的感觉刺激。肌张力降低或肌张力低下可使儿童显得放松甚至感觉无力。肌张力增加或肌张力亢进会使儿童显得僵硬。在有些脑瘫案例中，婴儿最初可能会出现低肌张力，但在6或7个月时可能转变为高肌张力。

　　（2）肌张力的分布与分类：脑瘫可以根据运动类型和异常肌张力在躯干、四肢的分布来分类。单瘫是指单个肢体受累。偏瘫是指身体一侧的上肢和下肢受累。双瘫是指双下肢张力异常，而四肢瘫是指所有肢体都受累。如果所有的四肢和头/颈部肌张力均异常，则被定义为四肢瘫。

　　脑瘫还根据运动障碍的性质分为四种主要类型（表29.1）：① 痉挛型；② 不随意运动型；③ 共济失调型；④ 混合型。痉挛型脑瘫儿童表现为高张力和肌肉痉挛。痉挛被定义为对牵伸有速度依赖性

表29.1　脑瘫分型		
运动障碍类型	涉及肢体	发病率
痉挛型	双瘫：下肢＞上肢	32%
	四肢瘫：所有四肢	24%
	偏瘫：一侧肢体受累，上肢＞下肢	29%
	双侧偏瘫：双侧；一侧重于另一侧，上肢＞下肢	24%
不随意运动型	舞蹈徐动型	14%
	肌张力障碍型	
	手足徐动型	
共济失调型		＜1%
混合型（包含于上述百分比中）		

的阻力。当儿童抗重力运动或保持姿势时，肌肉的特征是僵硬。关节运动的阻力将随着速度或快速运动而增加。痉挛的影响通常与阵挛、足牵伸反应和持续的原始反射相关。当痉挛型脑瘫儿童试图移动时，肌张力增加然后迅速释放，这会触发肌肉过度活跃的牵张反射。痉挛可以根据儿童的警觉性、情绪、活动姿势或疼痛等状态发生改变。痉挛与随意运动控制不良和调节运动能力受限相关。痉挛的分布可以是单瘫（罕见）、双瘫、偏瘫或四肢瘫。

在不随意运动型脑瘫中，运动模式被分为手足徐动型、舞蹈型手足徐动和肌张力异常，这通常会影响全身。患有不随意运动型脑瘫的儿童会表现出过度和异常的运动，通常当某一部分肢体开始运动时，其他肢体便会出现异常的不随意运动。

手足徐动型脑瘫儿童表现出缓慢、变形、不自主的运动，并伴有突然、不规则和抽搐的运动。手足徐动型患儿移动时会更差；但是也可能在静止状态时很差，并且由于不是持续性姿势而区别于肌张力障碍，或由于不是可识别的运动模式而区别于舞蹈症。单纯手足徐动型患儿表现为肌张力从低到正常的波动，伴轻微痉挛或无痉挛以及屈伸肌激活不良。

舞蹈型手足徐动儿童有从低到高的持续张力波动且伴有不自主抽搐运动，近端比远端更常见。这些运动是持续的异常姿势，在静止时消失，可由运动（动作）触发。与更具预测性和刻板性运动或姿势的肌张力障碍相比，舞蹈徐动型可以从明显随机的、不

可预测的和持续不断的运动本质中区别出来。舞蹈症的运动通常比肌张力障碍的相关运动更加迅速。尽管运动、尝试运动或施加压力可能使舞蹈症更严重，但不会像肌张力障碍那样，同样程度的自主运动会触发特定的运动。

第三种类型是共济失调型脑瘫，其特征是平衡和协调性差。共济失调型脑瘫儿童可能会出现肌张力的变化，类似四肢瘫的肢体受累分布情况，但程度要轻于不随意运动型脑瘫。共济失调型脑瘫儿童更便于完成随意运动，但表现为笨拙和不自主震颤。他们在平衡、协调以及维持头部、躯干、肩膀和骨盆的力线稳定方面存有相当大的困难。这些儿童的平衡反应发育不良，缺乏辅助控制上肢和下肢运动的躯干稳定性。

通常同时存在肌张力过高和过低问题的脑瘫患儿被定义为混合型。如果脑瘫患儿存在多种运动类型的障碍（如痉挛和肌张力障碍），常以更典型的运动类型为主。混合型脑瘫常是四肢受累。

2. 手功能和上肢功能　在尝试完成功能性任务时，脑瘫患儿由肌张力异常且无法保持稳定姿势而导致上肢功能障碍。上肢和手部的有效功能活动表现，取决于近端控制以及躯干和肩带的动态稳定性。肩胛带无力的脑瘫患儿，可能伴有因张力过高而引起的肘部、前臂、手腕、手指和拇指的挛缩，也可能会以协同模式和缺乏单关节分离运动的方式移动上肢和手。姿势不稳定也会影响上肢运动，同时脑瘫患儿可能需要用上肢支撑抗重力的直立姿势。当固定上肢并使其辅助稳定和代偿躯干时，上肢和手就不能完成功能性任务（如从座位将自己拉起转换为站立位等功能性移动、不能独坐时在身体中线玩玩具）。

3. 继发性损伤　脑瘫患儿的病症是由于中枢神经系统损害而直接导致的原发性损伤。原发性损伤是大脑中皮层损伤的即时直接结果。由于损伤发生于脑部结构未成熟阶段，儿童运动发育可能会发生改变，从而导致继发损伤（框29.3）。脑瘫运动损伤常伴有一种或多种继发性损伤。对于许多儿童而言，这类继发性损伤比身体的原发损伤更具致残性：

- 3/4 患有慢性疼痛。
- 1/2 患有智力障碍。
- 1/3 将无法行走。
- 1/3 有髋关节脱位。
- 1/4 将不具备言语功能。

框29.3　脑瘫患儿原发性损伤和继发性损伤示例	
原发性损伤	**继发性损伤**
肌无力或张力过低 肌肉紧张或张力过高 痉挛 不随意运动 眼肌无力 面部肌肉肌张力异常 患肢感觉受损 可能引起癫痫	关节挛缩（如肘关节、腕关节、髋关节、膝关节、踝关节） 步态和移动不良或不稳 视觉处理、听力或言语障碍 膀胱和二便控制困难 智力障碍、学习障碍 因姿势困难和躯干肌肉无力而导致的呼吸问题 皮肤完整性：压疮风险增加 喂养、进食和吞咽困难

- 1/4 患有癫痫。
- 1/4 患有行为障碍。
- 1/4 患有膀胱炎。
- 1/5 患有睡眠障碍。
- 1/10 患有视觉障碍。
- 1/15 不能口部进食。
- 1/25 患有听力障碍。

由于一种或多种原发性损伤的影响，随着时间的推移脑瘫患儿可能在全身系统或各器官内出现继发性损伤。这些继发性损伤与原发性损伤一样会加重患儿的功能障碍。虽然最初的脑损伤是非进行性的，但其结果或继发性损伤并不是静态的，而是随着时间的改变因身体发育和抗重力运动影响而不断变化的。当脑瘫患儿玩游戏或进行功能性活动时，其异常运动模式可能会变得重复和固定。异常运动模式的重复阻碍了脑瘫患儿获得对运动的自主控制，并可能导致肌力下降和肌肉骨骼问题。肌肉激活受损和使用反射性姿势控制可能会导致肌肉、肌腱及韧带组织挛缩，导致这类组织永久性短缩。软组织的变化可能引起挛缩甚至骨骼畸形；也会导致脊柱和关节错位。

除了面临关节挛缩畸形、脊柱或关节错位等风险，脑瘫患儿还将面对皮肤破溃和骨密度下降的危险。使用轮椅的患儿如果长时间坐或躺、不能独立地转移重心，就会有皮肤破溃的风险。骨突部位长时间承受体重压力的儿童可能最易受伤。坐轮椅的儿童很少有时间站立或走动，这不利于个体骨骼应力强度的增长。脑瘫患儿的骨密度可能较低，易发生病理性骨折。作业治疗师为脑瘫患儿提供在各种体位上保持直立姿势和负重的机会。这可以通过

为儿童提供适合的座位来实现，例如定制的座椅、俯卧或仰卧位的站立架以及促进负重的玩具（如滑板车）。

脑瘫患儿可能会遇到与运动障碍没有直接关系的问题，如癫痫发作和其他医学疾病。当姿势肌肉无力时，呼吸可能会受影响。异常的姿势和肌无力可能会损害心脏和呼吸功能，使这些系统无法有效运转。因此，耐力差和易疲劳会影响儿童的运动能力。作业治疗师需要监测每位儿童的身体耐力，并制定作业治疗目标，增加患儿的肌力和耐力。

4. 认知与语言　因为脑瘫是由大脑局部损伤引起的，所以语言和认知功能可能受影响或不受影响，这取决于大脑的受损区域。额叶受损可能会影响儿童的认知能力，包括注意力、组织能力、解决问题的能力、抑制和判断力。影响初级运动区和颞叶病变可能会影响语言和言语发展。因为言语需要口腔/面部结构的复杂运动及控制呼吸，因此脑瘫儿童和脑瘫患者可能伴有各种语言和言语方面的问题。这些可能的问题包括语音少、发音不清以及语音清晰度下降。"构音障碍"一词用于描述由于肌肉协调性下降、麻痹或无力而导致的言语障碍。

除了言语产生障碍，脑瘫儿童的声音质量可能会因为呼吸、姿势或控制有限而发生变化。因为脑瘫有可能影响运动系统以外的大脑区域，所以脑瘫患儿的表达性和理解性语言能力都会受损。这意味着他们很难处理语言信息或做出反应。所有潜在的损伤都会对儿童参与该年龄段的活动、对指令的理解和反应、表达自己的需求以及自我照顾产生重大影响。在制定目标和设定预期疗效时，应考虑儿童的认知和语言水平（案例29.2）。

5. 感觉功能　脑瘫患儿可能有一个或多个感觉系统的明显缺陷，应该定期检查视力和听力。重度脑瘫患儿更可能患有视力障碍，并且无论儿童的功能水平如何，在完成精细运动任务、游戏和日常生活活动时始终都应该考虑视觉功能。视觉在抓握和放开、操纵物品、调整物品方向、眼神交流以及寻找所需物品时起着重要作用。有关更多的视觉信息请参阅第 32 章。有视力障碍的儿童可以使用姿势调整来代偿视力障碍，如倾斜头部或改变注视角度。这些缺陷本质上可能是动眼神经损伤，即他们的眼肌不能平滑或同步地运动，或者可能会不自主地运动。斜视（strabismus）是指由肌肉不平衡引起的双眼不对称。从功能上而言，斜视可能会导致难以完成视觉任务。儿童内斜和外斜的功能可能会受限，深度

Antoine是一名8岁的男童，有癫痫和手足徐动型脑瘫史。他使用电动轮椅移动并使用加强型交流设备进行沟通交流。他就读小学并被安排在适龄的班级中，提供调整和物理治疗、作业治疗、语言治疗和辅助技术等相关服务。Antoine持续的不自主运动使他难以完成精细运动任务，包括使用通信设备与教师和朋友交流。当他知道问题答案但又无法及时告诉老师和同学时，他会感到很沮丧。他很难完成精细运动任务，并且需要花费更多的时间来完成课堂作业。

Antoine的治疗团队发现，头枕有助于改善他使用交流设备，并且用头而不是用手，对他而言能更快更有效地使用交流设备和在电脑上操作文字。作业治疗师与他的美术老师一起合作在他的头枕上固定了类似画笔等工具。现在Antoine能够应用各种媒介创造性地表达自己，包括使用绘画和粉彩，而绘画时也不会有太大的压力。当Antoine抓住轮椅的扶手时他使用该设备的能力似乎也得到改善，因此他的作业治疗师试图在轮椅餐盘上安装一根栏杆，推入后可以提高他躯干的稳定性。

知觉下降或存在复视。描述眼部对线不良的其他术语包括外斜视（一只眼睛斜向颞侧）、内斜视（一只眼睛斜向鼻侧）、上斜视（一只眼睛斜向上）和下斜视（一只眼睛斜向下）。眼球震颤是指眼球不断重复且不受控制的运动。与眼球震颤相关的功能性问题包括：视力下降、注视目标时难以保持平衡、伸手或抓握时目标准确性降低、代偿性头部运动或做出代偿视觉缺陷的姿势。

脑瘫患儿可能被同时诊断为源于眼部、脑部或两者都受影响的视觉缺陷。脑瘫患儿视力障碍的原因可能包括但不仅限于早产儿视网膜病变、先天性白内障和皮质/脑视力障碍（cortical/cerebral visual impairment, CVI）。其他视觉障碍包括屈光不正、近视、远视、散光、斜视或功能性失明。脑瘫患儿也可能患有视觉处理障碍，这会降低通过视觉系统解读信息的能力。如果没有适当的视觉处理，患儿可能无法理解物体之间的空间关系、缺失部分视野或不能识别部分遮盖的物品，如放在衣橱里的外套。

视觉功能障碍的临床症状包括：
- 主诉突发的严重眼部疼痛。
- 主诉视力模糊或复视。
- 无眼部注视和双眼运动不良。
- 对需要持续使用视觉的任务注意力受限。

- 在家庭和学校等复杂的视觉环境中容易注意力分散。
- 视觉需求的技能发展迟缓（即辨认字母、阅读、写作）。
- 笨拙、经常撞到人和物。

25%的脑瘫患者会存在听觉接收和处理障碍的影响。每25名脑瘫患儿中就有1名患有听力障碍。听力障碍的确切病理生理机制尚不清楚，但高胆红素血症、缺氧、感染和耳毒性药物的使用可能有一定的影响。感音神经性耳聋是由内耳神经感受器、通往大脑的神经通路或接受听觉刺激的大脑区域受损所致。这种类型的听力损失可能是先天性也可能是后天性的。患儿很难分辨高音或微弱的声音，也可能出现平衡性差和头晕的症状。传导性耳聋病变影响了外耳和中耳的结构。通过外耳和中耳的声音传导受到干扰，在声音到达耳蜗和内耳神经感受器之前影响听力。严重的情况可能是由在子宫内时的耳道畸形引起。当同时存在两种类型的听力缺失症状时称为混合性听力缺失。听力障碍会对脑瘫患儿产生深远的影响，并会导致语言、言语和社交技能发展缓慢。

听力障碍的症状包括：
- 很少被响声吓到或吵醒。
- 不太能分辨父母的声音。
- 倾听他人或与他人对话时会更关注脸部（如寻找面部表情提示）。
- 经常要求父母重复指令。
- 被叫到名字时缺乏一致性的回应。
- 很少关注音乐、唱歌或听故事。

脑瘫儿童可能难以处理其他感觉信息，包括触觉和本体刺激（如操作物品过程中指尖力量的调节）。脑瘫患儿也会表现出感觉过度反应（如对触觉、质地和头部位置变化的过度反应），这导致一些儿童在被他人拥抱或移动时明显感到不安。当儿童有多种感觉处理问题时，他们可能难以理解和回应环境中的社交和身体信息。口腔触觉的敏感性可能与异常的口腔运动模式有关。儿童可能厌恶某些食物的质地，导致口腔运动控制紊乱以及咀嚼、吮吸和吞咽的协调问题。问题严重的患者可能适合经皮内镜胃造口术（percutaneous endoscopic gastrostomy, PEG）的外科方式喂养。作业治疗师在设定干预目标时，必须考虑到儿童的感觉劣势和优势。治疗师要思考哪些感觉经历可以提高作业表现。

6. 喂养、进食和吞咽　1/5 的脑瘫患儿有控制唾液和分泌物方面的困难，1/15 的脑瘫患儿将需要替代性的营养方法（非口服进食器）。"吞咽障碍"一词用于描述可能影响儿童进食能力的吞咽困难。相关进食干预内容请参阅第 10 章。

吞咽障碍的常见症状包括：
- 无法吞咽和（或）试图吞咽时疼痛。
- 反流。
- 胃灼热。
- 异常的体重减轻。
- 声音沙哑。
- 吞咽时作呕、窒息和（或）咳嗽。
- 过度流涎或无法管理分泌物。
- 吞咽反射延迟（或有时缺失）。
- 饮食时改变食物颜色。
- 复发性胸腔感染/吸入性肺炎。
- 家庭成员反映就餐对儿童有很大压力或很痛苦。
- 延长进食时间。

二、评估过程及方法

正如第 1 章所描述的，治疗师通过从完成一份作业治疗记录开始作业治疗评估，这份作业记录总结了患者的作业治疗史和经历、日常生活模式、兴趣、价值观和需求。这些信息常通过与患者或家长进行正式访谈和日常交流获得，并帮助制定个性化的、以患者为中心的干预方法。

儿童作业表现的结构性临床观察为作业治疗师提供了影响儿童肌张力、反射活动、粗大和精细运动功能、感觉系统、认知、知觉和社会心理发展等影响因素的数据。该临床评估数据绘制出儿童的功能状况"图"，并指明了儿童的优势和挑战。参见第 2 章治疗推理的描述。观察儿童完成日常任务是很重要的，比如穿上衬衫、从椅子转移到地板、打开容器或玩适龄的玩具，这可以帮助作业治疗师识别可能限制功能的异常姿势和运动。

观察法和任务分析法是常用的评估方法。参见第 6 章对活动分析和观察的描述。治疗师也会在儿童完成日常活动的过程中评估其功能性认知。功能性认知是指在诊所、家庭和社区环境中用于完成日常活动的思考和处理技能。治疗师对具体活动进行任务分析，将复杂任务分成一系列较小的步骤或动作（即穿衬衫或裤子所需的步骤）。之后治疗师指导或训练患儿完成分级步骤，以达到独立完成全部任务的目标。任务/活动分析解决了活动的基本需求、任务中涉及的技能范围以及可能赋予的各种文化含义。以作业为基础的活动分析是以人为本的。考虑了个人的兴趣、目标、能力和背景以及活动本身的需求。作业治疗师根据这些考虑因素精心设计评估和干预，以此来帮助患者达到目标。

当作为治疗团队的一员时，全面的评估数据是必不可少的。因此，作业治疗师可以使用标准化评估来提供数据。评估方法的选择可以基于以下几个因素，包括儿童的年龄、环境（如家庭健康、学校系统、社区）以及照顾者和儿童对功能障碍的具体担忧。表 29.2 提供了常用于评估脑瘫患儿上肢功能的评定量表。有两项评估专用于评估脑瘫患儿生活质量和整体参与度（表 29.3）。

相关评估工具的综合清单参阅附录。

（一）早期发现的评估

以下的评估可以由作业治疗师、物理治疗师或专业医务人员进行操作，这些评估也被认为是早期发现脑瘫的最佳方法。有些评估需要专业培训才能在操作时具有信度。早期发现脑瘫可以尽快介入儿童早期治疗，最大限度地减少使用代偿和异常的运动模式，并提高整体功能能力。

1. Hammersmith 婴幼儿神经系统检查　Hammersmith 婴幼儿神经系统检查（the Hammersmith Infant Neurological Examination, HINE）是针对 2～24 月龄婴儿的神经系统评估，项目包括脑神经功能、姿势、运动、张力和反射。它可以有效地评估婴儿神经系统存在的风险，早产儿和足月儿均适用。HINE 可以鉴别脑损伤婴儿早期的脑瘫征兆。

HINE 的优势包括：
- 易于所有临床人员操作和使用。
- 即使是没有经验的人员，也具有良好的观察者间信度。
- 不仅可以辨别有脑瘫风险的儿童，还可以提供脑瘫类型和运动预后严重程度的补充信息。
- 3 个月时总分 ≤56 分和 12 个月时总分 ≤65 分的婴儿，发展成脑瘫的敏感性和特异性较高（－90%）。
- 总分 <40 分与脑瘫粗大运动功能分级系统（GMFCS Ⅲ-Ⅴ）中的不能独立移动有相关性。

表29.2 脑瘫儿童身体结构、功能和活动的部分上肢评估

评估量表	年龄	领域和活动
Melbourne单侧上肢功能评估（MUUL）	5～15岁	评估上肢的功能障碍和活动受限情况。评估人员测评16个项目，涉及伸手、抓握、释放和操作。每个项目根据关节活动度、准确性、流畅性和灵巧性等方面完成质量的具体标准打分，最高原始分是122分
上肢技巧质量量表（QUEST）	2～13岁	这是一个有标准参照的观察评估，评估四个领域（分离运动、抓握、负重和保护性伸展），共34个项目。每个领域的得分相加，再转换为百分数
Jebsen-taylor手能测试（JTTHF）	6～17岁	这是一个上肢完成任务速度和灵活性的临床评估。7个计时子表的复杂性各不相同，它们使用日常物品来评估儿童在日常生活中如何用抓握和释放
儿童运动活动日志（PMAL）	2～8岁	这是一份家长问卷调查，评估受累上肢在日常活动中的实际使用情况，观察使用上肢的频率和质量。该问卷以父母半结构化访谈方式进行测评。从22项真实活动项目中向父母了解儿童使用上肢的情况
双上肢完成日常任务能力评估（ABIL-HAND-Kids）	6～15岁	这是一份父母填写的问卷，评估上肢功能障碍儿童的操作能力。21个评估项目包括单手和双手操作自理活动。每个项目的评分标准为0分不可能，1分困难，2分容易，得分范围为0～42分。要求父母评估儿童在没有帮助、不用右上肢或左上肢以及任何必要手段（允许代偿）的情况下，完成每项活动时表现为是简单的或是困难的

- 总分40～60与脑瘫粗大运动功能分级系统（GMFCS Ⅲ-Ⅴ）中的独立移动有相关性。
- 该评估通常可以辨别与神经功能其他方面有关的早期异常体征，如脑部视觉障碍或进食异常。

2. Prechtl全身运动质量评估 Prechtl全身运动质量评估（Prechtl's assessment of general movements or the general movement assessment, GMA）可以在3个月时就准确诊断脑瘫。GMA对婴儿自主运动进行视频观察，并由专业人员评分。

GMA表现出对脑瘫具有高度预测性：
- 校正周龄8周之前痉挛同步性扭转运动评分异常，加上在校正周龄10～20周不安运动缺乏评分异常，患脑瘫的预测性为98%。
- GMA（特别是"不安运动缺乏"）结合磁共振成像表现（特别是白质损伤），对脑瘫的可预测性为100%。

全身运动质量评估的培训通过全身运动信托机构获取（http://General-movements-trust.info）。任何接受过评估培训的医疗专业或健康专业同行都可以使用GMA进行评估。

3. 幼儿发展评估 幼儿发展评估（DAYC）是一个简单的问卷调查，对培训、人员或设备没有要求。这是独立实施、有常模参照的儿童早期发育评

表29.3 部分脑瘫患儿参与和生活质量评估

评估量表	年龄	评估领域和相关项目
脑瘫生活质量量表（CP QOL）儿童版	4～12岁，家长填写；9～12岁，子女填写	66项 1. 社交幸福感和接受度 2. 参与和身体健康 3. 功能 4. 幸福感 5. 残疾带来的痛苦和影响 6. 获取的服务 7. 家庭 自我报告：53个项目
脑瘫生活质量量表（CP QOL）青少年版	12～18岁儿童填写	72个测试项 1. 幸福感和参与度 2. 交流和身体健康 3. 校内幸福感 4. 社交幸福感 5. 获取的服务 6. 家庭健康 7. 对功能情况的感受

估，适用于出生至5岁11个月的儿童。发展领域涉及认知、交流、社会情感发展、身体发育和适应性行为。幼儿发展评估运动得分偏离两个标准差的6～12月龄患儿，患脑瘫的预测性为83%。需要注意

的是幼儿发展评估的常模是根据美国儿童的样本建立的，目前只能从出版社获得英文版调查问卷。

（二）分类系统

有四种功能性分类系统，包括：① 粗大运动功能分级系统（GMFCS）；② 儿童手功能分级系统（MACS 和适用于 1～4 岁儿童的 mini-MACA）；③ 饮食能力分级系统（EDACS）；④ 交流功能分级系统（CFCS）（表 29.4～29.7）。

分级系统帮助确定脑瘫患儿在多个领域的功能能力，包括功能性移动、双手操作能力、接受性和表达性交流能力、安全有效的喂养和进食。治疗师使用分级系统能更好地理解儿童的功能能力和缺陷。此外分级系统能帮助研究人员确定具体的对儿童有最佳反应的干预类型（如肉毒素注射、手术、双手操作疗法或强制性诱导运动疗法）。

制定目标　作业治疗师使用作业记录、父母的关注点和优先诉求以及标准化评估和分级系统的评估信息，与家长和患儿合作制定出符合患儿需求、发育性表现和预期疗效的目标。例如提高儿童参与课堂书写活动的能力，并指导家庭成员适应性技术，从而使他们可以更轻松地照顾患儿。青少年的目标可能涉及如何使用公共交通工具或如何做家务。作业治疗目标举例见框 29.4。

三、医疗干预

脑瘫儿童和青少年可能需要医疗干预（如注射肉毒素、药物）来解决肌肉痉挛问题。医生可能会为脑瘫儿童和青少年开处方药、推荐外科手术或采取特殊的医疗干预措施。医疗干预往往与作业治疗结合使用，以达到更好的治疗效果。降低肌张力的药物对痉挛型儿童有益。巴氯芬是一种可以口服或可以注射直接释放到脑脊液的药物。巴氯芬可以降低全身肌张力。

肉毒杆菌神经毒素通常称为肉毒素，可以通过注射直接作用于痉挛性肌肉，是一种更具体的降低肌张力的方法。乙酰胆碱对于肌肉的激活和收缩是必不可少的，而肉毒素注射可以通过阻断乙酰胆碱的释放从而使目标肌肉麻痹。通常注射肉毒杆菌一周后才会开始见效，效果持续 3～4 个月。儿童每年接受注射的次数是有限制的。危险因素包括药物"渗入"其他肌群，尤其是在儿童手和拇指等肌腹较小的区域。注射可以与石膏或矫形器配合使用，以最大限度地增加关节活动度。除了能增加肌肉延展

性，肉毒素还可以降低目标肌肉的功能性肌力。

Speth 及其同事发现除了双手任务导向疗法之外，与仅接受治疗的儿童相比，注射肉毒素儿童被证明减少了单侧上肢抓握的表现。在这项研究中肉毒素注射儿童的主动旋后和拇指外展能力确实提高了。这项发现在一项随机对照试验中得到了进一步的支持，该试验报道了与单独接受治疗的对照组相比，除了进行双侧治疗，多次接受肉毒素注射儿童的双手功能得到了改善。一项使用肉毒素处理儿童上肢痉挛的系统性综述表明，有效证据支持肉毒素治疗作为传统治疗技术的辅助手段使用；与安慰剂或不进行传统治疗相比，仅肉毒素治疗减缓障碍的疗效不佳（案例 29.3）。

随着时间推移和自然成长，中重度痉挛的儿童可能会出现肌肉僵硬和肌腱紧张、挛缩、关节脱位（尤其是髋关节）和其他关节问题。当矫形器等保守治疗无效时，矫形外科手术可以改善这些问题。手

表 29.4　粗大运动功能分级系统

粗大运动功能分级系统（GMFCS）是一个分为五个等级、描述了脑瘫患儿坐、行走和轮椅移动等自发运动的粗大运动功能。各级别之间的区别在于功能能力、对辅助技术的需求包括手持式移动设备（助行器、拐杖或手杖）或轮椅移动设备，以及运动质量（程度稍小）

重点是确定哪一个级别最能代表患儿目前粗大运动功能的能力和限制。重点关注患儿在家庭、学校和社区的日常表现（如他们做了什么），而不是认为他们最大程度能做到怎样（能力）。因此对当前表现进行粗大运动功能分级是非常重要的，但并不应该包括对运动质量或改善预后的判断。GMFCS 分级应与儿童和家长共同评定，而不仅仅是专业人员单独评定

分级	功能能力的描述
Ⅰ级	行走无障碍。可进行跑步和跳跃之类的运动技能，但速度、平衡和协调能力可能稍受影响
Ⅱ级	步行受限。这包括在不平坦的地面、斜坡、楼梯、长距离行走或在拥挤密闭的空间中行走
Ⅲ级	可以使用手持移动设备行走。借助辅助设备能在室内、室外的平坦地面上行走。儿童可以长距离使用手动轮椅
Ⅳ级	无法独立步行。儿童可能会使用电动移动设备或需要看护者的帮助。可以使用辅助设备短距离行走，但主要依靠轮椅出行
Ⅴ级	使用手动轮椅出行。儿童不能独立出行，所有出行都需要照顾者的帮助

表29.5	手功能分级系统

手功能分级系统（MACS）提供了一个 4～18 岁脑瘫患儿在日常生活活动中使用双手操作物品情况的系统分级。MACS 评估的是自主动手能力，强调在个人自身范围内（即离身体较近的地方，不同于伸手取物）操作物品的能力。MACS 的重点是确定最能代表儿童在家庭、学校和社区的日常作业表现的级别。各级别之间的区别在于儿童在生活中操作物品的能力，以及他们完成手功能任务时对帮助或调整的需求程度。MACS 并不用于分级最佳手功能，也不用于区分两手之间的不同能力。当然 MACS 也不能解释功能受限的根本原因或脑瘫类型分类

Mini-MACS 是针对 1～4 岁儿童的调整版 MACS，mini-MACS 根据年龄、发育以及对支持与帮助的需求程度，分类儿童操作物品的能力

等级	功能能力的描述
I 级	能容易成功地操作物品。大多数情况下用双手操作。儿童在任务要求的速度和准确性方面稍差，但是这些限制并不影响日常活动的独立性
II 级	能够操作大多数物品，但完成的质量和（或）速度下降。儿童可能会避免某些活动，或者完成某些活动时有一定困难。儿童会形成部分手部操作的能力，通常不会限制日常活动中的独立性
III 级	操作物品困难，需要帮助来准备和（或）调整活动。儿童完成活动时速度慢，而且在质量和数量方面也会影响完成情况。儿童不能完成某些特定活动，而且其独立程度与环境的支持性有关。如果设置环境或调整任务，那么他们可以独立进行活动
IV 级	在已调整的环境中有限的操作简单物品。儿童努力完成部分活动，但完成度有限。他们需要持续的支持和辅助和（或）适合的设备，尽管如此仍只是完成部分活动
V 级	不能操作物品并且完成简单动作也严重受限。需要全面辅助

注：经允许引自 Eliasson, A. C. et al. (2006). The Manual Ability Classification System (MACS) for children with cerebral palsy: Scale development and evidence of validity and reliability. Developmental Medicine and Child Neurology, 48, 549−554.

表29.6	交流功能分级系统

交流功能分级系统（CFCS）将日常交流表现分为 5 个等级。交流分级是以个人理解和表达为基础，以沟通速度和个体对交流对象的熟悉程度进行分类。所有交流方式包括语言、手势、行为、眼注视、面部表情以及辅助沟通系统（AAC）。有效沟通取决于个人目前在日常交流情境中的能力，而不是学习新技能的能力

等级	功能能力的描述
I 级	面对熟悉和不熟悉的交流对象，能有效地理解和表达
II 级	面对熟悉和不熟悉的交流对象，能有效地表达，但速度缓慢
III 级	面对熟悉的交流对象，能有效地理解和表达
IV 级	面对熟悉的交流对象，不连续的表达和（或）理解
V 级	即使面对熟悉的交流对象，很少能有效地理解和表达

注：经允许引自 Hidecker, M. J. et al. (2011). Developing and validating the Communication Function Classification System for individuals with cerebral palsy. Developmental Medicine & Child Neurology, 53, 799−805.

表29.7	饮食能力分级系统

饮食能力分级系统（EDACS）是针对 3 岁以上脑瘫患儿饮食能力的分级系统。它是对 GMFCS、MACS 和 CFCS 的补充，可用于临床研究中。EDACS 专注饮食方面如咀嚼、吞咽、吸吮、咬以及将食物和液体维持在口中。根据患儿的功能能力、对食物质地调整的需求、使用的技术和所需帮助来区分五个等级

等级	功能能力的描述
I 级	可以安全有效地进食喝水
II 级	可以安全地进食喝水，但有效性稍受限
III 级	安全地进食喝水稍受限，因此有效性也受限
IV 级	安全地进食喝水明显受限
V 级	不能安全地进食喝水，考虑用饲管喂养提供营养

注：经允许引自 Sellers, D., Mandy, A., Pennington, L., Hankins, M., & Morris, C. (2014). Development and reliability of a system to classify the eating and drinking ability of people with cerebral palsy. Developmental Medicine & Child Neurology, 56(3), 245−251.

术包括肌腱转移术、肌肉松解术和截骨术。在肌腱转移术中，移动肌肉的一端以改变肌肉收缩产生的作用。例如，手部肌肉无力或瘫痪的儿童可能将其腕部肌肉移到手指屈肌以协助抓握。其他类型的软组织手术包括肌肉松解术或延长术。这些手术通过延长或松解紧张的肌肉组织来增加关节运动。截骨术通常与软组织手术一起进行，它通过加长或缩短骨头来改善骨的力线。所有手术初期都需要一段制动期，然后进行早期运动和作业治疗，加强和促进可能由结构变化而产生的功能（案例29.4）。

框29.4　作业治疗目标样本

自理	儿童在最少辅助下穿套头衫,100%成功。儿童在调整后能独立地使用合适的勺子吃软的固体食物。
游戏	儿童在桌前独坐无支撑、作业治疗师提供最少的身体支持情况下,参与15分钟游戏活动且姿势控制较好。
娱乐	父母称儿童能成功地与同龄人一起参加合适的社区体育活动。
精细运动	儿童能依靠记忆正确书写姓氏,80%成功。儿童能分离出右手示指成功的玩iPad游戏,80%成功。

案例29.3　医疗干预和矫形器：CHLOE

Chole是一名10岁的女孩,患有痉挛四肢瘫和认知发育迟缓。Chole手指伸展受限、腕部明显屈曲挛缩。母亲反馈说她最近很难彻底清洗Chole的手,特别是她的左手掌。为期6周的居家牵伸项目对Chloe伸展手指的功能没有改善。在与医生和作业治疗师讨论干预选择之后,Chole的母亲同意肉毒素注射治疗Chole的鱼际部位和腕屈肌,并在随后的12周配合白天2小时以及整晚穿戴矫形器。注射后两周,她母亲注意到Chole的左手肌肉张力发生了明显的变化。她的手更加放松,这让她母亲更容易打开Chole的手来给她清洗和穿戴矫形器。除了穿戴矫形器,治疗师也推荐了一些有助于伸展手指的活动,如听歌曲张开手掌、把球放进容器里和把球扔给她的治疗犬。

案例29.4　下肢肌腱转移术：Owen

Owen是一个患有偏瘫的7岁半男孩,有适龄认知能力。Owen出生于妊娠27周,患有4级脑室内出血。磁共振显示脑室周围白质软化。Owen右侧身体无力并伴痉挛。最近Owen右下肢肌紧张程度加重,双下肢长度不等,右侧短于左侧。这也影响了Owen的平衡能力,他经常会被绊倒和跌倒。在学校时Owen的作业治疗师和物理治疗师发现,他上楼梯困难、在排队时很难跟上同学的步伐并且在浴室中安全转移的难度越来越大。作业治疗师与教师讨论了调整方法,建议将他的座位移到近门处和白板的地方,缩短他在教室里转移的距离,并让他与一名同学一起提早步行到集合点,最大限度地降低跌倒风险。在接受了校内作业治疗师的培训后,一名教室助理开始监护他在卫生间的安全,并在卫生间转移时根据需要提供帮助。

他的门诊作业治疗目标侧重于双手协调拉拉链、系纽扣。门诊作业治疗师建议Owen晚上玩喜欢的电子游戏时或者进行作业治疗训练时,长时间靠墙坐在地板上,促进腘绳肌的牵拉。在干预过程中,作业治疗师鼓励Owen做一些动态的瑜伽姿势(如下犬式),促进腘绳肌和下肢伸展时上肢负重。尽管进行了这些干预和调整,但随着快速生长Owen仍存在腘绳肌和跟腱紧张的问题。

作业治疗目标

(1) Owen将用双手扣上衬衫上的四个(直径约为1.25 cm)纽扣,80%的成功率。

(2) Owen将用双手拉上外套的拉链,100%成功率。

在咨询了医师和外科医师后,家长和医疗团队决定让他行右下肢腘绳肌和跟腱延长术。在当地儿童医院术后2天,他被转至儿童康复医院住院,在这里每周进行3次作业治疗和6次物理治疗。Owen的康复处方是在右下肢能耐受的情况下负重。他右侧下肢安装了一个膝固定器,术后石膏固定足部和踝部4周。其作业治疗目标

为在监护下转移到厕所、监护下站立位完成日常生活活动以及适当使用所需辅具穿上裤子。作业治疗过程中,治疗师为他制定了佩戴石膏和膝固定器的情况下穿衣和洗澡的策略。他继续做上肢负重训练,也在长时间坐位和站位下进行精细运动。

在物理治疗中进行坐位和站立位平衡训练、步态训练和上下楼梯训练。住院康复2周后回到家中,接受每周一次的家庭作业治疗和物理治疗服务。作业治疗师和Owen的照顾者一起帮助他安全地进出浴缸,并指导他们使用浴椅。作业治疗师帮助Owen在使用助行器的情况下,安全有效地从衣橱中取出衣服。作业治疗师帮助Owen在厨房准备简单的零食,以此训练平衡功能并练习作业活动方案,比如安全地将食材拿至台面。学校委派的家庭教师每周来访两次,帮助他复习落下的功课。

在拆除石膏后,Owen继续一周一次的门诊作业治疗和一周三次的门诊物理治疗。除了之前提高双手系物的功能目标,门诊作业治疗师还增加了两个目标,分别是独立穿上新的踝足矫形器(AFO)以及站立时独立完成所有日常生活活动和工具性日常生活活动。

作业治疗目标

(1) Owen能够独立地使用辅助设备来穿松紧腰裤,100%成功。

(2) Owen能够在2分钟内独立穿上踝足矫形器,100%成功。

经过4周的门诊治疗,Owen提高了站立平衡、能够完成所有日常生活活动并能安全独立地转移。在特殊教育工作者的支持下,他完成了大部分落下的作业。在得到父母的许可后,门诊作业治疗师和校内作业治疗师一起讨论了他所取得的进步。之后6周,Owen继续接受门诊物理治疗训练步态。他结束门诊作业治疗后参加了一个家庭训练项目。

四、脑瘫患儿作业活动干预

脑瘫儿童的作业治疗师使用作业活动模式,如人类作业模式(MOHO)、人-环境-作业-参与模式(PEOP)或加拿大作业表现和参与模式(CMOP-E),来构建思维并解决影响作业表现的众多因素。详见第2章所描述的作业活动模式。这些模式都遵循当前的动态系统理论,并考虑了人、环境和作业(任务)之间的相互关系。它们需要作业治疗师考虑儿童在所处环境中(如家庭、学校和社区),针对儿童想做的事情(作业活动)的兴趣、动机和能力。使用治疗推理技巧,作业治疗师可以更有针对性地了解应该如何干预,使儿童能够参与到对他们重要的事情中。作业治疗师要回顾现有证据,制定最大限度提高患者作业表现的干预方法。

(一)动态系统理论

动态系统理论认为运动是复杂和多系统的,它们协调的影响功能运动。呼吸就是一个很好的例子,它将生物力学、肌肉骨骼系统(躯干、胸部和背部的肌肉)和呼吸功能联系起来。由于躯干和骨盆的支撑使头部保持稳定,这表明呼吸功能和头部、躯干、骨盆控制之间的联系。这个理论认为任何一个结构的损伤(如手部或肩部)都可能对身体的多个系统产生重大影响。例如,脑瘫患儿肘部屈肌缩短和踝关节活动范围缺失。这可能会影响儿童有效地移动身体或协调复杂的运动完成功能性任务的能力(如穿上衬衫)。此外动态系统理论学者假设任务进行时儿童的心理、环境、社会和身体特征等因素会影响功能性运动。

动态系统理论的几个策略原则包括儿童通过重复和练习自我组织的运动行为能力,进而从运动行为中改善并形成新模式。儿童的身体特征、活动需求和环境因素都会影响儿童的运动功能。例如,脑瘫患儿可能存在肌无力或肌张力异常,这限制了其保持抗重力运动的能力。环境支持,如俯卧站立架可以帮助患儿站立。运动行为会经历稳定和不稳定状态,特别是在儿童学习一个新动作时。新的运动形式最有可能发生在不稳定的或衔接状态下。第16章会深入解释与运动控制和运动学习相关的动态系统理论。

(二)运动控制与运动学习

由于脑瘫患儿的姿势控制和抗重力运动有困难,作业治疗师经常会用运动控制和运动学习理论(参见第16章)来指导运动障碍儿童的干预。调节运动的能力是复杂的,它产生于儿童、任务和环境的相互作用中。儿童形成运动满足特定环境下的任务需求。例如,当儿童和家人坐在餐桌旁时,他会选择一些特定的动作来用勺子喝汤。动作选择受到儿童的感觉、握住和使用勺子的能力、任务(如汤的类型、碗的大小、勺子的类型)以及环境等影响(如儿童坐的方式、一起就餐的人、环境中的声音)。在日常生活中儿童需要完成各种各样由简至繁的功能性任务。运动控制和运动学习的研究发现,侧重于自然环境中有意义的整体任务(即作业)的干预最为有效。

(三)作业治疗干预方法

在收集了儿童(如优势、挑战、目标、兴趣)、环境(如支持、障碍)和所渴望的作业活动(如学习、进食、穿衣、游戏)的信息后,作业治疗师计划并实施干预措施促进参与有意义的活动(即作业活动)。作业治疗师可以进行一对一治疗、指导目标相近的一组儿童或提供咨询服务,帮助照顾者使用问题解决的辅具和策略培养儿童的独立性。他们可以在各种环境中为儿童服务,包括学校、家庭和社区。最近一项用于脑瘫患儿的干预措施的综述发现研究证据支持以下干预措施:适应性设备训练、石膏和矫形器、强制性运动疗法、功能指导疗法和目标指导疗法及双手训练(研究笔记29.1)。作者Novak等发现在回顾作业治疗干预方法时,干预的方式、频率、强度和类型对评估和思考过程非常重要。框29.5提供了一些术语的定义,这对于理解脑瘫患儿的研究和干预措施非常重要。

总之研究发现提供高剂量(强度、频率、时间和类型)的干预方法更为有效。促进参与儿童所选的有意义的活动并在自然环境(要求儿童解决问题并以灵活的方式转换)中进行干预会产生更好的疗效。

1. 辅助设备 各种各样的辅助器具和设备可以帮助脑瘫患儿完成日常生活活动、工具性日常生活活动、游戏和教育任务。这些设备用于调节或控制儿童参与日常活动所需的自由度。作业治疗师要选择匹配儿童运动需求的设备,同时考虑其感官功能(包括视觉、听觉和感受性)、使用设备的环境以及儿童使用设备时的姿势(站位、坐位、在轮椅或床上)。其他考虑因素包括儿童或家长使用辅助设备转移的能力、使用设备所需的环境和清洗设备的便利性。

研究笔记29.1

Novak, I. et al. (2013). A systematic review of interventions for children with cerebral palsy: State of the evidence. Development Medicine & Child Neurology, 55(10), 885−910.

概述

作者对166篇文章进行了系统性回顾，描述了脑瘫患儿的最佳干预证据。回顾的大多数研究都是一级研究（*n*=124）。本研究旨在为作业治疗师提供支持干预的证据。如果超过25%的参与者为脑瘫儿童，则该文章将被纳入研究。干预由医疗人员或专职医疗人员进行。作者使用了GRADE（推荐、评估、制定和评价分级）系统，对证据质量和所用推荐的强度进行评级。使用专家小组方法的证据警示信号系统来解释研究结果，这是一种简单的颜色编码语言（绿色为可行；黄色为测试；红色为停止）。

结果

回顾了64项不同的脑瘫干预措施，评价了133项干预结果。作者发现16%（*n*=21）被评为绿色：继续使用此干预方法。58%（*n*=76）被评为黄色："可以使用此干预方法，但需谨慎"；20%（*n*=26）被评为黄色；"可能不能用此干预方法，需要注意"；和6%（*n*=8）被评为红色或"不能用这种干预方法"。

对于64个独立的脑瘫干预方法，24%的方法被证明是有效的。作者发现以下干预也是有效的：强制性运动疗法、双手训练、侧重于环境的治疗、以目标为导向/功能性训练、注射肉毒素后的作业治疗（BoNT）以及提高运动活动和（或）自理的家庭项目。

作业治疗实践意义

- 有效的干预措施反映了当前的神经科学和药理学水平。当前的神经科学强调让儿童在自然环境中参与重复的、完整的、有意义的活动（即作业活动）。
- 所有有效的干预措施都从《国际功能、残疾和健康分类》（ICF）出发。作业治疗师被要求关注ICF的各个方面（如身体功能和参与）。
- 神经发育治疗（DNT）、感觉处理、感觉统合干预（SI）、按摩、振动技术和 Masgutova 神经感觉运动反射整合（MNRI）方法尚未发现能有效改善脑瘫儿童的运动和功能。徒手牵伸和神经发育治疗（NDT）尚未被证实对挛缩有效。石膏固定对控制痉挛无效。
- MNRI 基于反射整合理论（该理论已被当代神经科学研究即动态系统理论所取代）。MNRI假设运动反射模式在更复杂的运动系统的成熟过程（如翻身、坐起、爬行）中起到重要作用，并且反射的整合可以改善运动功能。目前没有研究支持这类观点。
- 目标导向的训练、侧重于环境的治疗、双手训练、家庭项目和注射肉毒素后的作业治疗对改善运动活动、功能和自理是有效的。
- 侧重于在有环境中实现儿童的目标和参与以及提供机会重复有意义的活动已被证实有效。

框29.5　名词解释

- 剂量代表了干预的关键和重要部分，这对于疗效至关重要，通常将其定义为干预的频率、强度、时间和类型。
- 频率指的是干预周期内的频度，例如每天、每周或每月的干预次数。
- 强度是指儿童在干预阶段的努力程度，记录为每分钟、每天、每周的重复次数或者一定的工作量（如75%最大心率）。
- 时间是指干预的持续时间。
- 类型是指干预的种类，可以侧重于ICF的任何方面：身体功能和结构、活动或参与。不同类型的干预是不同的。例如，任务训练在不同类型的行为塑造（即结构化训练和非结构化训练）和不同数量的反馈或奖励中是不同的。

案例29.5　进食和适应性设备：Brian

Brian 是一名11岁男孩，在妊娠35周时紧急剖宫产出生。他患有整体发育迟缓并伴有肌张力低下，被诊断为四肢瘫型脑瘫和神经发育障碍。

他在自我进食过程中很容易疲劳，需要照顾者用勺子喂食以获得足够营养。他母亲反映在家常需喂食，这样他能吃得更快。母亲说他吃饭时很容易分心。

在一次作业治疗评估中，BRIAN抓住了一个大手柄的婴儿勺子，以及一个大手柄的弯柄勺。他会换手操作，使用左手时表现最好。他需要中等和较大程度的辅助才能用勺子从碗里舀出稠厚的食物，需要略微辅助就能把食物放到嘴里且不会溢出。

Brian 需要反复的触觉和言语提示，让他闭紧嘴唇包住汤匙，并用其上唇将勺中食物移入口中。他喜欢将食物"倒"在嘴里。之后他用舌部推动并移动食物以进行吞咽。没有观察到呛咳或窒息等情况。

Brian 用吸管从果汁盒里喝饮料，但是他的嘴唇很难闭紧，在喝水的时候会溢出一些水。作业治疗师建议使用大开口的吸管让他更便于喝水。

当稳定下颚并口头提示用上嘴唇吃勺里的食物时，Brian 习得了用上嘴唇包裹勺里食物的能力。他将食物从碗里送到嘴中的能力有所提高，且不会溢出。更多有关进食干预内容详见第10章。

当确定儿童需求时，作业治疗师可能会与跨学科团队合作。例如，为患有痉挛型四肢瘫和皮层性视力障碍儿童选择沟通辅具时，作业治疗师会与低视力治疗师及语言病理学家合作，选择最适合的辅具、确定使用辅具最高效的方式并决定明确安装设备的最佳位置，以便视觉扫视。

作业治疗师可能会建议儿童在用餐时使用适合的餐具来补偿受限的抓握模式,或推荐防滑材料来控制桌上的餐盘。也可调整穿衣任务优化儿童的安全性、效率和独立性(案例29.5)。对于双瘫和精细运动协调能力受限的儿童,建议在牛仔衣或裤子上使用大拉链。作业治疗师应该熟悉各种各样的辅具,这样在推荐辅具时就能考虑到患儿所有的作业表现问题和家庭的经济情况。作业治疗师也常用普通家居物品或矫形器材料来制造辅具(案例29.6)。

2. 矫形器或石膏　矫形器(以前称为夹板)或石膏可用于改善手功能、预防关节挛缩、减轻特定关节的疼痛、改善上肢功能和手功能并改善手/拇指的位置,以保证卫生和(或)美观。矫形器也可被用于减少有自残行为儿童的不安全行为。矫形器可以支持上肢保持在功能位,以提高日常生活活动的能力(参见第27章)。静态矫形器和石膏旨在通过长时间施加柔和的拉力来延长组织并纠正畸形,其目的是减少特定肌群的紧张或痉挛。矫形器和石膏的定期重制及更换可以让肌肉组织适应延长的状态。矫形器和石膏的生物力学效应与肌肉和连接组织长度的变化相关,这可以抵消肌肉在短缩位时所产生的效应。使用矫形器延展脑瘫患儿紧张和挛缩的肌肉时,如果能持续应用超过6小时是最佳的。虽然目前石膏对痉挛的确切神经生理学效果尚未明确,但石膏的确具有额外的生物力学作用和神经生理学作用。从理论上讲,在固定时肌肉感受器皮肤感觉输入的减少导致对肌肉挛缩的抑制,从而使肌肉组织延长。松解痉挛肌肉四周的疗效也被认为有助于改善痉挛。图29.1 A和B展示了偏瘫儿童的预制矫形器。

矫形器也可以用来满足儿童或父母的目标。例如,可以制作矫形器让儿童的食指具备分离功能,使用触摸屏设备或沟通系统。矫形器已被用于补偿手部畸形,预防影响抓握进食或使用书写工具的能力。

📄 案例29.6　提高自理能力的辅具:NATHAN

Nathan是一名14岁的男孩,患有痉挛性四肢瘫,认知正常。他使用电动轮椅。其姿势控制很差,直立平衡和保护性反应受损。坐轮椅时需要使用胸带和侧方支撑,这样才能帮助他保持姿势对线和直立的坐在轮椅上。在无支持时他的动态坐位平衡很差,床边的静态坐位平衡一般并且需要近距离的监护。精细运动能力明显受损,影响了抓握能力;左上肢比右上肢更重。Nathan自10岁起便没有接受作业治疗服务,当时他与家人决定暂停医疗服务,开始寻求适合他的娱乐活动和水疗康复。最近(14岁)他要求重新接受治疗,从而提高独立自理能力。最近家长为他购买了一台平板电脑,他也喜欢寻找能帮助他控制环境的应用程序。在他最初的评估中,作业治疗师使用了加拿大作业表现量表(COPM)。他发现自己最重要的作业表现问题是脱鞋子、完成简单的饭菜准备工作、打开卧室灯和完成学校布置的作业。在评估期间作业治疗师认为电动轮椅是他完成日常生活活动最安全的地方,因为这为他提供了最好的体位支持。

作业治疗目标

1. 在躯干支持下保持座位并使用适合的设备,Nathan将在1分钟内成功脱鞋。
2. Nathan将按照四个指示步骤,并在治疗师间断的口头提示下准备一份简单的饭菜。
3. 在电动轮椅上安装控制环境的平板电脑程序,Nathan能成功地打开家中房间的灯,100%成功。
4. Nathan在监督和限定下,能使用恰当的文字处理程序、口述所有的学校报告。

在12周的治疗中,作业治疗师尝试评估各种训练的辅具。为了提高下肢穿衣时的独立性,Nathan尝试使用取物器和长柄鞋拔,并取得了良好的效果。到12周结束时,Nathan能成功地解开足部支撑、解开鞋带,并用长柄的鞋拔脱下鞋。他仍然需要帮助才能脱下踝足矫形器(AFO),但是在治疗师的策略和辅助设备的帮助下,他正朝着自理目标而不断进步。

为了解决准备简单食物这一活动,作业治疗师建议使用能固定食物的特殊切菜板和摇杆刀。把轮椅放在料理台的一边,这样便于应用能力较好的一侧上肢来拿取食材。在辅具专家的建议下,Nathan和作业治疗师搜寻了平板电脑中环境控制类的应用,并找到了一个可以控制灯光、电视和DVD播放器的应用程序。作业治疗师制作了液压线模块化软管系统,使患儿能够轻松地重新放置平板电脑或者在不用的时候把它收起来。辅具专家还推荐了文本语音转换软件,并且认为对Nathan来说,口述学校报告的最合适体位就是他坐在轮椅上,因为该体位下对呼吸的支持最好。Nathan和作业治疗师一起学习如何使用这个软件,并且向语言病理学家咨询以寻求改善他语音清晰度的方法。在12周最后时,作业治疗师使用结构性观察和重测COPM来评估他的进展。结果显示Nathan的作业表现得到了提高,并且对最初确定的所有目标的作业表现感到满意,在准备食物这项任务上改变最大。鉴于他的进步,在接下来的6个月里,作业治疗师将治疗调整为每月一次的咨询指导。

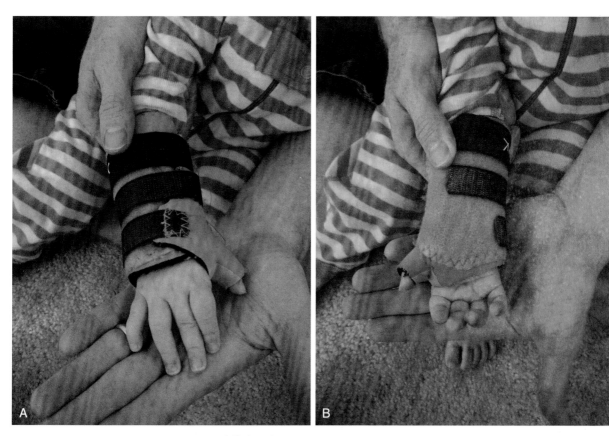

图 29.1　为偏瘫儿童预制的手腕和拇指热塑矫形器示例

矫形器也可用来辅助使用电动轮椅的能力，例如安装手腕支撑让儿童操纵轮椅控制杆。治疗师可以制作临时矫形器，在儿童出现自残行为或试图拔掉食管、静脉管或气管时，预防手至口的动作。

　　虽然很少有证据表明支持脑瘫患儿使用手部或肘部矫形器，但是它们仍被广泛用于所有 MACS 分级的儿童，以此改善他们的上肢能力和功能性活动。有证据表明支持使用拇指对指矫形器，这可以改善偏瘫儿童手功能，并且使用矫形器固定腕部和拇指可以改善双手活动中受累上肢的自主运动。一项针对脑瘫患儿矫形器使用的系统性综述报告称，当矫形器与主动训练计划结合使用时，它对功能恢复有积极的影响。当与肉毒素注射一起使用时，运用矫形器和石膏减少痉挛可能是最有效的。作业治疗师认为穿戴矫形器或石膏固定对儿童是有益的，他们需要告诉父母佩戴矫形器的目的和目标；提供穿、脱及清洁指导并确定符合家庭作息的最佳穿戴时间表。

　　3. 强制性运动疗法　强制性运动疗法（constraint-induced movement therapy, CIMT）是一项应用于偏瘫儿童的循证干预方法，通过参与强化训练、塑造和分级目标动作以及限制健侧上肢的使用，来训练患儿受累上肢的功能性应用。图 29.2 展示了一名儿童用患侧手玩探索性游戏。偏瘫儿童常会表现出"发展性忽略"，也就是说他们会因为使用效率低而忽视患侧上肢。因此尽管有一定残存的功能，但患侧上肢的使用是负强化。CIMT 的目标是转变这种情况。CIMT 是 Edward Taub 及其同事基于实验心理学所研

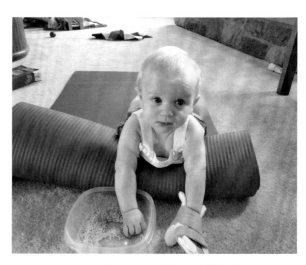

图 29.2　在改良 CIMT 训练期间感觉探索的示例

究的,是灵长类动物对运动学习的感觉经验。CIMT最初用于脑卒中后患者的康复,后来成为儿童的干预措施。多项病例报告、队列研究和随机对照试验表明这种干预在实验室和临床上均有效。

目前对CIMT的应用差异很大,但所有的项目都有三个基本特征:① 限制使用健侧上肢的一些方法;② 密集重复的运动活动训练,为期2～4周,每天6小时;③ 通过确定目标任务的运动组成和关注成功完成任务的动作,塑造更复杂、更具功能性的运动活动。文献阐述了各种限制性辅具和穿戴时间表,包括连指手套、石膏、矫形器和热塑板材。限制性辅具的使用可能是间歇性的,可以在一天的某些时间段或在完成大量训练后被摘下,也可以连续使用,让儿童在穿戴一天的时间内进行训练和泛化技能。

CIIMT可以被命名为经典CIMT或改良CIMT(m-CIMT)。经典CIMT方法有五个基本组成部分,包括:① 限制健侧上肢;② 高强度的重复性任务训练(连续数天,每天训练3～6小时);③ 使用行为塑造技术;④ 在自然环境中提供治疗;⑤ 衔接项目或CIMT后续项目,以维持在CIMT项目中取得的进步。经典方法需要由了解改善运动功能康复技术的专业人员提供,进行集中训练并形成更成熟的运动模式,至少连续训练2周(14～21天,相当于42～128小时)(详见案例29.7)。

改良CIMT要求限制健侧或受累较轻侧上肢运动,并结合每天不超过3小时的治疗。提供了经典CIMT的五个基本要素的大部分内容,但稍有调整,包括治疗地点的变化(如在诊所或校内进行治疗,而非仅在家中治疗)或治疗剂量的变化(如减少强度,可以更多地分散在数天或数周内)。集中训练可以由受过CIMT培训的专业人员提供,但并不仅限于作业治疗师或物理治疗师(如父母、日托工作者、校园辅导员)。不同于成人作业治疗师,使用CIMT的儿科治疗师会在日常功能和游戏活动中融入重复性任务练习。图29.3A和图29.3B列举了儿童使用改良CIMT增加右上肢和右手自主性。

最新研究表明,早期干预可以改善儿童的长期功能能力,少量案例称将这种治疗方法应用于婴儿具有积极的意义。这种重复干预也显示出积极的临床变化。有必要对这些治疗效果进行进一步探讨。

4. 双手操作疗法 双手操作疗法保留了CIMT的强化结构和任务训练,但重点是提高双手操作活动能力。双手操作疗法通过精心计划、反复练习双

案例29.7 强制性运动疗法:Logan

Logan是一名3岁半男孩,患偏瘫型脑性瘫痪。在3岁之前,他通过早期干预项目接受了居家康复服务。3岁时,他开始进行每周一次的门诊作业治疗服务。Logan的目标包括增加上肢肌力,使他能维持一分钟四点支撑位,伸直手臂穿进衬衫袖子并用双手拉起裤子。另一个目标是用右手抓玩具并用双手转换玩具。

作业治疗目标

1. Logan增加上肢力量,能够在不需要治疗师提示动作的情况下,保持四点支撑位10分钟。
2. Logan可以在治疗师或照顾者的少量帮助下,把双臂都穿进长袖衬衫的袖子里,100%成功。
3. Logan可以在治疗师或照顾者的少量帮助下,在上厕所后把裤子从膝盖拉到腰部,80%成功。

Logan在门诊参加了限制性运动疗法。他每天训练3小时并且在健侧上肢使用了系列石膏。有吸引力的活动,比如提着装满球的桶、拿起汽车并把它们放在赛道上,这些都需要高度重复训练。想象类游戏活动,比如把患侧上肢伸进衣服,可以帮助他将这些新技能泛化到游戏和日常生活活动(ADL)任务中。

手或需要双手协调的游戏和活动,提高儿童在日常活动中双手的使用能力。这涉及大量的高强度训练,类似于CIMT(＞30小时)所需的训练量,并且可以在个人或小组治疗中使用。结构化训练和技能进步是双手操作强化疗法的重要组成部分。

有越来越多的证据表明,与非结构化双手操作任务训练相比,结构化双手训练不仅在临床评估中显示积极的结果,而且在皮质运动上也有改变。结构化技能活动的进步会引发较佳的躯干稳定性和患侧上肢良好的分离运动模式。

当使用需要双手完成任务的双手操作疗法时可以调整物品,激发与目标相关的儿童学习所需的感知及认知过程。

- 作业治疗师鼓励儿童在双手操作任务中使用双手,不鼓励儿童只使用健侧上肢。
- 治疗活动可以从双手操作运动考虑,如双手玩玩具、双手之间转移物品、穿脱衣物以及拿或移动玩具。

5. 物理因子疗法 各种疗法的目标在于增加脑瘫患儿的肌肉长度和力量并降低痉挛,以改善儿童在游戏、日常生活活动、工具性日常生活活动和学

业方面的活动功能。这些干预疗法包括电刺激和冷疗/热疗。热疗可以与牵伸治疗结合使用，增加肌肉长度和减缓疼痛。电刺激可以增强拮抗肌、肌肉再训练、减缓疼痛、改善协调性、增加关节活动度及降低痉挛程度（案例29.8）。在用于功能性活动时电刺激是最有效的，如梳头时刺激肱二头肌或把玩具放入容器时刺激腕伸肌。使用一定强度的神经肌肉电刺激可以改善上肢关节活动度和力量，尤其是匹配动态或静态矫形器使用时。美国作业治疗师遵守国家监管委员会对物理因子疗法（PAM）规定的应用指南和训练需求。有些州可能要求在使用该疗法前开具医师处方。烧伤风险是一个重要的考虑因素，特别是对于感觉功能减弱或缺失的患侧肢体。此外癌症等疾病也是禁忌使用的。在使用物理因子疗法前，作业治疗师应完成PAM应用指南的高级培训。

6. 治疗性贴扎技术　康复治疗使用两种治疗性胶布。治疗师使用无弹性胶布限制关节周围的运动或在功能性运动中保护关节，而灵活有弹性的运动胶布则用于改善运动模式。

弹性运动胶布可直接用于儿童的皮肤，并通过增加刺激皮肤机械感受器促进或抑制肌肉收缩（图29.4）。贴布的弹性特性也可用于将关节复位到更合适的位置。弹性运动胶布有四个主要功能：① 支持无力的肌肉；② 改善循环；③ 缓解疼痛；④ 改善关节力线。

因为儿童可能有皮肤过敏，所以在全关节贴扎前，有必要先在儿童的皮肤上做小范围测试，检查其是否对胶布过敏。通过继续参加教育课程，提高对弹性运动贴布和无弹性贴布的应用能力。

虽然支持或反对使用贴扎技术干预的证据很少，但正在逐渐增多。研究称姿势控制、肌肉平衡、粗大运动能力、功能性日常生活活动能力和双侧上下肢运动控制有所改善。系统性综述表明进行加强的、精心设计的、随机对照研究来检测使用这类胶布的疗效。在目前的文献中，关于剂量、持续时间以及与其他治疗干预措施联合使用的描述尚不清晰。由于缺乏对贴扎流程和应用技术的清晰描述，所以难以进行研究结果的比较。

7. 摆位、手法治疗和神经发育疗法　作业治疗师常使用治疗性体位摆放和手法治疗的神经发育治疗技术（NDT），帮助脑瘫患儿提高功能活动的独立性。作业治疗师应用最安全有效的体位摆放和手法治疗，促进完成日常生活活动和工具性日常生活活动。他们推荐和选择轮椅、站立架、活动椅、马桶或浴椅，帮助完成游戏和ADL任务。

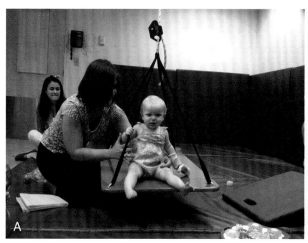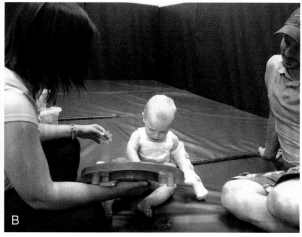

图29.3　使用改良CIMT进行运动活动的示例。A.是儿童用患侧手抓住秋千；B.是儿童用患侧手玩游戏

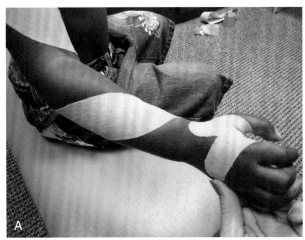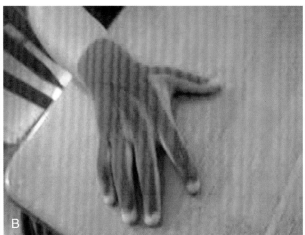

图 29.4   运用肌内效贴改善拇指外展，提高抓放功能的两个示例

作业治疗师根据儿童症状的复杂程度和个人需求，与康复工程、言语治疗和物理治疗等跨学科团队成员合作，提出体位摆放、座位和移动方面的建议。例如，作业治疗师会建议头部控制差的四肢瘫患儿使用配有安全带的可倾斜浴椅。校内治疗师会建议偏瘫患儿在书写任务中使用斜板和足部支持来改善姿势。

除了在准备任务时进行体位摆放，治疗性手法还能改善儿童全身肌张力，协助有效地激活运动肌肉。作为一项准备技术，手法技术如强化旋转运动模式、缓慢摇摆和弹跳，可以促进或抑制儿童肌张力和提高觉醒水平。通常脑瘫患儿的身体意识较差，运动和姿势预控制所需的预估姿势变化的能力有限。负重和重心转移能力的改善可以增强肌肉力量、改善协同收缩、提高脑瘫患儿姿势对称性和对线。例如，作业治疗师可以改善以伸肌模式运动的患儿，促进他坐位下躯干屈曲和缓慢旋转并屈曲膝关节，为进餐时能坐在椅子上做准备。

作业治疗师也可以培训父母，在穿衣前和儿童一起完成这些活动。如果儿童肌张力高、肌肉僵硬，体位摆放和手法治疗可以改善穿衣和自理活动所需的动作。改善膝关节被动屈曲，减少了照顾者在帮患儿穿裤子时的负担。由于最近的研究未能分离此干预的疗效，因此支持此类干预的证据好坏参半。NDT 研究表明，因为研究人员使用了各类观察指标，所以很难解释相互矛盾的结果；很少有研究是随机的；样本包括功能能力差异很大的参与者。

8. 社区娱乐   残疾儿童和青少年存在参与娱乐和休闲活动受限的风险，身体残疾的青少年所受到的活动限制是患有其他慢性疾病儿童的 2～3 倍。

此外，与同龄人相比，残疾儿童的参与受到更多的限制。他们的休闲活动往往是受限的；他们比正常发育的同龄人参加的社会活动更少，在安静的休闲活动上也耗时较少。与正式娱乐活动相比，残疾儿童往往参与更多非正式娱乐活动，且较少参与以身体和技能相关的活动。

作业治疗师可以帮助脑瘫儿童寻找适合的娱乐活动。儿童的娱乐休闲活动可分为正式活动（如有规则和主导者的结构化活动）和非正式的活动（如儿童发起的、非结构化活动）。作业治疗师可以帮助脑瘫患儿确定喜欢的正式和非正式休闲及娱乐活动，也可以帮助修改具体活动，以满足儿童在家庭和社区中的需要。例如，作业治疗师会建议偏瘫患儿使用发球台与同伴一起参加垒球队，或者提供万能袖带帮助儿童在家玩视频游戏。作业治疗师还可以指导家长参加为残疾儿童提供娱乐活动的相应社区组织。

9. 补充医疗措施   美国国家补充与综合健康中心定义补充医疗措施（complementary health approaches, CHA）为"非主流起源、综合性健康的实践产物"，而术语"综合医疗"一词描述了将补充措施融入主流健康医疗中。传统医学是由医学博士、骨外科博士和专职医疗人员，如作业治疗师、物理治疗师，心理学家和注册护士实施的。在过去的几年里，包括瑜伽等补充医疗措施的应用已经变得越来越流行。根据 2012 年美国全国健康访谈调查，在超过 17 000 名 4～17 岁的儿童中收集补充和替代医学（complementary and alternative medicine, CAM）使用的信息，11.6% 的儿童在过去 12 个月内曾接受过补充医疗措施。最常用的五种补充疗法包括天然产品、脊椎推拿疗法、整骨疗法、瑜伽和顺势疗法。

Majnemer及其同事称在他们调查的166名脑瘫青少年中，有25%目前使用或曾经接受过某些形式的补充医疗措施。其中最受欢迎的是推拿。一些接受过这些方法训练或持证的作业治疗师可能会使用补充医疗措施来帮助脑瘫患儿参与休闲活动，提高整体生活质量。总之作业治疗师要对患者的安全负责，并利用他们的临床判断和最佳可行的手段来决定是否使用这些干预技术作为补充服务。作业治疗师通常使用的补充措施包括指导想象法、筋膜放松术、瑜伽和冥想。

10. 机器人技术和商用游戏系统　随着机器人技术、计算机辅助系统和虚拟现实技术的引入，儿科神经康复领域已有了迅速发展，这些技术可以作为传统作业疗法的补充。这些系统很有发展前景，特别是令人兴奋和富有挑战性的虚拟现实情境，可以增加在快乐治疗环境中进行强化训练的动机。尽管这些技术有很好的治疗体验，而且患者和家长已经广泛接受，但迄今为止很少进行机器人技术、计算机辅助系统和虚拟现实程序对脑瘫患儿疗效的严谨评估，这一领域缺乏设计优良的随机对照实验研究。目前尚不清楚哪些系统对于具体哪类脑瘫类型是有效的，以及这种技术怎样的最佳应用方式（如持续时间、频率和强度）可以得到最好的结果。

康复机器人是使用机器人设备来恢复或改善残疾人的功能。机器人可以是假肢的一部分，作为某些功能任务的辅助设备使用，或者用于完成高重复的运动模式。使用治疗机器人可以在治疗期间完成大量的训练。因为大多数设备都可以设置运动模式和力量的进度、挑战，所以作业治疗师可以选择最适合儿童能力的训练水平。

机器人设备的范围很大，固定装置包括粗大的及精细的马达组件以及用于手套的小传感器系统（不同设备的举例见图29.6和图29.7）。大多数机器人设备都与计算机相连，这样儿童就可以从屏幕或显示器上的游戏图像接收反馈（图29.5）。图29.7显示了应用于手功能受限儿童的上肢机器人或游戏的一些调整措施。机器人技术对脑瘫患儿疗效的研究很有限。一项研究报告表明偏瘫儿童使用机器人训练可以改善上肢关节活动度和协调能力。

游戏技术是指在临床环境中与治疗计划相结合的市场可购买的游戏系统。近年来，许多应用粗大运动活动操作的游戏设备已经可以从市场上购买到，并且很快被纳入临床康复计划中。在康复治疗中使用这些设备的研究仅限于个案报道（案例29.9）。

机器人技术和游戏技术的使用应该谨慎选择。当选择一个设备或游戏系统时，作业治疗师需要考虑多种因素。儿童的年龄和认知能力决定了他遵循指示和玩游戏的能力。儿童上肢和手部的大小可能让他不能使用专为成人设计的机器人。运动功能的基本水平有助于确定可能需要的额外支持或调整方案，以便让患者能够抓握该装置。视觉感知能力可能会给游戏带来挑战或者增加额外的挫败感。对比度高或固定背景的游戏可能更易于儿童看清。在干预过程中，作业治疗师监测重复应用会造成损伤的代偿性运动、定时提供休息、监测肌肉疲劳程度并根据儿童表现提供适当的挑战。机器人技术、虚拟现实技术和市场上的游戏系统可以作为作业治疗护理计划的补充，因为它们激发了儿童的积极性，并为大量的训练提供了额外的机会。

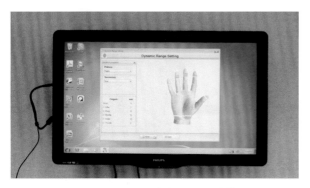

图29.5　机器人设备软件的屏幕截图

> **案例29.9　游戏技术：Aiden**
>
> 　　Aiden 是一名7岁的男孩，患双瘫型脑性瘫痪。他拄Lofstrand拐杖行走，能够坐在床边制作简单小吃和穿下身衣物。他家里有Wii游戏系统。虽然在户外游戏中他很难跟随哥哥一起玩，但是在家打游戏比赛时他们是势均力敌的。他的作业治疗师对Wii进行了改进，并把它作为家庭训练计划的一部分。通过这些调整，Wii为Aiden提供了一项可以提高上肢和手部协调性及力量的娱乐活动（图29.6）。

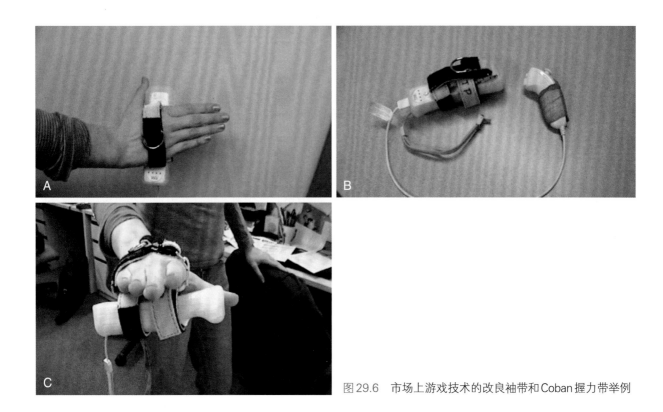

图 29.6　市场上游戏技术的改良袖带和 Coban 握力带举例

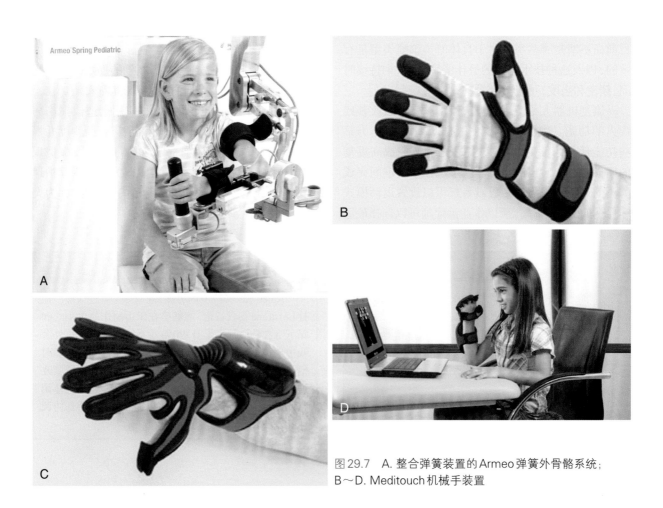

图 29.7　A. 整合弹簧装置的 Armeo 弹簧外骨骼系统；
B～D. Meditouch 机械手装置

总结

脑瘫涉及一系列与产前、围产期或产后脑损伤有关的姿势控制和运动功能障碍的疾病。作业治疗师在帮助脑瘫患儿提高作业表现能力、功能独立性以及参与家庭、学校和社区活动中起到重要作用。基于对运动控制理论和运动技能发展的理解，作业治疗师应用体位摆放和手法治疗等方法改善儿童与环境互动的能力。作业治疗干预包括提高姿势控制、直立和平衡反应，并提高功能性日常活动中上肢和手部控制能力的技术。作业治疗师可以建议并指导儿童及家长使用辅助器具和专业设备，使脑瘫患儿能够从事与作业角色和兴趣相匹配的有目的的活动。

总结要点

- 脑性瘫痪是一种与运动和感觉系统损伤相关的运动和姿势障碍。脑瘫可以根据运动类型和异常肌张力在躯干及四肢的分布来分类。单瘫是指单侧肢体受累。偏瘫是指身体一侧的上下肢受累。双瘫是指双下肢受累，而四肢瘫痪是指所有肢体均受累。如果四肢和头颈部肌张力异常，也被定义为四肢瘫。脑性瘫痪还根据运动障碍的性质分为以下四种主要类型：① 痉挛型；② 不随意运动型；③ 共济失调型；④ 混合型。

- 原发性损伤是大脑皮质损伤的即时结果和直接结果。由于损伤发生在未成熟的大脑结构中，因此儿童运动发育的进程可能会发生改变，进而导致继发性损伤（如皮肤完整性问题、呼吸困难、视力、听力或语言障碍）。对于许多儿童来说，这些继发性疾病比身体损伤更具致残性。虽然最初的脑损伤是不会改变的，但其结果或继发损害并不是静态的，会随着时间、身体发育以及抗重力运动而变化。因此，患有脑性瘫痪的儿童和青少年可能发生影响参与日常生活活动能力的持续性运动功能障碍。

- 作业治疗师使用以作业活动为中心的实践模式，并根据儿童（能力、动机、兴趣）、环境（支持和障碍）和任务需求之间的动态关系来制定评估和干预计划。由于脑瘫患儿存在姿势控制和抗重力运动的困难，治疗师使用运动控制和动作学习来指导运动障碍患儿的干预。运动控制和动作学习的原则是强调练习、强度和在自然环境中重复刚刚好的挑战。重要的是作业治疗师鼓励儿童解决问题并参加有意义的活动。

- 肌张力是肌肉抗拒被拉长的力量；也可以被定义为肌肉的静息紧张度。在运动过程中，肌肉的紧张（僵硬）和弹性提供了儿童连续运动的能力。肌肉必须有足够的张力，才能以流畅协调的方式完成抗重力运动。情绪和精神状态——包括觉醒、疲劳和兴奋的程度，都会影响肌张力。肌张力异常的儿童难以控制自己的运动，这会影响他们参与喂养、穿衣、卫生、学习和游戏等日常活动。

- 目前的证据表明，针对脑瘫患儿的治疗方法包括以功能为导向的训练和以目标为导向的训练、强制性运动疗法、双手操作训练、体能训练、家庭康复计划和肉毒素注射后的作业治疗等。作业治疗师通过计划和实施干预措施来提高脑瘫儿童的功能水平和独立性。

第30章

孤独症谱系障碍
Autism Spectrum Disorder

Heather Kuhaneck

问题导引

1. 孤独症谱系障碍（autism spectrum disorder, ASD）是如何影响作业表现的？
2. 一名孤独症患儿是如何影响整个家庭的？
3. 什么是作业治疗师评估并干预孤独症患儿的任务？
4. 作业治疗师如何帮助家长改善孤独症儿童的作业表现以及整体的家庭功能？

关键词

应用行为分析	地板时光	感觉处理
作业表现的日常认知取向	乐观的父母	自信心
应对技能	父母的压力	社会参与
隐退	积极的行为支持	社交故事
以家庭为中心的治疗	感觉统合干预	相互模仿训练

一、孤独症谱系障碍介绍

孤独症谱系障碍（ASD）是一种常见的神经系统疾病，男女均可发病。根据当前的第五版《精神疾病诊断与统计手册》（DSM-5），孤独症谱系障碍的症状按功能主要分为两类：社交功能和重复及刻板行为。幼时可能就存在明显症状且父母常会提到3岁之前的发育问题。但是，初诊年龄差异性较大，从38月龄到120月龄不等。孤独症潜在症状多种多样、严重程度也各不相同，每名患儿都有自身特定的优势及弱点，而这会以不同的方式影响着儿童和家庭的作业表现。

（一）发展史

孤独症谱系障碍的诊断具有很长的历史。作者推测从18世纪至19世纪起就存在孤独症的病例。然而，直到1943年，Leo Kanner医师才报道了第一个文献公布的案例。对于许多家庭而言不幸的是，Kanner认为这11个孤独症确诊病例是因父母漠视而产生的社会退缩。这一观点于1960年发表在《时代》杂志的一篇文章上，提出孤独症患儿有一位"冷漠"的母亲，她的冷漠"足以毁灭一个孩子"，并且建议"家长隔离"，即将儿童从这些冷漠无情的父母身边带离的治疗方法。在孤独症谱系障碍中，对父母角色理解的缺陷持续了数十年。

在DSM的第一、二版中，孤独症并未被纳入诊断范围，并且孤独症患者常被诊断为精神分裂症。在1980年DSM的第三版中，婴儿孤独症被确定为广泛性发育障碍。直至1987年才被更改为孤独症谱系障碍。DSM第四版对孤独症的诊断标准进行了扩充。广泛性发育障碍包括五大类：孤独症谱系障碍、阿斯伯格综合征、雷特综合征、童年瓦解性障碍和非特异性广泛性发育障碍。研究者表示这些诊断界限不清，并且多年来研究人员和专业人员都用"孤独症谱系障碍"一词来描述所有具有孤独症相关行为的人群。随着时间的推移诊断标准已被修订，遵循研究结果和匹配医学界及科学界不断改变的需求。尽管这些调整很重要，但也增加了确定孤独症谱系障碍患病率随时间推移而改变的实际困难（表30.1）。

表30.1 用于孤独症谱系障碍或其高危儿童的具体评估工具

工具名称	作者	出版商和网站	工具类型和评估领域
婴幼儿孤独症量表（MCHAT）	Robins, Fein, & Barton	免费网址：http://www2.gsu.edu/~psydlr/Diana_L_.-Robins._Ph.D._files/M-CHAT_new.pdf; http://www2.gsu.edu/-psydlr/Dianal Robins/Official_M-CHAT_Website.html	筛查16～30月龄的孤独症患儿
婴幼儿孤独症筛查工具（STAT）	Stone & Ousley	范德堡大学 http://stst.vueinnovations.com/about	筛查24～36月龄的孤独症患儿
第一年问卷（FYI）	Baranek, Watson, Crais. & Reznick	内容来源于北卡罗来纳大学医学院 http://www.med.unc.edu/ahs/pearls/research/first-year-inventory-fyi-development/	筛查12月龄的婴儿，确认孤独症谱系障碍的高危人群
儿童孤独症评定量表（第二版）（CARS-2）	Schopler, Van Bourgondien, Wellman, & Love	WPS http://www.wpspublish.com/store/p/2696/cars-2-childhood-autism-rating-scale-second-edition	孤独症诊断测试
吉列姆孤独症评定量表（第三版）（GARS-3）	Gilliam	WPS http://www.wpspublish.com/store/p/3182/gars-3-gilliam-autism-rating-scale-third-edition	孤独症诊断测试
孤独症诊断观察表（第二版）（ADOS-2）	Lord, Rutter, Dilavore, Risi, Gotham, & Bishop	WPS http://www.wpspublish.com/store/p/2648/ados-2-autism-diagnostic-observation-schedule-second-edition	孤独症诊断测试
孤独症诊断访谈量表修订版（ADI-R）	Rutter, Le Couteur, & Lord	WPS http://www.wpspublish.com/store/p/2645/adi-r-autism-diagnostic-interview-revised	孤独症诊断测试，用于研究和干预计划
发展维度和诊断访谈（3di）	Skuse, Warriington, Bishop, Chowdhury, Lau, Mandy, & Place	伦敦大学儿童健康学院 http://www.proedinc.com/Products/12740/asiep3-autism-screening-instrument-for-educational-planning-third-editin.aspx	孤独症症状的电脑诊断试验。作者认为，发展维度和诊断访谈与孤独症诊断访谈量表修订版相似，但3di侧重于当前的行为，因此与孤独症诊断观察表更为一致
社交障碍诊断访谈（DISCO）	Wing, Leekam, Libby, Gould, & Larcombe	社会交往障碍中心 http://network.autism.org.uk/good-practice/evidence-base/diagnostic-interview-social-and-communication-disorders-disco	孤独症诊断量表并辅助评估个人需求
孤独症治疗评估量表（ATEC）	Rimland & Edelson	孤独症研究机构 http://autism.com/index, php/ind_atec_survey	由家长、教师或照顾者完成的检查表/问卷
教育计划孤独症筛检工具第三版（ASIEP-3）（包括孤独症行为检查表）	Krug, Arick, & Almond	Pro-ed http://www.proedinc.com/customer/productview.aspx?Id=4217	用于诊断孤独症并辅助教育计划的标准参照评估
动机评估量表（MAS）	Durand	可从以下网址获取信息：http://store.monacoassociates.com/masenglishbundle.aspx	评估儿童日常行为动机的李克特量表

注：经允许引自 McClintock, J. M., & Fraser, J. (2011). Diagnostic instruments for autism spectrum disorder: A brief review. New Zealand Guidelines Group. Retrieved from http://www.health.govt.nz/system/files/documents/publications/asd_instruments_report.pdf; Watling, R. (2010). Behavioral and educational approaches for teaching skills to children with an autism spectrum disorder. In H. Miller-Kuhaneck & R. Watling (Eds.), Autism: A comprehensive occupational therapy approach (3rd ed., pp. 285–304). Bethesda, MD: AOTA Press.

（二）患病率

研究表明孤独症患病率有所增加。20世纪60—70年代，所报道的孤独症谱系障碍发生率低于万分之一。虽然早期的患病率研究可能远低于孤独症发病率，但自20世纪90年代起研究表明发病率大幅提升。美国疾病预防与控制中心（CDC）报道了2005—2010年的变化。报道的孤独症患病率从1/166增至1/150、1/110、1/88，之后增至1/68。随后在2010年至2012年之间，患病率相对稳定。但是，其他国家的调查和研究人员发表了不同的患病率。由Kogan等发表的一项国际性调查报告表明在3~17岁儿童中或1%的人口中，患病率为1/91。最近，2014年公布的一份家庭调查报告表明患病率为1/45，这更新了稍早前2013年公布的患病率为1/50的数据。2018年患病率仍沿用了2014年的数据，为1/59。

患病率变化的原因尚不明确，许多潜在机制需要进一步探索。至少21世纪前十年患病率的增加可以归因于早期诊断能力的提升。但是无论何种原因，目前报道的患病率表明孤独症谱系障碍在美国是第二大常见的发育障碍。孤独症患者终身需要服务，这预示着巨大的公共医疗负担。患病率的提升影响着公共医疗，包括抚养和教育孤独症患儿的家庭费用和社会负担。

（三）最新诊断标准和指南

DSM-5对孤独症的诊断标准和定义做了重要修改。框30.1包含了目前诊断标准的具体内容。为了提高诊断的一致性，多个机构和政府为负责筛查和诊断的从业人员制定了指南，但最近的一项研究发现其存在相当大的差异性，支持实践人员具体建议的证据较少。此外，研究发现多学科团队与个别专业人员之间的诊断结果存在差异性，这表明诊断的可靠性有限。框30.2提供了三个国家的指南链接。

框30.1　孤独症谱系障碍

诊断标准

A. 现在或过去在多种场景中存在社会交往和社会互动的持续缺陷，表现如下（举例仅用于说明，而非详细叙述，见正文）：
1. 社交情感互反性存在缺陷，例如，从社交途径异常和无法正常往复交谈；到缺少兴趣、情绪和感受的分享；再到无法发起或回应社交互动。
2. 社交互动的非语言沟通行为存在缺陷，例如，从言语到非言语沟通之间的协调差；到眼神接触或肢体语言反常或理解运用手势存在缺陷；直到完全缺乏面部表情和非言语沟通。
3. 发展、维持和理解人际关系存在缺陷，例如，从难以依据不同的社交场景调节行为；到难以参与想象性游戏或交友困难；再到对同龄人缺乏兴趣。

详细说明当前严重程度：
严重程度基于社会交往能力受损和局限重复的行为模式（查询严重程度分级详见网站http://www.autismspeaks.org/dsm-5criteria）。

B. 现在或过去表现出局限重复的行为、兴趣或活动模式，表现为以下至少两项（举例仅用于说明，而非详细叙述，见正文）：
1. 运动动作、物品使用或说话方式表现为刻板重复（如：刻板定型的简单运动、排列玩具或翻动物品、模仿语言、措辞怪异）。
2. 坚持单一不变的常规习惯或仪式化的语言或非语言行为模式（如：对微小的变化积极苦恼、难以过渡转换、思维模式刻板、仪式化问候方式、每天必须走相同路线或吃相同的食物）。
3. 极为局限且固定的兴趣，兴趣强度和兴趣点反常（如：对不寻常的物品强烈的迷恋或专注、过度局限或固执的兴趣）。
4. 对感官输入反应过度或反应不足，或对环境中的某些感觉有异常兴趣（如：对疼痛/温度淡漠、对特定的声音或材质反应不适、过多的嗅或触摸某些物品、视觉上对光线或运动的物体痴迷）。

详细说明当前严重程度：
严重程度基于社会交往能力受损和局限重复的行为模式（查询严重程度分级详见网站http://www.autismspeaks.org/dsm-5criteria）。

C. 症状必须在发展早期出现（但症状可能直到社交要求超过其受限的社交能力时才会充分显现，或有可能被后期生活中习得的对策所掩盖）。

D. 这些症状可能在社交、作业活动或其他重要的临床领域中导致显著的功能障碍。

E. 这些障碍无法用智力缺陷（智力发育障碍）或全面性发育迟缓解释。智力缺陷和孤独症谱系障碍常并发，若要诊断两者并发时其社交水平应低于预期的整体发育水平。

- 在班级/学校中对患儿的期望是什么？需考虑教师、家长、其他专业人员和同龄儿童的不同期望。如果课堂表现有困难,那么这是谁的问题?(这个问题会影响患儿或教师吗?)
- 学生希望在学校参加什么活动?
- 社会活动(学校舞蹈课、运动会、学校组织的活动)
- 娱乐活动(课间休息、体育课、操场活动、美术课)
- 公共活动(集会、郊游、在餐厅吃饭)
- 创意性活动(管弦乐、乐队、合唱团)
- 群体活动(校报、学生会、学校俱乐部)
- 学习(实验室、图书馆)
- 患儿参加的活动是自身所希望的吗?如果不是,阻碍原因是什么?
- 学生在教室或者学校有朋友吗?如果没有,阻碍建立友谊的因素是什么?
- 一天要做多少可取的选择?在学生的活动和所用的时间中,有多少是他可以选择的?
- 如何预测一天?儿童是否知道日程表和计划?计划多久改变一次并且当要改变时提醒的量如何?
- 根据一天的时间或课堂活动的变化,儿童的表现及行为会出现怎样的变化?
- 课堂上是否有对儿童、课堂活动、教师或同学造成干扰的问题行为?如果有,已试过哪些干预措施?教师们认为是什么引发了这些问题行为?
- 如何在教室给儿童上课?他们遵循的怎么样?
- 患儿是如何交流的或者是怎样展现他所学的内容的?
- 患儿会以同学作为行为或学习的榜样吗?
- 儿童对课堂感觉环境有怎样的反应?
- 午餐室、操场以及健身房的感觉特征是什么(噪声、光线、座位、距离以及同学数量)?儿童在这类环境中社交互动需要什么?
- 教师如何进行火灾演习和其他安全演习?对于有特殊需求的学生,学校规定的程序是什么?

　　在美国,CDC、美国儿科学会和首发症状联合会共同制定了筛查和评估指南(http://www.aap.org/en-us/about-the-app/Committees-Councils-Sections/Council-on-Children-with-Disabilities/Documents/AUTISMalarm.pdf)。澳大利亚(http://www.autismcrc.com.au/sites/default/files/inline/inline-files/Australian%20National%20Guideline%20for%20ASD%20Assessment%20-%20Draft%20Version%20for%20Community%20Consultation_0.pdf)和英国(http://www.nice.org.uk/guidance/qs51)也做了类似的工作。

二、孤独症谱系障碍的作业表现

　　孤独症可能影响作业活动的所有领域,但研究表明,某些类型的作业表现问题比其他类型更常见。孤独症儿童在社会参与、游戏、睡眠、日常生活活动(ADL)、教育和工具性日常生活活动(IADL)方面存在困难。作业治疗师调整行为模式、技能和干扰儿童能力的患儿因素实现参与作业活动的期望。

(一)社交参与

　　社交问题是此疾病的一个特点。友谊和社交的融合在各个年龄段需要不同的技能。幼儿常模仿他人来建立友谊,而学龄前儿童则表现出更高级的沟通技巧、积极的情感、缓解冲突以及和同龄人玩假想游戏建立友谊。大龄儿童和青少年需要共同参与活动,常为体育相关运动或在线游戏,他们需要脱离父母视线的经历。孤独症儿童常在模仿、沟通能力、和同龄人分享相似的兴趣和玩角色扮演及想象类游戏方面存在困难。当正常发育的儿童已经能与成年人直接接触时,他们仍可能需要监管直至某个年龄。因此,孤独症患儿建立友谊是极其困难的。患儿的言语和社交认知技能会影响他建立及维持友谊的能力。研究表明孤独症儿童交友能力受限,难以理解何谓友谊但也会感到孤单。然而,对于能建立友谊的人来说,对这类关系的满意度较高。

　　当孤独症儿童长成青少年和成人时,社交参与困难可能为社交孤立、就业困难和抑郁焦虑等心理健康问题。与患学习障碍的年轻人相比,患孤独症的年轻人每周参与社交的可能性更小。

　　尽管许多人渴望恋爱并找到人生伴侣,但社交技能差、沟通问题以及情感处理问题都会阻碍恋爱和寻找伴侣的进程。有的人不理解恰当的追求方式,可能会被他人误解为危险和威胁行为让自己陷入法律纠纷中。这些问题在电影《莫扎特与鲸鱼》中曾表现,透过两名年轻孤独症患者的故事增强了对人际关系、友谊和就业的意识。

　　然而整体社交所包含的并不仅是交友、约会和工作。近期一项社交包容度研究特别侧重于社区参与,并将其作为社交包容的一个重要组成部分。为了充分参与社交,孤独症儿童和青年人一定要参与并融入各种期待的社区活动中(图30.1)。但是研究表明社区参与对于此类人群是困难且局限的。主要目的是提升公众意识、增加社区内孤独症参加联

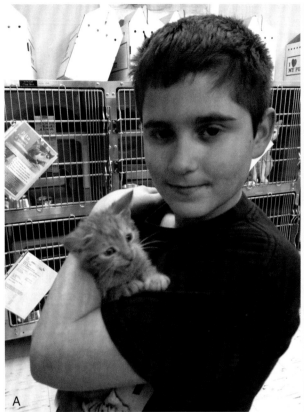

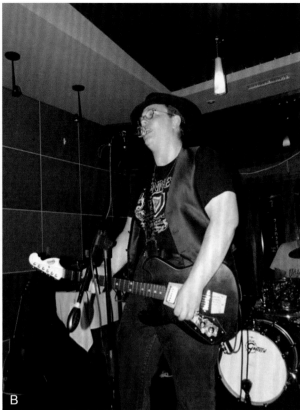

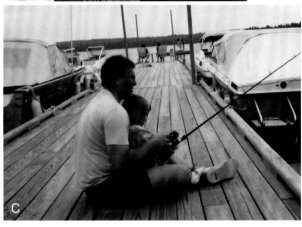

图30.1　对孤独症儿童和青少年来说，帮助家长找到社区内有意义的作业活动是非常重要的。A. 这位男童和母亲每周在当地一家动物饲养中心做志愿者；B. 这位青年在当地的俱乐部和酒吧内在自己的秀场和开麦之夜上演唱和弹吉他；C. 这名父亲让儿子参与钓鱼这项家庭活动

谊活动的机会并提升孤独症患者在联谊环境中的兴趣。

（二）游戏

　　孤独症患儿也喜欢玩游戏，尽管他们选择的游戏是不典型的，并且常更需要他人帮助指导玩什么。从婴儿期开始，简单的物品游戏既包括对物品的关注也包括物品的各种使用方式。物品各种奇怪的使用方式包括怪异的视觉探索、对物品特征的关注、灵活性创造性地使用物品的能力受限和重复操作物品。关于孤独症儿童的许多研究表明，在开始感觉运动游戏的年龄之前儿童已进行了物品的感觉

探索，而且他们比正常发育的儿童进行了更多的探索和感觉运动游戏。在家中进行游戏时感觉运动寻求是常见的，孤独症患儿在学校自由玩耍时也会表现出不同，具体表现为玩的时间很短并且会频繁的选择玩感觉运动类游戏和功能性游戏。户外的游戏活动中也常会观察到参与感觉类游戏。户外游戏对孤独症儿童非常重要，因为它可以让患儿有自主权、参与喜欢的活动并在丰富的感觉环境中参与活动。

　　功能性游戏包括按建议的方式使用物品，如推玩具车、把玩具勺放入口中或在轨道上推小火车。虽然功能性游戏在正常儿童与孤独症患儿中很

相似,但孤独症患儿的功能性游戏变化很少且重复更多。

孤独症患儿很难有不断变化的、新奇的想法,这是在其游戏过程中需注意的。孤独症患儿的象征性游戏已被大量研究。孤独症儿童很少参与假扮性游戏并且很少花时间在假扮游戏上。但是当成人引导或提示时,孤独症儿童也能进行假扮游戏。

(三)睡眠

孤独症儿童一般都会存在睡眠问题。依据家长调查、睡眠日记、睡眠活动记录仪(睡眠期间监测身体活动)或多导睡眠图(深睡眠时监测脑电波、心率、呼吸和活动),睡眠研究为有睡眠障碍的孤独症儿童提供了有力证据。孤独症儿童常在入睡和熟睡方面有困难并且常会早醒。研究表明这类睡眠问题是极其普遍的;在40%~73%的孤独症儿童中都报道过睡眠问题。80%的孤独症患儿家长和60%的高功能孤独症患儿家长称由于自己孩子的问题,他们的睡眠也受到了影响。晚上入睡难或睡着后醒来常与睡前使用电子产品和就寝安排等问题有关。孤独症患儿的睡眠问题也与孤独症的其他症状和行为问题相关,表明了睡眠对儿童和父母的重要性。

(四)日常生活活动和工具性日常生活活动

研究人员发现即使随着年龄的增加孤独症儿童的能力得到提高,但其自理能力仍是滞后的。尽管智商(IQ)与适应性行为相关,但许多智力水平正常患者的日常生活技能亦有缺陷。对于孤独症儿童来说,穿衣、吃饭、个人卫生和如厕都会存在困难,并且这也会引发家长的压力。孤独症儿童的饮食非常局限,由于对食物过敏他们需要特殊的饮食或是由家长及医务人员特制食物。孤独症儿童的父母称在口腔护理和牙科就诊时也存在困难;生理数据证实了存在的困难。

进食、口腔护理和如厕问题部分可能与感觉处理障碍或精细运动能力不佳有关。对于有感觉处理问题的患儿,忍受穿衣、洗澡、如厕时特有的感觉经历对他们而言是困难的,或者说这减少了相关的行为。例如,穿衣时需要忍受衣物的材质、袖口边缘与皮肤的接触、弹性腰带的束缚感和颈后衣物标签的摩擦。洗澡时需要忍受水温、水在皮肤流过的触觉体验、肥皂和洗发水的气味及毛巾或面巾的触感。此外,洗头时需要闭眼并后仰头部,这个动作对有前庭觉障碍的患儿是难以接受的。如厕时需要经历用

厕纸擦拭、马桶冲洗时感觉水柱的喷流和冲水时的噪声。

作业治疗实践体系认为安全和急救措施是工具性日常生活活动的一种。在孤独症儿童中,安全意识可能受限并且走失和出走是常见的问题。调查研究表明,至少一半的孤独症儿童在4岁后至少有过一次出走或企图出走的行为。在许多案例中,这类行为导致了可能的交通事故或溺水等意外。另一项调查研究发现,超过1/4的孤独症儿童家庭称有过走失事件。家长称在最严重的一年几乎30%的患儿出现过一天出走数次的情况。这类行为对家庭的影响是非常显著的。调查发现因害怕患儿出走导致43%的家长睡眠不足,62%的家长很少参与社区活动。据调查的56%的家长反映,出走是患儿必须处理的承受最大压力的行为之一。家长也反映在处理患儿症状方面获得的专业性帮助较局限。

(五)教育

孤独症儿童的教育需求和其他儿童一样是多变的。考虑到综合能力,可以肯定的是孤独症儿童需要适应他们的教育计划。充分参与学习活动、课程和社交活动及感受校内的感觉环境,这些适应可能是必要的。有的孤独症儿童(如智商在平均范围或平均值以上的孤独症儿童)可完全融入普通教育;其他的会得到特殊教育服务;大多数会被收入为孤独症儿童专设的独立学校。

对于孤独症患者学习成果的研究数据仍较少。大多数孤独症儿童的学习成绩与其认知水平相当。但是即使是认知能力正常的儿童,因为社交困难和行为问题,其学习成绩也可能与智力水平不匹配。父母在为儿童选择适合的教育定位时也需要帮助,这可能是非常有挑战性的决策。

(六)行为模式

考虑到孤独症的一大特征是刻板和重复行为,对孤独症儿童的日常安排和期望值有特殊要求是不足为奇的。这些需求可能对整个家庭运转的日常生活安排有重要影响。家长很难处理好各种家庭事务并参加家庭内部或外面极其有压力或无序的活动。家长采用高度结构化的家庭日程和日常就餐来适应儿童的刻板行为,当儿童参加户外活动时可能会采取极其灵活的方式。照顾者表示延伸计划是一种有效的策略,一般而言家庭活动都是围绕着孤独症儿童的需求安排的。

对某些家长而言,平衡儿童预设的日常生活需求和其他家庭成员灵活的生活方式是极其困难的。有的家长可能会避免社交和户外活动,这会造成与社会隔离。当儿童成长为一名青少年时,家长称仍会保持日常需求,但为了适应青春期变化也会适当调整或改变日程的先后顺序。有时当患儿慢慢长大可能会具有攻击性或增加性教育,这些进一步限制了家庭的日常安排。然而,像许多幼童的家长一样,青春期孤独症儿童的家长灵活的调整儿童的需求以便完成更多家务。适应儿童及青少年或调整个人独特的处事方式是最常报道的一种家长策略。

(七)行为技能和患儿因素

经证实,孤独症儿童在多项技能领域存在困难并且很多是患儿本身的因素。作业治疗师的关注点是常见的感觉运动问题。早在1943年就有人记录了孤独症患者的感觉处理问题,当时 Kanner 称这些人害怕机器发出的声音、反复看保龄球倒下、寻求摇晃秋千、用嘴啃物品并追寻灯光。更多感觉处理的相关信息详见第20章。Bergman 和 Escalona 第一次描述了基于感觉的孤独症假设,认为由于这类儿童感觉敏感因此对社交产生了防御心理。20世纪60年代,Rimland 提出了低兴奋性假说,认为网状激活系统的功能不当,损害了儿童匹配目前和过去感觉经验进行学习的能力。脑电图上记录的异常脑部活动表明孤独症的生理性过度兴奋影响着许多孤独症行为。此外,长期的兴奋会阻断新的刺激也会引来厌恶的目光。Ayres 在干预孤独症儿童过程中发现了常见的感觉处理问题。

当前的研究表明,可能69%～93%的孤独症患儿和孤独症患者中存在感觉处理问题及影响发育的实践难点,这在个体中的差异很大并且也会随着时间而逐步稳定。研究表明,处理问题涉及行为的防御和寻求以及神经系统的低反应性和高反应性。尽管感觉寻找常见于这类人群中,但证据表明在孤独症中低反应性也是最强的。个人报告显示孤独症患者可以清晰地表达感觉处理困难对他们日常生活的影响。在孤独症患者中,感觉处理缺陷与社交困难、问题行为、刻板重复行为、运动学习困难、学习成绩落后或跟不上及适应性行为相关。感觉问题也与多种参与和日常生活能力不足相关,包括睡眠问题、自理困难、牙齿卫生问题、游戏和家庭作业活动。

近期也研究了孤独症患者中感觉问题与焦虑和抑郁间的关系。除了对孤独症患者的心理健康有潜在影响,与感觉处理障碍相关的行为也会对家长和主要照顾者产生负面影响。

虽然感觉处理障碍并不是孤独症患者特有的,但特殊的处理方式就具有了独特性。近期孤独症感觉处理亚型测试发现了多种感觉亚型,但这方面的研究与数据并不相符,这也可能归因于应用了不同的感觉处理方式。当其他人表示有3～5种以上不同亚型或分组时,有的研究人员表示仅有两种亚型。这项研究中的一些人认为一组为正常感觉功能的孤独症儿童,这符合上述孤独症中感觉问题患病率的研究。该领域需要更多的研究证明最佳的亚型分类方法并确认评估和治疗亚型的应用。

特殊的早期感觉运动特征还可以测试确定最易确诊的孤独症患者和最疑似并最终被诊断为孤独症的患者。这包括了对声音、触觉、味觉和嗅觉的过度反应;特别厌恶社交接触;异常的视觉追踪物品;较差的眼部协调能力;频繁地用嘴啃物品和对听到的名字没反应或不能看向该名字的人。越来越多的研究表明,运动困难是这类人群中常见的。常见的运动问题包括不良的步态、姿势、平衡和协调。一致的研究结果表明,在孤独症儿童中模仿障碍和运动协调障碍是常见的。

三、孤独症谱系障碍对家庭的影响

考虑到孤独症患儿的医疗需求及这一疾病的行为特征,他们对整个家庭都会具有较大影响。相应的,孤独症儿童的父母称与其他残疾儿童的家长相比他们的压力更大。父母称他们是最主要的照顾者,协调和找出合适的照顾方式等困难给家庭带来了巨大的压力。除了寻求看护问题,与抚养孤独症儿童相关的其他压力包括迫切又漫长的儿童抚养需求和问题行为。高度结构化且定时的日常生活需求限制了家庭的生活方式也造成了社交隔离(见关于行为模式的内容)。正如在日常生活活动能力和工具性日常生活活动能力部分提到的,走失和出走问题也会造成巨大的压力。

不同的压力影响着不同的家庭成员。孤独症儿童的母亲往往承担着大部分的育儿责任,因此报道显示母亲的压力水平比父亲更高。但是,孤独症儿童的父亲也承受着压力并且父母双方的压力都不同程度地影响着各自的心血管功能和心理健康状况。孤独症患儿的祖父母承担着重要的照顾任务。他们常会说自己处理得很好,并且会证明自己会积极面对家庭中额外的压力。家庭中兄弟姐妹的关系是复杂的,并且许多因素互相影响提示正常的兄弟姐妹如何适应家中的孤独症儿童。虽然大多数兄弟姐妹适应得很好并且该问题也不会比典型的行为问题本身更严重,但弟弟妹妹可能会感到孤独、因父母不均等的关注程度产生嫉妒、难以理解每位兄弟姐妹不同的行为方式,或是承受孤独症哥哥姐姐的欺负。大多数正常的兄弟姐妹成年后都没有显现出负面的结果。

四、孤独症谱系障碍中作业治疗的任务

最佳的方式是将作业治疗师安排于一个功能完善、凝聚力强的多学科团队中,该团队主要帮助孤独症儿童家庭和孤独症患儿。在团队中,作业治疗师的任务可能是也应该是涉及面宽泛的。每名队员的职能分工可能略有不同,作业治疗师的任务可能与物理治疗师、言语治疗师、行为学家或教师都有交集。但是作业治疗师的任务是增加儿童和家庭的充分参与度。家长表示作业治疗干预是孤独症患者中排名第三的最常用的干预措施;作业治疗师也提供感觉统合失调的干预,这项排名第五。家长重视作业治疗师提出的建议,尤其是与他们经历相关的感觉统合理论和干预知识。作业治疗师给予家长的建议远远超过我们所知晓的感觉统合内容,然而也许一个重要的转变正在专业领域内发生,即更关注作业活动和参与。

(一)评估

作业治疗师评估孤独症儿童包括作业治疗概况和作业表现的评估。孤独症患儿的作业表现评估可能需要经选择的评估方法,尤其是言语能力极差的患儿和不能完成基本指令的患儿。因为儿童的沟通、注意力、动机和行为问题,作业治疗师可能不会选择使用标准化常模参照试验来评估这类患儿。

通常儿童需要进行适合的标准化评估,包括让儿童提前适应治疗师和测试环境、在测试中提供休息、允许家长在场、激发动机和奖励制度完成任务、提供眼神交流和言语互动、提供额外的时间完成口头要求或根据喜好改变测试顺序。改良的标准化测试得分被认为仅仅是能力的评估,报告应该明确注明对评估程序做了哪些修改以及为什么修改。课程评估可能是有些评估状态下的较佳选择。再者首次

信息可能来源于照顾者并通过观察所得。对于孤独症患者和异常行为可采取特殊的观察策略以理解异常行为背后的重要意义,这在理解这类儿童的作业表现方面是最能获取成功的。

制定的各种专项评估工具可以用于孤独症儿童,尤其是筛查诊断方面。详见表30.1用于评估孤独症儿童的各类可选评估工具汇总。治疗师应了解这些工具是设计用于确定问题和障碍点的,因此治疗师一定要认真仔细的确定儿童的优势和能力。

作业治疗评估必须着重于功能并确定儿童障碍点的可能原因。确认当前可以为儿童及家庭做什么,这可以明确行为障碍的具体干预。例如,针对一名视觉技能和读写能力较佳的儿童,治疗师可建议使用明确的读写指令或照片,提示儿童在家或课堂上完成有困难的任务。越来越多的研究表明孤独症患者具有各种优势和天赋,尤其是那些年龄较大、智商更高的人。常有报道称52%的孤独症患者研究中发现记忆方面有特殊的技能,其他的特殊技能包括视觉空间、绘画、计算、阅读以及音乐方面的能力。因此,确定个人优势是作业治疗评估孤独症患者的一个重要部分(图30.2 A和B)。作业治疗师会询问家长的工作以及什么是孤独症儿童热爱和喜欢的。框30.3列举了评估过程中询问父母关于孤独症患儿的其他重要问题。治疗师必须考虑家长的想法,明白对于诊断家长与治疗师有明显不同的感受,随着患儿诊断时间的长短家长的感受也会不同。最佳的做法是假设家长的能力和照顾技能。

当然,如果要求介入作业治疗评估,也会解决很多问题。治疗师与家长共同确定哪类问题和困难是应优先解决的。治疗师需要询问一些具体的、有针对性的问题来收集信息,尤其是刚介入作业治疗的家庭。照顾者可能并不特别明白要告诉治疗师什么或作业治疗的任务是什么。例如对许多孤独症儿童来说,安全性或出走是一个值得关注的问题,但这个问题不会被提及直至治疗师问到在不安全的环境中(如过马路、去商场)儿童的行为等具体问题时才会说起。

就职于学校系统的治疗师除了评估常涉及的治疗领域(详见第15章、24章),因为异常的感觉处理和实践等常见问题(详见第20章)也会评估一些额外问题和具体关注点。教室经常是强度高且复杂的感觉刺激环境,孤独症儿童和青少年可能难以忍受许多常见的课堂感觉体验。例如,不适的噪声会增加这类学生的重复性行为,并且视屏显示可能会影

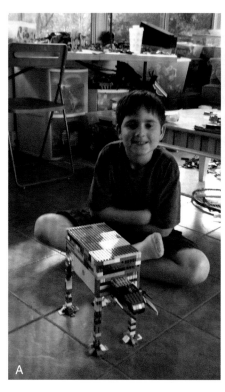
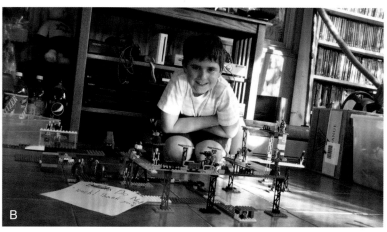

图30.2   图为一名在视觉空间感和创造性设计上拥有特殊才能的孤独症儿童。作业治疗师的一项重要任务是在评估过程中找出儿童的优势并了解其喜好,所得结果会被用于干预方法中

响注意力。孤独症儿童难以在操场上体育课和因运动能力滞后或失调而致课堂自我照顾困难。详见框30.2附加的具体课堂评估注意事项。在教室中可以

框30.3   评估中询问家长的重要问题

你和孩子最愉快的互动是什么?为什么?

你最喜欢孩子的哪方面?

你认为家庭的优势是什么?好在哪里?

你试过的方法中哪个最有效?

家庭的日程安排都有哪些?有作用吗?哪项日常安排会有困难?

你们家是如何庆祝活动和节日的?

对于孩子的安全问题,你有什么问题吗?

你对你和孩子的交流互动方式满意吗?

你的孩子会一起做决定吗?怎么做的?(如果年龄允许的话)

如果你的孩子有兄弟姐妹,他们的关系怎么样?你有什么问题吗?他们一起玩得怎么样?你是怎么处理他们之间的矛盾的?

无论何时,你对自己与他人的社交能力满意吗?或你会感到孤独吗?你有或者需要短暂的休息吗?

你试过哪些干预方法或者调节方法但没有起作用?为什么你会这么想?

你感觉自己需要关于孩子的哪方面的信息?

你是否满意目前所接受的服务?

使用的基于发育的具体评估有课堂感觉环境评估和社交及感觉环境问卷-教师版。除作业治疗以外的越来越多的专业人员愿意为孤独症儿童设计良好的课堂环境,学校人员和有丰富评估经验背景的作业治疗师之间的有效合作存在着新的潜力。

(二)干预方法

为孤独症儿童服务的作业治疗师可提供整个作业活动领域的干预。因为本书中多个章节介绍了儿童作业治疗的具体干预方法,本章着重介绍孤独症的常用干预方法和策略。本书中介绍的应用于孤独症儿童干预方法有社交参与(参见第14章)、自理能力(参见第10章、12章、13章)、教育表现(参见第15章)、游戏(参见第11章)、运动技能(参见第16章、17章、20章)、辅助技术(参见第19章)以及解决问题行为(参见第21章)。孤独症评估和治疗的各类临床指南已经出版(表30.2)。

孤独症干预方法一般分为两种,一种是指导成年人并以依从为基础的方法,另一种是在更自然的环境中指导儿童愉快进行干预的方法。孤独症儿童不会主动学习学校内和儿童成长发育过程中常见的活动。因此,专业人员需要确定是否站在儿童的角度理解完成"工作"所需的依从性或利用儿童本身的喜好通过愉快的方式来尝试学习。

表30.2 孤独症谱系障碍临床指南

类 型	标 题	查 询 网 址
评估诊断的临床指南	孤独症谱系障碍儿童及青少年的鉴别、转诊和诊断	http://www.ncbi.nlm.nih.gov/pubmedhealth/PMH0042124/
评估和治疗	孤独症谱系障碍儿童和青少年评估及治疗的实践参数	http://www.jaacap.com/article/S0890-8567(13)00819-8/fulltext
纽约临床实践指南	纽约卫生部门评估和干预青少年的临床实践指南	http://www.health.ny.gov/community/infants_children/early_intervention/autism/docs/report_recommendations_update.pdf
筛查	孤独症预警指南	http://www.cdc.gov/ncbddd/autism/hcp-recommendations.html
筛查	美国预防服务特别小组	http://www.uspreventiveservicestaskforce.org/Page/Document/RecommendationStatementFinal/autism-spectrum-disorder-in-young-children-screening
诊断和管理	美国儿科学会	http://pediatrics.aappublications.org/content/120/5/1162.full
诊断治疗实践	美国作业治疗协会	Tomchek, S. & Koenig, K. (2016). 孤独症谱系障碍患者的作业治疗实践指南.贝塞斯达医学博士站：美国作业治疗协会 也可查询 https://www.guideline.gov/summaries/summar/50400
国际诊断指南	英国：儿童和青少年的孤独症诊断：孤独症谱系障碍儿童及青少年的鉴别、转诊和诊断	http://www.nice.org.uk/nicemedia/live/13572/56428/56428.pdf
	新西兰：新西兰孤独症谱系障碍指南	http://www.health.govt.nz/publication/new-zealand-autism-spectrum-disorder-guideline

1. 作业活动领域的具体干预方法 孤独症儿童和青少年可能在睡眠方面存在困难，包括准备就寝和保持安静。作业治疗师也制定了干预方法解决儿童在日常生活活动、工具性日常生活活动、教育和游戏方面的参与问题。

（1）睡眠：作业治疗师常结合环境改造、患者的教育水平、行为干预和感觉策略解决睡眠规律不佳。他们认为睡眠的感觉环境和儿童的感觉问题相关，并且为了改善睡眠也会选择一些合适的感觉刺激。有的儿童需要减少感觉输入才能睡得好，而有些儿童则可能需要加强感觉刺激才能入睡。对大多数儿童来说，平静感是稳定持续的，包括深压、适当的温度、柔和昏暗的声音和光线以及缓慢简单的运动。警觉感包括更响、更亮、更快的变化或更强的感觉。因此，为了改善睡眠，可以通过音乐、白噪声播放器、耳塞或用其他衬垫及窗帘降低音量来改变听觉环境。特殊的听觉刺激逐渐证明对睡眠有帮助，如通过特制的枕头播放音乐。视觉环境可以通过增加或者移除墙上的悬挂物、改变窗帘或床上用品的图案、在天花板上装饰荧光星星、使用小夜灯、睡觉时戴眼罩或改变卧室颜色等方法进行调整。改变触觉环境可以通过应用法兰绒或者天鹅绒等材质柔软的床上用品或用较重的床上用品和毯子来提供更多压觉；尝试不同面料的睡衣或不同袖长裤长的睡衣；睡觉时穿或不穿袜子；在睡前或睡觉时洗温水澡、按摩或轻抚背部。前庭觉训练可以鼓励睡在水床上或震动的垫子上，或者睡前缓慢摇晃摇椅。对一些儿童来说，刷牙睡觉前咀嚼口香糖可以放松身心并能帮助他们安然入睡。

由于感官需求，有的儿童更喜欢睡在除床以外的地方。对有些家长而言，这也许是一种可行的方式。患儿可能希望在帐篷或类似密闭的空间中睡觉。而有的患儿甚至喜欢睡在地板上或床底下。作业治疗师会与父母讨论各种方案并找出适合于儿童及家长的解决方法（图30.3列举了异常的睡眠说明）。

行为策略也可以促进睡眠。例如，包括未经调整或逐渐消失的行为。在未经调整就消失的行为中，父母们会在适当的就寝时间把患儿安置到床上然后不再关注儿童（观察安全性）直至早晨。这个过程是为了消除父母对患儿的哭喊或其他入睡行为问题的强烈关注。在逐渐隐退的行为中，父母在检查患儿前忽略其睡前一段时间内的行为。这个目的是

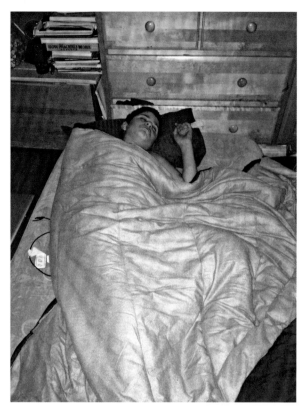

图30.3 有些儿童打地铺甚至直接睡在地板上时可能睡得更好。这个男孩睡在一个坚固的带绒表面但没有铺床单的气垫上,睡得很好

培养儿童独自安然入睡的能力。

适当的作息训练现被称为睡眠卫生,建议采用个性化的睡眠作息规律。作业治疗师可以与团队和家长合作,创建一致的作息规律改善睡眠。作息安排包括洗澡、按摩和其他诱导平静的活动。对于大龄儿童的合理建议是睡前减少使用电视、电脑的时间并且不要喝咖啡。父母可以将就寝时间安排在儿童能自然入睡的时间,然后逐渐前移就寝时间直至儿童能在理想的时间入睡。另一种方法是如果患儿不能入睡,可将其带离床一会儿。

对于孤独症儿童的父母来说可能很难仅遵循隐退程序完成,另外,还需要结合强化内容,如the Excuse Me Drill。首先父母要告诉患儿睡在家长希望的环境中(如患儿自己的卧室)。父母仅在这些时间可以出现,如抚摸儿童背部、轻拍和唱歌等。随后父母开始强调让患儿注意合适的就寝行为。在开始很短的时间内,父母会离开儿童并说:"对不起,因为我要……,但我很快会回来陪你。"然后父母会快速回来,表扬患儿做得很好并且能安静地待在床上。随后父母离开的时间和距离逐渐增加,直到患儿能在自己的卧室内独自入睡。

(2)日常生活活动和工具性日常生活活动:孤独症儿童会得益于行为、认知、运动和感觉的策略,改善独立完成日常生活活动和工具性日常生活活动的能力。除此之外,家长也可以从咨询中获益,改善生活结构和日常安排以支持他们的努力。

一旦学会穿衣、洗澡和如厕技能,孤独症儿童就能独自进行日常生活活动。但是对运动或认知障碍的儿童来说,他们学习这些技能都是困难的。如果认知或养成日常习惯存在问题,那么视觉支持和顺序辅助是有帮助的。反复多次从视频中学习或模仿视频内容有助于促进日常生活活动行为。家长可能需要帮助形成固定的日常安排以便在家中执行。对于运动迟缓的儿童,作业治疗师可以采用运动学习策略、作业表现认知导向训练法(CO-OP)或感觉统合活动来提高能力。对特定的日常生活活动有抵触的患者,实施行为计划并强化合适的ADL行为可能是最重要的。采用与儿童认知水平和沟通水平相当的行为方法可以增强如厕的独立性(详见第21章、13章)。对于大龄儿童或青少年,团体干预可促进ADL及IADL行为能力的提升。

针对有感觉障碍的儿童,调整任务增强舒适感、减少恐惧感并鼓励共同参与活动,这可以减轻家长早晚日程中的压力。例如,如果允许儿童戴塑胶手套则他可能会更乐意学习擦拭,或者儿童在浴缸中洗澡、洗头表现得比用冲淋器洗好。除此之外,Ayres感觉统合(ASI)干预(详见后文及第20章)可以改善相关的感觉问题和失调。

由于孤独症儿童的不变性和感觉敏感,进食和吃东西经常是他们的困难领域(图30.4A和B)。作业治疗师会采用行为和感觉策略进行干预解决饮食受限问题。干预方法包括改变进食环境、改变儿童餐桌位置、找出适合全家固定就餐日程、根据感觉特征替换所选食物、根据感觉喜好或口部需求改变食物(质地、味道和气味)、强调积极的进食习惯并使用视觉支持轻松过渡到就餐环境。

当使用行为干预方法时,作业治疗师会通过渐进式重复来呈现食物或通过食物链(即开始时用喜欢的食物诱导患儿接受不喜欢的或治疗师指定的食物,然后在食物链中呈现与先前被接受食物有相似特性的其他食物)来提高患儿的耐受度。当使用感觉统合方法时,作业治疗师会使用深压和本体觉活动逐渐降低感觉敏感性,并且也会先试着将更易咀嚼的食物和在口腔内能提供本体觉输入的食物混合。虽然各种食物接受度的具体干预方法对接受食

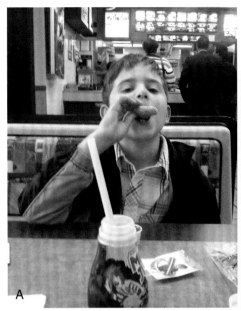 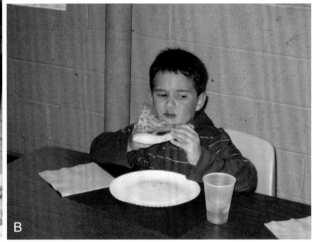

图30.4 孤独症儿童的饮食经常很局限。这名儿童拒绝很多食物但喜欢炸鸡和披萨。而且一定要固定品牌。更换品牌会让他沮丧或有抵触感,就像图中的披萨,这不是他在家常吃的那种

物和提高食物耐受度有一定效果,但各类干预有效证据水平较低、样本量小并且改善各种食物耐受度的证据有限。

通过使用感觉处理和行为策略,作业治疗师提供了辅助家长管理口腔卫生和看口腔科的策略。看口腔科在感觉体验上是极具挑战性的,许多口腔科医师并不能熟练应对有特殊需求的儿童。一旦明确儿童的感觉喜好和难点,在就诊前和就诊时作业治疗师可以提供家长一些尝试性建议,为儿童提供更舒适的就诊经历。尤其有感觉防御的儿童可能需要在接触面部和口腔进行口腔卫生护理时需要支持,如牙齿或抛光剂的质感和砂砾感、牙刷、牙科工具、X线机器或伸入口中的指套。在牙科诊所,儿童也必须忍受倾斜的牙科治疗椅;直射在脸上亮眼的灯光;手套的气味或手套伸入口中的感觉;抛光剂的味道或气味;牙科器械的声音,尤其是抛光刷、吸引器和高速运转的手持器械;意料之外的科室噪声,如对讲机、门铃声和传呼机。另外,医护人员或牙科医师的脸常是被口罩挡住的。因为孤独症儿童常会逃避眼神的直接交流,而戴口罩会着重突出眼部而遮住口部,口部是许多孤独症与他人交流时常看的地方。研究表明,根据感觉处理理论用有效的感觉可帮助孤独症儿童应对牙科治疗环境。在这项研究中具体的调整包括关掉日光灯和台灯、突出天花板上的视觉刺激、舒缓的音乐和通过用特殊的坐垫包绕患儿进行深压觉刺激。其他补充策略和干预

详见框30.4。

也可要求作业治疗师帮助家长参与家庭精神信仰和宗教活动。虽然教堂、犹太教会和其信仰组织创办的一些收容所有残障人项目,但许多情况下,家长发现很难在家中和社区中继续他们的精神信仰。作业治疗师与家长共同制定家庭日常安排,鼓励孤

框30.4 牙科门诊中附加的具体策略

- 作业治疗师可向父母推荐或可直接向牙科专业人员建议以下内容,帮助患儿适应就诊体验。
- 应用口头准备。
- 设置治疗过程的时间限制(即"这个动作我们会持续20秒")。
- 当进行治疗时给予时钟或视觉提示。要求牙科医务人员在工作区域避免频繁使用清洁剂和空气清新剂。
- 在患儿躺上治疗椅前将椅子充分倾斜至治疗体位,避免患儿再次后倾。
- 允许患儿戴耳机听音乐。
- 尽可能少接触患儿脸部。当需要碰触时尽可能是重压而非轻触。
- 询问哪种感觉体验是最困难的(如光线)并与家长及牙医讨论可以改变什么(如2015年Cermaket等的研究表明,减少光线是有效措施的一项特点)?
- 让患儿在整个治疗过程中穿厚重的X线背心,提供额外的重量和深压刺激。
- 在治疗前,让家长用电动牙刷、迷你按摩器或牙套摩擦来进行口腔深压或振动刺激。

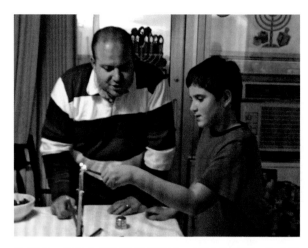

图30.5　这名儿童正学着与家人一起过光明节。作业治疗师可以帮助家长调整任务并提供所需的架构,提高儿童在重要家庭仪式中的参与度

独症儿童参与家庭节日活动(图30.5)。作业治疗师也可辅助调整任务和活动以达到参与的目的,如在确认仪式或成人礼上。

(3)教育:孤独症常对儿童的学业产生负面影响;但是,孤独症学生对专门为其提供支持和环境设施满足其个人需求的教育环境反应良好。当调整课堂任务和环境以改善和减少行为问题时,孤独症学生可获益良多。这类调整可发生在各种学习方式的改变、视觉支持、技术支持、行为支持、社交支持、感觉调整策略或动机支持中。教师们表示他们为孤独症儿童使用了大量的课堂策略。虽然主要负责教育的专业人员是教师,但作业治疗师使用活动分析可以提供整改方面有价值的信息,以此辅助教师并支持学生。但研究表明,与中学生相比作业治疗更常用于低龄的孤独症学生,这表明作业治疗在中学生中有很大的潜力。

1)学习改变:课堂上允许分级教学,教师评估学生的学习方式或学习喜好然后教他们擅长的方面。如VARK(视觉、听觉、阅读/书写、运动觉)等评估有助于判别能完成课程内容的学生。也可以通过视觉方法、听觉方法或运动觉方法来授课。分级教学让教师用多种方式教学,也能让他们用多种评估方法来验证学生所学的内容。此外,调整内容能减少认知压力并提高学习能力,例如,将内容分成小"模块"。对有的儿童来说,可以先移除社交方面的学习。例如对幼童来说,不是在课堂上与同学一起学习字母,而是根据教师的教学视频学习字母会学的更好,也可能是根据喜欢的人物或玩偶学习。视频模仿被认为是循证的学习各项技能,这种干预可

以被融入作业治疗训练中。

作业治疗师可以和教师一起调整课堂活动和任务,将具体的兴趣和技能融合在一起。虽然有的教师或行为专家会争论最好避免或限制兴趣的培养,但近期的20份个案研究中发现使用具体的兴趣可以改善学习和(或)行为。但也有3个案例显示增加了不适或不良行为。

2)视觉支持:视觉支持包括图片、可视的或图片的日程安排、选择框、图像沟通方法、符号、地图、秒表、时钟、手表以及罗列的简单清单或书写他人可读的指示。视觉支持也可包括划分范围、用符号或标签注明哪类活动应该在教室对应的哪个区域进行。视觉支持也可以用指示物品;例如,当需要儿童做选择时作业治疗师可以拿出一个橘子和一个香蕉,或者可以用象征性的东西代替,如玩具香蕉、用线条画的香蕉或香蕉图片。日程表或选择框既可以水平放置也可以垂直放置,为了耐用可以在板或卡片上用尼龙搭扣固定连接。视觉支持可以用于提升沟通和理解力,常可以帮助初步预测日常理解困难的儿童完成简单的转变。这也可以被用于表示何时开始活动或结束活动,或解释多项活动的顺序。视觉支持有助于解释所需的任务,提高儿童完成活动的能力。这也被用于辨别情绪或心情、给予提示和指导新技能的顺序。"孤独症代言人"为家长和照顾者创造了一套工具,帮助患儿日常生活中的视觉支持和其他调整。视觉支持和视觉活动日程安排是循证的训练方法。

3)技术支持:技术支持包括交流系统和有助于学习或社交互动的智能手机或iPad(参见第19章)。电脑游戏等技术可以促进班内同学间的互动。计算器可以帮助数学计算有困难的患儿。书写有困难的患儿可以得益于键盘操作。其他儿童也能使用并得益于语音识别软件,而不能说话的患儿可以通过语音生成设备使用交流技术(见研发网站上的APP选择清单)。辅助技术是循证的训练方法。

4)社交支持:社交支持包括但不仅限于社交技能小组、同龄人互助项目、综合游戏小组、用于调节情绪的尺和体温计以及在课间和其他不固定的社交时间提供帮助或指导。作业治疗师辅助建立休息时间的游戏或活动,这些都是孤独症儿童可参与的,然后用休息时间或其他时间的社交技能小组指导合适的针对儿童需求的社交技能(图30.6)。同伴间的模仿可以用于观察合适的行为,然后强化使用合适行为的计划。社交技能训练、结构化游戏小组和同伴

框30.5　作业治疗的具体策略

提高参与和互动能力,减少恐惧或焦虑

- 模仿儿童,等待儿童通过眼神接触、碰触或身体接触来激发互动(RIT)
- 改变治疗师与儿童的亲近程度
- 减少直接眼神接触
- 改变治疗师的动作和语言节奏(ASI)
- 改变治疗师的声音音量或声调(ASI)
- 用儿童觉得幽默的音乐或歌曲唱歌,或者是他们觉得幽默的音调发音
- 在治疗中使用儿童喜欢的物品、颜色或动作。例如,在治疗时藏起喜欢的物品或把它放在某物的顶部让患儿爬上去,藏某些东西让患儿去挖,或者把某些东西收起来鼓励儿童应用精细运动能力打开或解开。应确保患儿看到物品被放在了何处,必要情况下确保他们能快速地把东西拿回来,避免产生压力或有困难行为。这应该是一个有趣的游戏。(TEACCH、PRT、RDI、DIR、SCERTS、ASI、Miler Method)
- 娱乐游戏(DIR、RDI、ASI、RIT、SCERTS 和其他方式),将任务融入游戏中
- 创建有趣的问答。例如,"哦,不,这只小猪(毛绒玩具)陷入泥里了,你得帮忙把它救出来。我们怎么救它呢?"(DIR、RDI、AS、RIT、SCERTS 和其他方法)
- 唱熟悉的歌并留出最后一个词,鼓励儿童唱出你省略的词

改善行为和提高任务完成度,减少恐惧或焦虑

- 用物品、视觉提示或日程安排来帮助儿童预测接下来的是什么或将要发生什么。提供视觉表,其中包括了期望多少次特定的动作或行为。例如,把桌上的 5 枚硬币放入容器内。当5枚硬币放完后,活动结束(TEACCH/SCERTS)
- 用儿童熟悉的提示(ABA)
- 在整个作业治疗过程中,了解并使用儿童喜欢的强化物(ABA)
- 对活动空间设定明确的界限,让儿童清楚每个区域的活动类型(TEACCH)
- 提供选择或选择范围、视觉表或其他视觉提示材料,帮助其理解要做的事情(TEACCH)
- 为有阅读能力的儿童提供文字说明(TEACCH、ABA、SCERTS)

增加舒适感,减少恐惧或焦虑

- 将创新部分引入到课程中要仔细分级(ASI)

- 注意感觉环境以及儿童对感觉环境的反应(包括面部表情、非语言反应)(ASI)
- 改变光线,声音,气味(ASI)
- 通过主动性游戏提供深压和本体觉刺激(ASI)

提高运动技能/实践

- 当鼓励儿童选择喜欢的活动时,设置有趣的障碍或挑战诱发治疗预期的运动(例如,需要运动计划、双侧的协调性和秩序性、与功能性目标相关的活动)(ASI、DIR、RDI、RIT、SCERTS 和其他方法)
- 在高处攀爬、行走或者爬行,增强运动注意力。例如,爬上宽的平衡木上或离地60～90 cm的平梯(安全起见需要有垫子和枕头以及所需扶手)
- 在期待的事情发生或得到想要的物品前,逐渐增加要完成的动作顺序。例如,打开拉链包放入最喜欢的玩具(或一块拼图)。然后是把它包在锡纸里,放入打开的拉链包中。接着将用锡纸包起来放在拉链包里的物品放入密闭的保鲜盒里。之后可是将用锡纸包住放在拉链包里的物品放入密闭的保鲜盒中,然后把它放在斜坡上、梯子上或穿过隧道(Miller Method)
- 用更有挑战性的运动任务代替喜欢的感觉活动
- 在运动时用熟悉的音调唱歌。例如,用"玛丽有一只小羊"或是"划,划,划起你的船"的曲子,唱"Johnny 要爬斜坡"或"推、推、推着马车进礼堂"

改善游戏和理论实践

- 用现有的道具开始介绍游戏角色(现有的道具有消防员的帽子、服装)
- 用电影和故事开始介绍假装游戏
- 在课程中提升想象力(如果只看到斑马或青蛙的一部分,你会认为它是什么动物呢?)
- 让儿童帮你创造一个特别的游戏("我们可以怎么玩这个杯子、小球和这个毛绒玩具呢?")
- 让儿童帮你设置课程障碍点或感觉运动活动(ASI)
- 基于某些物品的特性讨论你能运用的方式(功能可行性)("看,这是圆形的。它可以滚。这些是正方形的并且可以叠起来。我们可以怎么用这个物品呢?")(ASI)
- 尝试改进目前的想法("你能想出其他的用法吗? 你有多少种不同的用法?")
- 与儿童轮流相互模仿。用笨拙的动作、声音和顺序来玩(RTI、DIR、ASI、RDI)

指导等干预方法是循证的训练方法。作业治疗师也可以参与学校范围的项目接触不同的领域和(或)残疾理念。

社交故事是应用于孤独症儿童的一项教学策略。社交故事是描写在日常生活中发生了什么,为每位儿童针对其所需的特定领域制定个性化的内

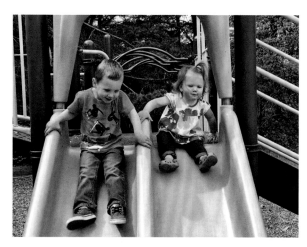

图30.6 同伴支持有助于孤独症儿童在教育和游戏活动中的参与

容。书写故事是为了理解和分享信息,并非改变行为。最近一项22个案例研究发现社交故事可能是有效的。但是,根据美国有效教育策略资料中心(What Works Clearinghouse)标准,这不应该被称为循证的干预方法。另一篇含更多标准案例的研究也表示这项干预是未经证实的,有待查证。

5)行为支持:治疗师帮助制订并支持落实课堂上的积极行为项目及强化儿童恰当的特定行为计划(参见第21章)。最佳的促进良好行为的方法之一是实行课堂主动行为计划。课堂上应该有明确的规则来建立教师和全班期待的积极学习环境,并通过积极的完成结果激发期望的行为,如获得自由游戏时间。违反规则的后果开始是轻度惩罚,而多次违反惩罚会越来越严重。常常孤独症儿童需要更多的强化干预。一般,进行功能性行为分析来确定行为的起因及原因。随后制订行为计划来处理行为的原因。作业治疗师参与制定计划与否都可,但应该在帮助儿童遵循这项计划。

6)感觉支持:作业治疗师常为在校的孤独症儿童提供感觉餐和感觉策略。尽管实施的难度要比结构化和标准化的程序高得多,感觉餐应该是为儿童个性化定制的,感觉策略应该根据儿童一天中的行为和需求制定,这正好与按时设定相反。

在提供感觉策略时,治疗师也应该清楚所使用的参考架构。感觉干预应尊重儿童的喜好,并不是强迫儿童忍受不适感觉体验的脱敏疗法。如果治疗师使用了感觉统合参考架构,这项感觉策略就不应再用于对良好行为的奖励。但是如果儿童每次都跑出教室然后被带回教室完成喜欢的感觉活动,治疗师也要意识到感觉策略可能成为了对不良行为的意外奖励。

作业治疗师可建议提升学生的感觉喜好与课堂感觉环境间的匹配度,但也要明白有些感觉环境并不能调整,如老房子的隔音效果。在这类情况下,可以改变其他特征,如儿童在不能改变的吵闹环境中戴耳塞或耳机。治疗师通过与教师共同评估及合作了解儿童的感觉喜好和需要,然后调整环境和任务让儿童得到最佳的表现。

7)动机支持:动机支持用于增加儿童参与并不期待的活动的积极性。当儿童的喜好被考虑了到任务中时(图30.7),愉快且有创造性的治疗师能获得更强的任务依从性,如书写、剪纸或使用尺。例如,喜欢约翰迪尔拖拉机的儿童可以通过拖拉机目录寻找需要学的字母,完成匹配任务。喜欢绿色青蛙的儿童可以用绿色彩笔写关于青蛙的故事。喜欢火车的儿童可以将彩纸剪成正方形或圆形并最后拼成火车。作业治疗师常使用的另一项附加动机支持是无论何时都会在两项活动中给予选择。正如前面所提到的研究表明应用特殊的兴趣爱好可以提升学习和(或)行为。一项相似的研究发现把孤独症儿童的个人兴趣和情境兴趣融入干预活动中,这在早期干预中有积极疗效。个人兴趣包括儿童对特殊物品或活动的喜好,而情境兴趣是对儿童有吸引力的物品或动作的特征或特点。尽管这两种以兴趣为基础的干预都有积极的疗效,但包含个人兴趣的作用更大。发现融合个人兴趣对交流和人际交往能力的干预尤其有用。作者的这项研究把兴趣纳入为一项有潜力的干预方法,但仍需要更多严谨的研究来证明。

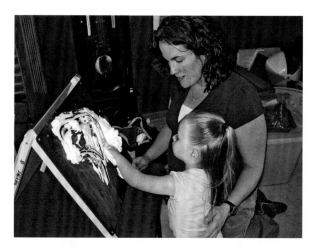

图30.7 动机支持提升了儿童的意愿,使儿童乐意参与到大人期望的活动中。这名儿童更愿意练习画形状,因为书写前的任务是用剃须膏完成的,儿童获得了愉快的感官体验

（4）游戏：最近的一项循证研究中，视频模仿、同伴干预、家长干预和结构化游戏小组都被称为循证干预。这类干预可能会使游戏互动中、开启游戏、互相玩假装游戏、家长与儿童在游戏中互动和独自玩玩具的能力改善。多项研究表明个性化干预对发展游戏能力是重要的。使用选择权、应用儿童喜欢的感觉玩具或持续的兴趣爱好、不断改变任务要求以及将仪式性行为融入干预中，这些都能提升游戏能力。在自然的游戏研究中，孤独症儿童可能更愿意接触爱笑、有魅力、爱玩的成人（图30.8）。成人的声音似乎有独特的吸引力。当成人模仿孤独症儿童时也是有益的。多项孤独症儿童的研究证明患儿会对模仿人员作出更多回应、更多的眼神交流以及游戏能力得到提升。简单的模仿也会产生积极的效果。小组研究证明了选择权、喜欢的兴趣、影响、玩具的质感以及提升行为和动机活动等的重要性，减少了成人指导或重选的行为，增加了孤独症儿童的互动能力。

从有限的研究中发现，游戏能力不足可以通过各种方法来补偿。孤独症儿童可能需要成人引导来提升游戏技能，尤其是装扮类游戏。作业治疗师可以从与孤独症儿童玩的愉快的游戏中选出一些方法作为实施策略。有时孤独症儿童对于爱玩的成年人和模仿他们的人反应会非常好［关于地板时光/发

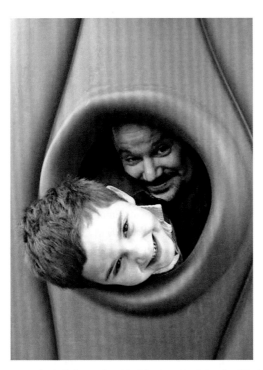

图30.8　有点傻气且爱玩的成年人可能会提升孤独症儿童玩游戏的能力和参与度

育、个体化差异、人际关系（DIR）等游戏疗效参见后文］。

2. 用于作业治疗的具体干预方法　大多数干预方法旨在解决孤独症的症状和行为。作业治疗师的部分任务是帮助家长收集可以做决定的信息，作业治疗师必须了解这些支持或反对的方法和证据。研究中功能较高的患者也能理解考虑各种研究方法的好处，充分理解具体干预的疗效。详细讨论每一种方法不在本章介绍范围内，但为孤独症儿童服务的作业治疗师在描述这些干预方法和为家长提供资源时应该考虑到目的、有效性、安全性和费用，这样会更好（表30.3）。作业治疗师最常用的方法突出了以下几部分内容。

（1）作业表现认知导向训练法（CO-OP）：作业表现认知导向训练法是一项由作业治疗师设计的干预方法，旨在帮助儿童掌握技能并与治疗师共同努力完成行为目标。关于CO-OP模式的更多内容详见第17章。CO-OP已证明对高功能孤独症儿童有一定疗效。认知学习理论结合了不容易被注意的其他学习特点，例如记忆力和注意力。认知和认知行为方法强调了观察性学习并考虑了个人的内在学习动机，这与达到行为结果同样重要。

CO-OP方法使用了认知行为理论和动机理论以此指导干预原则。目标是学习新技能，并将这些新技能泛化或转移到每日的生活中。儿童和治疗师共同设立目标并解决问题，并由作业治疗师指导执行功能策略，这称之为"目标-计划-执行-检查"方法。前两步解决了儿童的下列问题：我想做什么？我打算怎么做？然后儿童尝试着去完成任务或学习技能，并且观察效果如何。治疗师全程辅助并提供帮助，通过使用以患儿为中心的评估帮助儿童设定目标，并决定是否儿童有动力、有知识和有能力达成所设目标。治疗师也会商讨并完善计划、讨论儿童用于学习技能的认知策略并完成目标，使用策略模式以及提供行为反馈。然后治疗师与儿童一起测试并思考患儿自身表现及指导患儿进行自我评估。近期研究表明对于具备言语和认知功能的孤独症儿童，采取这种方法可能是最有效且最成功的。

（2）Ayres感觉统合和具体感觉策略：ASI理论认为所有的学习和发育都是通过游戏并根据儿童大脑的发育所组建的多种感觉的统合。因此ASI干预是一种以游戏为基础的方法。临床ASI干预被认为是通过大脑可塑性改变神经处理的方式，应该由训

表30.3　孤独症谱系障碍儿童的干预方法

干预名称	查询网址	如何在作业治疗中的使用
交互模仿训练（RIT）	http://www.ncbi.nlm.nih.gov/pmc/articles/PMC3686149/	作业治疗师可以用模仿增加孤独症儿童的参与和互动。当儿童回避治疗师或不愿参与的时候，这个方法是非常有用的。作业治疗师模仿儿童直到这名儿童做出交流或互动的反应（看、摸、笑）。对于这种方法的有效证据见 http://psychology.msu.edu/autismlab/publications.html。模仿模式逐渐显露
人际关系发展干预疗法（RDI）	http://www.rdiconnect.com/about-rdi/	着重于处理变化，更灵活并整合了多种资源信息。目前有效性证据较少，但正在研究中。人际关系模式的研究证据渐渐显现
孤独症及相关障碍儿童治疗教育课程（TEACCH）	http://www.teacch.com/	作业治疗师在这些阶段可以融入多种视觉支持策略。其有效性尚不明确但有文献表明这有利于改善运动技能和认知（见 网址 http://www.effectivehealthcare.ahrq.gov/ehc/products/106/656CER26_Autism_Report_04-14-2011.pdf）。TEACCH 是一项正在研究的方法
早期介入丹佛模式	http://www.autismspeaks.org/whatautism/treatment/early-start-denver-model-esdm	作业治疗师使用这个模式的方法，其旨在使用自然的行为应用方法着重共同注意和互动分享。精心设计的早期介入丹佛模式记录了智商、语言和孤独症症状的改善疗效。详见网站 http://www.effectivehealthcare.ahrq.gov/ehc/products/106/656/CER26_Autism_Report_04-14-2011.pdf。已考虑建立模式
米勒法	http://millermethod.org/	作业治疗师可以用多种策略来提高注意力（即为了完成预期目标仔细地在所需步骤上标注数字，或用增高的表面来提升移动时的注意力）。完整项目的有效性证据很少
Son-Rise项目	http://www.autismtreatmentcenter.org/	当帮助儿童学习和获取能力时，着重激发儿童的内在动机参与和互动，以及帮助父母保持乐观良好的心态。这是一个非常有趣开放的方法，包括了感觉治疗。目前尚没有研究证据表明该项目有效。见 http://www.autismtreatmentcenter.org/content/reviews_and_articles/research_project.php
社会沟通、情绪调控和动态支持（SCERTS）	http://scerts.com/index.php?Option=com_content&view=article&id=2&ltemid=2	SCERTS是用于团队的综合性模式。作业治疗师是该团队的一员，涉及干预情绪管理部分。虽然SCERTS不同于ABA，但其易于与其他多种干预方法结合。SCERTS模式的评估仍在进行中。 见 http://www.scerts.com/docs/SCERTS_EBP%20090810%20v1.pdf 和 http://ies.ed.gov/funding/grantseard.details.asp？ID=9778
关键反应训练（PRT）	http://www.koegelautism.com/	作业治疗师可以使用具体的策略，如提供选择、使用多样性的任务、实施奖励以及在游戏课程中的自然强化。关键反应训练详细指导了对大量提示的回应，作业治疗师可以把这些融入活动中，如视觉感知运动任务（即"你可以找到又大又圆的东西吗？你可以找到光滑红色的东西吗？"）。详见网站 http://education.ucsb.edu/autism/documents/Empiric-alSupportforPRT-ExpandedVersion.pdf。关于PRT研究的信息。PRT是一种治疗孤独症很好的方法，也被认为是一个已成立的方法
动物辅助疗法（AAT）	Pet Partners（formerly the Delta Society）http://www.petpartners.org/	动物可以让孤独症儿童安静下来，也有助于增加其社交互动。如果作业治疗师在这方面培训过，可以将其应用到作业治疗中（见 Nimer & Lundahl, 2007; O'Halre, 2013; O'Haire et al., 2014）

注：经允许引自 Miller-Kuhaneck, H., & Glennon, T. J. (2001). Combining intervention approaches in occupational therapy for children with pervasive developmental disorders. OT Practice CE Article (November), 1–8.

Miller-Kuhaneck, H., & Gross, M. (2010). Alternative and complimentary interventions for the autism spectrum disorders. In H. Miller-Kuhaneck & R. Watling (Eds.), Autism: A comprehensive occupational therapy approach (3rd ed., pp. 585–624). Baltimore: AOTA.

Watling, R. (2010). Behavioral and educational approaches for teaching skills to children with an autism spectrum disorder. In H. Miller-Kuhaneck & R. Watling (Eds.), Autism: A comprehensive occupational therapy approach (3rd ed., pp. 509–544). Bethesda, MD: AOTA Press.

练有素、符合训练原则方法的治疗师提供干预。详见第20章关于ASI干预的全面介绍。作业治疗师是提供ASI干预的专业人员，孤独症儿童家长常需要作业治疗师提供在这方面的经验（图30.9）。

通过理解感觉统合而制定的具体感觉技术包括调整任务和环境以提升儿童对活动体验的舒适度或耐受度、提升儿童能力使其融入他人以及改变觉醒度提供更好的学习平台。虽然在临床上具体的感觉技术常包括了部分感觉统合干预，但具体的感觉技术也常可以由作业治疗师总结以便教师或家长应用。通过活动分析让作业治疗师了解感觉统合理论，以便其在家、学校和社区中提供建议并调整任务难易度，让儿童能更舒适地参与各种作业活动。

运用于孤独症儿童的感觉统合研究日益增多。但这部分文献的一个重要问题是检测精准度的重要性。许多早期的感觉统合考虑并包括了一部分研究，但这类研究并没有对干预措施的意图进行审查。现在越来越多严谨的文献开始证实感觉统合理论是有效的，并且其疗效高于其他感觉干预。该领域的研究仍在不断进行中，且这也是必不可少的。

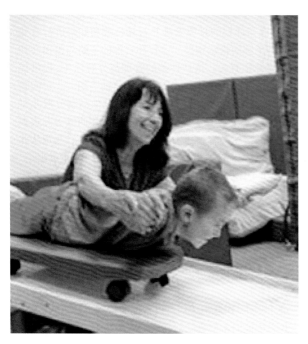

图30.9　Ayres的感觉统合运用了适合的多种感觉活动，提升了作业活动中的实践能力和参与度。当这名男孩愉快地与治疗师一起活动时，他得到了直线型的前庭觉输入、视觉和深层觉（触觉）的输入。这项活动可以改善姿势控制、视觉运动能力、时间观念以及更多方面，这主要取决于滑板坡道对面放置了哪些东西。例如，在这个游戏训练中搭建一个复杂的纸质小塔并把它击倒

孤独症患者的具体感觉技术的证据是不清晰的，其严谨程度亦有限。早前多数文献都没有详细区分各类感觉干预的方法，很难去整体判断疗效。近期的文献详细区分了干预方法并思考了多种感觉干预和单个感觉干预间的区别，发现他们之间具有不同的疗效。多种感觉干预应比单个感觉干预更有效；这一发现是基于感觉统合理论而定的。但是，直到发现更多详细又严谨的研究后，作业治疗师才会慎重的使用这些技术并收集记录对患者有用的数据。当考虑应用加重背心时应小心使用，至今，大量研究证据表明他们并没有疗效。

3. 孤独症患者的其他作业治疗干预　当儿童和青少年越来越自立时，他们必须学习和遵守安全注意事项。作业治疗师会提供干预方法解决安全需要。他们也会帮助孤独症儿童和青少年的家长培养应对能力及支持他们发挥家长角色的自我效能。

（1）解决安全需求：作业治疗师可以通过解决问题、活动分析以及各类技术解决出走和其他安全问题。家长称这是一个有需求的领域，并且尚未能充分解决。由于这种情况，有经济条件的家庭可以安装各种窗铃和门铃，这样可以提醒他们儿童可能离开家了。院子的围栏可能也是较好的选择。GPS定位追踪是另一种方法。对于经济条件有限的家长来说，可以用简单便捷的技术解决问题，如用较难打开的锁或用尼龙搭扣和门铃来提醒家人门窗和柜子被打开了，这些都是有用的。床帏可以用于晚上梦游的儿童，这对于家长来说相对便宜。特殊的安全带和仪器可以防止儿童解开座位安全带或离开自己的座椅。家用清洁工具或设备需要放在不同的容器中并且锁在柜子里。类似的方法也可用于小刀和其他厨房尖锐物品。可以去除炉子上的旋钮。"孤独症代言人"发布了一系列针对孤独症儿童家长的安全措施及一些针对梦游行为的指导。

作业治疗师也可以训练孤独症儿童在家、学校和社区内的安全问题。现在正在检验改善孤独症儿童安全性行为方法的有效性。这是研究干预的一项重要领域。

（2）提高应对技能和自我效能：正如前面所谈到的孤独症儿童的家长常常备受压力；因此，为孤独症儿童和家长服务的作业治疗师的一项重要任务是帮助家长提高应对能力。最常见的应对模式是交往模式，指导了超过20多年的研究。该模式认为应对技能是一个动态过程，而根据家长认为某件事是有压力的，父母的应对方式会受到个人因素、可用资

源、其他压力的相关情况和应对反应的实用性等影响。在这个模式中,应对反应并不是好坏与否或者有用与否。应对反应的有效性取决于实际压力和选择处理方式间的匹配度。

个性因素确实会影响应对的有效性和心理健康。已研究了数十年的重要的人性因素之一是乐观的心态。另一个则是自我同情,或坦然面对自己的压力并关心他人的消极情绪。

应对反应也与心情状态以及事情的结果相关。例如,更积极的处理方式与积极的日常心态相联系,如着重问题的解决方式、寻求和使用社会支持、积极地参与重建和折中办法;而逃避、责怪、退缩和无助感等应对反应则与消极的日常心态相关。积极的重建是一项可以改善心理的重要应对策略,而逃避性应对策略与抑郁和气愤相关。

孤独症儿童的母亲表示他们的应对策略包括获取信息、有效地计划和组织活动安排、留出需要的个人时间(即"我的时间")、以积极的眼光重新审视这段经历和注意与孤独症儿童在一起时的快乐和好处。按先前的模式许多方法都是积极主动的,而这也有助于他们的身心健康。研究表明积极应对策略对缓解压力的重要性,如果缺少这些策略随着时间的推移压力也会增加。

作业治疗师可以帮助家长采用积极的应对方法来处理问题,如收集家长需要的孤独症相关信息和干预方法及其他家长常用的策略(参见研究笔记30.1)。关心当前最新的信息、研究、政策变化和临床指南的治疗师也可以帮助家长就儿童照护方面做出有效的决定。治疗师可以帮助家长创建有组织有计划的方法来服务家人。作业治疗师也可以帮助家长找到合适的照顾辅助人员或形成良好的家长间关系,共同承担照护的同时也能保证各自的个人时间。他们也可以了解供家人玩乐的当地资源和对孤独症儿童有益的户外活动,如在特殊的电影之夜将影院里的声音调低、灯光调柔等;在节假日的某个特殊时间带孤独症儿童去商场看圣诞老人。

作业治疗师还可应用各类信息改善父母的自我效能,帮助父母学习如何育养儿童。通过分享活动分析、自然的学习机会和感觉处理方面的知识,作业治疗师可以增强父母的自信心,让他们能处理在社区、家中和其他地方所遇到的各类问题。指导家长使用活动分析技巧,试图了解儿童在社区中的问题行为同时考虑他们所需活动的要求及所处的环境。父母可以学习考虑感觉环境、新奇事物和活动带来

研究笔记30.1

O'Nion, E., Happe. F., Evers, K., Boonen, H., & Noens. I. (2018). How do parents manage irritability, challenging behaviour, non-compliance and anxiety in children with autism spectrum disorders? A meta-synthesis. Journal of Autism and Developmental Disorder, 48(4), 1272-1286.

研究者完成的一项综述,研究了孤独症儿童家长如何管理儿童的易怒、依从性差、问题行为和焦虑。作者研究了具体的育养策略,通过观察行为既可预防问题行为也能反映问题行为,又对行为有间接影响,如计划避免某种行为。从开始查询搜索并经过多轮的审查和进一步的文章鉴定,共获得2 284篇论文,最终审查包括73项研究。其中确定了父母育养策略示例并明确了主题。

通过分析确定的策略包括适应儿童、调整环境、提供结构化日程和亲密度、监督并管理、管理依从性差的日常任务和活动、应用忽略或干扰行为作为反馈、管理压力、保证安全和制定计划。适应儿童包括根据儿童独特的"规则"调整活动和日常安排,如根据相同且可预测的要求进行。适应意味着避免或预防问题行为。父母也会根据儿童的情绪调整自己的计划或活动,慎重选择有挑战的活动。调整环境包括限制儿童暴露在反感的环境中,限制需要在社区中进行社交活动和外出活动等策略。提供结构化日程包括列表或图片安排表、遵守计划的日程安排并与其一致和如果进行改变时有足够的提示预警。监督和管控的策略与警惕性和持续警觉有关。依从性差的管理与分解任务、提供提示和帮助并且在任务完成后使用奖励等相关。对问题行为的反馈策略包括忽略、尝试用其他活动分散儿童的注意力、建立制度、使用社交故事和用叫喊等方式表达负面情绪。管理压力与儿童的舒适度和将儿童从此类环境中带离等相关。保证安全包括预防儿童出走、上锁的门窗等其他危险、限制接触危险物品、必要时限制接触等策略。最后计划主要与参与和预防问题等策略相关。

作业治疗实践意义

作业治疗师可以在评估中将该列表作为讨论的切入点。讨论策略可以促进商谈家庭中哪些有及哪些没有起作用,并允许父母畅谈他们在家中遇到的具体困难。此外,作业治疗师可以帮助父母制定恰当的策略,并实施他们希望尝试但尚未实施的策略。

的认知难点,帮助儿童做好准备。此外,通过指导活动分析的某些方面,家长更愿意学习利用日常活动中自然的学习机会提升儿童所需的技能,而不是单独耗时研究特定的治疗方法。例如,可以指导父母寻找一天中自然的机会训练,即需要一定认知功能、

运动能力或社交情感行为的原本就需要完成的任务，如等待、分享或排队。作业治疗师与家长共同使用的一种方法是辅导。

研究表明，孤独症儿童"最理想的父母"在管理早期行为困难并防止发展为更大的问题中是非常重要的。支持父母乐观心态和提供积极行为的支持（管理行为的知识和方式）有助于最需要帮助的家长。父母需要能够管理自己孩子的行为，需要相信自己在社区中的能力，并处理不了解孤独症患者的陌生人的批评和不良行为（参见研究笔记30.2）。

4. 其他用于孤独症患者的常用策略　各种其他方法可用于孤独症儿童中并且也可用于或不用于作业治疗干预中。虽然作业治疗师常使用行为架构并结合多种行为策略及干预方法（参见第21章），但通常不会创建或实施具体的应用行为分析（applied behavioral analysis, ABA）程序。但是应用行为分析是孤独症儿童最常用及最常推荐的干预方法之一，

研究笔记30.2

Little, L.M., Pope., E., Wallisch, A., & Dunn, W. (2018). Occupation-based coaching by means of telehealth for families of young children with autism spectrum disorder. American Journal of Occupational Therapy. 72(2). 7202205020p1–7202205020p7.

研究人员使用远程医疗监测作业活动指导（OBC）的干预措施效果。OBC是一种指导父母的策略，通过作业治疗师详细地询问，指导父母完成策略的过程。策略是父母自己制定的而非作业治疗师制定。同样父母也可以选择干预领域。在这项研究中，研究人员监测了对17名家长进行为期12周辅导后的疗效。测试了干预前后儿童及家长的表现，重点收集了对家长的影响和儿童的改善情况。

研究结果表明了与各种作业活动相关的重点目标，包括如厕、洗澡、进食、睡眠、游戏以及行为问题，如安全性、自我调节和完成转换衔接。最常用的目标领域是社交互动。父母的测试结果表明家长的有效性得到提高。儿童测试结果表明能更多地参与多样化地活动，游戏频度也得到提高。同时表明儿童的活动表现有所改善。

作业治疗实践意义

作业治疗师可以学习作业活动指导方法，以此作为训练工作帮助父母培养自身技能，即作为孤独症儿童家长的重要能力、在某些地区得到作业治疗服务的机会有限、地理位置超过保险范围及人员短缺和其他医疗问题，这些都应在12周内通过远程医疗来实施。因此有潜力为缺医少药的人群提供更多的作业治疗服务。

作业治疗师必须熟悉应用行为分析法并与认证行为分析师（board certified behavior analysts, BCBA）合作。

同样地板时光/DIR是一种与多种作业治疗干预兼容的干预方法，作业治疗师经培训后可进行地板时光干预，但这种具体方法不一定常用于作业治疗中。

此外，表30.3包含的一些策略是有助益的，可以被融入作业治疗课程中。通过治疗师与儿童愉快的互动来举例说明"使用自我治疗"。每次课程都融入了不同的策略来匹配课程或活动的目标，同时治疗师不太可能使用所有的策略。治疗师仔细观察和选择哪些策略在特定情况对每名儿童都是有效的，这项技能至关重要。

（1）应用行为分析：迄今为止，许多针对孤独症儿童的干预都是建立在Pavlov、Watson和Skinner最初主要通过对动物行为的研究而设立的外部动机理论的行为框架基础上的。这些早期理论侧重于把动机作为人类行为背后的主导力量。在行为主义中认为，学习是通过外部经验而引发的行为变化。行为可以根据外部事件来解释，也可以通过调整多种环境顺序解释，亦被称为经典条件反射或操作性条件反射的强化。学习被定义在观察行为中发生改变。以行为理论为基础的干预是由成人指导的，重点关注成人的需求并且在没有同伴的情况下一对一指导完成。

行为干预者并非总是考虑儿童的内在学习动机，而是希望儿童能掌握或具备能力，或需要自主权和选择权。尽管这些方法会受到批判，但行为方法已被证明是有效的，近期的一些研究表明，自然的行为方法比严苛的应用行为分析法更有效。

应用行为分析法是由这些理论发展而来的一项具体的干预方法，最初由Lovaas描述和规定。Lovaas是早期将这些学习原则应用于孤独症儿童的先行者。当时的信念是孤独症儿童无法从局限的自然环境中学习技能，因此会使用非常简单的指令和强化手段等方法来改变学习环境。目前，应用行为分析培训的实践人员称为认证行为分析师。应用行为分析，尤其是行为分解训练法得到了有效的证据支持，被认为是用于孤独症儿童健康医疗团队的常用方法。行为分解训练法（DTT）是一种非常特别的应用行为分析法，此方法是在重复的训练中应用前因、后果和顺序来完成目标技能。

在应用行为分析法中，行为的前因后果受行为

本身影响。简单地说,应用行为分析法奖励期望行为并忽略不良行为,或对不良行为给予负面结果。正强化和负强化都会强化行为的发生,但正强化通常应用于愉快的事物,而负强化是消退不愉快的事物。负强化的两种方式是逃避和回避。当某种行为在有的环境或情况下被强化而在其他情况下没有得到强化时,就会发生不同的强化情况。在具体的日程安排中由行为专家遵循功能性行为分析或评估提供强化。

积极行为支持(PBS)是20世纪80年代在应用行为分析基础上发展起来的一种行为方法,是对前期应用行为分析法项目的批判性回应。积极行为支持对问题行为是主动预防而非被动预防,更个性化、更尊重个人选择活动的权利,能更好地泛化于日常生活环境中。积极行为支持应考虑行为发生的环境并且其实践人员应理解患者行为的目的。然后一旦确定目标就可以使用问题解决方法来找到行为的解决方案。积极行为支持的整个过程是建立目标、从各类人员处收集行为相关信息、分析行为模式、制定预防问题发生的计划及问题发生后的相关反应、并且收集数据及监测计划的有效性。

作业治疗师可以在干预期间使用应用行为分析法或积极行为支持法的原则,如评估具体行为的功能和奖励适当的任务表现。除强化治疗外在治疗中使用的具体策略包括提示、塑造或链接及淡出(参见第21章)。作业治疗师可以使用代币机制、贴纸表或食物奖励。可以在干预活动中融合儿童具体的学习需求。作业治疗师也协助儿童医疗团队确定适当的强化方法,并利用该方法使儿童遵守成人指导的活动,加强学习具体的技能。

(2)地板时光及基于发展、个体差异和人际关系模式:地板时光是由Stanley Greenspan医学博士研发的,他是一位与作业治疗密切合作并非常重视作业治疗的精神病学家,这是一项以家庭为中心的干预方法,其策略易于整合入自然的作业治疗课程中或以游戏为基础的课程中。三个基本策略包括跟随儿童的导向/融入他们的世界,挑战创造力和自发性、增加感觉运动技能及情绪等方面的互动。

基于发展、个体差异和人际关系模式是一个综合性项目,考虑了儿童的情感发展水平、独特的优势和需求及儿童的喜好。通过由父母实施策略,儿童在自我调节和对外界兴趣方面经历了六个发展阶段:亲密、参与并沉浸其中、双向沟通、复杂沟通、情

感观点及情感和逻辑思维。作业治疗师可以使用愉快的搭积木策略、在游戏中考虑儿童喜好来提升参与度并让儿童自己玩耍来改善互动。个体差异包括考虑特有的感觉处理方式。通过地板时光中愉快的活动,鼓励强化亲子关系。因此,地板时光干预是一项具体的、以儿童为导向的、与照顾者一起愉快游戏的方法,它是基于发展、个体差异和人际关系综合模式的一部分。以人际关系为基础模式的有效性研究正在考证中。

一项较新的干预项目显示出了希望,那就是孤独症青少年语言和游戏计划(PLAY)家庭咨询模式。该模式的基础是发展、个体差异和人际关系模式。具体而言,孤独症青少年语言和游戏计划包括辅导、模仿和视频反馈,并完成每月一次、每次3小时的家访咨询。在家访期间,记录15分钟有代表性的游戏互动视频,随后再进行分析。家长会收到一份书面的"孤独症青少年语言和游戏计划",培养其互动和游戏技能。总而言之,如PLAY模式等家长干预被认为是循证的训练方法。

(3)交互模仿训练:交互模仿训练(RIT)是一项由家长或专业人员模仿孤独症儿童的干预方法。虽然不必和玩具进行该训练,但可以建议用喜欢的玩具进行训练。因此也建议家长有两种儿童喜欢的玩具,这样父母可以玩儿童喜欢玩的玩具的类似物品。除模仿玩玩具外,家长也可模仿姿势、声音以及发声等,不用管有多么奇怪或其他人感觉多么傻。成人夸张的模仿更像动物也越有趣。值得注意的是,成人不应该模仿危险行为或有冒犯性的行为,也需要掌控环境以预防危险状况或提供相关危险动作的后果。成人需要判断什么是不合适的且有危险性的,什么又是奇怪且不适合成人的。

这个方法的另一个关键特征是成人用简单的语言来"叙述"活动或游戏。例如,如果儿童推着车然后在游戏房前停下来,家长可能会说,"我们开车,我们停下来了"。在模仿儿童一会儿后,成人再用玩具示范一个略微不同或新的动作,或者是略微不同的身体活动让儿童模仿。如果儿童没有反应,则成人可以重复示范并提示儿童。如果儿童模仿了动作,则可以给予表扬。随着时间的推移,成人可以帮助儿童扩充游戏主题、使用新的玩具和物品并根据儿童自己想的新主意去玩。一旦儿童开始模仿玩玩具,那么成人就要开始示范模仿玩玩具的姿势。这个方法需要每周几次、每次一小时进行并且可安排

于在日常生活的空余时间段。多个单一样本设计的研究显示，家长和作业治疗师使用交互模仿训练对培养游戏技能是有效的。近期更严谨的研究也表明该干预的潜力，它可成为减少问题行为和改善社交能力的重要治疗组成部分。

（4）动物辅助疗法：动物辅助疗法（animal-assisted therapy, AAT）是使用动物进行的一项治疗性干预，达到特定的治疗效果或目标。动物辅助疗法相关的目标有社交情感或社交心理，但运动目标也是重要的。动物辅助疗法所选的动物一般为小型动物，如狗、兔子或者豚鼠；但动物辅助疗法有时也会用马，甚至海豚。研究表明至少对于有的孤独症儿童，动物辅助疗法降低了其觉醒度。父母称孤独症儿童与宠物很亲昵（图30.10）。可能动物更有预测性，因为与人类相比它们的行为更加局限。大量文献证明使用动物辅助疗法可以改善社交技能、减少孤独压抑感并提升了参与度。然而作为作业治疗的一种方式，对这项干预的研究非常有限。

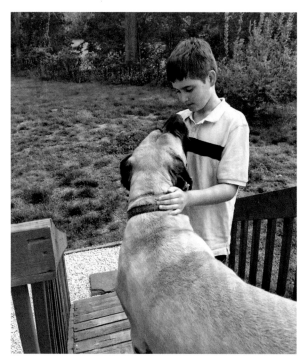

图30.10　孤独症儿童与宠物非常亲昵，并且研究显示与动物的互动可以提升社交技能

总结

孤独症是一个情况复杂且具有独特架构的疾病，其症状影响着功能性活动的多个方面。尽管强调根据训练环境和儿童年龄进行调整，但作业治疗师可以处理游戏或休闲活动、ADL和IADL、睡眠、教育等各方面的表现技能和表现模式。有些持续性行为障碍的儿童需要强化支持和干预，而其他儿童的首要关注点是提升社会技能以适应各类社交环境。无论孤独症严重与否，整个家庭都会受到影响。实行以家庭为中心的治疗，作业治疗师会应用自己的知识、专业能力和信息大幅提升家长应对孤独症带来的困难和挑战，并根据家长的优势帮助其处理和参与有意义的家庭活动。

过去十年与孤独症相关的研究为作业治疗师即创造了机会又设置了障碍。为了维持最新成果并依照循证实践，作业治疗师必须谨慎实施文献中持续而全面的策略。Pubmed和Google Scholar都提供了跟踪和接收有研究兴趣的文章的通知方法（见 http://nebiinsights.ncbi.nlm.nih.gov/2013/11/14/setting-up-automatic-nabi-searches-and-new-record-alerts/ 和 http://scholar.googleblog.com/2012/08/scholar-updates-making-new-connections.html）。对于为孤独症患者提供治疗的专业人员而言，这是一个重要的专业行为，这需要及时重要的监督和关注。但是大样本深入透彻且依照循证方法的研究已可查询获得，这是一个好的开始。

总结要点

- 孤独症可以影响作业表现的各个方面，但社交参与常是最受影响的。感觉问题也是一个常见问题。

- 孤独症儿童可以改变整个家庭的动态和人际关系。家长经常感到有压力，并且需要帮助提升他们的能力、自我效能和应对技能。

- 作业治疗师评估孤独症儿童的优势和家长与儿童关注的领域，同时提供以家庭为中心的治疗，改善整个家庭的作业活动功能。

- 孤独症的干预常包括行为支持、感觉支持、认知和社交支持，以及各种让孤独症儿童有动机的具体策略和方法，以此减少恐惧和焦虑，改善行为、技能和参与度。

第31章

创伤性疾病
Trauma-Induced Conditions

Amber Sheehan, Patricia A. Sharp, Elizabeth Warnken

问题导引

1. 儿童和青少年中创伤性疾病有哪些？这些疾病的发生率和模式是什么？
2. 创伤性疾病对儿童和青少年的作业表现有何影响？
3. 作业治疗师在特殊情况下持续治疗的任务是什么？
4. 在各个治疗阶段，作业治疗干预的示例有哪些？
5. 作业治疗师如何利用治疗关系、创伤管理和照顾者教育来帮助有创伤的儿童和青少年？
6. 跨专业团队在解决儿童及其家庭创伤后的复杂需求时有哪些益处？

关键词

急性期护理	社区融合	康复
美国脊髓损伤协会脊髓损伤神经学分类国际标准	补偿法	恢复方法
	电刺激	自我管理
自主神经反射障碍	重症监护	感觉刺激
自主神经震荡	跨专业团队	脊髓损伤
烧伤	体位性低血压	任务训练
认知策略	Rancho 认知功能指数	创伤性脑损伤

一、引言

尽管汽车座椅、自行车头盔和不可燃服饰等产品的安全性能得到了改进，但仍有一部分儿童经历了严重的意外创伤。窒息、溺水、机动车事故、火灾/烧伤、交通事故、跌倒和中毒等意外伤害是2015年美国儿童和青少年死亡的主要原因。无论意外是如何发生的，所造成的伤害通常包括骨折、烧伤、创伤性脑损伤和脊髓损伤。此外，这些伤害可能会同时发生，需要长期、复杂的治疗。

当儿童发生创伤意外时，家长必须对他们所爱的人进行各种调整和处理。包括从轻微缺陷到严重的个性、外貌和（或）能力的巨大变化的改变。无论创伤的性质及其后遗症如何，作业治疗师必须准备好应对儿童和照顾者在创伤后激动的情绪和迅速转变的需求。儿童会在一系列治疗中接受康复服务，

包括重症监护室、急性期治疗、住院和门诊康复以及社区活动。作业治疗师的任务可能会因儿童的躯体和心理状况以及护理环境的变化而反复改变。作业治疗师的治疗方法取决于儿童的损伤情况、发展阶段以及家庭的需求和优先事项。作业治疗专业学生和从业人员提供的各类有价值的康复资源为创伤性疾病提供了广泛的信息基础。本章的目的是从儿童角度出发，为有创伤的儿童及其家庭提供全方位的护理。具体而言，本章将描述脊髓损伤（SCI）、创伤性脑损伤（TBI）和烧伤后的儿童作业治疗服务。

二、脊髓损伤

脊髓损伤是指脊髓组织因创伤性或非创伤性意外导致损伤或撕裂。儿童脊髓损伤最常见的原因是机动车事故；其他脊髓损伤的原因包括暴力、跌倒和

运动损伤。在这些情况下，脊髓组织通常被移位的骨碎片、椎间盘或韧带致使损伤。非创伤性脊髓损伤的原因包括脊柱肿瘤、脊柱手术或脊髓病变，如横断性脊髓炎。脊髓损伤可分为完全性损伤或不完全性损伤。完全性损伤是指在损伤水平以下的运动和感觉功能完全丧失。不完全性损伤是指个体在损伤水平以下保留一定的运动和感觉功能。

美国儿童脊髓损伤发病率平均为 1.99/100 000，这意味着每年约有 1 455 例新患儿。从 3 岁起，男孩发生脊髓损伤的概率比女孩高出 2 倍多。与其他年龄组相比，幼儿由于头部较大且韧带松弛，其上颈段（C1~C3）更易发生脊髓损伤。与其他年龄组相比，因为韧带松弛，他们也更容易发生无影像学异常的脊髓损伤；即脊柱突发性移位可在不损伤椎骨或韧带的情况下导致脊髓损伤。

脊髓损伤后，儿童可能发生肌张力变化、感觉减退、虚弱和（或）相应椎骨损伤平面以下发生瘫痪，这些症状可通过相应的椎体确认。常见并发症包括乳胶过敏、肌肉痉挛、压疮、脊柱畸形、髋关节畸形、骨密度低、体温调节不良和心血管、呼吸、肠道及膀胱功能下降。在青春期前，脊髓损伤的儿童出现深静脉血栓和异位骨化的概率比脊髓损伤的成人低。据估计，26%~96% 的患者在脊髓损伤后会出现疼痛，包括损伤引起的疼痛和由神经系统而非外部刺激引起的神经病理性疼痛。自主神经反射障碍是脊髓损伤平面以下产生有害刺激的一种危险生理反应，导致血压升高等症状。值得注意的是，脊髓损伤儿童的血压通常比正常儿童低，所以其血压高于基线以上 20~40 mmHg 可能是自主神经反射障碍的一种信号。

儿童损伤的椎体水平决定了可能受到影响的肌群和皮肤组织。低水平损伤会影响儿童的下肢功能并伴有截瘫，而高水平损伤影响儿童的上下肢功能并伴有四肢瘫。美国脊髓损伤协会（ASIA）的脊髓损伤神经学分类国际标准参考手册提供了 ASIA 损伤量表（AIS），根据测评 10 个肌群的运动和 28 个感觉点的感觉检查对损伤进行分类。例如，如果在骶骨部位（S4~S5）没有保留任何感觉或运动功能，则损伤按 AIS 的 A 分级或完全性损伤，这是最严重的损伤（图 31.1）。这一分类有助于作业治疗师确定低于损伤水平的肌肉群和感觉功能的受损程度并预测神经恢复结果，其中轻度损伤预后更好。值得注意的是，对于某些儿童来说，因为其遵循指令或精确反应的能力，这类检查可能信度不高。根据损伤分类

和其他可变因素，如就诊稳定性及认知功能，脊髓损伤儿童的躯体功能水平各不相同。儿童的功能决定了需要什么程度的调整方式来参与有意义的作业活动。一名完全性高位颈椎损伤（如 C2）的儿童可能需要呼吸机支持呼吸，需要辅助移动的需求比低位损伤的儿童更多。儿童可能使用头控或气动开关来驱动电动轮椅并使用辅助技术，包括环境控制。参见第 18 章移动设备和第 19 章辅助技术的内容。环境控制使用开关或计算机接口让儿童操作设备或器具，如打开灯或调换电视频道。低位颈椎损伤儿童（如 C5）可以改为手动控制。胸部损伤儿童通常有足够的上肢力量和躯干控制力，可以自行推动手动轮椅并使用普通的方法控制环境。不完全性损伤的儿童可以恢复功能独立或通过辅助设备恢复。

三、创伤性脑损伤

由外力导致的脑损伤被归类为创伤性脑损伤。创伤性脑损伤的一般原因包括跌倒、车祸、运动损伤、非意外创伤和枪伤等。非创伤性脑损伤的原因包括脑卒中、缺氧、动静脉瘤畸形破裂、脑肿瘤切除、癫痫、癫痫灶切除、脑膜炎或脑炎等感染及代谢紊乱，但并不仅限于此。由于脑损伤有多种发病机制，不同类型脑损伤的表现和恢复方式也不尽相同，本章中讨论的脑损伤仅限于创伤性意外。

2013 年，美国有 280 万与创伤性脑损伤相关的急诊、住院治疗和死亡病例。与 65 岁以上的老年人相比，青少年和青年（15~24 岁）最有可能因创伤性脑损伤入院。当年，0~4 岁儿童因脑损伤入院率为 57.7/100 000，5~14 岁儿童为 23.1/100 000，15~24 岁青少年和青年为 81.2/100 000。

格拉斯哥昏迷量表提供了对创伤性脑损伤严重程度的客观测量和分类。该量表通过观察睁眼、语言和运动反应，用 3~15 分来评价意识水平。脑外伤分为轻度、中度或重度。轻度脑损伤是指意识丧失少于 30 分钟，格拉斯哥昏迷评分在 13~15 分，创伤后失忆症状不超过 24 小时。中度脑损伤是指意识丧失时间在 30 分钟到 24 小时，格拉斯哥昏迷评分在 9~12 分，脑电图（EEG）、计算机断层扫描（CT）或磁共振（MRI）扫描检测有相关表现。严重脑损伤是指持续 24 小时以上的意识丧失，格拉斯哥昏迷评分在 3~8 分，EEG、CT 或 MRI 有明显表现。严重创伤性脑损伤儿童可能会伴有自主神经震荡。自主神经

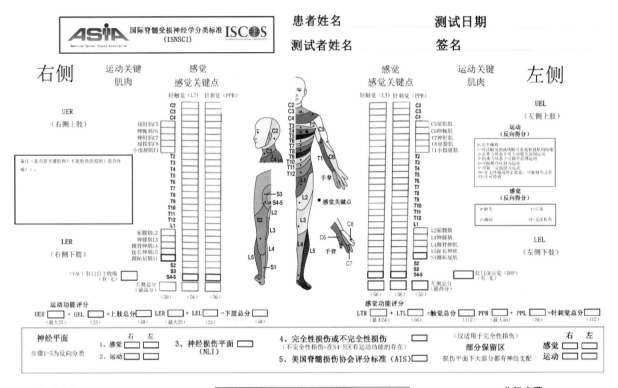
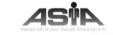

图31.1　检查表（美国脊髓损伤协会《脊髓损伤神经系统分类国际标准》）

<table>
<tr><td colspan="2">框31.1　脑损伤引发的障碍</td></tr>
<tr><td colspan="2">脑损伤后认知方面的障碍：注意力、语言、处理速度、记忆力和排序能力；躯体功能方面的障碍：肌力、肌张力、感觉、粗大运动和精细运动；行为方面的障碍：情绪、行为调节、社交语言和心理功能。</td></tr>
</table>

震荡发生在脑损伤儿童中，表现为严重脑损伤后出现的循环症状。躯体表现可包括四肢和躯干强直、心率和呼吸频率增加、血压升高和出汗量增加。框31.1列举了由脑损伤引起的障碍。

　　脑损伤导致的功能障碍取决于儿童、家庭和环境因素。例如，根据损伤部位和损伤是局部性还是弥漫性的，导致的障碍亦有不同。一般来说，严重脑损伤患儿，如弥漫性轴索剪切损伤或缺氧患儿，与损伤面积小、损伤区域局限的患儿相比，其功能预后更差。行为问题、学习成绩差和家庭社会经济等不利状况的先天性因素也会影响创伤性脑损伤患儿的长期功能预后。

　　创伤性脑损伤的恢复通常遵循Rancho认知功能水平。该工具描述了在八个恢复阶段中每一阶段观察到的典型行为（表31.1），这有助于确定创伤性脑损伤幸存儿童的作业治疗目标和干预措施。以Rancho水平为指导，作业治疗师详细评估儿童的认知功能，并在有意义的作业活动中使用活动分析，支持其认知功能提升到下一个水平。每位儿童及其脑损伤都是特殊的；因此，八个恢复阶段的进展速度差异很大。此外，儿童恢复过程中可能会有停滞期，或者在某些情况下，他们可能会停滞并不再进步到更高的功能水平。

四、烧伤

　　烧伤并发症的严重程度与损伤的深度直接相关（表31.2）。皮肤有两层：很薄且不含血管的表皮层以及含有血管、神经、毛囊、汗腺和脂肪，负责细胞生产的真皮层。当烧伤仅发生在表皮层时，将其定义为一度烧伤或浅层烧伤；当损伤达到真皮层时，定义为二度烧伤或部分深度烧伤；当大部分或全部真皮层受到损伤时，则定义为三度烧伤、深部烧伤或皮肤全层烧伤。

　　根据美国国家烧伤资料库显示，每年超过45万人因烧伤而需要治疗。其中一半以上儿童为18岁以下，大约有3万人因烧伤而需住院治疗。大多数儿童

表31.1　Rancho认知功能水平和典型行为

Rancho认知功能水平	典型行为的描述
Ⅰ级：没有反应	• 对外界刺激没有反应
Ⅱ级：一般反应	• 对外界刺激呈现不协调、无目的的反应，与刺激无关
Ⅲ级：局部反应	• 对刺激有局部反应 • 可以遵循简单指令
Ⅳ级：烦躁反应	• 表现出烦躁和激动 • 在最大帮助下参与一些最基本的日常生活活动
Ⅴ级：错乱反应	• 持续躁动状态 • 能按指令逐步完成自理活动 • 维持固有的想法和活动
Ⅵ级：适当反应	• 因记忆问题而表现困惑 • 在监督或少量口头提示下完成日常活动 • 对功能性任务的注意力提高 • 容易被环境干扰 • 对躯体缺陷有新认识 • 行动和语言上有冲动表现
Ⅶ级：自主反应	• 独立完成日常人物和功能性活动 • 对躯体和认知能力尚认识不足 • 思维过程和行动灵活性不佳
Ⅷ级：有目的反应	• 认识到损伤对躯体与认知的影响 • 弥补独立完成日常任务的不足之处 • 表现出更恰当地解决问题的能力 • 学习能力有所提高

烧伤（60%）是由厨房或浴室烫伤导致的，25%是由火灾引起，10%是由接触导热物体或工具引发的，其余5%是由电和化学原因所导致。随着烧伤治疗的不断发展，所有年龄组的存活率都有所提高，这导致了有效干预和康复需求的增加。

　　对于烧伤的医疗干预是非常重要的，但根据其烧伤程度的不同而有所差异（图31.2）。破坏深层皮肤的组织损伤需要更长的恢复期，而且通常还需要手术干预，因此会增加感染风险。破坏皮肤真皮层的烧伤通常需要植皮。

　　对大面积烧伤患者而言，如果烧伤面积大于2～3周内所能愈合的面积时，那么植皮是一种常用的治疗方式。进行皮片移植时，将一块健康皮肤从身体的另一部位取下并放置在同样大小的伤口上。

表31.2　烧伤深度和干预意义

程度和厚度	深度	特点	示例	治疗考虑因素
一度烧伤：浅表	表皮	疼痛、发红、瘙痒	晒伤	• 几天之内就能痊愈 • 一般不需要干预 • 监测瘢痕按摩的需求
二度烧伤：表面皮层	真皮层：浅表乳头区	疼痛、起泡、肿胀；与燃烧物短暂接触	短暂触摸沸水或卷发器、摩擦（浅表红斑）	• 需要1~2周治愈 • 需要瘢痕按摩以及主动活动（AROM） • 监测是否需要被动活动（PROM）、压力治疗和辅具
深二度烧伤：深部皮层	真皮层：较深的网状区域	相对无痛、呈白色；与燃烧物有直接接触	与火、沸水和摩擦的直接接触（如触摸正在运作的跑步机）	• 可能需要移植或需要3周以上的愈合时间 • 需要被动活动、按摩瘢痕、压力治疗、辅具，疼痛管理时要进行运动再学习并且会有短期的关节活动度受限
三度烧伤：皮肤全层	全部真皮和（或）皮下组织（肌肉、骨骼）	无感觉，成黑色或灰色；长时间与燃烧物接触	触电、爆炸、接触易燃化学品、家中火灾	• 需要移植、截肢和（或）复杂的手术干预 • 需要进行被动活动、瘢痕按摩，和取决于手术性质的压力治疗 • 需要术后制作矫形器 • 需要运动再学习、补偿性策略和（或）假肢

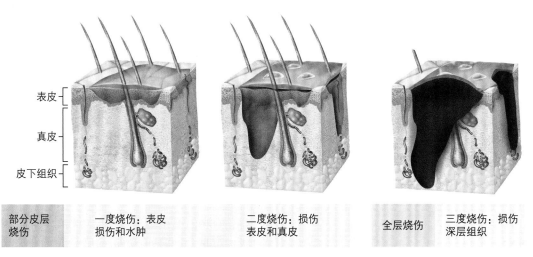

| 表皮 | 真皮 | 皮下组织 |

| 部分皮层烧伤 | 一度烧伤：表皮损伤和水肿 | 二度烧伤：损伤表皮和真皮 | 全层烧伤 | 三度烧伤：损伤深层组织 |

图31.2　根据受损的基础结构和组织破坏的深度来分类烧伤

健康区域称为供皮区。供皮区类似于浅表部分皮层损伤。通常愈合期为10~14天，而且疼痛感明显。网状移植用于覆盖大面积伤口。当供皮区通过轧皮机压轧，可以覆盖比供皮区面积更大的伤口。当供皮区面积较小时，如全身大面积烧伤，覆盖伤口是很有必要的。网状移植可以扩大到原始面积的2~9倍，并且网状裂缝会在7~14天内愈合。"华夫饼"似的外观是永久性的；因此，网状移植只在绝对必要时才会使用，且很少用于面部或手部（图31.3和图31.4 A和B）。对于大面积烧伤且只有小部分供

皮区的患儿来说，临时覆盖伤口直至通过异体移植或尸体和动物提供供皮区，这起到生物敷料的作用并可维持2~3周。当异体移植产生身体排斥时，必须进行自体移植，即用儿童自身未受伤的供体部位皮肤进行移植。移植部位和供体部位均有可能产生瘢痕。

瘢痕的异常生长，即愈合皮肤的颜色和（或）一致性与未受伤的皮肤不同，可能导致功能性问题和美观问题。构成皮肤的胶原纤维通常呈线性排列。当真皮层严重受损时，构成皮肤的胶原纤维会过度

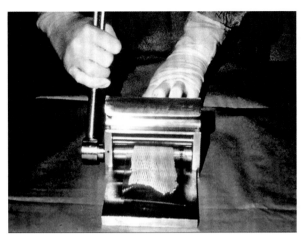

图31.3 使用轧皮机压轧皮肤组织，扩大供皮区。这样可以覆盖更大的创面

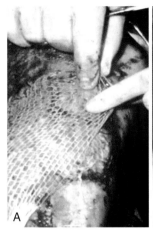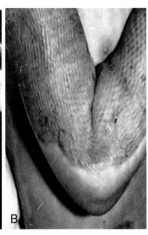

图31.4 A.网状皮肤上的"洞"通过最初的计划愈合，因此有可能留下瘢痕；B."华夫饼"外观常是永久性的

生长，并以无序的方式重新排列，造成异常瘢痕。增生瘢痕外观呈红色、隆起、增厚以及紧密。烧伤后增生性瘢痕形成的发生率为67%～90%，儿童及深肤色人群中的发生率有所增加。未经处理的增生性瘢痕会同时产生躯体以及社会心理上的影响，包括慢性创伤和疼痛、关节痉挛导致的功能下降、与外观缺陷相关的社会融入感和生活质量的整体下降。烧伤瘢痕的最佳治疗结果是恢复烧伤组织的美感和尽可能接近正常皮肤的功能。作业治疗师的职责在瘢痕增生期是至关重要的，即受伤后第一年内（图31.5）。

五、治疗关系

与儿童作业治疗师的关系有助于在创伤治疗中支持儿童及其家长的社会心理健康。创伤后家长可能会因为不熟悉儿童的并发症和就医系统而感到无助。作业治疗师评估照顾者的意愿，为其提供适当的信息，从而促进照顾者确定治疗并增加参与其子女治疗的信心。鼓励照顾者参与或照顾者愿意参与前提供各类丰富的信息，这可能会让他们不知所措并降低信心。为了使照顾者能够充分参与跨专业团队，作业治疗师使用适合家庭的语言和方法进行宣教。实践教育可以为照顾者提供参与感、责任感、自信心并履行责任。

除了照顾者参与，作业治疗师使用适合发育和认知的策略，与儿童建立融洽的关系。儿童在医院里通常会感到恐惧和焦虑，友好的表达方式如笑声和微笑，对建立信任感有很大帮助。如果治疗干预有不适或有困难时，作业治疗师可以确认儿童的感受并为其提供适合年龄的方法来应对压力情境，从

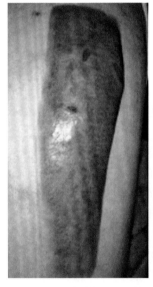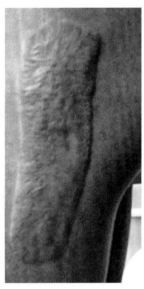

图31.5 瘢痕成熟是通过组织恢复和尽可能接近正常皮肤功能来定义的。该部位瘢痕用按摩和压力疗法治疗约12个月，恢复了正常的血管、色素沉着和柔韧性。但该患者瘢痕凸出可能会一直存在。每个人的皮肤构造各有不同，对治疗标准的反应也不尽相同

而促进持续的融洽发展。另一个策略是将儿童患病前的兴趣融入治疗活动中。游戏不仅是建立融洽关系的工具，也是儿童时期支持发育、学习和健康的重要作业活动。这可以使患儿重新进入儿童期，并使其不再专注于当前的困境。音乐通常是有助于营造平静或有趣环境的一种方式，以此克服犹豫并鼓励参与。

作业治疗师可以通过使用适合儿童发育的语言来告诉他们关于其就医状况、预防措施或疾病的进程，以此进一步建立信任关系。不管儿童当前的意识水平如何，作业治疗师在描述对这名患儿进行什

么治疗时,都要认可其经历并尊重儿童的表现。一旦儿童和照顾者在医疗环境中感到舒适并且信任跨专业团队的成员,他们就会更积极地参与康复过程。

(一)创伤后照顾者的经历

　　照顾创伤儿童对整个家庭来说都很有压力。在儿童康复的最初阶段,照顾者会设法解决儿童和家庭在新环境中最迫切的需求。他们表示在管理儿童护理需求方面缺乏信心并且在儿童诊断和康复过程方面缺乏指导。同时,照顾者经历了创伤性事件并且对一些重大损失感到悲痛,包括失去了曾经熟悉的孩子、不敢想象孩子的未来,以及再也没有以前的家庭日常生活了。照顾者必须确定如何花费大量时间来管理儿童的就医需求,同时平衡其他的生活需要,包括就业、家务、照顾兄弟姐妹和维持关系。照顾者会感到巨大的压力。此外,家庭必须面对照顾一名创伤儿童的长期影响。作业治疗师必须支持照顾者的能力,以满足儿童新的新需要,同时要考虑到照顾者的弱点,特别是在目标制定过程中。

　　专业医护人员和家庭成员的观点可能会有不同。跨专业团队可能会在儿童受伤后与其接触;因此他们对康复进程的看法是基于儿童受伤后的情况。相反,儿童和照顾者的观点是基于其受伤前的情况,他们希望恢复到和受伤前一样。尽管跨专业团队、儿童和照顾者都希望尽可能恢复到伤前水平,但认识到儿童和家庭成员对目标设定及完成情况有不同的看法也十分重要。

　　当儿童突然出现一系列障碍时,对照顾者来说,设定治疗目标可能让他们在情感上难以承受。面对预后的不确定性,设定比先前功能水平低的目标可能会很有压力。照顾者称不知道从作业治疗中能得到什么,而且并不认为已经作好确定儿童目标的准备。框31.2列举了为创伤后家庭提供积极经验的策略。

(二)创伤后照顾者的理论观点

　　两个理论框架有助于理解创伤后儿童照顾者照料程序的复杂性。该模式定义了六个阶段,可用于处理创伤事件后遗症的过程,并改变行为,以便管理新情况。该模式阶段为:前意向阶段、意向阶段、准备阶段、行动阶段、巩固阶段和终止阶段。儿童从一个阶段转入另一个阶段是基于增加参与度的意愿。这种模式确保照顾者以适当的速度接受自我管理挑战。

> **框31.2　培养积极的创伤后家庭体验的策略**
>
> - 采取充满希望的方法:"希望是一种能够调动目标导向性活动的内在动态品质"。
> - 了解这个家庭的故事。
> - 促进自信心。
> - 提出问题来参与并承认照顾者是儿童专家。
> - 利用非评判性和支持性的语气。
> - 关注儿童的优势。
> - 为每个家庭量身定制目标和干预措施。
> - 将活动融入家庭的日常生活和环境中。
> - 匹配家庭意愿并在指导时结合各种实践机会。
> - 理解父母对"美好未来"的憧憬。
> - 将临床医师的角色从团队领导转变为指导员。

　　前意向阶段的特点是缺乏对改变的必要性认识。在这一阶段,创伤患儿的照顾者可能很难处理创伤后的情况,也不准备做出任何改变。意向阶段包括考虑改变并权衡改变的利弊。创伤性疾病患儿的照顾者可能已经准备好接受指导、讨论优缺点,其中常包括承认损失。在准备阶段,照顾者采取措施进行改变。作业治疗师可以认可家长的选择、鼓励每一小步改变并引导照顾者识别障碍。该模式行动阶段的特点是,照顾者与儿童建立一种新的习惯,其中作业治疗师可以通过写下计划和预测可能出现的失误来支持这种习惯。巩固阶段包括照顾者定期维持改变。作业治疗师可以表扬照顾者成功培养了一个新的日常安排,并为保持正常生活轨迹提供帮助。该模式的作者建议在目标制定和持续干预期间考虑个体意愿。

　　决策冲突模型是第二种适用于该类患儿及其家长的理论方法。该模式侧重于压力下的决策过程。具体而言,该模式根据动态压力和解决问题时的可用资源来检测可能发生的内部冲突。增加内在冲突感的因素包括知识不足和对选择认识的不充分、不确定选择的利弊以及在决策过程中缺乏支持或资源。决策冲突模式强调要求许多创伤患儿的照顾者,为患儿确定目标时,面对紧张情绪和内心挣扎。这可能是一个非常困难的过程,参与的照顾者通常需要与作业治疗师共同讨论如何选择一种支持方式来照顾患儿。

六、创伤后作业治疗评估与干预

　　为创伤后儿童提供治疗是复杂且多变的,每个家庭都有各种治疗需求。治疗从回顾病史和预防措施开始。评估应包括身体结构(如皮肤);心理功能、感觉功能和疼痛(如定向疼痛);神经肌肉骨骼和运动相关功能(如被动关节活动度、肌力、肌张力、耐力、协调性)。为儿童建立作业治疗病案通常需要照顾者提供儿童的兴趣和习惯;发病前发育水平和自理能力,包括自我照顾、睡眠、学习和社交活动;评估目前的参与水平;包括环境或活动需求在内的障碍(如设备需求);以及家庭教育需求。

为了确保治疗和支持过程中的功能整体性,作业治疗师使用各种不同但紧密联系的干预方式,包括预备方案、有目的的活动、作业活动干预和教育。作业治疗师使用预备方案来补偿患儿不足,包括损伤的身体结构和身体功能。作为一种作业治疗干预,预备方案必须以有目的的活动为导向或以作业活动为基础进行干预。作业治疗师使用有目的的活动和基于作业活动的干预让儿童重新参与有意义的作业活动。照顾者和儿童都需要进行包括资源和解决问题障碍在内的教育干预。尽管所使用的具体干预措施可能因特定的创伤和由此产生的障碍而有所不同,但每个恢复阶段的基本原则适用于所有儿童的创伤后干预。

七、跨专业团队合作

由于创伤性疾病的复杂性和严重性,需要跨专业团队合作,进一步支持儿童的整体康复。事实上,日常团队轮换与重症监护病房患儿的死亡率下降相关,甚至超过了医患比率。除安全之外,跨专业团队成员还定期与家庭成员互相合作,确保提供一致的、以目标为导向的治疗。

跨专业团队有各种不同类型。在跨专业团队合作中,多学科和跨学科两词经常交替使用。但是Choi和Pak将两者区分开来,他们指出多学科团队成员相互交流各自的治疗计划,而跨学科团队成员分析并综合共同的治疗计划。Korner在18家康复诊所进行了访谈确定团队方案中,提出与多学科团队相比,跨学科团队的团队合作和效率更好。在康复过程中根据儿童的需求,确定治疗计划时,某些学科可能比团队中的其他学科承担更多的责任。作业治疗师要与团队的其他成员主动联系,关注儿童的治疗计划。例如,在某些阶段,作业治疗师与患儿接触的机会比医生更多。在这种情况下,作业治疗师要告知医师影响进步的相关问题,例如需要药

物治疗影响儿童参与自我照顾的疼痛程度、与他人有效沟通或保持适当的觉醒度。此外为了满足儿童创伤后的复杂需求,作业、物理、言语和文娱治疗师需要共同讨论并紧密合作,甚至可能包括跨学科实践(即适当强化各学科的目标)。例如,作业治疗师侧重于自我照顾的同时也要强化移动和交流能力,这是物理治疗师和言语治疗师的主要目标。统一的儿童日常治疗计划可以促进儿童的安全、在照顾者和护理人员间建立一致的治疗程序、预防相互冲突并有助于儿童将恢复的技能泛化到各类环境中。治疗团队成员可能会随着患儿从一个治疗阶段转入另一阶段而发生变化。这是另一个全面和及时的团队沟通机会。整个治疗过程的一致性为儿童和照顾者在潜在的压力转换期间提供了安全感。

八、创伤后的持续治疗

儿童创伤后接受作业治疗干预,这是贯穿了各个阶段不同需求的持续治疗。这些阶段可能包括重症监护期、急性期护理、住院康复、门诊康复和重返社会。每阶段治疗的详细说明见第26章。

(一)重症监护期

在重症监护室,儿童治疗的重点是医疗康复。儿童常见的表现为自然发生或药物引起的昏迷,限制了儿童与他人或环境的积极互动。作业治疗从重症监护室开始进行干预,预防由于肢体制动和维持动态平衡能力受损引起的继发性并发症(表31.3)。此阶段患儿的主要作业活动是休息和睡眠,这对康复至关重要。

重症监护室的干预目标包括防止挛缩和压疮、疼痛管理和安全。在整个干预过程中监测儿童的生命体征,确保心血管和呼吸功能的稳定。全关节活动度的预备方案包括伸展、软组织松动、使用矫形器和体位摆放。图31.6展示了在重症监护室使用的矫形器。除了预防挛缩,作业治疗师还可以制订预防压疮的体位摆放方案,因为昏迷患儿和活动受限和(或)感觉受限患儿均有皮肤破损的风险。作业治疗师也可以使用体位摆放和关节活动度训练,结合医生指导的疼痛管理药物一起帮助控制疼痛。疼痛管理还包括运用适当舒适的措施,如舒缓的音乐。与护理人员合作,对关节活动范围、矫形器使用和体位摆放方案的制定及实施至关重要。

表31.3　儿童创伤后持续治疗的作业治疗干预

治疗阶段	制订方案	以目标为导向的作业活动干预	宣　教	安全预知
重症监护期	<ul><li>体位摆放</li><li>关节活动度</li><li>定制矫形器</li><li>活动软组织</li><li>伤口护理</li><li>疼痛和觉醒药物治疗的用药咨询</li></ul>	<ul><li>改善睡眠/休息(如使用低刺激环境的策略,允许儿童有不间断的睡眠/休息,限制噪声)</li><li>自我管理(如通过调整体位让儿童独立进食或吃东西,促进嘴唇闭合或吮吸吞咽呼吸模式)</li><li>促使儿童进行游戏的前提,要有参与认知、社交、趣味性活动的机会(如躲猫猫,唱儿童歌曲,通过大笑与微笑与人互动)</li><li>促进学习与认知的发展(如对人、地点和时间的定位;读写和记忆的游戏;因果游戏)</li><li>促进早期功能性移动(如坐位,爬行,站立,行走时的姿势控制)</li></ul>	<ul><li>对诊断,预防,进展,期望方面的宣教</li><li>对作业治疗师和团队成员任务的宣教,包括家庭任务的宣教</li><li>实践教育如何护理儿童</li></ul>	<ul><li>预防</li><li>体征监测</li></ul>
急性期治疗	<ul><li>体位摆放</li><li>关节活动度</li><li>定制矫形器</li><li>活动软组织</li><li>伤口护理</li><li>感觉刺激</li><li>按摩瘢痕</li><li>压力治疗</li><li>与疼痛、觉醒和痉挛药物治疗相关的用药咨询</li></ul>	<ul><li>通过躯干控制参与生活自理(如坐位下进食、移动到浴室)</li><li>参与ADL(如提高肌肉力量与耐力,活动;适应性设备训练)</li><li>通过神经肌肉再学习,协调ADL,游戏,学习和功能性移动</li><li>睡眠/休息(如建立日常安排,放松技术)</li></ul>	<ul><li>宣教深静脉血栓(DVT)的形成和体位性低血压的预防</li><li>促进儿童日常生活表现的训练宣教</li><li>对治疗设备/策略进行指导和教育</li></ul>	<ul><li>预防措施</li><li>体征监测</li><li>预防体位性低血压</li></ul>
住院康复治疗	<ul><li>体位摆放</li><li>关节活动度</li><li>定制矫形器</li><li>活动软组织</li><li>感觉刺激</li><li>按摩瘢痕</li><li>压力治疗</li><li>与疼痛、觉醒和痉挛药物治疗相关的用药咨询</li></ul>	<ul><li>增强ADL独立性</li><li>延长ADL活动的耐力</li><li>通过有或无电刺激的神经肌肉再学习,协调ADL能力</li><li>尽管技能会发生改变,但仍需要进行适应性设备训练来参与ADL</li><li>尽管技能会发生改变,但仍需进行适应性设备训练来参与各项ADL活动</li><li>自理训练</li><li>IADL训练</li></ul>	<ul><li>所有功能需求的实践教育</li><li>使用治疗设备/策略的实践教育训练</li><li>家庭计划的实践教育</li><li>强调家庭计划的重要性</li><li>标准化评估评价结果的宣教</li></ul>	<ul><li>预防</li><li>预防体位性低血压</li></ul>

续 表

治疗阶段	制订方案	以目标为导向的作业活动干预	宣教	安全须知
住院康复治疗		• 对 ADL 独立性和表现能力进行标准化评估 • 根据家庭评估进行环境改造,提高 ADL 独立性 • 社会再融入 • 应对情绪变化的策略 • 社交技能训练 • ADL 活动中记忆力,注意力和意识的再训练以及学校生活再融入 • 针对安全性和学校参与度进行视觉功能训练 • 与社工/心理专家讨论回归家庭的意愿	• 治疗设备/策略的实践教育 • 对家庭项目及其重要性的实践教育 • 对标准化评估结果的宣教 • 参与过程中解决问题障碍的宣教	• 预防
门诊康复/回归社会	• 体位摆放 • 关节活动度 • 定制矫形器 • 活动软组织 • 感觉刺激 • 按摩瘢痕 • 压力治疗 • 与疼痛、觉醒和警觉掌药物治疗相关的用药咨询	• ADL 独立性(如运动控制和运动学习,肌肉力量和耐力训练,神经肌肉再学习,使用适应性设备的能力) • IADL(如练习排序步骤,组织和完成 IADL) • 有关 ADL 独立性和表现技能的标准化评估 • 游戏(如在治疗中增加游戏技能的趣味性,让儿童参与到愉悦的活动中;在游戏中培养解决问题,认知知和运动技能;与他人交往的能力) • 根据家庭评估进行环境改造,提高 ADL 独立性 • 社会再融入 • 应对和社交技能训练 • ADL 中记忆力,注意力和意识的再训练以及再融入学校生活 • 针对安全性和学习参与度的视觉功能训练 • 与社工/心理专家讨论回归家庭的意愿 • 与学校商议必要的调整 • 依靠社区资源获得支持和娱乐机会 • 转诊给其他专业人员,如心理咨询,持证康复专家		

注：ADL,日常生活活动能力;IADL,工具性日常生活活动能力;ROM,关节活动度。

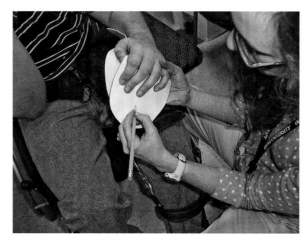

图31.6   作业治疗师制作矫形器作为扩大关节活动度的一种方法，并预防畸形

治疗过程中最先考虑的问题是确保儿童的安全。作业治疗师通过遵守治疗必要的制动和防护性医疗设备来解决这些问题，如在颅骨切除后戴上头盔。对情绪激动的儿童，作业治疗师与医疗小组共同决定是否需要医嘱以限制躯体活动，防止自我伤害。例如，利用肘部固定器防止拔管，一侧床边有拉链的床围防止儿童摔倒。作业治疗师在转移儿童时必须小心伤口、切口和医疗器械的位置，防止伤到儿童。重要的是，要知道癫痫发作的状态和表现。对于不熟悉这类患儿复杂情况的作业治疗师来说很难意识到所有的安全因素。认识到自己的局限性很重要；作业治疗师和儿童可以在关键时刻求助其他医疗团队成员，确保提供安全适当的治疗。整个治疗团队紧密合作确保儿童在康复过程中的安全。

在重症监护室中，作业治疗师帮助照顾者重新回顾儿童监护人的角色。尽管照顾者并非儿童医疗需求方面的专家，但他们是最了解自己孩子的人。在整个治疗过程中，作业治疗师从治疗者的角色指导照顾者如何促进儿童提高技能，并逐步恢复先前的功能水平。作业治疗师也建议照顾者与医疗团队合作，参与儿童在医院的治疗。脊髓损伤患儿在重症监护室的作业治疗干预实例见框31.3；创伤性脑损伤患儿见框31.4；烧伤患儿见框31.5。

（二）急性期治疗

在这一阶段的持续治疗中，创伤儿童的基本情况会更加稳定，并且开始表现出与环境互动的能力。作业治疗师会继续使用制定方案处理患儿受损的身体结构和功能，包括促进内环境稳定和预防制动后的继发性并发症。当儿童长时间卧床时，首要任务

框31.3 脊髓损伤患儿重症监护室的作业治疗干预	
制订方案	• 疼痛会限制儿童的参与，所以与医师共同进行疼痛管理是十分重要的。
以目标为导向的活动和作业活动干预	• 如果儿童是清醒的，作业治疗师可以通过相应的呼叫灯和其他调整的辅助策略，帮助儿童解决因为运动受限而产生的焦虑，增强独立性。 • 完成进食或床上洗澡等床上自理活动时，适应性设备可以在儿童耐受的程度内使用。
宣教	• 照顾者和父母能从脊髓损伤患儿的科普宣教中受益。 • 宣教也应包括自主神经反射障碍。自主神经反射障碍症状的改善可以通过保守治疗（如去除刺激物或定位）和（或）药物治疗。

框31.4 创伤性脑损伤患儿重症监护室的作业治疗干预	
制订方案	• 虽然医师会使用药物治疗干预儿童的自主神经震荡，作业治疗师也会与医疗团队保持交流，确定是否治疗干预能支持改善儿童的耐受性。 • 低刺激环境能够促进大脑痊愈。脑损伤后，噪声、强光和触觉输入会过度刺激患儿，并导致其躁动和血压升高。血压升高对脑组织愈合是不利的，因为儿童会因肿胀而导致颅内压增高。
以目标为导向的活动和作业活动干预	• 根据儿童意识水平，作业治疗师可以适当采用可控的感觉刺激，唤醒其对环境的自身意志反馈。监测在感觉刺激下自主神经系统的反应，这有助于患儿恢复意识。
宣教	• 照顾者可以从脑外伤科普宣教中受益，包括患儿的觉醒度、对刺激的接受度和身体运动功能。Rancho水平有助于了解患儿脑损伤后的恢复阶段及预后情况。

<table>
<tr><td colspan="2">框31.5　烧伤患儿重症监护室的作业治疗干预</td></tr>
<tr>
<td>制定方案</td>
<td>

- 当身体从严重的组织损伤中恢复时，儿童经常会寻求舒适的体位（胎儿位），这会加重挛缩的发展。因此为了保障功能，作业治疗师必须确保烧伤区处于伸展状态。如果卧位时不能维持，应使用矫形器保持组织长度。
- 矫形器也用于保护受伤或暴露在外的身体结构。
- 如果儿童做了气管切开术，将颈部适当伸展是预防气管挛缩的关键，并且已经证明可以减少早期重建的需求。
- 对于所有涉及的关节，应该每天进行一次全关节活动范围的被动运动，并注意暴露的身体结构。
</td>
</tr>
<tr>
<td>以目标为导向的活动和作业活动干预</td>
<td>

- 尽管意识水平可能较低，但在早期进行关节活动和更换敷料时了解儿童及其兴趣是很重要的。
- 在任何觉醒状态下都应该鼓励儿童尽可能参与。即使是像"张开嘴帮你刷牙"或"用遥控器帮我打开下电视"这样简单的事情，也能让儿童在自理能力上重新获得独立。
</td>
</tr>
<tr>
<td>宣教</td>
<td>

- 照顾者可以从烧伤科普宣教中受益，包括介绍烧伤深度和部位，以及这些因素如何影响功能及美观。
</td>
</tr>
</table>

研究笔记31.1　伤口治疗过程中疼痛和痛苦评估

van der Heijden, M. J. E., de Jong, A., Rode, H., Martinez, R., & van Dijk, M. (2017). Assessing and addressing the problem of pain and distress during wound care procedures in paediatric patients with burns. Burns, 44(1), 175 –182. https://doi.org/10.1016/j.burns.2017.07.004.

概述

Van der Heijen 等观察并检测了随机对照试验中在贫困的南非儿童医院内，烧伤患儿在无父母照顾且无其他消遣的情况下治疗伤口的经历。作者指出，尽管烧伤的患病率在低收入和中等收入国家最高，而大多数与烧伤相关的疼痛研究是在高收入国家进行的，因为那里有更多预防和缓解疼痛的机会。

采用COMFORT-B量表评估疼痛强度和痛苦程度。观察记录每个过程的四个阶段：去除绷带、清洗伤口、护理伤口和应用敷料。这项研究在南非开普敦进行，此地的标准伤口治疗程序中父母不应在场且没有其他消遣。

结果

研究中，许多患儿的评估得分显示了伤口治疗过程中的重度疼痛和痛苦。在四个治疗阶段中，分别有76%、89%、81%和62%的患者观察到重度疼痛和痛苦。发现可以根据年龄预测更高的痛感和痛苦。

作业治疗实践意义

- 对于儿童来说烧伤治疗程序是非常痛苦的，尤其是在没有消遣和父母支持的情况下。
- 在资源丰富的环境中进行的研究描述了被动消遣（音乐、视频）、主动消遣（玩视频游戏、虚拟现实、引导图像）和父母参与对减缓疼痛的好处。
- 这项研究表明，从事烧伤患儿治疗的作业治疗师考虑让父母在场以及应用被动和主动消遣来帮助缓解疼痛。

是保持皮肤的完整性。作业治疗将持续监测是否疼痛以及疼痛是如何限制儿童参与功能性任务活动的能力，作业治疗师还需与治疗团队的其他成员合作，重新设定疼痛管理计划，包括药物干预和应对机制。研究笔记31.1讨论了在烧伤患儿治疗中评估和处理疼痛的重要性。

虽然身体功能比在重症监护室时更稳定，但作业治疗师在干预期间仍应密切监测患儿的生命体征。如果儿童能够表达自己的需求，作业治疗师要做的很重要的一点就是让儿童主动参与治疗过程。如果儿童仍相对镇静，作业治疗师就要观察儿童的身体语言和生命体征，以监测儿童对干预的反应。作业治疗师帮助儿童恢复可用的运动功能，包括躯干控制。例如，作业治疗师帮助患儿转移到不同的位置，包括在床上坐起和床边坐下，并视情况转移到轮椅上。当加强姿势控制时，作业治疗师必须仔细监测疼痛或体位性低血压以及与姿势相关的低血压。患儿可能需要慢慢地重建直立状态下的耐受情况，以便进行自我护理、个人卫生和进食。

作业治疗师继续在急性治疗期和后续治疗阶段中与照顾者建立融洽的关系。在每个阶段，作业治疗师在与照顾者讨论儿童的预后结果时持谨慎乐观的态度也是很重要的。根据照顾者的意愿，儿童治疗和康复的信息通常在整个阶段需要多次重复说明。在指导照顾者加强体位转换之前，此阶段预防体位性低血压的宣教很重要。指导照顾者了解适当的运动对于长期制动患儿预防深静脉血栓或淤血形成的重要性。脊髓损伤患儿急性治疗期的作业治疗干预见框31.6；创伤性脑损伤患儿见框31.7；烧伤患儿见框31.8。描述重症监护期和急性期的作业治疗干预见案例31.1。

框31.6	脊髓损伤患儿急性期的作业治疗干预
制定方案	• 在此阶段的康复中，肌张力增高会更加明显，在这种情况下，应该进行最大限度扩大关节活动度的干预（如矫形器）。 • 除了疼痛，与医师合作进行药物治疗管理痉挛，这有助于提高儿童在治疗中的参与度和对干预措施的反应。 • 直立性低血压可以进行保守治疗（如使用功能性电刺激）和（或）脊髓损伤后使用药物治疗。 • 自主神经反射障碍可能会引起生命体征不稳定。
以目标为导向的活动和作业活动干预	• 运动功能的恢复必须在脊柱矫形器设备的限制范围内进行，如颈背部支具。但遗憾的是这类设备会限制功能独立性。 • 神经肌肉再学习包括双手交叉运动和感觉运动的治疗干预，支持运动功能的恢复。例如，当儿童重新开始一项有目的的活动时，他们常常很难做到精确的控制。作业治疗师可以用自己的手握住儿童的手来辅助他们进行活动。作业治疗师的辅助可以为儿童的运动模式提供感觉输入。此外，在一项功能性任务中，作业治疗师可以使用振动或肌肉肌腱叩击术来促进儿童的主动运动，并且在儿童做特定动作时为他们提供感觉输入。 • 应用适应性设备和辅助设备可以在儿童出现新的运动障碍时最大限度地发挥他们的功能。这包括提供可替换的呼叫灯和床控、腹带、压力袜和可租借的医疗设备，如轮椅、气垫、便桶椅。对轮椅进行评估以确定最适合儿童的轮椅型号和特征，进行最佳的匹配对提高儿童的安全性与功能至关重要。
宣教	• 作业治疗师会根据情况来示范如何支持儿童的功能，指导他们的护理。当儿童长期运动受限时，指导儿童告诉照顾者他们的感受是十分重要的。例如，儿童可以通过与人交流更接受的转移方式或如何更有效地放置设备来增强他们对身体的控制感。

框31.7	创伤性脑损伤患儿急性期的作业治疗干预
制订方案	• 在此阶段的康复中，肌张力增高会更加明显，在这种情况下应进行最大限度地扩大关节活动度的干预。 • 除了疼痛，与医师合作进行肌张力、焦虑和（或）觉醒方面的药物治疗，这可能有助于提高治疗中的参与度和对干预的反应。 • 持续评估儿童感知或与环境互动的能力是十分必要的。检查包括定位触觉、在有危险时眨眼、视觉跟踪、对突然出现的声音表示惊吓、定位声音、对气味或味道做出反应。 • 感觉刺激可用于增加或减少警觉性以促进参与功能性任务。 • 由于药物镇静作用的减弱，儿童这一阶段身体的不安通常会增加。例如，为预防皮肤受损而使用衬垫的安全措施，这需要进行持续的评估。
以目标为导向的活动和作业活动干预	• 一旦儿童能够接受环境刺激，那么他与环境的互动能力就会发展到更为复杂的层次。例如，如果患儿表现出了视觉追踪的能力，并能做最基本的上肢运动，为了便于在减重状态下得到目标物，侧躺可能是下一步合适的干预措施。在这一体位下，通过各种方式对任务的复杂程度进行分级，包括要求儿童克服重力、增加他们与物体之间的距离，这样可以练习躯干控制。 • 神经肌肉再学习，包括主动辅助上肢与手部运动以及感觉运动的治疗干预，以支持儿童运动功能的恢复。
宣教	• 照顾者可以受益于环境刺激以及影响儿童参与功能性任务觉醒度的指导。作业治疗师可以给照顾者演示如何促进有目的的互动。 • 照顾者可以从强化运动学习和有序功能的重复运动任务宣教中获益。

框31.8	烧伤患儿急性期的作业治疗干预
制订方案	• 因为在细胞水平上发生了多种变化,所以从正常伤口愈合到增生性瘢痕形成的病理过程会发生改变。在瘢痕过度增生的过程中,潜在调节机制的功能障碍可导致持续的炎症、过度胶原合成或缺乏组织降解及重塑。瘢痕异常增生高峰期发生在损伤后的6个月左右,并持续12～18个月。在整个过程中,必须使用促进瘢痕最佳预后的治疗干预措施。 • 按摩瘢痕应在伤口闭合后立即开始,以机械方式抵消愈合皮肤的收缩力。按摩瘢痕应在足够的压力下完成(使皮肤变白),每个区域应按摩3～5分钟,每天2～3次。不含酒精的乳液或面霜有助于皮肤护理,但它们本身不能促进瘢痕成熟或愈合。 • 应在开放性伤口或移植后5～10天开始进行被动活动,并与按摩瘢痕一起同步进行,每天2次。由于增生性瘢痕收缩力的增加,在这个阶段很可能开始出现挛缩,因此必须监测关节活动度的受限情况。 • 当在治疗过程中无法达到全被动关节活动度时,应使用定制矫形器将组织延长拉伸。只要愈合的皮肤能够承受干预产生的压力和(或)剪切力,使用压力绷带或压力衣的压力疗法就可以获得最佳疗效(图31.8)。在伤口闭合或皮肤植入后5～10天开始压力治疗。 • 压力绷带或压力衣的压力应该接近毛细血管压力(20～30 mmHg),以达到最佳的瘢痕治疗效果,并且应该每天穿戴23小时,大约持续12个月,或者直到瘢痕成熟。
以目标为导向的活动和作业活动干预	• 随着儿童觉醒度和意识的提高,对疼痛管理的需求也会随之增加。在疼痛的关节活动度治疗和伤口治疗中,作业治疗师应评估患儿的兴趣及与年龄和兴趣相符的活动。一些研究指出,相比于被动运动,对烧伤儿童进行有目的的活动以获得主动关节活动度,不仅会减少疼痛,而且可能获得与机械拉伸相似的活动范围并改善关节功能。 • 虽然儿童大部分时间都躺在床上休息,但让儿童了解未来的功能状况是重要的。在被动拉伸之后可能会进行一些简单的活动以强化活动范围和力量,如在床上抛球。
宣教	• 照顾者应该观察治疗过程,这通常是困难且痛苦的,做好情绪上的准备有助于出院后帮助患儿完成练习。 • 提供治疗设备(如压力衣、矫形器、适应性设备)以及瘢痕发展的照片有助于未来的依从性。

(三)住院康复

在住院康复期间,儿童身体状况稳定并能有规律地进行系统治疗,包括每天两次的作业治疗、物理治疗和言语治疗。条件允许情况下儿童治疗中可以包括学校服务、治疗性娱乐、按摩治疗和行为疗法。在这一阶段,作业治疗师将继续根据患儿需求处理抑制整体功能的潜在个人因素。

然而此阶段的治疗侧重于促进儿童的独立性,让其参与自我护理、游戏或休闲活动,为儿童回归家庭做准备。自我护理技能包括洗澡、穿衣、进食、功能性移动和如厕(图31.7)。作业治疗师可以鼓励照顾者带上自己的图片或者玩具来激励或鼓励儿童。在适当的时候,兄弟姐妹和其他亲密的家庭成员可以参与治疗过程,这样能人为的使医院环境更接近儿童生活的自然环境。

作业治疗师采用恢复性和适应性治疗相结合的方法让儿童适应康复过程中技能发展的变化。恢复性方法有助于儿童的技能向其以前的功能水平发展。由于患儿意愿或身体结构及功能的限制,儿童表现技能改善可能会达到平台期。图31.11说明了烧伤后趣味功能活动的使用。例如,尽管儿童有最好的药物管理,但是由于持续的偏瘫痉挛,可能很难在独立穿衣上有所进步。

这时作业治疗师可以使用适应性或代偿性的方法,调整活动需求以增加儿童的成功率。调整活动需求包括使用适应性设备和策略,这在儿童沮丧时给了他成就感(参见第6章)。作业治疗师可能会对目标导向性的活动使用恢复性的方法,同时对这名儿童其他的活动使用适应性的方法。两者之间的平衡取决于多种因素,包括儿童和照顾者的优先选择、医疗状况、作业表现情境和当前的技能表现水平。

随着临近出院,住院康复团队开始为儿童和照顾者重返家庭、学校和社区做准备。必要时作业治疗师或物理治疗师可以做一次家庭评估,就如何改造家庭环境,促进安全和独立性提出建议。基于儿童的功能和发展水平,作业治疗师可能会开始关注

案例31.1　Keegan

背景

Keegan是一名3岁的男孩,因车祸而转进重症监护室。当他母亲的车辆失控,车子前端因撞击而着火时,他在车辆后排仅用安全带束缚,并未在安全座椅内。他由救护车送到急诊室,随后又转到重症监护室。受伤前Keegan是一个正常发育的男孩,和父母及哥哥住在一起。他半天上幼儿园,半天由祖母照顾。Keegan性格开朗,喜欢到户外探险以及和他哥哥玩摔跤运动。

Keegan为胸12 ASIA的B型脊髓损伤,并在颈部、右肩和上肢近端到肘部占总体表面积30%的深度烧伤;他需要鼻饲管、背部支架和留置Foley导管插管,并处于药物引起的昏迷状态。治疗是为了防止继发性并发症。烧伤评估显示,全层烧伤涉及的关节包括颈部和腋窝前部。在此阶段这些关节处的被动关节活动度正常。

干预过程

重症监护室

作业治疗师与护理人员讨论制定了摆位时间表,确保Keegan至少每2小时在床上翻身一次,防止皮肤破裂和因伤口挛缩造成的畸形;还提供给他各类靴子,以避免产生对他足跟的直接压力,同时能使之后负重于足踝部。作业治疗师按照Keegan的摆位时间表对其父母进行了宣教并贴在他的病房内,指导他们如何配合护理人员遵循时间表的安排。根据这些指导,她要求每位家长按照指示操作如何安全地协助Keegan进行体位转换。作业治疗师每天进行颈部和肩部的被动关节活动度(PROM),在耐受的情况下增加拉伸,并在关节活动度有受限时定制矫形器。外科医生在伤口清晰后对烧伤区域进行自体皮肤移植,手术后5天治疗师开始每天2次进行被动关节活动度训练。Keegan开始表现出肩颈部关节活动度受限,因此作业治疗师开始在床上用热塑性矫形器将肩部固定位于外展位,并用毛巾卷使颈部处于伸展位。

这时Keegan的病情逐步稳定;医师停止了使用镇静剂的医嘱并将Keegan转入急症治疗。

作业治疗评估:什么影响了他的功能?

- 意识受限,几乎没有主动运动。
- 恐惧,困惑。
- 面临关节挛缩和压力区域增加的风险。

目标

- Keegan可以尽可能表达需求。
- Keegan可以尽可能参与他的治疗。
- Keegan可以维持所有关节的被动关节活动度。
- Keegan在有可能出现压疮的区域保护好皮肤完整性。
- 照顾者参与Keegan的治疗。

计划

- 床边刺激和与年龄相符的交谈。
- 交流治疗计划("我们现在要开始伸展你的手臂")并尽可能促进主动参与("帮我抬起你的手臂。很好!")。
- 适当的指导家庭治疗。
- 如果被动关节活动度受限,则对受限关节增加至每天2次被动活动。
- 为关节活动度受限的关节制作矫形器或进行体位摆放。
- 监测和预防受压区域(气垫、垫高脚跟)。

急性期治疗

随着Keegan意识水平的增加,由于烧伤疼痛和下肢神经性疼痛,他表现出明显的难以忍受治疗过程。作业治疗师建议医师尽可能提供药物处理疼痛,并希望平衡Keegan的治疗耐受性及其参与治疗的觉醒度。当Keegan的妈妈带来了他最喜欢的电视节目的音乐之后,治疗师开始在每次治疗中播放。当Keegan能够听从简单的指令时,作业治疗师让他知道什么会伤害他,并让他伸手去拿和转头看家里不同的玩具,以此来评估他肩部和颈部的活动范围。作业治疗师让Keegan的哥哥把平板电脑放在只有当Keegan站立时才能看到的位置;她帮助Keegan慢慢地坐在床边,并在他观看电视节目时评估其姿势控制。Keegan哭着告诉治疗师不要放手,治疗师安慰Keegan并鼓励他。作业治疗师将指导他的父母进行安全转移,这样他就可以坐在有头部支持的椅子上一段时间,这是他随后体位计划的一部分。在治疗过程中,作业治疗师鼓励Keegan在整个伸展过程中尽可能多地进行主动活动,并让他知道何时需要进一步被动伸展关节。在痛苦的牵伸训练中,治疗师在"引导想象"中探讨了对Keegan有意义的目标和想法,并且在得到疼痛的药物治疗后就配合完成了关节活动度治疗。之后他转入了住院康复治疗。

作业治疗评估:什么影响了他的功能?

- 焦虑、恐惧、对疾病缺乏了解。
- 上半身的烧伤疼痛,下半身的神经性疼痛。
- 虚弱和失用。
- 双下肢(BLEs)不受控制的自主活动。

目标

- Keegan能始终如一的表达需求和关注点。
- Keegan能成功应用三种非药物止痛技术。
- Keegan有颈部、躯干和双上肢的功能性主动活动及被动活动。
- Keegan能独立完成瘢痕管理。
- Keegan能从床转移到椅子,并在照顾者最少帮助下从椅子转移到床上。

- Keegan能够根据需要在少量或中等辅助程度下或适应性技术中自己完成穿衣和个人卫生。
- Keegan能按意愿双手握住并操作平板电脑。

计划

- 对Keegan进行一次符合他年龄且信息量较少的烧伤和脊髓损伤宣教。并让他进行一次指导,确保他理解。
- 指导和练习非药物性疼痛缓解技术;引导想象、深呼吸、想象、用音乐和电视分散注意力。
- 按指示进行每天2次的颈部、躯干和双上肢全范围被动关节活动度和瘢痕按摩。
- 为关节活动范围不全的关节制作矫形器。
- 测评定制压力衣,使用临时压力绷带疗法(图31.8)。
- 转移指导和练习。
- 穿衣和个人卫生策略,用有趣的衣服和其他模拟洗漱用品训练(吹泡泡和刷牙)。
- 双上肢游戏活动,坐着或躺在床上;球、手工、游戏、视频游戏和平板电脑游戏。
- 就所有干预措施对家长进行宣教并鼓励参与。

结果

- 功能性沟通:Keegan学会用语言而不是尖叫来表达自己的需求。他花了很长时间才获得别人对他的信任。他开始参与疼痛控制计划,而不是进行简单的抵抗。
- 活动范围:尽管进行一天两次的被动牵伸和瘢痕按摩,但Keegan的瘢痕增生还是非常严重,颈部伸展和肩部外展的活动末都表现出紧绷感。继续在他上背部放置毛巾卷使颈部处于伸展位,并在晚上

使用热塑矫形器使两侧肩外展。这使得他整夜在低负荷的牵伸下主动收缩组织,照顾者继续每天进行牵伸。此外,Keegan参与了更多使用双上肢的运动(打球),这有助于保持伸展的能力并减少疼痛。

- 皮肤完整性:预防足跟处受压的各种靴子。移植的皮肤已经成活并处于瘢痕生长活跃期。瘢痕按摩和压力衣有助于瘢痕管理。
- 功能性移动:Keegan可独立在床上翻身,在床边扶手的辅助下从仰卧位转换到坐位、从床上转移到椅子上并在父母的少量帮助下从椅子转移到床上。他的信心随着移动的增加而大大提高。
- 自我照顾技能:Keegan开始独立在他的压力衣外面穿纽扣衬衫。穿裤子时他仍然需要很大的帮助,但在衬衫的选择中开始表现出自信和个性。他开始自己刷牙并做更多的精细运动活动,包括手工艺、图画书以及智力游戏。
- 休闲技能:随着Keegan开始更多的使用上肢和手,他与治疗师和照顾者进行了更多的游戏和活动。他喜欢投掷球、玩电子游戏、投掷飞镖、玩泡泡和做工艺品。因为参与更多的活动使他更易放松,上肢和手的活动范围也更充分。
- 照顾者宣教:父母参与所有的阶段。一开始他们是沮丧且犹豫不决的,但愿意学习和参与。在转移期间他们帮助Keegan自己穿衣服、把他从床上转移到椅子上、进行瘢痕按摩和部分关节活动度训练(并非全关节活动范围),并帮助Keegan玩他喜欢的游戏。他们对预期制定的治疗过程表示理解,并开始制定出院回家的计划。
- 安排:转介到康复机构。

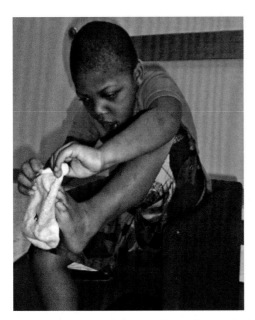

图31.7 自理能力训练是离院回家前住院康复治疗阶段不可或缺的重点内容

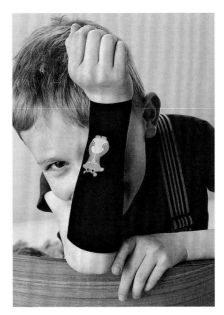

图31.8 瘢痕管理的压力治疗可以通过定制压力衣或简单的弹力绷带完成

重返学校的意愿和更高层次的工具性日常生活活动，如准备膳食和管理家务。还可以为回归家庭、学校和社区，照顾者的实践培训，重返社区以及与其他团队成员合作关注心理社会需求等做进一步准备。

使用标准化评估可以衡量住院康复期间的进展情况，并支持推荐学校。WeeFIM（儿童功能独立性量表）是一种用于评估儿童在自我照顾、移动能力、认知以及社会交往各个领域功能水平的评估量表。作业治疗师和跨专业团队可以使用评估结果，确定适合学校调整，并支持儿童成功重返学校。为了进一步让儿童向自然环境过渡，康复团队可以准备一段视频和（或）在线视频，与学校共享儿童的损伤和进步。

康复情况根据创伤程度各不相同，作业治疗师可以进行实践操作培训，让儿童和照顾者做好"安全"出院的回家准备，而不是让儿童恢复到先前"理想"的功能水平再出院。为了准备回家，照顾者必须理解如何管理儿童的医疗和功能需求，其中包括药物管理、伤口护理、矫形器使用和摆位计划，以及使用适应性设备和（或）适应性策略进行自理。有的照顾者可能无法接受这些改造或设备，因为这让儿童看起来不同或"残疾"。建立治疗关系可促进照顾者遵循建议要求的安全和参与的能力，或确定以家庭为中心的替代方案。例如，如果照顾者在儿童下床时没有给他戴防护头盔，作业治疗师可能会问一些开放性的问题，找出影响头盔使用的原因，然后对照顾者解决问题的能力提供必要的教育和（或）支持。

在儿童回家和去学校之前，医疗团队成员（通常是作业治疗师或文体治疗师）可以和儿童及其照顾者一起完成回归社会的活动。这些经验有利于治疗师了解儿童在社区活动中的优势和劣势；当儿童功能受限时，外出活动也使照顾者懂得如何从身体和心理上融入社会。作业治疗师与社区成员讨论创伤和损伤的功能分类；这会让患儿家长知道他们应该提供多少信息以及提供给谁。治疗师可能还会扮演儿童及照顾者可能遇到的互动困难的角色，尤其是在患儿外貌、行为、沟通方式有变化或使用适应性设备时。

与社工和（或）心理学家合作恰当处理儿童和照顾者回归家庭、学校和社会的情感意愿。在住院康复期间，创伤带来的持续影响和潜在的永久性损伤对照顾者来说会变得更加直接。作业治疗师会提出一些应对策略解决照顾者回归家庭后的焦虑，因

为此时的患儿不同于创伤意外发生之前。尤其是治疗师，会特别帮助在功能上无明显改善患儿的照顾者。治疗师与照顾者共同解决如何平衡残疾患儿与家庭、工作和家庭生活间的新需求。此外，如果照顾者无法照顾损伤严重并有较多医疗需求的患儿，需要选择购买儿童长期使用的医疗设备，作业治疗师必须客观评价。

通常，患儿与照顾者会与院内医疗人员建立紧密的合作关系。作业治疗师可以通过调整患儿与照顾者在学校与门诊的期望来帮助他们衔接到门诊康复阶段。他们可以再次向照顾者保证，以家庭为中心的作业治疗干预将持续贯穿于治疗的各个阶段。脊髓损伤患儿住院康复阶段的作业治疗干预方案见框31.9，创伤性脑损伤患儿见框31.10，烧伤患儿见框31.11。研究笔记31.2描述了获得性脑损伤儿童从医院的干预治疗到学校的干预治疗。

（四）门诊康复及重返社会

创伤后门诊阶段的治疗包括解决患儿和照顾者回到家庭和社区等自然环境中的需求。作业治疗师要检查在门诊康复阶段的各类因素。作业治疗师根据评估建立衡量门诊康复项目效果的基线。他们定期查阅评估结果确保干预的有效性并记录进展，同时指导制定新的作业治疗干预计划。作业治疗师与家长和医疗团队成员共享评估结果，以促进统一、协调的治疗。适当时，门诊治疗师继续使用预备方法解决阻碍表现技能的障碍；然而，此阶段治疗重点是有目的的活动和以作业活动为基础的干预。虚拟现实以有趣的方式促进神经肌肉再学习（图31.12）。作业治疗师促进参与最佳的、适龄的自理、学习、工作与休闲活动。在作业治疗计划的治疗进程中，治疗师与家长合作设定以患儿为中心的长期功能目标和短期功能目标。

在开始门诊康复时，家庭要优先考虑的事项通常包括出院后出现的安全问题和功能问题。例如，脊髓损伤患者在出院一年内并未使用住院治疗师提供许多适应性设备。家长会获益于正在进行的门诊作业治疗咨询更新设备应用建议。为了解决在门诊环境中与情境相关的功能问题，作业治疗师依赖儿童及其照顾者阐述患儿在自然环境中的参与情况，并且适当时安排治疗空间模拟自然环境。作业治疗师会持续使用恢复性和适应性的方法进行适当的干预，最大限度提高儿童的参与度，努力使儿童恢复到患病前的功能水平。

框31.9	脊髓损伤儿童住院康复期的作业治疗干预
制订方案	• 疼痛和肌张力的管理可以继续沿用先前的干预与医疗咨询方法。除了先前的干预措施,水疗法(图31.9)、肌肉强化运动的振动输入和电刺激可以支持改善痉挛。 • 新的体位摆放计划包括减压过程,因为在这个阶段儿童直立的时间会更长。可通过侧移,或重心前移,或每15分钟上肢撑起2分钟来进行减压。对于不能独立完成减压的患儿,照顾者应该每小时变换一次体位。 • 腕关节可以主动伸展但手指不能主动运动的患儿,为了诱发功能性抓握模式,可采用肌腱固定术。作业治疗师通过定制的矫形器来促进治疗短缩的深层屈肌,以此加强腕关节伸展时的手指屈曲,即类似于侧握。
以目标为导向的活动和作业活动干预	• 对于幼儿,无论身体是否有障碍,都应当支持他们参与适龄的游戏活动。 • 神经肌肉再学习继续促进运动功能恢复。例如,任务训练或重复练习任务已证明可以改善脊髓损伤患者的功能,并且大脑可塑性理论也支持这一结论。值得注意的是,以家庭为中心的目标设定和任务训练的特殊性可以改善任务实践表现,但不一定转化成其他任务。 • 当在运动或感觉的阈值水平上时,电刺激可以用于恢复协调性和力量。电刺激必须在遵照医嘱下谨慎使用;由于皮肤触觉可能减退以及可能不耐受,发生电烧伤的隐患较大,尤其对于儿童群体。 • 最佳的运动模式训练可以促进肌肉平衡,并能预防继发性损伤和慢性疼痛。美国脊髓医学联合会出版的维持上肢运动功能的临床实践指南解释了在预防、管理损伤和疼痛方面,应用了人体工程学、练习、设备选择和训练及环境适应。 • 与护理人员合作有助于促进儿童参与二便管理。肠道管理通常从保守治疗开始(如灌肠或对腹部肌肉进行电刺激),然后是药物治疗,接着是最高等级药物管理支持下合适的外科手术。 • 训练适龄儿童检查皮肤预防压疮。
宣教	• 以恰当的方式,为脊髓损伤儿童及青少年提供性功能信息。例如一名少女患者可能会好奇自己可否妊娠或想要了解避孕的方法。 • 教育中要强调减压和对二便管理的重要性,因为如果不对这些常规项目进行跟进,会导致再次入院。要增加对作业活动、资源、休闲、学校等方面的宣教。

框31.10	创伤性脑损伤患儿住院康复期间的作业治疗干预
制订方案	• 觉醒度和躁动程度会影响儿童参与和完成功能性任务的能力。觉醒度、疼痛和肌张力的管理继续通过先前的干预和必要的医疗咨询解决。
以目标为导向的活动和作业活动干预	• 神经肌肉再学习会持续辅助运动功能的恢复。作业治疗师通过现有功能水平的挑战活动促进儿童精细运动和视觉运动功能的发展。 • 电刺激可以在功能性任务达到运动阈值或感觉阈值时使用,这可以恢复协调性和力量;对脊髓损伤患儿必须采取预防措施。 • 认知功能是患儿脑损伤后的关注重点。通常,儿童越早发生脑损伤,其认知预后越差,这是因为在康复过程中正常发育的基础更弱。因此对这类患儿来说,使用先前的经验来恢复受损后的技能会变得更加困难。 • 认知再训练有助于心理功能的恢复,包括对任务、记忆、遵循指令、顺序和组织的关注。患儿会有机会练习问题解决和安全意识的适应性认知策略。作业治疗师要在各种情况下监测、提示和强化患儿的安全意识。 • 脑创伤患儿表现出行为困难是很常见的。作业治疗师找出导致行为问题的原因,并制定促进认知功能、执行能力和适当行为的策略。 • 这时候会提出视觉感知技能的评估和这些技能如何影响作业表现,以及进一步的认知和神经心理测试。评估的结果有助于患儿顺利衔接到学校,并改善其生活质量。
宣教	• 有关标准化评估结果的宣教让照顾者为儿童重返学校做好准备。如果脑损伤儿童能保持与同龄人相同的学习水平,那么照顾者和患儿的生活质量会更高。 • 在出院回家前,全脑性脑损伤和缺氧性脑损伤的重症患儿可能无法具有功能上的进步。仍会伴有自主神经震荡、姿势异常和严重的焦虑。为了满足儿童在家中的医疗和自理需求,照顾者需要得到整个医疗团队的大力支持。

框31.11	烧伤患儿住院康复期间的作业治疗干预
制订方案	• 自主运动和压力治疗需要持续进行。牵伸应至关节活动范围终末端并且保持1～2分钟，因为牵伸时所需要的力度远高于诊断时所需要的力。到患儿每日能轻松地完成全关节主动活动度，牵伸训练才算完成，这通常在受伤后的12～18个月。 • 当全关节被动活动度在治疗过程中不易完成时，矫形器是最合适的。有证据支持通过使用矫形器牵伸组织，可以促进功能改善。
以目标为导向的活动和作业活动干预	• 当儿童重新获具备力量和活动度时，关节活动度训练应当在符合年龄和兴趣的功能性技能下进行（图31.10）。
宣教	• 示范和实践机会对照顾者成功进行烧伤后家庭训练是必不可少的。作业治疗师提供家庭指导、阐释家庭康复的重要性、促进家庭训练并且就其表现给予照顾者反馈。家庭训练应当包括每天两次的关节活动度训练和受限关节的按摩（图31.11）。根据烧伤面积范围，这些过程可能需要几个小时，并且常会让儿童感觉不适。照顾者必须在儿童出院前掌握这些方法并让儿童感到舒适，因为家庭康复不足就有可能导致儿童功能丧失。 • 尽管应用了矫形器和牵伸训练，挛缩仍有可能继续发展。研究指出出院时一个或多个关节挛缩的发生率为38%～54%。告知父母这些信息，并教育他们坚持康复是恢复丧失关节活动度的最佳方法。 • 作业治疗师进一步说明儿童当前情况的信息。根据需要他们还将对心理资源和社会支持进行推荐。家庭支持对于儿童皮肤损伤的恢复至关重要。 • 对照顾者来说，这一阶段通常是不可避免且困难的；治疗师通过模仿和移情的方式对儿童疼痛的不耐受性进行管理是至关重要的。 • 为了培养依从性，创建一个适合儿童、家庭和环境同时又能够激励他们有趣的家庭项目是十分重要的。此外这些方案必须现实可行。即使不一定是最佳结果，作业治疗师也必须制定训练顺序，以促进功能结果。

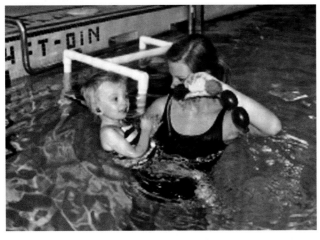

图31.9　水疗法是利用温水中浮力和阻力的关系促进扩大关节活动度（ROM）和伸展，并且创伤后许多情况下水疗能强化儿童在地面上的功能。这名儿童是创伤性脑损伤后出现右侧偏瘫，水疗增加了其主动关节活动度（AROM），他比在普通治疗环境中更有动机

图31.10　烧伤恢复期，随着肌力和关节活动度的恢复，牵伸后应进行适龄且有兴趣的功能性活动。这有助于为父母呈现事实，即儿童可以穿着必要的压力绷带或压力衣时参与正常活动

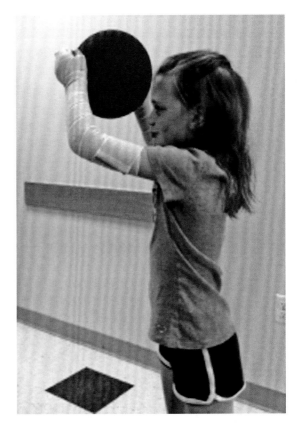

研究笔记31.2 从医院重返学校的干预

概述

Lindsay等在系统性综述中探讨了从医院到学校的干预对获得性脑损伤儿童的有效性。许多文章被不同的小样本与多种评估工具所限制。纳入标准：参与者≤20岁；在1989—2014年中发表的期刊论文；至少在一个目标结果中取得了显著进步的高水平研究；确定从医院到家庭衔接产生积极影响的干预措施；当服务这类过渡人群时记住要突出重点。在近7 000项研究中，只有17篇文章符合这些严格的标准。尽管这些方法在干预类型、提供者、环境、频率和持续时间上各不相同，但作者发现了这些出院后重返学校儿童的共同点。

结果

在改善获得性脑损伤儿童出院后重返学校方面，作者发现以下几项重点：建立以家庭为中心的、合作的跨专业团队；家庭任务/组成和家庭融入增加情境的应用；和经验丰富的服务人员进行一对一治疗；获得同龄人的支持（有数据显示欺凌、被欺凌和其他社会问题有所增加）；对教师进行诊断及其相关特征的教育。

作业治疗实践意义

- 对作业治疗师来说，了解重症获得性脑损伤儿童长期存在的严重社会、行为和认知问题是十分重要的。
- 采用以家庭为中心的作业治疗干预方法，与团队成员之间协作，这有益于儿童及其家庭。
- 家庭治疗能让儿童更顺利地衔接到学校和家庭中。
- 作业治疗师可以使用直接干预，为儿童提供在学校中需要的支持。
- 在学校工作的作业治疗师可以为教师提供有关诊断及其特征的教育。
- 同龄人的支持可以帮助儿童更顺利地衔接到学校。

Lindsay, S., Hartman, L., Reed, N., Gan, C., Thomson, N., & Solomon, B. (2015). A systematic review of hospital-to-school reintegration interventions for children and youth with acquired brain injury. PLoS One, 10(4), 1–19.

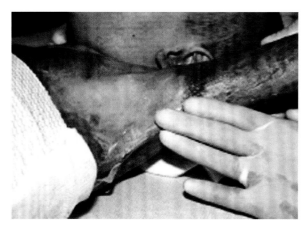

图31.11 烧伤愈合和皮肤移植在受伤和手术修复后的数周和数月内，其张力比正常皮肤更高。这常发生于住院康复阶段。对于作业治疗师来说，每天进行两次最大关节活动度（ROM）的牵伸是至关重要的，这通常比进行其他疾病时的牵伸耗时更多、耗力更大

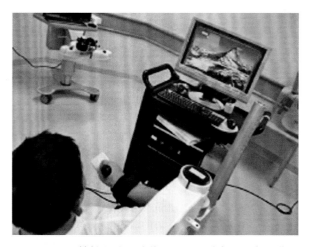

图31.12 支持性上肢运动装置可以通过虚拟现实促进神经肌肉再学习

出院后另一个常见的家庭首要任务是儿童重返学校。因医疗问题儿童重新融入学校环境可能会推迟和（或）渐进进行（即最初返回学校时只去一段时间）。儿童可以在家里进行学习。与学校沟通也有助于工作人员了解儿童出院后不断变化的需求。尽管创伤后的障碍持续存在，但协调学校调整仍有助于儿童在学校的最佳表现。在门诊康复期间，与学校人员保持沟通促进儿童治疗的一致性，并且根据情境确定儿童功能的差异。

出院后一旦家长可安排好家庭和学校的日常安排，作业治疗师就可以促进社区参与。作业治疗师会指导儿童及照顾者关于社区参与的资源和机会，包括适合的娱乐项目和同伴。作业治疗师可以对外部自然环境和社区环境给予干预。这些机会是观察家庭如何运作的强有力方式（如一个家庭如何在各种环境中克服困难，照顾者如何在公共场所使用应对策略）。如果由于后勤或经济困难导致社区出行不可行，作业治疗师可以建立模拟的公共环境或使用治疗中的公共区域来实现重返社会的目标。

包括动机访谈（以开放的善解人意的方式与照顾者交流）的自我管理方法，有助于医生确定回归家

庭后家庭压力的来源。压力可源于没有医疗支持下照顾患儿、设备管理、家庭日常的改变、重返学校的问题、社区参与障碍、日程时间的要求、接受儿童的功能受限以及对未来的不确定性。一旦确定后,作业治疗师可以将适当的社区资源介绍给照顾者,包括短期治疗和支持小组(如线上组织、医院组织、当地组织或国家组织)。也可转介给其他医疗专业人员,包括治疗协调员、社会工作者或心理学家。

为了治疗的连续性并确保照顾者的理解,需要在住院期间反复重申已有的教育主题。现阶段新的培训包括促进儿童进步的家庭规划。因为作业治疗师不再应用可控环境确保患儿遵循必要的治疗建议,所以应用自我管理方法帮助照顾者识别和解决阻碍家庭计划实施的能力。

随着门诊康复治疗的延续,照顾者在家中管理儿童需求的能力也在提高。儿童及其家庭成员在损伤后重新融入社会阶段,他们之间会更有凝聚力。随着儿童恢复到损伤前功能水平或功能慢慢恢复时,技能干预需求减少,此时可以适当减少治疗频率或接受治疗后出院。Cincinnati 儿童医院制定的治疗频率指南概述了临床推理过程,确定儿童接受治疗的频率以及何时出院。当出现不同的功能问题或生活中出现新的需求时,创伤患儿常会因后续伴发问题而重新接受作业治疗。脊髓损伤患儿的门诊康复和社区作业治疗干预见框 31.12;创伤性脑损伤患儿见框 31.13,烧伤患儿见框 31.14。案例 31.2 描述了创伤性脑损伤患儿的作业治疗干预。研究笔记 31.3 描述了儿童烧伤后家庭调整的研究。

框 31.12　脊髓损伤(SCI)患儿门诊康复和重返社会的作业治疗干预

制订方案	• 继续之前干预和必要的治疗解决疼痛和肌张力问题。
以目标为导向的活动和作业活动干预	• 神经肌肉再学习支持运动功能恢复,持续参与功能性技能。
	• 对于有的患儿来说,电刺激可作为长期的适应性设备,以手术植入或经皮上肢神经假体的形式补偿抓握障碍。
	• 根据损伤程度和痉挛是否得到充分控制,有些上肢和手功能可以通过肌腱移植或神经移植,然后再进行神经肌肉再学习来恢复。
	• 脊髓损伤患儿常涉及的工具性日常生活活动包括使用通信设备、社区移动、准备膳食和清洁、安全程序、健康管理和购物,根据发育水平确定。
	• 儿童参与健康管理可能受到社区娱乐项目的限制。脊髓损伤儿童可得益于适龄的、以患儿为中心的训练项目,包括通过上肢功率车测试上肢力量、功能性电刺激、增加阻力或增强功能。对于脊髓损伤成人,已证明训练能提高体能、强化肢体、提高呼吸强度和耐力、增强心血管功能、提升主观幸福感以及加强上肢运动控制功能。运动也可以防止骨质流失。功能电刺激结合能量测定法可用于儿童。
	• 门诊作业治疗师可以与学校治疗师或教师合作调整脊髓损伤儿童的课堂问题,其中最常包括书写辅助工具;项目调整;以及功能性移动、维持健康、自理和操作学习材料。
	• 在医师批准及认证驾驶专家确定后,青少年可以进行必要的车辆改装后恢复驾驶。
	• 作业治疗期间,参与是脊髓损伤患者功能预后的重要预测因素,因此在以家庭为中心的目标中最大化儿童的参与以及将儿童的兴趣融入治疗干预中是至关重要的。
	• 作业治疗干预通过解决脊髓损伤患儿出院后的首要问题来提高其生活质量,这些优先事项包括:运动功能(如四肢瘫患者的上肢功能和截瘫患者的功能性移动能力)、二便功能和适龄的性功能,但不仅限于以上内容。
宣教	• 教育必须解决参与自然环境的障碍以及健康问题,包括安全感觉下降和体温调节规律受损。
	• 转介给神经心理医师等其他医疗专业人员可改善生活质量,因为约 30% 的脊髓损伤者可能有抑郁风险。
	• 对无障碍社区资源的教育也很重要,因为残疾与脊髓损伤患者较低的生活质量明显相关。
	• 在社区获得改善身心健康的社会支持,包括提高生活满意度和减少疼痛。
	• 研究笔记 31.2 描述了一项最近的系统性回顾,讨论了获得性脑损伤儿童从医院过渡到家庭期间需要考虑的干预。

框31.13 创伤性脑损伤患儿门诊康复和重返社会的作业治疗干预

制订方案	• 重症全脑损伤患儿可能持续伴有严重痉挛和(或)自主神经振荡。管理肌张力的医疗咨询或干预、觉醒水平和疼痛可能需继续。 • 如前所述,如果儿童的神经系统控制更好,开始在恢复阶段(即Rancho认知功能水平)进步,作业治疗师可以调整干预计划,最大限度地进行有目的的活动参与。
以目标为导向的活动和作业活动干预	• 神经肌肉再学习可支持运动功能恢复(图31.12)。例如,强制性运动疗法是一种干预技术,文献指出它可以支持促进偏瘫上肢功能,并已用于创伤性脑损伤患儿(图31.13)。 • 认知再训练支持功能恢复的过程。重返学校后障碍可能会进一步显现。 • 补偿认知策略可包括视觉日程表或通知单、提示技巧、日程管理、组织工具和环境改造。
宣教	• 持续的行为问题在此类患儿中很常见。例如,重症创伤性脑损伤青少年在行为和心理健康方面有明显困难。这些问题严重影响了家庭。家长的管理能力取决于损伤的严重程度、家庭凝聚力和家庭资源。 • 培训包括适应性策略和设备的信息及使用方法。指导照顾者方法支持儿童功能性能力。 • 由于照顾者大量持续需求,他们可能会寻求"喘息"的机会。

框31.14 烧伤患儿门诊康复和重返社区康复中的作业治疗干预

制定方案	• 通常在受伤后的12～18个月必须持续进行关节活动度练习、按摩瘢痕、压力治疗和矫形器应用,维持关节活动度或重新恢复关节活动度直到瘢痕成熟。虽然这些都由作业治疗师监测,但照顾者需要负责完成每天的训练。 • 已证明有氧运动和渐进抗阻训练有助于烧伤康复,并大大减少了因关节挛缩而进行外科重建手术的需求。
以目标为导向的活动和作业活动干预	• 关节活动度训练的治疗活动侧重于恢复参与所选活动和适龄的作业活动。作业治疗师可以通过个人探索帮助儿童重新定义自身为"烧伤幸存者"(而非烧伤受害者)。
宣教	• 尽管儿童的合作性和耐受性方面存在困难,作业治疗师也必须强调在瘢痕活跃期维持家庭计划的重要性。与以往一样,良好的治疗关系可以在此阶段提供支持并消除疑虑。 • 继续指导照顾者关于瘢痕异常增生的性质及过程的内容,帮助他们了解出院后的前几个月内进行牵伸和按摩的重要性及紧迫性。知道生物学上的"终点"可能会使困难的运动变得更容易接受。

案例31.2 Sam

背景

Sam是一名8岁男孩,他在暴风雨中骑自行车时头部被一根大树枝击中。他诊断为脑损伤,为由于巨大剪切力造成的左侧额部大面积撕裂伤、多发性硬膜下血肿和多处弥漫性损伤。头骨多处骨折,同时伴有C7棘突骨折和T1～T3压缩性骨折。入院时进行了紧急的双侧颅骨切除术缓解颅内压,处理了严重的硬膜下血肿。他在重症监护室(ICU)住了1个月,然后被转到儿童康复住院部。

重症监护室

住院期间,Sam通过药物治疗、石膏和配备矫形器治疗严重肌肉痉挛。身体自我控制能力不足,导致自主神经震荡伴持续的去大脑强直(强直痉挛包括肩内收内

旋、肘屈曲、前臂旋前、腕掌曲和手指屈曲)。Sam通常戴着背部支架保持脊柱的稳定,并在下床时戴头盔。由损伤导致了他右侧偏瘫。

作业治疗评估:什么影响了他的功能?
• 四肢严重痉挛。
• 舒适体位的摆放选择减少。
• 对刺激有目的的反应减少。
• 有发生压疮和关节挛缩的风险。

目标领域
• 制订保障皮肤完整性的体位摆放计划。
• 垂直位下的生理耐受和耐力。
• 通过皮肤柔韧性管理技术(与医疗管理协作)恢复双上肢PROM。

- 诱发对刺激有目的的反应。
- 对照顾者进行治疗计划和体位摆放计划的宣教。
- 提高瘢痕完整性。

计划

- 与护士和支持人员合作，根据Sam的耐受度/反应来选择摆位。
- 每天进行双上肢被动关节活动度。
- 使用矫形器/石膏或摆位关节活动度受限的关节。
- 按需指导家庭治疗。
- 提供各种感官刺激（听觉、视觉、触觉等），观察反应的一致性、反应质量等。
- 将Sam置于直立位/床边/躺椅等，同时密切监视Sam的生命体征。
- 致力于提高Sam直立状态下的耐力。
- 瘢痕按摩技术的应用及照顾者方法的宣教。

住院康复

　　一旦病情稳定，Sam就被转到康复科住院部。他仍有自主神经震荡，而有目的的参与/反应尚未达标。Sam的作业治疗师致力于促进对刺激一致的局部反应；通过环境调整和体位摆放减少烦躁感；在烦躁减少时，通过体位摆放和矫形器来改善痉挛；垂直离开床坐于轮椅上和治疗期间的耐力改善；培训照顾者必要的适应性设备（全支撑淋浴椅、全方位移动的倾斜式轮椅）；转移；用于促进有目的的反应的处理方法；使用瘢痕按摩和压力治疗管理瘢痕。由于住院期间功能进展缓慢，治疗计划的主要区别在于出院前照顾者的准备/优先事项，确保强化照顾Sam的能力。

　　作业治疗评估：什么影响了他的功能？

- 对感官刺激持续的反应受限。
- 患侧上肢痉挛加剧。
- 转移和移动期间需要设备/他人完全辅助。
- 用照顾者对他的状况和管理他的治疗感到舒适。

目标领域

- 刺激诱发有目的的反应。
- 主动参与活动。
- 皮肤和瘢痕的完整性。
- 培训照顾者治疗计划、辅助/促进功能反应的方法。
- 患侧上肢在现有的被动关节活动度/主动关节活动度内完成自理。

计划

- 通过被动关节活动度并尝试主动关节活动度训练，确定Sam是否会主动地参与部分运动。
- 使用矫形器/石膏或对摆位关节活动度受限的关节。
- 提供各种感官刺激（听觉、视觉、触觉等），观察反应的一致性、反应质量等。
- 让Sam直立/坐在轮椅上/坐在垫子边。

- 增加Sam直立活动的耐力。
- 应用瘢痕按摩技术并指导照顾者方法。
- 培训照料者关于设备管理、日常生活活动、转移、家庭无障碍等方面的内容。

门诊康复

　　经过三个月的住院治疗，Sam出院回家。他恢复稳定，但没有明显进步；他在自理和交流需求方面完全依赖他人。Sam的自主神经振荡、过度紧张和烦躁持续减少，并开始出现短暂的视觉追踪。有一名经过培训的家庭护士在Sam父母白天工作时负责他的治疗训练。在门诊的基础上决定让他参加作业、物理和语言病理学的强化治疗。

　　Sam的父母和家庭护士参加了门诊作业治疗评估。他父母表示，照顾Sam让他们不知所措，他们想知道自己儿子的康复过程是如何进行。在最初的评估中，Sam非常激动和焦躁，这使评估他上肢的被动关节活动度变得异常困难。在代偿模式下他的躯干向右旋转，骨盆向左转，特别是仰卧位躺在有垫子上时。家长表示这种姿势出现的时间越来越少。作业疗师注意到，当他处于右侧卧位时，张力下降，他的肩部可以放松伸展。作业治疗师将Sam置于垫子上不同的辅助体位，观察他对转换运动、痉挛模式的耐受性和头部与躯干肌肉的易化。在评估过程中，他没有表现出视觉追踪能力；但是他父母表示，他有时候在家中会出现有目的的视觉注意（如看电视）。Sam的父母表示说，在觉醒度增加时，他会对听觉输入露出微笑。作业治疗师了解了这个家庭目前使用的适应性设备，讨论了父母和护士使用设备的舒适度，观察了坐在轮椅上的Sam并讨论了家庭环境设置。此外，她还询问了家长一些有关Sam发病前娱乐爱好的问题，包括和朋友一起打棒球、空手道、讲笑话以及和哥哥一起玩。

　　随着开始门诊治疗和医生调整药物，Sam的自主神经震荡发作减少了。在这时双上肢肌张力降低，并且表现为右侧偏瘫。Sam开始有目的地使用左上肢，而他的右上肢表现为近端无力，同时远端指长屈肌和腕屈肌紧张。他左肘约屈曲90°伴内旋和肩关节内收。

　　门诊作业治疗干预的第一阶段是，促进有目的的左上肢运动。Sam在垫子上处于右侧卧位以消除重力，促进左上肢伸展。例如当Sam碰触到戏水玩具时，他开始具备了前期动机。将一个按钮开关与可以倒水的戏水玩具连接。最初作业治疗师使用了双手交叉的策略完成这一姿势。从那以后，Sam开始目视这个玩具，并有意地伸手去够开关。作业治疗师愉快的与Sam和他父母商谈，与Sam讨论职业棒球得分，并给他讲一些笑话。在这些互动中，Sam表现出适当的微笑和大笑，并在作业治疗师说话时给予视觉上的关注。

　　早期的门诊治疗也包括坐在垫子边缘，在Sam前面放一面镜子，用视觉反馈的方式来控制头部、维持视觉注意及追视。几周后，他可以独立完成头部控制，躯干控制成为更重要的干预重点。功能性活动贯穿于每一阶段,既增强了Sam的兴趣,又最大限度地增加了减重下移动左上肢的能力。他可以在坐位下伸手去拿棒球,把小塑料篮球放进篮球筐,并参与自理活动。他的父母通常在周末参加训练,学习如何在家与Sam一起锻炼。作业治疗师为他的右上肢制定了夜用矫形器的使用方案和功能性电刺激方案。几个月后,Sam开始用右侧受限上肢伸展和抓握。

Sam的门诊康复治疗包括水疗和每周上肢及躯干的力量锻炼。共济失调和右上肢灵活性持续改善,使他能专注于双手操作技能。随着他的进步,作业治疗师平衡使用代偿和修复技术。继续门诊治疗的重点是在家、学校和社区环境中影响功能充分发挥的障碍点。

作业治疗师与其他治疗团队成员就Sam的进展进行持续一致的沟通。随着Sam激动情绪逐渐减少,他的作业表现也随着左侧肢体功能性使用和参与有目的活动而增强。他开始每周上两天学。Sam的大型倾斜式手动轮椅成为他的累赘,因为他功能提高不再需要了。在治疗过程中,他多次与设备供应商试用电动轮椅,在对家人进行宣教并了解他的能力后,治疗师认为他更适合使用电动轮椅。他另外接受了新轮椅和使用方法的培训;在短短的几周内,他就能在监护下驾驶到学校、家和社区中。Sam的心态随着他新获得的独立能力而大大改善。

什么影响了他的功能?

- 持续震荡/体位摆放。
- 对刺激反应不一致。
- 上肢活动能力降低/右侧更弱。
- 头部/躯干控制力下降。
- 照顾者的疲劳/不确定性/感到不知所措。

目标领域

- 对刺激有一致性的、有目的的反应。
- 持续的张力管理策略,增加功能活动的参与度。
- 促进有目的的上肢、躯干和颈椎的活动,参与日常生活活动。
- 促进精细运动技能的发展,增加功能性应用。
- 改善解决功能性问题的认知参与。
- 侧重于视觉处理和手眼协调任务的功能表现。
- 持续的双上肢运动计划,尤其是右侧受累上肢。
- 参与更多自理活动。
- 提高站立下的转移能力。
- 适当参与学校相关活动。
- 增加照顾者在Sam治疗中的参与度/舒适度。
- 增强家庭、学校和社区环境的独立活动能力。

计划

- 通过神经肌肉电刺激、双手交叉策略和体位摆放等促进双上肢运动。
- 夹板和体位摆放对于皮肤柔韧性的应用。
- (在地面和水中)进行双上肢、躯干和颈部的强化

训练,促进参与作业活动表现。

- 参与ADL分级和其他活动,激发持续的目标反应/活动性。
- 通过视觉注视识别基本的物体,不断增加任务的复杂性和运动要求增加认知和运动需求。
- 根据照顾者表示的意愿/舒适度,让照顾者参与训练和后续目标的讨论/策略。
- 与Sam学校的作业治疗师合作,在适当的情况下将在门诊环境中使用的策略应用到学校中(反之亦然)。
- 在照顾者持续参与中促进功能性的转移。
- 实施各种视觉策略提高Sam视觉技能,包括:在功能性任务中的追视、双眼集合、扫视和平稳追踪等。
- 基于功能性技能提高的轮椅设备的改造评估。

结果

- 日常生活活动方面:在Sam门诊康复训练的第一年,他在作业表现上取得了显著进步。他从视觉感知和对刺激不一致的反应进步为有目的的参与。在中等辅助下穿上衣服,在最大程度辅助下穿裤子及如厕,在中等辅助下刷牙并在最小帮助下用手进食。
- 活动范围:Sam的左上肢主动关节活动度恢复到功能范围内。右侧受累上肢在增加的有意义的活动中始终表现为远端活动受限。在门诊康复第一年结束前,Sam在进行功能性任务时将患侧上肢作为辅助手。
- 功能性移动方面:在各种情境中Sam都需要在监护下使用电动轮椅进行功能性移动。
- 休闲技能:Sam开始参加休闲活动,比如和朋友一起外出看电影,打棒球等。此外他开始使用改良的计算机控制技能参与电子游戏;他参与基本的球类活动、游泳和宠物玩耍、从少量到大量帮助的桌面游戏以及各种额外的改良活动。
- 学校参与:Sam每周上学5天,并在稍作调整的基础上和与同龄人交往参与学校活动。他使用单手键盘书写和做作业,书写对他来说仍是一项持续不断的挑战和令人沮丧的任务。
- 照顾者的教育:他父母接受持续的培训,了解如何通过ADL能力、转移和参与休闲活动等来支持Sam的功能状态,并继续促进他在家庭和社区中的功能。他们持续接受关于作业治疗作用的培训并制订Sam的治疗计划。他们对于Sam治疗的接受度有所提高,但看到孩子经历了创伤性疾病时仍会有情感方面的挣扎,同时虽然Sam的损伤很严重且一直从治疗团队接受家庭宣教,但父母仍然希望并假设在某个时候,Sam会再次行走并尽可能恢复到疾病前的功能。

研究笔记31.3　烧伤后家庭和儿童的重新适应：创伤后应激症状

概述

对儿童及父母而言，儿童烧伤后的适应可能是有挑战的。这项前瞻性研究从不同角度探讨了儿童和青少年在烧伤后12个月内烧伤前后的功能、父母急性和慢性创伤后应激症状（PTSS）的关系。研究分析了90名（9～18岁）在烧伤后第1个月至第12个月的儿童母亲、父亲及本人的报告。结果表明，总体而言，儿童和父母对烧伤前后行为问题的评价与参考数据没有显著差异。调查显示，烧伤后临床行为问题的发生率为6%～17%不等。但仅从父母的角度看，烧伤前后的行为问题有显著的相关性。通过模型显示父母在烧伤后12个月的PTSS和父母对于儿童内部问题的报告之间存在关联，父母在烧伤后12个月内PTSS引起的急性应激症状之间存在显著的间接关系。值得注意的是，父母PTSS和儿童行为问题报告之间没有相关性。总之，父母对儿童问题的观察似乎因儿童烧伤前功能而影响，而父母对问题的观察也与父母长期的PTSS有关。然而这些因素似乎对从儿童角度预测行为问题没有太大的价值，表明了有大量的被调查者误差。为了优化调整，临床烧伤实践建议采用家庭视角，包括父母对烧伤前功能的认知和父母PTSS的评估及干预。

作业治疗实践意义

虽然许多人认为儿童或青少年在烧伤恢复期间和之后会经历重大的情绪及行为后果，但这项研究提醒大家，儿童的情绪和行为功能远比简单的因果关系复杂得多。Egberts等收集了大量的回顾性和前瞻性数据，描述了烧伤前和烧伤后的因素以及多种家庭因素如何影响调整。收集了烧伤前后的以下数据：儿童行为问题、父母创伤后应激症状（PTSS）以及详细的儿童和烧伤特征。大量研究统计确定了各因素之间的显著关系。令人关注的结果包括：

- 相比父亲而言，母亲在烧伤后立即报告有PTSS的更多，并且持续存在。
- 在烧伤前就有行为问题的患儿在烧伤后更会表现出行为问题。
- 总的来说烧伤前和烧伤后的行为与正常人群没有显著差异。
- 儿童和青少年在烧伤后出现不适应行为问题的风险不高。
- 烧伤的严重程度和烧伤后行为问题无关。
- 早期出现并持续存在创伤后应激反应的父母，他们的孩子在烧伤后的行为问题和不适应的情绪问题的可能性更高。

基于此项研究，临床工作人员在对烧伤儿童和青少年进行评估和管理时应该综合考虑几个因素。首先，不应该仅仅因为烧伤就认为儿童会有行为或情绪问题。其次，一般认为父母对儿童行为和适应的评价是高度准确的。最后，当父母有长期的PTSS迹象时，应该特别注意促进儿童烧伤后的健康调整。虽然不可能得出因果关系，但很明显后一组人有行为和情绪问题的风险更高。作业治疗师可以在动态家庭系统的背景下确定策略，最大限度地适应调整。

Egberts, M. R., van de Schoot, R., Boekelaar, A., Hendrickx, H., Geenen, R., & Van Loey, N. E. (2016). Child and adolescent internalizing and externalizing problems 12 months postburn: The potential role of preburn functioning, parental posttraumatic stress, and informant bias. European Child & Adolescent Psychiatry, 25(7), 791-803.

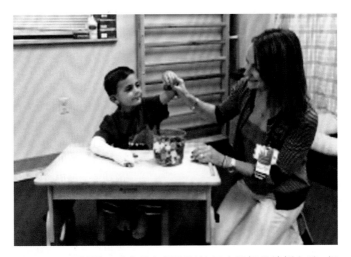

图31.13　限制性运动疗法包括限制使用功能好的健侧上肢，促进强化患侧上肢力量和功能。此疗法得到广泛支持，可用于创伤性脑损伤或导致偏瘫的其他疾病

总结

在创伤性损伤后，儿童及其家人必须面对并克服突发事件的影响，突发事件发生在一瞬间，但往往会影响一生。当努力应对这一意外的后果时，他们向前进步并开始治愈自己身体和心里的伤口。没有什么比看着一名儿童克服障碍，或者被儿童不稳定的医疗状况惊吓几周之后，重新回到父亲或母亲的角色更令人鼓舞的了。作业治疗师通常有助于促进康复过程以及患儿和照料者的功能。很少有专业或个人经验能如此有价值。

总结要点

- 意外伤害是儿童发病和死亡的最常见原因。尽管安全技术有了进步，儿童仍在意外中受到伤害。最常见的意外包括烧伤、溺水、跌倒、中毒和交通事故，这些意外可能会对大脑和(或)身体造成创伤。儿童常见的创伤有脊髓损伤、创伤性脑损伤和烧伤。

- 与发展性疾病逐步进展不同，创伤会使儿童迅速脱离角色和作业活动。这些伤害通常会使儿童完全丧失能力，把他们从独立的个体变成行动能力、交流能力甚至意识受限的个体。作业治疗师必须认识到其双面性，并记住在每个治疗阶段都要考虑儿童之前的任务和作业活动，提醒儿童和照顾者努力的功能性目标是什么。

- 作业治疗师使用恢复性的方法促进儿童的技能表现恢复到他之前的功能水平。当需要立即提高功能使儿童获得成就感、或经历了技能进步的停滞期，或需要增加功能性替代方法时，他们使用代偿方法。这些方法可以同时使用；也就是说某些儿童和家长的目标可能需要采用恢复性的方法，而另一些则需要采取代偿性的方法。正是这种平衡促进了最大的功能和成功。

- 不论诊断结果如何，作业治疗师通过运用促进平衡和预防继发性损伤的预备方案来处理受损的身体结构和身体功能。脊髓损伤、创伤性脑损伤或烧伤患儿关节活动度的最大化干预手段包括牵伸、活动软组织、定制矫形器和体位摆放。通过诊断，在预防压疮和疼痛时也使用体位摆放。对于创伤性脑损伤儿童，可以调节环境感觉刺激预防躁动。创伤护理和瘢痕按摩是针对烧伤儿童定制的方案。作业治疗师通过和儿童以及家庭建立治疗关系，并定制干预方案来支持目标。
  - 儿童在每个阶段都有不同的治疗重点，尽管在适当的情况下仍然可以使用前一个阶段的干预措施(如从重症监护室到门诊康复都可以使用矫形器)，但理想状况是可以连续的进行治疗。

- 在重症监护室的重点是预防继发性并发症，如疼痛、挛缩和压疮，从身体的静止状态和受损能力来维持内环境稳定。

- 急性期护理的重点是恢复儿童可用的运动能力，通常从直立状态下头部和躯干控制的基本耐力开始。作业治疗师密切监测生命体征和干预的耐受性。

- 在住院康复期间，重点是促进儿童在自理、游戏和休闲活动中的独立性。指导照顾者亲自实践训练，为儿童重返家庭、学校和社区做好准备。

- 门诊治疗可能侧重于工具性日常生活活动、学校参与和重返社会。

- 作业治疗师根据重症儿童的意识水平，采用不同的方式与他们建立融洽的关系。为了提高儿童的舒适度和对治疗师的信任，作业治疗师可以为儿童提供适应性设备改善其功能，教育儿童指导其治疗，使用适合年龄的措施缓解疼痛，确保提供安全一致的治疗，帮助创造低刺激的环境，将儿童的兴趣纳入所有干预措施，密切监测儿童对干预措施的反应，和(或)以儿童适龄的方式解释对所做的事。对于针对照顾者的干预，作业治疗师可以提供适当水平的信息，并提供实践指导支持其恢复照顾儿童的能力，使用友善的家庭语言、承认他们悲痛的经历，从他们的角度记住儿童的进步，并对希望持谨慎态度。在提供创伤后教育时必须考虑家庭的悲痛经历，因为儿童或照顾者能更好地接受和(或)受益于不同悲伤状态下的某些信息。作业治疗师必须注意到创伤后患儿的照顾者不仅要适应儿童突发的功能差异，还要适应照顾者不同广度和深度的责任。

- 跨专业团队可以分析并综合治疗计划，确保一致性和有效性。这也有利于儿童的安全，从而建立家庭对团队的信任。跨专业团队之间的紧密沟通可以支持家庭逐步愿意全面管理儿童新的医疗状况。团队成员还可以促进儿童即将恢复的技能或将代偿策略泛化到各类环境中的能力。专业人员之间的协调治疗促进了儿童的安全，提高了团队治疗的一致性，防止传递冲突的信息，有助于儿童将恢复的技能泛化到各种环境中。一致性不仅促进了儿童的康复，而且在潜在的压力过渡期也为儿童和照顾者提供了安全感。

第32章

视觉障碍
Vision Impairment

Mitchell Scheiman

问题导引

1. 为什么视力障碍筛查对作业治疗师很重要?
2. 眼科医师的视觉模型有什么不同?
3. 不同的视觉模型对视觉障碍儿童的检查有什么影响?
4. 眼视光学、眼科学和眼科光学这三个眼科专业有什么差异和相似之处?
5. 作业治疗师最常接触的儿童视觉问题是什么?
6. 作业治疗师如何筛查视觉效率问题?
7. 作业治疗师如何筛查视觉信息处理障碍?
8. 作业治疗师在治疗视觉问题中的职责是什么?

关键词

调节	集合近点	视觉分析能力
调节幅度	非斜视性双眼视觉障碍	视觉效率
散光	追视	视觉信息处理
双目视觉	扫视	视觉完整性
集合不足	斜视	视觉运动整合能力
隐斜	视觉障碍	视觉空间能力
远视	视觉治疗	
近视	视敏度	

一、理解视觉对儿童作业治疗师的重要性

儿童作业治疗师为各类疾病患儿提供服务,包括孤独症、脑性瘫痪、唐氏综合征、智力障碍、脊柱裂、低出生体重综合征、广泛性发育迟缓、感觉统合障碍、学习障碍等患儿以及受虐儿童和忽视儿童。研究表明这类疾病患儿视觉障碍的患病率较高。未经发现和尚未治疗视觉问题的患儿参与各类作业活动时存在困难,如阅读、抄写板书、书写、游戏和体育运动等,这也对作业治疗师提出了全面理解视觉的需求。如果儿童完成这些任务的能力被发育性残疾、疾病或视觉障碍等感觉异常所影响,那么作业治疗将会在改善作业活动和生活质量中显得尤为

重要。在本章中,为在治疗中获得最佳疗效,作业治疗师应理解视觉的复杂性和重要性,并了解视觉损伤是如何影响作业活动的。本章介绍了视觉筛查方法,并且本章最后讨论了作业治疗师用于改善眼部运动和视觉处理技能的治疗技术。

二、视觉模型

(一)背景信息

当谈到视觉和儿童时,脑海中可能首先浮现的是学校护士进行视力检查的景象。这是我们儿童时期的经历,也是儿童们的童年经历。那么,普遍的校内视力筛查的目的是什么呢?

儿童被要求站在距离视力表 6 m 处，遮住一只眼睛，然后读出视力表上的字母。另一侧眼部视力检查重复此过程。该测试称为视力检测，即通过远距离看小字母的能力确定视觉问题。导致远距离视物模糊的主要视觉障碍是近视。近视儿童在阅读时视力良好，但在学校却很难看清黑板上的字。远距离视物模糊的另一原因是弱视（单眼视力差）或眼球震颤、视神经萎缩和早产儿视网膜病变等罕见的眼部疾病。

最重要的问题是：为什么学校护士要进行视力筛查？推测答案是为了鉴别有视力问题的儿童，而这些问题可能会影响学习成绩。由于学校护士使用的主要视力筛查测试是远距离视力，那么下一个问题是：近视与学校表现之间有什么关系？研究表明，近视儿童往往比未受影响的儿童智力更好、智力测试得分更高、词汇量更多并且学习成绩更好。他们更有可能接受高等教育。讽刺的是，全美国在校内进行视力筛查似乎是为了确认学校内哪种学生存在取得优异成绩的"风险"！这当然不是把有限的教育资金投入视力筛查的初衷。那么是哪里出现问题了呢，并且为什么学校护士要耗费大量时间确定存在视力障碍的儿童？回答这些问题就需要探讨"视觉模型"。

目前在美国，有两种主要的视觉模型构成了为儿童和成人提供视觉类型的基础。这两种模型的最佳表述是三分量视觉模型和单分量视觉模型。

（二）三分量视觉模型

三分量视觉模型包括表 32.1 和图 32.1 中描述的各类要素。

1. 分量一　视觉完整性　三分量模型的第一部分包含在各种距离都能看清的能力以及相关的光学系统和眼部健康。

（1）视敏度：视敏度是眼辨别物体形态的能力。一般认为 20/20 视敏度的个人在测试时能看清测试距离的字母。上述数值中的分子是指儿童看清目标字母的测试距离，分母是指正常视敏度儿童看清字母的距离。例如，20/200 表示视力正常的儿童可以在 60 m（200 ft）距离处看清字母。而被测儿童只能在 6 m（20 ft）处看清字母，这表明其视敏度要明显低于正常数值。

（2）屈光障碍：屈光是描述眼光学系统评估的术语。屈光检查是确定儿童是否能受益于眼镜和适当的检查处方。用屈光不正一词统称了所有的屈光障碍。当验光师进行屈光检查时，会判断个体是正视（无屈光不正）、近视（近视眼）、远视（远视眼）还是散光。近视的情况是眼长度太长，儿童阅读时视力清晰，但看远处时视力模糊。一般情况下，即使没有视力检查也很容易发现近视，因为儿童会直接说"我看不清电视"或"我看不清黑板"。但是发育残疾和语言问题的儿童可能无法告知父母、教师和治疗师发生了什么问题。案例 32.1 清晰地阐述了该问题。

远视是眼长度太短，儿童在看远距离时视力清晰，但在阅读时需要更努力才能看清。额外的努力可能会导致眼睛疲劳、视力模糊以及难以在近距离任务上保持注意力。散光并不是眼长度引发的问题。而是眼前部的弧度近似椭圆形而非球型，结果导致远近视力都模糊。这三种情况都可以通过使用眼镜治疗（案例 32.1）。

表32.1　三分量视觉模型		
分量名称	要　素	描　述
视觉完整性	视敏度	看清细节的能力
	屈光不正	眼的光学特征（近视、远视、散光）
	眼部健康	从眼至大脑所有视觉系统部位都正常
视觉效率	调节	改变从近至远看物的聚焦能力
	双眼视觉	以协调的方式使用双眼的能力
	眼部运动	对一个物体保持稳定注视的能力（注视），从一个物体看向另一个物体的能力（扫视），跟随物体移动的能力（追视）
视觉信息处理	视觉空间	理解自身左右的能力，并将这种意识整合入空间中的能力
	视觉分析	分析和解读视觉刺激的能力
	视觉运动整合	精准地重现视觉刺激的能力

（3）眼部健康疾病：眼部健康疾病可以影响眼部及其视觉通路的任何部位。幸运的是在儿童患者中眼部疾病十分少见。当出现眼部疾病时，可能会导致视觉障碍。视觉障碍是指眼部疾病导致组织永久性缺失的情况。发生于儿童的眼部疾病有视神经萎缩、眼球震颤、早产儿视网膜病、皮层性视觉损伤和先天性白内障。视觉障碍的儿童会有视力下降并且学校系统的视障教师发现其可能符合视觉障碍情况。

2. 分量二　视觉效率　视觉效率是指视觉系统能清晰、高效、舒适地使个体在学校和游戏中收集有效的视觉信息。各种技能包括调节、双眼视觉和眼球运动。

（1）调节（聚焦）障碍：当物体在6 m以内时一定要进行聚焦调整，否则物体会变得模糊。这种聚焦调整称为调节。图32.2描绘的是眼球前部的晶状体和睫状肌。

当由远至近看时，睫状肌收缩且晶状体改变形状，以此聚焦在近物上。当由近至远看时，睫状肌放松且晶状体恢复原状。调节是改变眼聚焦的能力，这样才能看清不同距离的物体。调节障碍在正常儿童中占5%～6%。调节障碍在躯体、智力和发育迟缓儿童中以及在脑血管意外或脑外伤儿童中更为常见。

（2）双眼视觉（双眼协调）障碍：双眼视觉是视觉系统将左右眼的信息融合或组合成图像的能力。除了屈光不正，临床中最常见的视觉问题是双眼视觉障碍。在一项儿童临床研究中，Scheiman等发现6个月至18岁儿童中约25%有明显的双眼视觉障碍。双眼视觉问题在躯体、心理和发育迟缓的儿童，学习障碍的儿童以及脑血管意外或脑外伤的儿童中更为常见。双眼视觉障碍主要有两种类型：斜视性和非斜视性双眼障碍。

斜视是一种双眼眼位不正的疾病。它在普通人群中的发生率为3%～5%，而且通常都很明显。其他用于描述斜视的术语包括斜视、内斜视和外斜视。斜视眼至少有1%的时间眼位不正。如果眼有向内、向外或向上的倾斜，但这种倾斜常是可控的，这被归类为非斜视性双眼视觉障碍。另一种常用于描述此情况的术语为隐斜。当眼有向内偏斜的倾向时称作内隐斜，当眼有向外偏斜的倾向时称作外隐斜。当倾斜度变大并且儿童的代偿能力不足时，就会发生隐斜。

集合功能不足是作业治疗师最常遇到的非斜视性双眼视觉障碍。该疾病中，眼睛在用于阅读等近距离工作时有向外偏斜的倾向，而在远距离工作时双眼能配合良好。这是导致眼部疲劳和不适的原因之一。在一般人群中，集合不足占5%～16%，而在作业治疗师负责的患者中患病率更高。集合不足也是脑震荡后最常发生的视觉问题之一。

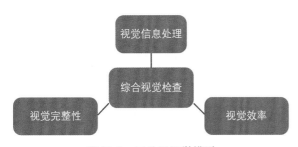

图32.1　三分量视觉模型

案例32.1

　　Peter是一名4岁的孤独症患儿，作业治疗师将其转介给眼视光师进行视力检查。Peter早期被诊断为发育迟缓，近期又被儿科医生诊断为孤独症。Peter从2岁起通过早期干预接受了作业治疗和语言治疗。最近他的父母决定寻求私人作业治疗师的帮助。该作业治疗师进行评估，并且非常担心潜在的视觉问题，因为Peter在伸手拿物时并不看着物品、视觉注意力差而且运用视觉系统时与物品靠得很近。

　　作业治疗师把Peter转介给眼视光师进行检查。检查结果表明Peter近视度数异常的高（近视眼）。高度近视使Peter在没有眼镜时便无法看清物品，除非距离眼部3 m处。眼视光师要求在所有醒着的时间中都要佩戴眼镜。问题是Peter有触觉防御，担心他是否愿意戴眼镜。幸运的是在作业治疗师的帮助下触觉防御有所改善，Peter一周内适应了配戴眼镜。虽然这只是他许多问题中的一个，但是新眼镜的作用很明显，治疗师发现视觉引导下的搜索行为（视觉注意）立即得到了改善。这些改善使作业治疗和语言治疗取得了更快的进步。

　　该案例展现了发育障碍儿童治疗中的一个普遍问题。美国眼视光师协会在其最近出版的《眼科综合检查循证临床实践指南》中建议，正常发育儿童的第一次全面眼科检查应在6～12个月。这不应该只是在儿科医师的诊室进行筛查，而应该是全面的眼科检查。正常发育儿童的第二次全面眼科检查应该是在3岁。如果这是正常儿童的建议时间表，那么对于发育障碍儿童的早期视觉护理就更为重要了。每一位发育障碍的儿童都应进行全面的视力检查，疑似残疾的儿童也应如此。本案例中，6个月的Peter可能就需要佩戴眼镜。4年来对高度近视的忽视对他的发育极其不利，而早期视觉护理可避免此类情况。

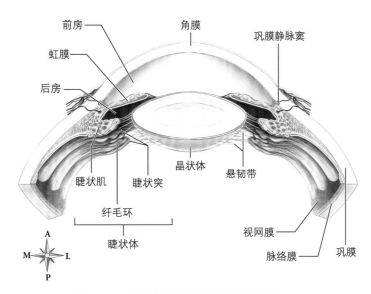

图32.2　眼球前部晶状体和睫状肌示意图

眼球运动功能问题常发生在三个领域：扫视、追视和注视。扫视是指儿童从一个静止物体看向另一静止物体的眼球运动。理想的扫视仅有眼球运动，能迅速看向并突然停止在感兴趣的目标上。眼追视运动是连续清楚地看到运动的物体。这种理想的视觉反射所产生的视觉运动，确保将移动的物体持续固定于视觉中心。

鉴于对儿童作业表现的影响，眼球运动障碍是重要的诊断和管理问题。研究人员及临床医生都强调眼球运动与阅读之间的关系。阅读时，眼球运动最重要的两个部分是扫视和注视。扫视大约占阅读时间的10%。扫视的平均长度是8～9个字符。在两次扫视之间双眼相对静止不动，即处于注视过程。正常阅读者的平均注视时间为200～250 ms。

学习障碍和阅读障碍的儿童的眼球运动障碍患病率已有数项研究。在50名6～13岁的学习障碍儿童中，Sherman发现96%的患儿有扫视和追视问题。Hoffman报道了107名学习障碍儿童的大样本研究。儿童年龄为5～14岁。其结果显示95%的样本有眼球运动问题。值得注意的是，Hoftman和Sherman都发现在学习障碍的儿童样本中，眼球运动问题是最普遍的视觉障碍。

眼球运动障碍可分为两个不同的领域：扫视和追视功能。扫视可能出现两种错误。最常见的错误是略微偏离。多数情况下，扫视会略微偏离目标并且双眼会"滑过"调整至对线，在最大程度情况下，需要做第二次更小范围的扫视才能锁定目标。另一种不太常见的错误是略过目标。在扫视功能障碍

中，眼球扫视运动准确性和速度的下降与个体年龄的预期情况相关。

眼球扫视运动障碍导致的症状有阅读时遗失目标行、难以抄写黑板上的内容以及阅读时需要指引才能避免找不到目标位置。扫视能力的问题可能是影响儿童快速阅读、舒适阅读及理解阅读内容等能力的主要因素。

在追视功能障碍中，患儿不能准确地追踪移动的物体。因为眼球追视运动仅在目标移动时才发生，所以与扫视相比，它们更难与阅读和学校表现相联系。然而，追视在需要运动的作业活动中发挥着更重要的作用，如体育运动以及任何移动的人或物。

3. 分量三：视觉信息处理技能　视觉不仅仅是看得清楚和看得舒服。个体还必须能够分析、解读并利用传入的视觉信息与环境进行互动。三分量模型的最后一部分称为视觉信息处理。视觉信息处理是指从环境中提取和组织视觉信息，并将这些信息与其他感官系统及更高认知功能相整合的一系列视觉认知技能。如视知觉、视觉感知运动和视觉处理等其他术语也用于描述类似技能。作业治疗师常需要解决视觉信息处理问题，使儿童和青少年能够参与日常生活、体育运动、游戏和学习。

（1）视觉空间技能：这能让儿童参照其他物体和儿童自身来判断物体在视觉空间中的位置。定义视觉空间技能常用的术语是"偏侧性"和"定向性"。偏侧性是指理解自身前后、左右、上下的能力。定向性是儿童将这种意识投射到周围世界物体上的

能力。

（2）视觉分析技能：这些技能有助于个体分析和辨别现有的视觉信息、在不看到所有部分的情况下确定整体、识别更重要的特征并忽略无关的细节，以及使用视觉图像回忆过往视觉信息的能力。视觉分析技能让儿童意识到视觉形式的独立特征，如形状、大小、颜色和方向。临床上视觉空间功能障碍可分为四类：视觉辨别、视觉图形背景、视觉完形、视觉记忆及视觉化。

（3）视觉运动技能：该技能是指儿童整合视觉信息处理技能及精细运动技能的能力。书写是视觉运动整合的示例之一。视觉运动技能是学习良好的书写和键盘操作技能以及投球和接球的先决条件（参见研究笔记32.1）。

（三）单分量视觉模型

许多眼科护理专业人员采用的单分量视觉模型只包括对视觉完整性（视敏度、屈光及眼部健康）的评估。虽然视觉完整性评估是视觉检查的重要组成部分，但它仍然不足以检测儿童人群中普遍存在的视觉问题。一个很自然的问题是为什么医师会将视觉检查局限在视觉完整性上，而不是评估上述三大部分。答案常与后面介绍的专业教育和培训性质有关。

眼部健康专业 眼部健康专业有三名主要提供者，有时被称为三"O"人员：验光师、眼视光师和眼科医生。这三种专业之间的差别很大，并且与各专业相应的教育和临床培训有关（表32.2）。验光师帮助患儿选择合适的眼镜框、根据处方准备镜片，然后帮忙把合适的镜框舒适地佩戴在患儿脸上。验光师没有任何临床测试或治疗培训。眼科医生的教育和培训主要侧重于利用药物和手术来诊断及治疗眼部疾病。因此，眼科医生的重点是上述定义为"视觉完整性"的领域。如表32.2所示，在常规眼科医生的培训中，并不强调视觉效率和视觉处理问题。

眼视光师的培训和教育也非常不同。虽然眼视光师也接受了眼部疾病诊断和治疗的教育，但该教育项目的主体部分是视觉概念及其与游戏、学习、工作和运动表现的关系。对眼视光师的医学教育，让他能够通过诊断干扰视觉表现和影响生活质量的视觉疾病来评估视觉系统。眼视光学课程强调三分量视觉模式。

鉴于这一背景，人们可能认为，确保儿童接受全面的视觉完整性、效率和处理能力检查的方法就

研究笔记32.1 眼视光师可以为严重发育障碍的儿童做检查吗？

Coulter R.A. et al. (2014). Eye examination testability in children with autism and in typical peers. Optom Vis Sci, 92, 31–43.

概述

这项研究的目的是比较9~17岁孤独症谱系障碍（ASD）儿童和正常发育（TD）同龄儿童的视觉和眼部检查的可测性。61名9~17岁的儿童和青少年（34名ASD患儿和27名TD儿童）完成了包括视敏度、屈光、集合（双眼协调）、立体视锐度（深度知觉）、眼球运动和眼部健康在内的眼科检查。

该专业方案包括视觉、感觉以及沟通支持。心理学家使用第四版《精神疾病诊断与统计手册》修订版（DSM-IV-TR）的标准，通过回顾之前的评估和父母对《社会交往问卷》的回答来确定小组状态/合格性。在检查前，父母提供了患儿性别、种族、民族以及ASD患儿语言交流水平（非语言、使用短语、语言）的信息。父母要说明患儿是否曾经进行过屈光矫正、做过眼科检查，以及最近一次检查的年龄。

研究结果

正常发育小组和ASD小组在年龄（$P=0.54$）、性别（$P=0.53$）或种族（$P=0.22$）方面没有差异。大多数测试的可测性都很高（TD，100%；ASD，88%~100%），但眼压（intraocular pressure, IOP）在ASD（71%）和TD（89%）患儿中的可测性较低。在ASD患儿中，IOP的可测性随着语言交流水平的变化而变化（$P=0.001$）。虽然有语言能力的所有患儿都完成了IOP测试，但只有37.5%非语言患儿和44.4%使用短语的ASD患儿成功完成了IOP测试。

作业治疗实践意义

这项研究的结果令人振奋，并且表明通过适当的检查技术，即使是对明显发育迟缓的儿童也能有效地进行检查。

是由眼视光师进行检查。但是事情并非如此简单，因为虽然所有的眼视光师都接受了这类教育，但实际上只有小部分人员使用这种模型。因此家长或作业治疗师如果想要确保评估视觉的各个方面，就必须找到一位真正应用三分量视觉模型的眼视光师。提供这类服务的眼视光师通常已经完成了住院医师培训，或者已经通过了该领域专业水平评估的综合测试。管理这类考试的两个组织是美国眼视光学会（双眼视觉、感知和儿童眼视光）和美国视光业视觉发展学会（The College of Optometrists in

表 32.2　眼部健康专业

专 业	教育/临床培训	视觉完整性		视觉效率		视觉处理	
		检查	治疗	检查	治疗	检查	治疗
验光师	社区大学 技术学校 学徒	×	×	×	×	×	×
眼科医师	4 年大学 4 年医学院 眼科住院医师 研究员	√	镜片 棱镜 滴眼液 手术	都会评估斜视 非斜视、调节 和眼球运动 障碍的培训 较少	镜片 棱镜 滴眼液 手术 无视觉治疗	×	×
眼视光师	4 年大学 4 年眼视光学校 住院医生 （15% 完成住院医师考核）	√	镜片 棱镜 滴眼液	培训所有人 并非每位眼 视光师都提 供此服务	培训所有人 并非每位眼 视光师都提 供此服务	培训所有人 并非每位眼 视光师都提 供此服务	培训所有人 并非每位眼 视光师都提 供此服务

Vision Development, COVD）。顺利完成美国眼视光学会考试流程的眼视光师被授予双眼视觉、感知和儿童眼视光认证。顺利完成 COVD 考试流程的眼视光师被授予 COVD 研究员（Fellows of COVD, FCOVD）。参见案例 32.2，理解视觉中每个专业角色的重要性。

这些教育经历和临床培训的差异解释了许多治疗师对于眼科健康专业的经验。常听到作业治疗师讲述在他们试图帮助疑似有视力问题的儿童时遇到的挫折。例如，治疗师可能会因为追踪或聚焦技能的问题而推荐儿童做眼部检查。鉴于儿童转介的医师不同，送回来的报告完全相互矛盾的情况很常见。一位医师可能建议说没有视觉问题，视敏度已达 20/20，无须配戴眼镜，眼部是健康的。另一位医师也认为视敏度是正常的，不需要眼镜，眼部健康，但报告显示存在明显的双眼视觉问题，而这刚好能解释作业治疗师的观察。

这种缺乏统一性的视觉健康服务使治疗师和公众感到困惑，并且可能导致对干扰作业活动的视觉障碍缺乏识别和治疗。眼视光学和眼科学在方法上的差异也是很重要的，甚至在眼视光专业中，哲学上的差异也可能非常显著。因此治疗师在了解儿童视觉状况有意义的信息时，能将其转介给在双眼视觉、视觉和学习以及视觉治疗领域受过培训并具有专业知识的眼科健康专家是至关重要的。因此转介人员要么是双眼视觉、感知和儿童眼视光认证的眼视光师[a]，要么是 COVD 研究员[b]。"行为眼视光师"或"发育眼视光师"这两个术语也可以用来描述具有高级专业知识且受过培训、会应用三分量视觉模型的眼视光师。

三、儿童视觉问题患病率

（一）正常发育儿童视觉问题的患病率

人群研究仍然是确定患病率最有效的方法。虽然这类研究针对的是严重视觉问题，如视觉障碍和失明，但是针对儿童群体中常见的问题类型，美国大多数学龄儿童的研究都是临床研究。Scheiman 等报道了 2 023 名初次进行综合眼科检查的 6 月龄至 18 岁患儿的视觉完整性和视觉效率问题的患病率。发现除了近视、远视和散光，眼视光师遇到的儿童最常见问题是调节障碍和双眼视觉障碍。这些问题是儿童眼部疾病患病率的 9.7 倍。学龄儿童的非斜视性双眼视觉障碍患病率为 16.3%，调节障碍患病率为 6.5%。除美国以外，其他国家也有一些针对学龄儿童的人群研究。最近在印度进行的针对 920 名儿童

注：[a] American Academy of Optometry, Diplomate in Binocular Vision, Perception, and Pediatric Optometry: https://www.aaopt.org/
membership/sections-sigs/fellows-sections/perception-and-pediatric-optometry-

[b] College of Optometrists in Vision Development: Fellow (https://locate.covd.org/)

📄 案例 32.2

Daniel是一名11岁上小学六年级的学生，近两年来，他一直表示在阅读和使用电脑时有困难。他抱怨在阅读10~15分钟后有视力模糊和眼部疲劳。如果继续阅读，这些文字就会在纸上移动，最终他开始出现间歇性复视和头痛。由于这些原因，他没能完成家庭作业，他的笔试成绩有所退步，并且他在学校的整体表现已从A变成了C+。

他的父母近两年来一直在寻求答案。首先，虽然他通过了10月学校的年度视力筛查，但在四年级5月份时，他们仍要求学校护士再次进行视力筛查。学校护士重测了视力筛查，并且发现双眼视敏度都是良好的20/20。此后不久学期结束，Daniel的大部分症状在暑假都消失了。然而到秋天他开学上五年级时，Daniel的这些问题又复发，而且比四年级时的症状更严重。10月时，父母带Daniel去儿科医师处检查并咨询。儿科医师也进行了视力筛查（仅视敏度），发现双眼视力为20/20。由于尚未发现视觉症状和日常头痛的医学依据，儿科医师把儿童转介给了当地儿童眼科医师。

儿童眼科医师发现Daniel有轻度远视（远视眼），双眼视敏度都是20/20。她还发现Daniel眼部健康正常，并且得出结论Daniel抱怨的症状与视觉问题无关。由于她找不到每天头痛的依据，她把Daniel转介给了一位神经科医生。当父母预约到这位神经科医师时，已经是Daniel五年级的2月末了。神经科医师也未能解释，但保守起见，医师要求检查脑部核磁共振成像，结果显示正常。

现在是四月，父母因找不到能帮助Daniel的答案而沮丧，于是他们求助了家庭眼视光师。父母找这位为自己提供眼部健康已有10年的眼视光师。眼视光师对Daniel进行了检查，并且确定他有轻度远视，双眼视敏度都是20/20，眼部健康正常。现在已接近五年级末，由于不能舒适地阅读10分钟以上，Daniel继续经历着严重的学习问题。

Daniel的父母开始在别处寻找答案。在另一个州的

家人告诉他们，朋友的孩子最近也有类似问题，并找到了一位擅长视觉治疗的眼视光师。治疗对这个儿童很有效。在联系了其家长后，他们得到了两个网址深入了解视觉治疗领域。第一个实际上是名为"视觉治疗家长联合会"的脸书（Facebook）页面。这个Facebook页面是由一名家长创建的，他在试图为儿童寻找答案时也有着相似经历。第二个网址是视光验视觉发展学会（COVD），该网站提供视觉治疗和与学习有关的视觉问题的教育及研究信息，并附带从事视觉治疗的眼视光师的名录。

有了这些新信息，Daniel的父母在这一地区找了一位眼视光师并且预约见面。父母注意到，这位眼视光师在检查过程中做了很多不同的检查。眼视光师发现Daniel有明显的集合不足和调节功能不全，并且建议进行为期3个月的视觉治疗。Daniel接受了为期14周，每周1小时的视觉治疗，而且他必须在家里进行一些从诊所学到的练习（每周3天，每天15分钟）。在治疗进行6~8周后，他体验到了舒适的阅读，并且到3个月时，他能够长时间舒适地阅读了。

不幸的是这个案例研究并不罕见，许多儿童及家长在寻找解决视觉问题的方法上经历了长时间的耽误。Daniel忍受了近2年的症状，也接受了无数不必要的检查。这个案例说明了一些重要的问题。第一，学校视力筛查的价值很小，不应将其作为是否存在视觉问题的指标。第二，几乎所有的儿科医师都只会推荐通常不进行视觉治疗的眼科医师。最后，这说明在安排预约之前确定眼科医师的"视觉模型"的重要性。在安排预约之前，家长应该询问医师是否会检查聚焦、双眼协调、眼部运动、视觉处理等领域，并且如果发现问题，诊室是否提供视觉治疗作为治疗选项。

https://www.facebook.com/pages/Vision-Therapy-Parents-Unite/665739960110347

http://www.covd org/

（平均年龄=12.7岁）的人群研究中，作者发现非斜视性双眼视觉问题的患病率为29.6%，以集合不足最为常见（16.5%），11%的人有调节障碍。Jang和Park对韩国一所学校的589名8~13岁儿童进行了研究，发现28.5%的儿童有某种形式的双眼视觉或调节障碍。集合不足最为常见（10.3%），其次是调节不足（5.3%）。因此有证据表明，即使在正常发育儿童人群中，视觉效率问题也是很常见的。

（二）特殊儿童视觉问题的患病率

最近，美国视觉协会出版了《儿童全面眼部和视觉检查临床循证实践指南》，作者陈述道："许多特

殊儿童存在未被发现和未经治疗的视觉问题。发育或智力障碍儿童的视觉障碍的发病率较高，应接受全面的儿童眼部和视觉检查。"该实践指南也提道："早期识别视觉缺陷有助于制定干预措施，从而改善高危儿童的教育和作业表现成就以及生活质量。

有报告称，脑瘫儿童的屈光不正、斜视、眼球运动和调节问题的患病率很高。屈光不正、调节问题和斜视也常见于唐氏综合征及孤独症儿童。也有关于孤独症儿童集合问题的报告。

（三）脑震荡儿童视觉问题的患病率

据疾病控制和预防中心估计，每年发生多达360

万次脑震荡,这可能代表低估了相应的临床问题。65%的伤害发生在5～18岁的儿童和青少年人群中,其中11～14岁和15～18岁的人群占受伤人数的比例最大。人们也越来越担心儿童可能特别容易受到脑震荡的影响,并且从认知和发育的角度来看,可能会有更长期和更复杂的结果。在最近的一项研究中,Master等发现脑震荡儿童视觉效率问题的患病率很高(参见研究笔记32.2)。

四、作业治疗师的视觉筛查

许多工具和视觉筛查方法可以提供给儿童群体。在美国大多数学校系统中,视觉筛查在小学阶段至少进行一次,有时每年进行一次。此外,许多儿科医生也会定期进行视觉筛查。然而,学校和儿科医师进行的视觉筛查都存在一个问题,那就是通常筛查的视觉功能领域仅仅是视敏度。根据本章前面讨论的内容,如果我们试图筛查与儿童作业相关的视觉障碍,那么筛查视敏度问题显然是没有用的。因此在某些情况下,作业治疗师筛查视觉效率和视觉信息处理中的问题或许是有帮助的,因为这两方面并不包含在学校护士和儿科医师的筛查中。

研究笔记32.2　青少年脑震荡后视觉问题的患病率

Master C.L. et al. (2016). Vision diagnoses are common after concussion in adolescents. Clin Pediatr; 55(3), 260-267

概述

本研究的目的是了解青少年脑震荡后视觉诊断的患病率。100名11～17岁脑震荡患儿接受了综合脑震荡评估。平均年龄为14.5岁。

研究结果

总的来说,69%的患儿有以下一种或多种视觉诊断:调节障碍(51%)、集合不足(49%)和扫视功能障碍(29%)。总计46%的患儿有一个以上的视觉诊断。在这个青少年脑震荡的样本中,视觉诊断(调节、双眼集合和扫视功能障碍)的患病率很高,有些表现出不止一种视觉诊断。

作业治疗实践意义

这些数据表明,全面的视觉检查可能有助于评估青少年脑震荡。当脑震荡相关的症状持续3～4周时,脑震荡儿童的作业治疗应考虑视觉问题的可能性。使用CISS调查,加上本章中建议的集合近点和调节幅度筛查,将帮助治疗师判断是否需要进行全面的视觉检查。

本节旨在使作业治疗师意识到还有一些方法可用于筛查最常被忽视的视觉问题,如视觉效率(双眼视觉、调节和眼球运动)以及视觉信息处理问题。

(一)视觉效率问题的筛查

表32.3总结了推荐用于视觉效率问题的视力筛查测试。

1. 症状问卷　决定是否进行视觉筛查的方法之一是首先进行症状问卷。如果儿童出现视觉相关症状,则进行视觉筛查。

集合不足症状调查(convergence insufficiency symptom survey, CISS)是一份在许多临床研究中用于识别9～17岁儿童视觉症状的有效问卷(图32.3)。由于它是美国眼科研究所资助项目的一部分,因此所有人都可以免费使用。尽管最初用于识别有集合不足症状的儿童,但该问卷对其他视觉效率问题也有敏感性,如调节障碍和眼部运动障碍。问卷由15个需要大声朗读给儿童听的项目组成。测试者读出问题,儿童看答题卡,并根据问题从五个选项中选择一个(从不,不太经常,有时,时常,总是)。每题选项分为0～4分,其中4分代表症状出现的频率最高(即总是)。将15项得分相加,得到CISS总分。最低分(症状最轻)是0分,最高分(症状最重)是60分。根据先前的研究,CISS得分高于等于16分时,就建议考虑视觉效率筛查。重要的是要明白,较高的CISS得分本

表32.3　视力筛查测试推荐		
筛查分量	筛查要素	测试名称
视觉效率	调节	CISS
		调节幅度(近点标识)
	双眼视觉	CISS
		集合近点(近点标识)
	眼球运动	CISS
		NSUCO眼球运动测试
		发育性眼球运动测试
视觉信息处理	视觉空间	Garner 翻转频度测试
	视觉分析	TVPS4
		MFVPT
	视觉运动	DTVMI

注:CISS:集合不足症状调查;NSUCO:东北州立大学眼视光学院眼球运动测试;TVPS4:视觉感知能力测试第4版;DTVMI:视觉运动整合发展测试。

Available from: ① Gulden Ophthalmics, ② Optometric Extension Program, ③ Bernell Corporation

集合不足症状调查

姓名：_____　　　　日期：___/___/___

提示：阅读下列指导语和每一项。如果项目的答案是"是"，那么请量化频率。**请不要举例。**

项目指导语：请根据你在阅读或做近距离工作时的双眼感受回答下列问题。

		从不	不太经常	有时	时常	总是
1.	在阅读或做近距离工作时,眼睛会疲劳吗?					
2.	在阅读或做近距离工作时,眼睛会感到不适吗?					
3.	在阅读或做近距离工作时,会头痛吗?					
4.	在阅读或做近距离工作时,会感觉犯困吗?					
5.	在阅读或做近距离工作时,会注意力不集中吗?					
6.	在阅读或做近距离工作时,是否有记忆问题?					
7.	在阅读或做近距离工作时,会出现复视吗?					
8.	在阅读或做近距离工作时,会看见字母在纸上移动、跳跃、游动或浮动吗?					
9.	你觉得自己阅读慢吗?					
10.	在阅读或做近距离工作时,你的眼睛是否受过伤?					
11.	在阅读或做近距离工作时,你的眼睛会感到疼痛吗?					
12.	在阅读或做近距离工作时,眼周会有"牵拉"感吗?					
13.	在阅读或做近距离工作时,会感到文字模糊或焦点不准吗?					
14.	当你在阅读或做近距离工作时,会错行漏读吗?					
15.	在阅读时,会重读同一行的文字吗?					
总计	分数,每一列"X"的总数					
乘以每列的值		x	X1	X2	X3	X4
合计						

CISS分数_____　　　　CITT研究组 2002

图32.3　集合不足症状调查（CISS）

身并不是判断是否存在视觉问题的依据。

2. 调节　儿童中最常见的调节问题是调节不足。调节不足的诊断是基于调节幅度的评估。调节幅度是指个体有多少调节（聚焦）能力。我们可以使用公式计算儿童可接受的最小调节幅度：

调节幅度=15−1/4（儿童年龄）。

例如：8岁儿童可接受的最小调节幅度是多少?

调节幅度=15−1/4（年龄）

=15−1/4（8）

=15−2

=13D

当提到光学的时候,测量单位为屈光度（diopter, D）。因此,8岁儿童的最小调节幅度为13屈光度,或13D。

所有儿童的调节幅度都随成长而下降,并且一直持续到成年。例如,根据公式：15−1/4（年龄）,4岁儿童的预期调节幅度为14D、8为13D、12岁为12D,而16岁为11D。因此在筛查调节问题时,必须将儿童的表现与该年龄段儿童的预期表现进行比较。

（二）调节幅度测量

最简单的测量调节幅度的方法是使用图32.4所示的工具，称为近点尺。

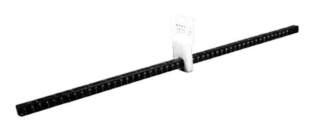

图32.4 近点尺

- **工具**
  - 眼罩。
  - 近点尺。
- **步骤**
  - 确保环境和顶灯具备良好的照明。
  - 让儿童佩戴眼镜并开始测试。

    注：如果儿童佩戴双焦眼镜或阅读眼镜，那么测试不应该在使用阅读眼镜或双焦眼镜的下部进行。重要的是让佩戴双焦眼镜的儿童通过镜片上部进行阅读。
  - 遮住儿童的左眼。
  - 把近点尺（其40 cm处印有单列20 mm/30 mm "Gulden" 字母的固定视标）的边缘轻轻置于儿童右眼刚高过眉毛的位置。将视标置于距离尺40 cm处开始。
  - 指示儿童："字母开始模糊时就告诉我，但尽量看清楚字母"。
  - 慢慢地将视标移向儿童，1～2 cm/s，直到儿童说字母开始模糊。询问儿童字母是否仍然模糊或变得清楚了。如果视标变得清晰，继续将视标移向儿童直至模糊。在"首次持续模糊"处停下。
  - 表示"首次持续模糊"时，结束测试。
  - 直接从近点尺上读取调节幅度的结果。

1. 双眼视觉 儿童人群中最常见的双眼视觉问题是集合不足。用于诊断集合不足的关键测试之一是集合近点。在这项测试中，检测者将一个物品移向被测者的眼部，并要求被测者尽量保持单眼注视。当被测者表示有复视时，记录物品与眼之间的距离，并将这个数值作为集合近点的破裂点。然后慢慢地将视标远离被测者，直到再一次表示出现单视。当儿童表示单视时，记录视标与儿童眼部间的距离，并将其记录为集合近点（near point of convergence, NPC）的恢复点。每位儿童的理想数值是能够在距离眼部6 cm以内仍能保持单视。因此，破裂点应该小于6 cm，而恢复点应该小于9 cm。

集合近点

- **工具**
  - 眼罩。
  - 近点尺。

用测量调节幅度的近点尺测量集合近点。

- **步骤**

1）确保环境和顶灯具备良好的照明。

2）让儿童佩戴光学处方眼镜（Rx）开始测试。

3）使用近点尺，其40 cm处是印有单列20 mm/30 mm "Gulden" 字母的固定视标。

4）将近点尺的边缘放在儿童额头的中心并刚好高过眉毛的位置（这样儿童可以略微向下看视标）。从视标的40 cm处开始。

5）告诉儿童："看着字母，当出现复视或变成两份时告诉我，但尽可能保持单视。" 慢慢（1～2 cm/s）将视标移向儿童。当出现复视时停止移动视标，并问儿童："还是看到两个吗？还是变回一个了？"

- 如果在1～2秒内变回单视，则继续将视标移向儿童，直到儿童无法重新融像。不要将视标停在在原处超过2秒。
- 如果仍然是复视，那么这个点就是NPC的破裂点。
- 如果检测者观察到融像消失（没有复视），那么检测者观察到融像消失的点也被认为是NPC的破裂点。如果儿童继续集合双眼，直到视标碰到鼻子/眉毛（即没有出现破裂点），则测量儿童集合的距离有多近，其NPC破裂点即为多少。

6）测量NPC破裂点的距离，精确到0.5 cm（将儿童前额的中心、刚好高过眉毛的位置作为测量NPC破裂点的零点）。

7）要求儿童"在变成单视的时候"告诉你，并慢慢地将视标移离儿童，直到儿童表示单视或检测者观察到融像恢复。这个点便是NPC的恢复点。

8）测量NPC恢复点的距离，精确到0.5 cm。

2. 眼球运动 儿童应该要评估两种不同的眼球运动技能：扫视眼球运动和追视眼球运动。

扫视是儿童从一个静止物体看向另一个静止物体的眼球运动。例如，从黑板看向桌子、阅读时的眼球运动和在桌子上找东西。有两种不同的测试可以用来筛查扫视眼球运动。一种是更为客观的测试,常用于没有数字识别能力或不能长时间完成发育性眼球运动测试(development eye movement test, DEM)的儿童。另一种是儿童在一页纸上快速找出数字的能力,因此更主观。

东北州立大学眼视光学院的眼球运动测试(Northeastern State University College of Optometry Eye Movement Text, NSUCO)是美国东北州立大学眼视光学院研发的。它是一种低科技的、治疗室内就能操作的平价测试技术,用于不能长时间集中注意力和参加更复杂的、视频记录的眼动测试的幼童。现有数据表明,该测试的重测信度良好。

如果可能的话,儿童应该站在检测者前面,双脚与肩同宽。如果儿童不能站,则试着将儿童置于不用任何支撑就能保持头部垂直的体位。如果这都无法做到,那么最好是辅助下将头部置于垂直位。该测试适合5岁以上的儿童,双眼要进行测试。

- **工具**

该测试所需的工具为两个压舌板。在一个压舌板上贴上红点,另一个贴上绿点。测试步骤如下:

- **步骤**

1)将两个压舌板保持在距离儿童面前40 cm的位置,每个压舌板距离儿童中线约10 cm。压舌板的总水平间距应约为20 cm。

2)不要给儿童移动或不移动头部的指导语。

3)使用以下指导语:"当我说红色时,看向红点;当我说绿色时,看向绿点。记住,在我告诉你之前不要看。"

4)要求儿童从一个目标看向另一个目标五个来回或总共10次。

5)判断儿童是否能控制自己的注意力来完成五次来回扫视。根据评分标准(请参阅测试手册)给予1~5分。

6)观察眼球运动的准确性。一次眼球运动就能看到目标还是需要多次扫视?根据评分标准(请参阅测试手册)给予1~5分。

7)观察儿童是否移动头或身体。根据评分标准(请参阅测试手册)给予1~5分。

8)将儿童的得分与失败标准进行比较(请参阅测试手册)。

期望的结果和可能的反应请参阅测试手册。

这项测试是检测追视,儿童应该站在检测者的前面,双脚与肩同宽。如果儿童站不起来,试着将儿童置于不用任何支撑就能保持头部直立的体位。如果这都无法做到话,最好的方法是辅助下将头部置于垂直位。该测试适用于5岁以上的儿童,双眼都要进行测试。

- **工具**

该测试的工具是一个贴有彩色点的压舌板。测试步骤如下:

- **步骤**

1)拿一支笔或其他有趣的小目标放在距离儿童脸部40 cm的地方。

2)不要给儿童移动或不移动头部的指导语。

3)使用以下指导语:"球转圈移动时眼睛跟着看。视线不要从球上移开。"

4)顺时针移动目标两圈,再逆时针移动目标两圈。

5)判断儿童是否可控制集中注意力完成四圈追视。根据评分标准(请参阅测试手册)给予1~5分。

6)观察追视眼球运动的精准性。根据评分标准(请参阅测试手册)给予1~5分。

7)观察儿童是否移动头部或身体。根据评分标准(请参阅测试手册)给予1~5分。

期望的结果和可能的反应请参阅测试手册。

第二项测试是发育性眼球运动测试(图32.5和32.6)。这项测试对检测者技能的依赖性比NSUCO小。这项测试有6~13岁儿童的常模。13岁以上儿童在该测试中的表现提高有限。对于13岁以上的儿童来说,期望他们至少表现的与手册中的最高常模水平一样。

- **工具**

有兴趣使用该测试的治疗师应该购买该测试及研究手册,来获得关于实施和评分的最新解读。该测试还附带了便于计分的软件程序。

要实行此项测试,请遵循以下步骤:

- **步骤**

1)要求儿童在不用手指的情况下,从上到下尽快说出测试A及测试B上的数字(图32.5)。

2)记录时间和所有错误。儿童可能会有各种各样的错误,包括添加、遗漏和替换。有关错误类型和记录程序,请参阅测试手册。

3)要求儿童在不用手指的情况下,尽快声说出测试C上的数字。这次,儿童必须从左至右逐行说出页面上的数字。

4)记录时间和所有错误。儿童可能会有各种各样的错误,包括添加、遗漏和替换。有关错误类型和记录程序,请参阅测试手册。

5)通过考虑误差的数量来确定校正时间(详情

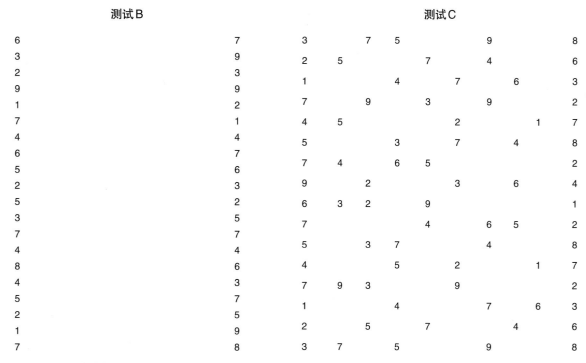

图32.5　发育性眼球运动测试（DEM）

图32.6　发育性眼球运动测试（DEM）

请参阅测试手册）。

6）确定得分比率（水平校正时间/垂直校正时间），根据儿童的年龄把原始得分转换成百分位数。此得分是扫视速度的评估。

7）确定错误的数量，并根据儿童的年龄把原始得分转换成百分位数。此得分是对准确性的评估。

第50百分位的得分是平均水平。错误和比率（速度）均独立计分。筛查的目的是，当错误或比率中的任何一个低于第15个百分位，都被认为功能非常差，并且需要转诊治疗。

3. 视觉信息处理问题的筛查　表32.3总结了可用于评估视觉信息处理问题的筛查测试。

（1）视觉空间技能：Garner 翻转频度测试："识别"子测验评估接受字母和数字翻转（儿童可以识别的逆转）的存在性、性质和发生频率。在这项测试中，要求儿童标记出反向或翻转的字母和数字。该测试提供了儿童正常内外空间概念发育情况的信息。

该测试适用于5～15岁儿童。在进行这项测试时儿童的坐位很重要，这样他们就观察不到提供字母和数字方向信息的书本和书面材料。这是一项不计时测试，在这方面有困难的儿童可能会对这项任务感到沮丧，并需耗费很长时间才能完成测试。由于将其作为筛查测试，所以如果一段时间后发现儿童存在困难，则建议停止测试。

要实行此项测试，请遵循以下步骤：

● 步骤

1）给儿童一支带橡皮的铅笔和一张测试卷，然后说如下内容："在第一行，有成对的数字。在每对数字中，有一个数字的方向正确，另一个则方向错误。请在方向错误的数字上画 ×。"

2）在接下来的两行字母中使用相同的指导语。

3）第4～6行使用以下指导语："在这一行，有些数字的方向是正确的，有些数字的方向是错误的。在所有方向错误的数字上画 ×。"

4）这项测试是通过计算错误的总数来评分。可能发生的错误类型为两种：遗漏错误和标记错误。遗漏错误是指儿童没有将翻转的字母或数字标出。标记错误是指儿童划掉了实际上正确的字母或数字。

5）这两类错误的总和是原始分数，然后可以使用测试手册中提供的表格将其转换为百分位分数。

根据筛查目的，得分比正常值低一个标准差（低于15个百分点）则有显著差异，需要转诊或进行完整的视觉信息处理评估。

（2）视觉分析技能：视觉感知能力测试第4版（test of visual perceptual skills－4th edition, TVPS－4）可用于评价视觉分析能力。另一种常用测试是无运动视觉感知测试（motor free visual perception test, MVPT）。更偏向于用TVPS，因为它为评估的七个领域中的每一个领域都提供了单独的分值。这使临床医师可以针对每个领域制定干预决策。

TVPS-4评估视觉分析能力的七个方面，包括：视觉辨别、视觉空间关系、视觉形状恒常性、视觉图形背景、视觉完形、视觉记忆和视觉顺序记忆。七个感知领域各有18个测试项。

常模是根据全美代表性的样本建立的。在这个新版本的测试中，增加了更多低级别的项目来满足年幼儿童或更多障碍个体的需求，并且目前已经将常模拓展到21岁，这使TVPS-4能用于更广的儿科患者。TVPS-4采用黑白线条图画，儿童们可以用语言或手指指示回答。

（3）视觉运动整合技能：视觉运动整合发育测试（developmental test of visual motor integration，DTVMI）第6版已经建立了2～18岁患儿的常模数据，也可用于成人。

这项测试通过评估儿童准确复制视觉刺激的能力，测评其整合视觉信息处理和精细运动技能的能力。向儿童出示逐渐复杂的图片，并要求尽可能准确地重现这些图片。在进行此项测试时，全程保持儿童的身体和测试手册在桌子的正中间，这是很重要的。不要让儿童勾画图片，清除和二次尝试也是不允许的。要执行此项评估，请参阅测试手册中的说明。原始分是所有正确形状数量的总和，此得分可以通过测试附带的评分手册表格转换为百分位分值。根据筛查目的，得分比正常值低一个标准差（低于15个百分点）则有显著差异，需要转诊或进行完整的视觉信息处理评估。

五、干预

作业治疗师必须了解屈光、视觉效率和视觉信息处理障碍的治疗方案。有了这些知识，他们可以更有效地倡导儿童权利，帮助父母决定何时寻求视觉健康服务。可用于视觉障碍的治疗方案包括镜片、棱镜、遮盖、视觉治疗和手术（治疗方式和干预领域见表32.4）。

（一）镜片

1. 屈光不正的治疗　如高度近视、远视和散光等屈光不正，都可以用眼镜有效地治疗。几乎每个儿童都有一定程度的屈光不正，然而只有屈光不正度数超出正常范围并且对作业活动有负面影响时才会开具眼镜处方。事实上，必要时甚至可以给幼儿和婴儿开眼镜处方。当儿童长大后，可以用隐形眼镜代替镜片眼镜。我们通常只在儿童有足够的责任心去护理镜片并且有良好的卫生习惯时，才考虑使用隐形眼镜。

2. 调节问题的治疗　即使屈光不正的度数不高，有时也会给儿童配戴眼镜。如果儿童有调节不足（调节幅度低于预期值），镜片可以作为一种代偿方法。调节不足的儿童经常抱怨视力模糊、眼睛疲劳、不舒适以及阅读时注意力不集中。由于调节幅度低，除非用额外的神经肌肉帮助，否则儿童就会视力模糊。然而这种额外的肌肉收缩会导致眼睛疲劳和注意力不集中等典型症状。一种被称为"正透镜"或"凸透镜"的镜片可以帮助儿童在看近距离物体时更有效地调节（聚焦）。然而这些镜片的问题是，它们只能帮助儿童看近处物体。如果儿童戴着这类眼镜看黑板，视力还是模糊。因此儿童在看远处时必须摘下眼镜。对于小学生来说，这也是个问题。不断地戴上和脱下眼镜会导致镜框破损、镜片损坏和使用不一致。因此在这些情况下，我们通常会应用双焦镜片眼镜，可以让儿童在学校里全天佩戴眼镜。

表32.4　治疗方式总结

	镜片	棱镜	遮盖	视觉治疗	滴眼液	手术
屈光不正	√					
弱视	√		√	√	√	
调节	√			√		
双眼视觉-斜视	√	√	√	√	√	√
双眼视觉-非斜视	√	√		√		
眼球运动				√		
视觉信息处理				√		

3. 双眼视觉问题的治疗　眼镜对于患有内隐斜（眼睛向内偏斜）的儿童是有帮助的。调节不足的镜片（凸透镜或正透镜）同样可用于治疗内隐斜。要理解为什么这样的眼镜会有效，就需要先理解被称为调节集合比率或 AC/A 比率的视觉系统反射。当一个人从远处看向近处时，同时发生了两个改变。第一，眼睛必须从远处物体集合或聚焦到近处物体，以获得清晰的视觉。第二，眼睛必须向内旋转或集合，以维持单视图像。AC/A 比率是一种任何调节反应都会触发集合反应的反射。所以当儿童从远看到近时，调节系统会进行调整并出现集合现象。因此，如果我们在患有内隐斜的儿童眼睛前面放置一个正透镜，由于儿童不需要通过正透镜调节那么多，所以集合就会减少，这有助于减少内隐斜程度。

（二）棱镜

1. 双眼视觉问题的治疗　棱镜是用于治疗双眼视觉问题的第二种治疗方式。棱镜是治疗眼睛垂直性眼位不正的方法。棱镜能够弯曲或改变进入眼睛的光线方向。棱镜的设计不是为了消除垂直偏差。相反，它是一种代偿性治疗。普遍的共识和研究支持，棱镜是治疗眼睛垂直性眼位不正的恰当方法。

2. 棱镜的其他应用　近年来，棱镜的另一种用途是用于改善孤独症谱系障碍（ASD）儿童的视觉功能，称为共轭棱镜（yoked prism）或环棱镜（ambient prism）。有报道称这种棱镜的应用改善了孤独症儿童的视觉注意力。然而这项技术的研究还处于初级阶段，因此现有的研究有很大的局限性。有证据表明，在视觉治疗中配戴共轭棱镜有助于促进视觉功能的改善。

（三）遮盖

1. 弱视的治疗　儿童遮盖眼睛主要是治疗弱视。弱视是一只眼睛视敏度低于 20/20，尽管事实上眼睛是健康的，而且儿童已经配戴了能正确代偿屈光不正的眼镜。视敏度丧失通常是由两种情况中的一种引起的。在一些案例中，儿童在 6 岁之前出现斜视（交叉眼）；在这种情况下，大脑会出现复视，而这是难以忍受的。如果这种情况没有被及时发现和治疗，大脑就会利用一种被称为抑制的机制进行调节。抑制是视觉皮层细胞对视觉刺激反应减弱的过程。研究表明，与弱视眼相关的视觉皮层细胞发生了生理和解剖学变化。所以要求儿童使用弱视眼时，便测出视敏度低于正常水平。单眼弱视的第二个原因

是 6 岁以前存在明显的双眼光学差异。例如左眼有高度远视，而右眼则是轻度远视。这种情况被称为屈光参差，此时大脑倾向于感知屈光不正较轻的一侧。同样上述斜视的调适过程（抑制）也会发生在屈光参差中，最终导致弱视。

幸运的是，有一项非常有力的研究证明遮盖（遮布）对两种病因的弱视儿童均有效性。10～15 年前，治疗弱视最有效的遮盖剂量的数据有限。然而在过去的 10～15 年中，定性研究已经可以论证，对于中度弱视（20/25～20/80），持续 3～6 个月每天遮盖 2 小时，这将达到约 85% 的治愈率。对于更严重的弱视，起始剂量通常为每天 6 小时。弱视治疗和遮盖治疗的另一重要的最新进展是，发现弱视治疗的有效性没有年龄上限。在 10 年前很多眼科医师都表示，弱视治疗在 8～9 岁以后就没有效果了。几项随机临床试验表明情况并非如此，无论何时诊断为弱视，都应尝试对所有儿童进行治疗。年龄不应作为决定是否进行治疗的因素。

2. 复视的治疗　如果儿童最近由于斜视（眼睛不正）而出现了复视，受限尝试的治疗总是使用镜片、棱镜或视觉治疗来恢复眼位。在某些情况下可能需要手术。然而如果这些治疗方法都不能有效地消除复视，那么剩下的方法就是遮盖。当然，遮盖对于消除复视是 100% 有效的。问题在于从美观角度看，该治疗并不令人满意，而且遮盖治疗仅可以消除症状，而不能治疗复视的根本原因。

（四）视觉治疗

1. 眼视光学视觉治疗的起源（1896—1960 年）　自 20 世纪 20 年代和 30 年代以来，视觉治疗一直是双眼视觉、调节和眼球运动障碍的治疗方法。视觉治疗的起源可以在 1896 年 Javal 的视觉矫正文献中找到。"视觉矫正"一词，有时与视觉治疗交替使用，最初是作为斜视和弱视的治疗方法。视觉矫正领域的早期领导者是欧洲的眼科医生，包括 Smith、Worth 和 Maddox。美国眼科医师 David Wells 写了一本强调治疗非斜视性双眼视觉障碍和斜视的重要性的教科书，书中指出这些双眼视觉障碍问题比斜视更常见。Lancaster 发表了一篇重要论文，强调成功的视觉矫正并不增强薄弱肌肉的力量。相反，这种治疗是指导儿童如何更有效地使用视觉的神经肌肉模式。

而眼视光学的视觉治疗的出现可以追溯到 Skelfington、Getman 和 Brock 的工作中。从 20 世纪

30年代到1960年，这些眼视光学先驱者将视觉治疗的艺术和实践转化为比视觉矫正更复杂的治疗方法，并将调节、眼球运动和视觉处理问题作为可被视觉治疗的条件。在这四十年中，视觉治疗的实践被视为眼视光学健康护理的一个组成部分，几乎所有州的法律都将视觉治疗作为眼视光学实践的一部分。然而，证实眼视光学视觉治疗对各种视觉障碍的有效性的研究基础几乎不存在。

2. 早期科学研究（1970—1998年）　直到20世纪70年代，研究人员才开始研究视觉治疗的有效性。早期的研究主要是低水平的证据，如病例报告和回顾性研究。在20世纪80年代，主要基于Daum和Cooper的工作，研究水平才有了大幅提高。Daum发表了一系列前瞻性研究的结果，这些研究调查了1982—1987年视觉治疗对非斜视性双眼视觉障碍和调节问题的有效性。在一项精心设计、安慰剂对照交叉的临床试验中，Cooper和同事证明了视觉治疗对集合不足的有效性。他们使用配对的对照组（症状评分和集合性指标相匹配），并采用减少安慰剂效应的交叉试验设计来研究集合不足的患者。他们发现治疗后视觉疲劳明显减轻，融像性聚散明显升高。在对照组，症状和集合性未见明显变化。几年后这组人使用相同的研究设计，证明视觉治疗对调节灵活度的有效性。虽然Daum和Cooper的研究比过去几十年的回顾性图表研究有了很大的进步，但是视觉治疗的研究文献仍然存在很大局限性。

因此在循证医学之前，尽管文献质量较低，但仍然认为视觉治疗可能是有效减轻视觉症状、增加调节幅度、改善调节灵活度、改善集合近点、增加融像性聚散幅度、改善融像性聚散灵活度以及改善调整、眼球运动和非斜视性双眼视觉障碍的立体视觉方法。

3. 高质量证据的出现（1999年至今）　最近研究人员试图通过随机对照试验（randomized categories trial, RCT）的研究设计，系统地提高视觉治疗质量。由于非斜视性双眼视觉和调节障碍有很多诊断类别，所以研究者必须决定先研究哪种情况。集合不足（convergence insufficiency, CI）通常为其中之一，因为它是最常见的双眼视觉障碍，影响4.3%～17.1%的人口。此外，它通常与干扰日常功能的症状有关，例如，在阅读或其他近距离工作时经常遗漏位置、注意力不集中、不得不重读、阅读速度慢、记不住所读内容、困倦、视力模糊、复视、头痛和（或）眼睛疲劳。

1999年，Birnbaum等发表了第一篇关于成人集合不足视觉治疗有效性的随机对照试验研究。结果表明，门诊视觉治疗（62%）比家庭视觉治疗（30%）或对照组（11%）的有效性高。

集合不足治疗试验研究小组完成了三组多中心参与、安慰剂对照的随机对照试验评估，其是关于集合不足儿童常用治疗的有效性研究。研究结果总结于研究笔记32.3中。最近一篇对集合不足非手术干预的Cochrane系统性文献回顾资料库得出结论为："对于集合不足儿童，门诊视觉治疗/视觉矫正比家庭融像训练或家庭计算机视觉治疗/视觉矫正更有效。"

所有的CITT研究都是包括安慰剂对照组和单盲测试者的随机临床试验。因此，我们现在有多个证明门诊集合不足视觉治疗在儿童和青壮年中有效性的随机对照临床试验，而且我们甚至有一篇Cochrane系统性文献回顾资料库（参见研究笔记32.3）。

4. 视觉治疗及其对作业的影响　成功的视觉治疗是否会导致儿童作业的正向改变，这是一个重要的问题。尽管还需要更多的研究，但越来越多的证据表明，成功的视觉治疗会减缓症状、改善注意力和集中度并改善阅读能力（参见研究笔记32.4）。

5. 双眼视觉问题的治疗　许多双眼视觉问题不能用镜片或棱镜来治疗，而是需要视觉治疗。视觉治疗是干预最常见的双眼视觉问题的方法，如集合不足和融像性聚散功能障碍。在某些情况下将视觉治疗与镜片、棱镜或手术一起使用，以达到最佳效果。

6. 调节问题的治疗　视觉治疗已经被认为是干预调节问题的有效方法，有时与镜片结合使用，以达到最佳效果。

7. 眼球运动问题的治疗　对于发育性眼球运动问题的儿童而言，镜片、棱镜和手术都不是有效的治疗方法；而视觉治疗是一种选择。许多研究已经证明视觉治疗对眼球运动障碍的疗效。Dodick等研究了校内扫视训练对阅读成绩的影响。在这个交叉设计的实验中，受试者被随机分为治疗组和对照组，然后治疗组接受18次20分钟的训练及5次治疗前后的阅读评估，该评估包括流畅性、理解能力和快速数字命名能力。治疗组在流畅性和理解力方面明显优于对照组。

8. 视觉处理的治疗　与眼球运动的治疗相似，对于有发育性视觉信息处理问题的儿童而言，镜片、棱镜和手术都不是有效的治疗方法，而视觉治疗是一种选择。许多研究已经证明了视觉治疗对视觉信息处理问题的有效性。

- Scheiman, M. et al. (2011). Treatment of accommodative dysfunction in children: Results from a randomized clinical trial. Optom Vis Sci, 88, 1343−1352.
- Scheiman, M. et al. (2008). A randomized clinical trial of treatment for symptomatic convergence insufficiency in children. Arch Ophthalmol, 126, 1336−1349.
- Scheiman, M., Gwiazda, J., & Li, T. (2011). Non-surgical interventions for convergence insufficiency. Cochrane Database Syst Rev, CD006768.

概述

本研究的目的是比较家庭笔尖视觉治疗 (home-based pencil push-up vision therapy, HBPP)、家庭计算机视觉治疗 (home-based computer visiontherapy, HBCVAT)、门诊视觉治疗 (office-based vision therapy, OBVAT) 和门诊安慰剂治疗 (office-based placebo therapy, OBPT) 作为集合不足干预方法的疗效。在这项随机临床试验中,221名9～17岁有集合不足症状的儿童会被分配到这四种治疗方法中。主要观察指标为治疗12周后的集合不足症状调查评分。次要观察指标为集合近点和近距离正融像聚散。

研究结果

结果显示,治疗12周后OBVAT组的平均集合不足症状调查得分 (15.1) 显著低于HBCVAT (21.3)、HBPP (24.7) 和OBPT (21.9) 组,(P=0.001)。OBVAT组的集合近点和近距离正融像聚散有显著改善 (所有的比较P=0.005)。在OBVAT、HBPP、HBCVAT和OBPT组中,发现疗效改善的患者比例分别是73%、43%、33%和35%。

12周的门诊视觉治疗导致集合近点和近距离正融像性聚散的症状和临床测量显著改善,并且与家庭视觉治疗或安慰剂视觉治疗相比,该方法达到预定成功标准的患者比例更大。本研究表明,门诊视觉治疗是治疗儿童集合不足症状的有效方法。

作业治疗实践意义

高质量的证据表明视觉治疗是治疗双眼视觉问题的一种有效方法。此外,Cochran系统性文献回顾资料库得出了一项结论:"当前研究表明,对于儿童,门诊视觉治疗比家庭融像训练或家庭计算机视觉治疗更有效。"一项类似的研究正在探讨视觉治疗对调节性问题的有效性。这项研究也表明,门诊视觉治疗是治疗儿童调节问题的有效方法。

作业治疗师应该放心地为患儿推荐视觉治疗,并且知道有力证据表明视觉治疗对视觉效率问题的有效性,如双眼视觉和调节障碍。

Borsting E, et al. (2016) Behavioral and emotional problem associated with convergence insufficiency in children An open trial. Journal of Attention Disorder. 20(10). 836−844.

概述

本项研究调查了集合不足儿童在门诊视觉治疗前后的行为和情绪特征。44名9～17岁集合不足儿童的父母,在视觉治疗前后完成了Conners 3 ADHD指数和儿童行为量表 (Child Behavior Checklist, CBCL)。治疗前得分与常模数据比较,治疗后得分与基线比较。

研究结果

结果表明,门诊视觉治疗后,集合不足儿童Conners 3 ADHD指数有显著改善 (P < 0.000 1,效应量为0.58),其中23名基线得分最高的儿童改善最大。在CBCL中,焦虑/抑郁、躯体和内向性问题也显著改善 (P < 0.001,效应量分别为−0.36、−1.15和−0.67)。因此,在治疗集合不足后,注意力和内向性问题显著改善。

Borsting. E. et al. (2012). Improvement in academic behaviors after successful treatment of convergence insufficiency. Optom Vis Sci. 89.12−18.

概述

研究的目的是确定集合不足症状的治疗是否会影响学习行为调查的得分。学习行为调查是由集合不足治疗试验小组 (CITTG) 开发的一个"六项"调查,以0 (从不) 到4 (总是) 的顺序来量化不良学校行为的频率和父母对学校表现的担忧程度,总分在0到24分之间。在治疗前和治疗12周后对家长进行学习行为调查测定,将218名9～17岁的集合不足患儿纳入集合不足治疗试验,并随机分为四组:① 家庭笔尖法;② 家庭计算机视觉治疗和笔尖法;③ 家庭强化的门诊视觉治疗;④ 家庭强化的门诊安慰剂治疗。在治疗12周后,采用症状评分、集合近点和近距离正融像性聚散的综合测量,将受试者分为成功 (n=42)、改善 (n=60) 或无反应 (n=116)。采用方差分析方法比较各治疗组之间学习行为调查的平均变化,同时控制学习行为调查得分基线。

研究结果

结果表明,整组的学习行为调查得分基线为12.85 (SD=6.3)。成功、改善和无反应的平均学习行为调查得分降低 (改善),分别为4.0、2.9和1.3。学习行为调查得分的改善与疗效显著相关 (P=0.000 1),治疗成功或改善的儿童与治疗后无反应的儿童相比,学习行为调查得分显著降低(改善)(分别为 $P=0.002$ 和 0.043)。

作业治疗实践意义

根据家长的评估报告,对集合不足进行视觉治疗后,成功或改善的疗效与不良学习行为频率以及父母对阅读和学校表现担忧程度的降低有关。

这两项研究表明,成功的视觉治疗可以使学龄儿童作业表现有所转变。

(五)视觉治疗:作业治疗师的任务

经常会提到的一个问题是视觉治疗是否属于作业治疗师的执业范围。简单的回答为视觉治疗是眼视光实践领域的一部分。根据本章之前的论述,针对视觉功能的许多方面,视觉治疗都是一种合适的治疗选择。这些视觉功能包括调节、双眼视觉、眼球运动、视觉信息处理和弱视。对于有些领域(眼球运动和视觉信息处理),作业治疗师可以自如地提供作业情境治疗。当涉及双眼视觉和调节障碍时,作业治疗师不应仅让眼视光师来解决这些问题。

鼓励治疗师直接干预,因为儿童需要尽可能多的强化和治疗。如果儿童正在眼视光门诊接收一周1~2次视觉治疗,并且作业治疗师在其他时间加强视觉治疗,那么疗效会提高。重要的是要明白,以下描述的程序并不能替代眼视光学的视觉治疗。相反,以下描述的技术可以被治疗师用作眼视光门诊的补充性视觉治疗。在使用这些技术之前,儿童应该由遵循三分量视觉模型的眼视光师进行视觉检查。如果作业治疗师使用这些程序,那么与眼视光师建立紧密的工作关系和技术协调是至关重要的。

另一种情况是,作业治疗师可以在康复环境中与眼视光师合作实施视觉治疗技术。更加普遍的趋势是,眼视光师逐渐直接参与康复医院内获得性脑损伤患者的健康护理。在大多数情况下,眼视光师在医院内对患者进行检查,并确定适当的治处方疗,包括镜片、棱镜、遮盖和视觉治疗。视觉治疗由作业治疗师在医院进行的,而眼视光师则负责监测进展情况。见案例32.3关于眼视光师和作业治疗师如何合作的相关内容。

1. 视觉效率问题 正如本章前面所讨论的,视觉效率包括调节、双眼视觉和眼球运动。这些都是作业治疗师会遇到的最常见问题。作业治疗师可以使用先前描述的症状调查和筛选技术来筛查这三个问题中的某一个。如果治疗师在没有与眼视光师合作的情况下,则只能进行眼球运动干预。调节和双眼视觉问题的治疗应该留给眼视光师进行。

案例 32.3

Molly是一名6岁的儿童,在一年级时表现不佳。她识别字母、数字和视觉辨认词汇有困难,常颠倒和转换字母、数字及单词,并且她不能快速地抄写黑板上的内容。在幼儿园时,她也因同样的问题而苦恼,并学年末学校作业治疗师对其进行了评估。作业治疗师发现她握笔方面存在精细运动问题,并且在视觉记忆、视觉辨别和视觉运动整合方面发现视觉知觉问题。学校同意在一年级时提供一个月两次的作业治疗服务。

父母把Molly带到当地一位提供视觉治疗服务的眼视光师处。检查显示Molly有中度远视(远视),扫视性眼球运动、方向性视觉记忆、视觉形状辨别和视觉运动整合等问题。眼视光师建议全天配戴眼镜治疗远视。同时建议每周进行视觉治疗,持续6~9个月。

Molly的父母告诉眼视光师,Molly已经接受了作业治疗服务,他们不确定是否同时需要视觉治疗和作业治疗。眼视光师查阅了治疗师的报告,在诊断和治疗方法上有一些关键性的区别。首先,眼视光师发现作业治疗师在评估中未发现明显的眼球运动和方向性问题。其次,眼视光师认为两次30分钟的作业治疗不足以在合理的时间内解决Molly的问题。经父母许可,眼视光师联系了作业治疗师,经过交谈后他们同意一起合作治疗Molly。作业治疗师在治疗中加入了一些扫视性眼球运动的内容,作为眼视光师所做治疗的补充。儿童在眼视光师门诊进行每周一次的视觉治疗,以及两次30分钟的学校作业治疗。

这说明眼视光师和作业治疗师可以通过合作的方式来治疗有视觉效率和视觉信息处理问题的儿童。作业治疗师专注于与学校相关的字母、数字和单词的识别以及从黑板上抄写的问题,而眼视光师的治疗则作用于技能水平。

2. 视觉信息处理障碍 视觉信息处理障碍是学龄儿童的常见问题,也是作业治疗师最常遇到的问题之一。频繁的颠倒、难以抄写板书、难以学习字母表和潦草的笔迹等迹象,往往表明有潜在的视觉信息处理问题,并且作业治疗师经常会遇到这些问题。治疗师可以很容易地筛查出这些问题,而且这一领域的实践属于作业治疗的执业范围。

六、视觉治疗程序

本部分的目的是为每个领域提供1～2个有代表性的治疗程序，然后列出一些资源，帮助治疗师寻求更多涉及眼球运动和视觉信息处理的视觉治疗。

（一）扫视治疗

扫视治疗的字母表（图32.7）可以提高扫掠注视的速度和准确性。

要使用字母表进行扫视治疗，需要执行以下步骤。

（1）把字母表（图32.7）放在距离儿童12～25 cm处。指导儿童说出第1列顶部的第一个字母和第10列顶部的第一个字母，第1列顶部的第二个字母和第10列顶部的第二个字母，第1列顶部的第三个字母和第10列顶部的第三个字母，依此类推。持续到儿童读出第1列和第10列中所有字母。在儿童说出字母时写下答案，并在任务完成时让其检查准确性。要求儿童检查错误本身也是另一种扫视治疗。此时儿童必须从远到近扫视以检查错误。

一旦这个任务能在15秒内完成并没有任何错误，你就可以通过两种方式增加难度。

（2）让儿童继续说出其他列的字母。具体而言，在完成第1列和第10列之后，让儿童说出第2列和第9列、第3列和第8列、第4列和第7列、第5列和第6列。中间各列由于被其他列包围，因此难度更大。合理的目标是让儿童在90秒内没有错误的完成这一步骤。

（3）更高难度的训练可以通过要求从一列的顶部扫视到另一列的底部来完成。这时儿童进行的是斜向扫视，而不是从左到右和从右到左的扫视。例如，要求儿童说出第1列顶部的字母和第10列底部的字母，第1列顶部的第二个字母和第10列中底部的第二个字母。在整个图表中继续此模式。

让儿童在120秒内没有错误的完成这项任务是此阶段的合理目标。

这些程序可以通过各种变化来提高难度：

- 配合节拍器，要求儿童站在平衡板上保持平衡时完成1～3步骤。
- 配合节拍器，要求儿童从站在平衡板上保持平衡开始，当说出字母时，让儿童向右倾斜，说出字母后回到中立位恢复平衡。然后让儿童向左倾斜说出字母，再回到中立位恢复平衡。重复之前的1～3步骤。

另一种扫视干预方法是Ann Arbor字母和符号跟踪工作手册（图32.8和图32.9），可提高扫掠注视的速度和准确性。

如图32.8所示，每一页的字母跟踪都有2～3段随机的字母。指导儿童从右上角开始，从左到右扫视找到第一个字母“A”，并在字母上划一条线。然

		2		4		6		8		10
1	O	F	N	P	V	D	T	C	H	E
	Y	B	A	K	O	E	Z	L	R	X
3	P	A	K	B	M	F	W	H	T	E
	C	V	M	S	O	T	R	F	X	B
5	O	T	E	P	X	S	V	D	D	A
	M	P	O	E	A	N	C	B	K	F
7	A	M	P	E	K	B	D	G	R	C
	G	L	D	R	A	M	S	P	X	T
9	B	P	G	O	S	X	A	U	M	T
	L	Z	U	K	T	C	N	S	O	H

图32.7 扫视治疗的字母表

abcdefghijklmnopqrstuvwxyz 1

dhoe stil onap cred myf bix moc hez togu
jod helk pyx wrog zil vuf smolt nik ruz
gamp hyb tawp vox sanc quork tuk bisy
baj pazt wrenk tox dof wabs bulst myzu
gand tew bocer fatz gepy bast quck gax
dich rebaf biz jalf deb setch gek chay
hukn mib nep bafil vob chone ply awec
croix ah strel yabe mez goelp noch fipt
____Min. ____Sec.

jolk whin fleg vos pexy liat bromp duz
yip culn mog dist huk zerp soy wuth nost
figor quap zot bivy whax klom tiput wolk
capy raj stek dozer lub duc fraz mup
sart nadow thef byst zabid yeb chiw epat
dik gleq frud mish yeld thib jum ceval
wonk fing jilk beh axop marf ebel yola
gif hald perd grup bac mits tarf zuber
____Min. ____Sec.

图32.8 Ann Arbor字母和符号跟踪：字母跟踪

后让儿童找出第一个字母"B"并划出,继续按此要求找出字母表中的字母。目标是尽快完成这项任务。治疗师应该对治疗过程进行计时。这也可以评估儿童的准确性。例如,如果儿童正在扫视第一个"D"但却跳过了,然后在后面的段落找到了"D",那么他将无法在这一段落中找到完整的字母顺序。工作手册中有五个不同大小的字母表,这又增加了不同层次的难度。建议儿童找到并划出特定的字母后,不要把笔放在纸上,这样儿童就必须用扫视来找下一个字母。

如果儿童在完成此任务时有困难,可以使用符号跟踪(图32.9)。一年级的儿童有时会因为不熟悉字母表而有困难。这会对儿童造成极大的挫败感,使这项治疗技术变得非常的无趣。在这种情况下可使用图片、符号、数字和较少字母的符号跟踪。因此,对年幼儿童或患有严重眼球运动障碍的儿童而言,这项任务就变得非常容易且实用了。

(二)其他扫视治疗的资源

"让我们一起做——书写":这是一名作业治疗师(Gail Kushner)创造的"抄写板书工作手册",是"让我们一起做——书写"系列的最终版工作手册,适用于学龄前到三年级的儿童。此工作手册关注的是准确地抄写板书时能清晰、快速的书写所必备的技能。工作手册有一系列按顺序的扫视和追视治疗技术。这些治疗技术从近距离开始,并逐步过渡到由近至远的扫视技术,模拟了学龄儿童相当重要的作业活动,即抄写板书。

Vision Tap iPad 应用程序,是一款价格低廉的应用程序,有一些精心设计的扫视程序,经过一段时间后,治疗师可以逐渐增加或减少治疗难度和追视表现。家长也可以购买家庭版本进行家庭治疗。建议用于扫视训练的 Vision Tap 程序包括:

- Tap Avalanche
- Saccadic Strings
- Speed Tap

眼视光师开发的"作业治疗师跟踪和感知软件"(TPOT)包含14个设计用于治疗扫视性眼球运动和视觉信息处理问题的程序。建议用于扫视的TPOT

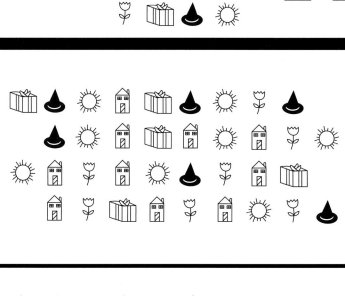

图 32.9 Ann Arbor 字母和符号跟踪:符号跟踪

程序包括：

- 眼球旋转。
- 追踪数字、字母。
- 追踪顺序。
- 字符搜索。

（三）追视的治疗

创造有效的追视治疗技术的一种方法是，使用能在环境中缓慢旋转的设备。这些设备可从市场上购买，但价格昂贵（图32.10）。作业治疗师可能会考虑的一些现成的、经济实惠的选择，例如儿童游戏"去钓鱼"（图32.11），其售价不到10美元。游戏设备不需要任何改良就可作为极好的追视和精细运动训练任务。经过一些简单的改变，它就可以作为非常重要的追视治疗设备。若要使用此活动进行追视治疗，可以遵循以下步骤：

（1）随着带有磁性的"鱼"在盘中旋转，儿童必须跟着小鱼做出准确的追视运动，然后用鱼竿"钓"鱼。完成这项任务需要准确的追视和精细运动技能。这项任务可分为不同等级，因为鱼盘外部的鱼要比内部的鱼旋转得更快。

（2）但是也可以调整游戏，创造许多其他有用的追视治疗。为此，将鱼从转盘上移开，并在转盘中心粘贴一个圆形的尼龙搭扣。此时，用厚纸板制作一个直径为45 cm的圆盘，并用尼龙搭扣将其装到转盘的中心（图32.12）。治疗师可以制作若干种圆盘，让追视训练可以进行由易到难的分级。

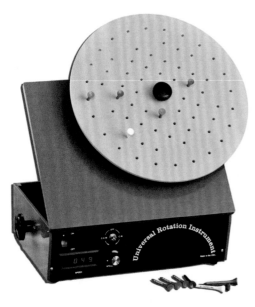

图32.10　市场上可购买的追视治疗设备

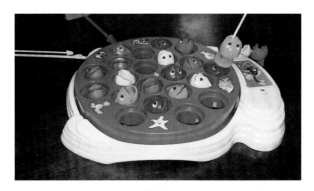

图32.11　用于激励追视的"去钓鱼"游戏

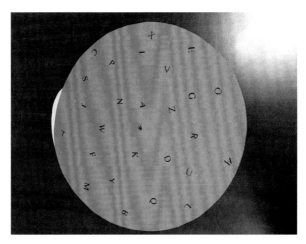

图32.12　经济实惠的改良追视设备

任务的难度可以通过改变以下刺激参数进行调整（由易到难）：

- 刺激物的大小：大目标比小目标容易。
- 转盘位置：靠近转盘旋转中心的目标比靠近平台边缘的目标更容易跟踪。
- 运动组成：只用眼睛跟踪比用拿起一根棍子或其他小物体指更容易。
- 任务的复杂性：通过让儿童看贴在1.5～3 m远的墙上、写着与其年龄相当的词汇图表，从而实现在任务中加入扫视性眼球运动的附加成分。儿童在图表上定位第一个单词，然后在旋转的圆盘上找到该单词的第一个字母，跟着它转两圈之后用手指指出。然后在远距离的图表上找到第二个字母，并在旋转的圆盘上定位该字母，依此类推。
- 添加认知成分：当儿童试图跟随转盘上的指定目标时，作业治疗师要求儿童口算加、减、乘、除的数学题，或者治疗师可以要求儿童口头拼写单词。

（四）追视治疗的其他资源

Vision Tap iPad 应用程序有许多设计优良的程序可供追视训练。这个 iPad 应用程序使治疗师能随时间逐渐增加或减少治疗过程和追视任务表现的难度水平。家长也可以购买经济实惠的家庭版本，进行家庭治疗。建议用于追视训练的 Vision Tap 应用程序包括 Track Tap Swipe 和 Tap Avalanche 两个小程序。

（五）视觉信息处理障碍

视觉信息处理治疗旨在纠正三个方面的缺陷：视觉空间、视觉分析和视觉运动整合技能。作业治疗师可以进行视觉信息处理检查，以确定儿童的优势和不足，并利用这些信息制定治疗计划。本节的目的是为每个领域提供一个有代表性的治疗程序，并列出可用的资源，帮助治疗师寻找更多用于视觉信息处理的视觉治疗方法。有关视觉信息处理的顺序和程序的详细说明可在其他地方查找。

1. 视觉空间技能 视觉运动表 B（图 32.13）可用于提高自身左右侧的意识（偏侧性）并将这种意识投射到空间（方向性）的能力。

如图 32.13 所示，有一系列视觉刺激，每个刺激都有一条垂直线。此外，在垂直线的左侧或右侧还有三角形或圆形。告知儿童圆形代表手，三角形代表脚。如果圆形在垂直线的右边，表示儿童要举起右手。三角形在垂直线左边时，表示抬起左脚。圆形在垂直线中间时，表示举起双手等。在最后两行里，当三角形和圆形位于垂直线的对侧时，任务就变得相当具有挑战性。儿童必须抬起相应的身体部位，同时保持身体其他部位静止。这个任务可以通过用节拍器来制定难度等级，儿童必须按照节拍器的节拍（60次/分钟）进行治疗活动。

视觉空间治疗的其他资源：不同的 iPad 应用程序对于视觉空间治疗非常有用。

- VisionTap
  - Tilted
  - TrackTap
  - Directional tiles
  - Scanning tiles
  - Matching tiles
- Dexteria Letter Relfex-Tilt It
- Dexteria Point of View(POV)-Vantage Point
- Dexteria Point of View(POV)-Make a Scene
- Dexteria-Flip it

TPOT 可能也有帮助
- 左与右。
- 翻转形式。
- 翻转。

2. 视觉分析技能：辨别 属性积木可以提高儿童感知刺激的差异性和相似性的能力（图 32.14）。

属性积木有四种不同的属性：① 形状（三角形、长方形、正方形、圆形、六边形）；② 颜色（红、黄、蓝）；③ 大小（小、大）；④ 厚度（厚、薄）。

级别1：使用触觉/视觉来描述属性。要求儿童拿起、触摸和查看不同的积木，并使用这四个属性描述它们如何不同。

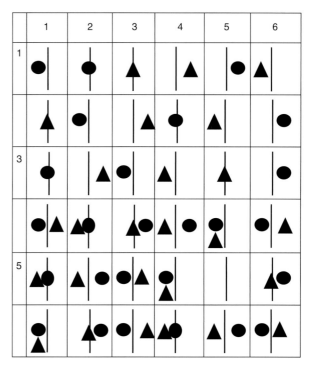

图32.13 视觉运动表B

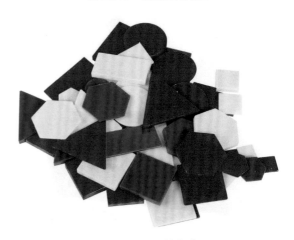

图32.14 属性积木

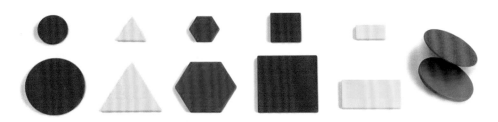

图32.15　创建网络

级别2：分类积木。指导儿童按颜色、大小、形状和厚度的属性对积木进行分类。

中间的积木有什么特征？

- 为每个与中间积木有共同特征（如颜色、形状）的积木画线。
- 如果有多个方面相似，请绘制多条线。

级别3：只有一个属性不同。作业治疗师在桌子上放置一块积木，然后指导儿童找到另一块只有一种属性不同的积木。接着作业治疗师放下第三块积木，这块积木可能只有一个属性差异，也可能没有差异，儿童必须检查这块新积木，并确定它是否与另一块积木正确匹配。继续按这个顺序与儿童游戏，然后作业治疗师与儿童轮流，并将只有一个属性不同的积木排成一排。这个过程强调的是让儿童讨论所选积木之间的差异性和相似性。

级别4：创建网络。作业治疗师在一张空白纸上画五个圆圈，并在每个圆圈的中心放置一个形状（图32.15）。儿童将中心区积木与其他积木进行比较，并判断所选积木与中心积木的有几个不同属性。要求儿童从中心积木到选定的积木之间绘制表示两块积木不同属性的线，每条线只代表一个不同属性。例如，如果积木有三种属性（即大小、颜色、厚度）不同，则在两块积木之间将绘制三条线。第一块选定积木完成后，儿童将移动到下一块积木并执行相同顺序的

活动。程序完成后可以从纸上移走积木。而这张纸可以作为之后描述的级别5的工作表（图32.16）。

请记住在这级别4的任务中可以使用任意数量的圆圈，5个圆圈仅仅是一个建议。圆圈越多，任务的难度等级就越高。

级别5：反向网络。使用级别4中绘制的工作表，儿童现在将有一张画有圆圈和连接线的白纸。指导儿童找到正确的积木组合，以满足工作表上圆圈之间所画的连线数量。

3. 视觉辨别治疗的其他资源　多矩阵游戏（图32.17）价格低廉，可用于治疗扫视和视觉信息处理的许多领域。

许多iPad应用程序可能是有益治疗的，比如Vision Tap（棋子配对）和TPOT（彩色网格和区分模式）。

4. 视觉分析技能：图形基础　多矩阵游戏（图32.17）可用于提高竞争刺激背景中定位感兴趣刺激物的能力。可按以下步骤使用：

（1）多矩阵游戏包含50个有字母、数字、点和符号的立方体。这些立方体可用于许多治疗中，这对治疗扫视和视觉信息处理问题也有帮助。

（2）对于图形背景治疗，应从底部的彩色立方体开始，然后将白色立方体置于彩色积木的顶部。

（3）图形背景卡片放在桌子上或贴在几米外的墙上。

（4）指导儿童将卡片上的模式复制到立方体上。

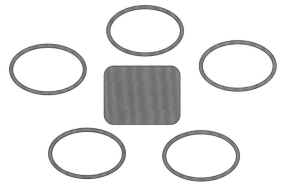

图32.16　级别5程序工作表

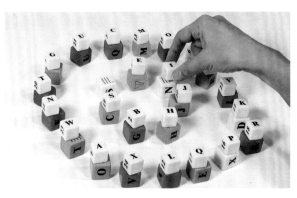

图32.17　多矩阵游戏

5. 视觉图形背景治疗的其他资源 有些iPad应用程序可能会有帮助,如"找隐藏图片"程序。TPOT也有类似的程序,例如:

- 形状计数。
- 图形模式。
- 字符搜索。

6. 视觉分析技能:完形 多矩阵游戏(图32.17)技术旨在提高快速识别视觉刺激的能力,即使在没有完整信息的情况下。

(1)多矩阵游戏是有50个字母、数字、点和符号的立方体。这些立方体可用于许多治疗治疗中,这对治疗扫视和视觉信息处理问题有帮助。

(2)对于视觉完形的治疗步骤,应从底部的彩色立方体开始,然后将白色立方体置于彩色积木的顶部。

(3)将视觉完形卡片放在桌子上或贴在几米外的墙上。

(4)要求儿童把卡片上的图案模式复制到立方体上。

7. 视觉完形治疗的其他资源 TPOT的程序,如线条和方框以及显示字母都可用于视觉完形的治疗。

8. 视觉分析技能:记忆 为了改善视觉空间记忆,作业治疗师可以使用箭头方向指示卡(图32.18)。

(1)作业治疗师选择一张有两个箭头方向的卡片,并用另一张指示卡盖住。

(2)告知儿童拿走指示卡就会看见所有箭头,儿童应尝试以正确的顺序和正确的方向记住箭头。

(3)将箭头呈现在而儿童面前数秒,让儿童写下箭头的顺序和方向。

(4)为了增加难度水平,当儿童准确率达90%时,再增加一个箭头。

(5)增加或降低难度的另一种方法可以是,减少箭头呈现的时间(增加难度),或增加箭头呈现的时间(降低难度)。

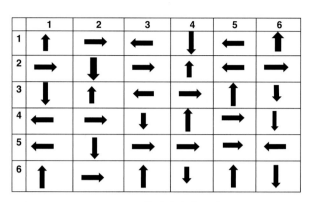

图32.18 箭头方向指示卡

9. 视觉记忆治疗的其他资源 下列iPad应用程序可能对视觉记忆有帮助:Monster Hunt、SIMOO、ISAYS、VisionTap—MemoryTap。

视觉空间治疗的TPOT程序包括:圈叉游戏、视觉排序。

10. 视觉运动整合 空间意识技能项目(spatial awareness skills program, SASP)可以提高儿童分析刺激物、分解刺激组成和再现刺激的能力。

SASP用于从幼儿园前到小学有视觉运动整合问题的儿童,由作业治疗师、眼视光师和教师提供服务。从A到G有七个级别,应用预测试确定起始级别。许多活动都附有工作表,可供家长在家做补充练习使用。

(1)作业治疗师首先进行SASP预测试,确定儿童的起始水平。

每一个级别都有两种类型的治疗程序。第一种需要的运动参与较少,是视觉形状感知任务的程序。此外,每个级别都有视觉运动整合任务,该任务不仅需要分析刺激的能力,还需要准确地再现刺激的能力。

(2)然后作业治疗师遵循治疗程序的顺序列表。

11. 视觉运动整合治疗的其他资源 作业治疗师可能希望使用iPad应用程序,如视觉敲击视觉追踪,改善视觉运动整合能力。

总结

本章介绍了儿童视觉问题的背景信息,以及作业治疗师在这类视觉问题的治疗和干预中可能发挥的作用。本章介绍了一系列物美价廉、易于学习的眼部运动调节、双眼视觉和视觉信息处理障碍筛查方法。

总结要点

- 视觉问题在儿童中普遍存在,通常由作业治疗师发现。如果未被发现以及未经治疗,这些视觉问题会影响作业表现和干扰作业治疗。
- 构成视觉健康护理基础的两个主要模型包括三分

量视觉模型,即检查视觉完整性、视觉效率和视觉信息处理技能,而另一个则是仅包括对视觉完整性评估的单分量视觉模型。

- 三分量视觉模型评估视觉完整性(即远距离清晰视物的能力、光学系统和眼部健康)、视觉效率(即视觉系统清晰、高效、舒适地视物以便收集学校和游戏中信息的有效性)以及视觉信息处理技能(即分析、解读和使用传入视觉信息与环境交互的能力)。此模型研究儿童如何使用日常视觉信息来完成诸如学习、游戏和日常生活等活动。单分量模型仅检查视觉完整性。

- 验光师帮助人们选择合适的眼镜架,根据处方制备镜片,然后将镜架适配到人的脸上,这样就可以很舒适地配戴眼镜了。验光师没有进行任何临床测试或治疗的培训。眼科医师的教育和培训重点是用药物和手术来诊断和治疗眼病。因此,他们的重点领域是上述定义的"视觉完整性"。在常规眼科医师的培训中,并不强调视觉效果和视觉处理问题的领域。眼视光师接受的教育包括视觉概念,以及视觉与游戏、学习、工作和运动表现的

关系。眼视光师经过教育,通过诊断可能干扰表现和影响生活质量的视觉状况的方式来评估视觉系统。

- 作业治疗师最有可能遇到患有调节、双眼视觉、眼球运动和视觉信息处理问题的儿童,并且应该熟悉如何筛查这些问题。

- 作业治疗师可以使用CISS、调节幅度(使用近点标识)、DEM和NSUCO筛查视觉效率问题。

- 作业治疗师可以使用TVPS-4、DTVMI和儿童日常活动表现的临床观察筛查视觉信息处理障碍。

- 作业治疗师可以舒适地参与作业背景下的眼球运动和视觉信息处理障碍的治疗。当涉及到双眼视觉和调节障碍时,作业治疗师不应在排除眼视光师的情况下解决这些问题。越来越普遍的趋势是,眼视光师直接参与康复医院内获得性脑损伤患者的健康护理。在大多数情况下,眼视光师在医院内检查患者,并开具适当的治疗处方,包括镜片、棱镜、遮盖和视力治疗。视觉治疗可以由作业治疗师在医院进行,并且由眼视光师监督治疗进程。

儿科评估[a]						
评估名称及作者	类 型	关键评估领域	年龄范围	描 述	其 他	来 源
Activit Scale for Kids (ASK) （儿童活动量表） N. Young, I. Williams, K. Yoshida, J. Wright	自我报告问卷	身体功能和儿童的感知能力	5～15岁	30个项目，在个人自理、穿衣、运动、游戏、站立和转移技能方面按5分制评分		http://www. activitiesscaleforkids.com/
Adaptive Behavior Assessment System-3 （ABAS-3） （适应行为评定量表3） P. Harrison, T. Oakland	常模参考问卷	适应性行为	0～89岁	可用多种形式。家长/主要照顾者(0～5)、教师/儿童照顾者(2～5)、家长(5～21)、教师(5～21)、成人(16～89)提供11项技能领域的等级分数和相当年龄	在线可用版本	https://www.wpspublish.com/store/p/3234/abas-3-adaptive-behavior-assessment-system-third-edition?gclid =CjOKCQjw1MX-pBRDjARIsAHtdN-Omp-fKzGovxRICSmtSPv69aamK-oUOaJDeMDb4XLrfOhtlzmB-v1I2-8aAn-zEALw_wcB
Adolescent and Young Adult Activity Card Sort (AYA-ACS) （青少年活动卡分类） C. Berg, M. McCollum, E. Cho, D. Jason.	自我报告问题分类	各种作业参与	青少年	包括与家务、休闲、社交、健康与健身、工作、教育、育儿有关的项目	研发中的工具	https://www.ncbi.nlm.nih.gov/pubmed/27505902
Affect in Play Scale （游戏影响量表） S. Russ, L. Niec, A. Kaugars	标准化观察性评估	游戏扮演中的情感表达	6～10岁	使用一套玩具进行5分钟标准化游戏的任务。得分需要录像和训练	工具正在研发中，不过已在研究中使用	https://psycnet.apa.org/record/2001-01062-026
Ages and Stages Questionnaire (3rd ed.) (ASQ-3) （年龄与阶段问卷 第三版） J. Squires, D. Bricker	家长问卷筛选工具	发育	1个月至5.5岁	评估在沟通、粗大和精细运动、解决问题以及日常/社交技能方面的发育	在线可用版本	https://agesandstages.com/
Alberta Infant Motor Scale (AIMS) （Alberta婴儿运动量表） M. Piper, J. Darrah	观察性检查表	运动表现	出生至18个月	由58个项目组成，涉及运动能力的3个方面：负重、姿势和抗重力运动。提供分值和百分比等级		http://store.elsevier.com/Alberta-Infant-Motor-Scale-Score-Sheets-AIMS/Marth-Piper/isbn-9780721647210
Assessment of Communication and interaction skills (ACIS) （沟通互动技能评估） K. Forsyth, M. Salamy, S. Simon, G. Kielhofner	观察性评估	沟通与互动技能	无记录（最好4岁及以上）	沟通互动技能评估(ACIS)提供了一种结构化的方式来观察交流和互动，以确定影响有效互动的力量和习惯领域。三个领域，身体性、信息交换和关系用来描述交流互动的不同方面	有些项目可能对幼儿有用（身体）	https://www.moho.uic.edu/productDetails.aspx?aid=1

续　表

评估名称及作者	类　型	关键评估领域	年龄范围	描　述	其　他	来　源
Assessment of Motor and Process Skills (AMPS)（运动和发育技能评估）Fisher and Center for Innovative OT Solutions	标准化观察性评估	日常生活活动能力（ADL）和工具性日常生活活动能力（IADL）的表现质量	所有年龄段	通过观察两项日常生活活动任务来评定36个项目	需要通过培训来执行学校AMPS评估儿童在学校任务的表现质量	https://www.inovativeotsolutions.com/tools/amps/
Autism Diagnostic Interview–Revised (ADI–R)（孤独症诊断访谈量表—修订版）M. Rutter, A. Le Couteur, C. Lord	标准化诊断性测试访谈	确诊孤独症	心理年龄2岁及以上	三个领域的项目：语言/交流、社会互动和刻板行为/兴趣	现有多种语言版本	https://www.wpsublish.com/agnostic-Interview, -Re-vised-ADI%C2%AE-R)?utm_source=adwords&utm_medi-um=goole&utm_cam-paign=brand&utm_ter-m=adir&utm_content=ad1&g-clid=CjOKCQjwvdXpBRCoARIs-AMJSKqJocvlowwlWvne-krb-ZNj9J_k48acnXbnCYeku-JAd8gPX2vkXOXnMaAh-7JEALw_wcB
Autism Diagnostic Observation Schedule (2nd ed.) (ADOS–2)（孤独症诊断观察量表第二版）C. Lord, M. Rutter, P. C. DiLavore, S. Risi, L. Gotham, S. L. Bishop	标准化诊断性测试	确诊孤独症	12个月及以上	孤独症诊断测试	现有多种语言版本有培训要求	https://www.wpsublish.com/store/p/2648/ados-2-autism-diagnostic-observation-schedule-second-eidition
Autism Screening Instrument for Educational Planning (3rd ed.) (ASIEP–3)（教育计划孤独症筛检工具 第三版）（this includes the Autism Behavior Checklist）（包括孤独症行为检查表）D. A. Krug, J. R. Arick, P. J. Almond	常模参照	孤独症鉴别	2岁至13岁11个月	多部分孤独症行为检查表，共47项行为筛查：发声行为样本测量自发语言特征；互动评估衡量社会反应和对要求的反应；儿童功能的教育评估包括五个方面：保持坐位、接受性语言、表达语言、身体概念和言语模仿；学习率的预测是衡量学习习得率的指标		https://www.proedinc.com/Products/12740/asiep3-autism-screening-instrument-for-educational-planning--third-edition.aspx
Autism Treatment Evaluation Checklist (ATEC)（孤独症治疗评估量表）B. Rimland, S. M. Edelson	随时监控进展的检查表	孤独症治疗效果	未报告	由家长、教师或照顾者完成的检查表/问卷一页表格包括4个子测验：① 言语/语言交流（14项）；② 社交能力（20项）；③ 感觉/认知意识（18项）；④ 健康/身体/行为（25项）	现有20种语言版本在线完成：http://www.surveygizmo.com/s3/1329619/Autism-Treatment-Evaluation-Checklist-revised	http://www.autism.com/indexphp/ind_atec_survey

续　表

评估名称及作者	类　型	关键评估领域	年龄范围	描　述	其　他	来　源
Bayley Scales of Infant and Toddler Development (3rd ed.)（Bayley 婴幼儿发育量表 第三版）N. Bayley	观察性评定量表	粗大和精细运动发育	1~42个月	138项,用于评估精细和粗大运动的子测验 提供标准、分值比例、综合分、百分位等级、成长分值和相当发育年龄		http://www.pearsonclinical.com/psychology/products/100000123/bayley-scales-of-infant-development-third-edition-bayley-iii.html
Beery-Buktenica Develpmental Test of Visual Motor Integration (5th ed.) (Beery VMI)（Beery-Buktenica视觉运动整合发育测试 第五版）K. E. Beery, N. A. Buktenica, N. A. Beery	笔试	视觉运动整合筛查	2~8岁	标准化工具用以筛查视觉运动整合障碍	完整版可用于100岁以下的人	
Behavior Assessment of Baby's Emotional and Social Style (BABES)（婴儿情绪与社交方式的行为评估）K. Finello, M. Poulsen	筛查工具	行为	0~3岁	父母对24项与婴儿/幼儿行为相关的项目进行评分	https://www.wested.org/wp-content/uploads/2018/09/BABES-Preview.供参考和预览的PDF版本现有西班牙语版本	https://www.wested.org/resources/babes-toolkit/
Behavioral Assessment of the Dysexecutive Syndrome in Children (BADS-C)（儿童执行障碍综合征的行为评估）H. Emslie, F. Wilson, V. Burden, I. Nimmo-Smith, B. Wilson	标准参照、观察（英国标准）	执行功能	7~16岁	评估迟钝、持续性、解决问题的新方法、冲动性、计划性、判断和估计以及行为规范		https://www.pearsonassessments.com/store/usassessments/en/Store/Professional-Assessments/Cognition-%26-Neuro/Behavioural-Addeddment-of-the-Dysexecutive-Syndrome-in-Children/p/100000707.html
Behavioral Pediatrics Feeding Assessment Scale（儿童喂养行为评估量表）W. Crist, A. Napier-Phillips	问卷调查	喂养	9个月至7岁	25项关于儿童喂养和另外的父母感知项目		https://www.ncbi.nlm.nih.gov/pubmed/11718230https://www.childrenshospitalvanderbilt.org/files/sites/default/files/drupalfiles/2018-08/behavioral-pediatrics-feeding-assessment-scale.pdfhttps://www.ncbi.nlm.nih.gov/pubmed/11718230
Behavior Rating Inventory of Executive Function-2; (BRIEF)（执行功能行为评定量表2）G. Gioia, P. Isquith, S. Guy, L. Kenworthy	常模参考问卷	执行功能	5~18岁	父母、教师和自我评估报告表:行为调节;情绪调节;认知调节	现有西班牙语版本	https://www.parinc.com/Products/Pkey/23

评估名称及作者	类　型	关键评估领域	年龄范围	描　述	其　他	来　源
Behavior Rating Inventory of Executive Function−Preschool Version (BRIEF−P) （执行功能行为分级调查量表—学前版） G. Gioia, K. Espy, P. Isquith	常模参考问卷	执行功能	2至5岁11个月	为家长、教师、儿童照顾者的单一评分表。量表包括抑制、移动、情绪控制、工作记忆和计划/组织	现有西班牙语版本	https://www.parinc.com/Products/Pkey/26
Brief Infant Toddler Social Emotional Assessment (BITSEA) （简易婴幼儿社会情绪评估量表） M.J. Briggs-Gowan, J.R. Irwin, K.Wachtel, A.S. Carter, D. V. Cicchetti	从婴幼儿社会情绪评估量表中提取的筛选工具	社会和行为问题	12～36个月	鉴别社交情感和行为问题以及能力的延迟 两种形式—父母和照顾者，各42项		https://eprovide.mapi-trust.org/instruments/brief-infant-toddler-social-emotional-assessment
Brigance（Early Childhood Head Start, and Special Education） （Brigance幼儿启智计划及特殊教育） A. H. Brigance	发育筛查	整体发育	0～7岁 （0～35个月；3～5岁；以及幼儿园和1年级）	筛选工具涉及身体、语言、学习/认知、自立和社交情感技能等领域	包括准备活动、整理书籍带回家和在线表单 现有西班牙语版本	https://www.curriculumassociates.com/products/brigance
Bruininks−Oseretsky Test of Motor Proficiency (2nd ed.) (BOTS−2) （布鲁氏运动能力测试第二版） R. Bruininks, B. Bruininks	运动能力综合评价	运动表现	4～21岁	评估整体的运动能力以及粗大和精细运动技能。包括的子测验有：精细运动的精确度、精细运动整合、手的灵巧性、双侧协调、平衡、跑步速度和敏捷性、上肢协调和力量 提供总分、量表分、综合分和百分位等级	也提供简短形式（BOTS−2−Brief）	https://www.pearson-clinical.com/therapy/products/100000648/bruinins-oseretsky-test-of-motor-proficiency-second-edition-bot2.html?Pid=PAa58000
Canadian Occupational Performance Measure (COPM) (4th ed.) （加拿大作业表现量表第四版） M. Law, S. Baptiste, A. Carswell, H. Polatajko, N. Pollack	半结构化访谈式评分表	患者对作业表现的自我认知	7岁及以上	访谈分为：① 自我照顾；② 生产力；③ 休闲。患者按1（不重要）至10（非常重要）的等级排列	评分的两点变化认为具有临床意义	https://www.caot.ca
Carolina Curriculum （Carolina课程）	标准参照体系	儿童发育	出生至5岁	残疾幼儿在5个领域的发育：认知、交流、个人社交、精细运动技能和粗大运动技能	同样可获得：为0～36个月的儿童提供Carolina婴幼儿特殊需求课程（CCITSN）（第三版）以及为24～60个月的儿童提供Carolina学龄前儿童特殊需求课程（CCPSN）（第二版）	https://brookespublishing.com/product/the-carolina-curriculum/

评估名称及作者	类　型	关键评估领域	年龄范围	描　述	其　他	来　源
Child-initiated Pretend Play Assessment (ChiPPA) （儿童自发假装游戏评估） K. Stagnitti	常模参照观察性评估	假装游戏	3～7岁	测量想象或游戏扮演技能，包括传统的想象游戏和象征游戏		http://www.coordinates-publishing.com.au/chippa/4589931997
Child Occupational Self-Assessment (COSA) （儿童作业自我评估） J. Kramer, M. ten Velden, A. Kafkes, S. Basu, J. Federico, G. Kielhofner	儿童自我报告	意志：价值观，自我效能感	所有年龄（可针对非语言或幼儿进行修订）	提供对儿童价值观和感知能力的测试 34项关于任务的重要性（价值观）和儿童感觉自己表现如何（感知能力）的项目	30～40分钟；可以超时完成或有较多调整	https://www.moho.uic.edu/productDetails.aspx?aid=3
Childhood Autism Rating Scale (2nd ed.) (CARS-2) （儿童孤独症评定量表第二版） E. Schopler, M. Van Bourgondien	诊断测试问卷	诊断孤独症	2岁及以上	由临床医生和父母完成的两个15项评定量表 提供分值、标准分和百分比等级		https://www.wpspublish.com/store/p/2696/cars-2-childhood-autism-rating-scale-second-edition
Children's Assessment of Participation and Enjoyment/Preference for Activities of Children (CAPE/PAC) （儿童参与娱乐/活动喜好评估） G. King, M. Law, S. King, P. Hurley, P. Rosenbaum, S. Hanna, M. Kertoy, N. Young	问卷调查	娱乐与休闲参与	6～21岁	55个项目的自我报告对参与休闲活动（多样性、强度、情景）和喜好评分 评分参与、正式和非正式活动，以及五类活动（娱乐、身体活动、社交活动、技能基础、自我提高）		https://www.canchild.ca/en/resources/43-measures-of-children-s-participation-and-enjoyment-cape-pac
Children's Participation Questionnaire (CPQ) （儿童参与问卷调查） L. Rosenberg, T. Jarus, O. Bart	父母评分表	参与和环境	4～6岁	测试儿童在44项日常活动中的参与和快乐程度，包括日常生活活动能力（ADLs）、工具性日常生活活动能力（IADLs）、游戏、休闲、社会参与和教育	与技能表现问卷（PSQ）和限制环境问卷（ERQ）一起使用	Rodenberg, L., Jarus, T., & Bart, O. (2010). Development and initial validation of the Children's Participation Questionnaire (CPQ). Disability and Rehabilitation, 32 (20), 1633-1644.
Clinical Observations of Motor and Postural Skills-2 (COMPS-2) （运动与姿势技能的临床观察2） B. Wilson, B. Kaplan, N. Pollock, M. Law	筛查工具 标准化执行	运动与姿势技能	5～15岁	根据最初Ayres的临床观察，COMPS确定了与感觉统合障碍相关的运动障碍		http://www.therapro.com/Browse-Category/Gross-Motor-Fine-Motor/Clinical-Observations-of-Motor-and-Postural-Skills-2nd-Edition-COMPS.html
Denver Ⅱ （丹佛儿童发育筛查测试2） W. Frankenburg, J. Dodds, P. Archer, B. Bresnick, P. Maschka, N. Edelman, H. Shapiro	标准化和观察性筛查工具	发育概况（个人社交、精细运动、语言和粗大运动）	出生至6岁	提供儿童在个人社交、精细运动适应、语言和粗大运动方面发育的全面筛查（125项）	Denver 2在线版本可自动评分测试	www.denverii.com（在线版本通过网站可用）

评估名称及作者	类　型	关键评估领域	年龄范围	描　述	其　他	来　源
Detailed Assessment of Speed of Handwriting (DASH)（书写速度详细评估）A. Bamett, S. Henderson, B. Schnieb, J. Schulitz	综合表现评价	书写速度与精细运动技能	9～16岁	包括五个自测试：① 最佳抄写；② 字母书写；③ 快速抄写；④ 绘图速度；⑤ 自由书写提供总分、标准分和百分位等级	17岁以上的 DASH 适用于17～25岁的青少年	http://www.pearsonclinical.com/therapy/products/100000775/detailed=assessment-of-speed-of-handwriting-dash.html.
Developmental Assessment for Students with Severe Disabilities (3rd ed.). (DASH-3)（重度残疾学生的发育评估 第三版）M. Dykes, D. Mruzek	标准参照评估	特殊技能水平	所有年龄段	为项目规划和识别提供有关发育优势和观察到的劣势水平的信息		http://www.proedinc.com/customer/product-View.aspx?ID=4965
Developmental, Dimensional and Diagnostic Interview (3di)（发展、维度和诊断访谈）Skuse, Warrington, Bishop, Chowdhury, Lau, Mandy, Place	诊断性测试	鉴别孤独症	2～21岁	183项的电脑访谈	现有45分钟的"简易版"（53项）	伦敦大学儿童健康研究所 http://www.ixdx.org/3di-index.html http://pdfs.semanticscholar.org/022a/8d4b2a15fa3a7c9b8b6aa44e081f41055337.pdf https://www.ncbi.nlm.nih.gov/pubmed/15100561
Developmental Play Assessment（游戏发育评估）K. Lifter	观察性评估	游戏技能	8～60个月	测评儿童的游戏技能，以确定有助于儿童以更好的方式进行游戏活动	工具仍在开发中，但已用于研究中	https://jourals.sagepub.com/doi/10.1177/105381519301700206 and https://www.northeastern.edu/projectplay/about/
Diagnostic Interview for Social and Communication Disorders (DISCO)（社交障碍诊断性访谈）Wing, Leekam, Libby, Gould, Larcombe	诊断性访谈	鉴别孤独症	3～11岁	父母及照顾者的半结构式问卷调查	现有在线培训使用	https://www.ncbi.nlm.nih.gov/pubmed/11944874 https://network.autism.org.uk/good-prictice/evidence-base/diagnostic-interview-social-and-communication-disorders-discodisorders-disco.aspx
Disabilities of the Arm, Shoulder and Hand（上肢功能评定表）（DASH）	自我报告问卷调查	上肢功能	18～65岁	30项测试上肢肌肉骨骼疾病患者的身体功能和症状		http://www.dash.iwh.on.ca/ Hudak P. L., Amadio P. C., Bombardier C., The Upper Extremity Collaborative Group (UECG) (1996). Development of an upper extremity outcome measure: the DASH (disabilities of the arm, shoulder and hand)[corrected] Am J Ind Med, 29: 602-608. https://doi.org/10.1002/(SICI1097-0274 (199606)29:6＜602::AIDAJIM4＞3.0.CO;2-L)

续　表

评估名称及作者	类　型	关键评估领域	年龄范围	描　述	其　他	来　源
Early Coping Inventory（早期应对量表）Z. Williamson, M. Szczepanski	观察性评估	应对行为	4～36个月	该观察工具用于评估婴幼儿的应对相关行为，包括感觉运动组织、反应性行为和自发性行为		www.ststesting.com/early.html#EAR
Early Feeding Skills（早期喂养技能）S. Thoyre, C. Shaker, K. Pridham	检查表 观察性评估	喂养	早产儿	评估婴儿对喂养的准备/耐受性以及特殊喂养技能的发展		https://www.resarchgate.net/publication/281233828_The_early_feeding_skills_assessment_for_preterm_infants https://www.ncbi.nlm.nih.gov/pmc/articles/PMC2828611/
Early Learning Accomplishment Profile (ELAP)（早期智能发育测评量表）E. Peisner-Feinberg, B. Hardin	标准参照 观察性评估	综合发育	0～36个月（发育）	414项技能在六个领域中按层次结构顺序排列：粗大运动（90项）、精细运动（73项）、认知（105项）、语言（59项）、自我帮助（49项）、社交情感（38项）	现有西班牙语版本	https://www.kaplanco.com/product/13649/early-learning-accomplishment-profile-e-lap-kit?C=17%-7CEA1035
Evaluation in Ayres Sensory Integration (EASI)（Ayres感觉统合评估）Z. Mailloux, L. D. Parham, S. Smith Roley	常模参照 观察性评估	感觉统合与运用	3～12岁	正在开发的测试，将评估四个感觉统合功能领域的技能：① 感知觉；② 运用；③ 视觉、姿势和双侧运动整合；④ 感觉反应	测试将作为一个开放的工具，为合格的从业人员提供在线服务	https://www.ncbi.nlm.nih.gov/pubmed/29280717 and https://www.cl-asi.org/easi a
Evaluation Tool of Children's Handwriting (ETCH)（儿童书写评价工具）S. Amundson	标准参照 观察性评估	书写能力：手写与连笔	1～6年级	检测书写字母和数字、近距和远距抄写、听写、句子时的清晰度及速度。还考虑到了笔的抓握、手功能及压力和书写工具的操作		https://www.therapro.com/Browse-Category/Handwriting-Evaluations/Evaluation-Tool_of_Childrens-Handwriting-ETCH.html
Family-Centered Care Assessment for Families（以家庭为中心的治疗评估）	问卷调查	以家庭为中心的治疗	所有年龄段	关于以家庭为中心的照顾儿童的观念的问题 父母和专业人员的版本		http://familyvoices.org/wp-content/uploads/2018/06/FCCA-factsheet-11-17.pdf http://familyvoices.org/wp-content/uploads/2014/06/facca_ProviderTool.pdf http://familyvoices.org/wp-content/uploads/2014/06/fcca_ProviderTool.pdf
First Year Inventory (FYI)（第一年问卷）G. T. Baranek, L. R. Watson, E. R. Crais, J. S. Reznick	筛查工具 父母问卷	孤独症风险诊断	12个月	63项与社交和感觉调节功能相关的测试	仅供研究 现有多种语言版本	信息来自于北卡罗来纳大学医学院 https://www.med.unc.edu/ahs/pearls/research/first-year-inventory-fyi-development/
Functional Emotional Assessment Scale (FEAS)（功能性情绪评估量表）S. Greenspan, G. DeGangi, S. Weider	以观察为基础	评估情绪、社交和发育功能	7个月至4岁	从社会和情感发育的6个层面对儿童进行评估：① 对世界的规则和兴趣；② 形成关系（依恋）；③ 有意的双向交流；④ 发展复杂的自我意识；⑤ 代表能力和象征思维的阐述；⑥ 情感思维或发展以及主题游戏表达	有两个版本（临床和研究）	http://www.icdl.com/reseach/functional-emotional-assessment-scale http://astrafoundation.org/Reading%20-%20DeGangi,%20Greenspan%20FEAS%20article.pdf

续　表

评估名称及作者	类　型	关键评估领域	年龄范围	描　述	其　他	来　源
Gilliam Autism Rating Scale (3rd ed.) (GARS-3)（Gilliam 孤独症评定量表 第三版）J. Gilliam	诊断性测试	鉴别孤独症	3～22岁	56项评估孤独症行为		https://www.proedinc.com/products/13780/gars3-gilliam-autism-rating-scale-third-edition.aspx
Gross Motor Function Measure (2nd ed.) (GMFM)（粗大运动功能评估量表 第二版）D. Russell, P. Rosenbaum, M. Wright, L. Avery	以表现为基础	测量运动功能的变化	5个月至16岁	评估5个方面的表现：① 卧位和翻身；② 爬和膝立位；③ 坐位；④ 站立位；⑤ 步行、跑和跳提供百分比分值	GMFM有 两个版本（66项和88项）GMFM-88项推 荐 给"严重"儿童（3、4、5级），GMFM-66项推荐给1和2级儿童	https://www.canchild.ca/en/Newsmodule/index.aspx?newID=q7AkVTjcjK51A5HBzQ5tc-aVMzQeQuAleQuAl
Hawaii Early Learning Profile (HELP)（夏威夷早期学习量表）S. Furuno, K. O'Reilly, C. Hosaka, T. Inatsuka, T. Allman, B. Zeisloft	基于课程的发育筛选	发育技能（认知、语言、粗大运动、精细运动、社交情感和自我帮助）	出生至3岁	6个功能领域的发育筛选和规划：① 认知；② 语言；③ 粗大运动；④ 精细运动；⑤ 社交情感；⑥ 自我帮助	现有大龄儿童HELP3～6其他现有的HELP材料现有西班牙语版本	www.vort.com
Home Observation for Measurement of the Environment (HOME) 3rd ed.（环境监测家庭观察法 第三版）B. M. Caldwell, R. H. Bradley	作为观察或访谈进行	情境测试	0～10岁	检测家庭中儿童所能得到的刺激和支持的质量及数量提供四分位分值	环境监测观察法（HOME）有多种版本（0到3岁；3到6岁；6到10岁）	To order, contact Lorriane Coulson, Ircoulson@ualr.edu, H.O.M.E Inventory LLC, Distribution Center or Robert H. Bradley, Rbradle2@exchange.asu.edu
Infant-Preschool Play Assessment Scale (I-PAS)（婴幼儿游戏评定量表）S. Flager	标准参照观察性评估	通过游戏观察来评定发育	婴儿期至学龄前	测试儿童在沟通、认知、感觉运动、精细运动、粗大运动和社交情感方面的发育水平		http://chtop.org/Products/I-PAS.html
Jebsen-Taylor Hand Function Test (Jebsen-Taylor 手功能测试）R. Jebsen, N. Taylor, R. Trieschmann, M. Trotter, L. Howard	操作测试	手功能使用	5岁及以上	测试手功能活动的七个简单任务（如：写句子、翻牌、捡东西）项目得分与标准分进行比较		http://www.pattersonmedical.com/app.aspx?Cmd=getProduct&key=IF_921019408
Learning Accomplishment Profile（智能发育测评量表）(LAP) C. Ramey, S. Ramey, N. Crowell	观察性评估	发育	0～72个月	评估6个领域：粗大运动、精细运动/书写准备、认知、语言、社交情感和执行功能	现有在线评估	https://www.kaplanco.com/lap
Learning Accomplishment Profile-3 (LAP-3)（智能发育测评量表3）B. Hardin, E. Peisner-Feinberg	标准参照观 察 性 评估	发育	36～72个月	383项技能的等级顺序。6个领域：粗大运动（54项）、精细运动（40项）、书写准备（38项）、认知（87项）、语言（69项）、自我帮助（50项）、个人/社交（45项）		http://chtop.org/Products/LAP-System/The-Lap-3.html

评估名称及作者	类 型	关键评估领域	年龄范围	描 述	其 他	来 源
Life Participation for Parents（父母生活参与）P. Fingerhut	Likert量表问卷	照顾者满意度	成人（照顾者）	父母评定，23项关于有特殊需求的照顾者的作业活动 领域包括照顾者对参与活动/作业的有效性（表现质量）和效率（时间花费）的满意度	工具仍在研发中	https://www.ncbi.nlm.nih.gov/pubmed/23245781
Measure of Processes of Care (MPOC)（治疗过程评价量表）S. King, P. Rosenbaum, G. King	自填式问卷	以家庭为中心的治疗	0～17岁	父母的工具，评估他们对五个量表中56个项目的观点		https://canchild.ca/en/resources/47-measure-of-processes-of-care
Miller Function and Participation Scales (M-FUN-PS)（Miller功能参与量表）L. J. Miller	表现性评定	参加家庭和学校活动	2岁6个月至7岁11个月	测试使用模拟功能性精细和粗大运动技能的游戏 提供平均、低于平均或远低于平均的评级		http://www.pearsonclinical.com/therapy/products/100000557/miller-function-participation-scales.html
Minnesota（明尼苏达书写评估）J. Reisman	常模参照观察性评估	书写能力	一年级和二年级	手写和印刷、易读性、形式、排列、尺寸、间距	可单独或小组评估	https://www.pearsonclinical.com/therapy/products/100000275/minnesota-handwriting-assessment.html
Modified Checklist for Autism in Toddlers (MCHAT)（婴幼儿孤独症量表）D. Robins, D. Fein, M. M. Barton	筛查	孤独症	16～30个月	23项对儿童中常见的有诊断为孤独症风险的行为进行评分；评分为是/否		http://www2.gsu.edu/~psydlr/Diana_L._Robins,_Ph.D._files/M-CHAT_new.pdf; http://www2.gsu.edu/~psy~dlr/DianaLRobins/Official_M-CHAT_Website.html
Motivation Assessment Scale (MAS)（动机评估量表）V. M. Durand, D. Crimmins	观察性量表	行为困难背后的动机	未报告	使用Likert量表对感觉、逃避、注意力、触摸方面的动机进行评分	现有西班牙语版本 示例见：http://fba-behaviorsupport.wikispaces.com/file/view/motivation + assessment + sca;e.pdf	http://store.monacoassociates.com/masenglishbundle.aspx
Motor Free Visual Perception Test (3rd ed.) (MVPT-3)（无动作的视感知评估第三版）R. Colarusso, D. Hammill	筛查	视觉感知技能	4～10岁	儿童从一系列图片中选出正确的答案。儿童可以用非语言指出或表明选项 提供原始分、标准分、百分位等级、相当年龄、量表分数、t分数和标准九分数		http://www.academictherapy.com/detailATP.

评估名称及作者	类型	关键评估领域	年龄范围	描述	其他	来源
Movement Achievement Battery for Children (MABC) (2nd ed.)（儿童动作成套评估工具MABC-2）S. Henderson, D. Sugden, A. Brnet	检查表和基于表现	运动	3～16岁	表现任务分为:① 手的灵巧性、② 球类技能、③ 静态和动态平衡。检查表由熟悉儿童运动功能的成人填写测试得出总的标准分和百分位,表明运动困难区域的截止分数	检查表适用于5～12岁儿童	http://www.pearsonclinical.com/therapy/products/100000433/movement-assessment-battery-for-children-second-edition-movement-abc-2.html
Mullen Scales of Early Learning (MSEL)（Mullen早期学习量表）E. Mullen	基于表现评估	认知能力	出生至68个月	综合功能测试:① 粗大运动;② 视觉感知;③ 精细运动;④ 表达性语言;⑤ 接受性语言提供原始分数、t分数、百分位数和相当年龄		http://www.pearsonclinical.com/psychology/products/100000306/mullemscales-of-early-learning.html
My Child's Play（"我孩子的游戏"）E. Schneider, S. Rosenblum	问卷调查	游戏	3～9岁	项目评估儿童的感觉运动技能、执行功能、人际关系;以及评估物理环境、人文背景、父母态度和儿童的游戏偏好	工具正在研发中	https://www.ncbi.nlm.nih.gov/pubmed/24797191
Nine-Hole Peg Test（九孔钉板测试）作者未标明	以表现为基础	单侧手指灵活度	4～19岁	测量单侧手指灵巧度以及确定精细运动障碍程度的测试需计时并与标准进行比较		http://www.pattersonmedical.com/app.aspx?Cmd=getProduct&key=IF_92100304
Occupational Terapy Functional Assessment Compilation Tool (OT FACT)（作业治疗功能评估工具汇编）	软件程序收集和编写评估数据	功能评估	所有年龄段	系统以3分制得分。比较和总结干预后的纵向再评估信息强调技能和缺陷导致的残疾,以及在日常生活、教育、职业和娱乐活动中的功能概述		http://www.r2d2.uwm.edu/otfact/
Occupational Therapy Psychosocial Assessment of Learning (OT PAL)（作业治疗社会心理学习评估）S. C. Townsend, P. D. Carey, N. L., Holliins, C. Helfrich, M. Blondis, A. Hoffman, L. Collins, J. Knudson, A. Blackwell	观察和访谈	影响学习的社会心理因素	6～12岁	作业治疗社会心理学习评估(OT PAL)测量影响儿童学习的社会心理因素。该工具使用观察和访谈来评估儿童课堂中的意愿、习惯和环境		https://www.moho.uic.edu/productDetails.aspx?Aid=33

评估名称及作者	类 型	关键评估领域	年龄范围	描 述	其 他	来 源
Parent/Caregiver's Support of Young Children's Playfulness (PSYCP)（父母/照顾者对幼儿兴趣的支持）A. Waldnan-Levi, A. Bundy	标准参照	评估亲子互动和有效性	6个月至6岁	在15分钟的游戏中,24个项目的质量和持续时间的记分	工具正在研发中	https://www.tandfonline.com/doi/abs/10.1080/0164212X2015.1116420
Participation and Environment Measure for Children and Youth (PEM-CY)（儿童与青少年参与和环境评估）W. Coster, M. Law, G. Bedell	父母报告问卷	家庭、学校和社区参与	5～17岁	测量儿童在家庭、学校和社区活动中的参与程度。关注频率、参与程度和父母对变化的期望提供百分比	现有电子版、西班牙和法语版本	http://particpation-environment-canchild.ca/en/participation_environment_measure_children_youth.asp
Peabody Developmental Motor Scles (PDMS) (2nd ed.)（Peabody运动发育量表 第二版）R. Folio, R. Fewell	以表现为基础	粗大和精细运动技能	出生至6岁	测试包含249项,分为6个粗大和精细运动的子测验:① 反射;② 姿势;③ 移动;④ 实物操作;⑤ 抓握;⑥ 视觉运动整合提供原始分、相当年龄、百分位、标准分和商	对于残疾儿童,评估可以交替进行	http://www.proedinc.com/customer/product-View.aspx?ID=1783
Pediatiric Activity Card Sort (PACS)（儿童活动卡片分类）A. Mandich, H. Polatajko, L. Miller, C. Baum	自我报告测试	确定儿童的作业模式	6～12岁	75张画有儿童活动和作业图片的卡片;4种类型(个人自理、学校/生产力、爱好/社会活动和体育活动),儿童回答是/否		Https://www.caot.ca/client/product2/12/itemFromIndex.html
Pediatric Balance Scale（儿童平衡量表）M. R. Franjoine, J. S. Gunther, M. J. Taylor	测量表现	平衡	5～15岁	为轻度至中度运动障碍的学龄儿童开发的平衡测量(Erg平衡量表修订)。包括15项平衡测试		Franjoine, M. R. Gunther, J. S., & Taylor, M. J. (2003). Pediatric Blance scale: a modified version of the Berg Balance Scale for the schoolage child with mild to moderate motor impairment. Pediatric Physucal Therapy. 15, 114-128.
Pediatric Evaluation of Disability Inventory-Computer Adaptive Test (PEDI-CAT)（儿童生活功能量表电脑版）S. Haley, W. Coster, H. Dumas, M. Fragala-Pinkham, R. Moed	行为检查表和评分表	鉴别功能能力和迟缓	6个月至7.5岁	儿童生活功能量表电脑版(PEDI-CAT)使用观察访谈和专业判断来评估:① 自理;② 移动;③ 社会功能提供规范的标准分	儿童生活功能量表电脑版(PEDI-CAT)有程序显示、摘要报告和详细评估报告	www.pedicat.com

评估名称及作者	类 型	关键评估领域	年龄范围	描 述	其 他	来 源
Pediatric Interest Profiles (PIP)（儿童兴趣量表）A. Henry	自我报告访谈	娱乐和休闲活动参与	6～21岁	娱乐与休闲活动兴趣和参与的三个侧面,用于评估参与活动、对活动的感觉、技能的自我认知以及比较喜欢的合作伙伴	三种不同形式:6至9岁 9至12岁 12至21岁	https://www.moho.uic.edu/productDetails.aspx?aid=43
Pediatric Volitional Questionnaire (PVQ)（儿童意志问卷）S. Basu, A. Kafkes, R. Schatz, A. Kiraly, G. Kielhofner	观察性评估	意志（动机）	2～7岁	儿童意志问卷(PVQ)是一种观察评估工具,用来检查儿童的动机。通过系统地捕捉儿童对环境的反应和在环境中的行为,PVQ可以洞察儿童的内在动机以及环境如何增强或减弱意志的信息 PVQ描述意志发展的三个阶段中的动机:探索、能力和成就	意志问卷适用于7岁及以上儿童	https://www.moo.uic.edu/productDetails.aspx?aid=7
Piers-Harris Self Concept Scale-2（Piers-Harris儿童自我意识量表2）E. V. Piers, D. B. Harris	常模参照自我报告问卷	自我定义与自尊	7～18岁	60项,包括6个子量表,外貌和属性、免于焦虑、智力与学习状况、行为调整、快乐与满足、受欢迎程度 书写测试项目是二年级的阅读水平 儿童选择回答是或者否		https://www.wpspublish.com/store/p/2912/piers-harris-2-piers-harris-childrens-self-concept-scale-sencond-edition
Play Assessment Scale（游戏评估量表）R. Fewell	观察性评估	通过游戏评估发育技能	未报告	检测儿童游戏的感知或概念技能	此工具已用于研究,但尚未发布	http://clas.uiuc.edu/special/evaltools/c100918.html
Play In Early Childhood Evaluation System (PIECES)（儿童早期游戏评价系统）L. Kelly-Vance, B. Ryalls	观察性评估	通过游戏评估认知和社交技能	9个月至5岁（发育）	评估3种主要的游戏类型:探索性游戏、简单游戏扮演和复杂游戏扮演		https://www.plaisuno.com/
Playable Space Quality Assessment Tool (PSQAT)（适用的游戏空间质量评估工具）Play England	观察性量表	游戏空间评估	所有年龄段	可对操场和户外游戏空间进行评估 帮助提供者改进提高的质量评估		http://www.playengland.org.uk/media/211694/quality-assessment-tool.pdf
Pediatric Outcomes Data Collection Instrument (PODCI)（儿童疗效数据收集量表）L. H. Daltory, M. J. Goldberg, M. H. Liang, A. H. Fossel	问卷调查	矫形干预后的功能健康与变化	2～10岁	父母报告能力 规范提供		https://www.aaos.org/uploadeFies/PreProduction/Ouality/About_Quality/outcomes/Pediatric.pdf https://www.aaos.org/research/outcomes/outcomesmeanstable.pdf

续 表

评估名称及作者	类 型	关键评估领域	年龄范围	描 述	其 他	来 源
Preschool Activity Card Sort (学前儿童活动卡片分类) C. Beg P. LaVasser	父母报告测量	活动参与率	3～6岁	85张图片包含了多个活动领域		https://journals.sagepub.com/doi/10.1177/153944920602600404
Quality of Upper Extremity Skills Test (QUEST) (上肢技能质量评定量表) C. DeMatteo, M. Law, D. Russell, N. Pollack, P. Rosenbaum, S. Walter	基于表现的测量	脑性瘫痪儿童的运动方式与手功能	8个月至8岁	效果测量旨在评估8个月至8岁脑性瘫痪儿童的运动模式和手功能。4个领域的测试分别是分离运动、抓握模式、保护性伸展反应和负重能力		https://www.canchild.ca
Revised Knox Preschool Play Scale (RKPPS) (Knox学前游戏量表修订版) S. Knox	观察性评估	游戏	出生至6岁	基于发展理论：4个测试维度，空间管理、材料管理、假装和参与 提供每个维度的游戏年龄和总游戏年龄		Knox, S. (2008). Development and current use of the revised Knox Preshool Play Scale. In L. D. Parham & L. S. Fazio (Eds.). Play in Occupational therapy for children (2nd ed., PP. 55-70). St. Louis: elsevier.
Roll Evaluation of Activities of life (REAL™) (生活活动的循环评价) K. Roll, W. Roll	基于表现的评分表	日常生活活动能力（ADL）和工具性日常生活活动能力（IADLs）	2～18岁	照顾者对儿童在日常生活活动能力（着装、卫生与梳洗、喂养、如厕、功能性移动、个人护理设备）和工具性日常生活活动能力（家务劳动/日常事务、理财与购物、食物准备、个人安全、旅行和学校相关技能）方面的表现进行评分 提供标准、百分位等级、标准误差		http://www.pearsonclical.com/therpay/products/100000762/the-real-the-rool-ebaluation-of-activities-of-life-real.html
School Assessment of Motor and Process Skills (School AMPS) (学校运动技能评估) A. Fisher, K. Bryze, V. Hume, L. A. Griswold	标准化观察性评估	学校任务表现	3～15岁	25项学校任务，包括书写、绘画、涂色、裁剪、粘贴和计算机作业	需要培训才能实施评估	https://www.innovativeotoslutions.com/tools/schoolamps/
School Function Assessment (SFA) (学校功能评估) W. Coster, T. Deeney, J. Haltiwanger, S. Haley	标准参照教育团队完成的评分表	学校的优势和需求	幼儿园至6年级	评估学习任务和相关领域的功能表现。流程促进了协助规划。3个量表：参与、任务支持和活动表现	https://images.pearsonclinical.com/images/assets/SFA/SFAOverview.pdf	https://www.pearsonassessments.com/store/usassessments/en/Store/Professional-Assessments/Behavior/Adaptive/school-function-Assessment/p/100000547.html?Tab=product-details

评估名称及作者	类　型	关键评估领域	年龄范围	描　述	其　他	来　源
School Function Assessment, AT Supplement (SFA-AT) （学校功能评估—辅具的补充版本） M. Silverman, K. Stratman, K. Grpgan, R. Smith	评定量表	辅助技术的影响	幼儿园至6年级	专注于辅助技术如何影响学生完成学校功能评估（SFA）中涵盖的功能性任务的能力	学校功能的评估—辅具的补充版本（SFA-AT）得分为2分，评估必须至少间隔4个月	http://www.r2d2.uwm.edu/oats/sfa-at.html
School Setting Interview (SSI) （学校环境访谈） H. Hemmingsson, S. Eglison, O. Hoffman, J. G. Kiehofner	访谈	学生表现	学龄儿童	学校环境访谈（SSI）是一个半结构化式的访谈，旨在评估学生—环境的匹配度，并确定在学校环境中为残疾学生提供调整的需求		https://www.moho.uic.edu/productDetails.aspx?adi=10
Screening Tool for Autism in Toddlers and Young Children (STAT) （婴幼儿孤独症筛查工具） W. Stone, O. Ousley	筛查工具	孤独症风险	24～36个月	12项评估社交和沟通行为，如模仿、游戏和注意力	需培训后才能实施评估	范德堡大学 http://stat.vueinnovations.com/about
Sensory Integration and Parxis Texts (SIPT) （感觉统合及运用测验） A. J. Ayres	标准参照观察性评估	感觉统合与运用	4～9岁	17个子测验；测量项目：视知觉运动技能、前庭、触觉和运动觉功能以及运动规划。实行在线评估评分需要2小时	必须接受实施和解释感觉统合及运用测验的培训	https://www.wpspublish.com/store/p/2971/sipt-sensory-integration-and-praxis-tests
Sensory Processing Measure (SPM) （感觉处理测量表） Home: L. D. Parham, C. Ecker School: H. M. Kuhaneck, D. Henry, T. Glennon	常模参照问卷	感觉处理和运用、社会参与	两个版本，学龄前儿童（2～5岁）以及学龄儿童（5～12岁）	基于Ayres感觉统合理论，研究了家庭和学校的感觉调节和运用，以及特定的学校环境（如课间休息、自助餐厅、公共汽车等）	现有西班牙版本	https://www.wpspublish.com/store/p/2991/spm-sensory-processing-measure
Sensory Processing Measure-2 (SPM-2) （感觉处理测量表2） L. D. Parham, C. Ecker, H. M. Kuhaneck, D. Henry, T. Glennon	常模参照问卷	感觉处理和运用、社会参与	婴儿至成人	基于Ayres的感觉统合理论，研究了家庭和学校的感觉调节和运用，以及特定的学校环境（如：课间休息、自助餐厅、公共汽车等） 各种形式：照顾者、老师或自我报告	还包括家长报告形式，以及取得驾照的个人驾驶形式	西方心理学服务
Sensory Profile-2 （感觉处理能力剖析量表2） W. Dunn	标准参照问卷，有削减分数	感觉处理	0～15岁	婴儿、幼儿、儿童、学校同伴形式	现有供西班牙语	https://www.pearsonclinical.com/therapy/products/100000822/sensory-profile-2.html

评估名称及作者	类　型	关键评估领域	年龄范围	描　述	其　他	来　源
Short child occupational Profile (SCOPE)（儿童短期作业概况）P. Bowyer, J. Kramer, A. Ploszaj, M. Ross, O. Schwartz, G. Kielhofner, K. Kramer	以作业为中心的评估	评估儿童的意志、习惯、技能和环境	出生至21岁	儿童短期作业概况（SCOPE）旨在促进大多数人类作业模式（MOHO）概念的系统评估。从业者可以通过各种方式（观察、访谈、图表回顾和其他评估）收集信息对儿童短期作业概况（SCOPE）进行评级。儿童短期作业概况（SCOPE）旨在记录作业治疗干预目标的进展，并筛选作业治疗服务		https://www.moho.uic.edu/productDetails.aspx?Aid=9
Social Skills Inventory（社会技能量表）R. Riggio	自我报告问卷	整体社交和情感智力	8年级以上阅读水平	90项以5分制评分，项目评定使用者发送（编码）、接收（解码）和管理（控制）信息的能力	现有多种版本	https://www.mindgraden.com/144-social-skills-inventory
Structured Observation of Sensory Integration-Motor (SOSI-M)（感觉统合运动的结构化观察）E. Blanche, G. Reinoso, D. Kiefer	常模参考观察性评估	基于感觉的运动技能	5～14岁	基于 Ayres 的临床观察，包括14套项目检测本体感觉、前庭处理和运动技能		https://www.academictherapy.com/detailATP.tpl?Eqskudatarq=2281-1
Temperament and Atypical Behavior Scale（气质与非典型性行为量表）S. J. Bagnato, J. T. Neisworth, J. Salvia, F. M. Hunt	常模参考检查表	气质和行为	11～71个月	由父母完成55项检查性格、注意力、依恋、社会行为、游戏、行为、感觉与运动、自我刺激与自我伤害以及神经行为状态		https://products.brookespublishing.com/Temperament-and-Atypical-Behavior-Scale-TABS-Assessmen-Tool_P526.aspx
Test of Gross Motor Development (2nd ed.). (TGMD-2)（粗大运动发育测试 第二版）D. Urich	表现评估	粗大运动发育	3～11岁	测试包括运动技能（6项）和实物操作（6项）提供原始分、标准分、百分位、相当年龄和商		http://www.proedinc.com/customer/produc-view.aspx?Id=1776
Test of Environmental Supportiveness (TOES)（环境支持测试）A. Bundy	观察性评估	游戏期间的环境	所有年龄段	环境支持测试（TOES）评估环境支持儿童游戏的程度。该测试调查照顾者在儿童游戏期间的行为、规则和界限；识别同伴、年轻和年长的玩伴对暗示的运用和对互动的支配，描述游戏中使用的自然和虚构的物品；并且描述了空间的数量和结构、感觉环境以及空间的安全性与可及性	评估应该与游戏性测试（ToP）一起实施	科罗拉多州立大学作业治疗部门，柯林斯堡，科罗拉多州80523

续 表

评估名称及作者	类 型	关键评估领域	年龄范围	描 述	其 他	来 源
Test of Playfulness (ToP) (玩性测试) A. Bundy	游戏过程的观察性评估	游戏性	6个月至18岁	项目代表了游戏性的四个要素：内在动机、内部控制、暂停游戏的能力和游戏的制定。按程度、强度、技能评分儿童的等级 使用Rasch评分。总结儿童在游戏中的优势和挑战		Bundy, A. (2010). Test of playfulness manual. Bolder, CO: Colorado State Unviersity.
Test of Sensory Function in Infants (TSFI) (婴幼儿感觉功能测试) G. DeGangi, S. Greenspan	观察性评估提供削减分数	感觉处理与反应	4～18个月	24项内容：对深压触觉的反应、视觉触觉整合、对前庭刺激的反应、适应性运动功能、眼球控制运动		https://www.wpspublish.com/store/p/3068/tsfi-test-of-sensory-functions-in-infants
Test of Visual Motor Skills (TVMS-3) (3rd ed.). (视觉运动协调能力评定第三版) N. martin, M. Gardner	表现测试（笔试）	视觉运动技能	3～90岁及以上	通过检查患者如何复制几何设计来测试视觉运动技能 提供原始分、视觉运动年龄、百分位等级和标准9分；误差和准确性的标准包括相当年龄		http://www.academictherapy.com
Test of Visual-Perceptual Skills (4th ed.). (TVPS-4) (视知觉技能测试) Martin N. A.	多选格式	5～21岁	视觉感知技能	在不需要运动反应的情况下评估知觉能力。在7个感觉区域中各包含18个项目。包括7个子测验：① 视觉辨别；② 视觉记忆；③ 空间关系；④ 形式的稳定性；⑤ 顺序记忆；⑥ 图形背景；⑦ 视觉闭合 提供原始分、等级和百分比排名	至少需要的运动技能	http://www.academictherapy.com
Toddler and Infant Motor Evaluation (TIME) (婴幼儿运动评估) L. J. Miler, G. H. Roid	基于能力的评估	运动技能	4个月至3.5岁	测试项目评估移动性、稳定性、运动组织、功能表现和社交情感能力 此婴幼儿运动评估工具用来测量发育异常儿童的神经运动变化		http://harcourtassessment.com
Tolerance of Risk in Play Scale (TriPS) (游戏风险耐受量表) A. Hill, A. bundy	问卷调查	父母对风险的耐受度	3～13岁	测量父母对儿童游戏风险的耐受度	工具正在研发中	https://www.ncbi.nlm.nih.gov/pubmed/22846064

续　表

评估名称及作者	类　型	关键评估领域	年龄范围	描　述	其　他	来　源
Transdisciplinary Play–Based Assessment–2（跨学科游戏评估2）T. W. Linder	观察性评估	通过游戏检验发育技能	0～6岁	评估感觉运动、情感、社交、沟通、语言和认知		https://products.brookespublishing.com/Transdisciplinary-Play-Based-Assessment-Second-Edition-TP-BA2-P215.aspx
Transition Behavior Scale–3（衔接行为量表3）S. McCamey, T. Arthaud	标准化、常模参照	衔接相关技能和就业准备	12～18岁	工作技能、人际交往技能和社会/社区预期方面的62项评估		https://www.hawthome-ed.com/pages/transition/t2.html
Transition Planning Inventory–2（衔接计划列表）J. Patton, G. Clark	开放性问题评分量表	相关衔接技能	14～22岁	数据是从包括学生、家长、监护人和学校人员在内的各种人员收集的领域包括学生的兴趣和爱好，以及与学生衔接能力相关的57个项目		https://www.proedinc.com/products/14165/tpi2-transition-planning-inventorysecond-edition.aspx
Transition Skills Inventory（衔接技能列表）A. Brigance	标准参照	衔接相关技能	初中和高中	评估包括四个领域：学术技能；中学后的机会；独立生活技能；以及社会参与		https://www.curriculumassociates.com/products/brigance/special-education
Vineland Adaptive Behavior Scales (2nd ed.).（Vineland适应行为量表 第二版）S. Sparrow, D. Cichettie, D. Balla	半结构式访谈与评分量表	日常活动的个人和社交技能	出生至90岁	测量适应性行为：① 交流；② 日常生活技能；③ 社会化；④ 运动技能提供原始分、标准分和行为标准		https://www.pearsonclinical.com/psychology/products/100000668/vineland-adaptive-behavior-scales-second-edition-vineland-ii-vinelandii.html
Volitional Questionnaire (VQ)（意志问卷调查）C. de las Heras, R. Geist, G. Kielhofner, Y. Li	观察性评估	意志（动机）	7岁及以上	意志问卷调查（VQ）通过系统地捕捉个人对其环境的反应和在其环境中的行为，来洞察一个人的内在动机和环境如何影响意志的信息		https://www.moho.uic.edu/productDetails.aspx?Aid=8
Wee–FIM Functional Independence Measure for children（儿童功能独立性评定量表）Uniform Data System for Medical Rehabilitation	观察评定量表	自我照顾、移动和认知方面的功能表现	6个月至7岁	用于效果测量的跨学科评估。评估身体和认知技能的表现（根据需要的帮助水平）分数代表自理负担的水平		http://www.usdmr.org/WebModules/Prod_About.aspx

注：ª请注意，这不是一份完整的列表。